深圳市"医疗卫生三名工程"项目（SZSM201812076）资助出版

手术中病理诊断图鉴

第 3 版

Intraoperative Pathologic Diagnostic Illustrations

Third Edition

名誉主编　陈乐真
主　　编　笪冀平
主　　审　丁华野　张建中
副主编　张　杰　沈丹华　朱明华　梁智勇

科学技术文献出版社
SCIENTIFIC AND TECHNICAL DOCUMENTATION PRESS
·北京·

图书在版编目（CIP）数据

手术中病理诊断图鉴 = Intraoperative Pathologic Diagnostic Illustrations Third Edition / 笪冀平主编. -- 3版. -- 北京：科学技术文献出版社，2025.8.
ISBN 978-7-5235-2285-1

Ⅰ.R604-64

中国国家版本馆CIP数据核字第20253US951号

手术中病理诊断图鉴（第3版）

| 策划编辑：薛士兵 | 责任编辑：郭 蓉 | 责任校对：张永霞 | 责任出版：张志平 |

出 版 者	科学技术文献出版社
地　　址	北京市复兴路15号　邮编 100038
编 务 部	（010）58882938，58882087（传真）
发 行 部	（010）58882868，58882874（传真）
邮 购 部	（010）58882873
官方网址	www.stdp.com.cn
发 行 者	科学技术文献出版社发行　全国各地新华书店经销
印 刷 者	北京地大彩印有限公司
版　　次	2025年8月第3版　2025年8月第1次印刷
开　　本	889×1194　1/16
字　　数	1416千
印　　张	51.75
书　　号	ISBN 978-7-5235-2285-1
定　　价	398.00元

版权所有　违法必究

购买本社图书，凡字迹不清、缺页、倒页、脱页者，本社发行部负责调换

主编简介

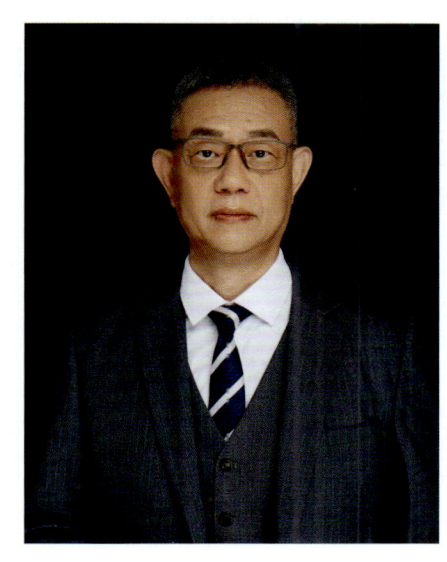

笪冀平，主任医师，硕士研究生导师，华中科技大学协和深圳医院病理科主任。从事临床病理学工作40余年，毕业于中国人民解放军空军军医大学（第四军医大学），最初接触临床病理工作是在山东医科大学（现山东大学齐鲁医学院）病理教研室进修期间，后参加空军优秀青年医师专科进修班专修临床病理学3年，再考入中国人民解放军总医院攻读硕士研究生，师从李维华、陈乐真教授。先后在以色列巴伊兰大学、瑞典乌普萨拉大学医院、美国罗切斯特大学等进行学习、访问和科研工作。在中国人民解放军空军总医院（现中国人民解放军空军特色医学中心）病理科工作24年，1992年任病理科副主任，1999年任病理科主任；在中日友好医院病理科工作12年，担任科主任和学科带头人；在中国医学科学院肿瘤医院深圳医院病理科工作5年，担任科主任和学科带头人，获得（A类）优秀"深龙英才"奖励。

兼任中国医师协会病理科医师分会第一、第二届副会长；中国研究型医院学会超微与分子病理专业委员会副主任委员兼数字病理与人工智能学组组长；中国病理学工作者委员会副主任委员；中国医学装备协会远程医疗与信息技术分会常务委员兼病理远程学组组长；中华医学会妇产科学分会病理学组委员；中华医学会病理学分会胸部疾病学组副组长；北京医学会病理学分会常务委员；北京市病理质控中心副主任；北京住院医师规范化培训临床病理科专科委员会委员；北京肿瘤学会病理专业委员会秘书长；粤港澳大湾区病理联盟副主任委员；广东临床医学会病理学专业委员会副主任委员。并兼任《诊断病理学杂志》常务编委，《中华病理学杂志》《临床与实验病理学杂志》审稿专家。发表文章150余篇，作为副主编和编委参编专著7部；获得2项专利和多项军队与北京市科技进步奖。

编委会

荣誉主编 陈乐真 中国人民解放军总医院第一医学中心
主　　编 笪冀平 华中科技大学协和深圳医院

主　　审
丁华野 中国人民解放军总医院第七医学中心
张建中 中国人民解放军总医院第九医学中心

副 主 编
张　杰 上海交通大学附属胸科医院
沈丹华 北京大学人民医院
朱明华 海军军医大学第一附属医院（上海长海医院）
梁智勇 中国医学科学院北京协和医院

编　　委（按姓氏笔画排序）
牛　云 中日友好医院
石怀银 中国人民解放军总医院第一医学中心
卢德宏 首都医科大学宣武医院
吕　宁 中国医学科学院肿瘤医院
刘红刚 首都医科大学附属北京同仁医院
李　江 上海交通大学医学院附属第九人民医院
杨文涛 复旦大学附属肿瘤医院
陈　莉 首都医科大学宣武医院
钟定荣 中日友好医院
姜彦多 中国医科大学附属第一医院
阎晓初 陆军军医大学第一附属医院
梁　莉 南方医科大学
薛丽燕 中国医学科学院肿瘤医院

其他参编人员（按姓氏笔画排序）

马童丽丽	香港大学李嘉诚医学院（原香港大学医学院）
王依瑶	美国加州大学 Irvine 医学院
王晓亮	中国医学科学院肿瘤医院深圳医院
王辅林	中国人民解放军总医院第一医学中心
王殿军	中国人民解放军总医院第一医学中心
毛歆歆	中国医学科学院北京协和医院
卢志达	首都医科大学附属北京同仁医院
田　臻	上海交通大学医学院附属第九人民医院
毕　蕊	复旦大学附属肿瘤医院
朱　蕾	上海交通大学附属胸科医院
刘丽敏	上海交通大学医学院附属第九人民医院
孙昆昆	北京大学人民医院
李　蕾	上海交通大学医学院附属第九人民医院
吴正蓉	南方医科大学
宋志刚	中国人民解放军总医院第一医学中心
张树辉	海军军医大学第一附属医院（上海长海医院）
陈　颖	海军军医大学第一附属医院（上海长海医院）
邵晋晨	上海交通大学附属胸科医院
明　健	中国人民解放军北部战区总医院
孟云霄	中国医学科学院北京协和医院
段光杰	陆军军医大学第一附属医院
徐庆中	首都医科大学宣武医院
滕昊骅	上海交通大学附属胸科医院

第 3 版序言

《手术中病理诊断图鉴》是一本深受广大病理工作者欢迎的实用图书，我就是这本书的受益者。该书第 3 版是在第 1、第 2 版的基础上修编而成，增添了不少新内容，替换、充实和添加了大量病例，包括冷冻切片与石蜡切片对比的图片、大体标本及影像学图片，相信会对我们的临床病理工作有更大的帮助。

这次修编传承了 1994 年陈乐真教授主编的《手术中病理诊断》，2005 年出版的《手术中病理诊断图鉴》，2016 年出版的《手术中病理诊断图鉴（第 2 版）》。《手术中病理诊断图鉴》一书曾荣获国家新闻出版总署"三个一百"原创图书出版工程奖，经过 30 多年的沉淀和完善，多次的修编，这本书已成为我国临床病理工作尤其是术中冷冻病理诊断的品牌专著。近年来，WHO 陆续修订了各系统肿瘤的病理学分类，一些概念出现了较大变化，因此该书第 3 版也应运而生。笪翼平主任以其丰富的临床病理实践经验和学识接棒主编《手术中病理诊断图鉴（第 3 版）》，保持了该书原有的特色，即"以图引文"，对比冷冻切片与石蜡切片的差异，"点评"和分析诊断及鉴别诊断要点；突出实践经验，深入浅出，通俗易懂。

手术中病理诊断是在手术进行中手术医师与病理医师之间的急会诊（urgent consultation）。在冷冻切片技术应用非常普遍的今天，病理医师面对着越来越多的挑战，冷冻切片诊断的时限性和冷冻切片与石蜡切片的诊断符合率始终是问题的焦点所在，也是每位病理医师必修的主课。这次由陈乐真教授担任荣誉主编，笪翼平主任担任主编，丁华野教授、张建中教授主审，张杰主任、沈丹华主任、朱明华教授和梁智勇教授担任副主编，以及一大批国内病理学界享有盛誉的病理学专家共同参与撰写的《手术中病理诊断图鉴（第 3 版）》，彰显了作者们扎实的诊断功底和丰富的临床经验。他们奉献出多年积累的珍贵病例，再现当时的诊断场景。书中的每一张图片都有完整病例的支持，都承载着每个临床病例最为精彩的"故事"。该书十分值得我们认真拜读，案头参考，更是年轻病理医师学习的宝典。

四川大学教授

第2版序言

当外科医师在手术中对病变性质难以确定，或术中所见与术前预诊不完全一致时，外科医师急需依靠术中病理诊断来确定手术方案。在此情况下，取材局限、冷冻切片质量较差、时间有限等因素，给术中病理诊断造成很大难度。病理科医师责任重大，一旦诊断失误，就会导致手术方案失当，甚至误切器官，给患者带来不可挽回的损失。当今，手术数量大幅度增加，势必术中需要送检的病例也大大增多，病理科医师的压力也很大。外科医师应该严格掌握选择适当的病例去送检。

主编陈乐真教授是一位功底扎实的资深病理学家，继1994年主编的《手术中病理诊断》之后，2005年出版了《手术中病理诊断图鉴》，第2版在原版基础上，扩充了一批年富力强，又有丰富临床病理诊断经验的中年病理学家一道编写，标志着事业的传承，后继有人。资料来源更广泛，大大充实了原版的内容，本版更富于时代特征。该书约126万字，配以2500余帧精选图片，图文并茂，重点突出地对全身各系统疾病，特别是对肿瘤和瘤样病变的手术中病理诊断做了十分深入的阐述。该书是一本科学性和实用性都很强、具有特色的学术专著，是主编和编者们几十年的实践积累和学术研究成果，是我国第一本大型的、具有原创性的手术中病理诊断专著。该书也是一本很好的教科书，除了提高病理医师的诊断水平，还使外科医师和病理医师在知识层面上相互沟通，对于提高医疗水平是至关重要的。

郭应禄

中国工程院院士
北京大学第一医院教授、名誉院长

第1版序一

手术中病理诊断或手术中病理会诊的制片技术有冷冻（冰冻）切片、细胞涂片或印片、细胞穿刺，以及快速石蜡切片等。目前国内医院病理科最常用的是冷冻切片。冷冻切片的质量一般不如常规石蜡切片。由于组织结构和细胞形态清晰度差，加上取材限制和要求在短时间内做出病理诊断，所以冷冻切片的诊断较常规石蜡切片要困难得多，准确率也低。能够独立处理日常冷冻切片的病理医师都是具有多年病理诊断工作经验、有全面的临床病理知识，并熟悉冷冻切片的误区和局限性的，即使是很有经验的病理医师遇到疑难病例也会出现差错或做不出诊断，而要求临床医师等石蜡切片后再做下一步处理。所以冷冻切片的准确率不可能达到100%。近年来，一些临床医师及行政领导错误地认为冷冻切片的准确率可达100%，加上其他种种原因，病理科的冷冻切片量猛增。这给医院病理医师和技术人员带来了很大的压力。

随着术中病理诊断在基层医院的日益普及，一本能帮助医院病理科人员解决冷冻切片过程中所遇到的困难、提高诊断水平的书，定会受到病理界的欢迎。

陈乐真教授等多位经验丰富、造诣颇深的病理学专家，在1994年出版的《手术中病理诊断》一书的基础上，充实和丰富了大量病例，结合文献增加了很多新内容，编写了这部《手术中病理诊断图鉴》。其内容均为各位专家多年积累的宝贵经验和所收集的许许多多有意义的病例，在冷冻切片和石蜡切片病理诊断对比的基础上，总结了冷冻切片诊断与鉴别诊断要点。该书的出版对病理医师特别是基层医院病理科医师掌握和处理冷冻切片诊断、提高诊断水平，将有很大的裨益。

中国工程院院士
北京协和医院教授

第1版序二

为了进一步提高医疗质量、保证患者安全，在手术中采取少量组织制备快速冷冻或快速石蜡切片以明确病变性质的重要性，已普遍受到临床医师和人们的重视。这项快速诊断技术，基层医院也正在逐步开展，病理工作者深感责任的重大。早在1994年陈乐真教授曾主编出版了《手术中病理诊断》，深受广大病理工作者的好评，也反映了这项工作在国内的迅速发展。经过10多年的实践，作者对手术中快速诊断技术有了更深入的认识和体会，由此而收集了2523幅彩色图片，列举了许多典型病例，编写了这部《手术中病理诊断图鉴》。在冷冻切片与石蜡切片对比分析的基础上，结合作者的临床实践经验，指出了手术中病理诊断的鉴别要点。因此说，该书更具可读性和实用性。

该书的内容主要来自中国人民解放军总医院收集的近40年的有关资料，此外，有关神经系统、骨及软组织系统、眼耳鼻喉和肝胆胰疾病等章节分别根据首都医科大学附属宣武医院、首都医科大学附属北京同仁医院、北京大学医学部病理学系、北京大学人民医院、北京大学医学部口腔医院、海军军医大学第三附属医院（第二军医大学东方肝胆外科医院）、北京积水潭医院、天津医院、中国人民解放军空军总医院，以及美国纽约西奈山医学中心等单位所收集的宝贵资料编写而成。编者们注重发挥综合医院和专科医院各自的专长，所引用的病例和标本实为宝贵，这也是该书的一大特点。在显微镜下，冷冻切片和石蜡切片的细胞或组织有时会出现比较大的差异，加之受到严格的时间限制，会碰到一些棘手问题。该书编者们分析和解释了容易发生误诊的情况；强调要根据需要和要求，决定采取标本的部位和选择合适的标本；重点提示了一些恶性肿瘤的鉴别诊断要点，并举例说明。文字简洁、针对性强，既有理论知识和概念，又有难得的经验传授，是该书的另一特点。

目前，冷冻切片快速诊断的确诊率已有很大提高，但仍会受到一些因素的制约。该书能从读者的角度出发，注意到这方面的问题，因此，在每一章尤其是重点章节，对有关的内容做了理论和主要病变的介绍；对每例诊断，将冷冻切片和石蜡切片的图片并列、相互对照，并附有文字说明。显然，作者在收集和遴选病例上花费了很大工夫。

《手术中病理诊断图鉴》即将问世，我坚信，不但广大病理工作者会受益，而且将为促进病理和临床的沟通，尤其能对通过手术治疗患者的医务人员与患者间的交流和理解做出更大的贡献。

中国医学科学院　基础医学研究所
中国协和医科大学　基础医学院

第1版序三

It is a distinct honor and pleasure to write this forword for Professor Lezheng Chen's book *Atlas of Intraoperative Diagnoses and Frozen Section Differentials*. This is the second book to a volume which is destined to be a classic work dealing with the pathology of intraoperative consultation.

Professor Chen, who is one of China's most eminent prominet anatomic pathologists through her writings, teaching and position at the P.L.A. General Hospital in Beijing, has brought the anatomic pathologist out of the dark and into the light. Professor Chen has had the vision to see the unique role pathologists can play by adding in real time operative room diagnostic consultation through frozen section techniques and visual examination of the gross pathology. Professor Chen emphasizes in this book the importance of close cooperation and collegial relationships between the surgeon and pathologist which best serves the patient with high quality care.

This second edition is a much improved version of the first edition. It has many more illustrations from actual operating room preparations(over 1500) all in color! The text is more complete so that it is more than just an atlas. It discusses with clarity greater detail of each entity. The chapters are organized by organ specialty which makes it easier for the pathologist to find the needed text and illustrations. New entities such as lung biopsies with therapeutic effects, phylloides lesions of breast, gastrointestinal stromal tumor, sex cord tumors of ovary, and salivary gland tumors have been added as well. The initial chapter deals with how intra-operative consultations should be done as well as techniques which are extremely useful to the consulting pathologist. This is perhaps the most important discussion since the rest of the text flows naturally from this initial pathology consultation. Lastly I have enormous satisfaction in noting that some chapters in this book has a major contribution from Dr. Beverly Y. Wang, a graduate of Jiangxi Medical College and Shanghai Medical University, who is now in my department in New York City as Assistant Professor of Pathology.

I enthusiastically recommend Professor Chen's magnificent book to pathologists, all types of surgeons, and their trainees. Ultimately their patients will be the true beneficiaries of this wonderful endeavor by Professor Chen.

Alan L. Schiller, M.D.
Professor & Chairman
Mount Sinai School of Medicine
New York, New York, USA

前　言

　　手术中病理诊断是在手术进行时手术医师与病理医师之间的急会诊，俗称"冷（冰）冻切片诊断"。其主要目的是解决手术中遇到的与术前诊断不一致或预想不到的问题，通过术中病理诊断选择恰当的手术方式，最终使患者获益。

　　手术中冷冻切片诊断1891年开始应用于临床，至今已有130余年历史，这一技术毫无疑问地促进了外科手术的发展，并广泛应用于手术中。精准切除、微创手术、手术机器人在不同程度上更加依赖冷冻切片诊断，而随之产生的组织"物理损伤"导致组织形态学改变，这给病理诊断造成了困难。问题不限于此，微创检查（包括粗、细针穿刺）腔镜下活检等引起的继发性改变（以乳腺、甲状腺为突出），也成为原发病病理诊断的"陷阱"。

　　随着冷冻切片诊断的广泛应用，选择"适应证"成为外科医师与病理医师沟通、讨论、合作的焦点。所谓适应证是指：①针对病变性质的判断，术中与术前诊断可能不一致；②切缘是否足够；③有无淋巴结转移；④切除标本能否满足进一步诊断需要。换言之，就是解决手术方式、手术范围、淋巴结清扫区域及是否取到病变组织等问题。在有限的时间内解答术中的问题，不仅是对病理医师知识、技能和经验积累的挑战，还是对病理医师面对压力时心理素质的"考验"。病理医师要正视"考验"，积极面对，理性思考，谨慎回答。在面临重大手术方式改变，如根治性、毁损性手术时，更应以"形态特点"为依据，"诊断要素"为准绳，充分了解临床需求，保持适度保守的态度，慎重做出诊断。在没有充足依据时，需要延迟诊断，结合石蜡切片及必要的辅助诊断技术（如免疫组织化学或FISH）做出进一步诊断。由于冷冻切片性质的局限性和病变的复杂性，客观存在诊断的"灰区"和"盲区"，病理医师也无须因此感到"内疚"，这是学科发展要解决的问题。冷冻切片诊断是高风险、充满压力且耗费精力的急会诊过程，如果这一过程被不适当使用，尤其是病理医师在报告冷冻切片诊断时，患者或手术医师已经离开了手术室，其心情可想而知。陈乐真教授曾提到"外科医师和病理医师之间必须有共识，认识手术中冷冻切片诊断的必要性、局限性及其误区，冷冻切片诊断不能取代常规病理切片诊断"。

　　手术中病理诊断是病理医师与手术医师之间的急会诊（urgent consultation），需要病理医师在很短的时间（30分钟）内肉眼辨认病变，取材、制片至诊断。这需要病理医师具有深厚的石蜡切片形态学诊断功底、足够的知识储备，以及丰富的经验，且善于与手术医师沟通，并敢于决断。从目前国内外统计数据看，冷冻切片与石蜡切片诊断符合率在95%～99%或更高，这表明病理医师队伍诊断能力整体有所提高，越来越多的医院重视病理科的建设。当前，国内大型医疗机构在积极推进病理亚专科建设，即以单一器官或系统作为重点来培养有一定基础的病理医师，使其与临床相应的科室对接，融合发展。专科病理医师对有些专科以外的内容会感到生疏，在冷冻切片诊断"轮值"排班制度下，科室需建立必要的冷冻切片专科会诊制度，避免诊断失误。

《手术中病理诊断图鉴》和《手术中病理诊断图鉴（第2版）》由陈乐真教授主编，积累了中国人民解放军总医院60余年的资料及其毕生经验。早在20世纪70年代初期，陈教授开始收集冷冻切片诊断疑难病例，编写成讲义，在全国举办冷冻切片诊断学习班。我在中国人民解放军总医院读研究生的后期，有幸协助陈教授授课，同时在她领导下还举办了分子病理系列杂交技术培训班，建成了中国人民解放军总医院病理科的分子病理实验室。21世纪以来，陈教授邀请国内外著名专家，精心挑选了大量具有代表性的病例，汇编成书稿并出版。这是当时国内唯一具有原创性和完全知识产权的手术中病理诊断参考书，曾于2008年荣获国家新闻出版总署"三个一百"原创图书出版工程奖。

自《手术中病理诊断图鉴（第2版）》出版以来，WHO已修订了几乎所有肿瘤病理分类的内容，这些内容出现了较大变化。因此图书内容有必要与时俱进，及时更新。本书将秉持前两版读者所熟悉的风格：冷冻切片与石蜡切片图像对照比较，"以图引文"，一目了然；对照良性与恶性容易混淆的病变，详细分析和点评；以实践经验为主，密切结合相关的新分类及基础理论；内容全面，有所侧重。本版保留了大部分第2版的编写人员和单位，只做少量调整，编写单位包括中国人民解放军总医院第一、第七、第九医学中心，华中科技大学协和深圳医院，中国医学科学院肿瘤医院，北京大学人民医院，中日友好医院，中国医学科学院北京协和医院，首都医科大学宣武医院，首都医科大学附属北京同仁医院，海军军医大学第一附属医院（上海长海医院），陆军军医大学第一附属医院，复旦大学附属肿瘤医院，上海交通大学附属胸科医院，上海交通大学医学院附属第九人民医院，中国医科大学附属第一医院等，特邀陈乐真教授担任荣誉主编，丁华野教授、张建中教授担任主审。编委会主要由资深病理学专家组成，是各大医院病理科现任或曾任主任，参编者中不乏中青年病理专家，在繁忙的日常工作中，他们拨冗理绪，慷慨地为本书奉献丰富的知识和经验。特别感谢四川大学步宏教授为本书撰写序言，感谢香港大学医学院马童丽丽作为临床病理顾问为本书做出的贡献。

《手术中病理诊断图鉴（第3版）》共十三章，第一章为总论，着重介绍冷冻切片相关的基础知识和技术，第二章至第十二章是对各系统和器官，包括甲状腺，乳腺，女性生殖系统，肺、胸膜与纵隔，泌尿系统、男性生殖器官及肾上腺，消化系统，涎腺肿瘤和瘤样病变，中枢神经系统，骨、关节和软组织，腹膜后，眼、耳、鼻及咽喉等疾病，以及细针穿刺后冷冻切片诊断中的"陷阱"，特别是对肿瘤和瘤样病变的术中病理诊断和鉴别诊断做了详细的论述，许多领域专业性非常强。全书超过 150 万字，彩图近 3000 幅，包括大体标本、病理学及影像学图片。

《手术中病理诊断图鉴（第 3 版）》的出版，呈现了不同地域、不同医院几代病理人合作无间的成果，并得到科学技术文献出版社的大力支持，在此一并表示深深的谢意！作为一部大型参考书，书中内容、图片和注释如有不妥之处，恳请同道们予以指正。

致 谢

在《手术中病理诊断图鉴（第3版）》出版之际，特别感谢曾经为《手术中病理诊断图鉴》一书做出贡献的作者和同事。

特别感谢吴浩强教授、邹万忠教授及蒋智铭教授。三位教授在《手术中病理诊断图鉴》一书中分别撰写"术中细胞学诊断"与"泌尿、男性生殖系统"等内容，并提供大量病例与图片资料，尤其是中枢神经系统术中细胞学印片的资料（当时在中国内地相当匮乏），填补了该领域的空白。《手术中病理诊断图鉴》的编写具有开创性的意义。

特别感谢文载律医师、高小月医师。20世纪70年代，《手术中病理诊断图鉴》一书作为中国人民解放军总医院病理科的参考书启动撰写，两位医师参与了收集病例、整理资料、拍摄照片等大量基础性工作，为该书雏形的奠定做出了贡献。

《手术中病理诊断》是《手术中病理诊断图鉴》的前身。非常幸运《手术中病理诊断》一书的撰写得到两院院士、第八、第九届全国人民代表大会常务委员会副委员长吴阶平的支持和肯定，他欣然为该书作序，这是对我们的巨大鼓励，在此表达对吴阶平院士的深切怀念！

目 录

第一章 总论 — 1
第一节 冷冻切片的用途与局限性 — 2
第二节 冷冻切片技术问题 — 4
第三节 冷冻切片中细胞形态改变 — 8
第四节 冷冻切片中基本病变的辨认 — 13
第五节 远程手术中冷冻切片病理诊断与质量控制 — 41
第六节 手术中病理诊断误诊原因分析 — 45
第七节 冷冻切片诊断的注意事项 — 46

第二章 甲状腺疾病 — 48
第一节 甲状腺疾病术中病理诊断概述 — 48
第二节 炎症性病变 — 50
第三节 甲状腺良性肿瘤 — 53
第四节 低风险甲状腺肿瘤 — 67
第五节 甲状腺癌 — 74
第六节 甲状腺转移癌 — 98
第七节 甲状腺淋巴瘤 — 100
第八节 甲状旁腺肿瘤 — 103
第九节 冷冻印片技术在甲状腺肿瘤中的应用 — 108

第三章 乳腺疾病 — 112
第一节 正常乳腺结构 — 112
第二节 乳腺生理性改变 — 113
第三节 乳腺病变性质的术中诊断 — 116
第四节 乳腺前哨淋巴结状况的判断 — 169
第五节 手术切缘的判断 — 173
第六节 乳腺医源性病变 — 174

第四章 女性生殖系统疾病 — 183
第一节 概述 — 183
第二节 卵巢肿瘤 — 187
第三节 卵巢非肿瘤性病变 — 244

第四节	子宫体肿瘤和瘤样病变	248
第五节	外阴、阴道和宫颈疾病	271
第六节	妊娠滋养细胞疾病	271
第七节	输卵管疾病	275
第八节	腹膜 Müller 型病变	276

第五章　肺、胸膜与纵隔疾病　　283

第一节	肺非肿瘤性病变	283
第二节	肺部肿瘤	289
第三节	胸膜肿瘤	344
第四节	纵隔肿瘤和瘤样病变	350

第六章　泌尿系统、男性生殖器官及肾上腺疾病　　365

第一节	概　述	365
第二节	肾脏疾病	367
第三节	尿路系统（肾盂、输尿管、膀胱、尿道）肿瘤和瘤样病变	409
第四节	睾丸与附睾及阴茎病变	430
第五节	肾上腺疾病	445

第七章　消化系统疾病　　456

第一节	概　述	456
第二节	消化道疾病	457
第三节	胰腺疾病	472
第四节	壶腹部疾病	485
第五节	肝外胆管肿瘤与瘤样病变	489
第六节	肝及肝内胆管肿瘤	502
第七节	胆囊肿瘤及瘤样病变	546

第八章　涎腺肿瘤和瘤样病变　　556

第一节	概　述	556
第二节	涎腺肿瘤	559
第三节	涎腺瘤样病变	597

第九章　中枢神经系统疾病　　606

第一节	概　述	606
第二节	大脑半球的肿瘤和瘤样病变	609
第三节	小脑和脑干内的肿瘤与瘤样病变	630
第四节	脑室内的肿瘤和瘤样病变	635
第五节	脑膜和相关组织的肿瘤及瘤样病变	639
第六节	蝶鞍区的肿瘤和瘤样病变	644

第七节	松果体区的肿瘤和瘤样病变	647
第八节	颅神经和脊神经的肿瘤和瘤样病变	649
第九节	转移性肿瘤	651
第十节	脊髓和椎管内肿瘤和瘤样病变	654

第十章 骨、关节和软组织疾病 658

| 第一节 | 骨、关节疾病 | 658 |
| 第二节 | 软组织肿瘤及瘤样病变 | 686 |

第十一章 腹膜后疾病 713

第一节	概 述	713
第二节	腹膜后间隙及其肿瘤特点	713
第三节	腹膜后非肿瘤性病变	714
第四节	腹膜后肿瘤	718

第十二章 眼、耳、鼻及咽喉疾病 734

第一节	概 述	734
第二节	眼部疾病	736
第三节	耳部疾病	742
第四节	鼻腔鼻窦疾病	744
第五节	咽部疾病	749
第六节	喉部疾病	751
第七节	涎腺型癌	759
第八节	良性软组织肿瘤	762
第九节	恶性软组织肿瘤	766
第十节	恶性骨和软骨组织肿瘤	769
第十一节	淋巴造血系统疾病	773
第十二节	眼耳鼻咽喉区转移瘤及波及性肿瘤	778

第十三章 细针穿刺后冷冻切片诊断中的"陷阱" 781

索 引 795

第一章
总 论

手术中病理诊断是一项责任与风险并存的病理科急诊工作，是以形态学为主的经验性学科。尽管免疫组织化学染色技术在手术中冷冻切片中的使用有所突破，但在冷冻制片质量没有根本改变的情况下，受时间、取材局限性和抗体种类的限制，可应用的场景并不多，尚待进一步研发。快速组织化学染色技术亦是如此。近年来医学新技术快速发展，分子遗传学技术广泛应用于临床诊断，成为某些疾病诊断的"金标准"，如中枢神经系统某些疾病，IDH突变型弥漫性星形细胞瘤的分级不再完全依赖形态学标准，只要 CDKN2A/B 纯合缺失，即为 CNS WHO 4 级，这对传统形态学形成挑战，使得手术中快速诊断更加困难。因此，在很短时间内，用局部少量组织的快速冷冻或快速石蜡切片在显微镜下观察病变，可以给临床医师提供一些重要信息，但不是最后的病理诊断，临床医师必须结合影像学和临床资料综合考虑基本的诊断，制定手术方案。新近文献中把"手术中病理诊断"（intraoperative pathologic diagnosis）称为"病理会诊"（intraoperative pathologic consultation），这是很有意义的，意味着对于手术中快速病理诊断的认识有了重要的更新。一方面临床医师对于手术中快速病理诊断的依赖性不宜过高；另一方面为了避免医患纠纷，对于患者和家属有必要说明清楚，现在很多医院建立术前患者家属在医患知情书上签字的制度是非常必要的。

近年来临床微创手术的发展非常迅速，在基层医院也普遍开展，要求送检的手术中快速病理诊断的病例数量逐年增多；而且，送检组织的谱系也在发生变化，如肺癌的研究进展，原位腺癌、微浸润腺癌、细支气管腺瘤/纤毛黏液结节性乳头状肿瘤（ciliated muconodular papillary tumor, CMPT）的提出，使得肺癌手术中病理诊断的数量大幅增加。同时，手术医师对病理报告的依赖性有所增加。但是必须说明的是，冷冻切片诊断不是最后的病理诊断，因为受送检组织的局限，在短时间内只能取小块组织做切片，包括快速石蜡切片，取材也有局限性，冷冻切片诊断与最后石蜡切片诊断可能不符合。关于两者符合率的报告各家不一，而冷冻切片诊断准确率一般报告为95%左右，有些地区和医院可能更高一些。各种组织冷冻切片准确率也不尽相同，比如，神经组织、淋巴组织等冷冻切片质量较差，准确率相对较低。值得指出的是，远程病理学（telepathology）技术的突破性进展和网络平台的建立，使许多基层医院与知名三甲医院或第三方病理检验机构合作开展远程冷冻切片诊断成为可能。这对病理学的发展而言既是进步，也是挑战，病理医师必须面对如何适应虚拟/数字切片（virtual/digital slide）的诊断，还涉及指导取材和相关责任、法规等方面问题（详见第一章第五节）。

鉴于手术中快速病理诊断有一定局限性，而且在短时间内要做出诊断报告，因此要求具有扎实的石蜡切片病理诊断基础和诊断经验的病理医师才能发冷冻切片的病理报告，对各系统的常见病，良性肿瘤与恶性肿瘤的分类，诊断和鉴别诊断要点要做到心中有数，同时要有一定的临床和影像学知识，有能力对临床医师提出的问题做出有说服力的回答，在诊断过程中思路清晰，考虑周密，报告书写准确，处理得当。既要实事求是地结合临床和影像学的表现，又要坚持立足于组织细胞学的表现，这是病理医师必须遵循的重要原则，只有这样才能避免发生"过诊断"（overdiagnosis）和"低诊断"（underdiagnosis）的差错。目前，国内大型三甲医院在推进病理亚专科的发展，培训有亚专科特长的病理医师，而冷冻切片诊断多采用医师轮值制度，因此提倡建立疑难病例及有争议病例的术中亚专科医师会诊制度，减少漏/误诊。

冷冻切片诊断报告有几种情况。

（1）肯定性诊断：病变典型，完全能够确诊。提倡敢于负责任，有利于提高病理科在医院中的威信和地位。事实上，在实际工作中，大多数病例是能够确诊的。

（2）符合性诊断：病变不很典型，结合临床和影像学资料可以符合良性或恶性疾病的诊断。

（3）描述性诊断：不能肯定疾病的诊断，对所见病变如实描述，对临床提出的诊断可以排除某些疾病。

（4）在肿瘤交界性病变中是否有浸润不能完全肯定，需要在石蜡切片中多取组织块确诊。

（5）在某些病变性质难以确定时，可以提出一个倾向性意见，以什么病变可能性大，需延迟诊断，待石蜡切片和加做特殊染色最后确诊。

（6）某些病例恶性肿瘤能肯定，但具体亚型待定。

中华医学会病理学分会推出的《临床技术操作规范——病理学分册》中，将病理诊断表述形式规范为4种基本类型：Ⅰ类诊断表述实际上为"肯定诊断"；Ⅱ类为"倾向性诊断"；Ⅲ类为"描述性诊断"；Ⅳ类为"不能诊断"。总之，在诊断过程中，诊断思路要清晰，要结合临床和影像学的表现，必要时与手术医师直接沟通，同时立足于组织细胞学形态，这是疾病诊断的金标准，实事求是是病理医师必须遵循的重要原则。避免发生"过诊断"和"低诊断"的差错。

手术中冷冻切片诊断不是一个最后的诊断，只是在短时间内给手术医师提供一些信息，如送检组织是什么病变？是肿瘤？还是非肿瘤病变？是良性肿瘤？还是恶性肿瘤？在大多数病例中，病理医师是能够肯定诊断的，要敢于担当。但是如果病变不典型，不能够肯定诊断，可建议手术医师根据病理医师提供的信息，同时要结合影像学和临床资料综合考虑疾病的诊断，制定手术方案。

第一节　冷冻切片的用途与局限性

一、冷冻切片的用途

1. 决定病变的性质　手术中病理诊断的主要目的是确定是炎症性病变？还是肿瘤性病变？如果是肿瘤，则需进一步确定是良性肿瘤还是恶性肿瘤。而术中病理诊断对于肿瘤的分型不一定很准确，为了争取时间，应先报告肿瘤的性质。由于病变不典型不能肯定良性、恶性病变时，要实事求是地按照自己诊断把握程度，提出一个倾向性意见供临床参考。

2. 确定切除肿瘤的边缘是否有残留的癌组织　手术中送检最多的标本是乳腺癌、胃癌、肠癌、肺癌的断端，以及耳鼻喉科和口腔科的肿瘤，胃肠癌切缘较宽，最好于距离肿瘤最近的切缘取材，仅取一块组织不能代表切缘是否有肿瘤，故阳性诊断有意义，阴性诊断意义不大。特别是贲门癌，如果切缘有癌组织，临床医师需要切除食道下端，此时冷冻切片诊断对于临床手术范围起了决定性作用。头面部恶性肿瘤手术中确定切缘有无肿瘤，对于清扫范围和扩大切除的方向关系重大。因为头面部血管、神经丰富，损伤一点神经和血管都会使面容受到影响。因此，在手术时需要从多个方向取组织做冷冻切片，确定切缘有无肿瘤。例如，解放军总医院病理科1例上腭部腺样囊性癌的病例，做根治手术时，在切缘四周取了8次组织做冷冻切片，7次都是阴性，仅第8次鼻侧取材见有癌组织，从而进一步明确了扩大切除的方向和范围。

3. 辨认组织　盆腔或后腹膜肿瘤切除时，有腔隙组织结构需要做冷冻切片证实是否为输尿管组织；先天性巨结肠症需证实在手术切缘的肠壁是否有肌间神经节细胞存在，如果切缘仍无神经节细胞，则需进一步切除一段肠管，直至见到肌间神经节时为止。

4. 确定有无淋巴转移癌　有些癌症病例，手术切除时送检局部淋巴结，确定有无转移，以决定手术方案或淋巴结清扫范围，如甲状腺癌、乳腺癌等。

5. 明确活检组织是否取到病变及数量能否满足石蜡切片诊断的需要　有些穿刺不到又不宜冷冻切片诊断的病变，如纵隔淋巴瘤，有时需在纵隔镜下活检，冷冻切片的目的是获取足够恰当的组织，以便石蜡切片明确诊断。

术前诊断与术中所见不一致时，必须送检冷冻切片，这对于决定手术方案起着决定性的作用。下面列举 2 个实际病例，充分体现冷冻切片诊断的价值。

【病例1】患者，男性，68 岁，右下腹隐痛 1 周、加重 1 天。查体右下腹明显肌紧张，临床诊断为急性阑尾炎。行手术治疗，手术中见盲肠与升结肠高度扩张，距回盲瓣远端 12 cm 处有一环形肿物，中央有溃疡形成。手术中送检冷冻切片确诊为腺癌，遂行右半结肠切除术。此病例诊治过程充分体现了冷冻切片诊断的价值，对于手术方案的确定起了决定性的作用（图 1-1-1）。

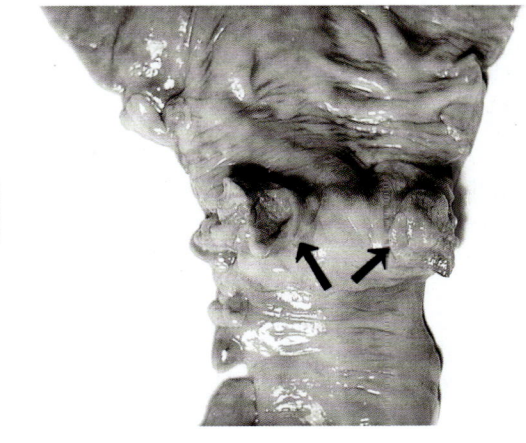

图 1-1-1　升结肠缩窄型腺癌

升结肠癌引起盲肠与升结肠起始端肠壁高度扩张，箭头所示肿瘤呈环形，肠管狭窄。

【病例2】患者，女性，29 岁。发现盆腔包块 2 个月，行腹腔镜检查见腹膜弥漫增厚，呈扁平结节状突起，临床诊断为恶性肿瘤腹膜转移，局部切除送病理检查。冷冻切片观察见梭形细胞肿瘤，细胞规则，无异型性，未见核分裂象，诊断为腹膜播散性平滑肌瘤病（leiomyomatosis peritonealis disseminata，LPD）。全身其他器官检查，未见肿瘤。临床上仅做局部治疗，冷冻切片诊断结果对于临床治疗方案的选择起了决定性作用。该患者手术后 10 余年，无复发，身体状况良好（图 1-1-2）。

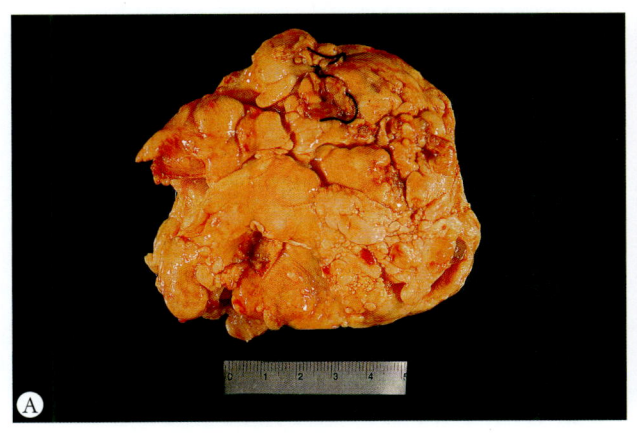
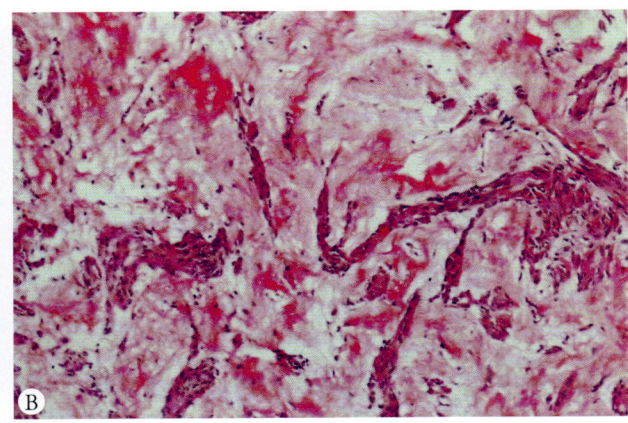

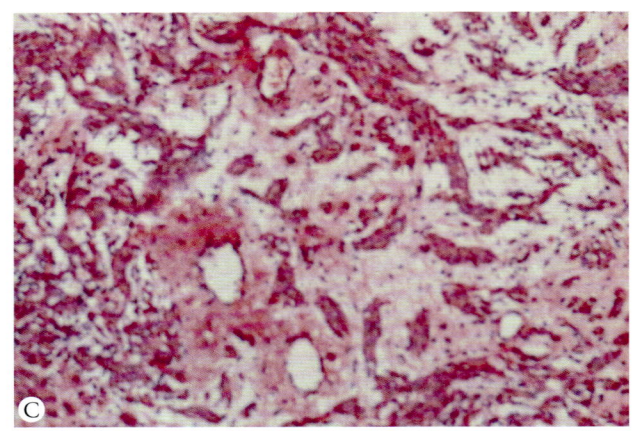

A. 大体标本，图示肿瘤表面不平，呈扁平结节状突起；B. 冷冻切片（中倍）；C. 石蜡切片，图示梭形细胞平滑肌瘤，间质透明变性（中倍）。

图1-1-2　腹膜播散性平滑肌瘤病

二、冷冻切片诊断的局限性

（1）冷冻切片技术的缺陷和切片质量问题。因为冷冻切片组织未经固定，故切片质量一般较石蜡切片要低，自1960年Cryostat冷冻切片机在外科病理应用以后，目前随着冷冻切片机的不断改进和病理技术人员素质日益提高，在有些部位和组织冷冻切片与石蜡切片的质量已相差无几，但富含水分和脂肪的组织制片质量有待进一步改善。

（2）冷冻切片取材局限，有时局部小组织不能代表整个标本，或根本没有取到病变组织。因此，有的病例冷冻切片组织像和手术切除大标本的石蜡切片组织像相差很远，造成冷冻切片的诊断和石蜡切片的诊断不一致。

（3）冷冻切片要求在很短的时间内做出诊断，缺乏经验的病理医师难以胜任此项工作，必须要经过一段时间的训练和有一定石蜡切片诊断经验的病理主治医师及以上职称的医师才能承担。关于冷冻切片诊断报告的时限，国内一般医院的要求，是在标本送达病理科后30 min内发出。这在大多数情况下是合适的，问题在于同时送检多块组织，需要适当延长报告时间。常见情况如保乳手术，同时送检5份及5份以上的切缘标本，或淋巴结清扫手术，可能会同时送检10余枚淋巴结，冷冻切片诊断报告时间需要明显延长。这反映出一个问题的两个方面，一是外科医师需识别可能有问题的病变/淋巴结（包括术前和术中），进行选择性送检；二是外科医师需耐心等待。我们更强调前一种方式，即提升外科医师寻找和辨识病变的能力，而非采用耗时、耗力、耗钱的冷冻切片诊断。

（4）疑难病例和交界性病例有时在石蜡切片诊断都很困难，需要做免疫组织化学染色（免疫组化染色）、分子检测和电镜观察，在冷冻切片上诊断就更为困难。如遇疑难病例，建议进行科内专家会诊，不宜勉强做出诊断，以免发生误诊。如果这些病例经过科内会诊，仍不适合做冷冻切片诊断，需要延缓（石蜡切片）诊断。

（5）脂肪多的组织、骨组织及传染性疾病不适合做冷冻切片。

（6）少数情况下在手术中采取活检组织时，可能造成肿瘤细胞的种植，在切除肿瘤时边缘留有较宽的正常组织，可以避免种植的发生，一般不主张术中部分淋巴结切取或穿刺检查，如需送检，最好取一个完整淋巴结。

第二节　冷冻切片技术问题

冷冻切片质量是术中病理诊断准确性的重要保证。由于患者在手术台上等结果，要求尽量缩短时间，因此，力争一次成功制成优质冷冻切片极为重要。

（1）冷冻切片组织黏附剂的选择以不含水分的黏附剂为最佳。目前普遍使用的OCT和IEC CRYOform是比较理想的黏附剂。其主要成分为聚乙烯醇、聚乙烯二醇及一些无活性成分，均不含水分。

（2）切片之前在冷冻组织表面喷一种冷冻剂（polar spray），加速组织冷冻，使组织变硬，其切片质量明显提高。

(3) 各种冷冻切片机的型号不同，需要摸索本单位冷冻切片机的性能特点，提高切片质量。在使用非冰箱式的切片机时，陈乐真教授曾试验在组织与冷台之间，隔一层薄的硬纸板，组织收缩小，切片质量较好。当然目前已很少使用非冰箱式的切片机。

(4) 固定要及时，目前一般都使用恒温冷冻切片机，用新鲜组织做切片，贴附在载玻片上的组织，必须及时固定 1～2 min。

【冷冻切片常用的固定剂】固定剂的选择很重要，冷冻切片常用的固定剂有以下几种。① AF 液：酒精 + 福尔马林各半，简便而实用。② Carnoy 液：冰醋酸、氯仿、酒精按体积比 1∶3∶6 混合。③ Gendre 液：苦味酸 + 酒精 + 甲醛 + 冰醋酸，此固定液效果很好，但配制较复杂。

【Gendre 液配制方法】① 苦味酸饱和于 90% 酒精液 75 mL。② 甲醛 10 mL。③ 冰醋酸 10 mL。④ 醋酸钠 1 g。

(5) 切片染色，冷冻切片多使用 HE 染色，这是大家熟悉的常规染色，易于掌握，对色差产生的形态变化不会误读，并方便与石蜡切片对照比较。缺点是 HE 染色的分化过程不易把握，核的结构不十分清晰。

其他染色方法各有所长，如甲苯胺蓝染色，肥大细胞着色清楚，具有鉴别其他梭形细胞肿瘤的意义。Diff-Quick（Wright-Giemsa）在淋巴造血组织及术中细胞学（包括印片）检查中应用相对多些，细胞核的微细结构显示清晰。

冷冻切片快速免疫组化染色是近年来推出的新技术，笔者所在的冷冻切片室曾做过一些快速免疫组化染色实验研究，获得不错的结果。对没有术前确诊的乳腺病变，尤其是肌上皮的识别很有意义。但由于可使用的抗体种类不多，而且应用场景较少（图 1-2-1），尚需进一步改进技术和扩大推广应用范围。

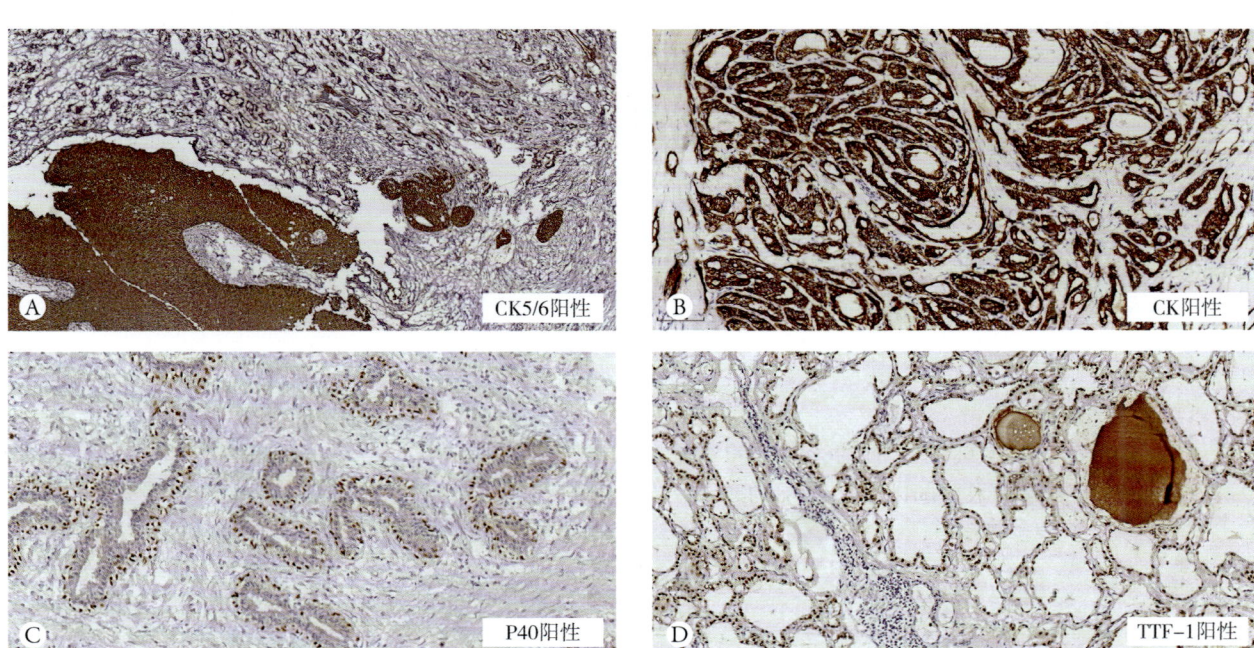

A. 自动免疫组化机（贵州美鑫达-Q-STAIN X）染色，乳腺冷冻切片，CK5/6 胞浆阳性；B. 手工染色，甲状腺冷冻切片，CK 胞浆阳性（图 A、图 B 均由中国医学科学院肿瘤医院深圳医院沈桂华老师提供，中倍）。C. 自动免疫组化机（贵州美鑫达-Q-STAIN X）染色，乳腺组织冷冻切片，乳腺导管肌上皮 P40 染色，胞核阳性；D. 甲状腺组织，TTF-1 胞核阳性（图 C、图 D 切片均来自贵阳市肿瘤医院，高倍）。

图 1-2-1　免疫组化染色结果

(6) 快速石蜡与快速特染，临床手术中送检组织太小，无法做冷冻切片，可应用快速石蜡切片的方法。有些病例手术中冷冻切片 HE 染色诊断困难，需要做快速的特染，以助于诊断，如快速 PAS 染色，有助于确诊淋巴结腺癌转移，对于解决临床医师手术中治疗方案的确定有重要价值，具体方法见参考文献 4。

(7) 提高冷冻切片质量对于冷冻切片诊断的准确性至关重要，冷冻切片经常出现的问题是冰晶形成，冰晶形成的原因和对策如下。

1) 临床送检标本用湿纱布包裹组织或用生理盐水浸泡组织，水分增加，易造成冷冻后组织内冰晶增多（图 1-2-2A），特别是含水分多的组织，更容易产生冰晶。水的性质表明，水在 4 ℃时密度最高，冷却时体积膨胀，变成冰晶时体积膨胀 9%。冰晶是导致组织学假象的主要因素。陈乐真教授曾对脑胶质瘤的送检标本，分别用湿纱布和干纱布包裹组织，同样条件下做冷冻切片，结果湿纱布包裹的组织形成的冰晶多，切片质量差。

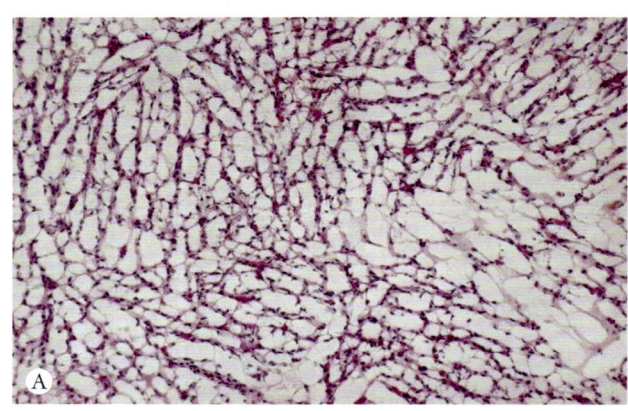 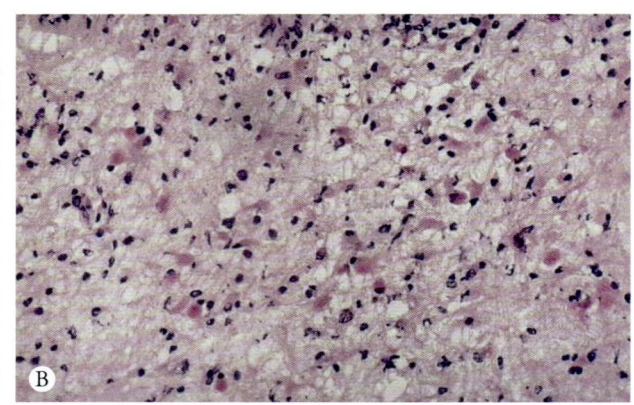

A. 冷冻切片，临床上用湿纱布包裹脑组织送检，冷冻切片见大量冰晶形成，冰晶溶解后，呈形状不一的空白区（中倍）；B. 冷冻切片，临床上用干纱布包裹脑组织送检，冷冻切片质量明显提高，冰晶形成不明显（高倍）。

图 1-2-2　脑星形细胞瘤

2) 取材的组织过大或过厚，冷冻速度慢，易产生冰晶，要防止冰晶的形成，速冻是关键。

3) 掌握好不同组织分别用不同温度和时间，正确使用切片机的急冻装置，可以在几分钟内将冷冻台温度下降至 -50 ℃左右，要避免过冻，有 4/5 的组织冻住即可（-30 ～ -20 ℃），否则过冻会引起组织发脆，或冷冻头与组织分离。由于各种组织的形态结构和成分不同，含水量不一，软硬度不同，其冷冻温度和时间也有所不同。比如，软组织在冷冻箱内温度可调至 -18 ℃左右，硬组织（如子宫肌瘤、纤维瘤等）不能冻得太硬。脂肪组织较软，切片的厚度可以增加到 20 μm，也可以在专用的冷冻液内处理后再制片，取得较好的制片效果。由于不是常规操作，使用率不高。

(8) 同一组织"由表及里"冷冻的程度是不同的，浅、深切片暴露的病变可能也不同，强烈推荐术中诊断时切浅层和深层两张切片。理由：一是组织冷冻的程度关系到制片质量，两张切片中往往有 1 张质量更好；二是尽可能减少或避免漏诊，尤其是淋巴结和肿瘤切缘组织，在实际工作中时有发现浅、深切片中病变不同。图 1-2-3 所示为一例 28 岁女性患者，甲状腺右叶结节大小为 1.6 cm × 1.2 cm，可疑右颈 3、颈 4、颈 6 区及支气管前淋巴结转移，行甲状腺乳头状癌根治及淋巴结清扫术，在淋巴结浅切片中未见病变，在深切片中发现转移癌，手术医师需要继续清扫下一级淋巴结。

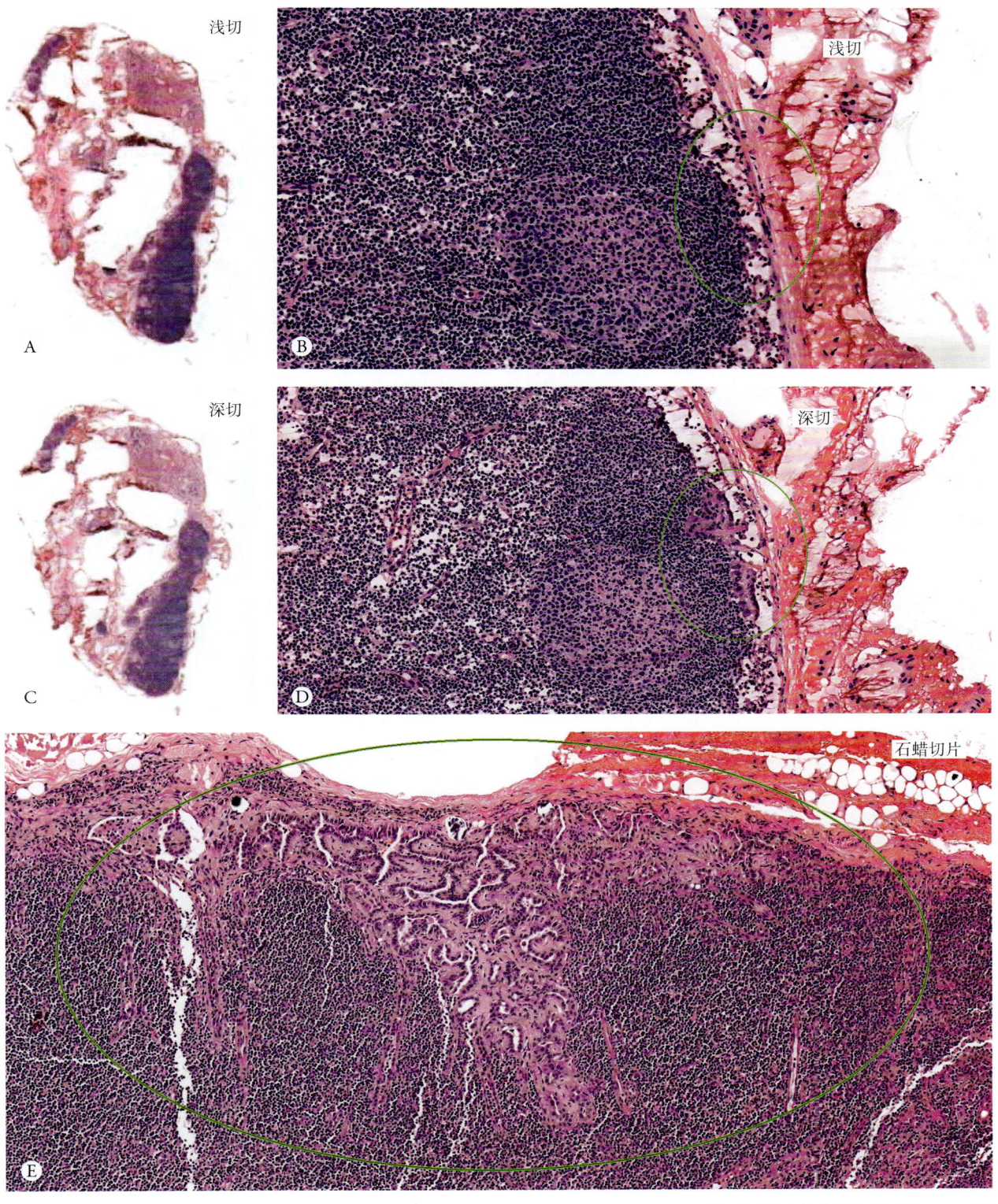

A. 浅切（低倍）；B. 浅切，未见转移癌（中倍）；C. 深切，未见明确病变（低倍）；D. 深切，淋巴结边缘窦见转移癌（中倍）；E. 石蜡切片证实为转移癌（中倍）。

图 1-2-3　淋巴结转移癌

第三节　冷冻切片中细胞形态改变

（1）细胞变形，上皮细胞拉长，单层细胞重叠，疑似多层细胞（图1-3-1）。

（2）细胞内外出现大量空泡。在以往的旧式冷冻切片机所做冷冻切片中出现细胞内外大量空泡是很常见的，随着冷冻切片机设备的提升与加强技术人员的培训，冷冻切片的质量大幅度提高，冷冻切片与石蜡切片相差不多，因此人为假象也大为减少。

（3）细胞体积比石蜡切片中的大。

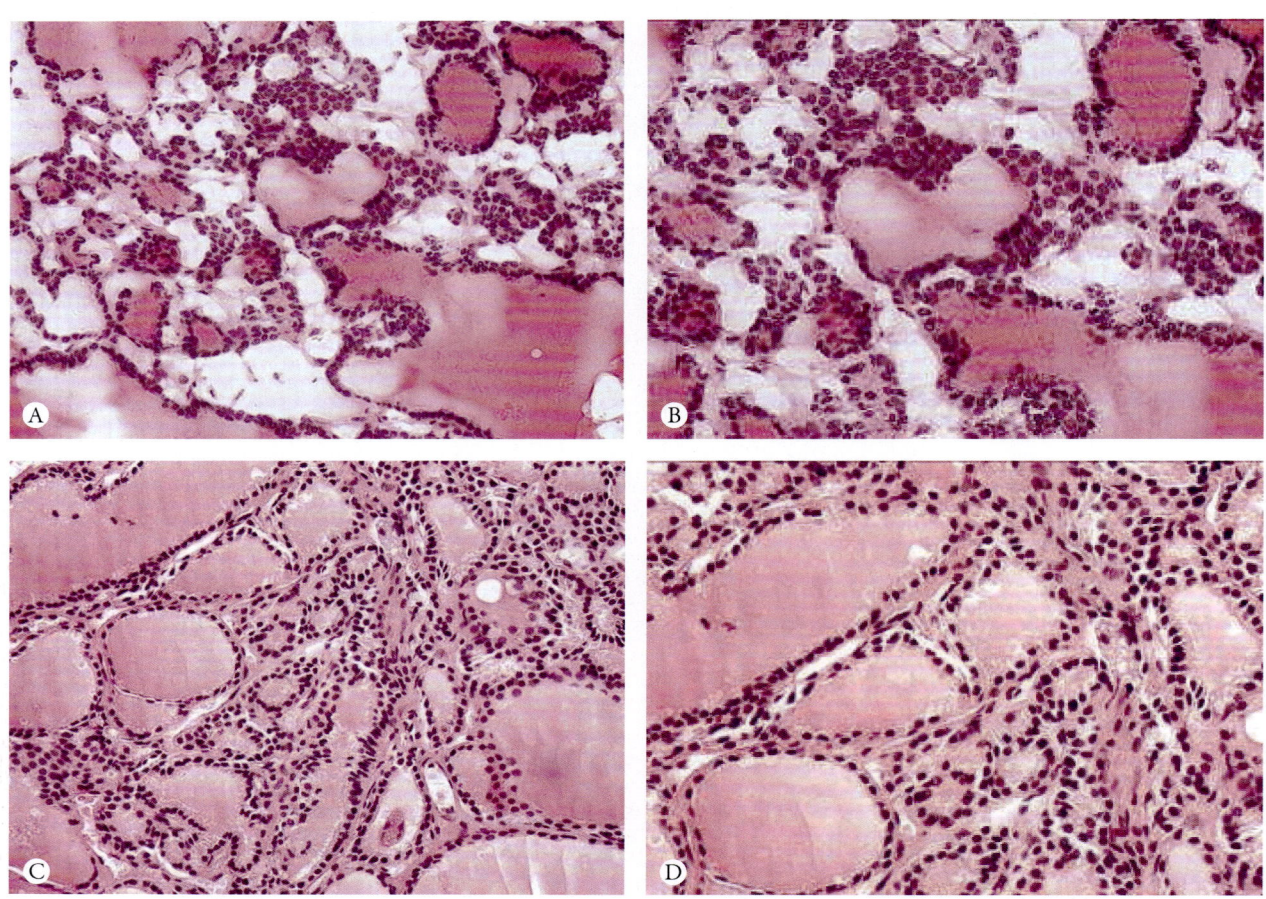

A.冷冻切片，图示细胞体积明显大于石蜡切片，细胞大小不一，有异型性表现（中倍）；B.冷冻切片，为图A的局部放大（高倍）；C.石蜡切片，图示细胞形态规则，无异型性改变（中倍）；D.石蜡切片，为图C的局部放大（高倍）。

图1-3-1　甲状腺滤泡性腺瘤

（4）细胞固定不好，染色不清楚，特别是伊红着色差。有些疾病的诊断以胞质嗜酸变和嗜酸性粒细胞增多为诊断依据，如嗜酸性肉芽肿、寄生虫感染及霍奇金病等，在冷冻切片诊断中，如果胞浆内嗜酸性变和嗜酸性颗粒不清楚，需要结合其他形态特点来确诊。嗜酸性肉芽肿在冷冻切片上难以明确诊断（图1-3-2）。笔者在对一例胸腺霍奇金病的冷冻切片进行诊断时遇到同样问题。一例33岁男性患者在体检时发现前上纵隔肿块，自述已有1周，病理切片示肿瘤中伴大量嗜酸性粒细胞浸润，在冷冻切片中不易识别，使鉴别诊断困难，见图1-3-3。

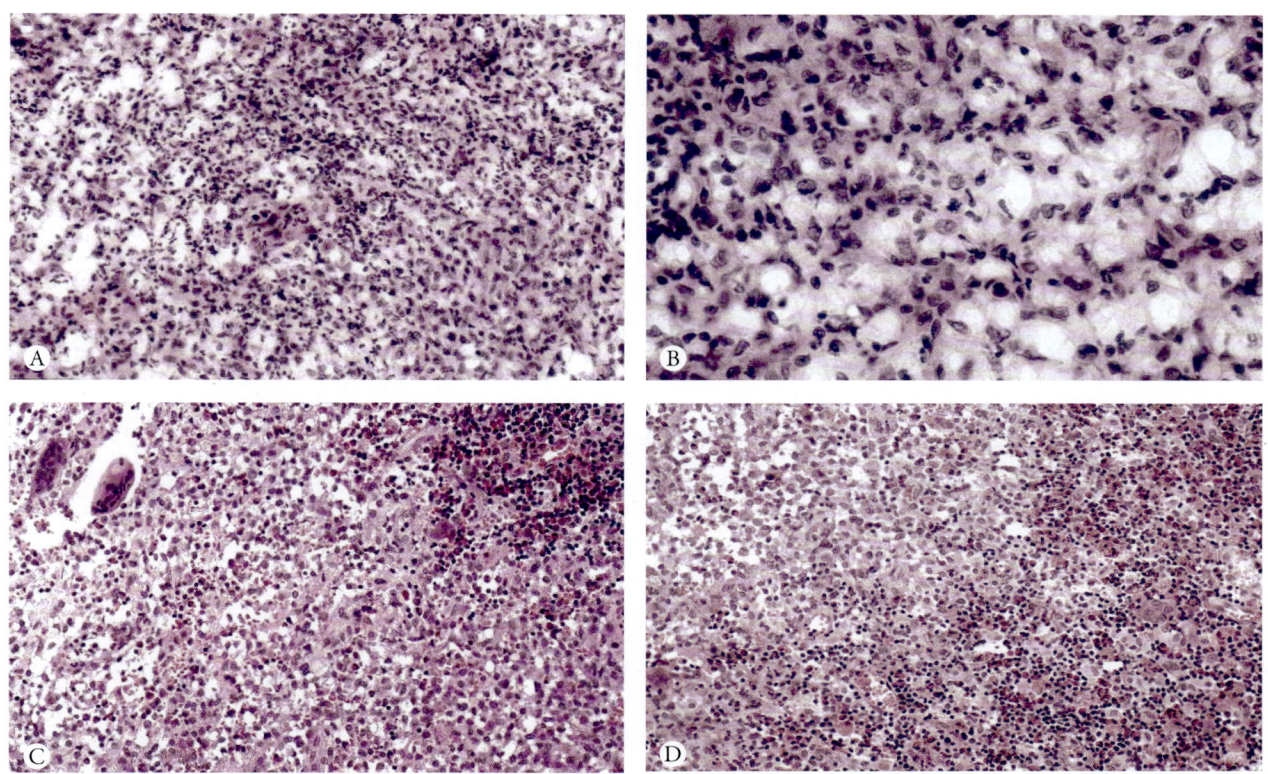

A、B.冷冻切片，A图示嗜酸性粒细胞不明显，组织细胞增生（中倍）；B为图A的局部放大（高倍）；C、D.石蜡切片，图示大量嗜酸性粒细胞、组织细胞增生及少数巨细胞的下颌骨嗜酸性肉芽肿（中倍）。

图1-3-2 下颌骨嗜酸性肉芽肿

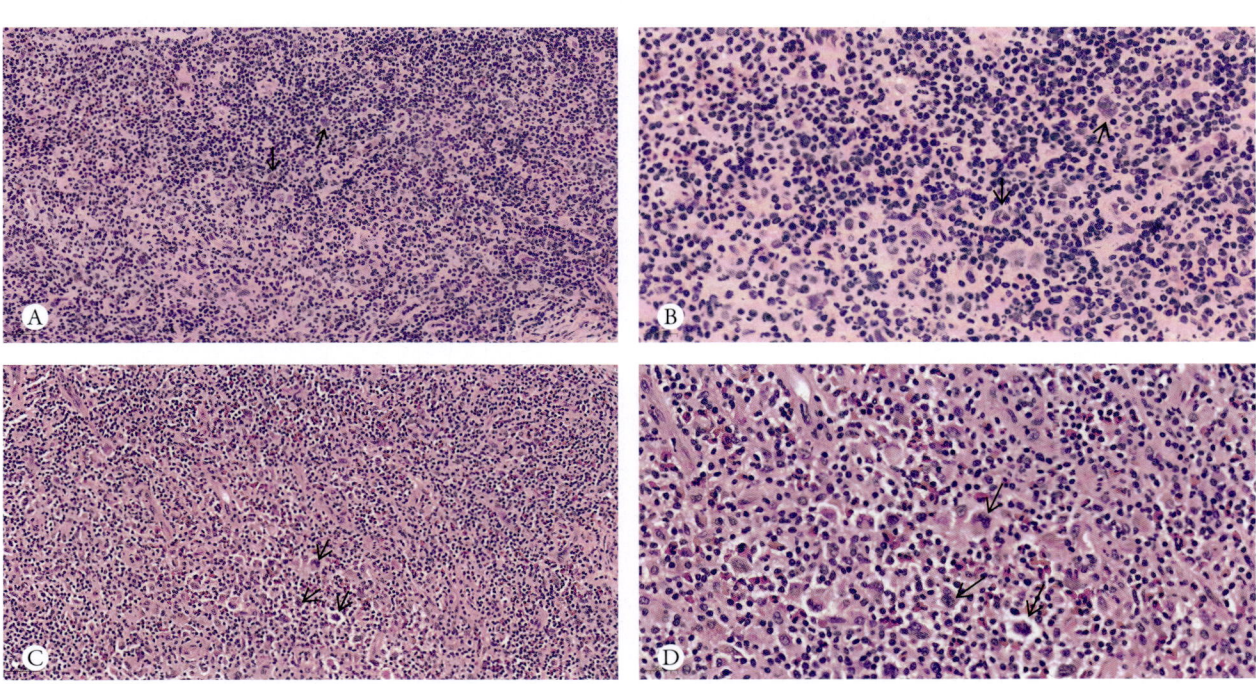

A.冷冻切片可见散在大细胞，有异型性，周围大量淋巴细胞及嗜酸性粒细胞浸润，但嗜酸性粒细胞不突出，容易忽略（箭头所示，低倍）；B.冷冻切片（箭头所示，高倍）；C.石蜡切片可见散在大细胞及醒目的嗜酸性粒细胞（箭头所示，低倍）；D.散在霍奇金样细胞及嗜酸性粒细胞（箭头所示为RS样异型大细胞，高倍）。

图1-3-3 胸腺霍奇金淋巴瘤

(5) 冷冻切片中巨细胞不甚清楚（图 1-3-4），而另有的肿瘤胞核呈栅栏状排列，胞核聚集，造成一种假象，而误认为是多核巨细胞（图 1-3-5）。

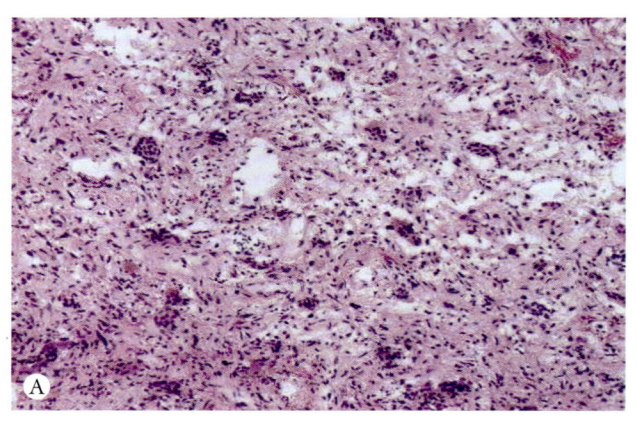 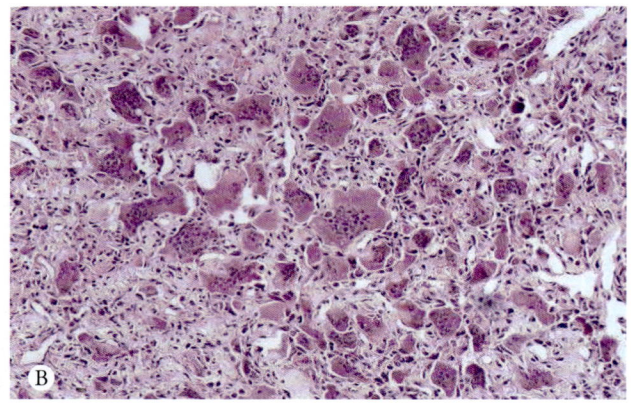

A. 图示冷冻切片中的巨细胞（中倍）；B. 图示石蜡切片中的巨细胞（中倍）。

图 1-3-4　骨巨细胞瘤

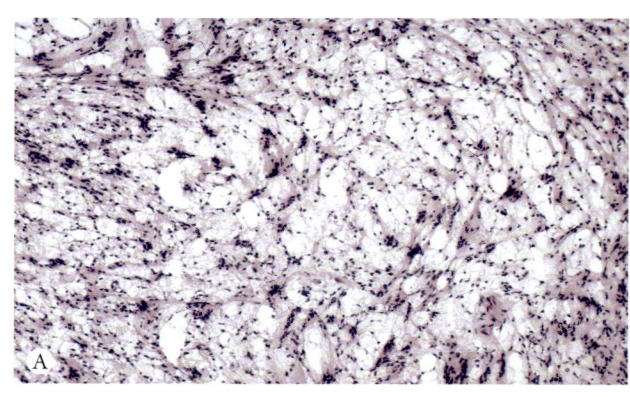 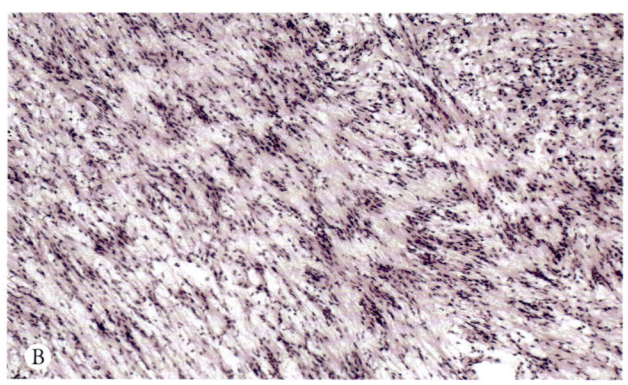

A. 冷冻切片，图示冷冻切片中瘤细胞呈栅栏状排列，胞核密集部分呈多核巨细胞的假象（中倍）；B. 石蜡切片，图示肿瘤细胞呈栅栏状排列（中倍）。

图 1-3-5　神经鞘瘤

(6) 富于血管的肿瘤或透明细胞肿瘤辨认困难，在冷冻切片中可表现为不同形态的空白区。（图 1-3-6、图 1-3-7）。唾液腺腺泡细胞癌，肿瘤细胞胞浆丰富，含大量酶原颗粒。在冷冻切片内亦见大量裂隙和空泡，颗粒不易识别（图 1-3-8）。第八章有详细介绍。

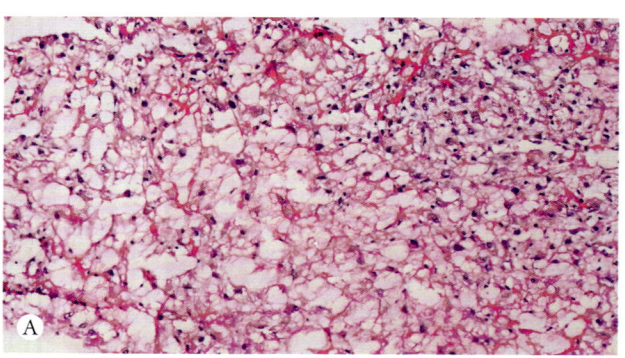 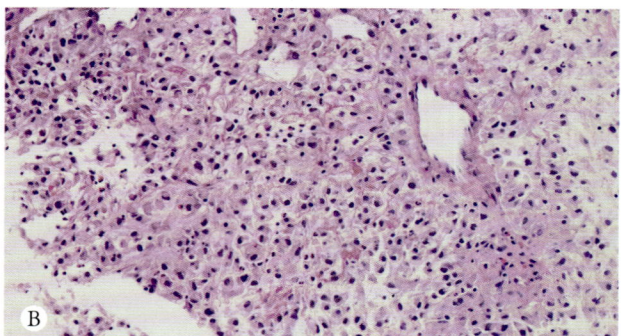

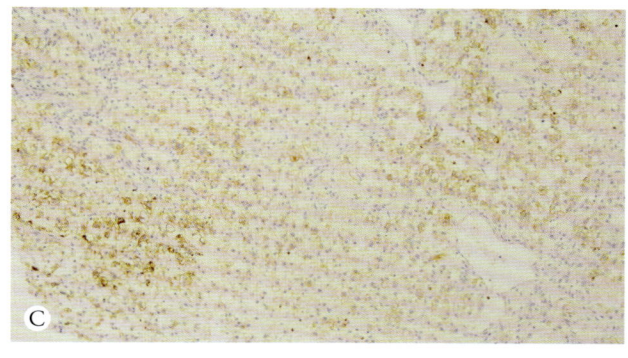

A. 冷冻切片，图示肿瘤细胞胞浆透亮呈空白区，细胞边界不清楚（中倍）；B. 石蜡切片，图示肾透明细胞癌结构（中倍）；C. 免疫组化示 CD10 阳性（中倍）。

图 1-3-6　肾透明细胞癌

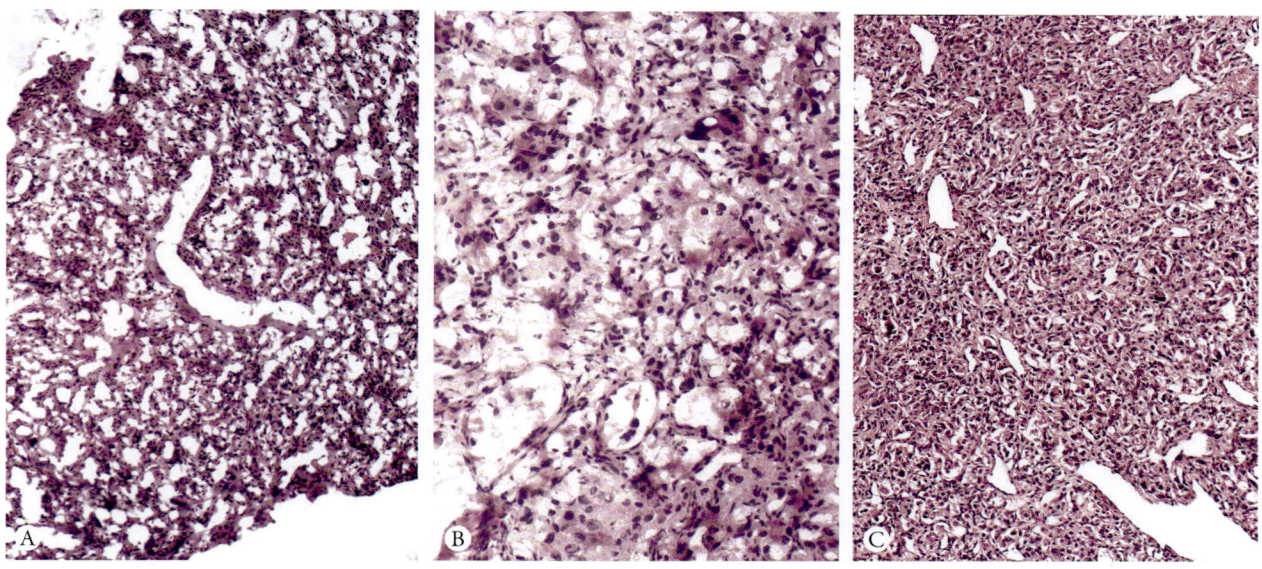

A、B. 冷冻切片，图示大量裂隙状空白区，散在一些胞核深染大细胞，易误认为恶性肿瘤细胞（高倍）；C. 石蜡切片，图示血窦结构和一些胞核固缩细胞（中倍）。

图 1-3-7　颈部化感瘤

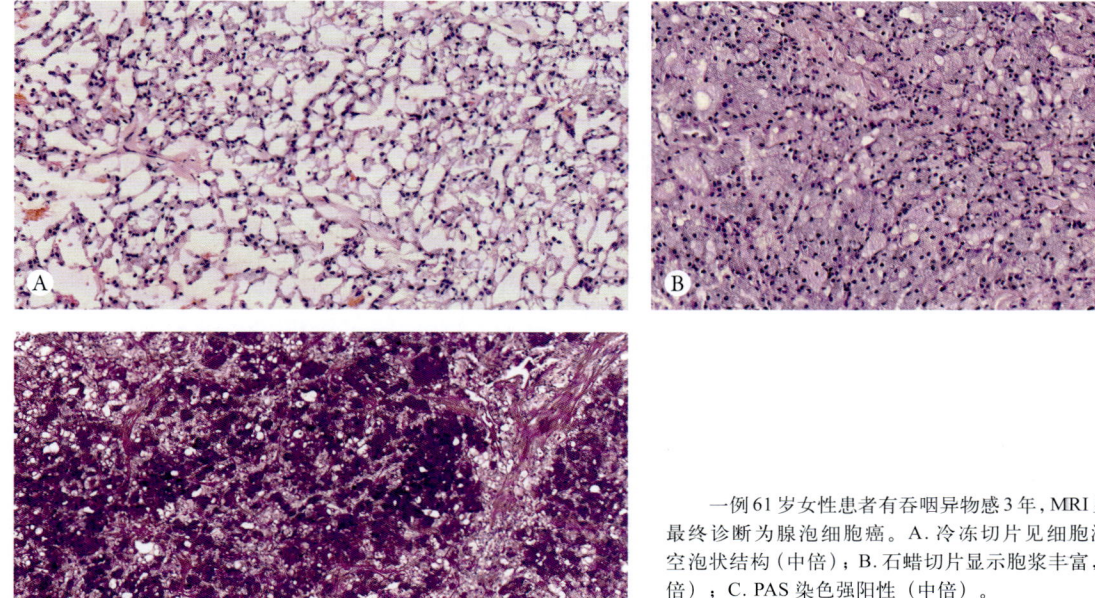

一例 61 岁女性患者有吞咽异物感 3 年，MRI 显示咽旁间隙肿物，最终诊断为腺泡细胞癌。A. 冷冻切片见细胞温和，大量裂隙及空泡状结构（中倍）；B. 石蜡切片显示胞浆丰富，酶原颗粒清楚（中倍）；C. PAS 染色强阳性（中倍）。

图 1-3-8　唾液腺腺泡细胞癌

(7) 淋巴结转移癌的病例，转移灶中有两种类型的肿瘤组织，形态接近应注意识别（图1-3-9）。

(8) 脑、脊髓肿瘤含水分多，血管周围细胞有些稀疏，未能显示菊形团样结构，导致误认（图1-3-10）。

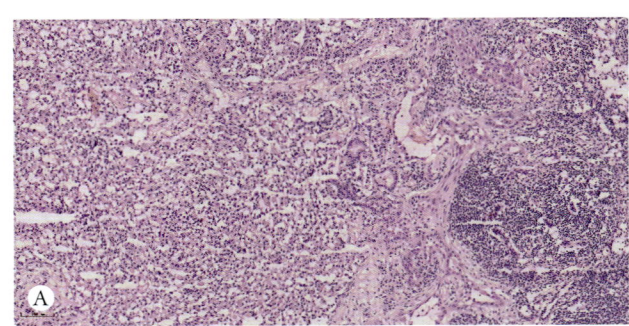
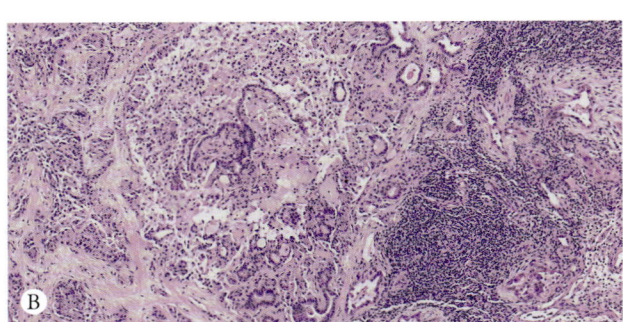
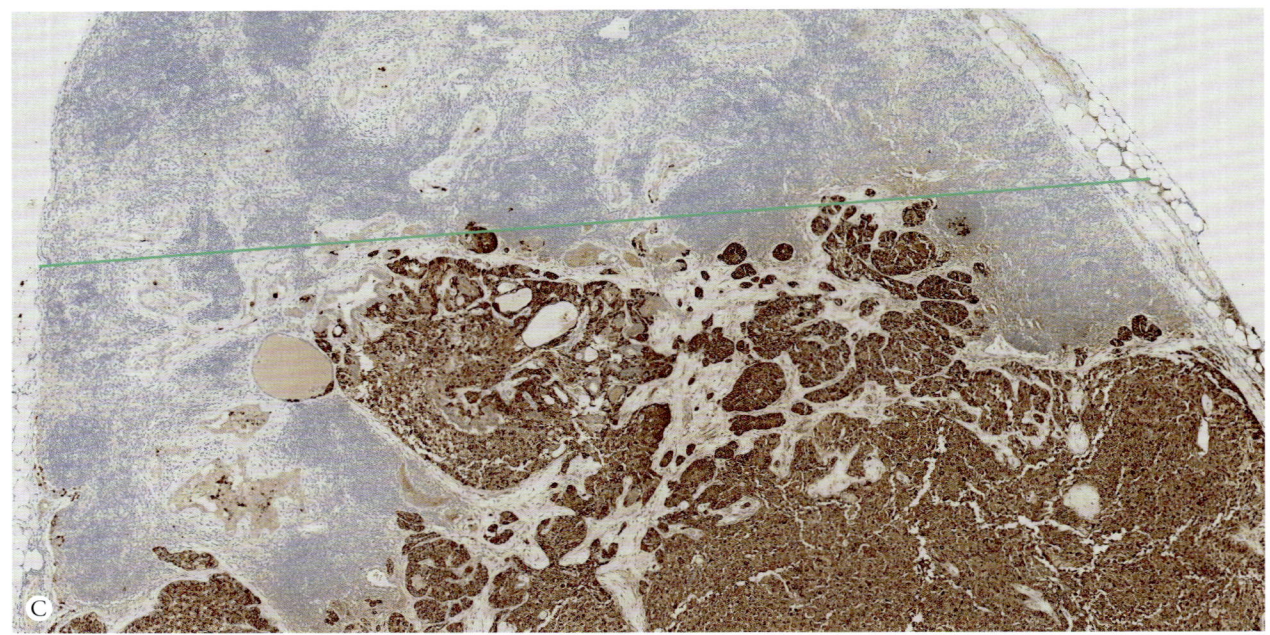

一例19岁男性患者，发现甲状腺左叶结节2个月，曾患先天性巨结肠，已行手术治疗。A.冷冻切片，左侧为甲状腺髓样癌，右侧见一些腺样结构（中倍）；B.石蜡切片，左侧是髓样癌，右侧是乳头状癌（中倍）；C.免疫组化染色，CgA线下肿瘤阳性，线上乳头状癌阴性（低倍）。

图 1-3-9　淋巴结转移性混合性髓样癌与乳头状癌

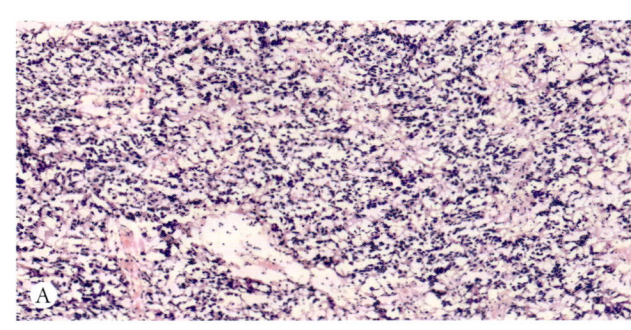
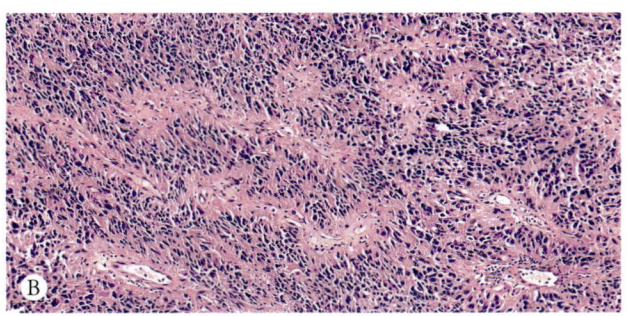

一例43岁男性患者，右侧腰臀部疼痛6年，加重1月余。A.冷冻切片显示肿瘤组织的斑驳结构，细胞比较密集及血管周围丰富（中倍）；B.石蜡切片显示菊形团结构，诊断为脊髓室管膜瘤（中倍）。

图 1-3-10　脊髓室管膜瘤

第一章　总论

点评

冷冻切片病理诊断是手术中的"急会诊"，要求具有一定石蜡切片诊断经验的病理主治医师及更高职称的医师完成。冷冻切片诊断不是最终诊断，可能与石蜡切片诊断有差异，需患者知情同意。快速免疫组化的应用技术和场景还有待完善和拓展。总论特别强调送检组织和制片时，避免水分导致的制片裂隙。同时冷冻组织切浅、深两张切片，减少漏诊（图1-2-3）。冷冻切片导致的细胞形态变化是多种多样的，第三节列举的一些病例是常见情况，如冰晶假象、假复层、栅栏状结构和菊形团结构等应引起关注。嗜酸性粒细胞在冷冻切片中嗜酸性颗粒不明显，需要结合周围病变仔细识别。图1-3-9提示不能满足于发现一种显而易见的病变而忽略其他病变的存在，导致手术方式不当（甲状腺髓样癌需做全甲状腺切除术，而乳头状癌未必需要）。

第四节　冷冻切片中基本病变的辨认

一、炎症细胞的辨认

手术中病理诊断很重要的内容是辨认病变的性质，是肿瘤还是非肿瘤？是良性病变还是恶性病变？炎症细胞作为病变组织中常见的细胞成分，冷冻切片中有时与肿瘤细胞尤其是上皮性肿瘤难以鉴别，由于组织受到冷冻，细胞核会变大，特别容易误诊为印戒细胞癌，尤其是浆细胞、肥大细胞、组织细胞更容易误诊。因此，需要特别熟悉一些慢性炎细胞在冷冻切片中的形态特点，避免将炎症细胞误诊为腺癌细胞。在日常工作中常见的一些情况列举如下。

（一）浆细胞

浆细胞在炎症性疾病中很常见，典型的浆细胞形态呈椭圆形，细胞核偏位，核染色质块状或车轮状排列，常有核周空晕，胞质微嗜碱性。在冷冻切片中浆细胞的形态常不典型，模糊不容易辨认，容易误认为上皮性肿瘤细胞。尤其是当浆细胞聚集成团、成行或呈腔隙样排列时，需要特别小心。列举病例如下。

【病例1】患者，女性，42岁，后腹膜占位性病变，CT检查示病变呈稍低密度影，边界欠清楚（图1-4-1A），增强扫描示病灶中等强化，包裹脾静脉及肠系膜上动脉。临床诊断为后腹膜肿瘤，考虑恶性淋巴瘤可能性大。手术中冷冻切片第一次送检病灶的小块组织，冷冻切片示透明变性的结缔组织中夹杂成团的细胞，胞核偏位，胞浆丰富，类似上皮细胞（图1-4-1B），建议临床将整个病灶切除后再做冷冻切片。第二次送检大块病灶组织，冷冻切片为淋巴结组织（图1-4-1C），局部组织放大，见大量椭圆形细胞，形态较规则、散在见有Russell小体（图1-4-1D）。冷冻切片诊断为后腹膜淋巴组织增生性疾病，考虑为后腹膜巨大淋巴结增生。石蜡切片最后诊断证实此诊断（图1-4-1E、F）。患者术后恢复良好，现已随诊3年，未做其他治疗，健康状况良好。

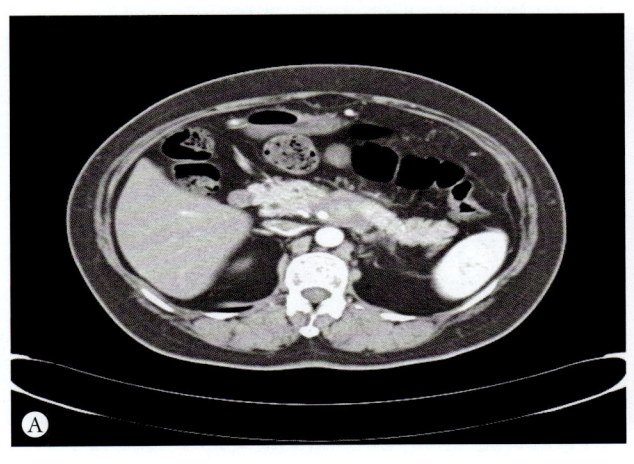

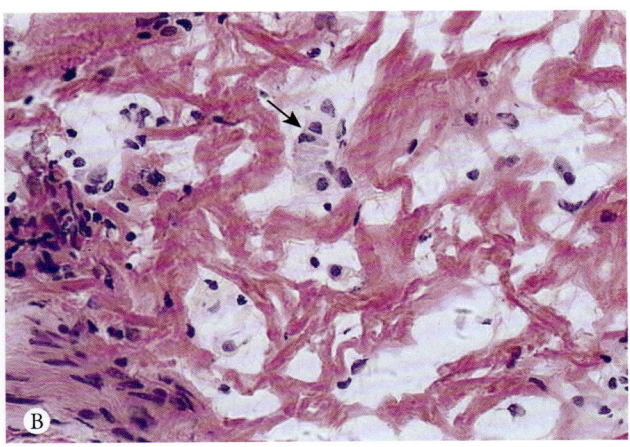

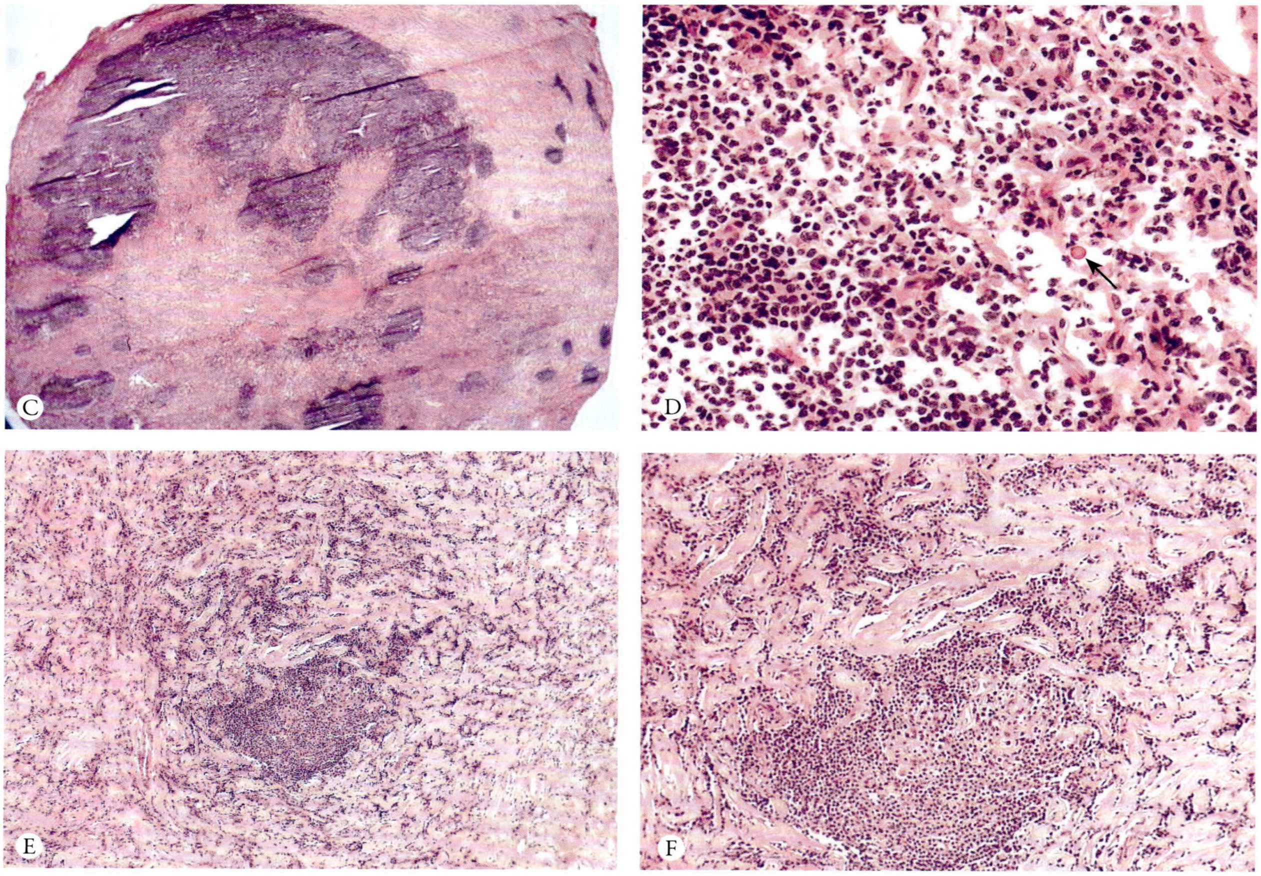

A. CT 检查示病变呈稍低密度影，边界欠清楚，包裹脾静脉及肠系膜上动脉；B. 冷冻切片示透明变性的结缔组织中夹杂成团的柱状细胞，胞核偏位，拟似上皮细胞（箭头所示，高倍）；C. 第二次冷冻切片为淋巴结组织（低倍）；D. 图 C 局部组织放大，见散在分布的椭圆形细胞，形态规则，见 Russell 小体（箭头所示，高倍）；E. 石蜡切片见玻璃样变性的结缔组织中有增生的淋巴组织（低倍）；F. 石蜡切片，为图 E 的局部放大（中倍）。

图 1-4-1　后腹膜巨大淋巴结增生

浆细胞的识别需要结合一些其他情况来综合判断，炎症性病变中的浆细胞常伴有其他慢性炎症细胞的浸润，如淋巴细胞、组织细胞等，其中的浆细胞常散在排列，很少有上皮样细胞肿瘤的结构特点，如腺腔、条索、乳头及巢团等。浆细胞除需要与上皮样细胞鉴别外，还需要与神经内分泌肿瘤细胞鉴别，尤其是发生于神经内分泌器官的浆细胞瘤诊断非常困难！

【病例2】患者，女性，53 岁，鞍区占位行手术治疗，术中送冷冻切片检查，见肿瘤细胞大小一致，弥漫排列，胞浆稀少，部分红染（图 1-4-2），术中冷冻病理考虑垂体腺瘤可能性大，不除外浆细胞瘤，待石蜡切片以明确诊断。术后石蜡切片证实为浆细胞瘤。

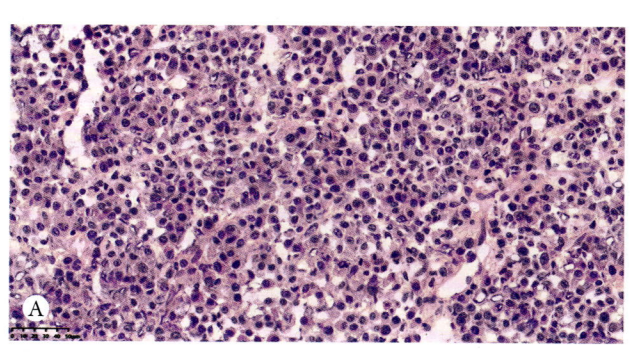
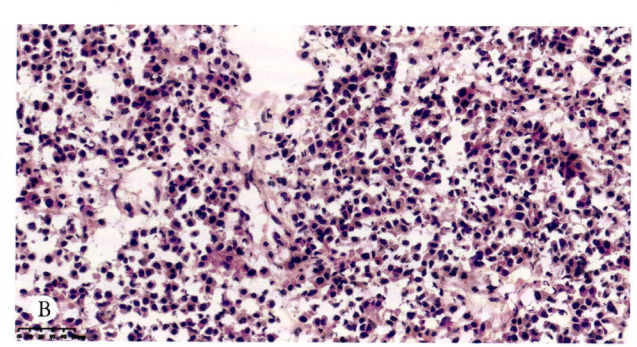

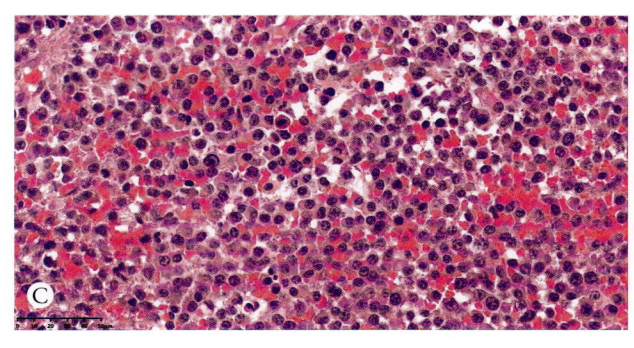
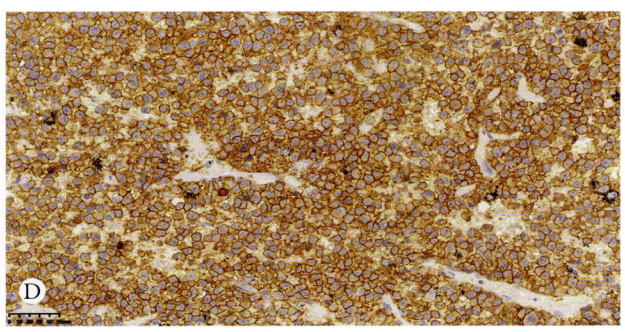

A. 冷冻切片，肿瘤细胞大小一致，弥漫排列，胞浆丰富嗜酸；B. 冷冻切片，部分细胞胞浆丰富呈嗜酸性，核偏位；C. 石蜡切片，肿瘤细胞弥漫排列，细胞核大小一致，染色质呈车辐状排列；D. 免疫组化染色，CD38 强阳性。

图 1-4-2 鞍区浆细胞瘤

（二）淋巴细胞

大多数情况下，淋巴细胞的辨认没有困难，而且对于手术范围不会产生影响，笔者曾见 1 例胃贲门癌的病例，活检诊断为小细胞癌，手术中送检胃切缘做冷冻切片，浆膜外和浆膜下肌层内见大量小细胞，必须鉴别这些细胞是上皮性的小细胞癌浸润，还是淋巴细胞，因为涉及下一步是否要开胸手术。冷冻切片示深染的小细胞浸润于浆膜下与肌纤维间的疏松结缔组织内，而非破坏性的生长（图 1-4-3A），因此确认为淋巴细胞。石蜡切片图示淋巴细胞与正常组织之间的边界很清楚（图 1-4-3B）。淋巴细胞受冷冻影响会导致细胞核增大，冷冻切片中容易误诊为小细胞癌、淋巴瘤或分化差的基底细胞样肿瘤。鉴别的要点在于：淋巴细胞形态较为规则，细胞核较小，而小细胞癌常有细胞多形性，出现梭形、燕麦样或不规则形细胞核，而且细胞核染色质较深，常出现坏死等。与淋巴瘤的鉴别：后者常表现为异型的淋巴细胞，细胞成分较单一，浸润性生长或出现淋巴上皮病变、增殖中心等一些特殊结构。

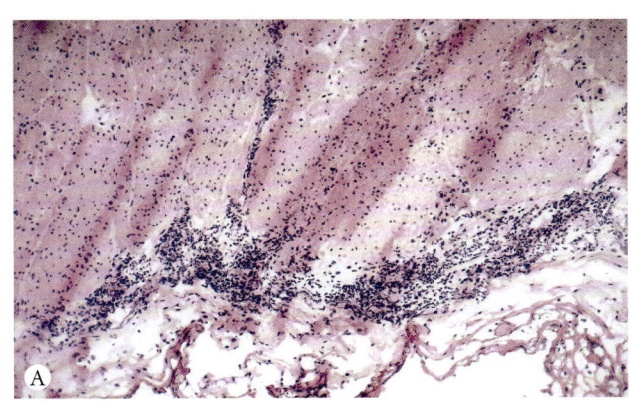
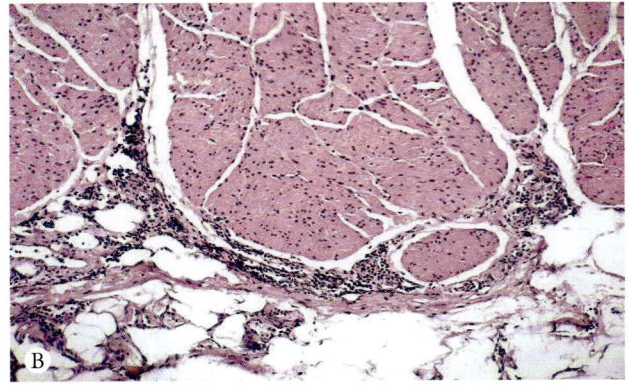

A. 冷冻切片，图示胃贲门小细胞癌，切缘见大量淋巴细胞浸润（低倍）；B. 石蜡切片，图示淋巴细胞与正常组织边界清楚（低倍）。

图 1-4-3 胃贲门癌手术切缘

【病例 3】患者，女性，39 岁，鼻咽部占位，术中送冷冻切片检查，可见小细胞弥漫排列，细胞有一定异型性，鉴别诊断包括淋巴组织反应性增生、淋巴瘤、小细胞癌、嗅神经母细胞瘤、横纹肌肉瘤等（图 1-4-4）。本例细胞有异型性，弥漫排列且局部有坏死，并且临床提示鼻咽部侵袭性病变，因此排除普通的淋巴组织反应性增生；另外，肿瘤细胞弥漫排列，其中散在有残存的黏膜固有腺体，形态结构没有巢团或腺泡样结构，因此也不像横纹肌肉瘤、小细胞癌或者嗅神经母细胞瘤。术中报告考虑淋巴瘤，待石蜡切片进一步明确诊断，术后证实为 NK/T 细胞淋巴瘤，免疫组化染色 CD3、CD56、TIA、GrazymB 均阳性。

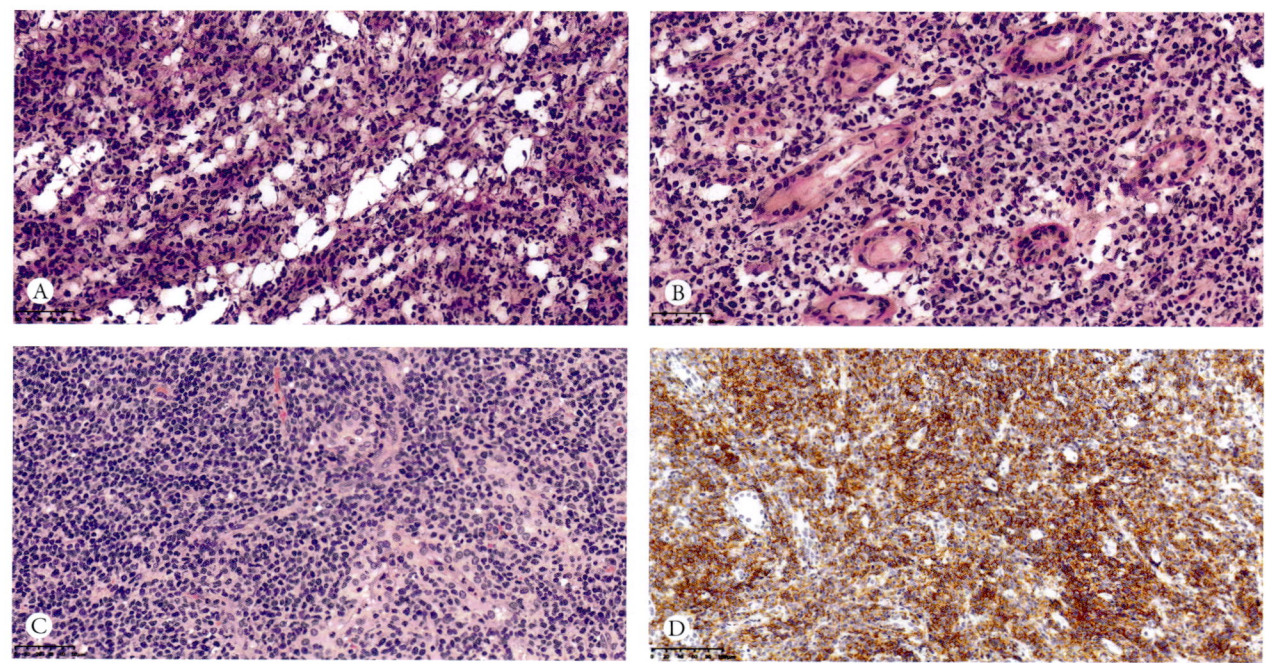

A. 冷冻切片，肿瘤细胞弥漫排列，细胞有一定异型性；B. 冷冻切片，肿瘤细胞弥漫排列，胞浆较少，侵袭性生长，其中可见散在固有腺体；C. 石蜡切片，肿瘤细胞弥漫排列，细胞有典型的淋巴细胞特点；D. 免疫组化示 CD56 阳性。

图 1-4-4　鼻腔 NK/T 细胞淋巴瘤

（三）肥大细胞

肥大细胞胞浆较宽广，含有嗜碱性颗粒，在冷冻切片中胞浆颗粒不清楚，易误为上皮细胞，而导致误诊。在鉴别诊断时必须注意。肥大细胞分布在疏松的结缔组织中，不破坏周围的肌纤维，与正常组织有明显分界。石蜡切片中甲苯胺蓝染色，显示胞浆内的天青蓝颗粒（图 1-4-5），免疫组化染色对于确诊肥大细胞有价值。尽管肥大细胞冷冻切中与上皮细胞类似，但通常出现于炎症背景中，常伴有其他炎症细胞的浸润，而且肥大细胞通常散在分布，数量较少，很少聚集成团，细胞核也较真正的上皮细胞小，核仁不明显。

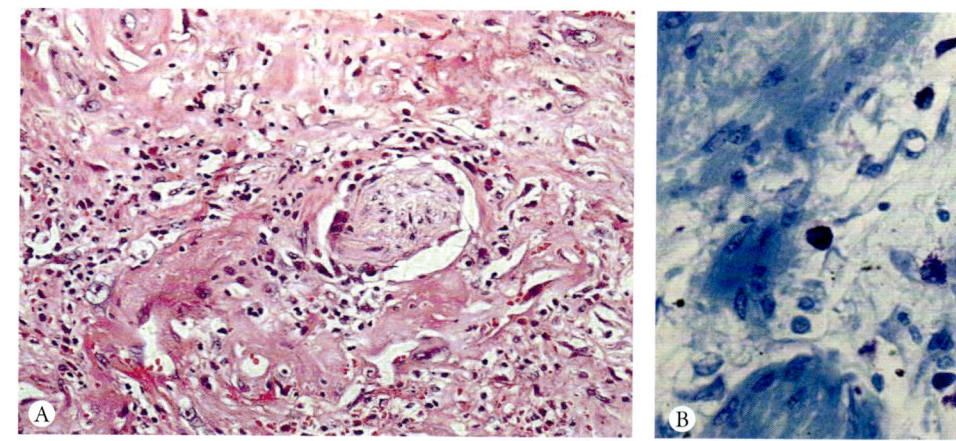
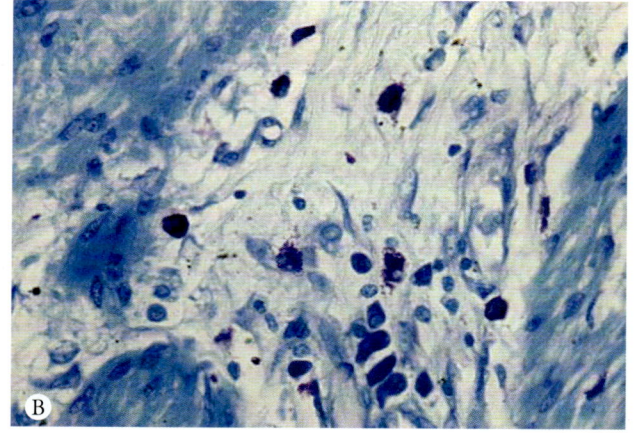

A. 冷冻切片，图示胃溃疡底部纤维结缔组织中肥大细胞，散在分布，细胞浆内可见颗粒（中倍）；B. 石蜡切片，图示甲苯胺蓝染色显示肥大细胞呈天青蓝颗粒（高倍）。

图 1-4-5　胃溃疡底部纤维结缔组织中的肥大细胞

(四)泡沫细胞

在慢性化脓性炎症和其他原因引起的脂肪坏死,组织细胞吞噬大量脂质,变成泡沫细胞,可能被误认为肿瘤细胞。笔者曾见 1 例股骨头骨折后 7 天手术的病例,X 线片显示:股骨头密度减低,手术中取小块组织做冷冻切片,但临床上没有提供骨折的病史。冷冻切片中见树枝状小血管和泡沫细胞(图 1-4-6),误认为脂肪肉瘤,经询问手术医师,了解详细病史,防止了误诊。泡沫细胞的形态学特点是丰富的泡沫样胞浆,冷冻切片中容易误诊为黏液上皮细胞或脂肪细胞,因此容易误诊为癌或脂肪源性肿瘤。鉴别点:非肿瘤性病变中的组织细胞或泡沫细胞常常散在分布,多数伴有其他慢性炎细胞,如淋巴细胞、浆细胞等,没有上皮性肿瘤的结构特点,如细胞密集排列,形成巢状、腺管、乳头等,也没有黏液上皮肿瘤的黏液形成或黏液背景;而脂肪源性肿瘤常发生于软组织,体积较大,出现多种类型的脂肪母细胞,细胞核常深染,其背景中的血管多数是分支复杂的所谓鸡爪样血管。

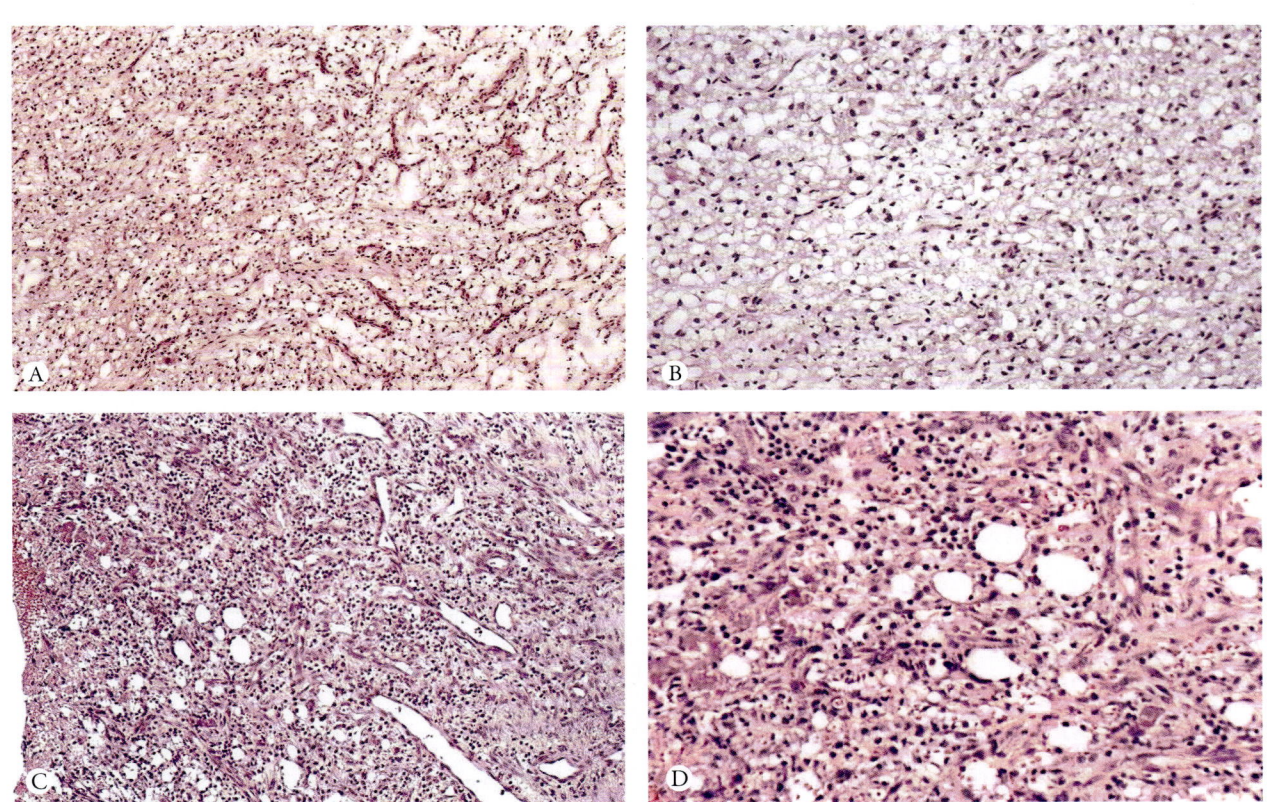

A. 冷冻切片,图示树枝状小血管和大量泡沫细胞(低倍);B. 冷冻切片,为图 A 的局部放大(中倍);C. 石蜡切片,图示树枝状小血管和泡沫细胞(低倍);D. 石蜡切片,图 C 的局部放大(中倍)。

图 1-4-6 骨折后脂肪坏死与慢性炎症

【病例4】患者,女性,53 岁,5 年前行胃癌手术,现发现膈肌下结节,临床怀疑癌转移,术中送冷冻切片检查,镜下见细胞弥漫排列,胞浆丰富淡染,细胞核较小(图 1-4-7),鉴别诊断包括转移性印戒细胞癌、组织细胞及泡沫细胞增生等。本例细胞异型性不明显,细胞核很小,胞浆太过丰富且细胞之间边界不清楚,高倍镜下依稀可见细胞内多空泡状改变,另外,病变中可见散在的其他慢性炎症细胞浸润,因此考虑泡沫细胞的可能性大,但不能完全除外转移,待石蜡切片进一步明确诊断。石蜡切片可见明显泡沫样细胞,形态与印戒细胞相似,免疫组化结果示 CK 阴性,CD68 弥漫阳性。

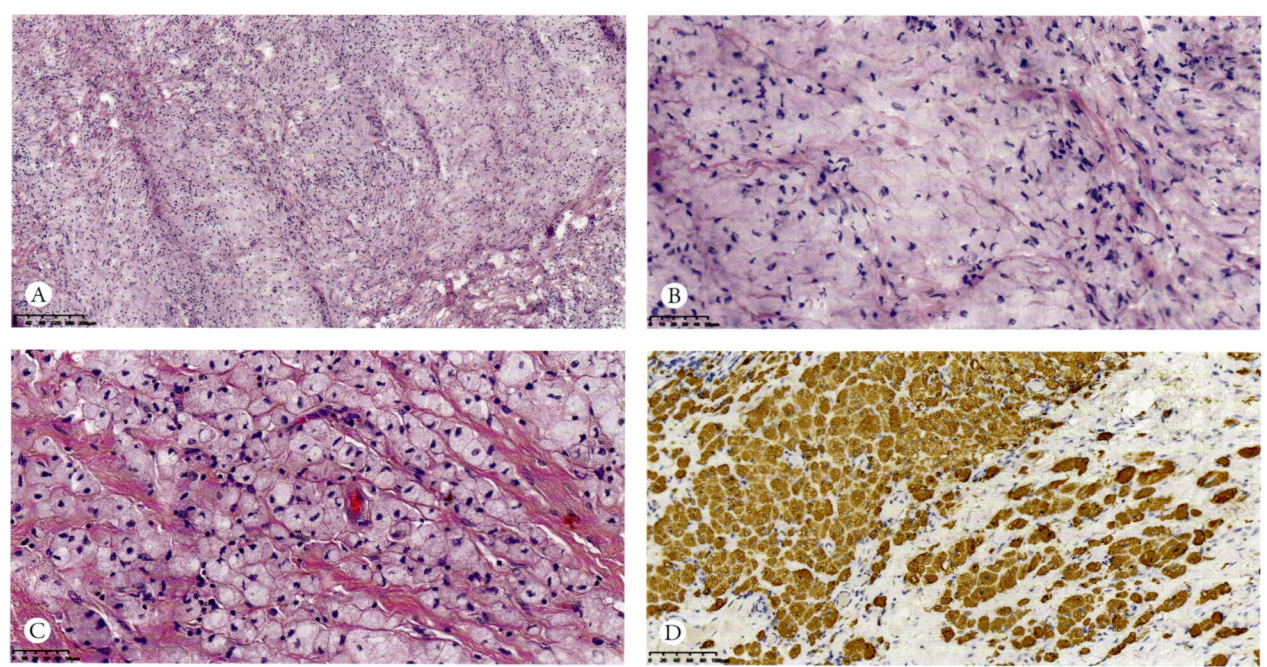

A.冷冻切片，细胞弥漫排列，细胞异型性不明显，胞浆丰富半透明状；B.细胞浆丰富，细胞边界不清，细胞核小；C.细胞散在或巢团状排列，胞浆丰富，多泡状，细胞核异型性不明显；D.免疫组化示CD68弥漫阳性。

图 1-4-7　膈肌下泡沫细胞增生结节

二、神经节细胞的辨认

先天性巨结肠病（congennital megacolon）又称为结肠神经节细胞缺如症。其病因是肠壁神经节细胞的缺如或减少，使病变肠段失去推进式正常蠕动而经常处于痉挛状态，从而使粪便通过困难。痉挛肠管的近端由于长期粪便淤积而逐渐扩张、肥厚形成巨结肠。在手术中切除肠管送冷冻切片检查，主要目的是观察切除肠管的远断端肌间丛内是否有神经节细胞。如果在肠管切除缘查见神经节细胞，临床医师以此作为切除肠管平面的依据。在冷冻切片中神经节细胞的形态与石蜡切片所见有所区别（图1-4-8）。如图所示，冷冻切片中的肌间神经节细胞呈条索状排列，犹如巨细胞，神经节细胞胞质不清楚，难以辨认单个神经节细胞。在婴幼儿，由于神经节细胞发育不成熟，辨认困难。当今，先天性巨结肠病例很少，手术中冷冻切片的病例更少。神经节细胞由于空泡状细胞核、较明显的核仁及丰富的胞浆而类似上皮样细胞，因此冷冻切片中容易误诊为上皮性肿瘤，但由于正常节细胞在消化道的分布部位和排列都有其鲜明的特点，一般不会误诊为癌。在中枢神经系统肿瘤中，节细胞常常出现在节细胞胶质瘤中，需要与肥胖的胶质细胞鉴别。而在外周神经肿瘤中，节细胞常常出现在节细胞神经瘤和节细胞神经母细胞瘤中，但背景中的神经纤维瘤成分及典型的神经母细胞成分有助于节细胞的识别。

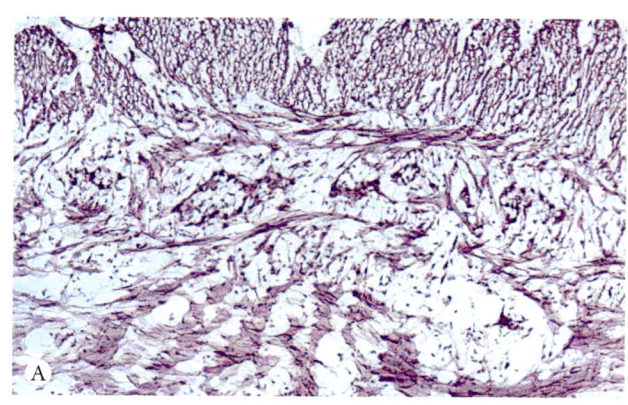

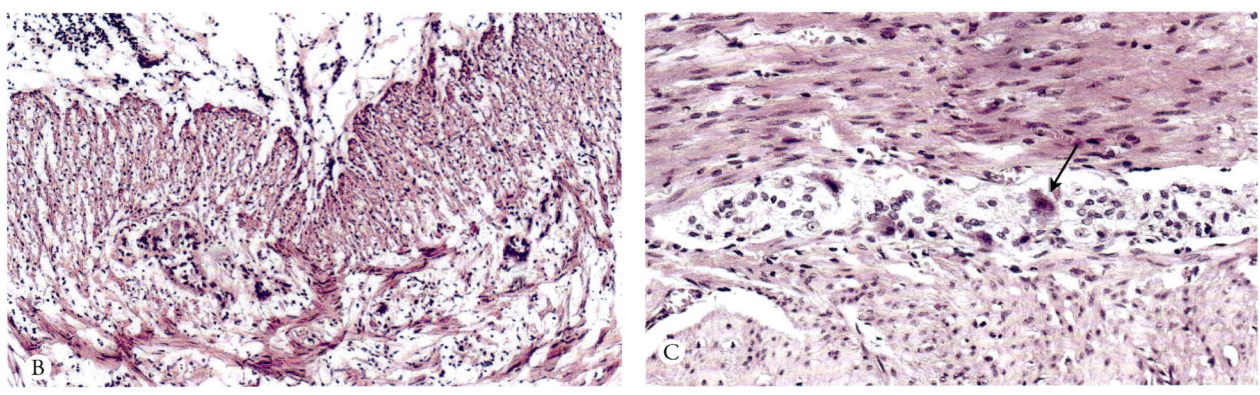

A、B.冷冻切片（高倍）；C.石蜡切片，图示肠管神经节细胞（箭头所示，高倍）。

图 1-4-8　先天性巨结肠病

三、识别酷似癌细胞的变异形态肺泡上皮细胞

肺泡上皮细胞的变异常见于以下情况：

（1）硬化性肺细胞瘤，此瘤名称较多，同义词为硬化性血管瘤。2015 年第四版 WHO 肺肿瘤分类定名为硬化性肺细胞瘤，详见第五章。在冷冻切片中，由于结构复杂，细胞形态多样，肺泡上皮细胞核大，异型性明显，呈乳头状或实体片状结构，容易误认为细支气管肺泡细胞癌（图 1-4-9）。

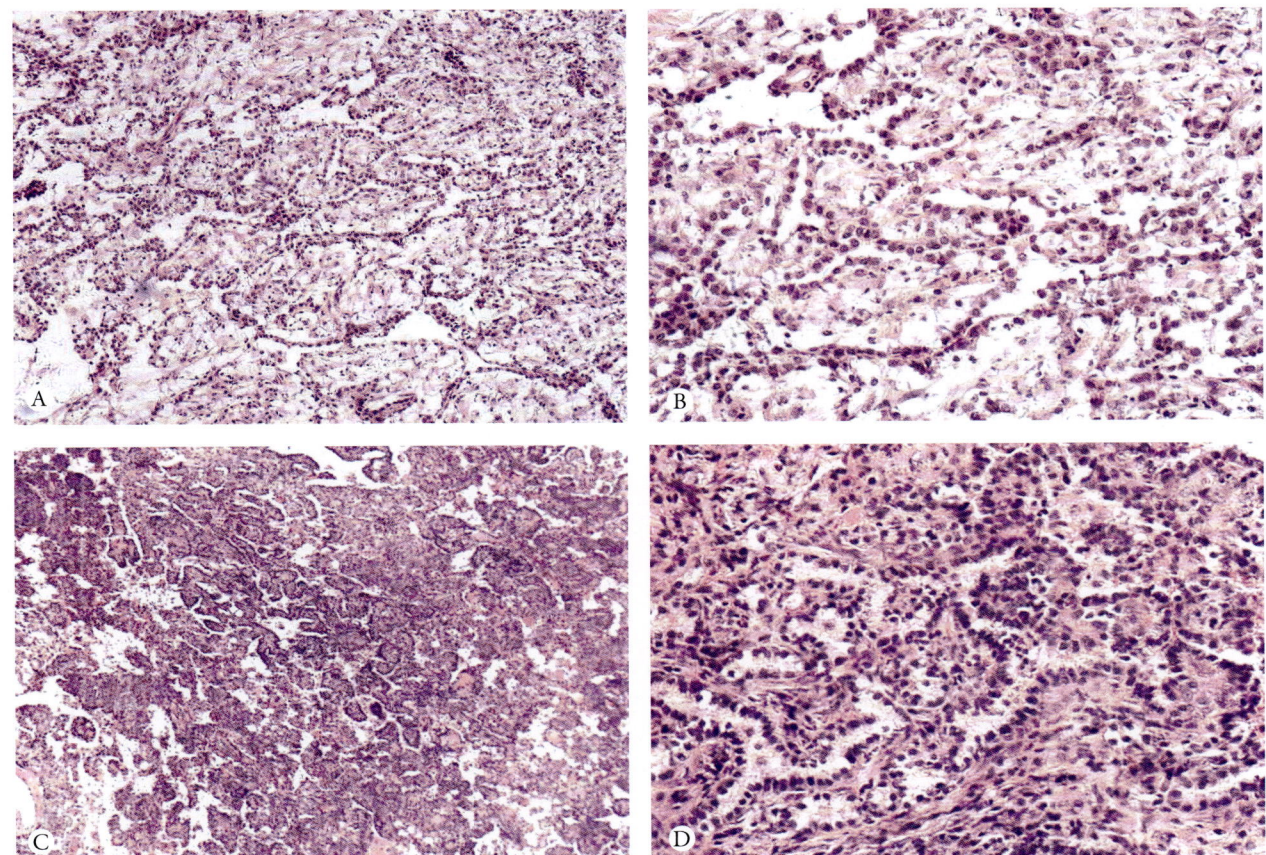

A.冷冻切片，图示肺泡上皮细胞增生肥大，胞核异型深染（低倍）；B.冷冻切片，为图 A 的局部放大（高倍）；C.石蜡切片，图示肺泡上皮细胞乳头状增生，核大深染，有异型性（低倍）；D.为图 C 的局部放大（高倍）。

图 1-4-9　硬化性肺细胞瘤

（2）肺癌放疗与化疗后。

（3）肺纤维化疾病与肺蛋白沉着症，后两种情况一般是内科治疗，不做冷冻切片。

肺的占位病变术中送检冷冻切片诊断较多，由于肺泡上皮的增大而容易误诊。一些炎症性病变常常会伴有轻度的肺泡上皮的增生和肥大，术中可能会误诊为不典型肺泡上皮增生或原位腺癌，但不典型肺泡上皮增生和原位腺癌常边界清楚，肺泡上皮肥大明显，常向腔内突出呈"鞋钉"样改变，基本不伴有炎症背景，而且影像学检查表现为磨玻璃样改变；而炎症病变常有明显的炎症背景，出现间质纤维化，常伴有其他慢性炎细胞的浸润，肺泡上皮增生肥大不明显，而且整个病变组织与周围肺组织边界不清楚。硬化性肺泡细胞瘤和外周型的细支气管腺瘤也可以出现肺泡上皮的增生肥大，有时冷冻切片与腺癌难以区别，但硬化性肺泡细胞瘤边界清楚，与周围肺组织容易剥离，而且有间隔内肿瘤细胞，可以出现出血区、乳头区、实性区和硬化区。细支气管腺瘤尤其是周围型冷冻切片中与原位腺癌鉴别困难，部分腺管可以看到基底细胞，另外，基底细胞腺瘤多数为相互独立的不规则腺腔，很少形成原位腺癌中的迷路样结构。

四、增生的间皮细胞

炎症性疾病引起的间皮细胞增生而误认为癌时有发生。特别是在阑尾炎伴有阑尾周围炎时，临床医师术中见有包块，质地较硬，常需要做冷冻切片以明确疾病性质，决定下一步手术方案。冷冻切片中有关间皮细胞的鉴别诊断经常遇到，如胸腔内纵隔内肺表面结节、腹腔内腹膜及肠系膜结节等，主要是间皮增生和间皮瘤的鉴别，以及间皮增生或间皮瘤与转移癌的鉴别。这类鉴别在冷冻切片中是非常困难的，因为间皮细胞具有明显的上皮样特征，而且可以形成类似上皮细胞肿瘤的乳头、腺管及实性巢状结构，因此，在组织较少且有冷冻变形的情况下诊断需要非常慎重，切莫将增生的间皮细胞误诊为转移癌。增生的间皮细胞常成片状排列，细胞无明显异型性和多形性，细胞核大小较一致，一般不形成复杂的乳头或腺腔，更不会出现浸润和明显的间质反应，核分裂象和坏死罕见。

【病例】患者，男性，62岁，左下肺腺癌手术中发现左侧胸膜结节，临床怀疑腺癌转移，送冷冻切片检查。显微镜下见小团片状上皮样细胞浸润，细胞大小较一致，异型性不明显（图1-4-10），

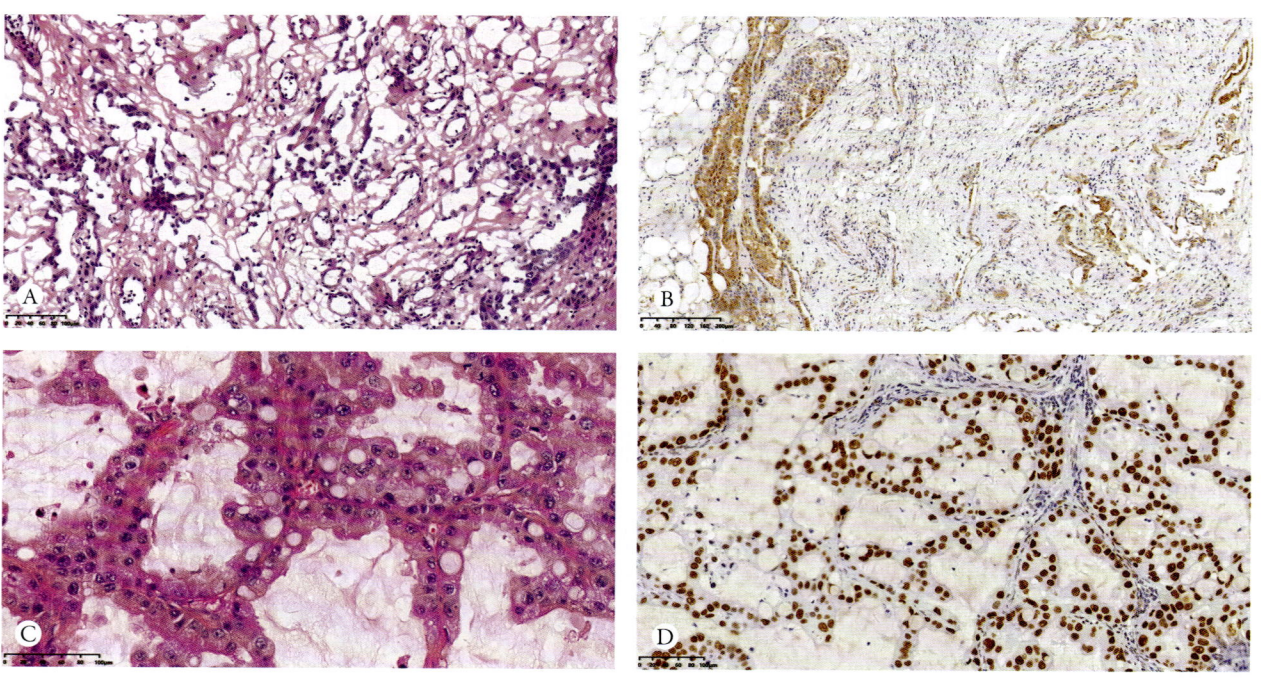

A. 术中冷冻可见小团片状上皮样细胞巢，细胞异型性较小（高倍）；B. 左侧胸膜结节免疫组化 Calretinin 染色阳性（高倍）；C. 后送左下肺肿瘤，可见大小不一的不规则腺腔，呈典型的腺癌改变（高倍）；D. 后送左下肺腺癌组织做免疫组化染色，结果示 TTF-1 阳性（高倍）。

图 1-4-10　胸膜间皮增生结节

考虑增生的间皮细胞，待石蜡切片进一步明确。石蜡切片做免疫组化TTF-1阴性，Calretinin阳性，证实为间皮细胞。术后送检左下肺占位为典型的腺癌，免疫组化染色TTF-1阳性，Calretinin、WT-1等阴性。

五、鳞状细胞癌的辨认

角化型鳞状细胞癌，在冷冻切片中由于角化物质着色淡，出现腔隙，可能被误认为腺腔结构。鳞状细胞癌见于多个器官，消化道包括口腔、咽喉、食管、肛管；呼吸道包括气管、支气管、肺等。一般典型的鳞癌辨认较容易，但高分化鳞癌或少见的低分化小细胞或梭形细胞鳞癌，诊断较困难。绝大多数鳞状细胞癌冷冻切片诊断没有困难，但当鳞状细胞癌表现为基底样细胞、梭形细胞或透明细胞时，诊断会比较困难，基底样鳞癌需要与小细胞癌、腺样囊性癌鉴别，梭形细胞鳞癌需要与间叶来源的肉瘤、恶性外周神经鞘瘤以及恶性黑色素瘤相鉴别，而透明细胞鳞癌需要与肌上皮癌、转移性肾透明细胞癌、恶性黑色素瘤等鉴别。另外，鳞状细胞癌偶尔会出现少见的形态结构，如假腺样改变、假血管肉瘤样改变等，都需要特别注意。在典型的鳞癌好发部位，无论形态多么不典型，鳞状细胞癌都要列入鉴别诊断中。列举2个病例如下。

【病例1】颈部横纹肌组织中浸润的高分化鳞癌，冷冻切片见横纹肌组织出现空白区（图1-4-11A）和萎缩的肌纤维，呈胞核深染的肌聚细胞（图1-4-11B），容易误认为恶性肿瘤细胞。其中浸润的角化型鳞癌细胞角化物质淡染，似腔隙结构（图1-4-11C）。石蜡切片确诊为角化型鳞状细胞癌的角珠（图1-4-11D）。

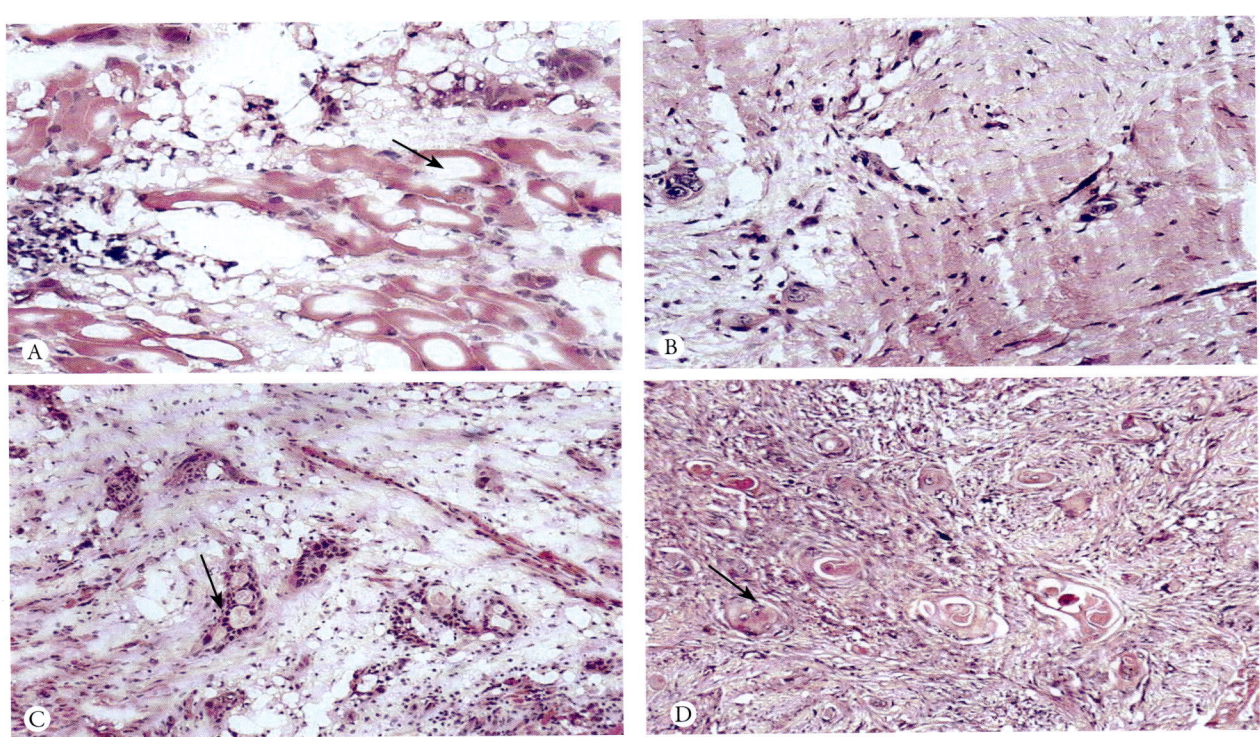

A.冷冻切片，图示横纹肌纤维组织，呈空泡状改变（箭头所示）；B.冷冻切片，图示萎缩的横纹肌的肌聚细胞，胞核深染；C.冷冻切片，图示萎缩的横纹肌组织中浸润的角化型鳞癌细胞，角化物淡染，似腔隙结构（箭头所示）；D.石蜡切片，图示横纹肌中浸润的角化型鳞状细胞癌的角珠（箭头所示）。

图1-4-11 角化型鳞状细胞癌浸润于萎缩的横纹肌组织

【病例2】患者，女性，77岁，口腔黏膜白斑20余年，多次活检见黏膜鳞状上皮重度不典型增生，局部上皮内出现逆向分化，表明有早期鳞癌征象，经密切观察2年后再次行手术治疗，术中见鳞癌浸润现象及淋巴结转移（图1-4-12）。

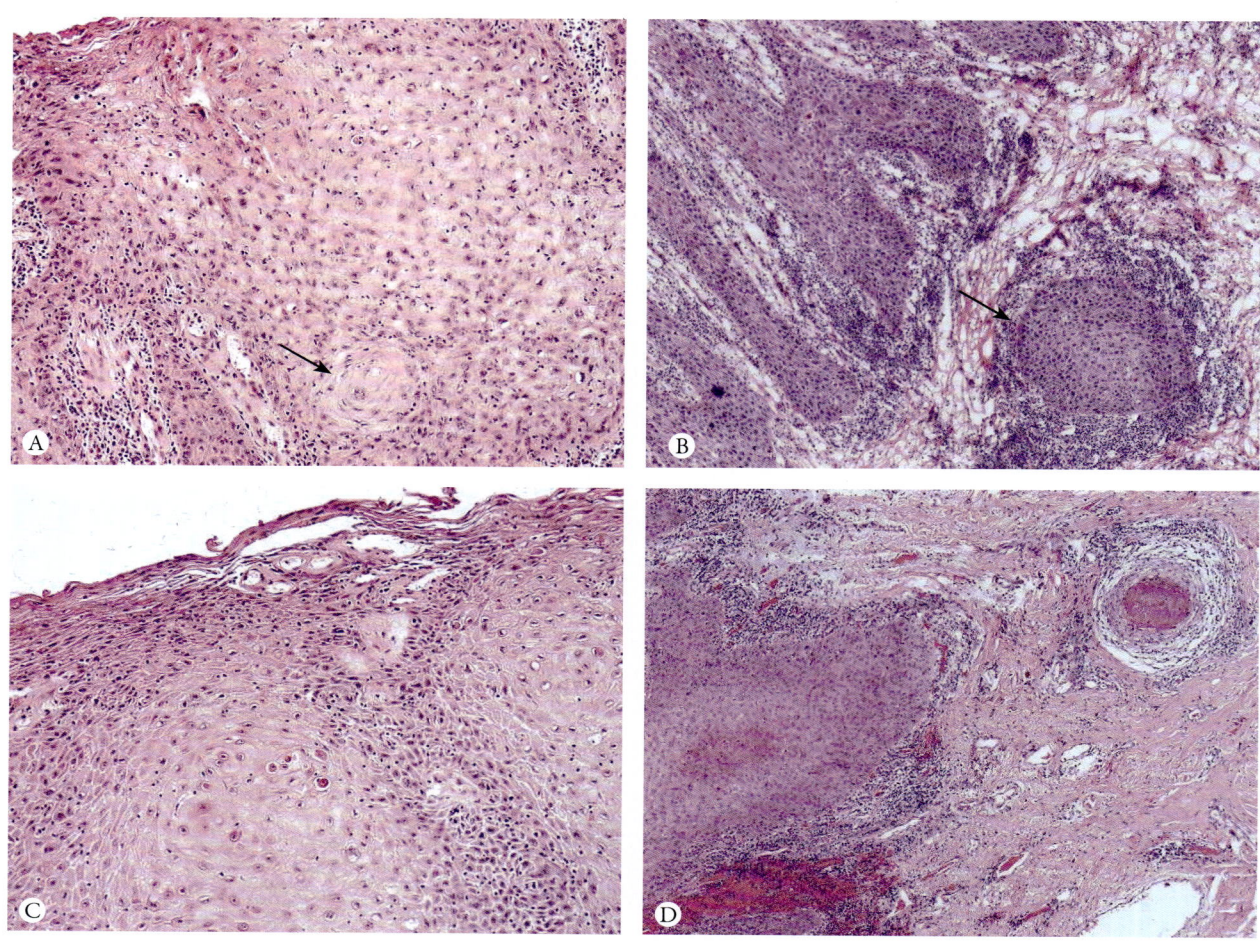

A. 冷冻切片，图示口腔黏膜鳞状上皮增生及局部呈现逆向分化（箭头所示，中倍）；B. 冷冻切片，图示鳞状上皮下的鳞癌浸润灶，周围见大量淋巴细胞（箭头所示，中倍）；C. 石蜡切片，图示鳞状上皮的逆向分化（中倍）；D. 石蜡切片，图示鳞状上皮下的浸润灶周围的癌性间质反应（中倍）。

图 1-4-12　口腔高分化鳞状细胞癌

六、印戒样细胞的辨认

在冷冻切片中将胞质透亮、胞浆丰富的印戒样细胞误认为印戒细胞癌时有发生。很多细胞类型在冷冻切片中类似印戒细胞癌，如泡沫细胞、组织细胞、浆细胞、间皮细胞、蜕膜样变细胞等。笔者曾有过深刻的教训，我们曾报道过 2 例误诊病例，行剖宫产绝育手术，手术所见：两例卵巢增大，表面呈结节状，大网膜与腹膜表面散在米粒大小的结节。临床上切除右卵巢和输卵管送检冷冻切片。镜下见卵巢皮质层散在多数黏液样淡染区，其中见有胞质淡染，胞核偏心的印戒样细胞（图 1-4-13），误诊为印戒细胞癌，临床上全身检查，未发现原发灶，但是仍然做了子宫、双侧附件的根治手术。随诊患者 17 年，情况良好。为了提高认识，我们对 50 多例行剖宫产手术的妊娠女性进行观察，发现晚期妊娠女性卵巢增大表面不平，似"杨梅样"，大网膜和腹膜表面均见粟粒大小的结节。镜下见卵巢皮质和腹膜、大网膜的间质中有灶状蜕膜样细胞，呈结节状（图 1-4-13）。

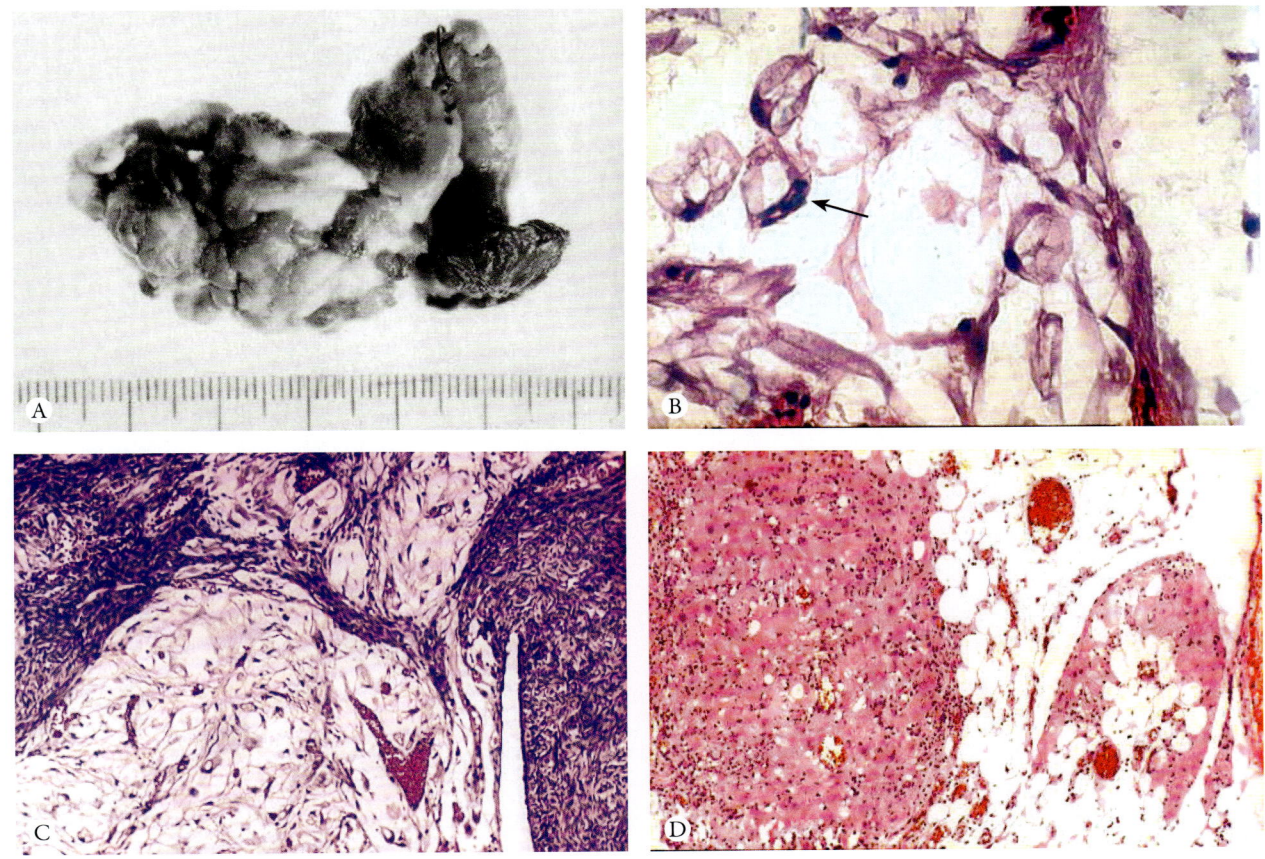

A．大体标本，图示卵巢增大，表面不平，呈结节状；B．冷冻切片，卵巢小结节内的"印戒样细胞"（箭头所示，高倍）；C．石蜡切片，见淡染区中散在的"印戒样细胞"（中倍）；D．石蜡切片，图示大网膜脂肪组织中的小结节为蜕膜样细胞，其中有的为"印戒样细胞"（中倍）。

图1-4-13　晚期妊娠卵巢皮质，大网膜间质细胞蜕膜变

生殖管道和性腺均起源于后腹膜，妊娠时孕激素水平上升，细胞可出现蜕膜样反应，应用苗勒氏管系统的理论能解释这种现象。当妊娠晚期孕激素水平下降，这些细胞出现退变，胞浆内出现空泡变性，形态学上形似"印戒细胞"，冷冻切片只能观察HE切片，加之对上述现象缺乏认识，容易导致误诊。

另外，胃癌手术中经常会看到腹膜或大网膜结节，是增生的间皮还是转移的腺癌有时在冷冻切片中不易诊断，但不同的诊断结果对临床的手术方案影响很大，因此，熟悉印戒细胞的形态学特点、排列特点及如何与增生的间皮鉴别至关重要。

【病例】患者，男性，63岁。胃印戒细胞癌手术中发现腹膜粟粒样结节，临床怀疑病变转移而送冷冻病理检查。显微镜下见少许异型细胞，呈上皮样改变，是转移癌还是增生的间皮细胞鉴别困难。冷冻切片报告不排除转移，待石蜡切片、免疫组化进一步明确。术后石蜡切片免疫组化染色证实为转移癌。冷冻切片中增生的间皮细胞异型性常常较小，细胞大小较一致，通常排列在结缔组织表面，有时可形成乳头或呈小团片状排列，另外，间皮细胞通常不引起间质的反应性增生，如果有异型细胞位于间质内且有明显的周围间质反应，要高度怀疑为转移癌（图1-4-14）。

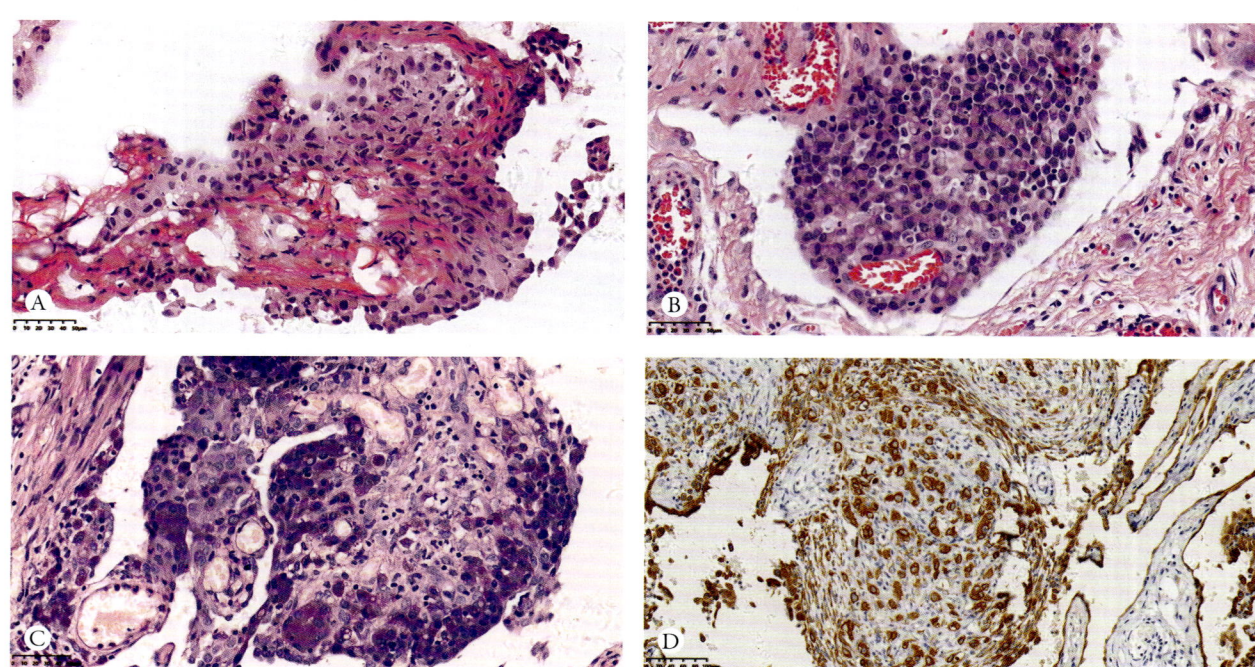

A. 冷冻切片，少数异型细胞呈团片状排列（高倍）；B. 石蜡切片，可见成团的异型细胞，部分呈印戒样改变，胞浆内可见黏液空泡（高倍）；C. PAS 染色阳性（高倍）；D. 免疫组化染色，CK 阳性（中倍）。

图 1-4-14　胃印戒细胞癌腹膜转移

七、类胶质样物质的识别

在各器官不同肿瘤和瘤样病变中很多情况下都可见类胶质样物质的存在，如子宫内膜癌、输卵管癌、肾癌、肺癌、骨肉瘤，以及妊娠黄体瘤和一些血管和淋巴管内。主要形态表现：在肿瘤组织实质内或腔内见有均匀一致的粉染物，有的还有层状结构，或者在粉染物的边缘出现类似吸收空泡，很容易误认为是甲状腺的类胶质（图 1-4-15、图 1-4-16）。虽然多数情况下不会导致错误诊断，但偶尔也会发生，尤其是冷冻切片诊断。笔者曾遇见 1 例颈部淋巴结肿大患者，做冷冻切片见淋巴结结构有破坏，散在有类胶质样物，其周围绕以一些上皮巢结构，未见滤泡和腔隙，疑为甲状腺的未分化癌转移至淋巴结，建议临床检查甲状腺。临床检查发现甲状腺有结节，质地较硬，因此，做了甲状腺大部切除手术，经病理石蜡切片观察，病理诊断为甲状腺的结节性增生，未见癌。颈部淋巴结石蜡切片观察，见癌组织胞核呈泡状核改变，同时见类胶质样物质（图 1-4-15）。石蜡切片诊断为鼻咽部非角化鳞状细胞癌伴淋巴结转移（泡状核细胞癌）。临床上行鼻咽部活检，证实为鼻咽部鳞状细胞癌，在原发肿瘤中亦见有类胶质样物质（图 1-4-15）。此例是由于对于类胶质样物质识别的错误而误诊，导致临床上做了甲状腺大部切除的手术。

点评

类胶质样物质是一种蛋白性物质，其产生的原因和机制不是很清楚，很可能是肿瘤的分泌物，在分泌性器官中多见，如甲状腺、乳腺、唾液腺、胰腺、甲状旁腺等。但在其他器官的上皮性肿瘤中也可以见到，如肾脏的甲状腺滤泡样肾细胞癌，除了不同的肿瘤实质内可以见到，同时在妊娠黄体瘤、妊娠晚期的退行性变，也可以出现类胶质样物质形态改变，而且周边可有吸收空泡样改变，不要误诊为卵巢的甲状腺肿瘤。

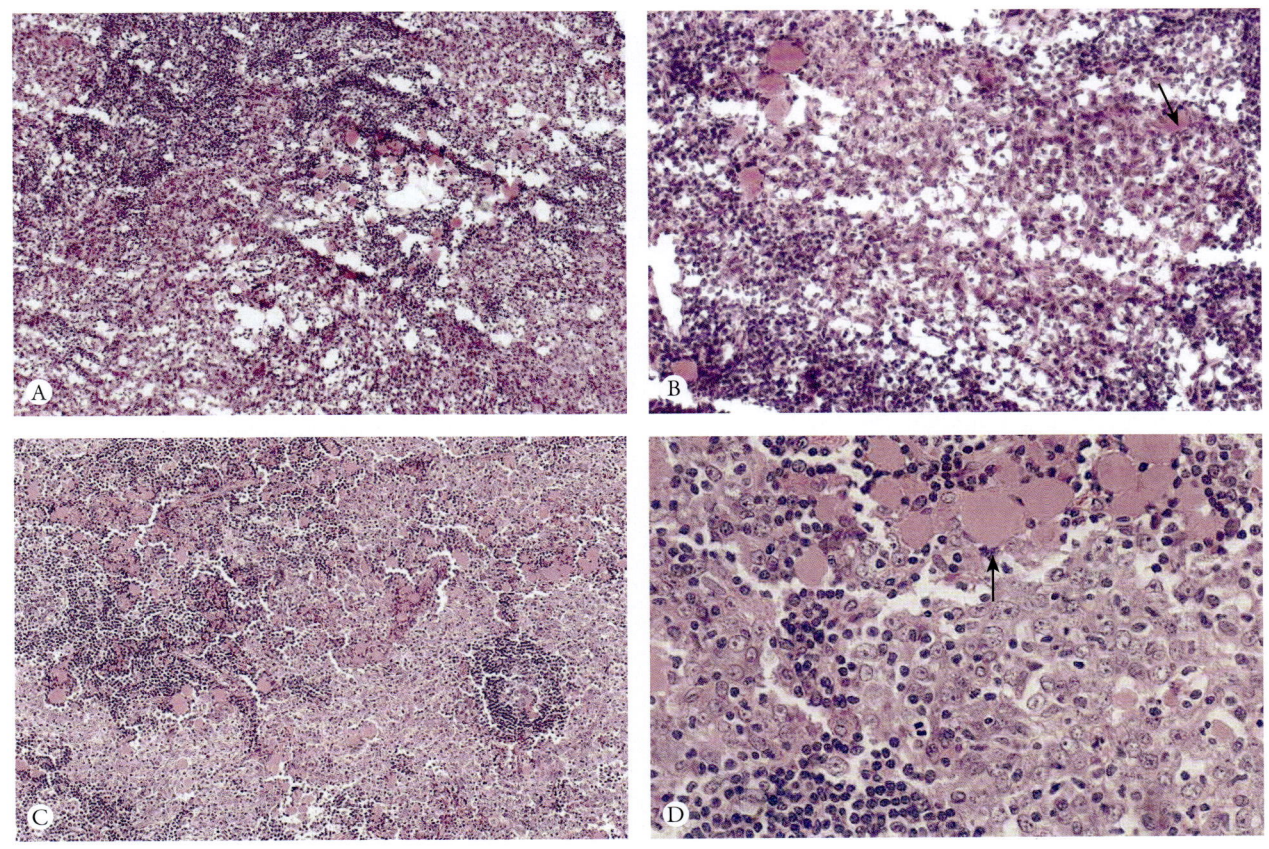

A. 冷冻切片，图示癌组织中见粉染的类胶质样物质（低倍）；B. 冷冻切片，为图A的局部放大（箭头所示为类胶质样物质，高倍）；C. 石蜡切片，图示淋巴结组织中见泡状核细胞癌（低倍）；D. 石蜡切片，为图C的局部放大（箭头所示为类胶质样物质，高倍）。

图1-4-15　颈部鼻咽部鳞状细胞癌伴淋巴结转移

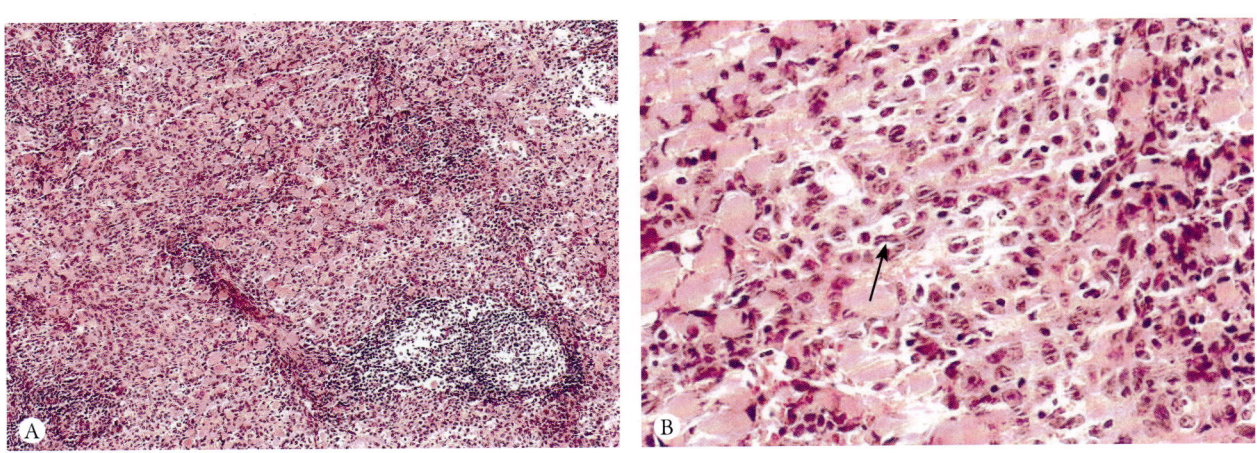

A. 石蜡切片，图示鼻咽部原发肿瘤中见类胶质样物质（中倍）；B. 石蜡切片，为图A的局部放大图（箭头所示为类胶质样物质，高倍）。

图1-4-16　同上病例鼻咽部鳞状细胞癌

八、富于黏液样物质的肿瘤

富于黏液样物质的肿瘤包括上皮性、间叶性的良性和恶性肿瘤，如黏液腺瘤（或癌）、神经纤维瘤、平滑肌肿瘤、黏液样纤维肉瘤、软骨肉瘤、脊索瘤、骶尾部及皮下黏液乳头型室管膜瘤，以及黏液瘤和黏液囊肿等。黏液性上皮性肿瘤常形成囊腔，衬覆黏液性上皮，囊腔内为黏液性分泌物，良性黏液性囊肿衬覆上皮多为单层，无明显异型性，局部可有簇状或乳头形成，腔内黏液中一般无细胞团；而恶性黏液性上皮性肿瘤多数表现为大小不一的不规则腺腔，衬覆细胞有异型性，细胞复层排列或乳头结构易见，容易见到无衬覆上皮的黏液湖，其中可见漂浮的异型细胞团。间叶肿瘤也可以表现为明显的间质黏液成分，可以见到其中散在的间叶肿瘤细胞，当细胞表现为梭形细胞时，其间叶细胞来源的特点尚容易辨识，当细胞表现为胞浆丰富、富于黏液空泡且为非梭形细胞形态时，其间叶性质难以识别，尤其是这些细胞成条索、小团状排列时更是如此，如骨外黏液性软骨肉瘤、脊索瘤等。一般来说，富于黏液的间叶源性肿瘤黏液内常可见散在分布的薄壁血管，而且这些血管常形态多变，如弯曲的弧状、S状、拱形或细长形，而真正上皮性肿瘤黏液内见不到血管，血管只存在于黏液湖之间的纤维组织间隔内。但少数情况下鉴别病变的性质非常困难，尤其是组织有限或所取组织细胞成分较少时，冷冻切片中仅见大量空白区的黏液，黏液中漂浮少数细胞成分，难以确定病变的性质，最后只能报告为"富于黏液的病变"，待石蜡切片多取材确诊。以下列举几个实例。

（一）平滑肌肿瘤伴黏液样变性

子宫平滑肌瘤伴黏液样变性很常见，详见第四章。现举1例，患儿，男性，13岁，腹腔内巨大肿瘤。大体标本检查见实性肿物，富于黏液。镜下见富含黏液的梭形细胞肿瘤，组织来源和性质均难以确定。考虑两种组织来源：平滑肌源性或神经纤维源性。建议临床医师术中探查肿瘤与周围脏器的关系。手术医师发现肿瘤根部与胃壁有一蒂相连，行胃大部切除，镜下见平滑肌梭形细胞伴黏液样变性（图1-4-17）。最后诊断为胃平滑肌瘤（腔外型）伴黏液样变性。

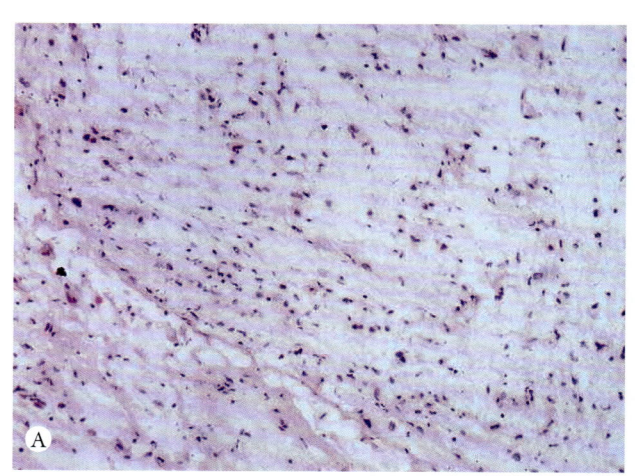 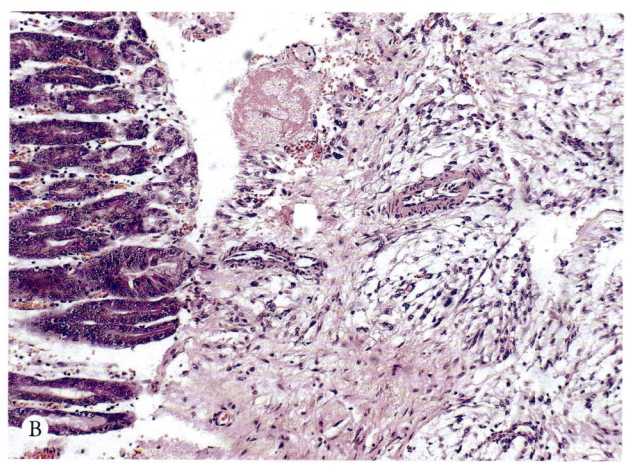

A.冷冻切片，图示大量黏液和少数梭形细胞肿瘤（中倍）；B.石蜡切片，图示梭形细胞肿瘤，表面见胃黏膜上皮（中倍）。

图1-4-17　胃平滑肌瘤（腔外型）伴黏液样变性

（二）神经纤维瘤伴黏液样变性

身体各部位发生的神经纤维瘤伴黏液样变性很常见，手术中诊断一般不困难，但需要注意坐骨神经发生的上皮型神经纤维瘤误认为滑膜肉瘤的双向分化，导致截肢致残，文献中已有报道。笔者见1例颈部神经纤维瘤伴黏液样变性，大体标本有特殊的外观（图1-4-18A、B），镜下见有一些胞核异型的细胞（图1-4-18C、D）。

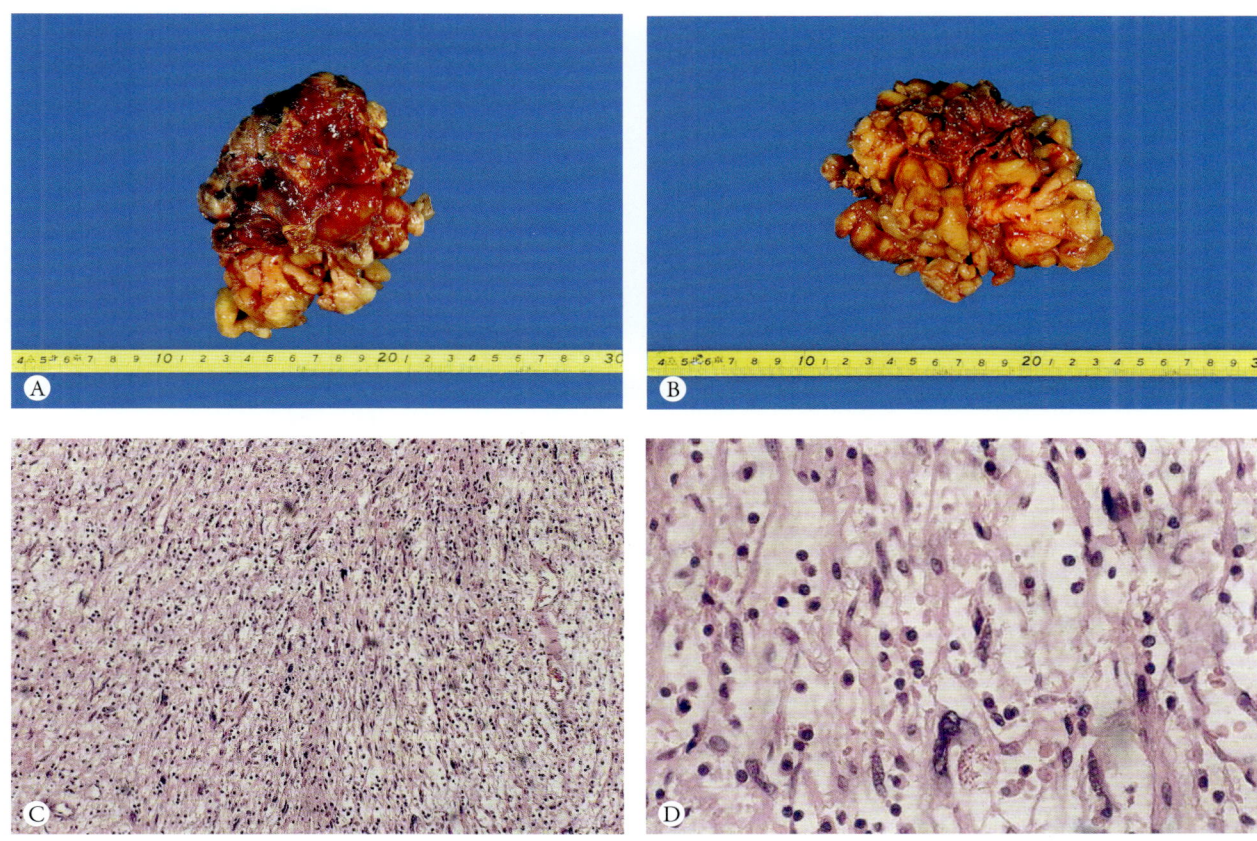

A. 大体标本，图示肿瘤表面包膜完整，光滑；B. 大体标本，图示肿瘤切面呈丛状外观，半透明状，似葡萄样外观；C. 石蜡切片，图示梭形肿瘤细胞，有的胞核深染（中倍）；D. 为图 E 的局部放大（高倍）。

图 1-4-18　颈部神经纤维瘤伴黏液样变性

（三）软骨肉瘤伴黏液样变性

分化差的软骨肉瘤，在黏液样物中散在一些胞核深染的细胞，未见软骨陷窝，容易误认为上皮性肿瘤（图 1-4-19）。

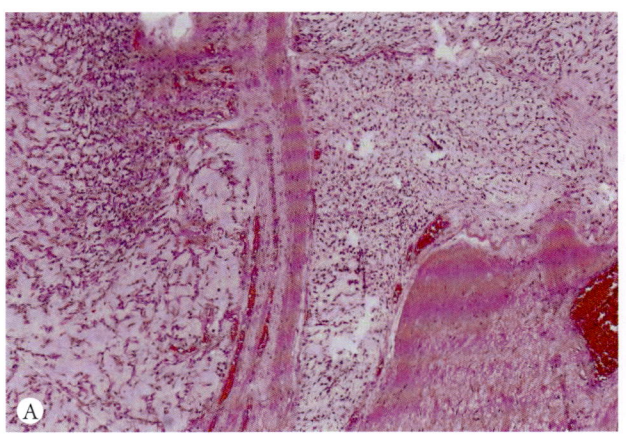
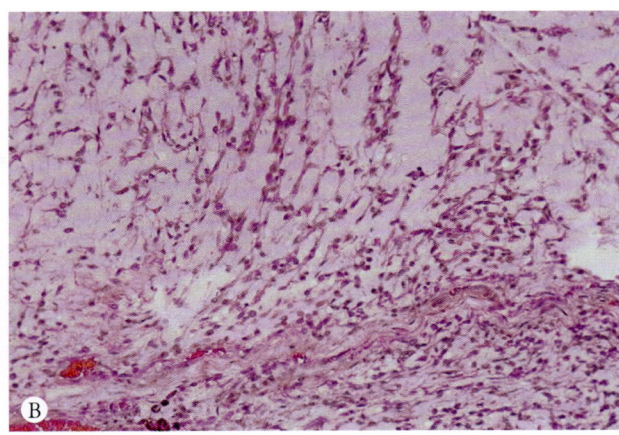

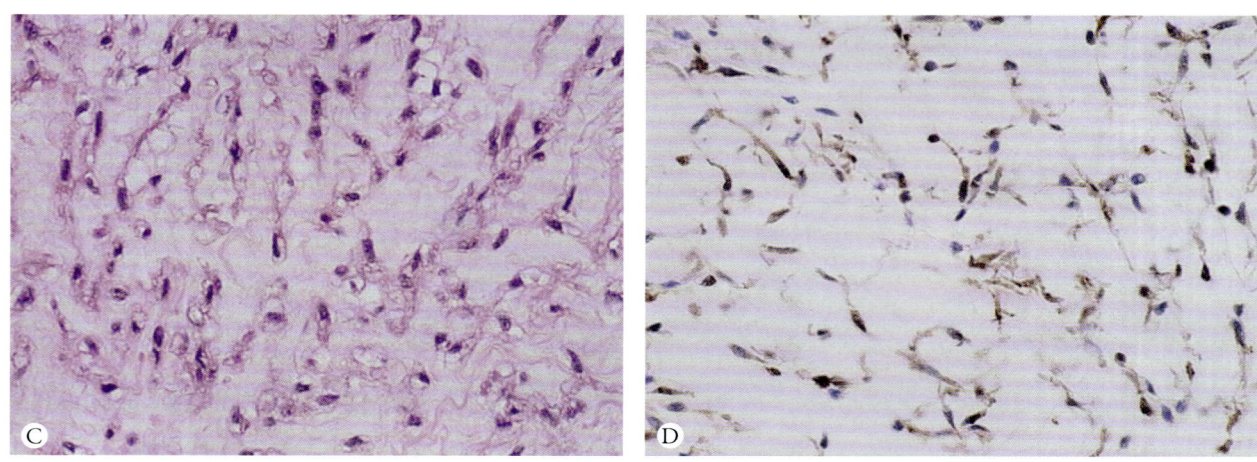

A. 冷冻切片，肿瘤成分呈叶状结构（低倍）；B. 冷冻切片，图示间质可见大量黏液（中倍）；C. 石蜡切片，图示瘤细胞呈条索状排列，间质黏液样变性（高倍）；D. 免疫组化染色，S-100 阳性（高倍）。

图 1-4-19　软骨肉瘤伴黏液样变性

（四）脊索瘤

脊索瘤的诊断有两点很重要：一是部位，多发生在鼻咽顶部和骶尾部；二是镜下黏液样基质中散在囊泡样细胞（图 1-4-20）。在冷冻切片中，囊泡样细胞形态表现不典型，需与软骨肉瘤黏液变性相鉴别。

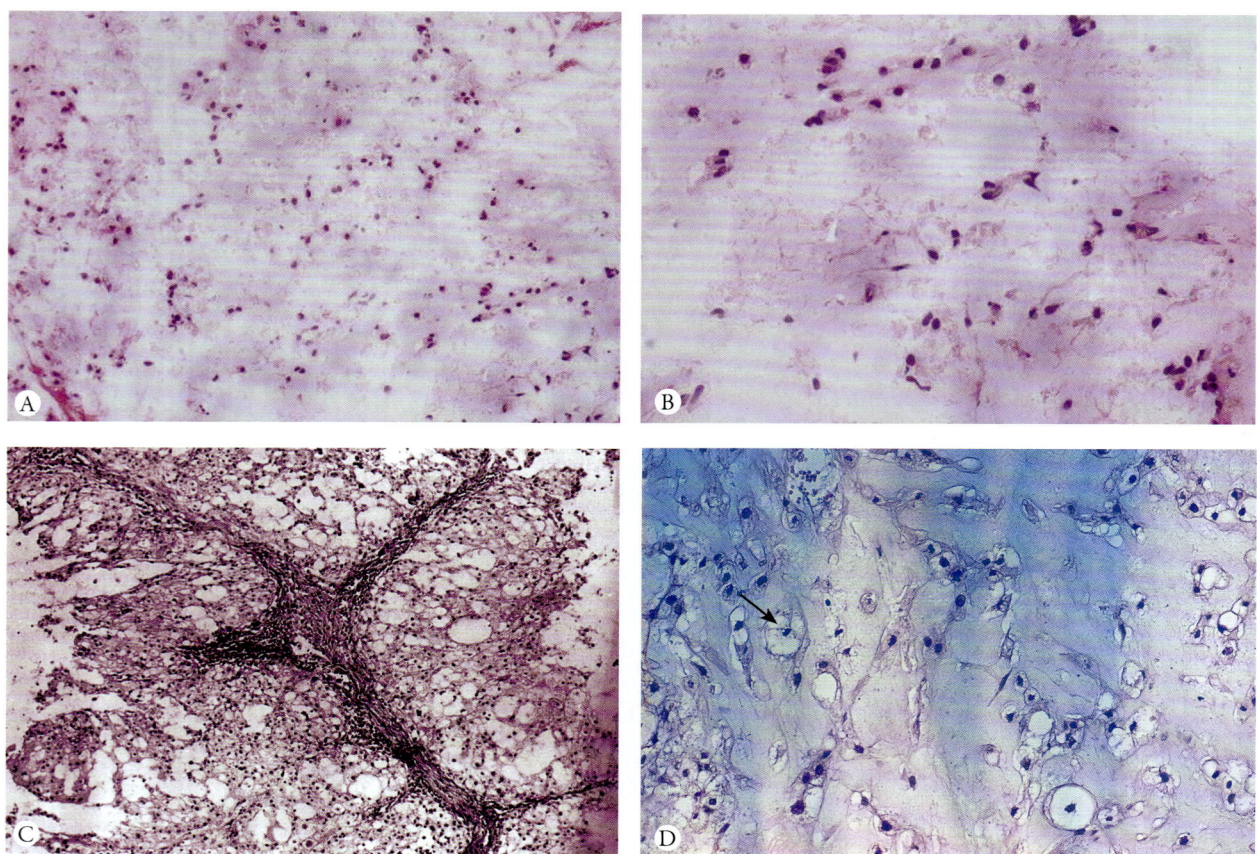

A. 冷冻切片，图示肿瘤细胞呈分叶状结构，在淡染的黏液样基质中散在一些不典型的囊泡样细胞（高倍）；B. 冷冻切片，为图 A 的局部放大图（高倍）；C. 石蜡切片，图示肿瘤呈分叶状结构（低倍）；D. 图示典型的囊泡样细胞（箭头所示），基质嗜碱性蓝染（高倍）。

图 1-4-20　鼻咽部脊索瘤

九、淀粉样物沉积的辨认

淀粉样物沉积见于淀粉样变或肿瘤间质中有淀粉样物沉积。淀粉样变分为全身性和局限性两种。局限于某一脏器的淀粉样物沉积很容易被误认为肿瘤。

淀粉样物质实际上是蛋白性物质在组织内的积聚，这些蛋白性物质多由异常增生的肿瘤细胞产生，既可以沉积于肿瘤内，也可以沉积于远隔非肿瘤部位，如浆细胞增生性病变产生的免疫球蛋白的沉积，以及内分泌肿瘤细胞产生的内分泌蛋白物质的沉积。这类物质在HE染色切片上常表现为无结构粉染物。

【病例1】患者，女性，68岁，以"间歇性无痛肉眼血尿11个月"为主诉入院，膀胱镜检查见膀胱基底部有一个乳头状肿物，行部分膀胱切除术，肿瘤大小为10 cm×7 cm×3.5 cm，质地硬、脆（图1-4-21）。

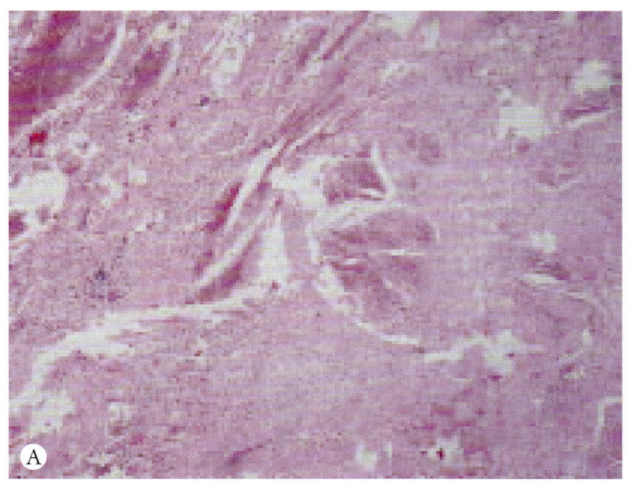
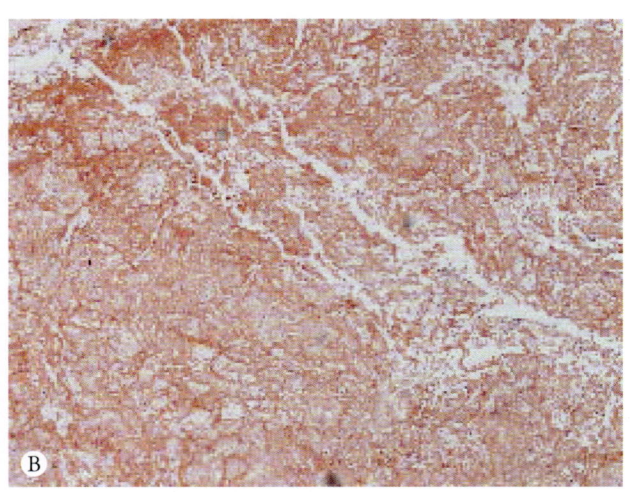

A.冷冻切片，膀胱局限性淀粉样变性病（AA型）HE染色示局部呈淡红色（高倍）；B.石蜡切片，刚果红染色呈橘红色（高倍）。

图1-4-21　膀胱淀粉样变性病

【病例2】甲状腺髓样癌伴淀粉样变性（图1-4-22）。

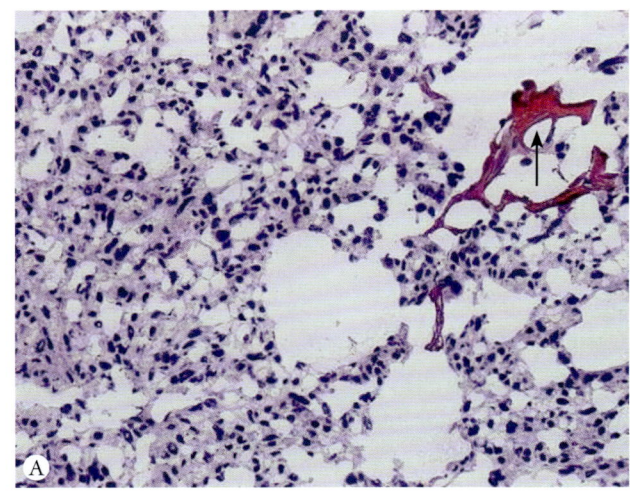
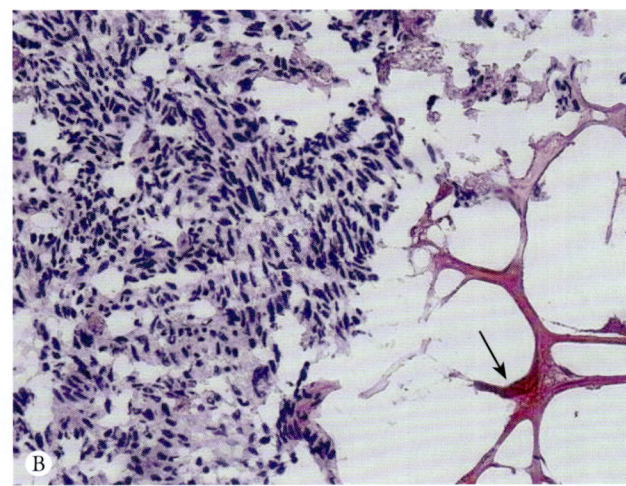

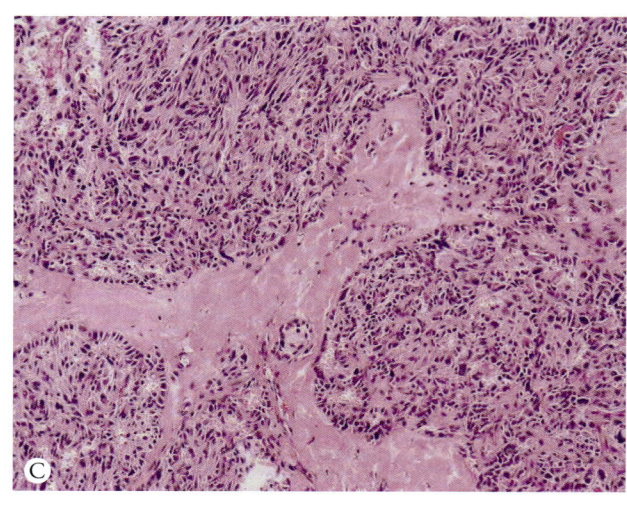
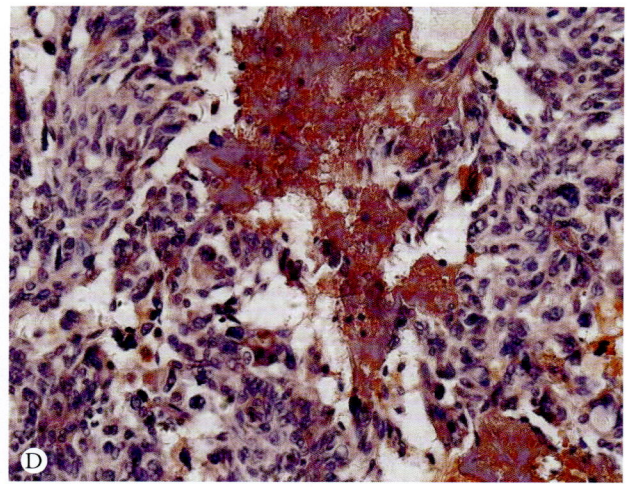

A. 冷冻切片见局灶淀粉样变性（箭头所示，高倍）；B. 冷冻切片见局灶淀粉样变性（箭头所示，高倍）；C. 石蜡切片，甲状腺髓样癌伴淀粉样变性，HE 染色局部呈淡红色（中倍）；D. 甲状腺髓样癌伴淀粉样变性，刚果红染色局部呈橘红色（高倍）。

图 1-4-22　甲状腺髓样癌伴淀粉样变性

【病例3】患者，男性，32岁，鼻塞伴鼻出血3年。检查见双侧中后鼻道有约黄豆大小肿物，暗红色，表面有包膜，质脆易出血，肿瘤后部与鼻中隔粘连（图1-4-23）。

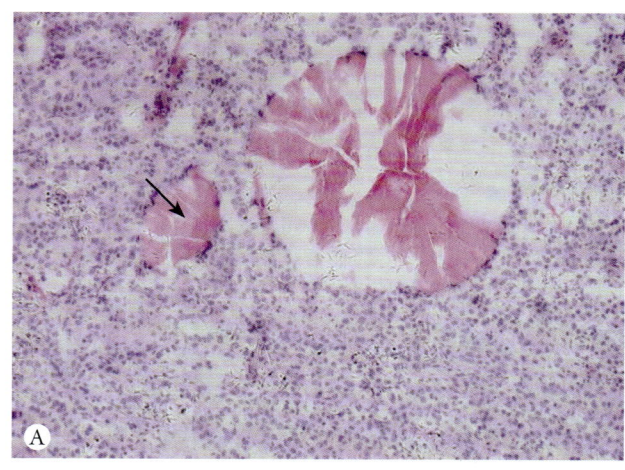
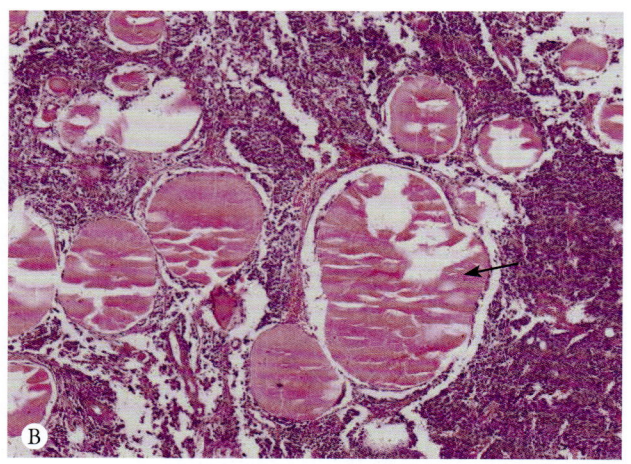

A. 冷冻切片，垂体瘤，伴局灶淀粉样变性（箭头所示，中倍）；B. 石蜡切片，垂体瘤，伴局灶淀粉样变性（箭头所示，中倍）。

图 1-4-23　垂体瘤伴淀粉样变性

十、各部位的组织异位、错构或胚胎残留组织的识别

组织的异位、错构等多数情况容易识别，不会导致错误诊断，列举有可能引起误诊的几种情况：

1. 子宫内膜异位　多见，可见于盆腔、腹腔、腹股沟淋巴结、腹膜等处，可见子宫内膜异位组织，即可表现为单纯的腺体，也可以腺体混有子宫内膜间质，极少数情况下为单纯的间质。当异位组织表现为单纯的子宫内膜样腺体时，容易误认为癌转移。另外，在结肠、肺、肾脏也可发生内膜异位，比较少见，临床上可能表现为周期性

咯血、便血或尿血，影像学认为是占位性病变，而行手术切除。异位的子宫内膜常类似于正常的子宫内膜，腺体衬覆复层上皮，无细胞异型性和结构异型性，常伴有陈旧性出血或囊腔形成，与转移性腺癌不同，后者常有明显的细胞和结构异型性。

【病例】患者，女性，53岁，尿血1周，CT检查见右肾实质内有一低密度影，考虑为肾占位性病变，切除右侧肾脏，切面未见肿瘤，镜下见肾实质内有异位的子宫内膜组织（图1-4-24）。

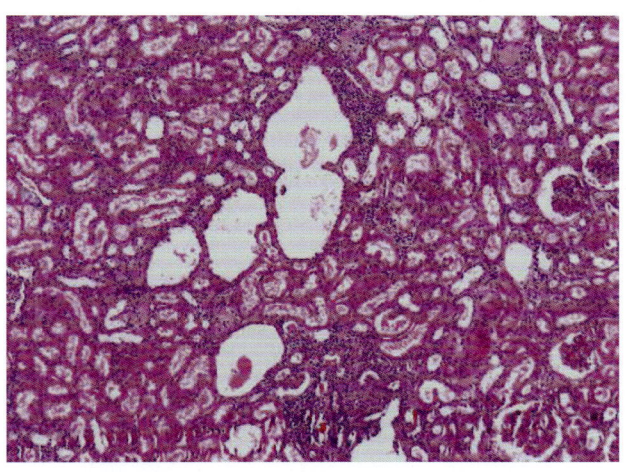

图 1-4-24　肾脏子宫内膜异位
肾脏组织中可见异位的子宫内膜腺体（中倍）。

2. 颈部淋巴结甲状腺、涎腺组织异位　有时颈部淋巴结内见大致正常的甲状腺滤泡，是异位的甲状腺组织还是甲状腺癌转移，鉴别诊断非常困难。甲状腺癌远处转移病灶异型性可以非常小，类似正常的甲状腺滤泡，因此，诊断异位要非常慎重，需要详细了解患者有无甲状腺癌手术史，有无甲状腺占位，做相关的免疫组化或分子检测获得更多的线索，即使诊断甲状腺异位，也需要在报告中提示不除外转移癌可能性，提醒患者密切随诊。另外，有的病例在淋巴组织中见涎腺导管，这种情况多数是淋巴上皮病变而非涎腺组织异位，更要小心不要误诊为转移腺癌（详见第八章）。

3. 胃壁和肠壁内胰腺组织异位及胃体腺肠道异位　胃肠道胰腺异位影像学有时表现为占位性病变，容易误诊为胃肠道原发肿瘤。胃肠道胰腺异位不少见，可以表现为腺泡、腺泡加导管、腺泡导管加胰岛或仅仅是导管异位。胰腺腺泡与胃的胃体腺相似，需要与胃体腺病变鉴别；单纯的胰腺导管异位最难诊断，与深在性胃肠炎、胃腺癌有时难以鉴别，鉴别点在于导管异型性、部位分布及有无伴随的黏膜内病变等。

【病例】回盲末端麦克尔憩室，胃体腺异位于肠壁，由于分泌胃酸增多，肠黏膜表面形成溃疡合并穿孔，临床表现为急腹症，诊断为"急性阑尾炎"而行手术，术中常需要做冷冻切片以明确诊断（图1-4-25）。

4. 胸腔内异位副脾　脾脏异位不少见，大部分位于腹腔，偶尔也可见于胸腔。脾脏异位发生与胚胎发育异常有关，但少数病例可能与外伤有关。

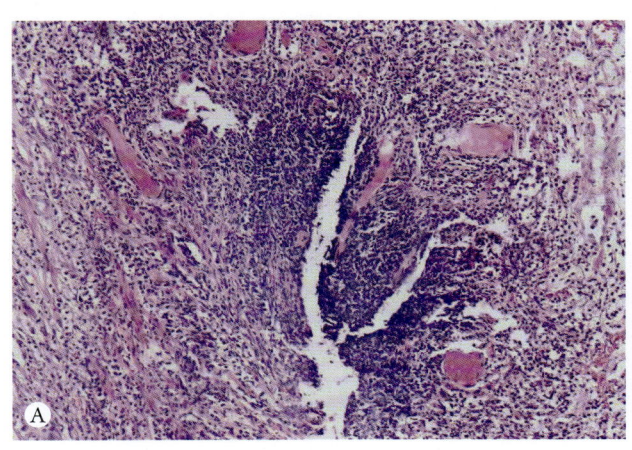

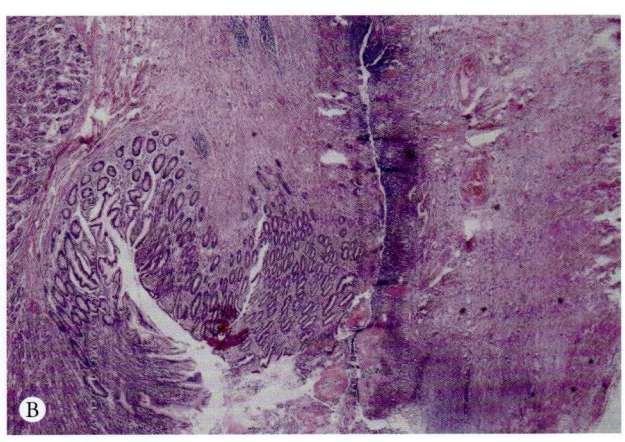

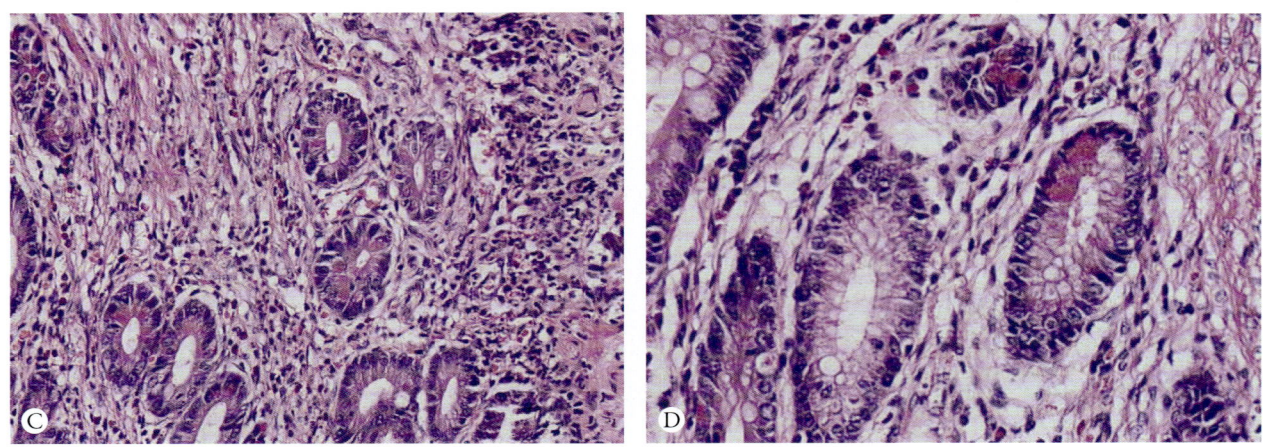

A. 冷冻切片，图示憩室底部的溃疡（低倍）；B. 石蜡切片，图示黏膜表面溃疡（低倍）；C. 石蜡切片，图示溃疡边缘残留少数胃体腺体（中倍）；D. 石蜡切片，图示肠腺与异位的胃体腺体（高倍）。

图 1-4-25　回肠末端麦克尔憩室

【病例】患者，女性，56岁，发现左后膈肌肿物，大小约 2.8 cm×2.5 cm×1 cm，胸腔广泛粘连，左后膈肌表面可见肿物（图 1-4-26、图 1-4-27）。

组织异位、错构或胚胎残留组织的识别意义

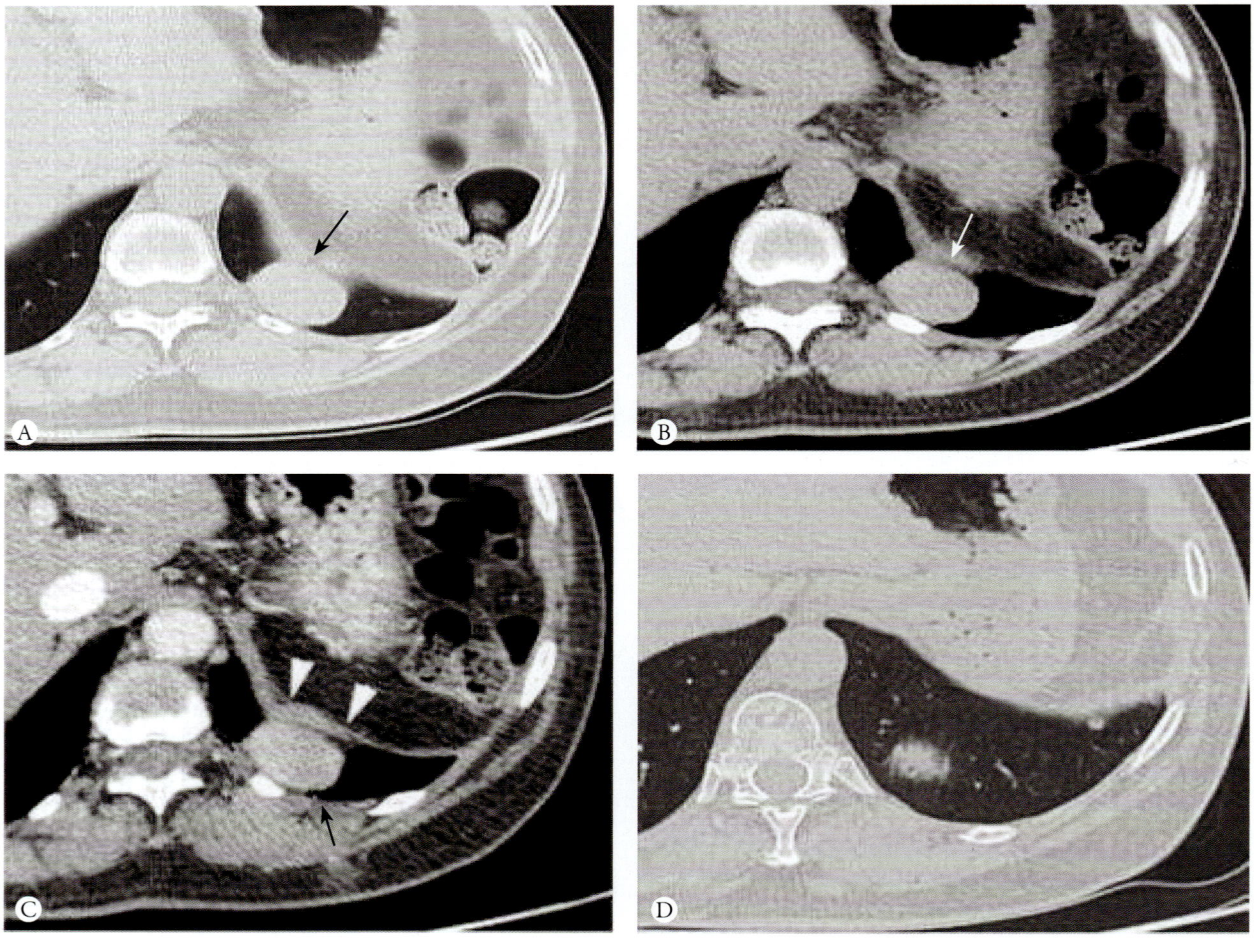

图 1-4-26　胸腔内副脾 CT 检查，箭头所示为副脾结节

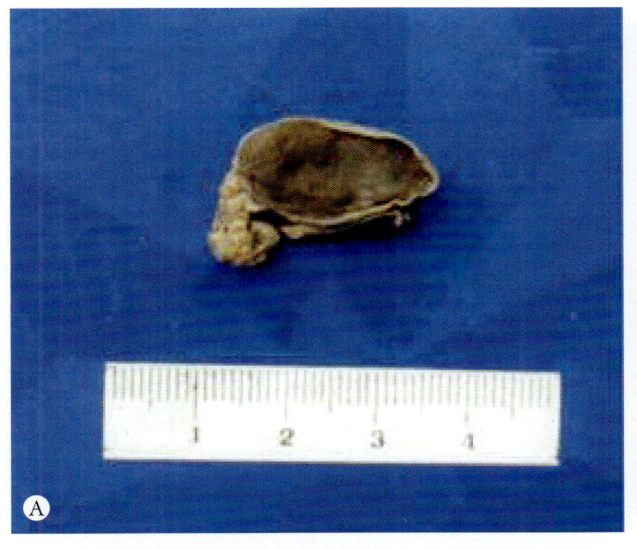
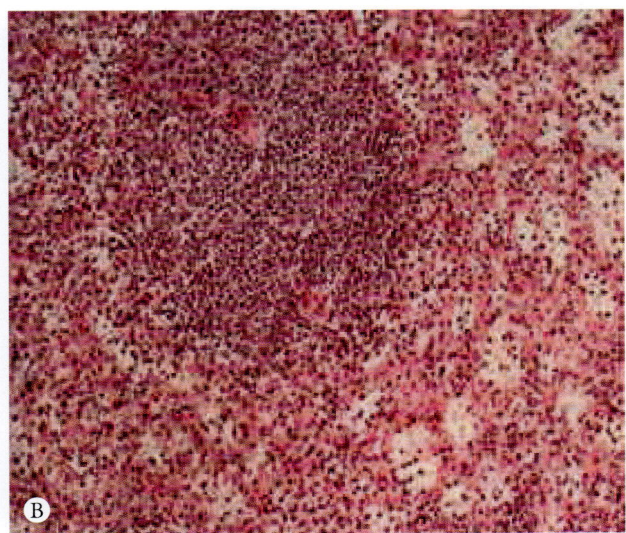
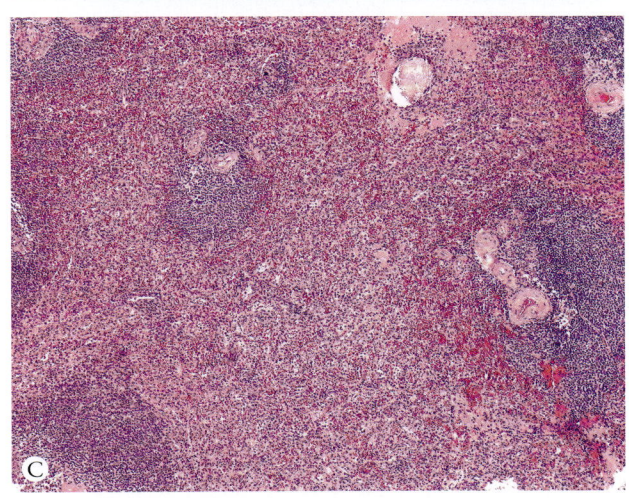

A. 大体标本，病变呈暗红色，质地松软，类似正常脾脏组织；B. 冷冻切片可见明确的红髓和白髓；C. 石蜡切片，图示正常脾组织结构。

图 1-4-27　胸腔内异位副脾

在于和肿瘤的鉴别，临床上多数表现为胃局部包块或影像学上占位性病变。组织异位和错构与先天性畸形不同，先天畸形在临床上能够确诊，而组织异位和错构等需要手术切除病变后通过病理学检查确诊。异位和错构大多数是良性病变，不影响手术方案的制定。异位组织多数发生在邻近器官，这可能与胚胎发育的过程有关。但少见情况下远隔部位的异位也可以发生，比如，外耳皮下的胃黏膜异位，局部表现有肿块，表面有分泌物和出血，临床上难以确诊，必须要病理组织学的证实。

副脾是指除正常位置的脾脏外，还有一个或多个与脾脏结构相似、功能相同的脾结节。副脾发生率为 10%～30%，典型表现为直径 1cm 左右的结节，副脾发生的主要原因是胚胎发育异常。其临床意义在于有时影像学检查会误诊为其他病变，或者治疗性脾脏切除后某些症状得不到改善。副脾最常发生的部位依次为脾门、脾血管、胰尾部腹膜后、沿胃大弯的大网膜、肠系膜、女性的左侧阔韧带、Douglas 窝和左睾丸附近。副脾的数量不等，多为单发，大小相差很大，从只有显微镜下才能发现到与正常脾大小相当。脾周围副脾的血供多数来自脾动脉。

在没有外伤的正常人群中，5%～10% 的人有副脾，一般较脾小，多位于脾门附近，有时以细索条或小梁与脾脏相连。少数人副脾距离脾脏较远，位于胰和肝之下，卵巢或阴囊附近，也叫外脾。少数人还可以有双脾。

副脾无特殊临床表现，偶可发生自发性破裂、栓塞和蒂扭转等。有些与脾脏相关的疾病，如果单纯切除脾脏而不切除副脾可能达不到理想的临床治疗效果。影像检查有时与肿大的淋巴结或胰腺尾部、胃肠道、肾上腺等部位发生的肿瘤不好鉴别。

脾组织种植是破碎脾组织的自身种植，多数情况下是继发于外伤或脾脏切除。脾脏种植可发生于有较好血供的腹膜腔表面，如果膈肌受损，还可以发生在胸腔。

十一、结核病的手术中病理诊断问题

近年来，结核病的发病率有所上升，由于结核杆菌变种增加和临床上广泛开展器官移植，应用一些免疫抑制剂的药物，降低了体内的细胞免疫功能，从而使结核病的临床和病理表现很不典型，诊断上有一定困难。结核的术中病理诊断主要是肉芽肿病变的鉴别诊断，由于术中很难开展抗酸染色，除非病变非常典型（如有干酪样坏死）可以直接诊断为结核，多数情况下只能诊断为肉芽肿性炎，结核可能性大，待石蜡做相关的特殊染色或者分子生物学检测寻找更多的诊断依据。结核的鉴别诊断包括其他肉芽肿性病变，如异物肉芽肿、真菌感染、结节病、其他伴有肉芽肿结构的非特殊性感染，以及少见情况下肿瘤伴有肉芽肿结构。少数情况下，由于病变内肉芽肿结构及多核巨细胞不明显，表现为以组织细胞增生为主，容易误诊为肿瘤性病变。典型结核病的病理诊断：常可见明确的肉芽肿结构及朗汉斯（Langhans）巨细胞（图1-4-28）。

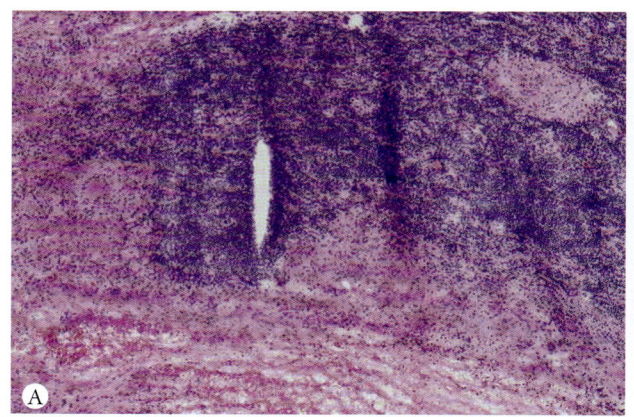 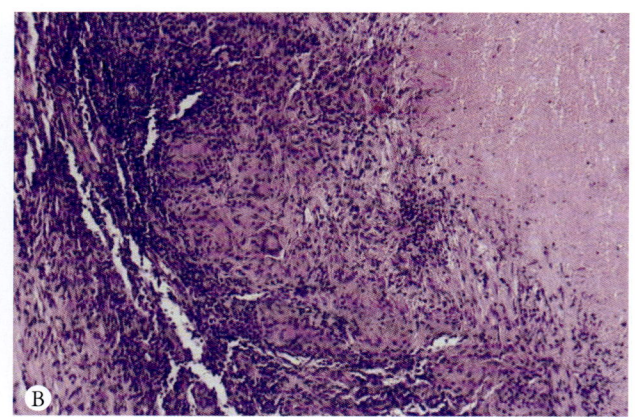

A.冷冻切片：结核性肉芽肿（低倍）；B.冷冻切片：结核性肉芽肿（高倍）。

图1-4-28　结核性肉芽肿

介绍两例不典型病例如下。

（1）卡介苗（bacille calmette-guerin，BCG）引起的分枝杆菌性组织细胞增生症样淋巴结炎。

【病例1】患儿，男性，10个月，出生后1个月接种卡介苗。7个月后发现左腋前肿块，大小为10cm×8cm×8cm，质硬，表面见4个溃疡，取局部肿物活检，见表面鳞状上皮增厚，上皮下组织细胞呈片块状浸润，组织细胞胞浆宽，淡粉染，呈云絮状，胞核居中，有的偏心（图1-4-29）。

皮肤活检病理诊断为组织细胞瘤，临床上按肿瘤切除左腋下肿物，手术中送检冷冻切片。冷冻切片见淋巴结结构破坏，肉芽肿结构和Langhans巨细胞，无坏死，大量组织细胞弥漫分布，与皮肤活检组织学相同（图1-4-30）。

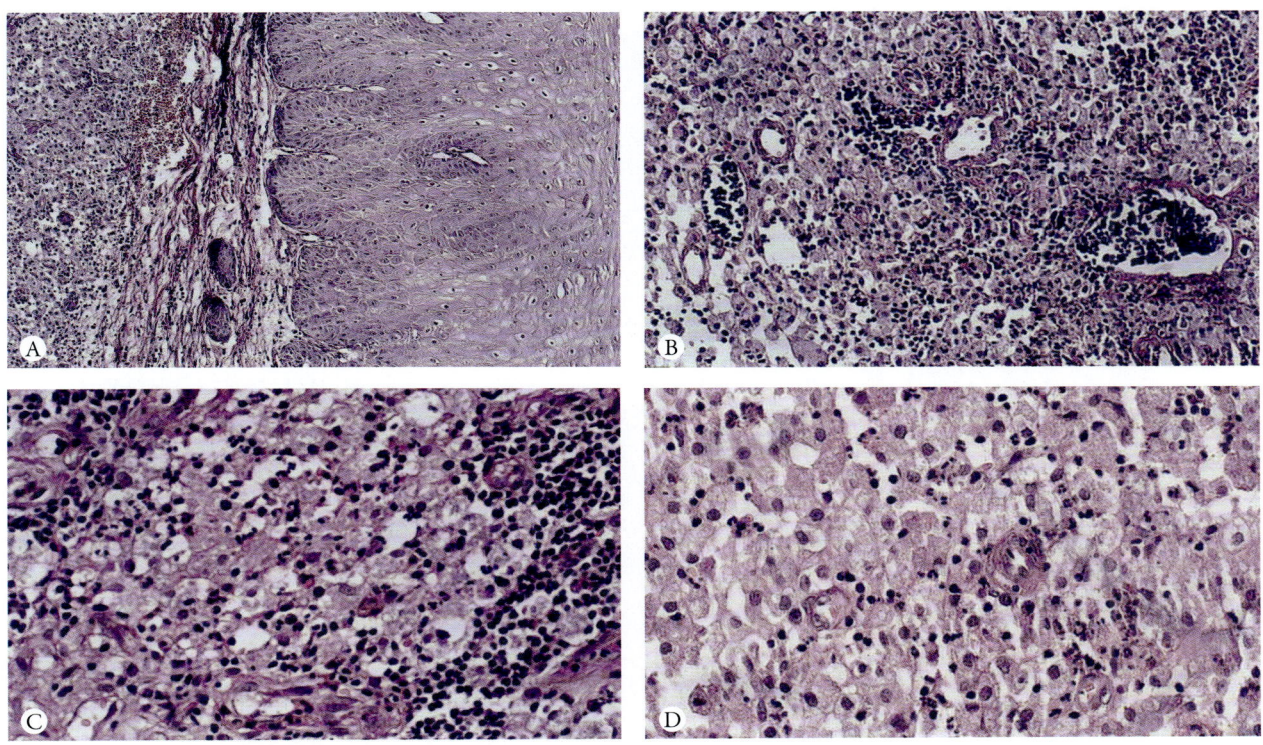

A. 石蜡切片，图示表皮鳞状上皮增厚，上皮下大量组织细胞呈片块状浸润，形成瘤样改变；B. 图示组织细胞呈实性片状，局灶淋巴细胞浸润；C、D 为图 B 的局部放大，图示浸润的组织细胞，胞质宽广，不均匀粉染，呈云絮状。

图 1-4-29　BCG 引起的组织细胞增生症样淋巴结炎

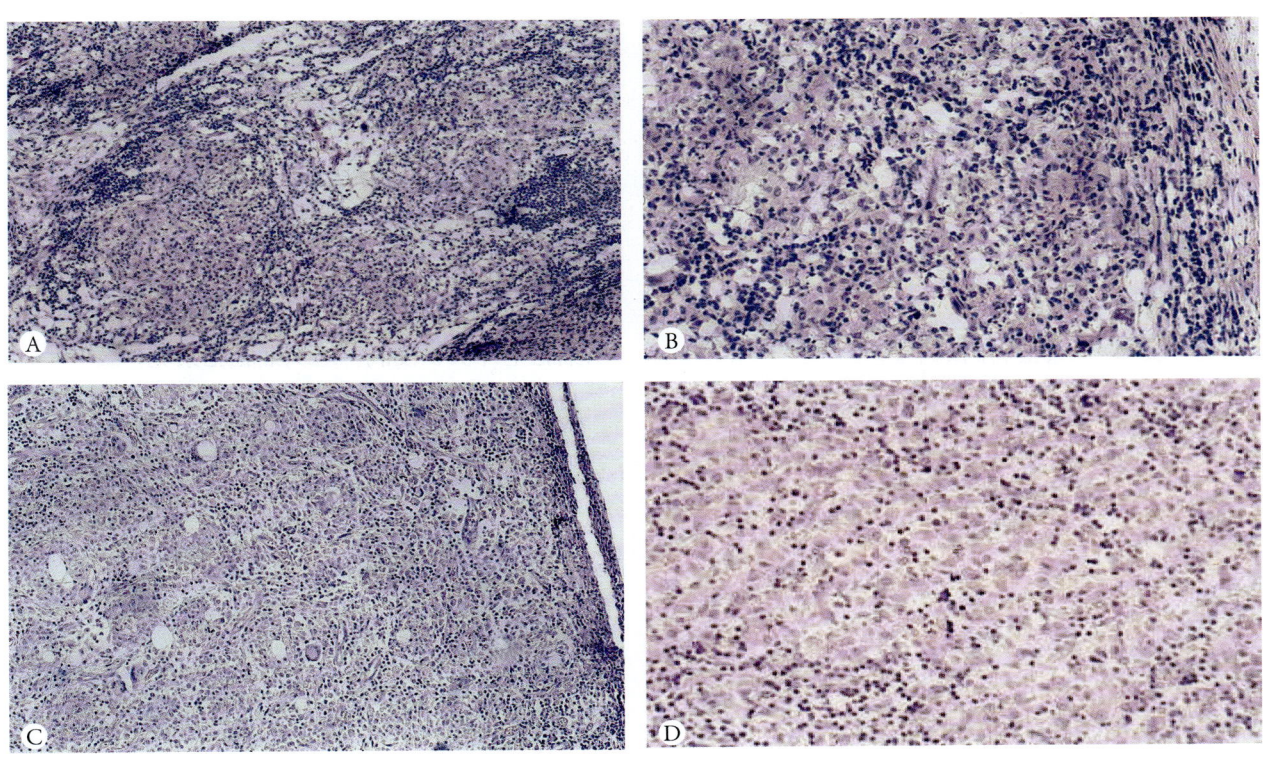

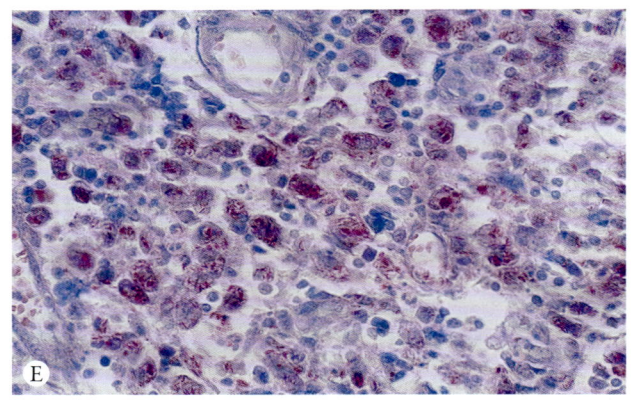

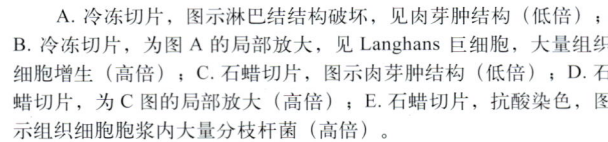

A. 冷冻切片，图示淋巴结结构破坏，见肉芽肿结构（低倍）；B. 冷冻切片，为图 A 的局部放大，见 Langhans 巨细胞，大量组织细胞增生（高倍）；C. 石蜡切片，图示肉芽肿结构（低倍）；D. 石蜡切片，为 C 图的局部放大（高倍）；E. 石蜡切片，抗酸染色，图示组织细胞胞浆内大量分枝杆菌（高倍）。

图 1-4-30　淋巴结结核性肉芽肿性炎

卡介苗引起的组织细胞增生性淋巴结炎发生在幼儿接种卡介苗后，由于淋巴结内组织细胞增生，吞噬大量分枝杆菌，形成泡沫样细胞，类似于瘤型麻风（lepromatous leprosy）(Stansfield, 1985)。临床和病理学上均容易误诊为肿瘤，多发生在腋下和胸前部皮肤，肿物表面有破溃。卡介苗引起的组织细胞增生性淋巴结炎需要与其他肉芽肿性炎，如麻风、结节病、霉菌感染及异物引起的肉芽肿相鉴别。

（2）无反应性结核病是一种以单核吞噬细胞系统受损为主的结核性败血症，多见于老年人、器官移植和肿瘤患者化疗后，后两者使用一些类固醇激素和免疫抑制剂治疗，细胞免疫功能降低，使体内结核菌迅速大量繁殖进入血液，引起全身播散。

病理组织学特征为大片干酪样坏死灶，其中含大量结核杆菌，坏死灶周边缺乏淋巴细胞、上皮样细胞，偶见 Langhans 巨细胞，显示出一种无反应状态。

【病例2】患者，男性，80 岁，肿瘤患者，曾服用类固醇激素药物。因发热、头痛 1 个月来诊，病程持续 46 天后死亡。曾做淋巴结冷冻切片，未见淋巴结结构，见大量坏死灶。病故后尸检，见脑膜、肝、肺粟粒性结核，干酪样坏死灶，抗酸染色见大量抗酸杆菌（图 1-4-31）。

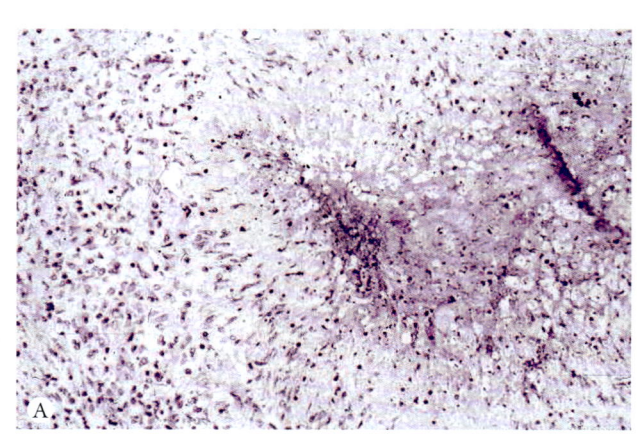

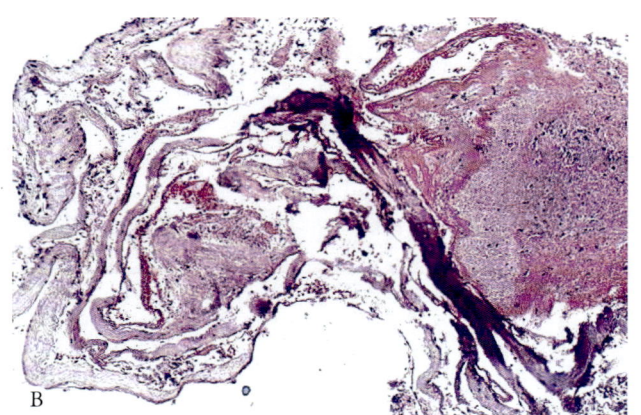

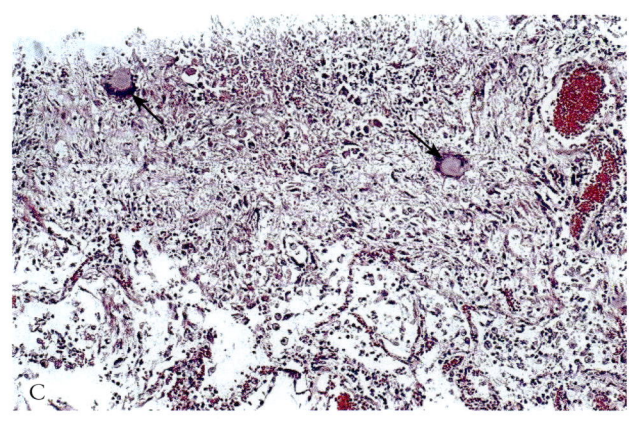
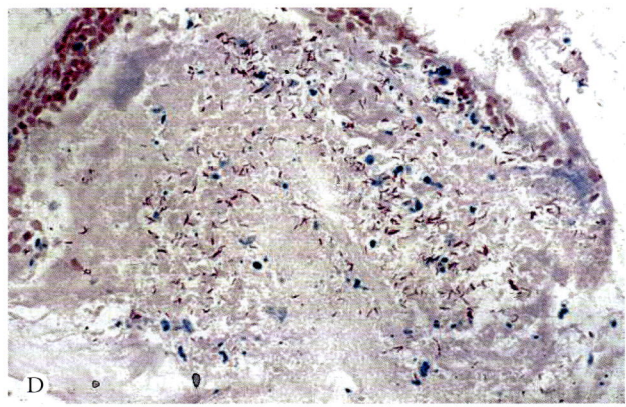

A. 冷冻切片，图示淋巴结结构破坏，见大片坏死灶（中倍）；B. 石蜡切片，图示脑膜的粟粒性结核、干酪样坏死灶（低倍）；C. 石蜡切片，图示肺内坏死灶周边，见 Langhans 巨细胞（箭头所示，中倍）；D. 石蜡切片，抗酸染色示干酪样坏死灶内大量抗酸杆菌（高倍）。

图 1-4-31　无反应性结核病

十二、淋巴结的冷冻切片问题

正常淋巴结细胞成分较多，组织经冷冻后很容易造成人为假象，从而导致误诊。此外，如果临床医师疑为恶性淋巴瘤，临床上需要化疗，而不需要扩大手术。因此，保存充分固定好的组织做石蜡切片和免疫组化染色，更有利于最后确诊。一般不需要术中冷冻切片诊断，以免影响后续的免疫组化染色。在术中做冷冻切片的意义主要在于其他部位恶性肿瘤已经明确诊断，需要确定淋巴结内有无肿瘤转移，对于手术方案的选择有影响。有以下几点需要注意：

（1）淋巴结取材时，一定要带有被膜，边缘窦是癌细胞早期转移最容易出现的部位。

（2）人为假象的辨认很重要，由于冷冻后冰晶的形成造成大量空泡，细胞核也会变大，因此很容易误认为肿瘤性病变，有时造成石蜡切片与冷冻切片组织像完全不同。淋巴结冷冻诊断淋巴瘤需要非常慎重，除非形态学特征非常典型，如明显的细胞异型性、典型的结构特点、典型的影像学特征、典型的临床表现、明确的淋巴结被膜及被膜外脂肪浸润等。即便如此，冷冻诊断淋巴瘤仍要留有余地。

（3）淋巴结淋巴窦内的组织细胞容易误诊为转移癌细胞，尤其是组织细胞增生显著且成巢团样排列时。鉴别的要点是组织细胞细胞核较小，胞浆较丰富，核浆比较低，而且不形成上皮肿瘤特有的腺腔、乳头等排列（图 1-4-32）。

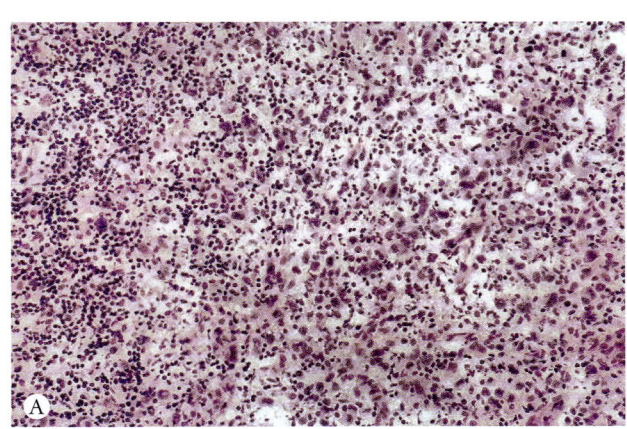
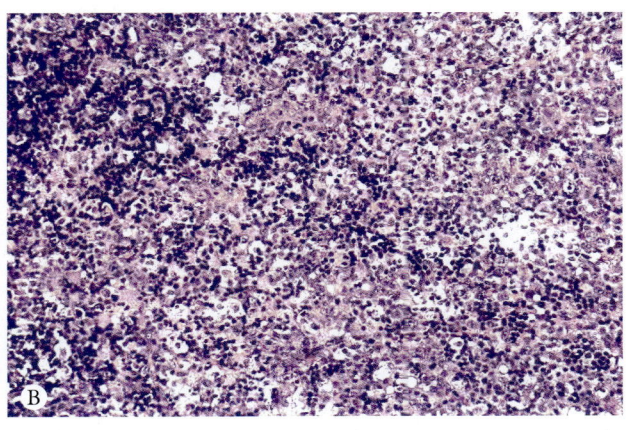

A. 冷冻切片，淋巴窦结构不清，淋巴细胞较少，而窦内组织细胞增生显著，细胞核大小不等，易误认为癌细胞（高倍）；B. 石蜡切片，图示淋巴窦结构清楚，见大量增生的组织细胞，细胞形态规则（高倍）。

图 1-4-32　颈部淋巴结淋巴窦内组织细胞反应性增生

（4）淋巴结结核结节中的上皮样细胞有可能被误认为上皮性肿瘤细胞，而误诊为癌转移。细胞核异型性、有无 Langhans 巨细胞，以及有无腺腔、乳头等排列有助于鉴别诊断。

（5）淋巴结冷冻切片中出现一些特殊物质，如类胶质样物，可能误诊为甲状腺癌转移；见有黑色素可能误诊为恶性黑色素瘤转移。

（6）要注意淋巴结内异位的病变，如腮腺周围淋巴结内腮腺组织异位，颈部淋巴结的甲状腺组织异位，盆腔淋巴结内的子宫内膜异位等。蜕膜细胞出现在淋巴结内可能被误认为是癌转移（图1-4-33）。

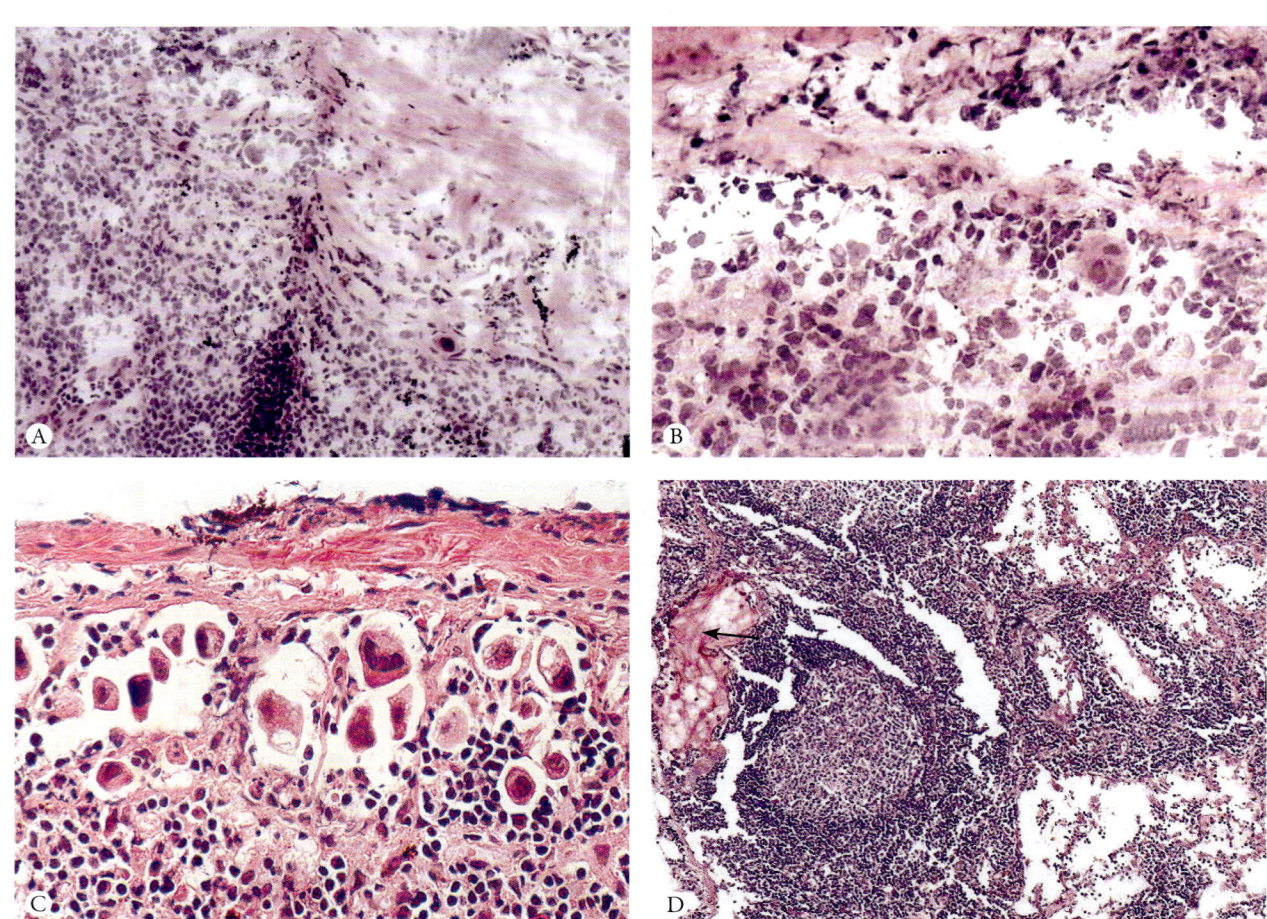

A. 冷冻切片，图示淋巴结边缘窦内见少量癌细胞（中倍）；B. 为图A的局部放大（高倍）；C. 石蜡切片，图示边缘窦内早期转移的癌细胞（高倍）；D. 癌细胞PAS染色阳性（箭头所示，中倍）。

图 1-4-33　胃小弯淋巴结早期癌转移

十三、影响冷冻切片诊断准确率的因素

1. 负责冷冻切片诊断医师的经验　一般来说，能够处理冷冻切片的病理医师需要主治医师以上水平，有一定石蜡切片诊断的经验，同时有冷冻切片诊断的训练。另外，由于冷冻切片病理诊断的特殊性，冷冻切片的三级复查制度需要健全，对于一些疑难病例或可能涉及手术方案的决定，以及有可能会导致纠纷的病例，需要高级职称病理医师做最后审核。

2. 冷冻切片质量合格　无论是冷冻切片还是石蜡切片，切片制作过程的各个环节都会影响切片质量。冷冻切片是先切片后固定，如果固定时间不够，切片着色不好，对冷冻切片质量影响较大。CO_2冷冻切片机先固定，后切片，不同固定液影响切片质量，如果用酒精固定，细胞胞浆染色不

均，呈红染，容易误为细胞异型性表现。冷冻切片质量对冷冻诊断的影响是巨大的，一张好的冷冻切片可以做得和石蜡切片非常相似，因此，标本送检是否及时、标本处理是否及时、固定时间是否合理等都需要质控，而且冷冻切片技师需要特殊培训。另外，对于规模比较大的医院病理科，冷冻切片每天固定时间段可能会有较大的高峰期，需要多配备冷冻切片技师和冷冻切片机，确保冷冻切片质量。

3. 辅助诊断手段的应用　随着免疫组化染色技术的发展，术中冷冻切片的免疫组化染色技术已经非常成熟，染色流程也比较合理，耗费时间较短，对于一些疑难术中病理诊断，进行辅助免疫组化染色常常能解决很多诊断问题。

4. 检验病理诊断是否正确的最重要的标准是随访　冷冻切片诊断是否正确，常以石蜡切片诊断来验证。但石蜡切片的诊断正确与否又如何验证？这就必须要随诊，观察患者的疾病发展和转归情况，不断总结经验，汲取教训，才能提高冷冻病理诊断水平。笔者曾见1例颅骨纤维异常增生症的病例，术中诊断为纤维异常增殖症恶变，但经过30多年的观察，患者病情无明显进展，预后良好，深感对疾病正确的认识来自于密切随访患者，来自于观察和实践。

【病例】患者，男性，38岁，自6岁开始头面部畸形，肢端肥大，后来身高达203 cm，11岁时行头颅手术，冷冻切片和石蜡切片均见鱼钩状骨小梁，纤维母细胞增生活跃，有异型大细胞，见核分裂象，诊断为颅骨纤维异常增生症伴有恶性变（图1-4-34）。术后放疗，视力逐渐减退，随访30多年仍健在。

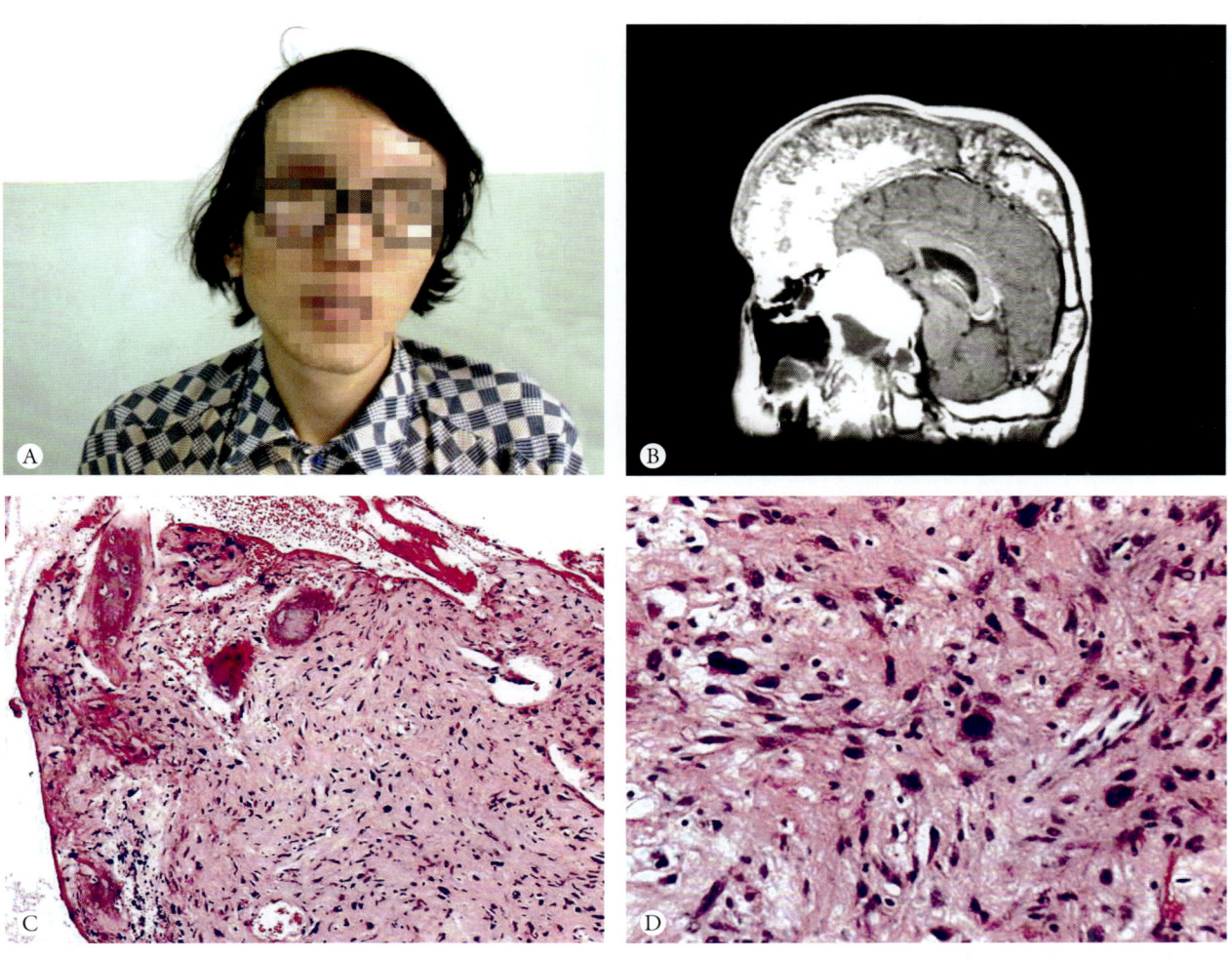

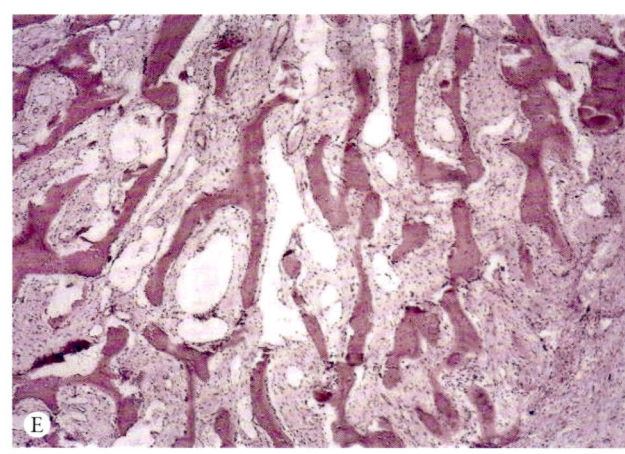 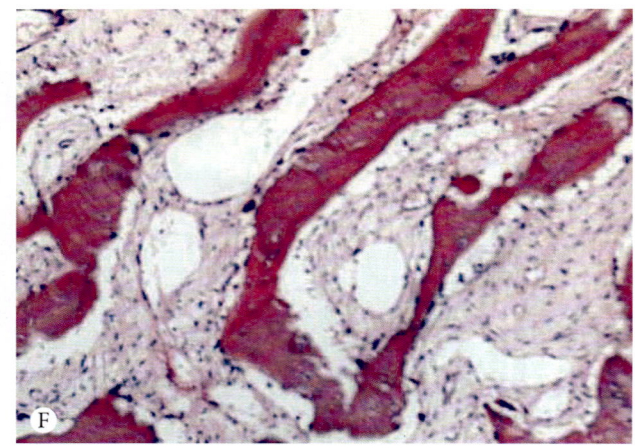

A. 大体图像，头颅畸形；B. MRI示颅骨骨板增厚，大脑受压，体积变小；C. 冷冻切片，图示大量纤维结缔组织增生与少许球形和细长的骨小梁（低倍）；D. 冷冻切片，图示异型大细胞与核分裂象（高倍）；E. 石蜡切片，图示鱼钩状骨小梁（低倍）；F. 石蜡切片，为图E的局部放大（高倍）。

图 1-4-34　颅骨纤维异常增生症

点评

骨纤维结构异常增生症又称骨纤维结构不良（fibrous dysplasia of bone or osteofibrous dysplasia），临床上分为单骨型、多骨型和Albright综合征。后者表现为多发性骨病变伴有内分泌紊乱、性早熟和皮肤色素沉着。本病少见。较多发生于颅底骨和上颌骨，因骨质增生较多，常发生颅骨畸形，大脑受压可出现神经系统体征，伴有内分泌紊乱时，可出现肢端肥大。病理改变主要为增生的纤维组织与新生骨小梁交织在一起，两者比例依不同病例和不同区域而异；骨小梁较细长，形状不规则，呈鱼钩状，弯曲成弧形、球形、棒状或逗点状；骨小梁内细胞疏密不定、形状不一，可见核分裂象，因此可能误诊为恶性病变，一般误认为纤维肉瘤，而非骨肉瘤。但是患者的实际情况不是恶性经过。比如，该例患者自6岁发病，38岁仍健在。因此需要重新考虑恶性病变的形态指征，即除有局部细胞有异型性和少数核分裂象之外，必须见到淋巴管或血管侵袭和转移的证据。

十四、分泌物及坏死在冷冻切片中的鉴别意义

冷冻切片和石蜡切片诊断一样，要观察病变的形态学特点。肿瘤由肿瘤细胞、肿瘤间质和不同类型的分泌物构成。除要仔细观察肿瘤细胞形态和排列特点外，对肿瘤间质和各种分泌物、产物的观察也非常重要。前面讲到的富于黏液和类胶质物质即属于肿瘤产物，不同的分泌物提示的意义不同，在冷冻切片上的染色也不同。如腮腺腺样囊性癌的冷冻诊断，由于该肿瘤属于双向肿瘤，由上皮和肌上皮组成，上皮形成管状结构，其腔内分泌物属于中性黏蛋白，HE染色表现为嗜伊红；而导管周围肌上皮细胞分泌的是酸性黏蛋白，HE染色表现为浅蓝色；根据分泌物特点大概能判断肿瘤的双向特征，再结合细胞和组织结构特征诊断并不困难。分泌物不仅可以表现为弥漫片状的蛋白性分泌物，也可以表现为细胞内或间质内不易观察的特殊形态，如透明小球、核内假包涵体、MG小体、嗜酸性颗粒、嗜碱性颗粒、细胞内脂质等都有诊断和鉴别诊断意义。虽然在冷冻切片中观察这些成分相对石蜡切片来说困难较大，但在较好的冷冻切片中还是容易识别的。另外，其他一些特殊的产物如砂粒体、钙化、骨化也有重要的鉴别意义。除了肿瘤性分泌物，肿瘤性坏死对肿瘤良恶性的判断也非常有帮助，肿瘤性坏死常常保存细胞轮廓，常有细胞核溶解碎片，冷冻切片中需要仔细辨认，避免与分泌物和自溶性坏死或炎性坏死混淆。

【病例】患者，男性，48岁，发现左侧腮腺肿物，术中冷冻切片中见基底样细胞呈筛状及小管

状结构，小管内见粉红色分泌物，周围筛状区域孔隙内见蓝色黏液分泌物，术中考虑腺样囊性癌，术后石蜡切片证实为腺样囊性癌（图1-4-35）。

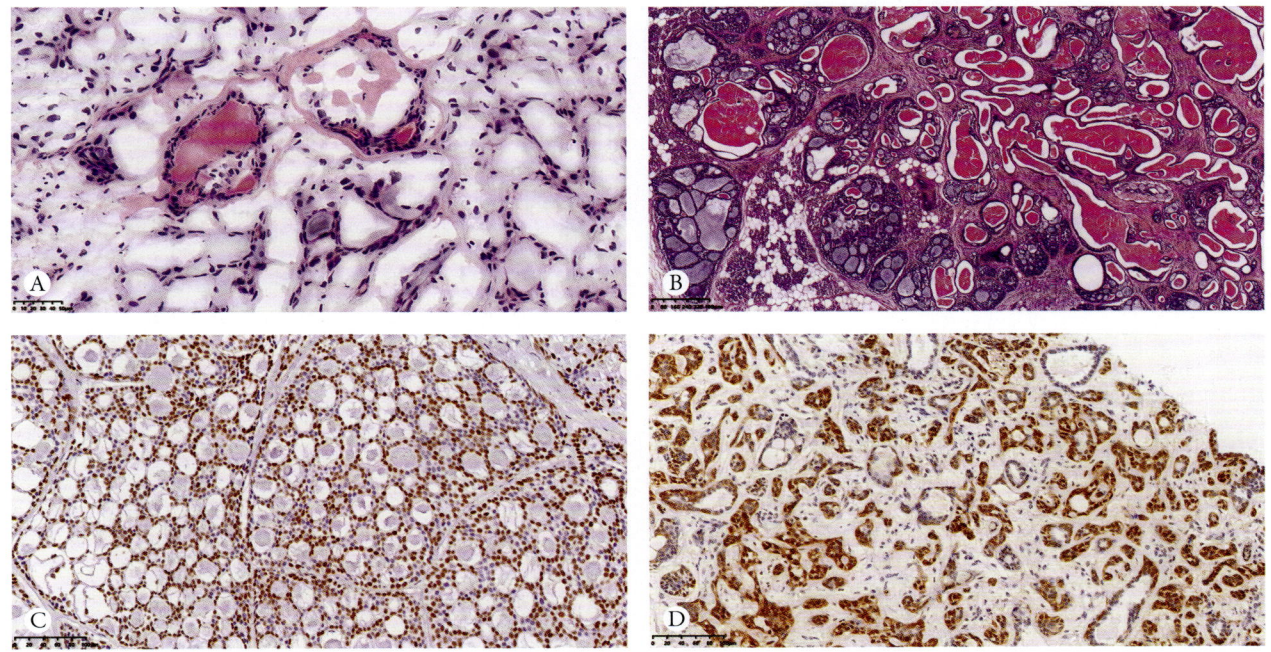

A. 冷冻切片，导管内分泌物与筛状腔隙内分泌物颜色不同，提示肿瘤为双向分化（中倍）；B. 石蜡切片，基底样细胞呈筛状及少许导管样排列，筛状区域由单一的肌上皮构成，小管结构衬覆导管上皮，周围可见肌上皮细胞，导管内为粉红色分泌物，而筛状腔隙内为蓝色黏液（低倍）；C. 免疫组化染色，P63肌上皮阳性，位于导管周围（低倍）；D. 免疫组化染色，Calponin肌上皮阳性，导管细胞阴性（高倍）。

图1-4-35　腮腺腺样囊性癌

第五节　远程手术中冷冻切片病理诊断与质量控制

随着数字病理技术及网络技术的发展，远程病理诊断已日渐成熟和完善，成为由专家进行异地诊断的一种新的病理工作模式，促进了我国基层病理诊断水平的提升和分级诊疗的实施，使更多患者受益。手术中冷冻切片诊断的开展，进一步拓展了远程病理的服务范围，其中最多的是组织学的首诊病例，其次是国内疑难病理会诊和手术中冷冻切片诊断，还有少量国际疑难病理会诊和细胞学诊断。开展远程病理首诊和手术中冷冻切片诊断在很大程度上解决了基层医院病理诊断的刚需，对提高基层医院的整体诊疗水平起到了推动作用。

良好的质量控制是实施远程病理诊断的重要保障，远程病理诊断的质量控制有5个方面：①远程病理相关制度、质控体系的建立；②远程辐射单位病理科的环境与条件；③远程病理的技术培训与质量控制（大体取材质控和切片质量质控见图1-5-1、图1-5-2）；④参加病理室间质评情况；⑤远程病理的质量评价指标，包括远程病理诊断报告的有效率、远程病理诊断报告的总准确率、远程病理诊断报告的及时性、远程术中冷冻诊断结果与石蜡结果符合率、远程病理信息系统的稳定性、临床与病理科对远程病理服务的满意度。根据中国远程病理诊断调查报告，国内远程病理的质控体系建设仍很薄弱，仅有少数医疗机构开展远程病理的质量较高，远程病理诊断报告的有效率可达99%，总准确率在95%以上，无效诊断的原因主要是制片问题和上传图像质量差等。大部分医疗机构的远程病理质量有待进一步加强。

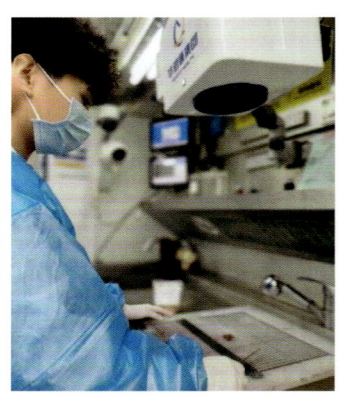

图示大体标本取材中，通过取材台上方摄像头，病理报告医师可实时观察标本并指导标本规范化取材。

图1-5-1 大体取材质控

远程手术中冷冻切片诊断最常涉及的器官系统依次分别是甲状腺、女性生殖系统、乳腺、肺、胃肠道。下面我们分享几例远程病理术中冷冻诊断的典型病例。

【病例1】患者，男性，63岁，发现左侧颈部无痛性包块3周余。甲状腺功能正常。CT示甲状腺巨大占位，考虑恶性肿瘤。冷冻切片送检（甲状腺）见肉红色组织1块，大小约6 cm×4 cm×3 cm，切开见出血及囊性变，囊腔大小约2.5 cm×2 cm×2 cm，内见血凝块，局部见灰白区域质地较脆，包膜不完整，边界欠清（图1-5-3）。

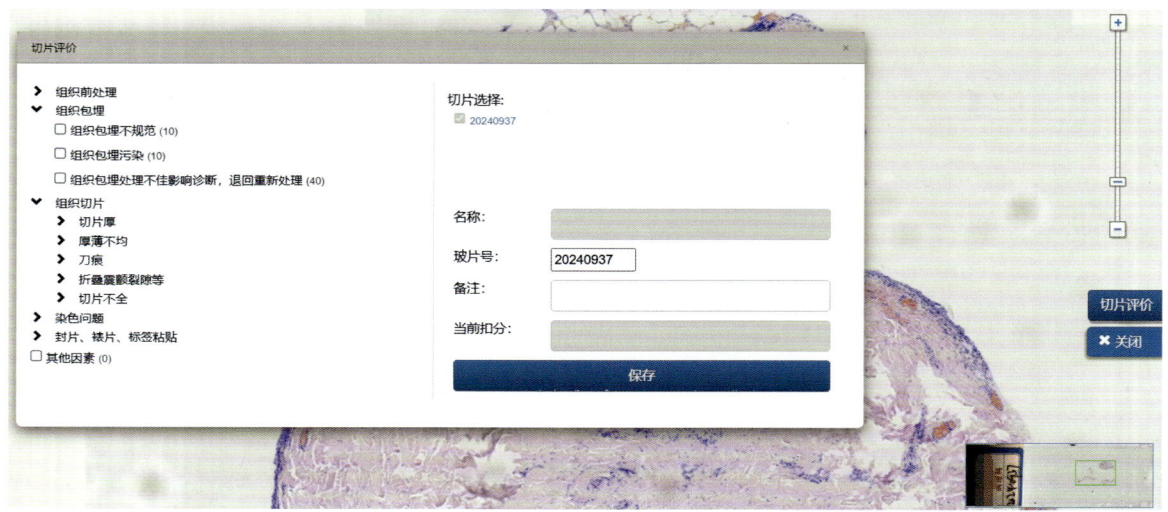

图示阅片过程中，通过切片评价菜单，病理报告医师可实时对每个病例的每张切片质量进行评价。

图1-5-2 切片质量质控

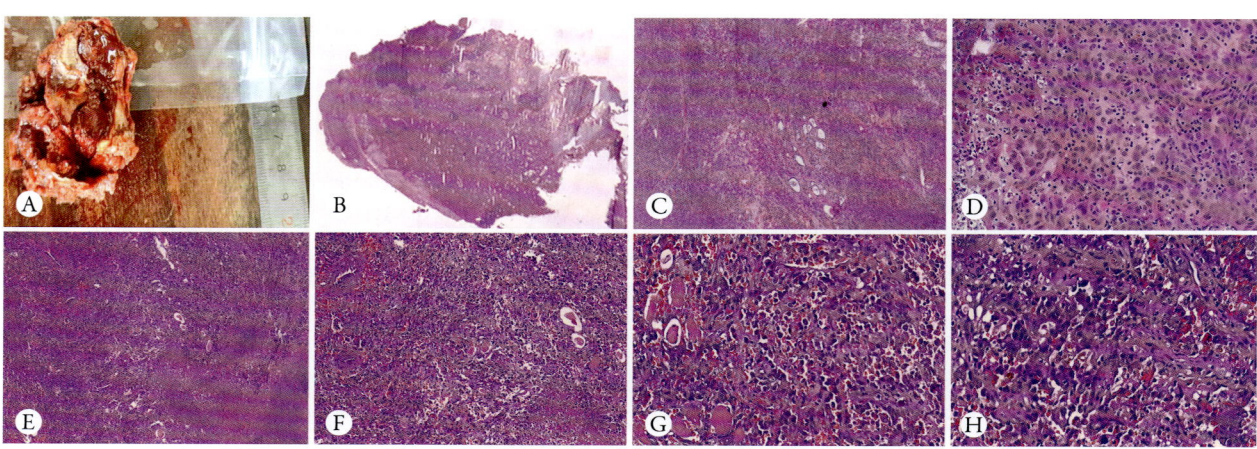

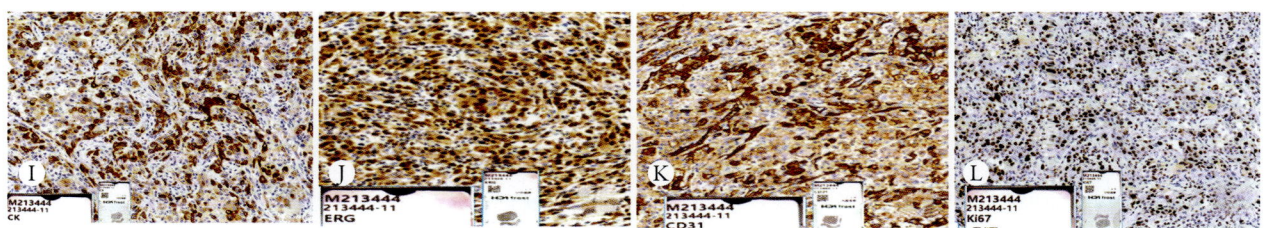

A. 送检囊性肿物，局部灰白质地较脆；B. 冷冻切片低倍全景图；C. 冷冻切片中倍图；D. 冷冻切片高倍图；E. 石蜡切片低倍图；F. 石蜡切片中倍图；G、H. 石蜡切片高倍图；I. 免疫组化示瘤细胞CK阳性表达（中倍，EnVision法）；J. 免疫组化示瘤细胞ERG阳性表达（中倍，EnVision法）；K. 免疫组化示瘤细胞CD31阳性表达（中倍，EnVision法）；L. 免疫组化示瘤细胞Ki-67高表达（低倍，EnVision法）。

图1-5-3　甲状腺血管肉瘤远程术中冷冻病理诊断及石蜡常规、免疫组化诊断

远程术中冷冻病理诊断：(左侧甲状腺包块)炎性背景中见梭形细胞、上皮样细胞浸润伴灶状坏死，符合恶性肿瘤，需与低分化的甲状腺癌及其他少见肿瘤鉴别，待石蜡切片及免疫组化进一步观察。石蜡切片结合免疫表型符合血管肉瘤伴坏死。甲状腺血管肉瘤罕见，镜下形态同深部组织的血管肉瘤，可呈上皮样肿瘤细胞形态。冷冻切片由于细胞肿胀，血窦结构及细胞内空泡不明显，诊断血管肉瘤较为困难。但冷冻切片质量好，组织结构清晰，不影响肿瘤良恶性的判断。

【病例2】患者，女性，48岁，绝经3年。阴道流血10天，检查见盆腔包块。彩超示宫腔内大小为1.7 cm×1.1 cm×1.8 cm高回声，右侧附件区见大小为5.3 cm×3.9 cm×4.6cm不均质高回声。冷冻送检腹腔镜切除标本（右侧卵巢）破碎组织一堆，大小约9 cm×7 cm×3 cm，大部分为平滑肌瘤样增生，切面灰黄质韧编织状（图1-5-4）。

远程术中冷冻病理诊断：(盆腔包块)增生的梭形细胞中可见少量小圆细胞灶性或腺样分布，不除外性索-间质肿瘤，待石蜡组织进一步评估。石蜡切片结合免疫表型符合成人型粒层细胞瘤。本例因瘤组织偏少、散在于增生纤维间质中，需与纤维瘤、Sertoli-Leydig瘤等其他类型性索-间质肿瘤鉴别，冷冻切片质量较高，不影响诊断思路，为临床手术范围选择提供了参考依据。

【病例3】患者，女性，70岁，发现右乳占位4月余。冷冻送检（右乳肿块）不整形组织一块，大小约9.0 cm×3.7 cm×2.6 cm，外覆梭形皮肤组织，大小约9.0 cm×3.0 cm，切面实性，见一灰黄灰红色肿块，大小约4.0 cm×2.6 cm×2.2 cm，质中。其余区域呈灰黄色，质软（图1-5-5）。

远程术中冷冻病理诊断：(右乳占位)炎性背

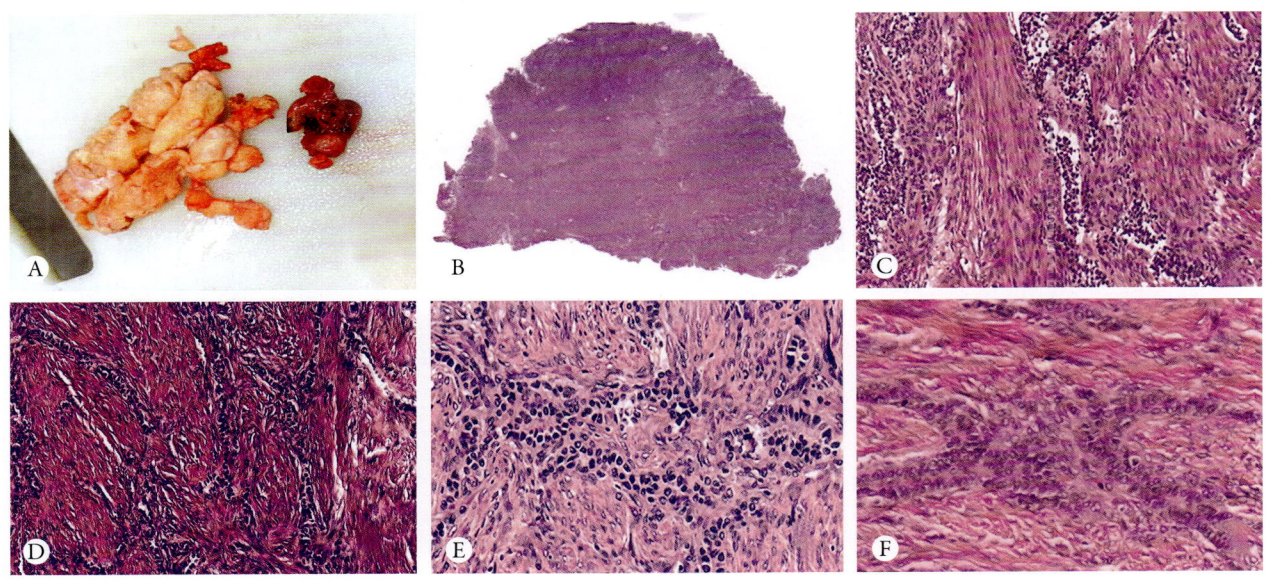

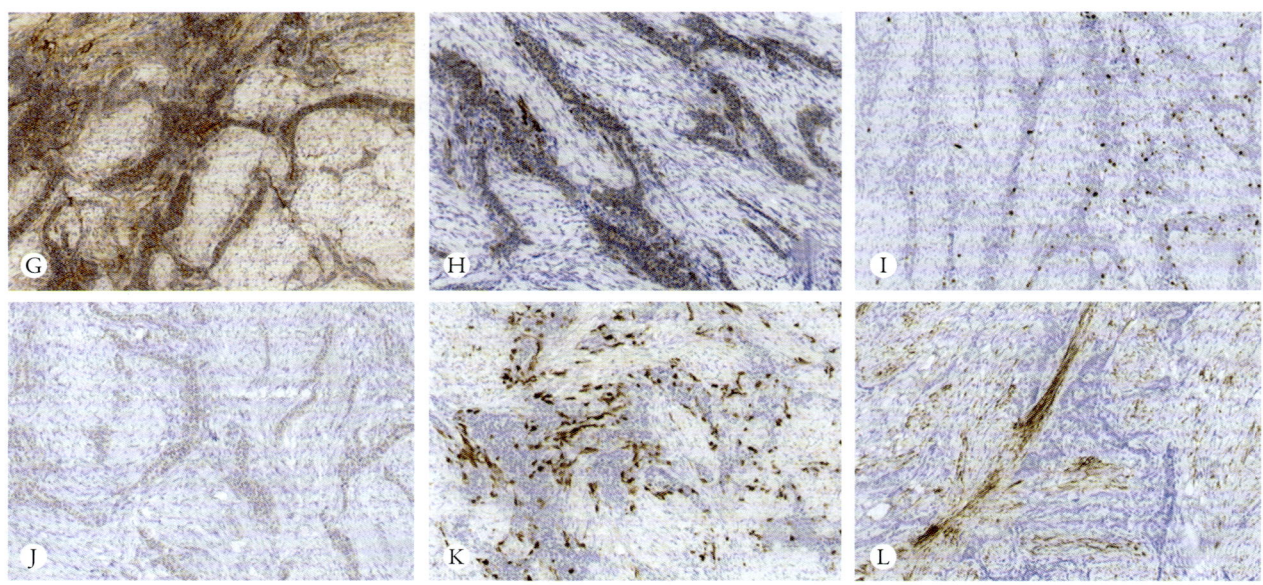

A. 送检标本为破碎灰黄色组织一堆；B. 冷冻切片低倍全景图；C. 冷冻切片中倍图；D. 石蜡切片低倍图；E. 石蜡切片中倍图；F. 石蜡切片高倍图；G. 免疫组化示瘤细胞 CD99 阳性表达（中倍，EnVision 法）；H. 免疫组化示瘤细胞 Inhibin 阳性表达（中倍，EnVision 法）；I. 免疫组化示瘤细胞 Ki-67 低表达（中倍，EnVision 法）；J. 免疫组化示瘤细胞 CK 阴性表达（中倍，EnVision 法）；K. 免疫组化示瘤细胞 CR 部分阳性表达（中倍，EnVision 法）；L. 免疫组化示瘤细胞 Desmin 阴性表达（中倍，EnVision 法）

图 1-5-4　卵巢成人型粒层细胞瘤远程术中冷冻病理诊断及石蜡常规、免疫组化诊断

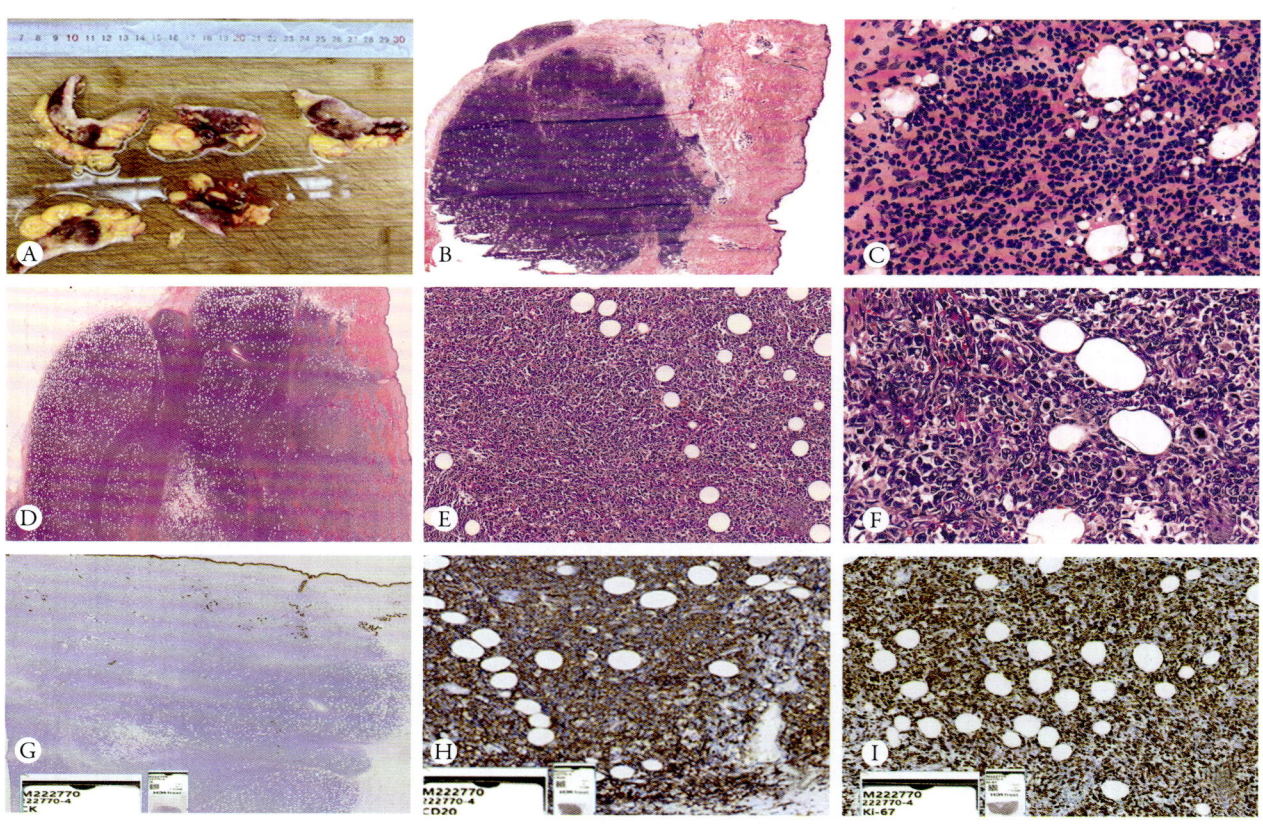

A. 送检标本切面实性，呈灰黄、灰红色；B. 冷冻切片低倍全景图；C. 冷冻切片高倍图；D. 石蜡切片低倍图；E. 石蜡切片中倍图；F. 石蜡切片高倍图；G. 免疫组化示瘤细胞 CK 阴性表达（低倍，EnVision 法）；H. 免疫组化示瘤细胞 CD20 弥漫阳性表达（中倍，EnVision 法）；I. 免疫组化示瘤细胞 Ki-67 高表达（中倍，EnVision 法）

图 1-5-5　乳腺弥漫大 B 细胞淋巴瘤远程术中冷冻病理诊断及石蜡常规、免疫组化诊断

景中见异型细胞弥漫浸润，符合恶性肿瘤，考虑淋巴瘤等，建议完整切除肿物，待石蜡切片及免疫组化进一步观察。石蜡切片结合免疫表型最终诊断为弥漫大B细胞淋巴瘤。乳腺淋巴瘤相对少见，冷冻诊断时如果切片质量不好、取材较小，则和炎症、低分化癌的鉴别较为困难。

点评

质量控制，尤其是远程手术中冷冻切片病理诊断的质量控制要求严格，要对基层医院病理科人员进行专业培训，重点聚焦在：①大体病变的辨识，取材准确；②高质量的冷冻切片，减少以致避免制片不良造成的诊断陷阱，本节的3个病例，均显示冷冻切片质量的重要性；③临床资料完整及有参考价值；④能与手术医师有效沟通。远程冷冻切片诊断在全国仍需进一步规范，建立标准化操作流程及质量控制体系，提升远程冷冻切片病理诊断的质量，扩大应用场景。

第六节 手术中病理诊断误诊原因分析

（1）冷冻切片质量差，对于冷冻组织的人为假象不熟悉，与石蜡切片对照，冷冻切片有以下特点。

1）细胞体积胀大，边界不清，上皮细胞易拉长或变形，圆形或卵圆形细胞成为短梭形，单层或双层细胞变成多层，由于切片较厚，细胞聚集，有时产生细胞异型的错觉。

2）组织固定不好，染色不佳，切片脱水透明差，细胞结构模糊，辨认病变较困难。因此切片操作不能只求快，而要保证切片质量，争取一次完成一张高质量的切片。反之，单纯求快，操作草率，造成一次失败后再做第二次切片，反而延误时间。现应用Cryostat冷冻切片机制做切片，组织先直接冷冻切片，然后应立即把切片放在固定液内固定至少1~2 min。

3）细胞内出现大量空泡，误认为是黏液或脂肪类物质，特别是含水分多的组织，如脑组织，在冷冻切片时组织中的水分形成冰晶，在制片过程中溶解形成空泡，我们比较了湿纱布和干纱布包裹脑组织送检冷冻切片，结果切片效果完全不同，湿纱布包裹的组织，增加了组织的水分，冰晶增多，结果表明切片呈空网状，难以诊断，如果病理医师凭猜测勉强做诊断，必然导致错误。另外，有的外科医师把组织放在生理盐水中或压湿纱布包裹组织送检，冷冻切片上亦可出现大量空泡。总之，需做冷冻切片的组织不宜浸水，最好用干纱布包裹组织送检，病理医师取材时，不要冲洗标本。

4）冷冻切片由于胞质边界不清，多核巨细胞较难辨认，骨巨细胞瘤和巨细胞龈瘤等多核巨细胞核聚集一堆，胞质边界不清，辨认较困难。反之，有的神经鞘瘤瘤细胞胞核呈栅栏状排列，在冷冻切片中往往造成多核巨细胞假象。

5）分泌物与坏死对肿瘤良恶性的判断也非常有帮助，肿瘤性坏死常保存细胞轮廓及细胞核溶解碎片，冷冻切片中需要仔细辨认，避免与分泌物或炎性坏死混淆，导致过诊断。

6）胞质内嗜酸性颗粒亦不甚清楚，所以甲状腺嗜酸性细胞及嗜酸性粒细胞等胞质内嗜酸性颗粒不如石蜡切片明显。

7）血窦丰富的组织或肿瘤，在冷冻切片上血窦呈空白区，如肝癌、腺泡状软组织肉瘤、肾透明细胞癌等，如不认识这种形态的差异性，往往造成误诊。

（2）对病理医生的训练不够，故对某些病变不认识。在临床诊断、大体检查与镜下所见明显不符时需高度警惕，注意与手术医师的沟通，必要时重新取材或深切。

（3）取材局限，大标本检查不仔细。提高大体标本的观察和取材水平是提高冷冻切片诊断准确性的重要环节。首先要仔细检查大标本，取材要准确。特别是有些囊性肿物，局部恶变，如果只切一个剖面，仅见囊肿，而实性区没有切开，取材就会遗漏。

（4）某些交界性肿瘤和少见疑难病例，不宜做冷冻切片，勉强诊断有可能造成假阳性诊断错误。

（5）切片观察不仔细，不全面，遗漏病变，有可能造成假阴性诊断错误。再有就是满足于一个诊断，忽略其他病变存在，如只看到胰腺的囊肿，未进一步观察神经内分泌肿瘤的存在，导致低诊断。

第七节　冷冻切片诊断的注意事项

（1）冷冻切片诊断主要根据病理组织学，但是一定要结合临床资料包括手术中所见，主管病理医师必须要看大体标本，要立足于组织学，真正做到手术中病理会诊。

（2）在手术中病理诊断关键要确定病变的良性与恶性性质，对于在手术台上制定进一步手术方案有重要意义。需要熟知各系统的肿瘤和瘤样病变的分类，还要了解一些肿瘤特殊类型，如拟似恶性细胞特征，但实际上是良性肿瘤。当确定为恶性肿瘤，但类型难定时，可书写报告为"恶性肿瘤，类型待定"。如果送检组织太少，或交界性疑难病例，可以做描述性诊断，实事求是地报告，待石蜡切片最后诊断。当要决定截肢或胰十二指肠根治等大手术时，如没有足够的诊断依据和把握，绝不能勉强诊断，我们不建议进行术中胰腺细针穿刺诊断，因涉及重大手术方案的决定，一旦误诊，可能导致胰十二指肠切除，风险极高。

（3）在涉及肿瘤切缘和淋巴结转移的冷冻切片诊断时，强调切"浅、深"两个不同的面，避免漏诊。

（4）关于手术中快速病理诊断的应用范围与病例的选择问题，病理医师要加强与手术医师的联系与沟通，使临床医师理解快速诊断是有一定的局限性的。在有条件的医院冷冻切片室最好设在手术室，有利于临床医师和病理医师讨论，提高手术中诊断的准确性。

（5）承担冷冻切片诊断工作的病理医师首先要具备扎实的石蜡切片诊断基础，再经过一定的冷冻切片诊断的训练，熟悉冷冻切片中基本病变的辨认，以及人为假象及其特点。

（6）要善于总结经验教训，不断提高诊断水平。手术中冷冻切片诊断是否正确，常以石蜡切片的诊断来验证，但是石蜡切片的最后诊断又如何验证？实际上，符合患者真实状况的诊断才是检验病理诊断正确与否的"准绳"。这就必须随诊患者。只有不断总结经验，汲取教训，才能提高病理诊断水平和医疗质量。

（笪冀平　石怀银　梁　莉　吴正蓉　陈乐真）

参考文献

[1] MONTAG A G. The frozen section: historical background and quality assurance.//TAXY J B, HUSAIN A N, MONTAG A G edit. Biopsy interpretation: the frozen section. Lippincott Williams &Wilins, 2010, 1-11.

[2] 陈乐真, 文载律, 曾木英. 7190例冷冻切片诊断分析[J]. 中华病理学杂志, 1989, 18 (4): 305.

[3] 陈乐真. 手术中病理诊断[M]. 北京: 人民军医出版社, 1994.

[4] 陈乐真. 手术中病理诊断图鉴[M]. 北京: 科学技术文献出版社, 2005.

[5] 陈乐真. 手术中病理诊断图鉴[M]. 2版. 北京: 科学技术文献出版社, 2016.

[6] ROSAI J. Rosai and Ackerman's Surgical Pathology[M]. Tenth Edition. Mosby, 2011.

[7] GOLDBLUM J R, LAMPS L W, MCKENNEY J K, et al. Rosai and Ackerman's Surgical Pathology[M]. Eleventh Edition. Singapore, 2018.

[8] ARGANI P, CIMINO-MARTHEWS A. Intraoperative Frozen Sections Diagnostic Pitfalls, Consultant Pathology 5 Series Editor Elder DE[M]. Demos-MEDICAL, New York, 2014.

[9] 王宽松, 薛德彬. 冷冻切片病理活检解读[M]. 2版. 北京: 北京科学技术出版社, 2015.

[10] 刘梅, 术中快速直接免疫组化在乳腺病变和前哨淋巴结诊断中的应用[J]. 诊断病理学杂志, 2018, 25 (3): 170-176.

[11] RECAVARREN R A, HOUSER P M, YANG J. Potential pitfalls of needle tract effects on repeat thyroid fine-needle aspiration[J]. Cancer

Cytopathol, 2013, 121 (3): 155-161.

[12] WHO Classification of Tumours Editorial Board. WHO Classification of Tumours, Thoracic Tumours. 5th Edition. Lyon (France), 2021.

[13] FLETCHER CDM. Diagnostic Histopatho-Logy of Tumors. 5th Edition. Philadelphia (Pa), 2021.

[14] EL-NAGGAI A K, CHAN JKC, GRANDIS J R, et al. WHO Classification of Head and Neck Tumours. 4th Edition. Lyon (France), 2017.

[15] WHO Classification of Tumours Editorial Board. WHO Classification of Head and Neck Tumours. 5th Edition. Lyon (France), 2022.

[16] 孔令非. 远程病理会诊重在促进基层医院病理科的发展和提高 [J]. 实用医院临床杂志, 2017, 14 (5): 3-5.

[17] HUANG Y, LEI Y, WANG Q, et al. Telepathology consultation for frozen section diagnosis in China [J]. Diagnostic Pathology, 2018, 13 (1): 29.

[18] 梁莉. 中国远程病理诊断调查报告 [J]. 中华病理学杂志, 2020, 49 (6): 533-535.

[19] 王华, 曹雅静. 远程病理学诊断研究进展 [J]. 中华病理学杂志, 2015, 44 (11): 828-829.

[20] 周大兵, 刘绍忠, 裴绍梅. 术中冷冻远程病理会诊在基层医院的应用进展 [J]. 中国医疗器械信息, 2019, 25 (14): 22.

第二章 甲状腺疾病

2022 年的全球癌症统计报告显示，全球甲状腺癌的新发病例 821 214 例，死亡 47 507 例，分别占发病总数和死亡总数的 4.1% 和 0.3%，其发病率居第 9 位。女性发病率是男性的 3 倍，居第 8 位。自 20 世纪 80 年代初以来，许多国家的甲状腺癌发病率呈上升趋势，这主要是由高分辨 B 超等检查手段和细针穿刺病理诊断的广泛应用使甲状腺乳头状癌的诊断率增加所致，但同期患者的死亡率都保持稳定。2022 年 WHO 公布的全球癌症报告指出，甲状腺癌新发病例中 84%~90% 为甲状腺乳头状癌。甲状腺疾病在术中冷冻切片中所占比例非常高，据中日友好医院的资料统计，2011 年 7 月—2021 年 7 月，30 329 例冷冻切片中甲状腺疾病病例数为 6540 例，占 21.56%，其中近一半的病例是良性病变，以结节性甲状腺肿和腺瘤最多，而恶性肿瘤约占 56.0%，甲状腺乳头状癌最常见，其次是滤泡性腺癌和髓样癌，罕见类型有分化不良的甲状腺癌和淋巴瘤等。甲状腺恶性肿瘤较以前所占比例明显上升，主要原因可能是对微小乳头状癌的认识提升、甲状腺细针穿刺细胞学诊断广泛应用和基因检测应用在穿刺细胞中，让更多的高危患者被筛选出来并进行了手术治疗。统计资料显示，在冷冻切片诊断甲状腺恶性肿瘤 3615 例中包含甲状腺微小乳头状癌 1141 例（占 31.6%）。甲状腺疾病的术中诊断准确率很高，陈乐真等（1994 年）总结 1801 例甲状腺疾病冷冻切片诊断的准确率达 99.83%，假阳性率为 0.11%，假阴性率为 0.06%。

第一节 甲状腺疾病术中病理诊断概述

甲状腺疾病发生率之所以在术中病理诊断中居所有组织器官的第一位，主要是因为甲状腺肿瘤及瘤样病变缺乏特异性的临床表现，各种实验室检查、影像学检查在术前不能做出明确的诊断，即便是术前做了甲状腺穿刺细胞学检查，仍有相当病例不能在术前明确良、恶性，还有一个原因是部分中国的外科医师已经惯于利用术中冷冻诊断能快速明确良恶性，以证实术前的临床判断。因此术中病理诊断对甲状腺疾病有着重要的意义，有助于指导临床医师及时准确地选择适当的手术方案。

一、甲状腺组织术中病理诊断中存在的问题与挑战

甲状腺组织术中病理诊断除与其他组织共同存在的问题及困难外，还有一些其特有的问题。

（1）当组织出现钙化时，无法制片，或切片质量欠佳难以做出正确病理诊断，可以通过细胞印片辅助冷冻切片，有时候术中细胞学的诊断价值还高于冷冻切片（建议把术中甲状腺肿瘤印片作为常规操作）。

（2）细针穿刺后局部可能出现显著的血管增生、梭形细胞增生及梗死等改变，产生类似包膜浸润或血管侵犯的假象，容易导致误诊，因此了解病史很重要，看到穿刺继发改变的征象能避免

误判。

(3) 随着外科新技术的应用，对病理诊断的挑战也在不断增加，如腔镜下微创手术治疗，破坏了组织的完整性，影响大体观察，有时甚至破坏了包膜，给诊断带来了一定的困难和挑战。

(4) 滤泡癌及其他一些特殊类型的癌在冷冻切片诊断时有很大的难度，这时不要勉强诊断。滤泡性肿瘤伴生长活跃的病例，应待术后充分取材后石蜡切片进一步确诊。

(5) 结节性甲状腺肿增生活跃时，出现乳头状结构，增生显著的滤泡上皮细胞可有异型性，易误诊为恶性，此时一定要仔细观察细胞核及乳头分支的特征。

(6) 甲状腺肿瘤类型繁多，形态多样，而且良恶性的区分不完全根据细胞形态，如良性的细胞学表现、恶性的肿瘤生物学特性，即所谓的"良性转移"。对于少见类型和判断滤泡结构的良恶性病变有困难时，也应延迟诊断，待石蜡切片确诊。少见类型的恶性肿瘤，建议术中诊断恶性肿瘤，具体组织学类型待定，对于冷冻切片的诊断和临床治疗原则没有很大的影响。

二、甲状腺组织手术中病理诊断注意事项

(1) 确定准确的送检组织部位，否则容易误诊。比如桥本甲状腺炎，甲状腺表面呈结节状，有的结节突出于甲状腺表面，临床医师取此结节送检，病理医师镜检见有淋巴滤泡结构，而且有生发中心，若同时见有上皮细胞成分，容易误诊为淋巴结的转移癌（文献中已有报道）。在当今微创手术中，不做甲状腺大部切除手术，更容易发生误诊。

(2) 甲状腺腺瘤切面常有外翻，而滤泡性癌需要观察有无被膜浸润，因此，在取材时一定要注意取被膜，肿瘤与正常组织交界处非常关键。

(3) 注意甲状腺正常组织学，有以下几点容易误诊为肿瘤。

1) 正常甲状腺滤泡中有一些实性细胞巢结构，表现为滤泡融合，滤泡上皮呈实性巢，可能误认为肿瘤细胞。

2) 甲状腺内呈束的骨骼肌，如果出现在甲状腺肿瘤患者身上，可能误认为肿瘤侵及骨骼肌；特别是在甲状腺峡部的薄层骨骼肌中，在结节性甲状腺肿患者做手术时，容易见到甲状腺滤泡与横纹肌穿插的现象。

3) 甲状腺内可以出现异位胸腺。

4) 甲状腺内见甲状旁腺组织，应在冷冻切片报告中注明，并在病理诊断中要明确见到几个甲状旁腺组织。因为外科医师肉眼难辨认甲状旁腺，如果术后患者发生抽搐，临床上可采取相应的治疗措施。

5) 在颈侧位，胸骨后异位的甲状腺组织，需要鉴别是否为分化良好的甲状腺滤泡性癌的转移。胸骨后异位甲状腺发生的结节性甲状腺肿，临床上可能出现憋气和纵隔移位，容易误为恶性肿瘤。

6) 甲状腺内发现成熟的软骨岛，可能由鳃裂软骨衍化而来。

(4) 由于冷冻时取材局限，微小乳头状癌容易被漏掉，取材是关键，取材时垂直于长轴书页状每隔3 mm做一切面，并充分观察每个切面。

(5) 要注意临床用药引起的改变。伴有甲状腺功能亢进（甲亢）症状者术前常用碘剂和硫氧嘧啶治疗，以减少术中出血。但是这些药物会引起滤泡上皮细胞增生，出现异型性，胞核增大、深染，易误为恶性病变。这些改变不仅见于肿瘤，还可见于周围正常的滤泡上皮，有助于鉴别诊断。

(6) 由于甲状腺间质血窦丰富，有的病例可能在血窦内见到一些滤泡上皮细胞团，这是在制片过程中出现的一种人为假象，不要误为癌细胞侵入血管。血管浸润的形态学标志是：①癌细胞团紧贴血管壁；②癌细胞与红细胞混在一起；③血管内细胞形态与血管外肿瘤细胞形态相同。

三、让外科医师清楚能明确的冷冻切片诊断和不能明确的冷冻切片诊断

1. 在冷冻切片中绝大部分能明确诊断的肿瘤 如甲状腺乳头状癌、低分化癌、未分化癌。

2. 不能在冷冻切片中明确诊断的肿瘤 如滤泡性腺瘤与滤泡癌、甲状腺淋巴瘤。

3. 外科不应该送检的冷冻切片 甲状腺髓样癌（临床应该参考CEA和降钙素升高，结合B超图就能诊断），冷冻切片诊断该类肿瘤常出现过低诊断（诊断为滤泡性肿瘤）或过高诊断（未分化癌）。

4. 其他 对于结节性甲状腺肿伴腺瘤样增生、特殊少见的伴纤维增生、硬化的甲状腺炎及实性细胞岛，有时候会带来很大的诊断陷阱，需要在冷冻切片诊断报告中注明，待术后充分取材石蜡切片进一步明确诊断。

四、第五版WHO甲状腺肿瘤分类

1. 甲状腺滤泡细胞源性肿瘤 分为3类：良性肿瘤、低风险肿瘤、恶性肿瘤。①良性肿瘤：甲状腺滤泡性结节性疾病、滤泡性腺瘤、具有乳头状结构的滤泡腺瘤、甲状腺嗜酸细胞腺瘤。②低风险肿瘤：具有乳头样核特征的非浸润性甲状腺滤泡性肿瘤、恶性潜能未定的甲状腺肿瘤、透明变梁状肿瘤。③恶性肿瘤：甲状腺滤泡癌、浸润性包裹性滤泡亚型乳头状癌、甲状腺乳头状癌、甲状腺嗜酸细胞癌、高级别甲状腺滤泡细胞起源的癌（高级别分化型甲状腺癌、甲状腺低分化癌）、甲状腺未分化癌（滤泡上皮起源）。

2. 甲状腺C细胞源的肿瘤 甲状腺髓样癌。

3. 混合性髓样和滤泡细胞起源的肿瘤。

4. 涎腺型甲状腺肿瘤 甲状腺黏液表皮样癌、涎腺型分泌性癌。

5. 组织来源未定的甲状腺肿瘤 伴嗜酸性粒细胞增多的硬化性黏液表皮样癌、筛状桑葚样甲状腺癌。

6. 甲状腺内胸腺肿瘤 胸腺瘤、伴胸腺样成分的梭形细胞肿瘤、胸腺癌。

7. 胚胎性甲状腺肿瘤 甲状腺母细胞瘤。

第二节 炎症性病变

甲状腺炎为临床常见的内分泌疾病，Pearce根据发病机制将其分为两种类型：一类与患者自身免疫相关，包括桥本甲状腺炎、产后甲状腺炎、散发性甲状腺炎。另一类与感染因素等有关，包括亚急性甲状腺炎、化脓性甲状腺炎、药物性甲状腺炎、Riedel's甲状腺炎（纤维性甲状腺炎）等。其中最常见的是桥本甲状腺炎和亚急性甲状腺炎。

一、亚急性甲状腺炎（肉芽肿性甲状腺炎）

[临床表现] 早期有疼痛，继而局部可触及硬性结节，需手术治疗，术中常见甲状腺与周围组织粘连。

[病理改变] 大体检查病变呈黄白色、质硬，有的与周围甲状腺组织分界不清。镜下所见为典型的上皮样肉芽肿，朗汉斯巨细胞，散在分布的淋巴细胞与浆细胞，周围有纤维结缔组织增生，病灶呈结节状分布（图2-2-1）。

[鉴别诊断] 主要与结核病及触摸性甲状腺炎相鉴别。甲状腺结核常为全身性结核的一部分，结核性肉芽肿中心部常有干酪样坏死，而肉芽肿性甲状腺炎则无干酪样坏死，这是主要鉴别要点。触摸性甲状腺炎的鉴别要点是，病变十分局限，典型病例仅单个滤泡受累。

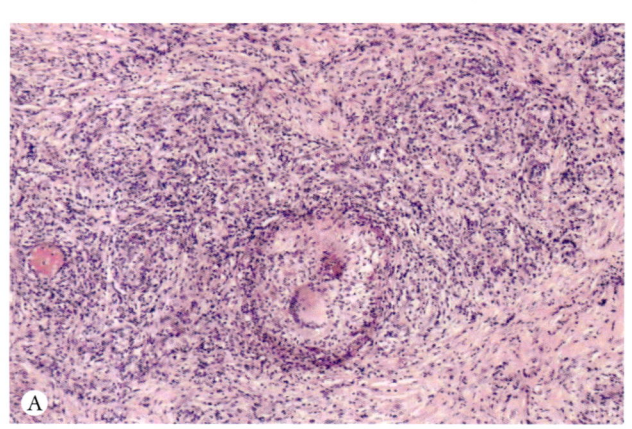
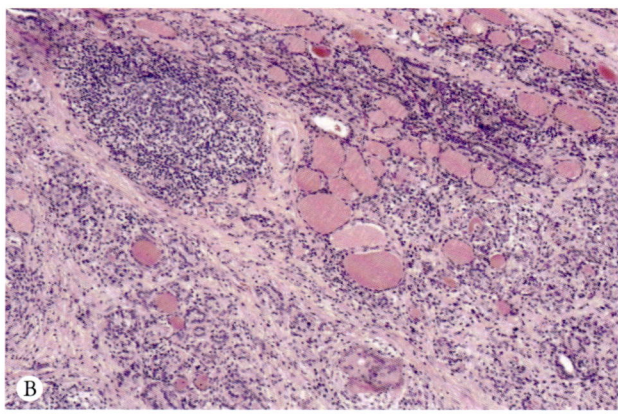

A. 冷冻切片（中倍）；B. 石蜡切片；图示肉芽肿结构、淋巴细胞浸润及多核巨细胞（中倍）。

图2-2-1 **肉芽肿性甲状腺炎**

二、桥本甲状腺炎

桥本甲状腺炎又称桥本病、淋巴瘤样甲状腺肿（struma lymphomatosis），是一种常见的自身免疫性疾病。

[临床表现] 双侧甲状腺弥漫性增大，质地坚韧，橡皮样，与肿瘤难以区别，临床医师在手术中常送病理检查。

[肉眼标本所见] 表面凹凸不平，质硬。切面呈明显或不明显的结节状改变，灰白色或灰黄色。

[镜下所见] 以淋巴细胞浸润为主，伴有滤泡上皮细胞胞质嗜酸性变。同时有纤维结缔组织增生，不同的病例各种病变的程度各异，可以分为3型：①淋巴组织为主，有淋巴滤泡形成，纤维组织增生不明显；②纤维组织增生为主，称为纤维型；③淋巴组织和纤维组织均增生明显，称纤维淋巴样型。

桥本甲状腺炎表现为滤泡上皮萎缩，胞核固缩深染，在冷冻切片上有时可见到核固缩深染或细胞核异型性改变，需警惕误诊为癌变。细针穿刺在诊断桥本甲状腺炎上有特殊价值，细胞学表现为：含有大量的多种形态的淋巴细胞群和嗜酸性变的上皮细胞（许特莱细胞）。如果术前能够诊断此病，临床上可以采取保守的内科治疗，而不需要手术切除。在手术中新鲜标本冷冻前细胞学印片有助于诊断，桥本甲状腺炎在印片中的特点包括：①大量淋巴细胞；②胞质宽广的上皮细胞，胞质内见嗜酸性颗粒；③上皮细胞内见有淋巴细胞。

在冷冻切片中，桥本甲状腺炎的鉴别诊断如下。

1.淋巴结转移癌　受累的甲状腺增大、质硬。进行性的叶间纤维化，使甲状腺外形改变，甲状腺周边部被结缔组织分隔为大小不等的岛或分叶状结节，并绕以较宽的纤维带，外科医师很容易将其误认为淋巴结，因此需要做术中冷冻切片确诊，石蜡切片诊断时也可能发生误诊。主要原因：①淋巴细胞增生伴有生发中心，与淋巴结结构相似；②甲状腺滤泡上皮改变和淋巴细胞增生互相混杂，类似于淋巴结转移癌；③常有上皮细胞的嗜酸性变和鳞化，伴有一定的非典型性，易误诊为恶性肿瘤；④增生的胶原纤维形成较宽的纤维带，容易误认成是癌转移所引起的癌性间质反应。桥本甲状腺炎与淋巴结转移癌的鉴别要点是：甲状腺内宽大纤维带是叶间分隔，将甲状腺划分为大小不等的岛，而非癌性间质反应。少数桥本甲状腺炎的病例，淋巴组织增生显著，并可在此基础上发生恶性淋巴瘤。

2.恶性淋巴瘤　肉眼所见，桥本甲状腺炎为小叶状分隔结构，质较硬，而恶性淋巴瘤为均匀一致鱼肉样外观，质地较软。镜下见滤泡上皮细胞嗜酸性变是桥本甲状腺炎的显著特点之一。由于桥本甲状腺炎是自身免疫性疾病，有较多成熟的浆细胞，而恶性淋巴瘤的细胞成分较单一，有时可见淋巴细胞侵袭上皮现象（参见本章第七节）。

3.甲状腺功能亢进治疗后　桥本甲状腺炎患者甲状腺功能多数正常或轻度低下，偶有功能亢进。甲亢手术时一般术中不需要做冷冻切片，偶尔当临床怀疑肿瘤时才送检。术前经碘和硫氧嘧啶治疗者可引起滤泡上皮异型增生，以及甲状腺内淋巴组织显著增生，并有生发中心形成（图2-2-2），需要与桥本甲状腺炎相鉴别。两者的鉴别诊断见表2-2-1。

表2-2-1　桥本甲状腺炎与甲亢治疗后的鉴别诊断

鉴别要点	桥本甲状腺炎	甲亢治疗后
肉眼观察	质硬，灰白色	富有类胶质，粉红色
滤泡上皮	有嗜酸性变	无嗜酸性变，有的见柱状上皮
间质纤维增生	显著	不显著

【病例1】患者，女性，47岁，发现甲状腺肿物。

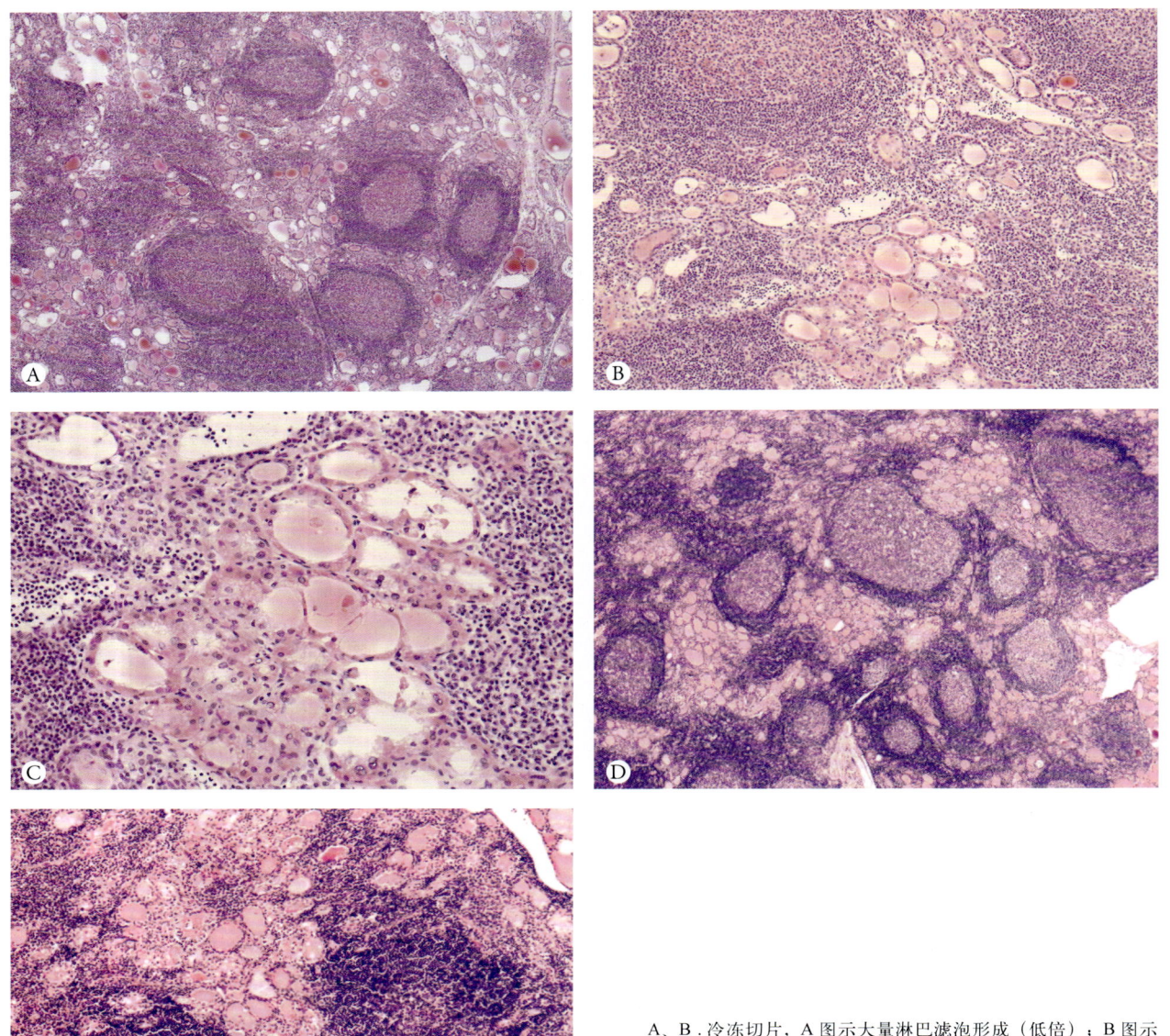

A、B.冷冻切片，A图示大量淋巴滤泡形成（低倍）；B图示甲状腺滤泡上皮嗜酸性变，胞核固缩、深染（中倍）；C.为图B的局部放大，图示局灶滤泡上皮细胞嗜酸性变尤为显著（高倍）；D、E为石蜡切片，D图示淋巴组织增生，淋巴滤泡形成（低倍）；E图示甲状腺滤泡上皮嗜酸性变（中倍）。

图2-2-2　桥本甲状腺炎

点评

在桥本甲状腺炎淋巴组织增生显著时，甲状腺滤泡破坏，滤泡上皮嗜酸性变，甲状腺滤泡上皮异型性明显，甚至可以出现核内包涵体，此时注意不要误诊为癌。与黏膜相关淋巴瘤有时较难鉴别，后者主要是出现广泛的淋巴组织肿瘤性增生，部分区域没有或残存少许滤泡上皮，可见生发中心反转现象（图2-2-3）。

【病例2】患者，女性，37岁，经检查发现甲状腺肿大。

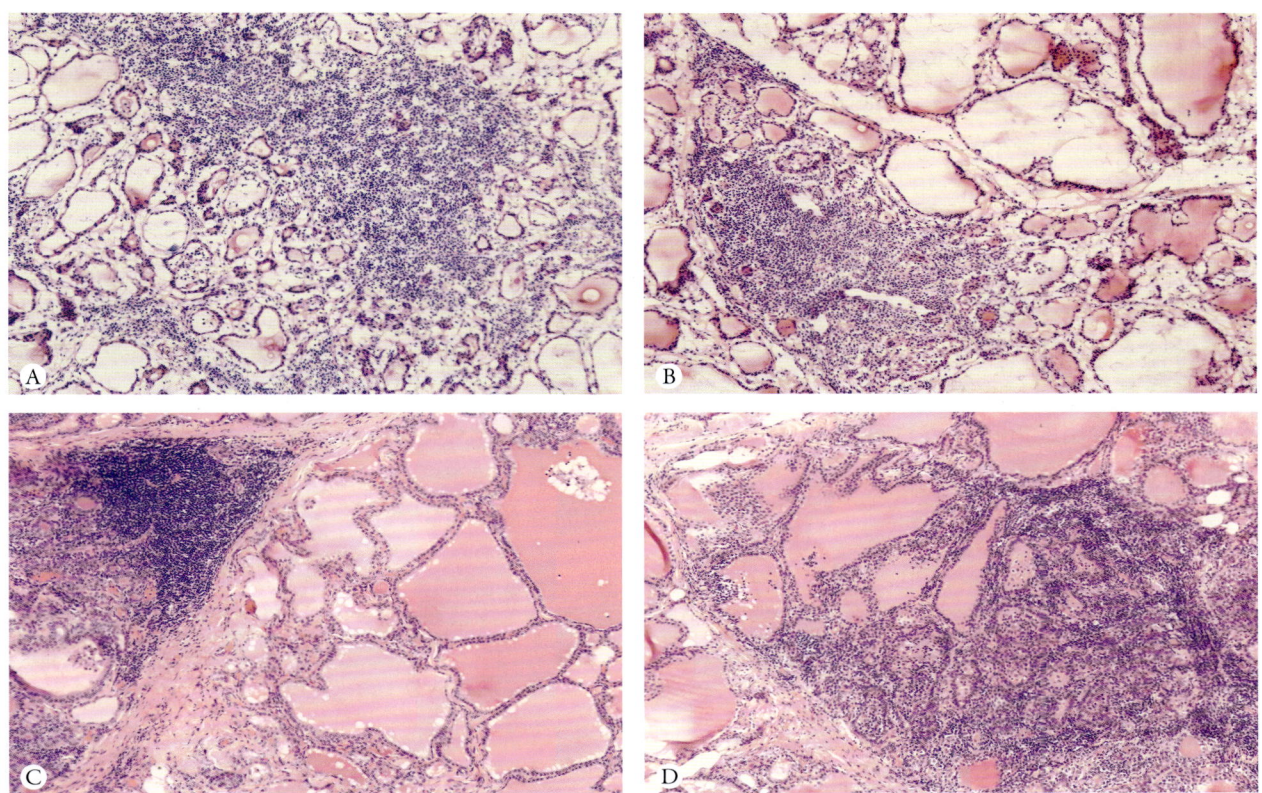

A、B.冷冻切片（中倍），A.中央区的小滤泡为功能高的形态表现，同时见有淋巴组织增生，为治疗后改变；B.明显的淋巴组织增生和生发中心形成；C、D.石蜡切片（中倍），图 C 滤泡多，腔内含稀薄的类胶质淡粉染，淋巴组织增生伴生发中心形成；D.甲状腺结节状病变，滤泡腔小，胶质稀薄淡染，淋巴组织增生。

图 2-2-3　甲状腺功能亢进治疗后

三、Riedel's 甲状腺炎

又称侵袭性纤维性甲状腺炎、木样甲状腺炎，少见。

[临床表现]　甲状腺肿大，边界不清，常伴有重度呼吸困难。肿大的甲状腺坚硬如石，难以切割。临床上常认为是癌。

[病理改变]　甲状腺滤泡萎缩，大量纤维组织增生伴有广泛的玻璃样变性为主要特征，并常侵袭性生长，侵透甲状腺包膜及侵袭其周围组织，常与颈肌、气管紧密粘连而固定，易误诊为癌，应注意鉴别。

第三节　甲状腺良性肿瘤

甲状腺肿瘤种类繁多，手术中病理诊断主要是确定良性与恶性病变，但对于一些诊断上有困难的病例，如甲状腺滤泡性腺瘤与腺癌的鉴别，无论在冷冻切片还是石蜡切片都同样困难，此时需要延迟诊断，待石蜡切片最后确定。2022 年版 WHO 甲状腺肿瘤分类中良性肿瘤不仅包括滤泡腺瘤，尚包括几种具有诊断和临床意义的腺瘤：具有乳头状结构的滤泡腺瘤、嗜酸细胞腺瘤，并新增了起源于临床多结节性甲状腺肿的增生性/肿瘤性病变——甲状腺滤泡结节性病变。

一、甲状腺滤泡结节性病变

临床工作中最常遇到甲状腺的多结节性瘤样病变/增生性病变，以前称之为"结节性甲状腺肿""腺瘤样增生结节""多结节性增生"。2022 年版 WHO 甲状腺肿瘤分类认为，"多结节性甲状腺肿"是临床诊断术语，不适用于病理诊断，其病理诊断术语为"甲状腺滤泡结节性病变"。这类疾病的形态特征是多发性甲状腺病变，结构高度可变；可以非常小或非常大，从富含胶质的大滤泡结节到微滤泡结节；可以轮廓不清或边界清楚，包膜缺乏、完整或不完整。这些病变一些确实是腺瘤，而另一些是增生性的病变。

[临床和影像学表现] 甲状腺多个结节形成，致甲状腺不对称性肿大。

病理表现有以下特点。

[大体所见] 大小不等的结节，表面有或无包膜，或包膜不完整，或厚薄不一。以病变多样化为主要特点，由于滤泡大小不等，滤泡所含胶质不同，常伴有出血坏死、囊性变及纤维化、钙化等继发性改变，因此，切面常呈杂色，见灰白、棕褐、紫红色或灰黄色相间。

[镜下所见] 冷冻切片取材局限，多样化的病变难以在一张切片中囊括，主要有以下形态特点：①滤泡大小相差悬殊，有的滤泡呈囊性扩张。②结节大小不等，微小结节，直径＜1 cm，边界清楚多无包膜或仅有1～2层纤维包绕，容易和滤泡性腺瘤或微小腺癌相混淆。大结节直径可达10 cm，内含浓稠胶质。③乳头状增生结节：多在囊性变区，周围滤泡上皮增生，形成乳头向腔内突起。乳头宽细不均，多为粗乳头。乳头茎内有滤泡存在。同时，由于囊性变时滤泡上皮断裂形成假乳头，上皮弯曲或形成平行排列的上皮条索，貌似乳头结构，容易误认为乳头状癌。真、假乳头的鉴别见表2-3-1。

表2-3-1 真、假乳头的鉴别

鉴别要点	真乳头	假乳头
临床扫描	冷结节	热结节（增生反应）
乳头结构	广泛分布	灶状分布
分布与浸润生长	常浸润甲状腺实质、包膜与淋巴管、血管	多见于囊性扩张的滤泡，未见浸润
乳头茎	宽的纤维结缔组织带，常伴有透明变性	稀疏的胶原纤维，在乳头茎中可见滤泡结构
砂粒体	有，存在于肿瘤与周围甲状腺组织中	无
毛玻璃样核（泡状核）	常见	无
包涵体	常见	罕见

甲状腺滤泡结节性病变有可能误诊的情况如下。

（1）有的甲状腺滤泡结节性病变伴腺瘤样增生的病例与滤泡性腺瘤难以区别，有的病例胞核见泡状核改变，容易误诊为滤泡性腺癌，在这种情况下需要延迟诊断，待石蜡切片做最后确诊。

（2）少数病例见大量淋巴细胞聚集或小灶状淋巴细胞散在分布于纤维组织中，有可能误诊为淋巴组织肿瘤，当细胞有挤压时易误诊为小细胞癌。

（3）少数病例见鳞状细胞增生，在冷冻切片中表现为实性条索或细胞团结构，而细胞形态较规则，呈多边形或卵圆形，细胞核较小而规则。

（4）少数病例中见肉芽肿病变，有可能误认为肉芽肿性甲状腺炎。

（5）在甲状腺峡部结节，由于表面有一薄层肌肉覆盖，增生的结节切片中有可能见有横纹肌组织，可能误认为肿瘤的肌肉浸润。

（6）甲状腺滤泡结节性病变的大体标本中，有可能把甲状旁腺误认为甲状腺肿的一个结节，手术后患者有抽搐表现。在冷冻切片中见有甲状旁腺组织需要报告。

（7）纤维化和钙化在甲状腺滤泡性结节性病变中很常见。必须注意不要把结节内外的纤维结缔组织增生形成的宽的纤维带及纤维结缔组织中残留或增生的滤泡上皮团误认为浸润性生长，从而误诊为癌。

(8) 隔离甲状腺结节又称寄生结节。在颈侧位有甲状腺结节，与正常甲状腺没有连接，常常是由于甲状腺结节状增生或桥本甲状腺炎向周围发展的结果，不要误诊为淋巴结的转移癌（图 2-3-1）。

【病例 1】患者，男性，61 岁。甲状腺结节切除后 1 年，突然发生憋气，X 线检查见纵隔上部增宽，向对侧移位。手术切除标本证实为甲状腺滤泡结节性病变复发（图 2-3-2）。

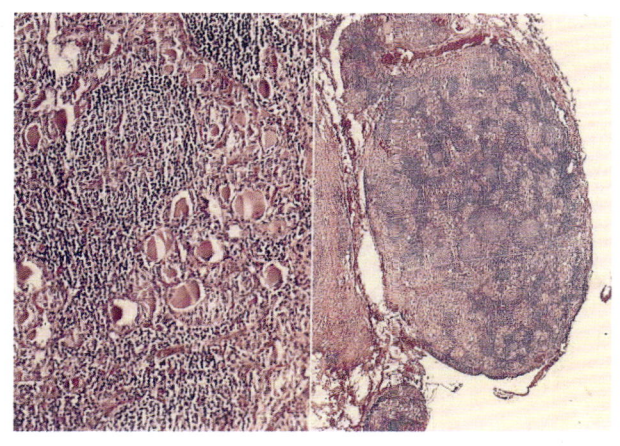

图 2-3-1　隔离甲状腺结节
（此图引自 Rosai and Ackerma's. Surgical Pathology. 9th ed.Mosby，Edinburgh，2004：563）

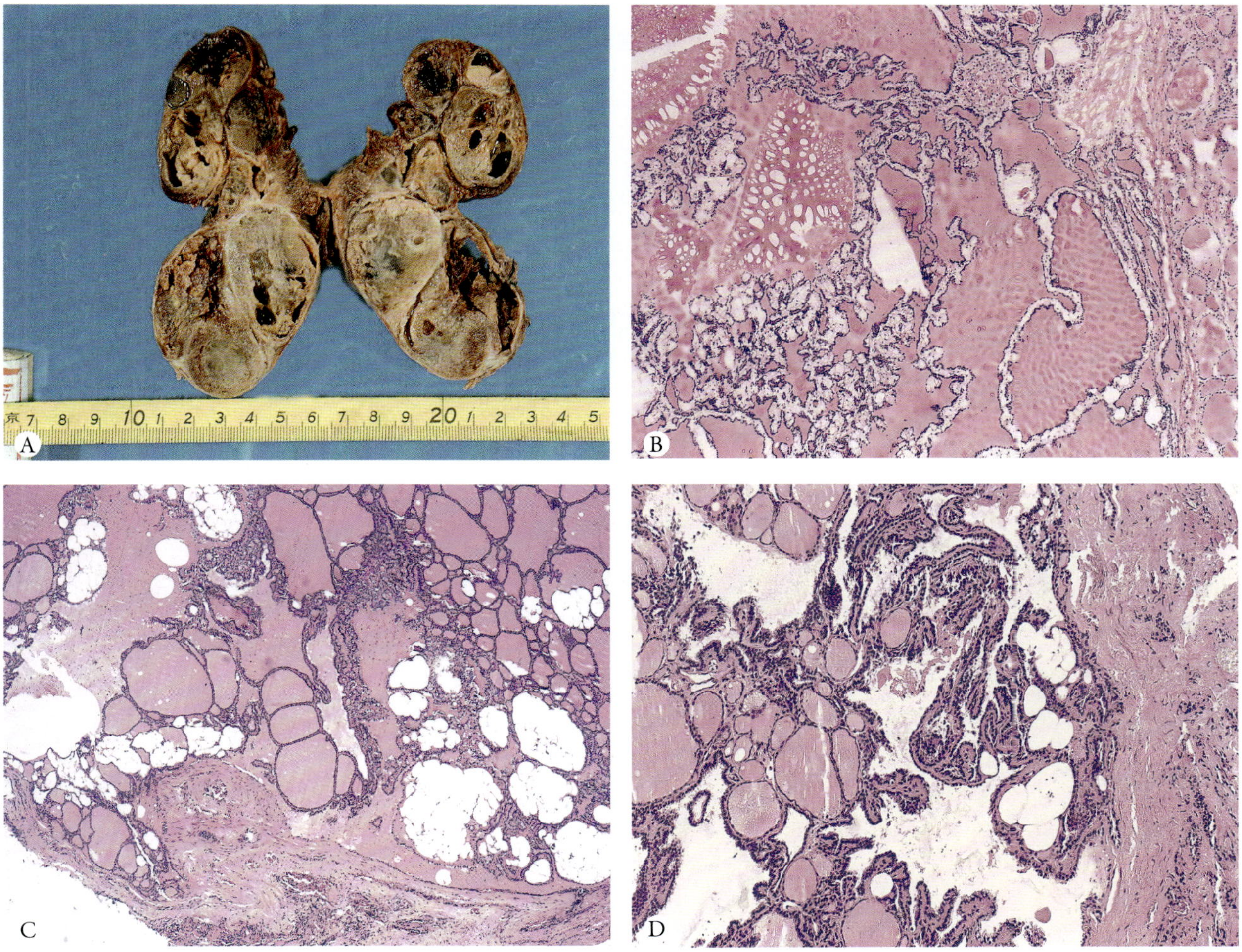

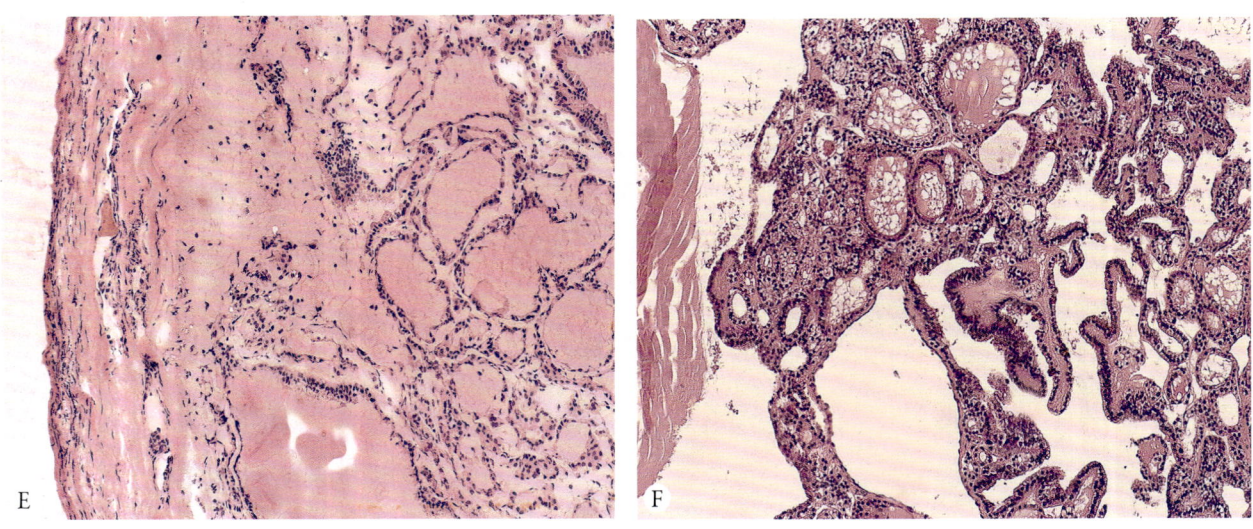

A. 大体标本，切面呈多个大小不等的结节，富有类胶质；B. 冷冻切片，滤泡腔大小不等，形状不一，局部有乳头状增生（低倍）；C、D. 石蜡切片，大小不等滤泡组成的结节（图C为低倍，图D为中倍）；E. 1年前冷冻切片，结节表面似有一包膜，滤泡大小不等（中倍）；F. 1年前石蜡切片，滤泡大小不等明显，部分区域见有乳头状增生（中倍）。

图 2-3-2 甲状腺滤泡结节性病变（1）

点评

该病例说明甲状腺滤泡结节性病变与滤泡性腺瘤的鉴别是重要的，1年前病理诊断为滤泡性腺瘤，临床仅局部切除肿瘤，1年后甲状腺结节状增生明显增大，而使纵隔移位，患者出现憋气，行急诊手术治疗。根据临床表现，临床医师考虑是恶性肿瘤，要求病理科复查原切片（图2-3-2）。如果1年前病理诊断为甲状腺滤泡结节性病变，则应行甲状腺次全切除术，患者的预后就完全不同。目前甲状腺滤泡性腺瘤的诊断日趋严格，鉴别具有结节状增生背景的腺瘤大体形态非常重要，腺瘤有完整包膜及均匀细腻的切面镜下，特别要注意比较肿瘤的结构与周围组织的差别，两者往往有明显不同。甲状腺滤泡结节性病变与滤泡性腺瘤的鉴别见表2-3-2。

【病例2】患者，女性，43岁，因甲状腺结节状肿物行手术（图2-3-3）。

表 2-3-2 甲状腺滤泡结节性病变与滤泡性腺瘤的鉴别

鉴别要点	甲状腺滤泡结节性病变	滤泡性腺瘤
结节数量	多个结节	常为单个结节
包膜	无或部分包膜	有完整包膜
增生结节	各种各样增生的结节	均质、单一增生的结节
周围组织挤压	无	有，挤压成新月形
与周围甲状腺组织	相似	不同
滤泡大小	大小不一，相差很大	大小较一致
临床手术	结节不易剔除	结节易剔除

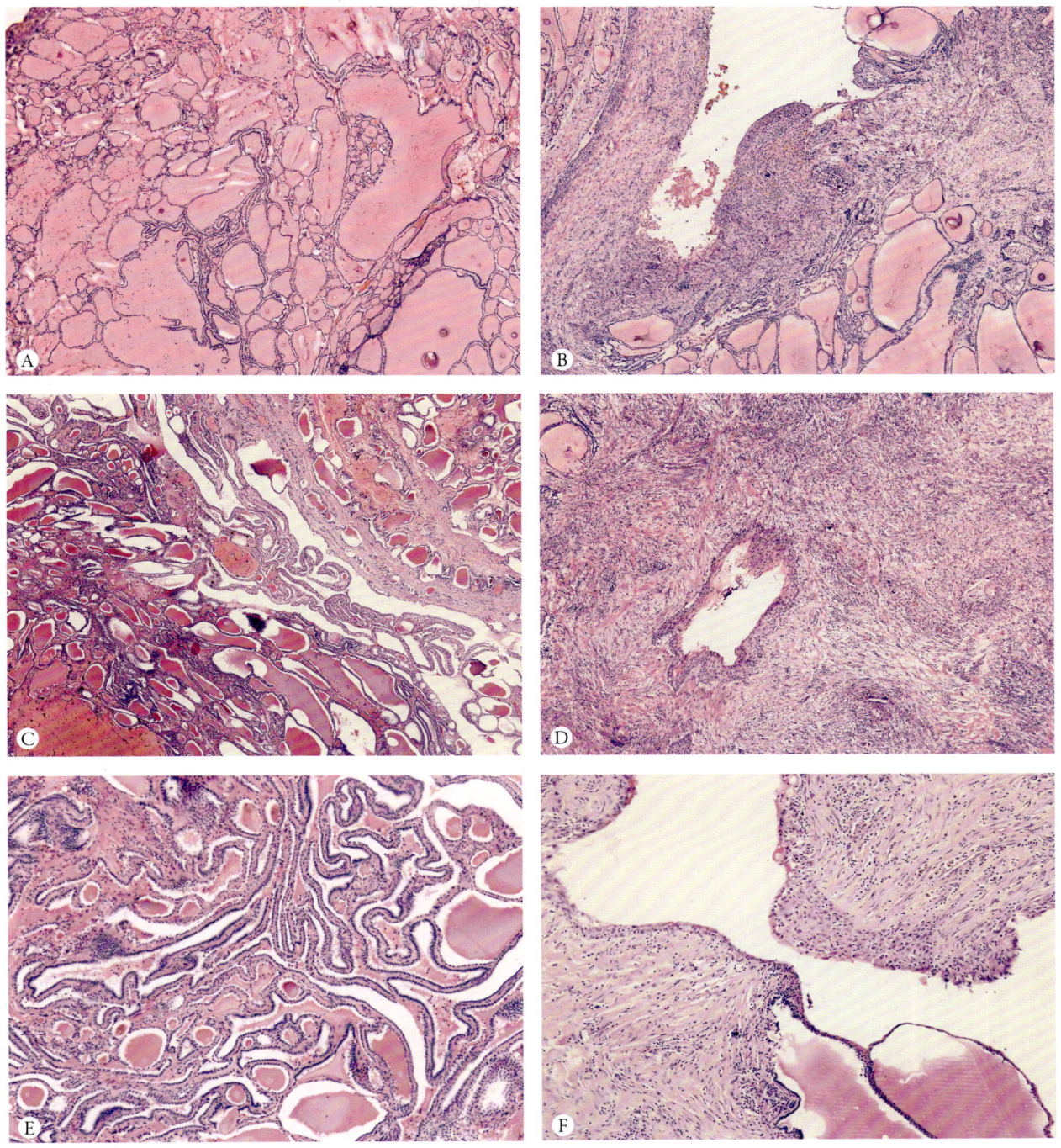

A. 冷冻切片，图示滤泡大小不等（低倍）；B. 冷冻切片，图示囊性变（低倍）；C. 冷冻切片，图示局灶可见乳头样结构（低倍）；D. 图示滤泡上皮局灶鳞化（低倍）；E. 石蜡切片，图示滤泡大小不等，局灶乳头样增生（中倍）；F. 石蜡切片，图示滤泡上皮局灶鳞化（中倍）。

图 2-3-3　甲状腺滤泡结节性病变（2）

【病例3】患者，女性，15岁，经检查发现甲状腺肿物（图 2-3-4）。

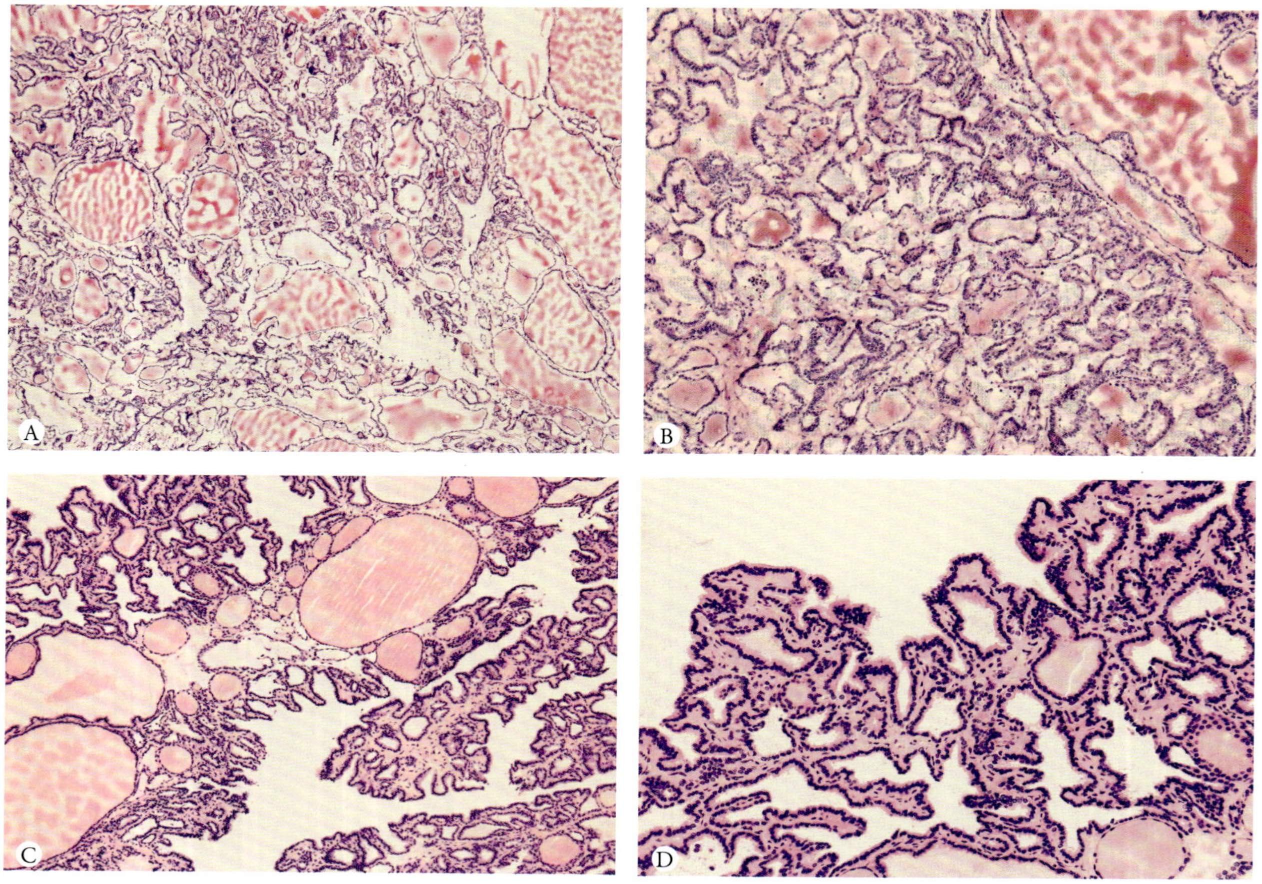

A、B.冷冻切片，图示滤泡大小不等，见乳头结构；C、D.石蜡切片，图示乳头样增生活跃，图D为图C局部放大。图A、C为低倍，图B、D为中倍。

图 2-3-4　甲状腺滤泡结节性病变（3）

点评

甲状腺滤泡结节性病变伴乳头样增生活跃时诊断需注意以下几点：①注意观察真假乳头的鉴别（表2-3-2）；②乳头表面被覆细胞核是否排列拥挤且有异型性，有无核内包涵体及核沟；③是否浸润甲状腺实质、包膜与淋巴管、血管，在有瘢痕和钙化区尤其要注意识别残存的腺体与浸润的腺癌；④比较周围甲状腺组织与结节的差别；⑤在增生的乳头中见有滤泡存在，常见于甲状腺滤泡结节性病变。

【病例4】患者，女性，58岁，发现甲状腺肿物1年（图2-3-5）。

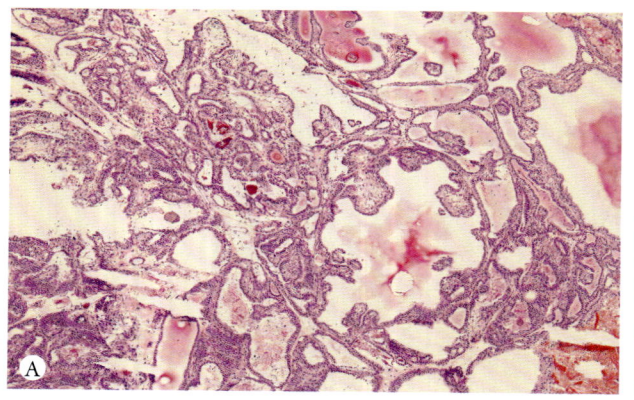
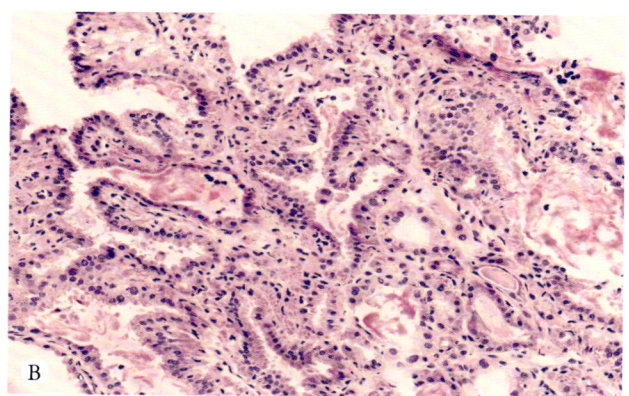

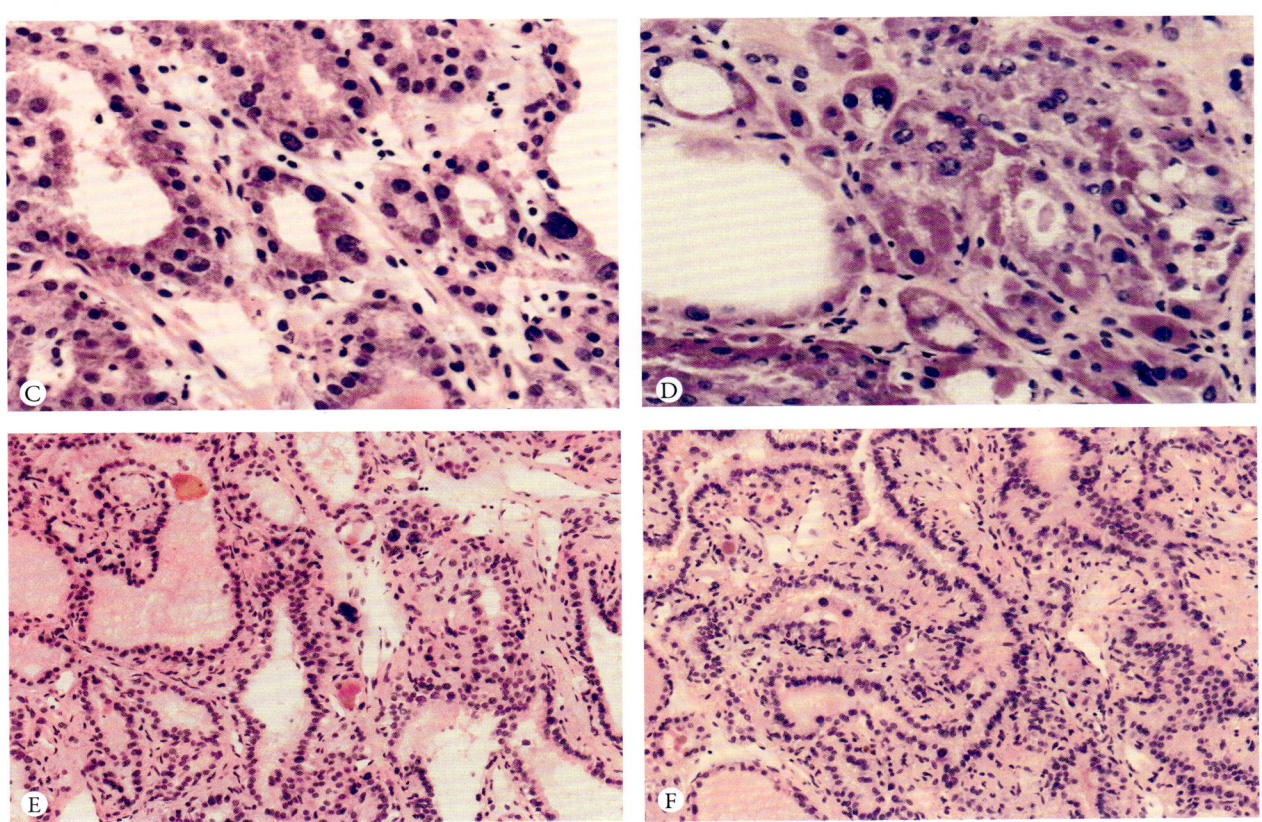

A、B. 冷冻切片，A 图示乳头状结构（低倍）；B 图示细胞增生活跃（中倍）；C、D. 冷冻切片，图示高倍镜下滤泡上皮伴嗜酸性变，细胞增生活跃，异型性明显，易误诊为癌；E、F. 石蜡切片，图示乳头状结构，细胞异型性较冷冻切片小（中倍）。

图 2-3-5　甲状腺滤泡结节性病变（4）

点评

该病例冷冻切片病理见细胞嗜酸性变、细胞异型性显著等假象，加之明显的乳头状结构，容易误诊为甲状腺乳头状癌，但仔细寻找未找到核沟及核内包涵体等特征，此时需要延迟诊断，待石蜡切片做最后确诊。该病例经 *BRAF* 基因检测为阴性，石蜡切片中细胞的异型性明显低于冷冻切片，整体结构比较温和。

【病例 5】患者，女性，37 岁，经检查发现甲状腺肿物（图 2-3-6）。

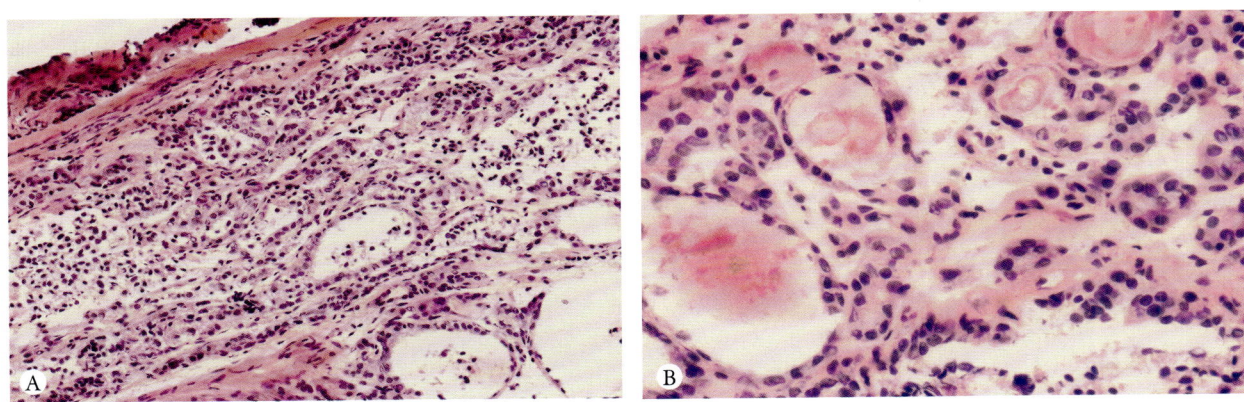

A、B. 冷冻切片，图 A 示结节的边缘区见一团细胞，核大深染，异型性明显，可见核沟（中倍）；B 为图 A 局部放大图，冷冻切片后剩余组织做石蜡切片未见相同的组织像（高倍）。

图 2-3-6　甲状腺滤泡结节性病变（5）

【病例6】患者，女性，62岁，发现颈前肿物5年余（图2-3-7）。

【病例7】患者，女性，29岁，经检查发现甲状腺肿物（图2-3-8）。

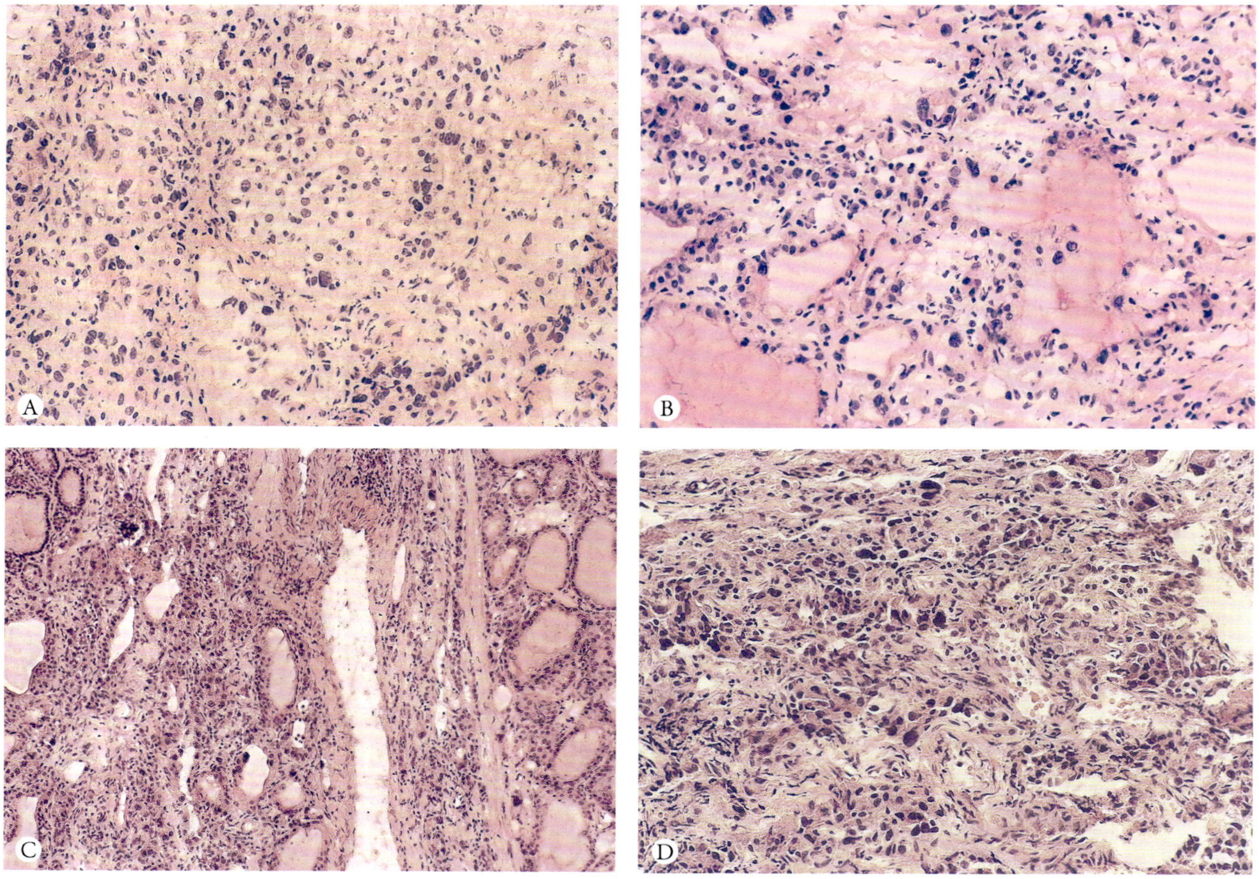

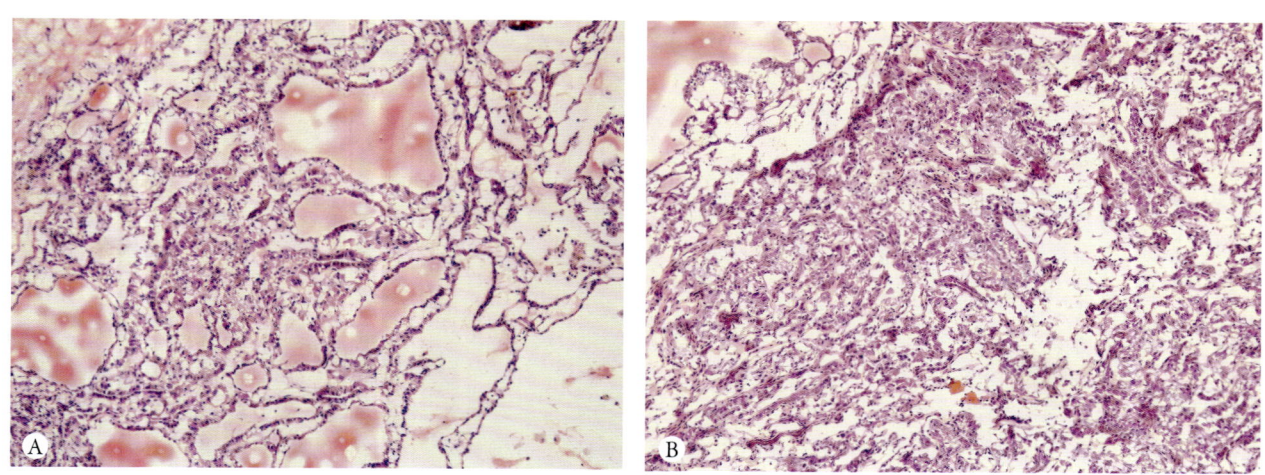

A、B. 冷冻切片，图示结节性甲状腺肿滤泡结构不明显，呈实性区的滤泡上皮胞核深染，核大，有明显异型性改变，容易误认为恶性肿瘤（中倍）；C、D. 石蜡切片，图示结节性甲状腺肿病变，有滤泡上皮细胞增生和明显异型性改变（临床资料提示，患者在术前曾服用过量的硫氧嘧啶）（中倍）。

图2-3-7 甲状腺滤泡结节性病变（6）

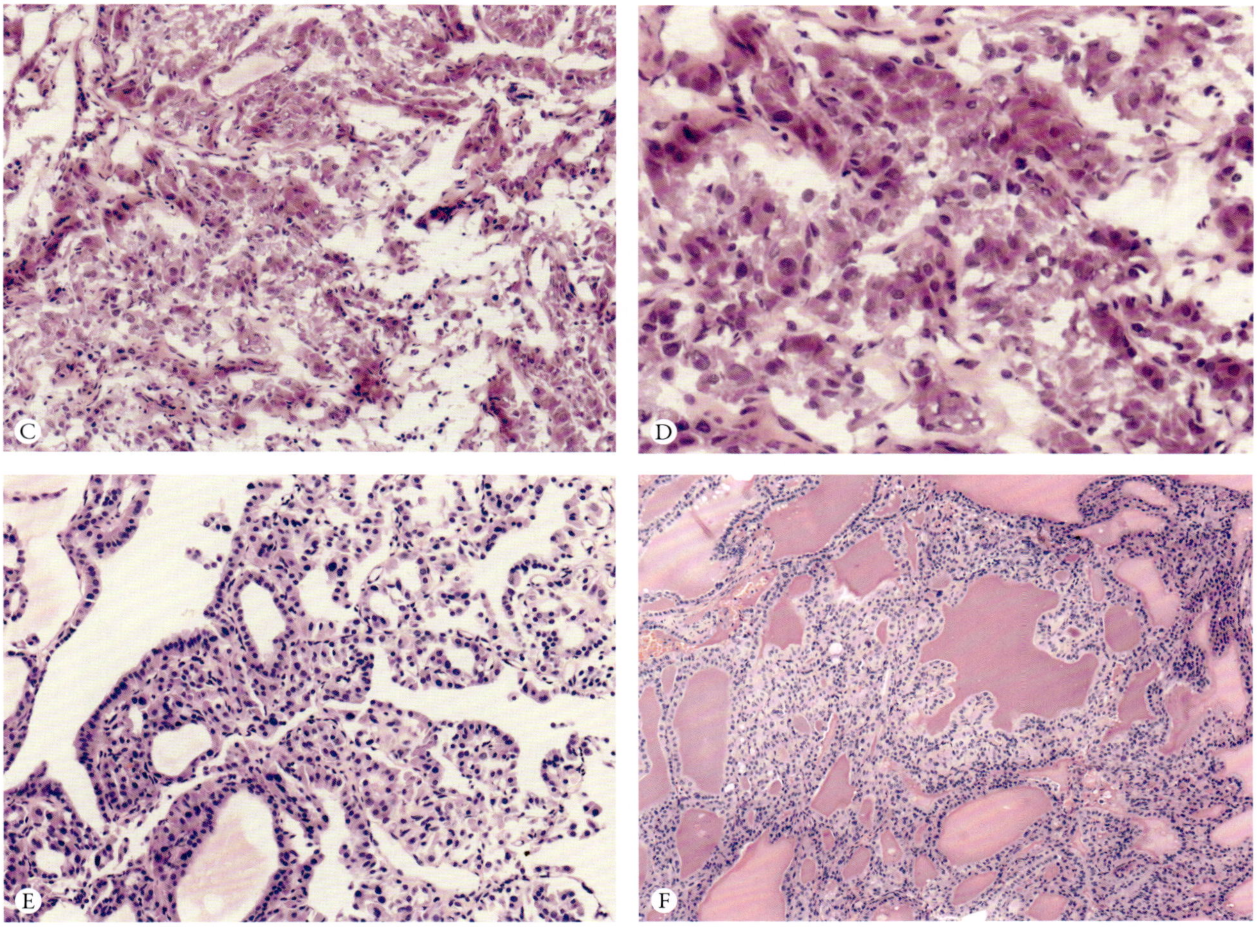

A、B.冷冻切片，A 图示大小不等的滤泡（中倍）；B 图示部分区域可见乳头样结构（中倍）；C、D.冷冻切片，图示乳头呈嗜酸性变，细胞具有异型性，可见核沟，易误诊为恶性（图 C 为中倍，图 D 为高倍）；E、F.石蜡切片，图示乳头样结构伴上皮嗜酸性变（中倍）。

图 2-3-8　甲状腺滤泡结节性病变（7）

【病例8】患者，女性，26 岁，经检查发现甲状腺峡部肿物（图 2-3-9）。

【病例9】患者，男性，62 岁，经检查发现甲状腺肿物（图 2-3-10）。

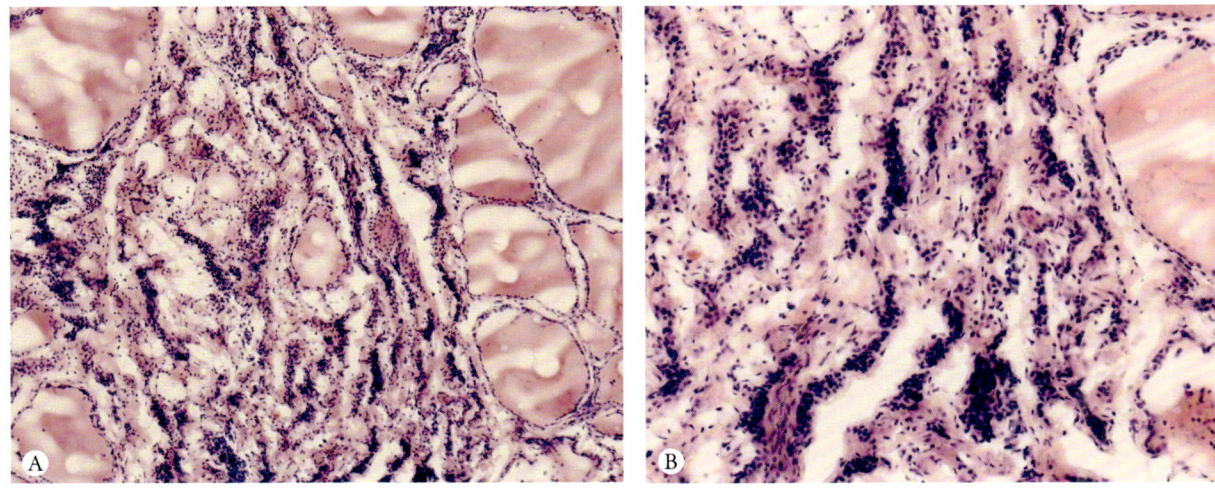

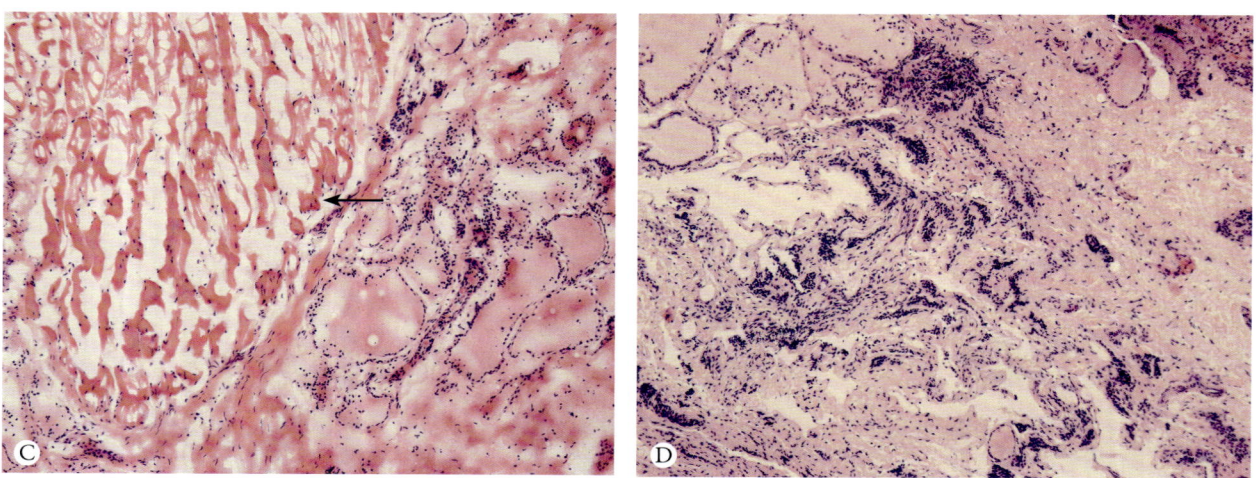

A、B. 冷冻切片，图示纤维结缔组织中的细胞条索为萎缩的滤泡上皮（低倍）；C、D. 冷冻切片，C 图示结节中见有横纹肌组织（箭头所示），甲状腺峡部正常有一薄层横纹肌；D 图示滤泡大小不等，散在见有胞核深染的小细胞（组织挤压所致）（低倍）。

图 2-3-9　甲状腺滤泡结节性病变（8）

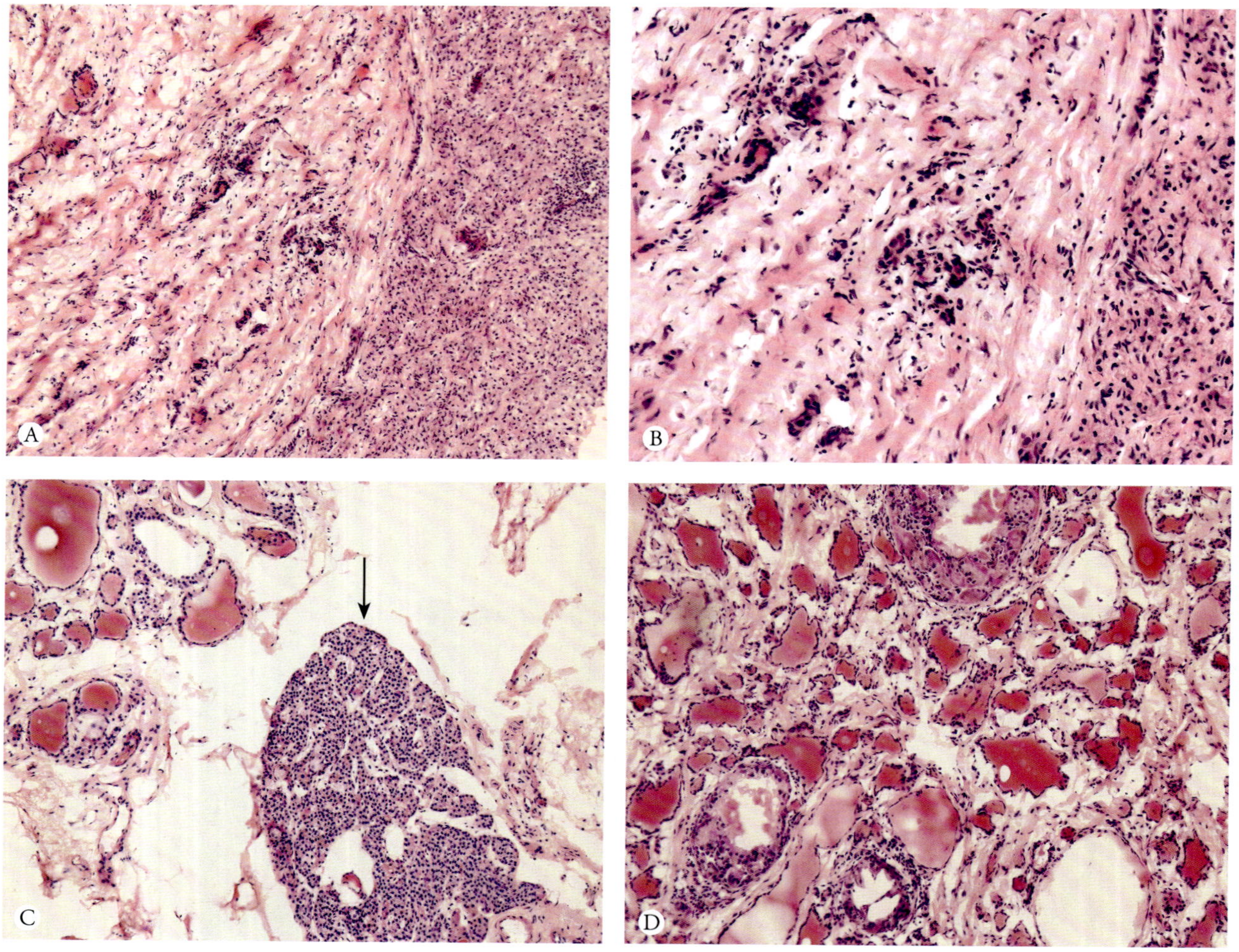

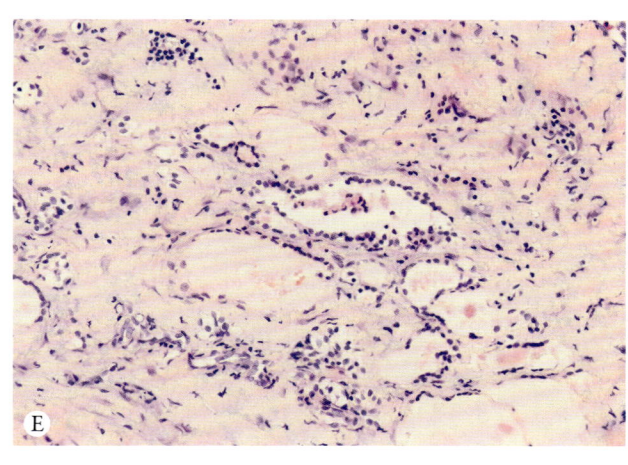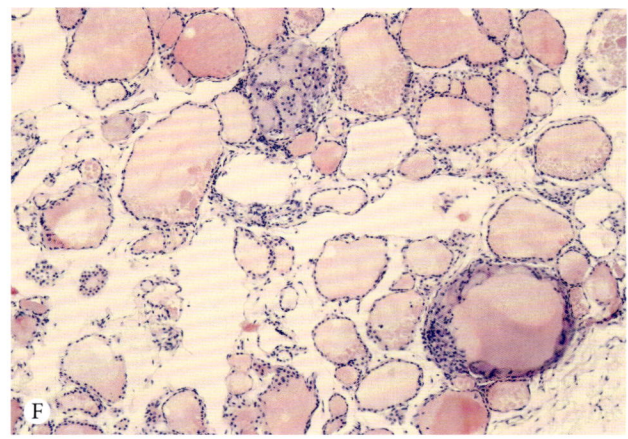

A、B. 冷冻切片，A 图示纤维组织增生囊性变（中倍）；B 图为 A 图局部放大，图示纤维结缔组织中胞核深染的上皮细胞条索，容易把增宽的纤维结缔组织中的上皮细胞误认为癌浸润（中倍）；C、D. 冷冻切片，C 图示结节性甲状腺肿患者行甲状腺大部分切除手术，可见甲状旁腺组织（箭头所示）（中倍）；D 图示大小滤泡间可见肉芽肿病变，易误诊为肉芽肿性炎甲状腺炎（中倍）；E、F. 冷冻切片，E 图示纤维组织中挤压的滤泡上皮；F 图示局灶肉芽肿病变（中倍）。

图 2-3-10　甲状腺滤泡结节性病变（9）

点评

甲状腺滤泡结节性病变诊断中需注意：①胞核深染的细胞，有可能是术前服用硫氧嘧啶引起的细胞改变；②甲状腺峡部结节中见有横纹肌组织，不要误认为恶性肿瘤的横纹肌内浸润；③甲状旁腺组织有时埋藏在甲状腺滤泡结节性病变标本中一起被切除，术后患者出现抽搐症状，病理报告需要注明甲状旁腺组织。

二、滤泡性腺瘤

它是一种真性肿瘤，大体标本与镜下检查均可见完整、薄而均匀的纤维包膜，包膜内滤泡形态较单一，包膜外多为受压的正常甲状腺组织（图 2-3-11）。甲状腺滤泡结节性病变与滤泡性腺瘤的鉴别见表 2-3-2。

在日常工作中，大多数滤泡性腺瘤的病理诊断不困难，比较困难的是一些少见的组织学类型的诊断，如透明细胞型、黏液细胞型，以及印戒样细胞滤泡性腺瘤、腺脂肪瘤及不典型腺瘤等。甲状腺滤泡性腺瘤与癌的鉴别，无论在冷冻切片还是石蜡切片都很困难，因此，有的学者不主张术中冷冻切片诊断。现代文献中采用"滤泡性肿瘤"，用于手术中快速病理诊断术语，意味着良恶性病变难以确诊。

【病例】患者，女性，58 岁，发现左侧甲状腺肿物 1 年余，行手术切除（图 2-3-12）。

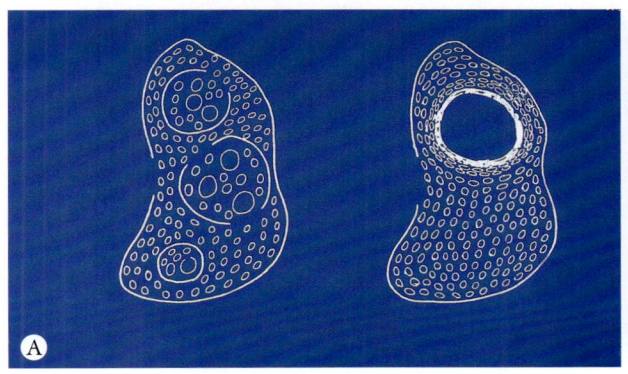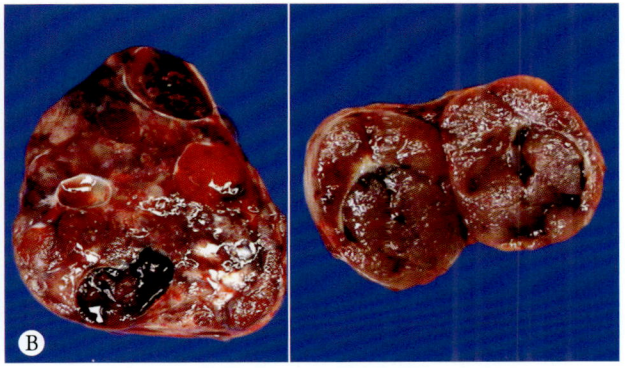

A. 模式图，左侧为甲状腺滤泡结节性病变，右侧为滤泡性腺瘤；B. 大体标本图，左侧为甲状腺滤泡结节性病变，呈大小不等多发结节，有或无包膜，可见囊性变、出血；右图为滤泡性腺瘤，单发结节，有完整包膜。

图 2-3-11　甲状腺滤泡结节性病变与甲状腺滤泡性腺瘤

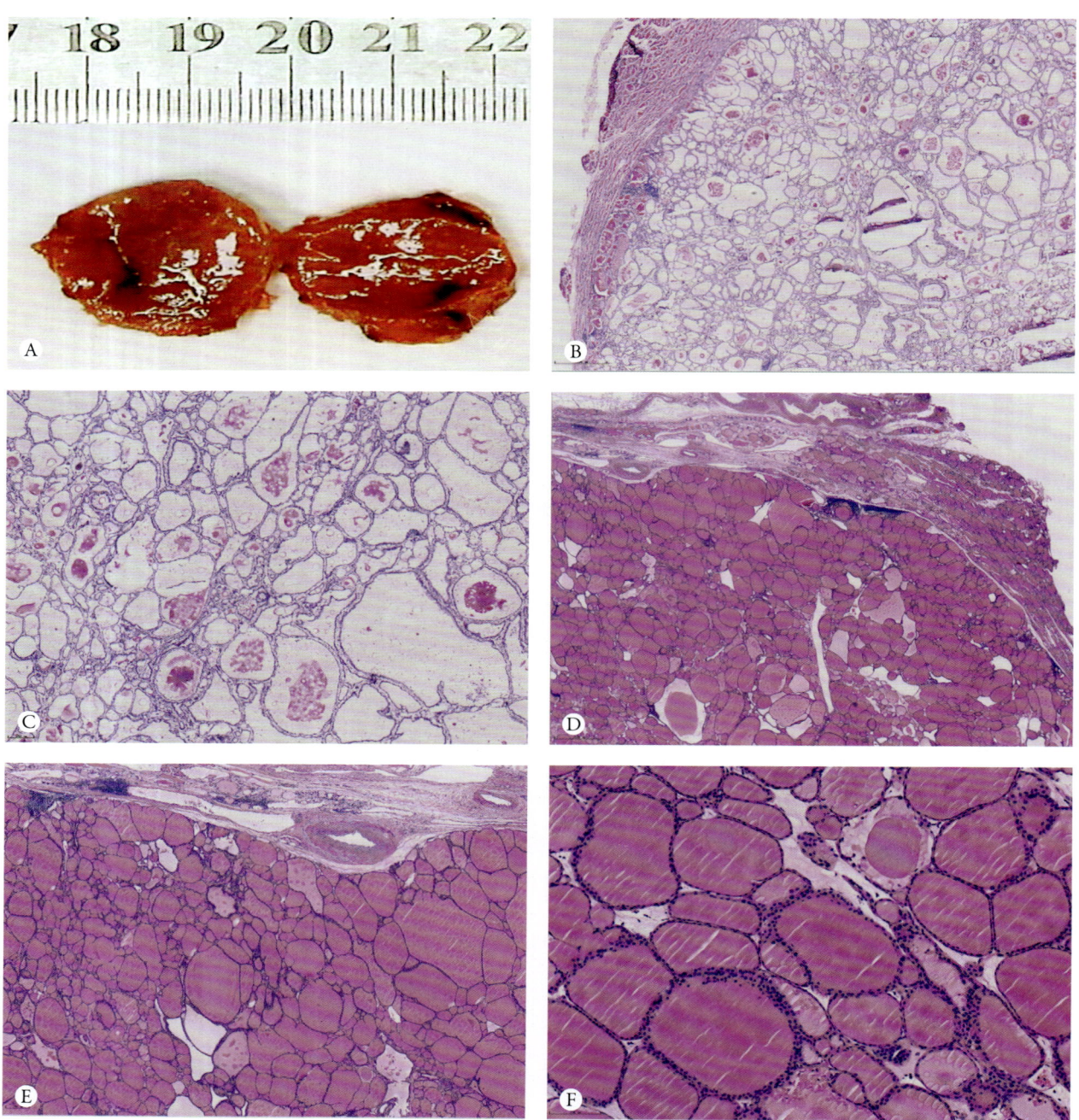

A. 大体标本，图示肿物边界清楚，切面灰红色；B、C 为冷冻切片，D、E、F 为石蜡切片，B、D 图示肿物边界清楚，有完整包膜，周围甲状腺被压迫萎缩（低倍）；C、E、F 图示结节由形态结构单一的滤泡构成，肿瘤细胞温和，大小一致（中倍）。

图 2-3-12　甲状腺滤泡性腺瘤

滤泡性腺瘤囊性变时囊腔张力大，临床上检查质硬，疑为恶性肿瘤，常常需要在手术中送冷冻切片检查。

大体标本见囊性肿物，囊壁厚薄不均。镜下观察，囊内壁上皮常脱落或被以单层扁平上皮，挤压周围的滤泡上皮萎缩，纤维结缔组织增生，有的表现为单列上皮在纤维组织中散在分布，在冷冻切片中容易被误认为癌浸润。鉴别诊断要点是瘤细胞体积小，形状规则，常无纤维母细胞。结合大体标本所见，完全可以明确诊断。

【病例】患者，女性，65 岁，发现左颈部结节 2 年余，结节质硬，行手术切除肿物（图 2-3-13）。

第二章 甲状腺疾病

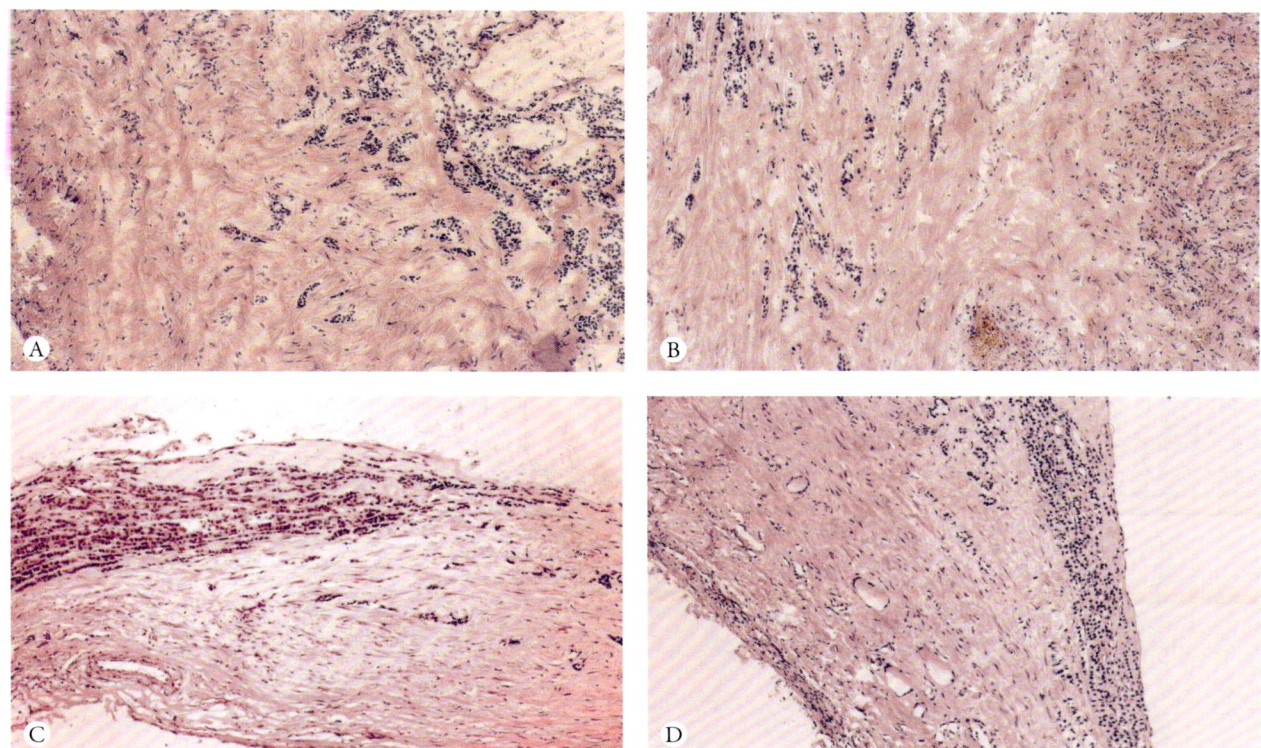

A、B.冷冻切片，图示被膜纤维组织中见萎缩的上皮细胞，胞核深染，纤维组织玻璃样变（中倍）；C、D.石蜡切片（中倍），图示被膜周边细胞成行排列（由于囊性变所致）。

图 2-3-13　甲状腺滤泡性腺瘤囊性变

如透明细胞型、黏液细胞型等在石蜡切片诊断中都很困难，手术中冷冻切片需延迟诊断。

三、嗜酸细胞腺瘤

它是由嗜酸细胞组成的良性肿瘤，通常有包膜，要求嗜酸细胞＞75％时才能诊断。

[大体标本] 切面外翻，红棕色或灰褐色，胶质较少，通常有包膜。

[镜下] 肿瘤由大的多角形嗜酸细胞组成，呈梁状排列，胞质内含嗜酸性颗粒。在冷冻切片中嗜酸性颗粒不甚明显，细胞核深染，有异型性改变，容易误认为恶性。

【病例1】患者，男性，42岁，经检查发现左侧甲状腺肿物（图 2-3-14）。

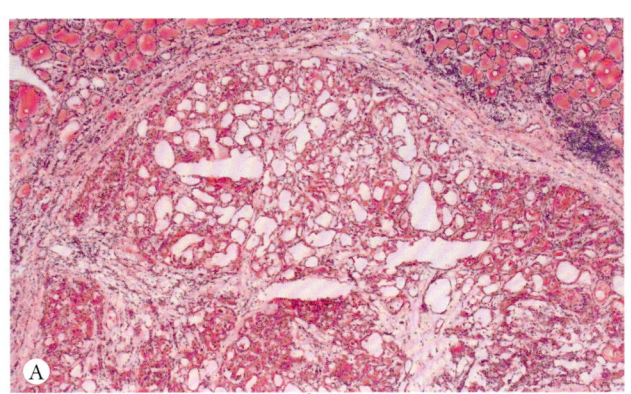
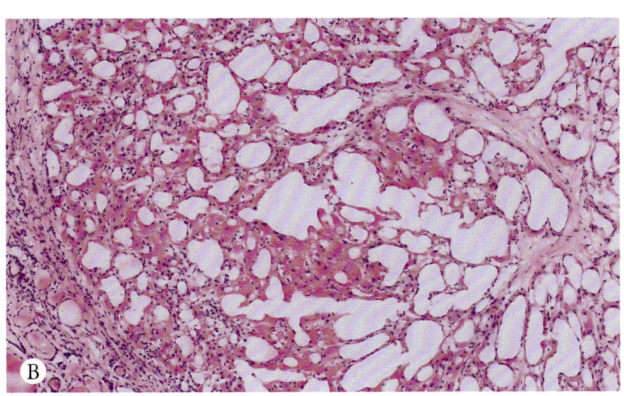

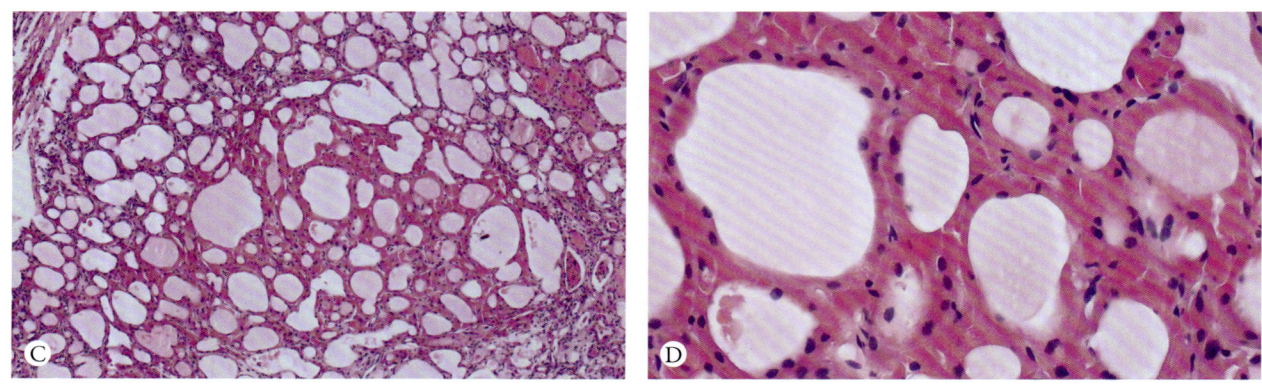

A、B.冷冻切片，A图示包膜薄，肿瘤细胞嗜酸性（低倍），B图示肿瘤细胞嗜酸性，呈梁状、滤泡状分布（中倍）；C、D.石蜡切片，图示胞浆嗜酸性，细胞胞浆丰富，含大量嗜酸性颗粒（图C为中倍，图D为高倍）。

图 2-3-14　甲状腺嗜酸细胞腺瘤（1）

【病例2】患者，女性，65岁，经检查发现甲状腺肿物（图2-3-15）。

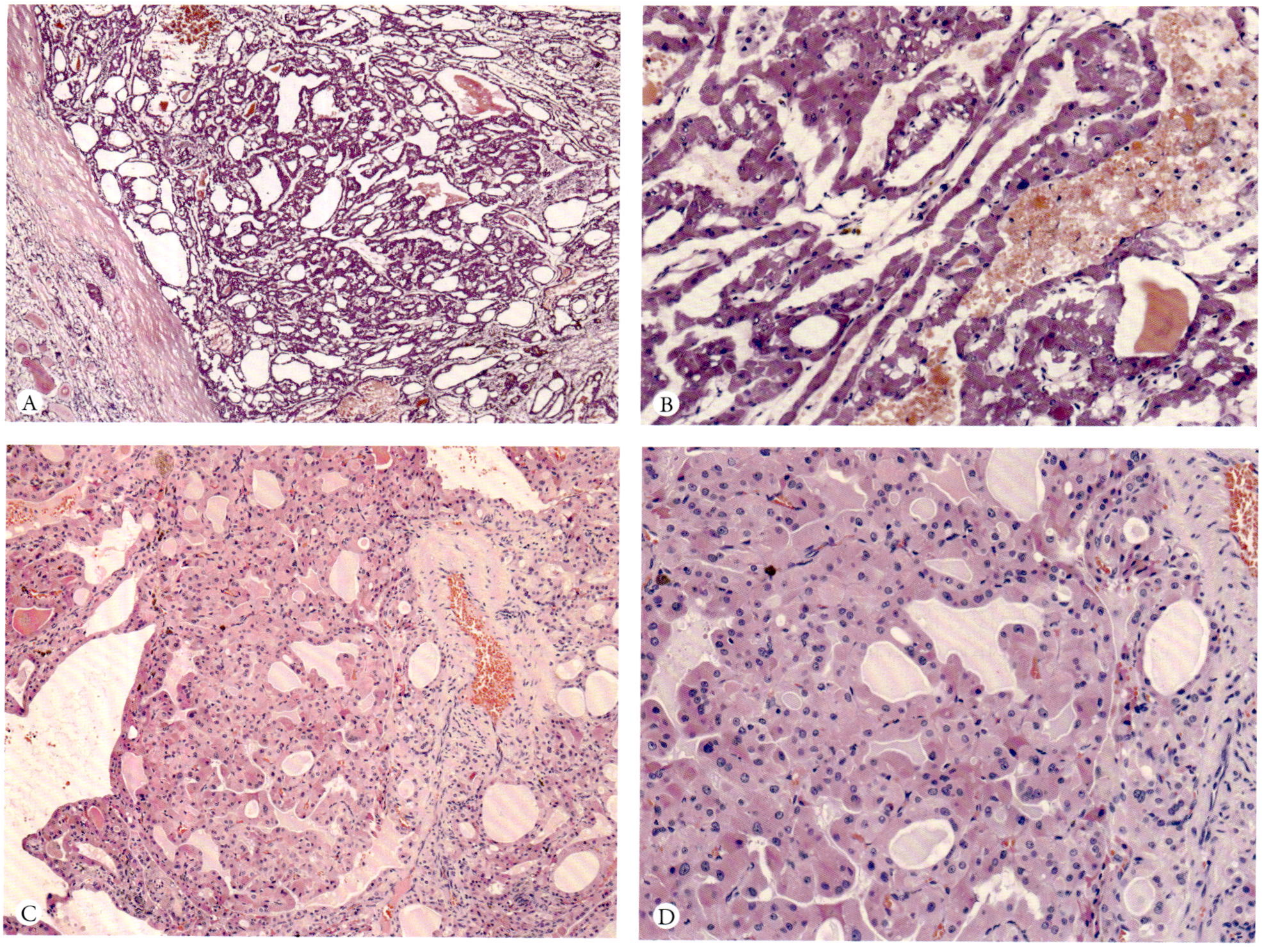

A、B.冷冻切片，图示肿瘤血窦丰富（空白区），胞质红染，散在见一些胞核固缩深染的大细胞（图A为低倍，图B为中倍）；C、D.石蜡切片，图示嗜酸性腺瘤伴乳头状生长（图C为中倍，图D为高倍）。

图 2-3-15　甲状腺嗜酸细胞腺瘤（2）

【病例3】患者，女性，49岁，发现甲状腺肿物2年（图2-3-16）。

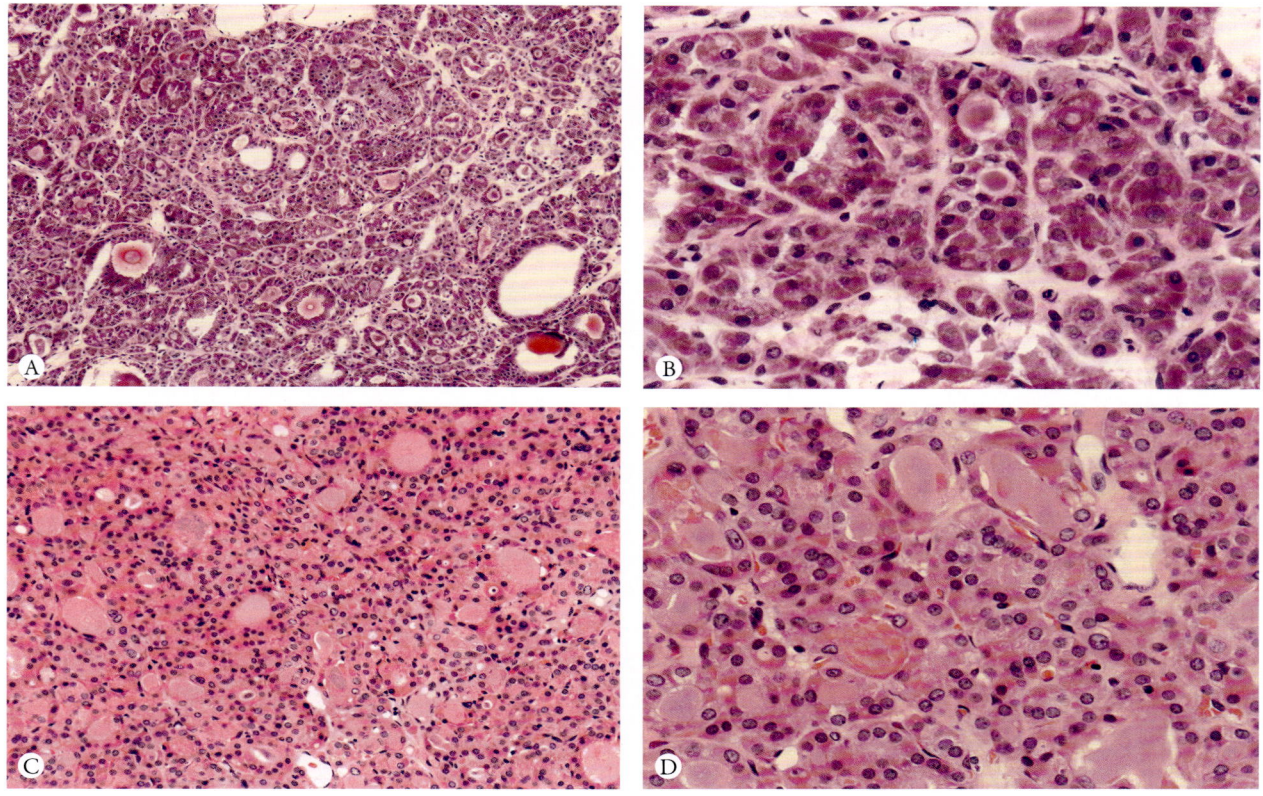

A、B.冷冻切片，图示肿瘤呈滤泡性结构，滤泡较密集，胞质红染；C、D.石蜡切片，图示嗜酸细胞型腺瘤胞质红染及核深染明显。图A、C为中倍，图B、D为高倍。

图2-3-16　甲状腺嗜酸细胞腺瘤（3）

第四节　低风险甲状腺肿瘤

2022年版WHO甲状腺肿瘤分类中以甲状腺滤泡起源"低风险肿瘤"替代2017年版中的交界性肿瘤，强调其低转移可能性，包括具有乳头样核特征的非浸润性甲状腺滤泡性肿瘤、恶性潜能未定的甲状腺肿瘤和透明变梁状肿瘤。

一、透明变梁状肿瘤

甲状腺透明变梁状肿瘤又名透明变梁状腺瘤、玻璃样小梁肿瘤或副节瘤样腺瘤。透明变梁状肿瘤是滤泡性上皮肿瘤，此瘤组织学具有特征性改变，如呈梁状生长方式和明显透明变性。梁状-腺泡样生长方式，呈巢状或波浪状分布。周围绕以致密的玻璃样物。肿瘤细胞多数为卵圆形，有的细长形瘤细胞与小梁周边部垂直，散在有类似砂粒体的深蓝色类胶质钙化物，有的胞核见核沟与核仁周晕（似假包涵体），容易误诊为乳头状癌。有的区域可见类似副节瘤的"Zellballen"结构，因此又称为副节瘤样腺瘤。因其细胞形态的特征及 *RET/PTC* 基因重排，近半数病理 *RET* 基因表达阳性，但是透明变梁状肿瘤无 *RAS* 基因或 *BRAF* 基因的突变，micoRNA的扩增也不支持两者的相关性，2017年版WHO甲状腺肿瘤分类并不认为透明变梁状肿瘤与乳头状癌相关，而是独立的一类肿瘤，其预后良好，但是个别病例也可发生远处转移和淋巴结转移，ICD-O编码由2004版的"0"（0代表良性肿瘤）升级为"1"（1代表可疑、不确定或交界性肿瘤）。

【病例1】患者，女性，23岁，经检查发现甲状腺肿物（图2-4-1）。

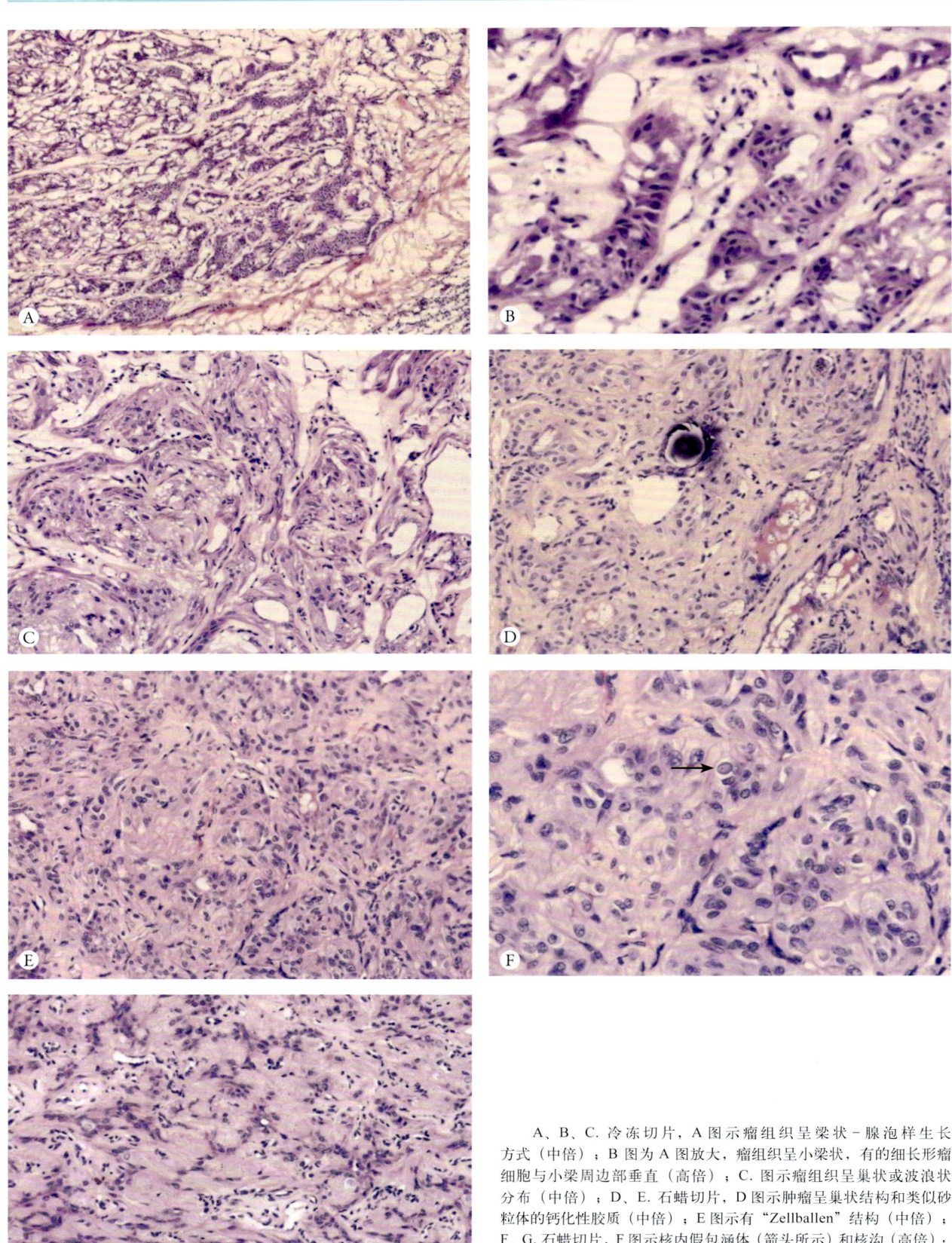

A、B、C. 冷冻切片，A 图示瘤组织呈梁状-腺泡样生长方式（中倍）；B 图为 A 图放大，瘤组织呈小梁状，有的细长形瘤细胞与小梁周边部垂直（高倍）；C. 图示瘤组织呈巢状或波浪状分布（中倍）；D、E. 石蜡切片，D 图示肿瘤呈巢状结构和类似砂粒体的钙化性胶质（中倍）；E 图示有"Zellballen"结构（中倍）；F、G. 石蜡切片，F 图示核内假包涵体（箭头所示）和核沟（高倍）；G 图示纤维结缔组织增生伴玻璃样变性（中倍）。

图 2-4-1　甲状腺透明变梁状肿瘤（1）

【病例2】患者，女性，69岁，体检发现甲状腺肿物3年。甲状腺右叶结节大小为2.7 cm×2.2 cm×1.6 cm，界清，质中，呈灰红、灰黄色（图2-4-2）。

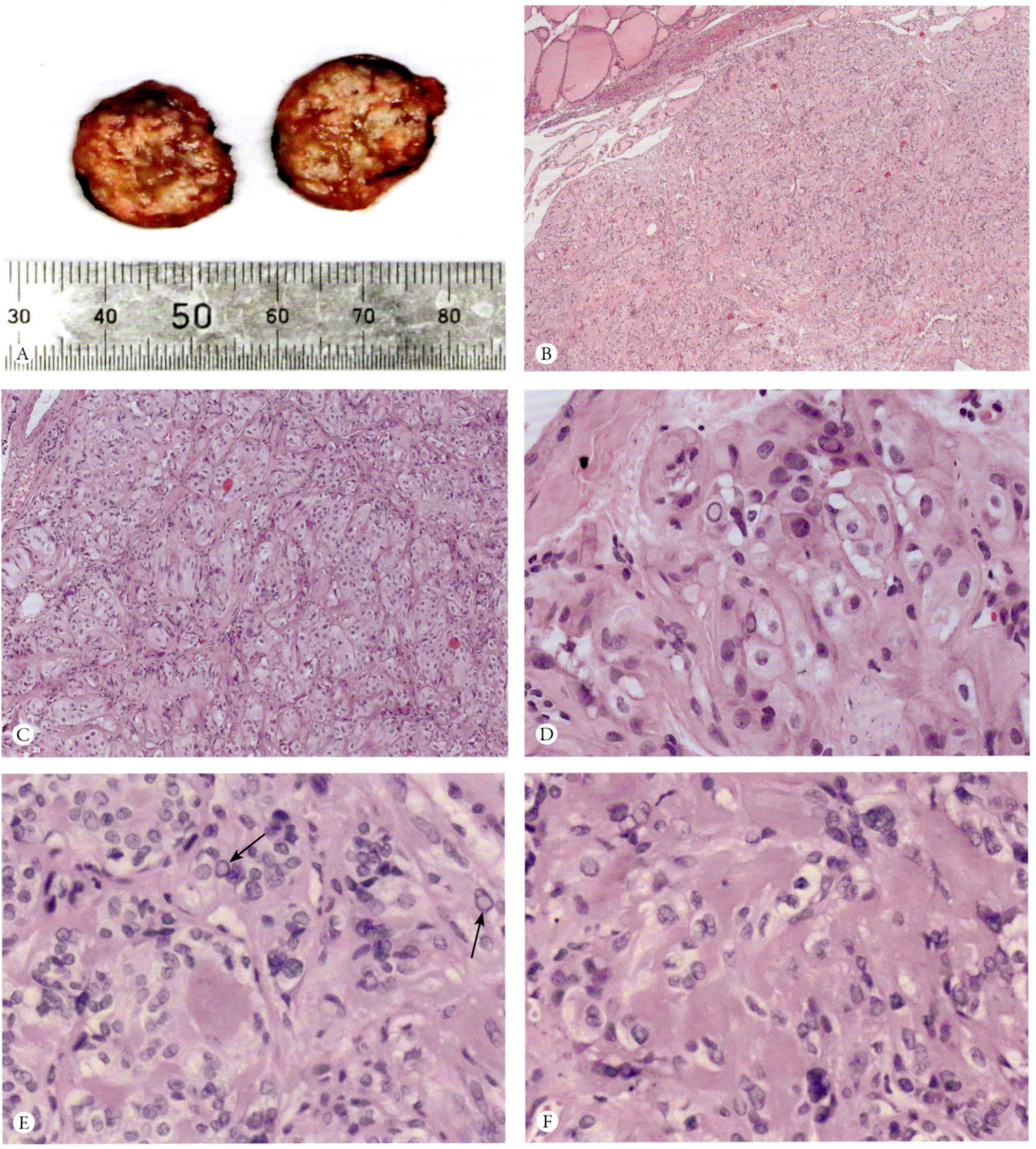

A. 大体标本，圆形实性结节，切面灰白；B、C、D. 冷冻切片，E、F. 石蜡切片，B图示低倍镜下肿瘤被覆包膜；C图示低倍镜下可见玻璃样变的间质；D、E、F图示高倍镜下肿瘤组织呈梁状-腺泡样生长方式，间质玻璃样变，E图内可见核内假包涵体（箭头所示）。

图 2-4-2　甲状腺透明变梁状肿瘤（2）

点评

甲状腺透明变梁状肿瘤是近年来逐渐认识的罕见类型，来源于滤泡上皮，WHO 目前认为该肿瘤大多数呈交界性肿瘤，偶见肿瘤发生远处转移及淋巴结转移报道，新版 WHO 甲状腺肿瘤分类将其归为低风险肿瘤。其诊断要点：肿瘤边界清楚，无浸润；拉长的细胞，梁状结构；梁内、间玻璃样变（特殊染色 PAS+）；具有乳头状癌核特征。组织学形态特殊，有可能误诊为乳头状癌和髓样癌，鉴别要点如下。

1. 砂粒体样结构（psammoma body-like formations） 此瘤的砂粒体样结构实为滤泡类胶质的钙盐沉积。免疫组化染色 TG、TTF-1 均阳性，证明是滤泡上皮来源，可见小腔隙，称为流产滤泡（abortive follicles），常相伴随存在。在文献报道中，也有的认为此瘤是乳头状癌的一种变异亚型。

2. 髓样癌 组织像呈实性巢和小梁状结构，有的病例也可见柱状上皮呈垂直状排列。髓样癌常伴有淀粉样物沉积，而缺乏砂粒体样结构，免疫组化染色降钙素阳性。

3. 副节瘤 此瘤有类似副节瘤的"Zellballen"结构，在术中冷冻切片诊断难以确诊时，需待石蜡切片及免疫组化染色，副节瘤 CgA、Syn 均阳性及 S-100 特殊的表达方式，具有鉴别诊断价值。

二、其他包裹性滤泡性肿瘤

2017 年版 WHO 甲状腺肿瘤分类中新增了 3 类交界性包裹性滤泡性肿瘤：恶性潜能未定的滤泡性肿瘤（follicular tumor of uncertain malignant potential，FT-UMP）、恶性潜能未定的高分化肿瘤（well-differentiated tumor of uncertain malignant potential，WDT-UMP）、具有乳头样核特征的非浸润性甲状腺滤泡性肿瘤（noninvasive follicular thyroid neoplasm with papillary-like nuclear features，NIFTP）。

根据 2017 年版 WHO 甲状腺肿瘤分类，甲状腺交界性肿瘤中，UMP 肿瘤为伴有可疑包膜或脉管浸润的包裹性或边界清楚的甲状腺滤泡生长模式的肿瘤，可疑包膜浸润为肿瘤细胞浸润包膜但未穿透（有或无蘑菇样）。当包膜厚且不规则时更有意义，但必须除外因细针穿刺局部形成的假象。将广基范围内肿瘤细胞顶起纤维结缔组织被膜（穹顶样）时，同样定义为可疑包膜浸润。当血管间隙内肿瘤细胞巢缺乏内皮细胞被覆和相关血栓、纤维结缔组织内肿瘤细胞巢与血管接触，考虑到底是早期血管浸润还是纯粹肿瘤细胞巢和血管时，定义为可疑脉管浸润。

2017 年版 WHO 甲状腺肿瘤分类对有包膜的滤泡性肿瘤的推荐命名见表 2-4-1。

表 2-4-1　2017 年版 WHO 甲状腺肿瘤分类对有包膜的滤泡性肿瘤的推荐命名

乳头状癌细胞核特征	包膜侵犯或血管浸润		
	有	可疑	无
有	乳头状癌，包膜侵犯滤泡亚型	WDT-UMP	NIFTP
可疑	分化好的癌，NOS		
无	滤泡癌	FT-UMP	滤泡腺瘤

（一）FT-UMP

它是包裹性或边界清楚的纯滤泡性生长模式的甲状腺肿瘤，在全部取材和彻底检查后，显示可疑的肿瘤包膜侵犯或血管浸润，肿瘤细胞细胞核圆形，缺乏甲状腺乳头状癌细胞核特征。它是一种介于滤泡性腺瘤和滤泡癌之间的肿瘤。

【病例 1】患者，女性，54 岁，经检查发现左甲状腺肿物（图 2-4-3）。

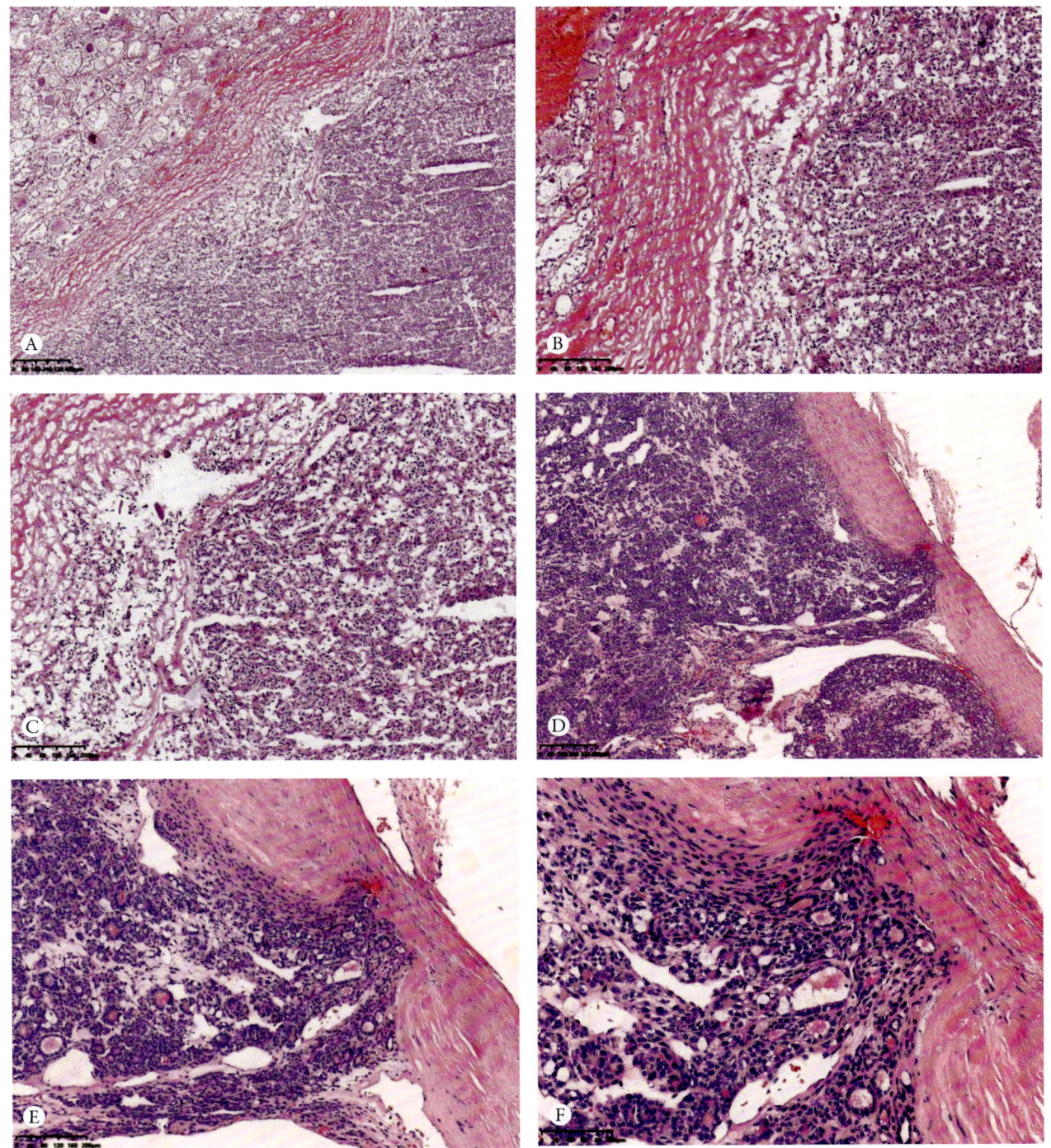

A、B、C.冷冻切片，A 图示滤泡性肿瘤，包膜较厚（低倍）；B、C 图为 A 图放大，未见明确包膜浸润（中倍）；D、E、F.石蜡切片，D 图示低倍镜下，局灶可疑包膜浸润；E、F 图为 D 图放大，见可疑包膜浸润，但未侵透包膜（中倍）。

图 2-4-3　恶性潜能未定的滤泡性肿瘤

（二）WDT-UMP

它是呈包裹性或边界清楚的纯滤泡性生长模式的甲状腺肿瘤，全部取材和彻底检查后，可疑包膜侵犯或血管浸润，具有或可疑甲状腺乳头状癌核特征，核的大小和形态变化（增大、重叠、拥挤和伸长）、核膜不规则（不规则的轮廓、核沟和核内假包涵体）、染色质特征（清晰）。

【病例2】患者，女性，58岁，经检查发现左侧甲状腺肿物（图2-4-4）。

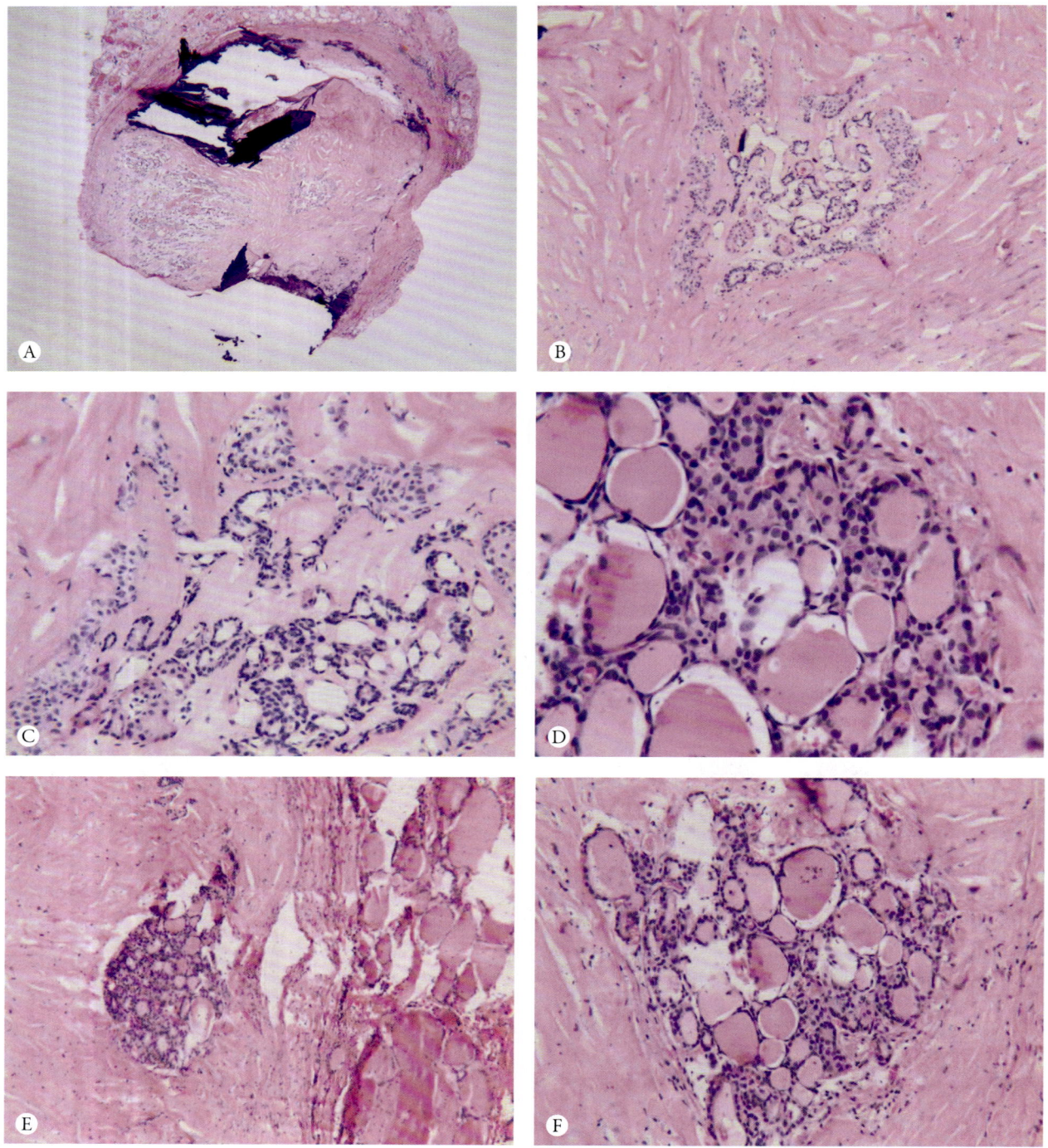

A、B、C、D.冷冻切片，A图示包裹性肿物，可见环形钙化（低倍）；B图示增生的纤维组织内见细胞巢（中倍）；C图示纤维组织内见肿瘤细胞滤泡结构（中倍）；D图示细胞核增大、重叠、核膜不规则（高倍）；E、F.石蜡切片，E图示纤维组织内见细胞巢（低倍）；F图为E图放大，图示肿瘤细胞呈滤泡结构生长，细胞核增大、重叠、核膜不规则（中倍）。

图2-4-4　恶性潜能未定的高分化肿瘤

（三）NIFTP

NIFTP 是一种起源于滤泡上皮细胞的具有包裹性或边界清楚的非浸润性滤泡性肿瘤，伴滤泡性生长模式和甲状腺乳头状癌细胞核特征，但无完整的乳头状结构和砂粒体，无任何甲状腺乳头状癌侵袭性亚型的征象及低分化癌表现。通常认为 NIFTP 是"恶变前"的病变，属于交界性肿瘤。

NIFTP 的诊断需要对手术切除标本进行严格的诊断标准的评估，诊断标准：①包膜或边界清楚；②滤泡生长模式：< 1% 的乳头，没有砂粒体，< 30% 的实性、梁状或岛状生长模式；③乳头状癌核特征（核评分 2~3 级）；④无血管浸润或包膜侵犯；⑤无肿瘤性坏死；⑥无高核分裂活性（< 3 个 /10HPF）。另外，2022 年版 WHO 甲状腺肿瘤分类认为 NIFTP 组织学标准：大小为≤ 1 cm 的肿瘤和嗜酸细胞肿瘤，两者均视为 NIFTP 的亚型。

区分 NIFTP 中的真乳头结构和假乳头结构是很重要的。真乳头有一个纤维血管轴心，排列的肿瘤细胞具有甲状腺乳头状癌的核特征，假乳头结构呈流产型乳头状，没有纤维血管轴心或增生性结构。

NIFTP 的诊断除了遵循上述诊断标准，还需要对整个肿瘤包膜/周围进行仔细的显微镜检查，以排除侵袭性生长。所以，术后组织石蜡切片病理学检查是确诊 NIFTP 的金标准，术前检查及术中冷冻切片均无法明确诊断。

【病例 3】患者，男性，55 岁，经检查发现右侧甲状腺肿物（图 2-4-5）。

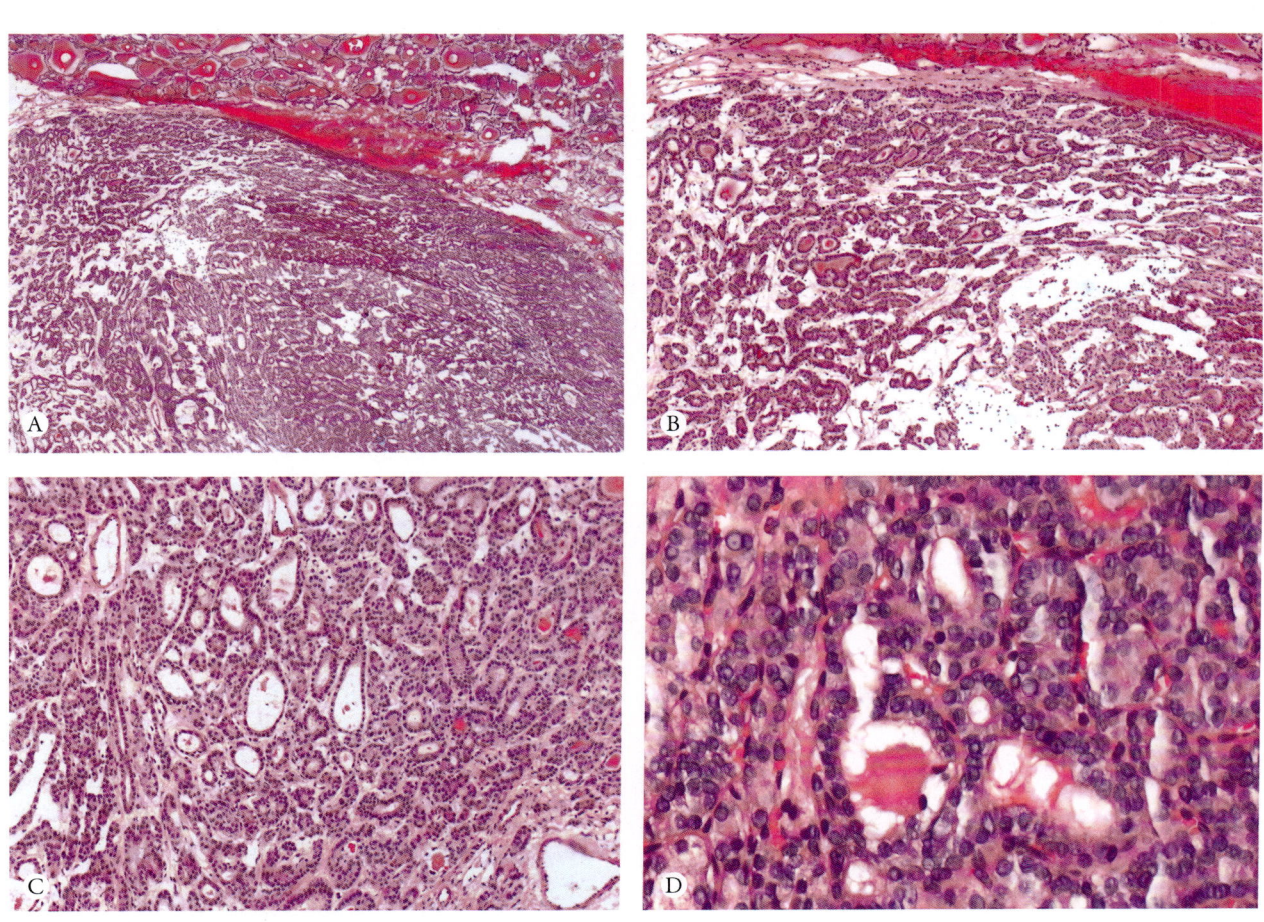

A、B、C、D. 冷冻切片，A、B 图示低倍镜下肿物边界清楚，有薄层包膜；C 图示中倍镜下肿瘤呈滤泡结构生长；D 图示高倍镜下细胞核增大，核呈毛玻璃样，可见核沟及核内假包涵体，具有乳头状癌核特征。

图 2-4-5　具有乳头状癌核特征的非浸润性甲状腺滤泡性肿瘤

第五节 甲状腺癌

一、甲状腺乳头状癌

甲状腺乳头状癌是甲状腺癌中最常见的类型。在2022年第五版的WHO甲状腺肿瘤分类中，在甲状腺乳头状癌的定义中增加了乳头状生长或浸润。分子研究表明，*BRAF V600E*是典型甲状腺乳头状癌最常见的分子改变。而包裹性纯滤泡型病变是Ras样的，更接近滤泡性甲状腺癌。因此，浸润性包裹性滤泡亚型甲状腺乳头状癌病变与*BRAF*样恶性肿瘤家族不属于同一组。

（一）术中冷冻切片病理诊断中需要注意的问题

（1）冷冻切片中乳头结构的辨认很重要，因为冷冻切片伊红着色淡，乳头轴心难以辨认。

（2）胞核改变具有诊断意义的有4种：毛玻璃样核（泡状核）、核内假包涵体、核沟及胞核的重叠。在冷冻切片中毛玻璃样核不很清楚，术中细胞印片见核内假包涵体更有诊断价值。这些改变可以呈灶状或弥漫性分布。

（3）砂粒体的存在对于确诊具有很大意义，30%～50%的乳头状癌中可见到砂粒体，需要注意砂粒体分布不均匀，有时存在于肿瘤外的正常甲状腺内，必须充分取材寻找微小癌灶。

（4）25%～75%的病例呈多灶癌，血管浸润约占5%，大多数病例无包膜。

（5）肿瘤中可见实性或小梁状结构，也有鳞状细胞化生，特别常见于肿瘤的周边部，在冷冻切片中鳞状细胞化生容易误诊为实性癌灶或鳞癌。

（6）乳头结构的辨认，甲状腺滤泡结节性病变是增生性病变，可以见到乳头样结构（假乳头），与乳头状癌的乳头需要鉴别。主要鉴别要点：①乳头的分级，具有2级以上的乳头可支持诊断。②泡状核改变，冷冻切片组织未经固定，泡状核特征不如石蜡切片清晰。核内假包涵体在印片中更为清晰，诊断价值大。③砂粒体对乳头状癌的诊断有重要价值。但在结节性甲状腺肿的病例中砂粒体偶可见到。

（7）乳头状癌常见间质玻璃样变性，有时需要与淀粉样变相鉴别。

（8）冷冻切片的人工假象可见以下几种。①肿瘤细胞核内出现空泡，空泡为白色，易与核内假包涵体混淆。②成片肿瘤细胞染色质淡染，结构不清，易误认为毛玻璃核。

（9）滤泡型甲状腺癌及包裹型甲状腺癌是冷冻切片诊断的主要陷阱。

（10）术中冷冻诊断关键点在于参差不齐的浸润性边界、间质硬化、无渐进性过渡的异型、核内包涵体。

（二）甲状腺乳头状癌的亚型

2022年版WHO甲状腺乳头状癌分类将该肿瘤亚型分为：浸润性滤泡型、高细胞型、柱状细胞型、"鞋钉"样型、弥漫硬化型、实体/梁状型、嗜酸细胞型、Warthin样型、透明细胞型、梭形细胞型、乳头状癌伴纤维瘤病样/筋膜炎样间质。2017年版中的筛状桑葚型亚型，2022年版WHO甲状腺乳头状癌分类归为组织来源未定的甲状腺癌，不再属于甲状腺乳头状癌的变异型。2022年版WHO甲状腺乳头状癌分类中，建议不将"甲状腺微小癌"视为一种独特的亚型。识别甲状腺乳头状癌的各种亚型在于深刻认识其形态特点及变异，重点鉴别良恶性，而术中冷冻切片病理诊断对于典型的病例可以进行分型，对于不典型病例，无须进一步分型，应待石蜡切片以明确诊断。

①包裹型乳头状癌的病理特征：典型乳头状结构和乳头状癌细胞核特点，肿瘤可以贴近或局部浸润包膜，约占乳头状癌的10%，预后非常好。②浸润性滤泡型甲状腺乳头状癌：滤泡结构＞90%。③嗜酸细胞型甲状腺乳头状癌：真乳头结构，肿瘤细胞有嗜酸性胞浆（＞75%）和甲状腺乳头状癌细胞核。④2017年版WHO甲状腺乳头状癌分类高细胞型的诊断标准出现变化：主要组成细胞的高度至少是宽度的3倍降为2～3倍，而且明确提出高细胞占所有肿瘤细胞≥30%才可以诊断此变异型。高细胞型临床更具侵袭性，预后不良。高细胞型*BRAF*突变率高。⑤"鞋钉"样型：＞30%的细胞具有"鞋钉"样的结构才可诊断。组织结构常见复杂的乳头或微乳头，被覆嗜酸性胞质的滤泡上皮，细胞核位于顶端，核仁明显，核质比增大。呈滤泡或丛状生长方式，细胞间黏附性低，可见少量砂粒体结构，坏死、核分裂象、

血管淋巴管侵犯及甲状腺外侵犯常见。复发、淋巴结转移和远处转移常见。*BRAF*突变常见。⑥梭形细胞型：甲状腺乳头状癌可出现梭形细胞化生化生的比例为5%~95%，需要和未分化癌中的梭形细胞相鉴别，梭形细胞型乳头状癌缺少核分裂象和坏死。⑦Warthin样型：肿瘤通常边界清楚，但无包膜，具有涎腺Warthin瘤样的组织形态。肿瘤细胞大且呈嗜酸性，沿乳头状排列，伴有大量淋巴细胞、浆细胞浸润，常呈慢性淋巴细胞性甲状腺炎改变。肿瘤可以发生中央囊性变，可以发生淋巴结转移，预后与经典型甲状腺乳头状癌相似。⑧弥漫硬化型：100%破坏单侧甲状腺或双侧甲状腺受累，无显性肿块。广泛的淋巴组织浸润，致密硬化，大量砂粒体形成，与慢性淋巴细胞性甲状腺炎相关。⑨实体/梁状型：具有实性、小梁或嵌巢的生长模式，形态类似分化差的癌，但缺乏坏死和明显的有丝分裂。实性或梁状结构>50%。

（三）甲状腺乳头状癌的诊断要点

经典的乳头状癌的乳头状结构清楚，伴有砂粒体，诊断一般不困难。

【病例1】患者，女性，45岁，经检查发现甲状腺肿物（图2-5-1）。

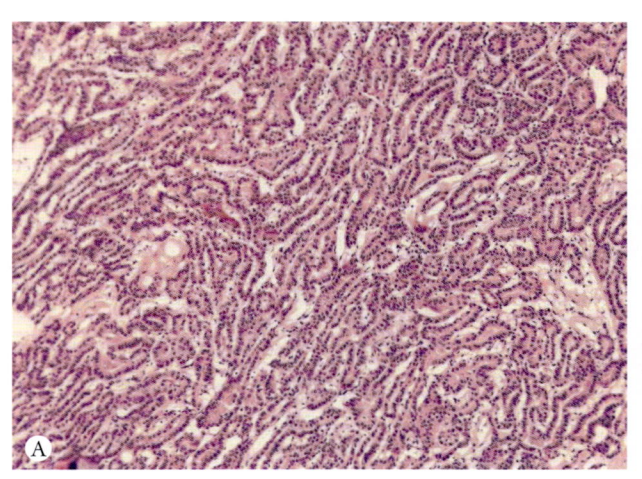 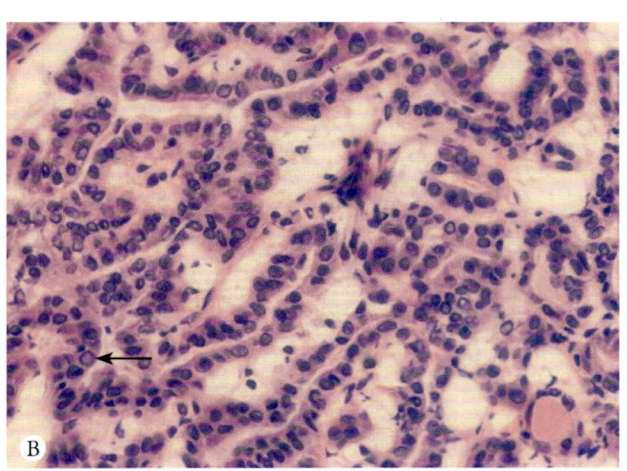

A、B.冷冻切片，A图示乳头状结构及核内假包涵体（中倍）；图B为图A的局部放大，箭头所示为核内假包涵体（高倍）。

图2-5-1　甲状腺乳头状癌（1）

【病例2】患者，男性，36岁，经检查发现甲状腺肿物（图2-5-2）。

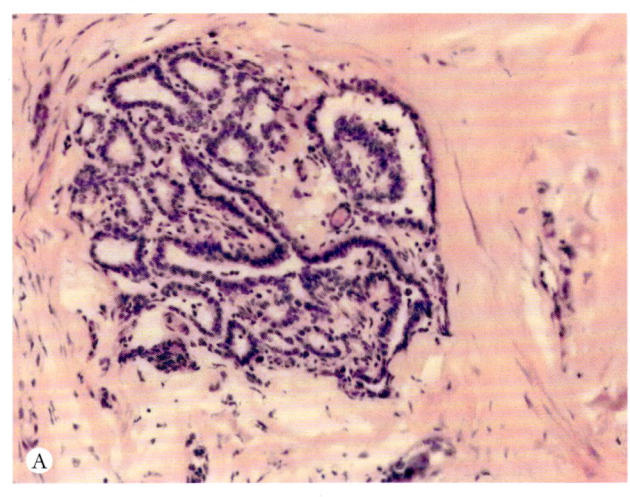 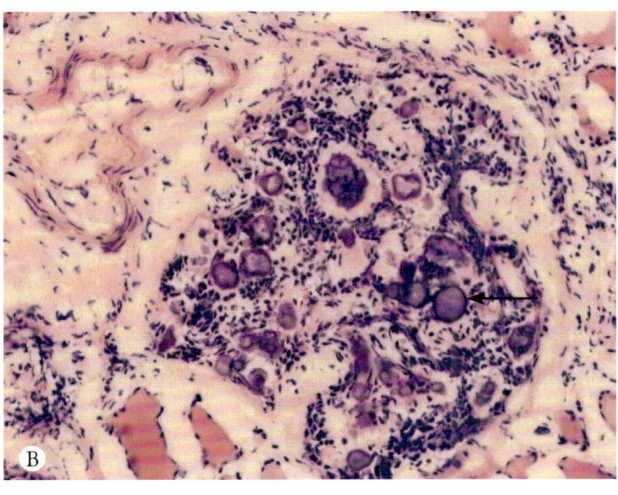

A、B.冷冻切片（中倍），A图示乳头状结构及增生的纤维结缔组织；B图示大量砂粒体（箭头所示）。

图2-5-2　甲状腺乳头状癌（2）

甲状腺乳头状癌有以下几种特殊表现，有时诊断较困难。

1. 乳头状微小癌　又称微小乳头状癌，此型为偶然发现、直径≤1cm的乳头状癌，单发或多发。

[大体标本所见] 在暗红色的甲状腺中见一个小白点，取材时易忽略。在临床上不易发现（相当于隐匿型），常在尸检或由于其他原因切除甲状腺时偶然发现，预后良好。在儿童中，该肿瘤具有较强的侵袭性。肿瘤通常无包膜，但硬化较常见，大多位于近甲状腺包膜处。较小的肿瘤（<1mm）常有滤泡结构，无间质硬化，而较大肿瘤（>2mm）常伴有间质硬化。间质硬化时要高度警惕微小乳头状癌。另外，仔细观察病灶边界，观察到与周围组织无渐进性过渡的明显异型的细胞团巢离开肿瘤主体"扎入"周围组织就是"周围组织浸润"，浸润是冷冻切片诊断甲状腺微小乳头状癌的"金标准"。

【病例3】患者，男性，35岁，发现甲状腺肿物1年（图2-5-3）。

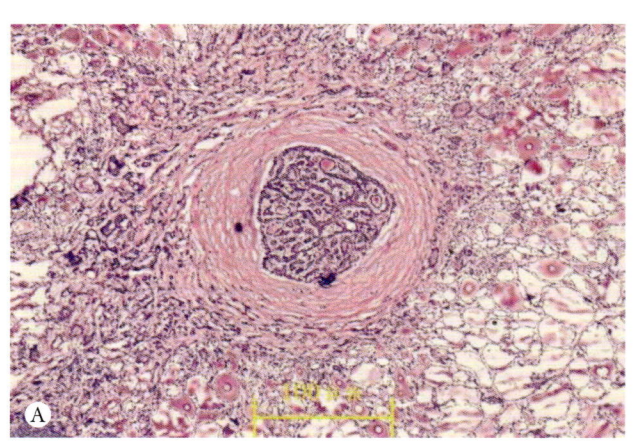
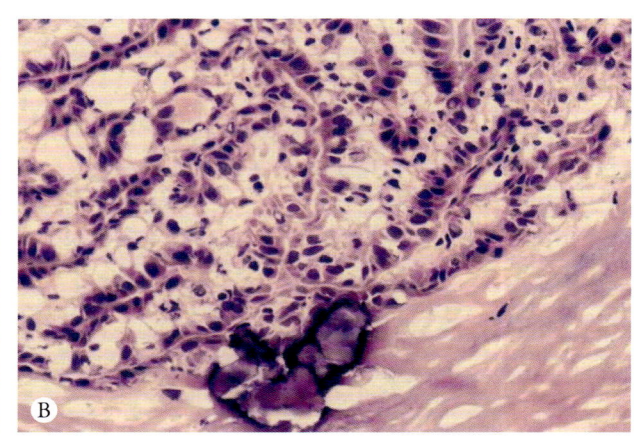

A. 图示低倍镜下微小乳头状癌典型的星形外观，癌细胞向周围组织呈放射状浸润；B. 图示高倍镜下微小乳头状癌与其他类型乳头状癌表现一样，并可见砂粒体。

图2-5-3　甲状腺微小乳头状癌（1）

【病例4】患者，男性，54岁，发现甲状腺肿物4个月（图2-5-4）。

【病例5】患者，女性，68岁，因结节性甲状腺肿行手术，偶然发现一直径为1mm的微小乳头状癌（图2-5-5）。

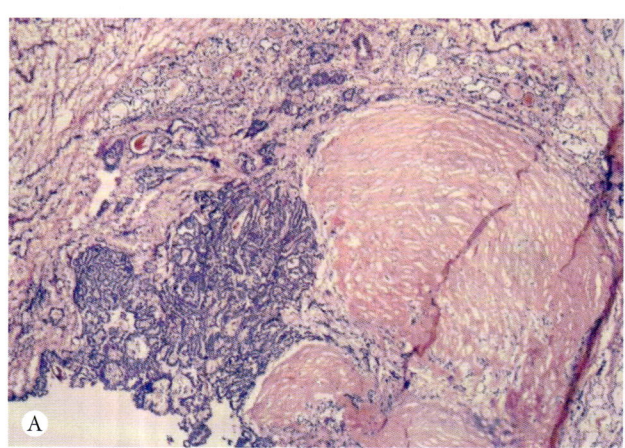
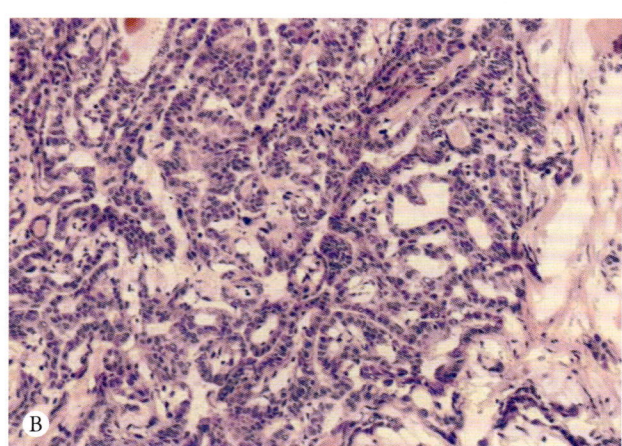

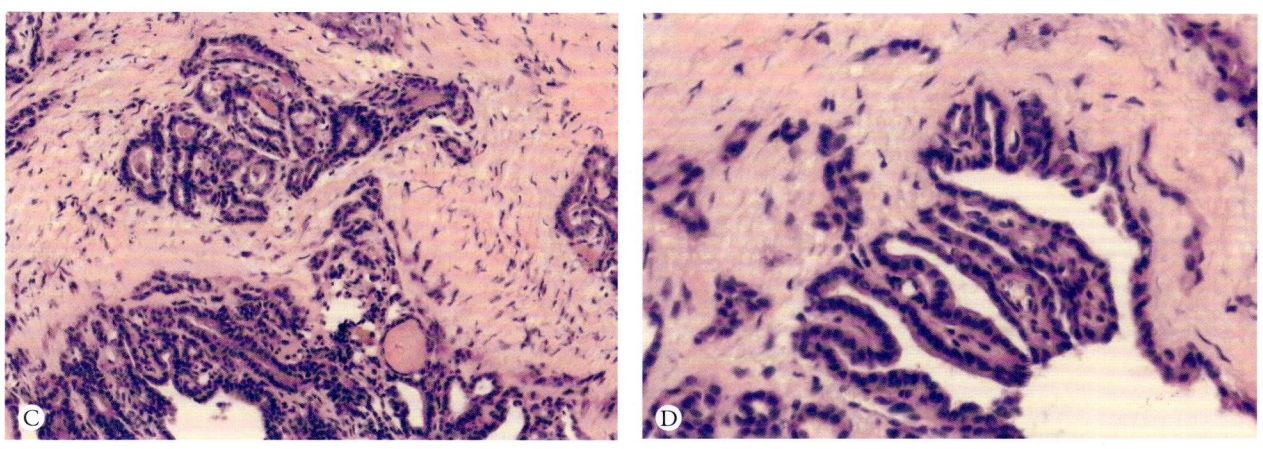

A、B. 冷冻切片，A图示直径为0.4 cm的微小乳头状癌，其周围间质硬化（低倍）；B图示乳头状结构（中倍）；C、D. 石蜡切片，图示癌组织在硬化的纤维间质内呈浸润性生长（图C为中倍，图D为高倍）。

图2-5-4　甲状腺微小乳头状癌（2）

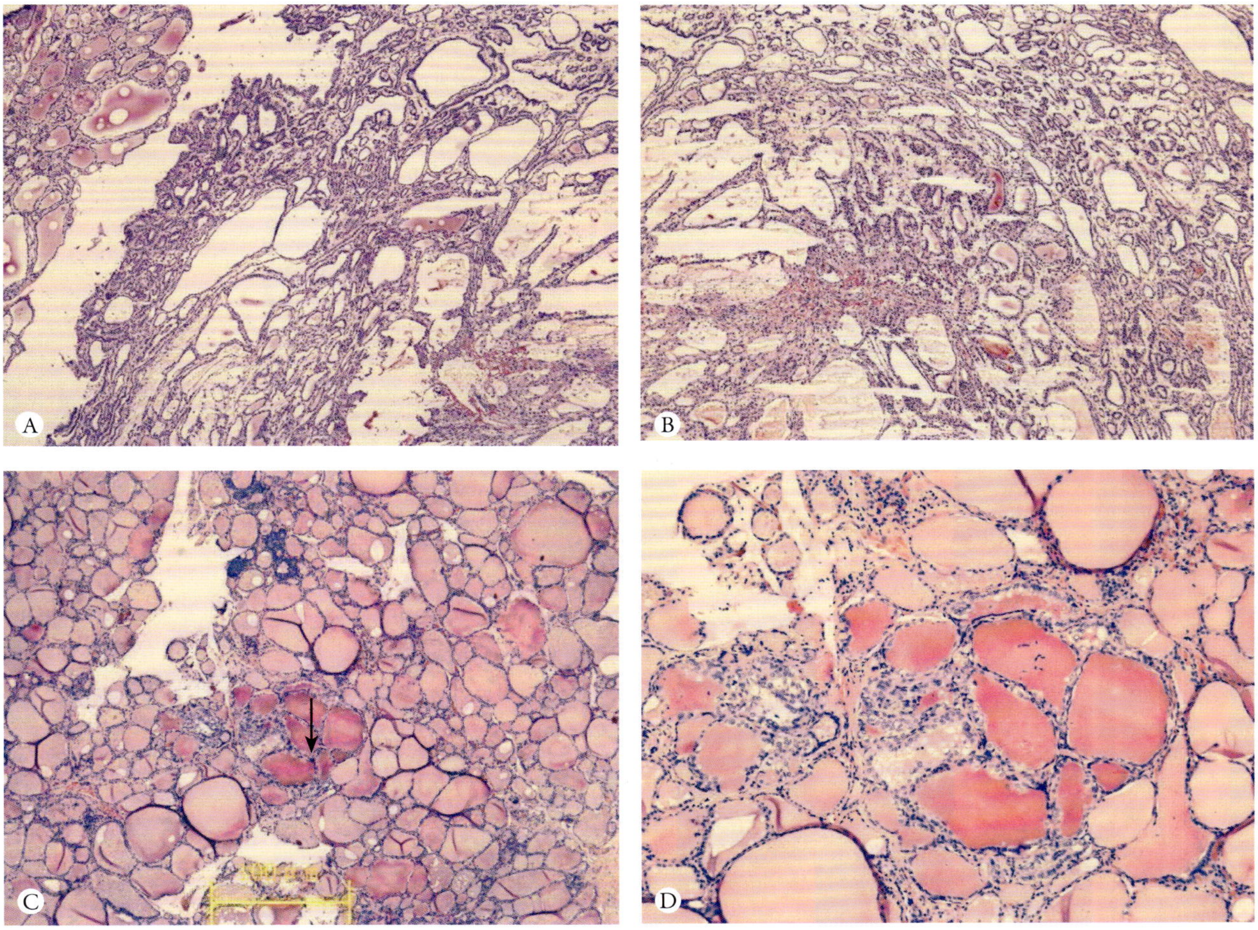

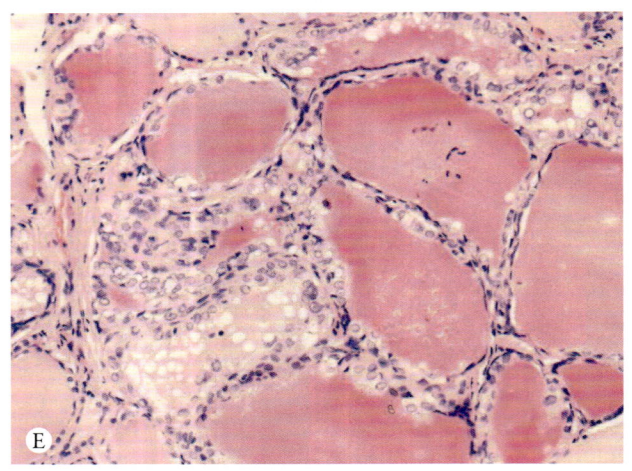

A、B. 冷冻切片，图示为大小不等的滤泡结构，局灶有乳头状结构（甲状腺滤泡结节性病变）（低倍）；C、D、E. 石蜡切片，C 图示在周围组织中见一直径为 1mm 的微小结节（箭头所示，低倍）；D、E 图为 C 图放大，E 图示毛玻璃样核及核内假包涵体（图 D 为中倍，图 E 为高倍）。

图 2-5-5　甲状腺微小乳头状癌（滤泡亚型）

2. 乳头状癌伴乳头间质玻璃样变性　当出现这种改变明显时，乳头结构不易辨认（图 2-5-6）。

【病例 6】患者，男性，54 岁，发现甲状腺肿物 3 个月。

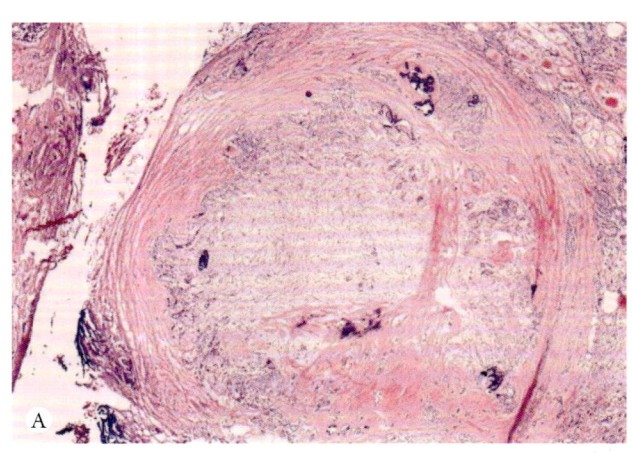

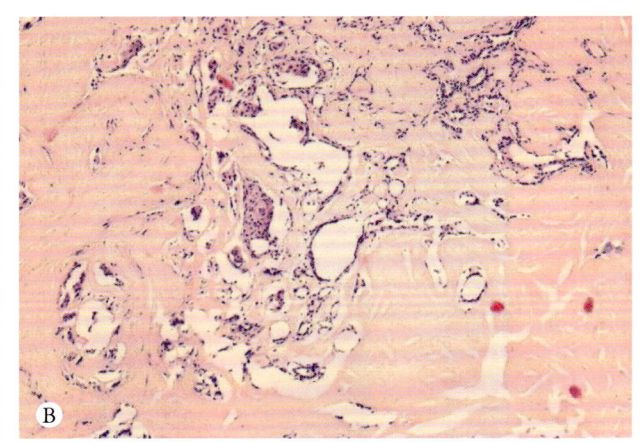

A、B. 冷冻切片，A 图示癌组织周围见大量纤维组织增生伴钙化，并见癌组织向周围组织浸润性生长（低倍）；B 图示玻璃样变性的间质内见癌组织浸润（中倍）。

图 2-5-6　甲状腺乳头状癌伴乳头间质玻璃样变性

3. 乳头状癌伴乳头间质水肿　乳头茎宽，不易辨认。

【病例 7】患者，男性，发现颈前肿物 8 个月（图 2-5-7）。

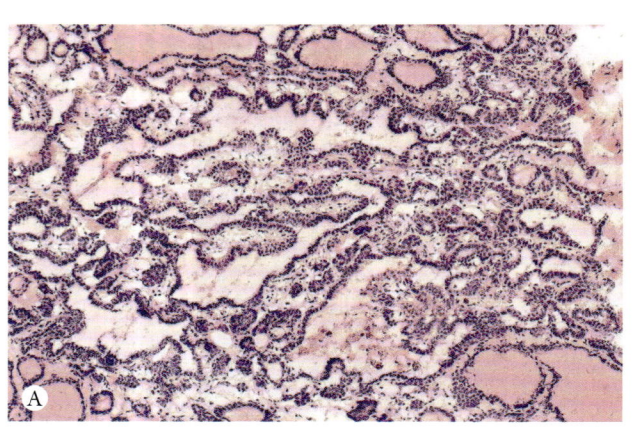

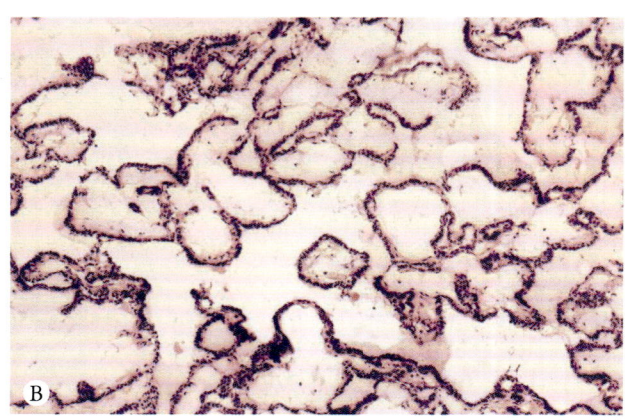

第二章 甲状腺疾病

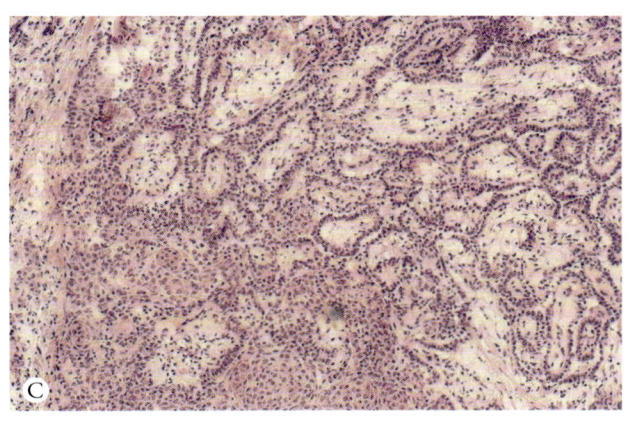
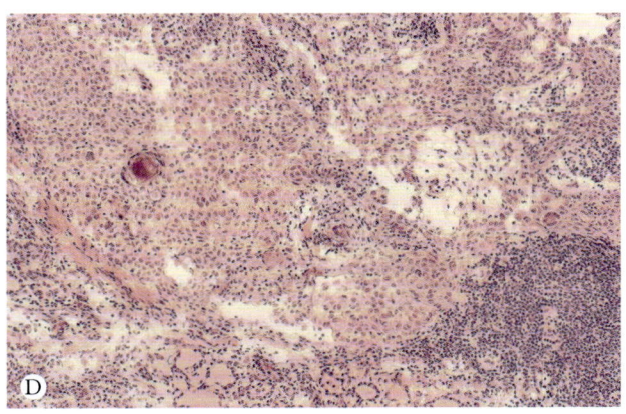

A、B. 冷冻切片，图示乳头间质结缔组织水肿，乳头茎较宽，容易误认为滤泡结构；C、D. 石蜡切片，图示乳头状结构比冷冻切片中的明显（中倍）。

图 2-5-7　甲状腺乳头状癌伴乳头间质水肿

4．乳头状癌伴鳞状化　容易误认为实性癌（图 2-5-8）。

【病例 8】患者，男性，49 岁，经检查发现甲状腺肿物。

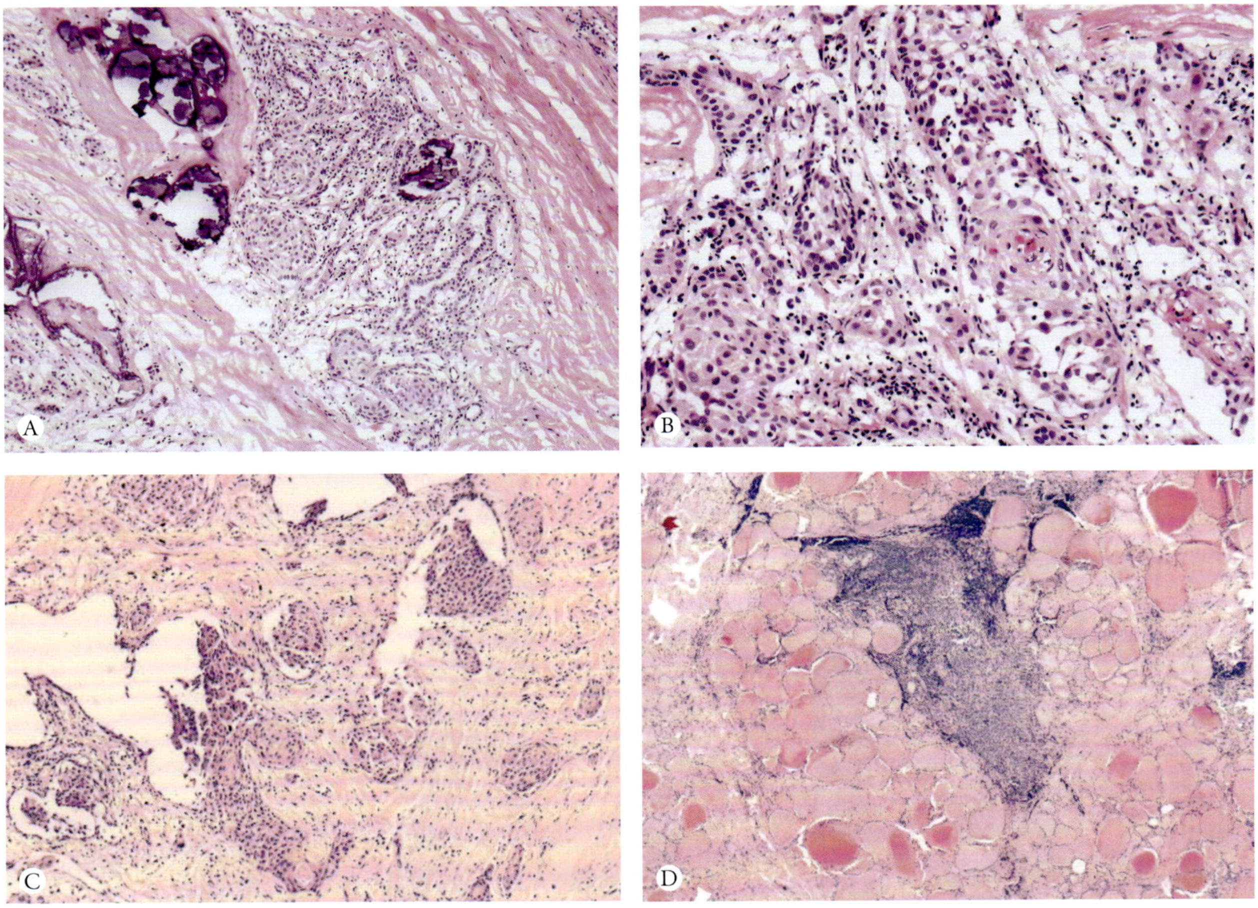

A、B. 冷冻切片，图示乳头状结构伴鳞化，且有砂粒体（图 A 为低倍，图 B 为中倍）；C、D. 石蜡切片，C 图示甲状腺乳头状癌伴鳞状化（中倍），D 图示癌组织周围见淋巴细胞性甲状腺炎（低倍）。

图 2-5-8　甲状腺乳头状癌伴鳞状化

5.乳头状癌（隐匿型） 无明显的乳头状结构，滤泡上皮泡状核、核沟及伴有砂粒体是其诊断要点（图2-5-9）。

【病例9】患者，女性，15岁，查体发现颈部包块，取活检。病理组织学检查见淋巴结构破坏，残留少许淋巴组织，见转移的乳头状癌结构和砂粒体。病理诊断为甲状腺乳头状癌伴淋巴结转移。但临床检查甲状腺不大，同位素扫描检查阴性。行甲状腺大部切除术。甲状腺内见微小乳头状癌灶。

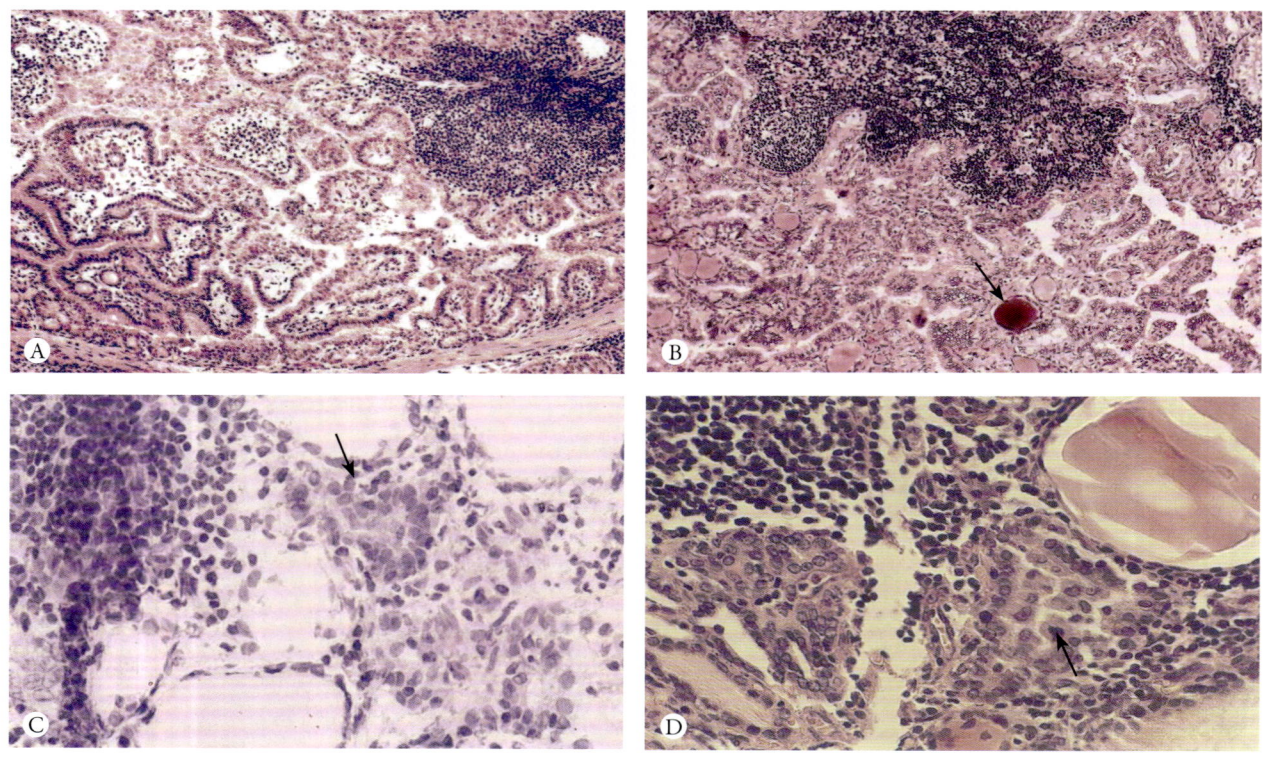

A.冷冻切片；B.石蜡切片，图示淋巴结结构破坏，肿瘤呈乳头状结构，见砂粒体（箭头所示，中倍）；C.冷冻切片，图示淋巴组织中见少量癌细胞（箭头所示，高倍）；D.石蜡切片，图示大量淋巴组织中见少量乳头状癌组织，胞核呈泡状核改变（箭头所示，高倍）。

图2-5-9　甲状腺乳头状癌（隐匿型）伴淋巴结转移

6.乳头状癌（浸润性滤泡型） ＞90%的癌组织呈滤泡结构，无明显乳头，滤泡上皮细胞具有典型乳头状癌细胞核特征，毛玻璃核、核沟明显且伴有砂粒体是诊断要点。

【病例10】患者，女性，47岁，发现甲状腺肿物10年余（图2-5-10）。

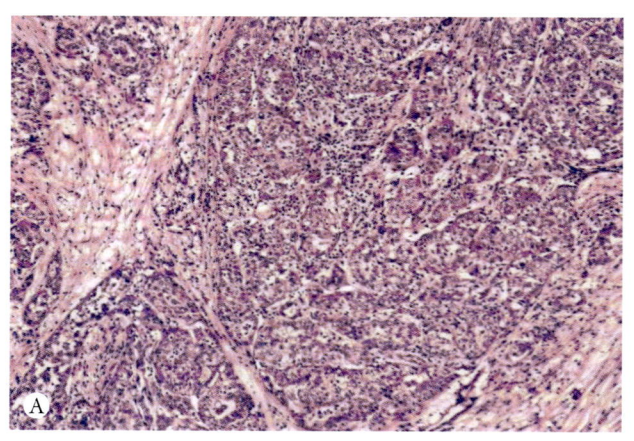
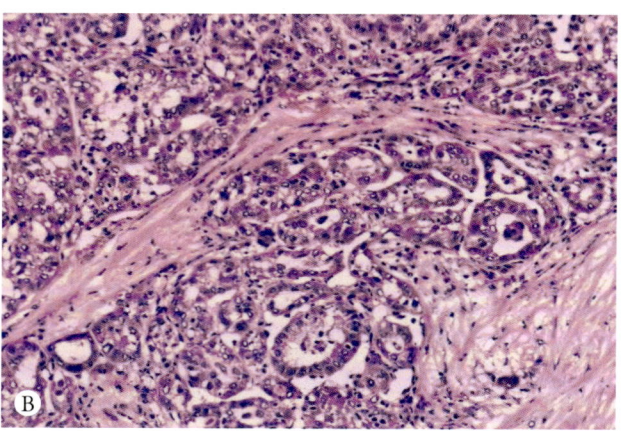

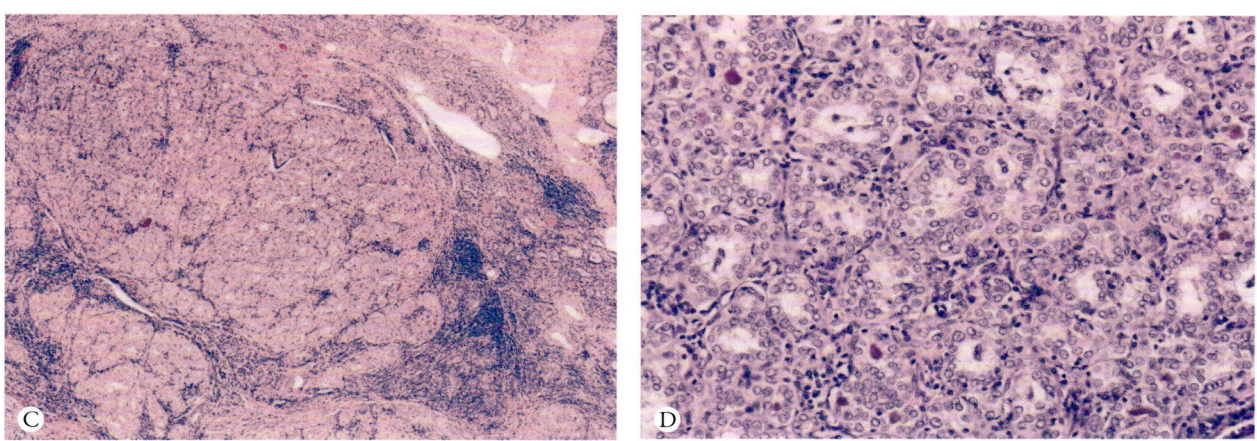

A、B. 冷冻切片，图示癌组织呈滤泡结构，无明显乳头结构（中倍）；C、D. 石蜡切片，图示典型乳头状癌的毛玻璃样核；图 D 为图 C 的局部放大（中倍）。

图 2-5-10　甲状腺乳头状癌（1）（滤泡型）

【病例 11】患者，男性，31 岁，临床诊断为甲状腺恶性肿瘤（图 2-5-11）。

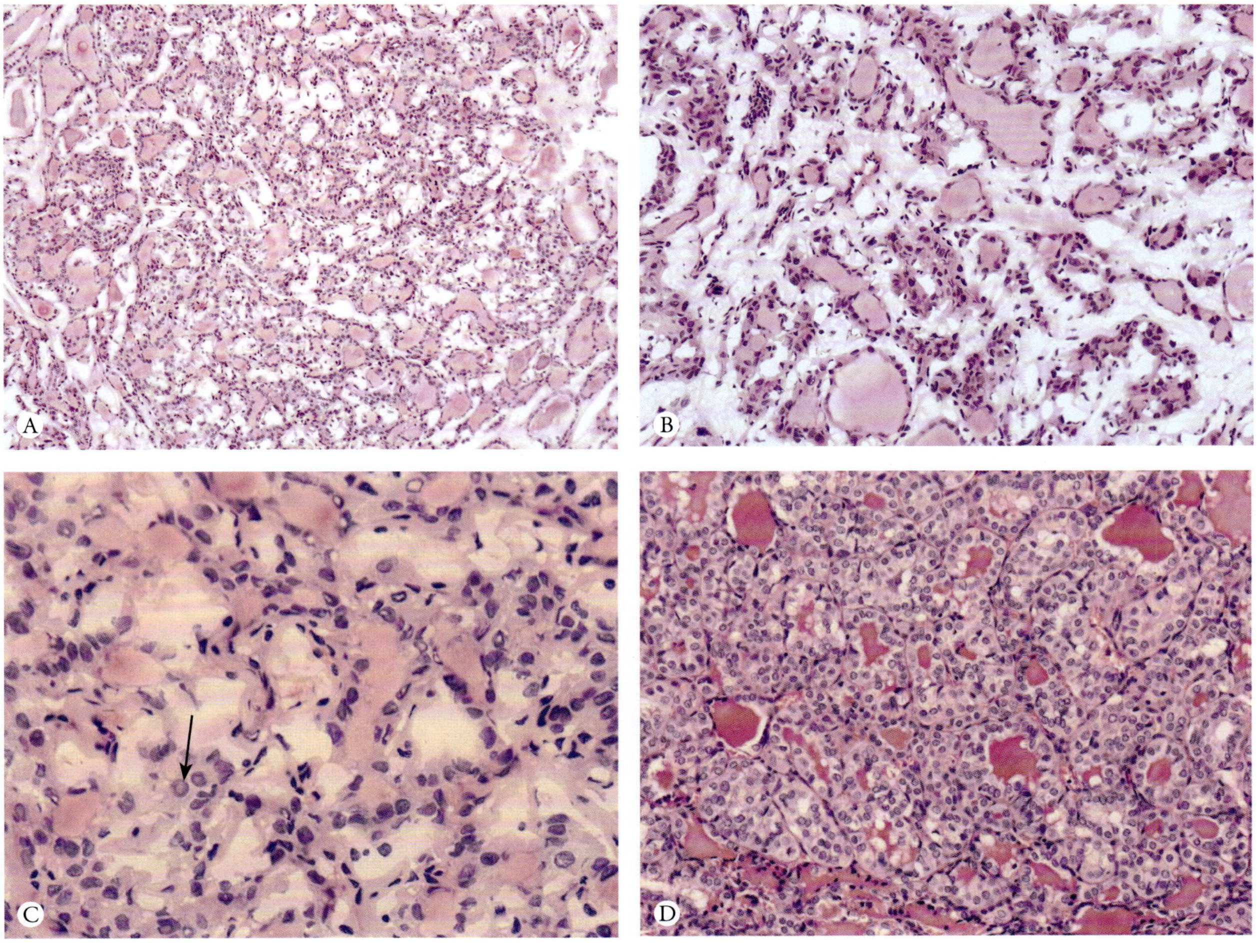

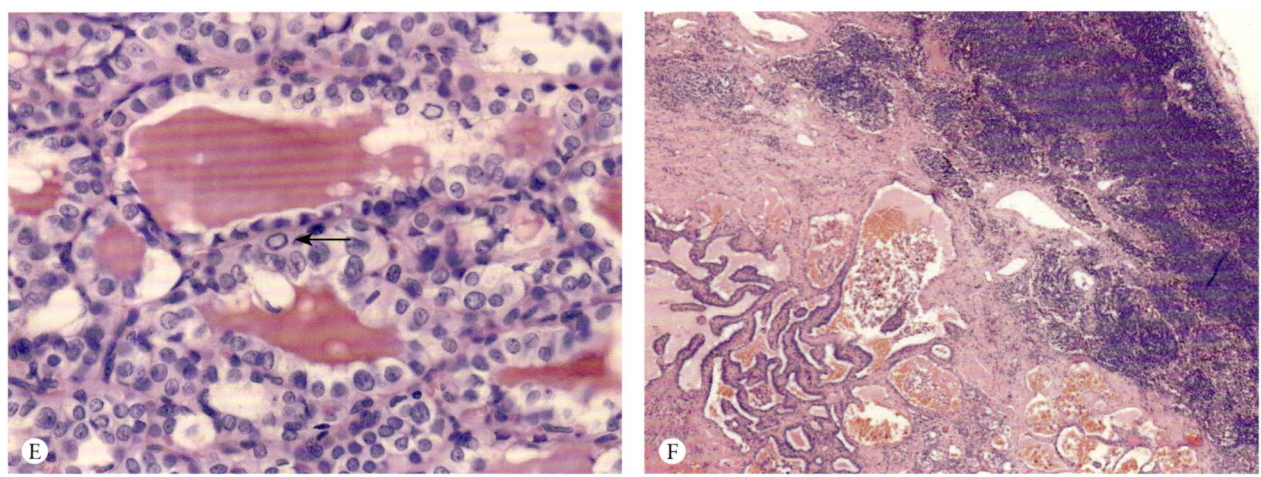

A、B、C.冷冻切片，A、B 图示癌组织的滤泡结构，间质水肿（低倍）；C 图示核内假包涵体易见（箭头所示，高倍）；D、E、F.石蜡切片，D 图示滤泡结构（中倍）；E 图示泡状核核沟及胞核内假包涵体（箭头所示，高倍）；F 图示癌组织淋巴结转移，右上角为残留的淋巴结组织（低倍）。

图 2-5-11　甲状腺乳头状癌（2）（滤泡型）

【病例 12】患者，女性，52 岁，经检查发现甲状腺肿物（图 2-5-12）。

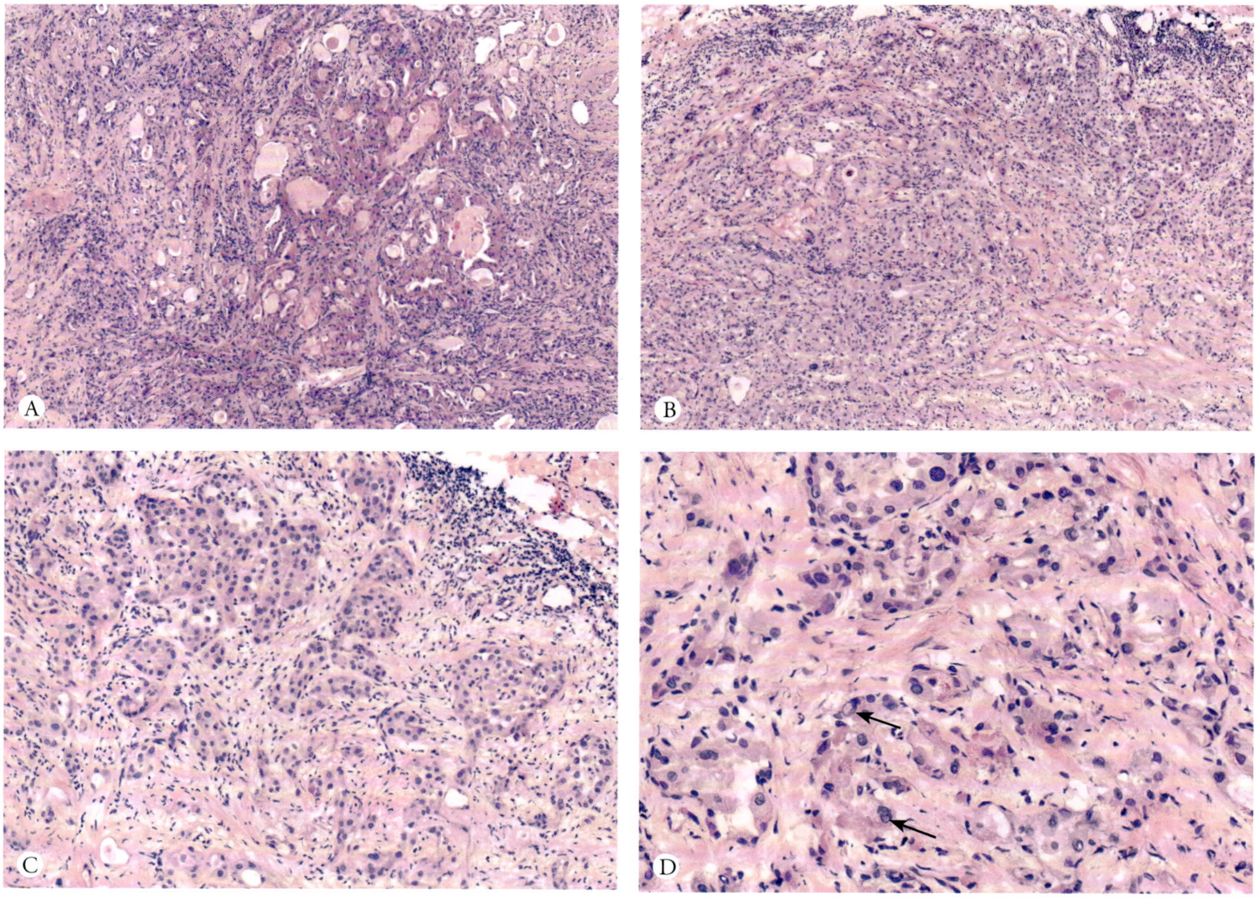

A.冷冻切片，图示肿瘤组织呈滤泡状、乳头状结构（中倍）；B、C、D.冷冻切片，B、C 图示肿瘤细胞胞浆呈嗜酸性红染，向周围呈浸润性生长（中倍）；D 图示肿瘤细胞可见核沟及核内假包涵体（箭头所示，高倍）。

图 2-5-12　甲状腺乳头状癌（嗜酸细胞型）

7. 乳头状癌（弥漫硬化型） 甲状腺乳头状癌伴有纤维组织增生和玻璃样变性，以往文献将其称为瘢痕癌，无包膜。

【病例13】患者，女性，28岁，发现右叶甲状腺肿物10天余（图2-5-13）。

8. 少见的乳头状癌类型

（1）透明细胞型：组织形态特征见图2-5-14。

【病例14】患者，男性，63岁，发现颈部肿物6个月（图2-5-14）。

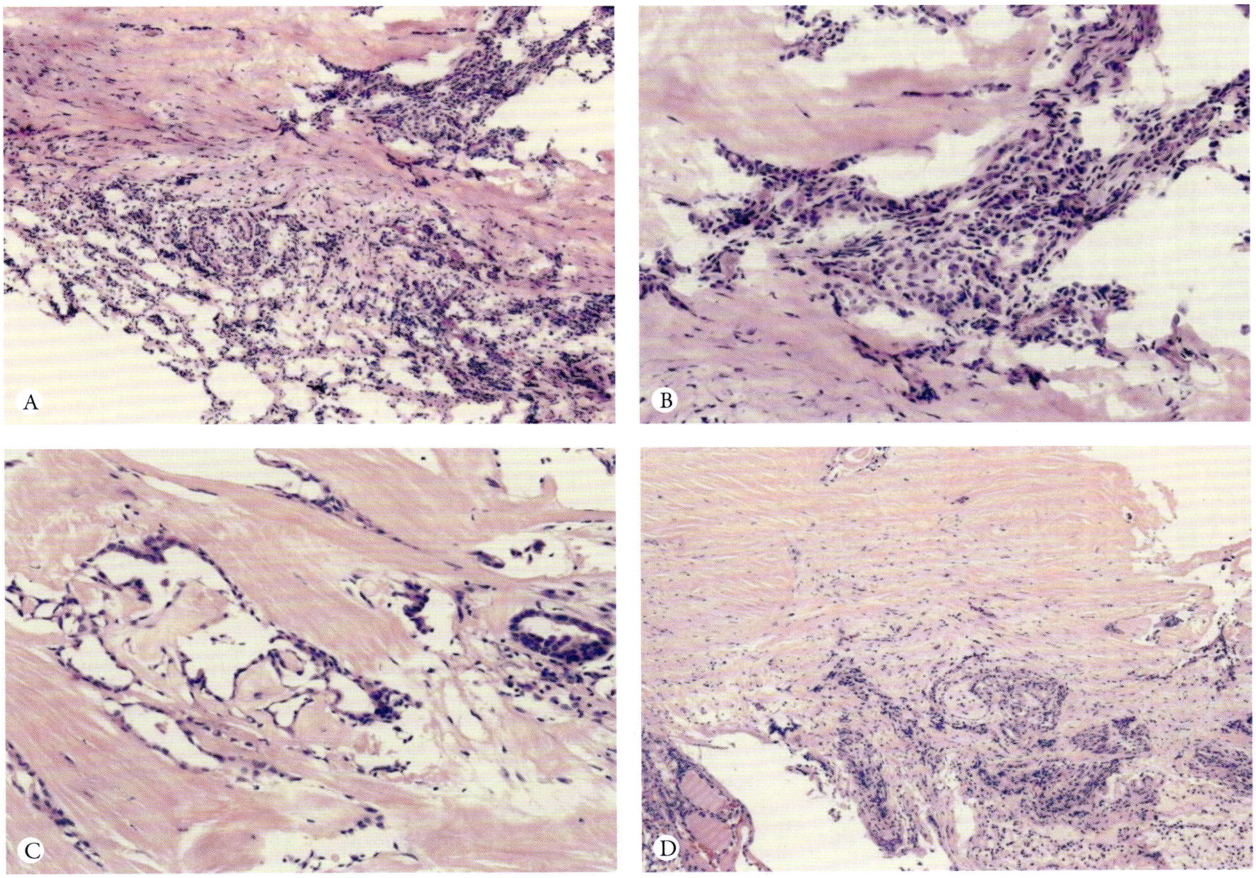

A、B. 冷冻切片，图示大量玻璃样变性纤维结缔组织，其间散在肿瘤细胞，挤压显著，容易误诊（中倍）；C、D. 石蜡切片，图示致密纤维结缔组织中散在小灶癌组织（中倍）。

图2-5-13 甲状腺乳头状癌（弥漫硬化型）

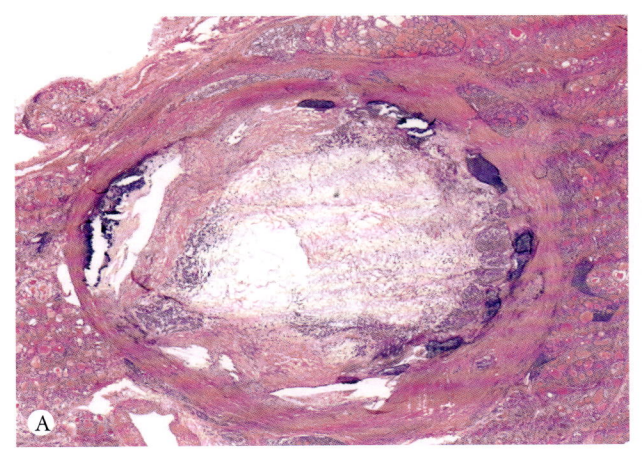 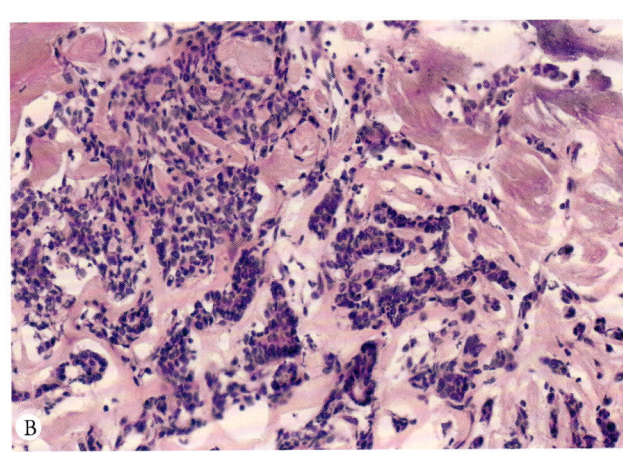

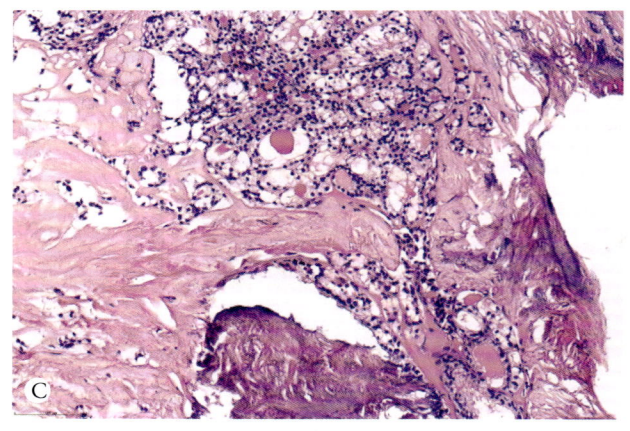
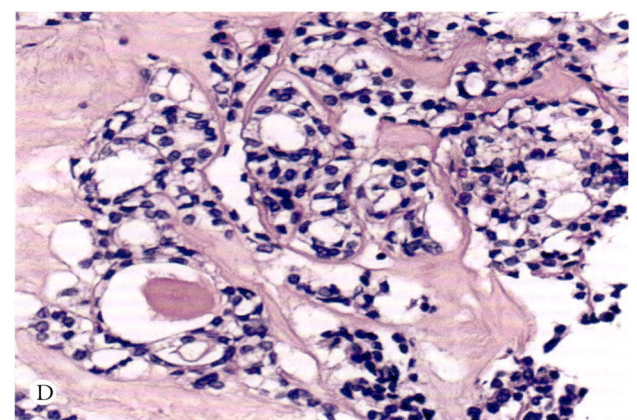
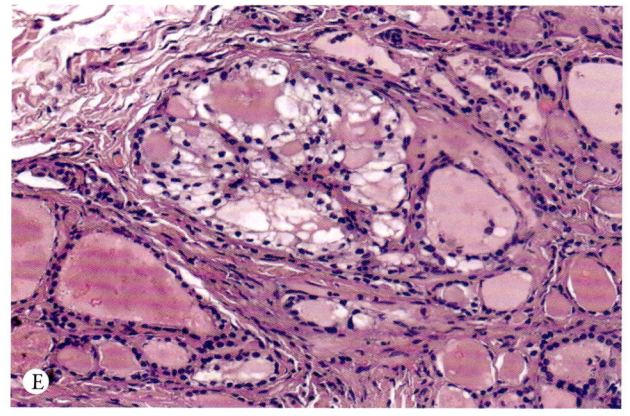

A、B.冷冻切片，A 图示肿瘤突破包膜呈浸润性生长（低倍）；B 图示癌细胞呈条索与腺样排列结构，间质纤维结缔组织玻璃样变性（中倍）；C、D、E.石蜡切片，C 图示癌组织呈实性片块状排列，胞浆透亮，可见钙化（中倍）；D 图示癌细胞胞浆透亮，有核沟（高倍）；E 图示癌组织向周围甲状腺组织浸润（中倍）。

图 2-5-14　甲状腺乳头状癌（透明细胞型）

（2）柱状细胞型：主要组织形态特征为乳头状生长与滤泡混合，柱状细胞胞浆浅，呈嗜酸性，假复层明显，见亚核空泡，由于细胞异型性不明显，冷冻切片诊断容易误认为是良性肿瘤。

【病例 15】患者，男性，17 岁，发现颈前包块半年余（图 2-5-15）。

（3）高细胞型：肿瘤细胞的高度是宽度的 2～3 倍，细胞具有典型的乳头状癌核特征，核内假包涵体常见，高细胞必须占所有肿瘤细胞的 30% 才能诊断为高细胞型，高细胞型被认为是一种侵袭性变异型，更易出现甲状腺外浸润及转移。

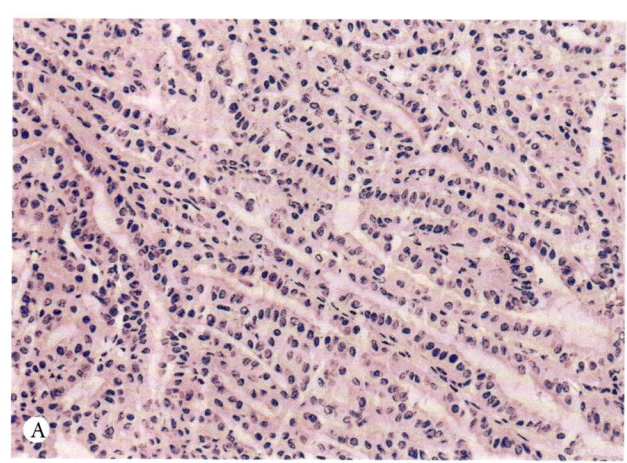
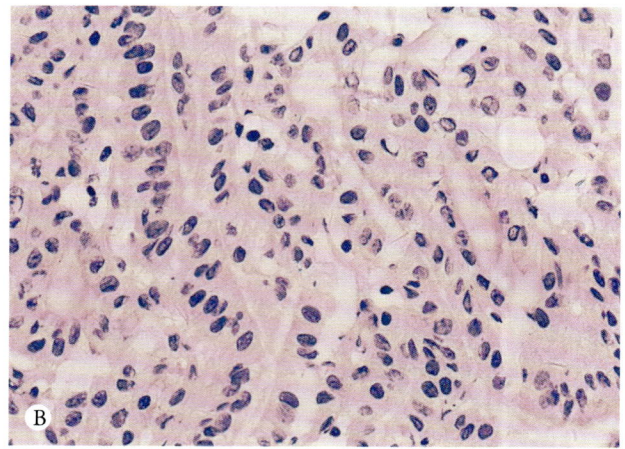

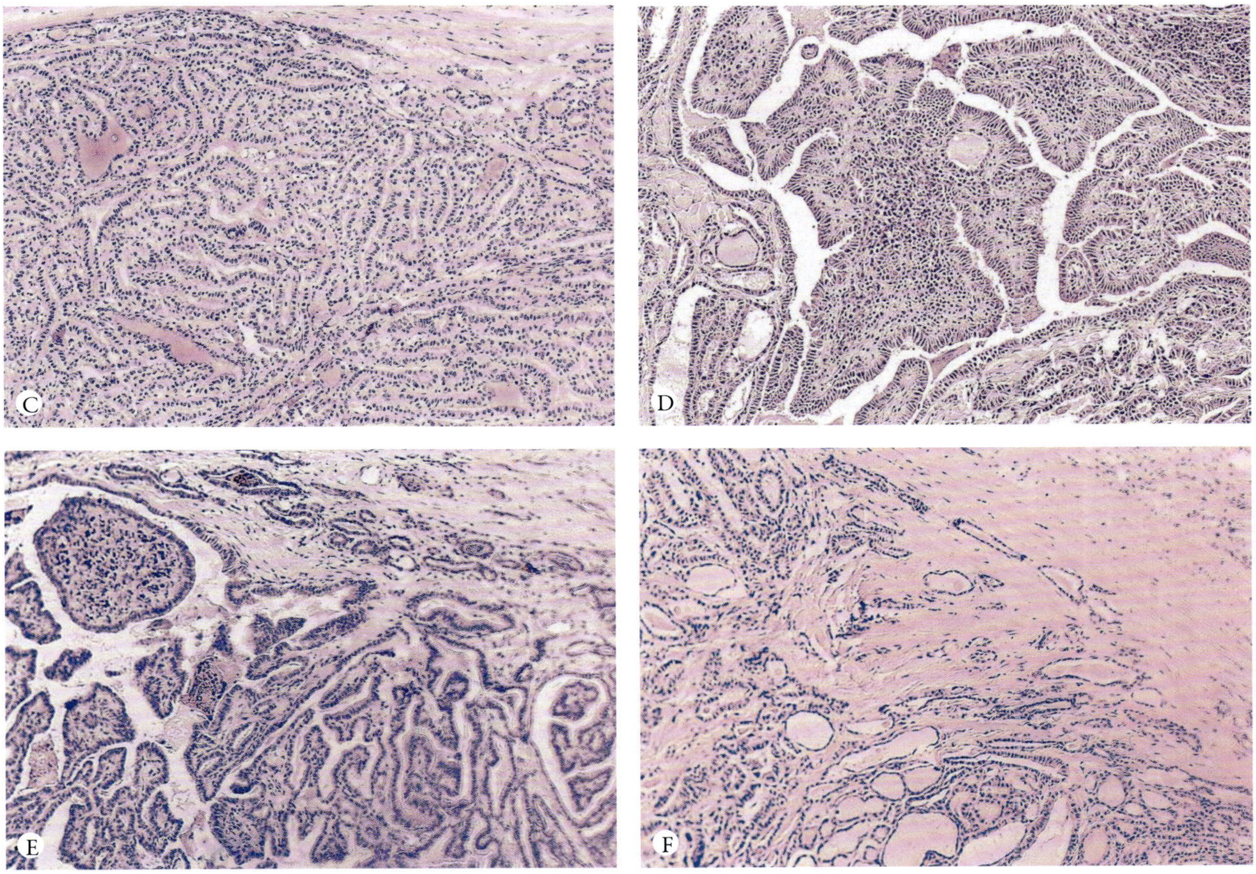

A、B. 冷冻切片，图示癌组织呈缎带样排列，周边细胞为柱状栅栏状，细胞形状规则，无异型性，核内有包涵体，容易误诊为良性肿瘤（图A为中倍，图B为高倍）；C. 冷冻切片，图示癌细胞浸润被膜（中倍）；D. 石蜡切片，图示癌组织呈乳头状结构，周边细胞为柱状细胞，呈栅栏状排列，局部纤维结缔组织玻璃样变性（中倍）；E、F. 石蜡切片，图示癌组织呈乳头状结构，周边细胞为柱状细胞，呈栅栏状排列，局部纤维结缔组织玻璃样变性（中倍）。

图 2-5-15　甲状腺乳头状癌（柱状细胞型）

（4）Warthin 样型：通常是局限的，与涎腺起源的 Warthin 肿瘤有共同的组织学特征。乳头周围的肿瘤细胞呈嗜酸性，体积较大，伴有明显的淋巴细胞、浆细胞浸润，常呈慢性淋巴细胞性甲状腺炎（桥本甲状腺炎）。

【病例 16】患者，男性，44 岁，发现右侧甲状腺肿物 3 个月（图 2-5-16）。

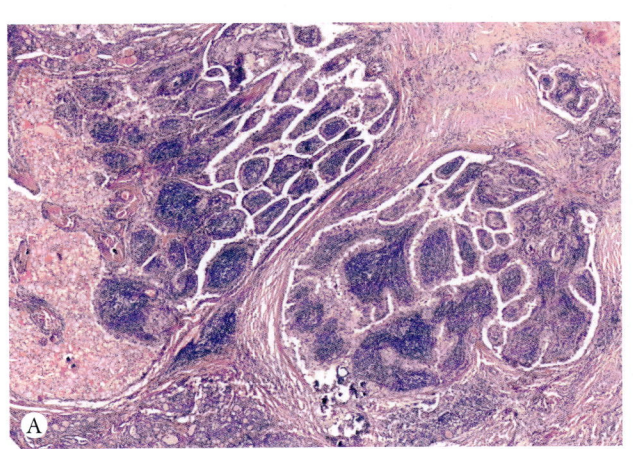
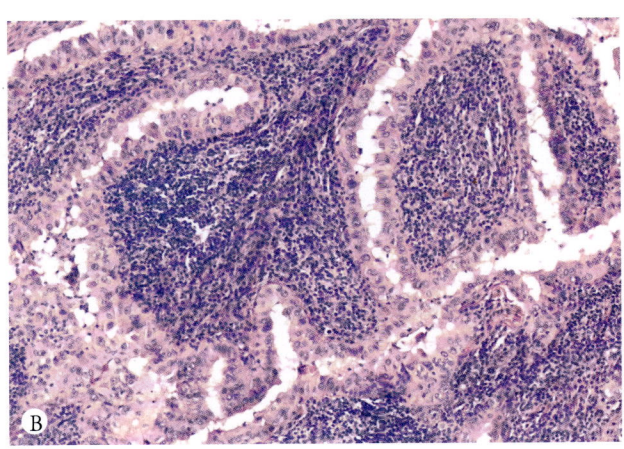

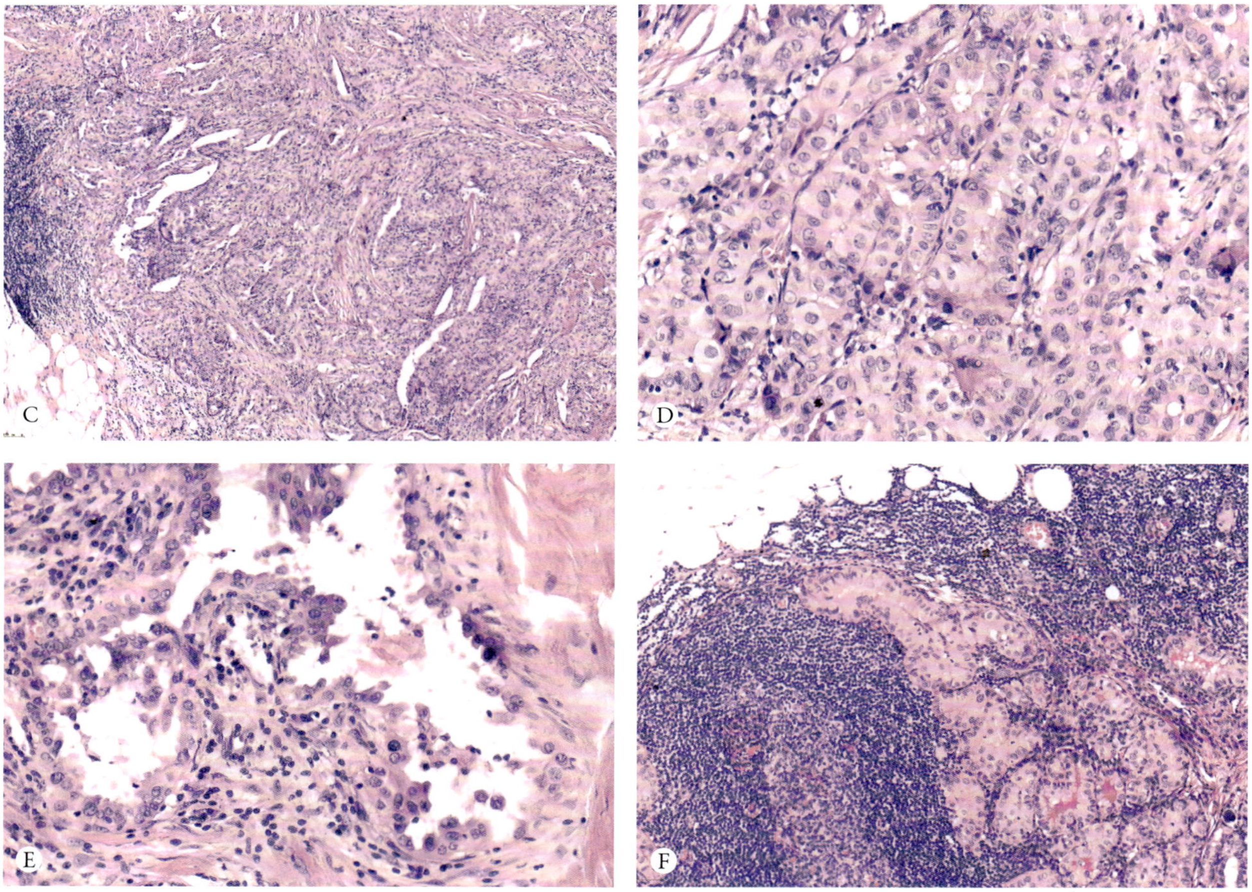

A、B.石蜡切片，图示肿瘤细胞嗜酸性，呈乳头状生长，轴心为增生的淋巴组织，形态类似涎腺组织起源的Warthin瘤，周围甲状腺呈桥本甲状腺炎表现（图A为低倍，图B为中倍）；C、D.图示肿瘤细胞呈高细胞，胞浆丰富，可见核沟及假包涵体（图C为中倍，图D为高倍）；E.肿瘤细胞呈"鞋钉"样，胞浆嗜酸性（高倍）；F.图示高细胞型癌转移至淋巴结（中倍）。

图2-5-16　甲状腺乳头状癌（Warthin样型、高细胞型和"鞋钉"样型）

9.甲状腺乳头状囊腺癌伴颈部淋巴结转移　临床上很常见，有的表现为首发症状，患者开始以触及颈部包块来就诊，取淋巴结活检证实是甲状腺乳头状癌，另外，包裹型甲状腺乳头状癌伴颈部淋巴结转移，临床上可能误诊为颈侧位囊肿，在冷冻切片诊断中也有可能漏诊（图2-5-17）。

【病例17】患者，男性，21岁，经检查发现右颈侧位囊性肿物（图2-5-18）。

此外，在诊断淋巴结转移癌时，需要注意的两种情况如下。

（1）临床送检标本时把颈侧位异位的胸腺组织误认为是淋巴结。病理医师把胸腺小体误认为是上皮组织，可能误诊为转移（图2-5-19）。

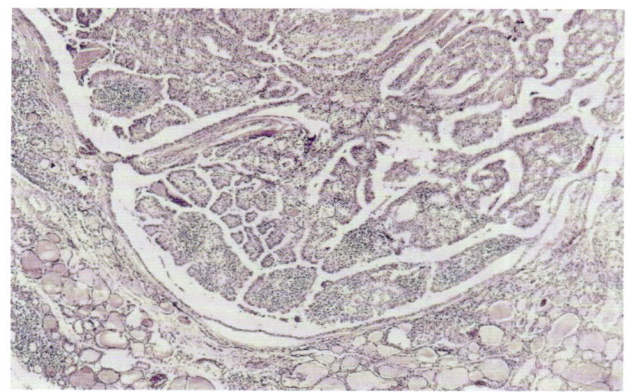

图2-5-17　甲状腺乳头状囊腺癌伴淋巴结转移
甲状腺大部切除标本，石蜡切片证实为甲状腺原发的乳头状囊腺癌（低倍）。

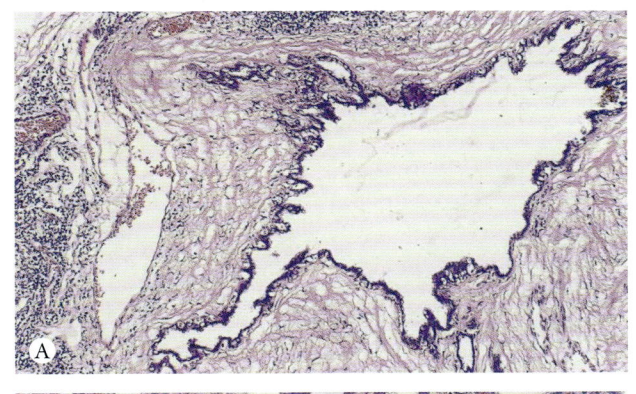
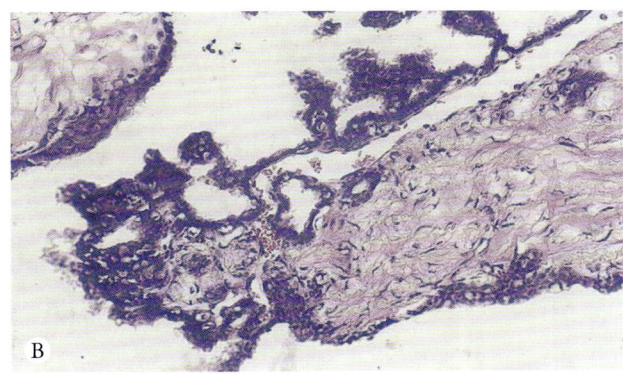
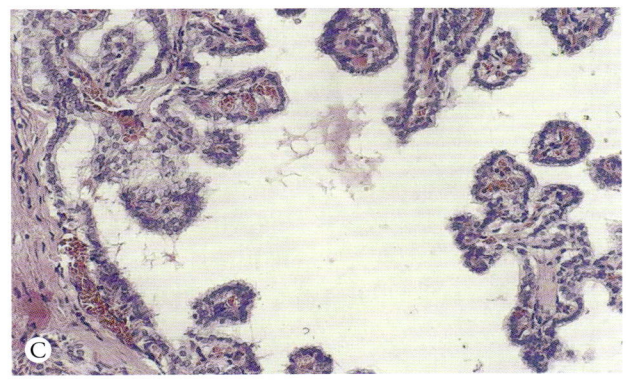

A、B. 冷冻切片，图 A 示低倍镜下囊肿结构，囊壁有乳头状突起，开始误认为颈侧位囊肿，图 B 为中倍镜下深切的冷冻切片，见明确的乳头状结构；C. 冷冻切片后剩余组织做石蜡切片，图示中倍镜下包裹型乳头状癌的结构。

图 2-5-18　包裹型甲状腺乳头状癌伴颈部淋巴结转移临床上误认为颈侧位囊肿

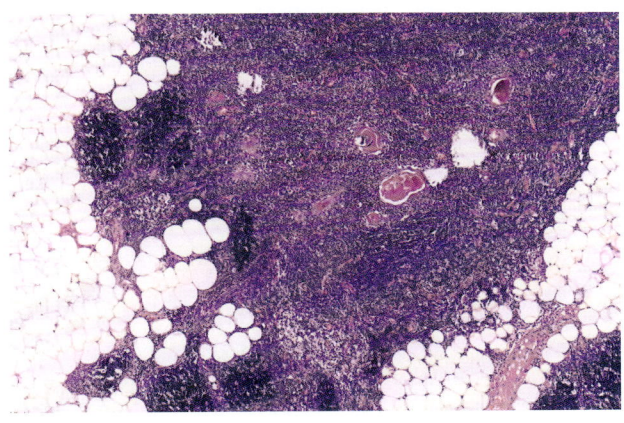

图 2-5-19　颈部异位胸腺组织

石蜡切片，图示低倍镜下异位的胸腺组织，并非淋巴结。

（2）颈部淋巴结早期转移癌（图 2-5-20），在淋巴结边缘窦内的少量癌细胞容易漏诊。未经固定的淋巴结被膜外翻，冷冻切片取材没有取到被膜也是漏诊的原因。

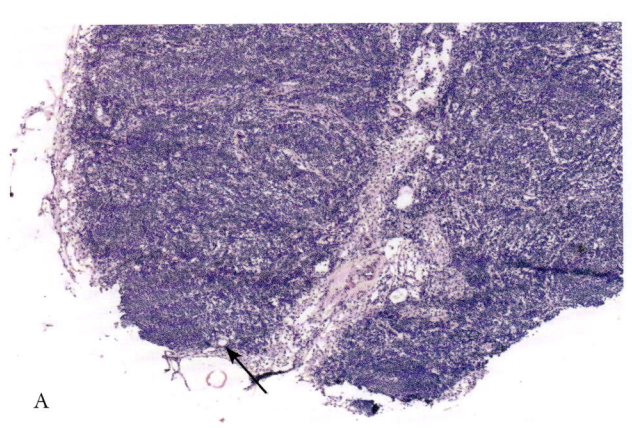
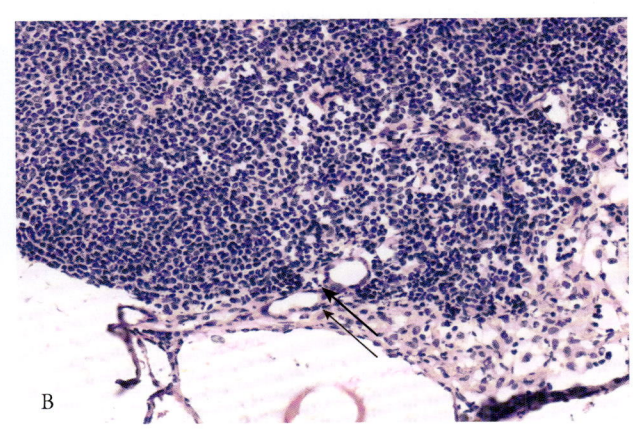

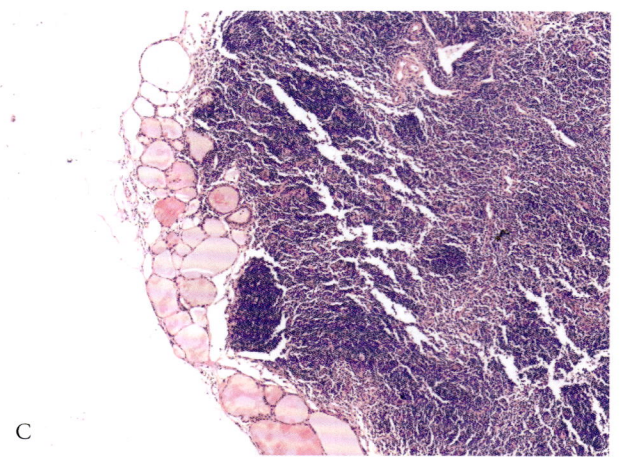

A、B.冷冻切片,A图淋巴结边缘窦内见两个滤泡样结构(箭头所示),周围可见少量粉染胶样物(低倍);B图为A图放大(中倍);C.石蜡切片,图中可见明确转移癌(低倍)。

图2-5-20　颈部淋巴结转移癌

点评

甲状腺乳头状癌伴淋巴结转移有时仅在淋巴结边缘窦见到1~2个滤泡,有时肿瘤细胞扁平,类似血管内皮细胞,当滤泡腔内没有胶质时,很容易误认为血管而漏诊。个人体会:转移癌滤泡的腔缘更光滑;被覆细胞密度比血管密;如同时出现腔内胶质和砂粒体时更加支持转移性甲状腺乳头状癌的诊断。

10. 包裹型乳头状癌与乳头状增生活跃的鉴别
乳头状增生活跃的形态学特点:乳头多位于扩张的囊腔内,边界清楚。分支的乳头可有纤维血管轴心,多数乳头有水肿性的间质,可有类似的二级、三级乳头及出芽现象。乳头中下部间质内可见增生的滤泡。乳头的衬覆上皮与正常的滤泡上皮相同,核位于基底部,无典型乳头状癌细胞特征(图2-5-21)。常见甲状腺结节、甲状腺腺瘤、甲亢病史。

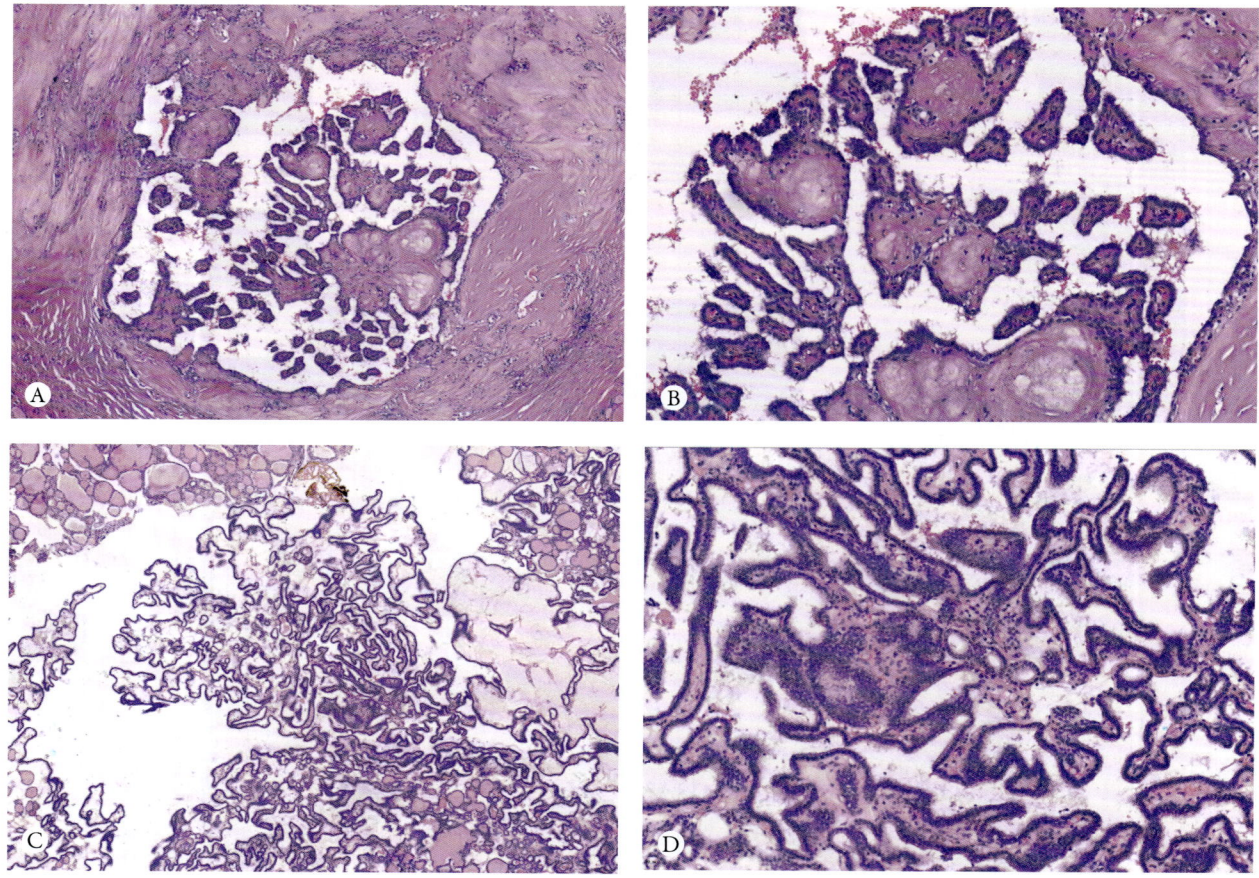

A、B、C、D.冷冻切片,A、B图为包裹型乳头状癌(图A为低倍,图B为中倍);C、D图为乳头状增生活跃(图C为低倍,图D为中倍)。

图2-5-21　甲状腺包裹型乳头状癌与乳头状增生活跃

点评

（1）甲状腺包裹型乳头状癌的囊内部肿瘤和囊壁结缔组织常不在同一平面上，因此在做冷冻切片时第一张切片可能仅见囊壁结缔组织，未见肿瘤，而误诊为良性囊肿。再深切一张切片后，才见到乳头状囊腺癌的结构。因此在不同平面切两张冷冻切片可避免漏诊。

（2）临床送检颈部包块冷冻切片，有时送检组织为异位胸腺，并非淋巴结，镜下可能将胸腺小体误认为癌转移（图2-5-19）。

（3）甲状腺乳头状癌伴颈部淋巴结转移，有时仅在边缘窦内见少许癌细胞和砂粒体，容易被忽略（图2-5-20）。

（4）甲状腺乳头状癌（嗜酸细胞亚型）与甲状腺嗜酸细胞腺瘤的鉴别在冷冻切片诊断中相当困难，必要时需注明待充分取材石蜡切片以明确诊断。临床体会：核的形态结构尤其重要，甲状腺乳头状癌（嗜酸细胞亚型）具有乳头状癌的细胞核特征，如核内包涵体、核沟等，嗜酸细胞腺瘤的细胞核常深染、结构不清，可以出现核大异型。嗜酸细胞腺瘤胞质显得更为丰富且有较明显的颗粒感。冷冻切片乳头状结构的辨认很重要，乳头状癌（嗜酸细胞亚型）具有真乳头，嗜酸细胞腺瘤无乳头结构，避免将腺瘤内的血窦误认为乳头的血管轴心。另外，嗜酸细胞腺瘤包膜完整，而甲状腺乳头状癌（嗜酸细胞亚型）常无明确包膜。

嗜酸细胞腺瘤与甲状腺乳头状癌（嗜酸细胞亚型）的鉴别要点是有无包膜、脉管的浸润。

二、甲状腺滤泡癌

甲状腺滤泡癌的诊断需要明确的包膜和（或）血管侵犯。2004年版WHO甲状腺肿瘤分类将甲状腺滤泡癌分为微小浸润型和广泛浸润型，2017年版WHO甲状腺肿瘤分类根据侵犯的范围将微小浸润型分为两类，即微小浸润型（指仅有包膜浸润）和包膜血管浸润型。滤泡性腺瘤和甲状腺滤泡癌的鉴别诊断是一个学术界争论的问题，至今仍未完全澄清。在手术中冷冻切片诊断更为困难，甚至被认为是不可能的。笔者提出以下几点供参考。

（1）一般认为血管、淋巴管和周围软组织（包括肌肉、脂肪）浸润是甲状腺滤泡癌诊断的金标准，冷冻切片取材局限，如果切片中见到明确的脉管浸润及周围软组织浸润，也能肯定诊断。

（2）包膜浸润是有诊断价值的，特别是穿透包膜的垂直浸润更有意义。有两个问题值得注意：有包膜的甲状腺滤泡癌，肿瘤常表现为厚薄不均的包膜，同时要重视肿瘤组织结构与细胞形态。此型是目前诊断最困难的，特点是大体标本有包膜，类似于腺瘤，而镜下组织学证明有包膜和（或）血管浸润。有包膜的甲状腺滤泡癌的大体标本见图2-5-22。

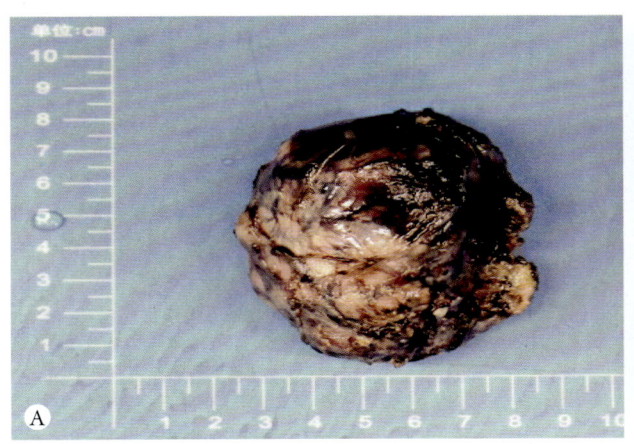 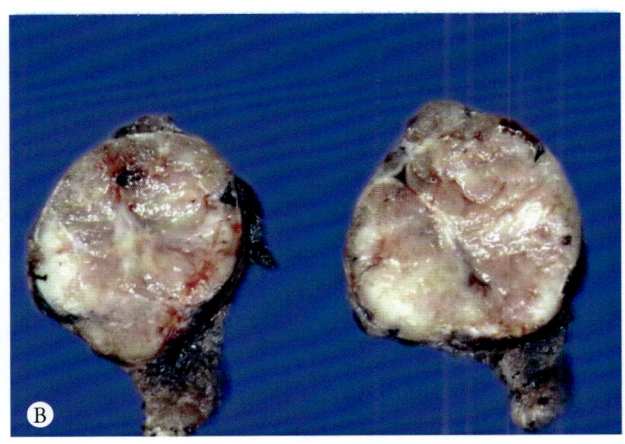

A、B图示肿瘤大小为6.5 cm×4.5 cm×3.7 cm，表面大部分有包膜，切面呈灰白、灰褐色，部分区域质地细腻。

图2-5-22　甲状腺滤泡癌（大体标本）

肿瘤浸润包膜的辨认很重要，浸润的程度（如是否穿透包膜，或向周围扩散）需要注明，供临床医师选择手术方案时参考。

【病例1】患者，女性，24岁，发现甲状腺肿物1年（图2-5-23）。

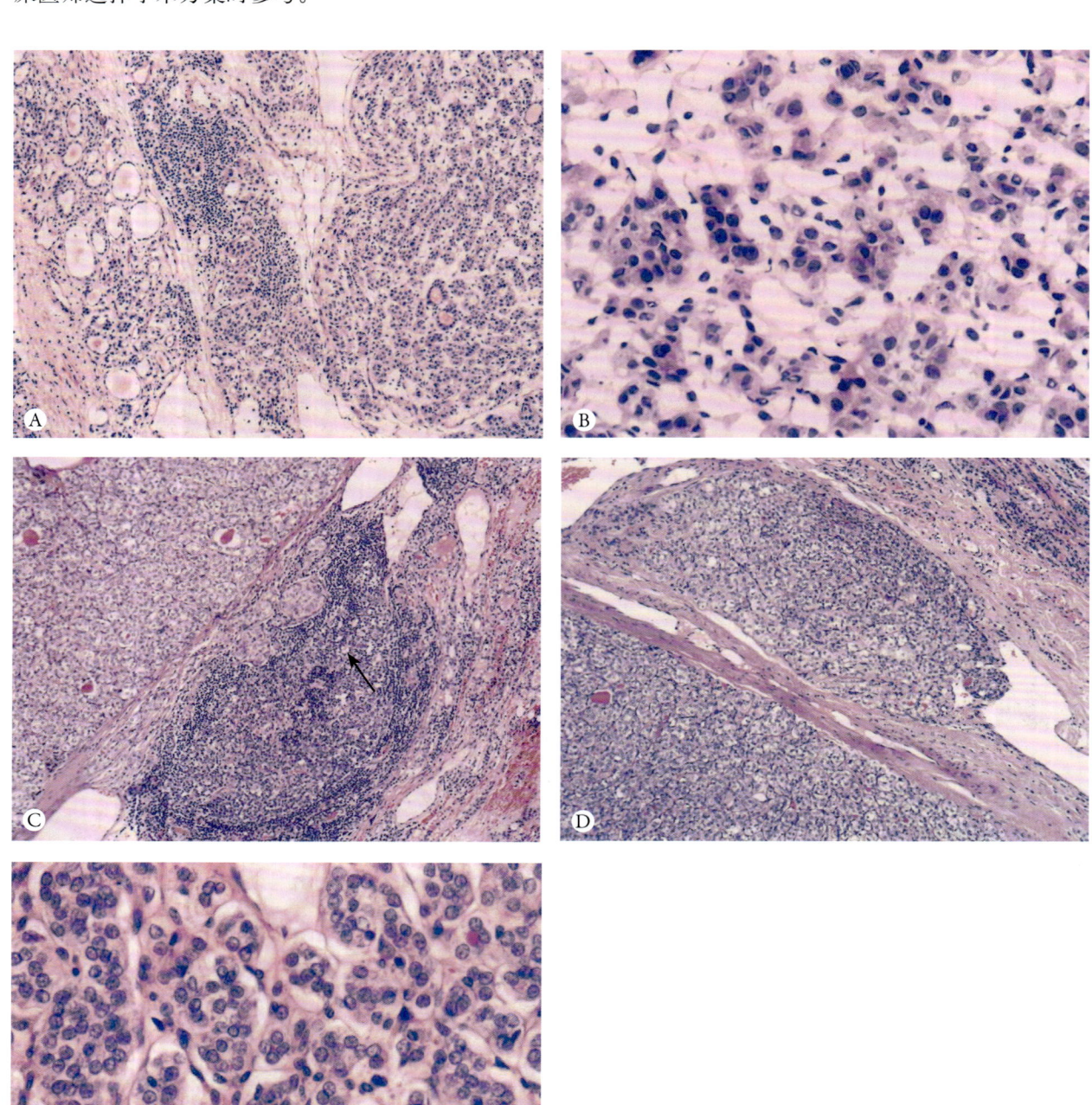

A、B. 冷冻切片，A图示癌组织向周围组织浸润（低倍）；B图示滤泡结构不规则，细胞异型性显著（高倍）；C, D. 石蜡切片，C图示甲状腺滤泡癌组织包膜外浸润（箭头所示）；D图示脉管内癌栓（中倍）；E. 石蜡切片，图示部分肿瘤细胞胞核大，有异型性改变（高倍）。

图 2-5-23　甲状腺滤泡癌（1）

【病例2】患者，男性，24岁，发现颈部肿物1年（图2-5-24）。

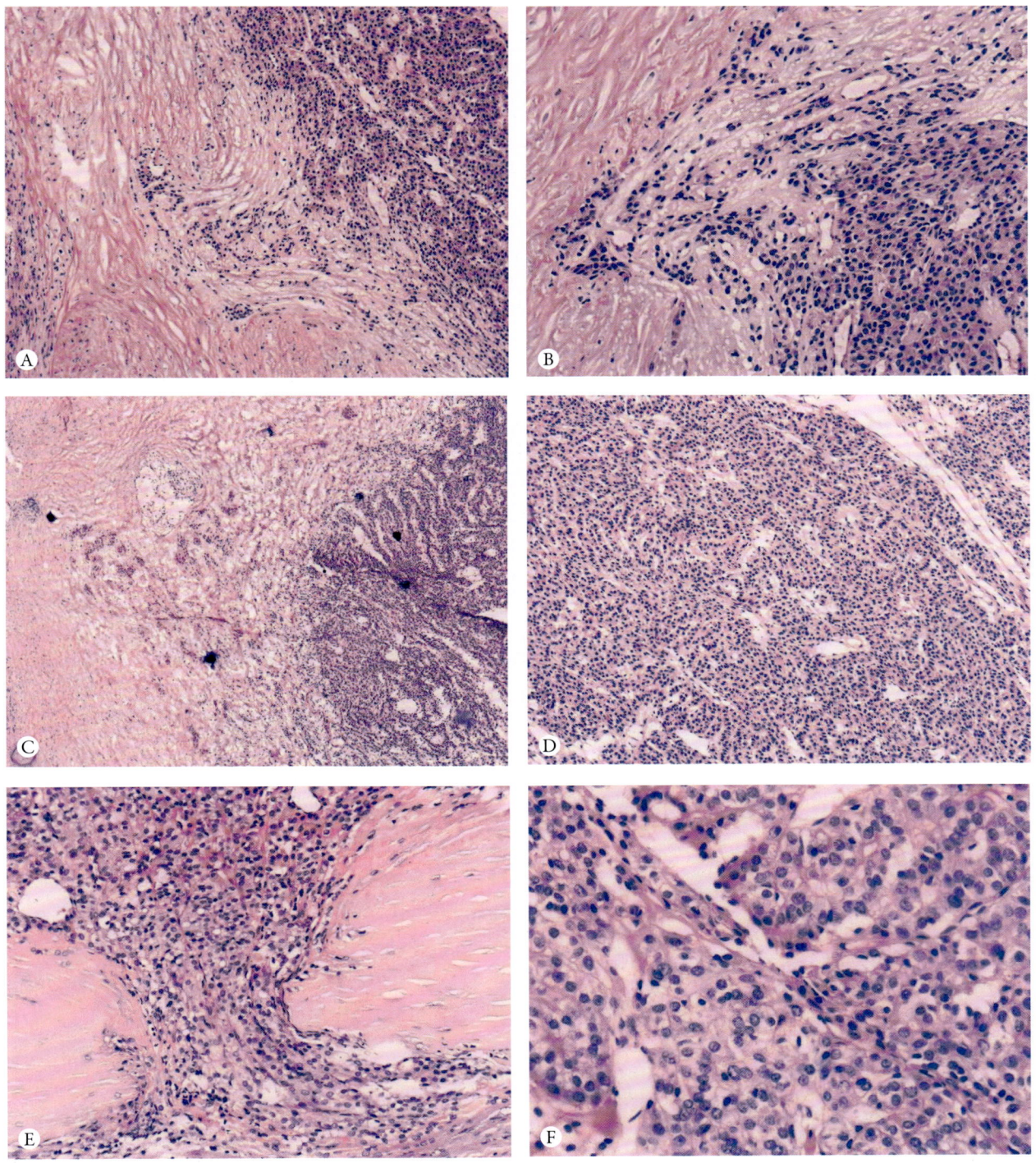

A、B. 冷冻切片，图示癌组织包膜浸润，周围纤维玻璃样变性；C、D. 冷冻切片，C 图示癌组织在周围纤维组织中呈浸润性生长（低倍）；D 图示肿瘤组织结构紊乱，部分肿瘤细胞核大，有异型性改变（中倍）；E、F. 石蜡切片，E 图示癌组织包膜浸润（中倍）；F 图示肿瘤组织无滤泡结构区（高倍）。

图 2-5-24　甲状腺滤泡癌（2）

（3）冷冻切片在制片过程中，正常甲状腺血窦内可能见到一些滤泡上皮细胞团，这是一种人为假象，不要误为癌细胞侵入血管。血管浸润形态学标志：①癌细胞团紧贴血管壁；②癌细胞与血液内红细胞混合在一起；③血管内细胞形态与血管外肿瘤组织细胞形态相似。如果切片中腔隙结构难以确认是薄壁小血管还是淋巴管，可以笼统称为脉管内浸润，待石蜡切片再进一步确定为血管或淋巴管。

（4）核分裂象活跃与否仍是鉴别诊断要点，但需要注意年龄，年龄大者肿瘤细胞核分裂活跃，诊断意义更大。

（5）单一的肿瘤细胞异型性在鉴别诊断中意义不大，特别是嗜酸性细胞腺瘤，肿瘤细胞常见异型性。甲状腺术前服用过量的硫氧嘧啶，亦可见细胞异型性改变，需要结合其余形态指标分析。

（6）瘤组织见滤泡结构乱，形态不规则，有滤泡共壁现象；或滤泡小而密，胶质少，呈实性结构，值得重视，需结合细胞核的改变及其他形态指标确诊。

（7）少数病例发生甲状腺外的滤泡癌转移灶，复查甲状腺肿瘤切片，从形态学上确诊为癌仍很困难。笔者曾见过1例甲状腺肿瘤切除后2年，肋骨发生转移性滤泡性腺癌的病例。复查甲状腺的原切片确诊癌仍然很困难。因此，有作者提出"良性转移"的名称。

【病例3】患者，男性，19岁。颈部肿物增大4个月，切除肿瘤，大小为5.6 cm×4.8 cm×1.6 cm，表面有完整包膜，切面呈灰红色。病理诊断为甲状腺滤泡性腺瘤。镜下于一腔隙内见一团甲状腺滤泡组织，易误为滤泡性腺癌侵入血管。该患者随诊11年仍健在（图2-5-25）。

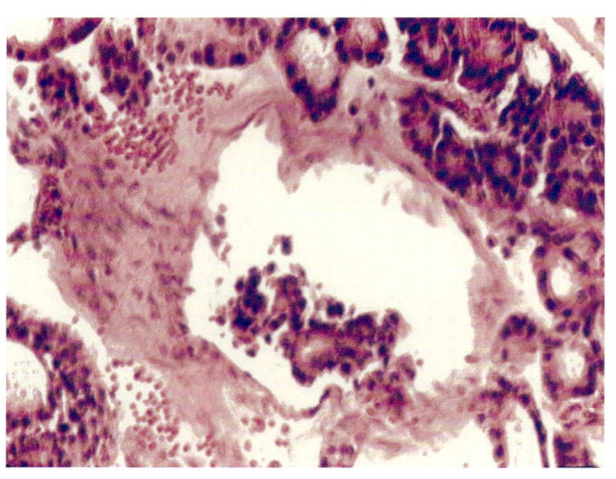

图2-5-25　甲状腺滤泡性腺瘤

石蜡切片，在一腔隙内见一团甲状腺滤泡组织，易误诊为滤泡性腺癌侵入血管（中倍）。

点评

该病例为甲状腺滤泡性腺瘤，少许滤泡组织在做切片时掉入一腔隙内，这种人为假象会让医师误认为是癌组织侵入血管，而诊断为腺癌。患者术后未经任何治疗，情况良好。病理医师从组织学方面需要提高认识：①一个大腔隙周围没有完整的平滑肌，并不是血管；②腔内的滤泡组织漂浮存在，没有与腔壁粘贴，也没有与血液混合在一起。另外强调受累血管应是静脉，位于被膜或紧贴被膜外。原则上不在肿瘤内寻找血管的浸润情况，在肿瘤内确定有无血管浸润须十分慎重，要排除人为假象，尤其是血管、血窦非常丰富的肿瘤需待石蜡切片进一步确诊。

三、甲状腺嗜酸细胞癌

甲状腺嗜酸细胞癌是以嗜酸细胞滤泡为细胞来源的肿瘤（＞75%的嗜酸细胞），缺乏甲状腺乳头状癌核特征和高级别肿瘤特征（坏死和核分裂象≥5个/2 mm²），有包膜和（或）血管浸润。

[大体标本] 切面外翻，呈灰褐色，胶质较少。

[镜下] 肿瘤由大的多角形嗜酸细胞组成，呈梁状排列，胞质内含嗜酸性颗粒。在冷冻切片中嗜酸性颗粒不甚明显，细胞核深染，有异型性改变，可见包膜或血管浸润，核分裂象增加（≥3个/10HPF）。甲状腺嗜酸细胞癌同滤泡癌一样，可分为微浸润（仅有包膜浸润）、包膜血管浸润和广泛浸润几种类型。

【病例】患者，女性，52岁，发现颈前肿物1年余，行手术切除甲状腺肿物，术后2年颈部淋巴结肿大（图2-5-26）。

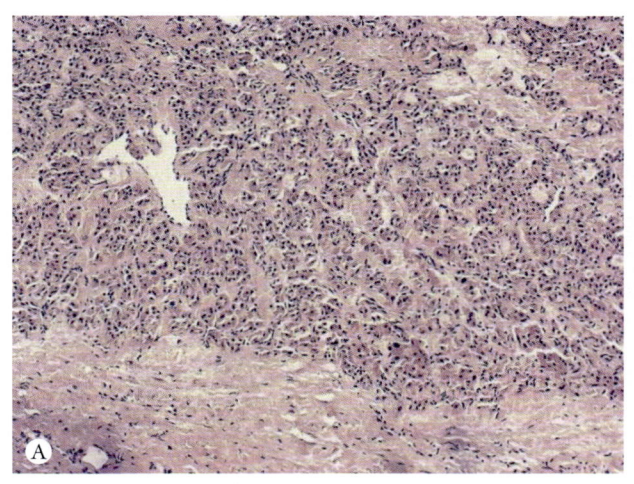
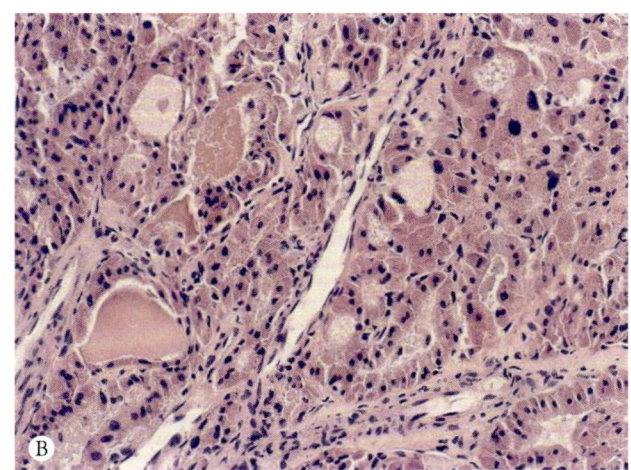
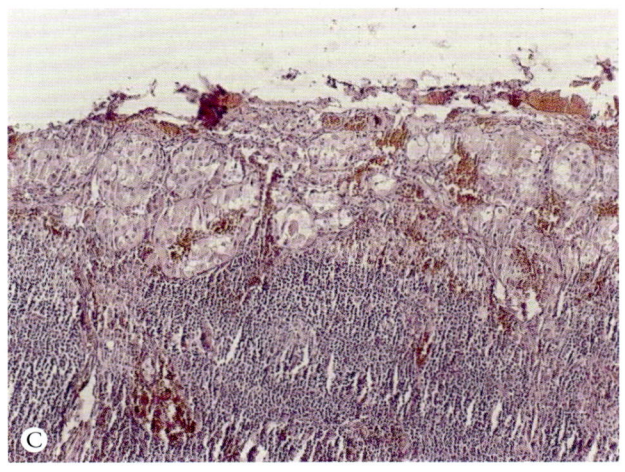

A、B. 冷冻切片，图示肿瘤表面包膜增厚，肿瘤无包膜和血管的浸润，瘤细胞胞质呈嗜酸性，有些胞核固缩深染细胞，该患者2年后颈部淋巴结肿大，取淋巴结送检病理检查（中倍）；C. 石蜡切片，图示淋巴结边缘窦内癌转移（中倍）。

图 2-5-26　甲状腺嗜酸细胞癌伴淋巴结转移

四、甲状腺髓样癌

甲状腺髓样癌占甲状腺癌的 5%～10%，是一种显示滤泡旁 C 细胞分化的恶性肿瘤，特征性地分泌降钙素，但也可产生许多其他肽类物质。约 70% 的甲状腺髓样癌为散发性（多数为单侧），20%～30% 为遗传性。甲状腺髓样癌的各种遗传形式与 RET 基因的突变有关。

甲状腺髓样癌虽然较少见，但此癌的病理形态多样，手术中冷冻切片病理诊断较困难，容易误诊为良性肿瘤或其他类型的癌（乳头状癌、滤泡型癌、未分化型癌等）。因此笔者建议不要轻易在术中冷冻切片做出髓样癌的病理诊断，必要时应延迟诊断，待石蜡切片及免疫组化染色后明确病理诊断。

1. 典型的组织学表现　多角形、圆形或肥胖的梭形细胞排列成片状、巢状或不规则细胞岛，由富含血管的间质、玻璃样变的胶原和淀粉样物分隔。组织结构差异很大，生长方式多样，可以为类癌样、副节瘤样、小梁状、腺样或假乳头状等。细胞解离和间质水肿很常见。细胞核呈圆形或卵圆形，含有细颗粒状染色质和不甚明显的核仁。

2. 甲状腺髓样癌变异型的特点　①腺泡型或滤泡型，癌细胞排列成腺泡样结构，滤泡腔可有有粉染物，似胶质，易误诊为滤泡型癌。越来越多的资料显示存在滤泡上皮与 C 细胞混合性癌，即髓样-滤泡混合型癌，降钙素与甲状腺球蛋白均阳性表达。②小梁状或束状型。③嗜酸型，髓样癌胞浆内线粒体堆积可导致明显的嗜酸性表现，这与嗜酸细胞腺瘤/癌相似，正确的诊断线索是具有明显的纤维血管间隔将肿瘤分割成巢和出现典型髓样癌灶，如果嗜酸细胞出现双染性也应怀疑是髓样癌。④假乳头样型，由于细胞黏附性差而出现假乳头样的生长方式，易误诊为乳头状癌。

⑤类癌型，癌组织中见有菊形团样结构。⑥肿瘤间质内有不等量的淀粉样物沉积。每个肿瘤或肿瘤的不同部位，淀粉样物沉积的多少各不相同，有的肿瘤有大量淀粉样物沉积，肿瘤细胞较少，称为以淀粉样物沉积为主型，也有的肿瘤多处取材仅见少量淀粉样物。淀粉样物周围可见多核巨细胞反应。⑦叶状或岛状型。⑧小细胞型或浆细胞样型。⑨微小髓样癌，直径＜1 cm的散发性髓样癌。在同一肿瘤内可见到以上各个亚型的形态特征。近期还有其他少见的变异型的报道，如色素型、假血管肉瘤样型、神经母细胞瘤样型、副神经节瘤样型等。

3. 手术中的鉴别诊断依据

（1）髓样癌组织中真正乳头结构很少，常常是由于人为现象或肿瘤细胞黏附性差造成假乳头的图像，且乳头结构多局限在某一局部，不是广泛存在。此外，髓样癌间质淀粉样物沉积多见，而乳头状癌则少见。复合型髓样-乳头状癌具备乳头状癌与髓样癌形态与免疫组化的共同特征，但不宜在冷冻切片中诊断。

（2）在髓样癌组织中可包含一些残留的滤泡结构，内含类胶质。有的病例髓样癌组织呈腺/滤泡状排列结构，滤泡腔可以表现为中空或含有粉染物，类似胶质，可能为肿瘤细胞分泌降钙素或其他蛋白质，因而提示此型肿瘤来自C细胞，而保存有向腺体分化的能力。在冷冻切片中完全确定髓样癌的诊断有困难，需要延迟诊断，待石蜡切片做免疫组化确诊。

（3）髓样癌与低分化癌和岛状甲状腺癌的鉴别：癌组织为实性巢状结构，间隔薄层纤维结缔组织，间质无淀粉样物。在手术中病理诊断报告为恶性肿瘤类型待定，对于临床手术切除范围影响不大。

（4）髓样癌与甲状腺透明变梁状肿瘤的鉴别：此瘤少见，肿瘤有完整包膜，组织学以间质透明变性和小梁状结构为特征。细胞形状规则，有的为梭形核，见核内包涵体和核沟，需要与乳头状癌鉴别。间质无淀粉样物沉积。需要根据术后免疫组化染色结果明确诊断。

（5）髓样癌与甲状腺原发小细胞癌和浆细胞样型髓样癌的鉴别：甲状腺原发小细胞癌很少见，在诊断中需要除外转移的小细胞癌，如转移至甲状腺内的燕麦细胞癌和肺、胃肠道的类癌。浆细胞样型髓样癌在冷冻切片中难以确诊，需要根据术后免疫组化染色结果明确诊断。

（一）甲状腺髓样癌（经典型）

【病例1】患者，男性，62岁，2个月前体检发现右甲状腺中部实性结节，伴淋巴结肿大（图2-5-27）。

【病例2】患者，男性，59岁，发现甲状腺肿物半年（图2-5-28）。

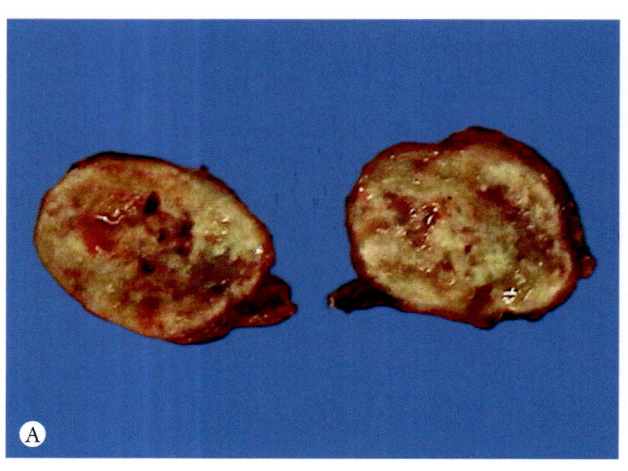

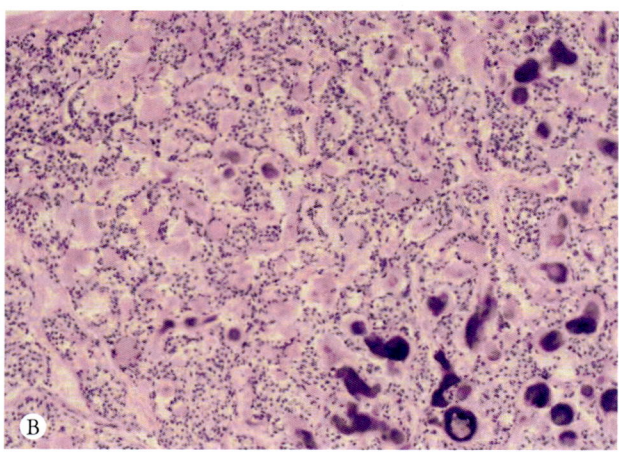

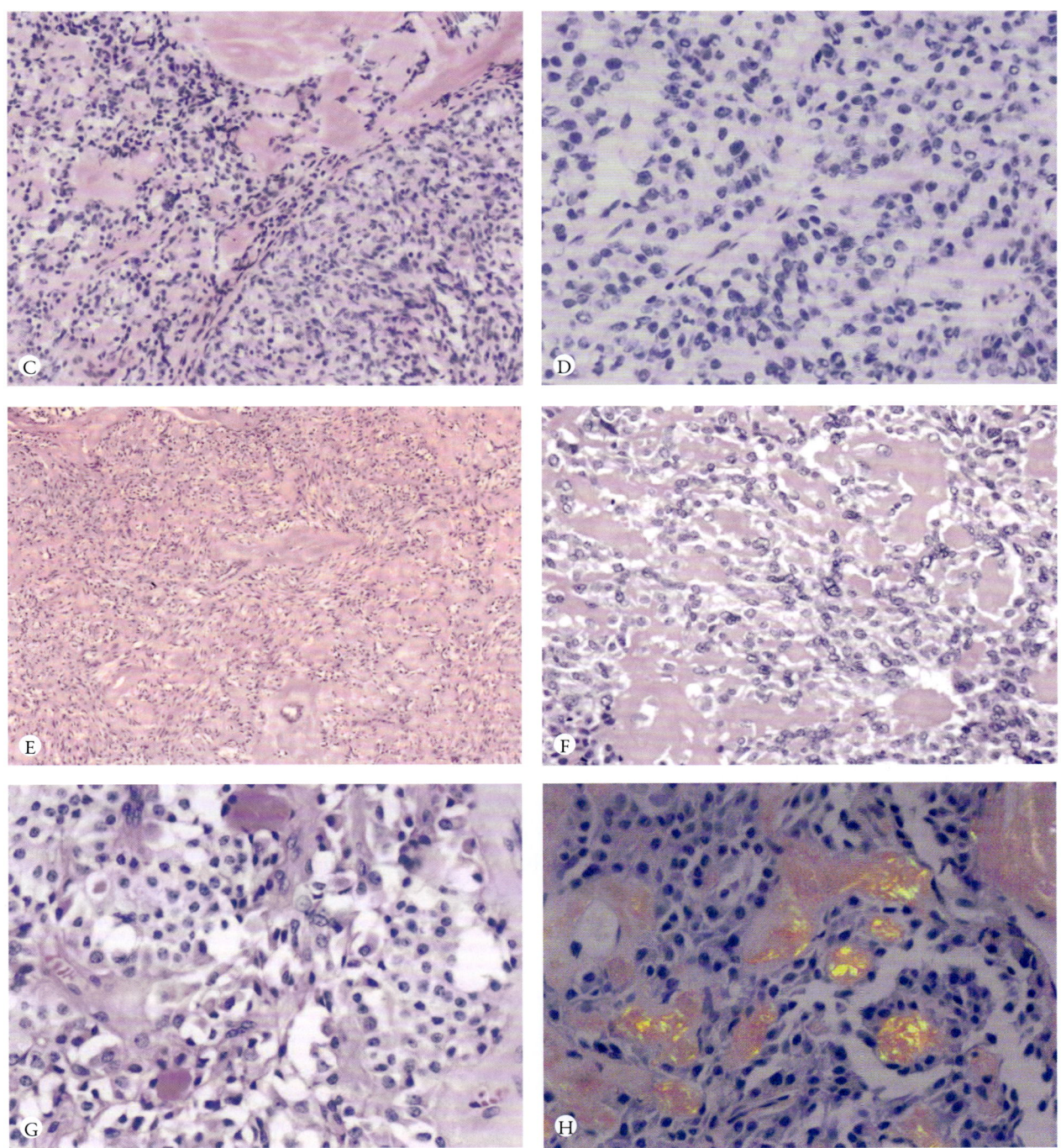

A. 大体标本,切面呈灰白、灰黄色,实性,质中硬;B、C、D. 冷冻切片,B 图示肿瘤组织中散在一些不均等的粉染物(中倍);C、D 图示肿瘤实性巢状结构,癌巢周边细胞呈栅栏状排列(图 C 为中倍,图 D 为高倍);E、F、G. 石蜡切片,E 图示癌细胞为梭形细胞(中倍);F 图示间质内散在不均等的粉染物(高倍);G 图示癌细胞染色质呈细颗粒状(高倍);H 图示刚果红染色(高倍)。

图 2-5-27　甲状腺髓样癌(1)

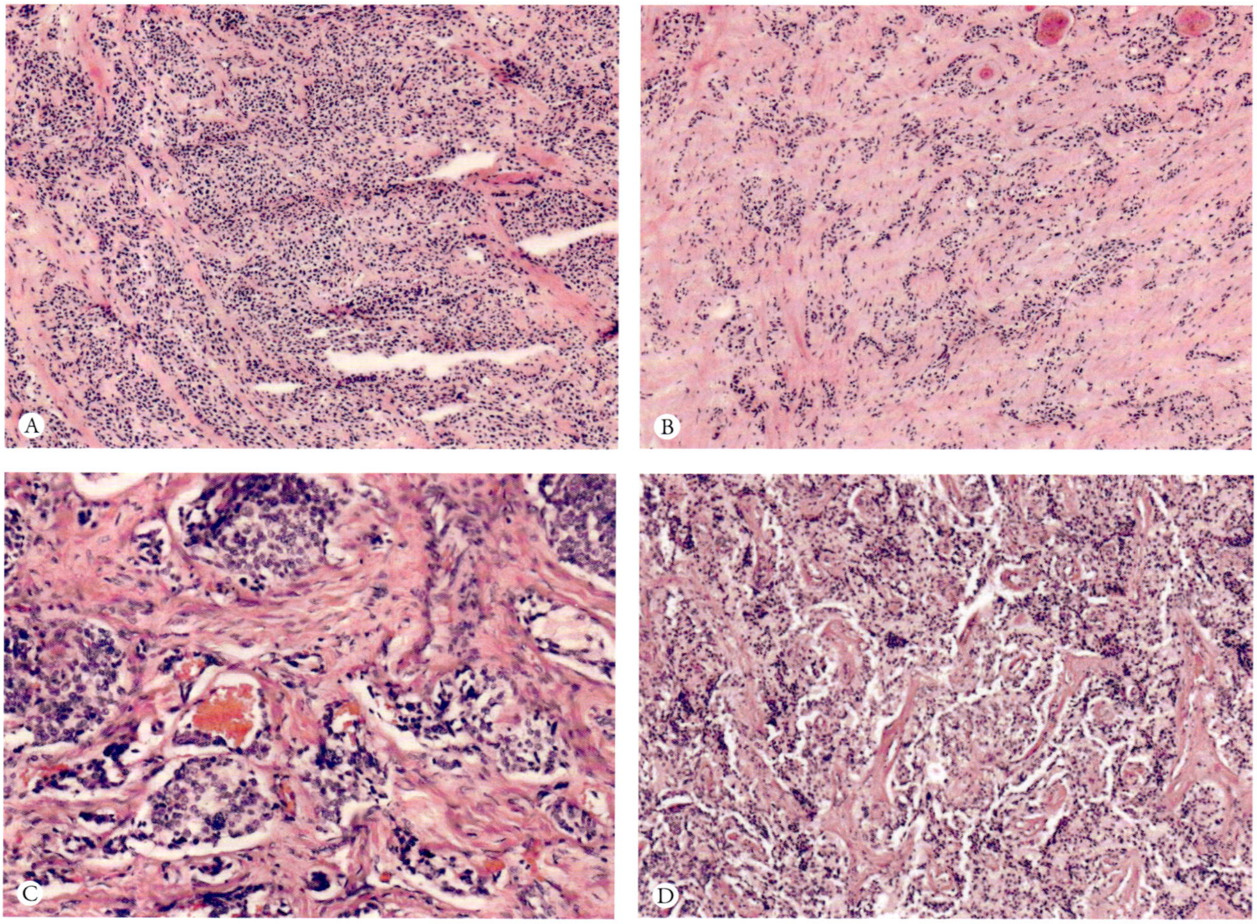

A、B.冷冻切片，A图示肿瘤呈实性巢状结构（低倍）；B图示肿瘤被玻璃样变性的纤维组织分隔（低倍）；C、D.石蜡切片，图示肿瘤被富含血管的间质分隔成巢状，癌巢周边细胞呈栅栏状排列（中倍）。

图 2-5-28　甲状腺髓样癌（2）

（二）甲状腺髓样癌（特殊亚型）

甲状腺髓样癌（特殊亚型）见图 2-5-29。

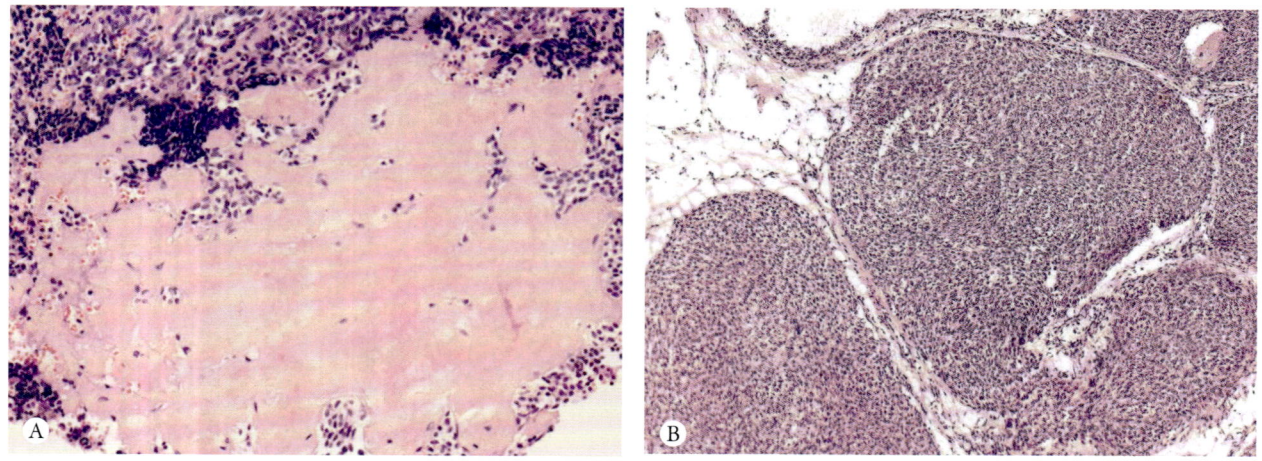

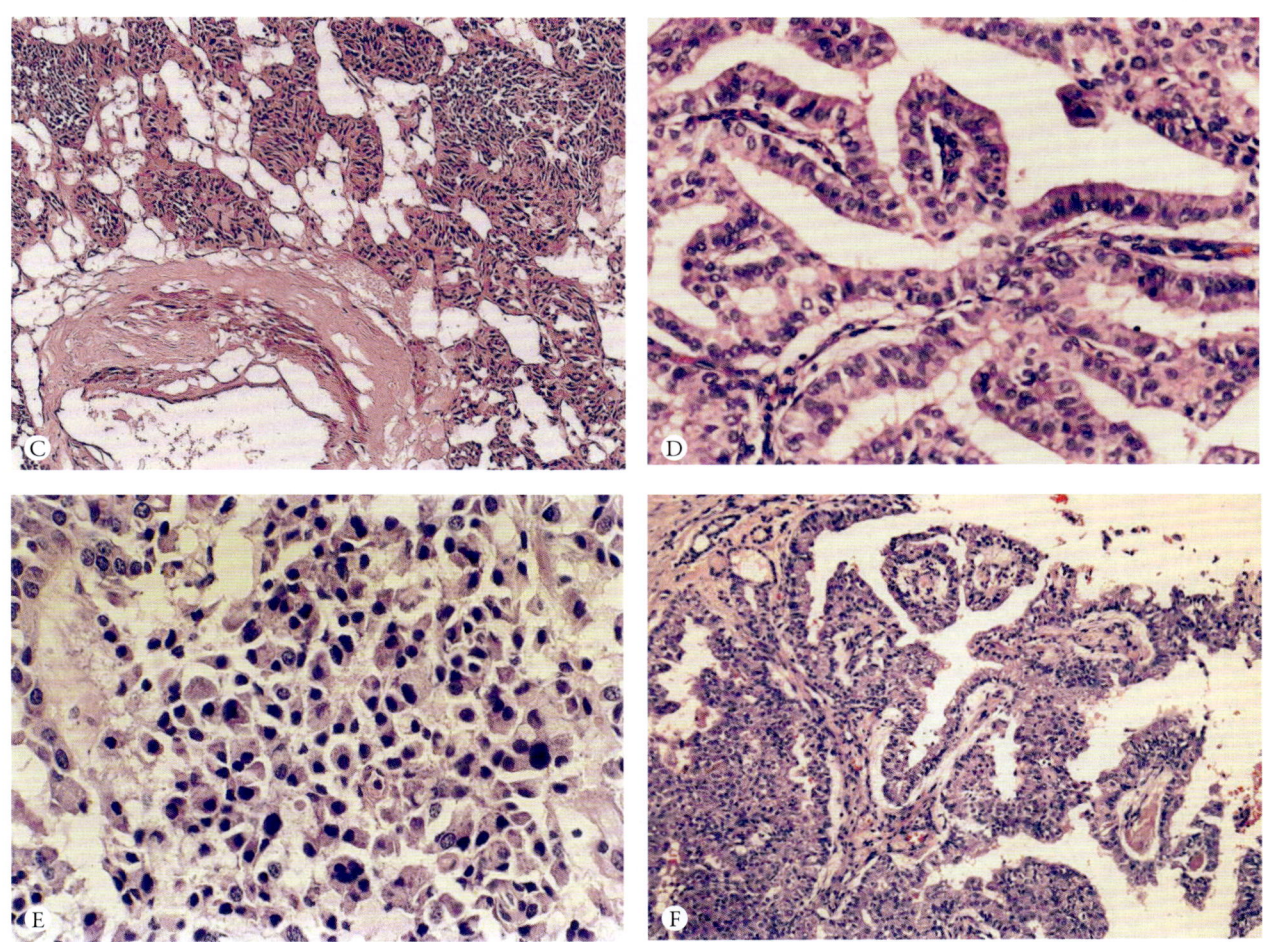

A. 冷冻切片，图示淀粉样物沉积（中倍）；B. 冷冻切片，图示类癌型（中倍）；C. 石蜡切片，图示小梁型（中倍）；D. 石蜡切片，图示柱状细胞型（高倍）；E. 冷冻切片，图示浆细胞样型（高倍）；F. 冷冻切片，图示假乳头型（中倍）。

图 2-5-29　甲状腺髓样癌特殊亚型

点评

甲状腺髓样癌特殊亚型较多，但大多不具有预后意义，因此无须在冷冻切片诊断中进行分型。值得注意的是，当遇到具有这些形态特征的肿瘤时应该想到髓样癌的可能，避免漏诊。髓样癌的冷冻切片诊断通过仔细观察，总能找到典型的髓样癌的区域，或是类癌样、副节瘤样、小梁状结构，如果出现淀粉样物也是诊断的重要线索。髓样癌的术中诊断需要谨慎，必要时延迟诊断，待石蜡切片做免疫组化后再做最后确诊。

甲状腺髓样癌在临床上按发病情况，分为散发性甲状腺髓样癌和家族性甲状腺髓样癌，后者有3种类型：① MEN-Ⅰ型（Werner综合征），其特点是累及垂体、胰腺、甲状腺。② MEN-ⅡA型（Sipple综合征），其特点是甲状腺细胞增生、甲状腺髓样癌、肾上腺嗜铬细胞瘤及甲状旁腺主细胞增生。③ MEN-ⅡB型（黏膜神经瘤综合征），包括甲状腺髓样癌、肾上腺嗜铬细胞瘤、黏液神经瘤和骨骼异常。家族性甲状腺髓样癌综合征患者常有家族史，可合并一些其他的肿瘤，甲状腺髓样癌最常合并的是肾上腺髓质嗜铬细胞瘤。笔者在30年前曾遇到1例男性患者，34岁，发现颈部肿块，诊断为甲状腺髓样癌。该患者此前2年曾发现有肾上腺嗜铬细胞瘤。9年后其女儿也患甲状腺髓样癌。该患者在甲状腺髓样癌手术后30年又发生食管神经内分泌小细胞癌而死亡（图2-5-30）。

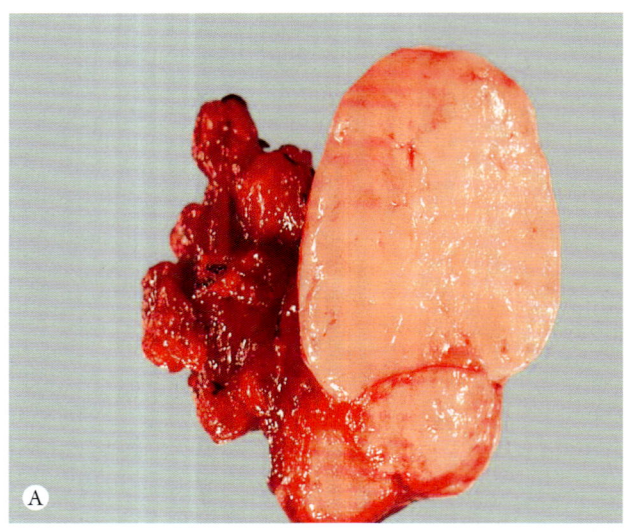
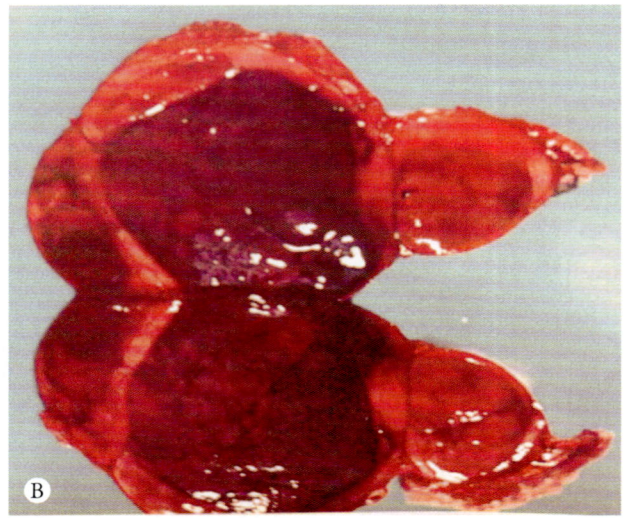

A. 图示甲状腺髓样癌，见右叶甲状腺内 2 个肿瘤，直径分别为 1.5 cm 和 0.7 cm，表面包膜完整，切面呈灰黄色，结构均匀，细腻；B. 图示肾上腺嗜铬细胞瘤，大小为 5.2 cm×3.4 cm×1.5 cm，表面有包膜，切面呈棕红色与淡黄色相间，局部出血，边缘可见正常肾上腺皮质。

图 2-5-30　甲状腺髓样癌和肾上腺嗜铬细胞瘤（大体标本）

第六节　甲状腺转移癌

由于甲状腺血管丰富，其他器官的恶性肿瘤转移至甲状腺较为常见，最多见的是头颈部鳞癌，其次为乳腺癌、肺癌、肾癌、恶性黑色素瘤等。转移癌的组织学特点：①癌组织沿甲状腺滤泡间隔呈浸润性生长，周围甲状腺滤泡有受挤压现象。②癌组织中无类胶质，无滤泡形成。③肾透明细胞癌的甲状腺内转移灶可形成较大的肿瘤，有时难与甲状腺透明细胞癌相鉴别。④转移癌组织与原发癌组织像相同。术前了解病史及做相关临床检查对于手术中病理诊断很有帮助。

【病例 1】患者，女性，63 岁。14 年前曾行乳腺癌根治术（图 2-6-1）。

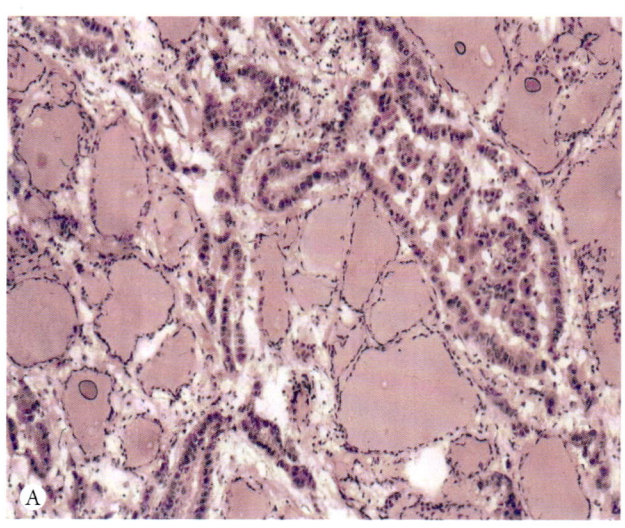
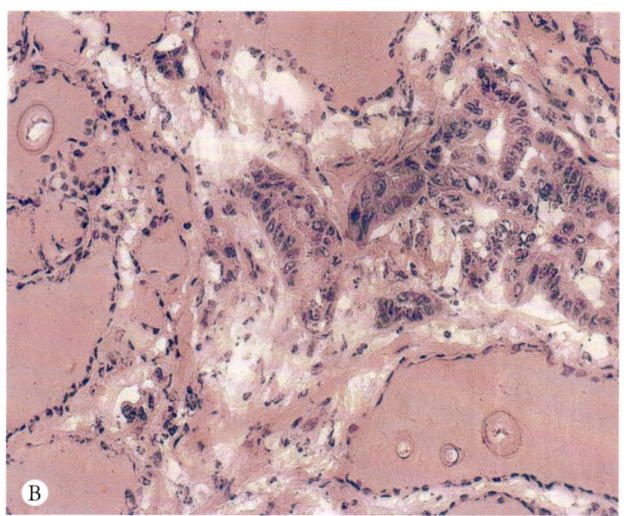

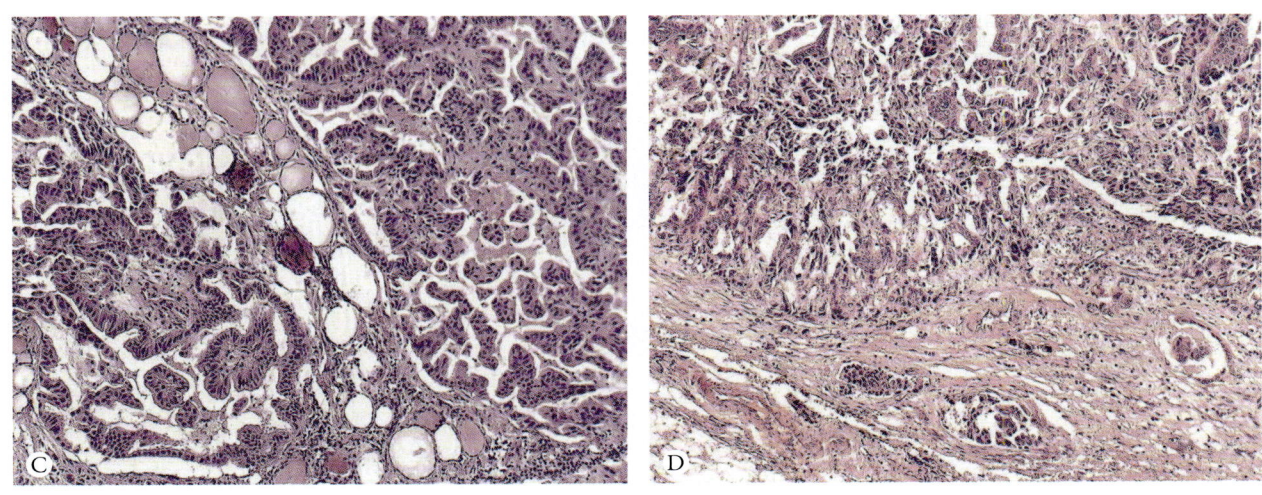

A、B. 冷冻切片，A 图示甲状腺滤泡间见腺癌组织浸润（中倍）；B 为 A 图的局部放大（高倍）；C、D. 石蜡切片（中倍），C 图示甲状腺切除标本中有腺癌结构（与患者 14 年前乳腺癌手术切除标本组织像相同）；D. 图示血管内癌栓。

图 2-6-1　甲状腺转移性乳腺癌

【病例 2】患者，女性，64 岁，11 年前患肾透明细胞癌，行左肾根治术，现发现甲状腺左叶占位性病变（图 2-6-2）。

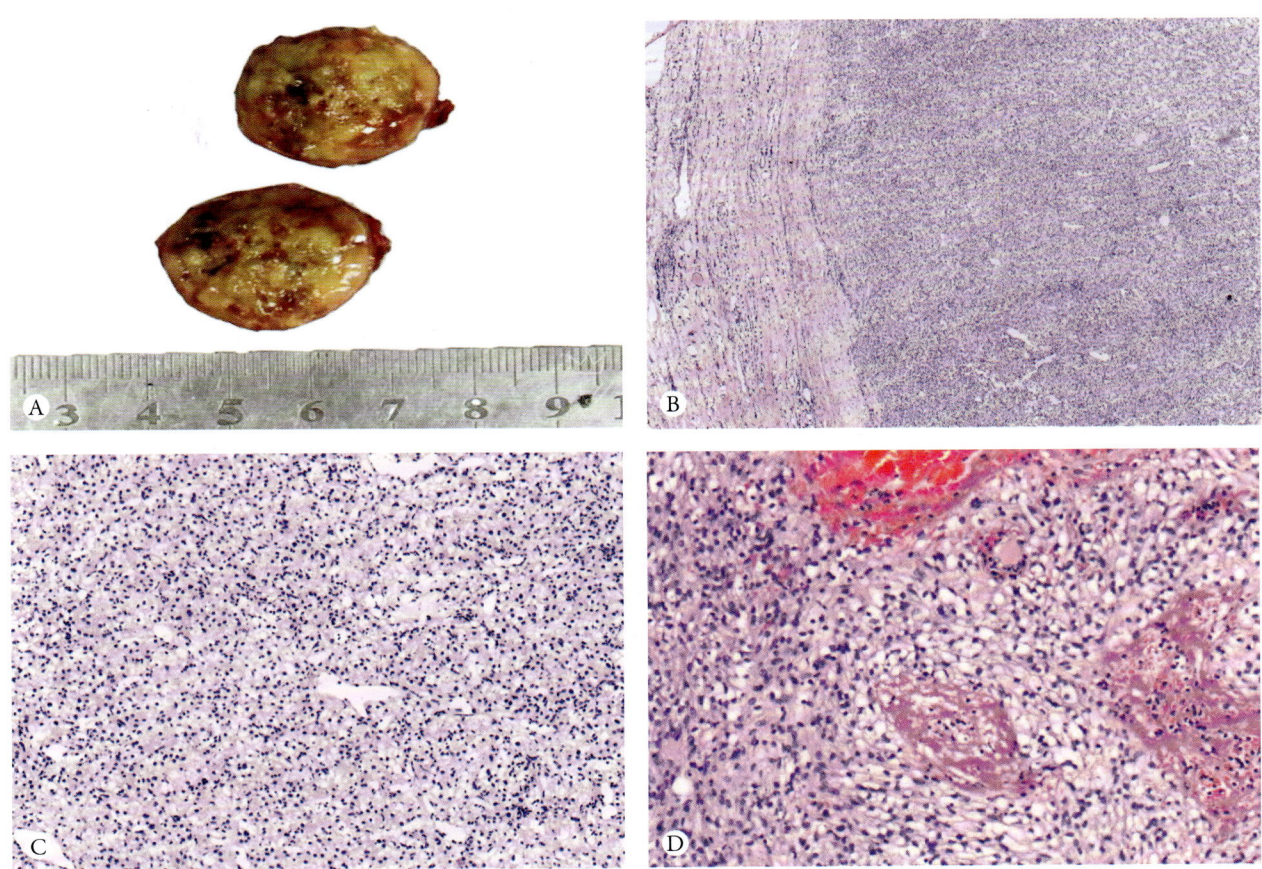

A. 大体图片，图示甲状腺内结节样肿物，切面呈金黄色；B、C. 冷冻切片（图 B 为低倍，图 C 为中倍）；D. 石蜡切片，图示肿瘤细胞胞质透亮，呈巢状、片状，其中见大量薄壁血管，伴出血（中倍）。

图 2-6-2　甲状腺转移性肾透明细胞癌

【病例3】 患者，女性，75岁，3年前患结肠腺癌，现发现右侧甲状腺肿物，切面见结节样病灶，直径为 1～1.3 cm（图 2-6-3）。

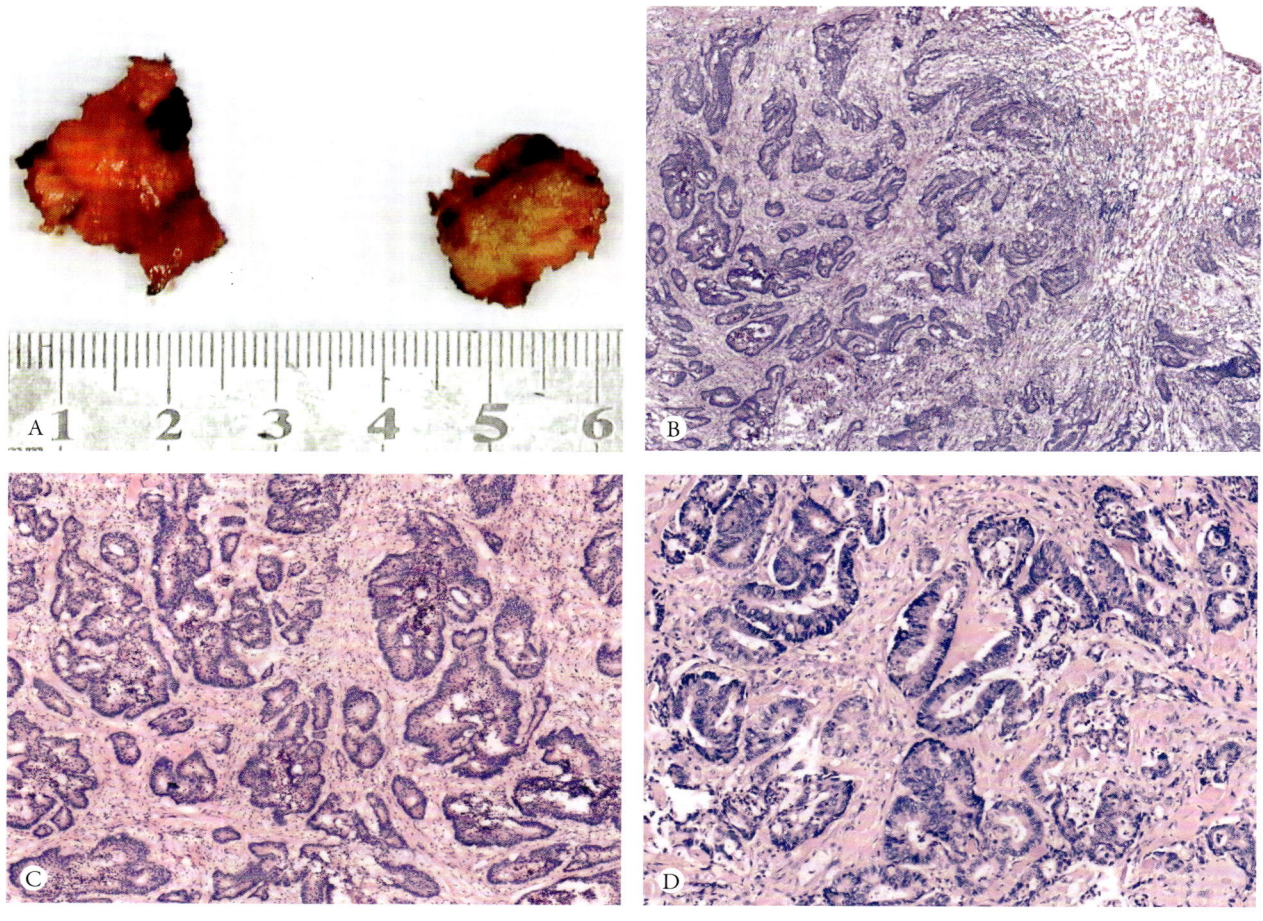

A. 大体图片，图示甲状腺内结节样病灶，切面呈灰白色；B、C. 冷冻切片（中倍）；D. 石蜡切片，图示肿瘤细胞为高柱状，核染色质深染，伴纤维间质反应（中倍）。

图 2-6-3　甲状腺转移性结肠腺癌

第七节　甲状腺淋巴瘤

原发性甲状腺淋巴瘤约占甲状腺恶性肿瘤的5%，常发生于桥本甲状腺炎或淋巴细胞性甲状腺炎的基础上，多见于女性，主要见于中老年人。甲状腺原发霍奇金淋巴瘤极为罕见，弥漫大B细胞淋巴瘤（超过70%）和黏膜相关淋巴组织结外边缘区B细胞淋巴瘤（MALT淋巴瘤）占绝大多数。鉴于淋巴瘤的诊断依赖石蜡切片及免疫组化，故不建议做术中冷冻切片诊断。

【病例1】 患者，女性，73岁，发现左侧甲状腺肿物1年而入院（图 2-7-1）。

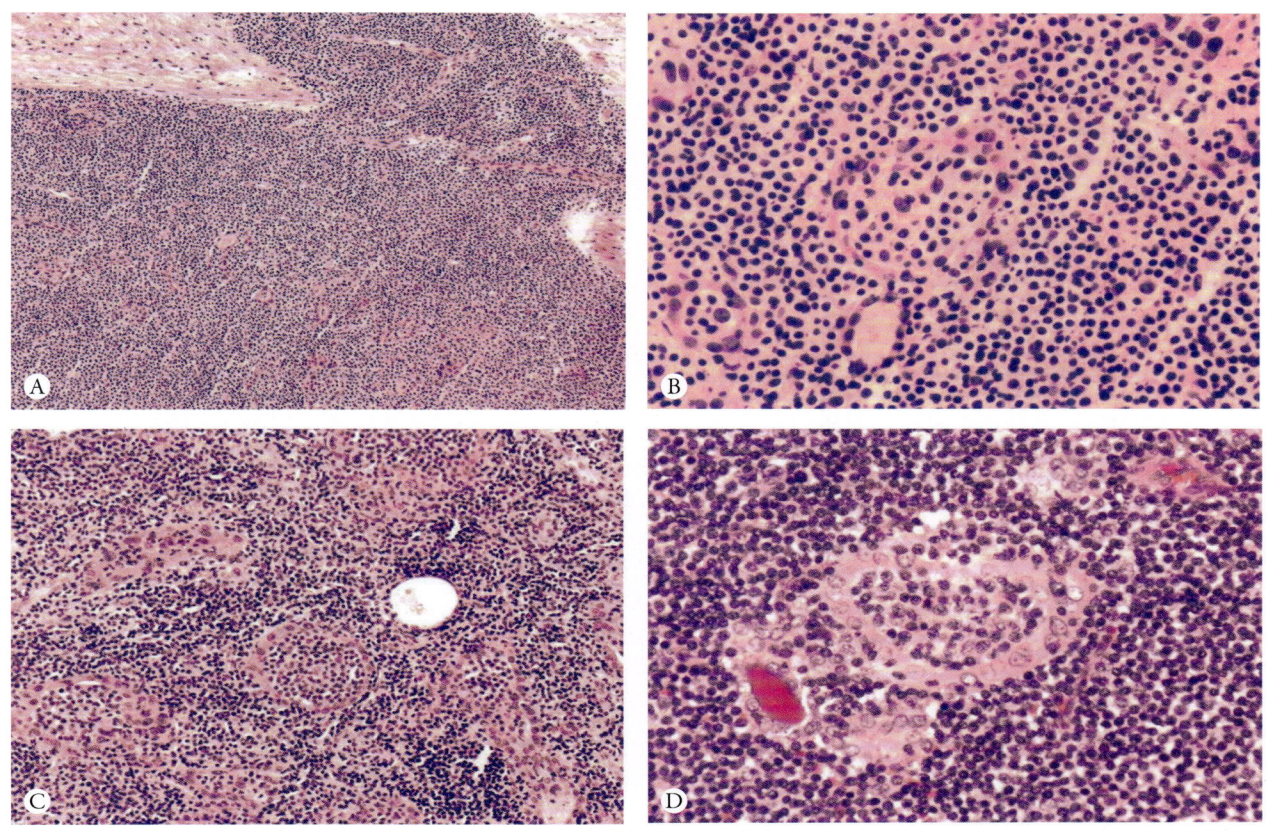

A、B. 冷冻切片，A 图示小淋巴细胞弥漫浸润（中倍）；B 图示肿瘤性淋巴细胞侵及滤泡上皮（高倍）；C、D. 石蜡切片，图示肿瘤性淋巴细胞充满甲状腺滤泡（图 C 为中倍，图 D 为高倍）。

图 2-7-1　甲状腺 MALT 淋巴瘤

【病例2】患者，男性，64岁，体检发现甲状腺肿物。甲状腺细针穿刺细胞学结果：（左侧）甲状腺乳头状癌；（右侧）涂片内可见大量增生的淋巴细胞，不除外桥本甲状腺炎。术中病理：大体检查见整块组织无明确的结节及质硬区，无正常甲状腺组织，致使术中病理取材困难，经组织全部取材常规制片后发现左侧甲状腺乳头状癌（直径1cm）。镜下见（双侧甲状腺）淋巴组织高度增生，可见淋巴上皮病变，不除外淋巴瘤。冷冻余下组织做石蜡切片病理报告：（左侧甲状腺）MALT 淋巴瘤；甲状腺乳头状癌（直径1cm）；（右侧甲状腺）MALT 淋巴瘤（图 2-7-2）。

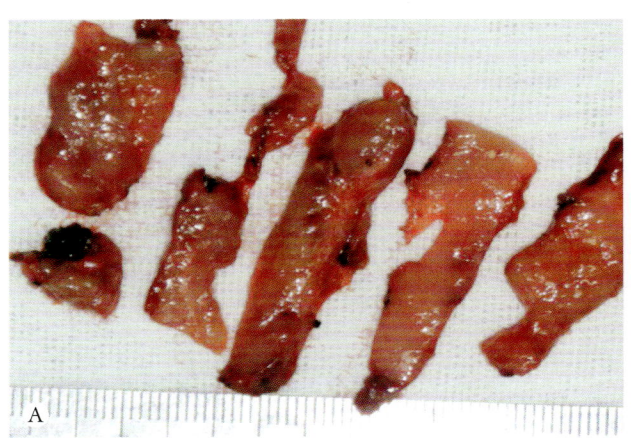
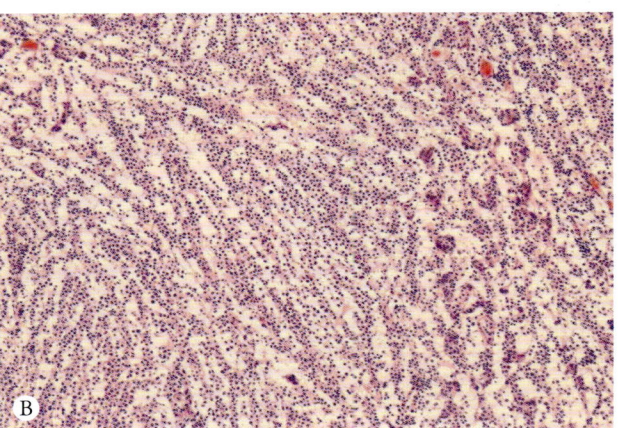

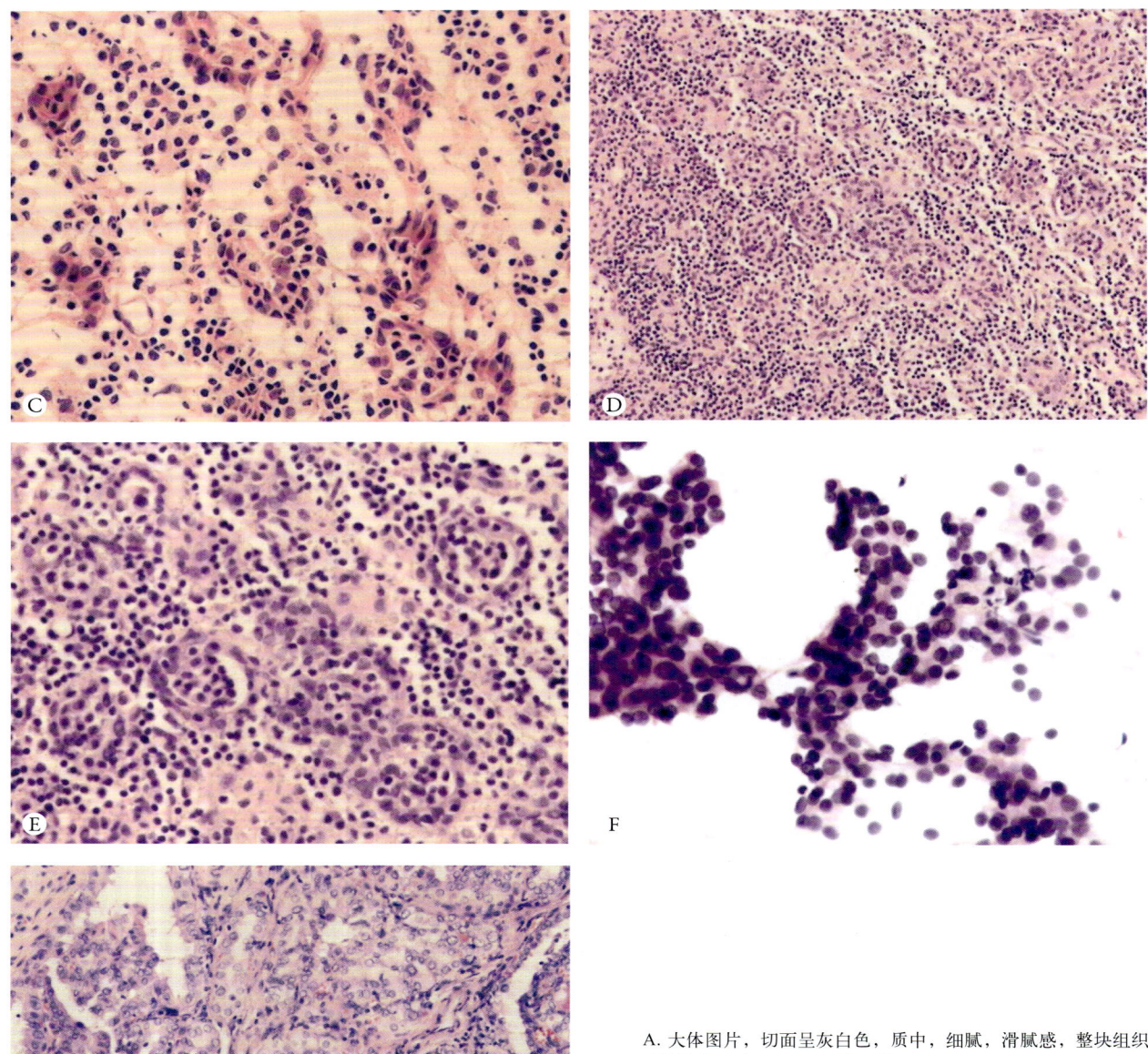

A. 大体图片，切面呈灰白色，质中，细腻，滑腻感，整块组织无明确的结节及质硬区，无正常甲状腺组织；B、C. 冷冻切片，B 图示左侧示单核样 B 细胞区弥漫增生，右侧示淋巴上皮病变（低倍）；C 图示淋巴上皮病变及肿瘤性淋巴细胞充满甲状腺滤泡（高倍）；D、E. 石蜡切片，图示淋巴上皮病变及肿瘤性淋巴细胞充满甲状腺滤泡（中倍）；F. 细针穿刺涂片，图示核内假包涵体（高倍）；G. 石蜡切片，图示经典的甲状腺乳头状癌结构，核内假包涵体（箭头所示，中倍）。

图 2-7-2 甲状腺 MALT 淋巴瘤合并甲状腺乳头状癌

（1）甲状腺中的淋巴组织被认为是黏膜相关淋巴组织系统的一部分，MALT 淋巴瘤组织学特点是单核样 B 细胞区弥漫增生，可见淋巴上皮病变，包括肿瘤性淋巴细胞充满滤泡及侵入上皮细胞之间，有的可能部分或全部替代滤泡上皮，

点评

甲状腺的淋巴瘤虽然不多见，但在日常工作中可以遇到且诊断有一定困难，主要与桥本甲状腺炎淋巴组织增生、未分化癌相鉴别，在术中冷冻切片中诊断困难。鉴别要点如下。

宽阔的滤泡中心细胞样细胞或透明细胞带。桥本甲状腺炎滤泡上皮细胞胞质嗜酸性变明显，有的细胞胞质内可见小淋巴细胞，但甲状腺组织不被破坏。

（2）甲状腺淋巴瘤中的淋巴细胞细胞核有不规则改变，呈瘤块状浸润性生长，破坏甲状腺组织，很少有生发中心。桥本甲状腺炎淋巴组织增生常有生发中心，较大而多不规则。滤泡性淋巴瘤的滤泡样结构大小较一致。

（3）甲状腺淋巴瘤90%以上有桥本甲状腺炎的基础病变，弥漫大B细胞淋巴瘤相当一部分由MALT淋巴瘤及滤泡性淋巴瘤转化而来，因此在弥漫大B细胞淋巴瘤中常见MALT淋巴瘤及桥本甲状腺炎。

（4）甲亢治疗后淋巴组织增生的程度不形成瘤块，没有浸润性生长。

（5）与未分化癌相鉴别：弥漫大B细胞淋巴瘤细胞缺乏黏附性，细胞阻塞滤泡腔。未分化癌有成巢趋势，癌区不见滤泡及淋巴组织。

甲状腺淋巴瘤术中冷冻切片病理诊断相当困难，诊断时一定要谨慎，病变不典型时需延迟报告。术中冷冻切片诊断时建议报告注明"淋巴增生性疾病，不除外淋巴瘤"，最后待石蜡切片及免疫组化染色明确诊断。

第八节　甲状旁腺肿瘤

甲状旁腺为扁圆形组织，通常位于甲状腺侧叶的后面，左、右两侧上下各一个，共4个，在甲状腺手术中，见到一个完整的小结节，约绿豆大小，与甲状腺分开，外科医师容易认为是淋巴结。甲状旁腺质软具有弹性，呈棕黄色或暗红棕色，而淋巴结呈灰白色。镜下观察：甲状旁腺实质主要由3种上皮细胞组成，即主细胞、透明细胞和嗜酸细胞，其间的脂肪组织随着年龄增长而增多，青春期前很少，30岁以后脂肪组织占40%或更多。在病理诊断中，首先必须熟悉甲状旁腺的正常组织结构，否则容易出现错误诊断，有以下两种情况需要注意：①警惕将有包膜完整的甲状旁腺误认为淋巴结，其中见上皮细胞排列为小腺泡结构，因而"言听计从"地认为淋巴结转移癌；②把甲状旁腺腺泡中偶见的一些类胶质样物误认为是结节性甲状腺肿的一个结节。另外，甲亢和结节性甲状腺肿而行甲状腺大部切除术后，患者出现抽搐症状，在甲状腺切除标本中有甲状旁腺组织，术中冷冻切片病理诊断报告应该注明。

一、甲状旁腺与甲状腺的区别

甲状旁腺实质细胞排列成巢或索条状，偶尔有滤泡样排列，腔内含胶样物，与甲状腺滤泡相似。甲状旁腺上皮细胞含有相当数量的糖原，正常甲状腺上皮细胞内没有糖原，所以，组织中有无糖原及糖原数量的多少对区分二者有帮助。甲状腺石蜡切片做免疫组化染色示甲状腺球蛋白、TTF-1均阳性。

正常甲状旁腺组织有3种细胞：主细胞、透明细胞和嗜酸细胞。大多数为主细胞，分泌甲状旁腺激素（parathyroid hormone，PTH），一方面动员骨组织中的钙进入血液；另一方面促进钙的重吸收，结果使血钙增加、血磷减少。透明细胞是肥大的主细胞，也有分泌激素的功能，嗜酸细胞功能不明。

二、甲状旁腺增生

甲状旁腺增生有两种情况，原发性甲状旁腺增生指原发性甲状旁腺功能亢进；继发性甲状旁腺增生是继发于肾衰竭的患者长期透析所致。两者冷冻切片形态学无差别，不影响临床手术方式。甲状旁腺增生与腺瘤的区别十分重要，手术方式不同，但形态学鉴别困难，一般来说不能区分微腺瘤与增生结节，轻度核异型可见于增生，核明显异型考虑腺瘤的可能性大。手术所见及剩余甲状旁腺的大体检查对诊断有重要价值。术中甲状旁腺激素测定有助于诊断及决定切除范围。

三、甲状旁腺腺瘤

甲状旁腺腺瘤主要分为主细胞腺瘤、嗜酸细胞腺瘤和透明细胞腺瘤，混合型细胞腺瘤和腺脂肪瘤非常罕见。肿瘤细胞较小，呈条索状排列，其内有丰富血窦，在冷冻切片中表现为空白区。约有10%的腺瘤病例见巨核、奇形核和多核细胞，不能以此作为诊断恶性的依据。非典型腺瘤无包膜及血管浸润，其他形态学特征类似甲状旁腺癌。有少数异位甲状旁腺腺瘤位于前纵隔、食道后方。

甲状旁腺腺瘤组织学类型：冷冻切片与石蜡切片诊断常不一致，特别是透明细胞型和嗜酸细胞型冷冻切片不容易确认，多数报告为主细胞型，石蜡切片具有透明细胞和嗜酸细胞混合型，这对于临床手术治疗影响不大。

【病例1】患者，男性，52岁。因多尿、双下肢肿痛3年多而就诊。X线见明显骨质疏松，B超见左甲状腺下极一个实性肿瘤（图2-8-1）。

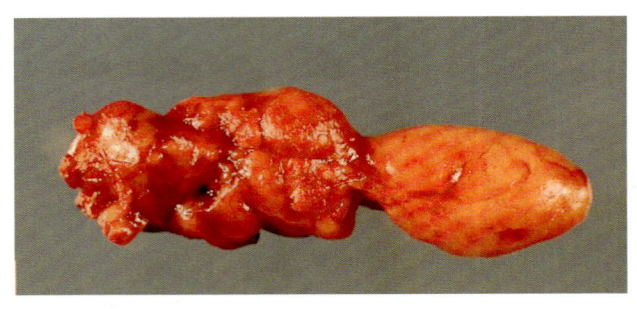

图 2-8-1　甲状旁腺腺瘤大体标本

肿瘤呈分叶状，大小为 6 cm×1.8 cm×0.8 cm，重 5 g；表面有完整包膜；切面呈灰黄色，质地细。

【病例2】患者，女性，39岁，发现甲状旁腺肿物3个月。患者夜间出现心悸半年，1～2次/周，运动后有憋气感，偶有手麻症状（图2-8-2）。

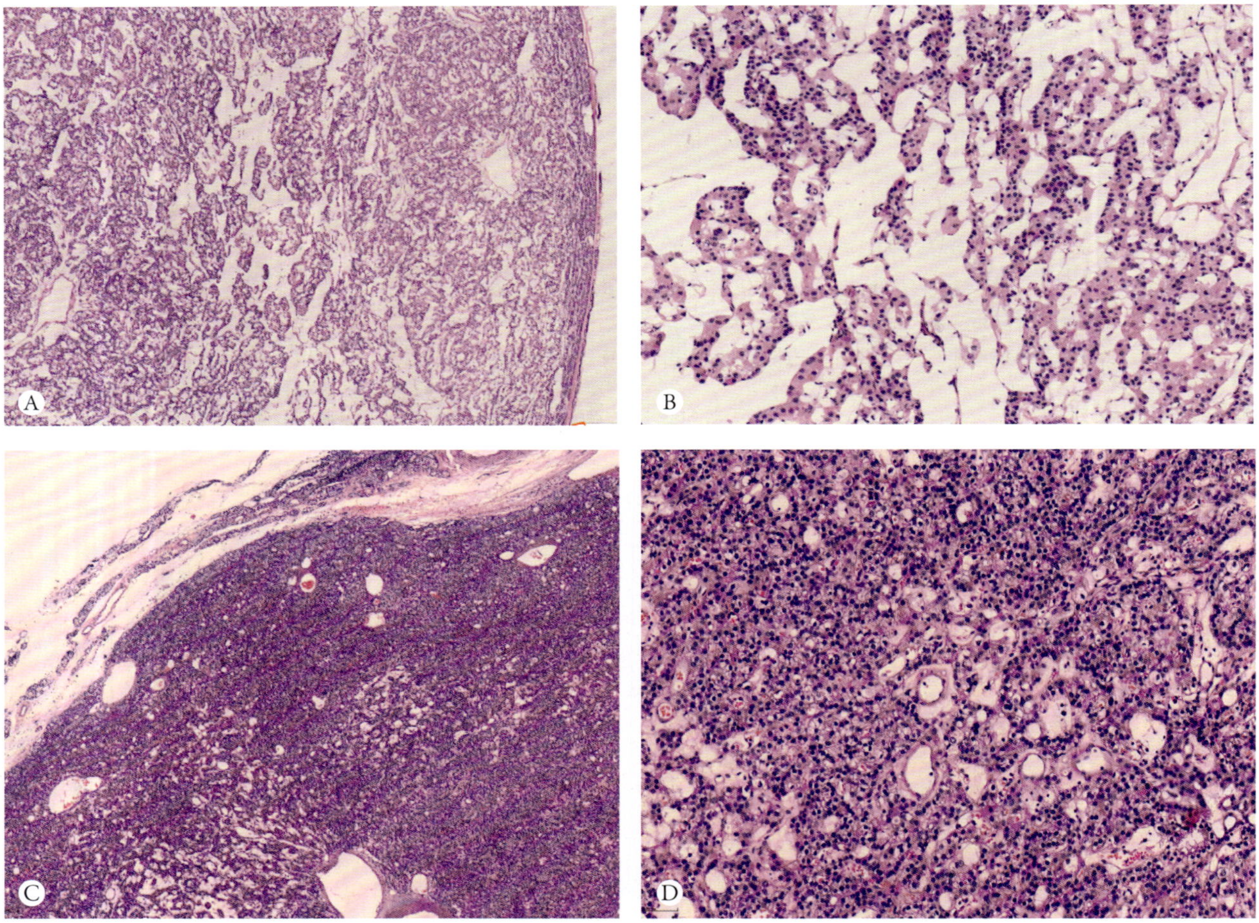

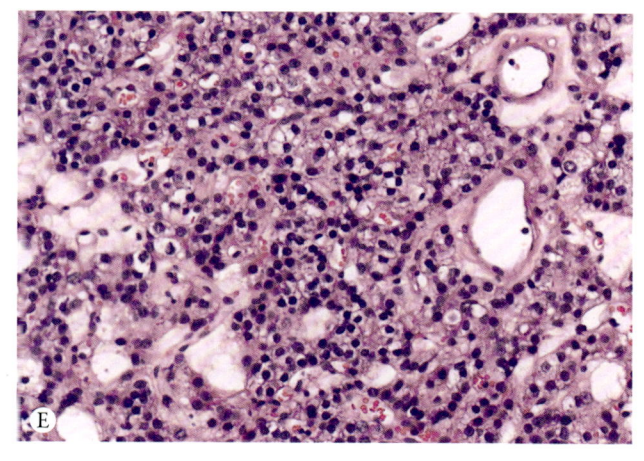

A、B.冷冻切片,图示肿瘤细胞呈巢状与条索状排列,血窦丰富,细胞体积较小、胞核规则、大小形态较一致(图 A 为低倍,图 B 为中倍);C、D、E.石蜡切片,C 图示肿瘤细胞呈弥漫性生长,其间有纤细的血管穿过,部分血管呈窦状(低倍);D.肿瘤细胞朝向血管间隙,呈栅栏状排列的细胞核形成了列兵样结构(中倍);E.高倍镜下肿瘤细胞胞浆透亮,细胞核染色质细腻。

图 2-8-2　甲状旁腺腺瘤(主细胞型)

【病例 3】患者,女性,72 岁,甲状旁腺肿物(图 2-8-3)。

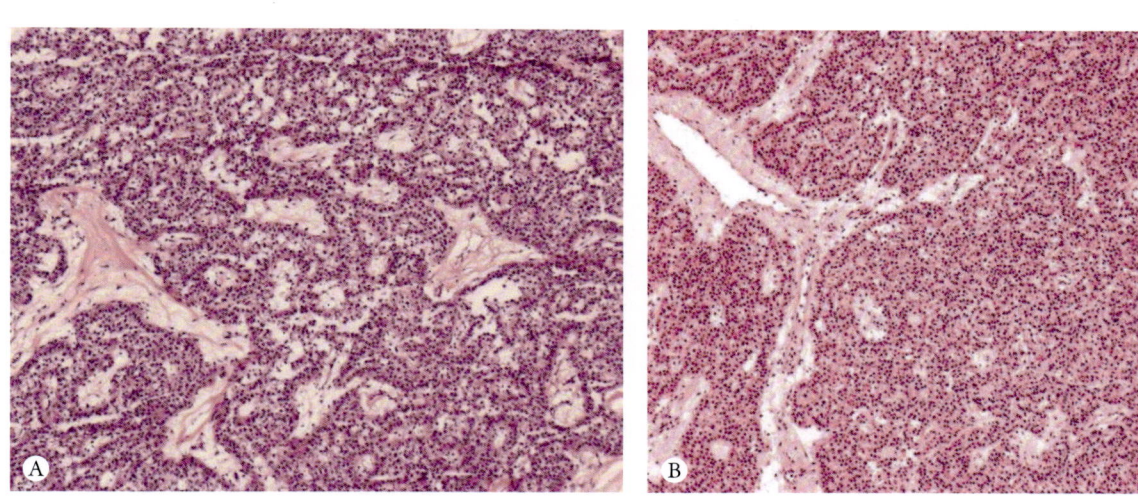

A.冷冻切片;B.石蜡切片,图示肿瘤细胞呈大小滤泡样结构及条索状结构,细胞规则,大小一致(中倍)。

图 2-8-3　甲状旁腺腺瘤(主细胞与嗜酸细胞混合型)

四、非典型甲状旁腺肿瘤

非典型甲状旁腺肿瘤表现为不典型的细胞学和结构特征,易误诊为甲状旁腺癌,但缺乏明确的包膜、血管或神经周围侵犯或侵犯邻近结构或转移的证据。这类型肿瘤常会出现片状或小梁状结构,细胞具有异型性,可融合,包括带状融合,细胞突入包膜但没有穿透,没有明确的侵袭性行为。

【病例】患者,男性,25 岁,体检发现右侧甲状旁腺肿物(图 2-8-4)。

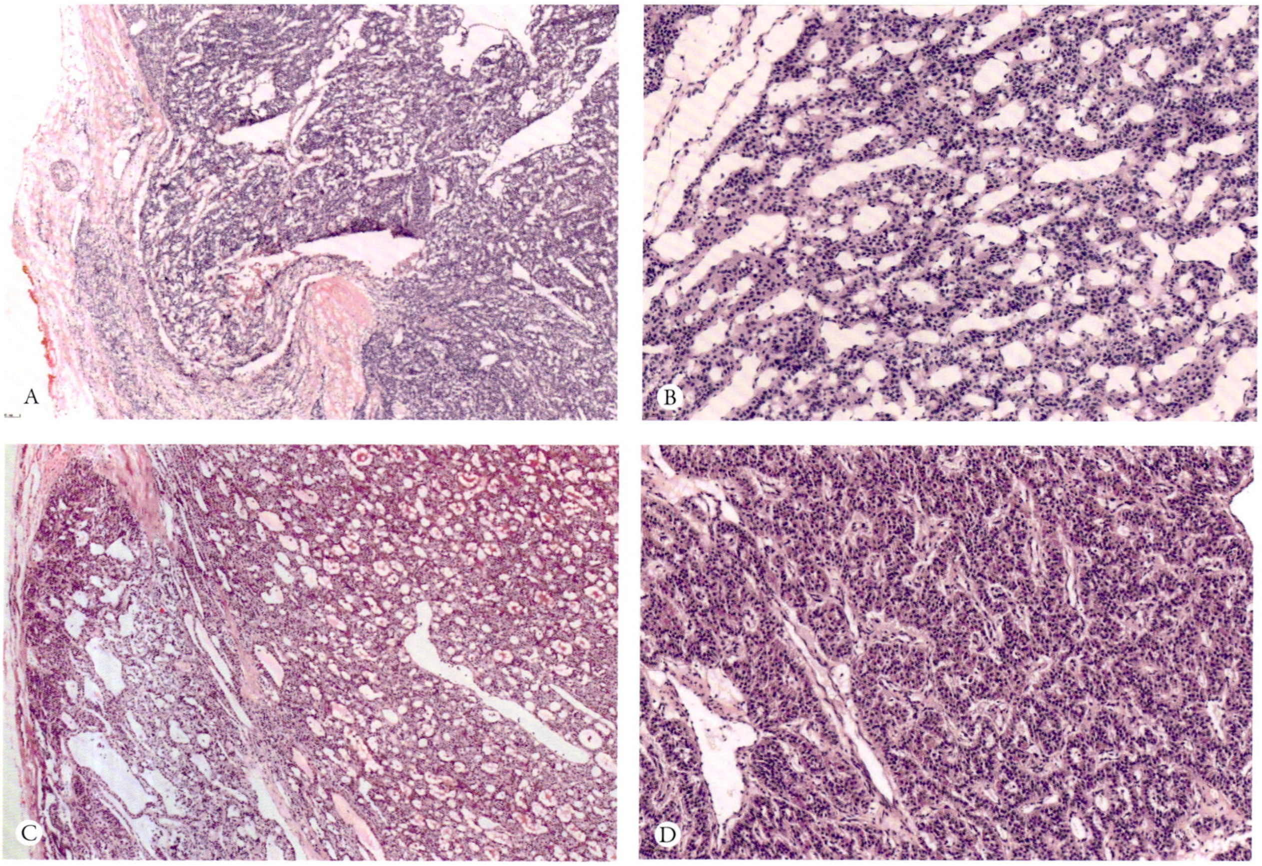

A、B.冷冻切片，C、D.石蜡切片。A、C 图示肿瘤突入包膜，但未侵透（低倍）；B、D 图示肿瘤细胞呈梁状、滤泡状、巢状结构，细胞具有轻度异型（中倍）。

图 2-8-4　非典型甲状旁腺肿瘤

五、甲状旁腺癌

甲状旁腺癌罕见，癌组织常呈小梁、条索状排列，核分裂象易见。甲状旁腺腺瘤多呈片块状，腺样排列，核分裂象少见。胞核异型性不能作为诊断恶性的证据，主要根据浸润性生长和纤维间隔的存在而诊断。

【病例】患者，男性，53 岁，发现左颈部肿物 3 个月（图 2-8-5）。

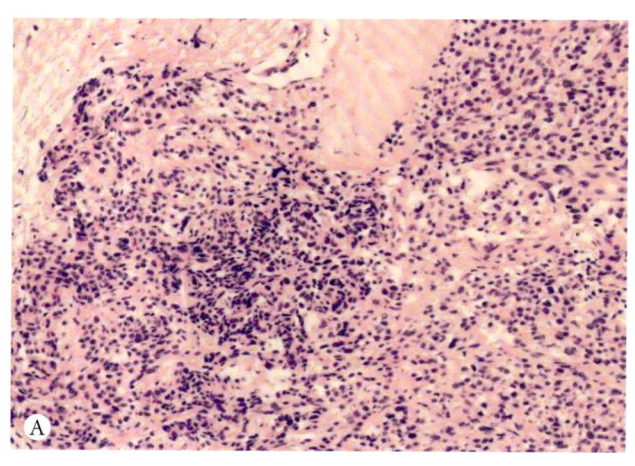
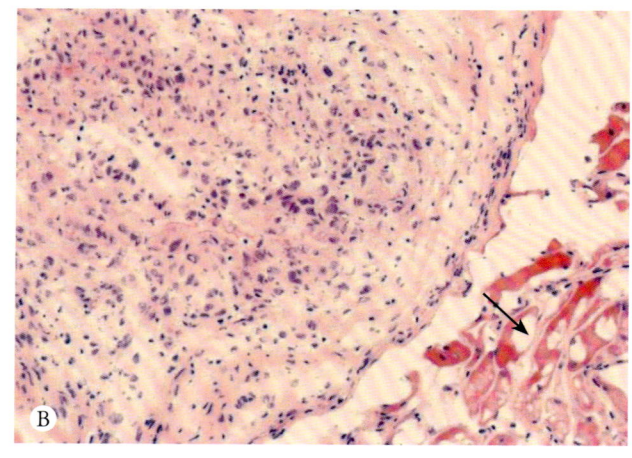

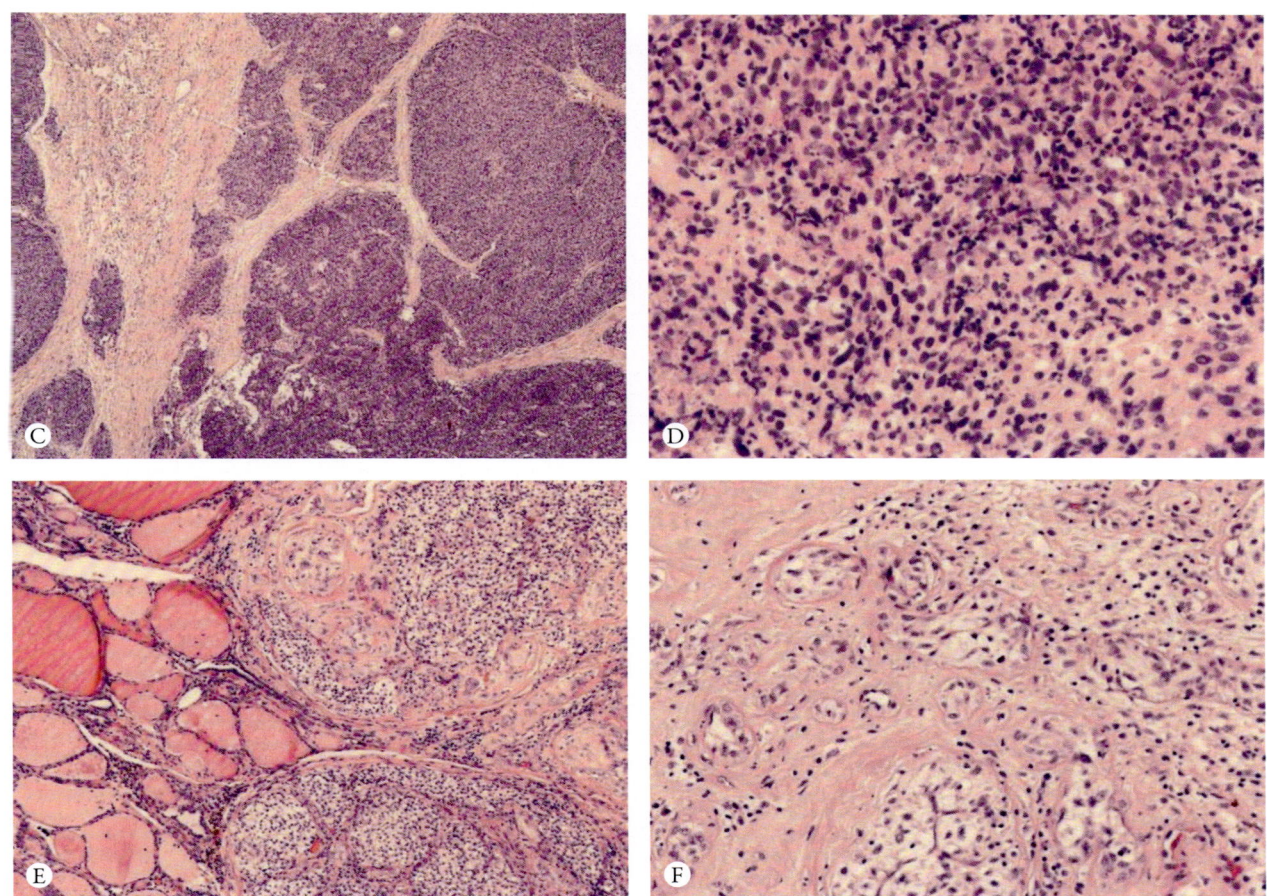

A、B.冷冻切片，A 图示肿瘤侵及包膜，肿瘤细胞异型性明显（中倍）；B 图示肿瘤侵及周围横纹肌组织（箭头所示，高倍）；C、D.冷冻切片，C 图示肿瘤被宽大的纤维条索分隔，形成不规则的膨胀性、实性结节（低倍）；D 图示细胞异型性明显，并可见坏死（高倍）；E、F.石蜡切片，E 图示肿瘤组织浸润到周围甲状腺组织（中倍）；F 图示肿瘤组织在纤维间质内浸润性生长（高倍）。

图 2-8-5　甲状旁腺癌

六、术中病理诊断需要注意的问题

（1）辨认正常甲状旁腺：病理医师如不熟悉正常结构，有可能把正常甲状旁腺看成是转移性甲状腺滤泡性癌，造成误诊。所以确认正常甲状旁腺组织是很重要的。

（2）辨认是甲状旁腺增生还是肿瘤：在冷冻切片诊断中也会遇到问题，但是鉴别很重要，如果是肿瘤，临床上仅切除该侧肿瘤，如果是增生，不仅要切除一个甲状旁腺，而且要切除另外增生的甲状旁腺才能达到治疗的目的，鉴别诊断要点见表 2-8-1。

表 2-8-1　正常甲状旁腺、腺瘤、增生和癌的鉴别

鉴别要点	正常甲状旁腺	腺瘤	增生	癌
累及腺体数	无	1 个，偶见 2 个	4 个	1 个
组织学结构	片状	条索	小滤泡	小梁状围绕血管排列
间质脂肪组织	大量	减少	减少	减少
包膜分隔受累腺体	无	存在	无	无
主细胞中胞质脂肪滴	大量	减少	减少	减少

续表

鉴别要点	正常甲状旁腺	腺瘤	增生	癌
核多形	不常见	常见	不常见	常见
宽的纤维带	无	无	无	存在
核分裂象	无	偶见	偶见	明显增多
切除的第二个腺体	无	正常或萎缩	增生	无

（3）鉴别甲状旁腺腺瘤与癌：常常是很困难的，正如其他内分泌腺肿瘤一样，诊断恶性的最可靠标准是瘤组织的包膜血管浸润和转移播散。核分裂象增多，特别是出现病理性核分裂象对于确诊为癌有意义。

第九节　冷冻印片技术在甲状腺肿瘤中的应用

术中印片检查是冷冻切片诊断的重要辅助手段，可以有效地弥补冷冻切片质量不佳以至于无法准确观察胞核特征的局限性。当病变位置深、取材少或钙化时，冷冻切片难以制作，可用印片取代。

印片操作简便，制片迅速、省时（10 min）。较好的印片细胞薄，面积大，染色鲜艳，核质结构清晰，对比度高，即可观察到细胞形态、异型性，又可观察到部分有细胞排列的细微组织结构。在恶性肿瘤中，一张好的印片可清楚显示肿瘤细胞核增大、异型、深染，染色质增粗，甚至可观察到核分裂象。

在甲状腺乳头状癌术中诊断的印片中可见癌细胞呈团块状聚集，细胞边界不清，呈多层树枝状、乳头状片段。乳头结构清晰。癌细胞出现核沟，核内包涵体的比例比冷冻切片多，出现砂粒体的比例比冷冻切片少（图 2-9-1）。如果观察到明确的细胞异型性、核沟及核内假包涵体，无疑为诊断增加了一份信心。

印片技术对细胞形态温和，生物学行为恶性的某些肿瘤，如甲状腺滤泡癌等，以及异型性小的高分化癌均可导致漏诊、误诊，对于交界性肿瘤，或仅有局灶性恶变的肿瘤，亦可导致漏诊、误诊。因此术中印片诊断起辅助作用，最好结合冷冻切片及临床病史以确保诊断的正确性。

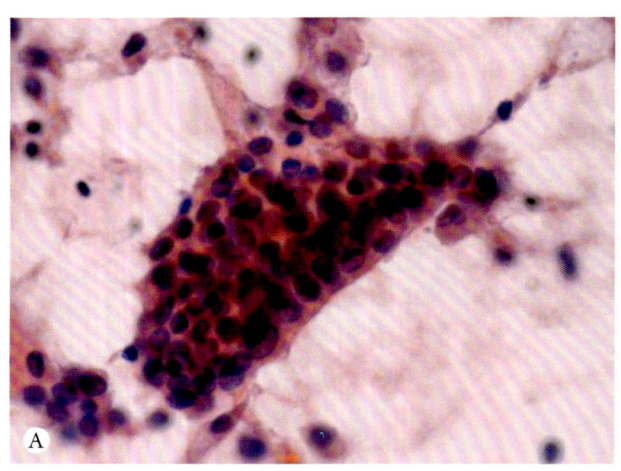

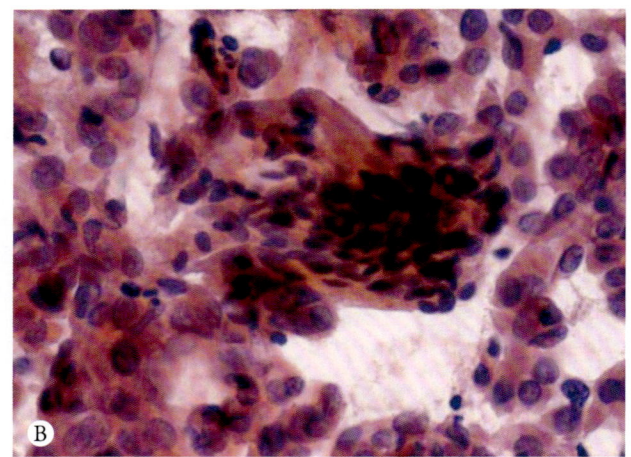

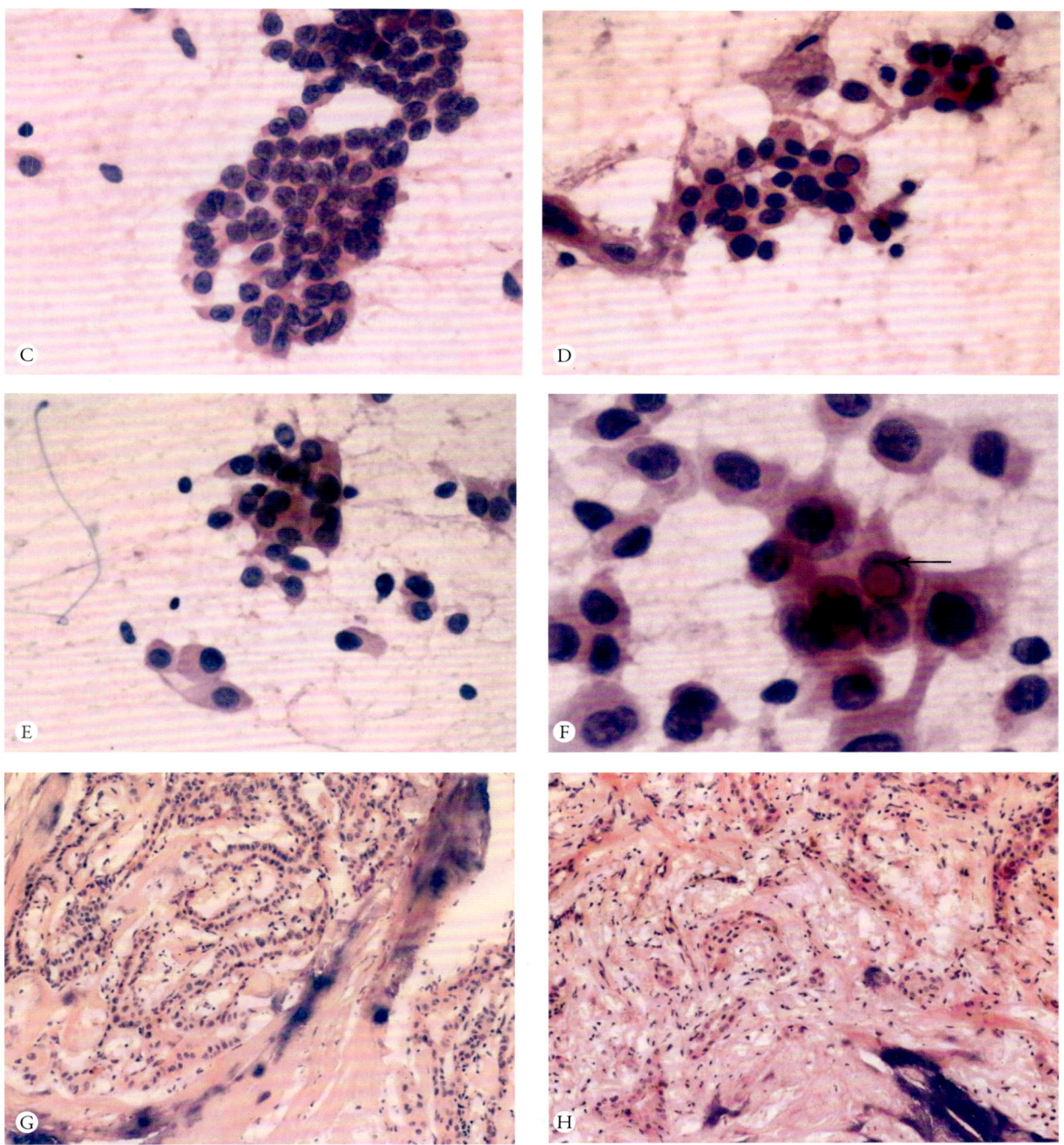

A、B.细胞印片,图示癌细胞呈团块状聚集,细胞边界不清,呈多层树枝状、乳头状片段(高倍);C、D.细胞印片,图示癌细胞呈乳头状排列,细胞拥挤,异型性显著,核沟及核内包涵体易见(高倍);E、F.细胞印片,图示癌细胞异型性显著,核内包涵体易见(箭头所示 高倍);G、H.冷冻切片,图示癌组织周边纤维化及钙化,细胞受挤压,乳头状结构及核的特征不清楚(中倍)。

图 2-9-1 甲状腺乳头状癌

(钟定荣 牛云)

参考文献

[1] 陈乐真. 手术中病理诊断 [M]. 北京：人民军医出版社，1994.

[2] 陈乐真. 手术中病理诊断图鉴 [M]. 北京：科学技术文献出版社，2005.

[3] ROSAI J. Rosai and Ackerman's Surgical Pathology[M]. Hong Kong, China: Elsevier (Singapore) Pte Ltd, 2006.

[4] LLOYD R, DE LELLIS R, HEITZ P.World Health Organization classification of tumours. Pathology and genetics of tumours of the endocrine organs[M]. Lyon：IARC Press, 2004.

[5] JEROME TAXY, ALIYA HUSAIN, ANTHONY MONTAG. Biopsy Interpretation：The Frozen Section [M]. Philadelphia: Wolters Kluwer Health Lippincott Williams & Wilkins, 2010.

[6] 陈乐真，于占洋. 提高冷冻切片诊断准确性的经验和体会 [J]. 中华病理学杂志，2002，29（2）：140-142.

[7] 陈乐真，文载律，曾木英，等. 7190 例冷冻切片诊断分析 [J]. 中华病理学杂志，1989，18（4）：305.

[8] 佟杰，罗杰，张兵林，等. 甲状腺微小乳头状癌的术中冷冻病理诊断分析 [J]. 中日友好医院学报，2011，25（6）：326-330.

[9] 佟杰，罗杰，笪冀平，等. 甲状腺乳头状增生活跃与微小乳头状癌的诊断与鉴别诊断 [J]. 诊断病理学杂志，2011，18（3）：173-177.

[10] FARRAG T, WEINBERGER P. Point-of-care rapid intraoperative parathyroid hormone assay of needle aspirates from parathyroid hormone assay of needle aspirate from parathyroid tissue：a substitute for frozen sections[J]. AM J Otolaryngol, 2011, 32（6）：574-577.

[11] MARQUES P, LEITE V, BUGALHO M J. Remarkable response to radioiodine therapy in a case of metastatic macrofollicular variant of papillary thyroid carcinoma[J]. Clin Nucl Med, 2014, 39（2）：219-221.

[12] AKIRA MATSUNO, MINEKO MURAKAMI. Clinicopa-thological and molecular histochemical review of skull base metastasis from differentiated thyroid carcinoma[J]. Acta Histochem. Cytochem, 2013, 46（5）：129-136.

[13] KIM S W, LEE J I, KIM J W, et al. BRAF V600E mutation analysis in fine-needle aspiration cytology specimens for evaluation of thyroid nodule：a large series in a BRAF V600E-prevalent popu-lation[J]. J Clin Endocrinol Metab, 2010, 95（8）：3693-3700.

[14] ROSARIO P W, PENNA G C, CALSOLARI M R. Non-invasive encapsulated follicular variant of papillary thyroid carcinoma：Is lobectomy sufficient for tumors ≥ 1 cm[J]. Clin Endocrinology, 2014, 81（4）：630-632.

[15] VANZATI A, MERCALLI F, ROSAI J. The "Sprink-ling" sign in the follicular variant of palillary thyroid carcinoma：a clue to the recognition of this entity[J]. Arch Pathol Lab Med, 2013, 137：1707-1709.

[16] MANIVANNAN P, SIDDARAJU N, GOPALAKRISHNAN S.A systematic approach to assess the strengths and limitations of cytomorphology in the diagnosis of the follicular variant of papillary thyroid carcinoma[J]. Cytopathology, 2014, 25（3）：190-198.

[17] NICOLUSSI A, D'INZEO S, MINCIONE G, et al. PRDX1 and PRDX6 are repressed in papillary thyroid carcinomas via BRAF V 600 E-dependent and-independent mechanisms[J]. International Journal of Oncology, 2013, 10：208.

[18] TOHIDI M, POURBEHI G, BAHMANYAR M, et al. Mixed medullary-follicular carcinoma of the thyroid[J]. Case Rep Endocrinol, 2014, 44（2）：548-556.

[19] DYHDALO K, MACNAMARA S, BRAINARD J, et al. Assessment of cellularity, genomic DNA yields, and technical platforms for BRAF mutational testing in thyroid fine-needle aspirate samples[J]. Cancer Cytopathol, 2014, 122（2）：

114-122.

[20] XING M. Prognostic utility of BRAF mutation in papillary thyroid cancer[J]. Mol Cell Endocrinol, 2010, 321 (1): 86-93.

[21] HOFMAN V, LASSALLE S, BONNETAUD C, et al. Thyroid tumours of uncertain malignant potential: frequency and diagnostic reproducibility[J]. Virchows Arch, 2009, 455 (1): 22-33.

[22] OSAMURA R Y, HUNT J L. Current practices in performing frozen sections for thyroid and parathyroid pathology[J]. Virchows Arch, 2008, 453 (5): 433-440.

[23] FENG-HSUAN LIU, MIAW-JENE LIOU. CHUEN HSUEH, et al. Thyroid follicular neoplasm: analysis by fine needle aspiration cytology, frozen section, and histopathology[J]. Diagnostic Cytopathology, 2009, 38 (11): 801-805.

[24] NIKIFOROV Y E, BALOCH Z W, HODAK S P, et al. Change in diagnostic criteria for noninvasive follicular thyroid neoplasm with papillary like nuclear features[J]. JAMA Oncol, 2018, 4 (8): 1125-1126.

[25] AMENDOEIRA I, MAIA T, SOBRINHO-SIMÕES M. Non-invasive follicular thyroid neoplasm with papillary-like nuclear features (NIFTP): impact on the reclassification of thyroid nodules[J]. Endocr Relat Cancer, 2018, 25 (4): R247-R258.

[26] BYCHKOV A, JUNG C K, LIU Z Y, et al. Nonin-vasive follicular thyroid neoplasm with papillary-like nuclear features in Asian practice: perspe-ctives for surgical pathology and cytopatho-logy[J]. Endocr Pathol, 2018, 29 (3): 276-288.

[27] HUNG Y P, BARLETTA J A. A user's guide to non-invasive follicular thyroid neoplasm with papillary-like nuclear features (NIFTP)[J]. Histopathology, 2018, 72 (1): 53-69.

[28] TALLINI G, TUTTLE R M, GHOSSEIN R A. The history of the follicular variant of papillary thyroid carcinoma[J]. J Clin Endocrinol Metab, 2017, 102 (1): 15-22.

[29] ERICKSON L A, METE O, JUHLIN C C, et al. Overview of the 2022 WHO Classification of Parathyroid Tumors[J]. Endocr Pathol, 2022, 33 (1): 64-89.

[30] BALOCH Z W, ASA S L, BARLETTA J A, et al. Over-view of the 2022 WHO Classification of Thyroid Neoplasms[J]. Endocr Pathol, 2022, 33 (1): 27-63.

第三章 乳腺疾病

冷冻切片诊断已长期被应用在乳腺病变的术中快速诊断中，其主要作用包括明确乳腺病变的性质、判断手术切缘状态及淋巴结状况。应用冷冻切片明确乳腺病变性质有一定的局限性，其主要原因如下：①冷冻切片与石蜡切片相比，具有较多人为假象，在细胞形态、组织结构上都有可能导致形态的改变；②乳腺组织内常含较多脂肪组织或间质纤维化，从而导致冷冻切片的制备困难，造成切片质量欠佳；③部分乳腺病变需要通过免疫组化染色才能明确性质；④某些乳腺病变具有异质性，需要等待石蜡充分取材才能最后明确诊断。基于上述原因，目前很多医院已主要通过粗针穿刺活检来明确乳腺病变的性质，并有逐渐取代术中冷冻切片诊断的趋势。而乳腺的术中冷冻切片诊断主要用于保乳手术切缘和前哨淋巴结状态的确定。鉴于术中冷冻切片的病理诊断有更多的风险，而且可能直接影响到后续手术方案，所以，当术中诊断有困难时，应避免勉强做出诊断，等待石蜡切片和免疫组化染色进一步诊断是明智的选择。

第一节　正常乳腺结构

乳腺是由汗腺衍生而来的复管泡状腺。每侧乳腺实质由15～25个乳腺叶组成，每个乳腺叶又被结缔组织分隔成许多乳腺小叶，小叶的数量因年龄、生理状态（如妊娠期、哺乳期、月经周期性变化）等而有所不同。终末导管和小叶共同组成乳腺结构和功能的基本单位，即终末导管小叶单位（terminal duct lobular unit，TDLU），大部分乳腺病变发生于此。TDLU与小叶间导管及亚段导管连接，后者汇入乳段导管，最后到达输乳管，直接开口于乳头。

在TDLU中（图3-1-1），终末导管或腺泡外均有一层完整的基底膜包绕，在上皮细胞和基底膜之间是肌上皮细胞。这种双层细胞结构对乳腺病理诊断非常重要，也是区分良恶性病变的主要指标之一。从终末导管至输乳窦，随着导管的增粗，其衬覆上皮细胞逐渐由立方变为低柱状、柱状直至在输乳管变为高柱状。肌上皮细胞也逐渐变得明显，至大导管处，上皮细胞与肌上皮细胞形成清晰的双层结构。将乳腺叶分隔成乳腺小叶的结缔组织称为小叶间间质，该间质较致密，含有较多胶原，不随激素水平的变化而变化。小叶间质为特化性间质，常为疏松的纤维结缔组织，可随激素水平的变化而发生改变。

第三章 乳腺疾病

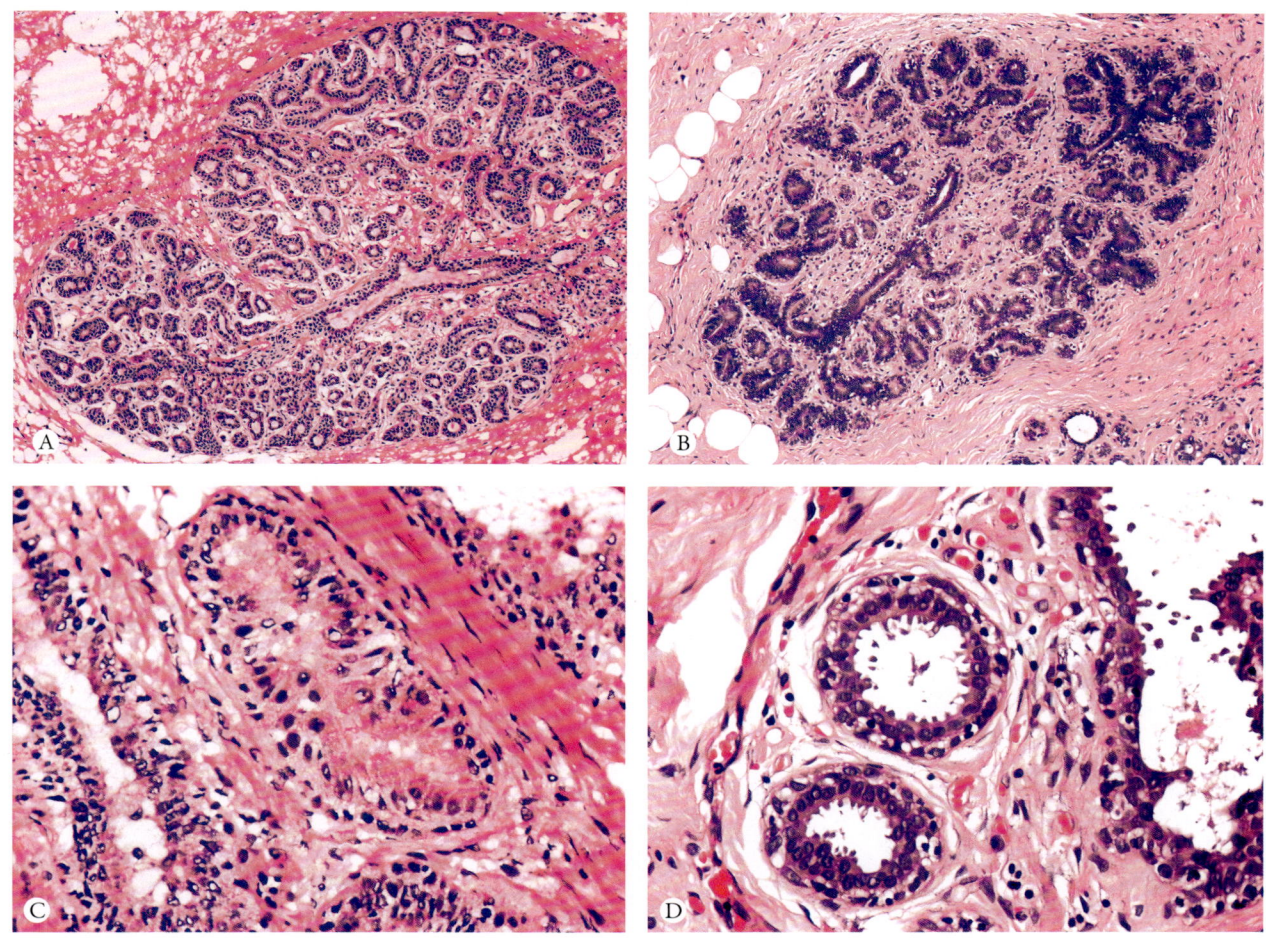

A. 冷冻切片，乳腺 TDLU 结构（低倍）；B. 石蜡切片，乳腺 TDLU 结构（低倍）；C. 冷冻切片，腺体的双层结构，内层为腺上皮细胞，外层为肌上皮细胞（中倍）；D. 石蜡切片，腺体双层结构，内层为腺上皮细胞，外层为肌上皮细胞（中倍）。

图 3-1-1　正常乳腺 TDLU

第二节　乳腺生理性改变

乳腺组织的形态学特征常受到激素和其他因素的影响，在不同性别、不同年龄和不同生理状态下，其组织形态可有明显变化。术中诊断时需要了解患者的临床情况，考虑到上述各种变化。

一、青春期乳腺发育

在青春期，双侧乳腺可触及包块。肉眼呈结节状改变，质韧。镜下见乳腺导管扩大、延伸、分支增多，导管周围间质内血管增多。至月经来潮时，导管分支末端逐渐形成乳腺小叶的雏形，之后逐渐有管腔形成，发育成小叶内终末导管伴小叶内间质形成，最终发展为乳腺小叶。青春期乳腺发育在大多数情况下不易误诊，但有时导管扩大、伴导管周围间质内血管的增生等，可能误诊为叶状肿瘤或导管周围间质肿瘤等，需引起注意。

【病例 1】患者，女性，15 岁，正值青春期，发现乳腺肿块数月（图 3-2-1）。

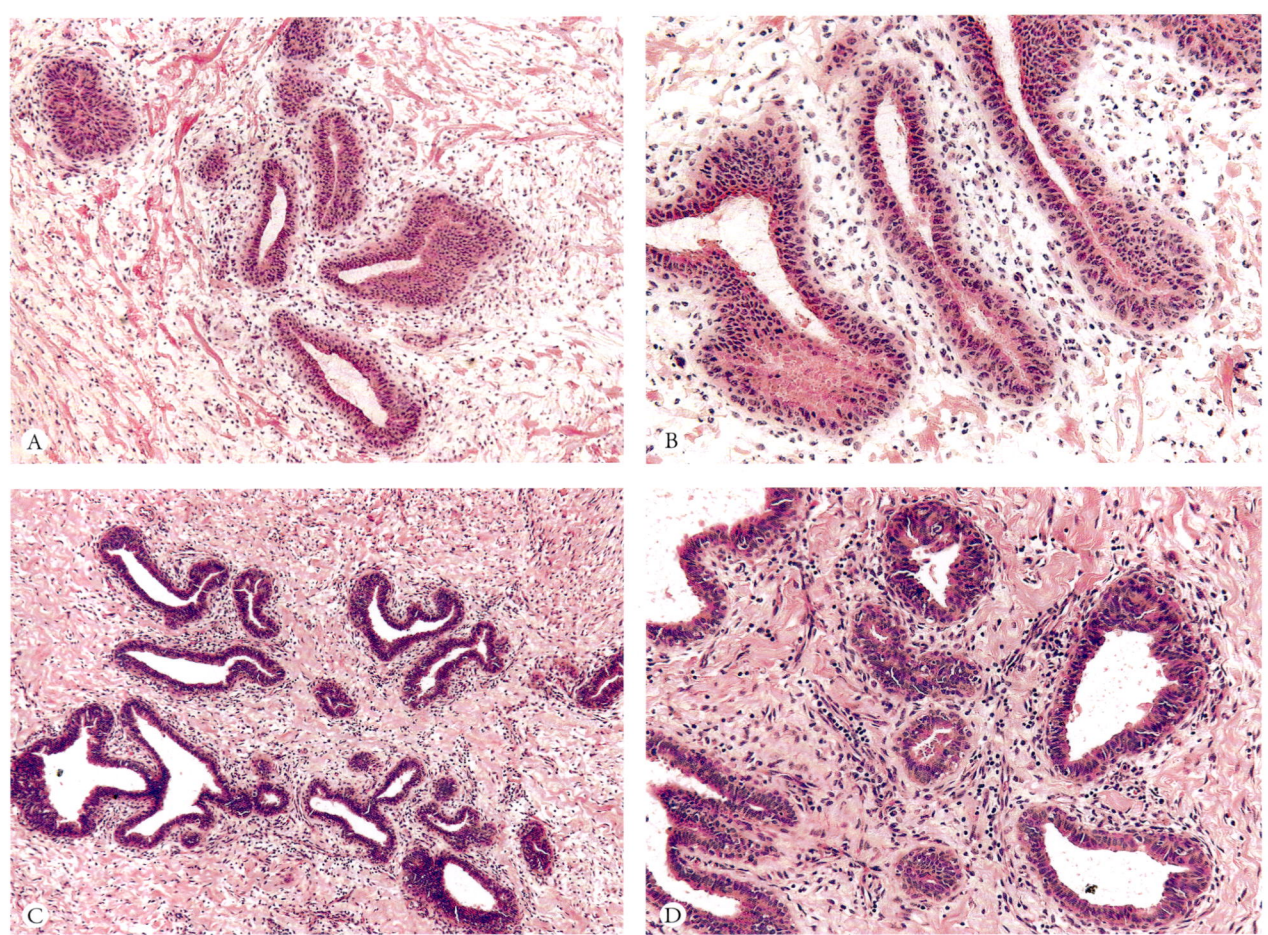

A. 冷冻切片，乳腺内只有发育的导管，尚未形成明显的小叶结构（低倍）；B. 冷冻切片，发育的导管（中倍）；C. 石蜡切片（低倍）；D. 石蜡切片（中倍）。

图 3-2-1　青春期乳腺发育

二、妊娠期、哺乳期乳腺

妊娠期、哺乳期的乳腺小叶和腺泡可出现各种变化，当对妊娠或哺乳期病史不了解，或对妊娠期和哺乳期乳腺的正常生理变化缺乏认识时，有可能导致错误诊断。妊娠期偶尔可发生乳腺组织梗死，可使诊断的难度进一步增加，尤其在术中冷冻切片诊断中更容易误诊。若因误诊为恶性而行乳腺切除术，将对患者的身心健康造成极大影响，是绝对要避免的错误。

1. **妊娠期乳腺**　小叶数目增多，TDLU 中的小管管腔扩大，形成腺泡。腺上皮细胞胞质内含有脂质而空泡化，管腔内出现分泌物。妊娠后期，腺泡拥挤、密集，小叶内间质和小叶间间质减少。妊娠中晚期，因腺泡内上皮细胞增大，可导致肌上皮细胞难以辨认。

2. **哺乳期乳腺**　小叶内腺泡数量进一步增多，腺泡拥挤，背靠背，间质更少，甚至消失。腺泡内富含分泌物而使胞质显著淡染或空泡化。许多上皮细胞呈球状或靴钉状突向腺泡腔，使管腔内缘呈锯齿状。小叶增大，互相靠拢。小叶之间分界也不易辨认。

3. **停止哺乳后乳腺**　乳腺小叶逐渐恢复正常。这种恢复需要数月，甚至可持续数年。在没有妊娠和哺乳的女性，偶尔也可以发生妊娠样改变（pregnancy-like changes）（图 3-2-2），其中有些女性是服用了药物或激素所致。腺上皮细胞胞质透亮，细胞核大、深染，腺腔扩张。如果不熟悉这些改变，有可能会误诊。

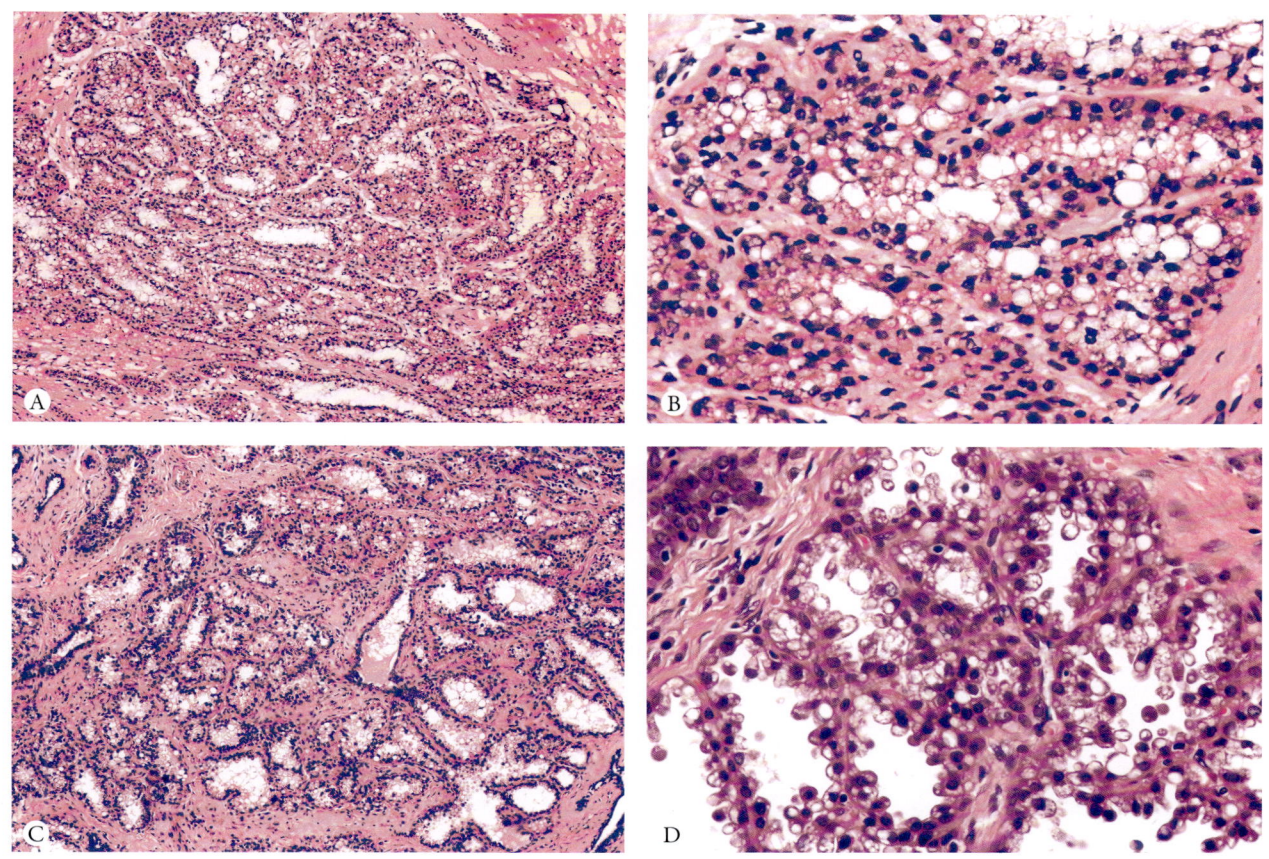

A.冷冻切片，病变以 TDLU 为单位（低倍）；B.冷冻切片，细胞胞质空泡化（中倍）；C.石蜡切片（低倍）；D.石蜡切片，细胞胞质空亮，细胞呈钉突状（中倍）。

图 3-2-2　乳腺妊娠样改变

三、绝经后乳腺

更年期末期，残留的 TDLU 常由导管和萎缩的腺泡组成，周围被玻璃样变的结缔组织围绕。绝经后乳腺表现为 TDLU 的退化和萎缩性改变。小叶数目减少，腺泡缩小，上皮细胞萎缩，管腔狭窄，管周的间质因萎缩而显致密。值得注意的是，有时老年乳腺可出现导管扩张、囊性增生或囊肿形成（图 3-2-3）。

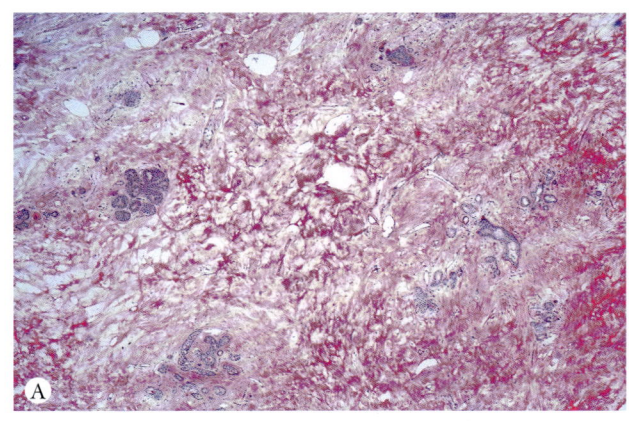
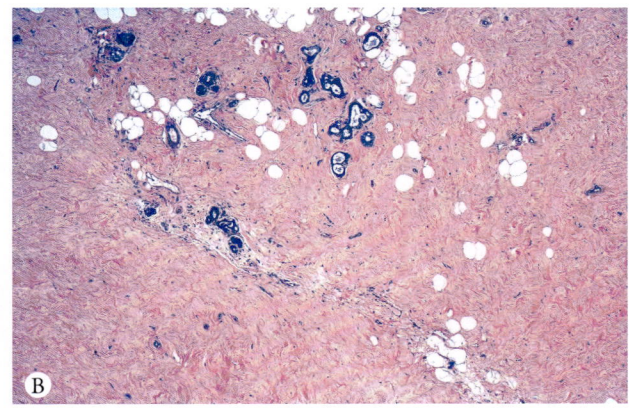

A.冷冻切片，小叶数目减少，腺泡萎缩（低倍）；B.石蜡切片，小叶数目减少，腺泡萎缩（低倍）。

图 3-2-3　绝经后乳腺

第三节 乳腺病变性质的术中诊断

一、乳腺炎症性病变

乳腺的炎症性病变多种多样，有时在临床上会造成诊断和治疗上的困难，在病理诊断上也有一定的难度。对于术中诊断，最重要的是不要误诊为癌。

1. 脂肪坏死 临床上常表现为肿块，约半数患者有外伤史，如手术、穿刺、放射等，部分炎症性病变也可造成继发性脂肪坏死。由于临床上有质硬肿块，且部分患者出现皮肤粘连、乳头回缩，因而易误诊为癌。镜下病变常累及皮下浅表组织，而不是乳腺实质。脂肪细胞退变、坏死，并融合成较大的空泡。空泡之间有纤维母细胞、泡沫样组织细胞、淋巴细胞、浆细胞、多核巨细胞浸润。病变后期可出现纤维化和钙化。在冷冻切片中，脂肪空泡、组织细胞等有时会与富于脂质的癌或组织细胞样小叶癌相混淆，需仔细观察有无细胞异型性和病变，才能做出正确诊断。

【病例1】患者，女性，67岁，发现左乳结节1月余，近来增大。体检：左乳腺片状增厚，局部可及数个结节，较浅表，多位于皮下，边界不清，质硬，局灶皮肤略有凹陷。乳头无凹陷、溢液等改变。腋下未触及肿大淋巴结。B超：左乳皮下脂肪层内探及多个团状回声区，形态不规则，边界不清，边缘模糊。BI-RADS分级：4A。临床拟诊乳腺癌收入院。术中冷冻切片诊断：脂肪坏死结节。术后石蜡切片诊断同冷冻切片诊断（图3-3-1）。

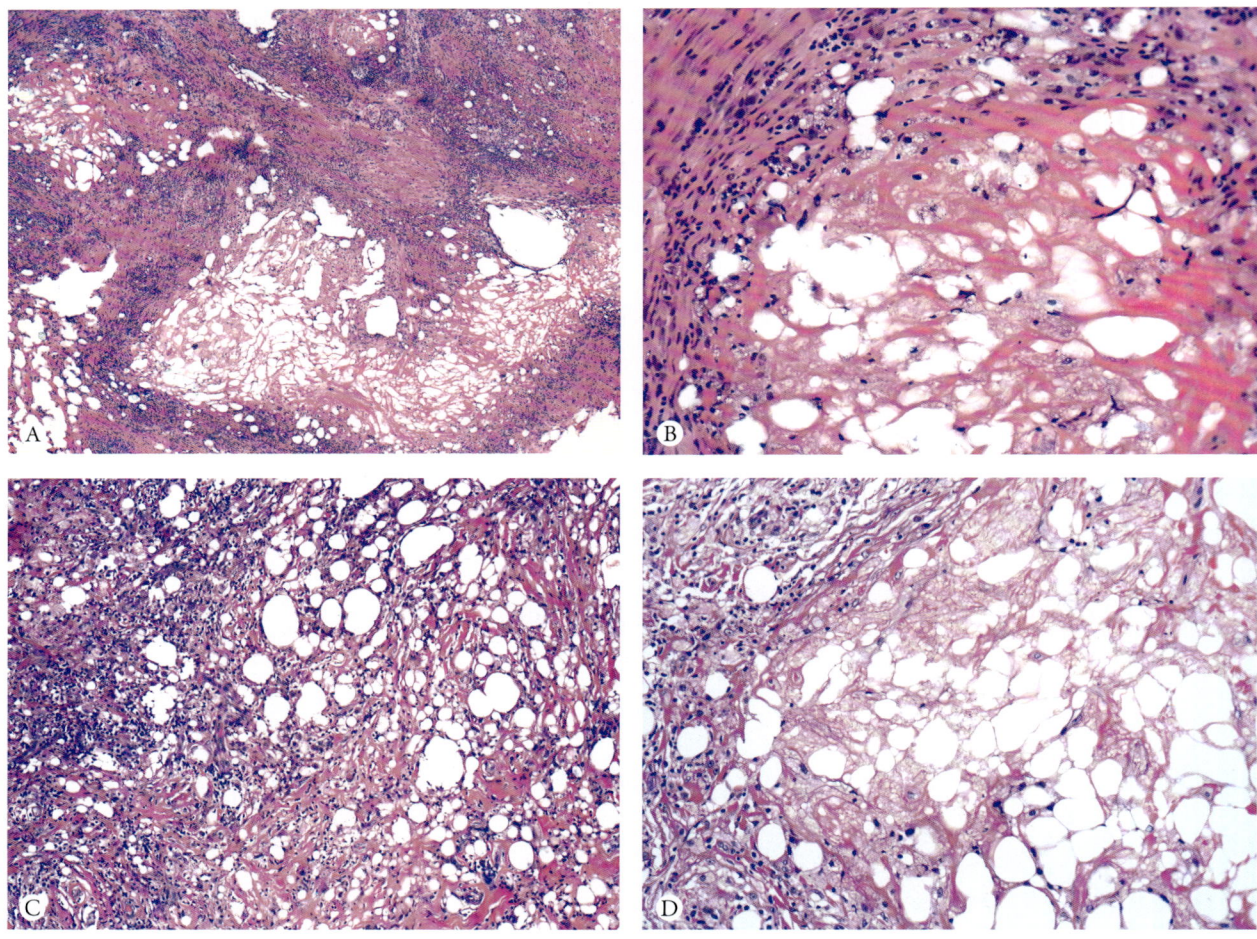

A. 冷冻切片，可见脂肪坏死伴纤维组织增生、炎细胞浸润（低倍）；B. 冷冻切片，可见部分胞质空泡化，部分为泡沫样组织细胞（中倍）；C. 石蜡切片，可见多个大小不等的脂肪囊泡，纤维组织增生，炎细胞浸润（低倍）；D. 石蜡切片，可见较多泡沫样组织细胞（中倍）。

图 3-3-1 脂肪坏死

2.导管扩张症 该病变好发年龄在30～70岁，多发于绝经前的经产女性。临床上可有炎性症状，乳腺组织内也可有质硬肿块，伴有乳头溢液、乳头凹陷，因此临床上可能会误诊为癌。该病变在不同发展阶段有不同的特点。病变主要累及大导管，镜下导管扩张，管腔内常有脂性分泌物，伴有泡沫样组织细胞。当分泌物渗漏出管腔时，可引起导管周围纤维组织增生并伴有炎症细胞浸润。病变后期导管壁增厚，纤维化，导管周围出现脂肪组织坏死及大量浆细胞、淋巴细胞、嗜酸性粒细胞浸润，并可见数量不等的泡沫样组织细胞、多核巨细胞和上皮样组织细胞形成的肉芽肿。在冷冻切片中，炎症细胞尤其是浆细胞和淋巴细胞可在纤维化间质内呈条索状排列，容易和浸润性癌相混淆。但癌细胞异型性明显，可见核分裂象，仔细观察细胞特点并结合相关病变，应该可以做出正确诊断。

【病例2】患者，女性，48岁，发现右乳晕下肿块数月（图3-3-2）。

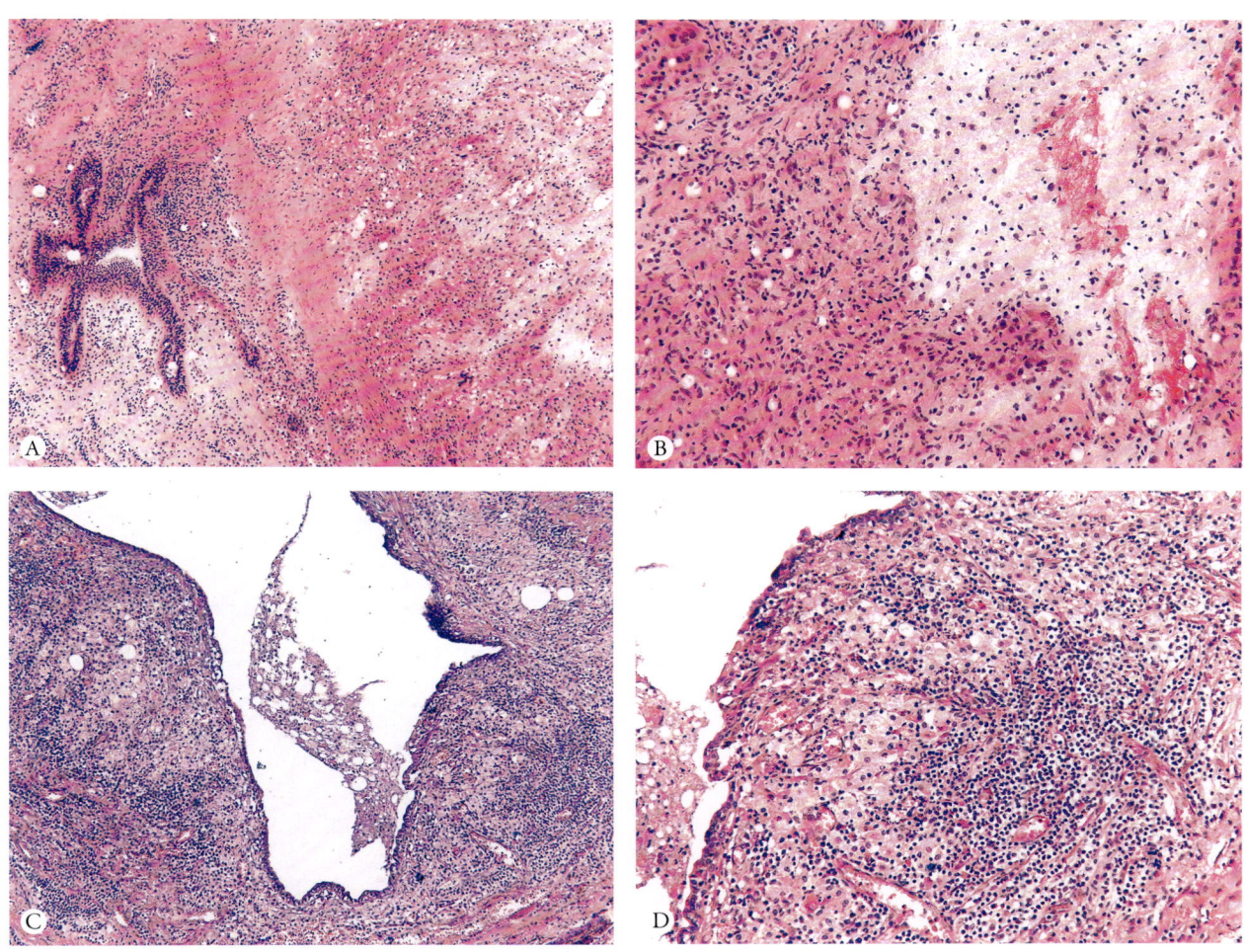

A.冷冻切片，大量的炎细胞、泡沫样组织细胞围绕在扩张导管周围（未显示扩张的导管）（低倍）；B.冷冻切片，可见大量的炎细胞、组织细胞浸润（中倍）；C.石蜡切片，扩张的导管，管壁周围大量急慢性炎细胞浸润，泡沫样组织细胞聚集；管腔内分泌物潴留（低倍）；D.石蜡切片，扩张的导管壁周围大量炎细胞浸润、泡沫样组织细胞聚集，血管扩张（中倍）。

图3-3-2 导管扩张症

3. 肉芽肿性小叶炎　临床上表现为乳腺肿块，几乎总是发生于年轻经产妇。组织学上表现为以乳腺 TDLU 为中心的肉芽肿，导管壁及小叶内有多种炎细胞浸润，以中性粒细胞为主，另有淋巴细胞、上皮样细胞和多核巨细胞。中性粒细胞数量可以很多，并可形成微脓肿。炎症轻者可见腺泡结构，炎症重者腺泡被破坏，甚至消失。当病变融合时，小叶结构可不清。囊性中性粒细胞性肉芽肿性乳腺炎（cystic neutrophilic granulomatous mastitis，CNGM）是近年来报道的乳腺肉芽肿性小叶炎的罕见特殊亚型。镜下典型病理形态为化脓性脂肪肉芽肿，中央为大小不等的脂肪空泡，多呈微囊状，比脂肪细胞稍大。空泡周围环绕中性粒细胞，其外围为上皮样组织细胞。周围炎性背景中含有淋巴细胞、中性粒细胞和朗汉斯巨细胞。有些空泡结构内含有革兰氏阳性杆菌。中央脓肿区逐渐扩大，可形成大脓腔，小叶结构破坏消失。

【病例3】患者，女性，34岁，发现左乳肿块1周，略有刺痛感，无乳房肿胀、溢液。5年前行剖宫产术，2年前流产1次。体检：左乳外上象限可触及直径约2.5 cm的肿块，质硬，表面欠光滑，边界尚清晰。右侧乳腺皮肤表面有红色湿疹样改变伴瘙痒。MRI 显示：左乳外上圆形肿块影，呈不均匀强化，边界模糊不清，考虑为恶性肿瘤。BI-RADS 分级：5。临床诊断：左乳癌？收入院后行手术治疗（图 3-3-3）。

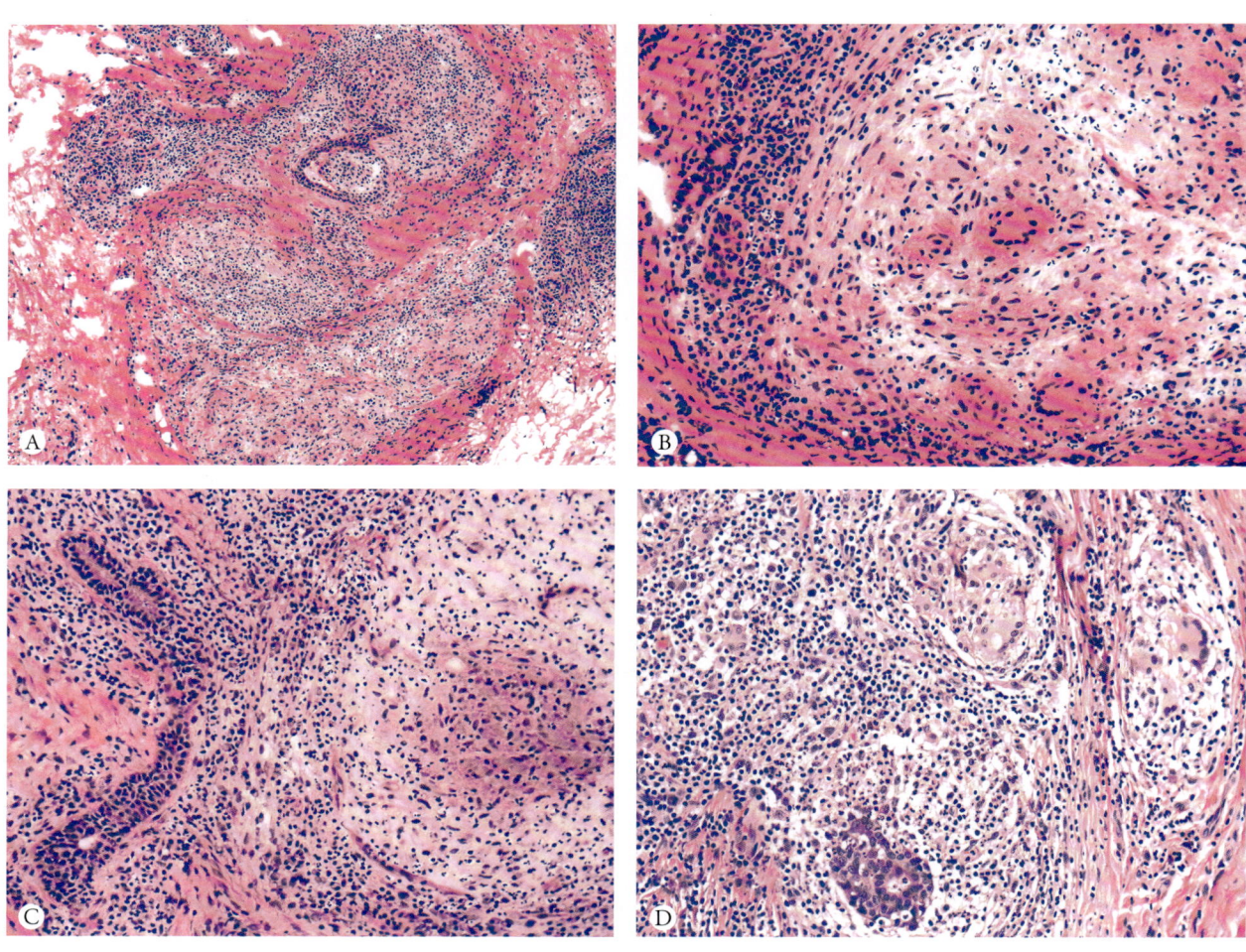

A. 冷冻切片，小叶结构基本保存，腺泡被破坏（低倍）；B. 冷冻切片，多核巨细胞、上皮样组织细胞及大量炎细胞浸润（中倍）；C. 石蜡切片，上皮样组织细胞聚集，炎细胞浸润（中倍）；D. 石蜡切片，小叶内多核巨细胞、淋巴细胞、浆细胞浸润（中倍）。

图 3-3-3　肉芽肿性小叶炎

4. 急性化脓性乳腺炎　多见于哺乳期女性，特别是初产妇。多发生在产后第 2~4 周，个别于产后 1 年以上出现。临床上见乳腺有红、肿、热、痛和其他全身症状。乳腺内的肿块可发展成为脓肿，重者可穿破表面皮肤。镜下表现为急性化脓性炎症及脓肿形成。该病变虽然在临床上易与癌混淆，但镜下鉴别诊断大多没有困难。

【病例 4】患者，女性，26 岁，发现右乳肿胀伴局部肿块 1 周余，产后 3 月余。体检：右侧乳腺略有增大，表面皮肤充血，近乳晕外侧可及一大小约 1.0 cm×1.0 cm 的肿块，质韧，边界欠清，表面光滑，活动度可。B 超：双乳腺叶增生伴导管扩张，右乳头深面见一结节，质地较实。BI-RADS 分级：3（图 3-3-4）。

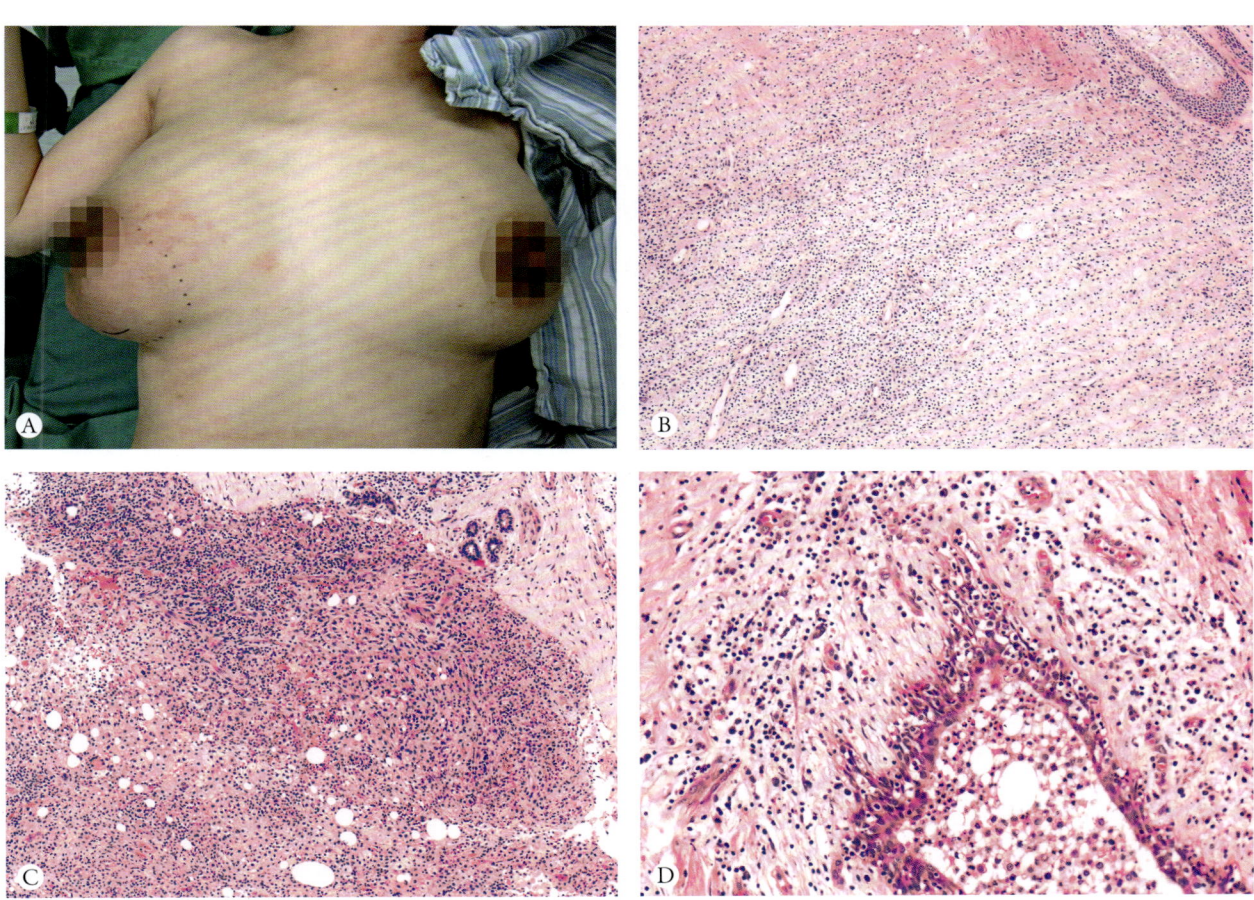

A. 右侧乳腺较对侧明显红肿；B. 冷冻切片，镜下大量中性粒细胞、炎细胞浸润，局部脓肿形成（低倍）；C. 石蜡切片，局灶脓肿形成（低倍）；D. 石蜡切片，导管内及周围均见大量中性粒细胞、淋巴细胞浸润（中倍）。

图 3-3-4　急性化脓性乳腺炎

5. 硬化性淋巴细胞性小叶炎（sclerosing lymphocytic lobulartitis，SLL）　可能和糖尿病或某些自身免疫性疾病有关。临床表现为乳腺包块，可多发或双侧发生。镜下见乳腺小叶萎缩，间质显著纤维化。小叶周围、导管、血管周围可见淋巴细胞聚集，有时可见少量浆细胞，间质内有时可见上皮样肌纤维母细胞。随着病变进展，小叶萎缩和间质纤维化越来越明显，而淋巴细胞浸润逐渐减轻。冷冻切片时，硬化间质内的淋巴细胞和浆细胞，以及上皮样肌纤维母细胞都可能会被误诊为浸润性癌，应仔细观察是否存在细胞异型性及病变，做出正确诊断。此外，有时浸润性癌周围也可出现类似于 SLL 的炎症，此时也需要在冷冻切片中避免将浸润性癌漏诊（图 3-3-5）。

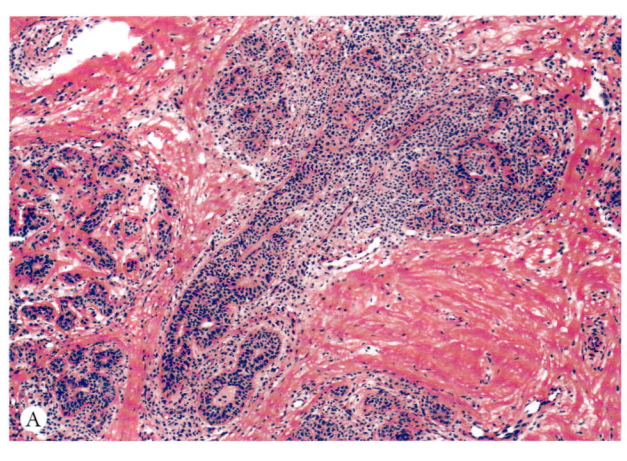 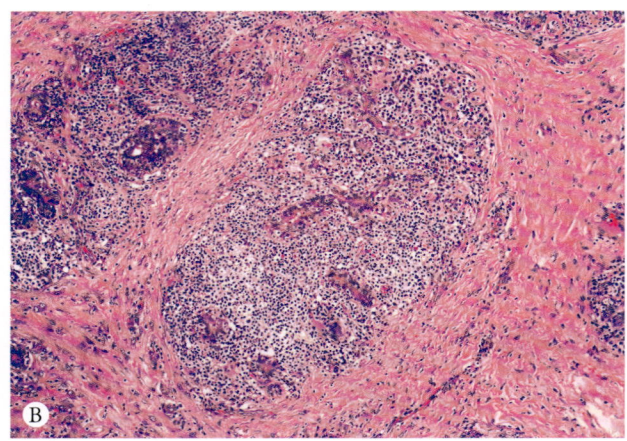

A. 冷冻切片，硬化性间质内多灶淋巴细胞和浆细胞（低倍）；B. 石蜡切片，硬化性间质内多灶淋巴细胞和浆细胞（低倍）。

图 3-3-5　硬化性淋巴细胞性小叶炎

二、导管内增生性病变

乳腺导管内增生性病变起源于 TDLU，其细胞形态和组织结构多种多样，主要分为三大类，即普通型导管上皮增生（usual ductal hyperplasia，UDH）、不典型导管上皮增生（atypical ductal hyperplasia，ADH）和导管原位癌（ductal carcinoma in situ，DCIS）。在冷冻切片中，需要尽可能地将这三大类病变区分开，鉴于 ADH 和低级别 DCIS 的鉴别诊断有一定困难，当术中诊断有困难时，诊断时应充分留有余地，等待石蜡切片和免疫组化染色结果进一步诊断是明智之举。

1. UDH　乳腺导管由上皮和肌上皮双层结构组成，若上皮层次增多，达到 3 层或 3 层以上，即存在导管上皮增生。导管上皮增生是相对于导管的基底膜而言细胞层次的增多；若乳腺腺体增多，不存在相对于基底膜的导管上皮增生，则称为乳腺腺体增生。

[临床表现] UDH 自身一般不引起临床症状，但可以和其他病变伴随存在，包括放射状瘢痕、纤维上皮性病变、假血管瘤样间质增生、乳腺囊肿、微小钙化灶等。这些病变可以表现为肿块或影像学上的异常。

[大体病理] UDH 缺乏显著的大体表现。

[组织病理] UDH 是一种良性的导管上皮增生性病变，诊断时需紧紧抓住细胞形态和组织结构两方面的特征。组织结构上可有以下特征：①出现大小不一、形状不规则的二级腺腔，常呈裂隙样，位于导管的周边，即所谓的"边窗"，与 ADH 或低级别 DCIS 中圆形、凿孔状的腔隙有显著差别；②出现上皮间的搭桥，细胞桥伸展，组成细胞常平行于桥面；③可出现微乳头结构，常呈簇状突起。

UDH 的细胞学特征如下（图 3-3-6）：①细胞的大小、形状和排列方向不一，细胞边界不清。②腔隙周围的细胞缺乏极性。③可出现显著的流水样排列或漩涡状。所谓的流水样排列是指增生细胞拉长，互相平行，如流水中排列整齐的鱼一样。④细胞核的大小、形状不一，常互相重叠，细胞核常呈卵圆形，在高倍镜下有时可见细胞核的折叠、切迹和核沟。⑤细胞类型多样，可出现大汗腺化生、鳞化、泡沫样组织细胞等。⑥成熟现象：指增生的导管中，靠近基底膜处的细胞大，核仁明显，常有丰富的淡染胞质，越往导管中央，细胞越小、越拥挤，细胞质逐渐减少。需要注意的是，UDH 中可以不出现成熟现象，而少数导管原位癌也可出现类似的形态，因此诊断时必须结合其他形态学特征综合考虑。

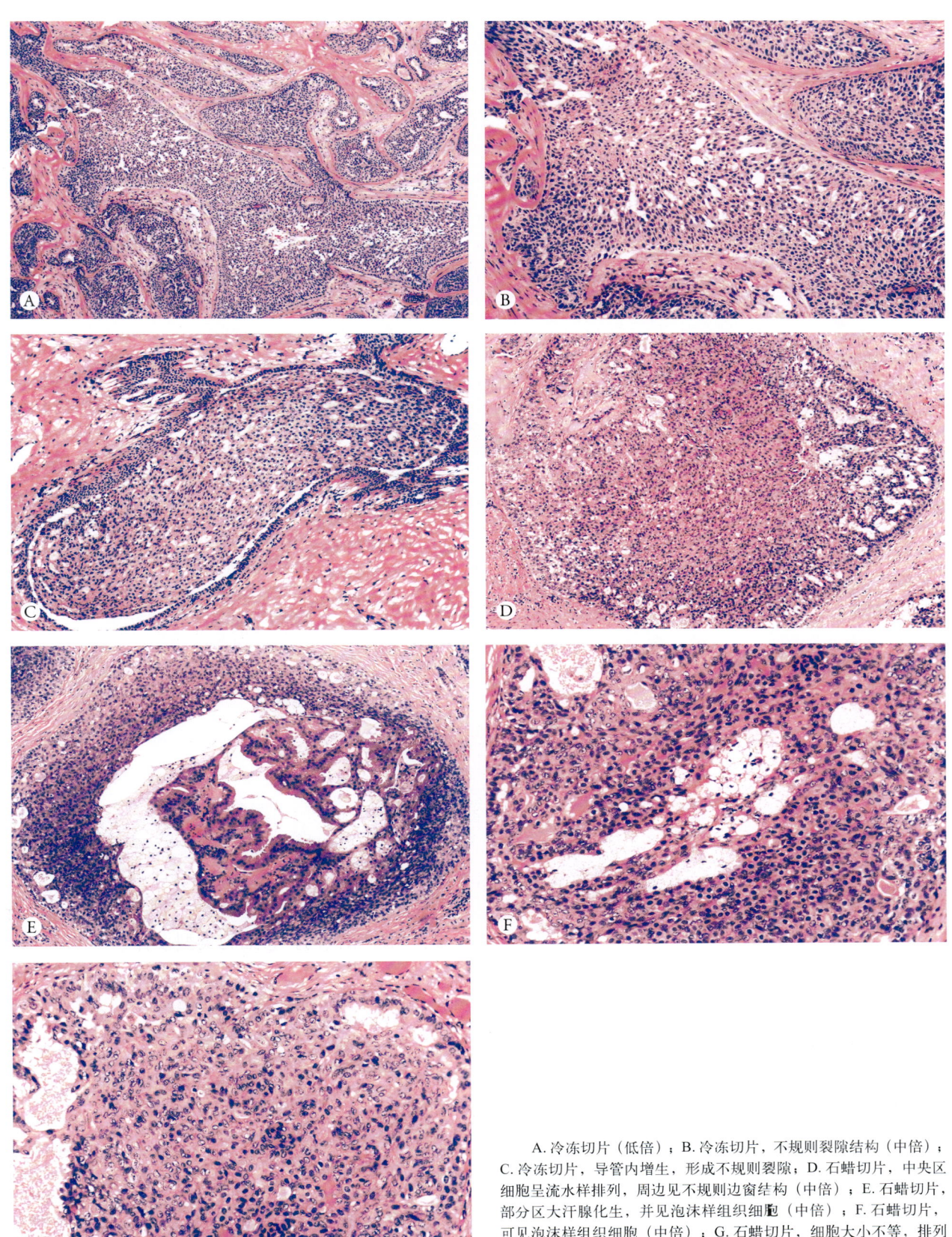

A. 冷冻切片（低倍）；B. 冷冻切片，不规则裂隙结构（中倍）；C. 冷冻切片，导管内增生，形成不规则裂隙；D. 石蜡切片，中央区细胞呈流水样排列，周边见不规则边窗结构（中倍）；E. 石蜡切片，部分区大汗腺化生，并见泡沫样组织细胞（中倍）；F. 石蜡切片，可见泡沫样组织细胞（中倍）；G. 石蜡切片，细胞大小不等，排列无序（高倍）。

图 3-3-6　普通型导管上皮增生

点评

对于导管内增生性病变，一定要结合细胞形态和组织学结构两方面进行综合观察。大小、形状不一的导管上皮细胞，出现大汗腺化生、组织细胞等多种细胞形态，加上"边窗"、不规则腔隙、流水样排列、成熟现象等均支持 UDH 的诊断。在冷冻切片的观察中需要注意，不能单一地根据某一特征做出诊断，如出现"流水样排列"即诊断为 UDH，或出现成熟现象即诊断为 UDH，而应该结合众多特征进行综合判断。当术中诊断有困难时，可以等待石蜡切片及免疫组化染色结果进一步确诊。

2. ADH　一种导管内肿瘤性增生性病变，以单一性细胞增生、细胞均匀分布为特点（图 3-3-7）。

[大体病理]　ADH 在大体上不形成明确肿块，在乳腺 X 线片中可表现为钙化。

[组织病理]　ADH 在组织学上具有低级别 DCIS 的形态学特点，但尚未完全达到诊断 DCIS 的标准。该病变可以累及 TDLU，也可累及小叶间导管。ADH 也可累及一些乳腺良性病变，如导管内乳头状瘤、纤维腺瘤、硬化性乳腺病等。在诊断 ADH 时需要考虑两方面的因素，第一为"质的标准"，第二为"量的范围"。所谓"低级别 DCIS 的形态学特点"包括细胞学形态和组织学结构两方面。增生细胞小而一致，细胞核圆形，分布均匀，细胞边界清楚。结构上可出现僵直的细胞搭桥、球茎样微乳头（基底窄而尖部宽）、张力高的筛孔，筛孔周围的细胞排列有极性，也可出现实性结构。ADH 的诊断分为两种情况，第一种是具备部分但不是全部低级别 DCIS 的特征；第二种是完全具备低级别 DCIS 的特征，但范围较局限，未达到诊断低级别 DCIS 的标准。

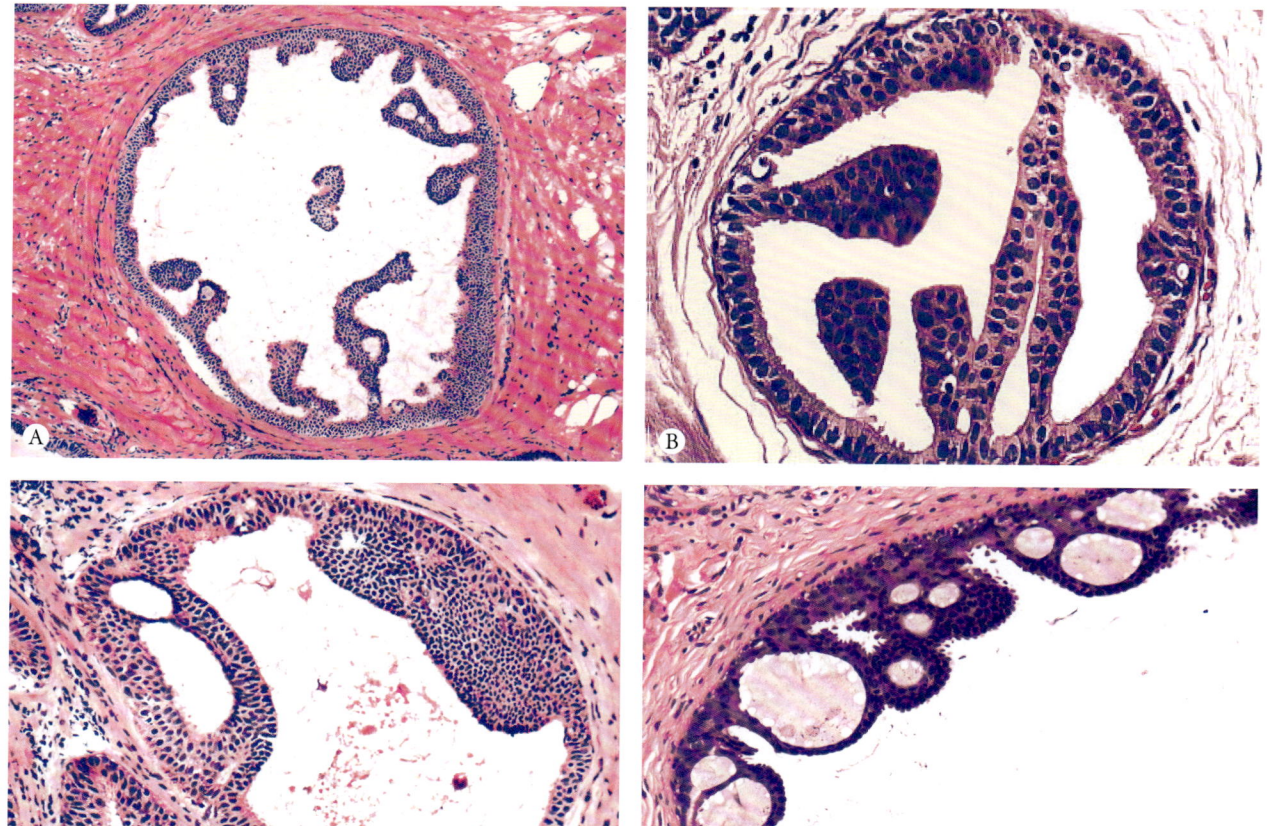

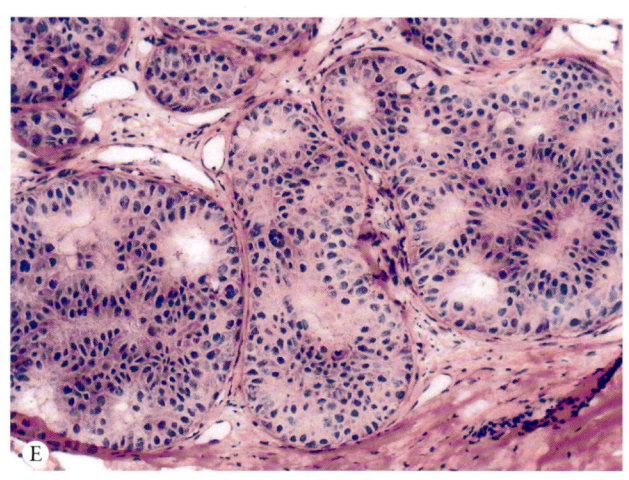
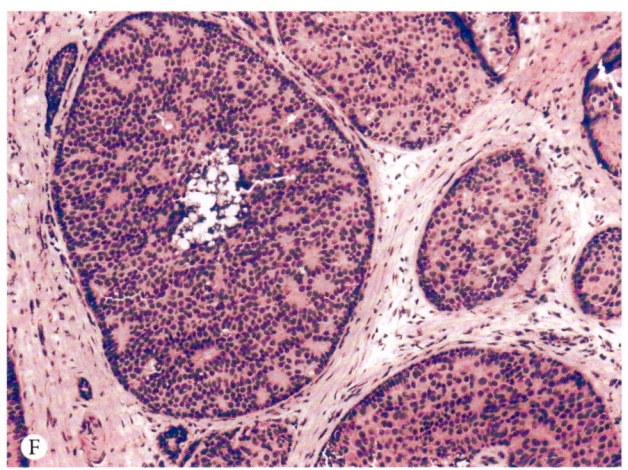

A. 冷冻切片，微乳头型，微乳头形状不规则，缺乏血管轴心（中倍）；B. 石蜡切片，球茎状微乳头，并可见僵直的细胞搭桥（中倍）；C. 冷冻切片，形态单一的细胞形成拱桥状结构（中倍）；D. 石蜡切片，形态单一的细胞形成拱桥状结构（中倍）；E. 冷冻切片，微腺腔结构（中倍）；F. 石蜡切片，微腺腔结构（中倍）。

图 3-3-7　不典型导管上皮增生

点评

对于 ADH 的诊断，也需要结合细胞形态和组织学结构两方面进行综合观察。在冷冻切片的观察中需要注意：①当出现特征性的筛孔、微乳头、微腺腔等结构时，比较容易考虑到 ADH。但以实性结构为主时，与 UDH 的鉴别诊断有一定困难，需要依赖细胞的单一性和一致性。②由于 ADH 和低级别 DCIS 的鉴别诊断需要考虑病变范围，因此冷冻切片中的 ADH 在充分取材后的石蜡切片，有可能升级为 DCIS。③当术中与 UDH 或 DCIS 鉴别诊断有困难时，可以等待石蜡切片及免疫组化染色结果进一步确诊，而不必勉强做出诊断。

3. DCIS　一组局限于导管内的肿瘤性克隆性病变，也是一组具有异质性的病变，该组病变在临床表现、组织学特征、生物学行为、遗传学特征上均有不同，但均未突破导管基底膜。在术中冷冻诊断时，高级别 DCIS 的诊断一般困难不大。对于低级别 DCIS 和部分中级别 DCIS，若在冷冻切片中确立诊断有困难，可等待石蜡切片进一步诊断。

[临床表现] DCIS 经常表现为乳腺 X 线片上的钙化，也可表现为乳腺组织密度的改变或结构扭曲。临床上也可出现乳腺肿块或乳头溢液。

[大体病理] 因 X 线片上的钙化而被发现的 DCIS 在大体上往往没有明确的肿块，但有时可在切面发现粉刺样坏死物。部分 DCIS 在大体上可表现为肿块。

[组织病理] 依据细胞核的异型性，并参照导管腔内是否出现坏死、核分裂象的多少等可将导管原位癌分成低、中、高 3 个级别。

（1）低级别 DCIS 由小的单形性细胞组成，细胞核大小一致，染色质均匀，核仁不明显，核分裂象少见。一般来说肿瘤细胞核的大小是红细胞或正常导管上皮细胞的 1.5～2.0 倍。肿瘤细胞排列成僵直搭桥状、微乳头状、筛状或实体状结构。Page 等曾认为必须在至少两个彼此分离的导管内具有低级别 DCIS 的全部特征时，才能诊断为 DCIS，否则应诊断为 ADH。Tavassoli 和 Norris 等认为导管内增生性病变具备低级别 DCIS 的特征，且范围＞2 mm 时应诊断为 DCIS。WHO 乳腺肿瘤分类（2019 年版）认为低级别 DCIS 是指小的、单一的细胞形态，呈现筛状、微乳头状或实体状结构，且至少完全累及两个导管或＞2 mm 的范围。需要强调的是，有关量化标准仅限于区别 ADH 和低级别 DCIS，而不适用于中级别 DCIS 和高级别 DCIS（图 3-3-8）。

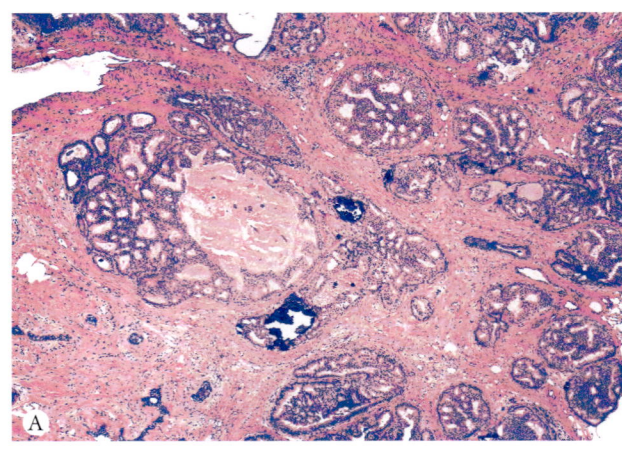
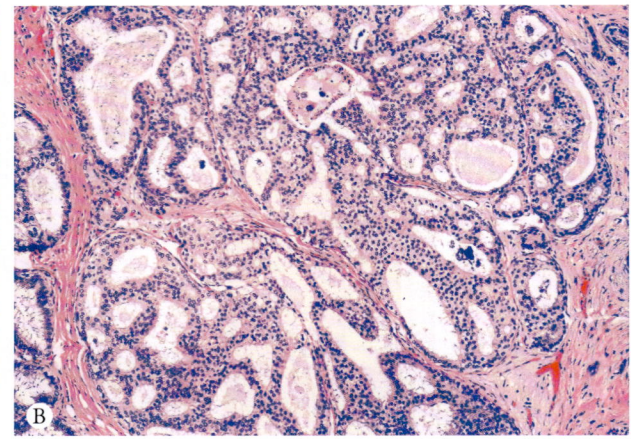

A. 冷冻切片（低倍）；B. 石蜡切片（中倍）。

图 3-3-8　低级别导管原位癌

（2）中级别 DCIS 的形态学特征介于低级别 DCIS 和高级别 DCIS 之间，细胞核大小、形状及分布呈轻-中度差异，染色质粗，核仁及核分裂象可见。一般来说肿瘤细胞核的大小是红细胞或正常导管上皮细胞的 2.0～2.5 倍。细胞极性排列不如低级别 DCIS 明显。点状或粉刺样坏死可见。细胞可排列成实体、筛状或微乳头结构（图 3-3-9）。

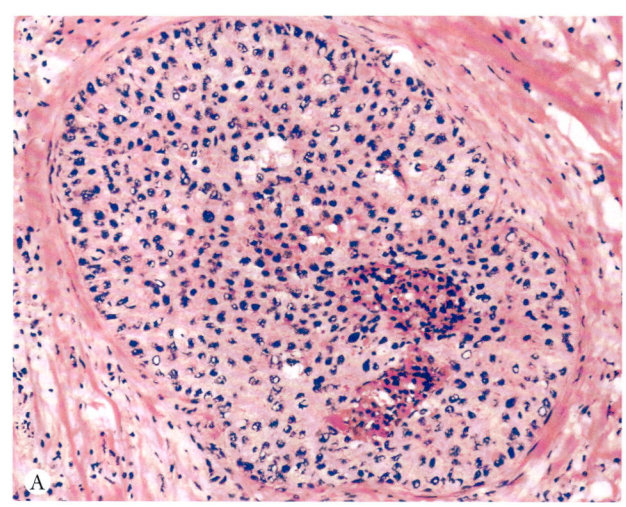
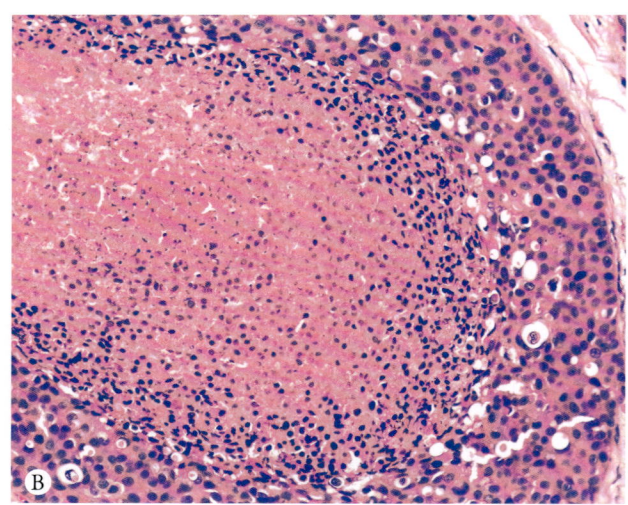

A. 冷冻切片（中倍）；B. 石蜡切片（高倍）。

图 3-3-9　中级别导管原位癌

（3）高级别 DCIS 由高度异型细胞组成，肿瘤细胞显示高级别细胞核，多形性明显，核轮廓不规则，分布不均，且缺乏极性排列。染色质粗或呈团块状，核仁明显；核分裂象较多见。一般来说肿瘤细胞核达到红细胞或正常导管上皮细胞的 2.5 倍以上。生长方式可呈实性、筛状或微乳头型等。管腔内常出现伴有大量坏死碎屑的粉刺型坏死，但腔内坏死不是诊断高级别 DCIS 的必要条件。有时仅见导管壁衬覆单层细胞，但细胞高度异型，也可以诊断为高级别 DCIS。虽然高级别 DCIS 的术中诊断一般困难不大，但需要注意的是，不要轻易地将含有导管腔内坏死的病变诊断为 DCIS，而必须结合细胞形态和组织结构（图 3-3-10）。

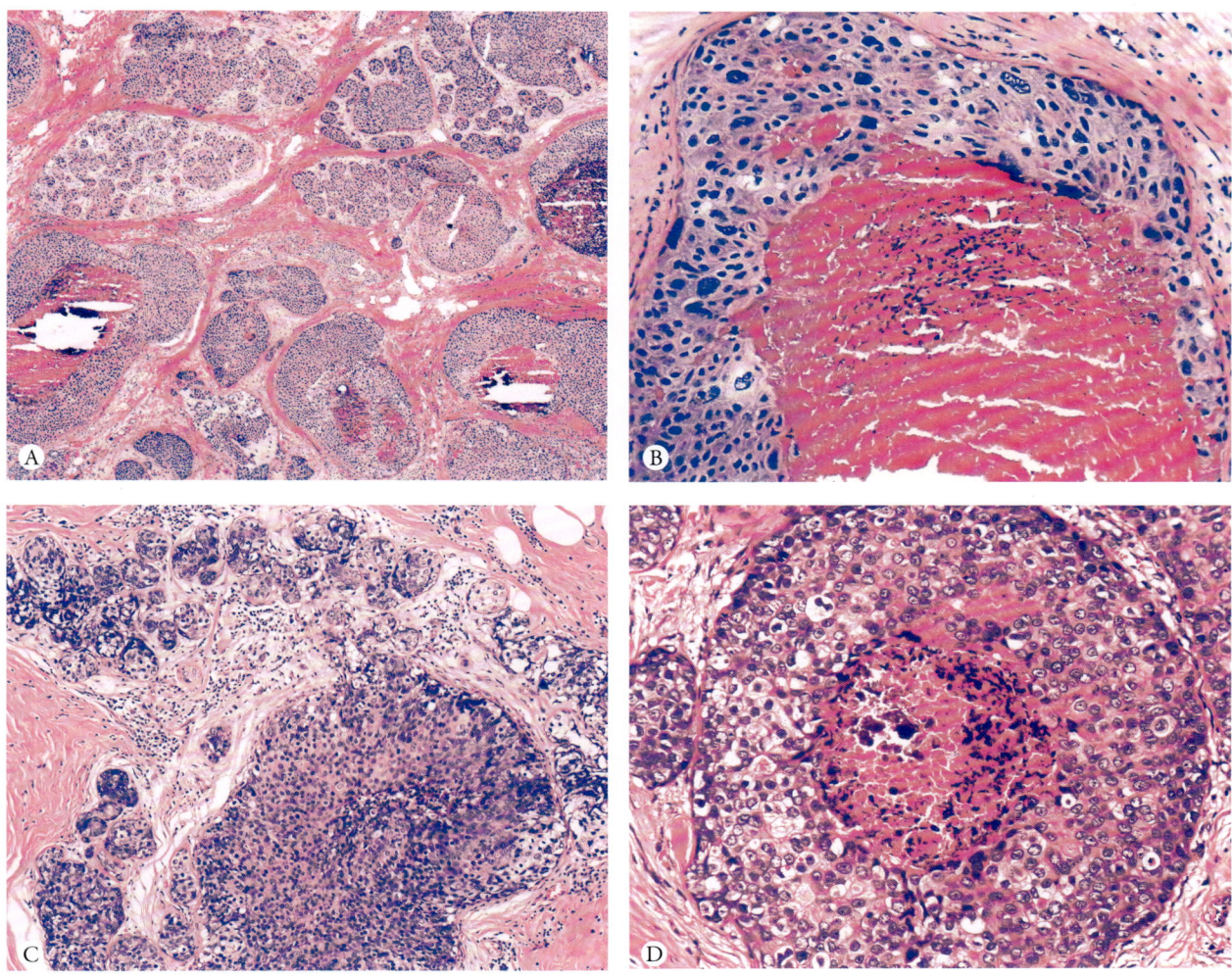

A.冷冻切片（低倍）；B.冷冻切片，癌细胞异型性大，中央伴有粉刺型坏死（中倍）；C.石蜡切片（中倍）；D.石蜡切片，癌细胞具有显著异型性，伴有中央坏死（中倍）。

图 3-3-10 高级别导管原位癌

点评

对于 DCIS 的术中诊断，并不需要给出准确的分级，能够明确诊断为 DCIS 一般能够满足临床的需要。在冷冻切片诊断中需要注意以下几点：①低级别 DCIS 主要需要与 ADH 鉴别，两者的形态可相似，但 ADH 没有达到诊断 DCIS 的量的要求。当冷冻切片中病变处于临界状态时，不要勉强在术中给出 DCIS 的诊断，可以等待充分取材后的石蜡切片确定病变性质。②中级别 DCIS 有时需要和 UDH 鉴别，因为 UDH 中的细胞略偏大，综合细胞形态和组织学结构有利于鉴别诊断。③对于病变广泛的高级别 DCIS，尤其是粉刺型 DCIS，且伴有导管周炎症细胞浸润和纤维化时，应注意有无浸润灶的存在。由于术中冷冻切片是选择性取材，因此术后病变可能会升级，需要等待充分取材后的石蜡切片最后确定诊断。

三、乳头状肿瘤

乳头状肿瘤为一种含纤维血管轴心的上皮性肿瘤，表面衬覆上皮细胞，伴或不伴肌上皮细胞。乳头状肿瘤可发生自乳头至乳腺的 TDLU，病变性质可以是良性、不典型性或恶性。在实际工作中，某些微乳头病变也习惯性地被冠以"乳头"的名称，如微乳头型导管原位癌、浸润性微乳头状癌等，这些病变缺乏真正含有纤维血管轴心的乳头状结构，因此并非真正的乳头状病变。乳头状病变的术中冷冻诊断非常困难，是乳腺术中病理诊断的难点之一。术中病理诊断的主要任务是确定乳头状病变为良性还是恶性，如果是恶性，是否存在浸润。如果没有确切的恶性证据，需要确定是否存在不典型增生。这样的鉴别诊断有时在石蜡切片中都非常困难，病理医师应该对诊断明确的病例给予确定性诊断，诊断有疑问的病例可以等待石蜡切片或免疫组化染色进一步明确。

1. 导管内乳头状瘤　一种具有纤维血管轴心的良性乳头状病变，乳头衬覆上皮和肌上皮细胞，在导管腔内形成所谓的分支状结构。导管内乳头状瘤可分为中央型乳头状瘤及周围型乳头状瘤。

[临床表现] 中央型乳头状瘤可发生于任何年龄，病变位于乳腺中央，常位于乳晕附近，好发年龄为30～50岁。临床症状以血性或非血性乳头溢液最常见。当肿块较明显时，可表现为乳晕附近的肿块。周围型乳头状瘤位于乳腺周边，发病年龄较中央型乳头状瘤年轻，但临床症状常不明显，较少出现乳头溢液（图3-3-11）。

[大体病理] 中央型乳头状瘤一般直径＜1cm，但也可达4～5cm。大体上常表现为灰白色或灰红色、边界清楚的结节，多位于扩张的导管或囊腔内，腔内可见乳头状结构。肿瘤质地不一，多质软，当有显著硬化时，质地可偏硬。可见灶性出血或坏死。周围型乳头状瘤大体上往往无明确表现。

[组织病理] 导管内乳头状瘤常有显著的分支乳头结构，乳头中央有纤维血管轴心。乳头结构由上皮和肌上皮双层细胞衬覆。衬覆的上皮细胞可以增生至数层，也可以伴有旺炽性增生，核分裂象缺乏或少见。受累导管周围有肌上皮细胞围绕。导管内乳头状瘤还可发生各种形态学变化，如炎症、坏死、肌上皮增生、大汗腺化生、鳞状化生、皮脂腺化生、黏液化生、骨和软骨化生等。冷冻切片诊断中有几种情况需要特别注意：①当导管内乳头状瘤出现显著硬化时，被称为"硬化性乳头状瘤"，此时乳头纤维血管轴心、导管壁及其周围发生硬化，纤维化可造成明显的腺体扭曲，形成假性浸润的现象，在冷冻切片中容易被过诊断为浸润性癌。但这些腺体仍保存着双层细胞结构，腺上皮细胞缺乏异型性，间质为硬化而非浸润癌常伴有的促纤维结缔组织反应，这些形态都支持导管内乳头状瘤伴有硬化的诊断。②导管内乳头状瘤可发生部分或全部梗死，需与癌症中的肿瘤性坏死相鉴别。③导管内乳头状瘤伴有大范围的鳞化时，需要注意与鳞状细胞癌相鉴别。

[鉴别诊断] ①乳头部腺瘤：常表现为乳头部的肿块或乳头部皮肤糜烂。②导管内乳头状癌：有关两者的鉴别诊断详见表3-3-1。③实性乳头状癌：肿瘤呈实性结节状生长，需与伴有旺炽性增生的导管内乳头状瘤鉴别。但实性乳头状癌组成细胞单一，免疫组化染色有助于两者的鉴别诊断。

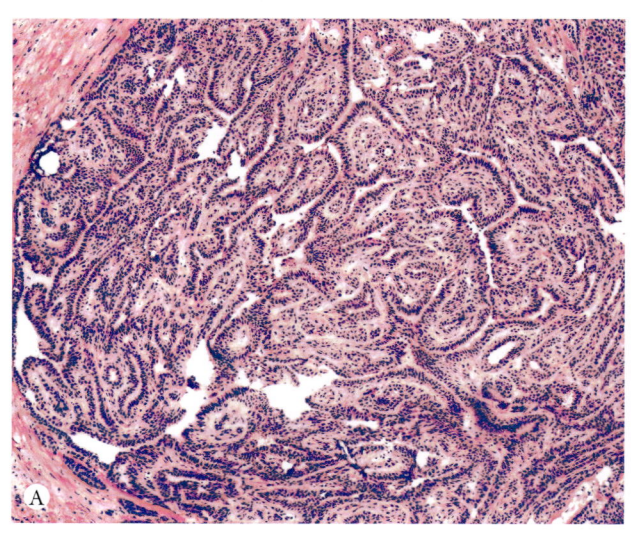
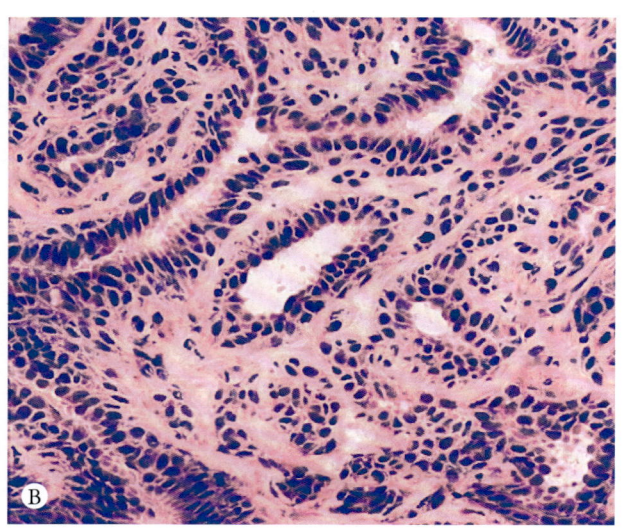

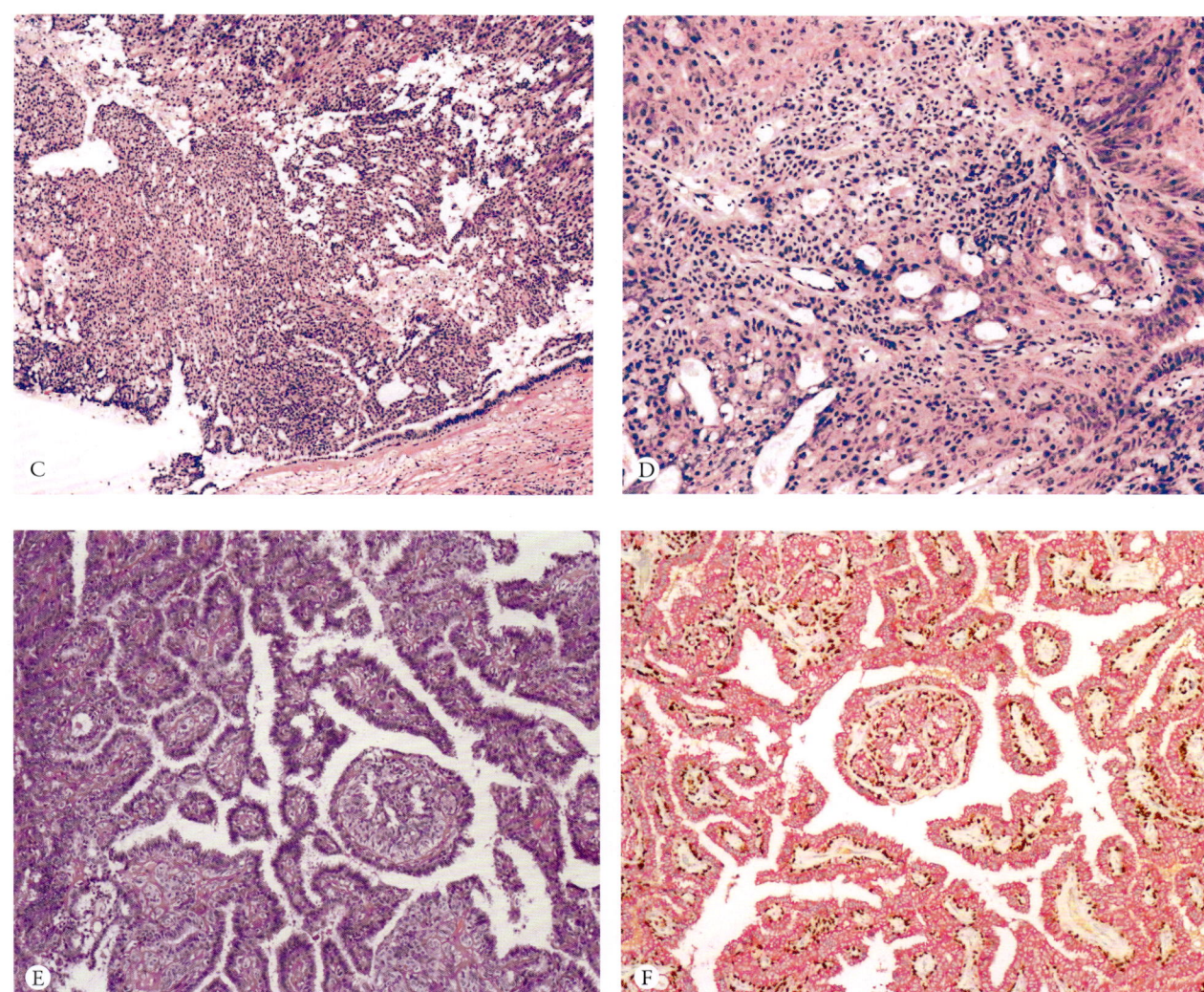

A.冷冻切片（低倍）；B.冷冻切片，见导管上皮和肌上皮双层结构（中倍）；C.冷冻切片（中倍）；D.冷冻切片，部分呈普通型导管上皮增生，伴大汗腺化生（中倍）；E.石蜡切片，见导管上皮和肌上皮的双层结构（中倍）；F.AE1/AE3+p63双色标记上皮和肌上皮（中倍）。

图 3-3-11　导管内乳头状瘤

表 3-3-1　导管内乳头状瘤与导管内乳头状癌（乳头状模式）的鉴别

鉴别要点	导管内乳头状瘤	导管内乳头状癌
细胞类型	上皮细胞和肌上皮细胞，可伴有大汗腺化生、泡沫样组织细胞，成分较杂	仅有上皮细胞，一般缺乏泡沫样组织细胞、大汗腺化生
细胞形态及组织学结构	细胞大小、形态不一，乳头间质丰富，低倍镜下乳头呈"粉红色"	细胞大小、形态较一致，呈实性、筛状或微乳头状结构。乳头纤细，低倍镜下乳头呈"蓝色"
钙化	常位于间质内	常位于导管腔内或筛孔内
胞核	染色质空淡	细胞核深染，染色质粗
分支乳头中的细胞形态	细胞高度略大于细胞宽度，细胞核短、胖，不拥挤	细胞高度是宽度的数倍，细胞交拥挤，常呈假复层，细胞核细长

点评

导管内乳头状瘤的术中诊断大部分情况下不是太困难，但有几种情况需要特别注意：①当导管内乳头状瘤出现显著硬化时，被称为"硬化性乳头状瘤"，由于导管壁及其周围有显著硬化，可造成明显的腺体扭曲，形成假性浸润的现象，容易在冷冻切片中过诊断为浸润性癌。但这些腺体仍保存着双层细胞结构，腺上皮细胞缺乏异型性，间质为硬化而非浸润癌常伴有的促纤维结缔组织反应，这些形态都支持导管内乳头状瘤伴有硬化的诊断。②导管内乳头状瘤可发生部分或全部梗死，需与癌症中的肿瘤性坏死相鉴别。③导管内乳头状瘤伴有大范围鳞化时，需要注意与鳞状细胞癌相鉴别，细胞异型性有助于鉴别诊断。④当导管内乳头状瘤伴有旺炽性增生时，导管腔内可被增生的上皮细胞塞满，有时还可伴有灶性坏死，此时掌握 UDH 与 ADH/DCIS 的鉴别要点，大部分情况下可与伴有 ADH 的导管内乳头状瘤和 DCIS 鉴别开。

2. 导管内乳头状瘤伴不典型导管上皮增生及导管内乳头状瘤伴导管原位癌　WHO 乳腺肿瘤分类（2019 年版）中乳头状瘤伴不典型导管上皮增生及导管原位癌：指乳头状瘤中灶区有导管上皮不典型增生，细胞形态单一，细胞学和组织结构均具有低级别导管原位癌的特征，根据病变范围可进一步区分不典型导管增生和导管原位癌。WHO 乳腺肿瘤分类（2019 年版）中当不典型增生范围 < 3 mm 时诊断为导管内乳头状瘤伴 ADH（图 3-3-12、图 3-3-13），若 ≥ 3 mm 则诊断为导管内乳头状瘤伴 DCIS。以往也有部分学者采用 30% 作为界限，但 WHO 专家组更倾向于使用 3 mm 作为临界值。如果导管内乳头状瘤中的不典型上皮细胞具有中级别或高级别细胞核时，则不论病灶大小，均可直接诊断为导管内乳头状瘤伴 DCIS。

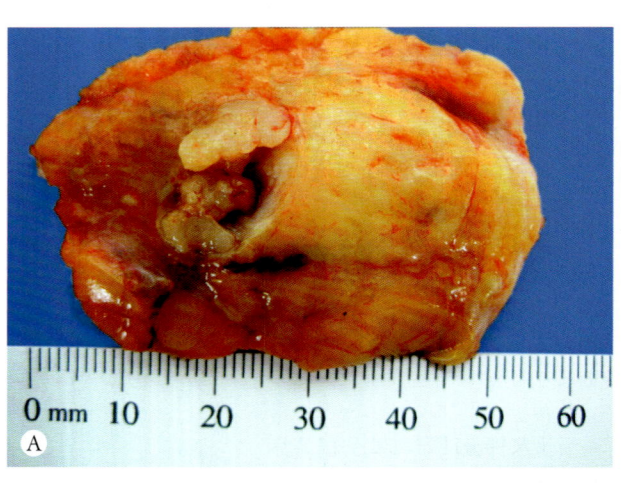

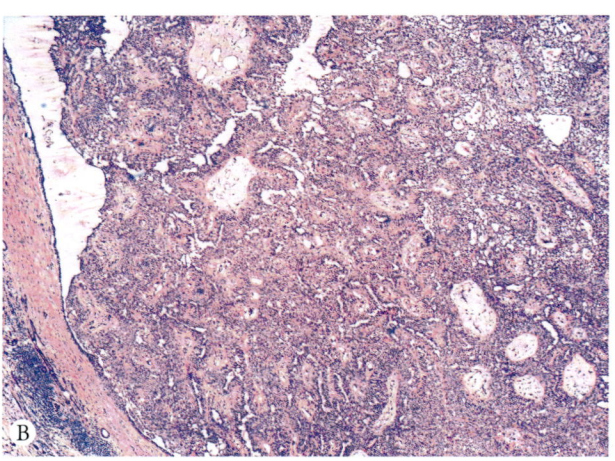

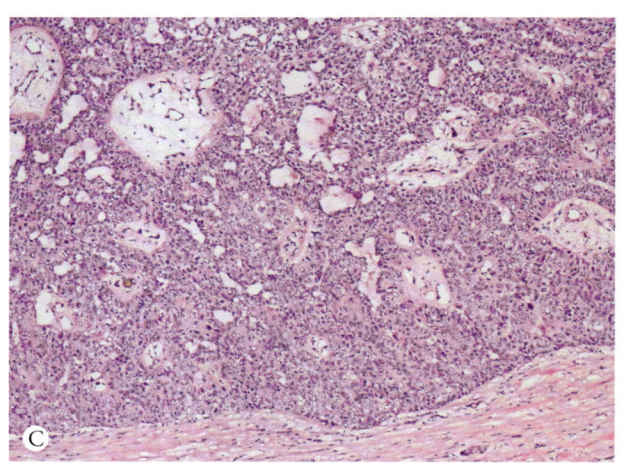

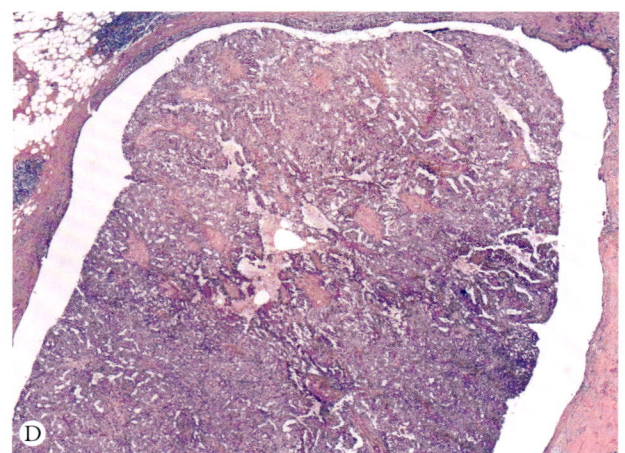

第三章 乳腺疾病

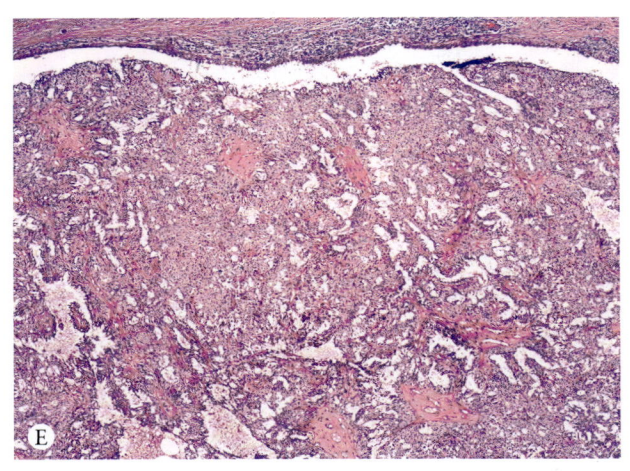
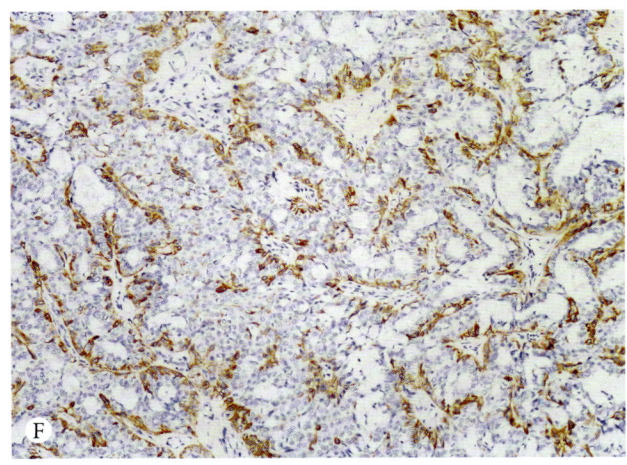

A. 大体呈囊性，内含乳头状肿瘤；B. 冷冻切片（低倍）；C. 冷冻切片，部分实性区域导管上皮呈不典型增生（中倍）；D. 石蜡切片，乳头状结构伴以实性结构为主的不典型增生（低倍）；E. 石蜡切片，导管上皮高度增生伴灶区不典型增生（＜3 mm）（中倍）；F. 免疫组化染色显示，灶性区域增生的导管上皮 CK14 染色阴性（＜3 mm），提示存在不典型导管上皮增生（中倍）。

图 3-3-12　导管内乳头状瘤伴不典型导管上皮增生

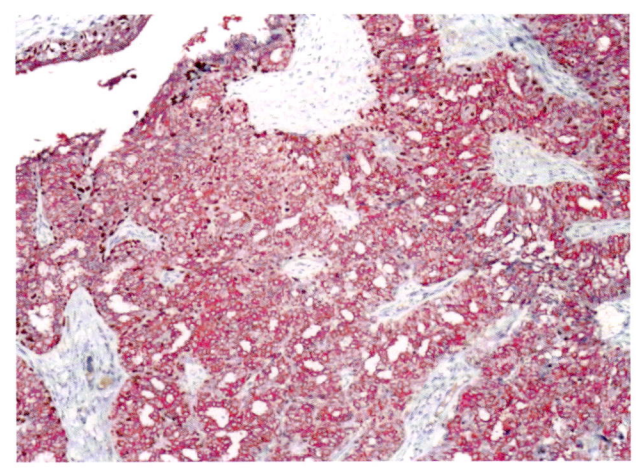

免疫组化染色显示，AE1/AE3+p63 双色标记不典型增生的上皮周围 p63 阳性，提示肌上皮存在（中倍）。

图 3-3-13　导管内乳头状瘤伴不典型导管上皮增生

点评

导管内乳头状瘤伴不典型导管增生及导管内乳头状瘤伴导管原位癌的术中诊断主要依赖于对 UDH、ADH 和 DCIS 形态特征及诊断标准的掌握。冷冻切片诊断需要注意以下几点：①病变中有良性的导管内乳头状瘤区域；②导管内乳头状瘤伴有不典型导管上皮增生和低级别导管原位癌鉴别诊断的病变范围为 3 mm，当病变处于临界状态时，不要勉强在术中做出诊断，可等待术后充分取材；③3 mm 的鉴别诊断标准仅适用于不典型导管上皮增生和低级别导管原位癌的鉴别，但如果乳头状瘤中不典型的导管上皮细胞具有中级别或高级别细胞核时，则不论病灶大小，均可直接诊断为导管内乳头状瘤伴 DCIS。

3. **导管内乳头状癌**　该肿瘤可以是孤立性的，位于中央；也可起源于 TDLU 单位，累及多个导管。WHO 乳腺肿瘤分类（2019 年版）将其视为 DCIS 的一种形态学亚型。

[临床表现]　可表现为乳头溢液（清亮液或血性液），发生于外周部位者较多表现为肿块。此外，导管内乳头状癌的临床表现也可能与 DCIS 相似，以乳腺 X 线片显示微小钙化灶为最常见的临床表现。

[大体病理]　大体检查没有特异性表现。多数表现为边界清楚的病灶，质地较软，可伴有出血，部分位于扩张的导管或腔隙内，部分肉眼可见乳头状结构。

[组织病理]　导管内乳头状癌有两种形态学模式。第一种模式中具有经典的分支乳头结构，乳头往往较为纤细；乳头衬覆上皮细胞形态单一，常呈单层或复层柱状。此种模式中乳头状结构缺乏肌上皮细胞，而导管内乳头状肿瘤外周与间质的交界处有肌上皮细胞存在。第二种模式中含有纤维血管轴心，但分支乳头结构并不明显。肿瘤细胞主要以筛状、实性或微乳头状等低级别导管原位癌形态出现，且肿瘤几乎全部由低级别

129

导管原位癌模式的肿瘤细胞组成。在导管内乳头状肿瘤外周与间质的交界处有肌上皮细胞存在。上述两种形态学模式可以单独存在，也可以混合存在。部分导管内乳头状癌除了经典的肿瘤细胞外，在靠近基膜处可出现胞界清楚、胞质淡染或透亮的细胞，形态上易与肌上皮细胞混淆，造成诊断困难。这种经典肿瘤性上皮细胞与肌上皮细胞同时存在的现象，称为导管内乳头状癌的二态现象。

[鉴别诊断] 导管内乳头状癌需要与导管内乳头状瘤相鉴别，鉴别要点参见表3-3-1。

【病例1】患者，女性，39岁。定期体检发现左乳肿块数周。体检：左乳外上象限可触及直径为1cm活动肿块，质韧，边界较清晰，双侧腋窝未触及肿大淋巴结。B超：双乳小叶增生伴双乳囊肿，左乳外上实质结节。BI-RADS分级：3，纤维腺瘤形成可能。门诊行肿块切除手术（图3-3-14），术中冷冻切片诊断：导管内乳头状瘤，灶区不典型增生，待充分取材后石蜡切片明确有无进一步病变。术后石蜡切片诊断：导管内乳头状瘤伴低级别导管原位癌（图3-3-15）。

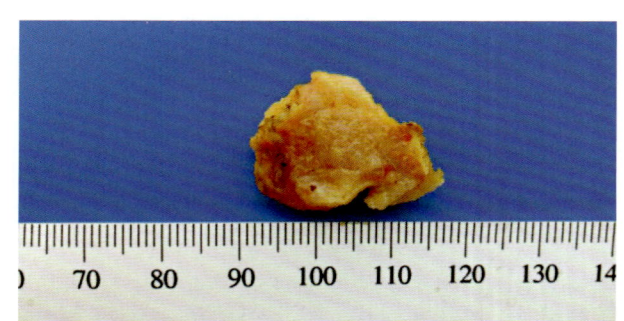

图 3-3-14 **导管内乳头状瘤伴低级别导管原位癌**
大体形态，病变呈颗粒状，形成一个边界相对清晰的肿块。

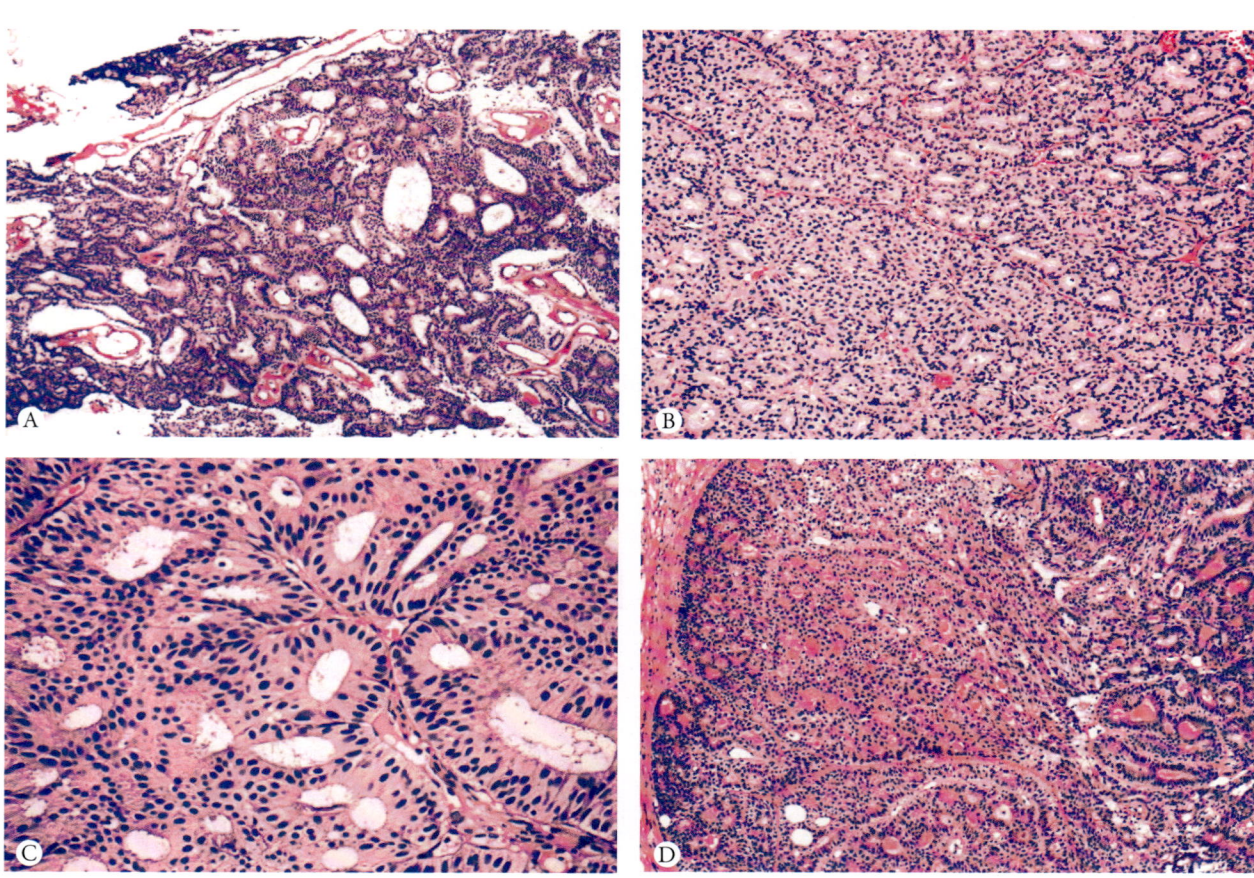

第三章 乳腺疾病

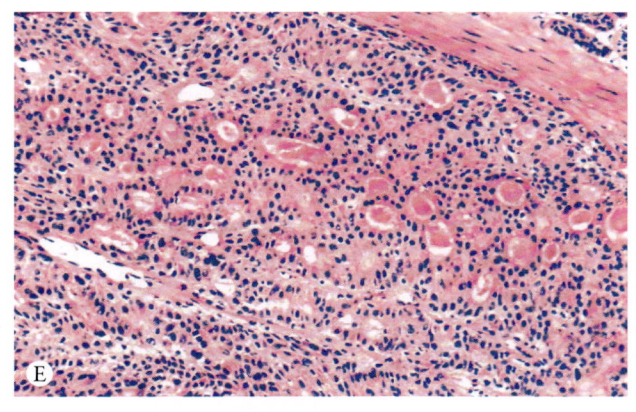
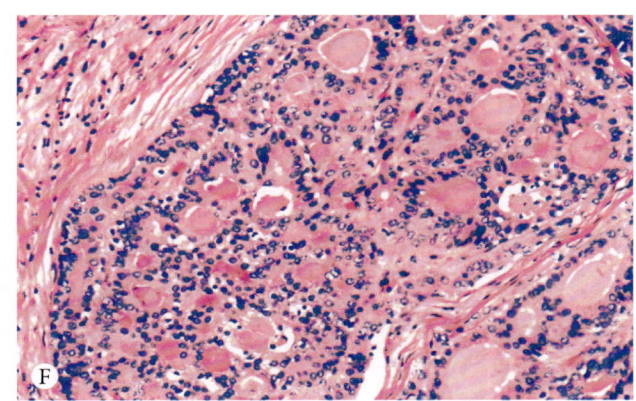
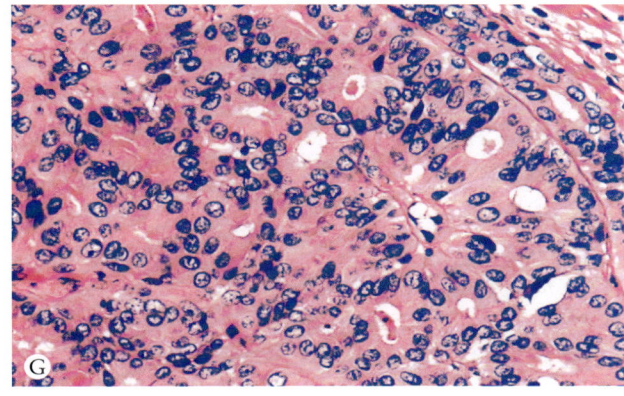

A. 冷冻切片，纤维血管轴心周围导管上皮增生明显，形成筛孔；B. 石蜡切片显示导管上皮增生，并融合形成弥漫的微腺腔结构；C. 石蜡切片，融合腺腔结构；D. 石蜡切片；E. 石蜡切片，以低级别 DCIS 生长方式为主；F. 石蜡切片中导管上皮不典型增生呈筛孔结构；G. 石蜡切片中显示被筛孔结构包绕的不明显的纤维血管轴心。

图 3-3-15　导管内乳头状瘤伴低级别导管原位癌（中倍）

【病例 2】患者，女性，32 岁。发现右乳头溢液 2 个月。体检：右乳头血性溢液，挤压后明显。乳头无脱屑、结痂、凹陷，皮肤无红肿。双乳团块状增生，未见明显占位。B 超：右乳上方及外上象限多个导管扩张。BI-RADS 分级：4A，导管内乳头状瘤？恶性肿瘤待排。术中冷冻切片诊断：导管内乳头状病变，伴不典型增生，待多取材石蜡切片明确有无癌变。术后石蜡切片诊断：导管内乳头状癌（图 3-3-16）。

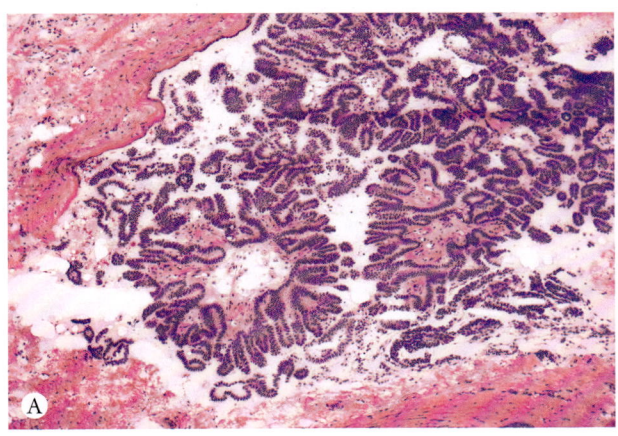
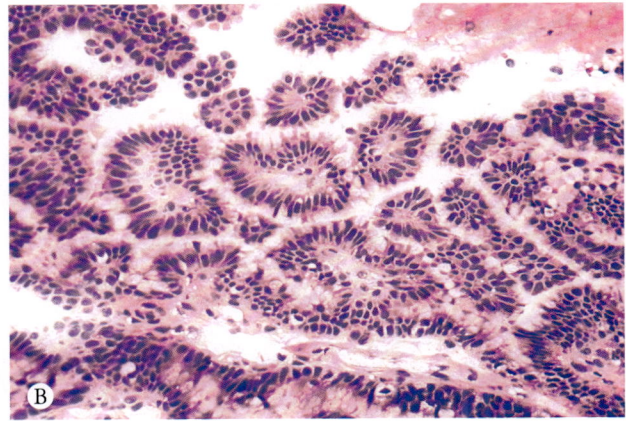

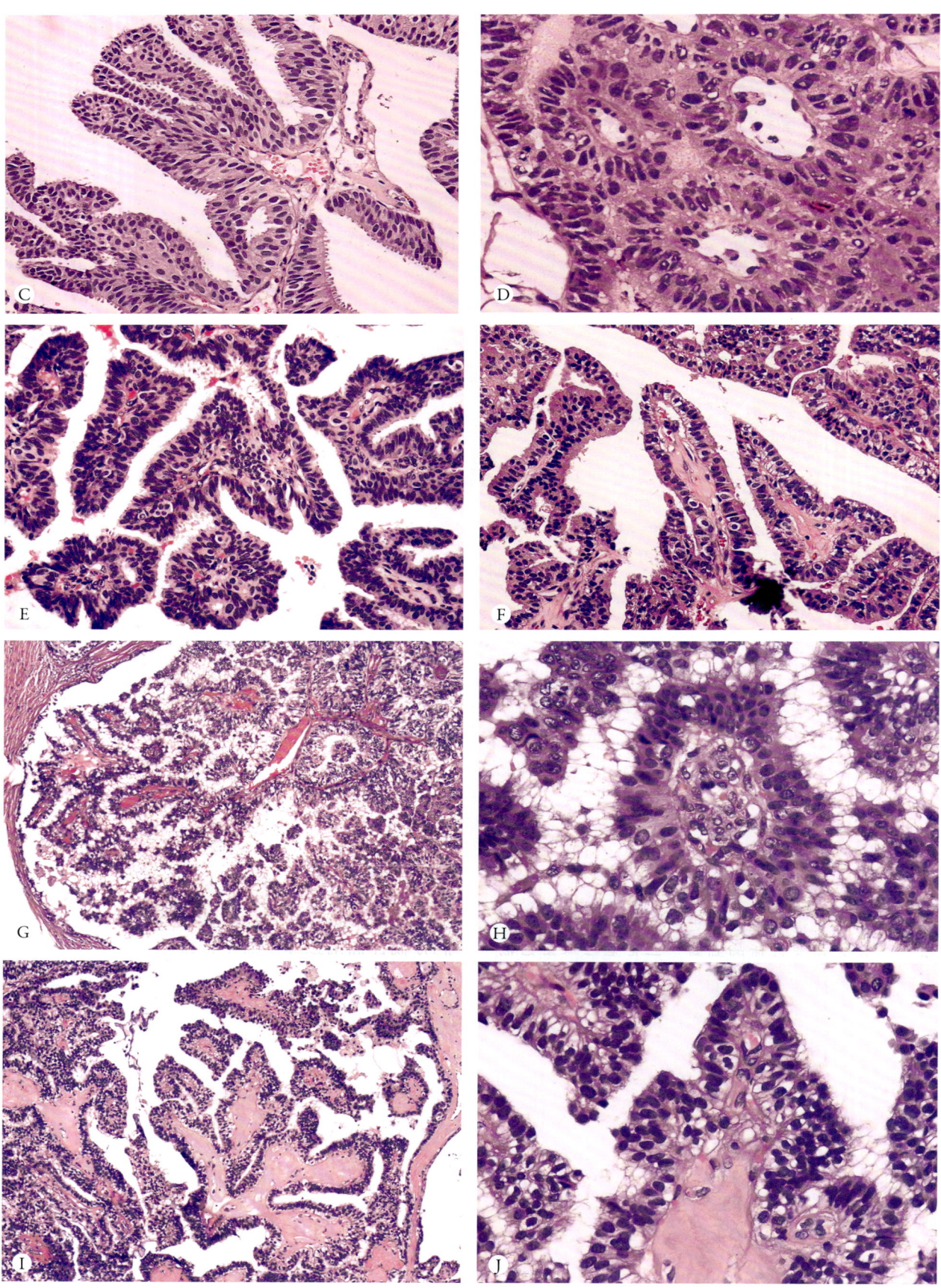

第三章 乳腺疾病

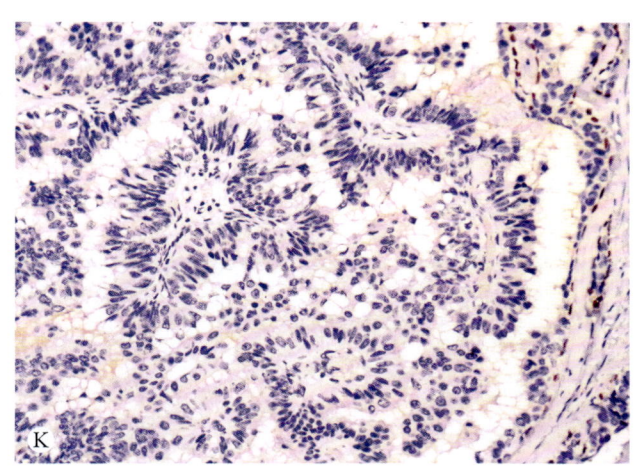
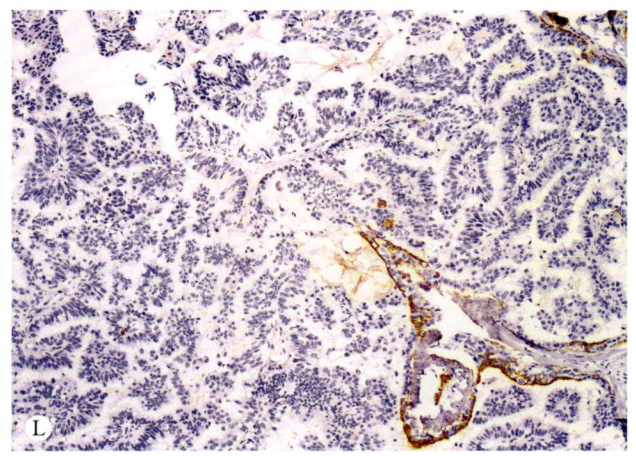

A. 冷冻切片，镜下见膨胀导管腔内纤细的乳头状结构（低倍）；B. 乳头衬覆上皮垂直于纤维血管轴心，呈放射状排列（中倍）；C. 石蜡切片，乳头衬覆导管上皮多层次增生，肌上皮不明显（中倍）；D. 冷冻切片，纤维血管轴心周围导管上皮直接与间质成分相接，肌上皮不明显（高倍）；E. 石蜡切片，纤细的乳头周围导管上皮增生并垂直于纤维血管轴心排列，增生的细胞拥挤、重叠（中倍）；F. 石蜡切片，部分乳头衬覆上皮细胞内见胞质淡染的细胞，易误认为肌上皮细胞，实为导管上皮的"二态细胞"（中倍）；G. 石蜡切片显示导管内复杂分支的乳头状结构（中倍）；H. 石蜡切片显示导管上皮层次增多、排列紊乱，肌上皮不明显（高倍）；I. 石蜡切片，部分乳头粗大，间质明显玻璃样变（中倍）；J. 石蜡切片，硬化的纤维血管轴心周围导管上皮增生，肌上皮消失（高倍）；K. 免疫组化染色显示，导管内乳头状结构周围 p63 阴性（肌上皮消失），导管周围 p63 阳性（肌上皮存在）（中倍）；L. 免疫组化染色显示，calponin 导管内乳头状结构周围阴性（肌上皮消失），导管周围阳性（肌上皮存在）（中倍）。

图 3-3-16 导管内乳头状癌

点评

导管内乳头状癌的术中诊断是乳腺冷冻切片诊断中的难点，诊断时需要注意以下几点：①确认导管内乳头状病变的模式非常重要，即究竟是以低级别导管原位癌为主还是以乳头状模式为主，因为两者的诊断标准不同；②对于低级别导管原位癌模式，HE 形态较容易确认，达到诊断标准术中可以直接诊断；③对于乳头状模式，由于诊断依赖于肌上皮缺失，而 HE 形态中对肌上皮的确认可能存在偏差，因此不能确定肌上皮是否存在时，术中不要勉强做出诊断，可以等待石蜡切片及免疫组化染色进一步确认；④对于导管内乳头状病变性质的判断，一定要综合多种形态学指标，必要时还需要进一步行免疫组化染色才能明确。切忌依赖单一形态特征诊断，如对于纤维血管轴心非常纤细的乳头术中诊断时需要引起高度警惕，但也不能仅凭此特点直接诊断为导管内乳头状癌。

4. 包被性乳头状癌　乳头状癌的一种特殊类型，表现为具有纤维血管轴心的病变，被覆低-中核级的肿瘤性上皮细胞，且有纤维包膜包绕。绝大多数病例中乳头及病灶周围均无肌上皮。

[临床表现] 好发于老年女性，平均年龄为 65 岁，多表现为乳晕下肿块和（或）乳头溢液。

[大体病理] 常表现为囊性腔隙内的质脆肿块，肿瘤直径平均为 2 cm（0.4～10 cm）。有时囊腔可不明显，表现为边界清楚的肿块（图 3-3-17A、B）。

[组织病理] 镜下肿瘤往往局限于一个边界清楚的腔隙内，表现为一个或少数几个由厚纤维包膜所包绕的乳头状癌结节，其乳头状结构与前述导管内乳头状癌的形态一致。纤细的纤维血管轴心被覆形态单一的肿瘤性上皮细胞，肿瘤细胞呈低-中级别核，排列成实性或筛状。纤维血管轴心及病灶周围均缺乏肌上皮细胞或仅有个别肌上皮细胞存在（图 3-3-17C～H）。

[鉴别诊断] ①浸润性癌：在包被性乳头状癌的囊壁内有时可见陷入的肿瘤性上皮细胞，其原因可能是穿刺导致的上皮移位，也有可能是切面关系，这些陷入的肿瘤性上皮细胞可能被误认为浸润性癌。因此很多文献都提到只有在包被性乳头状癌的囊壁外出现浸润性病变时才能诊断为浸润性癌。②导管内乳头状癌：导管腔周围有肌上皮围绕。而包被性乳头状癌扩张的腔隙周围无肌上皮围绕。③实性乳头状癌：常常表现为多个含有纤维血管轴

心的实性结节，具有特征性的细胞和结构特征，约2/3的病例神经内分泌标志物阳性。

【病例3】患者，女性，67岁。体检发现左乳肿块2天。体检：左乳内上象限可触及一肿块，大小约3.0 cm×3.0 cm，质硬，边界不清，移动度尚可，无压痛，无皮肤粘连。B超：左乳内上方实质性占位。BI-RADS分级：4B，癌可能。术中冷冻切片诊断：包被性乳头状癌。术后石蜡切片诊断：包被性乳头状癌。

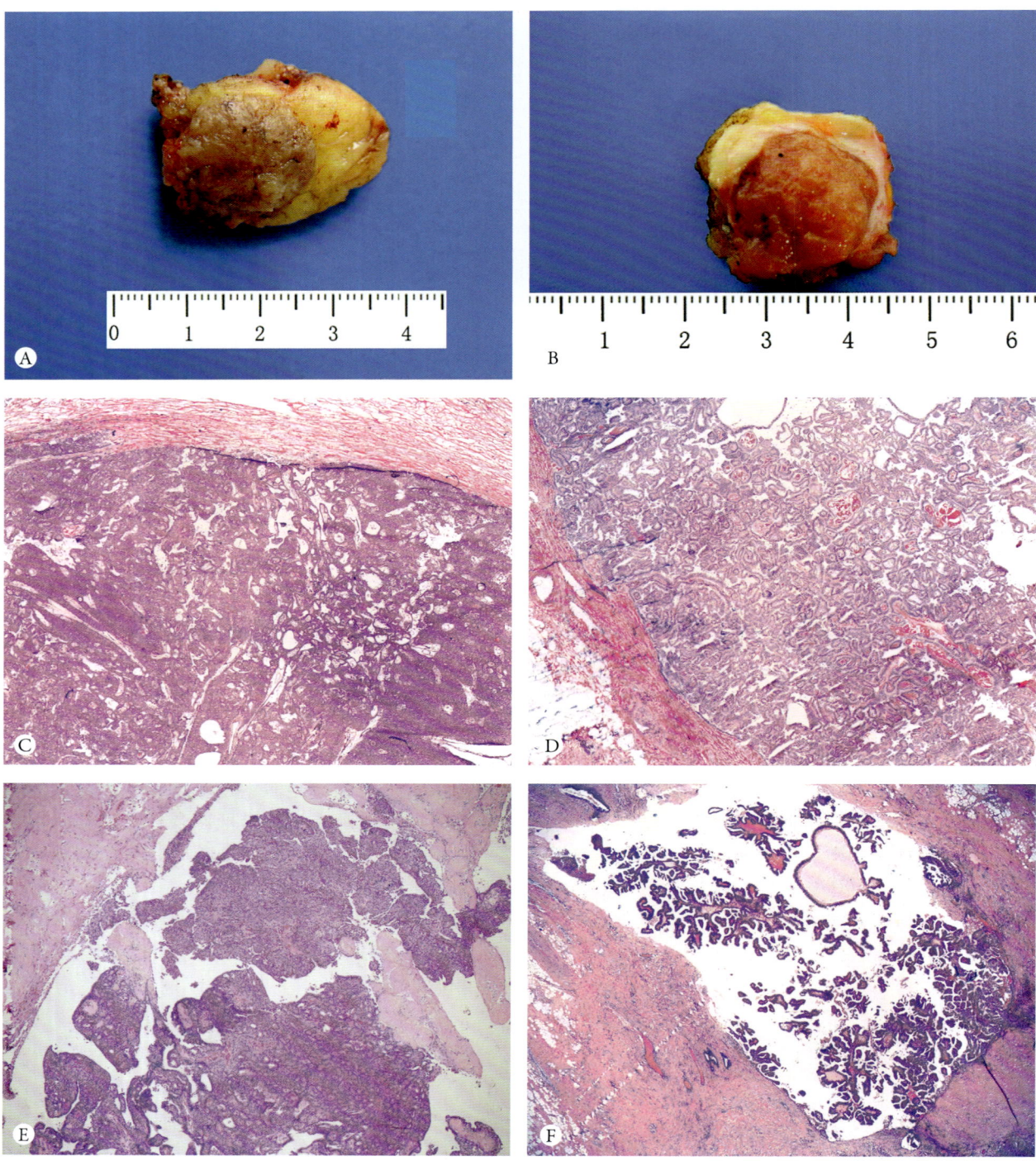

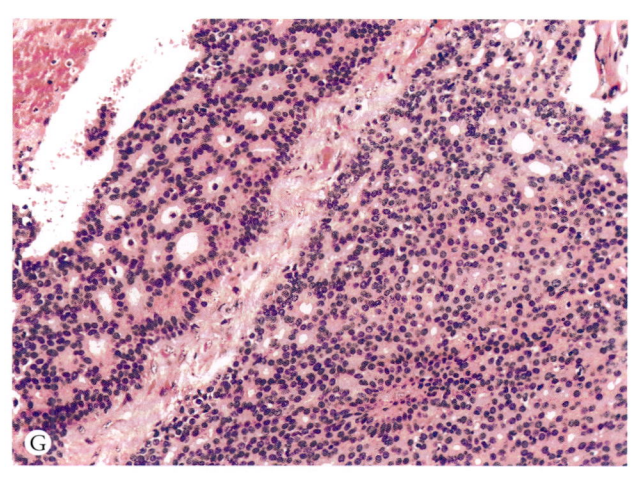
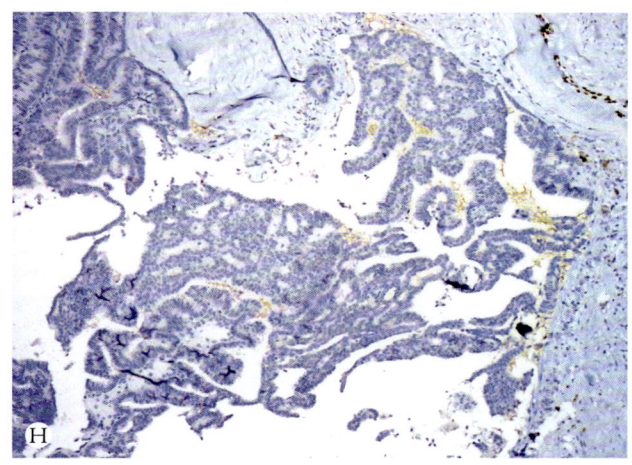

A、B. 单个扩张的囊腔，边界清楚，内含乳头状肿瘤（低倍）；C. 冷冻切片，以实性区和筛孔结构为主（低倍）；D. 冷冻切片，囊腔内复杂的乳头状结构（低倍）；E. 石蜡切片，以低级别导管原位癌模式为主的乳头状癌（低倍）；F. 石蜡切片，以乳头状模式为主的乳头状癌（低倍）；G. 石蜡切片，以低级别导管原位癌模式为主（中倍）；H. 免疫组化染色显示，乳头内及囊壁周围 p63 阴性，提示肌上皮消失（中倍）。

图 3-3-17　包被性乳头状癌

点评

包被性乳头状癌的诊断要点与导管内乳头状癌基本相似，不同之处在于病变周围缺乏肌上皮。由于多数文献提示其处理原则等同于导管原位癌，因此在冷冻切片诊断中并不一定要准确区分包被性乳头状癌和导管内乳头状癌。对于边界清楚的、扩张腔隙内的乳头状癌，术中可诊断为乳头状癌，考虑为导管内乳头状癌或包被性乳头状癌，待石蜡切片及免疫组化染色结果进一步鉴别。

5. 实性乳头状癌　WHO 乳腺肿瘤分类（2019年版）将之定义为乳头状癌的一种特殊类型，肿瘤细胞呈实性增生，伴膨胀性结节。结节内可见纤细的纤维血管轴心，后者也可能不明显。实性乳头状癌常伴有神经内分泌分化；也可见传统意义上的浸润，多伴有黏液分泌和（或）神经内分泌标记物表达（图 3-3-18）。

[临床表现]　好发于绝经后老年女性。其临床症状与肿瘤大小有关，可表现为乳房 X 线片异常或可触及的肿块，常伴有乳头溢液。

[大体病理]　常表现为边界清楚的实性结节，直径从几毫米到几厘米，切面呈灰白、灰黄或灰褐色，质嫩或质软。

[组织病理]　低倍镜下表现为终末导管小叶单位呈膨胀性生长，可见纤细的纤维血管间隔，往往缺乏显著的乳头或筛状结构。纤维血管轴心可发生胶原化，周围细胞可呈栅栏状排列。肿瘤细胞形态较单一，呈卵圆形、梭形或多边形，细胞核染色质细腻，细胞质丰富呈嗜酸性细颗粒状。细胞内或细胞外可含有黏液，使肿瘤细胞呈印戒细胞或浆细胞样形态。部分病例可同时伴有黏液腺癌，或伴有其他类型的浸润性癌。常可见肿瘤细胞向邻近导管的派杰样扩散。准确区分实性乳头状癌为原位病变还是浸润性病变目前仍存在一定的困难。当肿瘤结节边界清楚，但免疫组化染色显示结节周围缺乏肌上皮细胞时，仍建议按原位癌处理。当肿瘤结节呈地图样交错排列、边界不规则且伴有肌上皮细胞缺失时，需要考虑为浸润性病变。

[鉴别诊断]　当实性乳头状癌局限于导管内时，需要与伴有普通型增生的导管内乳头状瘤相鉴别。两者具有一些相似的特征，如导管上皮呈实性生长、瘤细胞可呈梭形或流水样排列、可见纤维血管间隔及乳头样结构、细胞异型性不大等。此时上述诊断要点及免疫组化染色有助于鉴别诊断。

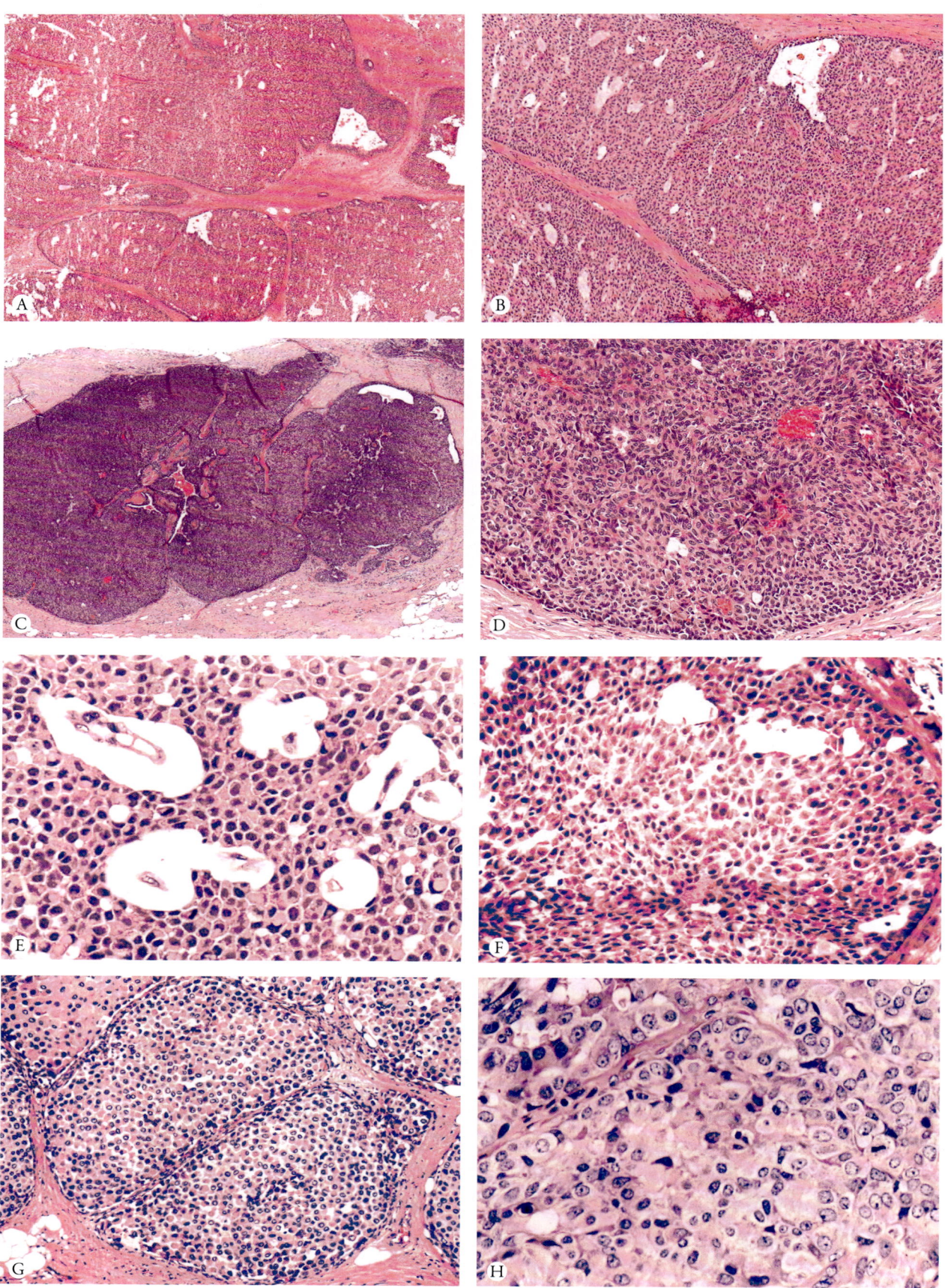

第三章　乳腺疾病

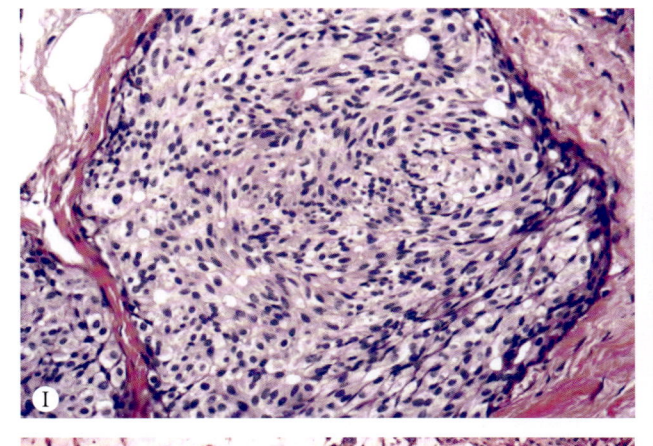
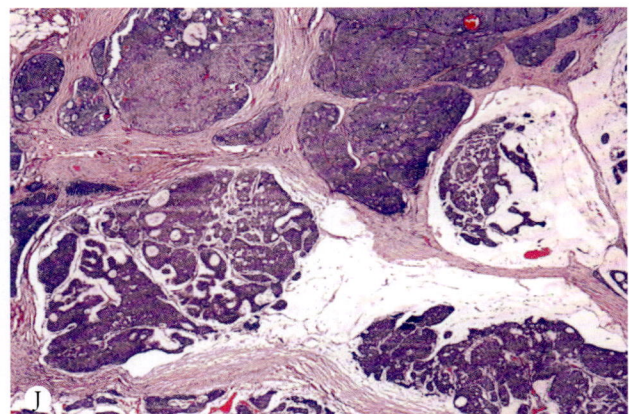
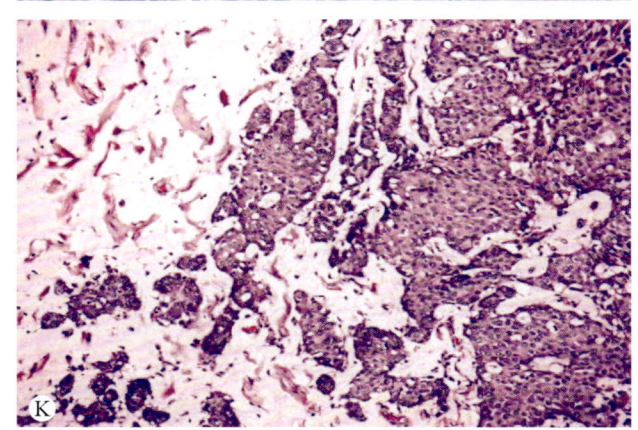
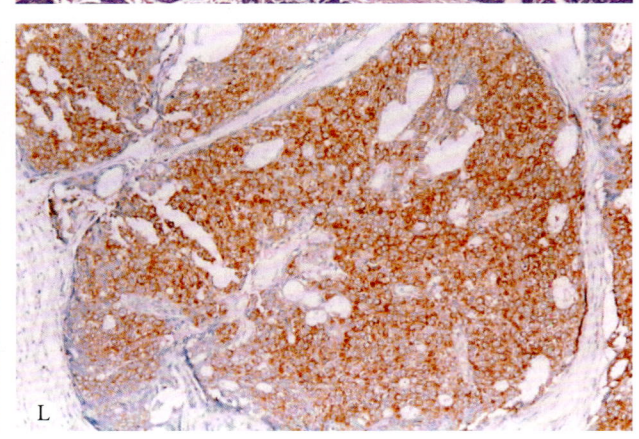
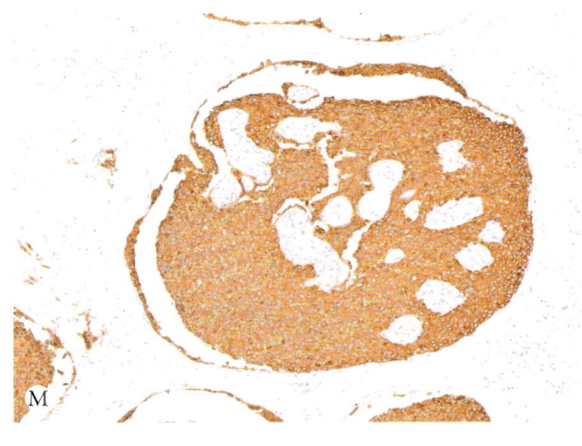

A. 冷冻切片，镜下见实性膨胀性结节（低倍）；B. 冷冻切片，膨胀性结节中见导管上皮显著增生，并可见纤维血管轴心（中倍）；C. 石蜡切片，多个膨胀性结节（低倍）；D. 石蜡切片，膨胀性结节中导管上皮实性增生，可见纤细的纤维血管轴心（中倍）；E. 石蜡切片显示部分细胞核偏位，呈印戒细胞样（中倍）；F. 冷冻切片中可见膨胀性结节中癌细胞胞质丰富、嗜伊红，呈浆细胞样（中倍）；G. 石蜡切片显示浆细胞样癌细胞（中倍）；H. 石蜡切片，部分细胞呈多边形，胞质丰富，呈颗粒状（高倍）；I. 石蜡切片，部分细胞呈梭形，流水样排列，容易误诊为导管上皮普通型增生，但仔细观察可见细胞成分单一（中倍）；J. 石蜡切片，浸润成分伴有大量黏液分泌（低倍）；K. 石蜡切片，浸润成分伴有大量黏液分泌（低倍）；L. 免疫组化染色显示，嗜铬素阳性（中倍）；M. 免疫组化染色显示，突触素阳性（中倍）。

图 3-3-18　实性乳头状癌

点评

实性乳头状癌的细胞形态多样，术中诊断有一定困难，需要注意以下几点：①重视患者的临床情况，对于老年女性，临床上有乳头溢液或溢血的病例一定要提高警惕。但同时需要注意，虽然实性乳头状癌以老年女性为主，但在年轻女性中也可以发生。②实性乳头状癌的细胞形态温和，有时呈流水样排列，因此易被误诊为UDH，导致冷冻切片诊断和术后诊断的重大差别。当出现流水样排列时，除要想到UDH外，还需要密切结合患者的临床情况，并仔细寻找是否存在实性乳头状癌的其他特点。③当乳头状病变细胞形态单一，出现细胞内或细胞外黏液，或呈印戒细胞或浆样细胞时，可以在术中诊断为实性乳头状癌。但以梭形流水样排列或多边形为主时，建议等待石蜡切片及免疫组化染色结果故最后确诊，当细胞形态单一时，可以在术中诊断时提示实性乳头状癌的可能性。④实性乳头状癌究竟是原位还是浸润，有时在石蜡切片中都难以确定，因此在冷冻诊断困难时，需要等待石蜡切片及免疫组化染色结果再做诊断，不要勉强下结论。

四、梭形细胞病变

多种乳腺肿瘤或反应性病变均可表现为以梭形细胞为主的病变。乳腺梭形细胞病变的诊断主要需要解决两个问题：①病变是良性还是恶性？②若是恶性，那么究竟是上皮源性还是间叶源性？总体诊断策略是在考虑软组织病变前，需要首先考虑梭形细胞化生性癌或分叶状肿瘤的可能性。由于梭形细胞化生性癌的诊断常需依赖免疫组化，分叶状肿瘤的诊断依赖于充分取材，因此在术中对梭形细胞病变做出准确的诊断较为困难，多数需依赖于石蜡切片或免疫组化染色做进一步诊断。

对于形态温和的梭形细胞肿瘤，要鉴别低级别梭形细胞化生性癌、分叶状肿瘤、纤维瘤病、乳腺型肌纤维母细胞瘤、假血管瘤样间质增生、低度恶性的梭形细胞肉瘤、结节性筋膜炎等。对于有显著异型的梭形细胞肿瘤，需要考虑高级别梭形细胞化生性癌、恶性分叶状肿瘤、高级别肉瘤、恶性黑色素瘤、转移性肉瘤等。下文简述几种梭形细胞肿瘤。

1. 梭形细胞化生性癌　梭形细胞癌属于化生性癌的一种亚型，可以完全由梭形细胞构成，或者主要由梭形细胞组成。大体检查梭形细胞癌多为灰白色质硬肿块，通常边界较清楚。镜下见病变可呈推挤性，也可呈边缘浸润性。梭形细胞形态多样，可以表现温和，也可有明显的多形性。肿瘤细胞排列成束状、席纹状或杂乱无章，核分裂象多少不等。有时梭形细胞聚集成簇，呈上皮样形态，或与上皮成分相互移行。上皮样分化、鳞状分化区域或原位癌区域的存在对化生性癌的诊断具有高度提示性。如果没有这些特征，常需要借助免疫组化染色才能确诊。低级别纤维瘤病样化生性癌是一种特别需要强调的梭形细胞化生性癌。该肿瘤由形态温和的梭形细胞组成，夹杂多少不等的胶原。肿瘤细胞异型性不明显，呈长梭形、波浪状，交叉束状排列，浸润周围乳腺或纤维脂肪组织，形态上与纤维瘤病有一定的相似性，容易误诊。部分病例有灶区的上皮样分化或鳞状分化，具有一定的提示性。

【病例1】患者，女性，66岁，发现左乳包块2年，近来有所增大。体检：左乳外上侧距乳头2 cm处可触及一大小为6 cm×5 cm×5 cm的肿块，质硬，边界不清，活动，无压痛，与皮肤粘连。双侧腋下未触及肿大淋巴结。B超：左乳外侧实性不均质占位。BI-RADS：4C，癌可能。术中冷冻切片诊断：以梭形细胞、胶原纤维及炎症细胞组成的病变，部分梭形细胞有轻度异型，需要等待石蜡切片及免疫组化染色结果进一步明确诊断。术后石蜡切片诊断：低级别纤维瘤病样化生性癌（图3-3-19）。

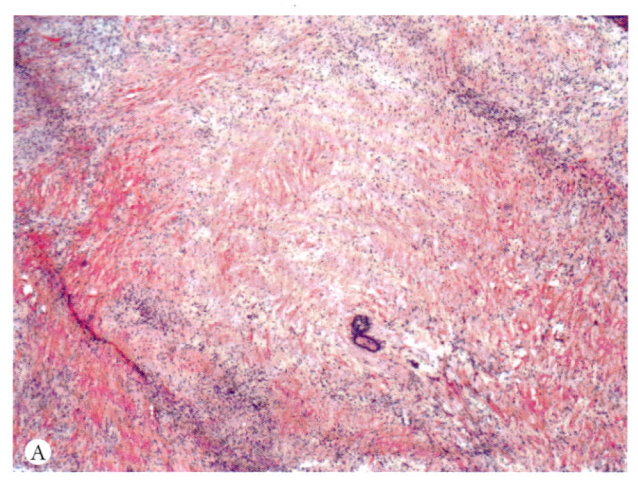

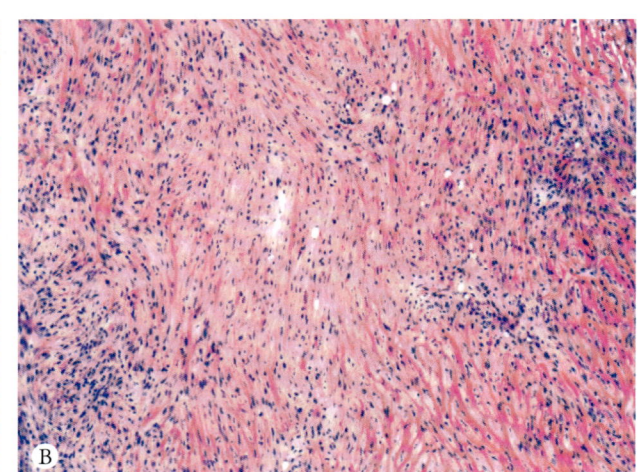

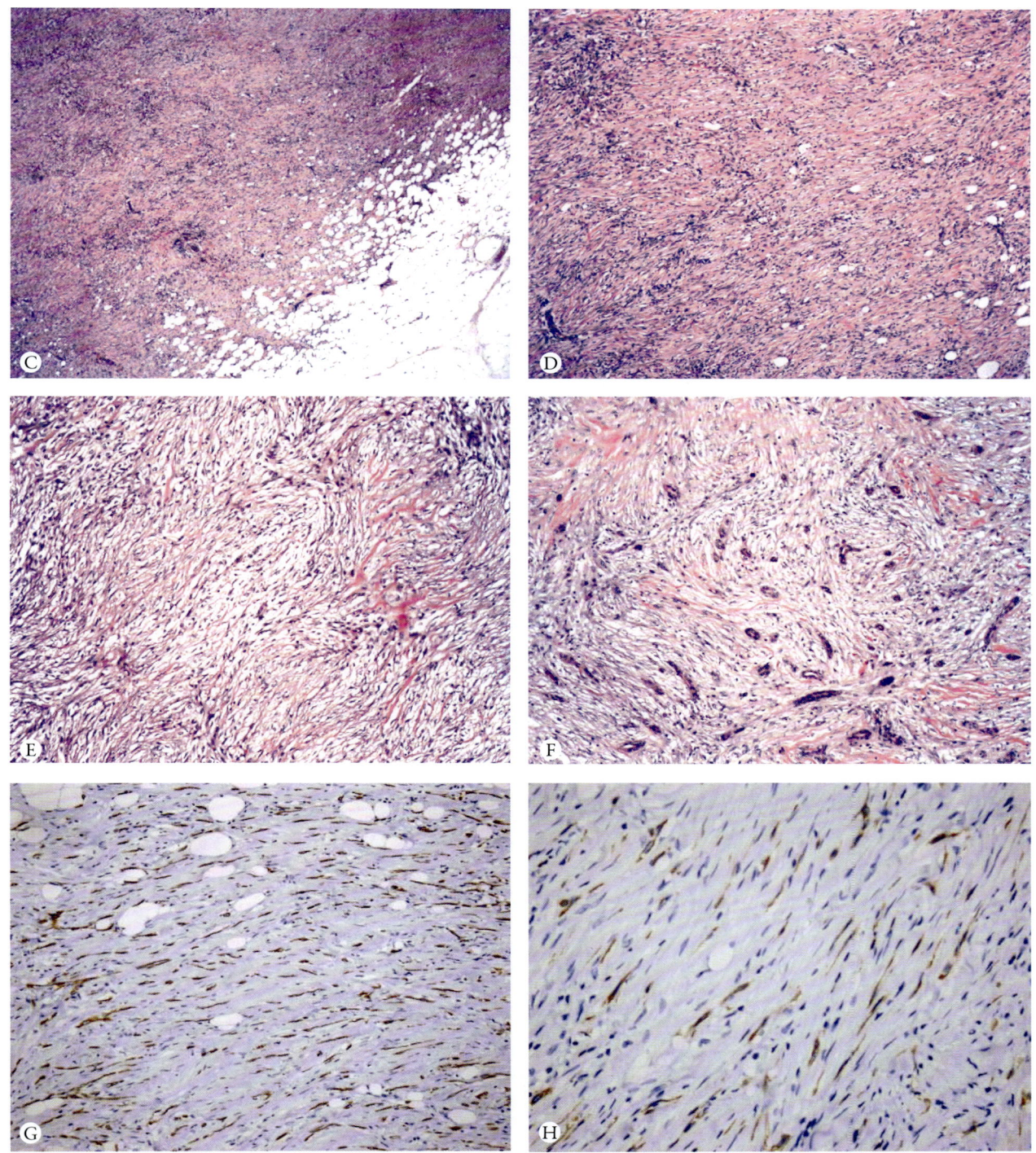

A.冷冻切片，梭形细胞弥漫分布，可见残存的乳腺导管（低倍）；B.冷冻切片，梭形瘤细胞形态温和，异型性不明显。肿瘤中夹杂大量胶原纤维，伴有少量炎细胞浸润（中倍）；C.石蜡切片，梭形细胞弥漫分布，浸润周边脂肪组织（低倍）；D.石蜡切片，梭形瘤细胞形态同冷冻切片（低倍）；E.局部区域梭形细胞中混杂有上皮样细胞（中倍）；F.经广泛取材，小灶区域见形态明确的浸润性癌，占肿瘤总比例＜5%（中倍）；G.免疫组化染色显示，梭形瘤细胞AE1/AE3阳性（中倍）；H.免疫组化染色显示，梭形瘤细胞CAM5.2阳性（高倍）。

图3-3-19 低级别纤维瘤病样化生性癌

点评

低级别纤维瘤病样化生性癌由形态温和的梭形细胞组成，夹杂多少不等的胶原。肿瘤细胞异型性不明显，形态上与纤维瘤病等梭形细胞病变有一定相似性。部分病例有灶区的上皮样分化或鳞状分化或出现原位癌形态，具有一定的提示性。在乳腺梭形细胞病变的术中诊断时，即使梭形细胞形态再温和，也要排除化生性癌的可能性，必要时可等待石蜡切片和免疫组化染色结果做最后诊断。

2. 纤维瘤病　通常起源于胸肌筋膜而蔓延至乳腺，也可发生于乳腺实质内。大体上边界不清，切面呈灰白、灰褐色。组织学形态特征与发生在其他部位的韧带瘤样纤维瘤病相似。由形态一致、温和的梭形细胞构成，细胞质淡染、嗜酸性，细胞边界不清。细胞核卵圆形或细长，两端尖细，呈束状排列。肿瘤内含有多少不等的胶原。病变边缘常呈浸润性生长，侵犯周围正常的乳腺或纤维脂肪组织。纤维瘤病最重要的鉴别诊断是纤维瘤病样化生性癌，因为后者形态温和，极易误诊。诊断纤维瘤病样化生性癌的有效线索包括上皮样区域、鳞化或原位癌区域，大多数情况下需要免疫组化染色做最后确诊，术中难以给出准确诊断。

【病例2】患者，女性，20岁，发现右乳肿块数天。体检：右乳晕下方可触及3 cm大小肿块，质地中，边界清，活动度尚可。B超：右乳肿块。BI-RADS分级：0。术中冷冻切片：乳腺间质中见纤维组织呈瘤样增生伴胶原化，呈浸润性生长，请待石蜡切片做进一步诊断。术后石蜡切片：乳腺间质中见大量束状排列的纤维细胞，呈浸润性生长，形态特征及免疫组化染色结果符合侵袭性纤维瘤病（图3-3-20）。

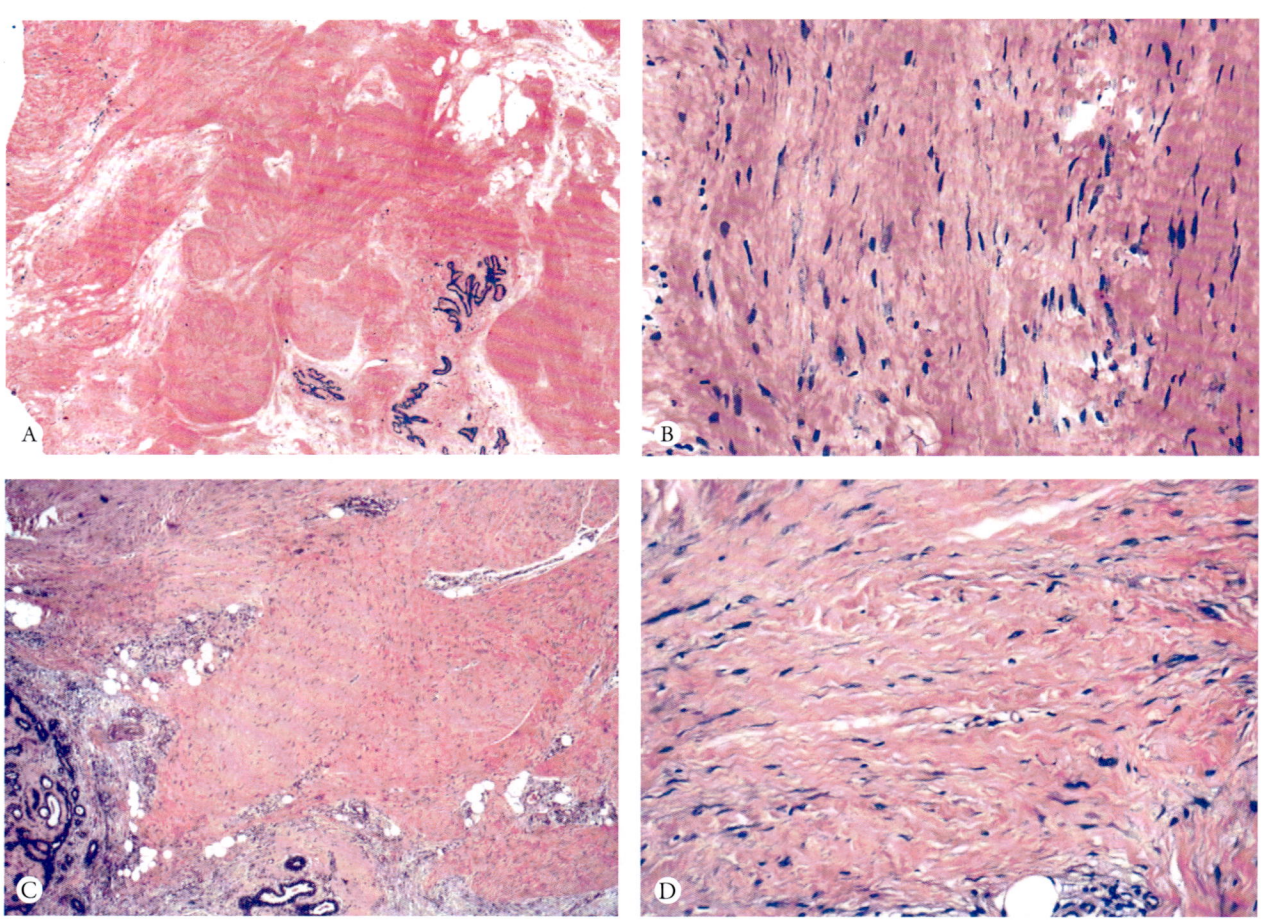

A.冷冻切片，梭形细胞呈交叉束状排列，浸润乳腺组织和周围纤维结缔组织（低倍）；B.梭形细胞温和，呈束状排列，细胞核细长，瘤细胞间夹杂胶原纤维（中倍）；C.石蜡切片，梭形细胞呈浸润性生长（低倍）；D.石蜡切片，梭形细胞形态特征同冷冻切片（中倍）。

图3-3-20　纤维瘤病

3. 肌纤维母细胞瘤 一种少见的良性肿瘤，早期报道中男性多见，目前认为发生率无显著的性别差异。典型的肌纤维母细胞瘤临床表现为生长缓慢的孤立性肿块，大体表现为质韧的坚实结节，切面均匀一致，呈灰白至粉红色。组织学上有多种亚型。经典者边界清楚，但缺乏真包膜。梭形细胞形态一致，呈短束状，与玻璃样变的胶原组织混杂，肿瘤内缺乏乳腺导管或小叶结构。细胞核卵圆形，形态温和，核分裂象不易见。病变中存在数量不等的脂肪细胞和肥大细胞，血管周围可见淋巴细胞和浆细胞的浸润。肌纤维母细胞瘤还有胶原化亚型、富于细胞亚型、非典型亚型、黏液样亚型、上皮样亚型等。在冷冻切片中，上皮样亚型最容易引起误诊，因为具有上皮样形态的肌纤维母细胞排列呈条索状、腺泡状，容易误诊为浸润性癌，尤其是浸润性小叶癌。鉴别要点包括缓慢生长的病史、清晰的肿瘤边界、温和的梭形细胞及夹杂的胶原、肿瘤中缺乏乳腺导管或小叶等（图3-3-21）。

【病例3】患者，女性，56岁，发现左乳肿块1周，微痛，无乳头溢液。体检：左乳外上象限距乳头2 cm触及直径为4 cm肿块，边界清，无压痛，活动度好。B超：左乳外侧见混合回声团块，边界清，形态规则。BI-RADS分级：4A，纤维腺瘤？错构瘤？术中诊断：梭形细胞病变，未见肯定恶性证据，请待石蜡切片及免疫组化染色结果做进一步明确诊断。术后石蜡切片诊断：肌纤维母细胞瘤（图3-3-21）。

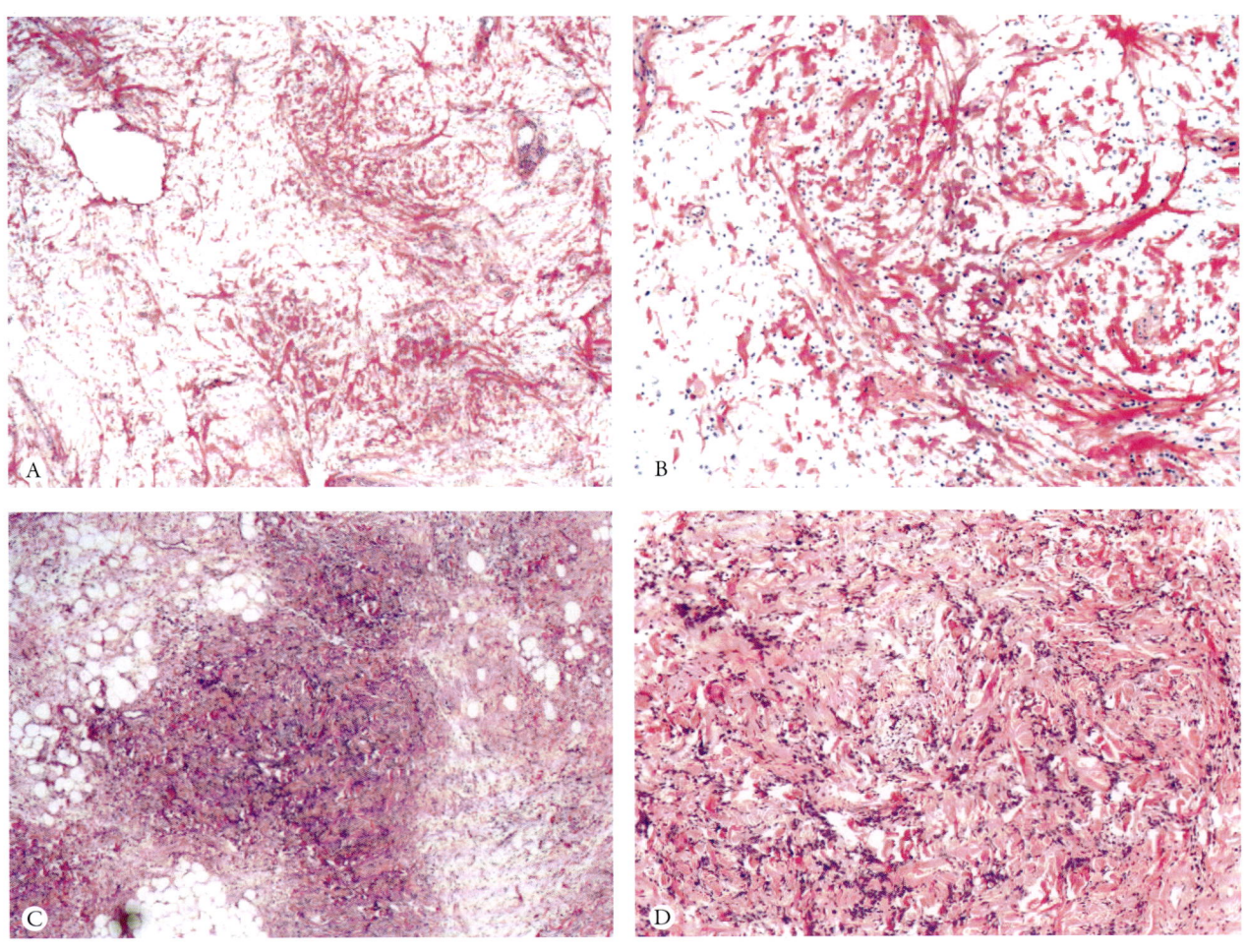

A.冷冻切片，疏密不等的区域，稀疏区域为脂肪含量较高的区域，致密区域见大量杂乱分布的胶原（低倍）；B.冷冻切片，胶原组织杂乱排列，夹杂有短梭形、卵圆形细胞，细胞温和，无明显异型性（中倍）；C.石蜡切片，病变形态特征同冷冻切片，脂肪组织明显，胶原和梭形细胞混杂（低倍）；D.石蜡切片，病变形态特征同冷冻切片（低倍）。

图3-3-21　肌纤维母细胞瘤

4. 梭形细胞肉瘤　在乳腺中，诊断梭形细胞肉瘤前必须首先排除化生性癌和叶状肿瘤。乳腺肉瘤中，以血管肉瘤最常见，其他软组织肉瘤在乳腺中也可发生，如横纹肌肉瘤、脂肪肉瘤等。此外，其他部位的软组织肉瘤也可转移至乳腺。

5. 结节性筋膜炎　发生于乳腺的结节性筋膜炎少见，但该病变在临床、影像和组织学上均易误诊为恶性。结节性筋膜炎多发生于乳腺部位的皮下组织，少数位于乳腺实质中。临床表现为快速生长的肿块，有疼痛或压痛，数月后自行消退。组织学特征与发生于身体其他部位的结节性筋膜炎相同。病变通常边界相对清晰，但无包膜，由肥胖的梭形细胞组成，呈短束状或漩涡状排列，核仁明显，核分裂象易见。病变间质可有黏液样变，红细胞外渗和灶区的淋巴细胞浸润是常见特征。病变中通常缺乏乳腺导管和小叶（图3-3-22）。

【病例4】患者，女性，60岁，发现左乳肿块数月余。体检：左乳外侧3点处皮下触及大小为1 cm×1 cm的结节，质硬，活动可，边界尚清，与皮肤无粘连。B超：左乳外侧见致密结节影。术中冷冻切片诊断：梭形细胞增生性病变。术后石蜡切片：结节性筋膜炎。

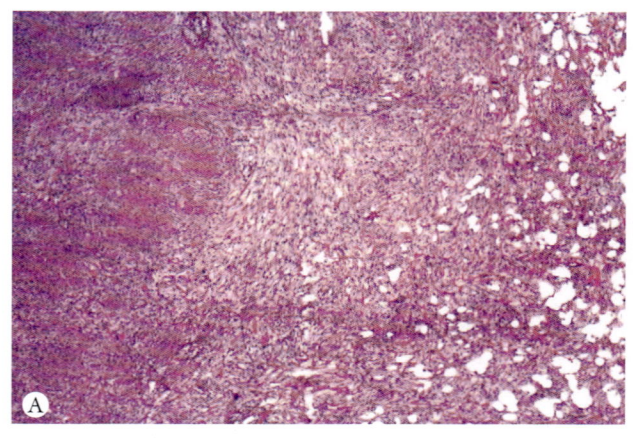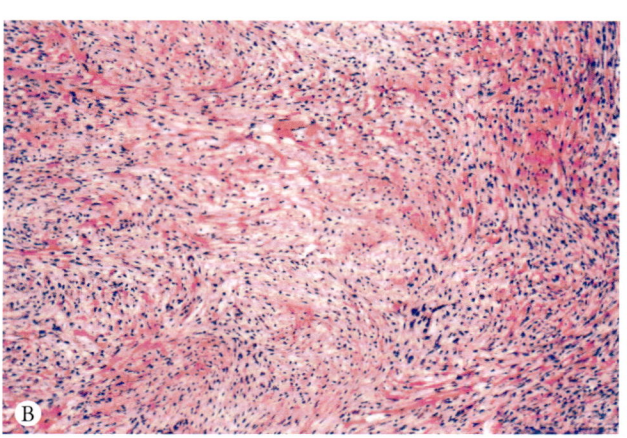

A. 冷冻切片，肿块内及周围均未见乳腺组织（低倍）；B. 冷冻切片，病变以梭形细胞为主，细胞呈束状交叉排列（中倍）。

图 3-3-22　结节性筋膜炎

6. 假血管瘤样间质增生（pseudoangiomatous stromal hyperplasia，PASH）　PASH常见于绝经前女性，平均年龄37岁。临床可广泛累及乳腺或形成可触及的包块，切面灰粉色到黄白色，质地均一。该病变是一种由间质肌纤维母细胞增生形成的良性病变，具有相互吻合的裂隙状腔隙，似血管腔，腔隙内可无细胞衬覆，或衬覆细长的肌纤维母细胞。这种腔隙并非人工制片造成的假象。PASH可以是一种独立的病变，但更常见的是作为一种伴随性病变，常伴随有纤维腺瘤、乳腺病、恶性乳腺疾病等。PASH通常缺乏核分裂象和异型性，不破坏正常的乳腺组织结构，无坏死和脂肪浸润（图3-3-23）。

[鉴别诊断] 真性的血管病变，尤其是血管肉瘤，主要鉴别点是血管肉瘤往往呈暗红色凝血块样肿物，边界相对清晰，镜下可见互相吻合的真性血管腔，衬覆恶性内皮细胞。

【病例5】患者，女性，43岁，发现右乳肿块2周。B超：右乳上方实质不均质占位（纤维腺瘤可能）。BI-RADS分级：4A。术中冷冻切片诊断：乳腺病，间质呈假血管瘤样增生。术后石蜡切片诊断同冷冻切片诊断。

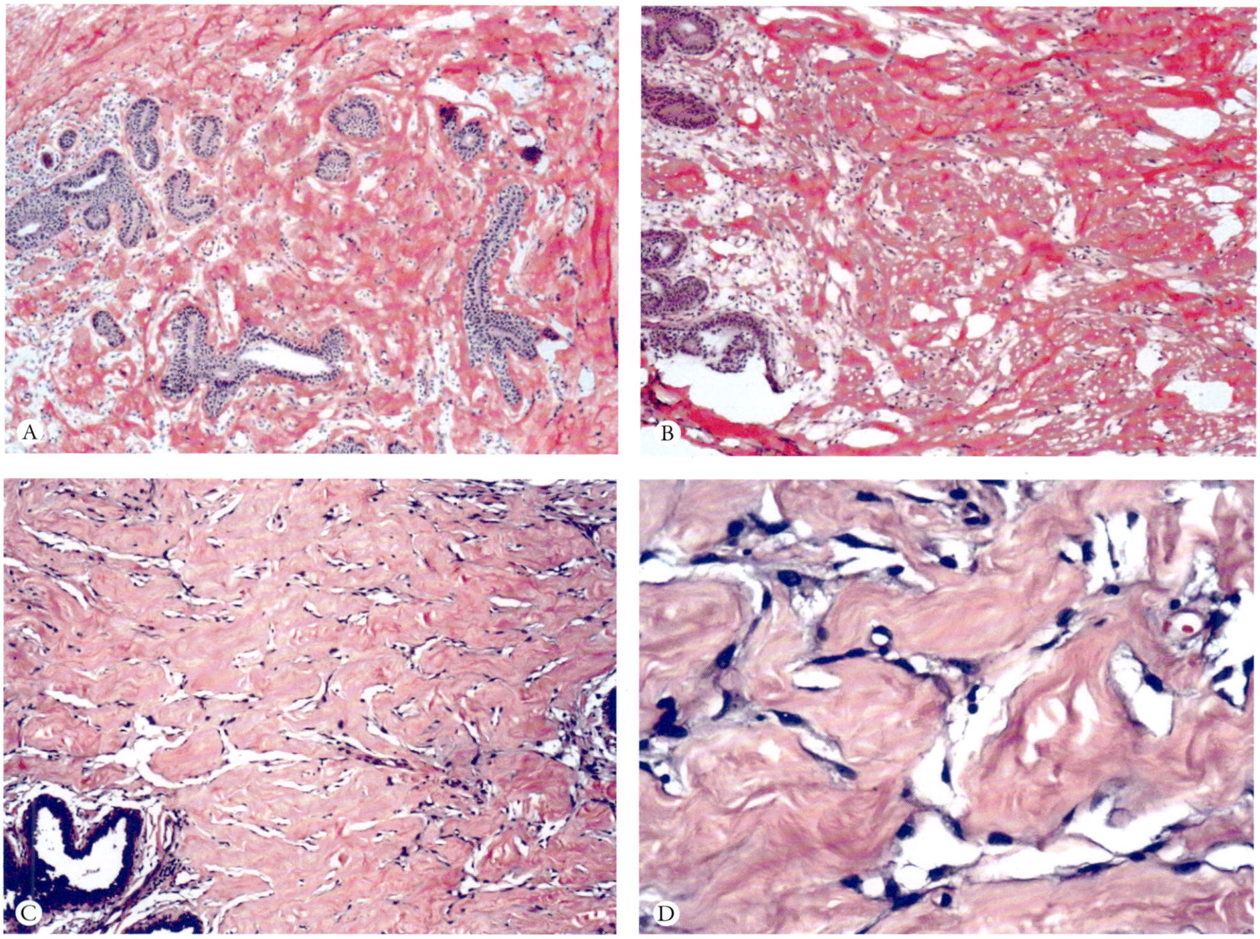

A. 冷冻切片，乳腺间质中可见衬覆梭形细胞的不规则裂隙（低倍）；B. 冷冻切片，裂隙衬覆梭形细胞（中倍）；C. 石蜡切片，乳腺间质纤维组织增生，内有大量不规则裂隙，部分裂隙相互吻合，内衬梭形细胞（中倍）；D. 石蜡切片，裂隙衬覆的梭形细胞温和，短梭形或卵圆形，无明显异型性（高倍）。

图 3-3-23　假血管瘤样间质增生

7. 其他梭形细胞病变　肌上皮细胞肿瘤、恶性黑色素瘤等均可表现为梭形细胞病变。偶然发生于乳腺的非典型性平滑肌瘤由于具有奇异核细胞，做冷冻切片病理检查时不要误诊为肉瘤。

五、类似于浸润性癌的硬化性病变

乳腺硬化性病变包括硬化性腺病、硬化性乳头状瘤、放射状瘢痕/复杂性硬化性病变等。在冷冻切片中硬化性腺病易与浸润性癌相混淆，由于间质纤维组织增生显著，其中的腺体和小叶受到挤压和扭曲，可呈弧形或条索状排列，有时伴有神经周围生长，形成假浸润的形态，容易被过诊断为癌。与癌鉴别的主要特征包括：①小叶轮廓保存，表现为腺体和小管呈小叶中心性增生。②良性硬化性病变中腺管挤压明显，呈条索状，好像为单层排列。但仔细观察，仍能在某些区域发现上皮和肌上皮双层结构，而浸润性癌中为单层结构。③良性硬化性病变中细胞有明显的受挤压现象，上皮细胞常为卵圆形，排列有一定方向，细胞缺乏异型性。而癌细胞常呈圆形，有异型性，细胞结构较清楚，往往缺乏挤压现象。④良性硬化性病变中的间质常为硬化性或胶原化间质，而浸润性癌中的间质常伴有促纤维结缔组织增生反应。虽然有上述鉴别要点，但硬化性病变与浸润性癌的鉴别诊断在术中短时间内仍相当困难，此时可以提出倾向性意见，并等待石蜡切片或免疫组化染色结果做最后确诊，最重要的是要避免将良性硬化性病变过诊断为浸润性癌。

1. 硬化性腺病

[临床特征] 缺乏特征性的临床表现，常在显微镜下偶然发现；也可表现为乳腺影像学检查中的微小钙化灶。有时多灶硬化性腺病可发生融合，形成大片病灶，表现为影像学上的致密影；少数表现为可触及的肿块。

[大体病理] 有时大体缺乏明显异常，伴有微小钙化时切面可呈颗粒状。表现为肿块时肉眼可见质硬边界不清的区域，大体检查可能与浸润性癌较难区分。

[组织病理] 硬化性腺病发生于TDLU，低倍镜下小叶中心性生长模式是其诊断的重要特征。正常小叶结构扩张或发生改变，病灶中央可见大导管，腺泡围绕大导管致密增生，可呈漩涡状结构，腺泡保存上皮、肌上皮及周围基底膜的完整性，腔面上皮细胞呈立方形或扁平，缺乏不典型性。小叶间疏松的间质成分被致密的纤维结缔组织取代，或发生玻璃样变，挤压腺泡结构使之扭曲变形。腺泡可被拉长，灶区可见平行排列。腺腔也可能完全闭塞，腺泡呈实性条索状结构并可呈漩涡状排列，病灶中央区腺体受压及扭曲更显著（图3-3-24）。50%的病例中可见钙化灶且十分显著。少见情况下硬化性腺病可累及神经，但该特征并非恶性指征。硬化性腺病中的腺上皮可发生不典型增生及癌变，包括不典型导管上皮增生、导管原位癌及小叶内瘤变（不典型小叶增生和小叶原位癌）。此种情况特别需要与浸润性癌鉴别，术中病理诊断没有足够把握时可等待石蜡切片做进一步诊断。

【病例1】患者，女性，37岁，发现右乳肿块2天。体检：右乳两灶病变，位于6点和12点处，肿块质地较韧，边界清楚，活动度好，不伴皮肤粘连。B超：右乳可及两灶肿块，分别位于6点和12点方向。外形欠规则，边缘毛刺，可见微小钙化。冷冻切片诊断：硬化性腺病伴部分导管上皮增生。石蜡切片诊断同冷冻切片诊断（图3-3-24）。

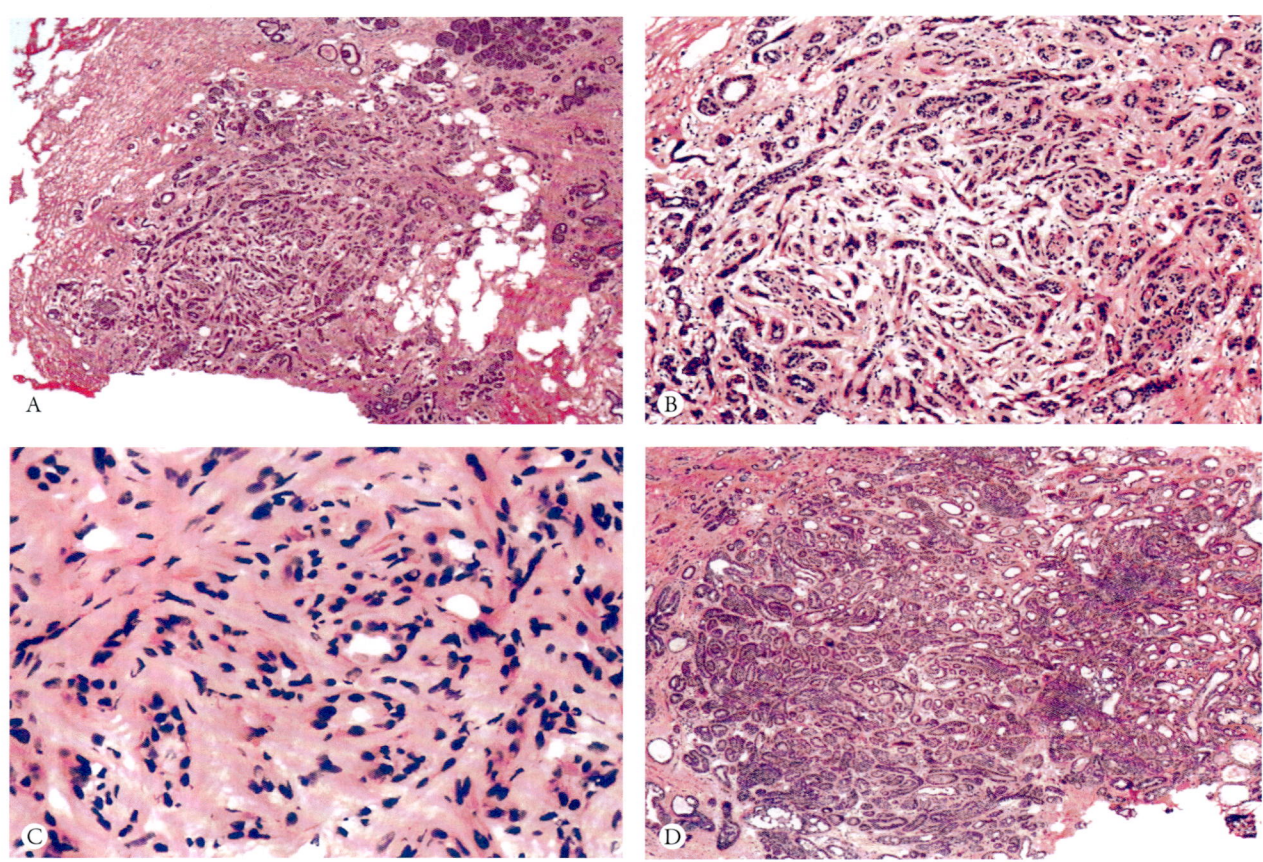

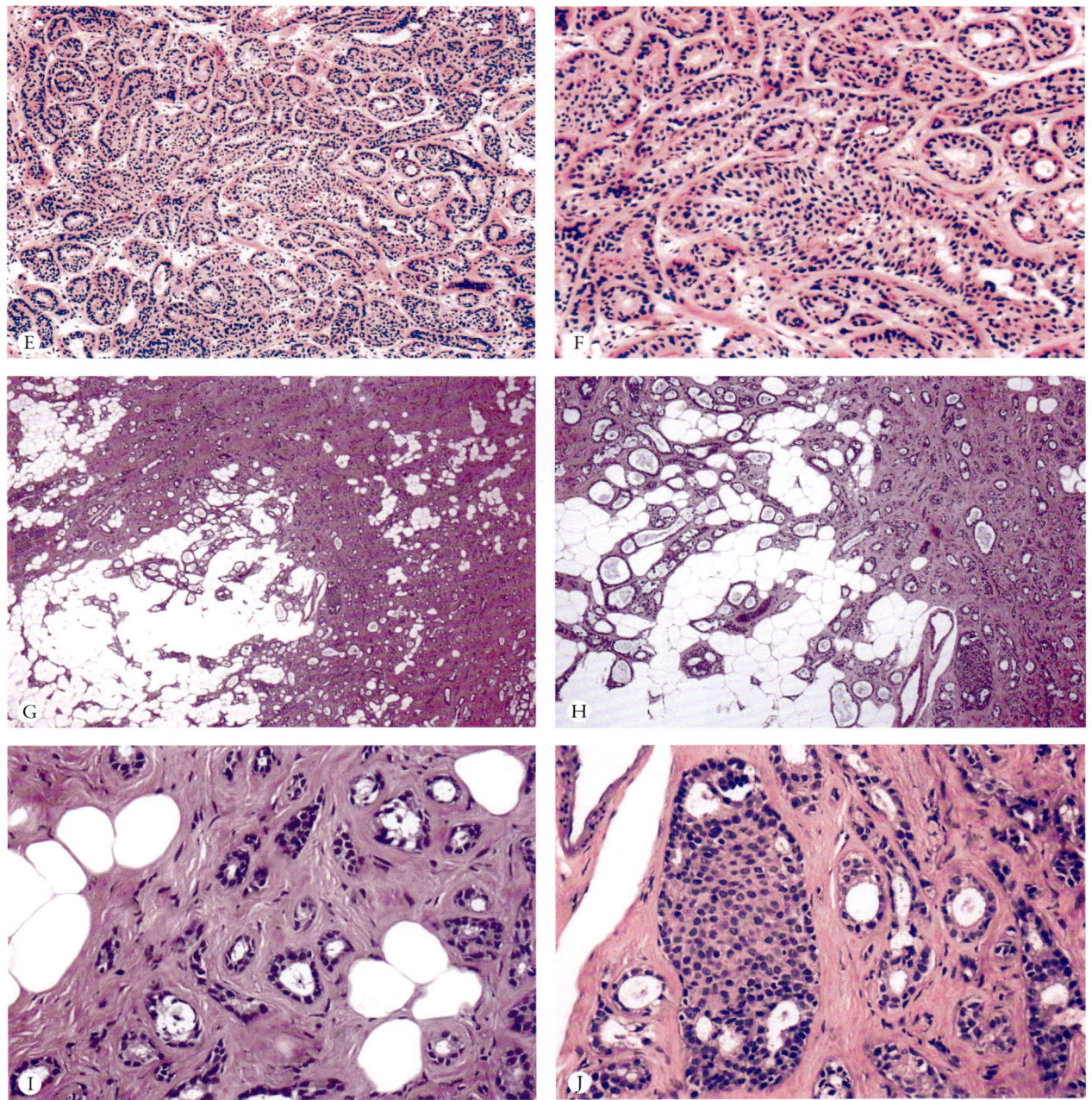

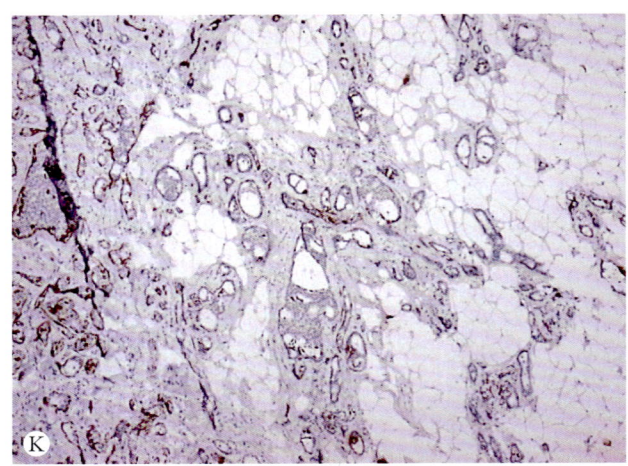
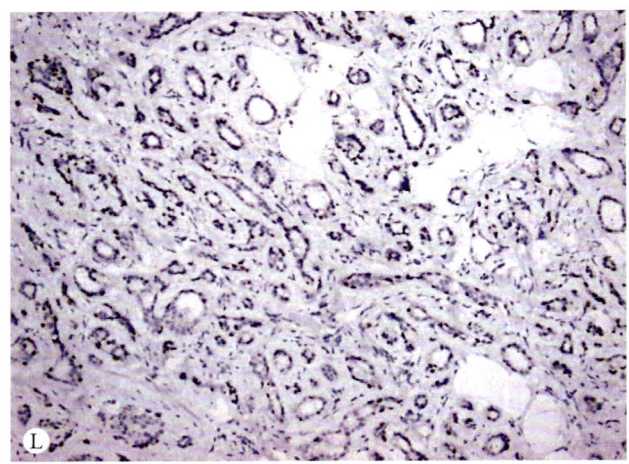

A. 冷冻切片，小叶中心性生长模式，间质增生（低倍）；B. 冷冻切片，小叶内腺泡、导管受压、变形，呈条索状、弧形（中倍）；C. 冷冻切片，小叶内部分腺管的管腔开放，部分受压呈单行排列，肌上皮细胞不明显（高倍）；D. 冷冻切片，硬化性腺病基础上导管上皮增生，保持了硬化性腺病的小叶中心性结构（低倍）；E. 冷冻切片，腺管结构排列较为紊乱，部分导管上皮增生（中倍）；F. 冷冻切片（中倍）；G. 石蜡切片，在脂肪中穿插生长，不要误认为浸润（低倍）；H. 石蜡切片，脂肪中穿插生长的腺体（中倍）；I. 石蜡切片，腺体周围间质硬化（高倍）；J. 石蜡切片，部分导管上皮增生伴不典型增生（高倍）；K. 免疫组化染色显示，不典型导管上皮增生区域CK5/6呈阴性（中倍）；L. 免疫组化染色显示，p63阳性提示肌上皮存在（中倍）。

图3-3-24　硬化性腺病

点评

①当硬化性腺病腺腔完全闭塞时，腺泡可呈实性条索状结构，需与浸润性癌相鉴别。细胞缺乏异型性，周围间质为硬化间质而非促纤维结缔组织增生性间质，肌上皮结构的存在等有助于鉴别；②少见情况下硬化性腺病可累及神经，应注意该特征并非诊断恶性的指征；③硬化性腺病中的腺上皮可发生不典型增生及癌变，包括不典型导管上皮增生、导管原位癌及小叶内瘤变（不典型小叶增生和小叶原位癌）。此种情况特别需要与浸润性癌相鉴别，冷冻切片中没有足够把握时可等待石蜡切片做进一步诊断。

2. 放射状瘢痕/复杂性硬化性病变　乳腺放射状瘢痕与复杂性硬化性病变是同一类型增生异常的良性病变，均是由于间质纤维组织增生硬化，挤压增生的终末导管小叶单位，使之结构破坏；其典型病变的影像学、肉眼和低倍镜下形态呈放射状（星状）改变，酷似浸润性癌。放射状瘢痕通常是指镜下为星状结构的小的病变（<1cm），而复杂性硬化性病变是指肉眼可见有更加复杂结构的较大病变（>1cm）。

[临床症状]　放射状瘢痕常因其他病变行乳腺病变切除时偶然发现；复杂性硬化性病变在影像学检查中常表现为毛刺状肿块，与浸润性癌类似。

[大体病理]　较大病变可呈不规则放射状外观，大体上不易与癌鉴别。

[组织病理]　①典型病变：呈分区改变，放射状瘢痕的中央瘢痕区较为幼稚，复杂性硬化性病变中央瘢痕区增生的间质明显硬化和有弹力组织变性，其中含有不同程度变形扭曲的腺体和上皮细胞巢，细胞缺乏异型性，周围区的导管和小叶增生呈放射状排列，可伴有腺病、上皮细胞增生、大汗腺化生、乳头状瘤等改变。腺体和上皮细胞巢含有上皮和肌上皮双层结构，但有时在冷冻切片中较难识别。②不典型病变：缺乏上述分区性改变，呈增生纤维瘢痕组织与变形扭曲增生的导管小叶相互交错的复杂形态改变，常有更明显的旺炽性导管上皮增生，更多的坏死，冷冻切片中与导管原位癌难以区别；纤维硬化区内常有挤压变形的腺体及腺鳞状细胞增生，亦可有神经浸润，呈假浸润形态改变，冷冻切片中与浸润性癌的鉴别常出现困难；少数病例可伴有不典型导管/小叶增生及导管/小叶原位癌，冷冻切片中不容易察觉。复杂性硬化性病变的术中冷冻切片诊断，是病理诊断的难点及大陷阱，容易过诊断为癌，如诊断时缺乏信心、没有足够的把握，一定要等待石蜡切片和免疫组化染色结果再做进一步诊断。

【病例2】患者，女性，48岁，发现左乳钙化和肿块1月余。X线：左乳上方成簇点状钙化。BI-RADS分级：4A。MRI：左乳多发钙化，考虑良性。BI-RADS分级：2。冷冻切片诊断：复杂性硬化性病变伴部分导管内钙盐沉积。石蜡切片诊断同冷冻切片诊断（图3-3-25）。

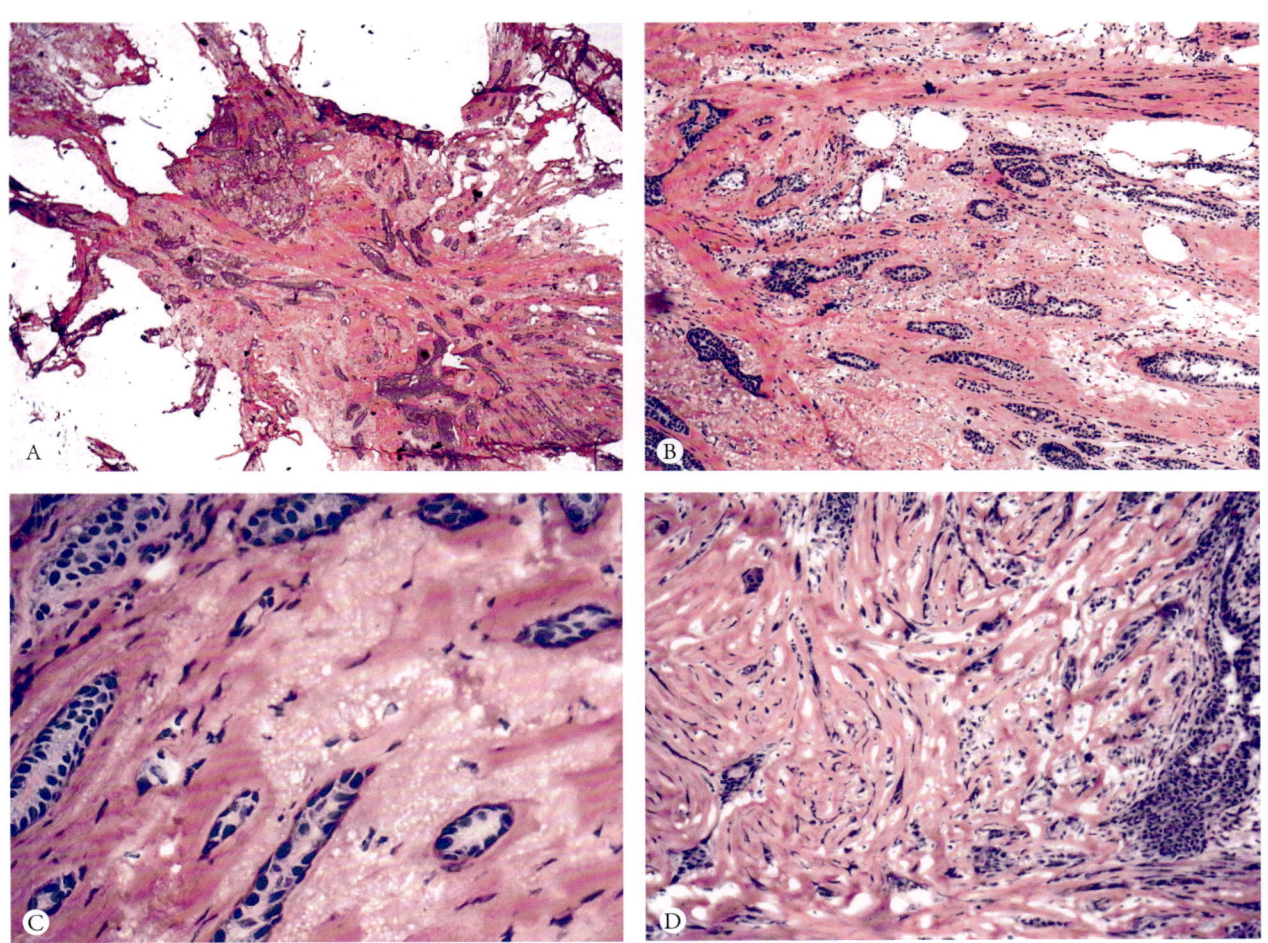

A.冷冻切片，纤维间质中见不规则排列的腺管和细胞巢（低倍）；B.冷冻切片，纤维间质中见腺管结构，部分管腔受压（中倍）；C.冷冻切片，大部分腺管周围存在肌上皮，呈扁平状贴覆于腺管周围（高倍）；D.冷冻切片，部分区域腺管明显受压，呈条索状排列，周围肌上皮不明显，似浸润性癌（高倍）。

图3-3-25 复杂性硬化性病变

点评

复杂性硬化性病变术中冷冻切片容易过诊断，其原因有以下几点：①其临床、影像学表现及大体标本改变均类似于浸润性癌，这类信息会对冷冻切片镜下观察带来错误的引导；②在冷冻切片中，旺炽性导管增生的细胞会使人感觉存在"不典型性"，如果出现坏死，就容易诊断为导管原位；③纤维硬化区内假浸润的变形扭曲腺体有时可呈尖角状，也可出现反应性间质，非常类似于浸润性癌。在术中冷冻切片诊断时，一定要考虑复杂性硬化性病变这一疾病，位于中央硬化瘢痕区内变形扭曲的腺体，绝不要轻易诊断为浸润性癌，也不能仅凭增生细胞中出现了坏死，而诊断为导管原位癌，对于较大的病变也要警惕伴有肿瘤性增生的可能性。复杂性硬化性病变的术中冷冻切片诊断，是病理诊断的难点及大陷阱，容易过诊断为癌，如诊断时缺乏信心、没有足够的把握，要等待石蜡切片和免疫组化染色结果做进一步诊断才是明智而负责任的选择。

3. 硬化性乳头状瘤　在形态上与复杂性硬化性病变有重叠，有学者认为很多复杂性硬化性病变可能代表着硬化性乳头状瘤的晚期阶段，其中的乳头状结构因挤压、扭曲而难以辨认。当导管上皮旺炽性增生，出现坏死，间质又显著增生呈硬化性改变时，硬化间质内有受压迫变形呈不规则状扭曲的腺体和上皮巢，形成特征性假浸润改变，是乳腺术中病理诊断的一大陷阱。鉴别诊断要点还是需要抓住导管上皮增生性病变的本质和间质的特征，诊断有困难时可等待石蜡切片及免疫组化染色结果再进一步明确。

【病例3】患者，女性，23岁，婚前体检发现右乳肿块1周。体检：右乳外下方触及一肿块，大小约2.5 cm×2.0 cm，质韧，边界欠清，欠光滑，活动欠佳，无压痛，可疑皮肤粘连。B超：右乳外上实质性结节。BI-RADS分级：4C，恶性肿瘤可能。MRI：右乳外上分叶状肿瘤，恶性肿瘤不除外。BI-RADS分级：4B。临床拟诊为乳腺癌收入院。术中冷冻切片诊断：硬化性乳头状瘤伴导管上皮高度增生。术后石蜡切片诊断同冷冻切片诊断（图3-3-26）。

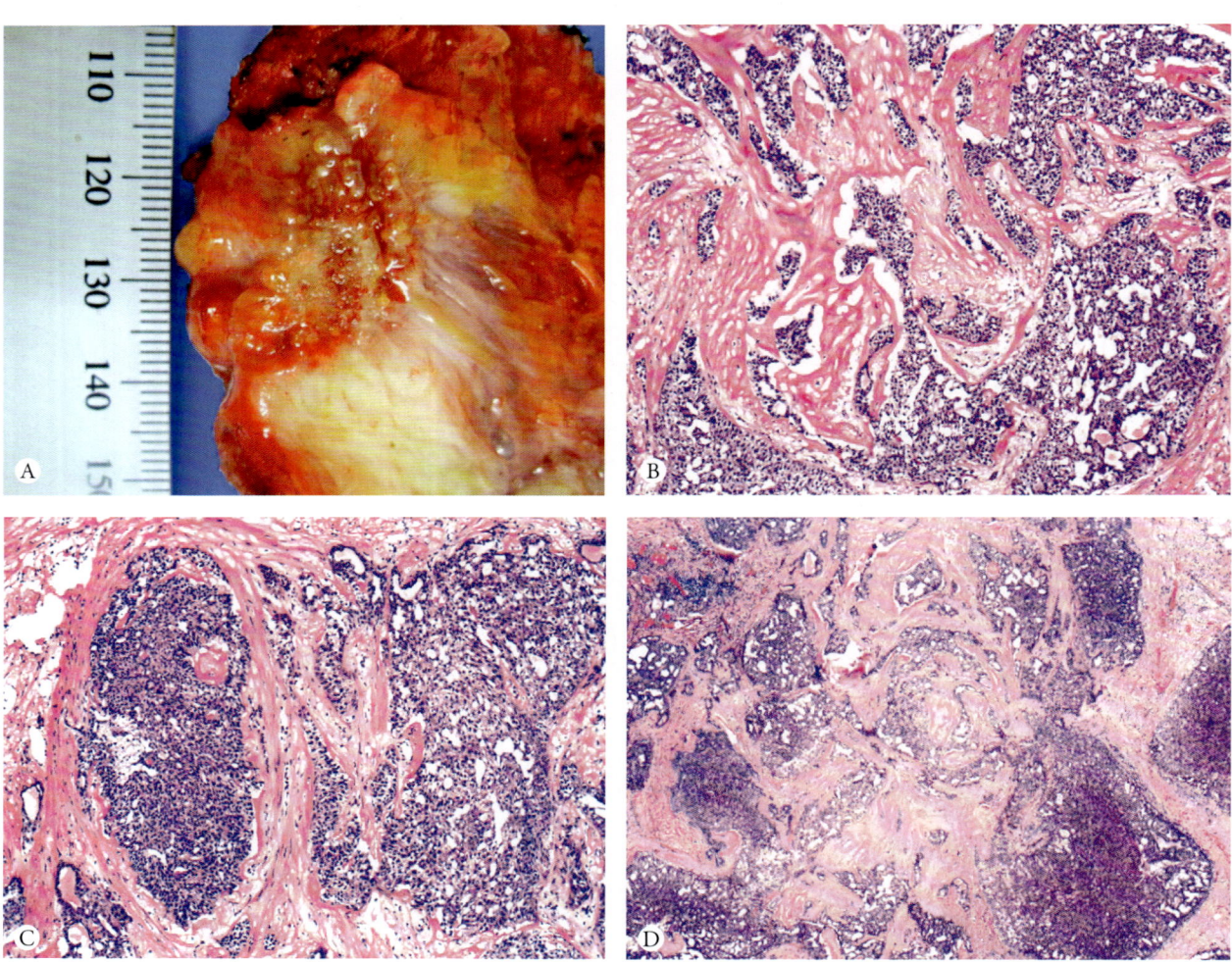

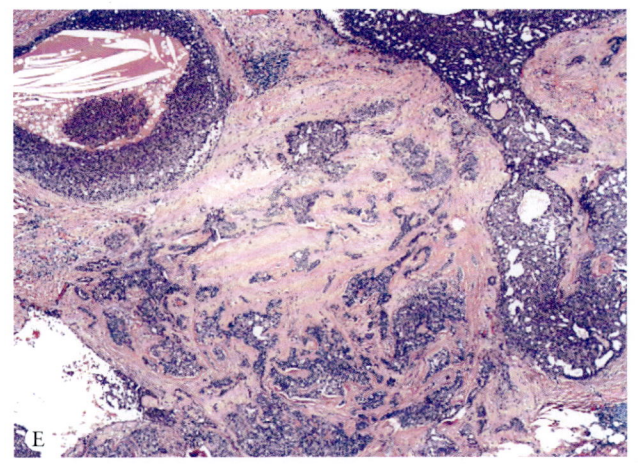
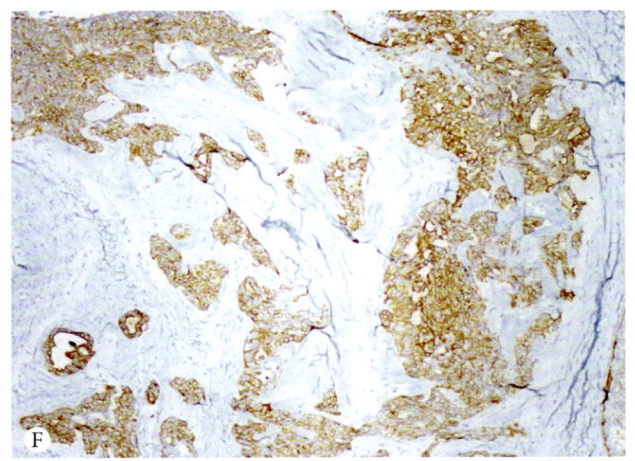
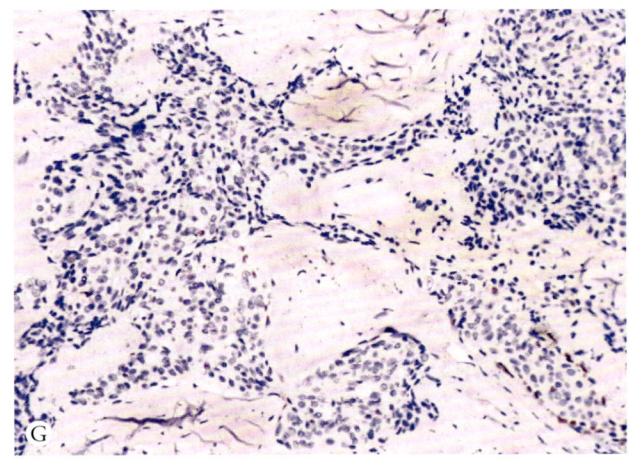

A. 大体标本，病变明显，边界欠清，呈颗粒状，牵拉周围组织使其呈放射状；B. 冷冻切片，硬化性背景中，肿瘤细胞不规则分布，部分呈条索状，与浸润性癌相似（中倍）；C. 冷冻切片，膨胀导管内细胞排列紊乱，呈旺炽性增生，可见多个不规则腔隙（中倍）；D. 石蜡切片，硬化性背景中，病变细胞呈梁状、索状、巢团状分布（中倍）；E. 石蜡切片，扩张导管内上皮细胞高度增生，有边窗结构，硬化性区域内病变细胞呈条索状分布，假浸润形态（低倍）；F. 免疫组化染色显示，增生细胞CK5/6阳性，表明为普通型导管上皮增生（低倍）；G. 免疫组化染色显示，p63肌上皮阳性，提示不存在浸润（中倍）。

图 3-3-26　硬化性乳头状瘤

点评

硬化性乳头状瘤中的上皮成分可以有不同程度的增生，包括旺炽性增生，有时可出现坏死，而间质硬化可进一步挤压上皮成分，导致其变形扭曲，术中容易过诊断为浸润性癌，是乳腺术中病理诊断的一大陷阱，必须注意与浸润性癌的鉴别。鉴别诊断要点主要依赖导管上皮增生性病变的本质和间质的特征。

4. 发生于硬化性腺病基础上的大汗腺腺病
硬化性腺病中增生的细胞可伴有大汗腺化生，大汗腺细胞＞50%时，称之为"大汗腺腺病"或"硬化性腺病伴大汗腺特征"。该病变发生在硬化性乳腺病的基础上，组织被挤压，腺管被扭曲，结构较紊乱。由于存在大汗腺化生，细胞体积较大、细胞核大而圆，细胞质丰富呈嗜酸性，术中冷冻切片可能会认为细胞有异型性。该病变由于结构的紊乱和细胞的特征，极易误诊为浸润性癌，术中诊断时需特别注意。

【病例4】患者，女性，54岁，发现右乳肿块3天。体检：双乳增厚，未触及明显肿块。X线：右乳中上象限腺体扭曲。BI-RADS分级：4A。术中冷冻切片诊断：硬化性腺病伴导管上皮增生、大汗腺化生及不典型增生，待充分取材后石蜡切片明确有无癌变。术后石蜡切片诊断：硬化性腺病伴导管上皮增生、大汗腺化生及多灶不典型增生（图3-3-27）。

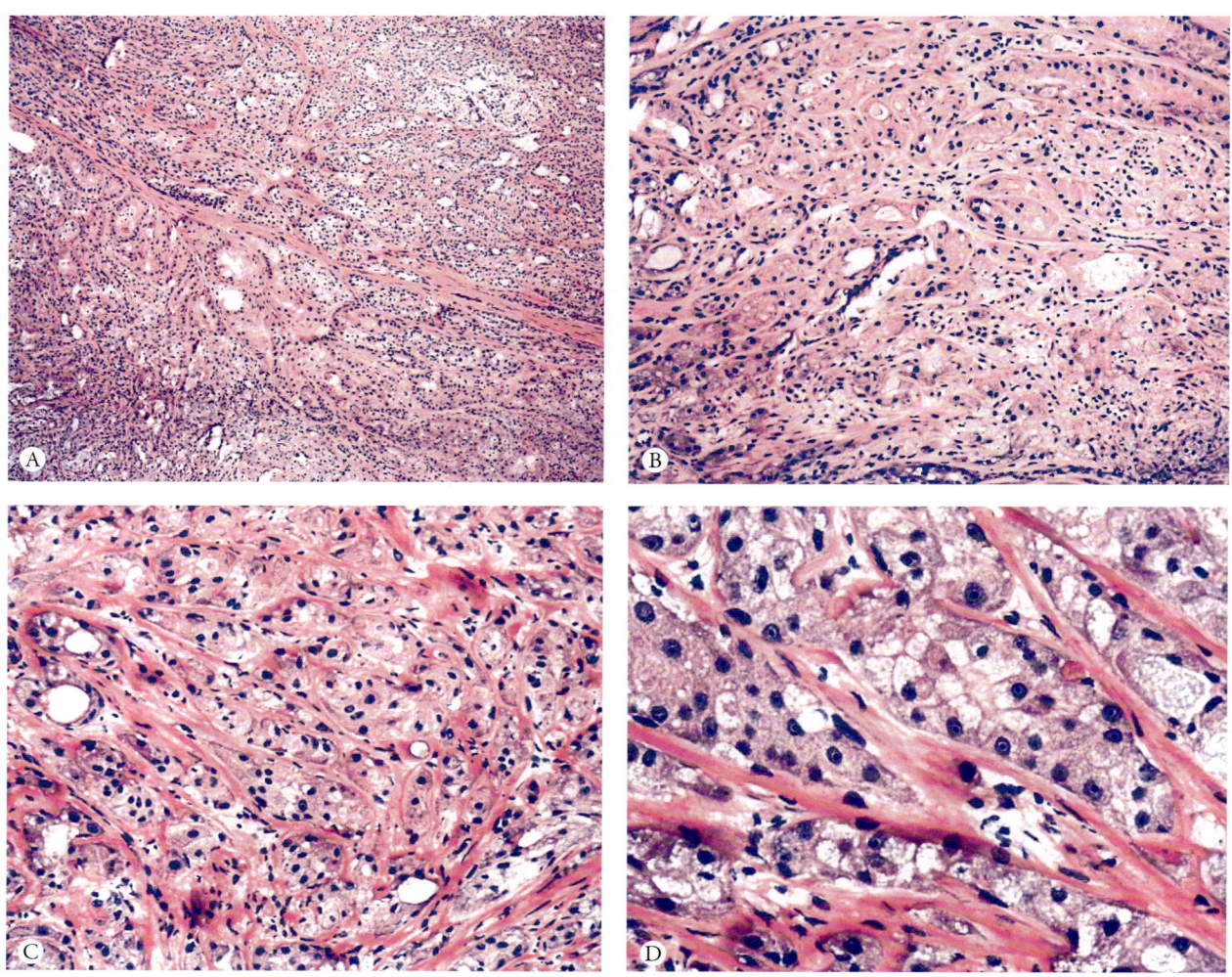

A.冷冻切片（低倍）；B.冷冻切片（中倍）；C.冷冻切片，衬覆上皮伴有明显的大汗腺化生，胞质丰富、嗜伊红（中倍）；D.衬覆上皮伴有明显的大汗腺化生，胞质丰富、嗜伊红，核仁突出（高倍）。

图 3-3-27　硬化性腺病伴导管上皮大汗腺化生及多灶不典型增生

点评

发生在硬化性腺病基础上的大汗腺腺病是冷冻诊断中的大陷阱，缺乏认识的话容易直接误诊为浸润性癌，导致严重后果。硬化性腺病导致的结构紊乱、大汗腺化生，尤其是伴有不典型性时的细胞异型性，均是导致误诊的重要原因。病理医师应熟悉该病变的形态特点及可能造成误诊的原因，在术中对于结构紊乱而又伴有大汗腺化生的病例要尤其谨慎，可以等待石蜡切片及免疫组化染色进一步诊断。

六、小叶瘤变和浸润性小叶癌

1. 小叶不典型增生（atypical lobular hyperplasia，ALH）和小叶原位癌（lobular carcinoma in situ，LCIS）　指 TDLU 内上皮细胞不典型增生的不同阶段，特征性改变为缺乏黏附性的形态单一的小细胞增生，伴或不伴有终末导管的 Paget 样扩散；两者的细胞学特征相似，区别仅在于 TDLU 被累及的范围不同。有学者提出用小叶瘤变（lobular neoplasia，LN）或小叶上皮内瘤变（lobular intraepithelial neoplasia，LIN）的名称来涵盖 ALH 和 LCIS 这一组小叶增生性病变。

[临床表现] ALH 和 LCIS 多见于绝经前女性，缺乏特殊的临床症状，大部分病变是因为其他原因而行乳腺活检或乳腺切除时偶然发现的。少数病例可伴有乳腺 X 线片中的微小钙化。小叶原位癌中约 85% 为多中心性，30%～67% 为双侧性。

[大体病理] ALH 和 LCIS 缺乏明确的大体特征，通常不形成明确肿块。

[组织病理] LCIS 包括经典型和一些特殊亚型。在经典型 LCIS 中病变局限于 TDLU，小叶结构保留，小叶中的终末导管或腺泡呈实性膨大，其中充满均匀一致的肿瘤细胞。瘤细胞体积小而一致，形态温和，黏附性差。细胞核呈圆形或卵圆形，染色质均匀，核仁不明显，大小一般是淋巴细胞的 1～1.5 倍。细胞质淡染或呈淡嗜酸性，可含黏液空泡，导致细胞核偏位呈印戒细胞样，细胞质也可透亮。上述形态为经典型 LCIS 的 A 型。当细胞质更丰富，细胞核为淋巴细胞的 2 倍大小，且细胞核的大小和形状出现一定差异，可见核仁时，为经典型 LCIS 的 B 型。经典型 LCIS 中坏死和钙化少见。LCIS 的特殊亚型包括多形性型、旺炽型、透明型、肌样细胞型等，其中较为重要的是多形型。多形性型 LCIS 中的肿瘤细胞具有 LCIS 特征性的黏附性差的特点，但细胞核显著增大，一般＞4 倍淋巴细胞大小，与高级别导管原位癌类似，两者需要鉴别。冷冻切片难以鉴别时，可诊断为"高级别原位癌"，待石蜡切片及免疫组化染色结果进一步明确诊断。旺炽型 LCIS 的细胞形态与经典型 LCIS 相似，但累及的终末导管小叶单位或导管明显膨胀，WHO 乳腺肿瘤分类（2019 年版）中指出，至少符合以下 2 个结构特征之一才能诊断治病：第一是被累及的腺泡显著扩张，其间缺乏间质或间质成分很少，第二是扩张的腺泡或导管直径上的细胞达到 40～50 个。

ALH 和 LCIS 是病变发展连续过程的不同阶段，两者在形态学上具有相似之处，但累及 TDLU 的程度不同。WHO 乳腺肿瘤分类（2019 年版）中指出，当 TDLU 单位中 ≥ 50% 的腺泡被诊断性细胞所充满并扩张时可诊断为经典型 LCIS，＜50% 时则诊断为 ALH。两种判断方法有助于鉴别 LCIS 或 ALH：①将被肿瘤细胞累犯的腺泡的直径与未被累犯的小叶腺泡做比较，若大于未被肿瘤累犯的腺泡，则视为膨胀；②根据被肿瘤细胞累犯的腺泡中的细胞数量，如果单个腺泡直径上的细胞 ≥ 8 个，则视为膨胀。在术中冷冻中，并不一定需要明确究竟是小叶不典型增生还是小叶原位癌，主要目的是提示为小叶内瘤变，并注意与导管内增生性病变相鉴别及观察是否存在浸润。多形性小叶原位癌的诊断较为特殊，即使累及的腺泡没有超过 50%，也诊断为多形性小叶原位癌。ALH 或 LCIS 还可累及小叶外导管，常位于导管上皮细胞和肌上皮细胞之间浸润性生长，即所谓的 Paget 样播散。

[鉴别诊断] ①多形性小叶原位癌需要与导管原位癌鉴别，鉴别要点见表 3-3-2；②当 LCIS 累及硬化性腺病、放射状瘢痕/复杂性硬化性病变时，可能会导致鉴别诊断的困难。识别硬化性病变的特征，并结合免疫组化染色结果有助于鉴别诊断。此外，经典型 LCIS 有时伴有局灶浸润，由于小叶癌细胞小，异型性不明显，容易被遗漏，需要在鉴别诊断时注意；③小叶癌化实际上是导管原位癌累及小叶，免疫组化染色示癌细胞钙黏蛋白 E 为阳性。

表 3-3-2 LCIS 和 DCIS 的鉴别诊断要点

特征	LCIS	DCIS
细胞的失黏附性	存在	缺乏
胞质内空泡	更常见	不常见
导管的派杰样扩散	更常见	不常见
微腺腔	缺乏	存在
周围细胞的极性	缺乏	存在

【病例 1】患者，女性，58 岁，X 线检查发现左乳外上簇状钙化数天。体检：双乳象限结节样增生，未触及明显肿块。X 线：双乳象限簇状泥沙样钙化灶。术中标本大体检查：送检组织内见灰白颗粒区，直径约 0.3 cm。冷冻切片诊断：终末导管小叶单位上皮增生伴不典型增生，待充分取材后的石蜡切片明确诊断（图 3-3-28）。术后石蜡切片诊断：小叶原位癌。

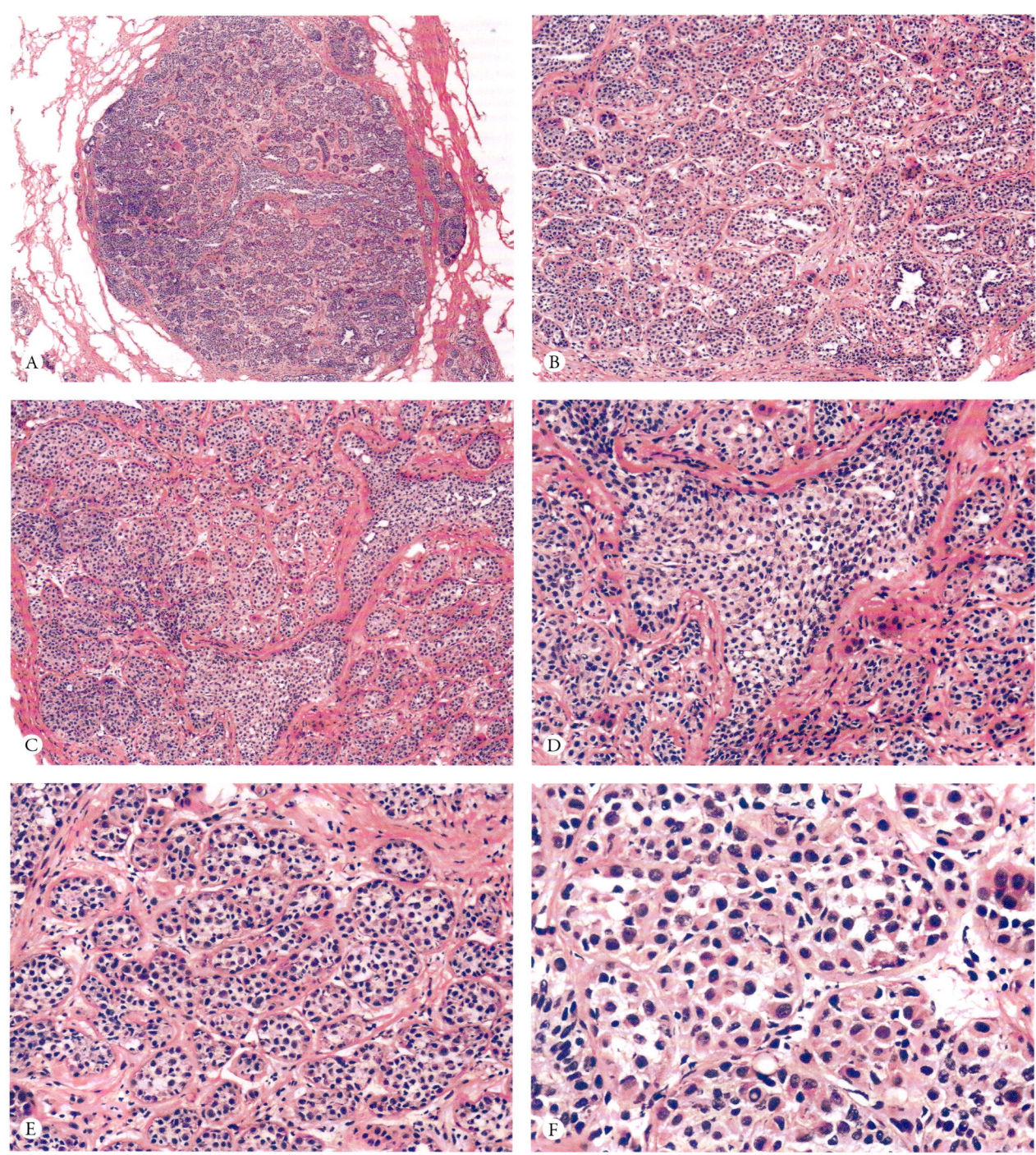

A. 冷冻切片，TDLU 内腺泡膨大，但仍保持小叶形态（低倍）；B. 冷冻切片，腺泡膨大，其内充满失黏附的瘤细胞（中倍）；C. 冷冻切片，腺泡和导管均受累；D. 冷冻切片，镜下见导管扩张，导管内瘤细胞与周围腺泡内瘤细胞相同，黏附性差（中倍）；E. 冷冻切片，瘤细胞充满腺泡导致其膨胀（中倍）；F. 冷冻切片，瘤细胞之间黏附性差，胞质较丰富，嗜伊红，部分胞核偏位（高倍）。

图 3-3-28　小叶原位癌

第三章 乳腺疾病

点评

小叶瘤变的术中诊断大部分情况下并不难，肿瘤细胞的单一性和一致性、瘤细胞之间失黏附，出现核偏位细胞或印戒样细胞，保留小叶结构等特点常提示小叶瘤变。术中诊断时需要注意的问题如下：①部分小叶瘤变细胞失黏附的现象并不显著，需要仔细观察小叶病变的其他特征；②导管原位癌累及小叶也可以终末导管小叶单位为结构，需与小叶瘤变相鉴别；③多形性小叶原位癌可以表现出某些类似高级别导管原位癌的特点，如中央坏死、细胞的高度异型，需要仔细观察细胞黏附性等其他特征，术中鉴别诊断有困难时可先诊断为高级别原位癌，待石蜡切片和免疫组化染色结果进一步鉴别是高级别导管原位癌还是多形性小叶原位癌；④小叶原位癌可以累及硬化性腺病、放射状瘢痕/复杂性硬化性病变等，镜下形态易误诊为浸润性癌，需特别注意。

2. 浸润性小叶癌（invasive lobular carcinoma，ILC）　经典型的浸润性小叶癌在镜下常见单行"列兵样"排列的癌细胞，部分癌细胞围绕导管形成"靶心"结构。癌细胞呈小-中等大，胞质嗜伊红，部分细胞核偏位，呈印戒样细胞。核分裂象及坏死少见。浸润性小叶癌包括多种亚型，对于术中冷冻切片来说，诊断浸润性癌一般能满足临床的需求，并不一定要准确到浸润性小叶癌。

但小叶癌的形态多样，有些特殊亚型可与其他病变相混淆，需要仔细寻找是否有经典的小叶癌形态来协助诊断，若仍无法确诊，给出倾向性诊断等待石蜡切片更为稳妥。下面简要介绍几种易与其他肿瘤混淆的浸润性小叶癌亚型。①腺泡型：数十个癌细胞聚集在一起，纤维间质将其分割成腺泡状，此亚型在冷冻切片中需要与小叶原位癌鉴别。②实体型：癌细胞弥漫分布，细胞大小比较均匀，缺乏黏附性。间质成分通常较少。此型在术中冷冻切片中容易与恶性淋巴瘤混淆，因为两者的治疗方式截然不同，所以要尽可能地避免诊断错误。仔细观察病变的边缘是否存在经典型的小叶癌形态或小叶原位癌，若术中鉴别困难较大，可等待石蜡切片及免疫组化染色结果再做最后诊断。③硬化型：间质广泛纤维化、玻璃样变，癌细胞少，散在分布。此型由于间质成分多，肿瘤细胞少，因此在术中冷冻切片中应注意避免漏诊。

【病例2】患者，女性，41岁，发现双乳肿块10年，考虑小叶增生，自服中药。X线：点状钙化。体检：双乳弥漫性结节样改变，部分质硬，边界欠清。双侧腋下可触及多个小淋巴结，质硬，活动较差。MRI：双乳弥漫分布肿块及非肿块样强化灶，淋巴瘤？BI-RADS 分级：4，建议密切随访。术中冷冻切片诊断：浸润性癌，可疑为浸润性小叶癌。术后石蜡切片诊断：浸润性小叶癌（图 3-3-29）。

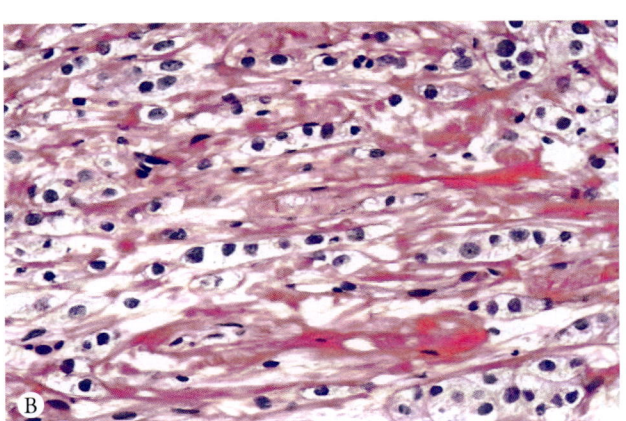

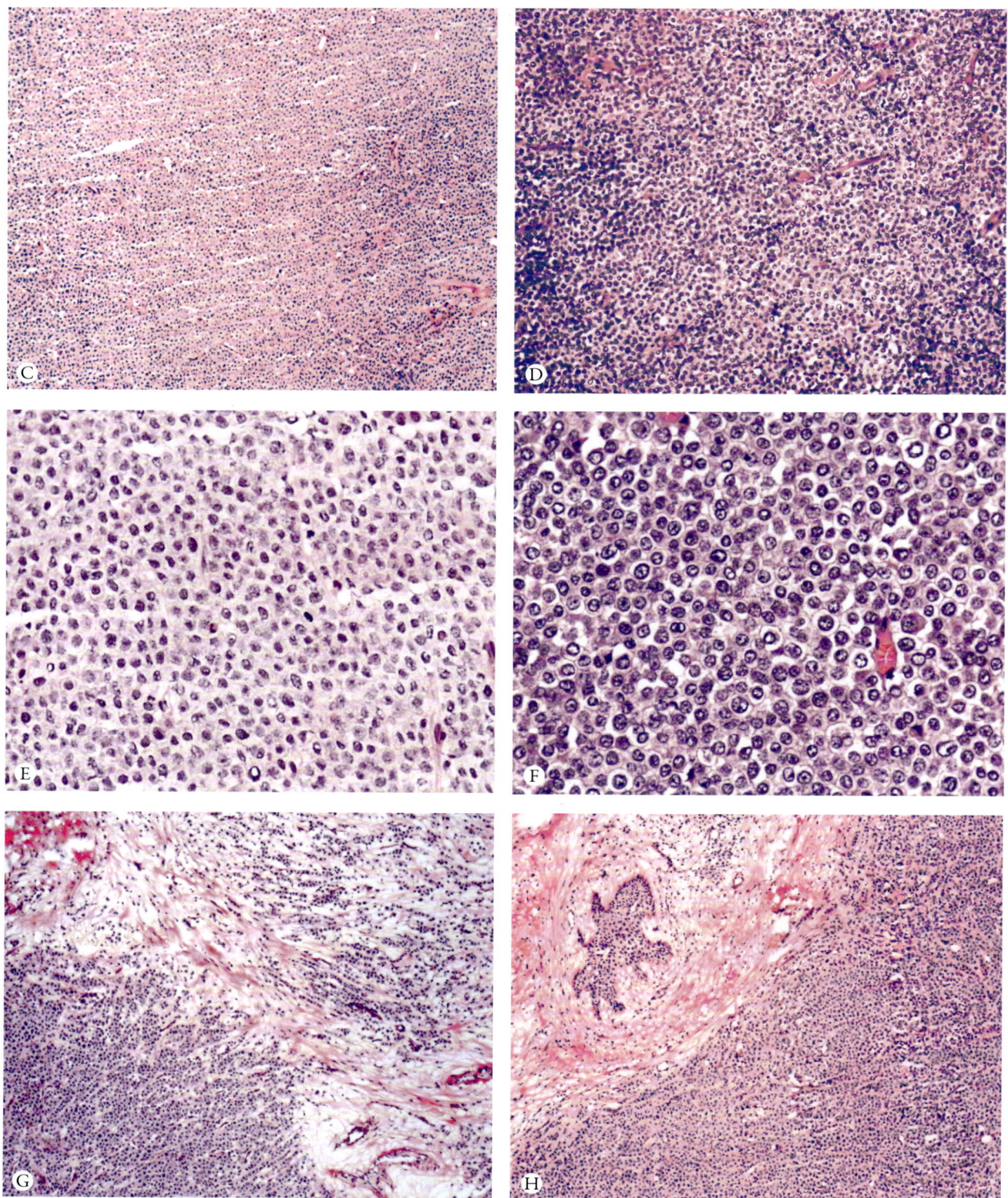

A. 冷冻切片，经典型浸润性小叶癌呈"靶心"排列方式（中倍）；B. 冷冻切片，癌细胞呈单行"列兵样"排列方式（高倍）；C. 冷冻切片，弥漫分布的瘤细胞，需要与恶性淋巴瘤鉴别（低倍）；D. 石蜡切片，弥漫分布的瘤细胞，需要与恶性淋巴瘤鉴别（中倍）；E. 冷冻切片，癌细胞大小均匀一致，需要与恶性淋巴瘤鉴别（中倍）；F. 石蜡切片，癌细胞均匀一致，需要与恶性淋巴瘤鉴别（高倍）；G. 冷冻切片，在实体型边缘可见经典的单行排列的瘤细胞（中倍）；H. 冷冻切片，病变边缘可见小叶原位癌（中倍）。

图 3-3-29 浸润性小叶癌

七、淋巴造血系统疾病

乳腺淋巴瘤可以原发于乳腺，也可以是全身性淋巴瘤继发累及乳腺。乳腺原发性淋巴瘤罕见，在乳腺原发性肿瘤中不到0.5%，约10%的患者病变为双侧。患者多为绝经后女性，也可发生于年轻患者，男性患者也有报道。临床常表现为边界清楚的无痛性肿块或乳腺肿胀。少数类型如Burkitt淋巴瘤可导致双侧乳腺显著肿胀。乳腺淋巴瘤的大体特征与其他部位的淋巴瘤相似，切面呈灰白鱼肉状，偶见出血坏死灶。这与乳腺癌大体上质硬、灰白、边界不清的特点不同，是两者重要的鉴别点。组织学类型中以弥漫大B细胞淋巴瘤（非特指型）（diffuse large B cell lymphoma，DLBCL）最常见，还包括黏膜相关淋巴组织结外边缘区B细胞淋巴瘤、滤泡性淋巴瘤、Burkitt淋巴瘤和T细胞淋巴瘤。冷冻切片中并不需要准确诊断淋巴瘤的具体类型，而是需要与浸润性癌等其他乳腺恶性肿瘤相鉴别，因为乳腺淋巴瘤和浸润性癌的临床处理原则完全不同，淋巴瘤以化疗为主，而浸润性癌以手术切除及腋窝淋巴结处理为主。当两者难以鉴别诊断时，等待石蜡切片确诊是更好的选择。

【病例】患者，女性，62岁，发现右侧乳腺肿块。体检：双乳不对称，右侧明显增大，弥漫性肿胀，质硬，边界不清，乳头无溢液（图3-3-30）。腋下触及多枚小淋巴结。B超：右乳巨大实质性占位。BI-RADS分级：4C，恶性肿瘤可能性大。术中送检组织呈鱼肉样，质地细腻，质软（图3-3-31）。冷冻切片诊断：淋巴组织高度增生性病变，淋巴瘤待排，待石蜡切片及免疫组化染色结果做最终诊断。术后诊断：弥漫大B细胞淋巴瘤（图3-3-32）。

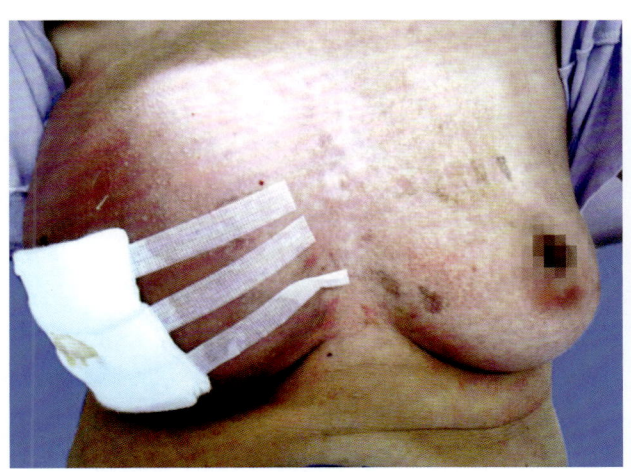

图3-3-30 弥漫大B细胞淋巴瘤：一侧乳房明显增大，表面红肿

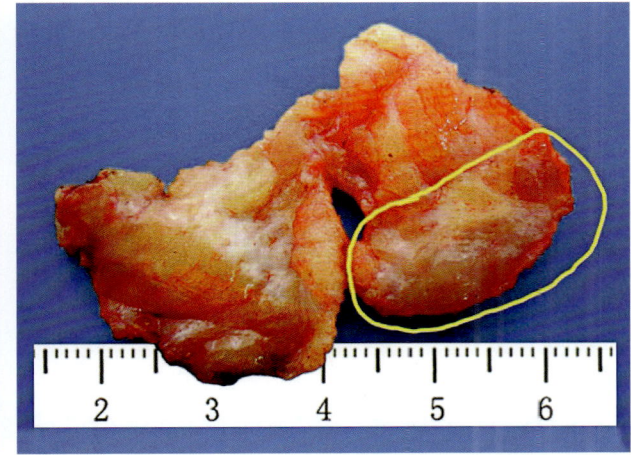

图3-3-31 大体标本，肿块呈灰白色，鱼肉状，边界不清

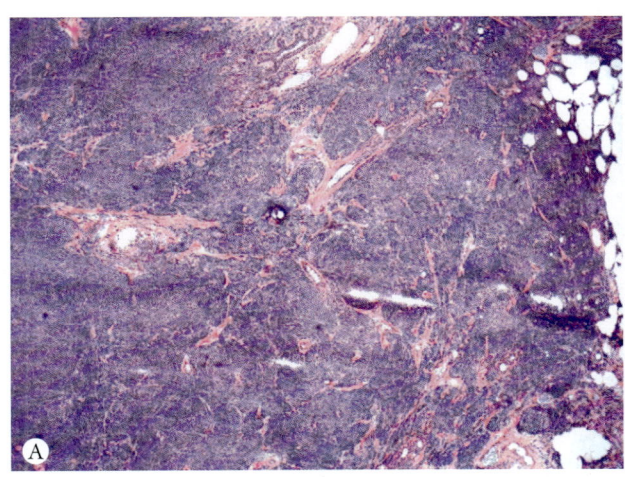

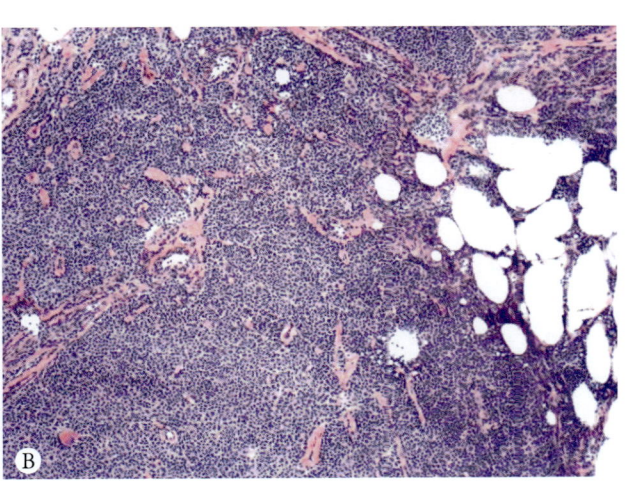

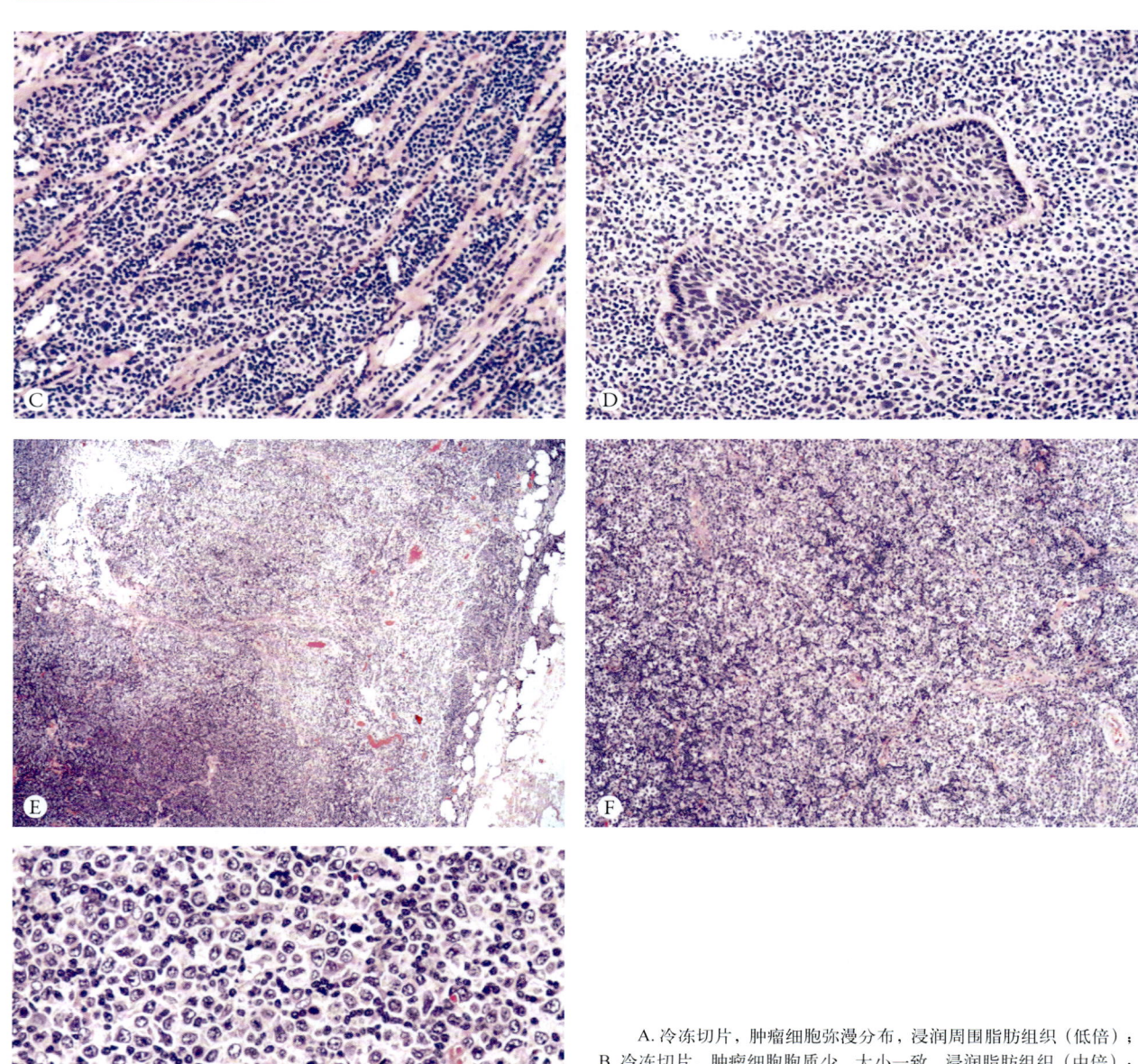

A. 冷冻切片，肿瘤细胞弥漫分布，浸润周围脂肪组织（低倍）；B. 冷冻切片，肿瘤细胞胞质少，大小一致，浸润脂肪组织（中倍）；C. 冷冻切片，病灶周边见部分瘤细胞呈梁状、条索状排列（中倍）；D. 冷冻切片，瘤细胞累及乳腺导管（高倍）；E. 石蜡切片，肿瘤细胞与冷冻切片相同，均呈弥漫分布（低倍）；F. 肿瘤细胞弥漫分布（中倍）；G. 肿瘤细胞体积大，胞质淡染，细胞核形态不规则，核仁明显（高倍）。

图 3-3-32　弥漫大 B 细胞淋巴瘤

点评

乳腺淋巴造血系统肿瘤少见，但其处理原则与乳腺癌有显著差异，因此术中诊断错误可能会产生较为严重的后果。①当肿瘤细胞弥漫分布，缺乏排列结构时，容易想到与淋巴造血系统肿瘤鉴别。需要特别警惕的是，在术中冷冻切片中，有时淋巴造血系统肿瘤也有可能形成"列兵样排列""肿瘤细胞围绕导管生长"等易与浸润性癌，尤其是浸润性小叶癌相混淆的组织学结构，需注意鉴别。②部分高级别浸润性癌的细胞呈弥漫成片分布，缺乏明显的腺样或管状结构，细胞核大，核仁明显，伴有大量淋巴细胞和浆细胞浸润，注意不要误诊为弥漫大 B 细胞淋巴瘤。

八、纤维上皮性肿瘤

纤维上皮性肿瘤是一组具有上皮和间质两种成分的肿瘤，包括纤维腺瘤和分叶状肿瘤两大类，而分叶状肿瘤又分为良性、交界性和恶性。纤维上皮性肿瘤术中诊断的难点主要包括以下几点：①富于细胞或具有分叶状结构的纤维腺瘤与分叶状肿瘤的鉴别；②分叶状肿瘤病变性质的确定；③纤维上皮性肿瘤与其他病变的鉴别。

1. 纤维腺瘤　乳腺中最常见的良性肿瘤，也是乳腺冷冻中最常见的病变之一，多数能在术中做出明确诊断。

[临床表现]　纤维腺瘤最常见于处在生育年龄的女性中，尤其是年龄<30岁者，也可发生于其他年龄。典型的临床表现为无痛性、孤立性、质韧的界清肿块，生长缓慢。多数病例肿块直径<3 cm，也可大至20 cm，尤其是在青少年患者中。

[大体病理]　纤维腺瘤呈边界清楚的卵圆形肿块。切面灰白、实性、质如橡胶、有膨胀感，可略呈分叶状，并可见裂隙样腔隙。

【病例1】患者，女性，24岁，发现左乳肿块1月余。体检：左乳上方结节，质中，边界尚清，活动度可，无皮肤粘连。B超：左乳上方实质占位。BI-RADS分级：4A，纤维腺瘤（图3-3-33）。

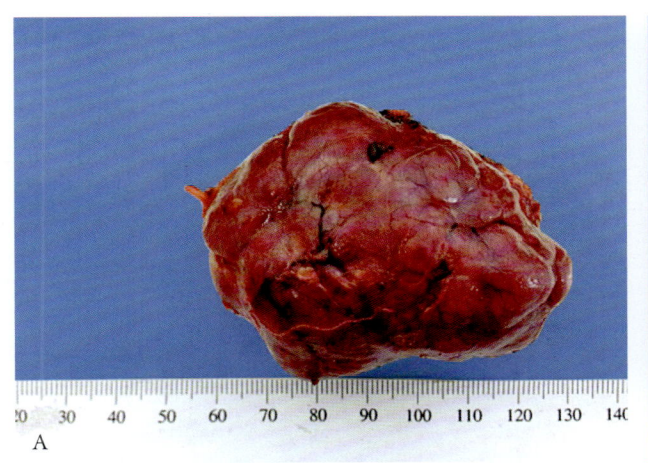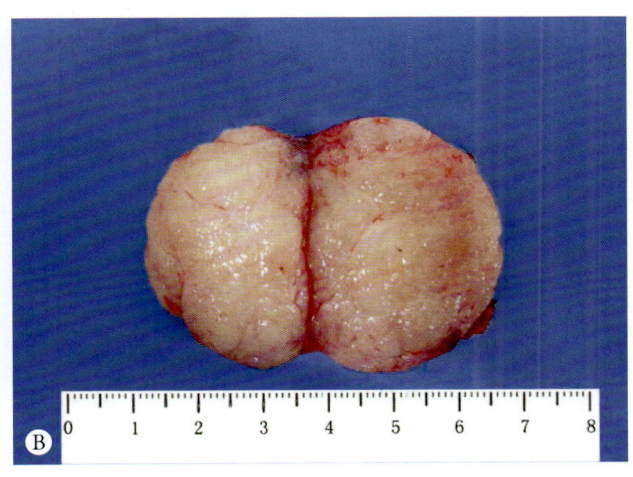

A. 大体标本，肿块被膜完整，呈结节状、膨胀性生长；B. 大体标本，呈膨胀性生长结节，边界清晰，切面灰白质韧。

图 3-3-33　纤维腺瘤（1）

[组织病理]　镜下表现为边界清楚的膨胀性生长的结节。间质和上皮两种成分的不同程度增生可导致两种不同的生长模式，但二者间的区别并无临床意义。①管周型：间质围绕导管增生。②管内型：增生的间质成分使导管受压扭曲而成裂隙状。间质和上皮成分的增生往往分布均匀、比例相似。间质较疏松，常伴有黏液变性或玻璃样变性，前者常见于年轻患者，而后者常见于年龄较大者。极少情况下可见不同程度的脂肪瘤样间质增生、平滑肌或骨软骨化生。妊娠期患者可发生广泛性梗死。有时间质可富于细胞（尤其多见于<20岁的青少年），或可见奇异形多核巨细胞（与其生物学行为没有相关性）（图3-3-34）。

形态上，纤维腺瘤可有以下几种特殊亚型。

（1）富于细胞性纤维腺瘤：间质细胞显著增生，在形态上可能与良性分叶状肿瘤有重叠。导管上皮成分也可有不同程度增生，主要见于青少年，表现为普通型增生，并常见大汗腺化生及鳞状化生，也可见灶性纤维囊性变、硬化性腺病或广泛的肌上皮增生。

（2）复杂性纤维腺瘤：16%～23%的纤维腺瘤为复杂性纤维腺瘤，好发于老年女性，发现时肿块往往较小。在纤维腺瘤的基本背景中，可出现囊肿、硬化性腺病、钙化或乳头状大汗腺化生等多种形态。

（3）幼年性纤维腺瘤：主要发生于青春期女性，特征性表现为细胞丰富的间质和上皮增生（图3-3-35）。增生的间质细胞呈束状排列，上皮呈管周型生长方式，导管上皮增生明显，常可见微乳头样突起。有时因其形态类似于男性乳腺发育而被描述为"男性乳腺发育样（gynecomastoid）"。幼年性纤维腺瘤的间质细胞密度比一般纤维腺瘤大，可见核分裂象，一般核分裂象较低，平均1.8个/10HPF，少数情况下核分裂象可以比较活跃，高达7个/10HPF。有时可形成巨大肿块而导致乳腺扭曲变形，部分学者将之称为巨纤维腺瘤。但是其他学者将"巨纤维腺瘤"这一诊断用于＞5cm的具有经典形态的纤维腺瘤，部分学者认为最好不再使用该名称。

[鉴别诊断] 分叶状肿瘤：管内型纤维腺瘤间质增生富于细胞时需要与良性分叶状肿瘤相鉴别，详见表3-3-3。后者发病年龄往往较纤维腺瘤晚，中位年龄为45岁。镜下可见分化较好的大的叶片结构，间质细胞增生明显且弥漫，细胞常呈束状排列。部分病变可见间质细胞围绕上皮裂隙聚集的现象。分叶状肿瘤中可见核分裂象，而纤维腺瘤中少见，WHO乳腺肿瘤分类（2019年版）强调，在富于细胞的纤维腺瘤中可出现核分裂象的增加，可高达7个/10HPF，但叶状肿瘤间质细胞更为丰富，叶片结构更为明显，因此，不要仅根据核分裂象多少进行纤维腺瘤和良性叶状肿瘤的鉴别。部分病例术中区分纤维腺瘤与良性分叶状肿瘤十分困难，此时可冠以"纤维上皮性肿瘤"的名称，也可给予倾向性诊断，必要时术中可与手术医师沟通交流，保证手术切缘干净，而肿瘤的最终诊断可在病变完整切除、充分取材后做出。

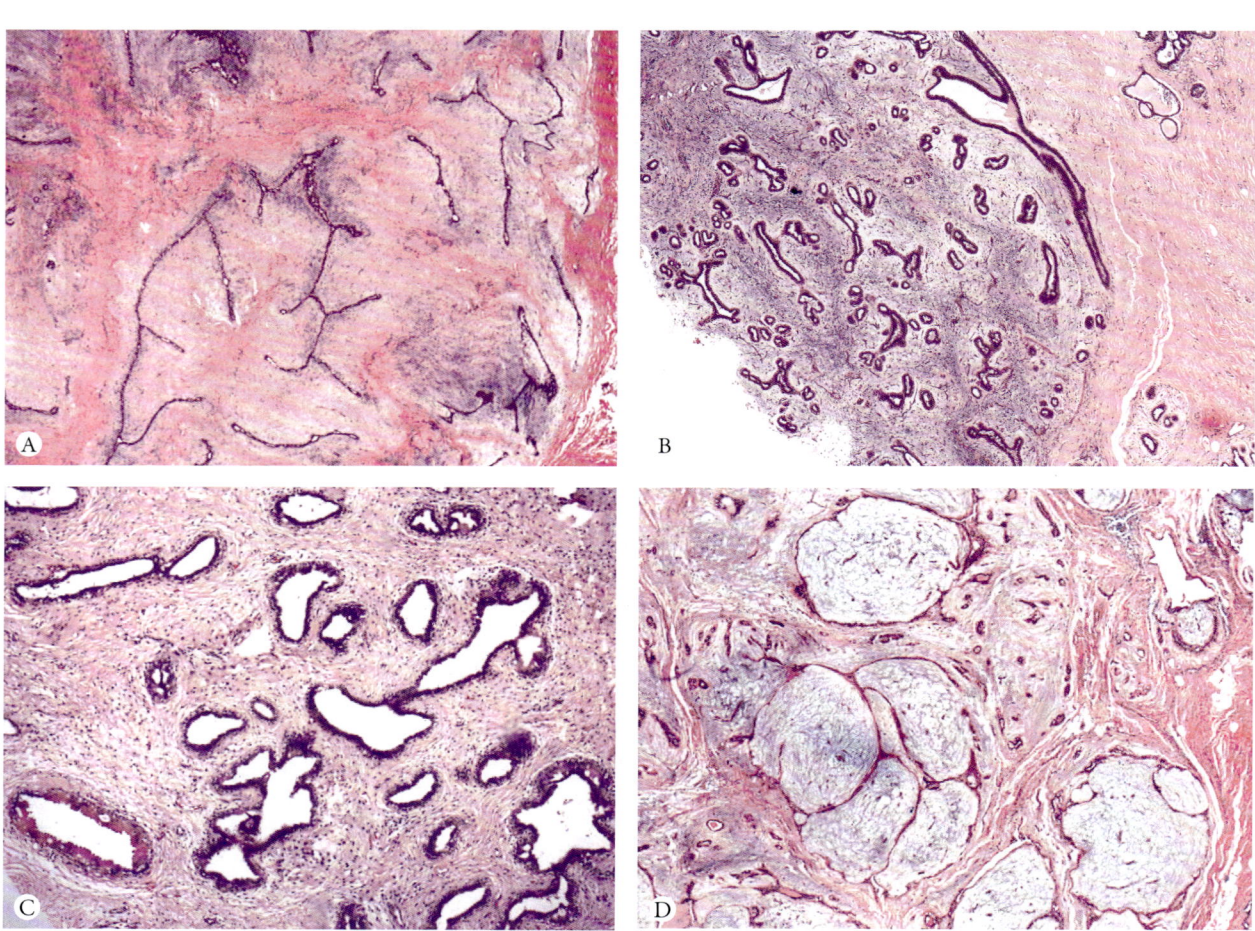

A.冷冻切片，管内型（低倍）；B.冷冻切片，局灶区域间质细胞较丰富（低倍）；C.石蜡切片，部分导管上皮大汗腺化生（中倍）；D.石蜡切片，间质黏液变性（低倍）。

图3-3-34 纤维腺瘤（2）

第三章 乳腺疾病

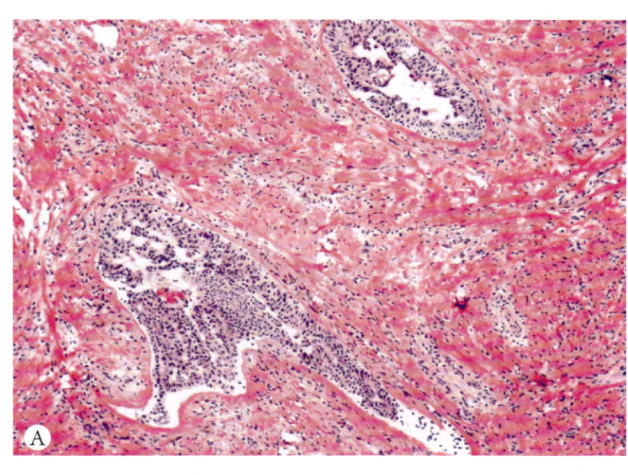
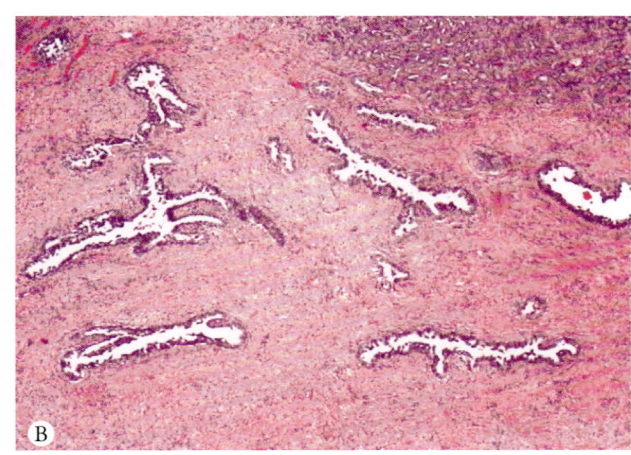
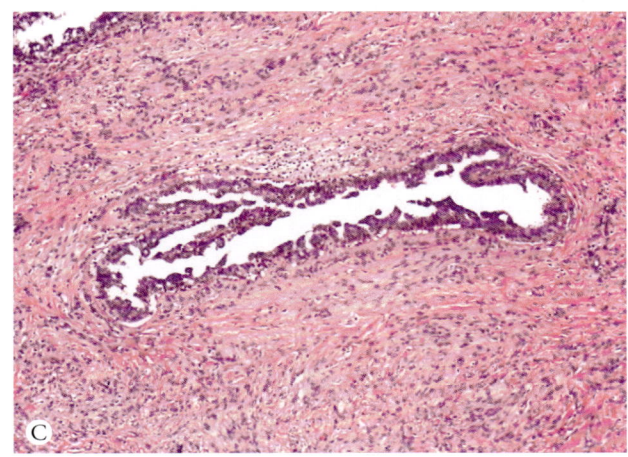

A. 冷冻切片，间质细胞丰富，导管扩张，普通型导管上皮增生（中倍）；B. 石蜡切片，形态特征同冷冻切片（中倍）；C. 石蜡切片，导管上皮增生，间质细胞丰富（中倍）。

图 3-3-35　幼年性纤维腺瘤

表 3-3-3　纤维腺瘤与良性分叶状肿瘤的鉴别

鉴别要点	纤维腺瘤	良性分叶状肿瘤
年龄	高峰年龄 30 岁	高峰年龄 50 岁
肿瘤大小	1～3 cm，可能更大	数厘米至 20 cm，生长迅速
大体特征	圆形/卵圆形，灰白，质韧，切面分叶状，裂隙样腔隙	切面分叶状，长裂隙
肿瘤边界	常有包膜	较清楚
叶状结构	通常缺乏，可以有局灶叶状	有分叶状结构
间质细胞丰富程度	间质细胞少，常有玻璃样变	富于细胞
间质细胞非典型性	缺乏	轻度
核分裂象	罕见（偶然富于细胞的纤维腺瘤可高达 7 个/10HPF）	少见（一般＜5 个/10HPF）
复发率	少数复发	15%～20%

2. 分叶状肿瘤　可分为良性、交界性和恶性，临床一般均需行肿块广泛切除，保证切缘干净。最近有报道称对良性分叶状肿瘤也可行肿块切除术，术后要随访观察。由于该病变常存在一定的异质性，同一肿瘤的不同切面或同一切面的不同区域形态变异可以很大，因此往往需要充分取材，

全面观察肿瘤边界、细胞异型性、核分裂象、细胞丰富程度才能做出最终诊断（表3-3-4）。术中由于取材限制，病变有可能被低估，因此分叶状肿瘤的术中诊断可诊断至少为良性或交界性分叶状肿瘤，定性困难较大时，也可等待石蜡切片全面评估做出最后诊断。

3. 纤维上皮性肿瘤与其他病变的鉴别　纤维上皮性肿瘤主要需要与错构瘤、假血管瘤样间质增生以及其他乳腺梭形细胞病变相鉴别。乳腺错构瘤也是由上皮和间质两种成分增生所形成的边界清楚的良性病变，形态学上与纤维腺瘤有重叠。但错构瘤中上皮成分排列较不规则，间质成分增生不明显，通常可见脂肪组织，纤维腺瘤中脂肪成分少见。与假血管瘤样间质增生的鉴别参见本章第二节第四部分（梭形细胞病变）。有些恶性分叶状肿瘤以梭形细胞肉瘤成分为主，上皮成分不明显，术中取材局限，不一定能取到上皮成分，此时与化生性癌及其他梭形细胞病变的鉴别有一定困难，依赖于术后充分取材，并可能需要免疫组化染色才能进一步确诊。

【病例2】患者，女性，62岁，发现右乳肿块5天。体检：右乳外上象限可触及一肿块，大小为3.5 cm×3.5 cm，质韧，边界尚清，活动度尚可，无明显压痛。MRI：右乳异常信号肿块，边缘不规则，可见分叶，增强后可见均匀明显强化，考虑为恶性肿瘤，黏液腺癌？外科以右乳可疑乳腺癌收入院。术中冷冻切片诊断：分叶状肿瘤，部分区域间质细胞丰富，待石蜡多取材明确类型。术后石蜡切片诊断：良性分叶状肿瘤（图3-3-36）。

表 3-3-4　纤维腺瘤及分叶状肿瘤病变性质的鉴别诊断

组织特征	纤维腺瘤	良性分叶状肿瘤	交界性分叶状肿瘤	恶性分叶状肿瘤
肿瘤边界	界清	界清	界清，可有局灶浸润	浸润
间质细胞密度	程度不一，从稀疏到异常丰富，常均匀分布	轻度富于细胞，弥漫或不均一分布	中度富于细胞，可有弥漫性或不均一分布	显著富于细胞，弥漫分布
间质异型性	无	轻度或无	轻度或中度	显著
核分裂象	通常无，罕见低	少（＜5个/10HPF）	较多见（5～9个/10HPF）	丰富（≥10个/10HPF）
间质过度增生	无	无	无或局灶	常有
恶性间叶源性成分	无	无	无	可有
在乳腺肿瘤中的比例	常见	少见	罕见	罕见
在分叶状肿瘤中的比例	—	60%～75%	15%～26%	8%～20%

引自第五版WHO乳腺肿瘤分类。

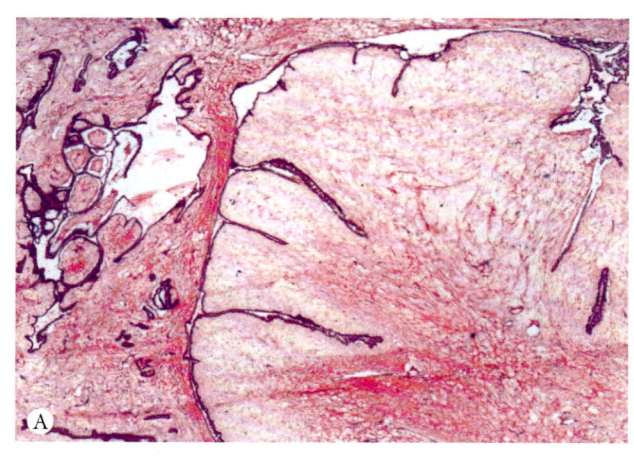
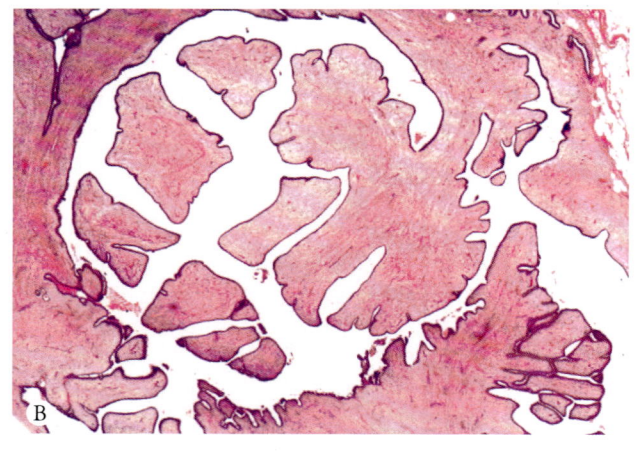

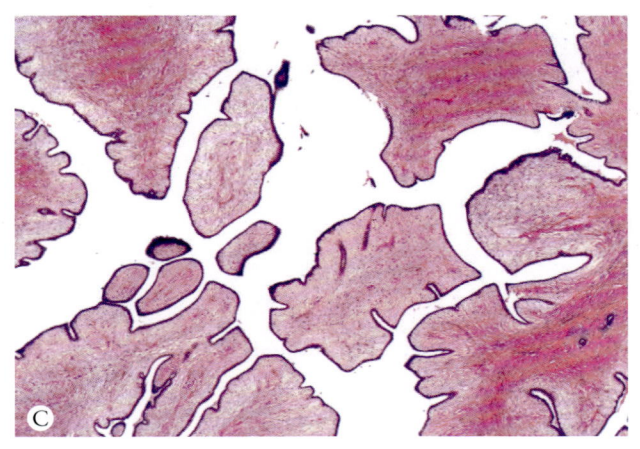
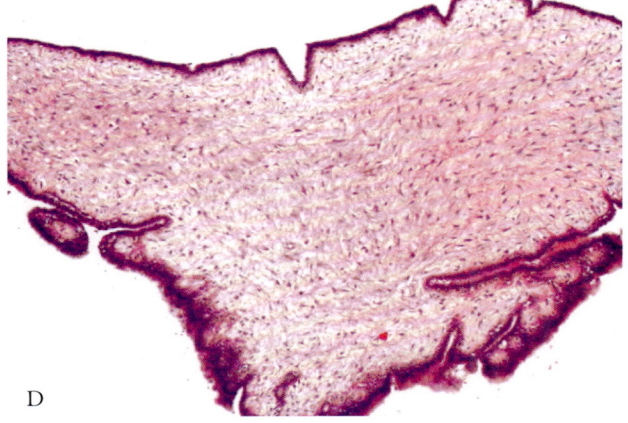

A.冷冻切片，肿瘤内叶片结构明显（低倍）；B.石蜡切片，同图 A（低倍）；C.石蜡切片（低倍）；D.间质细胞无明显异型性（中倍）。

图 3-3-36　良性分叶状肿瘤

【病例 3】 患者，女性，56 岁，发现左乳肿块 1 年余，近来感觉疼痛不适。体检：左乳外下象触及一肿块，大小约 3.0 cm×2.5 cm，质地中等，边界欠清，活动性一般。MRI：左乳外侧可见不规则肿块，呈分叶状，局部未见异常钙化，腋下淋巴结稍大。BI-RADS 分级：5。外科以可疑乳腺癌收入院。术中送冷冻切片明确病变性质，送检组织见一灰白色肿块，大小为 3 cm×2.6 cm×1.8 cm，质韧，界清，略呈分叶状。冷冻切片诊断：纤维上皮性肿瘤，倾向纤维腺瘤。术后石蜡切片诊断：交界性分叶状肿瘤（图 3-3-37）。

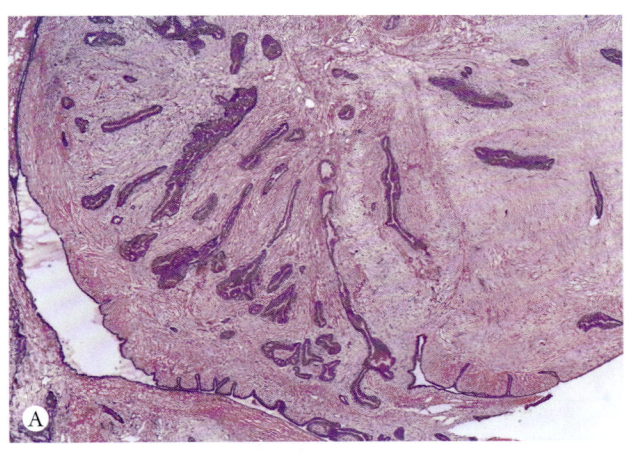
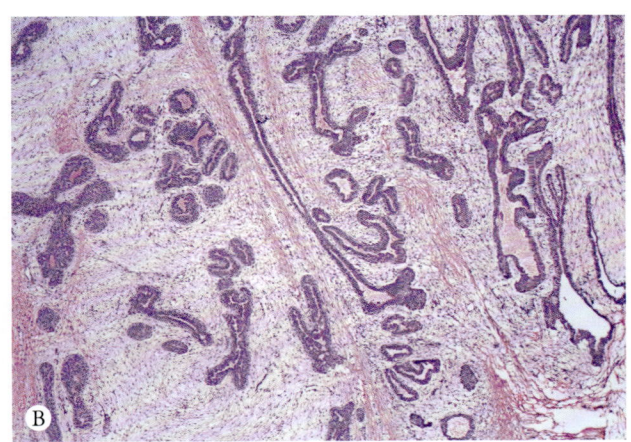
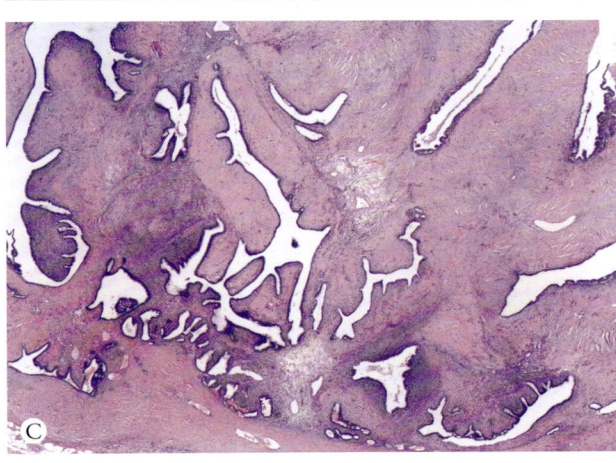
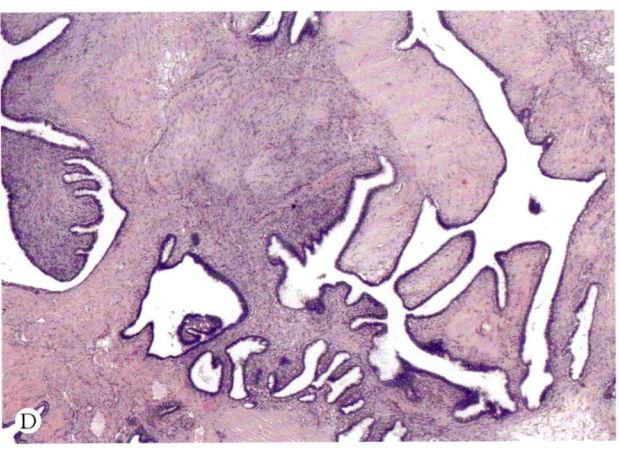

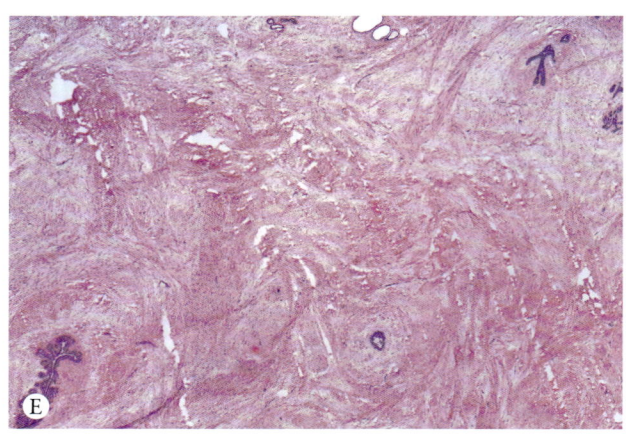
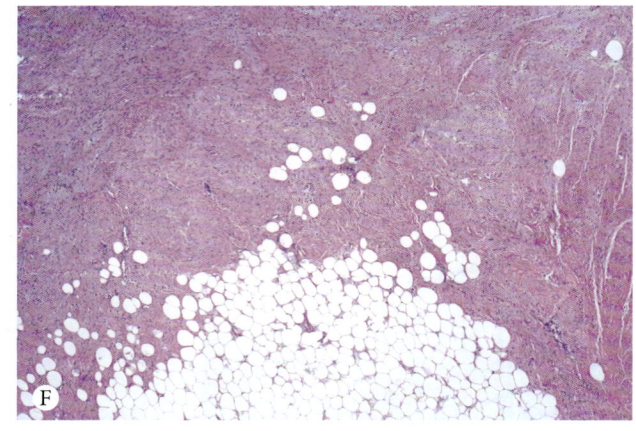

A.冷冻切片,叶片状结构明显,间质细胞分布欠均匀,左上角间质细胞密度高于其他区域(低倍);B.冷冻切片,间质细胞丰富(中倍);C.石蜡切片,叶状结构明显,间质细胞分布不均匀,可见间质细胞围绕上皮形成的袖套样结构(低倍);D.石蜡切片,叶状结构明显,间质细胞分布不均匀(低倍);E.冷冻切片,乳腺腺体稀少,间质过度增生(低倍);F.石蜡切片,并无明显叶状结构,表现为间质过度增生,细胞丰富,浸润周围脂肪组织(低倍)。

图 3-3-37　交界性分叶状肿瘤

【病例4】患者,女性,34岁,发现左乳肿块2周。体检:左乳触及肿块,大小约3cm,质中,边界清晰,活动可,双侧腋下未触及肿大淋巴结。B超:左乳外上象限实质占位。BI-RADS 分级:4A。术中冷冻切片明确病变性质,送检组织见一结节,大小为 3.5 cm×2.5 cm×2.2 cm,切面为灰白灰黄色,质软,边界尚清。冷冻切片诊断:分叶状肿瘤,间质细胞有一定异型性,可见核分裂象,恶性分叶状肿瘤不除外,待石蜡切片做最终诊断。术后石蜡切片诊断:恶性分叶状肿瘤(图3-3-38)。

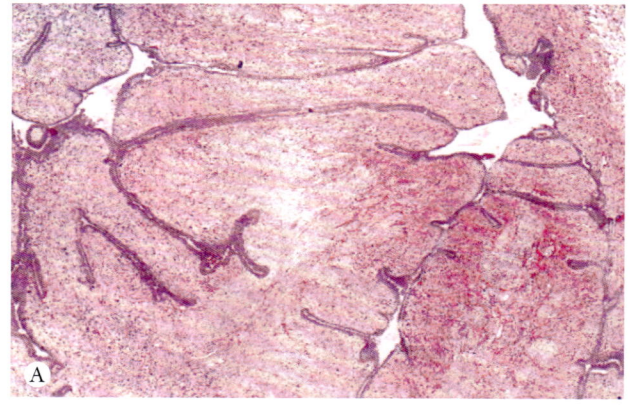
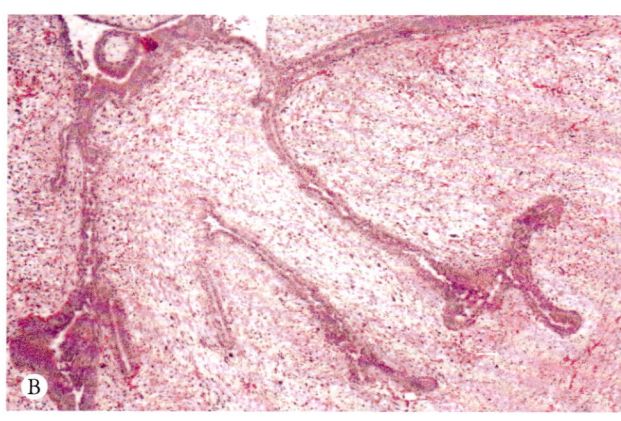
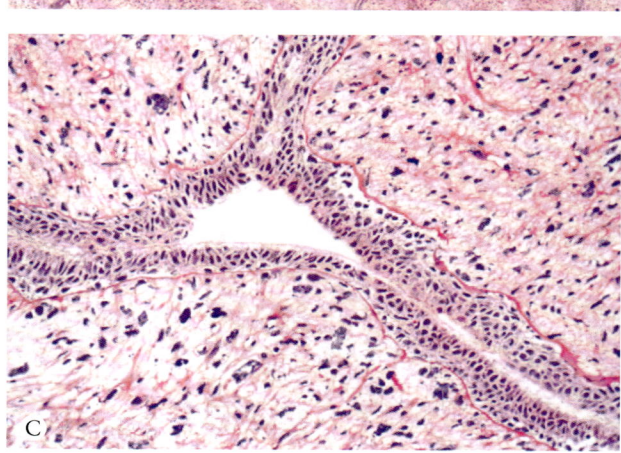
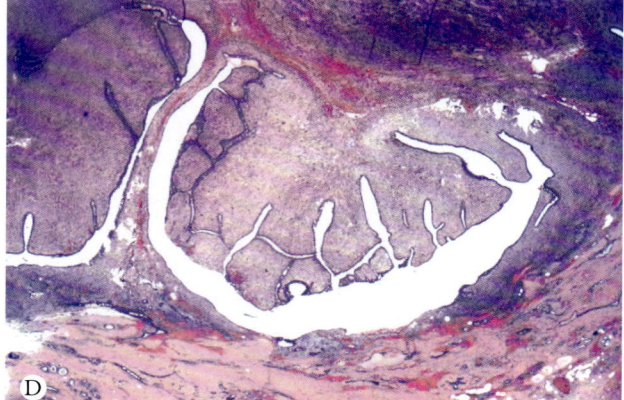

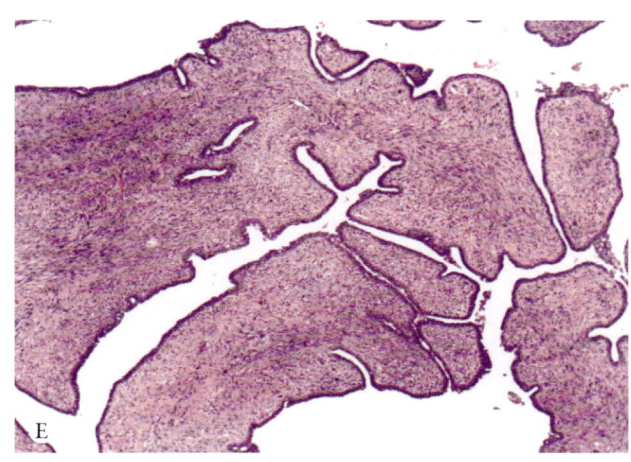
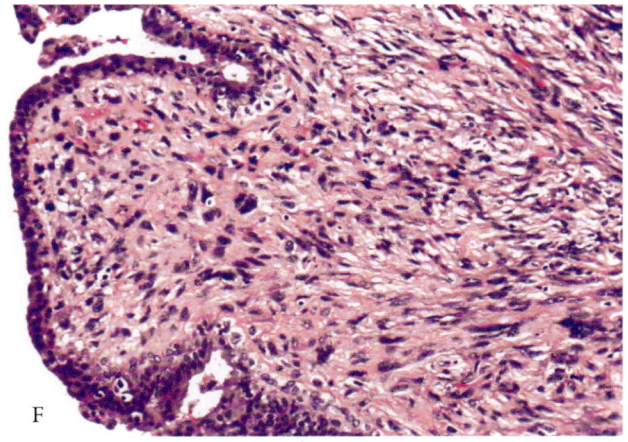

A.冷冻切片，叶片结构明显（低倍）；B.冷冻切片，叶片内间质细胞丰富（中倍）；C.冷冻切片，间质细胞异型性显著，核分裂象易见（高倍）；D.石蜡切片，叶状结构明显（低倍）；E.石蜡切片，间质细胞丰富（中倍）；F.石蜡切片，间质细胞异型性显著（高倍）。

图 3-3-38　恶性分叶状肿瘤

【病例5】患者，女性，57岁，发现左乳肿块1周。体检：左乳外上象限触及一肿块，大小约2.0 cm×1.2 cm，质稍硬，边界欠清，无压痛，活动度可。MRI：左乳外上象限肿块，边缘模糊，边界不清，其内密度不均，可见粗大不规则和细点状钙化，恶性肿瘤待排。BI-RADS 分级：4B。门诊行空心针穿刺活检术，术后病理诊断：富于破骨细胞的肿瘤性病变，灶性区域见骨样组织形成，建议肿块完整切除以明确诊断。术中送冷冻切片明确性质，送检组织中见一结节，大小约 2 cm×2 cm×2 cm，切面灰红黄，见穿刺出血灶（图3-3-39）。冷冻切片诊断：梭形细胞恶性肿瘤，可见丰富破骨细胞，待石蜡切片最终诊断。术后石蜡切片诊断：分化差的恶性肿瘤，可见较多的破骨巨细胞，经广泛取材尚可见纤维上皮性肿瘤结构，符合恶性分叶状肿瘤，其中恶性成分主要为骨肉瘤（图3-3-40）。

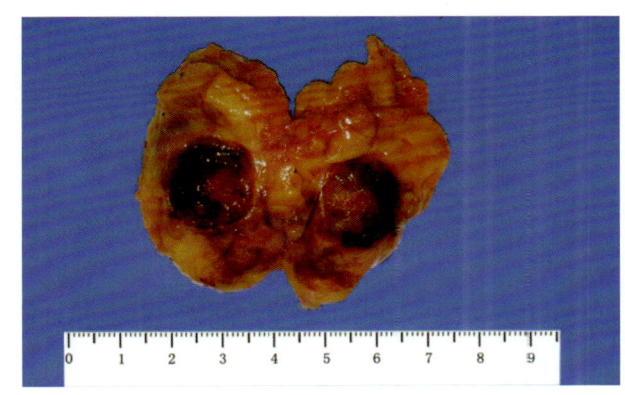

图 3-3-39　恶性分叶状肿瘤（大体标本）
肿块边界尚清，伴出血。

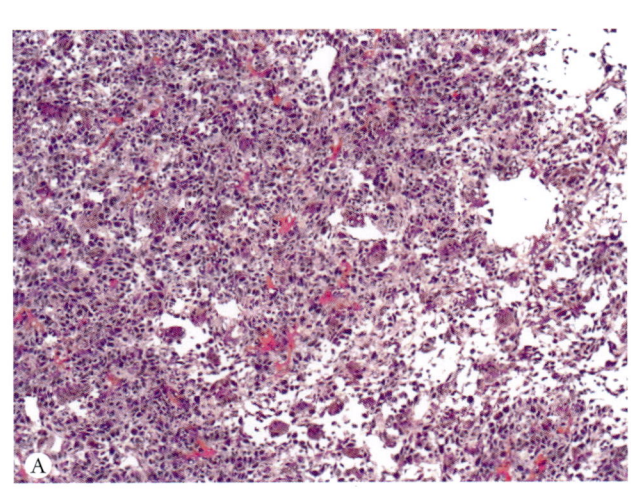
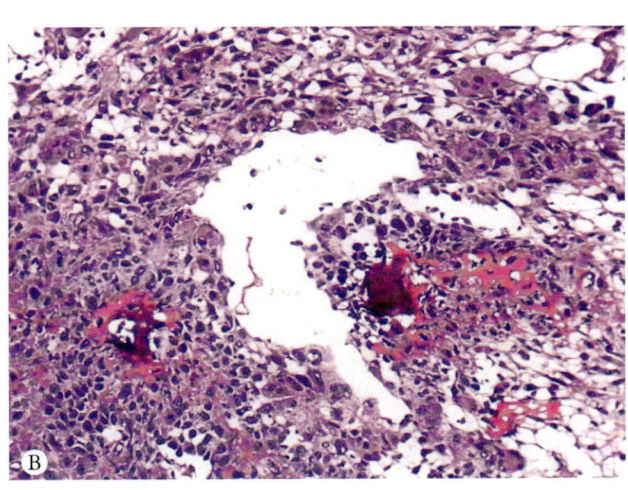

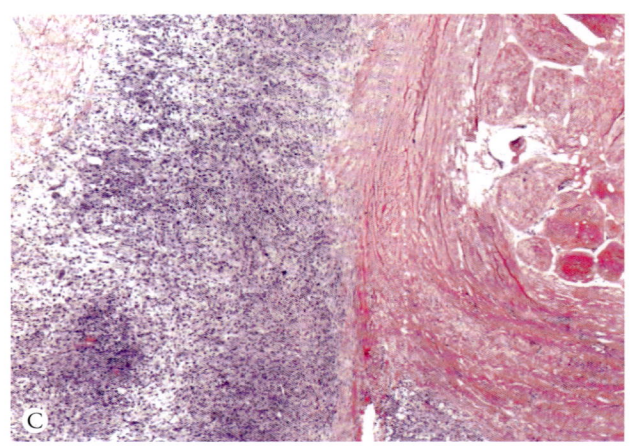
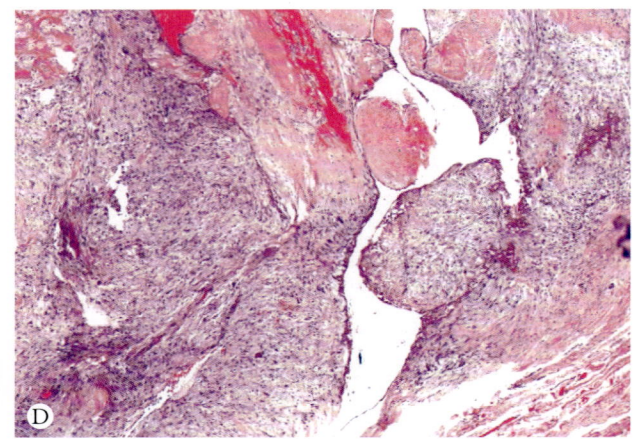
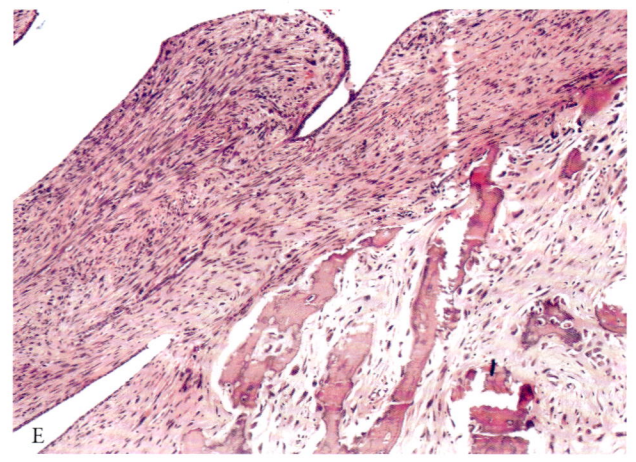

A.冷冻切片，大量的破骨巨细胞样的多核瘤细胞，细胞异型性明显（中倍）；B.冷冻切片，局灶区域见肿瘤性骨样组织，提示含有骨肉瘤成分的可能（中倍）；C.冷冻切片，右侧见到纤维上皮性肿瘤形态及裂隙样结构，提示为恶性分叶状肿瘤（低倍）；D.石蜡切片，肿瘤经充分取材，见局灶的叶片状结构（中倍）；E.石蜡切片，叶状结构周围的骨样化生（中倍）。

图 3-3-40　恶性分叶状肿瘤

点评

　　分叶状肿瘤的术中冷冻切片诊断需要注意以下几点：①由于该肿瘤常具有一定的异质性，不同区域可能有不同的形态，因此需要术后充分取材，全面评估细胞异型性、核分裂象、细胞丰富程度、肿瘤边界等特征后才能做最后诊断。因此术中诊断是一种局限性诊断，经过充分取材和全面评估后，病变有可能会升级。有时分叶状肿瘤的局部呈经典的纤维腺瘤形态，从而导致术中诊断为纤维腺瘤，而术后升级为交界性分叶状肿瘤；②在分叶状肿瘤的诊断中，肿瘤是否具有浸润性边界是重要的观察指标，因此术中和术后取材都要注意肿瘤与周边组织的交界处；③良性分叶状肿瘤有时与纤维腺瘤难以鉴别，即使在石蜡切片中区分也有一定困难，此时不要在术中勉强区分，可以诊断为良性纤维上皮性肿瘤，有待于石蜡切片做最后诊断；④有些恶性分叶状肿瘤以梭形细胞肉瘤成分为主，上皮成分不明显，术中取材局限，不一定能取到上皮成分，此时与化生性癌及其他梭形细胞病变的鉴别有一定困难，依赖于术后充分取材，并需要免疫组化染色结果才能行进一步确诊。

九、乳头部病变

　　乳头部肿瘤（nipple adenoma，NA）具有特殊的形态，部分良性病变极易与浸润性癌相混淆，导致术中诊断的错误。因此了解乳腺病变的确切部位，掌握乳头部病变的特殊形态，有助于正确诊断。

　　1.乳头部腺瘤　它是一种发生于乳头部的良性病变，1955年由Jones等首先报道，又称为旺炽型乳头状瘤病、旺炽型腺瘤病、乳晕下导管内乳头状瘤病和侵袭性腺瘤病等。乳头部腺瘤多发于女性，通常为单侧乳头受累。

[临床表现] 多为边界不清的质硬结节，常有溃疡形成，部分患者可伴有疼痛或瘙痒，血性或浆液性溢液是最常见的临床症状。乳头部腺瘤可通过手术切除治疗，切除不彻底时可复发，偶有与癌并发的报道。

[组织病理] 乳头部腺瘤由乳头部输乳管和（或）周围腺管增生构成，镜下组织学表现多样。Rosen等根据腺体的不同生长方式将乳头部腺瘤分为腺病型、乳头状瘤型、硬化性乳头状瘤病型和混合型4种亚型，其中硬化性乳头状瘤病型最为常见。① 腺病型：镜下由密集生长的类似终末导管的规则小腺体组成，可见顶浆分泌及表皮角化囊肿。② 乳头状瘤型：术中诊断时需要注意两点。第一，伴有旺炽性导管上皮增生时，可出现灶性导管中央坏死及少量核分裂象，细胞核也可增大，核仁明显，此时注意不要误诊为导管原位癌。第二，增生腺体可移行至表皮，取代部分鳞状上皮，产生糜烂、溃疡等表现，并且腺瘤表面覆盖的鳞状上皮内有时出现大量透亮细胞（Toker细胞），需与Paget病鉴别。③ 硬化性乳头状瘤病型：其形态特征与发生在乳腺其他部位的硬化性乳头状瘤病相似，是乳腺术中病理诊断的一大陷阱，易误诊为浸润性癌，需引起高度警惕。④ 混合型：前述3种类型以各种方式混合。上述形态学特点提醒我们，日常工作中对于发生在乳头、乳晕部的病变，一定要考虑到乳头部腺瘤各种特殊的形态学变化，尤其要注意在冷冻切片中，不要轻易诊断为癌，造成无法挽回的后果，必要时可等石蜡切片诊断或进一步结合免疫组化染色结果。此外由于日常工作中非常强调在乳头部避免过度诊断，也需要注意乳头部腺瘤偶尔也会与癌伴发，需避免漏诊。

【病例1】患者，女性，47岁，无意中发现左乳晕区肿块1年，近7个月来明显增大，无乳头溢液，无乳晕区皮肤脱屑，无红肿发热。体检：左乳头下皮肤可见大小为0.5 cm×0.5 cm的突起。乳头内可见大小为1.0 cm×1.0 cm的肿块，边界不清，活动度尚可。MRI：乳头及外下象限占位。BI-RADS分级：5。X线：左乳多发结节，左乳钙化影。术中冷冻切片诊断：多个导管上皮增生伴纤维组织增生，倾向乳头部腺瘤。术后石蜡切片诊断：乳头部腺瘤（图3-3-41）。

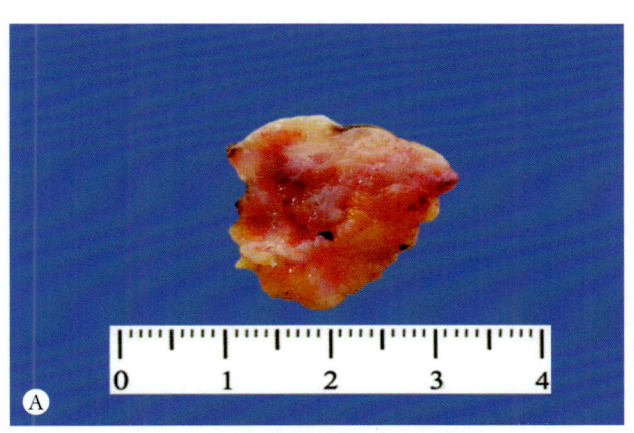

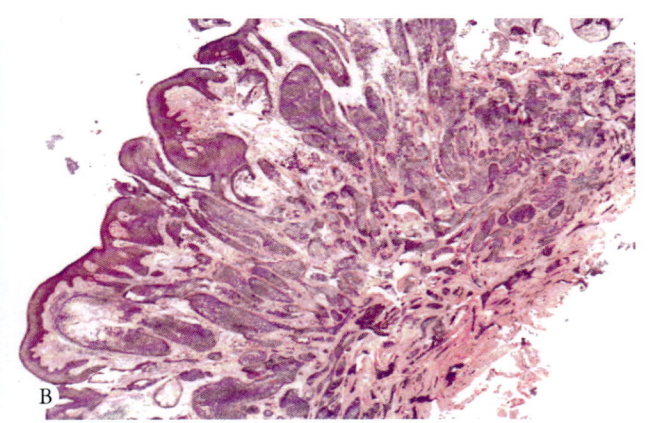

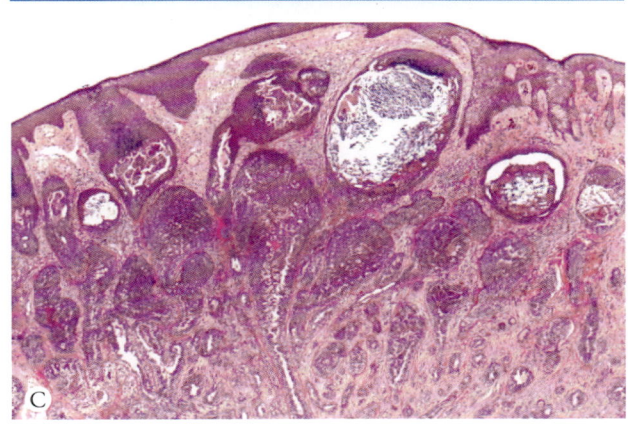

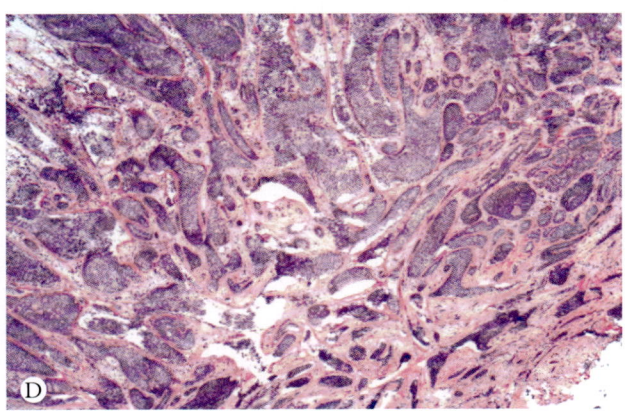

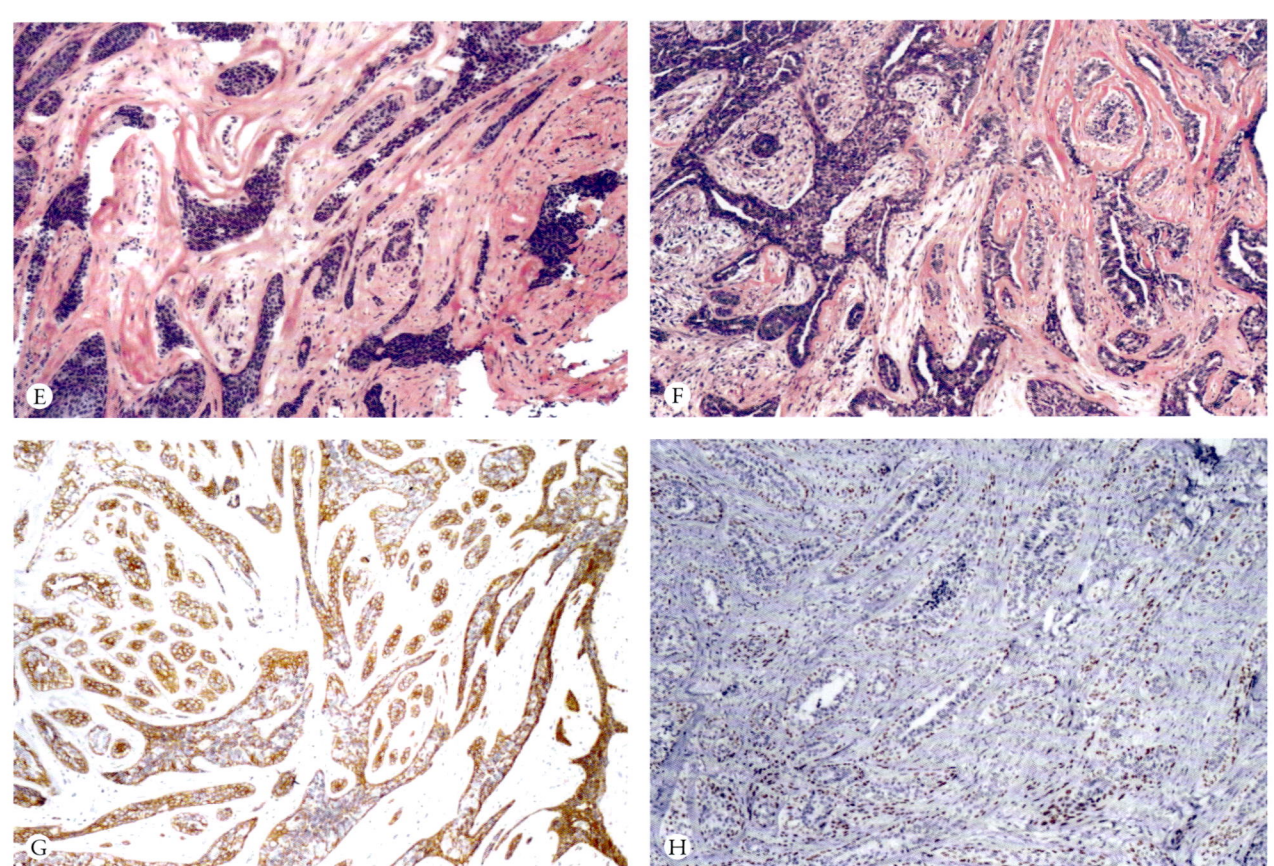

A.大体标本,表现为乳头皮肤下不规则的肿块;B.冷冻切片,表皮下方见不规则排列的实性巢状结构(中倍);C.石蜡切片,可见表皮下方有角质囊肿形成(中倍);D.冷冻切片,玻璃样间质中见不规则的巢状肿瘤细胞,需与浸润癌鉴别(中倍);E.玻璃样变的间质中穿插着不规则、条索状的肿瘤细胞巢(中倍);F.石蜡切片,增生的上皮细胞排列拥挤,大小不等,伴有玻璃样变间质(中倍);G.免疫组化染色显示,增生的上皮CK5/6阳性,提示为普通型增生(中倍);H.免疫组化染色显示,腺管周围p63阳性,提示肌上皮存在(中倍)。

图3-3-41 乳头部腺瘤

点评

日常工作中对于乳头乳晕部病变,尤其要注意不要在冷冻切片中过度诊断为癌,造成无法挽回的后果,必要时应等石蜡切片诊断或进一步结合免疫组化染色结果再定。其中较大的陷阱一是乳头状瘤型伴有旺炽性导管上皮增生和腔内坏死,此时易误诊为导管原位癌;二是硬化性乳头状瘤病型易误诊为浸润性癌,因此掌握乳头部腺瘤各种特殊的形态学变化非常重要。此外由于日常工作中非常强调乳头部肿瘤避免过度诊断,也需要注意乳头部腺瘤偶尔也会与癌伴发,需避免漏诊。

2. 乳头部汗管瘤样肿瘤

[临床表现] Rosen于1983年首次报道,它是一种显示汗腺导管分化特点的乳头乳晕部肿瘤,研究显示乳头部汗管瘤样肿瘤可能来源于皮肤附件的多潜能干细胞。该肿瘤具有侵袭性,可复发,但不发生转移。患者年龄分布较广,平均年龄为40岁。临床上常表现为乳头乳晕部的质硬肿块。

[大体表现] 乳头部汗管瘤样肿瘤在大体上常表现为质硬、边界不清的肿块。

[组织病理] 由浸润性生长的小腺体或小管状结构、鳞状细胞巢和纤维化间质组成,其纤维化的间质可有黏液变或玻璃样变,可围绕上皮成分形成袖套样结构。增生的腺体常呈特征性的泪珠状或逗点状(一端尖,另一端为小腺腔的上皮结构),内衬单层或多层化生的鳞状上皮,部分可扩张形成角化微囊。腺体可有2层或2层以上细胞,其内层为腔面细胞,外层为立方的基底样细胞,缺乏明确的肌上皮层,但也有少数学者认为有明

确的肌上皮层。细胞核小而一致，核分裂象不常见。虽然乳头部汗管瘤样肿瘤是一种良性病变，但是却可呈浸润性生长，镜下可见乳头导管和平滑肌束的浸润，腺体可以延伸至乳晕下的乳腺组织，并可观察到神经浸润，因此在术中冷冻诊断中易误诊为小管癌等浸润性癌。但小管癌是由单层上皮构成，并形成开放性小管，在小管癌的周围常伴随导管原位癌，并且小管癌很少发生在乳头部。而不规则腺管，鳞状化生则是汗管瘤样腺瘤的特征。乳头部汗管瘤样肿瘤的组织学结构类似于低度恶性腺鳞癌，有些研究认为这两种病变具有同样的进程。最主要的区别是两者发生部位的不同：汗管瘤样肿瘤发生在乳头及乳晕区，部分可累及乳晕下乳腺组织，而低度恶性腺鳞癌多发生于乳腺周围实质，极少累及乳头或乳晕下乳腺组织。

【病例 2】患者，女性，47 岁，发现左乳晕后方肿块 3 年，伴胀痛，无乳头溢液和溢血，近来时有局部皮肤发红。乳腺 X 线：左乳晕后腺体结构扭曲伴乳晕区皮肤增厚。BI-RADS 分级：2。MRI：左乳晕下区毛刺状肿块，考虑恶性。BI-RADS 分级：5。术中冷冻切片诊断：倾向乳头部汗管瘤样肿瘤，待石蜡切片除外进一步病变。术后石蜡切片诊断：汗管瘤样肿瘤（图 3-3-42）。

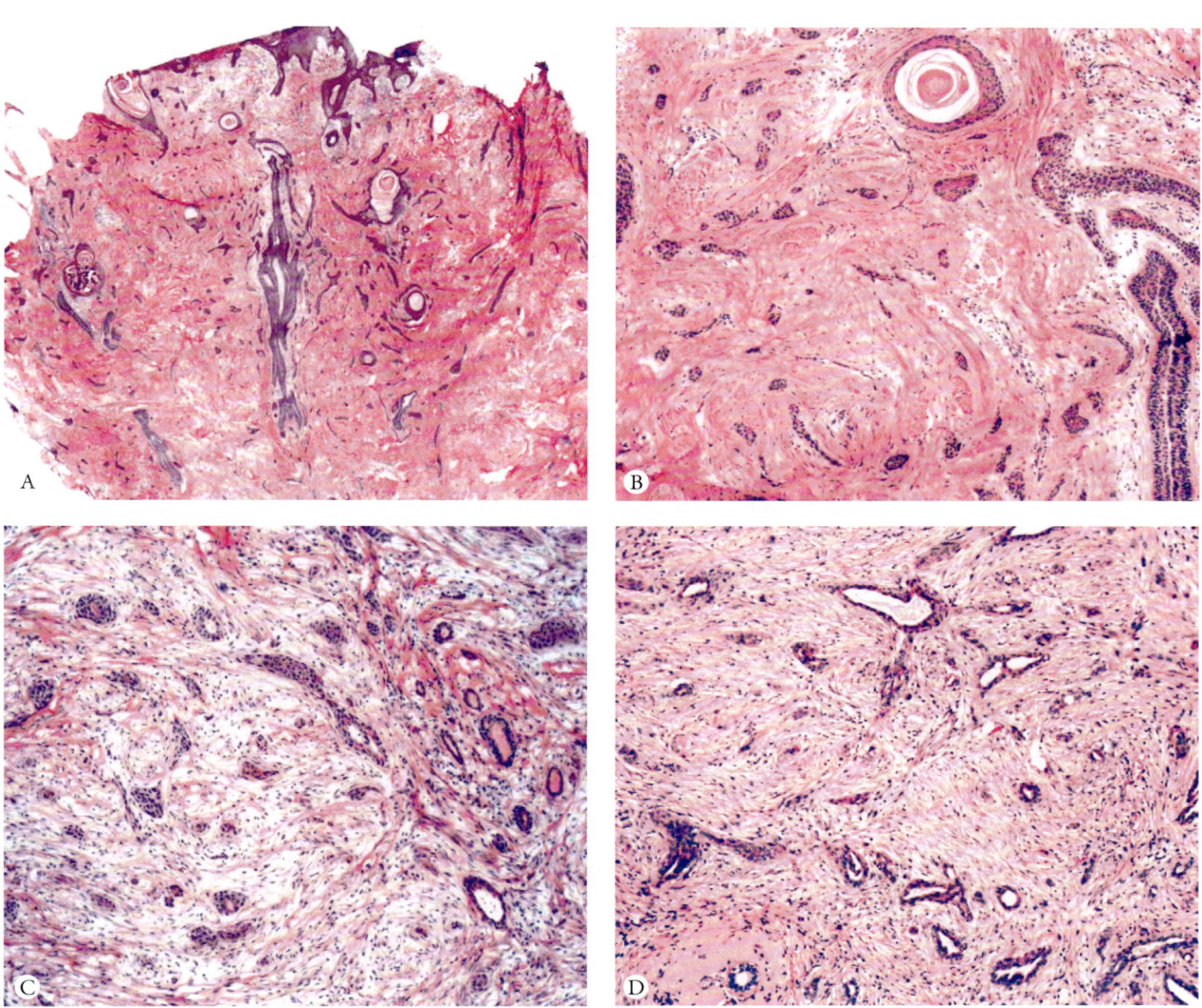

A. 冷冻切片，乳头表皮下方部分不规则腺管杂乱排列，似浸润性生长，部分腺管一端可见扩张的腺腔（低倍）；B. 石蜡切片，不规则腺管常呈弯曲状、逗点状，灶区有角质小囊肿形成（中倍）；C. 冷冻切片，另一个区域可见部分逗点状腺管（中倍）；D. 石蜡切片（中倍）。

图 3-3-42　乳头部汗管瘤样肿瘤

点评

虽然乳头部汗管瘤样肿瘤是一种良性病变，但是却有浸润性生长的特征，镜下可见乳头部导管和平滑肌束的浸润，腺体可以延伸至乳晕下乳腺组织，并可观察到神经浸润，因此在术中冷冻切片诊断中易误诊为小管癌等浸润性癌。但小管癌由单层上皮构成，并形成开放性小管，在小管癌的周围常伴随导管原位癌，且小管癌很少发生在乳头部。而不规则腺管、鳞状化生则是汗管瘤样肿瘤的特征。

3. 乳头部 Paget 病　乳头部 Paget 病的发病率占乳腺癌的 1%～4%，其特征性病变为表皮内出现恶性腺上皮细胞（Paget 细胞）。临床多表现为乳头乳晕区的红肿、湿疹、糜烂、溢液，常有结痂改变。但有时症状不明显，仅在乳腺切除标本中偶然发现。

Paget 病有 3 种组织学亚型。第 1 种亚型是经典型 Paget 病，肿瘤细胞在表皮内散在或呈小簇状分布。瘤细胞多分布于基底层，但也可出现在表皮的任何区域。瘤细胞较大，核呈圆形或卵圆形，具有多形性，可有显著的核仁，细胞质丰富，弱嗜酸性，呈淡染或透亮，与周围细胞质强嗜酸性的角质细胞形成对比。有时 Paget 细胞的周围可见透亮空晕，与周围鳞状细胞分开，这种空晕实际上是制片造成的假象。肿瘤可累及皮肤附件。第 2 种亚型为鲍温病样 Paget 病，相对少见，其形态学特点是肿瘤细胞在表皮内呈连续性分布，累及表皮层 1/2 以上，甚至全层。这种类型的 Paget 病需要与 Bowen's 病鉴别。第 3 种亚型是天疱疮样 Paget 病，罕见。肿瘤细胞呈连续性分布，累及表皮浅层。细胞之间黏附性差，常形成与表皮平行的裂隙。肿瘤细胞还常围绕真皮乳头层排列，有时乳头糜烂导致表皮与真皮乳头层分离开，可导致外科行乳头部楔形切除时的假阴性。

【病例 3】患者，女性，31 岁，左乳头瘙痒伴糜烂半年。体检：左乳头凹陷，表面脱屑、结痂，少许淡黄色分泌物，未触及明显肿块。术中冷冻切片诊断：左乳头 Paget 病。术后石蜡切片诊断：左乳头 Paget 病，乳晕下乳腺组织内高级别导管原位癌（图 3-3-43）。

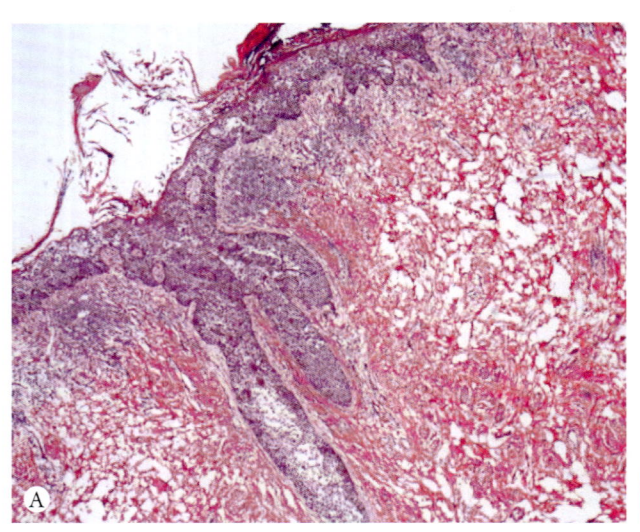
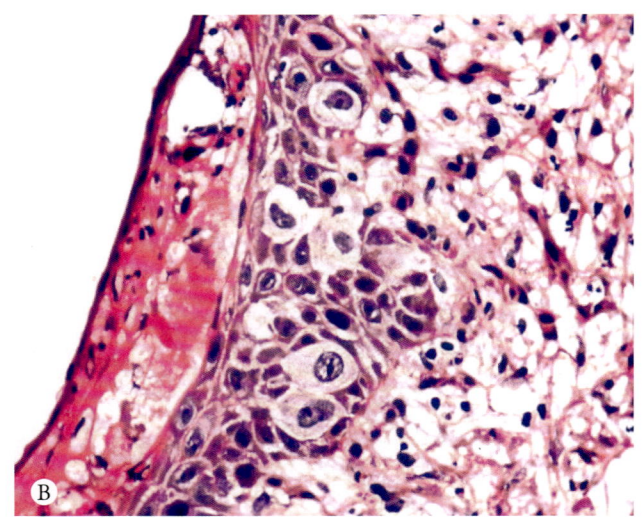

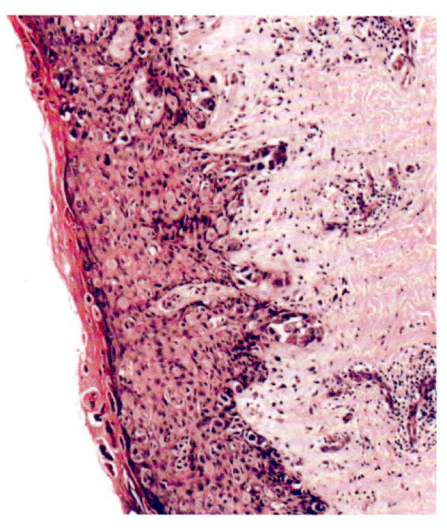
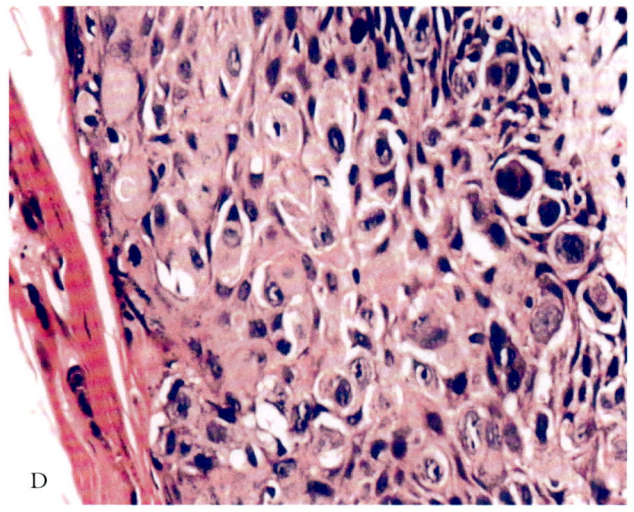

A. 冷冻切片，乳头表皮部分松解脱落（低倍）；B. 冷冻切片，表面鳞状上皮散在异型的Paget细胞（高倍）；C. 石蜡切片显示Paget细胞在表皮鳞状细胞内弥漫散在分布（中倍）；D. 石蜡切片，Paget细胞异型性明显，胞质丰富，细胞核大，核仁明显（高倍）。

图3-3-43 乳头Paget病

点评

冷冻切片中乳头Paget病需要与原位恶性黑色素瘤、原位鳞状细胞癌（Bowen病）相鉴别，虽然这两种病变较少出现在乳头部，但误诊可能会造成手术方式的截然不同。Paget病还需要与表皮内其他胞质透明的良性细胞相鉴别，如Toker细胞，该细胞是一种胞质苍白淡染的圆形细胞，分布于乳头表面皮肤，也常成团分布于输乳管开口部。Toker细胞大小介于正常鳞状细胞与Paget细胞之间，较典型的Paget细胞小，但较周围正常鳞状细胞大，细胞核异型性小。在乳头乳晕区还经常出现位于基底层的胞质淡染或透亮的角化不良细胞，也需要与Paget细胞鉴别，这些细胞的胞核固缩，可居中或位于周边，呈印戒细胞样，可延伸至角化层，胞质内不含有黏液。

第四节 乳腺前哨淋巴结状况的判断

腋窝淋巴结癌转移是乳腺癌重要的预后指标，通过确定淋巴结癌转移的情况和阳性淋巴结的数量，可对癌症进行分期，从而确定乳腺癌患者的治疗方案。以前乳腺癌患者通过腋窝淋巴结清扫（axillary lymph node dissection，ALND）明确淋巴结状态，但该手术可导致患者上肢水肿、疼痛、淋巴水肿、手臂运动功能受损和肩部僵硬等。近年来，乳腺癌前哨淋巴结（sentinel lymph node，SLN）活检在临床中的应用越来越广泛，外科医师可根据SLN的状态进一步确定是否需要ALND。因此，术中前哨淋巴结状态的评估成为乳腺术中冷冻的重要内容。

一、乳腺癌SLN的定义

SLN是指首先收纳某器官、区域组织淋巴液的1个或数个淋巴结。肿瘤发生转移理论上必先经过SLN，若SLN无转移，可推测整个区域淋巴结未受累。SLN活检是确定腋窝淋巴结状态的首选方法。与传统ALND相比，SLN活检所造成的损伤可忽略不计。

二、乳腺癌SLN转移的分类及病理诊断

前哨淋巴结（图3-4-1）中的癌细胞可分为以下3个类型。①孤立性肿瘤细胞（isolated tumor cells，ITC）：肿瘤直径≤0.2 mm，为pN0（i+）。②微转移（micro-metastases，MIC）：肿瘤直径在0.2～2 mm，为pN1mi。③宏转移：肿瘤直径＞2 mm。

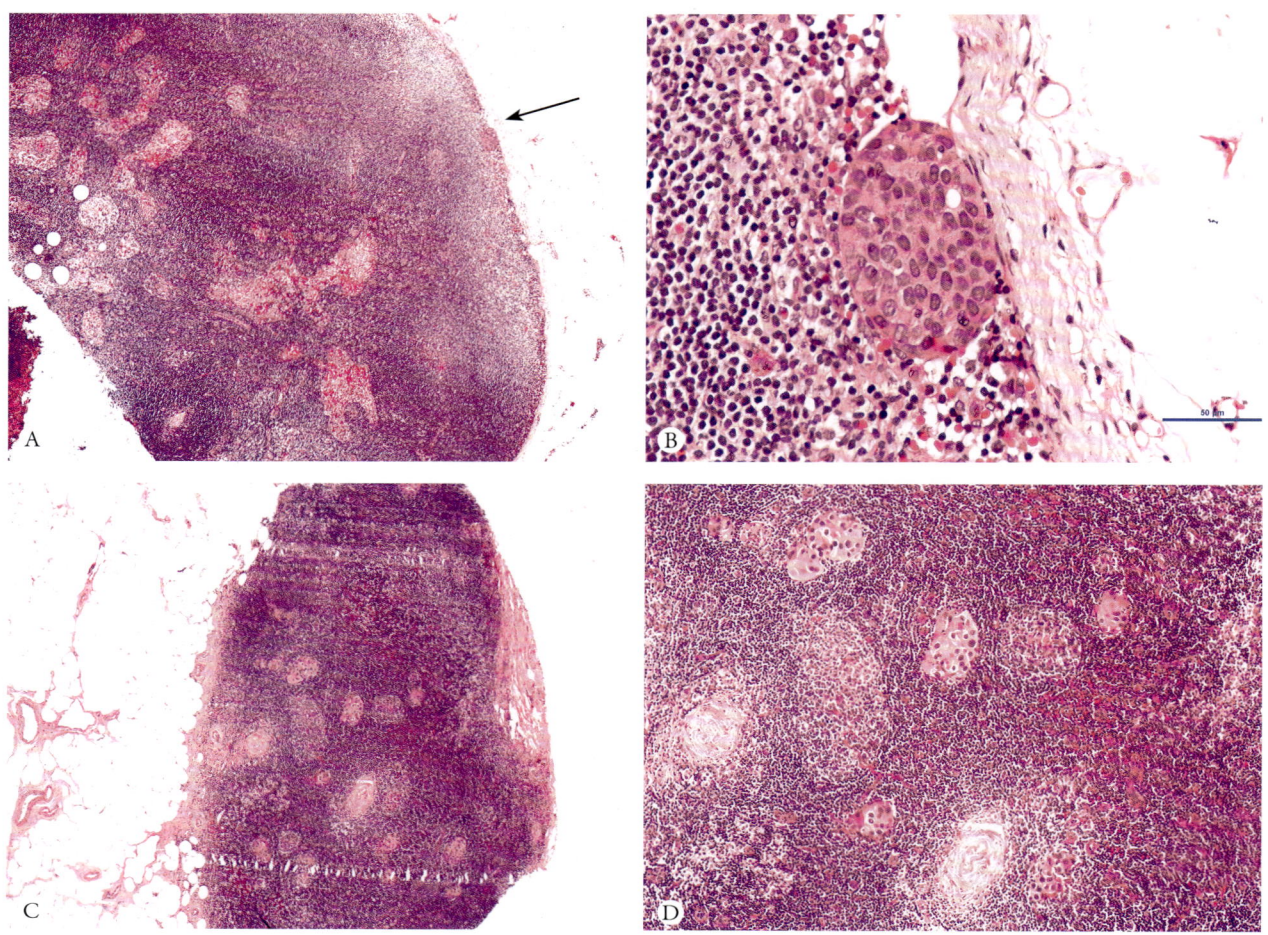

A. 石蜡切片，孤立性肿瘤细胞簇，镜下肿瘤细胞不易观察到（箭头所示，低倍）；B. 石蜡切片，孤立性肿瘤细胞簇，镜下肿瘤细胞直径为 100 μm，＜ 0.2 mm（高倍）；C. 石蜡切片，多灶微转移，镜下不易观察到（低倍）；D. 石蜡切片，多灶微转移（高倍）。

图 3-4-1　前哨淋巴结（1）

三、乳腺癌 SLN 转移的术中病理学检测

目前乳腺癌 SLN 转移的术中病理学检测方法主要包括：细胞学检查、组织学检查、免疫组化检查和分子生物学检查。细胞学检查主要是术中细胞印片；组织学检查方法主要是术中冷冻切片、术中快速免疫组化检测；分子生物学检查多采用逆转录-聚合酶链反应（RT-PCR）方法确定淋巴结中是否存在转移癌的基因标记物。目前术中前哨淋巴结检查方法尚无统一规范，不同地区使用不同方法。

1. 术中细胞印片（intra-operative imprint cyt-ology，IIC）　常用于前哨淋巴结的术中诊断（图 3-4-2、图 3-4-3）。与术中冷冻切片相比，术中印片可保全整个淋巴结组织，对组织无损耗。

可以从淋巴结的不同切面取样、制作流程简单、方便、快捷、廉价，且术中印片还可以迅速进行 HE 染色、Giemsa 染色或其他染色。其缺点是在印片中高细胞背景下辨认出分散的癌细胞有一定难度。而且一般仅对切面进行印片，量少的转移细胞可能无法检测出来。IIC 具有很好的诊断特异性，但是其诊断敏感性受各种因素的影响。IIC 总体的诊断特异性达 99%（94%～100%），而敏感性为 63%（34%～95%）。

IIC 最主要的不足之处在于假阴性结果。目前认为其原因主要归咎于取样误差，而微转移则是导致取样误差最核心的原因。这是因为 SLN 微转移时癌细胞较少。特殊肿瘤类型如小叶癌也是引起假阴性的另外一个因素。由于小叶癌中的肿瘤细胞异型性小、与淋巴结细胞相似及以单个细胞

形式浸润淋巴结等，较难将转移癌细胞和淋巴结细胞区分开来。因此，术中细胞印片需要经验丰富的细胞病理学家来阅读。

术中细胞印片采用多切面印片方法，该方法是将送检淋巴结垂直于长轴切成厚度为 2 mm 的组织块（图 3-4-4），每个组织块表面都进行印片，从而达到一个前哨淋巴结可获得多个切面的印片，增加阳性检出率。通过术中细胞印片这个步骤，一个前哨淋巴结被分成多个组织块，每个组织块厚度为 2 mm。

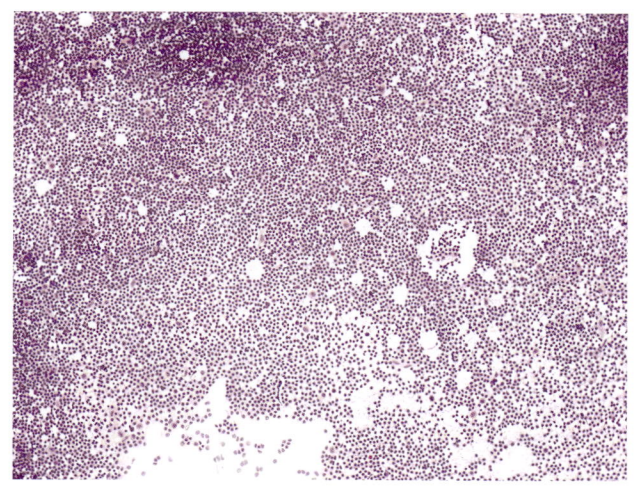

图 3-4-2 前哨淋巴结（2）
术中细胞印片见大量的淋巴细胞、组织细胞，未见癌细胞（低倍）。

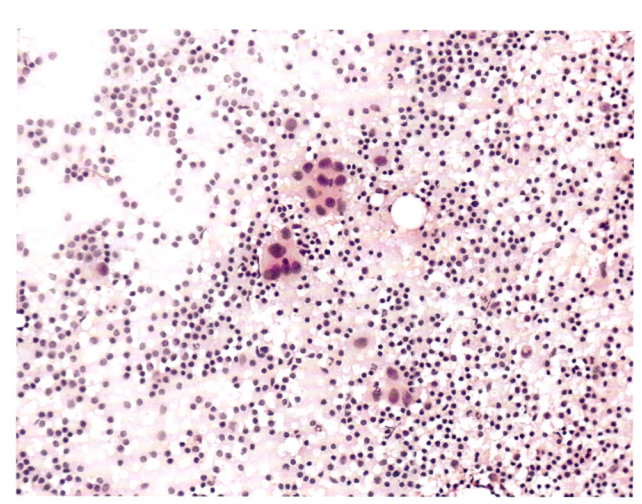

图 3-4-3 前哨淋巴结（3）
术中细胞印片，大量淋巴细胞背景中见小簇状癌细胞（高倍）。

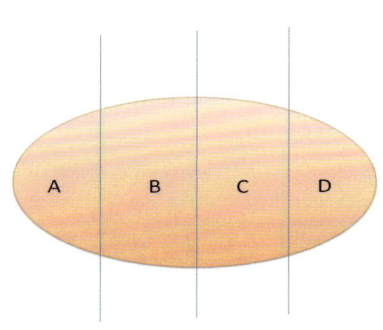

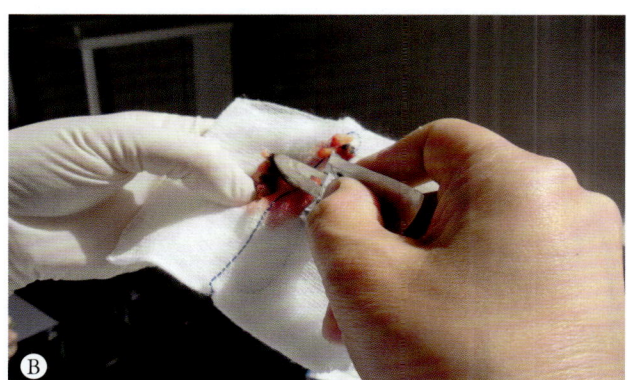

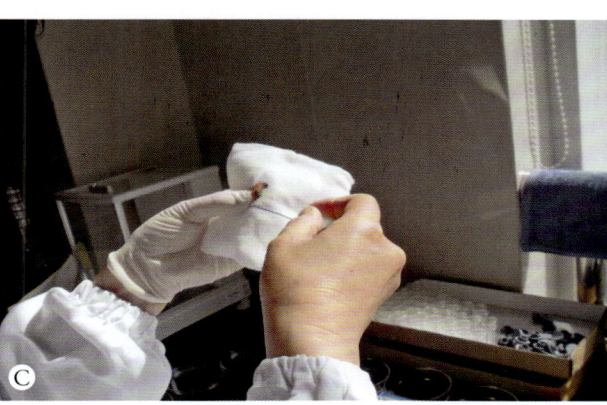

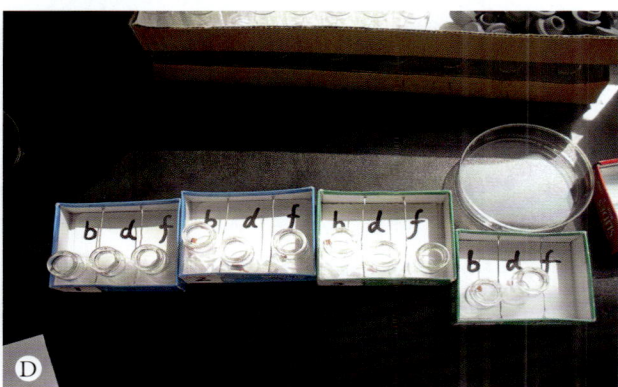

A. 每隔 2 mm 切取一个切面，进行术中印片制作；B. 术中进行多切面分割；C. 术中多切面细胞印片；D. 分为多个小组织块。

图 3-4-4 术中细胞印片

2. 术中冷冻切片（frozen section，FS） 能为手术提供及时的SLN信息和进一步的临床决策，其缺点是费时、组织损耗和花费较高等，故在一些临床机构并不进行。FS诊断的总体准确度为83%～98%，总体敏感度为57%～87%，FS诊断特异性接近100%，能够避免因假阳性而造成的不必要的腋窝手术。对于宏转移FS的诊断敏感性为84%～100%，而对于MIC仅为10%～61%。在敏感性上，很多学者认为FS要优于IIC，但也有学者认为二者相当。两者的对比见表3-4-1。

表3-4-1 术中细胞印片和术中冷冻切片的对比

	术中细胞印片	术中冷冻切片
总敏感性	40%	60%
宏转移的敏感性	78%	83%
微转移和ITC的敏感性	9%	20%

目前FS存在假阳性和假阴性的问题。假阳性可导致不必要的腋窝淋巴结清扫，多因肿胀的血管内皮细胞、非典型组织细胞等混合所致，仔细的镜下辨认及IHC染色可以确定。假阴性一般有两种情况：一种为术中FS为阴性而术后石蜡切片为阳性；另一种为FS和永久切片均为阴性，但之后出现其他阳性淋巴结。前者是FS的主要问题之一，多因切片过厚或孤立肿瘤细胞（ITC）；而后者则可能由于外科摘除的为非SLN所致。

尽管有诸多缺点，冷冻切片和印片技术作为术中诊断最常用的两种技术，为术中诊断做出了重要的贡献。一旦患者检测出阳性的SLN便可进行完整的腋窝清扫，避免二次手术。二者对宏转移均具有较好的诊断敏感性，而对微转移则敏感性较低。

3. 术中免疫组化 为了降低SLNB病理检测的假阴性率，增加微小转移的检出率，许多方法得以应用，免疫组化就是其中一种。但是否将免疫组化作为常规方法应用于术中或术后SLN诊断仍存在争议。通过免疫组化检测细胞角蛋白（cytokeratin）能够增加20%的SLN阳性检出率。Cserni等推荐在小叶癌中使用IHC染色。Choi等研究发现快速CK染色可以提升术中发现微转移和ITC的概率。本单位也尝试了术中快速免疫组化的方法，整个免疫组化过程在15～20分钟，可以满足术中病理诊断的时间要求。在一些诊断疑难的病例中取得了较好的效果，有效地提高了术中病理诊断的正确率，在一定程度上降低了二次手术率。在前哨淋巴结的术中评估（图3-4-5），尤其是在浸润性小叶癌是否存在前哨淋巴结转移的评估中也起到了较好的辅助作用。

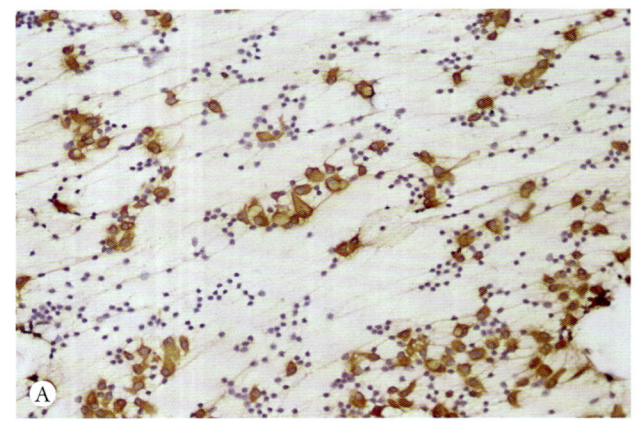
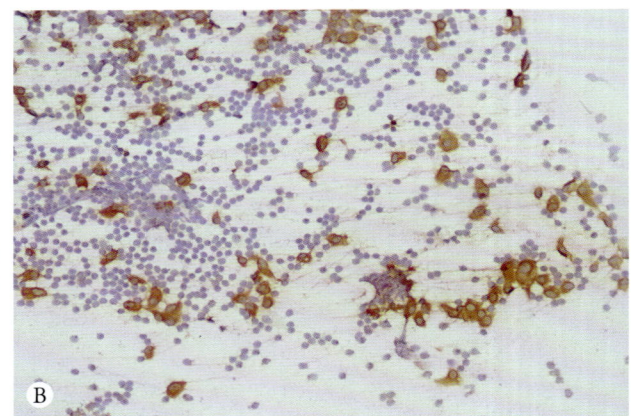

免疫组化染色显示CKpan淋巴细胞中散在癌细胞的胞膜胞质阳性（高倍）。

图3-4-5 前哨淋巴结术中印片

第五节 手术切缘的判断

随着人们对乳腺癌的深入认识，乳腺手术方式发生了显著变化。乳腺癌保乳手术逐渐增多，保证保乳标本手术切缘的干净是减少术后复发的关键因素。建议在取材前，对保乳手术标本切缘进行染料染色，以便判断真正的手术切缘和切缘距离。病理诊断中对保乳标本的评价应包括以下内容：大体检查中肿瘤距6个手术切面（前、后、上、下、内、外侧）的距离、显微镜检查中各切缘距肿瘤的距离，以及距切缘最近处肿瘤的类型（原位癌或浸润性癌）。

保乳标本切缘取材主要有两种方法：垂直切缘放射状取材（图3-5-1）和切缘离断取材。

垂直切缘放射状取材：根据手术医师对保乳标本做出的方位标记，垂直于基底将标本平行切成多个薄片（建议间隔5 mm），观察每个切面的情况。描述肿瘤大小、所在位置及肿瘤距各切缘的距离，取材时将大体离肿瘤较近处的切缘（如＜10 mm）与肿瘤一起全部取材，大体离肿瘤较远处的切缘抽样取材，镜下观察时根据不同颜色对切缘做出定位，并通过目镜中的标尺测量切缘与肿瘤的距离。"垂直切缘放射状取材"的优点是能正确测量病变与切缘的距离，缺点是工作量较大。

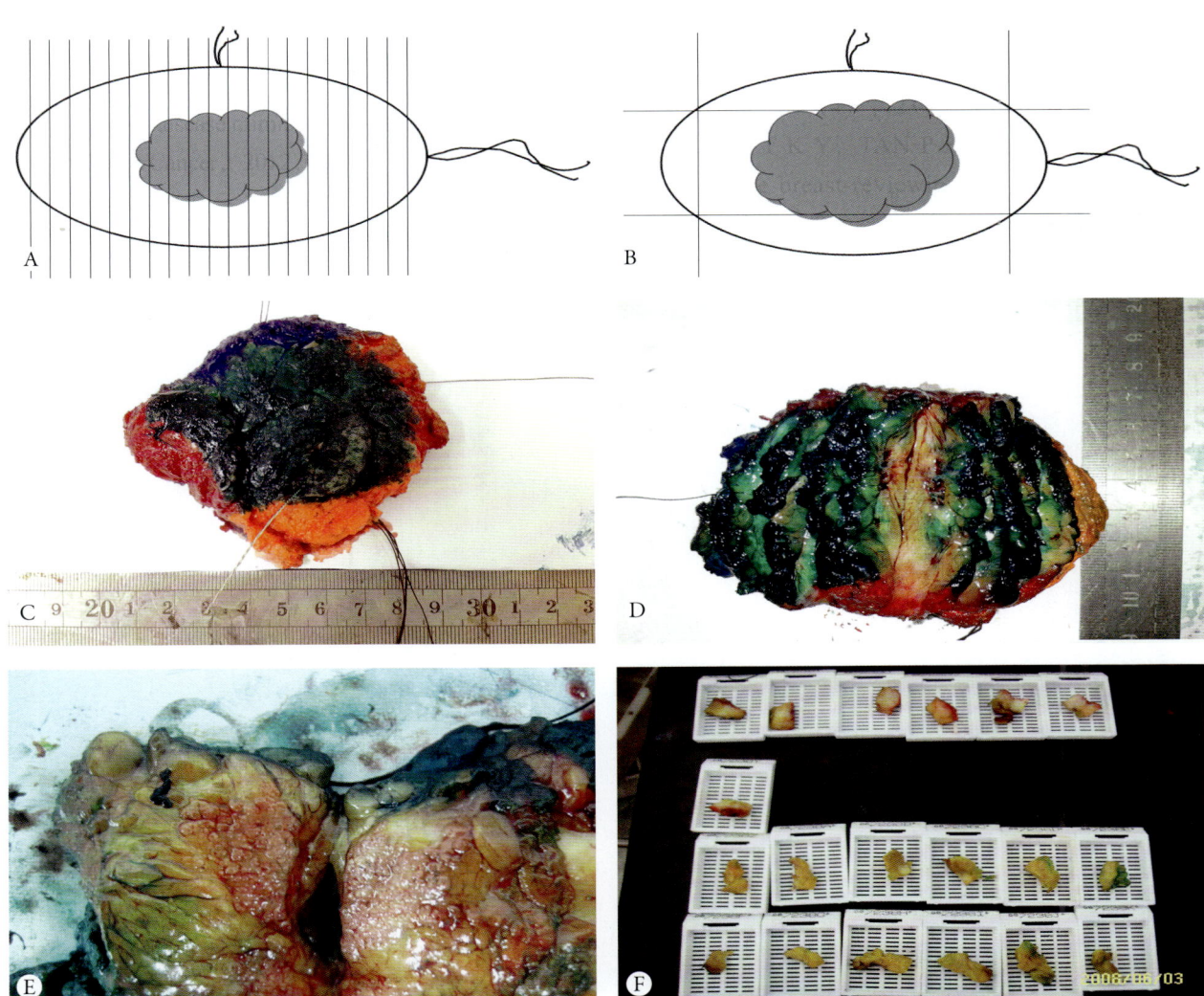

A. 保乳标本：垂直切缘放射状取材示意图，将标本做多个平行切面打开，每个切面距离约5 mm；B. 保乳标本：切缘垂直离断取材示意图；C. 用不同颜色的染料分别标记保乳标本6个方向（根据临床送检的扎线标记）；D. 涂好染料后，按照垂直切缘放射状取材方法切开标本；E. 观察肿块距离各个切缘的情况；F. 术后将各个切缘充分取材制成石蜡切片。

图3-5-1 保乳标本切缘

切缘离断取材：将6处切缘组织离断2~3 mm厚度，离断的切缘组织全部取材，镜下观察切缘的累犯情况。"切缘离断取材"的优点是取材量相对较少，能通过较少的切片对所有的切缘情况进行镜下观察，缺点是不能准确测量病变与切缘的距离。

目前国内最常见的保乳手术切缘判断方法是：术中断端选择性取材，并制作成冷冻切片。但这种方法存在一定的局限性：①该方法所获得的切缘组织中部分为脂肪组织，冷冻时难以制片；②选择性取材无法代表切缘的整体情况；③难以满足临床对切缘与肿瘤距离的精确要求；④术中等候时间过长。《保留乳房治疗专家共识（2020年版）》中定义保乳标本"阳性切缘"是指墨染切缘处有导管原位癌或浸润性癌侵犯。接受保乳手术联合术后全乳放疗的Ⅰ期和Ⅱ期浸润性癌保乳患者，"墨染切缘处无肿瘤"为"阴性切缘"。接受保乳手术加全乳放疗的导管原位癌患者，"墨染切缘距肿瘤2 mm"为"安全距离"。目前国际上尚缺乏公认的新辅助治疗后保乳切缘阴性的标准。《乳腺癌新辅助治疗的病理诊断专家共识（2020年版）》建议客观报告新辅助治疗后保乳标本切缘状态，不推荐通过冷冻切片检查评估新辅助治疗后保乳标本的切缘状态。目前越来越多的单位在术中对保乳标本切缘的判断主要是根据临床对标本定位后在各切缘上涂上染料，充分切开标本，肉眼仔细观察肿瘤距各切缘的距离。当怀疑某切缘阳性时，可做冷冻切片或与临床手术医师联系补送切缘以进一步评估。对保乳标本手术切缘的病理学评估需建立在常规标本切缘充分取材的基础上。

第六节 乳腺医源性病变

乳腺医源性病变是指乳腺疾病诊治过程中引起的乳腺组织（包括正常及异常）损伤性形态学改变。由于医源性病变可能干扰或完全掩盖对原发病变的诊断，而临床及病理医师仍对此缺乏必要的认识，特别是在冷冻切片诊断中容易出现更多的问题，所以有必要对乳腺医源性病变进行强调，以引起临床医师及病理医师的关注。

一、乳腺医源性病变的诱因

引起乳腺医源性病变的原因主要包括两大类：一是诊断乳腺疾病时导致了损伤，如X线检查、纤维乳导管镜检查、针吸细胞学检查、粗针穿刺、切取活检等；二是治疗乳腺疾病引起了病变，如隆乳手术、热刀手术、术中"生物性"充填物及敷料的应用、放疗和化疗等。病变切除活检及麦默通真空旋刀手术则两者兼有。

二、乳腺医源性病变的病理特点

乳腺医源性病变主要是物理性损伤引起的病理形态学改变：①穿刺可沿穿刺的方向形成针道（损伤及反应性改变区）。②组织水肿、渗出、出血、退变坏死。③肉芽组织—机化—纤维化。④混合性炎细胞浸润。⑤上皮成分的移位及埋陷。⑥异物性肉芽肿（隆乳剂、充填物等）。化疗除杀伤肿瘤细胞外，还可引起组织的炎症反应，特别是常出现大量泡沫状组织细胞，亦有程度不同的组织纤维化，有时可见到肉芽肿和（或）间质巨细胞。

三、乳腺医源性病变的冷冻切片诊断

在不知道临床病史（如穿刺史）的情况下，执行冷冻切片诊断任务，有一定风险性，有可能发生低级诊断错误。在医源性损伤性改变十分明显时，纤维-肌纤维母细胞、血管内皮细胞可有显著增生，而且会出现不典型性及核分裂活性，冷冻切片（特别是在切片质量欠佳时）诊断时容易与癌混淆。移位埋陷的上皮成分可类似于浸润性癌，可造成过诊断。在经验不足时，组织与细胞的坏死、吞噬异物的组织细胞、多核巨细胞、各种异物等都有可能造成误判，导致诊断错误。

1. 要了解相关病史　鉴于国内病理送检单常过于简单，病理医师应把主动获取临床病史（有时需向患者直接询问）作为病理诊断的一部分，只有掌握了真实的病史，才能建立正确的诊断思路。

2. 要掌握乳腺医源性病变的特点　病理医师只有知晓乳腺医源性病变的特点，才能在即使得不到相关病史的情况下，考虑到医源性病变（如穿刺等）的可能。特别要关注穿刺针道及上皮成

分移位埋陷的形态学特征。

3. 要保证制作出优良的冷冻切片　冷冻切片质量不好，会和医源性病变（如热刀导致的损伤）产生叠加效应，增加冷冻切片诊断的难度。对于诊断困难的病例，保守性或延迟报告可能是负责任的选择。

四、与穿刺活检相关的病变

目前，国内随着粗针穿刺活检的日益增多，穿刺活检相关的改变/病变也随之明显增多。另外，细、粗针穿刺活检诊断不明确的病例，临床医师常会选择手术中冷冻切片检查，病理医师在冷冻切片诊断中会遇到更多的问题。细、粗针穿刺活检导致的病理改变的一个主要特征是形成穿刺道，形态学改变主要表现为组织出血渗出、退行性改变、混合性炎细胞浸润、肉芽组织长入及机化等，

而且可造成针道内上皮成分的移位和埋陷等。冷冻切片诊断时，上述反应性改变不但可以掩盖及混淆对固有病变性质的判断，而且也容易误诊为癌，病理医师应该有所警惕。

【病例1】患者，女性，41岁，发现右乳肿物1个月。查体：肿物位于右乳外上象限，直径约1.2 cm，质地较硬，边界不清。临床疑为癌，切除肿物，送冷冻病理诊断。初检医师考虑为浸润性癌，送交上级医师复诊，经讨论有不同意见，有医师提出应向临床医师询问，患者先前是否有粗针穿刺病史。经向手术医师询问，患者2周前曾行粗针穿刺活检，病理诊断为腺病伴导管上皮增生。临床仍不排除癌，故行肿物切除送冷冻切片检查（图3-6-1）。结合病史、冷冻切片及石蜡切片（图3-6-2）诊断为腺病，旺炽性导管增生，伴反应性纤维-肌纤维母细胞增生、炎细胞浸润及良性上皮细胞移位埋陷（考虑为穿刺所致）。

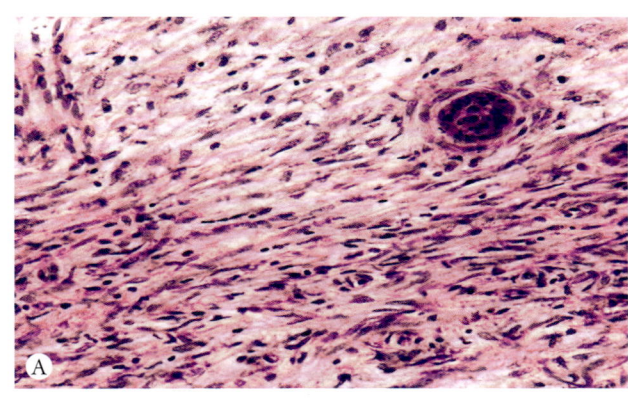
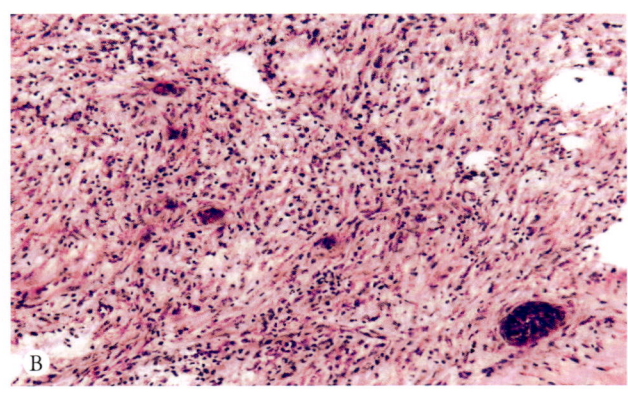

A、B.冷冻切片，梭形细胞明显增生，混杂有大量炎细胞，其内见散在分布的上皮细胞簇、团。镜下上皮细胞团边缘光滑，细胞呈良性改变（形态改变与梭形细胞癌伴鳞化类似）（中倍）。

图3-6-1　穿刺活检后相关病变（1）

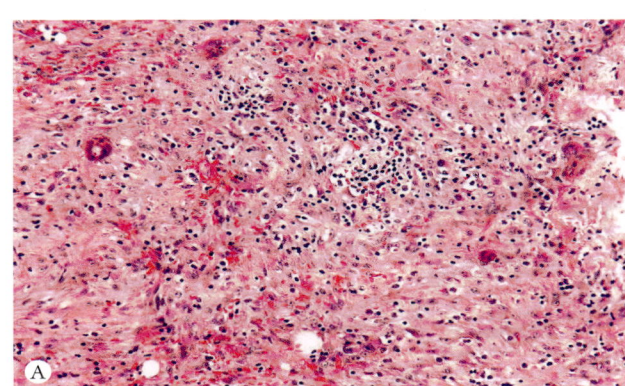
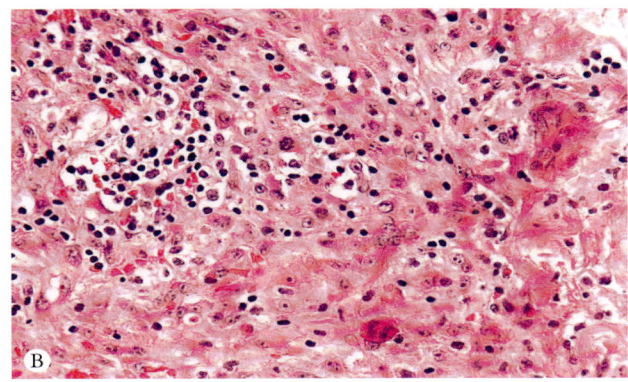

A、B.石蜡切片，同冷冻切片，镜下增生的纤维-肌纤维母细胞有核分裂象，其内见上皮细胞成簇、团，胞质红，边界不清，细胞核不规则（图A为中倍，图B为高倍）。

图3-6-2　穿刺活检后相关病变（2）

点评

此病例因不知道2周前曾有粗针穿刺病史，险些酿成诊断错误。乳腺医源性病变的冷冻切片诊断，掌握确切的病史，对建立正确的诊断思路是至关重要的。另外，要熟悉乳腺医源性病变的病理形态学特征，以穿刺引起的改变为例，主要应掌握病变的两个特点。①针道：穿刺后遗留的针道纵切面上是窄长的反应区（低倍镜下观察），其内有出血渗出、梭形细胞（纤维-肌纤维母细胞）增生，细胞可出现不典型性，单从形态上考虑，容易误诊为梭形细胞肿瘤性病变（如梭形细胞癌）及浸润性癌的促纤维增生性间质，如果能确定为针道，其内的梭形细胞、血管内皮细胞不管有多么显著的增生（有不典型性及核分裂活性），都不能成为诊断梭形细胞肿瘤的理由。②上皮成分间质内移位埋陷：有两种情况，一是良性增生上皮间质内移位埋陷；二是导管原位癌（包括实性乳头状癌）成分间质内移位埋陷，两者都可能误诊为浸润性癌，前者更为常见，而且有更重要的鉴别诊断意义。穿刺后良性上皮成分间质内移位埋陷通常只局限在针道内，上皮细胞巢一般比较小，多呈圆形，外缘光滑，细胞拥挤呈良性形态学改变（可有不典型性），亦可见有小的细胞簇，CK5/6、p63免疫组化染色均可呈阳性（亦可呈阴性），少数病例上皮成分可发生远处（如引流淋巴结等）移位埋陷。冷冻切片诊断上皮成分间质内移位埋陷（特别是在不知道先前有过穿刺病史的情况下），明确诊断常是非常困难的。

【病例2】患者，女性，44岁，发现右乳肿物1个月。查体：肿物位于左乳晕区上方，直径约1cm，边界欠清。临床考虑癌的可能性大，1周前曾行细针穿刺细胞学检查，发现可疑癌细胞。手术切除肿物，送冷冻切片检查。冷冻切片及石蜡切片诊断为复杂硬化性病变伴反应性纤维-肌纤维母细胞增生及良性上皮细胞移位埋陷（考虑为穿刺所致）（图3-6-3～图3-6-6）。

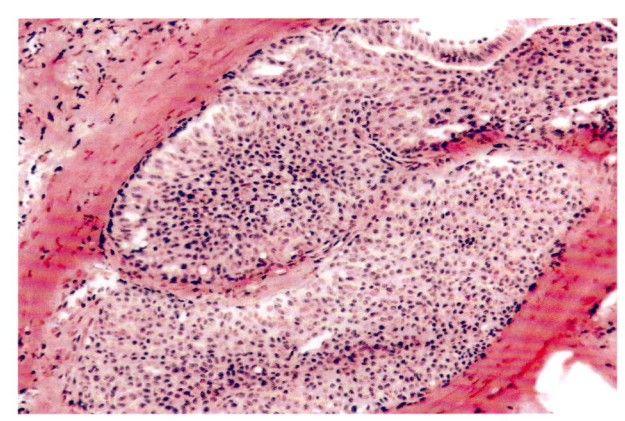

冷冻切片示旺炽性导管增生（需与导管原位癌鉴别）（高倍）。

图3-6-3 穿刺活检后相关病变（3）

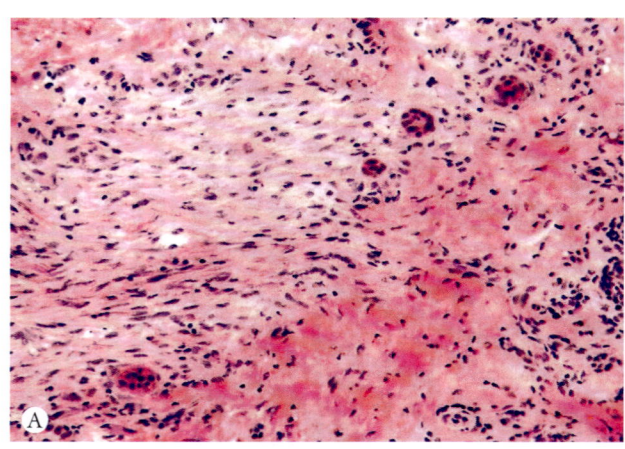
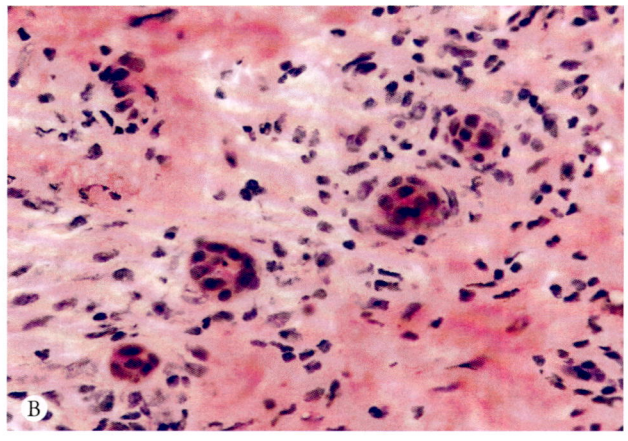

A、B.冷冻切片，梭形细胞呈片状增生（与癌性促纤维增生性间质类似），其中有小的类圆形上皮细胞团，其边缘较为整齐，细胞形态为良性特征（图A为中倍，图B为高倍）。

图3-6-4 穿刺活检后相关病变（4）

第三章 乳腺疾病

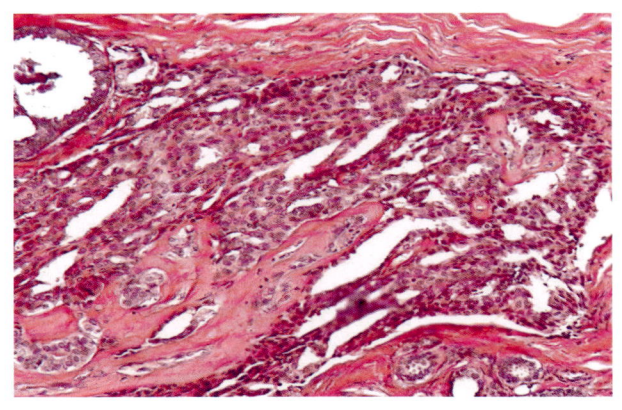

石蜡切片示旺炽性导管增生，导管周围间质硬化，其内有增生变形的小腺管（中倍）。

图 3-6-5 穿刺活检后相关病变（5）

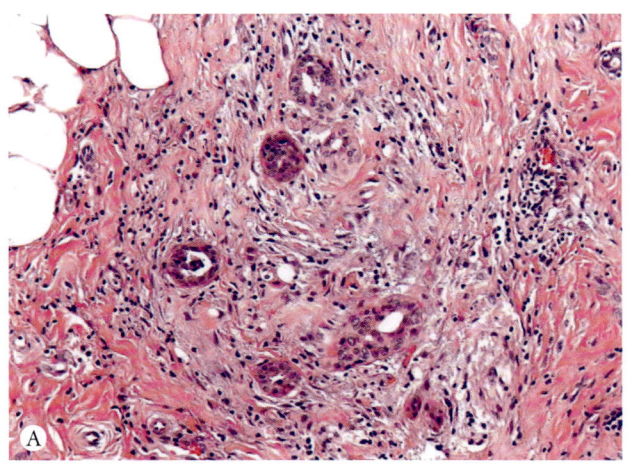
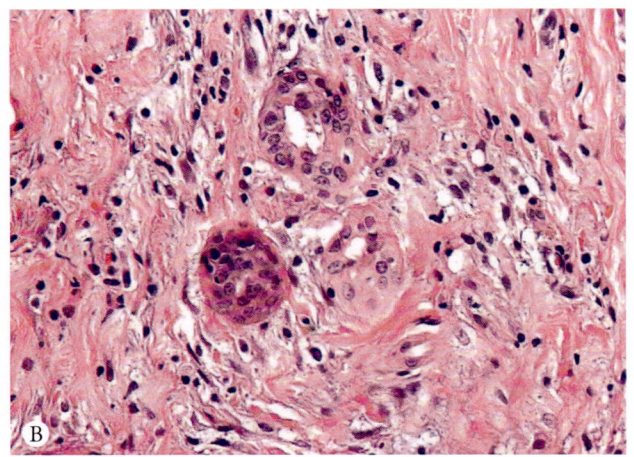

A、B.石蜡切片，反应性纤维组织增生，其中有散在分布的小管状上皮细胞团，其上皮细胞形态与普通型增生细胞类似（图A为中倍，图B为高倍）。

图 3-6-6 穿刺活检后相关病变（6）

点评

粗针穿刺活检诊断乳腺复杂硬化性病变也有很大的困难（细针穿刺细胞学诊断的风险更大），病理医师一般都会采用不肯定的保守诊断报告，并常常会建议切除全部病变以进一步行病理评估，其中许多病例，临床医师都选择了手术中冷冻切片检查。乳腺复杂硬化性病变的冷冻切片诊断难度很大，再加上穿刺后的反应性病变（如坏死、梭形细胞增生、上皮成分移位埋陷等），更容易出现诊断问题。这类病变的临床及影像学特征常类似于癌，此例在1周前曾行细针穿刺细胞学检查，发现了可疑癌细胞。临床像癌，细胞学疑似癌，这些会给病理医师造成这例可能是癌的印象。带着可能是癌的思路进行冷冻切片诊断就容易出现以下2类问题：①在冷冻切片上，旺炽性导管增生与导管原位癌的鉴别常会发生困难，特别是穿刺后导致了坏死，经验不足者，就会将此种导管内增生性病变判断为导管原位癌，在这种情况下，周围间质内移位埋陷的上皮成分，就容易被诊断为浸润性癌；②如果间质增生的梭形细胞及其内移位埋陷的上皮成分（上皮成分可有不典型性）更引人注目，在认为这种移位埋陷的上皮成分是浸润性癌时，就容易将旺炽性导管增生考虑为导管原位癌。乳腺复杂硬化性病变的冷冻切片诊断有很大难度，再附加穿刺所致病变的影响，诊断会更加困难，应该有足够的警惕。

五、与隆乳相关的病变

国内女性兴起隆乳（隆胸）已有20余年的历史，早些年主要使用硅胶制品（包括假体），也有用自体颗粒脂肪，甚至用生理盐水或液体石蜡假体隆乳；近年来又增加了水溶性聚丙烯酰胺凝胶（如奥美定）注射隆乳等。随着时间的延长，与隆乳相关的并发症及继发病变越来越多地显现出来，需要进行手术治疗，其中许多患者选择了手术中冷冻切片检查。其主要病理改变是形成异物性肉芽肿，另外可伴不同程度的退变坏死、急慢性炎症、纤维组织增生及瘢痕形成。少数病例可有滑膜细胞化生等，亦可导致引流淋巴结的病变。2019年版WHO乳腺肿瘤分类中与隆乳相关的ALK阴性的间变性大细胞淋巴瘤，明确指出了隆乳可诱发此病。虽然隆乳与乳腺癌的关系一直是争论的问题，但时有观察到隆乳引起的病变同时伴有不典型导管增生和（或）乳腺癌。

【病例】患者，女性，36岁，发现右乳肿物3个月。查体：右乳内下象限可触及一肿物，边界不清，质地较硬。临床怀疑为癌，手术中送冷冻切片检查。经询问病史，患者3年前曾行隆胸术，充填材料不详。冷冻切片及石蜡切片（图3-6-7、图3-6-8）诊断为异物性肉芽肿、纤维组织增生，符合隆乳剂性假瘤。

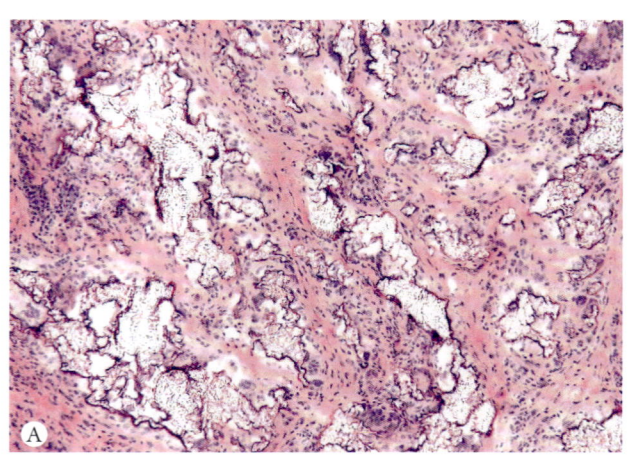
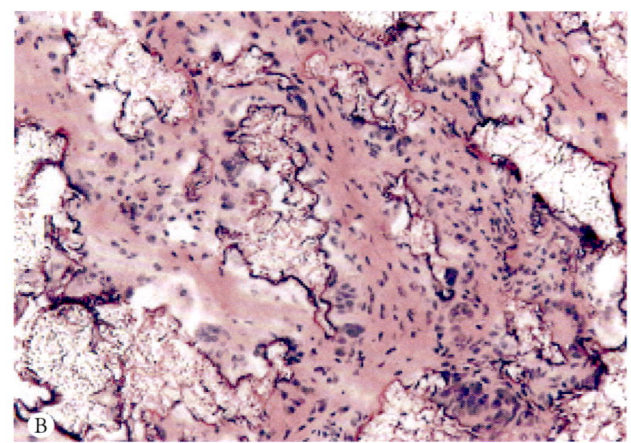

A、B. 冷冻切片，具有折光性的半透明异物（图A为低倍，图B为中倍）。

图3-6-7　隆胸病变（1）

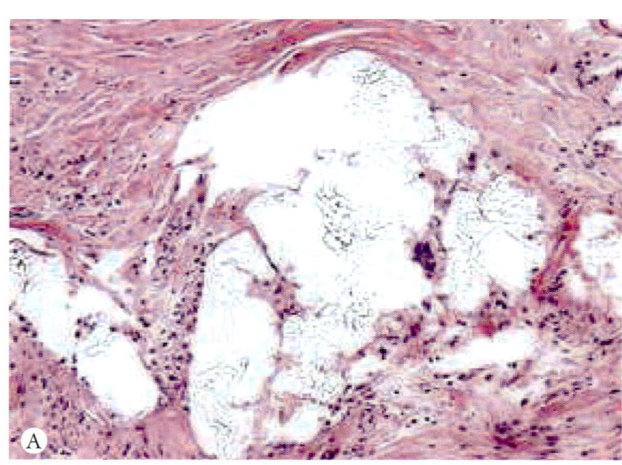
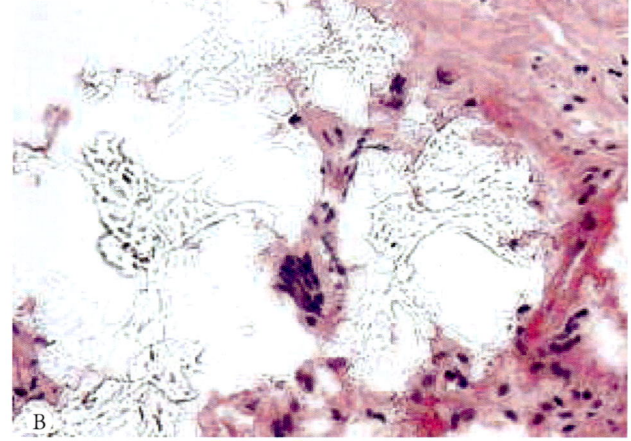

A、B. 石蜡切片，具有折光性的半透明异物（隆乳剂），异物性肉芽肿及纤维组织增生（图A为中倍，图B为高倍）。

图3-6-8　隆胸病变（2）

点评

隆乳剂性假瘤是由于隆乳性异物进入人体后，引起的一种反应性病变，并且形成边界相对清楚的肿块。很多情况下，患者不愿意说出自己的隆乳病史，所以，临床医师往往考虑为癌，而且常选择手术中送冷冻切片检查。病理医师如果对隆乳性病变缺乏了解，冷冻切片诊断时就不容易考虑到隆乳问题，而是把注意力放在寻找是否存在癌的方面上，特别是在冷冻切片质量欠佳时，隆乳剂与黏液不好区分，反应性多核巨细胞、纤维-肌纤维母细胞、血管内皮细胞与癌细胞容易混淆，吞噬有隆乳剂的单核组织细胞可呈泡沫-印戒状，类似于癌细胞等，缺乏经验者容易引起过诊断。需要强调两点：其一要更紧密联系临床，把掌握确切的病史作为冷冻切片诊断的一个重要环节；其二要了解隆乳性病变的特点，就是在无相关病史的情况下，也能考虑这类病变。

六、与充填物及敷料相关的病变

近年来，乳腺疾病的诊治有了很大进步，如手术中和（或）手术后应用各种"生物"性止血海绵、黏胶、充填物、缝线、敷料等新型材料，这些材料不论其性状如何，对人体来说都是一种异物，而且其品质也可能有差别，使用后将引起医源性病变。这类医源性病变主要是形成异物性肉芽肿及反应性改变。

【病例】患者，女性，56岁。右乳癌改良根治术后5个月，发现右胸壁肿物3个月，肿物直径约1.5 cm。临床考虑为癌复发。冷冻切片及石蜡切片（图3-6-9、图3-6-10）诊断为异物性肉芽肿伴纤维组织增生（考虑为手术中使用的充填物或其他材料）。

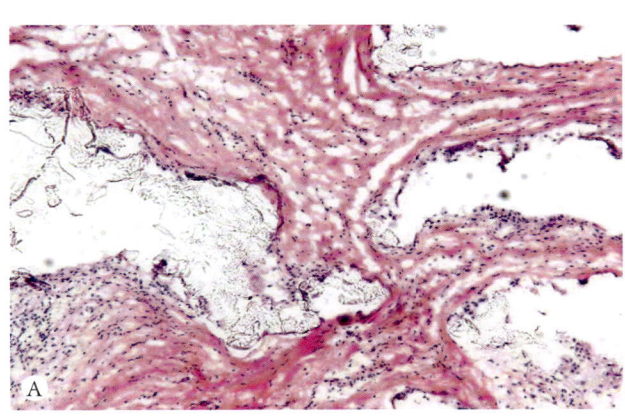 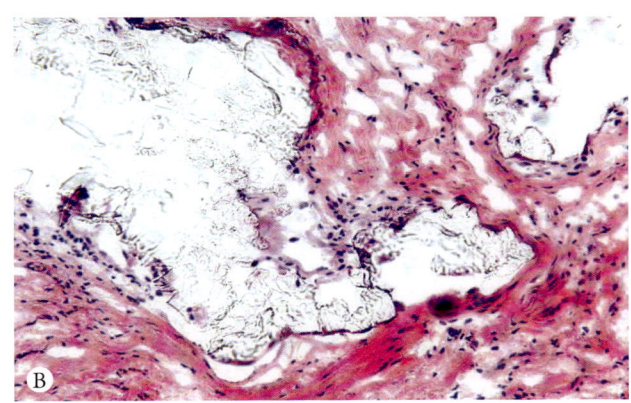

A、B.冷冻切片，具有折光性的半透明异物（图A为低倍，图B为高倍）。

图 3-6-9　乳腺冷冻切片

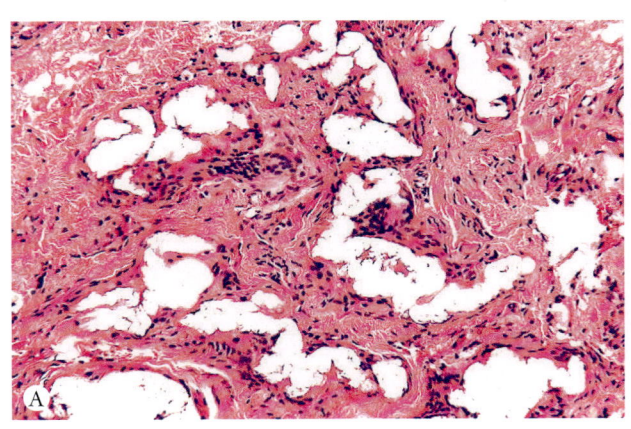 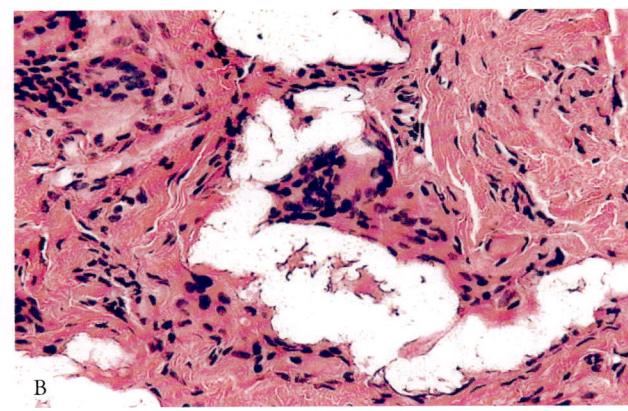

A、B.石蜡切片，具有折光性的半透明异物，异物性肉芽肿及纤维组织增生（图A为中倍，图B为高倍）。

图 3-6-10　乳腺石蜡切片

点评

手术中和（或）手术后应用的"生物"性材料种类繁多，其引起的病变常表现为在手术部位长出大小不等的肿物，如果是乳腺癌手术后，通常会被临床认为是肿瘤复发，而会选择手术中送冷冻切片检查。其镜下病理形态学改变主要是形成异物性肉芽肿及纤维组织增生，亦可有程度不同的混合性炎细胞浸润，有时见有明显的组织细胞聚集，伴有感染者可有大量嗜中性粒细胞浸润及泡沫状组织细胞（常呈透明－印戒样，类似于癌细胞）。此外，病变内亦可见到各种异物。

七、与电刀手术相关的病变

外科医师为了减少出血和组织损伤，常选择热刀（如电刀）切除肿物并送冷冻切片检查。这类手术刀能通过热效应对组织造成物理性损伤，导致病理诊断困难，如果加上冷冻切片质量不好，两种原因叠加，最终无法做出病理诊断。

电刀造成的物理性损伤主要是凝固蛋白质，使组织细胞变性坏死，组织结构破坏，模糊不清楚，细胞形态发生扭曲，核增大、不规则，染色嗜碱性增强，胞质嗜酸性增强或破碎，不能辨认细胞的真实特征，而且能造成有异型性的感觉（很难判断病变的性质）。

【病例】患者，女性，36岁，发现左乳肿物3个月。查体：肿物位于左乳外上象限，直径约1 cm。B超不排除肿瘤性病变。手术切除肿物送冷冻切片检查。冷冻切片及冻后石蜡切片诊断：考虑导管内增生性病变，无法明确病变性质，但不能完全排除肿瘤增生（图3-6-11、图3-6-12）（考虑为电刀引起的损伤性改变，影响观察及判断）。

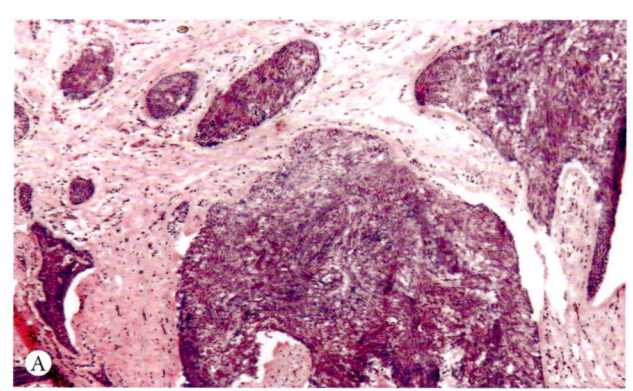 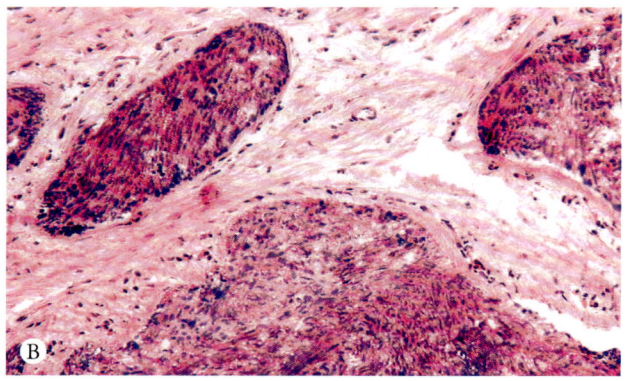

A、B.冷冻切片，考虑导管内增生性病变，组织结构不清，细胞形态扭曲，似有不典型性，无法明确病变性质，但不能完全排除肿瘤增生（图A为低倍，图B为中倍）。

图 3-6-11　与电刀手术相关的乳腺病变（1）

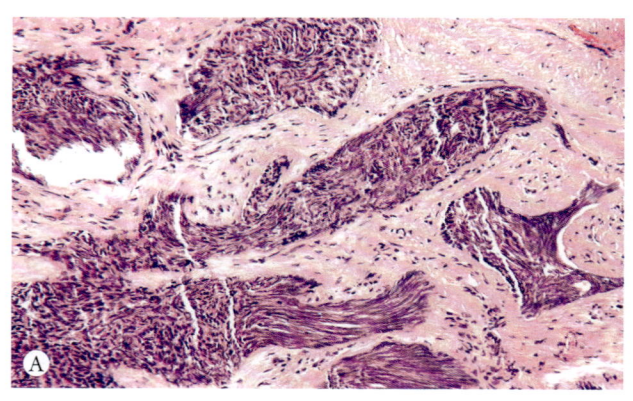 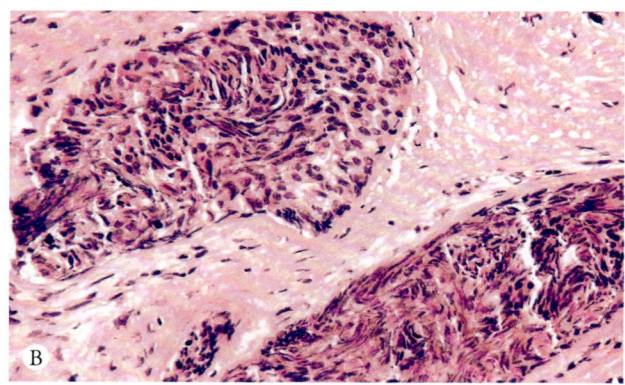

A、B.石蜡切片，同冷冻切片（图A为低倍，图B为中倍）。

图 3-6-12　与电刀手术相关的乳腺病变（2）

点评

此例手术中用电刀切除肿物并送冷冻切片检查，使原有的病变特征遭到破坏，明显影响病理医师做出正确判断，而且容易引起低诊断或过诊断。另外，此例肿物比较小，病变基本都被取走行冷冻切片检查，所以石蜡切片上找不到更明显的病变，故而只能在冻后的石蜡切片上行进一步诊断，由于热与冷效应的叠加，冻后的石蜡切片上的组织结构及细胞形态有了更严重的改变，免疫组化染色也会失真，因此，一个在冷冻切片上就能完全明确诊断的病例，最终只能得到一个不肯定的病理报告。此外，这种医源性损伤性改变也会对手术切缘状态的判断造成负面影响。

（杨文涛　毕　蕊）

参考文献

[1] GURLEYIK G, AKTEKIN A, AKER F, et al. Medical and surgical treatment of idiopathic granulomatous lobular mastitis: a benign inflammatory disease mimicking invasive carcinoma[J]. J Breast Cancer, 2012, 15（1）：119-123.

[2] 陈玲，张晓云，王延文，等. 肉芽肿性小叶性乳腺炎300例临床病理学分析[J]. 中华病理学杂志，2019，48（3）：231-236.

[3] WHO classification of tumors editorial board. Breast Tumors（5th ed）[M]. Lyon：IARC, 2019.

[4] 杨文涛，步宏. 第5版WHO乳腺肿瘤分类解读[J]. 中华病理学杂志，2020，49（5）：400-405.

[5] 《乳腺癌新辅助治疗的病理诊断专家共识（2020年版）》编写组. 乳腺癌新辅助治疗的病理诊断专家共识（2020年版）[J]. 中华病理学杂志，2020，49（4）：296-304.

[6] ROSEN P P. Papilloma and related benign tumors // Rosen PP. Rosen's breast pathology. 3rd ed[M]. Philadelphia：Lippincott Williams & Wilkins，2008.

[7] 吕泓，付丽梅，涂小予，等. 伴有细胞外黏液分泌的乳腺浸润性小叶癌的临床病理学特征[J]. 中华病理学杂志，2019，48（10）：779-783.

[8] DURPREZ R, WILKERSON P M, LACROIX-TRIKI M, et al. Immunophenotypic and genomic characteri-zation of papillary carcinomas of the breast[J]. J Pathol，2012，226（3）：427-441.

[9] 杨文涛，喻林，陆洪芬，等. 乳腺囊内乳头状癌的临床病理学分析[J]. 中华病理学杂志，2008，37（4）：234-237.

[10] TAY T K Y, TAN P H. Papillary neoplasms of the breast-reviewing the spectrum[J]. Mod Pathol，2021，34：1044-1061.

[11] 倪韵碧，谢文杰. 乳腺乳头状病变[J]. 中华病理学杂志，2013，42（11）：721-726.

[12] YANG X, KANDIL D, COSAR E F, et al. Fibroe-pithelial tumors of the breast：pathologic and immunohistochemical features and molecular mechanisms[J]. Arch Pathol Lab Med，2014，138（1）：25-36.

[13] TAN P H. Fibroepithelial lesions revisited：impli-cations for diagnosis and management[J]. Mod Pathol，2021，34（Suppl 1）：15-37.

[14] LERWILL M F, LEE A H S, TAN P H. Fibroepithelial tumours of the breast-a review[J]. Virchows Arch，2022，480：45-63.

[15] MON K S, TANG P. Fibroepithelial lesions of the breast：update on molecular profile with focus on pediatric population[J]. Arch Pathol Lab Med，2023，147：38-45.

[16] 葛慧娟，杨文涛. 乳腺乳头部肿瘤及瘤样病变[J]. 中华病理学杂志，2012，41（5）：347-350.

[17] RUSSELL D H, MONTGOMERY E A, SUSNIK B. Low to Intermediate（Borderline）grade breast spindle cell lesions on needle

[18] RAKHA E A, BROGI E, CASTELLANO I, et al. Spindle cell lesions of the breast: a diagnostic approach[J]. Virchows Arch, 2022, 480: 127-145.

biopsy: diagnostic approach and clinical management[J]. Adv Anat Pathol, 2022, 29: 309-323.

[19] NI Y, TSE G M. Spindle cell lesions of the breast: a diagnostic algorithm[J]. Arch Pathol Lab Med, 2023, 147: 30-37.

[20] SNEIGE N, YAZIJI H, MANDAVILLI S R, et al. Low-grade (fibromatosis-like) spindle cell carcinoma of the breast[J]. Am J Surg Pathol, 2001, 25 (8): 1009-1016.

[21] DWYER J B, CLARK B Z. Low-grade fibromatosis-like spindle cell carcinoma of the breast[J]. Arch Pathol Lab Med, 2015, 139: 552-557.

[22] CARTER M R, HORNICK J L, LESTER S, et al. Spindle cell (sarcomatoid) carcinoma of the breast: a clinicopathologic and immunohistochemical analysis of 29 cases[J]. Am J Surg Pathol, 2006, 30 (3): 300-309.

[23] KHAN P K V A. Pseudoangiomatous stromal hyperplasia: an overview[J]. Arch Pathol Lab Med, 2010, 134 (7): 1070-1074.

[24] 张小丽，杨光之，丁华野. 乳腺放射状硬化性病变的病理形态学观察 [J]. 中华病理学杂志，2010，39（1）：10-13.

[25] 徐晓丽，涂小予，水若鸿，等. 乳腺浸润性上皮病九例临床病理学分析 [J]. 中华病理学杂志，2017，46（12）：827-831.

[26] RACZ J M, GLASGOW A E, KEENEY G L, et al. Intraoperative pathologic margin analysis and reexcision to minimize reoperation for patients undergoing breast-conserving surgery[J]. Ann Surg Oncol, 2020, 27 (13): 5303-5311.

[27] 张祥盛，丁华野. 关注乳腺医源性病变/改变 [J]. 中华病理学杂志，2014，43（4）：221-225.

[28] 丁华野，张祥盛. 乳腺病理诊断及鉴别诊断 [M]. 人民卫生出版社，2014.

[29] 《肿瘤病理诊断规范》项目组. 肿瘤病理诊断规范（乳腺癌）[J]. 中华病理学杂志，2016，45（8）：525-528.

[30] 中国抗癌协会乳腺癌专业委员会，中国医师协会外科医师分会乳腺外科医师委员会. 保留乳房治疗专家共识（2020年版）[J]. 中国癌症杂志，2020，30（11）：912-967.

第四章
女性生殖系统疾病

第一节 概 述

女性生殖系统疾病手术中病理诊断技术包括冷冻切片、快速石蜡切片、组织印片及细胞学涂片等方式，其中最主要和最准确的是冷冻切片病理诊断，该方法可以确定大多数病变的性质及组织学类型，并可以判断病变范围、肿瘤恶性程度、分期与分级等，为临床医师提供信息，是术中确定手术方案的重要依据。尽管目前术中冷冻切片与最后石蜡切片的诊断符合率已超过90%，但术中快速诊断仍属于初步诊断，确诊疾病必须经术后石蜡切片证实。

近年来术中快速病理诊断的病例数量显著增加，标本来源除传统冷刀切除外，还有高频电刀、微创等方式。女性生殖系统送检的术中快速病理诊断标本中，以卵巢疾病最多，约占75%，其次为子宫、输卵管、盆腔包块，外阴、阴道很少。卵巢疾病以卵巢囊性肿物占多数，最常见的是上皮性肿瘤，尤其是浆液性和黏液性肿瘤。子宫内膜异位性囊肿、畸胎瘤、卵泡膜瘤、粒层细胞瘤（颗粒细胞瘤）、生理性囊肿等也较为常见，其他少见肿瘤类型也都可能遇到。子宫病变以平滑肌肿瘤最多见，其次为子宫腺肌症。输卵管炎性病变以输卵管-卵巢积脓为多。产科病例在手术中做冷冻切片较少，多数是在剖宫时发现盆腔肿块送检冷冻切片。

一、女性生殖系统手术中病理诊断的意义

术中病理诊断是病理科应临床科室要求，在患者手术过程中对切除组织进行的紧急会诊，通过以下几方面为临床医师术中确定手术方案提供帮助。

（1）确定病变性质和组织学类型，初步判别恶性肿瘤的恶性程度，核对术前活检病理诊断。

（2）协助临床医师确定恶性肿瘤扩散的范围，如肿瘤的浸润深度、是否侵犯邻近组织或器官等。

（3）评估切缘或盆腔淋巴结有无病变/肿瘤组织，以确定病变是否被切除干净，有助于临床对肿瘤进行分期。

（4）手术中辨认组织/器官或病变来源。例如，位于圆韧带后方的输尿管偶尔会被误认为输卵管而导致误伤，因此在盆腔手术时，见有腔隙组织结构可能需要做冷冻切片以证实是否为输尿管。

（5）了解意外发现或为特殊检查（如流式细胞仪检测等）留取新鲜组织标本。

二、手术中病理诊断的准确性和局限性

（一）准确性

一般而言，冷冻切片诊断的准确性很高，与石蜡切片诊断的符合率可达90%~97%。陈乐真教授于1994年报道了1474例病例的准确率为96%，错误诊断率为0.7%，不能确诊率为2.1%。

冷冻切片诊断错误常见于卵巢肿瘤，尤其是卵巢黏液性交界性肿瘤，一般由取材数量不足造成。Twaalfhoven等（1991年）报道311例卵巢肿瘤冷冻切片诊断情况，准确率为93.8%，错误诊断率为3.5%，不能确诊率为2.6%。Heatley等（2012年）总结了4542例卵巢肿瘤冷冻切片诊断情况，准确率为92.4%，其中良性肿瘤的准确率为93.1%，交

界性肿瘤为72.9%，恶性肿瘤为97.7%。

（二）局限性

冷冻切片属于快速病理活检，受取材、制片技术和时间等条件的制约，存在局限性。

（1）如果制片质量不佳或出现人工假象，容易造成辨认病变的错误，而出现假阳性与假阴性的错误诊断。

（2）取材局限，不能代表整个病变的全貌，或根本没取到病变组织。这类情况无论是发生在临床术中送检标本还是病理取材冷冻标本环节，均会造成手术中病理诊断与石蜡切片诊断不符合的情况。如子宫不典型平滑肌肿瘤和大的卵巢黏液性肿瘤等，需要广泛取材且多做切片才能得出诊断。对一组卵巢交界性肿瘤患者的研究发现，仅60%的冷冻切片诊断与石蜡切片诊断结果一致，低诊断的病例数是过诊断病例数的3倍。作者曾见一例卵巢未成熟型畸胎瘤的病例，肿瘤大小如婴儿头，手术中取小块组织做冷冻切片，没有见到3个胚层的组织，不能做畸胎瘤的诊断，而后石蜡切片证实为未成熟型畸胎瘤。

（3）并非所有的标本都适用冷冻切片诊断，含有骨组织或明显钙化的标本不能制备冷冻切片；含有大量脂肪的标本制片困难；过小的组织（≤0.2 mm）可能导致制片失败，如果做冷冻切片用完全部组织，可能影响病理医师做最后的确切诊断；对于术前易于活检的标本，如子宫内膜与宫颈不建议进行冷冻切片诊断。

（4）对于一些疑难病例和交界性肿瘤病例，有时做石蜡切片诊断都很困难，在冷冻切片上诊断更为困难。遇到此类情况，建议尽可能给临床提供倾向性意见，或者延迟诊断待石蜡切片确定。

（5）时间限制。术中冷冻切片诊断通常要求在接到标本后30分钟内发出报告，病理医师在做诊断时缺少充足的时间思考或查阅资料。

（6）前哨淋巴结活检被认为是肿瘤外科的重要进展之一，但在妇科病理领域，手术中评估淋巴结的临床价值尚存在争议。对于外阴和子宫颈肿瘤，前哨淋巴结冷冻切片检查的预后价值低于乳腺癌。由于新鲜淋巴结剖开时会产生变形，切面淋巴结被膜外翻，中央区域突出，导致该区域的转移灶可能被遗漏，另外，冷冻后组织和细胞的形态发生变形。因此，在手术中容易漏诊微小转移灶。

对于子宫内膜癌，手术中通过触诊检查淋巴结是不可靠的，可漏诊50%的淋巴结转移，因为有淋巴结转移的病例，表现为淋巴结增大的不到10%。

三、手术中病理诊断误诊原因分析

（一）临床医师方面

（1）临床病史和资料提供不全。

（2）肿瘤的确切部位记录不详，如卵巢冠和阔韧带囊肿是中肾管残留肿瘤，需要在病理申请单上注明正常卵巢是否存在，否则容易误诊为卵巢囊肿。

（3）年龄和月经史对于卵巢病变的诊断十分重要，特别是性索来源肿瘤与年龄和月经史均有明显关系。

（4）临床医师如果对于病理诊断名称不熟悉，可能会造成误解，如多胚瘤、卵黄囊瘤（内胚窦瘤）、神经外胚瘤等，虽然都以"瘤"来命名，实质上是恶性肿瘤。有的肿瘤按其分化程度不同可有不同亚型，并以此来决定是否为良性肿瘤或恶性肿瘤，如支持-间质细胞瘤，分化型呈管状结构，可按良性肿瘤处理，而低分化肉瘤型则为恶性肿瘤。畸胎瘤的良恶性常以成熟与未成熟型来诊断，未成熟型的标准，以神经管结构多少来确定，神经管越多，肿瘤级别越高，恶性程度越大。

（5）信息传递错误，冷冻切片诊断报告通常以书面形式送到手术室，但在有些情况下是病理医师电话通知手术室，再由手术室护士或医师转告手术医师。Talmon和Roy等（2013年）报道，由于对病理诊断表述或理解等方面的原因，文字报告和口述报告的不一致率可达9.9%，其中0.3%的病例出现良性和恶性诊断不一致。

（二）病理医师方面

1. 大体标本观察不仔细、不全面，取材不准确

（1）对于全切子宫与附件标本，在检查时必须首先确认子宫前后壁和哪侧附件，沿子宫前壁剖开子宫。其解剖标志有以下几点：卵巢在子宫的后方；②圆韧带在子宫的前方；③子宫腹膜返折以上呈光滑面，没有腹膜覆盖处为粗糙面。子宫前面是子宫－膀胱窝，位置较高；后面是子宫－直肠窝，位置较低子宫前面腹膜返折面高于后面，因此，子宫前面的粗糙面高于后面，以这个解剖标志进行定位更为可靠。

（2）全切子宫标本，常规取材必须取内膜和宫颈。送检卵巢肿瘤标本，切面呈囊实性，必须在囊性与实性区交界处和实性区分别取材。送检畸胎瘤标本，要选择脑组织和有可能恶性肿瘤区域取材，肉眼观察在组织柔软、细腻、灰红色区域处取材。对于一个体积巨大的肿瘤，必须多个切面观察，选择病变明显处或可疑处取材。有文献报告认为，冷冻切片诊断错误绝大多数是取材不准确或数量不足所致。

（3）由于微创手术包括腹腔镜等的手术大力推广，临床常把大块标本切成很多的小块组织送检，导致取材难度增加，一方面需要仔细选择组织做冷冻切片；另一方面也需要全面取材做石蜡切片，如果石蜡切片诊断与冷冻切片诊断不一致，必须将标本全部取材进行综合评估。

（4）虽然强调冷冻切片诊断中必须依据大体标本，但是不能仅根据大体标本检查进行病理诊断。应将大体标本检查与组织学观察结合起来，最终确诊的关键依然是组织病理学。笔者曾有一经历，有一卵巢巨大肿瘤病例，在手术室用手术刀局部切开肿瘤，见小部分肿瘤切面质地细腻、结构均匀一致，误认为实性肿瘤。由于新鲜标本腔内黏液很黏稠，经固定，组织收缩后才见到多房蜂窝样结构，最后诊断为多房性黏液性囊腺瘤。

2．对冷冻切片造成的人为假象不熟悉　详见第一章总论。

3．基本病变辨认错误　从事冷冻切片诊断的医师必须经过严格及扎实的石蜡切片诊断培训，其诊断水平建立在石蜡切片诊断的基础上。对于疑难病例的诊断，需实事求是告知临床，待术后免疫组化或电镜确诊，如果勉强做出诊断，容易发生误诊。此外，病理医师也需要牢记术中病理诊断中可能存在的陷阱。

（1）卵巢转移性印戒细胞癌的间质出现大量梭形细胞时，酷似纤维肉瘤。

（2）剖宫产时，卵巢、大网膜及腹膜间质细胞的蜕膜反应或细胞退变等酷似印戒细胞，容易误诊为转移性印戒细胞癌。

（3）畸胎瘤中脑组织成分在冷冻切片中辨认较为困难，但是病理诊断中需要注明有无胶质细胞成分。成熟胶质细胞亦可以腹膜种植形成腹腔的胶质瘤病，有时腹腔种植的胶质细胞呈梭形细胞形态，误为恶性纤维组织细胞或平滑肌细胞肿瘤。

（4）卵巢之卵黄囊瘤，冷冻切片取材如果以网状和（或）囊状结构为主（尤其是多囊泡型），因细胞成分少，间质疏松，容易误诊为良性肿瘤。另外，有些良性肿瘤中有出血，红细胞凝集成团，在冷冻切片中容易误认为是嗜酸性小球，而误诊为卵黄囊瘤。

（5）卵巢性索-间质肿瘤形态多样，分化好的粒层细胞瘤可有菊形团结构，易误诊为腺癌；高分化支持细胞瘤呈腺管状结构，亦容易误诊为腺癌；弥漫型粒层细胞瘤和间质细胞瘤较容易与淋巴瘤混淆；硬化性间质瘤可呈假小叶结构，有时瘤细胞似印戒细胞样，易误诊为转移性印戒细胞癌。此外正常卵泡由于切片的不同角度（斜切方向），粒层细胞层和卵泡膜细胞结构层次紊乱（尤其在细胞增生、具有核分裂象时），容易被误认为肿瘤。少数情况下恶性 Brenner 瘤在冷冻切片中见核沟，可能误诊为粒层细胞瘤。

（6）类胶质样物在很多肿瘤和瘤样病变（如粒层细胞瘤、妊娠黄体瘤等）中均可见到，如果不熟悉这些病变，很容易误诊为卵巢甲状腺肿。

（7）富于黏液的肿瘤（如黏液性腺癌、平滑肌肿瘤黏液变性、神经源性肿瘤，以及横纹肌肉瘤、脂肪肉瘤和畸胎瘤等），若大量黏液中仅见到少量肿瘤细胞，冷冻切片中有时难以确定病变的良恶性，对此建议进行描述性诊断或诊断为"富含黏液的肿瘤，待石蜡切片确诊"。如果勉强做出诊断，容易造成临床医师选择不恰当的手术方式和（或）手术范围。

（8）容易误诊为恶性的子宫内膜良性病变包括：子宫内膜合体乳头状化生、桑葚状化生及盆腔淋巴结内米勒上皮（子宫、输卵管和宫颈管内膜）异位，这3种病变在冷冻切片和石蜡切片上均可能被误诊为恶性肿瘤，造成患者不必要的过度治疗。

（9）输卵管慢性炎症近年来已由结核病变为主演变为以输卵管-卵巢脓肿为主。输卵管伞端的结核病变易粘连形成肿块，若冷冻切片中结核性肉芽肿病变不典型，且输卵管黏膜上皮出现乳头状或腺样增生，容易误诊为癌；输卵管-卵巢脓肿尽管以炎细胞浸润、间质水肿为特征，但也可出现腺上皮假癌性增生，需要引起警惕。

四、如何提高手术中病理诊断的准确性

（一）临床医师方面

临床医师应该向病理医师提供患者相关的临床信息，主要包括以下内容。

（1）患者的年龄、主要临床症状与体征；家族史、近期或当前妊娠史、内分泌紊乱情况、外源性内分泌类治疗（孕激素、雌激素、他莫昔芬、Lupron等），以及既往手术、化疗或其他治疗（如血管栓塞术）史。

（2）重要的辅助诊断结果（如影像学检查、血清肿瘤标志物检查等）。

（3）术中所见、标本来源（部位、侧别）等。

（4）申请术中冷冻切片诊断的目的、主要临床诊断和鉴别诊断等。

患者的临床信息是病理医师在诊断中需要了解的基础资料。随着一些疾病应用微创治疗及药物/内分泌治疗的逐渐增多，医源性因素会对正常组织，以及良性和恶性肿瘤的形态学特征产生显著影响。因此，病理医师要了解当前临床的治疗方法及这些治疗引发的组织学改变，其中内分泌药物治疗、既往手术史、化疗或放疗史等对于病理医师识别生理性病变还是病理性病变尤其重要。例如，在外源性孕激素或促性腺激素释放激素激动剂的作用下，内膜组织可能出现各种改变，如果临床医师在申请单中提供明确的用药史，病理医师就会考虑到医源性改变，并对治疗效果进行评估。如果没提供这种病史，则病理报告可能不确切。

（二）病理医师方面

（1）要重视与临床医师的合作与交流，具备相关疾病的临床知识。女性生殖道疾病的发生和发展与内分泌学、肿瘤学、免疫与遗传学等密切相关，如果病理医师缺乏相关临床知识，未建立与临床的有效沟通，很难想象如何对这些疾病进行正确的病理诊断。此外，随着许多先进的检查方法与技术、诊疗措施和理念被临床医师广泛采用，手术方式也更为多样化，病理医师应了解病理标本来自何种手术方式、有无药物影响及相应的组织改变。例如，腹腔镜下切除的肿瘤，有可能破坏肿瘤的完整性，以及原有的组织学结构；术中广泛使用的电凝止血也会对局部组织产生热效应；内分泌治疗、介入治疗、放疗和化疗均有相应的组织变化。因此，病理医师只有不断充实自己的临床知识，才能更准确地诊断疾病。

（2）要提高大体标本的观察能力，做到取材准确。

（3）要在组织学诊断方面下苦功夫，冷冻切片的诊断依赖于石蜡切片诊断的水平，只有经过扎实的石蜡切片诊断的严格训练，才能在快速冷冻切片诊断时做到心中有数，敢于下决心。在临床诊断中，强调临床、影像和病理相结合，在病理诊断中强调大体标本检查与组织学观察相结合。最后决定诊断的关键是组织病理学检查结果。

（4）不要勉强做出诊断，要实事求是地做出诊断。对于一些疑难病例和交界性肿瘤，有时做石蜡切片诊断都很困难，往往需要做免疫组化或电镜观察，因而需要延迟诊断。如果勉强做出诊断，容易发生误诊。

（三）提高冷冻切片质量

（1）由于术中患者在手术台上等结果，要求尽量缩短时间，因此成功制成优质冷冻切片极为重要。

（2）临床医师送检标本切忌用生理盐水浸泡或用湿纱布包裹组织。由于经液体浸泡后，组织内水分会增加，易造成冷冻后冰晶形成增多，而在制片过程中冰晶溶解，导致细胞内空泡增多，特别是含水分多的脑组织，大量冰晶形成可导致细胞结构难以辨认，无法诊断。病理医师应熟悉这种人为假象，避免误诊。

（3）冷冻切片组织黏附剂的选择，以不含水分的黏附剂为佳。

（4）各种冷冻切片机的型号不同，需要摸索

本单位冷冻切片机的性能。

五、手术中病理诊断的基本程序和原则

（一）基本程序

1. 临床方面

（1）临床医师术前应向患者和（或）患者家属说明术中冷冻诊断的临床意义和局限性，并签署知情同意书。

（2）在手术前一天向病理科递交冷冻切片申请书，填写患者相关的临床资料，提请病理医师特别关注的问题等。

2. 病理方面

（1）病理医师应了解患者的大致临床资料，包括年龄，肿瘤的侧别、病变范围，是否存在其他疾病，是否经过微创治疗和药物/内分泌治疗等。

（2）对送检标本进行大体检查、拍照、取材及制片，并对检查及取材结果进行记录。

（3）组织学诊断。

（4）通过电话、传真或电子病历平台等方式告知手术医师冷冻切片诊断结果。

（二）基本原则

鉴于术中病理诊断不可避免的局限性，要求参与术中冷冻诊断的病理医师必须有坚实的石蜡切片病理学诊断基础和诊断经验，熟悉各系统的常见病及多发病，掌握良性肿瘤与恶性肿瘤的分类，对诊断和鉴别诊断要点做到心中有数，同时还需要有一定的临床和影像学知识，有能力对临床医师提出的问题做出有说服力的回答，在诊断过程中思路清晰、考虑周密，报告书写准确、恰当。有条件的科室，建议至少排两名高年资医师参加冷冻会诊值班；当对冷冻诊断存在疑问或与临床诊断不符时，建议请专科病理医师或进行科室内部的会诊，尽可能给临床医师提供有价值的建议。总之，术中冷冻诊断既要实事求是地结合临床，也要坚持立足于组织学和细胞学改变，不能盲目依从或者完全脱离临床诊断，这是病理医师必须遵循的基本原则，只有这样，才能减少"过诊断"和"低诊断"的发生。

第二节　卵巢肿瘤

绝大多数外阴、阴道、子宫颈和子宫体病变在手术前通过活检和细胞学等方法能明确诊断。由于卵巢良性肿瘤、交界性肿瘤、恶性肿瘤、转移性肿瘤甚至炎症的大体形态有很多相似之处，且卵巢肿瘤多为囊性或囊实性，影像学检查和通常的组织学与细胞学方法在手术前难以确定其性质，手术中肉眼观察也有较大的局限性，因此，冷冻切片对此类肿瘤的诊断具有不可替代的作用，其使用率也较高。

卵巢肿瘤主要分为上皮性肿瘤、性索-间质肿瘤和生殖细胞肿瘤3大类，其病因、临床表现、生物学行为和预后各不相同。上皮性肿瘤占所有卵巢肿瘤的50%~55%，包括良性、交界性和恶性，其中恶性上皮性肿瘤占所有卵巢恶性肿瘤的90%。

一、卵巢肿瘤大体标本的一般特征和注意事项

（一）大体标本检查的基本原则和注意事项

1. 基本原则　手术标本的刃检必须以全面细致的大体形态观察为基础，并对大体标本有正确认知，这能很好地帮助我们进行冷冻切片的诊断。依据经验，应严格遵循如下原则。

（1）仔细核对组织来源与部位，如肿物是否确实来自卵巢、其侧别，以及与子宫或输卵管的关联等。因为临床送检的所谓"卵巢"肿物实际上不少是源自阔韧带、子宫或输卵管的。

（2）观察卵巢或肿物表面的形态，如有无粘连、乳头状突起、破裂等，避免在未观察清楚表面形态的情况下匆忙将肿物剖开。

（3）肿物切面的观察（下述）。

（4）对主要参数进行测量并记录这些原始数据，如肿物大小、乳头区直径等。

（5）切取冷冻组织块的位置，如肿物、包膜、切缘等。

（6）告知技术人员所包埋的是何种组织及有无特别之处，如是否含有大量脂肪、质地过软或过硬，以便技术人员及时调整好冷冻切片机箱的温度，并选择恰当的冷冻组织托。

(7) 确认组织包埋方向正确。

(8) 通常情况下，医师切检时应有助手配合，并记录重要信息，诊断医师与技术人员需密切合作方能完成。

2.注意事项

(1) 卵巢囊性肿瘤多数情况是良性的，如果其中有大片融合的乳头或局灶实性区域，应注意伴有恶性变的可能，取材时要选择实性和（或）囊壁增厚的区域。实性肿瘤如切面质韧，常为良性；如质地细腻，呈鱼肉样，可能是恶性。

(2) 对体积较大的肿瘤建议间隔1cm左右连续多切面切开，冷冻切片应在囊性与实性交界处取材，以确定良性肿瘤有无恶性变。

(3) 良性实性肿瘤常包膜完整，质地较韧。

(4) 恶性肿瘤常具有显著出血及坏死，质软而脆，肿瘤可具有包膜，或肿瘤突破包膜向盆腹腔生长。

(5) 囊性或实性肿瘤要注意观察有无乳头状结构，应重点取材具有乳头的区域。

（二）卵巢肿瘤大体标本的一般特征

卵巢肿瘤组织学类型较多，包括上皮性肿瘤、生殖细胞肿瘤、性索-间质肿瘤、间叶肿瘤及淋巴瘤等，这些肿瘤不仅在患者发病年龄上有所不同（表4-2-1），而且累及双侧卵巢的概率也存在差异（表4-2-2）。此外在大体改变上，不同组织学类型的肿瘤常具有其特征性改变。

表 4-2-1　各年龄段卵巢肿瘤的组织学类型

组织学类型	诊断时患者年龄占比（%）		
	＜30岁	30~64岁	≥65岁
交界上皮性肿瘤	28.3	12.3	4.4
恶性上皮性肿瘤	33.4	83.7	92.2
生殖细胞肿瘤	33.6	1.6	0.3
性索-间质肿瘤	2.3	1.4	0.8
间叶肿瘤	0.9	0.3	0.3
淋巴瘤	1.1	0.1	0.2
未分类	0.4	0.6	1.8

表 4-2-2　一些常见肿瘤累及双侧卵巢的概率

组织学类型	累及双侧卵巢的概率（%）
转移性肿瘤	65~75
浆液性癌	38~90
浆液性交界性肿瘤	20~55
浆液性囊腺瘤	10~20
子宫内膜样肿瘤	10~28
透明细胞肿瘤	0~8
黏液性交界性肿瘤	0~6
黏液性癌	0~5
黏液性囊腺瘤	0~5
Brenner瘤（良性）	0~6
成熟性囊性畸胎瘤	8~15
纤维瘤/卵泡膜瘤	3~10

1. 实性、质硬、灰白色或少数为灰黄色的肿瘤

（1）纤维瘤（图4-2-1）。

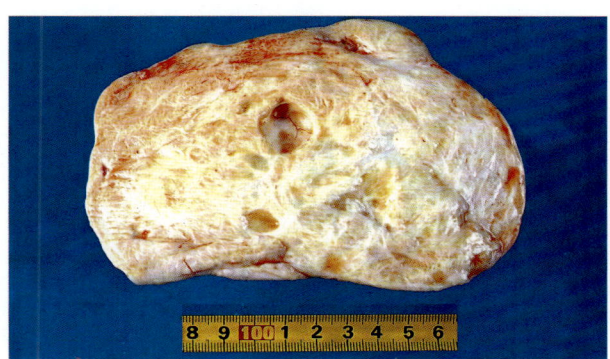

图4-2-1　卵巢纤维瘤：卵巢实性肿瘤，局部囊性变

（2）Brenner瘤（图4-2-2）。

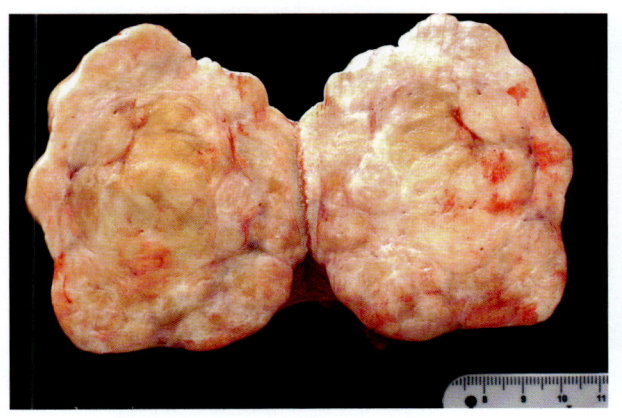

图4-2-2　卵巢Brenner瘤：实性肿瘤，质硬，呈灰白色或黄白色

（3）平滑肌瘤：起源于卵巢和腹膜后的平滑肌瘤极为罕见，腹腔内的平滑肌瘤首先要除外子宫和胃肠道来源。

（4）播散性腹膜平滑肌瘤病：很少见，多发生在生育期女性。腹膜、大网膜散在多发性小瘤。临床上为良性病变，有的报告称其可在几十年后复发。

2. 实性、质软或肉质样，灰白或灰黄色的肿瘤

（1）低级别子宫内膜样间质肿瘤（图4-2-3）。

（2）粒层细胞瘤（图4-2-4，图4-2-5）。

（3）支持-间质细胞瘤（图4-2-6）。

（4）生殖细胞肿瘤：如无性细胞瘤、混合性生殖细胞瘤（图4-2-7，图4-2-8）。

（5）继发性肿瘤，以及其他罕见肿瘤。

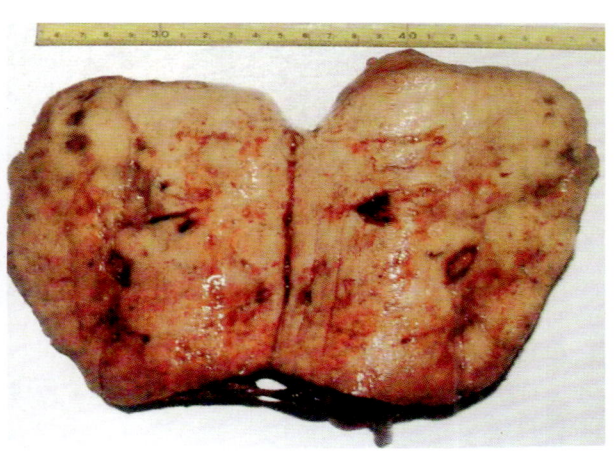

图4-2-3　卵巢子宫内膜样间质肿瘤：实性肿瘤，切面呈淡黄色、棕色或灰白色，质地较细腻

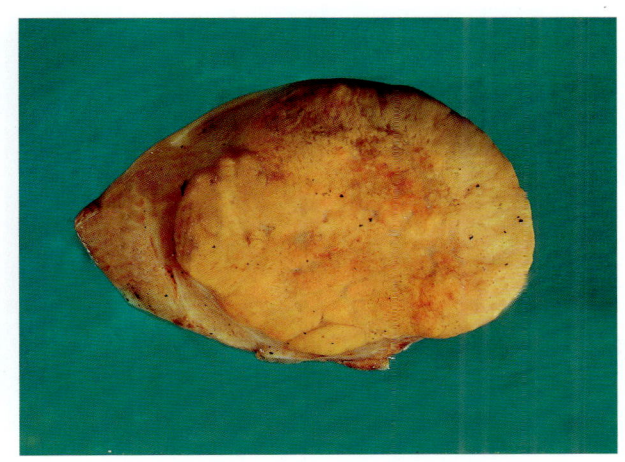

图4-2-4　卵巢粒层细胞瘤：实性肿瘤，表面包膜完整，切面呈淡黄色，均质状，肿瘤周围残存正常卵巢，边界清楚

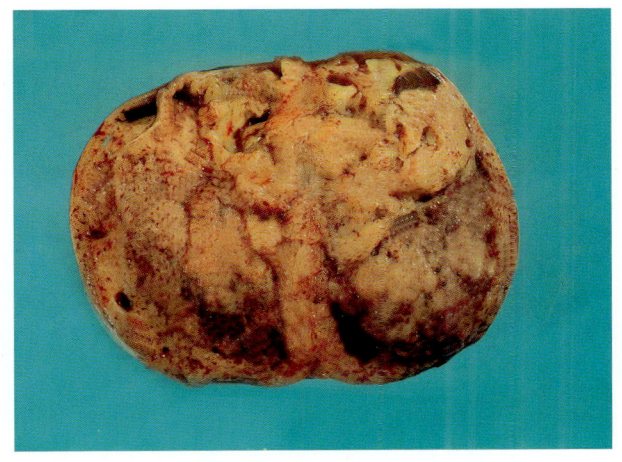

图4-2-5　卵巢粒层细胞瘤：肿瘤切面呈结节状

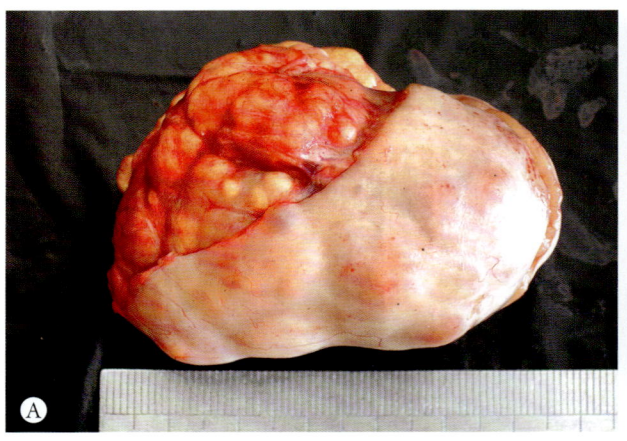
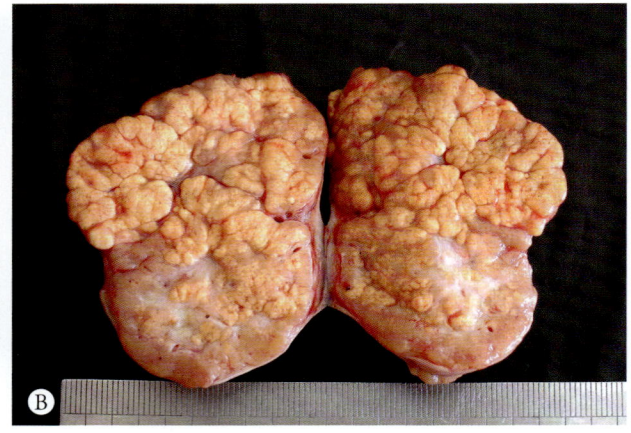

A.肿瘤呈结节状，表面有薄层包膜；B.肿瘤切面呈实性，结节状，灰黄色或灰白色。

图 4-2-6　卵巢支持-间质细胞瘤

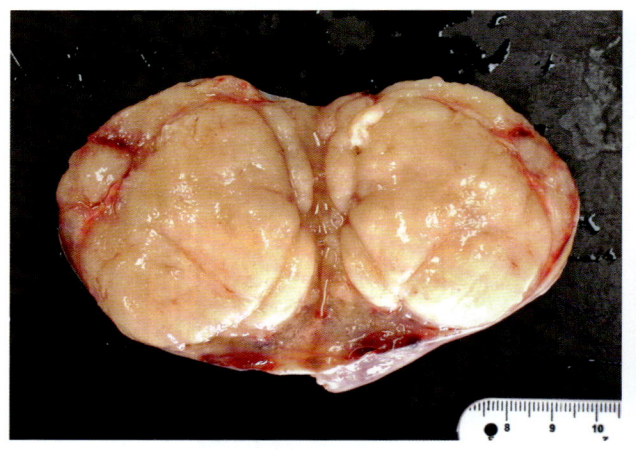

图 4-2-7　卵巢无性细胞瘤：肿瘤切面实性，鱼肉样，呈分叶状，有灶状出血

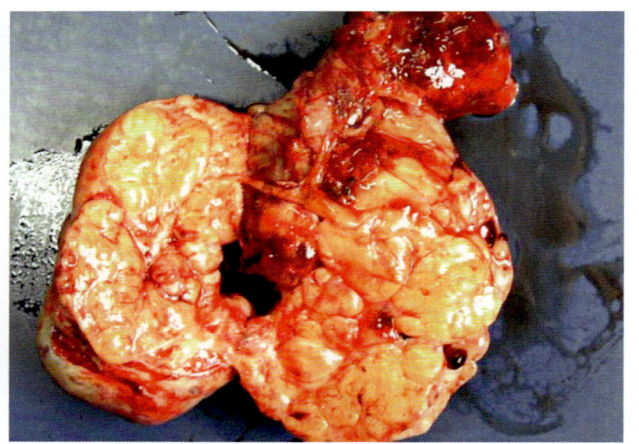

图 4-2-8　卵巢混合性生殖细胞瘤：肿瘤主要为无性细胞瘤区域，局部（上部）为卵黄囊瘤区域

3. 实性、质软，出血坏死的肿瘤

（1）绒毛膜癌：以出血坏死为主要特征，犹如凝血块。

（2）幼年型粒层细胞瘤（图 4-2-9）。

（3）卵黄囊瘤：实性、质脆的肿瘤，呈灰白色与暗红色相间（图 4-2-10）。

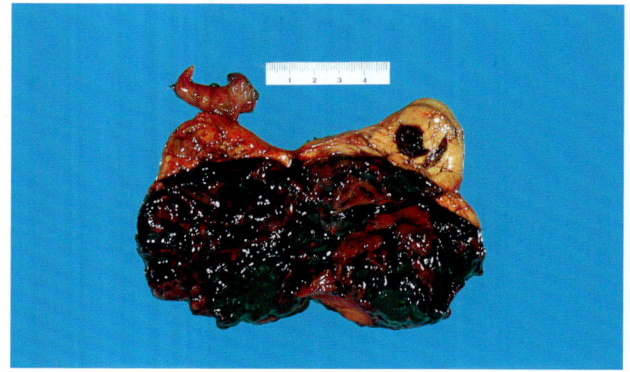

图 4-2-9　卵巢幼年型粒层细胞瘤：肿瘤大部分为囊性，囊内充以血性液体，周围小部分实性肿瘤呈淡黄色

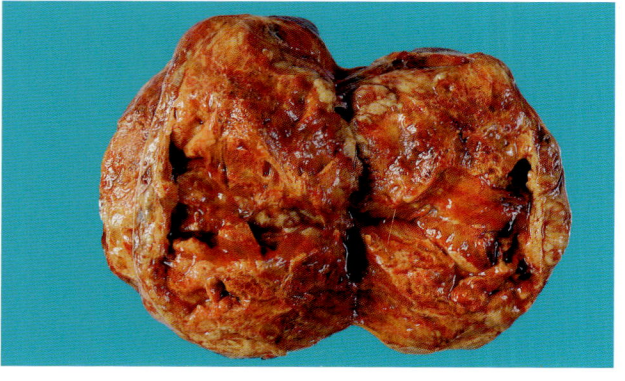

图 4-2-10　卵黄囊瘤：肿瘤呈囊实性，出血坏死明显

第四章 女性生殖系统疾病

4. 黄色的肿瘤

（1）黄素化的卵泡膜瘤（图 4-2-11）、硬化性间质瘤。

（2）支持-间质细胞瘤（图 4-2-12）。

（3）类固醇细胞瘤（图 4-2-13）。

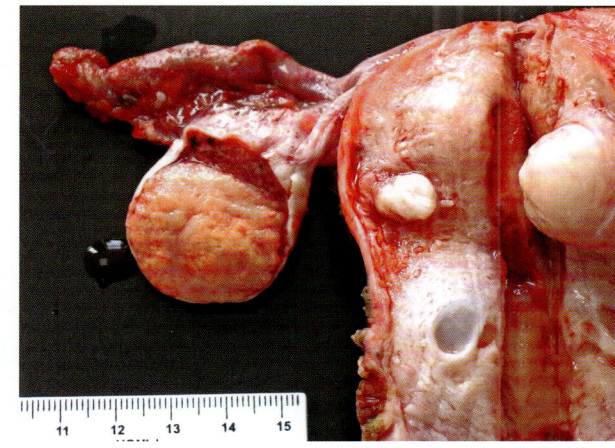

图 4-2-13　卵巢类固醇细胞瘤：肿瘤边界清楚，呈结节状，棕褐色间灰黄色

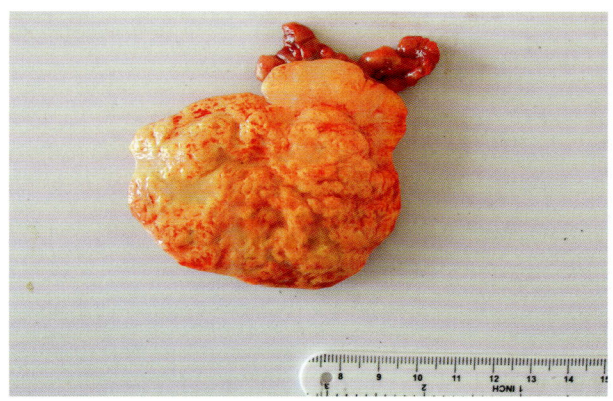

图 4-2-11　卵泡膜瘤：肿瘤切面呈实性，淡黄色

5. 卵巢囊性肿块　完全囊性的肿瘤大部分是良性（据统计约为96%），囊实性肿瘤约69%为恶性，实性肿瘤特别是实性贡脆的肿瘤，一般是恶性上皮性肿瘤。单房壁薄的肿瘤一般不需要做冷冻切片，对于囊壁不规则或增厚者都应做冷冻切片。

（1）子宫内膜异位囊肿的囊腔内常充以暗红色巧克力样黏稠液体。

（2）多房性囊肿，多数是黏液性囊腺瘤（图 4-2-14）。在未经固定的新鲜标本中，切面可能呈现实性肉质样改变，容易误认为恶性肿瘤，经甲醛溶液固定后才出现多房蜂窝样表现。

（3）生理性囊肿，如囊状卵泡、卵泡囊肿或闭锁卵泡、黄体血肿等。

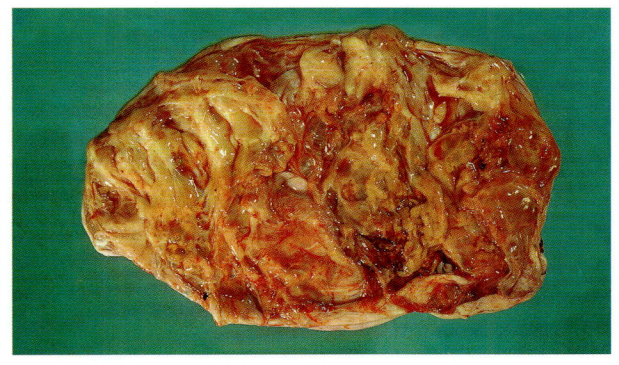

图 4-2-12　卵巢支持-间质细胞瘤：肿瘤呈金黄色

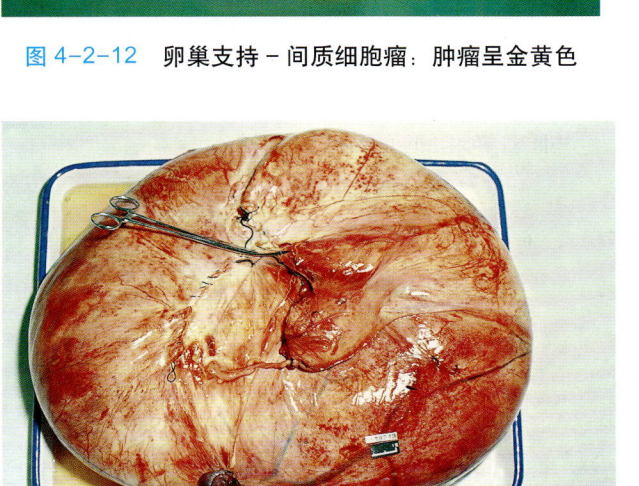

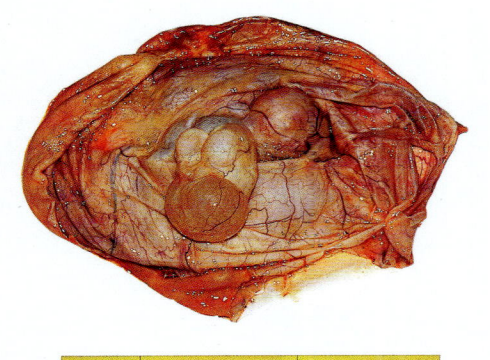

A. 卵巢巨大囊性肿瘤，输卵管在肿瘤表面迂曲盘绕；B. 肿瘤呈多房性。

图 4-2-14　卵巢黏液性囊腺瘤（大体标本）

二、卵巢上皮性肿瘤

上皮性肿瘤是最常见的卵巢肿瘤，包括良性、交界性和恶性3种。组织学上根据肿瘤的上皮形态将其分为浆液性、黏液性、子宫内膜样、透明细胞和移行上皮（Brenner肿瘤）等类型，这些类型可以单独存在，也可以不同程度地混合出现。各型上皮性肿瘤中均有间质成分，当肿瘤中的间质成分相当突出时，又作为组织学亚型（如腺纤维瘤）。

手术中诊断最常见的是浆液性和黏液性囊腺瘤、交界性肿瘤及癌。在女性生殖系统疾病中，冷冻切片的误诊也多见于卵巢肿瘤，尤其是黏液性肿瘤。手术中病理诊断最常见的3个问题是：①交界性肿瘤的诊断，主要是浆液/黏液性交界性肿瘤与浆液/黏液性癌的鉴别；②原发上皮性肿瘤与转移性肿瘤的鉴别；③上皮性肿瘤与性索-间质肿瘤和生殖细胞肿瘤的鉴别。

（一）浆液性肿瘤

浆液性肿瘤占卵巢肿瘤的30%～45%，其中约70%为良性，5%～10%为交界性，20%～25%为癌。

近年来有关卵巢肿瘤的发生机制有重要进展，目前认为，所有卵巢浆液性肿瘤都可能直接或间接来自输卵管上皮。按照发生机制、组织学模式和核的特征可将卵巢浆液性肿瘤分为两大类：一类包括良性肿瘤、交界性肿瘤及低级别浆液性癌（Ⅰ型癌），它们是在卵巢原有病变的基础上逐步发生的，是卵巢原发性肿瘤，但其最初的细胞可能来自输卵管上皮异位（包涵腺体）；另一类为高级别浆液性癌（Ⅱ型癌），主要来自输卵管伞端浆液性肿瘤，实际上是继发性肿瘤。少数情况下，卵巢子宫内膜异位可能继发良性肿瘤、交界性肿瘤或低级别浆液性癌，低级别浆液性癌也偶尔进展为高级别浆液性癌。

1. 良性浆液性肿瘤　由类似输卵管黏膜的上皮细胞组成，冷冻切片诊断通常不困难。主要组织学类型包括浆液性囊腺瘤、浆液性腺纤维瘤和浆液性表面乳头状瘤，其中囊腺瘤最常见，不同类型可以相互组合或混合出现。约15%的肿瘤间质可有砂粒体。

少数浆液性囊腺瘤可以出现局灶非典型性、上皮复层或出芽，但范围要少于10%，这种情况下可能要延迟诊断，待石蜡切片充分取材以除外交界性肿瘤（图4-2-15）。

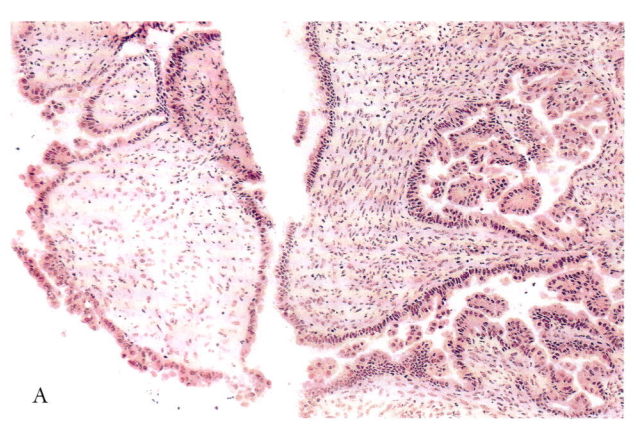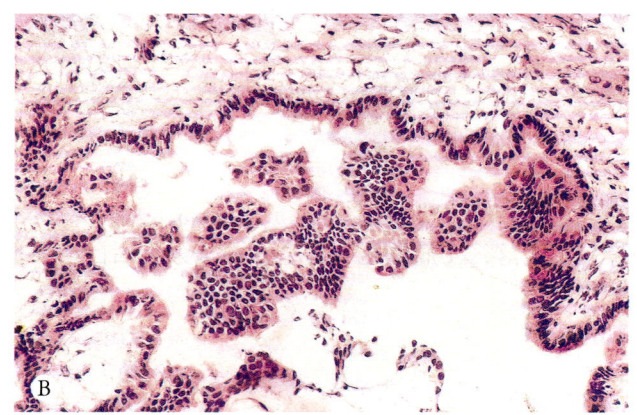

A. 冷冻切片，乳头一侧为良性，一侧为交界性（中倍）；B. 冷冻切片，囊腔内乳头横切面（高倍）。

图 4-2-15　卵巢浆液性囊腺瘤

2. 浆液性交界性肿瘤　具有较宽的形态学谱系，包括普通型与微乳头型两种相对明确的类型，分别位于交界性肿瘤的低端（良性端）和高端（恶性端），它们的临床病理学表现和生物学行为有很大不同。普通型交界性肿瘤的形态接近于良性肿瘤，绝大多数呈良性经过，需要与良性肿瘤鉴别；而微乳头型交界性肿瘤的形态学接近于恶性肿瘤，与肿瘤复发、扩散，甚至死亡相关，需要与恶性肿瘤相鉴别。

(1) 普通型浆液性交界性肿瘤：大体标本与良性囊腺瘤相似，但乳头状突起比良性肿瘤多，呈绒毛状，有的病例见局灶实性区，出血坏死少见。镜下典型表现为复杂的乳头，常常有分支状和锯齿状结构。乳头表面被覆输卵管型上皮细胞，呈复层排列，有异型性，一般为轻到中度，核分裂象少见。肿瘤细胞常呈簇状或出芽状，可见游离的上皮细胞簇，无明显间质浸润（图 4-2-16）。

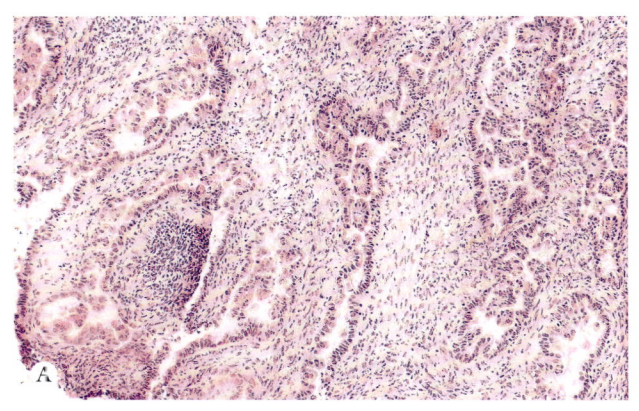
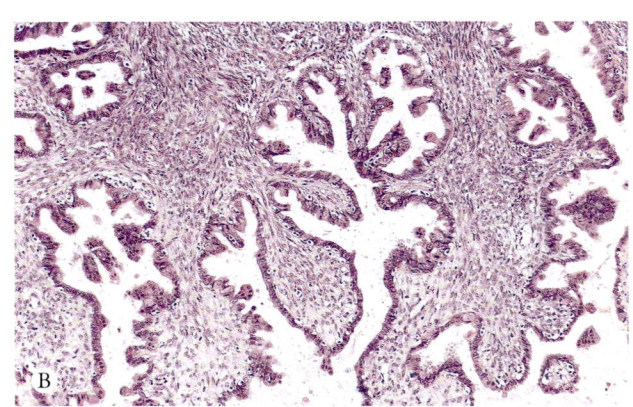
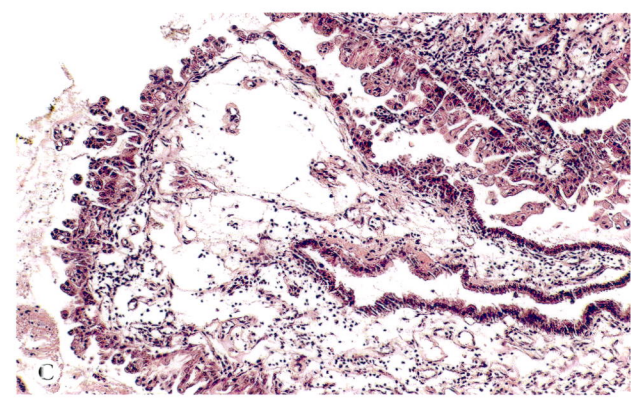

A. 冷冻切片，图示腺体纵切面，乳头在腔内，基底膜完整（中倍）；B. 石蜡切片，上皮簇形成与细乳头结构（中倍）；C. 石蜡切片，乳头间质水肿，表面被覆上皮细胞异型性明显（高倍）。

图 4-2-16　交界性浆液性囊腺瘤

浆液性交界性肿瘤的诊断标准缺乏量化，一般认为在无真正间质浸润的前提下，只要至少满足以下 4 点中的 2 点即可诊断：①乳头状结构；②上皮细胞复层或呈出芽状簇集；③上皮细胞簇从乳头脱落；④瘤细胞有异型性或核分裂活性。

(2) 微乳头型浆液性交界性肿瘤：本瘤的特点是从粗大的没有分支的乳头表面直接分出细长的丝状乳头结构，也可表现为筛状或实性结构（图 4-2-17），如果微乳头或筛状病灶的最大径 ≥ 5 mm，或 > 10% 的肿瘤区域（多个切片），即可诊断微乳头型交界性肿瘤，2014 年版 WHO 女性生殖器官肿瘤分类曾将其称为非浸润性低级别浆液性癌，但 2020 年版 WHO 女性生殖器官肿瘤分类不推荐使用该术语。如果未达到诊断标准，但有怀疑，可告知临床医师，达到警示作用，但需在石蜡切片中多取材仔细排查。

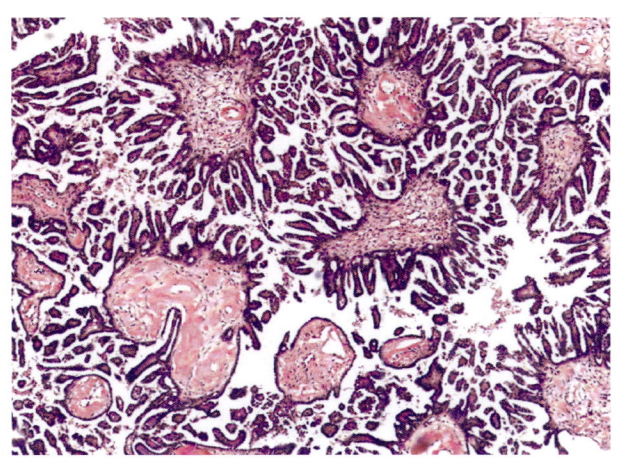

图 4-2-17　卵巢微乳头型交界性囊腺瘤：冷冻切片，丝状微乳头附着于较粗的纤维性凸起处，即"水母头样结构"（中倍）

(3) 浆液性交界性肿瘤伴微浸润：该病变上限以往标准不完全统一。2020 年版 WHO 分类将微浸润定义为单个浸润灶最大径 < 5 mm，可有一个或多个浸润灶。微浸润的组织学特征是在交界性肿瘤上皮附近间质中出现单个细胞或小的细胞簇，胞浆丰富，嗜酸性（图 4-2-18），或透明腔隙内出现小乳头，细胞学类似肿瘤的非浸润成分。在冷冻切片中诊断微浸润很困难，如有怀疑，应该充分取材除外更大的浸润灶，通常要延迟诊断。如果无明确浸润，一般在冷冻切片中不诊断。

（4）浆液性交界性肿瘤伴种植：种植最常发生于腹膜，较少见于腹膜后淋巴结，罕见于腹腔以外。腹膜种植可见于 40% 的交界性浆液性肿瘤，有外生性表面成分的肿瘤更常见。以往将腹膜种植分为非浸润性和浸润性，2014 年版和 2020 年版 WHO 女性生殖器官肿瘤分类将前者称为种植，而将后者称为低级别浆液性癌，两者可单独出现或同时存在于不同的区域。腹膜浸润性种植常伴有卵巢非浸润性微乳头癌，因此，当卵巢交界性肿瘤伴腹膜浸润性种植时，卵巢肿瘤应充分取材，以免遗漏卵巢中的微乳头癌或隐匿性的低级别腺癌。在有明确的浸润性种植时，应该诊断低级别浆液性癌。此外，卵巢外非浸润性种植伴有微乳头型时也应该归入低级别浆液性癌。

非浸润型分为上皮性和促纤维组织增生性两个亚型（图 4-2-19）。在冷冻切片中，非浸润型促纤维组织增生性种植与浆液性癌的鉴别非常困难，可以与临床医师交流，询问其剥离种植灶有无困难，如有困难，高度怀疑浸润性种植（低级别浆液性癌），反之则否。此外，非浸润型上皮性种植还应与输卵管内膜异位相鉴别。

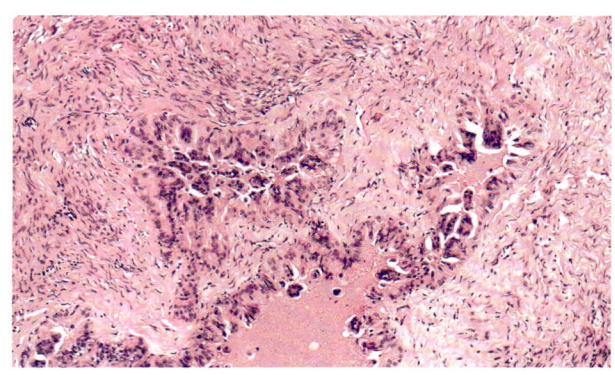

图 4-2-18　交界性浆液性囊腺瘤伴微浸润：石蜡切片示浆液性交界瘤伴微浸润，小团瘤细胞周围有癌性间质反应（中倍）

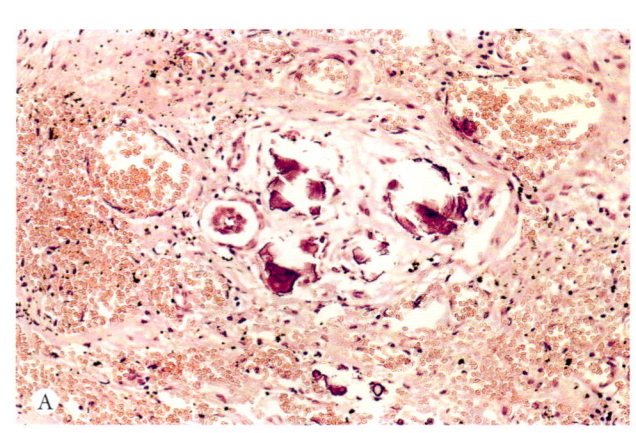
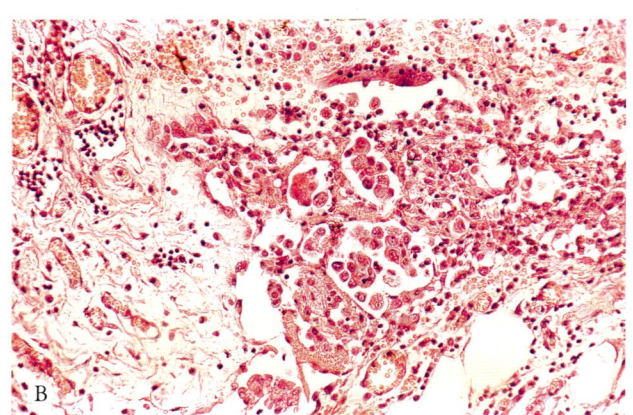

A. 冷冻切片，图示砂粒体结构（高倍）；B. 石蜡切片，图示非浸润型上皮性腹膜种植，小团瘤细胞周围可见间隙（高倍）。

图 4-2-19　卵巢浆液性乳头状交界性肿瘤的腹膜种植

点评

在冷冻切片上对卵巢肿瘤进行鉴别诊断时首先要考虑患者的年龄和肿瘤的大体表现。生育年龄女性或绝经后女性出现复杂的卵巢肿块时，临床医师可能怀疑是恶性肿瘤，然而，这些女性中有 75% 的卵巢病变是良性的。

交界性肿瘤是病理医师在显微镜下做出的诊断。长期以来，由于病理医师对交界性肿瘤有不同的理解，诊断标准的掌握不一致，在实际工作中会出现诊断意见的不同，冷冻切片诊断与石蜡切片诊断不完全符合的情况屡有发生。因此，对于交界性肿瘤的认识和诊断标准的掌握十分重要。

由于交界性肿瘤常含有良性区域，如果是大的囊性肿物，需要仔细检查囊内含物的颜色和黏稠度、囊壁厚度及囊内有无实性病灶。在术中取材有限，难以确定是否为癌浸润或上皮的内翻，报告时要留有余地，待石蜡切片多处取材检查以排除恶性。对于未婚、未孕女性或需要保留生育功能的女性，手术中诊断交界性肿瘤涉及临床是否要切除子宫时，更要谨慎。

3. 浆液性癌　卵巢浆液性癌是一组异质性肿瘤，包括不同起源的两大类别，分别称为低级别浆液性癌和高级别浆液性癌，两者的鉴别主要根据肿瘤细胞核的异型性和核分裂象计数（图 4-2-20 ～ 图 4-2-24）。低级别浆液性癌与高级别浆液性癌的临床表现和病理形态有很大不同，见表 4-2-3。

表 4-2-3　低级别浆液性癌与高级别浆液性癌的临床病理特征

特征	低级别浆液性癌	高级别浆液性癌
平均年龄	45 ～ 57 岁	55 ～ 65 岁
双侧发生	75% 左右	84%
生长方式	通常为微乳头或小的、相对一致的细胞巢，少数可见大乳头或其他形态	大小不等的不规则乳头、裂隙样腺体、移行细胞样（SET）型，偶见微乳头
细胞大小	一致	不一致
细胞核	低级别	高级别（大小相差 3 倍以上）
核分裂指数	低，≤ 5 个 /mm^2	高，＞ 5 个 /mm^2
坏死	无	常见

5 个 /mm^2 = 12 个 /10HPF（直径 0.55 mm）。

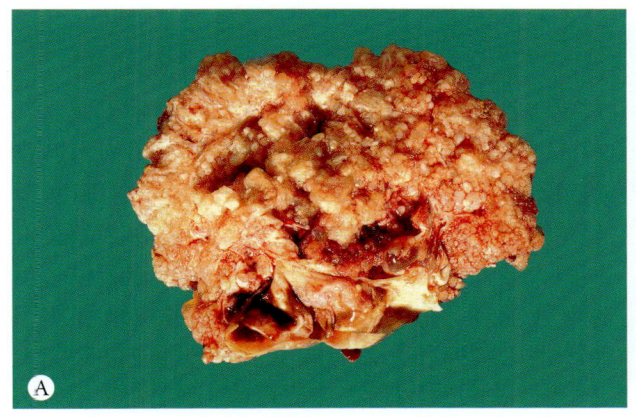

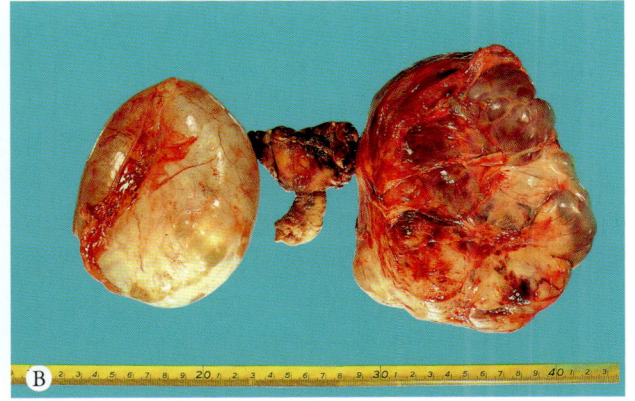

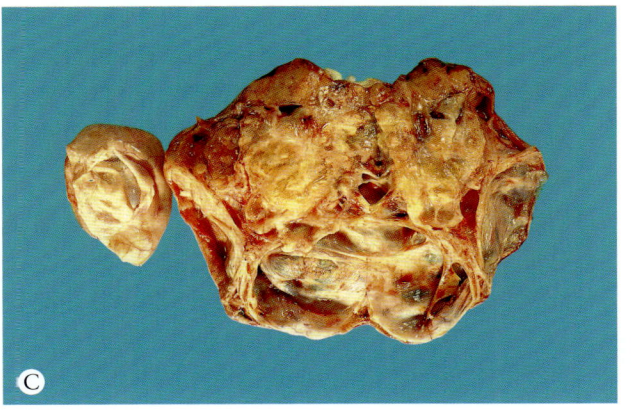

A. 卵巢实性乳头状肿瘤；B. 双侧卵巢浆液性囊腺癌表面观；C. 卵巢浆液性囊腺癌切面。

图 4-2-20　卵巢浆液性囊腺癌（大体标本）

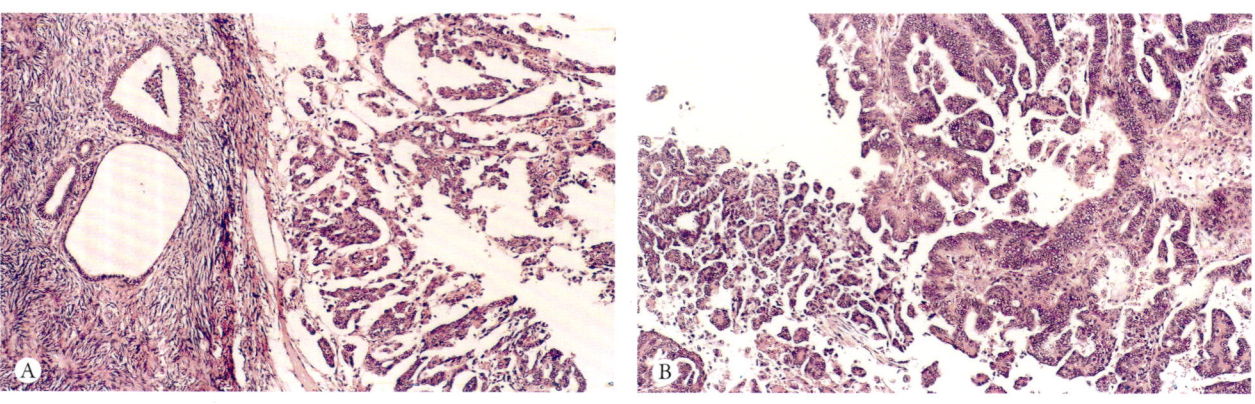

A.石蜡切片，一侧为正常卵巢，表面癌组织呈乳头状外向生长（中倍）；B.石蜡切片，癌组织呈不规则细乳头结构（高倍）。

图4-2-21　卵巢表面低级别浆液性癌

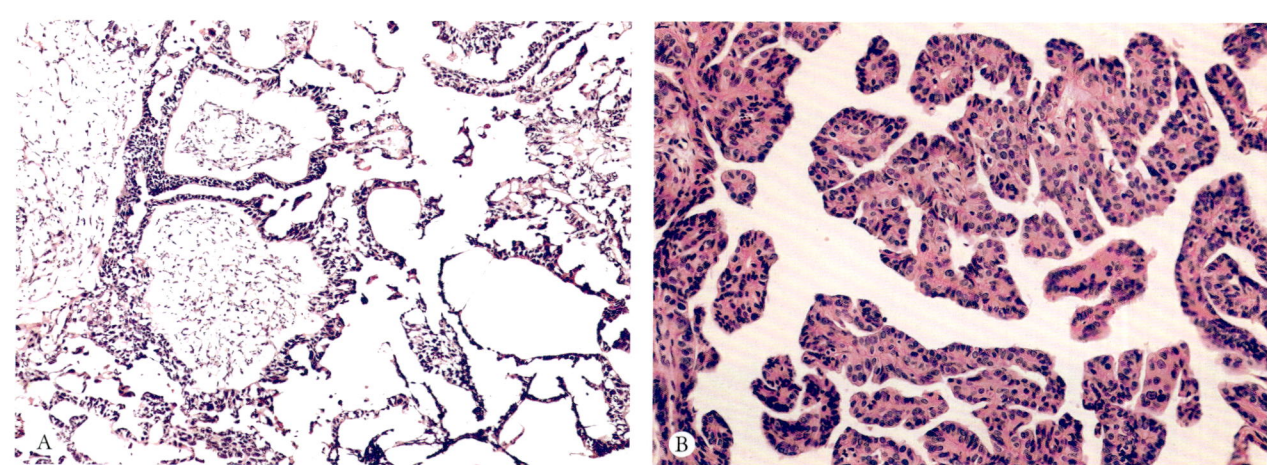

A.冷冻切片，图示粗乳头和微乳头结构（中倍）；B.石蜡切片，图示微乳头结构（高倍）。

图4-2-22　卵巢低级别浆液性癌

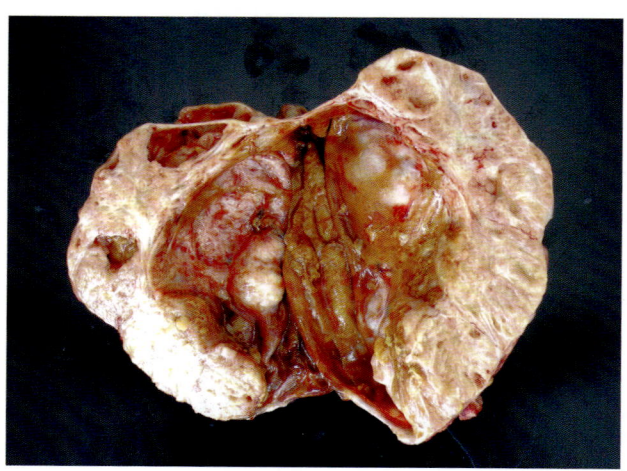

图4-2-23　卵巢高级别浆液性癌大体标本：肿瘤呈囊实性，实性区质脆，灰白色

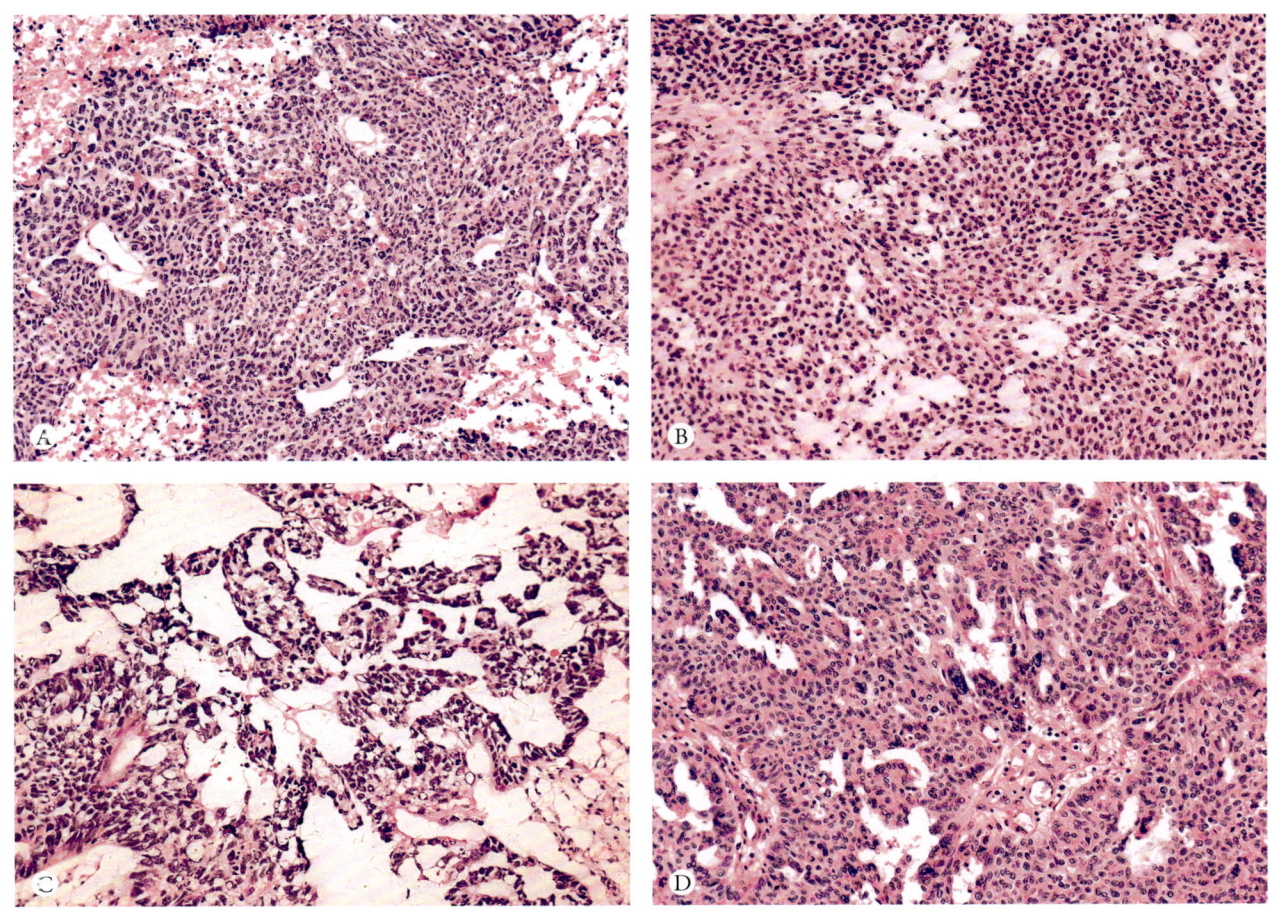

A. 冷冻切片，图示实性或裂隙样空隙；B. 冷冻切片，图示实性或微囊结构（高倍）；C. 冷冻切片，图示筛状和乳头状结构（高倍）；D. 石蜡切片，图示高级别癌细胞核异型性明显。

图 4-2-24　卵巢高级别浆液性癌的形态特征

点评

随着对浆液性癌研究的深入，人们认识到绝大多数卵巢高级别癌显示了浆液性分化，即使这些成分在肿瘤中只占较少部分，也应该认为是高级别浆液性癌，而不是混合型浆液性/内膜样或浆液性/未分化型。

另外，在盆腔浆液性癌中，依照经典标准诊断的卵巢和腹膜浆液性癌，实际上有共同的来源，即大多数来自输卵管浆液性病变。在对盆腔浆液性癌的日常诊断中，应常规对输卵管伞端进行全面检查，寻找与浆液性癌有关的早期和前驱病变。若在输卵管内发现上皮内癌，无论有无浸润，均诊断为输卵管来源的浆液性癌。

大部分浆液性癌发现时已为晚期，卵巢、腹膜和输卵管等部位均被累及，无法判断肿瘤的原发部位。这不会对患者有太大影响，因为无论原发部位在哪里，其治疗和预后都相似。

（二）黏液性肿瘤

卵巢黏液性肿瘤占卵巢肿瘤的 12%～15%，其中约 80% 为良性，其余的大部分为交界性，黏液性癌在原发性卵巢癌中不足 5%。临床上，卵巢黏液性肿瘤有时具有内分泌表现，多数是由于邻近肿瘤的卵巢间质分泌类固醇激素所致。

黏液性肿瘤是卵巢肿瘤中体积最大的，尤其是交界性肿瘤，直径常达 15～30 cm，重量常 ≥ 4000 g。组织学突出特点是肿瘤分化的异质性，在交界性肿瘤和腺癌中，良性、交界性和（或）恶性成分经常出现在同一肿瘤的不同区域。广泛取材对于准确诊断非常重要，尤其是结节区和实性区。由于手术中难以充分取材，因此，与其他类型卵巢肿瘤相比，黏液性交界性肿瘤和腺癌冷冻切片诊断的准确率较低，通常是低诊断。

良性黏液性肿瘤与黏液性交界性肿瘤的区分主要依据组织结构复杂程度和上皮细胞的增生程度，浸润性癌的诊断需要有间质浸润。

1. 良性黏液性肿瘤　包括黏液性囊腺瘤（图4-2-25）、黏液性腺纤维瘤和黏液性囊腺纤维瘤，冷冻切片诊断通常不困难。黏液性肿瘤中常见腺体或囊腔破裂，形成黏液性肉芽肿，应该注意与卵巢假黏液瘤和间质微浸润相鉴别。少数黏液性囊腺瘤可以出现局灶非典型性，但范围要少于10%，这种情况下可能要延迟诊断，待石蜡切片充分取材以除外交界性肿瘤。大约25%的病例最终诊断结果由良性肿瘤变为交界性肿瘤。

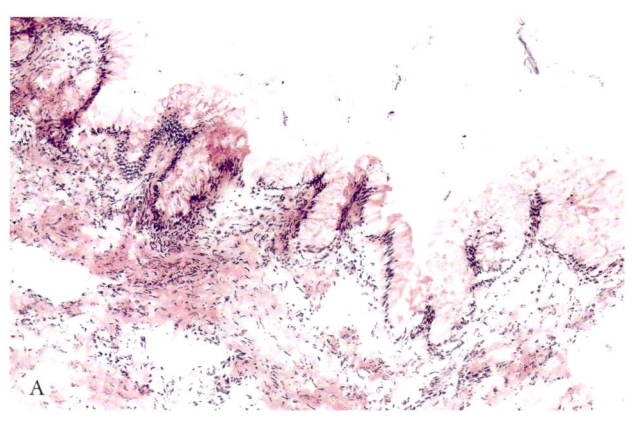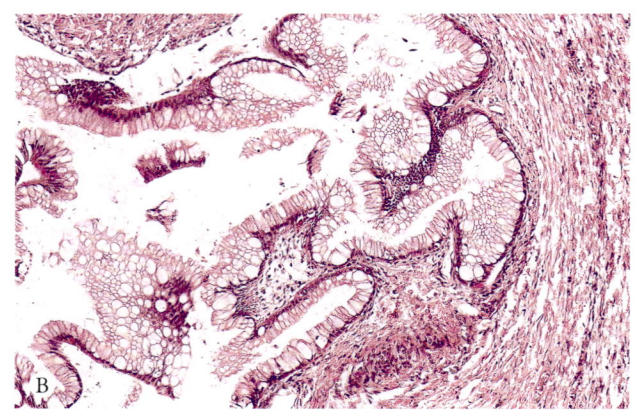

A. 冷冻切片，图示高柱状黏液上皮（中倍）；B. 石蜡切片，图示高柱状黏液上皮（中倍）。

图 4-2-25　卵巢黏液性囊腺瘤

2. 黏液性交界性肿瘤　其定义与浆液性交界性肿瘤相同，即肿瘤上皮增生程度超过良性肿瘤，但不伴有间质浸润。大体特征与良性黏液性肿瘤和恶性黏液性肿瘤外观很难区别。绝大多数为单侧性，体积较大，直径平均为19 cm，通常为囊性，多房，囊壁较光滑，囊内充满黏液（图4-2-26）。黏液性交界性肿瘤由大小不等的囊和腺体组成，被覆复层胃肠型黏液上皮，细胞为1～3层（通常少于4层）。囊内上皮呈簇状、绒毛腺样或纤细的乳头状，乳头可以有少量分支。核有轻到中度异型性，核分裂易见（图4-2-27）。无间质浸润或伴有微浸润。偶尔，间质出现黏液池，形成卵巢假黏液瘤或黏液肉芽肿。

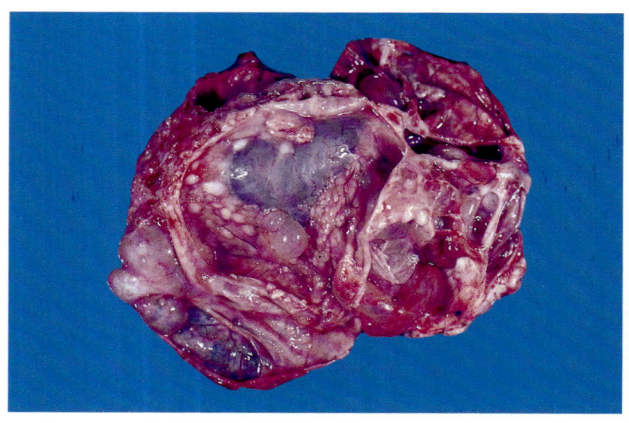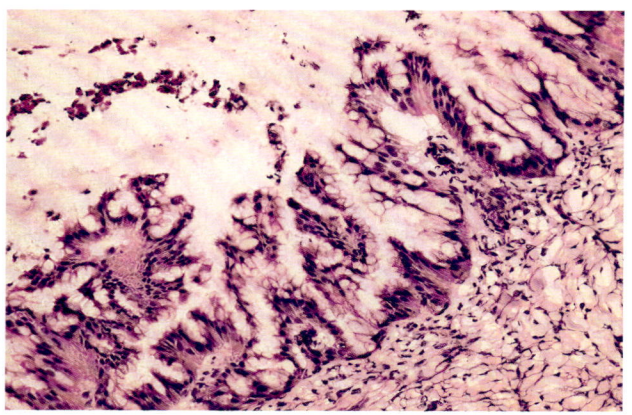

图 4-2-26　卵巢黏液性交界性囊腺瘤：肿瘤呈囊性，多房

图 4-2-27　卵巢黏液性交界性肿瘤：冷冻切片，腺体内衬复层黏液上皮，局部拥挤（高倍）

10%～25%的黏液性交界性肿瘤伴有上皮内癌，是指黏液性交界性肿瘤中局部区域显示癌的细胞学特征，但无间质浸润（图4-2-28），病变多为局灶性，可以很微小，也可以较明显。尽管不同的研究中其诊断标准稍有不一致，但均认为有重度细胞异型性的非浸润性肿瘤为上皮内癌。此外，肿瘤中通常有明显细胞复层，并在腺腔内呈实性、乳头状或筛状结构以及缺乏间质的细胞性乳头，核分裂象相对增多。但是，如果仅有上述生长方式，而无重度细胞异型性，不应视为上皮内癌。伴有或不伴有上皮内癌的黏液性交界性肿瘤在预后方面并无区别，但对于伴有上皮内癌者，要充分取材，以除外浸润癌，这在冷冻切片诊断时难以做到，通常要延迟诊断。

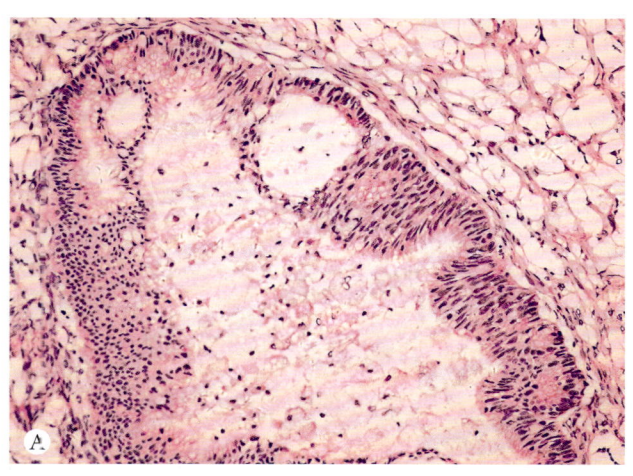 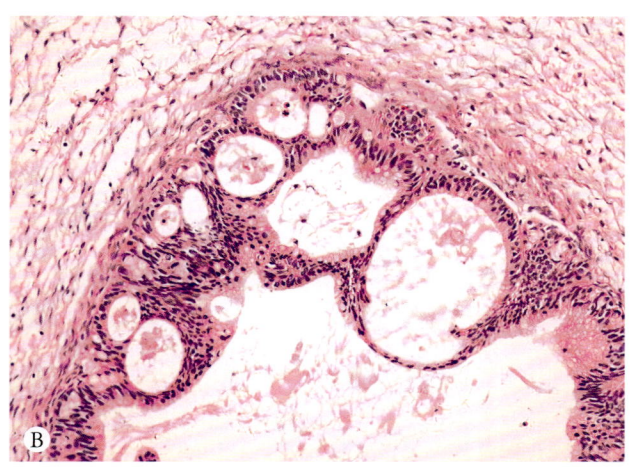

A. 冷冻切片，图右侧为上皮内癌，细胞具有显著异型性（高倍）；B. 石蜡切片（高倍）。

图4-2-28 卵巢黏液性交界性肿瘤伴上皮内癌

约10%的黏液性交界性肿瘤有间质微浸润。浸润灶有一个或多个，每个浸润灶的最大径均＜5mm。微浸润的组织学特征：①不规则腺体伴成纤维细胞性或水肿性间质；②间质内小的肿瘤细胞巢混有细胞外黏液；③透明腔隙内孤立的瘤细胞或微小的细胞巢。符合上述任何一项即可诊断。在冷冻切片中诊断微浸润有一定困难，应该充分取材除外更大的浸润灶，通常要延迟诊断。另外，肿瘤性腺体破裂形成黏液肉芽肿时，溢入间质内的黏液常含有肿瘤性上皮，容易误诊为微浸润。

3. 黏液性癌　卵巢原发黏液性癌很少见，所以对黏液性癌诊断原则是先排除转移癌可能，然后考虑原发癌。转移性黏液腺癌常累及双侧卵巢，大小一般＜10cm，通常＜5cm，常伴有腹膜假黏液瘤；而原发黏液性癌多为单侧性，通常＞10cm，很少伴有腹膜假黏液瘤。按上述原则判断，依据大体形态特征可正确判断75%的病例。

原发黏液性癌一般为大的多房性囊性肿瘤，内含黏液。常有乳头状突起、结节或实性区及灶状出血、坏死（图4-2-29）。卵巢黏液性癌按其分化程度不同，镜下所见相差很大，约80%的癌中同时可见交界性或良性囊腺瘤的成分，仅有20%的肿瘤全部由恶性成分组成。肿瘤的间质浸润＞5mm。高分化黏液性癌富含黏液，仅从细胞学难以辨认是恶性肿瘤细胞，必须根据浸润性生长方式（图4-2-30）来判断。低分化黏液性癌恶性程度高，胞质含黏液较少，胞质红染而不透亮，在冷冻切片诊断中是有价值的形态学指征（图4-2-31）。

目前按间质浸润的方式，将黏液性癌分为浸润型和膨胀（浸润）型（图4-2-32）。浸润型表现为单个细胞、细胞簇或不规则腺体浸润于间质中，常伴有促纤维组织增生性间质反应。膨胀型是以腺体拥挤融合和间质消失为特征的侵袭方式，表现为腺体内生性增生融合，呈背靠背、筛状结构或迷宫样结构，推挤间质，以致间质消失或接近消失，肿瘤与周围组织有边界。膨胀型者预后好于浸润型，但有少数例外。

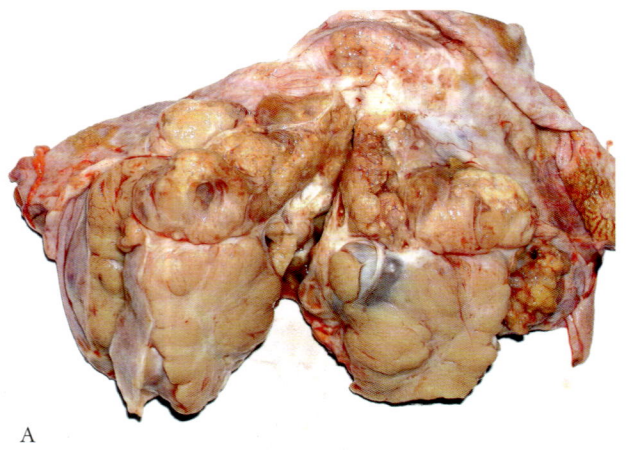
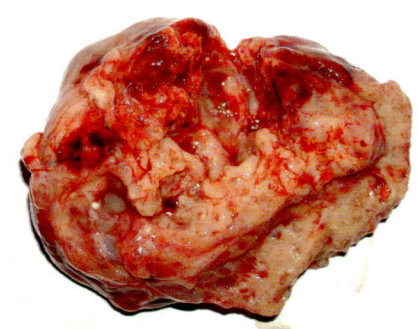

A.囊内见多个乳头状突起或实性结节；B.肿瘤局部有出血坏死。

图 4-2-29　卵巢黏液性囊腺癌（大体标本）

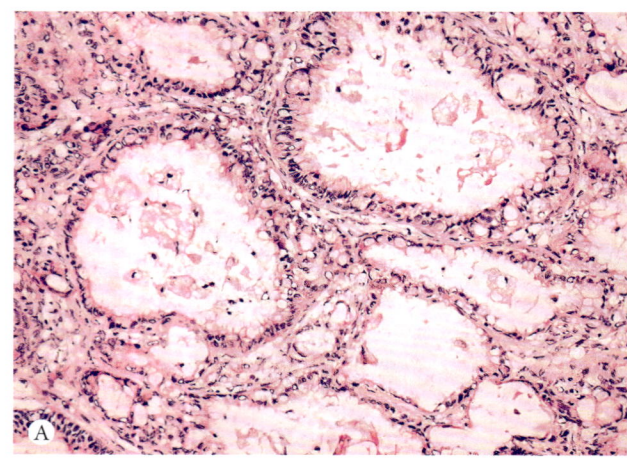
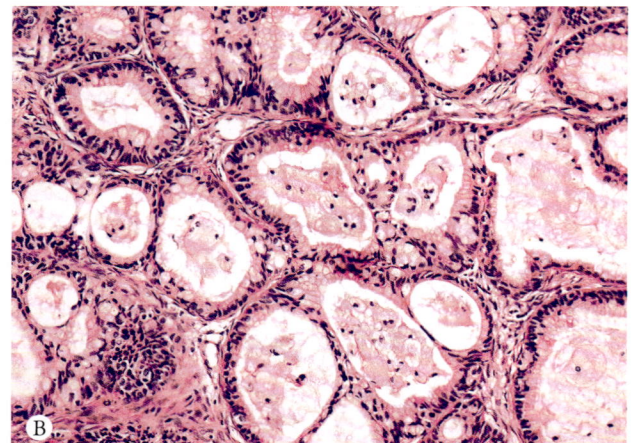

A.冷冻切片（高倍）；B.石蜡切片，细胞形态似良性或交界性（高倍）。

图 4-2-30　卵巢高分化黏液性癌

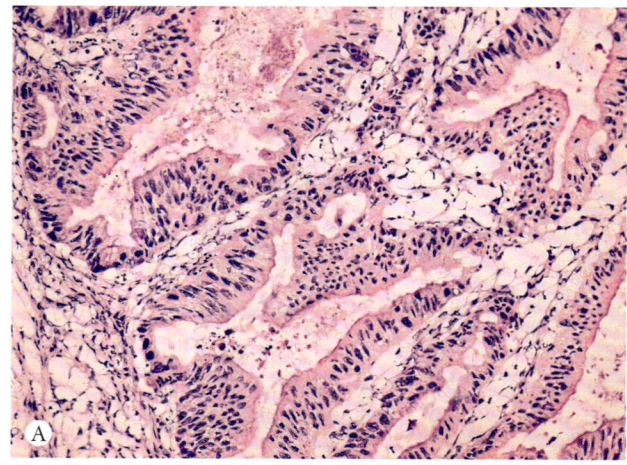
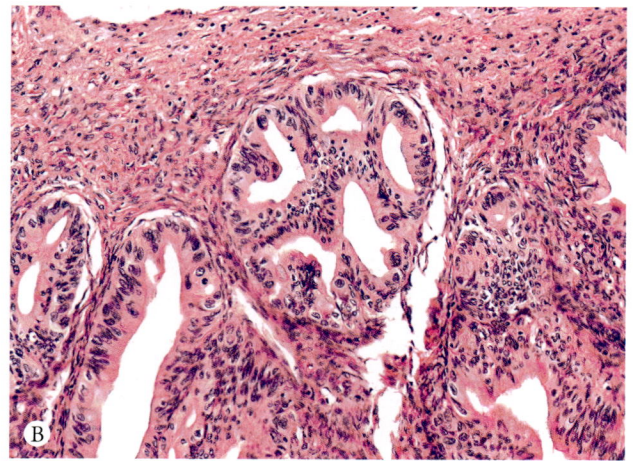

A.冷冻切片，细胞异型性明显，胞质黏液较少，核复层，类似宫内膜样癌（高倍）；B.石蜡切片，图示肿瘤呈浸润性生长（高倍）。

图 4-2-31　卵巢低分化黏液性癌

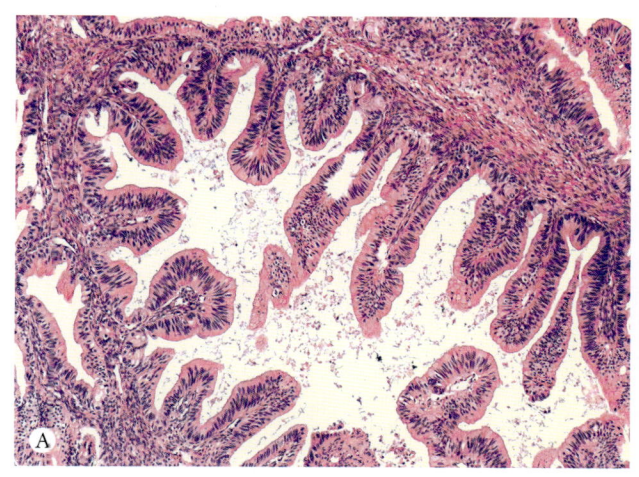 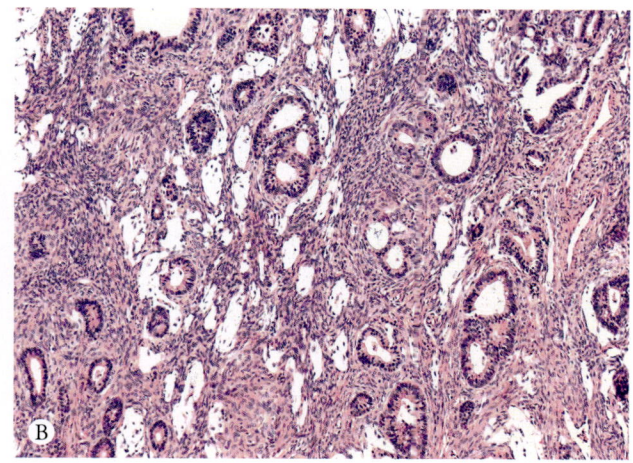

A. 膨胀型：恶性腺体背靠背，并形成乳头状结构（高倍）；B. 浸润型：恶性腺体在间质中浸润，周围有纤维组织增生性反应（中倍）。

图 4-2-32 卵巢黏液性癌（石蜡切片）

4. 黏液性肿瘤的特殊问题

（1）黏液性肿瘤的附壁结节：良性、交界性和恶性黏液性肿瘤均可伴有附壁结节，结节可以是良性、恶性或两者混合，绝大多数属于良性反应性改变。大体表现为在囊壁上出现明显突向囊腔的结节，可单个或多个，通常大小为 2～5cm，蒂部较宽。切面呈黄色、粉红色、灰红色或红色，质地偏细腻，可有出血坏死。组织学上附壁结节有以下类型：肉瘤样结节、间变性癌、肉瘤、癌肉瘤、混合性肿瘤、平滑肌瘤等。在冷冻切片中要对囊壁和附壁结节分别取材，并按部位分别报告。

（2）伴腹膜假黏液瘤：在少数情况下，如破裂后的卵巢黏液性肿瘤伴腹膜假黏液瘤，详见本章第八节腹膜相关疾病内容。

点评

卵巢交界性肿瘤和癌有时难以鉴别，尤其是浆液性肿瘤和黏液性肿瘤，主要困难在于有无明显的间质浸润。对于囊性肿瘤，所有的囊腔都要剖开进行肉眼检查，用于做冷冻切片的组织应从实性区取材，并避开坏死区。在实性区域最有可能存在癌性病变。在黏液性肿瘤中，实性结节中可能存在高级别恶性肿瘤，最常见的是间变性癌。如果肿瘤主要呈乳头状结构，应该在乳头融合的区域取材，显微镜下检查发现明显的间质浸润时可以诊断为癌。同时，细胞明显恶性或弥漫性生长时，也可诊断为癌。由于这些肿瘤需要广泛取材才能做出准确诊断，手术中无法明确诊断时，冷冻切片可以诊断为"考虑交界性肿瘤，或黏液性肿瘤性质待石蜡切片"。细胞学异型性的评估具有主观性，如果出现冷冻假象，可能会误诊为癌。因此，在缺乏间质浸润时，仅仅依靠细胞学异型性诊断恶性肿瘤是不可靠的。

很多非黏液性肿瘤含有黏液上皮（表 4-2-4），有些肿瘤黏液上皮占明显优势，以致掩盖肿瘤的性质，尤其是 Brenner 瘤和伴有异源性成分的 Sertoli-Leydig 细胞瘤，在冷冻切片中鉴别困难，常常以倾向性诊断发报告。

转移性黏液癌的大体和镜下表现多种多样，有的类似于原发性黏液癌，有的酷似良性或交界性肿瘤，充分取材可能发现诊断线索。提示转移癌的特征是：双侧发生、肿瘤较小、表面种植、异质性结节、血管浸润及明显的卵巢外病变（详见本章第二节卵巢转移性肿瘤相关内容）。

表 4-2-4　含有黏液上皮的卵巢肿瘤

原发性肿瘤
　　肠型和子宫内膜样囊性肿瘤
　　伴有黏液性成分的混合细胞性上皮性肿瘤
　　黏液性类癌
　　畸胎瘤
　　伴有异源性成分的 Sertoli-Leydig 细胞瘤
　　高钙血症型小细胞癌
　　Brenner 瘤
转移性肿瘤
　　发生于女性生殖道其他部位的黏液性癌
　　来自结肠、阑尾、小肠、胃、胰、胆管、膀胱和脐尿管的黏液性癌
　　来自阑尾的低级别黏液性肿瘤
　　黏液性类癌

（三）子宫内膜样肿瘤

卵巢子宫内膜样肿瘤常合并盆腔或卵巢子宫内膜异位，一些肿瘤可见两者的移行。良性及交界性子宫内膜样肿瘤主要呈腺纤维瘤结构（图 4-2-33）。交界性内膜样肿瘤尚没有明确的诊断标准，在实践中可以参照子宫内膜非典型增生的标准进行诊断。恶性者组织学类似于子宫的内膜样腺癌。

卵巢子宫内膜样癌大体标本多数为囊实性，有的类似于囊腺瘤的表现，似良性，在冷冻切片取材时需注意（图 4-2-34）。

很多肿瘤中可以出现子宫内膜样腺体结构（表 4-2-5）。术中诊断有两种情况容易误诊：一种是高分化内膜样癌；另一种是微腺型腺癌，有时与性索-间质肿瘤，特别是粒层细胞瘤或支持细胞瘤相似（图 4-2-35）。它们都可以出现索状和小梁状结构，腺体可能类似支持细胞小管，核可能有核沟，可以伴有间质黄素化。内膜样癌多

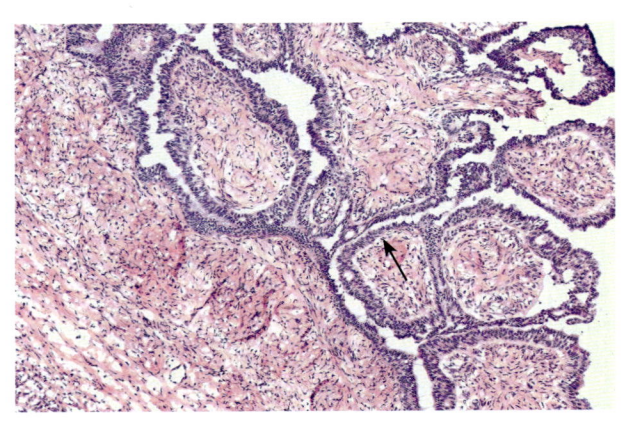

冷冻切片，图示粗大乳头，被覆上皮类似子宫内膜不典型增生腺体，在上皮与间质纤维之间有无细胞区（箭头所示，中倍）。

图 4-2-33　卵巢交界性宫内膜样腺纤维瘤

发生在 50 岁以上，出现鳞化有助于鉴别。腺腔内黏液在冷冻切片中很难识别，但如果存在的话，倾向是子宫内膜样癌。取材时要特别注意识别囊性区，因为这些区域可能出现子宫内膜异位病灶。

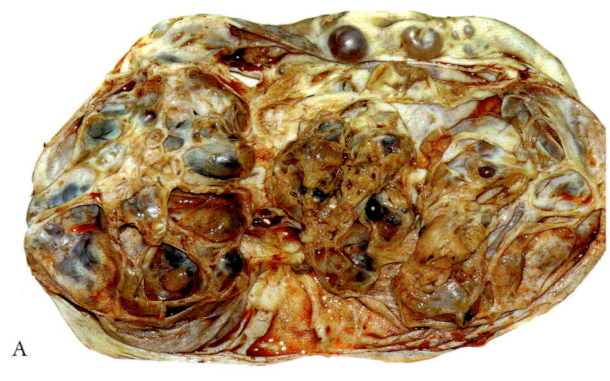

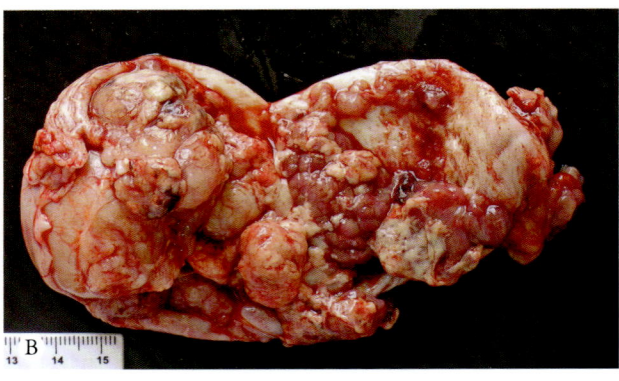

A. 肿瘤呈多房性；B. 囊内可见结节性或乳头状突起。

图 4-2-34　卵巢子宫内膜样癌（大体标本）

表 4-2-5　可能出现子宫内膜样腺体结构的卵巢肿瘤

原发性肿瘤
　　子宫内膜样癌
　　黏液稀少的黏液性腺癌
　　子宫内膜样卵黄囊瘤
　　Sertoli-Leydig 细胞瘤
　　Wolff 管来源的肿瘤
　　室管膜瘤
转移性肿瘤
　　发生在女性生殖道其他部位或子宫内膜异位症的子宫内膜样癌
　　典型和透明细胞性肠腺癌
　　胃肠道和其他部位，胰、胆道腺癌
　　来源于其他部位黏液稀少的黏液腺癌
　　乳腺癌

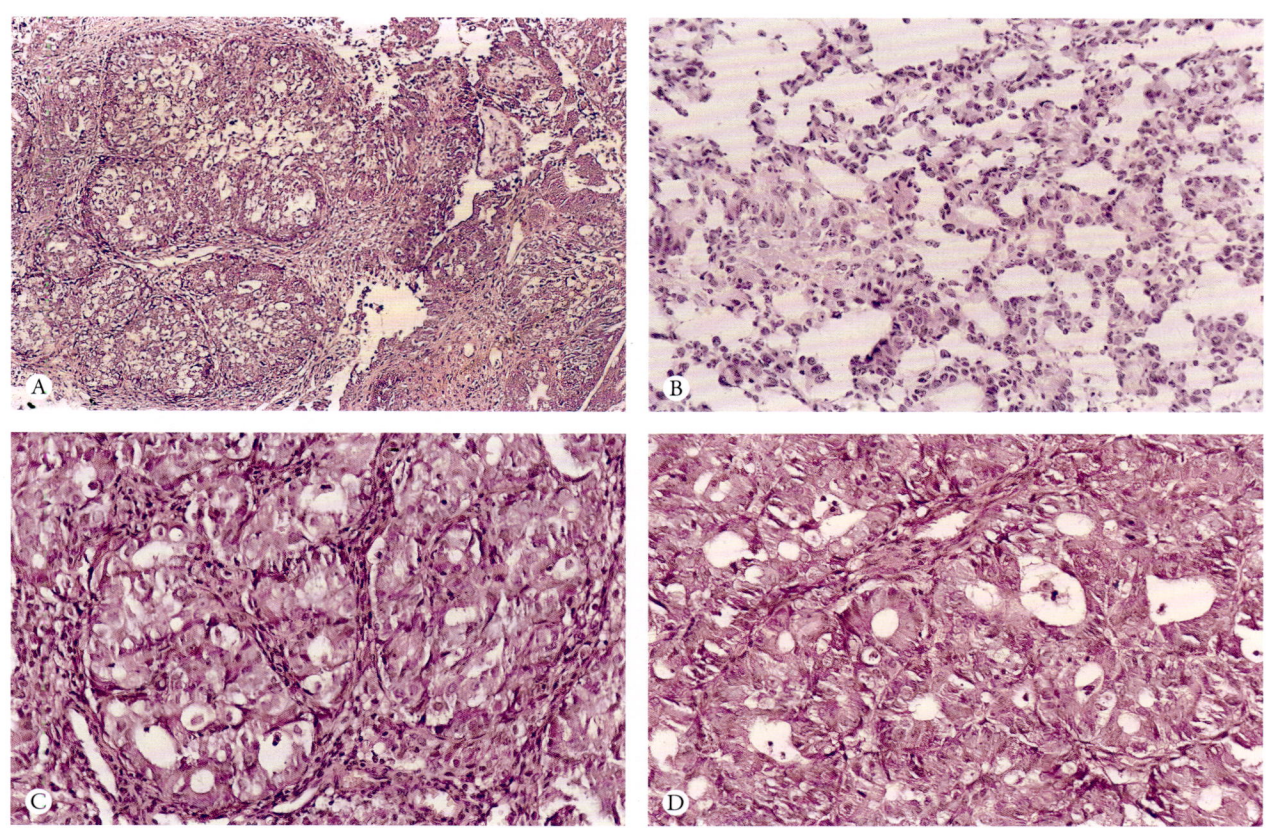

A. 冷冻切片，图示小腔隙结构，相似"菊形团"结构（中倍）；B 为图 A 的局部放大（高倍）；C. 石蜡切片，图示小腔隙结构（高倍）；D 为图 C 的局部放大（高倍）。

图 4-2-35　卵巢子宫内膜样癌（微腺型）

（四）透明细胞肿瘤

1. 良性透明细胞肿瘤　罕见，主要表现为腺纤维瘤，小管或小囊衬覆单层透明细胞和"鞋钉"样细胞，上皮和间质均无细胞非典型性和核分裂。

2. 交界性透明细胞肿瘤　不足卵巢交界性肿瘤的 1%。组织学形态类似于良性透明细胞腺纤维瘤，但腺体数量明显增多。小管或小囊衬覆细胞偶可复层，突向腔内或形成小的实性细胞团，可有轻到中度非典型性，核分裂象可达3个/10HPF（图4-2-36）。当肿瘤中腺体明显增多并有实性细胞团和乳头状结构时，要考虑间质浸润的可能。由于理论上缺乏透明细胞癌和交界性透明细胞肿瘤之间腺体数量的界定，在石蜡切片和冷冻切片上二者均难以区别，在这种情况下，建议用倾向性诊断。这在术中诊断很有用，有利于及时做合理的分期手术，并进一步确定恶性特征。在少数情况下，内膜异位囊肿可见胞质透明的非典型细胞，有时与交界性透明细胞肿瘤很难鉴别，手术中只能是倾向性诊断。

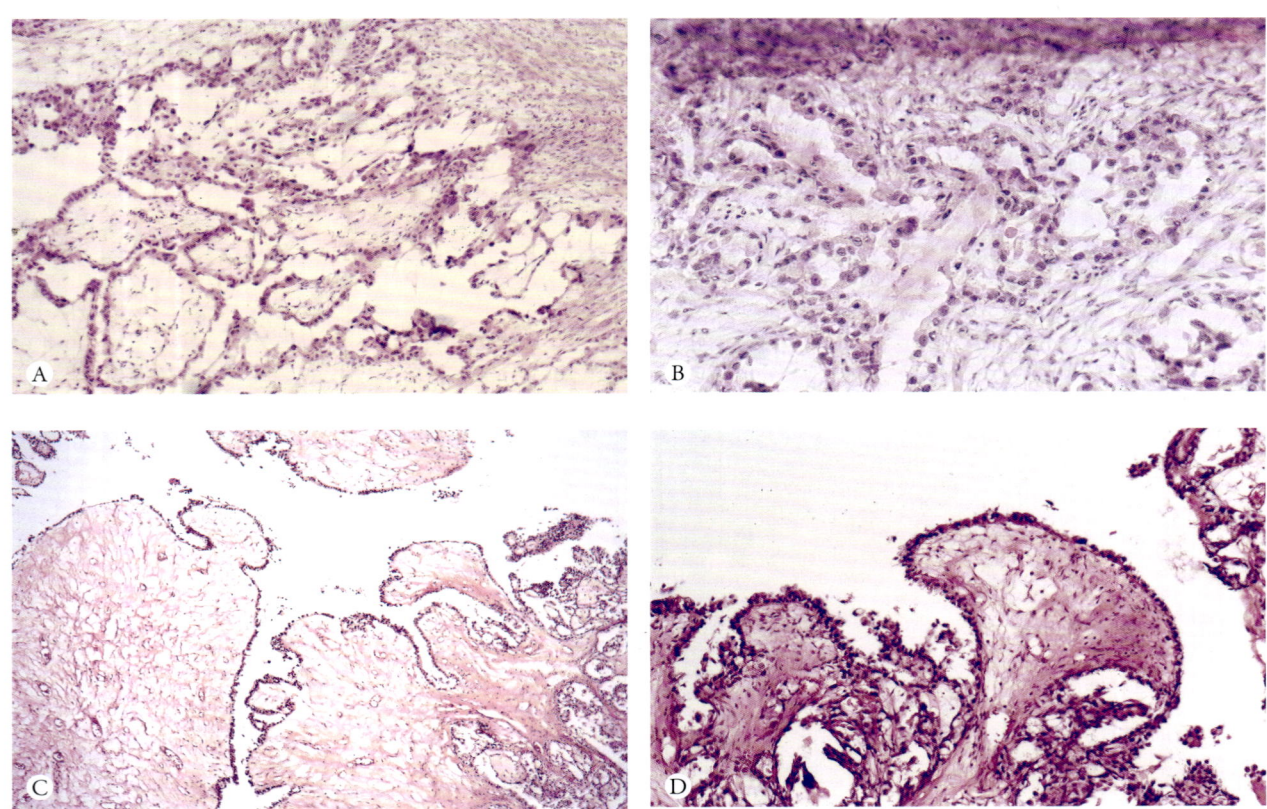

A. 冷冻切片，腺纤维瘤乳头表面被覆"鞋钉"样细胞（中倍）；B. 冷冻切片，图示"鞋钉"样细胞（高倍）；C. 石蜡切片，图示腺纤维瘤表面乳头结构（中倍）；D. 石蜡切片，图示乳头被覆上皮的"鞋钉"样细胞（高倍）。

图4-2-36　卵巢交界性透明细胞肿瘤

3. 透明细胞癌　常见5种组织结构和3种主要癌细胞。组织结构包括囊管型、乳头状型、团块型嗜酸性细胞型及混合型；细胞主要为透明细胞、"鞋钉"样细胞和嗜酸性细胞。此外，也可以有立方细胞、扁平细胞或印戒样细胞，约25%的病例出现透明小体。约50%或更多的透明细胞癌伴有子宫内膜异位，约30%的透明细胞癌起源于子宫内膜异位，这种类型的癌多为囊性。

（1）囊管型：由大小不等的腺管或小囊组成，腔内充以粉染物，所谓的"靶样小体"（targetoid body）或"牛眼"（bull's eye）表现（图4-2-37）。在冷冻切片中能够见到。

（2）乳头状型：此型透明细胞癌在冷冻切片甚至石蜡切片中均容易误诊为浆液性交界性肿瘤或浆液性癌，因为后者更常见。透明细胞癌的诊断线索是出现均质的圆形小乳头，纤维血管轴心常发生玻璃样变。在手术中鉴别困难时，可用"卵巢上皮性恶性肿瘤，待石蜡切片最后确定"。

（3）团块型：癌组织呈实性片块结构，主要为透明细胞和嗜酸性细胞（图4-2-38）。在冷冻切片诊断中较容易诊断为恶性肿瘤，需要与转移性肾透明细胞癌相鉴别。后者有丰富的血窦样血管，没有"鞋钉"样细胞。

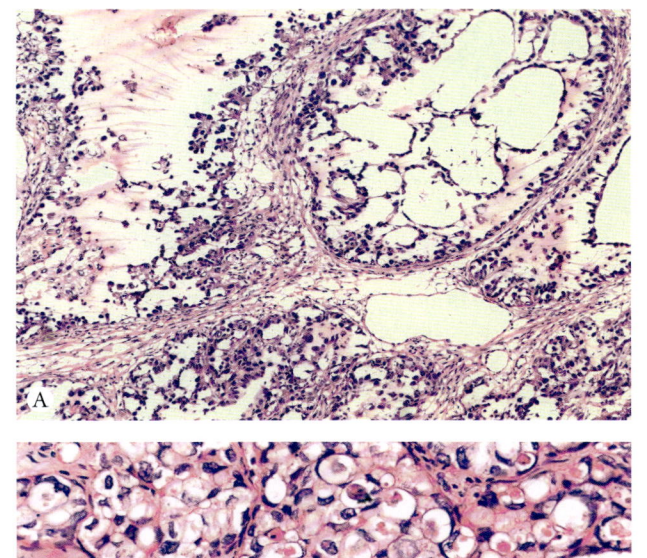
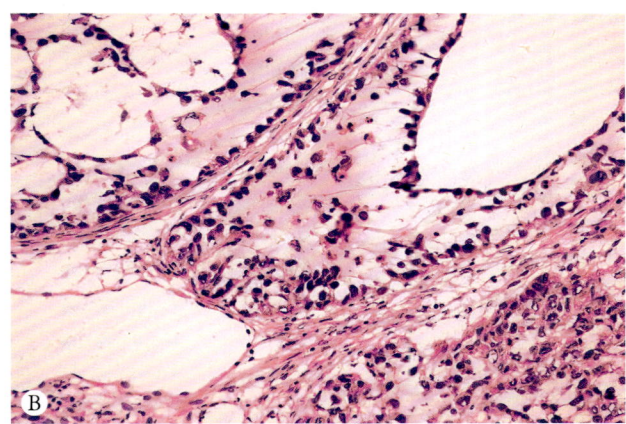

A、B.冷冻切片，图示管囊状结构、腔内乳头和"鞋钉"样细胞（A为中倍，B为高倍）；C.石蜡切片，图示小腺腔内的"靶样小体"（箭头所示，高倍）。

图 4-2-37　卵巢透明细胞癌（1）

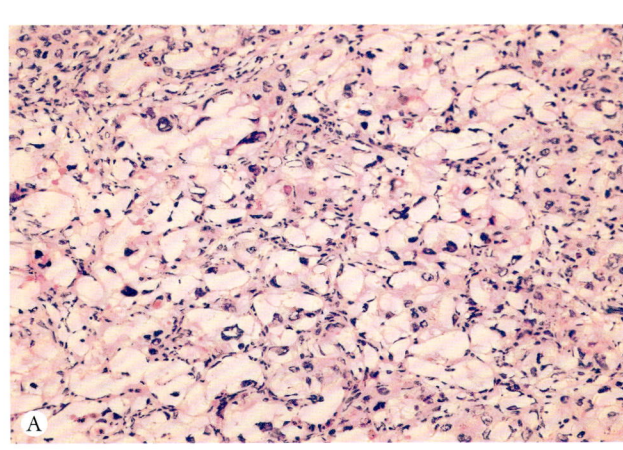
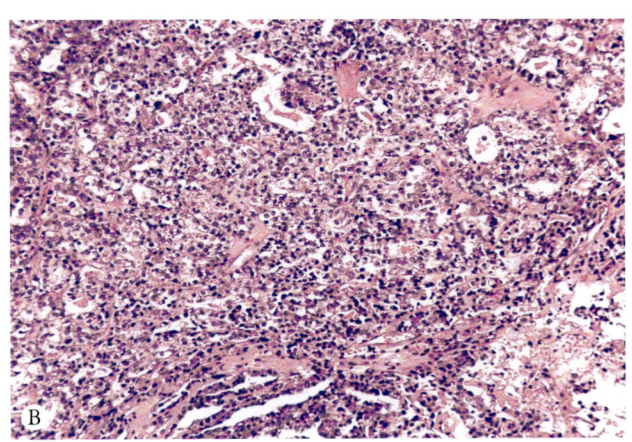

A.冷冻切片，透明细胞呈实性片状排列（中倍）；B.石蜡切片，实性片块状透明细胞癌（中倍）。

图 4-2-38　卵巢透明细胞癌（2）

(4) 嗜酸性细胞型：肿瘤主要或完全由嗜酸性细胞构成。在冷冻切片中，胞质嗜酸不易辨认，诊断中难以确定组织学类型（图4-2-39）。

(5) 混合型：上述类型混合存在，偶尔出现与卵黄囊瘤相似的网状结构，在冷冻切片中取材有限，有时难以区别，甚至在石蜡切片中也难以确诊，需多处取材，做免疫组化以资鉴别（表4-2-6、表4-2-7）。

总之，冷冻诊断透明细胞癌要非常谨慎，诊断除常受上述因素影响外，还受冷冻脱水影响。许多时候不需要特别指出透明细胞癌，只要鉴别良恶性便可。但当出现囊腺型透明细胞癌时，很容易与良性肿瘤混淆，此时注意至少要给临床这样的提示。

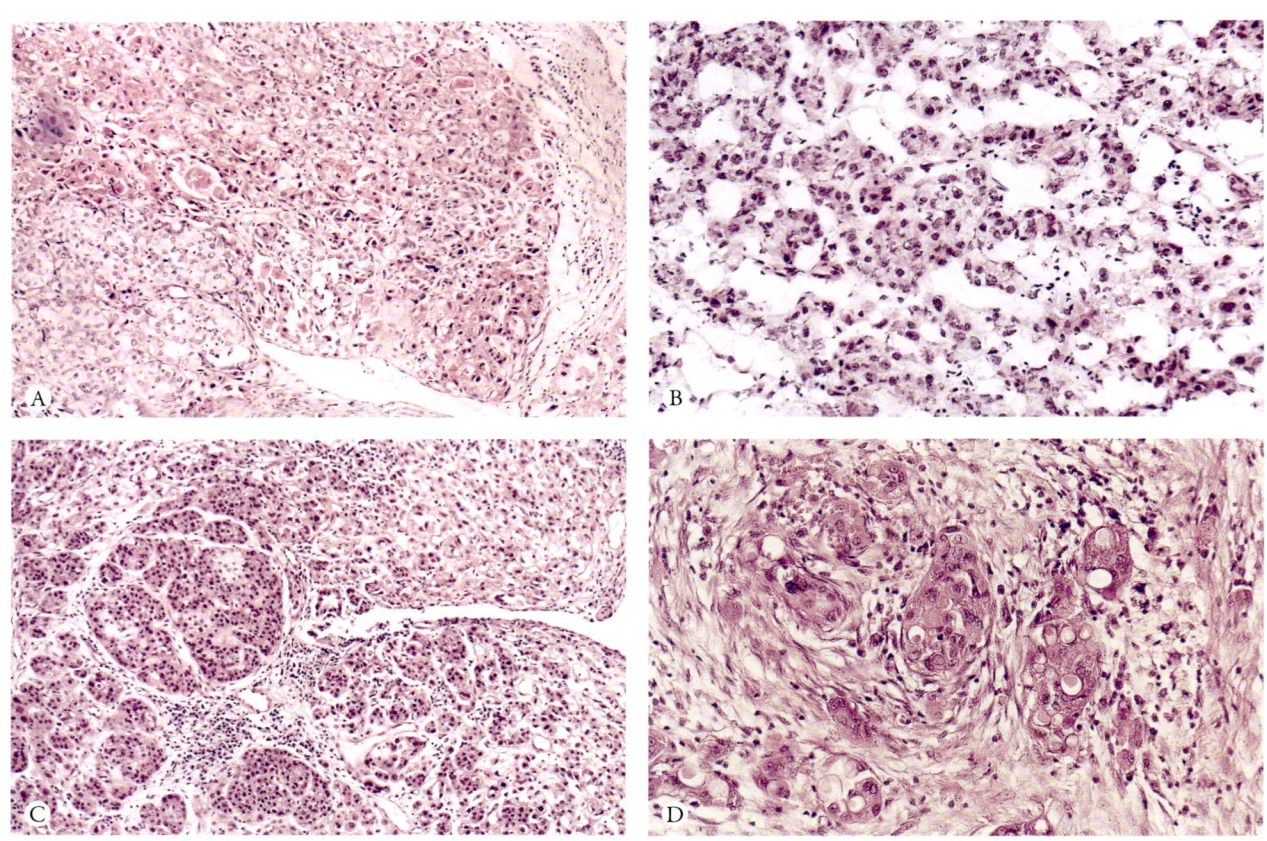

A、B.冷冻切片，图示腔隙表面的"鞋钉"样细胞，胞质红染不明显（A 为中倍，B 为高倍）；C.石蜡切片，图示肿瘤细胞胞质嗜酸性明显（中倍）；D 为图 C 的局部放大（高倍）。

图 4-2-39　卵巢透明细胞癌（嗜酸性细胞型）

表 4-2-6　可能出现透明细胞的卵巢肿瘤和瘤样病变

原发性肿瘤
　　透明细胞癌
　　子宫内膜样癌
　　浆液性癌
　　Brenner 瘤
　　无性细胞瘤
　　卵黄囊瘤
　　卵巢甲状腺肿
　　恶性黑色素瘤
　　Sertoli-Leydig 细胞瘤
　　类固醇细胞瘤
　　上皮样平滑肌肿瘤
转移性肿瘤
　　发生在女性生殖道其他部位的透明细胞癌
　　肾细胞癌
　　肠透明细胞癌
　　恶性黑色素瘤
瘤样病变
　　子宫内膜异位症的 Arias-Stella 反应
　　上皮性包涵腺体和囊肿伴有水肿改变

第四章　女性生殖系统疾病

表 4-2-7　卵巢透明细胞癌与卵黄囊瘤的鉴别诊断

鉴别要点	卵黄囊瘤	透明细胞癌
年龄	儿童和年轻女性	老年女性
"鞋钉"样细胞	少	多
透明细胞	少	多
乳头结构	单个、单一无分支，突入一个不规则的网状间隙	多个而复杂的分支结构，乳头突入一规则的囊内或管内，乳头轴心有嗜伊红玻璃样变性的结缔组织

（五）Brenner 肿瘤

这是一类向尿路上皮或其肿瘤分化的上皮性肿瘤，分为 3 种：①良性，包括 Brenner 瘤和化生亚型；②交界性 Brenner 瘤；③恶性 Brenner 瘤。

目前认为，以往诊断的卵巢移行细胞癌绝大多数是高级别浆液性癌的变异型，对移行细胞癌的诊断要严格掌握。对于镜下显示的移行细胞样形态的肿瘤，应注意是否为高级别浆液性癌、内膜样癌，以及继发性肿瘤等。

Brenner 瘤妇科检查为质硬的肿瘤，超声检查为实性或囊实性肿物（图 4-2-40）。手术中所见为实性肿瘤，质硬。临床上难以确定肿瘤性质，因此，常常在手术中送检冷冻切片。典型 Brenner 瘤组织学诊断不困难，有两种组成成分：上皮巢与致密纤维结缔组织。约 30% 的肿瘤伴黏液性或浆液性囊腺瘤，偶尔伴成熟囊性畸胎瘤（图 4-2-41）。

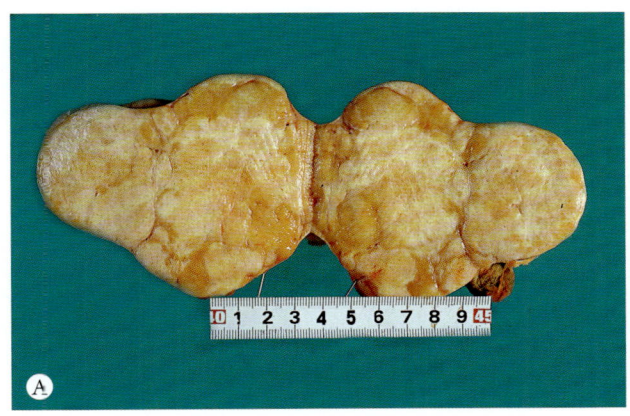
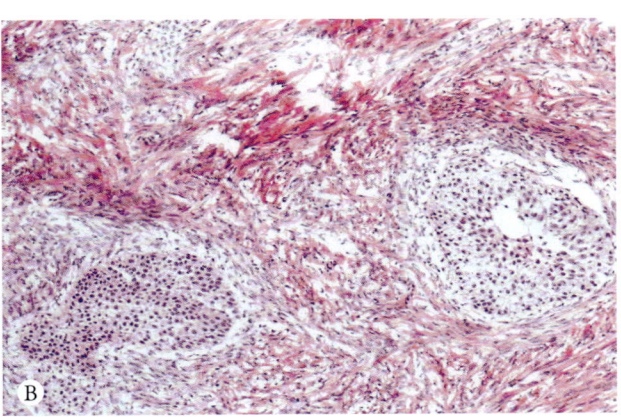

A. 大体标本，肿瘤呈实性，灰白色或黄白色；B. 冷冻切片，图示肿瘤上皮巢和纤维成分（中倍）。

图 4-2-40　卵巢 Brenner 瘤

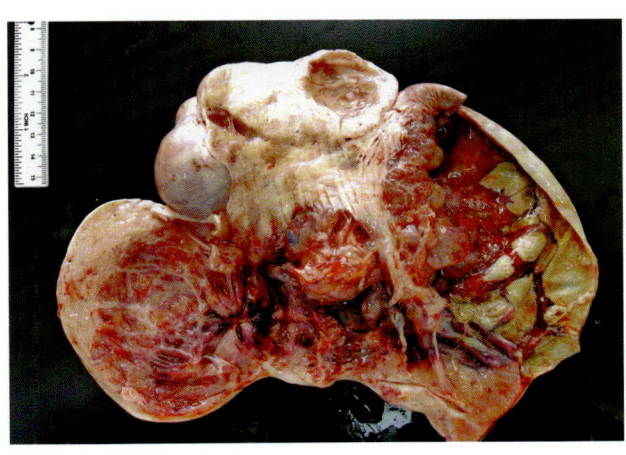

图 4-2-41　卵巢 Brenner 瘤伴黏液性囊腺瘤：图上方灰白色区为 Brenner 瘤

交界性 Brenner 瘤的诊断标准文献中报道不一致，冷冻切片诊断比较困难，常常需要延迟诊断。主要诊断标准是呈乳头状的移行上皮增生并突入囊腔，或普通 Brenner 瘤的上皮巢细胞有不典型性核，但无间质浸润。

恶性 Brenner 瘤与交界性 Brenner 瘤的区别在于是否出现间质浸润。组织学上，恶性 Brenner 瘤有两种表现：①肿瘤中除良性或交界性 Brenner 瘤成分外，可见恶性上皮成分间质浸润，最常见的是类似尿路上皮浸润性移行细胞癌，也可以是鳞癌或未分化癌；② Brenner 瘤合并黏液性囊腺瘤，黏液上皮恶性变，呈黏液腺癌改变。由于此瘤的上皮细胞见核沟，在手术中诊断时可能误诊为粒层细胞瘤（图 4-2-42）。

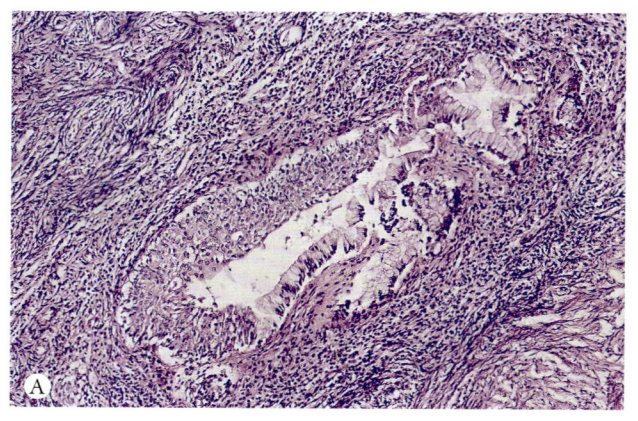
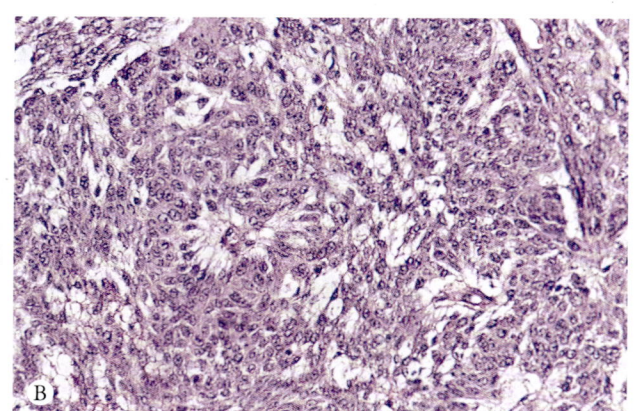
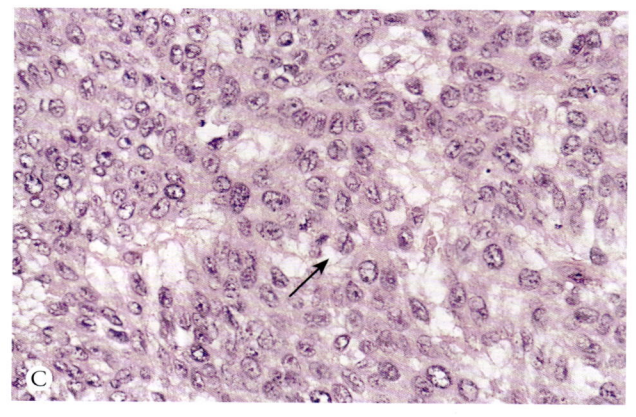

A.冷冻切片，纤维结缔组织中细胞巢一侧为单层黏液上皮（中倍）；B.冷冻切片，图示细胞巢酷似"菊形团"结构（高倍）；C.石蜡切片，箭头所示为核沟（高倍）。

图 4-2-42　卵巢恶性 Brenner 瘤

（六）浆液性和黏液性肿瘤

浆液性和黏液性肿瘤是指由两种或两种以上 Müller 上皮构成的肿瘤。通常由浆液性和宫颈内膜型黏液上皮构成，有时也可出现子宫内膜样细胞、透明细胞或鳞状细胞。

浆液性和黏液性交界性肿瘤以往称宫颈内膜型黏液性交界性肿瘤，肿瘤直径平均为 10 cm，常表现为乳头状囊腺瘤，单房或有 3~4 个房，内壁有乳头状突起。有时可见子宫内膜异位灶。镜下所见类似浆液性交界性肿瘤，常呈现复杂而明显的乳头状结构，上皮细胞排列成复层或出芽状簇集。细胞类型主要是宫颈内膜样柱状黏液细胞及多边形细胞（图 4-2-43），常混有其他 Müller 型细胞，如浆液性（纤毛细胞）、子宫内膜样和鳞状上皮。核轻到中度异型，核分裂少见。几乎所有肿瘤中都可见中性粒细胞浸润。可显示微乳头结构、间质微浸润和淋巴结受累，但无胃肠上皮分化，不伴发腹膜假黏液瘤。

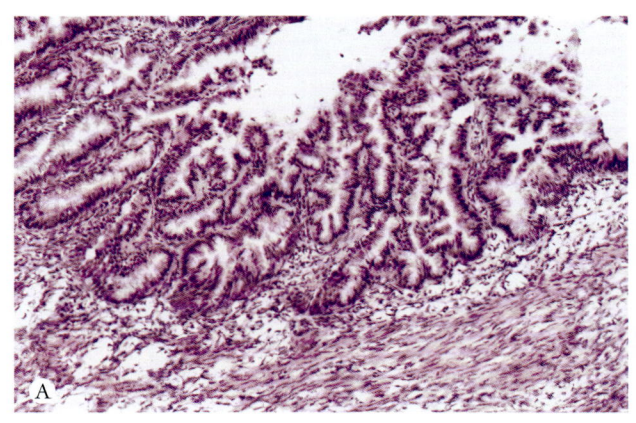
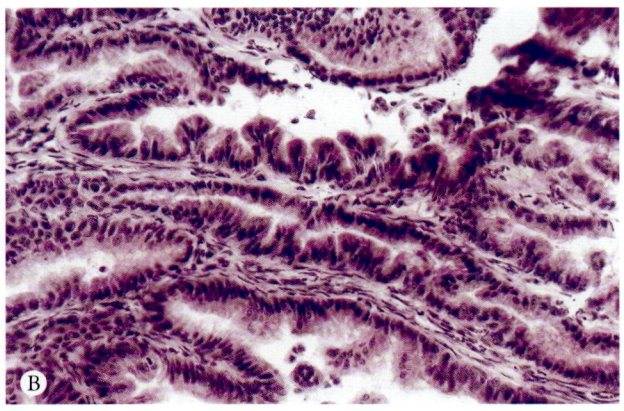

A、B.冷冻切片，图示乳头状结构和上皮簇，被覆浆液与黏液上皮（A 为中倍，B 为高倍）。

图 4-2-43　卵巢浆液性和黏液性肿瘤

三、性索 - 间质肿瘤

卵巢性索 - 间质肿瘤（sex cord-stromal tumors, SCST）是一组由不同分化程度的粒层细胞、卵泡膜细胞、支持细胞、Leydig 细胞、纤维细胞和各种黄素化细胞等性腺间质成分单独或混合构成的肿瘤，占全部卵巢肿瘤的 5%～10%。此类肿瘤有以下特点。

（1）由于性索是一种特殊化间质，具有向男性性索和女性性索分化的能力，发生肿瘤时，其形态表现比较复杂多样，所以组织学亚型比较多。

（2）性腺间质细胞可以单独或混合构成肿瘤。向女性性索分化的肿瘤中，粒层细胞与卵泡膜细胞常常合并在一起，而向男性性索分化的肿瘤中，支持细胞与间质细胞也可同时存在。不同类型肿瘤由于肿瘤细胞不同而有各种不同的临床表现。

（3）部分卵巢性索 - 间质肿瘤具有内分泌功能，但其内分泌特征复杂多样，形态与功能表现并非完全一致。患者可出现雌激素或雄激素分泌紊乱的症状。

（4）此类肿瘤的临床经过一般呈良性或低度恶性，其生物学行为主要根据肿瘤细胞分化程度来确定。例如，分化良好的支持细胞瘤属于良性肿瘤，而分化差的肉瘤型则为恶性肿瘤。粒层细胞的生物学特性与分化程度关系不密切，成年型粒层细胞瘤一般认为是低度恶性的肿瘤。

值得注意的是，幼年型粒层细胞瘤在病理形态学表现上有细胞异型性，核分裂象增多，容易误认为恶性肿瘤，而生物学特性是良性病变。因此，在病理诊断时要结合患者年龄等相关信息。

卵巢质硬的实性肿瘤在手术中送检快速病理诊断的主要有卵泡膜瘤、纤维瘤、硬化性间质瘤、Brenner 瘤等，其共同特点是细胞呈梭形，胶原成分多，多为良性肿瘤。

（一）粒层细胞瘤

粒层细胞瘤　分为成年型和幼年型，二者有不同的临床特征和病理特征。

1. 成年型粒层细胞瘤　占所有卵巢肿瘤的 1%～2%，占粒层细胞瘤的 95%。多发生在绝经后女性，极少数发生于青春期前。临床表现为绝经后出血，发生在青春期前的儿童，大约 75% 的病例伴有女性假性性早熟。

肿瘤大小差异很大，平均直径为 12.5 cm，表面有包膜，光滑或呈分叶状；切面微黄色或褐色，多数为囊实性或实性肿瘤，极少数为囊性肿瘤。在大的肿瘤内常有出血，但坏死少见。质地较韧，有别于高度恶性肿瘤（图 4-2-44）。

粒层细胞瘤冷冻切片诊断要点：①准确辨认粒层细胞，典型的粒层细胞为多角形或卵圆形，常有核沟，大小形态较一致，偶见奇异形核，核分裂象不常见，有的可见 1～2 个/10HPF。一般胞质稀少，有的胞质较宽，嗜酸性或淡染（黄素化）。②粒层细胞呈"石榴子"样排列。③有不同的生长方式与组织学类型，如小滤泡型（图 4-2-45）、小梁状型（图 4-2-46）、岛状、脑回状和弥漫型（肉

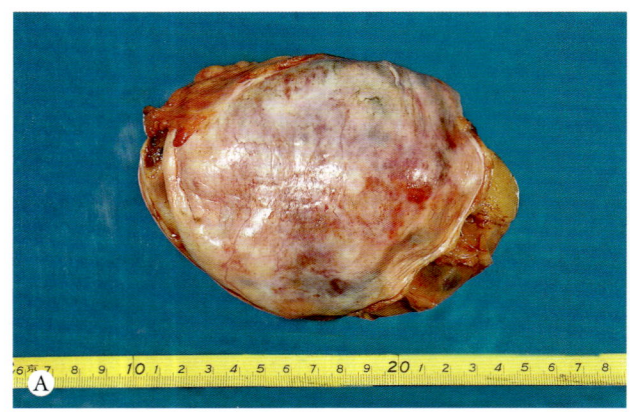 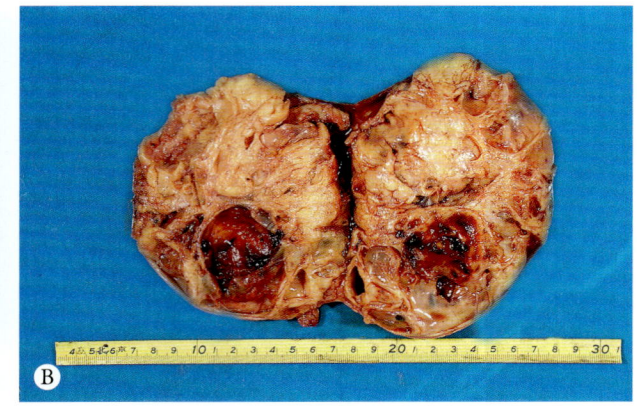

A. 肿瘤表面有包膜；B. 切面淡黄色，大部分为实性，局部有出血囊性变。

图 4-2-44　卵巢粒层细胞瘤

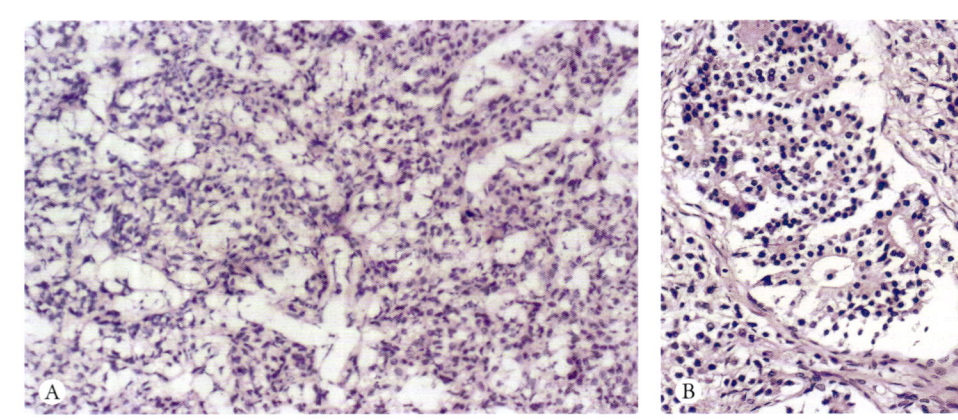

A. 冷冻切片，图示假菊形团结构（中倍）；B. 石蜡切片，图示粒层细胞瘤假菊形团结构及周围间质细胞增生（高倍）。

图 4-2-45　卵巢粒层细胞瘤（小滤泡型）

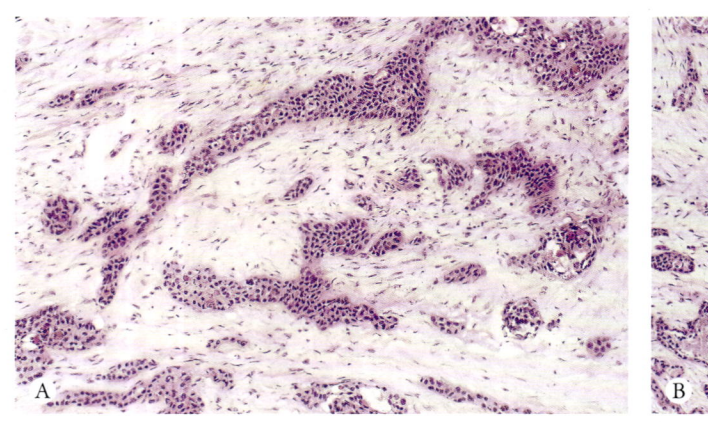 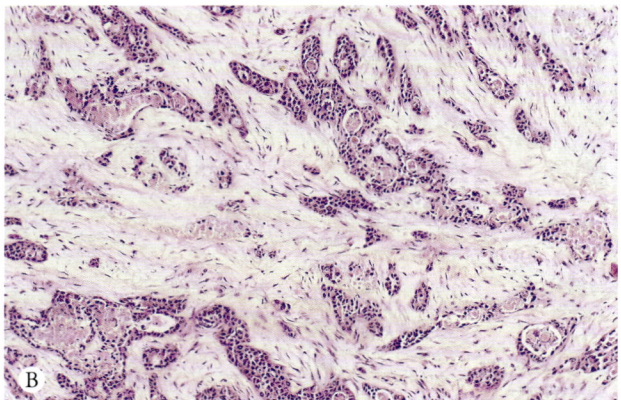

A. 冷冻切片；B. 石蜡切片，图示粒层细胞呈小梁状和石榴子样排列（中倍）。

图 4-2-46　卵巢粒层细胞瘤（小梁状型）

瘤样）（图 4-2-47）等。在同一肿瘤中可能以某一种类型为主或几种类型同时存在。弥漫型（肉瘤样）为低度分化的肿瘤，瘤细胞呈肉瘤样，核沟不明显。此型成年型粒层细胞瘤在石蜡切片诊断时都很困难，在冷冻切片诊断中，常常要延迟诊断。成年型粒层细胞瘤有多种组织结构，可能在诊断上出现许多问题（表 4-2-8 ~ 表 4-2-12）。

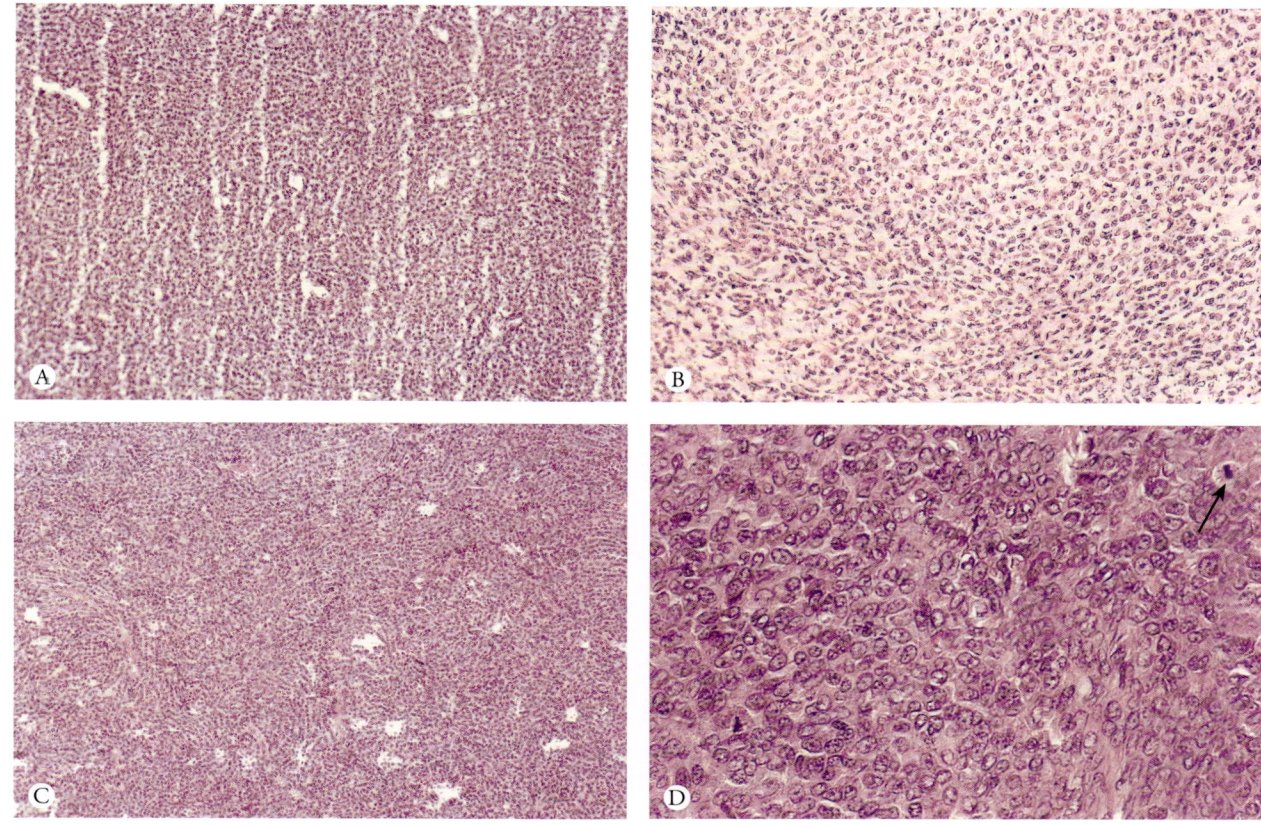

A、B.冷冻切片，图示肿瘤细胞弥漫分布，部分呈条索状排列（A 为中倍，B 为高倍）；C、D.石蜡切片，图示肿瘤细胞弥漫分布，D 为图 C 的局部放大（箭头示核分裂象，C 为中倍，D 为高倍）。

图 4-2-47　卵巢粒层细胞瘤（弥漫型）

表 4-2-8　可能出现岛屿状结构的卵巢肿瘤

原发性肿瘤
　　粒层细胞瘤
　　子宫内膜样癌
　　类癌
　　Brenner 瘤
　　鳞状细胞癌
　　未分化癌
　　恶性黑色素瘤
转移性肿瘤
　　神经内分泌肿瘤
　　乳腺癌
　　胰腺"微小腺癌"、神经内分泌肿瘤和腺泡细胞癌
　　来自肺、宫颈及其他部位的小细胞癌
　　恶性黑色素瘤

表 4-2-9　伴有小腺泡的卵巢肿瘤

原发性肿瘤
　　子宫内膜样癌
　　Brenner 瘤
　　Sertoli-Leydig 细胞瘤
　　类癌
　　卵巢甲状腺肿
　　粒层细胞瘤
转移性肿瘤
　　乳腺癌
　　胃腺癌
　　神经内分泌肿瘤

表 4-2-10　可能出现滤泡或滤泡样腔隙的卵巢肿瘤

原发肿瘤
　　粒层细胞瘤
　　Sertoli-Leydig 细胞瘤
　　高钙血症型小细胞癌
　　类癌
　　卵巢甲状腺肿
　　发生在皮样囊肿的垂体腺瘤
　　恶性黑色素瘤
转移性肿瘤
　　神经内分泌肿瘤
　　恶性黑色素瘤
　　来自不同部位的小细胞癌
　　腹腔内纤维组织增生性小圆细胞肿瘤
　　淋巴瘤
　　腺泡状横纹肌肉瘤
瘤样病变
　　妊娠黄体瘤
　　滤泡囊肿

表 4-2-11　可能出现条索和柱状结构的卵巢肿瘤

原发肿瘤
　　子宫内膜样癌
　　内膜样间质肉瘤
　　粒层细胞瘤
　　Sertoli-Leydig 细胞瘤
　　无性细胞瘤
　　梁状类癌
　　甲状腺类癌
转移性肿瘤
　　乳腺小叶癌
　　神经内分泌肿瘤
　　淋巴瘤与白血病

表 4-2-12　可能出现腺管和腺管样结构的卵巢肿瘤

原发肿瘤
　　子宫内膜样癌
　　Sertoli 细胞瘤和 Sertoli-Leydig 细胞瘤
　　环状小管性索瘤
　　粒层细胞瘤
　　类癌
　　卵巢甲状腺肿
　　可能为 Wolff 管来源的卵巢肿瘤
转移性肿瘤
　　Krukenberg 瘤
　　神经内分泌肿瘤
　　乳腺癌
　　子宫内膜样癌

鉴别诊断如下，主要与小细胞恶性肿瘤相鉴别。

（1）小细胞癌：大体标本表现为出血坏死明显，质软而碎，呈灰白色。镜下见胞核深染，核异型性明显，核分裂象易见。

（2）类癌：当卵巢类癌出现岛状或梁索状结构时，可能与成年型粒层细胞瘤混淆。类癌细胞边界清楚，胞质嗜酸性，核比粒层细胞瘤更圆而规则。

（3）子宫内膜样癌：子宫内膜样癌的腺管有时酷似 Call-Exner 小体，但是可见其他内膜样癌的结构，常伴有鳞化，没有核沟。有些病例伴有内膜异位。

（4）滤泡囊肿：粒层细胞瘤显著囊性变时需要与滤泡囊肿相区别。后者囊壁衬覆细胞层次较少，分布均匀，不出现 Call-Exner 小体；而囊性粒层细胞瘤细胞层次较多，厚薄分布不均，并可见 Call-Exner 小体。二者的鉴别在冷冻切片上有时很困难。

（5）非霍奇金恶性淋巴瘤：肿瘤细胞弥漫成片，核深染，核分裂象易见，按不同类型淋巴瘤有不同表现。

（6）无性细胞瘤：肿瘤细胞有大细胞和小细胞之分，无核沟。

（7）囊性淋巴管瘤：由于淋巴回流障碍，淋巴液中的淋巴细胞沉积，有可能误诊为粒层细胞瘤。鉴别要点：海绵状或囊状肿瘤，见大量淋巴管腔隙。

2. 幼年型粒层细胞瘤　较少见，约占卵巢粒层细胞瘤的 5%。患者平均年龄为 13 岁（0～65 岁），其中 <30 岁者占 97%。大多数患者在发病早期有女性假性性早熟表现。

幼年型粒层细胞瘤大体表现与成年型粒层细胞瘤相似，呈实性或囊实性，少数为囊性，出血和坏死更明显。显微镜下可见肿瘤大部分区域出现大小和形状不同的滤泡样结构。细胞弥漫性生长，有的区域呈结节状，或以小滤泡结构为主，Call-Exner 小体少见。核沟不明显，核异型性明显，核分裂象易见，黄素化明显（图 4-2-48）。

幼年型粒层细胞瘤有时需要与成年型粒层细胞瘤相鉴别，二者的临床表现和组织学特征都有明显不同（表 4-2-13）。由于患者的发病年龄有部分交叉，所以年龄只是一个参考指标。当幼年型粒层细胞瘤的滤泡衬覆类似于"鞋钉"样细胞时，易与透明细胞癌（管囊型）混淆（表 4-2-14）。

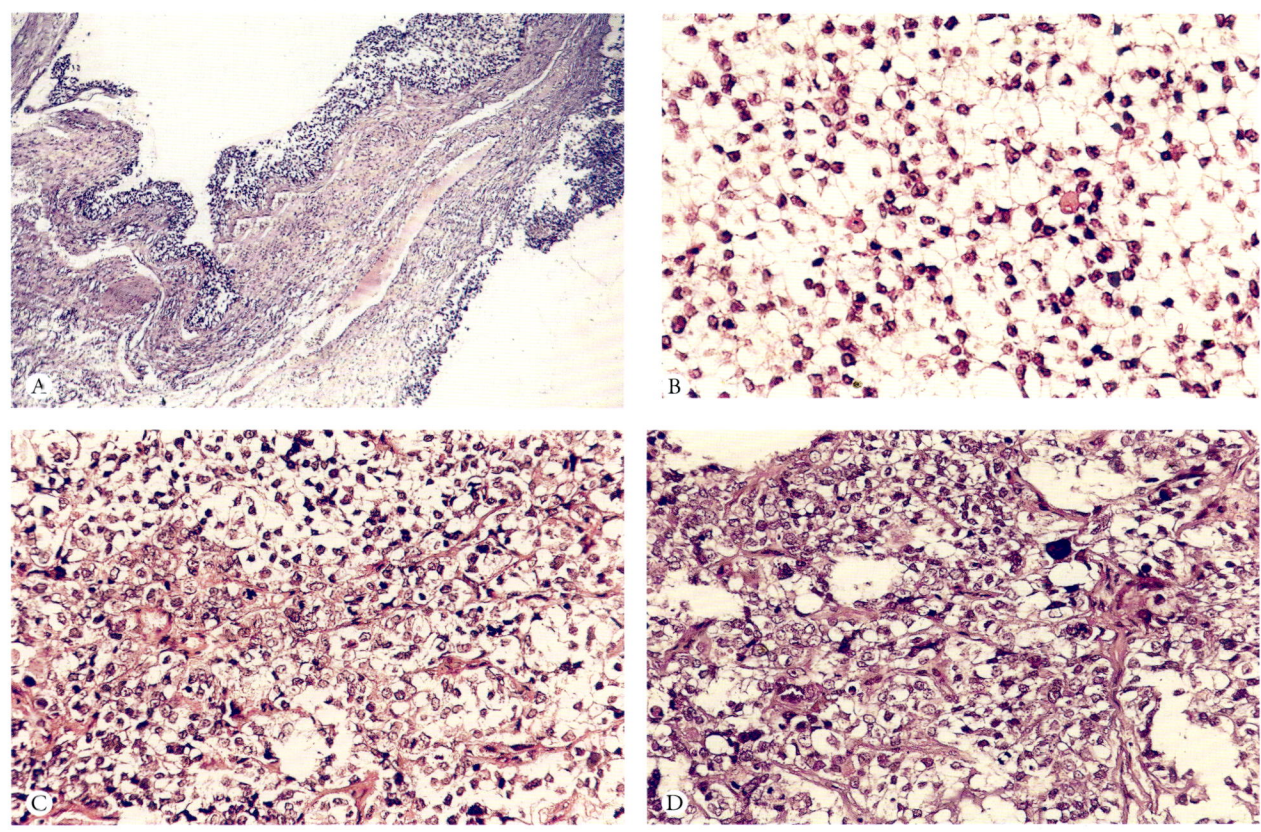

A、B.冷冻切片，图示囊性肿瘤，肿瘤细胞胞质透亮，少数胞核深染（A 为中倍，B 为高倍）；C、D.石蜡切片，图示肿瘤细胞胞质透亮，核异型性明显，可见核分裂象（高倍）。

图 4-2-48　卵巢幼年型粒层细胞瘤

表 4-2-13　幼年型粒层细胞瘤（JGCT）与成年型粒层细胞瘤（AGCT）的区别

特征	JGCT	AGCT
发病年龄	97% 在 30 岁以下	大多数在 40 岁以上
临床症状	女性假性性早熟，乳晕色素沉着，乳腺发育	多数表现为雌激素分泌异常增多，月经增多或绝经后不规则阴道流血
瘤细胞排列结构	弥漫为主，有的呈结节状以小滤泡结构居多数	大滤泡型、小滤泡型、小梁状、脑回状、岛状等，结构多样化
Call-Exner 小体	少见	多见
核染色与异型性	淡染，有异型性	深染，一般无异型性
核沟	不明显	明显
黄素化	明显	不明显
黏液样结构	多见	少见

表 4-2-14　幼年型粒层细胞瘤（JGCT）与透明细胞癌（管囊型）的区别

特征	JGCT	透明细胞癌（管囊型）
年龄	30 岁以下	40 岁以上
肿瘤颜色	微黄色或橙褐色	灰白色
肿瘤坏死	少见	常见
胞质透亮程度	部分胞质空，部分嗜酸性	透亮明显
小管结构	不常见	常见

（二）卵泡膜瘤

卵泡膜瘤通常表现为质地坚硬的实性肿瘤，平均直径为 7 cm，切面呈淡黄色或灰白色，有的见编织样结构。个别病例出现钙化和囊性变。组织学上分为典型的卵泡膜瘤和黄素化卵泡膜瘤。典型的卵泡膜瘤为短梭形或梭形细胞，胞质淡染，含有脂质，胞核卵圆形，分裂象罕见（图 4-2-49）。黄素化的卵泡膜瘤的特征是在卵泡膜瘤或纤维性肿瘤背景中出现巢状或散在的黄素化细胞，胞质透亮更为明显。

卵巢纤维瘤由产生大量胶原纤维的梭形细胞构成，与卵泡膜瘤的组织学特征有交叉（表 4-2-15）。二者难以区分时可以诊断为纤维卵泡膜瘤或卵泡膜纤维瘤。

有时在冷冻切片上，卵泡膜瘤与弥漫型粒层细胞瘤难以鉴别，需要待石蜡切片及网织纤维染色结果再做诊断。

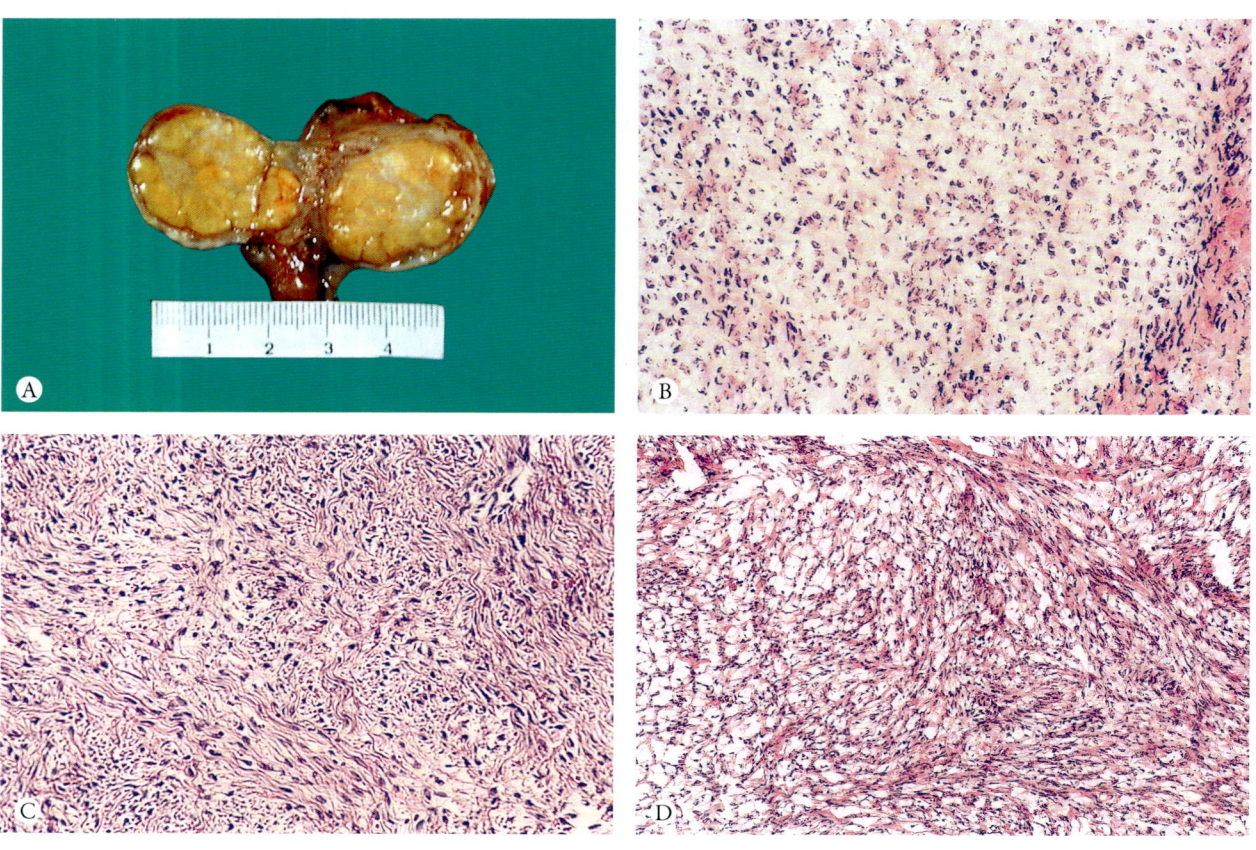

A. 大体标本，肿瘤切面呈淡黄色，边界清楚；B、C. 冷冻切片，图示梭形肿瘤细胞，胞质空（高倍）；D. 石蜡切片，图示梭形肿瘤细胞（中倍）。

图 4-2-49　卵巢卵泡膜瘤

表 4-2-15　可能出现局灶性纤维瘤性或卵泡膜瘤样表现的卵巢肿瘤

原发肿瘤
  Brenner 瘤
  内膜样间质肉瘤
  腺肉瘤
  类癌
  粒层细胞瘤
  纤维肉瘤
  硬化性间质瘤
  微囊性间质瘤
  可能为 Wolff 管来源的女性附件肿瘤
转移性肿瘤
  内膜样间质肉瘤
  Krukenberg 瘤
  神经内分泌肿瘤

点评

卵泡膜瘤一般为良性肿瘤，恶性卵泡膜瘤很少见。分化良好的粒层细胞瘤为低度恶性肿瘤，二者同时存在的病例，病理诊断报告需要注明肿瘤以哪一种成分占优势，必须多取材和网织纤维染色才能决定。卵泡膜瘤细胞周围富有网织纤维，而粒层细胞瘤则无，在冷冻切片中难以决断。因此有可能出现冷冻切片与石蜡切片报告不相符合的情况。

（三）硬化性间质瘤

卵巢硬化性间质瘤不常见，多数患者发病年龄小于 30 岁，一般没有内分泌异常症状，少数患者出现雌激素或雄激素增高。肿瘤通常单侧发生，大小不等。切面灰白色，实性，质硬，呈分叶状，局灶可见灰黄色区或出血。少数可有囊性变，甚至形成单个大囊肿（图 4-2-50）。

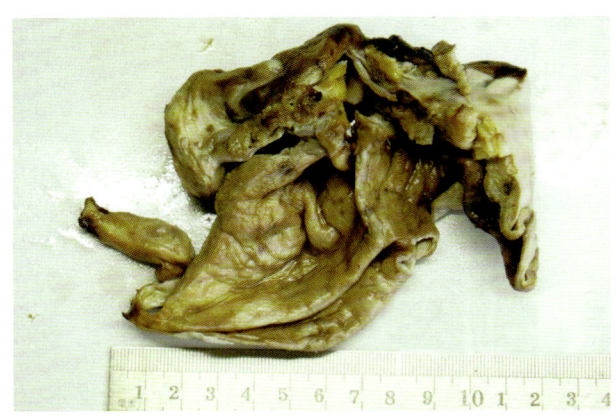

图 4-2-50　卵巢硬化性间质瘤：肿瘤呈囊性，囊壁呈淡黄色

组织学上，硬化性间质瘤表现为假小叶结构，小叶间隔以疏松纤维结缔组织为主。小叶内有众多大小不等的薄壁血管与大小不等的腔隙。小叶内的细胞胞质较宽，核偏心，似印戒细胞（图 4-2-51），少数肿瘤细胞可有异型性，胞核深染。如果不熟悉此组织，在冷冻切片诊断中可能误诊为印戒细胞癌。肿瘤中还可见大量纤维结缔组织增生伴透明变性，有的病例增生的纤维结缔组织呈束状或旋涡状排列，少数病例有局部钙化。

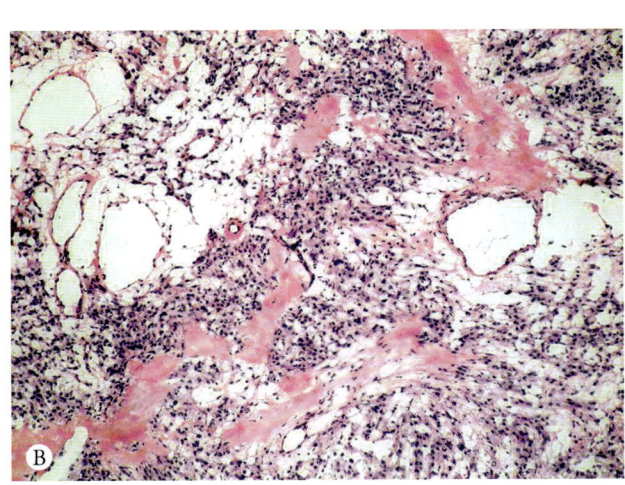

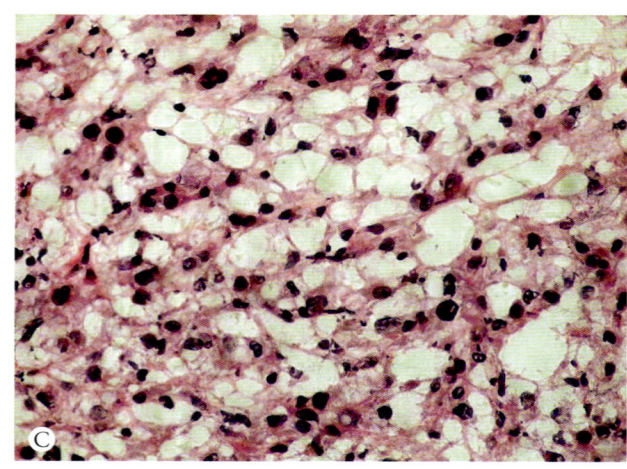
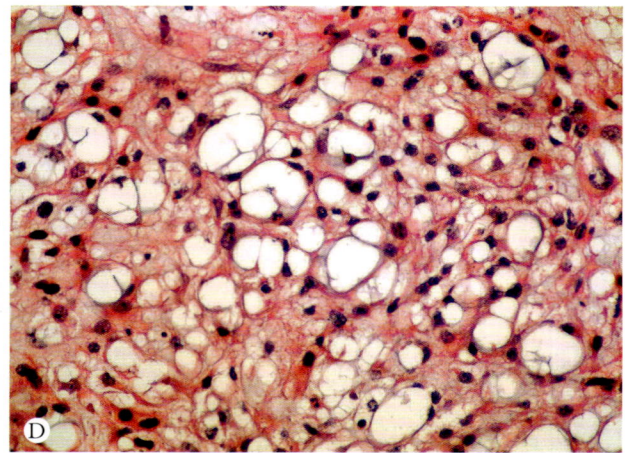

A. 冷冻切片，图示假小叶结构（中倍）；B. 冷冻切片，大小不等的薄壁血管和透明变性的纤维组织（中倍）；C. 冷冻切片，可见印戒样细胞（高倍）；D. 石蜡切片，图示印戒样细胞（高倍）。

图 4-2-51　卵巢硬化性间质瘤

硬化性间质瘤的鉴别诊断如下。

（1）Krukenberg 瘤：硬化性间质瘤中可见印戒样细胞，在冷冻切片诊断中容易发生误诊。需要结合其他细胞学特征与大体标本所见来综合诊断。

（2）其他恶性肿瘤，如腺癌、恶性卵泡膜瘤等。由于硬化性间质瘤细胞的退行性变，一些细胞核固缩、深染、有明显非典型性，可能误诊为恶性肿瘤细胞。存在假小叶结构是硬化性间质瘤的基本形态特征和诊断依据。

（3）粒层细胞瘤黄素化：年轻女性临床表现有内分泌改变，冷冻切片见胞质空的黄素化细胞时，很容易误诊为粒层细胞瘤黄素化。后者为低度恶性肿瘤，必须慎重对待。如果有假小叶结构和多数毛细血管的背景，首先要考虑硬化性间质瘤的诊断。

（4）纤维瘤、平滑肌瘤与肉瘤：某些病例纤维组织增生明显呈束状排列，酷似纤维瘤或平滑肌瘤，有的胞核深染，可能误诊为恶性，但核分裂象罕见。出现富有毛细血管裂隙和分叶状结构有助于鉴别诊断。有的病例需要延迟诊断，等待免疫组化染色来辅助确诊。

【病例1】患者，女性，56岁，绝经11年，阴道间断流血7个月。临床检查确诊为黏膜下子宫肌瘤，行子宫切除与两侧附件切除术（图 4-2-52）。

【病例2】患者，女性，25岁，发现腹部肿物20余天，手术切除扁圆形肿瘤。大小约 6 cm × 2.5 cm × 2.5 cm，表面包膜完整，切面大部分为囊性（图 4-2-53）。20多年后复查，健康状况良好。

【病例3】患者，女性，17岁，右下腹坠痛，超声显示右卵巢实性肿物。切除右卵巢肿瘤（图 4-2-54）。

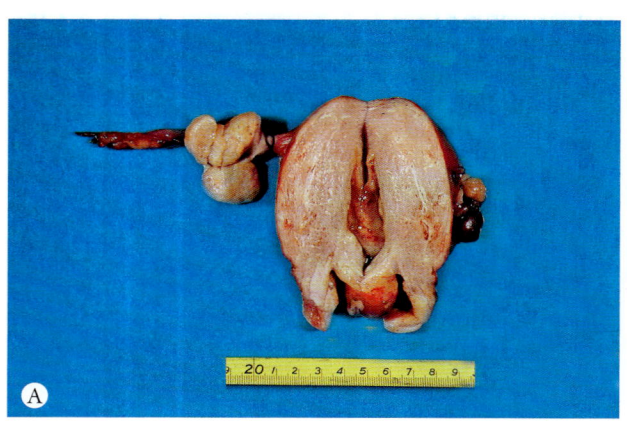
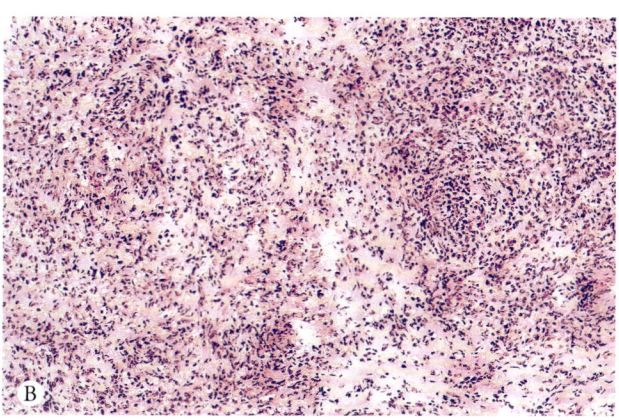

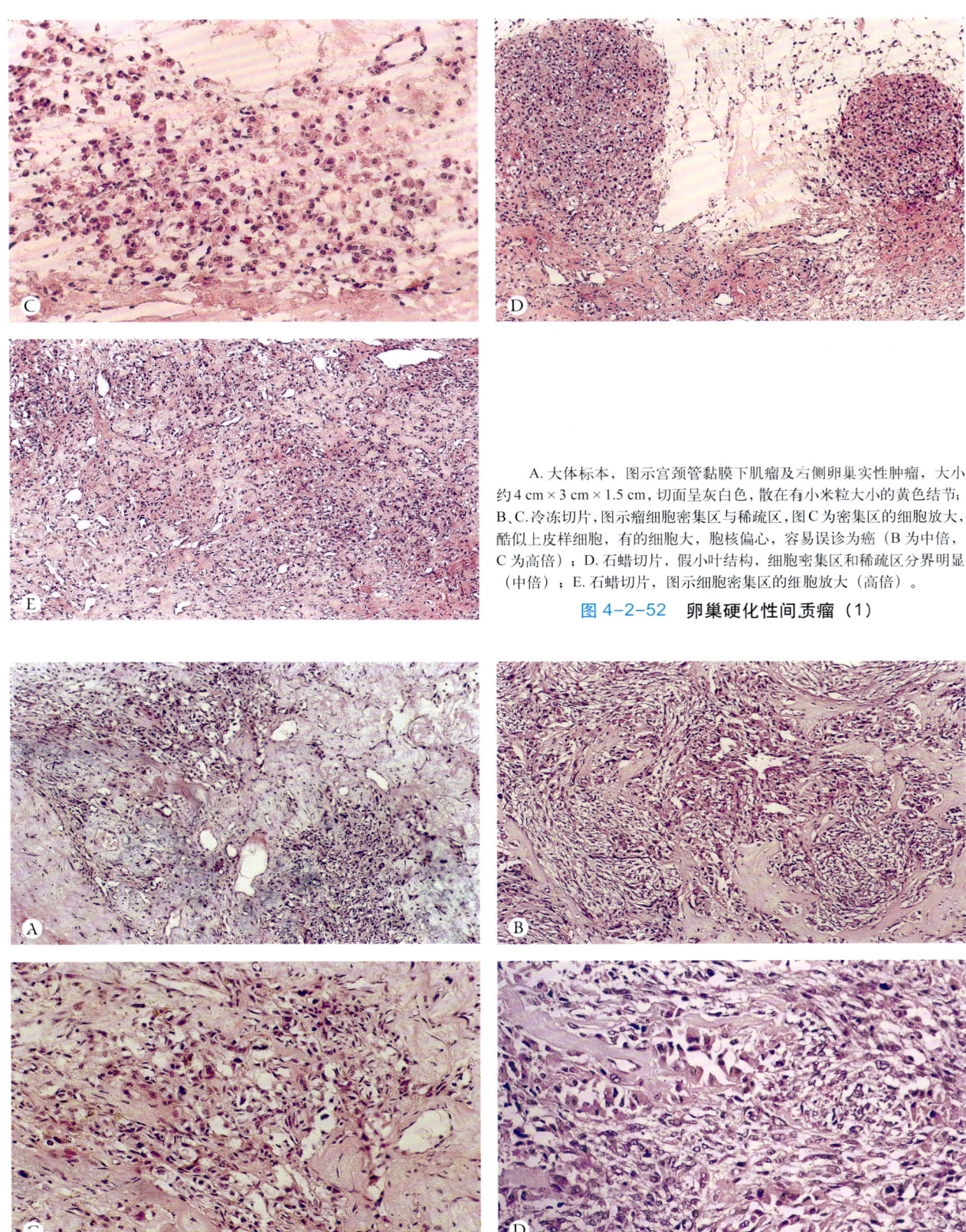

A. 大体标本，图示宫颈管黏膜下肌瘤及右侧卵巢实性肿瘤，大小约 4 cm×3 cm×1.5 cm，切面呈灰白色，散在有小米粒大小的黄色结节；B、C. 冷冻切片，图示瘤细胞密集区与稀疏区，图 C 为密集区的细胞放大，酷似上皮样细胞，有的细胞大，胞核偏心，容易误诊为癌（B 为中倍，C 为高倍）；D. 石蜡切片，假小叶结构，细胞密集区和稀疏区分界明显（中倍）；E. 石蜡切片，图示细胞密集区的细胞放大（高倍）。

图 4-2-52　卵巢硬化性间质瘤（1）

A、B. 石蜡切片，图示假小叶结构和大小不等的腔隙（中倍）；C、D. 石蜡切片，图示瘤细胞非典型性明显，容易误诊为恶性肿瘤细胞（高倍）。

图 4-2-53　卵巢硬化性间质瘤（2）

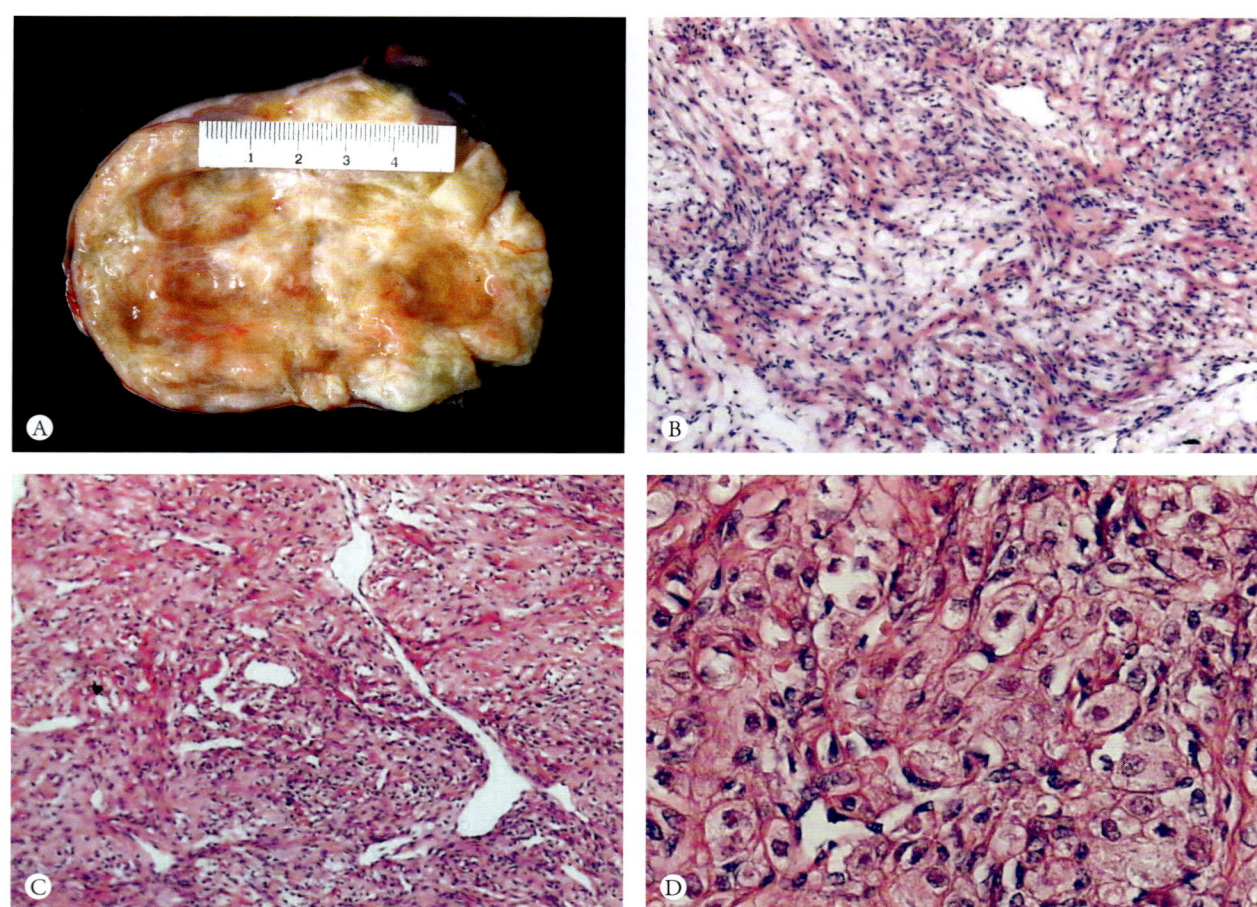

A.大体标本，肿瘤切面呈囊实性，实性区呈灰白色或淡黄色；B.冷冻切片，图示肿瘤的假小叶结构，小叶中心的间隙有扩张，有的细胞胞质透亮（中倍）；C.石蜡切片，肿瘤内大小不同的间隙，纤维结缔组织增生（中倍）；D.石蜡切片，图示上皮样的肿瘤细胞，有的似印戒样细胞（高倍）。

图 4-2-54　卵巢硬化性间质瘤（3）

点评

随着人们对于卵巢硬化性间质瘤的认识不断提高，近年来报道的病例数量也逐渐增多，回顾既往病例，发现有的病例诊断为恶性肿瘤，经 20 多年的随访观察，患者未经任何抗癌治疗，身体仍健康良好。有的病例曾被诊断为粒层细胞瘤黄素化，也有的病例被误诊为腺癌。

不同病例有不同形态特征或在同一肿瘤中不同区域，细胞形态也不尽相同，在冷冻切片和石蜡切片中均有可能发生良性病变与恶性病变的混淆，因此，掌握此瘤的诊断与鉴别诊断要点十分重要。表 4-2-16 列出了硬化性间质瘤与腺癌和粒层细胞瘤的组织学鉴别要点，有的病例在冷冻切片上难以鉴别，需要等待石蜡切片和免疫组化染色结果做进一步诊断。

表 4-2-16　卵巢硬化性间质瘤与腺癌和粒层细胞瘤的鉴别

特征	硬化性间质瘤	腺癌（包括印戒细胞癌）	粒层细胞瘤
假小叶结构	明显	无	无
大小不一薄壁血管	多	少	少
印戒样细胞	可见	明显	可见
纤维结缔组织增生	明显	癌性间质反应	少

（四）支持-莱迪细胞瘤

支持-莱迪细胞瘤是由不同比例的支持细胞和莱迪细胞组成的肿瘤，占卵巢肿瘤的0.5%以下。患者年龄多在20～30岁，平均为25岁，10%在50岁以后。有30%～50%的患者出现去女性化和（或）男性化。肿瘤的预后与分化程度明显相关。高分化型一般临床经过为良性，约10%的中分化肿瘤和60%的低分化肿瘤表现为恶性，尤其是出现网状结构、异源性成分或明显间质增生者预后差。

1. 大体标本 98%为单侧性，边界清楚，平均直径为13 cm。切面实性，结节状，质硬，呈灰黄色，可见小囊或局灶出血（图4-2-6、图4-2-12）。少数病例为囊性，单房或多房。有的呈"海绵"状，类似囊腺瘤，有局灶出血。高分化型瘤体平均直径为5～6 cm，中-低分化型肿瘤较大，平均直径为15 cm，切面呈鱼肉状，灰黄色，出血和坏死明显。

2. 镜下所见 支持细胞呈柱状、圆形或多边形，胞质少或淡染，核小，圆形或有棱角，典型者核呈高柱状，葵花籽样，一端尖细，一端钝圆；Leydig细胞为圆形或椭圆形，胞质较丰富，可红染（图4-2-55）。

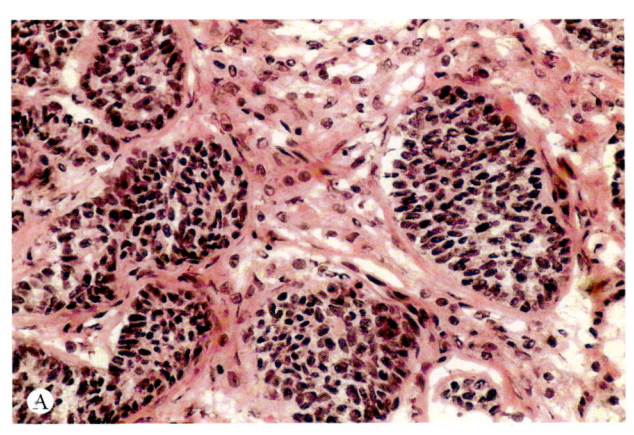
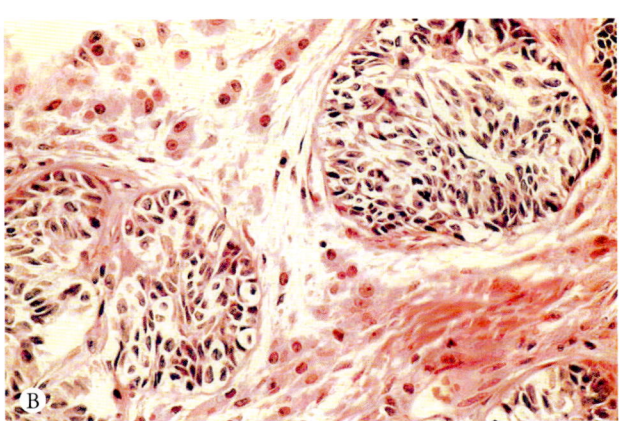

A.冷冻切片（高倍）；B.石蜡切片，图示支持细胞和Leydig细胞。支持细胞呈高柱状，葵花籽样；Leydig细胞为圆形或椭圆形，胞质较丰富，红染（高倍）。

图4-2-55 卵巢支持-间质细胞瘤

根据肿瘤组织学特征可将肿瘤分为高分化型、中-低分化型、网状型，以及伴有异源性成分的混合型。

（1）高分化型：肿瘤由一致的实性或空心小管结构组成，衬以分化较好的支持细胞，管内可含嗜酸性分泌物。间质内含数量不等的Leydig细胞，一般呈巢状分布于小管间（图4-2-56）。

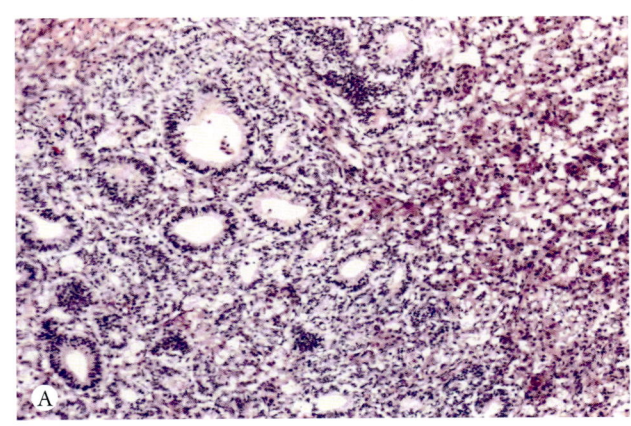
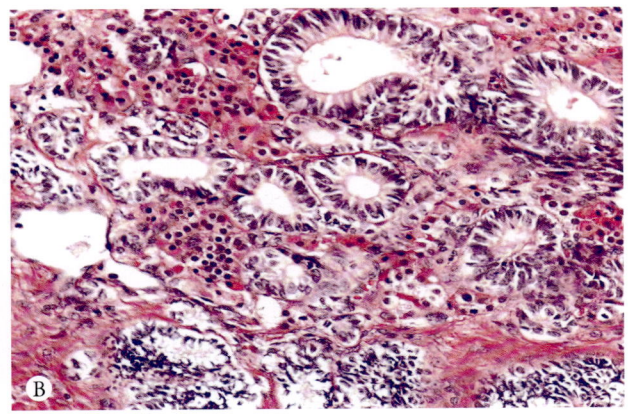

A.冷冻切片，图示空心小管结构，其间见胞质红染的间质细胞（中倍）；B.石蜡切片，图示空心小管结构，细胞呈葵花籽样（高倍）。

图4-2-56 卵巢支持-间质细胞瘤（高分化型）

(2) 中-低分化型：通常在同一瘤体内不同区域显示不同分化程度。中分化型常呈结节状或叶状分布，由疏松纤维或纤维黏液样间质分隔。肿瘤细胞排列呈窄而短的条索，罕见轮廓不清的片状。纤维间质中可见Leydig细胞呈单个、成簇或片状分布。低分化型一般为梭形细胞弥漫分布，呈肉瘤样改变，核分裂象≥10个/10HPF，Leydig细胞少见，需要仔细寻找。

(3) 网状型支持-莱迪细胞瘤：肿瘤组织呈相互吻合的裂隙样腔隙结构。一般见于中-低分化支持-莱迪细胞瘤，当网状成分占肿瘤90%以上时，才能诊断网状型支持-莱迪细胞瘤；若网状成分不足90%，则诊断为支持-莱迪细胞瘤伴网状成分。

(4) 伴有异源性成分的支持-莱迪细胞瘤：约20%的中-低分化型和网状型支持-莱迪细胞瘤中可见异源性成分。最常见的异源性成分是胃肠道的黏液上皮，通常分化良好，少数有异型性。其他异源性成分包括横纹肌、软骨、骨、平滑肌、脂肪、肝细胞，甚至横纹肌肉瘤、神经母细胞瘤、类癌等。当异源性成分为黏液上皮时，支持-莱迪细胞瘤常为中等分化，而当出现间叶成分或肉瘤时，支持-莱迪细胞瘤往往分化较差。

【病例4】患者，女性，20岁，月经不规律5年，嗓音增粗，多毛，痤疮4年，发现盆腔肿物2个月，外阴蒂长4cm。手术切除右卵巢肿瘤（图4-2-57）。

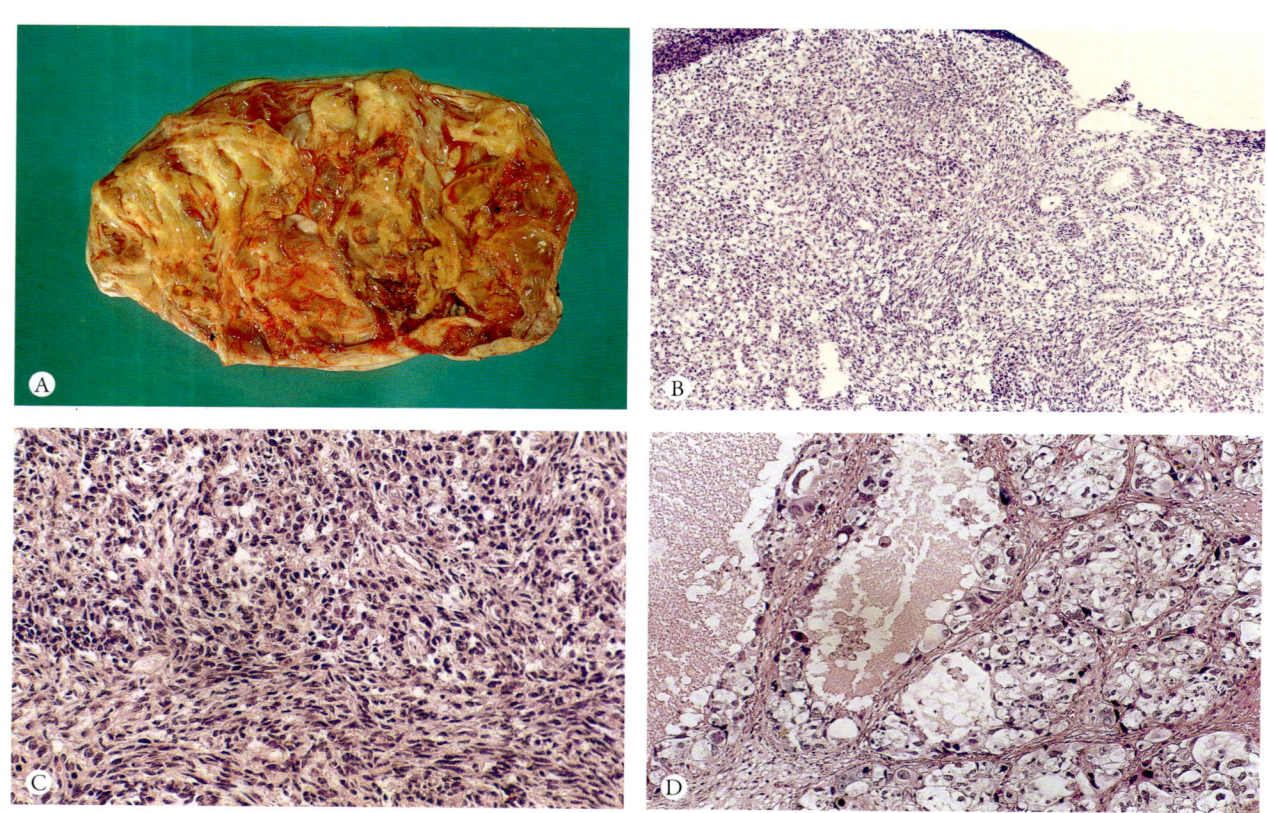

A.大体标本，肿瘤表面包膜完整，切面呈囊实性，灰白色与褐色相间；B.冷冻切片，大部分肿瘤细胞呈梭形，少部分有腺管结构（中倍）；C.石蜡切片，图示肿瘤细胞呈梭形，肉瘤样结构（高倍）；D.石蜡切片，图示肿瘤囊性区，囊壁内有"鞋钉"样细胞被覆（高倍）。

图4-2-57　卵巢支持-间质细胞瘤（中-低分化型）

3.鉴别诊断

(1) 囊腺瘤和囊腺癌：少数网状型支持-莱迪细胞瘤形成多房囊肿，并可见乳头状或息肉样突起，需要与浆液性囊腺瘤和囊腺癌相鉴别。在冷冻切片诊断中注意在囊壁厚处取材，认清支持细胞和间质细胞的特点。一些病例间质细胞瘤伴有Reinke结晶，在冷冻切片和石蜡切片中都难以见到，不是诊断的关键，如果见到此结晶，只是有助于诊断。临床有典型症状者此瘤的诊断不困难。

(2) 腺癌：卵巢子宫内膜样癌可以出现索状和小梁状结构，腺体可类似支持细胞小管，核可能有核沟，并可伴有间质黄素化，需要与高分化型和中分化型支持-莱迪细胞瘤相鉴别。子宫内膜样癌还可见其他内膜样癌的结构，常伴有鳞化，有些病例伴有内膜异位。腺腔内黏液在冷冻切片中很难识别，但如果存在的话，倾向是子宫内膜样腺癌。取材时要特别注意识别囊性区，因为这些区域可能出现子宫内膜异位病灶。手术中病理诊断的关键是结合临床确定是支持-莱迪细胞瘤，是良性肿瘤。有时需要等待石蜡切片及免疫组化染色结果来确诊。

(3) 支持-莱迪细胞瘤囊性变的病例，有时与幼年型粒层细胞瘤形态学容易混淆，囊壁有的细胞类似"鞋钉"样细胞，周围间质细胞有脂质沉积，胞质透亮。但二者临床表现完全不同，必须结合临床资料来鉴别。

(4) 低分化型支持-莱迪细胞瘤需与纤维肉瘤和肉瘤样粒层细胞瘤相鉴别。

点评

支持-莱迪细胞瘤手术中冷冻切片诊断要点：①大体标本观察，肿瘤颜色呈金黄色。②辨认清楚支持细胞与莱迪细胞。③按肿瘤结构不同，分为高分化、中分化、低分化，从而决定肿瘤的良性与恶性。④与此瘤鉴别的病种较多，高分化型需与腺癌鉴别，中分化型需与低分化腺癌鉴别，低分化弥漫型呈肉瘤结构，需与梭形细胞肉瘤鉴别，如纤维肉瘤与平滑肌肉瘤等。此外，囊性变区囊壁见"鞋钉"样细胞需与幼年型粒层细胞瘤鉴别，除全面观察细胞形态外，结合临床症状和实验室检查结果来鉴别是十分重要的。

（五）环状小管性索瘤

环状小管性索瘤少见，是由性索成分排列成简单或复杂的环状小管组成的肿瘤，兼具粒层细胞和支持细胞的分化特点。约1/3的患者伴有Peutz-Jeghers综合征（遗传性错构瘤性肠息肉病，以及口腔黏膜、口唇和指/趾色素沉着）。多数病例临床表现为良性，10%～25%病例为恶性。

组织学上，肿瘤细胞类似支持细胞瘤或粒层细胞瘤细胞，排列成单纯或复杂的环状小管结构，细胞无明显异型性，在冷冻切片中容易误为良性肿瘤，其生物学特征类似于粒层细胞瘤。

【病例5】患者，女性，36岁，腹胀伴腹水入院。剖腹探查手术见腹膜、网膜散在多个肿瘤结节。患者提供13年前第一次手术的病理切片，与本次手术标本组织像相同。病理诊断：伴环状小管的性索瘤。手术后1个月肿瘤广泛转移，患者死亡（图4-2-58）。

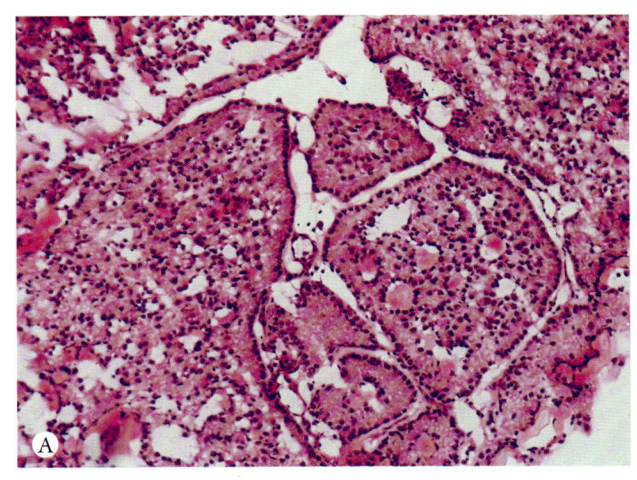
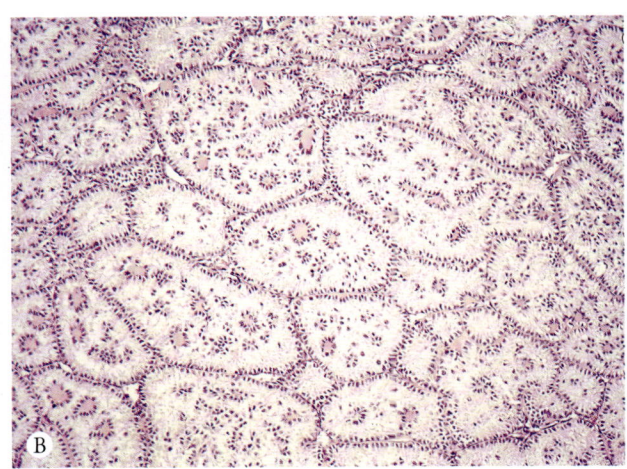

A. 冷冻切片，图示复杂环状小管结构，周边细胞呈栅栏状排列（高倍）；B. 石蜡切片，图示大管套小管结构（中倍）。

图 4-2-58　环状小管性索瘤

鉴别诊断如下。

（1）粒层细胞瘤和支持细胞瘤：环状小管性索瘤兼具粒层细胞和支持细胞的分化特点，但高分化支持细胞瘤主要由空心小管构成，无复杂的吻合。与粒层细胞瘤的区别是小管围绕的嗜酸性玻璃样物质比 Call-Exner 小体明显，不含核碎屑，结构较复杂，细胞核呈明显的栅栏状排列。对于临床医师来说最关心的是此瘤的生物学特性。环状小管性索瘤的预后与粒层细胞瘤相似，为低度恶性潜能的肿瘤。

（2）性腺母细胞瘤：主要由大、小两种细胞构成，其中小而深染的细胞可排列成团或放射状，更像 Call-Exner 小体，但不形成环状结构。此瘤常有明显钙化。

（六）类固醇细胞瘤

类固醇细胞瘤较少见，是一组由弥漫分布的大圆形细胞构成的肿瘤，瘤细胞的形态酷似间质黄体细胞、Leydig 细胞或肾上腺皮质细胞，且这种细胞成分不少于 90%。多发生在 30～40 岁的女性，绝经后女性和儿童少见。75% 的病例有男性化表现，7% 的病例有 Cushing 样综合征。

1. 大体标本　95% 为单侧性，肿瘤多数为球形，少数为分叶状，边界清楚，多为实性，偶见囊性变或囊内出血。瘤体大小相差很大，直径在 0.5～45 cm，平均为 8.4 cm。切面外翻较明显，颜色为浅黄色、红褐色或深棕绿色。

2. 镜下所见

（1）由圆形或多边形胞质空的细胞组成，排列成片状、巢状或条索状，有的垂直于被膜呈放射状排列，类似于肾上腺皮质的束状带。

（2）瘤细胞胞质中等量或丰富，呈嗜酸性颗粒状，或富于脂质、泡沫状。

（3）胞核小，居中，可见不同程度核异型性和核分裂象（一般比卵巢间质细胞多见）。

（4）肿瘤间质稀少，毛细血管和血窦样结构丰富。个别病例间质水肿或黏液样变显著，瘤细胞疏松分布于其中。

（5）恶性类固醇细胞瘤的形态学特征：瘤体通常 > 8 cm（78% 为恶性），核分裂象 > 2 个/10HFP（92% 为恶性），明显的核异型性（64% 为恶性）和出血坏死（86% 为恶性）是预后差的指征。但只有出现局部浸润才能从形态上判定为恶性。

3. 鉴别诊断

（1）妊娠黄体瘤：鉴别要点见表 4-2-17。

（2）富含脂质的类固醇细胞瘤应与透明细胞癌鉴别。后者异型性明显，可见腺样、囊状或乳头状结构。

（3）当肿瘤退变形成裂隙状或腺泡状结构时，可能与血管性肿瘤或腺癌混淆。但退变通常伴有纤维化和炎细胞浸润，其他区域可见典型类固醇细胞瘤形态。

【病例 6】患者，女性，22 岁，闭经 4 个月，发现下腹部肿物，入院后行手术切除（图 4-2-59）。

表 4-2-17　类固醇细胞瘤与妊娠黄体瘤的鉴别诊断

特征	类固醇细胞瘤	妊娠黄体瘤
与妊娠的关系	无关	有关
男性化表现	75% 有	大多数没有
发生部位	95% 为单侧性	常是双侧性或多灶性
细胞内脂质	大量	少或无
细胞退变	局灶	产后见细胞弥漫性退变
对侧卵巢	无妊娠改变	间质蜕膜样变、卵泡膜细胞增生

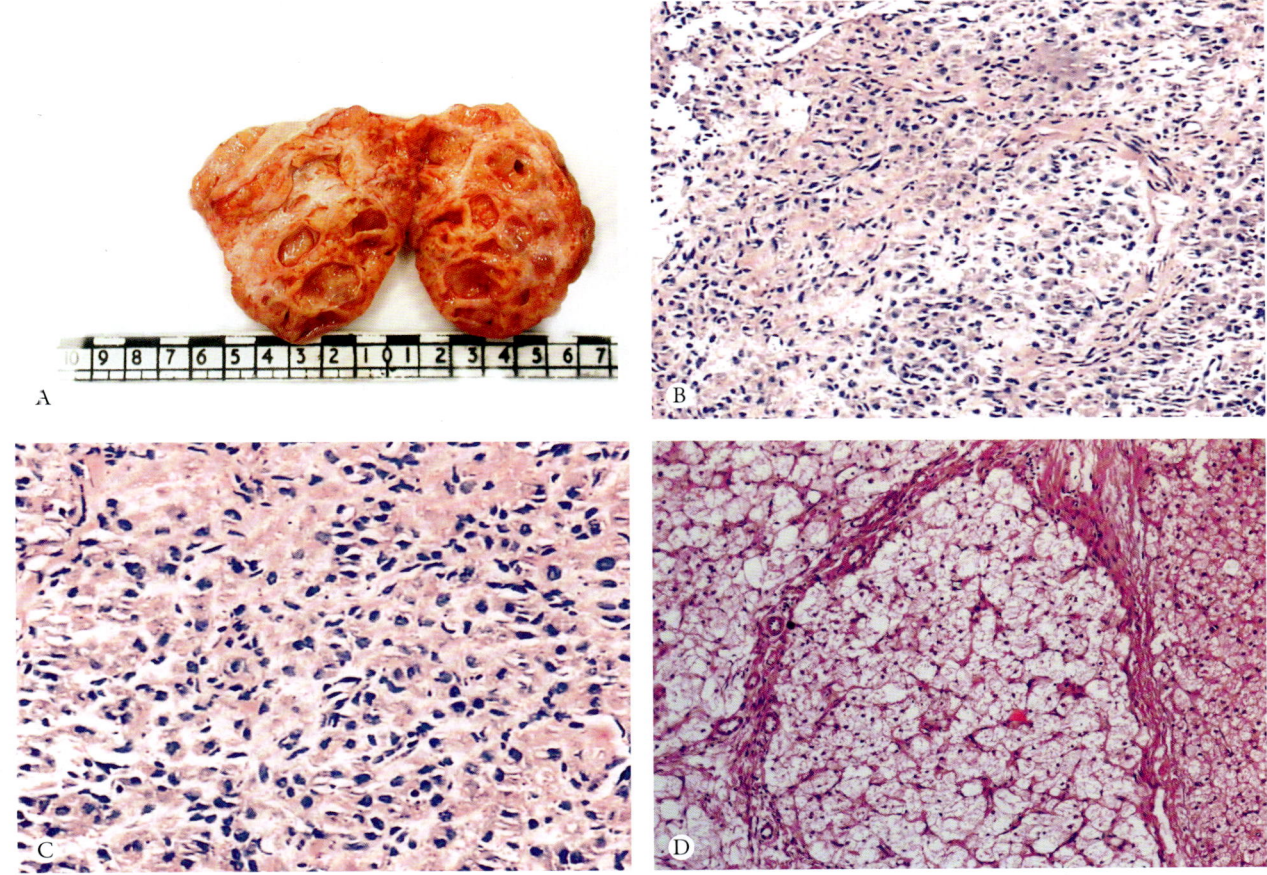

A.大体标本，肿瘤包膜光滑，切面呈囊性，夹杂着灰黄色实性区，组织细软；B.冷冻切片，肿瘤细胞呈巢状分布（中倍）；C.冷冻切片，为图B的局部放大（高倍）；D.石蜡切片，肿瘤细胞大部分胞质透亮，部分嗜酸性（中倍）。

图 4-2-59　卵巢类固醇细胞瘤

【病例7】患者，女性，39岁，停经7个月，声音变粗，多毛。超声显示右卵巢肿瘤。手术切除肿瘤，大小为9.5 cm×8 cm×8 cm，表面包膜完整，切面为棕黄色（图4-2-60）。

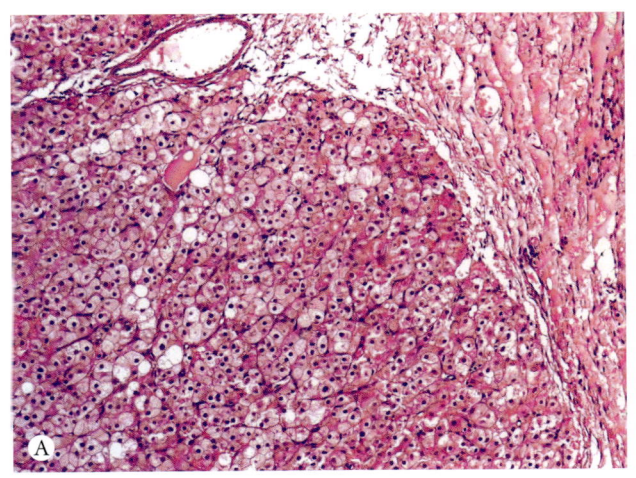
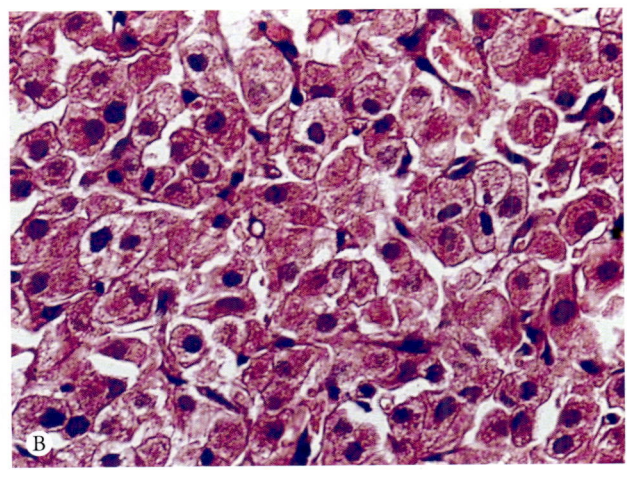

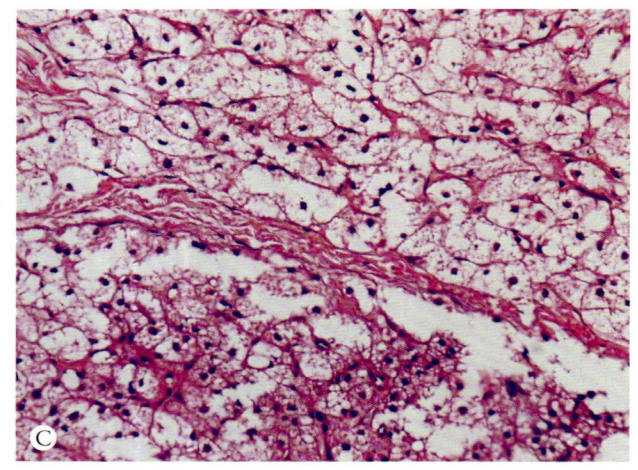

A.冷冻切片，肿瘤表面有纤维组织包绕，瘤细胞呈柱状排列，其间有大量毛细血管（中倍）；B.石蜡切片，图示肿瘤细胞呈多边形，胞质内有嗜酸性颗粒（高倍）；C.石蜡切片，图示肿瘤细胞胞质透亮，呈泡沫状（高倍）。

图 4-2-60　卵巢类固醇细胞瘤

点评

卵巢类固醇细胞瘤是性索-间质肿瘤中较少见的一种，此瘤大多数是良性，细胞形态较特殊，类似于肾上腺束状带，有的像肝细胞，容易误诊。需要鉴别的肿瘤主要是妊娠黄体瘤和Sertoli-Leydig细胞瘤等（表 4-2-18）。由于胞质内类固醇含量的不同，有的细胞胞质透亮似泡沫细胞，有的胞质呈嗜酸性颗粒状，需与来自肾、肾上腺、肝脏的转移性肿瘤相鉴别。在冷冻切片诊断中取一块组织，有时确诊困难，需要结合大体标本与临床资料来确诊。

表 4-2-18　卵巢含有嗜酸性细胞的肿瘤和瘤样病变

原发性癌
透明细胞癌
子宫内膜样癌
肝样癌
生殖细胞肿瘤（单纯性或伴有皮样囊肿）
卵巢甲状腺肿
皮样囊肿中的垂体性肿瘤
恶性黑色素瘤
皮样囊肿中的大汗腺癌
鳞状细胞癌
肝样卵黄囊瘤
性索-间质肿瘤
黄素化粒层细胞瘤，成年型和幼年性
黄素化卵泡膜细胞瘤
嗜酸性 Sertoli-Leydig 细胞瘤
类固醇细胞瘤

续表

副神经节瘤
间质性肿瘤
转移性肿瘤
黑色素瘤
肝细胞癌
乳腺癌
大细胞肺癌
神经内分泌肿瘤
恶性间皮瘤
瘤样病变
妊娠黄体瘤
结节性卵泡膜细胞增生症
卵巢门细胞增生
软化斑
间皮增生

四、生殖细胞肿瘤

（一）概述

生殖细胞肿瘤约占卵巢原发性肿瘤的30%，仅次于上皮性肿瘤。其中95%为成熟囊性畸胎瘤，此外还包括少见的原始生殖细胞肿瘤和未成熟畸胎瘤，以及罕见的成熟囊性畸胎瘤恶变。

1. 生殖细胞肿瘤的共同特征

（1）生殖细胞是多潜能细胞，具有多向分化特征，既可以向胚外结构分化，也可向胚内结构分化。因此，在发生肿瘤后，可以出现多种组织结构，如卵黄囊瘤或绒毛膜癌的结构，在不同部位取材还可以见到畸胎瘤结构。肿瘤的确诊与肿瘤取材是否充分有关。由于在手术中冷冻切片诊断时取材有限，而多处取材做石蜡切片时可见到多种成分，有可能造成冷冻切片与石蜡切片诊断不一致。

(2) 肿瘤组织结构和细胞形态多样，鉴别诊断困难。一种基本病变可见于多种肿瘤，如胚胎样小体结构，可见于多胚瘤、卵黄囊瘤和未成熟畸胎瘤中，其中血管上皮套的结构对于卵黄囊瘤有确诊意义。

(3) 此大类肿瘤除成熟囊性畸胎瘤外，恶性肿瘤占多数，而且恶性度高，约占全部卵巢恶性肿瘤的3%。手术中送检的病例大多数为畸胎瘤，因为肿瘤质硬，临床上容易误诊为恶性肿瘤。

2. 诊断注意事项 生殖细胞肿瘤可以模拟各种分化阶段的组织，包括正在发育中的和已经发育成熟的任何组织结构，这些排列混杂的组织会给诊断带来很大的困惑。正确诊断取决于3个方面：①熟悉肿瘤中组织的分布模式；②辨认出分化不成熟的组织，要熟悉一些胚胎学知识；③识别继发于成熟组织的恶性变。

在畸胎瘤的冷冻切片诊断中需要注意以下几点。

(1) 要辨认神经胶质细胞，并在病理报告中注明肿瘤中有无胶质细胞，这对于临床治疗和评估患者预后有意义。

(2) 诊断未成熟畸胎瘤最可靠的形态学特征是神经管结构。并按其数量分级，级别越高恶性度越大。

(3) 未成熟畸胎瘤发生转移后更趋向于成熟分化。笔者曾见未成熟畸胎瘤8年后转移至肝和膈肌。肝内转移肿瘤中见有骨和软骨组织，膈肌肿物内衬呼吸道柱状上皮细胞，很容易误诊为良性肿瘤。因此，在术中诊断时必须注意结合临床病史和复查原来手术的病理切片。综合分析诊断为未成熟畸胎瘤的复发转移。

(二) 畸胎瘤

1. 成熟畸胎瘤 完全由成熟组织构成，含有2个或3个胚层的组织成分。绝大多数是成熟囊性畸胎瘤（皮样囊肿），约占所有卵巢肿瘤的25%，成熟实性畸胎瘤罕见。

几乎所有成熟囊性畸胎瘤病例，根据大体形态就可以做出诊断，多数病例不需要做冷冻切片。

如果在成熟畸胎瘤中发现显著的甲状腺成分，最好在报告中标明。因为有一部分患者在肿瘤切除后可能会出现甲状腺功能减退的症状，这会影响术后伤口的愈合。

有1%~2%的成熟囊性畸胎瘤继发恶变。主要是癌变，以鳞状细胞癌最常见，其他恶性成分包括腺鳞癌、黏液表皮样癌、基底细胞癌等，少数为肉瘤或黑色素瘤（图4-2-61）。成熟畸胎瘤恶变不包括与卵巢单胚层畸胎瘤相关的恶性肿瘤，如甲状腺癌和类癌，也不包括恶性生殖细胞肿瘤。如果出现囊内结节状或菜花样突起，或囊壁显著增厚，切面细腻、质脆或伴有出血与坏死时，应该在这些区域取材，以排除继发恶性肿瘤的可能性。

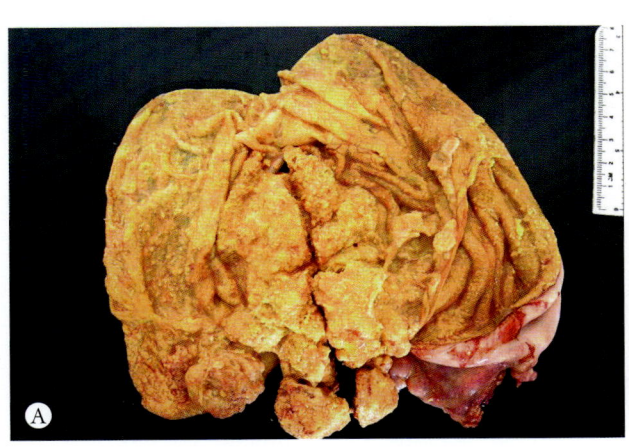
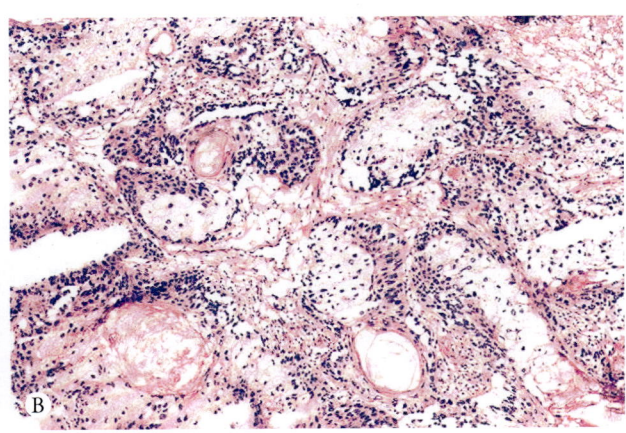

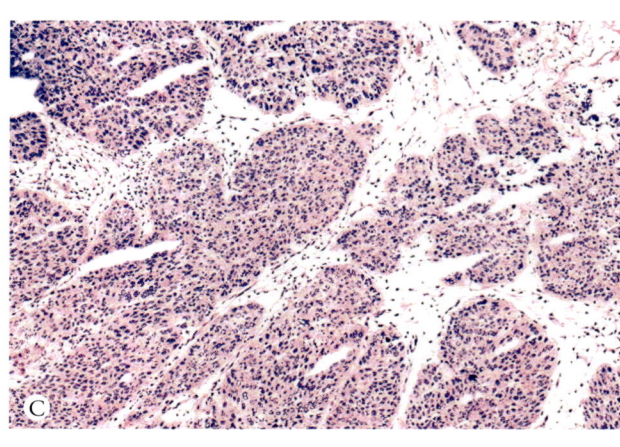
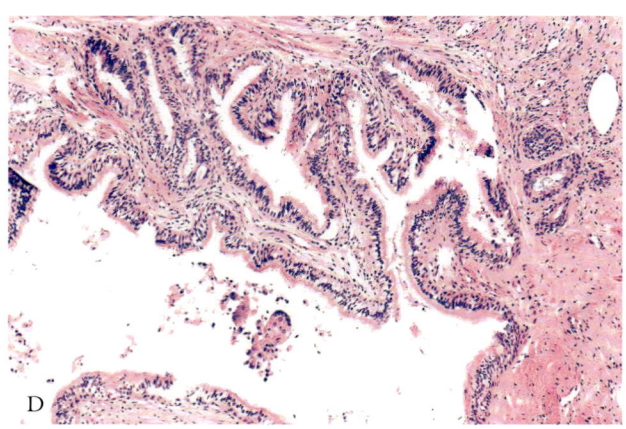

A.大体标本,肿瘤呈囊性,囊壁可见黄白色或黄色结节;B、C.冷冻切片,图示皮脂腺癌(中倍);D.石蜡切片,图示残存的畸胎瘤成分(中倍)。

图 4-2-61　卵巢畸胎瘤癌变(皮脂腺癌)

【病例1】患者,女性,12岁,腹胀3个月。超声显示左卵巢巨大囊性肿物。手术切除肿瘤,大小为 29 cm×23 cm×14 cm,重 5 kg,多房囊内见毛发及油脂(图 4-2-62)。

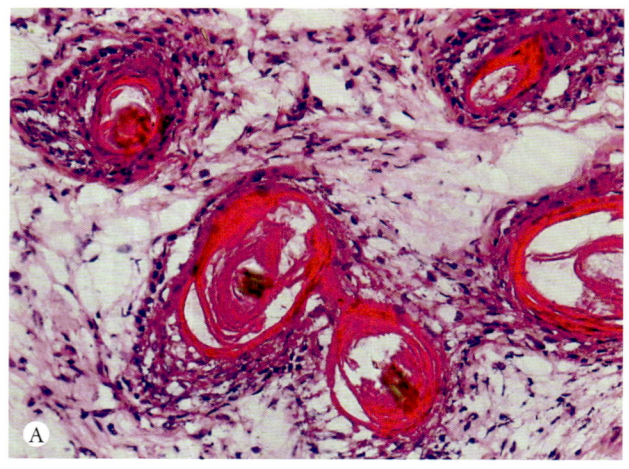
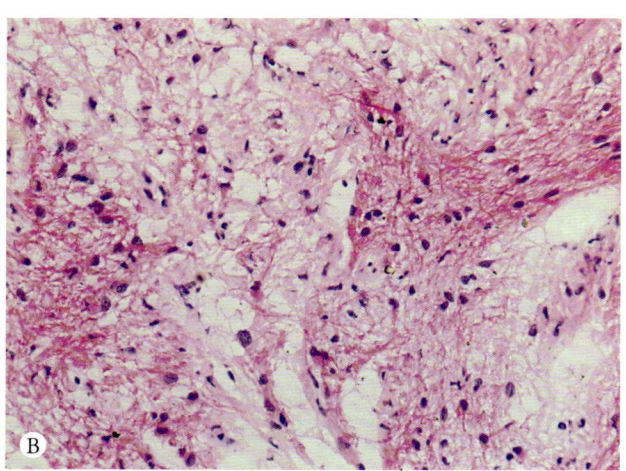
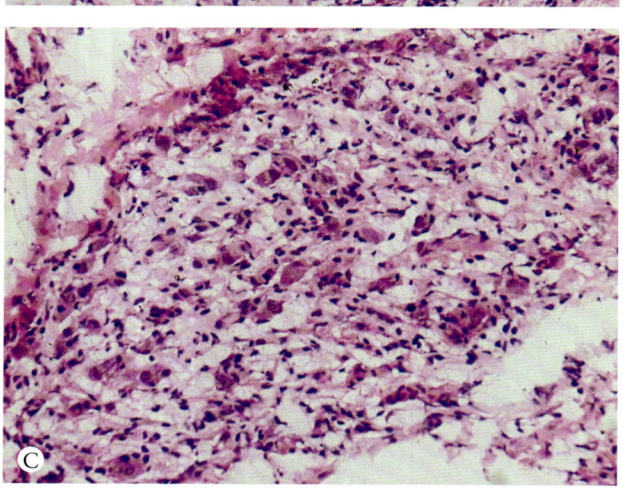

A.图示毛囊根部,角化上皮中棕色的毛根(高倍);B.图示神经胶质细胞与胶质纤维(高倍);C.图示神经节细胞(高倍)。

图 4-2-62　卵巢畸胎瘤(冷冻切片)

点评

成熟畸胎瘤中神经胶质细胞的诊断意义在于有成熟神经胶质细胞腹膜种植的可能，大多数患者有一个良性的临床经过，但少数患者有腹水。因此，在病理诊断中要注明畸胎瘤中是否伴有神经胶质成分，这有利于临床随诊观察患者。在冷冻切片中辨认神经组织有一定的困难，这取决于切片质量。

图 4-2-62 所示病例，神经组织成分占肿瘤的主要成分，且有少数神经管结构，已随诊 14 年，患者情况良好。而图 4-2-63 所示病例，大网膜、腹膜的神经胶质瘤病伴有腹水，追问病史，10 年前患者曾行左侧卵巢畸胎瘤手术，复查原切片，肿瘤中见神经胶质成分。

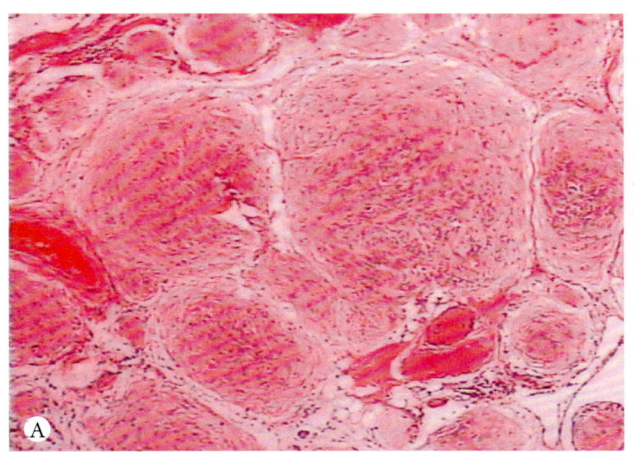
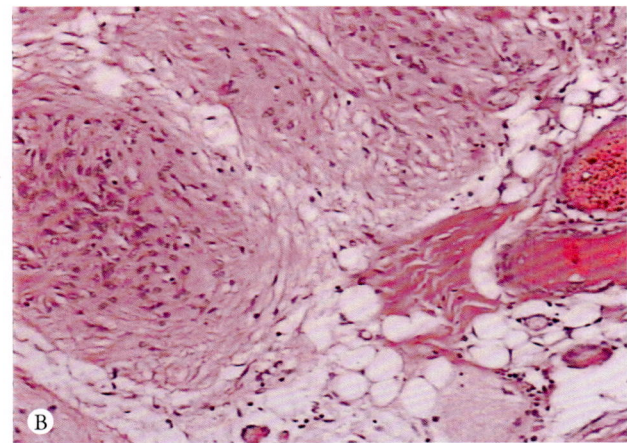

A. 冷冻切片（中倍）；B. 石蜡切片，图示腹膜脂肪组织中散在胶质结节（高倍）。

图 4-2-63　腹膜胶质瘤病

2. 未成熟畸胎瘤　指含有数量不等的未成熟胚胎性成分（通常为未成熟的神经外胚层组织）的畸胎瘤，较少见，多发生在 20 岁以前的女性。约 1/3 的未成熟畸胎瘤在手术时已经播散到卵巢外。

未成熟畸胎瘤的大体标本特点与其他卵巢恶性肿瘤相同，有出血坏死，不能根据大体观察做诊断。组织学以肿瘤中见有胚胎性组织特别是神经组织和原始神经管结构为特征（图 4-2-64）。在所有未成熟畸胎瘤成分中，诊断是依据是否存在原始神经管而定的。在冷冻切片中甚至在石蜡切片中，要清楚地辨认各种胚胎组织有一定困难，需要有一定的胚胎组织学基础。

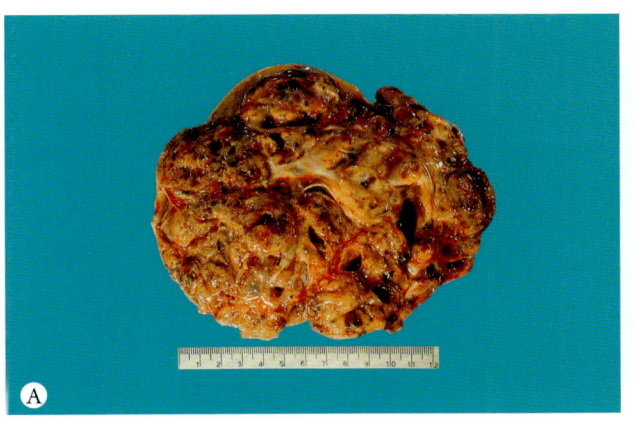
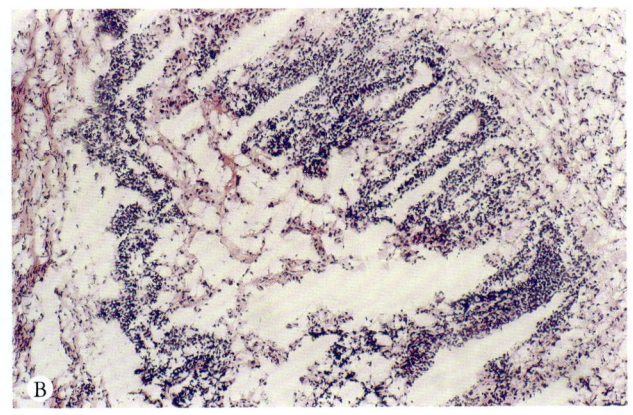

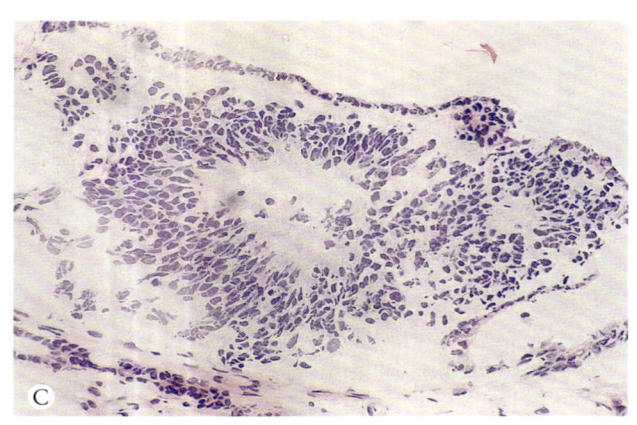
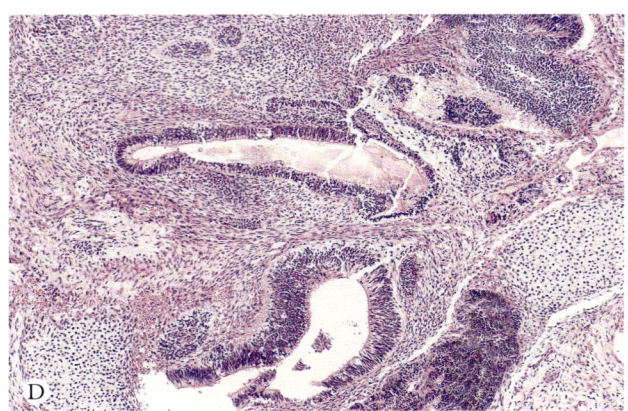

A. 大体标本，肿瘤表面有包膜，切面呈灰黄色与灰红色相间；B、C. 冷冻切片，图示原始神经管和神经胶质（B 为中倍，C 为高倍）；D. 石蜡切片，图示原始神经管（中倍）。

图 4-2-64　卵巢未成熟畸胎瘤

未成熟畸胎瘤根据显微镜下未成熟神经上皮的数量进行分级，有传统的三级分类和近年提出的两级分类（表 4-2-19）。原发肿瘤、种植灶和转移瘤均应单独进行分级。冷冻切片诊断时如见到大量胚胎性神经上皮可直接报告未成熟畸胎瘤Ⅱ级或Ⅲ级，但对仅见少量不成熟神经组织的病例，建议采取描述性报告，待石蜡切片定。

鉴别诊断：主要与癌肉瘤和原始神经外胚层肿瘤相鉴别。这些肿瘤均为高度恶性肿瘤，手术治疗方案都相同。

表 4-2-19　未成熟畸胎瘤的分级系统

三级系统	特点	两级系统
Ⅰ级	有少量未成熟神经上皮灶，在任何一张切片中均≤1个低倍视野（直径 4.5 mm，40×）	低级别
Ⅱ级	有中等量未成熟神经上皮灶，在 1 张或 1 张以上切片中达 1~3 个低倍视野（直径 4.5 mm，40×）	高级别
Ⅲ级	有大量未成熟神经上皮灶，在 1 张或 1 张以上切片中＞3 个低倍视野（直径 4.5 mm，40×）	高级别

（三）单胚层畸胎瘤

单胚层畸胎瘤较少见，主要是 3 种：甲状腺肿、类癌，以及类癌与甲状腺肿混合。

1. 甲状腺肿　最常见的单胚层畸胎瘤，多发生在 40~50 岁。肿瘤大小不一，直径一般＜10 cm，表面光滑，切面可为实性、囊实性或囊性。实性部分质地均匀一致，细腻，呈棕褐色或棕红色，具有甲状腺胶质的特征性表现（图 4-2-65）。肿瘤完全或主要由成熟的甲状腺组织组成（在成熟畸胎瘤中的比例＞50% 或畸胎瘤中有大体可识别的肿瘤），见小滤泡或大滤泡，在实性区无滤泡结构（图 4-2-66）。

第四章 女性生殖系统疾病

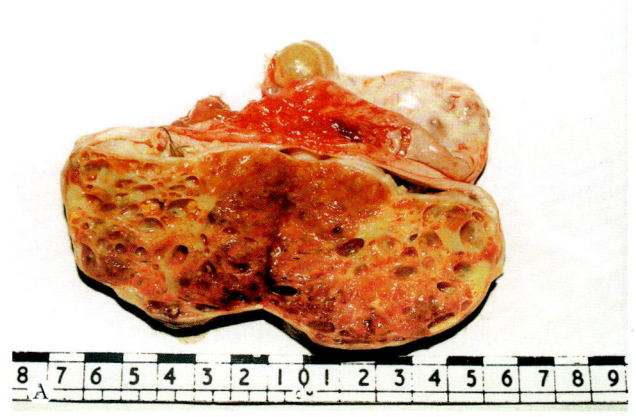
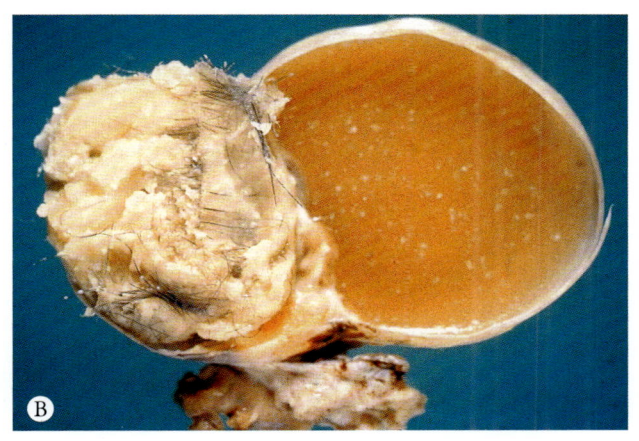

A.肿瘤切面见大小不等囊腔，囊内充盈类胶质（此图由郭东辉提供）；B.肿瘤呈一个大囊腔，内充盈类胶质（此图由张雅贤提供）。

图4-2-65 卵巢甲状腺肿（大体标本）

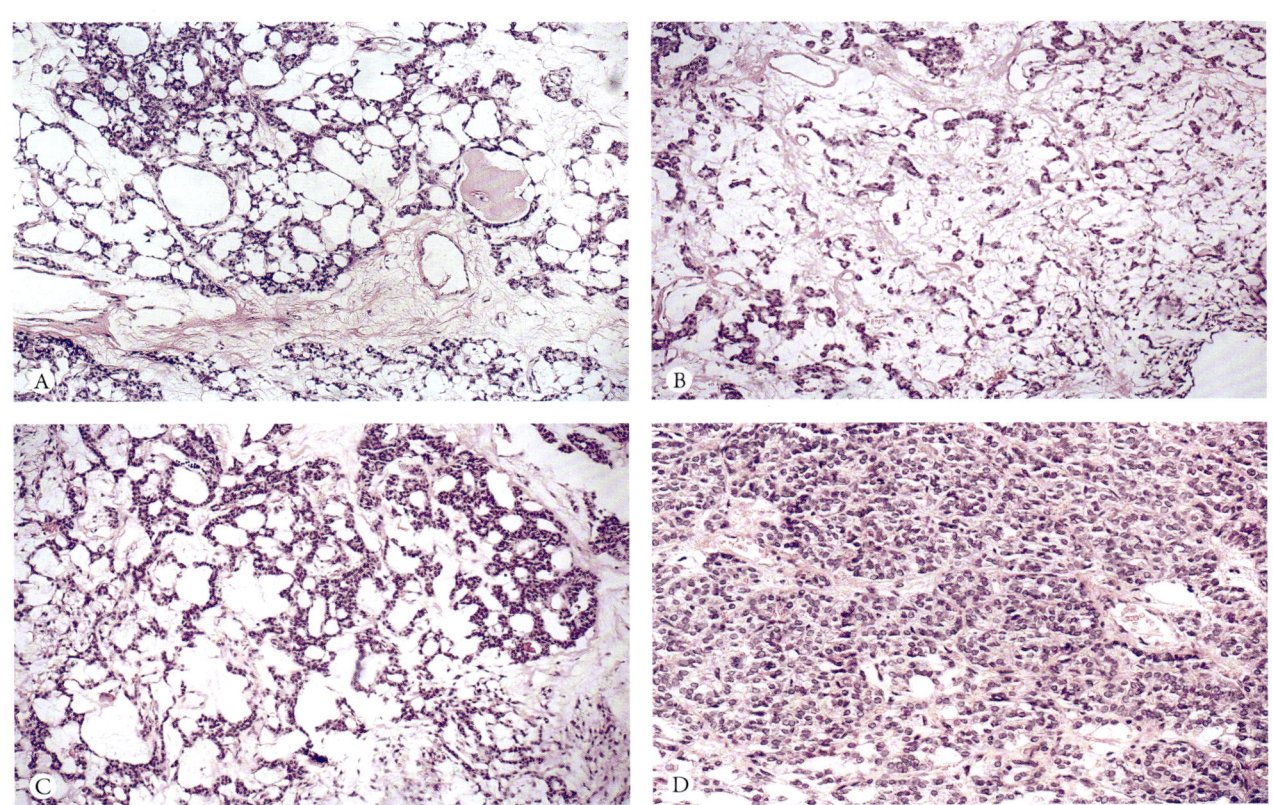

A，B.冷冻切片，肿瘤呈疏松条索状结构（中倍）；C.石蜡切片，肿瘤呈条索状和小腔隙结构（高倍）；D.石蜡切片，图示实性片块区，无滤泡腔，类似胚胎性腺瘤（高倍）。

图4-2-66 卵巢甲状腺肿

点评

甲状腺肿的组织像可能类似于正常甲状腺组织或甲状腺滤泡性腺瘤。少数病例有乳头状癌结构。

卵巢甲状腺肿是良性病变，手术中病理诊断大体标本见富有类胶质的特征性表现，病理诊断不困难；如果仅看显微镜下表现，由于肿瘤组织经冷冻以后呈条索状或实性片块区的结构，类胶质不明确，容易误诊为恶性肿瘤（表4-2-20）。

所以冷冻切片必须结合大体标本才能确诊。笔者见1例大网膜的甲状腺肿病例，随诊5年，患者健康状况良好。

有的卵巢甲状腺肿组织学表现为富于细胞、小滤泡或无滤泡，相似于甲状腺胚胎性肿瘤，容易误认为恶性肿瘤，有时需要延迟诊断，待石蜡切片再确诊。表现为嗜酸性细胞或透明细胞甲状腺瘤者，可能误认为类固醇细胞瘤，在冷冻切片中难以鉴别，需要做免疫组化染色来鉴别。

表4-2-20 含有类胶质或类胶质样物质（甲状腺肿样）的卵巢病变

原发性肿瘤
卵巢甲状腺肿
子宫内膜样癌
黏液性癌
透明细胞癌
Sertoli-Leydig细胞瘤
幼年型粒层细胞瘤
卵黄囊瘤
发生在皮样囊肿的垂体腺瘤
高钙血症型小细胞癌
可能为Wolff管来源的卵巢肿瘤
转移性肿瘤
肾细胞癌

续表

肠透明细胞腺癌
其他
瘤样病变
妊娠黄体瘤

2. 类癌　仅次于甲状腺肿的第二种最常见的卵巢单胚层畸胎瘤，多见于绝经后女性。临床上可能表现为内分泌紊乱症状和类癌综合征，这取决于肿瘤大小与组织细胞类型。此类肿瘤具有低度恶性潜能，个别病例发现有转移。有时类癌可以合并其他肿瘤成分，如类癌合并支持细胞瘤。

原发类癌一般为单侧，54%~80%伴有成熟畸胎瘤或黏液性囊腺瘤，类癌通常表现为囊内实性结节或囊壁局部增厚。甲状腺肿类癌时，偶尔可辨认出甲状腺与类癌组织。根据组织学形态可将类癌分为4种：①岛状类癌；②小梁状类癌；③黏液性（杯状细胞）类癌；④甲状腺肿类癌，由不同比例的甲状腺组织和类癌构成。

【病例2】患者，女性，43岁。查体发现右卵巢肿瘤，手术切除，肿瘤大小为6 cm×5 cm×4 cm，切面呈囊实性，实性区中央见一结节，大小为4 cm×3 cm×3 cm，质软，暗红色，似蛋黄，中心部与周围组织边界清楚，周边部为灰黄色（图4-2-67）。

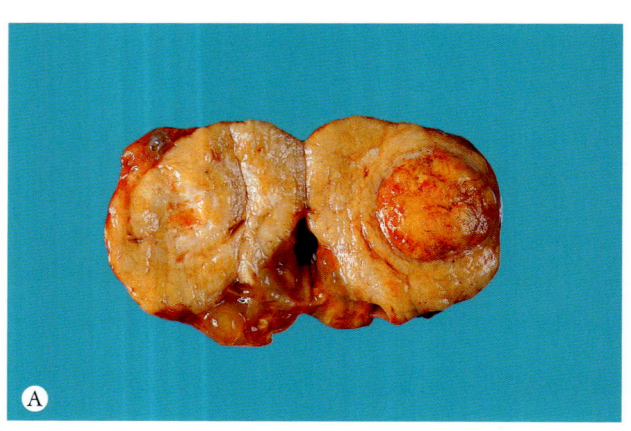

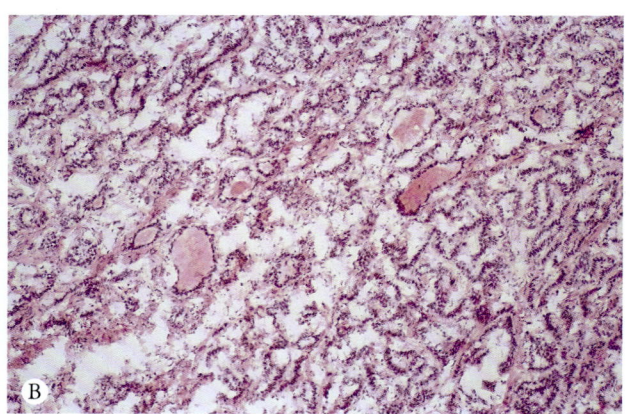

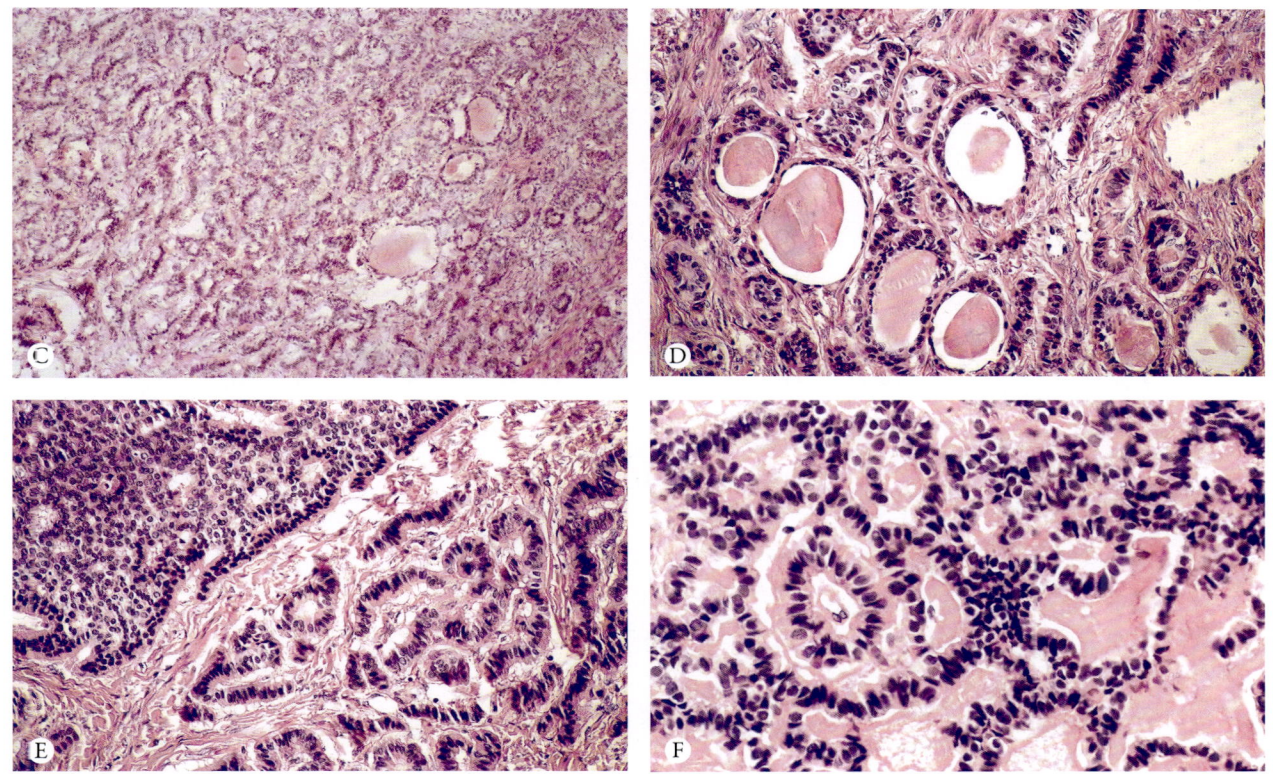

A. 大体标本，图示肿瘤及中央结节；B、C. 冷冻切片，图示甲状腺滤泡，腔内有类胶质，其余为小梁状与腺样结构（中倍）；D. 石蜡切片，图示甲状腺滤泡结构，周边部少量小梁状与腺样结构（高倍）；E. 石蜡切片，图示类癌（左上方）与支持细胞瘤（右下方）（高倍）；F. 支持细胞瘤成分（高倍）。

图 4-2-67　卵巢甲状腺肿类癌合并支持细胞瘤

类癌的组织学类型较多，鉴别诊断较复杂。在术中冷冻切片诊断为恶性肿瘤，足以满足临床治疗的需要，待充分取材后做免疫组化染色才能确诊。类癌主要与以下肿瘤相鉴别。

（1）Sertoli-Leydig 细胞瘤：临床常有男性化表现。组织学上可有类似小梁状类癌的索条状结构，但类癌的小梁往往较长、较粗，而且排列有序。此外类癌有时出现的实性小管与支持细胞瘤或 Sertoli-Leydig 细胞瘤的实性支持细胞小管相似，但后者无类癌的细胞学特征。

值得注意的是，少数情况下类癌可以发生在伴有黏液性异源性成分的 Sertoli-Leydig 细胞瘤中。图 4-2-67 所示病例，在冷冻切片中确诊为甲状腺肿类癌，但是支持细胞瘤的诊断是在石蜡切片充分取材和做免疫组化染色后才能最后确诊。

（2）粒层细胞瘤：该瘤有岛状和小梁状结构及巨滤泡，但也出现不见于类癌的其他结构，如弥漫性和滤泡性。Call-Exner 小体与类癌中真正腺泡腔的区别是其周边细胞和核排列无规则；而类癌腺腔或细胞巢周边细胞呈放射状排列，内含水样嗜酸性分泌物或钙盐沉积，瘤细胞没有核沟。

（3）Krukenberg 瘤：有些黏液性类癌酷似 Krukenberg 瘤。后者常为双侧受累，细胞多呈印戒样，常伴有黏液湖形成，缺乏皮样囊肿成分。在冷冻切片上两者有时难以鉴别。

（4）转移性类癌：原发性和转移性类癌的组织学没有区别。如果见到类癌与囊性畸胎瘤、黏液性肿瘤、卵巢甲状腺肿或支持-莱迪细胞瘤共同存在，则几乎可以除外转移性类癌；若在肠道发现原发肿瘤，则为转移性类癌。如果没有这些有力的线索，双侧性是最有用的鉴别点。在手术中鉴别卵巢原发性和转移性类癌，对于临床手术方案的确定极为重要。

【病例 3】患者，女性，36 岁，发现肝内占位性病变而入院，检查发现盆腔包块。术中见左卵巢肿瘤大小为 12 cm×8 cm×4 cm，右卵巢肿瘤大小为 10 cm×7.5 cm×7 cm，质硬，切面呈灰黄色（图 4-2-68）。

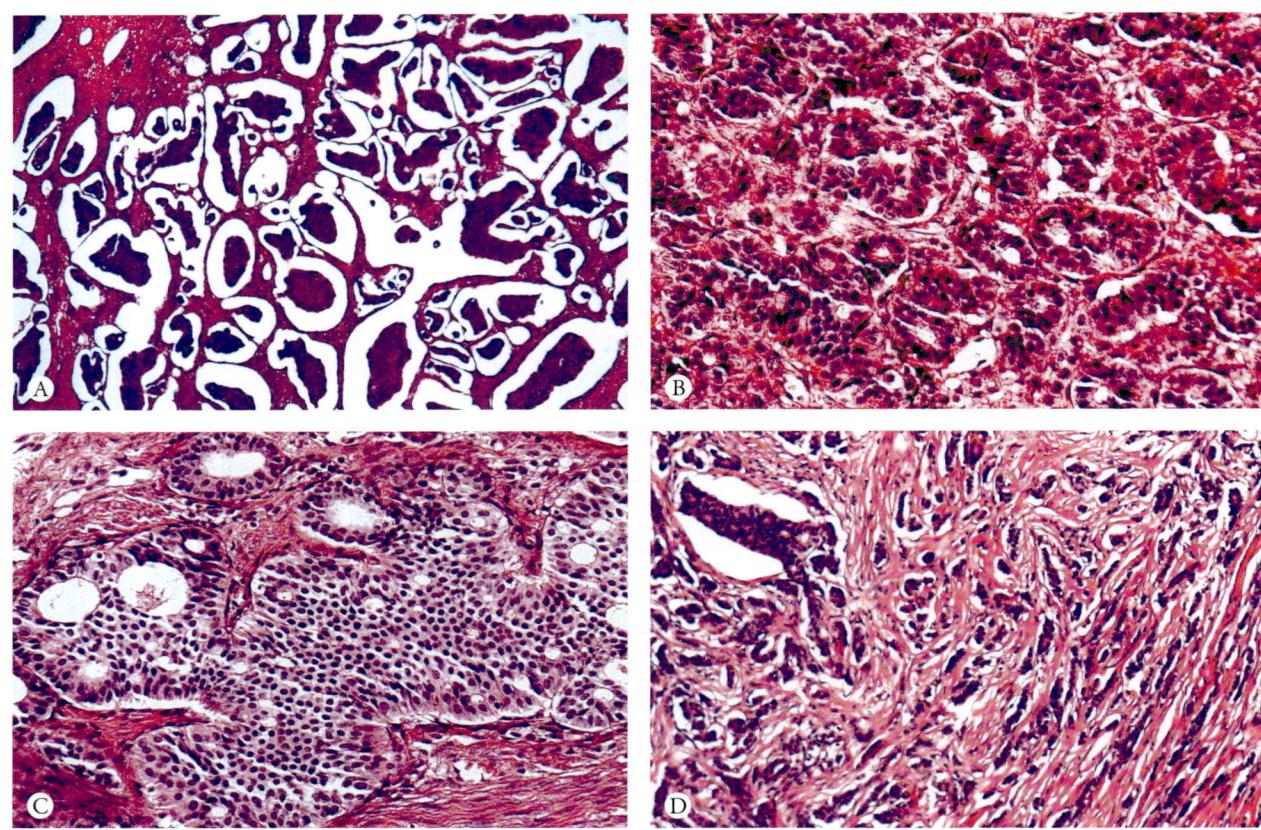

A. 冷冻切片，图示肿瘤部分呈菊形团样小腺泡状结构，部分呈实性片状结构（中倍）；B. 冷冻切片，图示肿瘤细胞实性片块周围空隙，隔以纤细结缔组织（高倍）；C. 石蜡切片，实性区的肿瘤细胞核呈圆形和卵圆形，周边细胞呈柱状；部分区域呈菊形团结构（高倍）；D. 石蜡切片，肿瘤细胞呈细条索状排列（中倍）（附：此病例有双侧卵巢肿瘤、肝肿瘤，考虑为卵巢转移性类癌可能性大，手术后检查胃肠道发现右结肠肿瘤）。

图 4-2-68　双侧卵巢转移性类癌

（四）无性细胞瘤

它占卵巢原始生殖细胞肿瘤的 50%。多发生于 20～30 岁生育期女性中。

无性细胞瘤 90% 为单侧性，10% 为双侧性。当出现砂粒样钙化时提示可能伴有性腺母细胞瘤。组织学上，肿瘤由单一增生的原始生殖细胞构成，纤维结缔组织间隔中有数量不等的淋巴细胞和巨噬细胞。约 5% 的病例出现滋养叶细胞成分，患者出现尿 HCG 升高。

【病例4】患者，女性，25 岁，发现腹部肿物 8 个月。肿物生长迅速，质硬，不活动。手术切除肿瘤（图 4-2-69）。

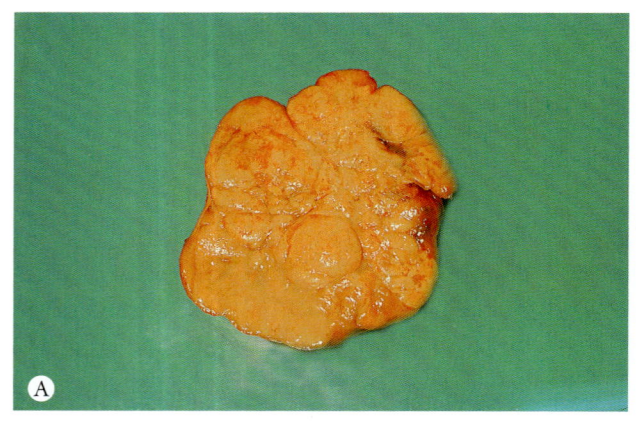
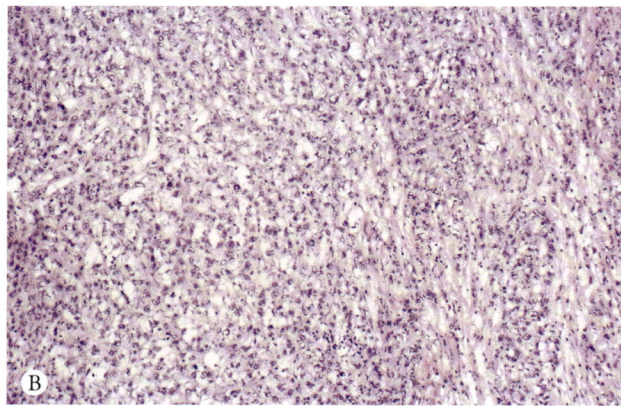

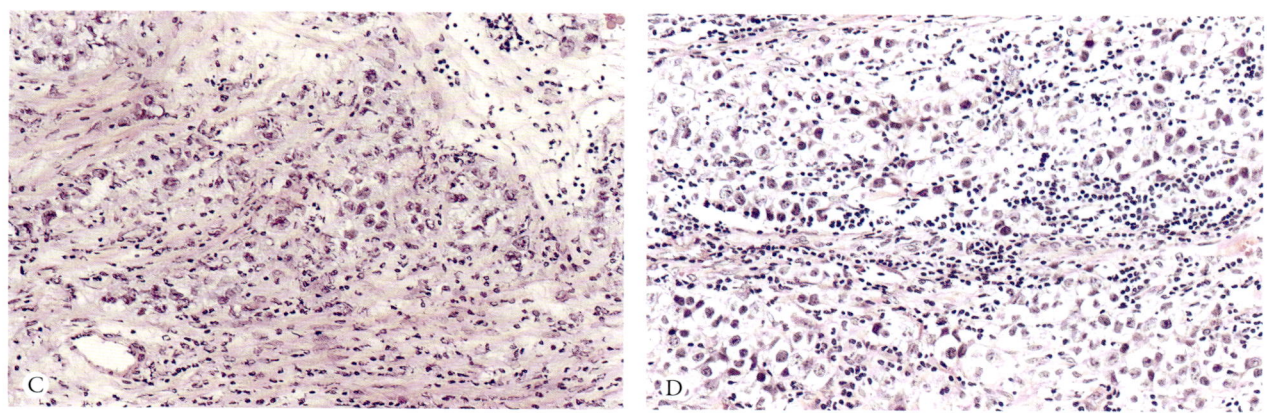

A.大体标本，肿瘤切面呈分叶状，棕褐色间杂白色，质韧；B、C.冷冻切片，图示肿瘤细胞较大，弥漫分布，细胞呈圆形，胞质透亮，核居中，核仁清楚，可见多少不等的淋巴细胞（B为中倍，C为高倍）；D.石蜡切片，图示淋巴细胞分布不均，有的区域淋巴细胞很少见（高倍）。

图 4-2-69　卵巢无性细胞瘤（1）

【病例5】患者，女性，37岁，下腹部疼痛2个多月，检查发现盆腔肿物。手术见右卵巢肿瘤大小为 14 cm×13 cm×8 cm，呈结节状（图4-2-70）。

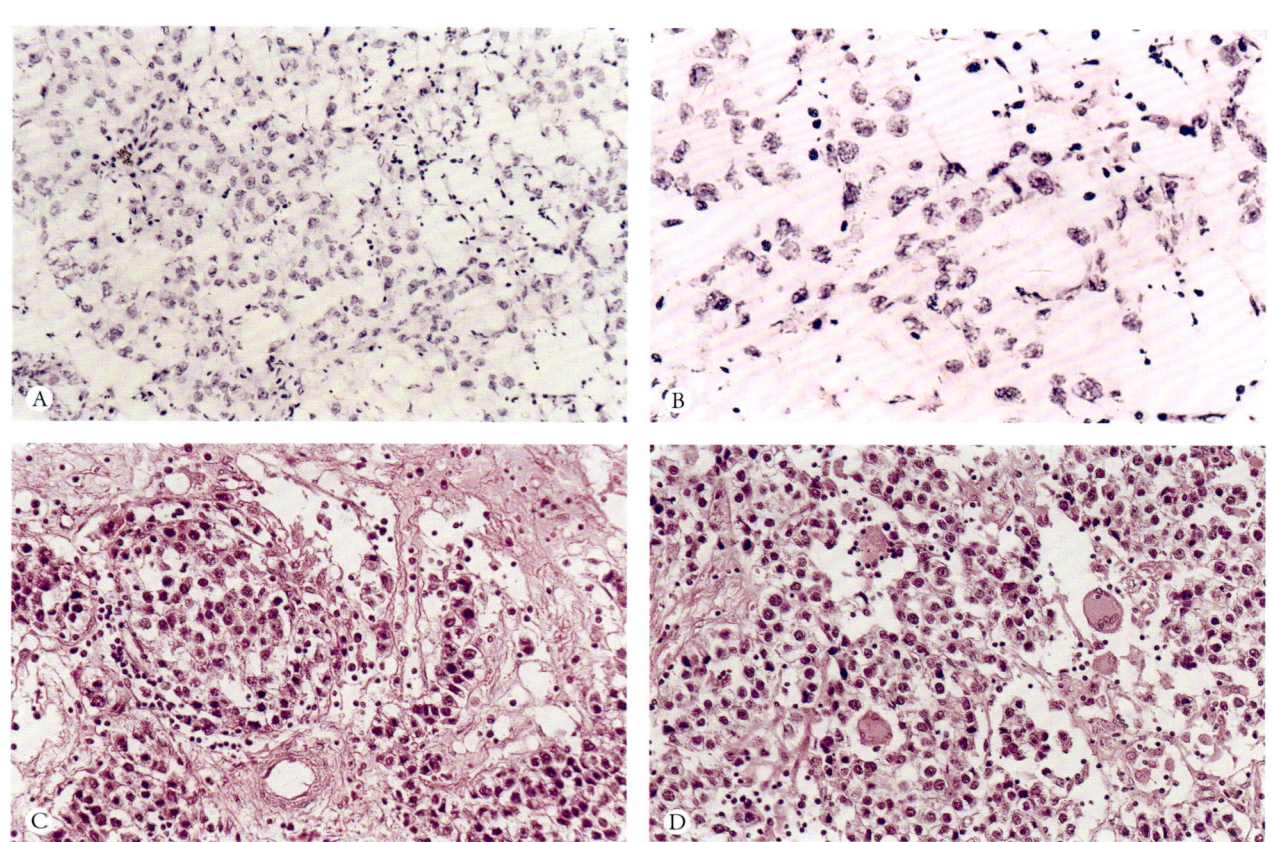

A、B.冷冻切片，图示胞质透亮细胞，核仁清楚，夹杂少量的淋巴细胞（高倍）；C、D.石蜡切片，图示肿瘤细胞呈巢状分布，其间见少量淋巴细胞；图D中见几个巨细胞（高倍）。

图 4-2-70　卵巢无性细胞瘤（2）

点评

在冷冻切片中典型的卵巢无性细胞瘤由两种细胞组成。肿瘤细胞较大,且大小和形态一致,胞质丰富、透明,核大而圆,核仁清楚;淋巴细胞多少不等,分布不均。有的病例未见淋巴细胞,对确诊有一定困难。需要鉴别的肿瘤如下。①淋巴瘤:无性细胞瘤和淋巴瘤有相似的外观。若累及输卵管,出现输卵管壁增厚提示可能是淋巴瘤。由于肿瘤中均可见淋巴细胞和大的细胞核,二者的鉴别很困难。纤维间隔的存在支持无性细胞瘤的诊断。另外,淋巴瘤常是全身性疾病,单独发生于卵巢的淋巴瘤很少见。②粒层细胞瘤:粒层细胞排列似"石榴籽"样,粒层细胞有核沟。临床表现多数有内分泌紊乱。③小细胞癌:少见,多见于老年女性,无大细胞,核仁不明显。④与卵黄囊瘤、胚胎性癌共同存在,为混合性生殖细胞瘤或性腺母细胞瘤的组成成分之一。⑤合并未成熟畸胎瘤。笔者有1例无性细胞瘤同时含有横纹肌肉瘤的病例,临床按生殖细胞肿瘤进行化疗。2年后盆腔转移瘤为横纹肌肉瘤,分化比原发瘤要好,原发瘤中未能诊断出来。

(五)卵黄囊瘤

卵黄囊瘤为高度恶性肿瘤,常发生于年轻女性,平均年龄为18岁。患者术前的血清AFP水平几乎均增高。

肿瘤几乎全部为单侧发生,肿瘤一般较大,直径平均为15 cm。表面光滑,切面呈实性,灰红色或灰黄色,质脆或鱼肉样,常有出血和坏死。部分呈囊性变,可产生蜂窝样外观(图4-2-71)。

卵黄囊瘤显示多种不同的组织学结构,通常以一种或两种为主。其组织学形态可见以下类型。

(1)微囊或筛网状结构:卵黄囊瘤最常见的结构。瘤细胞在疏松的黏液样基质中排列成微囊、筛网或迷宫样的裂隙,内衬扁平或多边形细胞,有的细胞呈"鞋钉"样(图4-2-72)。

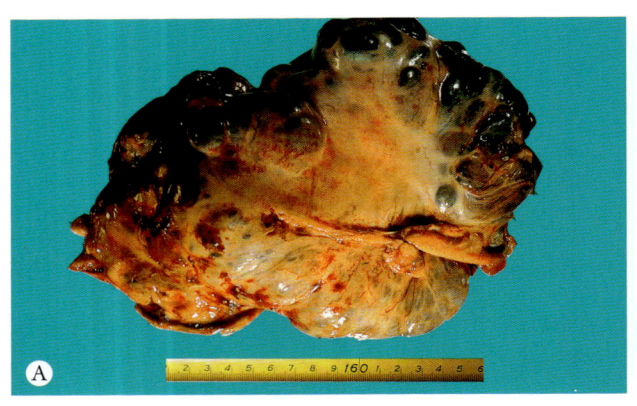
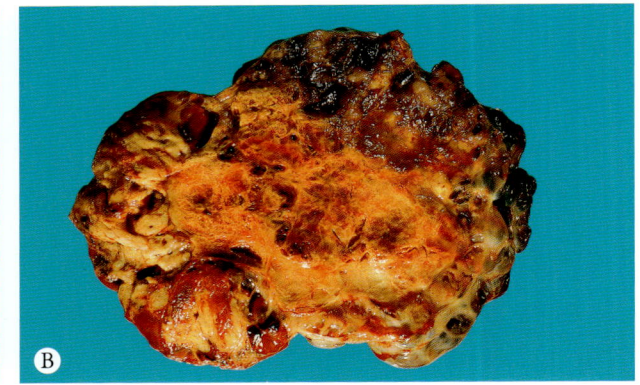

A.肿瘤表面包膜完整,见多个薄壁的泡状结构;B.肿瘤切面呈囊实性结构,有大片坏死。

图4-2-71 卵黄囊瘤(大体标本)

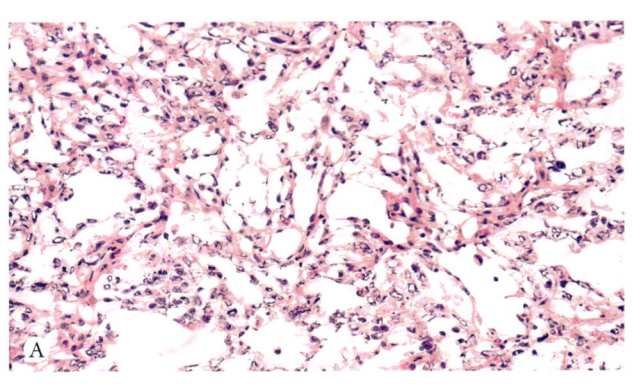
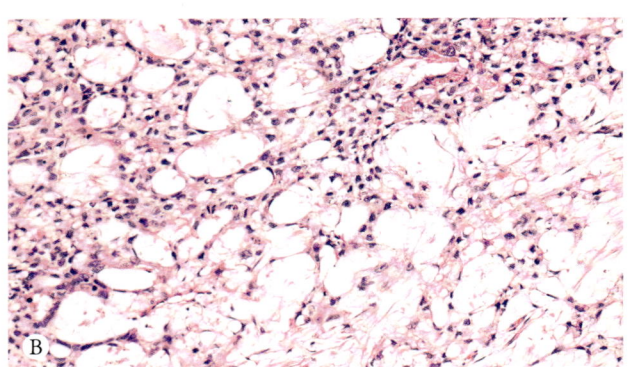

A.冷冻切片(高倍);B.石蜡切片,图示微囊和疏松网状结构(高倍)。

图4-2-72 卵黄囊瘤(1)

(2) S-D 小体（Schiller-Duval body）：本瘤独特的形态之一，也称内胚窦样结构或血管周围套状结构。中央为纤维血管乳头样结构，表面被覆单层立方形、低柱状或"鞋钉样"细胞（图 4-2-73）。见到 S-D 小体具有诊断意义，但看不到 S-D 小体并不能排除卵黄囊瘤。

(3) 透明小体和基底膜样物质：很常见，均为强嗜酸性。透明小体为大小不一的圆形小体，位于瘤细胞胞质内或间质中，需要与聚集的红细胞区别（图 4-2-74）。基底膜样物质为细胞外粗糙的不规则条索、团块或无定形的絮状物，散在分布于肿瘤中。

(4) 腺样结构、乳头结构或实性片块结构，类似于癌。

(5) 多囊状结构：为大小不等的囊性结构，在冷冻切片中最容易误诊为良性的囊腺瘤（图 4-2-75）。

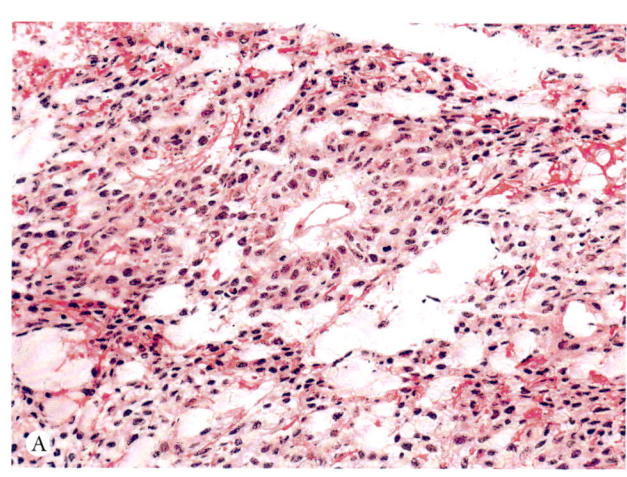 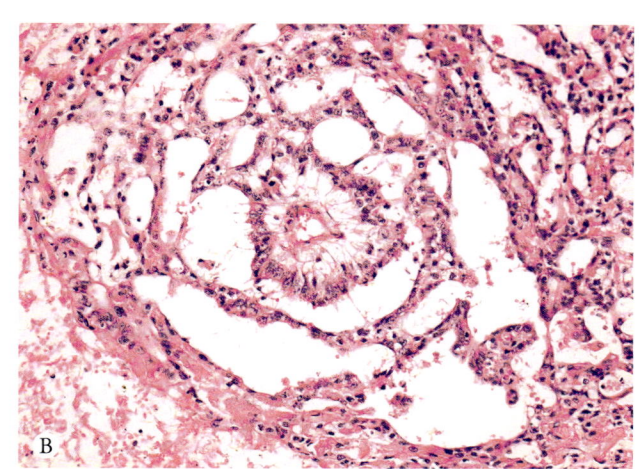

A. 冷冻切片（高倍）；B. 石蜡切片，图示 S-D 小体（高倍）。

图 4-2-73　卵黄囊瘤（2）

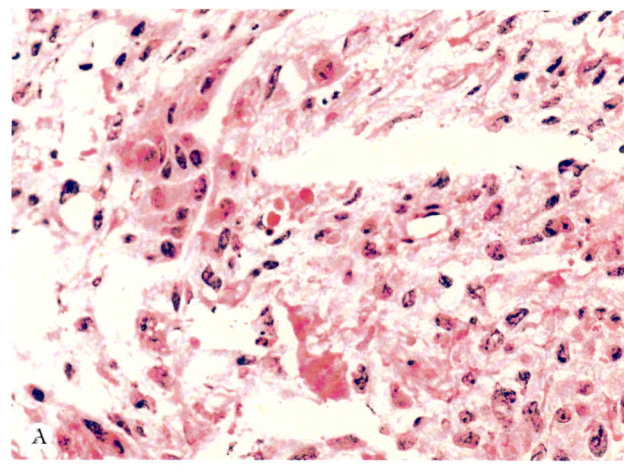 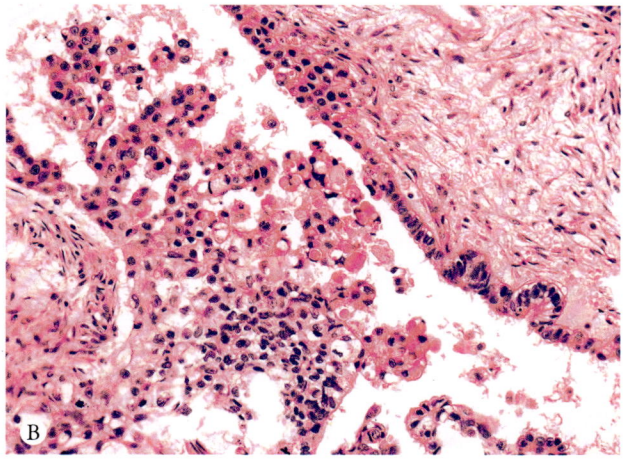

A. 冷冻切片（高倍）；B. 石蜡切片，图示透明小体（高倍）。

图 4-2-74　卵黄囊瘤（3）

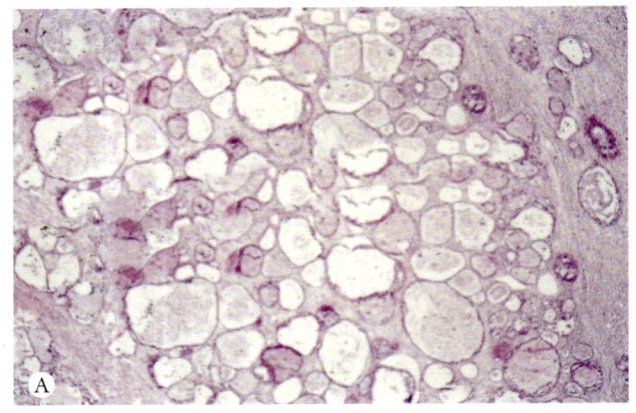
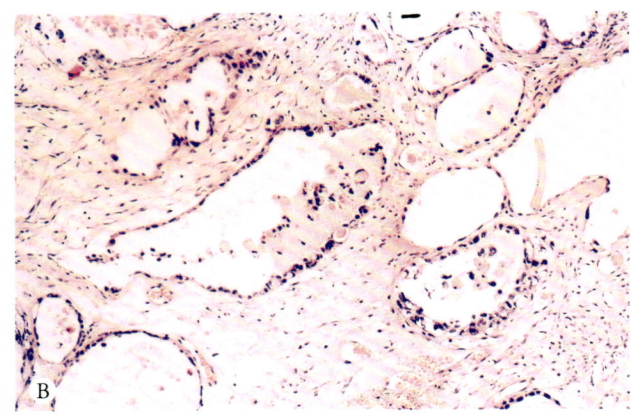
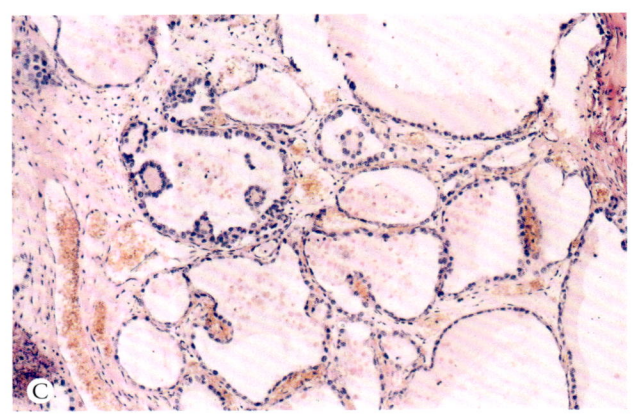

A、B. 冷冻切片，图示多囊泡结构，图 B 囊壁内衬单层上皮细胞，冷冻切片误诊为囊腺瘤（中倍）；C. 石蜡切片，图示多囊泡结构，囊壁内衬单层细胞（中倍）。

图 4-2-75　卵黄囊瘤（4）

（6）巨囊结构。

（7）其他结构：包括实性、肝样、体壁型、间叶样（黏液瘤样）卵黄囊瘤。

上述组织学特征中，最具有诊断价值的是筛网状结构、S-D 小体、透明小球和基底膜样物质。

点评

卵黄囊瘤组织结构很复杂，不同病例有不同的表现，甚至在同一肿瘤中不同部位亦有不同的结构。在诊断中需要综合 2～3 项主要的形态学指征，以其中某一项形态改变难以确诊。在冷冻切片中结合大体标本所见，诊断为恶性肿瘤比较有把握，唯有呈多囊状结构的卵黄囊瘤容易误诊为良性囊腺瘤。卵黄囊瘤诊断困难之处有以下几种情况。

（1）肝样卵黄囊瘤和腺样卵黄囊瘤：肝样卵黄囊瘤局部伴有肝样分化，与卵巢的肝样癌不同，后者为卵巢肿瘤的一种类型，两者都需要与肝细胞癌相鉴别。腺样卵黄囊瘤需要与子宫内膜样癌相鉴别，冷冻切片中难以确诊，需要延迟诊断，AFP 阳性有助于鉴别。

（2）卵黄囊瘤与其他生殖细胞肿瘤常混合存在。卵黄囊瘤的筛网状结构和 S-D 小体等，也可见于其他类型生殖细胞肿瘤中。特征性表现的胚胎样小体结构，在卵黄囊瘤中亦可见到（图 4-2-76）。此外，少数卵黄囊瘤中可见性索间质成分。

（3）以多囊状结构为主和腺囊型的卵黄囊瘤容易误诊为良性肿瘤，无论是在冷冻切片或石蜡切片诊断中均可能误诊。

（4）卵黄囊瘤常见有透明细胞和"鞋钉"样细胞，需要与透明细胞癌相鉴别，涉及生殖细胞来源肿瘤和上皮源性肿瘤临床化疗方案的不同，两者的鉴别很重要，鉴别要点见表 4-2-7。

（5）微囊型卵黄囊瘤和幼年型粒层细胞瘤中均可出现不规则的滤泡样结构，且都有明显的核分裂活性。由于取材有限，这些重叠的特征使二者在冷冻切片上的鉴别有时很困难。然而，卵黄囊瘤的典型特征是有更原始的细胞核及非常疏松的间质，肿瘤细胞在疏松的背景下形成相互连接的腔隙。而幼年型粒层细胞瘤在实性背景下

（有时是纤维卵泡膜瘤样）有不规则但边界清楚的滤泡样结构。

（6）卵黄囊瘤多发生于在婴幼儿及年轻女性的性腺部位，多见于腹膜后和纵隔，其组织学表现与卵巢的卵黄囊瘤不同，需要做甲胎蛋白的免疫组化染色确诊。因此，临床医师在填写病理申请单时要写明患者的年龄和肿瘤的确切部位。

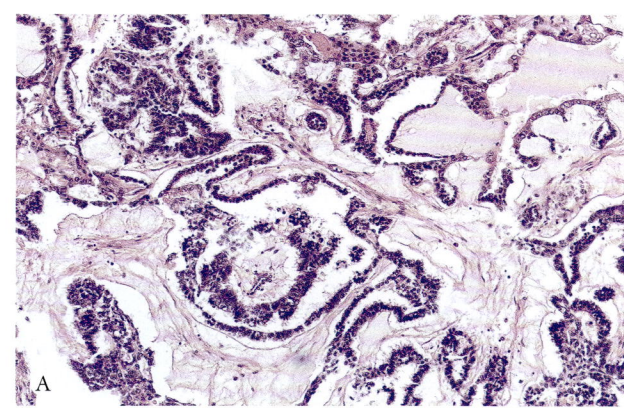
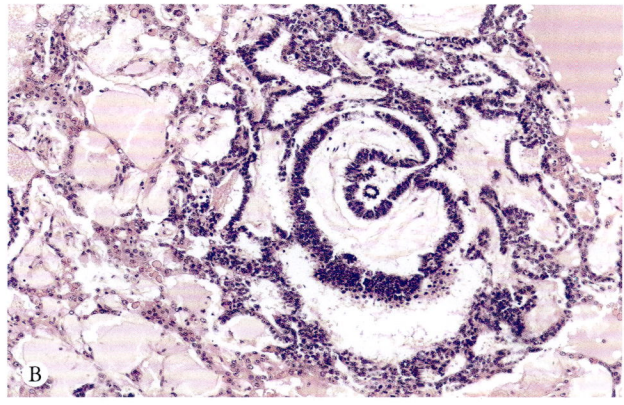

A.冷冻切片，肿瘤部分区域相似体节前胚胎结构（中倍）；B.石蜡切片，肿瘤相似体节前胚胎结构（高倍）。

图 4-2-76　卵黄囊瘤（5）

（六）绒毛膜癌

卵巢绒毛膜癌包括两种类型：①非妊娠性绒毛膜癌，来自生殖细胞；②妊娠性绒毛膜癌，与卵巢妊娠或其他部位的妊娠有关。

卵巢单纯绒毛膜癌罕见，常为混合性生殖细胞肿瘤的一部分。两种类型绒毛膜癌的形态学没有差异，但非妊娠性绒毛膜癌的预后较妊娠性绒毛膜癌差。

【病例6】卵巢非妊娠性原发性绒毛膜癌伴肝转移。患者，女性，30岁，右上腹不适，月经周期规律，无停经史。超声与MRI显示右肝占位病变，双侧卵巢囊肿。大体标本所见：右侧卵巢肿瘤大小为7cm×4cm×4cm，切面呈囊实性，见大片出血坏死，暗褐色；左侧卵巢囊肿呈多房，囊内充以清亮液体（图4-2-77）。

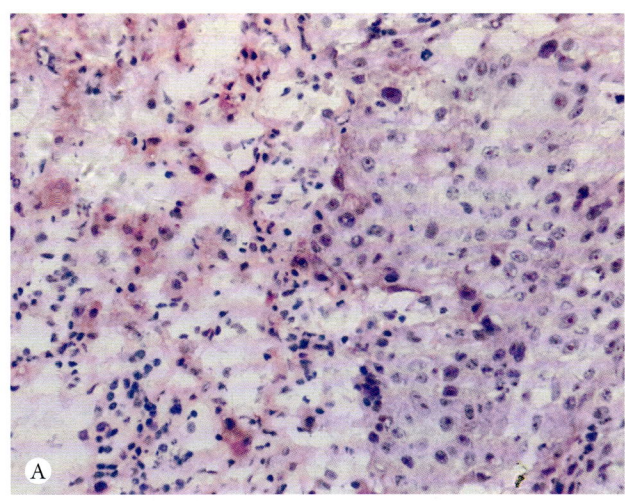
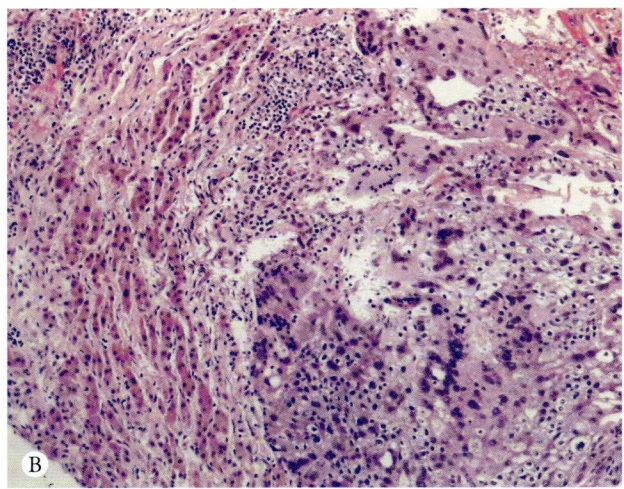

A.冷冻切片，图示残存小团肝细胞与肿瘤交界处（高倍）；B.石蜡切片，图示残存肝细胞索与肿瘤细胞（高倍）。

图 4-2-77　卵巢非妊娠性原发性绒毛膜癌伴肝转移

（七）混合性生殖细胞肿瘤

混合性生殖细胞肿瘤是由两种或两种以上不同的生殖细胞肿瘤成分构成的肿瘤，其中至少一种成分是原始生殖细胞肿瘤，不包括成熟囊性畸胎瘤恶变、性腺母细胞瘤和混合性生殖细胞-性索-间质肿瘤。本组肿瘤中的成分均为恶性。肿瘤的大小和成分是影响预后的主要因素。

混合性生殖细胞肿瘤最常见的成分是无性细胞瘤和卵黄囊瘤的混合。其他肿瘤性成分包括未成熟畸胎瘤、胚胎性癌和绒毛膜癌等。在肿瘤中，不同的成分可相互混杂，也可相连或被纤维间质分隔。应对肿瘤广泛取材，仔细观察，并在病理报告中注明肿瘤的每一种成分及其比例。由于冷冻切片诊断时取材有限，难以准确判断有几种成分混合，可能造成冷冻切片与石蜡切片诊断不一致。

【病例7】患者，女性，26岁，月经过期5天，阴道流血，实验室检查示血中HCG高。超声显示左卵巢肿物，疑为宫外孕，做腹腔镜见左卵巢肿物（图4-2-78）。

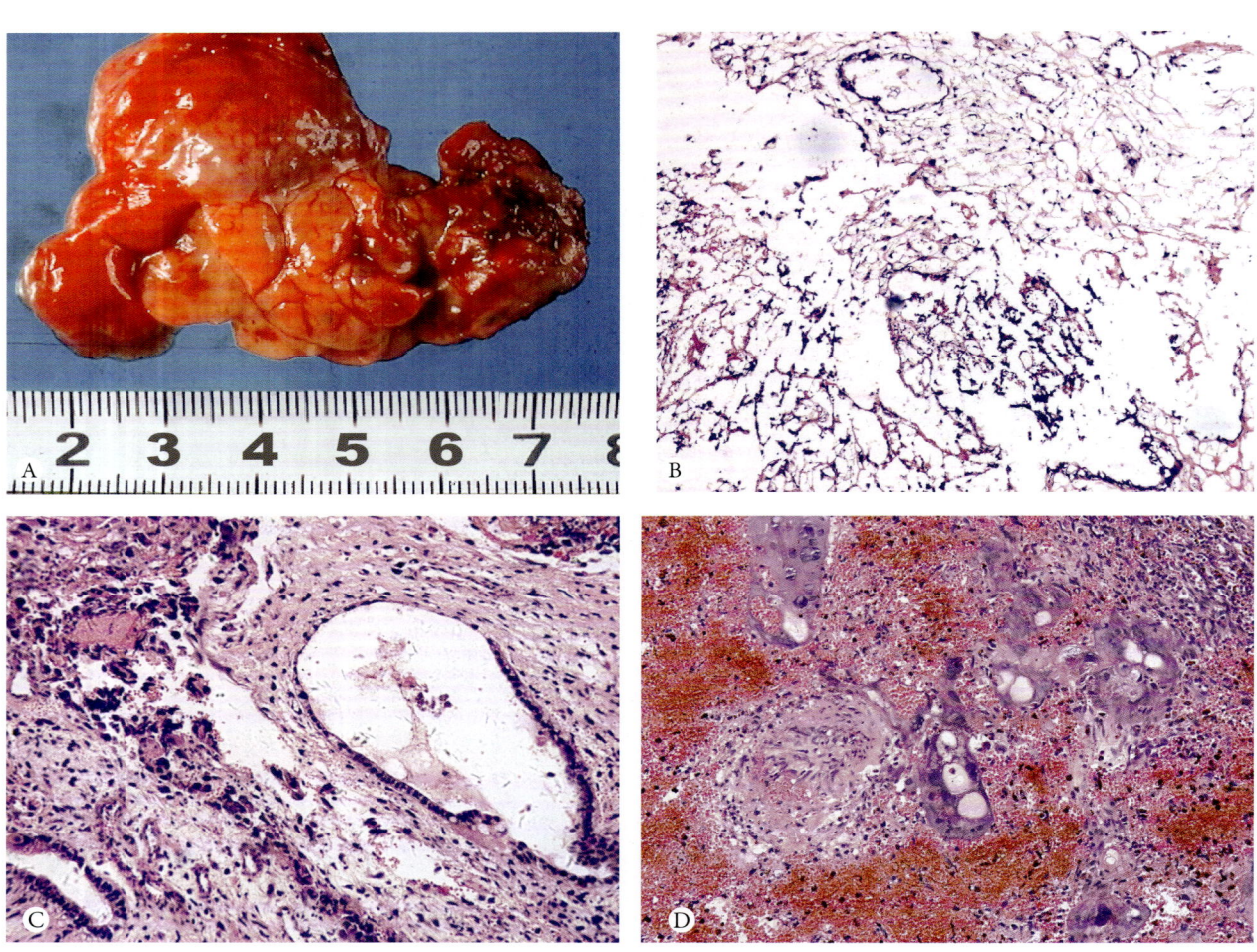

A.大体标本，肿瘤大小为5.5 cm×3 cm×1 cm；B.冷冻切片，图示筛网状结构（中倍）；C.石蜡切片，图示卵黄囊结构和一些巨细胞（高倍）；D.石蜡切片，图示绒癌结构伴大片出血（高倍）。

图4-2-78　混合性生殖细胞肿瘤

（八）混合性生殖细胞和性索-间质肿瘤

这类肿瘤罕见，由生殖细胞和性索-间质成分混合构成（图4-2-79），包括性腺母细胞瘤和非性腺母细胞瘤。两者的区别见表4-2-21。除伴有恶性生殖细胞成分外，多数肿瘤呈良性临床经过。

在手术中病理诊断时，必须了解临床病史和染色体核型。

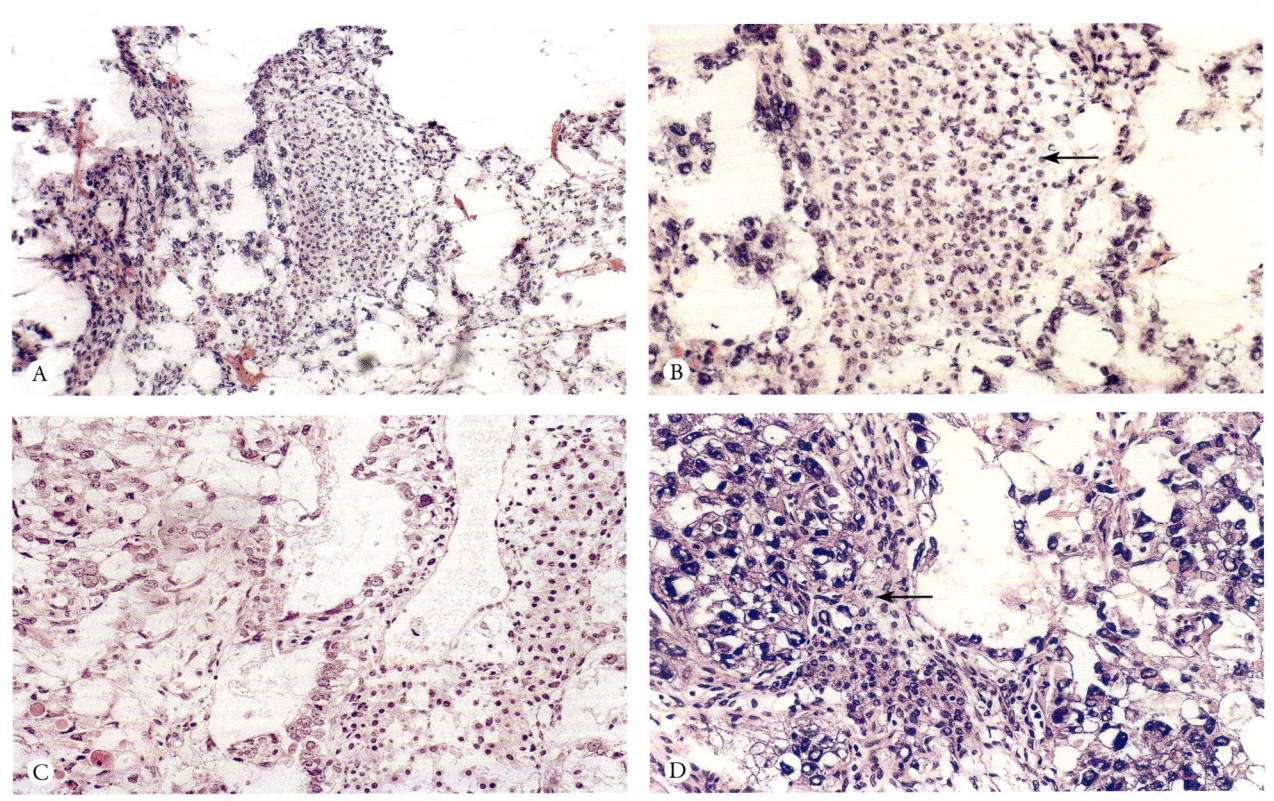

A、B.冷冻切片，图示筛网状结构中有一片实性胞质红染的间质细胞（箭头所示，A为中倍，B为高倍）；C、D.石蜡切片，图示筛网状结构、"鞋钉"样细胞及间质细胞（箭头所示，高倍）。

图4-2-79 卵黄囊瘤伴性索间质成分

表4-2-21 性腺母细胞瘤与非性腺母细胞瘤的区别

鉴别要点	性腺母细胞瘤	非性腺母细胞瘤
临床特征	最常见于10~30岁	几乎全部在10岁以下
	多数有异常核型（包括Y染色体）	全部为46，XX核型
	有激素分泌症状或男性化及原发性闭经	偶见同性别假性早熟
大体标本	肿瘤体积小	肿瘤体积大
	双侧占38%	总是单侧
	钙化占45%	大体无钙化
	典型的巢状结构	结构多样
镜下所见	常见玻璃样小体/微小钙化	缺乏玻璃样小体/微小钙化
	常见间质黄素化细胞	罕见间质黄素化细胞
	60%有无性细胞瘤或其他生殖细胞肿瘤	其他生殖细胞肿瘤极少见

五、卵巢转移性肿瘤

（一）概述

播散到卵巢的肿瘤称为继发性肿瘤（直接从邻近部位蔓延而来），或称为转移性肿瘤（由远隔部位播散而来）。在此将所有从卵巢外播散而来的肿瘤统称为转移性肿瘤，常来自输卵管、子宫等邻近的生殖道，亦可来自胃肠道与乳腺等多个器官。卵巢转移瘤通常发生在原发肿瘤诊断后的几年内，是恶性肿瘤的晚期表现，但输卵管癌是一个例外，经常以卵巢肿瘤为首发症状。

（二）病理特征

1. 大体所见　卵巢转移性肿瘤大体特征变化很大。最有帮助的特征是双侧卵巢受累，以及卵巢实质或表面出现多发的大结节（图4-2-80）。转移性肿瘤中65%～75%为双侧性，原发性浆液性和未分化癌也常为双侧，但黏液性和子宫内膜样肿瘤双侧发生的少于15%。因此，当双侧肿瘤为黏液性或子宫内膜样癌时，多数为转移性肿瘤。

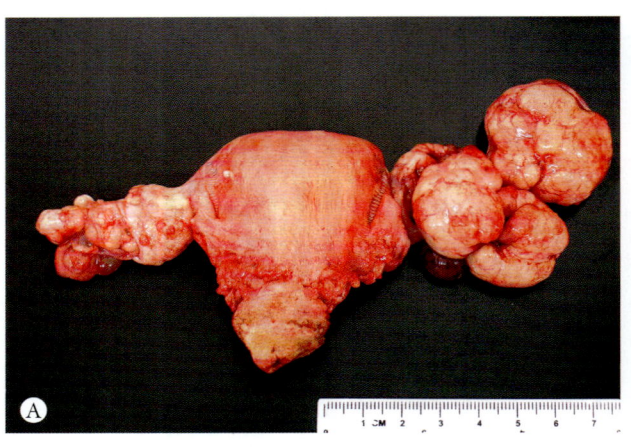
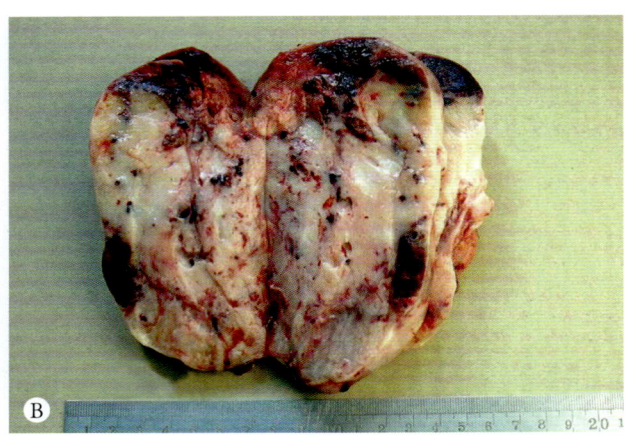

A. 图示双侧卵巢出现大小不等的结节；B. 图示肿瘤有出血和坏死。

图4-2-80　卵巢转移癌（大体标本）

双侧卵巢转移性肿瘤常常大小和质地各异，较大者可见出血和坏死区。当转移瘤较小时，卵巢外观上可表现正常。转移性肿瘤可为实性或囊性，尽管囊性结构更可能为原发性肿瘤，但不能排除转移。有时原发肿瘤为实性，转移瘤却呈囊性。

来自输卵管伞端的卵巢继发性浆液性癌多表现为双侧卵巢肿物，绝大多数伴有盆腔多脏器浆膜受累。相比之下，输卵管往往表现温和而隐匿，只在很少的病例中形成显著的大肿物。

2. 镜下所见　转移性肿瘤的镜下所见主要取决于其原发肿瘤的部位与类型，常见的特征是多结节性生长和卵巢表面出现肿瘤种植。卵巢表面种植主要为局灶性结节，结节周围纤维组织增生，也可表现为单个或成簇的癌细胞浸润。瘤组织侵犯淋巴管或血管常提示转移性病变（图4-2-81）。其他特征为局限于髓质的小肿瘤，可以浸润卵泡结构。转移性肿瘤没有从良性增生到恶性的过渡。肿瘤结节周围出现明显的黄素化应怀疑是转移癌。

转移性肿瘤绝大多数是腺癌，表4-2-22归纳了卵巢原发癌和转移癌的大体和组织学特征，根据这些特点，可对81%～90%的卵巢黏液性癌和低级别腺癌做出正确分类。

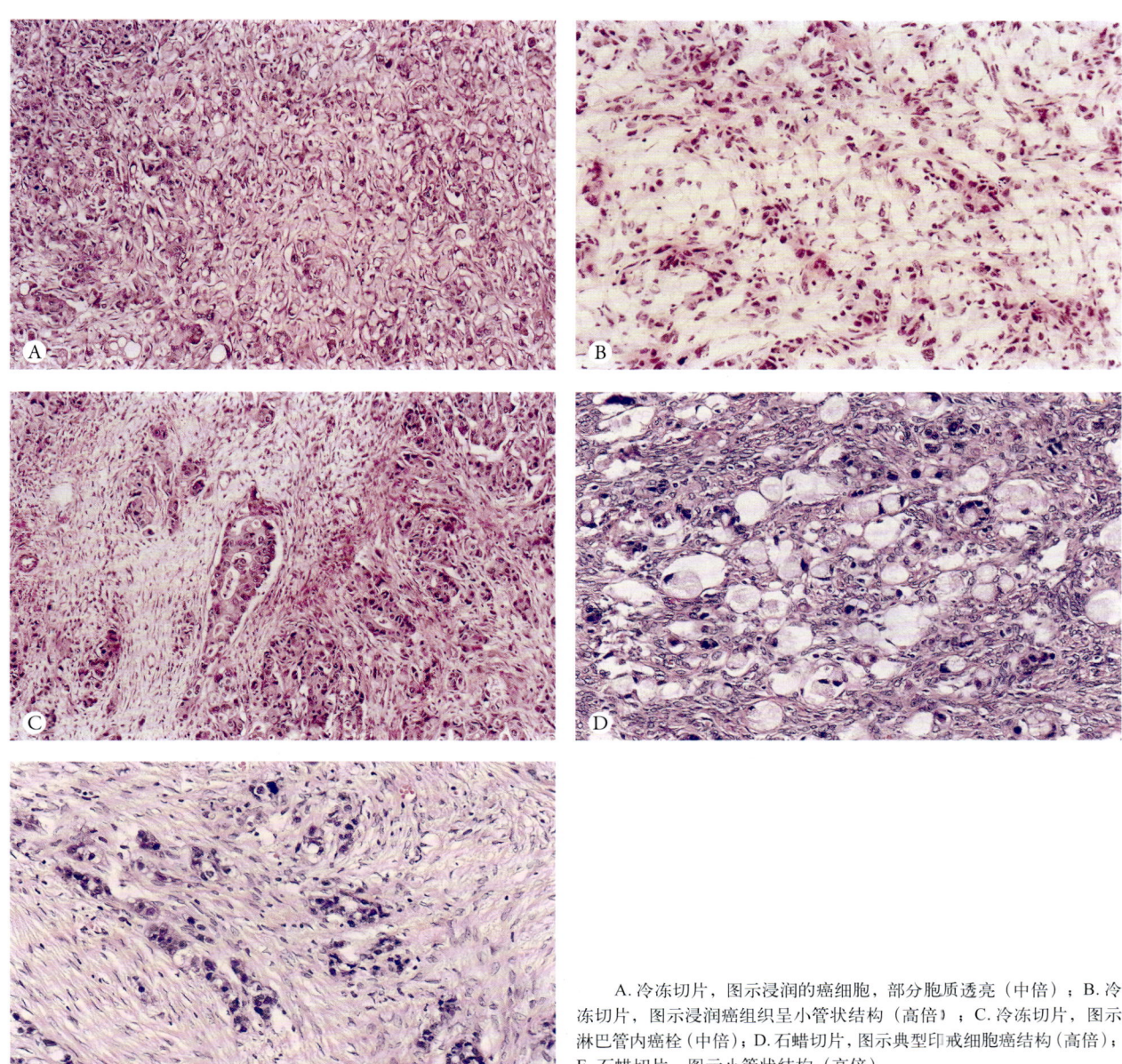

A. 冷冻切片，图示浸润的癌细胞，部分胞质透亮（中倍）；B. 冷冻切片，图示浸润癌组织呈小管状结构（高倍）；C. 冷冻切片，图示淋巴管内癌栓（中倍）；D. 石蜡切片，图示典型印戒细胞癌结构（高倍）；E. 石蜡切片，图示小管状结构（高倍）。

图 4-2-81　卵巢转移癌

表 4-2-22　有助于鉴别卵巢原发癌和转移癌的临床、大体和组织学特征

特征	转移癌	原发癌
卵巢外原发性肿瘤病史或临床证据	常有*	少有**
卵巢外病变	常见	少见
双侧性	常见	少见
肿瘤＞10 cm	少见	常见
镜下见表面种植或表面黏液	常见	少见
多结节浸润性生长	常见	少见

特征	转移癌	原发癌
胶样外观	有时可见	少见
血管淋巴管浸润	有时可见	少见
单个细胞浸润间质	有时可见	少见
出现 Müller 型上皮	少见	有时可见
伴有畸胎瘤、子宫内膜异位、腺纤维瘤或 Brenner 瘤[#]	少见	有时可见
所谓附壁结节	无	有时可见

* 有些病例的原发肿瘤最初可能是隐匿的，经临床检查才能发现；** 双原发性肿瘤的可能性总是存在的；[#] 其他肿瘤也可以转移到这4种肿瘤中。

（三）手术中病理诊断难点

（1）卵巢转移性肿瘤常引起间质黄素化，可有不规则子宫出血或男性化等内分泌表现，可能导致临床上出现原发性肿瘤的假象，误导手术中病理诊断。

（2）有些转移性肿瘤主要呈囊性，大体上与原发性肿瘤无法区别。

（3）有些转移性肿瘤，尤其是转移性黏液性肿瘤，可能出现交界性或良性上皮的形态，与原发性肿瘤极其相似（图4-2-82）。

（4）很多转移性肿瘤中出现腺管状或滤泡样腔隙，类似于原发性肿瘤，特别是性索-间质肿瘤。

（5）转移性肿瘤引起卵巢间质纤维组织增生呈纤维肉瘤样结构，而肿瘤细胞较少时，在冷冻切片上不易识别，需要术后充分取材并结合免疫组化染色结果方能明确诊断（图4-2-83）。

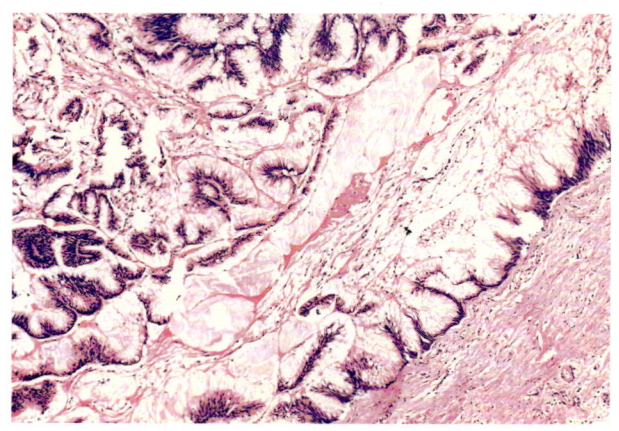

图4-2-82　卵巢转移性阑尾黏液腺癌：石蜡切片，形态与卵巢原发性黏液性交界性肿瘤相似（中倍）

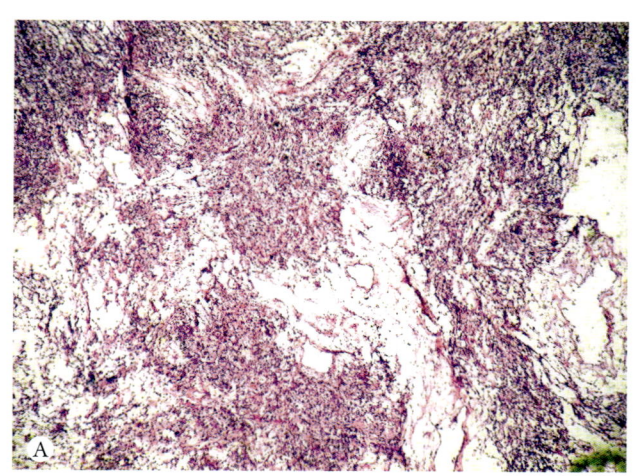

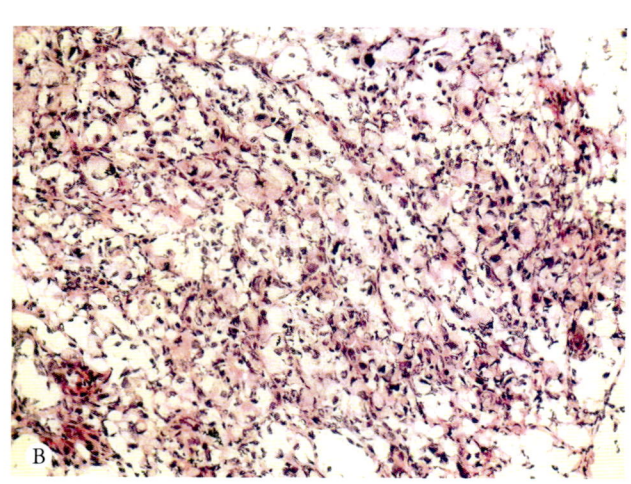

第四章　女性生殖系统疾病

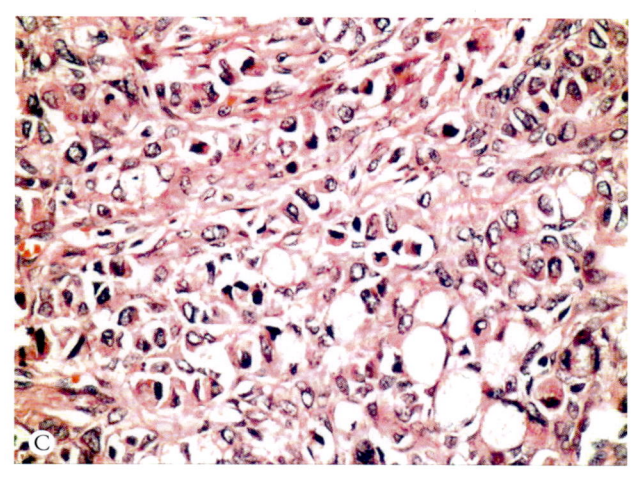
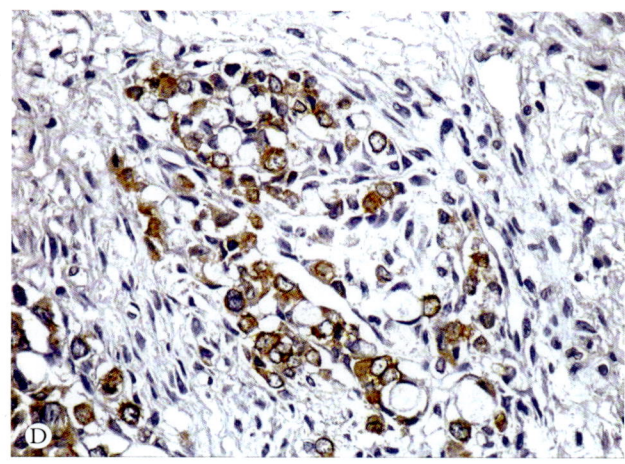

A. 冷冻切片，图示大量梭形细胞，间质水肿（低倍）；B. 冷冻切片，梭形细胞中有灶状印戒样细胞（中倍）；C. 石蜡切片，图示印戒样细胞（高倍）；D. 免疫组化染色，印戒样细胞 CK 阳性（高倍）。

图 4-2-83　卵巢转移性胃印戒细胞癌

（6）在很多情况下，卵巢中可以出现印戒样细胞（表 4-2-23），在冷冻切片上有时难以明确其性质。

表 4-2-23　含有印戒样细胞的卵巢病变

转移性肿瘤
纯粹或主要由印戒样细胞构成的肿瘤（Krukenberg 瘤）
来源于胃
来源于肠
来源于阑尾
来源于胆道系统
来源于乳腺
来源于其他部位
原发性肿瘤
上皮癌
黏液性神经内分泌癌
硬化性间质瘤
印戒细胞间质瘤
Sertoli-Leydig 细胞瘤
腺瘤样瘤
恶性间皮瘤
上皮样平滑肌肿瘤
高钙血症型小细胞癌
其他少见和罕见肿瘤
瘤样病变
嗜黏液卡红性组织细胞增生症
伴有水肿改变的上皮包涵腺体和囊肿
异位蜕膜

（四）手术中病理评估的注意事项

（1）卵巢转移性肿瘤的诊断在不同程度上取决于临床病史，如果已知存在卵巢外恶性肿瘤，出现一个或多个卵巢肿瘤时，就容易做出正确诊断。

（2）术中病理诊断时要仔细评估卵巢肿瘤的大体和镜下特征，如果出现卵巢原发性肿瘤不常见的播散方式，尤其是出现卵巢外肿瘤，如肺、肝及腹膜的肿瘤，则应该考虑到转移性肿瘤的可能性，并在术中或术后寻找卵巢外原发性肿瘤。

（3）应该仔细检查卵巢表面，寻找是否有散在的种植病灶。

（4）如果卵巢邻近的附件组织有分离的结节，则卵巢肿瘤可能是转移性的。

（5）术中评估时由于取材有限，有时难以确定肿瘤是原发性还是转移性，甚至导致错误诊断。

点评

对卵巢肿瘤做冷冻切片诊断时，首先要知道病变是单侧性还是双侧性，这一点对于黏液性肿瘤尤为重要。如果双侧卵巢受累，应考虑是否为转移性肿瘤。转移性肿瘤通常 < 10 cm，但也有例外。Seidman 等报道仅根据肿瘤大小（> 10 cm 或 < 10 cm）和是否为双侧性，可以将 90% 的卵巢黏液性肿瘤进行分类。仔细检查卵巢的表面非常重要，然而，囊壁光滑并不能排除转

移性肿瘤。如果在卵巢表面或腹腔内其他部位有丰富的黏蛋白（腹膜假黏液瘤），肿瘤的起源最有可能是阑尾，即使阑尾大体上没有明显的病变。肿瘤切面呈多结节状生长，伴有实性和囊性区以及大量的坏死时支持转移性肿瘤的诊断。浸润性生长、肿瘤结节形态多样，单个细胞浸润和印戒细胞的出现通常提示为转移性肿瘤；然而，上述特征单独出现时并不能诊断为转移性肿瘤。

在结肠癌和肠型胃癌，其他有用的组织学特征包括花环状和筛状生长、腺体节段坏死及腔内污秽的坏死物，以及低级别组织结构背景下的高级别核。当发现印戒细胞时，应首先考虑 Krukenberg 瘤，并告知外科医师可能的原发部位，依次为胃、结肠、乳腺、胆道等。原发性卵巢腺纤维瘤性肿瘤中可能出现印戒样细胞，与 Krukenberg 瘤比较，在这些肿瘤中印戒样细胞排列更规则并且不出现淋巴管浸润。管状 Krukenberg 瘤有时与性索 - 间质肿瘤非常相似，二者均具有明显的纤维瘤性/成纤维细胞性背景、小管状排列的印戒细胞，以及常有明显的间质黄体化。

转移性胰腺癌和胆管癌也需要与原发性卵巢肿瘤相鉴别，三者无论是大体标本还是显微镜下表现都很相似。良性、交界性与癌的区域常常并存，类似的组织学形态通常出现在原发性卵巢黏液性肿瘤中。最后，在具有高分化组织结构的肿瘤中出现高级别核时，应该怀疑为转移性肿瘤。尽管具有这些有用的特征，冷冻切片在鉴别原发性肿瘤和转移性恶性肿瘤的准确率仅达到中等程度。

第三节　卵巢非肿瘤性病变

一、非肿瘤性囊肿

囊肿切除术的主要目的是保留生育功能。囊肿多数为功能性囊肿或良性病变。肉眼仔细观察囊壁是非常重要的，尤其是增厚或有结节的囊壁。手术中见到的囊性肿物包括非肿瘤性囊肿和肿瘤性囊肿。卵巢非肿瘤性囊肿包括滤泡囊肿、黄体囊肿、卵巢冠囊肿、子宫内膜异位囊肿、输卵管内膜异位、输卵管 - 卵巢囊肿等。大多数情况下，肉眼可以辨认良恶性，且确认是哪一种类型的囊肿对手术治疗方案影响不大，但有以下几种情况值得注意。

1. 滤泡囊肿　正常囊性滤泡与滤泡囊肿的区别主要是根据其大小，如果囊肿直径超过了 3 cm，镜下所见腔内壁覆以薄层粒层细胞，则诊断为滤泡囊肿。在临床上一般无症状，少数患者因滤泡破裂引起急腹症，临床上有时以阑尾炎做手术。

粒层细胞瘤显著囊性变时需注意与滤泡囊肿相区别。后者囊壁衬覆细胞层次较少，分布均匀，不出现 Call-Exner 小体，并在外周可见卵泡膜细胞层围绕。而囊性粒层细胞瘤细胞层次较多，厚薄分布不均，并可见 Call-Exner 小体，外周无卵泡膜细胞层围绕。二者的鉴别在冷冻切片上有时很困难。

另一种特殊类型的滤泡囊肿为多囊卵巢综合征。临床上表现为去女性化或男性化性征。手术中见双侧卵巢增大，白膜厚呈乳白色，多数情况下临床诊断很明确，不需要做冷冻切片，有时大体标本所见不典型，需要做冷冻切片。镜下所见皮质层内有众多不同发育阶段的滤泡结构，卵泡膜细胞有增生现象。手术中取材较小，有的仅见几个滤泡，但是要特别注意卵泡膜细胞有无增生。一般认为，卵泡膜细胞有分泌雄性激素的功能，因此可解释临床上出现男性性征的现象。

2. 黄体囊肿　黄体囊肿大体标本见有特征表现，即囊壁呈金黄色，或囊内壁附有小的黄色颗粒状物。镜下特点为囊内壁有胞质透明的黄体细胞，胞核固缩深染，如果不熟悉组织学改变，可能误诊为恶性肿瘤细胞。黄体囊肿发生于妊娠期女性需与囊性黄体区别。

3. 卵巢冠囊肿　位于输卵管与卵巢之间的中肾管残留囊肿，囊肿大小不等，直径在 0.2～17 cm，囊内壁可见乳头和平滑肌。卵巢冠囊肿与卵巢囊肿及肿瘤的区别有以下几点：①正常卵巢存在；②囊壁内有平滑肌纤维；③囊内乳头较粗。

4. 阔韧带内囊肿　大多表现为浆液性囊腺瘤，形态与卵巢同型肿瘤完全相同，唯一不同的是病变部位。正常卵巢存在。有的阔韧带内囊性淋巴管瘤，由于淋巴回流障碍，淋巴液中少量淋巴细胞沉积成团，在冷冻切片中可见大量淋巴细胞，容易误诊为小细胞性肿瘤（图4-3-1），包括卵巢粒层细胞瘤、生殖细胞瘤及恶性淋巴瘤等。必须结合肿瘤部位和术中所见，询问临床医师正常卵巢是否存在，最后做出正确诊断。

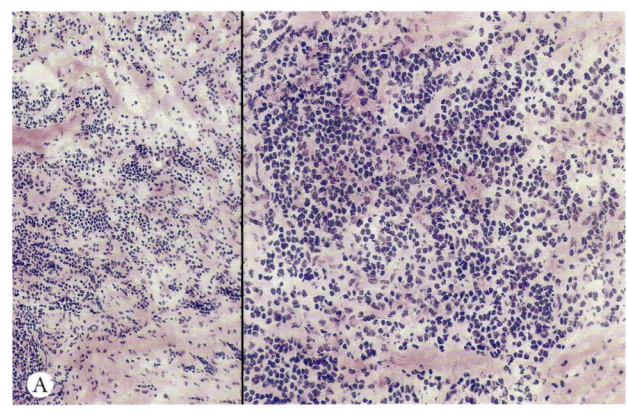
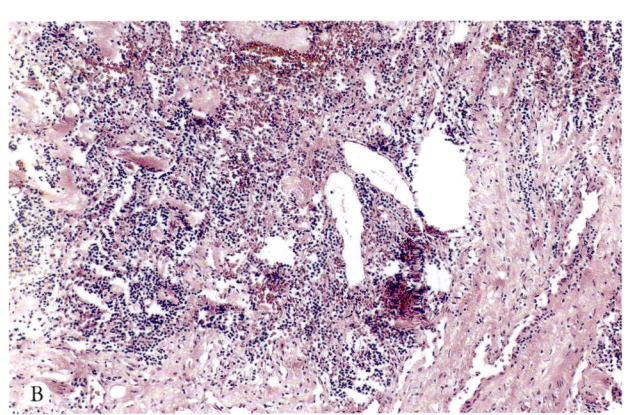
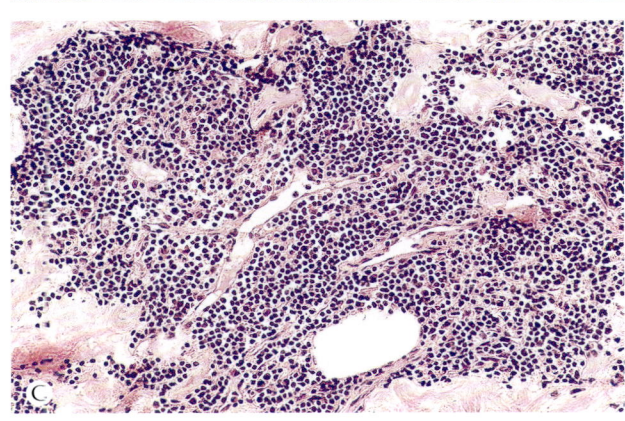

A.冷冻切片，图示囊内大量小细胞，左侧为低倍，右侧为中倍；B.石蜡切片，图示裂隙状的小腔隙内充以大量淋巴细胞（低倍）；C.石蜡切片，图示大量淋巴细胞（中倍）。

图4-3-1　阔韧带内囊性淋巴管瘤

5. 子宫内膜异位囊肿　临床上将子宫内膜异位囊肿称为巧克力囊肿，而病理学上不以巧克力囊肿作为诊断名称，因为任何囊肿有陈旧性出血时均可呈"巧克力囊肿"的外观。子宫内膜异位至卵巢和盆腔，形成囊肿，异位的内膜组织反复出血，上皮脱落，因此在冷冻切片或石蜡切片诊断上均有困难，但必须注意间质细胞的存在，有时间质细胞变成吞噬含铁血黄素的圆形细胞，可以作为诊断的依据。如果不熟悉此组织像，有可能漏诊。处于妊娠期的女性，子宫内膜异位的间质细胞变成为蜕膜细胞，而腺上皮成分因萎缩变得扁平而难以辨认，很容易误诊为卵巢间质蜕膜变。

内膜异位的上皮细胞可以发生各种化生或伴有肿瘤。冷冻切片诊断时应注意化生与肿瘤的鉴别，前者上皮下有内膜样间质，而肿瘤则缺少内膜样间质成分。有时，内膜异位囊肿的内衬细胞出现"鞋钉"样细胞化生、嗜酸细胞化生或透明细胞化生，并伴有不同程度的非典型性，不要将其误诊为透明细胞癌。由于反复出血和纤维化，内膜异位的内膜样间质可能不清楚，与肿瘤鉴别困难时，合理的方法是推迟诊断。

6. 输卵管-卵巢囊肿　临床上表现为盆腔包块，手术见附件包块，粘连明显，临床医师难以辨认是卵巢囊肿，还是输卵管积液，应切除整个囊性肿物送病理检查。大体标本可见囊壁厚薄不均，囊腔有分隔，互相沟通，囊壁见有输卵管组织和卵巢组织。因此，要在囊肿不同厚度部位分别取材，这对确诊很重要。

镜下可见囊内壁被覆扁平或立方上皮，囊壁内见有成束的平滑肌组织或见有米勒管上皮，表明输卵管组织的特点。同时见有卵巢组织，如卵巢滤泡、黄体、白体或致密的卵巢间质纤维结缔组织等。

7. 上皮包涵囊肿　一般无临床表现，大体上未见囊肿，常因卵巢肿瘤切除时，在显微镜下见卵巢皮质内有散在一些囊腔被覆输卵管型上皮，容易误诊为子宫内膜异位症。两者的鉴别点：上皮包涵囊肿的周围没有内膜间质细胞。

8. 浆液性囊肿　一般直径在 3～5cm，囊内壁衬以米勒管上皮，不同于子宫内膜异位囊肿，缺乏内膜间质细胞。它与上皮包涵囊肿的区别：前者大体可见囊肿；而后者仅在镜下可见。有的病例囊内壁上皮剥脱，表面未见上皮被覆，则可报告为单纯性囊肿。

9. Walthard 细胞巢　在手术中见卵巢、输卵管和韧带表面散在白色小点，妇科医师容易误诊为粟粒结核或转移癌，因此，术中可取小结节送检冷冻切片。镜下见实性细胞巢，细胞呈卵圆形，大小形状一致，有的中央有囊性变或鳞状上皮化生。

二、妊娠相关病变

由于高水平妊娠相关激素的影响，孕妇和产后女性的病变对冷冻切片诊断是一种挑战。最麻烦的病变包括妊娠黄体瘤、高反应性黄体、妊娠和产褥期的孤立性黄素化滤泡囊肿。出现双侧多发性卵巢病变时，临床表现酷似恶性病变。关键是在妊娠和剖宫产时发现卵巢肿块时要非常小心。当不能明确为哪种非恶性病变时，只要诊断为良性病变即可。

1. 妊娠黄体瘤　一般在剖宫产或产后绝育手术时被偶然发现。约半数病例呈双侧性或多灶性。约25%的患者出现多毛、声音变粗等男性化体征，分娩后症状逐渐消失。

妊娠黄体瘤通常表现为卵巢皮质出现多发的、棕色、边界清楚的结节。结节大小从几毫米至20cm（平均为6cm），质软、灰黄色，常伴灶状出血（图 4-3-2）。产后数周内开始退变，质软、苍白，常有坏死。组织学上由黄素化细胞聚集形成结节。细胞大小介于黄素化粒层细胞和卵泡膜细胞之间，胞质丰富，嗜酸性，其间可见许多纤细血管，常形成滤泡样结构（图 4-3-3）。可有轻度核多形性和核分裂象。

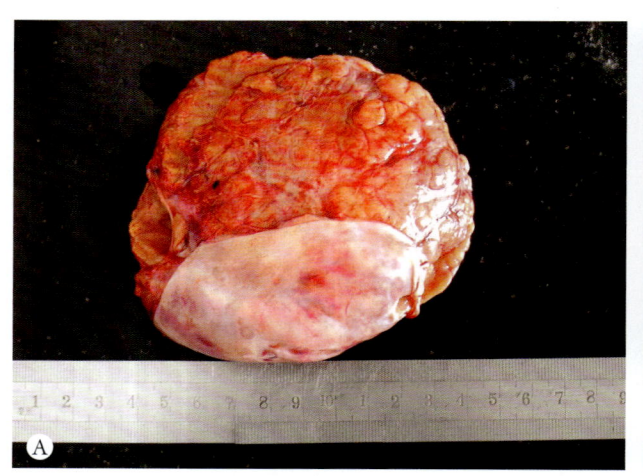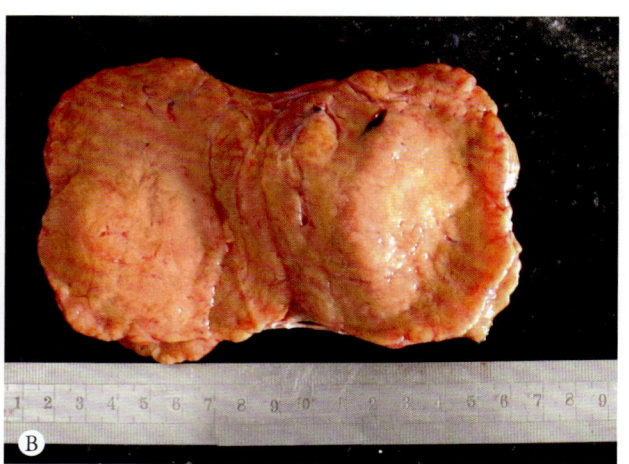

A. 为边界清楚的结节状肿物；B. 切面实性，质软，呈棕色或棕黄色。

图 4-3-2　妊娠黄体瘤（大体标本）

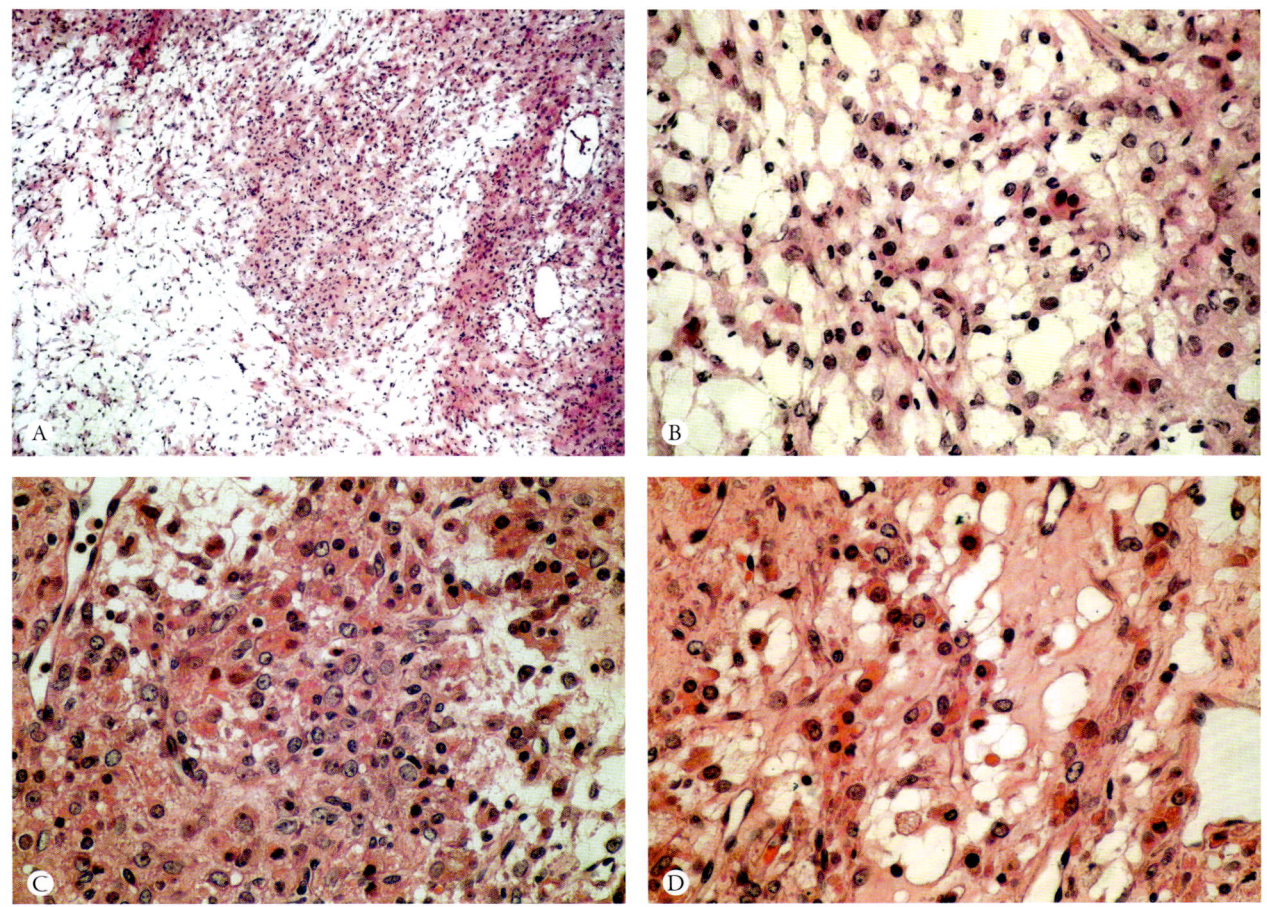

A、B. 冷冻切片，瘤细胞呈巢状分布，胞质丰富，嗜酸性（A 为中倍，B 为高倍）；C、D. 石蜡切片，早期退行性改变，图示核固缩和胞质内空泡增多（高倍）。

图 4-3-3　妊娠黄体瘤

鉴别诊断如下。

（1）卵巢间质细胞瘤：细胞体积大，有的见 Reinke 结晶，无妊娠史。

（2）类固醇细胞瘤：有时很难鉴别。类固醇细胞瘤总是单侧发生，多不出现妊娠黄体瘤的典型临床表现，见表 4-2-17。

（3）妊娠黄体：正常妊娠黄体有花彩状结构，网状纤维包绕单个黄体细胞，此病呈结节状，细胞呈巢状排列，无花彩状结构，网织纤维包绕瘤细胞巢。胞质嗜酸，胶样滴较少。

（4）Krukenberg 瘤：如果妊娠黄体瘤表现为双侧卵巢多灶结节状病变，则需要与转移性癌鉴别。但妊娠黄体瘤有妊娠、无腺管和印戒细胞及无原发肿瘤灶等特征。

2. 高反应黄体　具有独特的外观，但如果伴有妊娠黄体瘤，大体表现可能会令人担忧，倾向于恶性肿瘤，卵巢由多个含有水样液体的薄壁囊肿所取代。显微镜下，形态温和的黄素化细胞形成囊肿或存在于水肿的间质中，显示良性的表现。

3. 妊娠和产褥期大的孤立性黄素化卵泡囊肿　可能会与单房囊性粒层细胞瘤混淆。除妊娠期或产褥期病史外，一个重要的线索是没有雄激素相关症状（男性化），这是幼年型粒层细胞瘤的常见特征，或在增厚的囊壁上没有局灶性滤泡结构。此外，囊壁衬覆黄素化细胞可能会出现细胞学非典型性；然而，诊断良性的线索是丰富的细胞质和奇异的细胞核呈退行性改变。

4. 异位蜕膜　可以在卵巢表面、腹膜或淋巴结形成非常明显的小结节或斑块，这可能导致临床医师认为是转移性病变而需要清扫淋巴结，尤其是有宫颈浸润性鳞状细胞癌的妊娠患者。蜕膜细胞位于淋巴结被膜下或梁旁窦内，与转移癌相似。然而，妊娠史和温和的细胞学特征对正确诊断有很大帮助。

在极少数情况下，局灶蜕膜细胞的核表现为多形性和深染，胞质空泡状，类似印戒细胞，有时伴出血坏死，容易误诊为癌。

三、出血性卵巢

出血性卵巢是令外科医师和病理医师担忧的问题，很难诊断。与出血性卵巢相关的3种最常见的原因包括扭转、成年型粒层细胞瘤破裂和绒毛膜癌（最常见于妊娠期）。卵巢扭转通常表现为切面均匀一致，并经常流出淡红色、稀薄液体。成年型粒层细胞瘤破裂大体仍为黄色至黄褐色，由于肿瘤显示特征性的组织排列方式，显微镜下诊断是没有问题的。最后，绒毛膜癌是极为罕见的肿瘤，显示细胞滋养层细胞和合体滋养层细胞同时增生并伴有广泛出血。

四、其他瘤样病变

1. 间质卵泡膜细胞增生　在增生的梭形细胞间质中散在增生的卵泡膜细胞，富于类脂质，胞质透亮，有时误认为腺癌细胞浸润。

鉴别要点：增生的细胞不形成瘤块，细胞无异型性改变，无核分裂象。在冷冻切片诊断中常因其他原因切除卵巢时偶尔被发现，往往需要延迟诊断。

2. 纤维瘤病　少见，一侧或两侧卵巢中等或明显的增大，间质纤维组织增生，围绕正常的成熟卵泡，有别于纤维瘤。

第四节　子宫体肿瘤和瘤样病变

一、子宫内膜癌

全子宫和双侧附件切除术是早期内膜癌的首选治疗方式，但是对于有淋巴结转移风险的患者，还需要进行分期手术（staging surgery），包括盆腔和主动脉旁淋巴结的摘除。淋巴结转移风险与肿瘤分级、肌层浸润深度、宫颈或附件受累、脉管浸润及肿瘤的组织学类型有关。子宫内膜癌通常在术前通过活检或刮宫已经确定了肿瘤的组织学类型和分级，但无法评估肿瘤的分期（tumour staging）。经阴道超声检查、MRI和CT等检查方法虽然可以提供肿瘤大小和肌层浸润等信息，但是不能明确界定肿瘤的浸润深度和范围。因此手术中冷冻切片诊断仍被广泛应用。

冷冻切片诊断的目的是为临床医师决定手术范围提供参考。根据送检标本的不同，病理医师在冷冻诊断时可能提供以下信息：肿瘤的性质、组织学类型、分级、肌层浸润深度，以及宫颈和附件是否受累等。尽管文献报道的冷冻切片对子宫内膜癌分级和分期的准确性差异较大，冷冻切片诊断对术中分期的指导意义还存在争议。但多数学者认为，该方法对临床医师术中评估肿瘤风险、避免不必要的分期手术仍具有一定的指导意义。需要注意的是，了解术前活检诊断是必要的，但由于受标本取材限制，活检诊断可能具有局限性，术中冷冻切片诊断依然需要根据送检标本的大体和组织学改变加以明确。临床医师应该了解冷冻切片诊断的适应证和局限性，病理医师也应该对子宫内膜癌相关的手术范围有所了解（表4-4-1）。

表 4-4-1　内膜癌冷冻切片诊断与手术方式的关系

冷冻切片诊断	手术范围
不典型增生或内膜上皮内瘤变	全子宫切除
内膜样癌（完全满足）	全子宫 + 双附件切除
肌层浸润＜50%	
FIGO G1	
宫颈管或附件未受累	
内膜样癌（任何一项）	全子宫 + 双附件切除 + 分期手术
肌层浸润≥50%	

第四章 女性生殖系统疾病

续表

冷冻切片诊断	手术范围
FIGO G2 或 G3	
宫颈管或附件受累	
非内膜样癌（任何一项）	全子宫 + 双附件切除 + 分期手术 + 大网膜切除
浆液性癌	
透明细胞癌	
癌肉瘤	
未分化癌/去分化癌	

（一）大体标本检查与取材

（1）对全子宫与附件切除标本，在检查时必须首先确认子宫前后壁和附件侧别，其解剖标志有以下几点：① 卵巢在子宫的后方；② 圆韧带在子宫的前方；③ 子宫腹膜返折以上呈光滑面，没有腹膜覆盖处为粗糙面。子宫前面是子宫-膀胱窝，位置较高；后面是子宫-直肠窝，位置较低，子宫前面腹膜返折面高于后面，因此，子宫前面的粗糙面高于后面，以这个解剖标志进行定位更为可靠。在国内一般沿子宫前壁剖开子宫，但最好采用沿3点和9点处将子宫剖开的方法，这样可以充分暴露子宫腔（图4-4-1）。

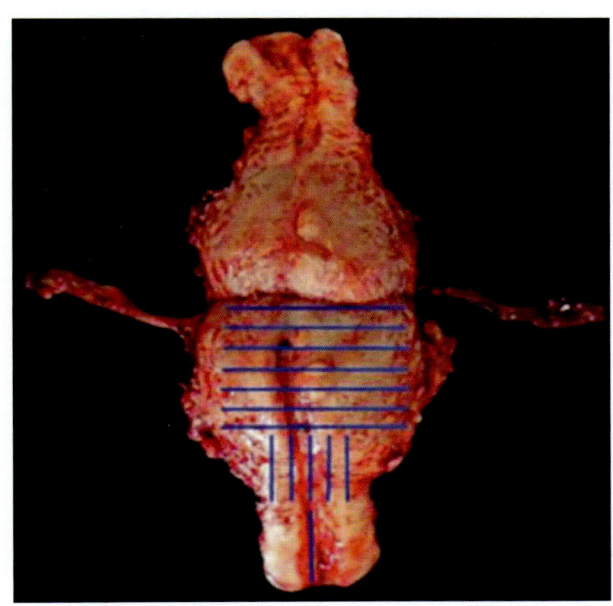

沿子宫颈和子宫体侧壁将子宫前后对半剖开，子宫体前半部和后半部各做若干横/纵切面，子宫下段和宫颈做若干纵切面，子宫下段取材应包括与宫颈的交界处。

图 4-4-1　子宫内膜癌（大体标本）

（2）对子宫颈、子宫表面和附件要进行仔细的检查，任何可疑的区域都应该做切片，以发现子宫颈和子宫外受累情况。对于全切子宫标本大体检查可见浸润性肿瘤时，肌层浸润深度最好在大体检查时测量，在浸润最深处做冷冻切片检查。宫颈及阴道穹窿（如果有）如发现可疑区域应当仔细检查并取材。当大体检查未发现明确的肌层浸润时，病理医师取材有很大的盲目性。较好的方法是在3点和9点处将子宫分为两半，检查宫内膜，然后以大约5 mm的间隔从黏膜面到浆膜面做连续全层切面，肉眼估计肌层浸润深度，通常做1～4张冷冻切片。肌层颜色和一致性的变化可能提示隐匿性或弥漫性浸润。

（3）有些病例没有肉眼可见的肿瘤/病变，需要充分暴露子宫角，并仔细检查子宫腔、宫颈及附件，可能会发现以前活检的部位，该部位也要做切片检查，并且需要对子宫内膜及靠近子宫下段的宫颈内膜随机取材做切片检查。如果子宫壁较薄，应该做全层切片；如果肌层较厚，选择最深处的病灶做冷冻切片检查，在接近浆膜面时，需要用墨水染浆膜来明确是否累及。

（4）子宫下段和宫颈管黏膜的异常区域也应该做冷冻切片检查。

（5）随着微创手术包括腹腔镜手术的大力推广，常常把大块标本切成很多的小块组织送检，使病理医师的诊断难度增加。要仔细选择组织做冷冻切片，尽管如此，经充分取材做石蜡切片时，有可能诊断与冷冻切片诊断不一致，发生这种情况不能认为是病理医师的责任。

(6) 虽然强调冷冻切片诊断中大体标本观察的重要性，但是不能根据大体标本检查结果发出诊断报告。

（二）内膜不典型增生和高分化子宫内膜样癌的冷冻切片诊断

子宫内膜不典型增生或内膜上皮内瘤变（endometrial intraepithelial neoplasia，EIN）组织学诊断的可重复性较差。内膜活检诊断为不典型增生的患者，行子宫切除术后，有17%~52%的病例经病理学检查发现内膜癌。因此，对于内膜活检诊断为不典型增生的患者，临床处理上面临两个问题，其一，对于需要保留生育功能的患者，可能延误内膜癌的治疗时机；其二，对于行全子宫切除的患者，如果术后发现内膜癌，其切除范围可能是不够的。

手术中冷冻切片检查有助于发现内膜癌。Morotti等报道，内膜活检诊断为不典型增生而行子宫切除的病例中，术中冷冻切片和术后石蜡切片诊断为内膜癌的比例分别是43.9%和56%。冷冻切片诊断内膜癌的特异性和阳性预测值较高，而敏感性和阴性预测值较低。冷冻切片对于淋巴结高转移风险的内膜癌（深肌层浸润、浅肌层浸润伴中-低分化子宫内膜样癌、浆液性癌、透明细胞癌、癌肉瘤）诊断率较高，可达94.1%，而对淋巴结低转移风险的内膜癌（高分化癌累及浅肌层或局限于内膜）诊断率较低，仅为55%。冷冻切片的假阴性诊断多数是低风险的癌，这些肿瘤与不典型增生的形态有很大程度的重叠。

手术中冷冻切片对于鉴别不典型增生和低分化癌或深肌层浸润的癌比较容易，鉴别不典型增生和浅表的高分化癌有一定困难。但在术中没必要做出明确诊断，因为二者的手术方式是一样的。肌层浸润是诊断浸润癌的有力证据，然而缺乏肌层浸润也不能除外浸润癌，因为约30%的浸润癌局限于内膜。在辨认癌组织肌层浸润时，要注意子宫内膜的组织学特点。早期肌层浸润的评估比较困难，因为子宫内膜没有基底膜，内膜和肌层的交界并不呈现一条直线，而是不规则的交错状态。癌仅位于内膜时，内膜和肌层交界更加不规则，类似早期肌层浸润，这就使诊断更加困难。

手术中诊断内膜不典型增生或内膜癌时，还要注意与内膜腺体嗜酸性改变、合体细胞乳头状改变、黏液性改变和Arias-Stella反应等鉴别。

（三）评估肿瘤浸润深度

冷冻切片判断肿瘤分级和子宫肌层浸润深度的目的是指导临床是否摘除淋巴结，并决定治疗方案和评估预后。但利用冷冻切片实现该目的比较耗费时间，并且可能多达15%的病例是不准确的。事实上，有肌层浸润的FIGO 2级或3级内膜癌患者与浸润深度大于50%的FIGO 1级内膜癌患者一样，均具有中-高度的临床风险（患者可能有淋巴结转移）。

子宫内膜癌肌层浸润可以表现为以下几种方式。①不规则浸润：癌性腺体、细胞巢、条索或单个肿瘤细胞与肌层具有不规则的边界，常常伴有炎症性、水肿/黏液样或促纤维组织增生性间质反应。②膨胀性或推挤性浸润：与子宫肌层边界清楚，几乎没有间质反应。在这种病例中，如果切片上不包含正常内膜与肌层交界区域，则很难识别肌层浸润。③"恶性腺瘤样"浸润：可见于浆液性癌和内膜样癌，其特点是单个腺体广泛分布于肌层内，几乎没有间质反应。这种肌层浸润方式需要与腺肌病鉴别，腺体周围没有子宫内膜间质、出现核分裂象、子宫内膜可见癌灶、其他部位没有腺肌病等都有助于做出正确诊断。在绝经后女性，腺肌病的间质可能萎缩并且几乎无法辨别，鉴别可能会困难。④MELF方式：即微囊性、伸长的、碎片的方式。特点是微囊性或裂隙样腺体表现为从典型的内膜样腺体"折断"的现象。其内衬细胞常出现嗜酸性胞质，一般为扁平细胞（"内皮样"）。常常有明显的水肿或黏液样间质反应，这是肿瘤存在的线索。成团或单个嗜酸性肿瘤细胞可位于腺腔内，当腺腔呈裂隙样并内衬扁平的肿瘤细胞时，容易被误认为是脉管浸润。小的肿瘤细胞簇和单个细胞可能位于更深的肌层，有时难以发现，从而低估肌层浸润的深度。

单独依靠大体检查很难评估肌层浸润深度，尤其是对于高级别肿瘤，准确性不到70%。少数情况下FIGO 1级内膜样癌已经浸润至深肌层，但大体检查并没有明显异常。

肿瘤早期肌层浸润时，通常表现为完好的腺体呈膨胀性浸润，并不引起间质反应。见到浅肌层内肿瘤性腺体周围的内膜间质细胞或残存的良性腺体有助于确定肿瘤局限于子宫内膜，也可以将发生肿瘤的内膜与邻近没有肿瘤的内膜进行比较。对于早期肌层浸润，有时难与无肌层浸润相区别，在冷冻时可诊断为"可能伴浅肌层浸润"。临床处理无区别。

对于外生性息肉样肿瘤，判断是否有肌层浸润及浸润深度也可能很困难。如果只从肿瘤的中心取材，会误认为肿瘤已取代部分肌层，尤其在肌层变薄和受压的情况下。当肿瘤的外生部分出现平滑肌纤维时，可能会认为发生了肌层浸润。取材应包括外生性肿瘤及相邻的非肿瘤性子宫内膜和肌层。

判断肿瘤浸润范围是否超出了肌层厚度的1/2也是冷冻切片诊断的难题。在肿瘤的边缘取材时，应包括非肿瘤性子宫内膜和肌层，组织块的准确定向是非常必要的。在不能明确肿瘤浸润是否超出了肌层1/2的情况下，可以测量肌层的厚度及肿瘤浸润的深度，计算肿瘤浸润的范围。弓状血管丛主要位于肌层的外1/2，在镜下表现为厚壁大血管，当癌组织浸润到厚壁血管丛中或其周围时，通常标志着肌层浸润深度>50%。如果肿瘤没有浸润血管丛，浸润肌层的深度应参照对侧子宫壁肌层厚度来计算。

（四）评估肿瘤组织学类型和分级

冷冻切片评估内膜癌组织学亚型的准确性较高，可达87%～96%。与石蜡切片诊断相比，冷冻切片诊断常见的问题是诊断过低，包括将没有或仅有浅肌层浸润的FIGO 1级内膜样癌诊断为不典型增生、将透明细胞癌或浆液性癌诊断为内膜样癌等，主要原因是病灶较局限，取材不充分和对癌细胞的异型性把握不好。FIGO 3级内膜样癌有时被误诊为浆液性癌或透明细胞癌。

在术中取材时可能遗漏体积较小的浆液性癌。要注意浆液性癌和浆液性上皮内癌的特殊性，即使在肌层的浸润不深甚至没有浸润，也可能出现腹腔内播散。

术中评估内膜癌分级的准确性为58%～98%，常见的问题是分级过低，通常是由于取材不当所致。此外，内膜样癌中出现透明细胞、梭形细胞或性索样结构时，也容易导致分级过高。当有困难时，可诊断为高级别腺癌，当怀疑但不明确为浆液性或透明细胞癌时，可与临床医师交流，说明自己的观点。

（五）其他

1. **子宫颈受累**　子宫内膜癌累及宫颈的评估是妇科病理学中棘手的问题之一。FIGO没有相应的病理学评估指南。子宫内膜癌累及宫颈的诊断重复性差，尤其是宫颈黏膜受累及其与间质受累的区别。在许多病例中，子宫颈受累在临床上、影像学或大体标本的检查中并不明显，只能通过显微镜的观察来识别。

冷冻切片评估宫颈受累的难点在于：子宫下段与宫颈内膜的交界没有明确达界，在组织学上也没有明确的标志。在交界处带纤毛的子宫下段内膜腺体和黏液性子宫颈内膜腺体混合存在，不能明确哪里是子宫颈的开始哪里是子宫下段的结束。诊断子宫内膜癌累及宫颈，必须见到明确的子宫颈浸润，而不仅仅是子宫下段受累。

判断宫颈受累是局限于宫颈黏膜还是累及间质时，也可能出现问题。正常的宫颈内膜上皮及受累的表面上皮会内陷，在宫颈间质的浅层形成腺体。因此，肿瘤可能存在于宫颈间质内但仍然局限于宫颈黏膜层内，此时很难判断间质内的肿瘤是否局限于原来的黏膜，尤其在子宫内膜腺癌累及宫颈间质而不引起间质反应时。子宫内膜癌累及宫颈间质时，多数病理很容易通过显微镜观察识别出来。主要指标是正常宫颈腺体位于癌组织的浅表部位，表示有间质浸润，相反，则无浸润。然而，在判断宫颈上部的间质受累还是子宫下段间质受累时可能存在困难。子宫内膜样癌浸润宫颈间质时，可能与宫颈腺体癌前病变或癌并存。浸润宫颈的肿瘤通常在细胞学上较温和，有时，浸润的腺体与正常宫颈腺体混合存在。鉴别诊断包括中肾残留、输卵管子宫内膜化生、原位腺癌，尤其当表面浸润的腺体与正常的宫颈腺体混合时。

2. **淋巴管血管浸润**　它是子宫内膜癌独立的预后因素，在所有肌层浸润的患者均可出现。少数情况下肿瘤浸润局限于肌层的内1/2，而血管浸润在肌层的外1/2，根据子宫内膜癌2009年FIGO

分期标准，这种情况仍然属于 IA 期肿瘤，但要认识到淋巴管血管浸润出现在肌层的外 1/2 可能与预后相关。如果宫颈或附件的血管内出现肿瘤，而血管外没有肿瘤累及时，也不能提高肿瘤的分期。我们不提倡在冷冻时做出淋巴管血管浸润的诊断。主要是因为诊断正确性不高，术中临床指导意义不大。

3. 输卵管受累　对于内膜样癌，大多数情况下，肿瘤的累及局限在输卵管的黏膜层，或肿瘤细胞游离于输卵管腔内，表明肿瘤是经过输卵管播散，而不是同时发生的癌。肿瘤位于输卵管腔内而没有黏附于输卵管上皮时，不应视为输卵管受累，但提示术后要对输卵管进行更广泛的取材，以确定是否有真正的肿瘤累及。对于子宫浆液性癌和累及输卵管上皮的浆液性肿瘤，最大的可能性就是其中一个是转移癌，但由于在冷冻切片上难以鉴别，术后 WT-1 染色可能有助于确定二者的关系。子宫角部附近的肿瘤阻塞输卵管口时，可导致输卵管扩张及上皮反应性非典型性改变，类似输卵管受累。

4. 淋巴结转移　子宫内膜癌患者盆腔和腹主动脉旁淋巴结转移的发生率分别为 5%～34% 和 5%～25%。是否有淋巴结转移与肿瘤的分期和预后有密切关系。前哨淋巴结活检是肿瘤外科的重要进展之一，但在妇科病理领域手术中评估淋巴结的价值存在争议。术中冷冻切片诊断淋巴结转移的敏感性较低，而假阴性率较高。

病理医师根据淋巴结的大小、颜色和质地等选取"可疑的"淋巴结做冷冻切片检查，诊断的准确性取决于是否触摸到淋巴结。淋巴结能否被触摸到取决于淋巴结的大小和促纤维组织增生性间质反应，后者导致淋巴结变硬。淋巴结转移癌冷冻切片漏诊的原因如下：①阳性的淋巴结没有被触及。对于内膜癌，手术中通过触诊检查淋巴结是不可靠的，50% 的淋巴结转移可能会被漏诊，因为有淋巴结转移的病例，表现为淋巴结增大者不到 10%。②淋巴结转移灶较小。在手术中容易漏诊微小转移灶和孤立的肿瘤细胞。③内膜癌发生淋巴结转移时，可以没有或仅有轻度促纤维组织增生性反应，不像宫颈鳞癌的阳性淋巴结那样明显。④新鲜淋巴结剖开时会产生变形，切面淋巴结被膜外翻，中央区域突出，这样，该区域的转移灶可能被遗漏。⑤冷冻后组织和细胞的形态发生变形，肿瘤细胞有时难以辨认。

另外，需要注意的是，淋巴结内良性的间皮细胞或苗勒上皮包涵物也可能被误认为转移癌。这也是在妇科病例的术中病理诊断时，我们不建议用细胞印片的原因。

【病例】患者，女性，80 岁，绝经 30 年，阴道流血 1 周。超声显示子宫壁外肿瘤，临床诊断考虑肉瘤可能性大。刮宫诊断为低分化癌。子宫切除标本病理诊断为内膜浆液性癌（图 4-4-2）。

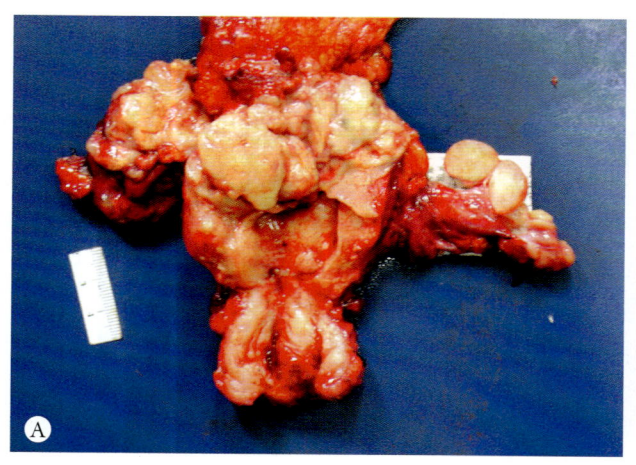
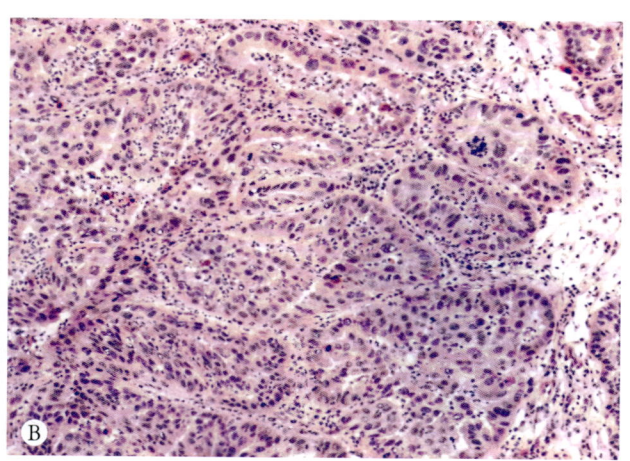

第四章　女性生殖系统疾病

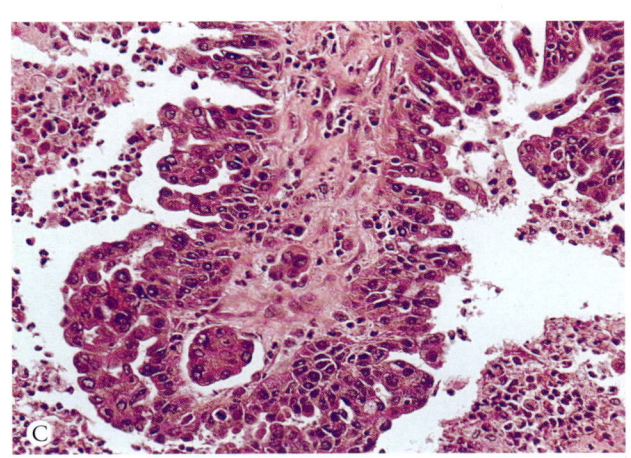
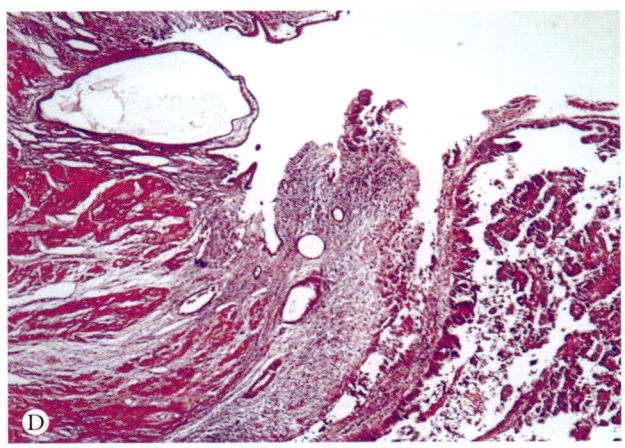

A.大体标本，子宫右上角肿瘤突向子宫壁外，右侧子宫角内膜较粗糙，宫腔未见明确肿瘤；B.冷冻切片，图示癌组织呈低分化腺癌结构，核分裂象易见，局部呈乳头状（高倍）；C.石蜡切片，图示癌组织呈腺管与细乳头结构（高倍）；D.石蜡切片，图示癌周围内膜萎缩，局部见上皮内癌（中倍）。

图 4-4-2　子宫内膜浆液性癌

二、子宫内膜间质肿瘤

子宫内膜间质肿瘤包括内膜间质结节、内膜间质肉瘤和未分化肉瘤。不同类型肿瘤的生长方式不同，大体标本和病理组织学表现各异，其恶性程度亦不相同。其手术中冷冻切片诊断，必须综合大体标本所见与组织学表现来区分良性肿瘤与恶性肿瘤。

（一）大体特点

肿瘤呈微黄色，质地软、细腻，似脑组织。有以下生长方式：①呈息肉样向子宫腔内生长，表现为内膜间质结节或低度恶性肿瘤；②肿瘤向脉管内生长是内膜间质肉瘤的特性之一，大体标本表现为子宫壁内肿瘤呈"蠕虫"样穿行肌壁；③弥漫性生长，表现为高度恶性肿瘤（图 4-4-3）。

（二）组织学特征

1. 子宫内膜间质结节　肿瘤细胞类似于增殖期内膜间质细胞，肿瘤中可见较多均匀分布的小血管，类似螺旋小动脉，有时管壁发生透明变性。肿瘤边界光滑，呈推挤性，偶尔有灶性不规则，甚至呈指状或舌状突起，但这样的突起数目 < 3 个，宽度和深度均 < 3 mm，没有脉管浸润（图 4-4-4）。

2. 低级别子宫内膜间质肉瘤　肿瘤细胞与内膜间质结节相同。突出的特征是肿瘤的边缘呈浸润性。瘤细胞形成不规则的锯齿状、舌状或圆形肿物，浸润子宫肌层，尤其是肌层淋巴管和血管腔内（图 4-4-5）。肿瘤也可以侵入子宫外的脉管内。

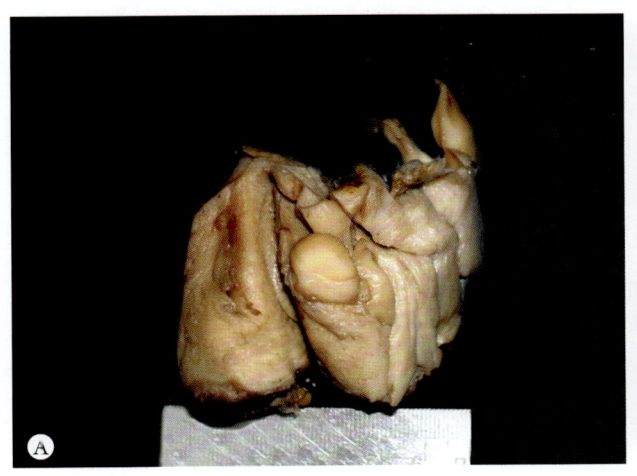
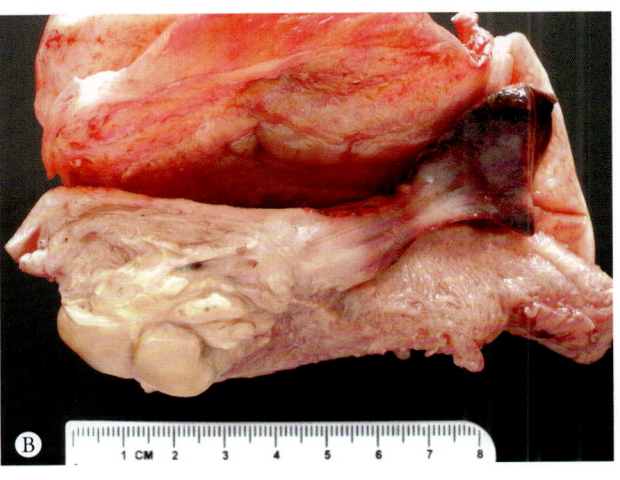

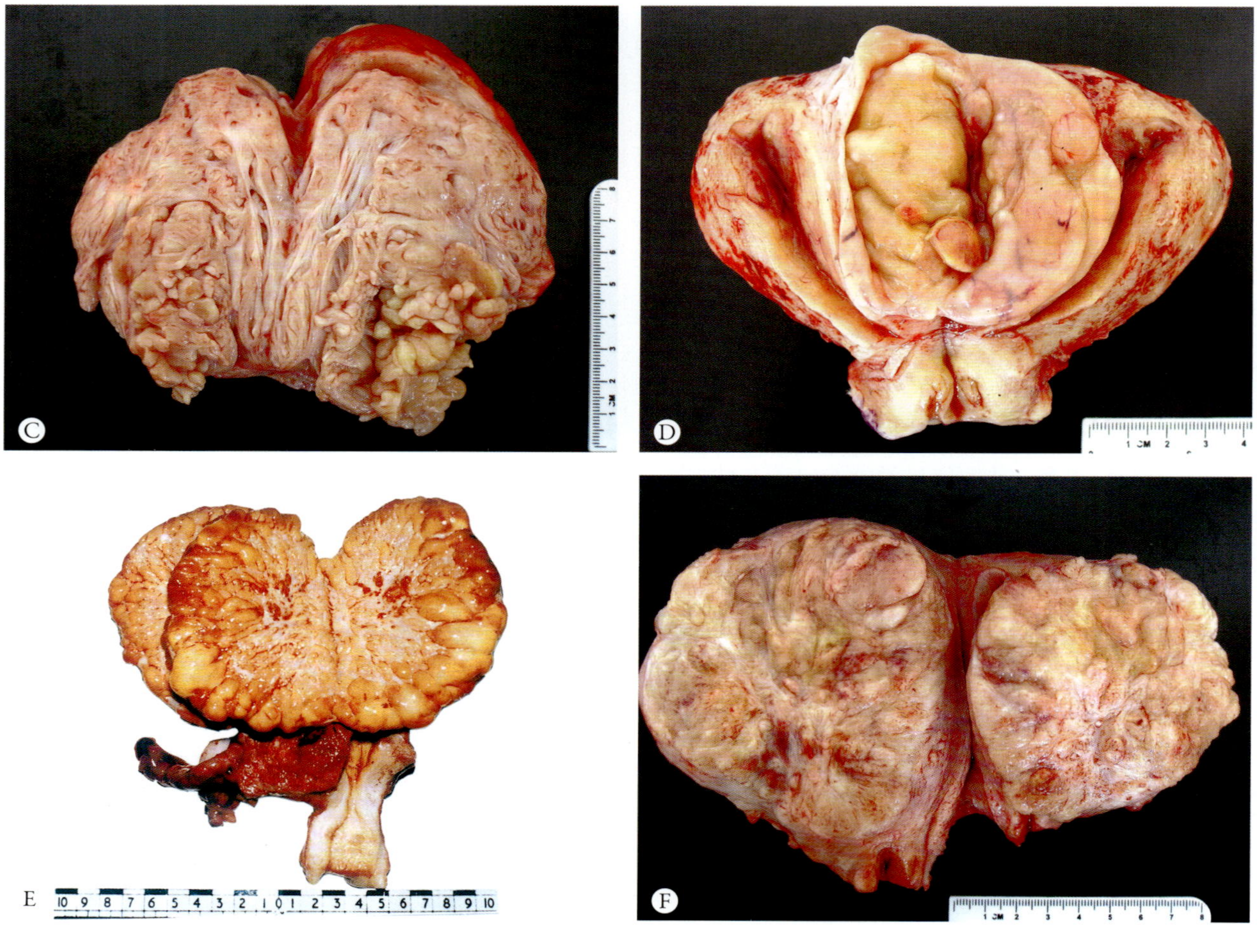

A. 子宫内膜间质结节，结节边界清楚，淡黄色，质地细腻；B. 子宫内膜间质肉瘤，肿瘤呈息肉样突向宫腔，伴有肌层"蠕虫"样结节；C. 子宫内膜间质肉瘤，多个黄褐色肿物，呈表面光滑的息肉样突向宫腔；D. 子宫内膜间质肉瘤囊性变；E. 肿瘤向子宫浆膜外生长，切面灰黄色，质软、细腻（此图由郭东辉提供）；F. 未分化子宫肉瘤，肿瘤棕黄色或灰白色，可见出血和坏死。

图 4-4-3　子宫内膜间质肿瘤（大体标本）

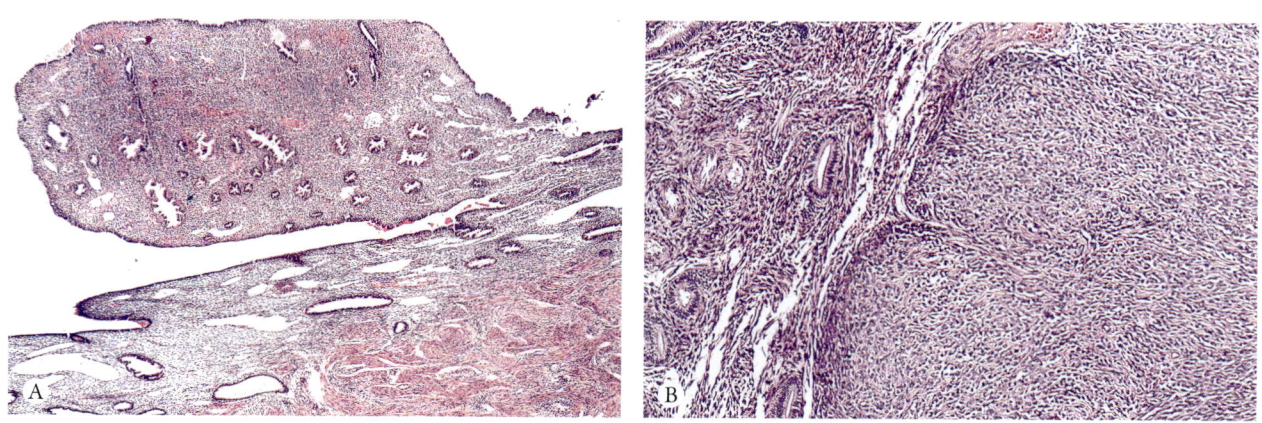

A. 图示息肉状生长间质结节（低倍）；B. 图示正常内膜腺体与实性间质结节，分界清楚（中倍）。

图 4-4-4　子宫内膜间质结节

3. **高级别子宫内膜间质肉瘤**　肿瘤主要由高级别圆形细胞构成，伴有多少不等的低级别梭形细胞成分，后者通常具有纤维黏液样特征。核分裂象通常＞10/10HPF，常见坏死。肿瘤的生长方式类似于低级别内膜间质肉瘤，但通常呈融合性和破坏性生长，常侵入深肌层。少数高级别肉瘤可能来源于低级别内膜间质肉瘤。

4. 未分化子宫肉瘤　由具有高核分裂指数的多形性间叶细胞组成，与子宫内膜间质细胞不相似，也没有平滑肌或任何其他特异性分化。

【病例1】患者，女性，39岁，1年多以前在外院切除"子宫肌瘤"，现因发现盆腔包块2个月而来诊。剖腹探查手术见左侧卵巢前方有一实性肿瘤，大小为11 cm×10 cm×6 cm，表面有包膜，肿瘤基底部紧贴子宫壁浆膜面。切面质软，呈灰黄色，质地细腻，均匀一致（图4-4-6）。

【病例2】患者，女性，39岁，子宫切除手术后1年余，发现盆腔包块20多天。术中见盆腔转移性肿瘤3个，位于左卵巢前方（图4-4-7）。

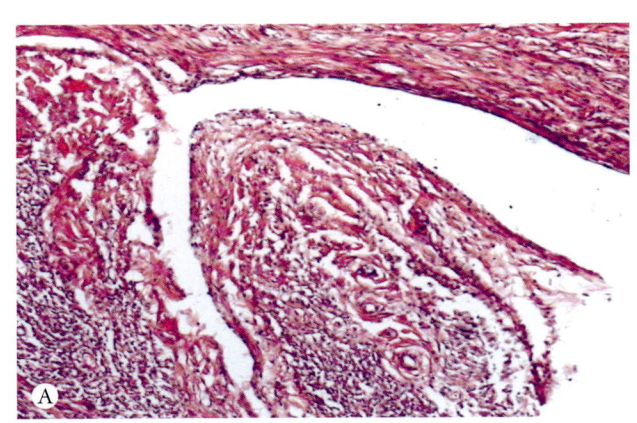
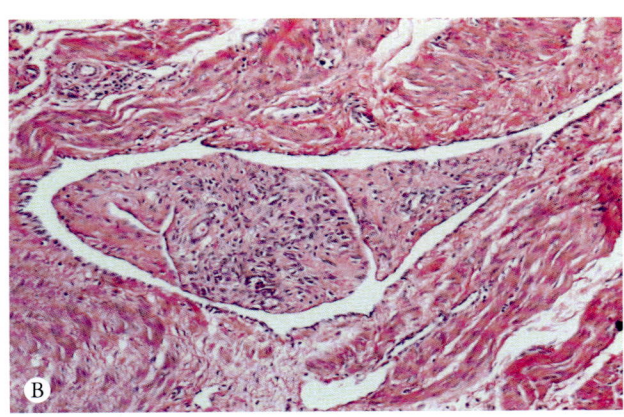

A、B. 冷冻切片，图示淋巴管扩张，肿瘤组织突入淋巴管内（A为中倍，B为高倍）。

图4-4-5　低级别子宫内膜间质肉瘤

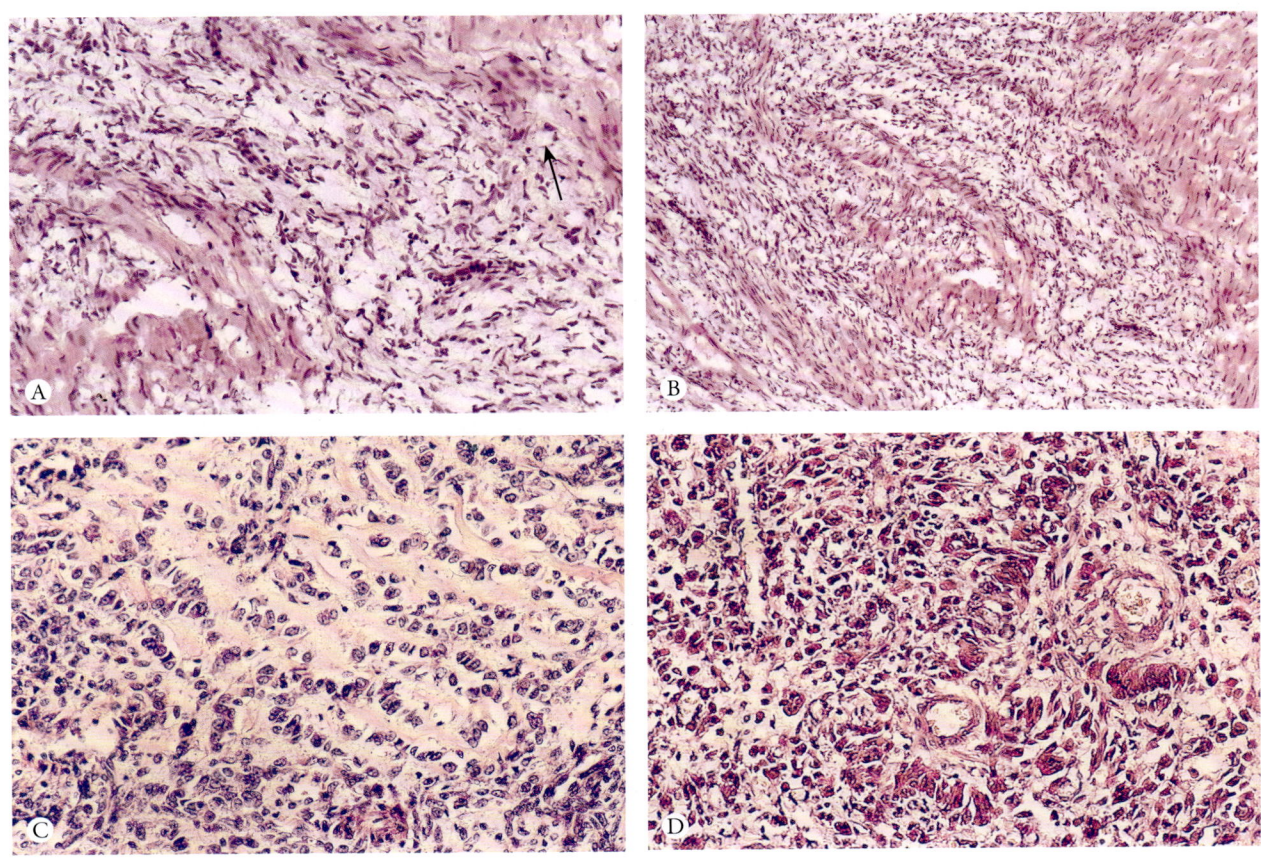

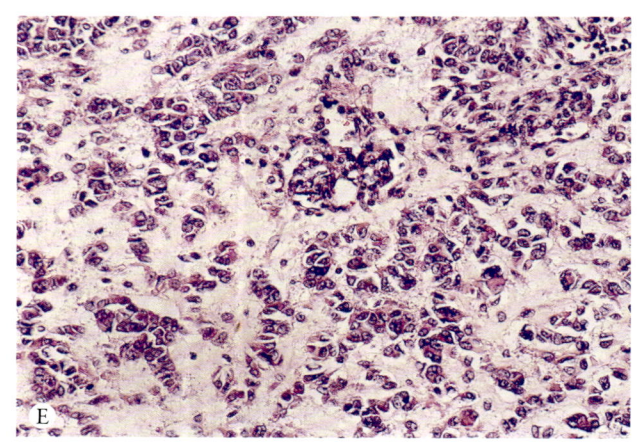

A、B.冷冻切片,图示肿瘤细胞呈小条索状排列(箭头所示),瘤细胞间可见透明变性与丛状血管(A 为高倍,B 为中倍);C.石蜡切片,图示肿瘤细胞呈小条索状排列,瘤细胞间透明样变性(高倍);D、E.石蜡切片,图示梁索状排列的肿瘤细胞和厚壁血管(高倍)。

图 4-4-6　伴性索样成分的内膜间质肉瘤

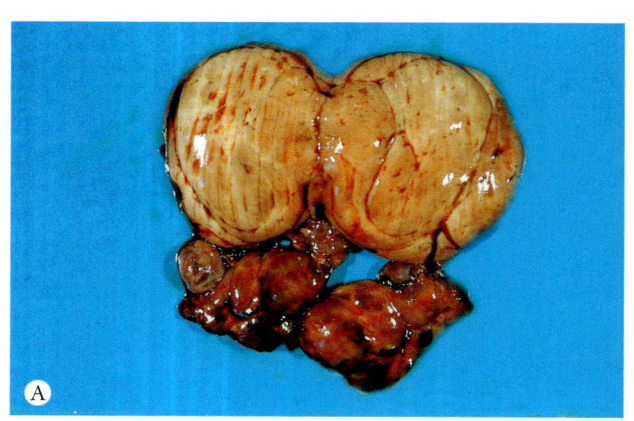
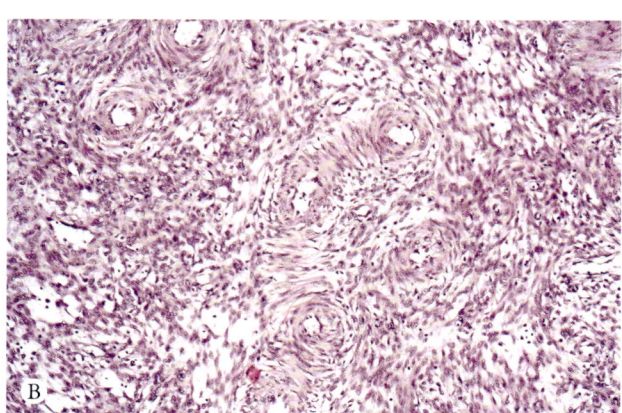
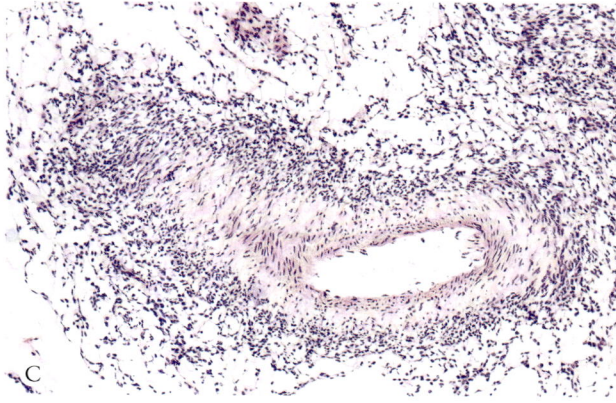
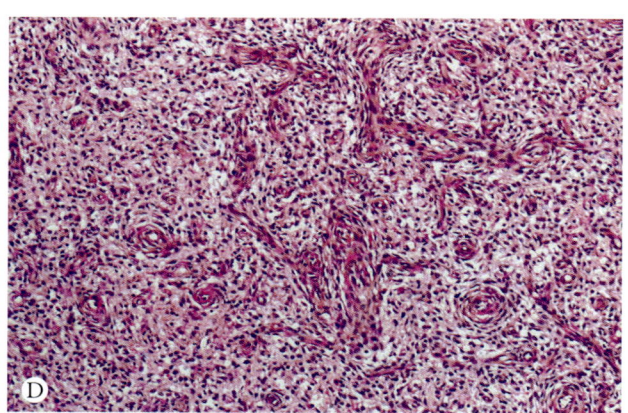
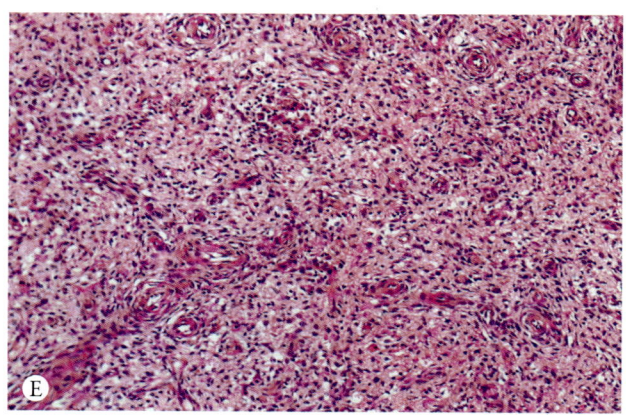

A.大体标本,左卵巢前肿瘤切面鱼肉样、淡黄色、质软;B、C.冷冻切片,肿瘤血管丰富,瘤细胞胞质淡染(B 为中倍,C 为低倍);D、E.石蜡切片,图示大量小血管,肿瘤细胞胞质淡染或呈嗜酸性(中倍)。

图 4-4-7　盆腔转移性子宫内膜间质肉瘤

（三）鉴别诊断和冷冻切片诊断的注意事项

1. 内膜间质结节和内膜间质肉瘤的鉴别　内膜间质肉瘤在大体检查时也可能边界清楚，与内膜间质结节相似。肌层浸润和脉管浸润是二者鉴别的两个最重要的特征。绝大多数病例，在子宫内膜刮除、息肉切除或部分切除标本中是不可能做出确切诊断的，除非肿瘤被完全刮除。只有在子宫切除标本上才能行可靠的鉴别，标本取材必须取到足够的肿瘤-肌层交界处才能评估肿瘤浸润肌层的程度。有些病例即使在子宫切除标本上，二者也不易鉴别。

2. 子宫内膜间质肿瘤与平滑肌肿瘤鉴别　在冷冻切片中，子宫内膜间质肿瘤与平滑肌瘤的鉴别大体标本观察十分重要。内膜间质肿瘤质地细腻，质软，似脑组织，呈淡黄色，而典型的平滑肌瘤切面呈灰白色编织样结构。但富于细胞性平滑肌瘤在大体和组织学检查时可能与内膜间质肿瘤相似。二者的外观非常相似，均为黄色或黄褐色，质软，均质。共同的组织学特征包括丰富的细胞和明显的血管，在有些病例还可以见到肿瘤与周围肌层之间的不规则边缘。对鉴别诊断有帮助的组织学线索有以下几点：①平滑肌瘤局部可以见到富于细胞区与平滑肌肿瘤典型的束状区相移行，在肿瘤周围区更常见；②平滑肌瘤中可见大的、管壁厚的肌性血管。而内膜间质肿瘤中是丰富的小动脉，偶尔在与肌层交界处见到一些大的厚壁血管；③平滑肌瘤中可见裂隙样腔隙，有些是受压的血管，有些是水肿所致。两者的鉴别有时很困难，仅能提出一个倾向性意见，有待石蜡切片确诊，有时石蜡切片诊断亦很困难。

肿瘤呈"蠕虫"样在子宫肌壁内穿行，不要误认为肿瘤转移，有时也容易与血管内平滑肌瘤病混淆。

3. 其他　内膜间质肿瘤中有时出现多少不等的子宫内膜样腺体，需要与腺肌病和腺肉瘤相鉴别。间质体积和腺体数量之间差异显著，以及间质细胞的形态和广泛的血管浸润倾向能够与腺肌病鉴别，见到典型的内膜间质肿瘤成分有助于诊断。腺肉瘤的上皮成分通常与间质成分关系紧密，形成特征性的腺体周围间质组织套；而内膜间质肿瘤没有这种特征，腺体通常较少且杂乱分布。此外，腺肉瘤很少有明显的肌层浸润，除非有肉瘤成分过度生长。

在具有平滑肌分化的内膜间质肿瘤中，间质成分和平滑肌成分可形成不规则的指状交错，如果将平滑肌成分误解为子宫肌层，容易误诊为内膜间质肉瘤浸润。鉴别时需要结合大体和镜检，并且要知道组织块取自何处。重要的是认识到肿瘤中的平滑肌是化生性的，并不是来自正常肌层，并且要注意切片是取自肿瘤内部，而不是取自与周围肌层的交界处。

内膜间质肿瘤伴有性索样分化时，细胞呈条索状或小管状排列，容易误诊为腺癌。

三、平滑肌肿瘤

（一）手术中检查子宫平滑肌肿瘤的方法

手术中做冷冻切片评估平滑肌肿瘤较常见。典型的良性平滑肌瘤切面隆起，呈编织状或漩涡状结构，灰白色，边界清楚。分为黏膜下、肌壁间和浆膜下，以及多发性肌瘤。在大多数病例中，仔细的大体检查可以确定肿物的良性性质，不一定要做冷冻切片。有的肌瘤伴有继发性改变，如囊性变、出血（红色变性）、脂肪变性、黏液变性等，使其外观不同于典型的平滑肌瘤。临床医师关心的是生长迅速或有不寻常外观的平滑肌肿瘤。常见平滑肌瘤的大体标本类型见图4-4-8。

与平滑肌瘤相比，平滑肌肉瘤颜色较深，质软，编织状结构不清楚，切面隆起不明显。肿瘤出血坏死使其切面表现不一（图4-4-9）。充分辨认这些特征非常重要，对于含有许多平滑肌肿瘤的子宫，可以用于指导选取组织块进行组织学检查。如果大体检查发现任何异常特征，如边缘不规则、质软、均质肉样、呈褐色或黄色、有出血或坏死区等，应该从这些区域取材做冷冻切片检查，通常，一张切片不足以明确诊断。如果存在非典型性特征，可以诊断"具有非典型特征的平滑肌肿瘤"，待充分取材后在石蜡切片中做出明确诊断。

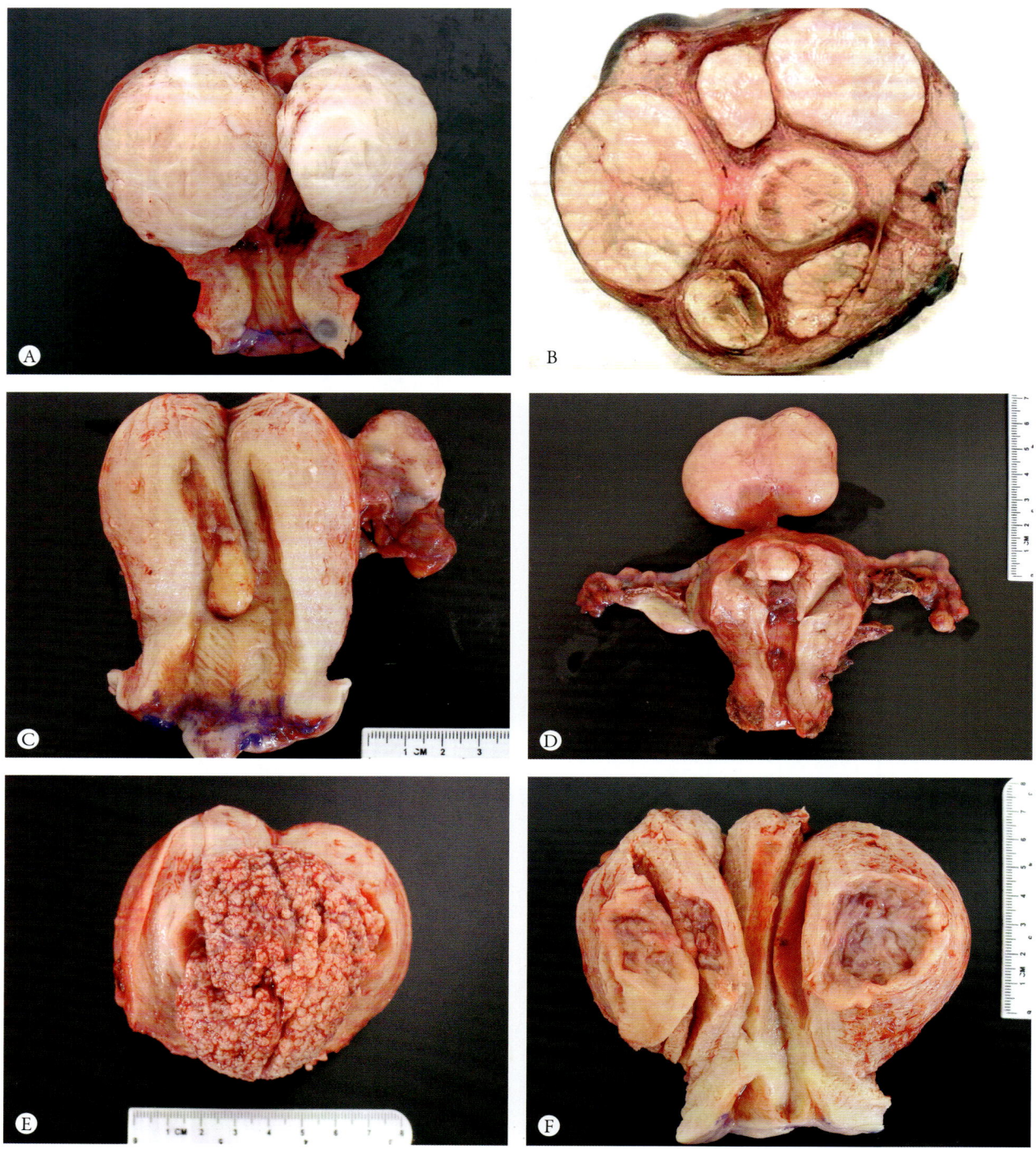

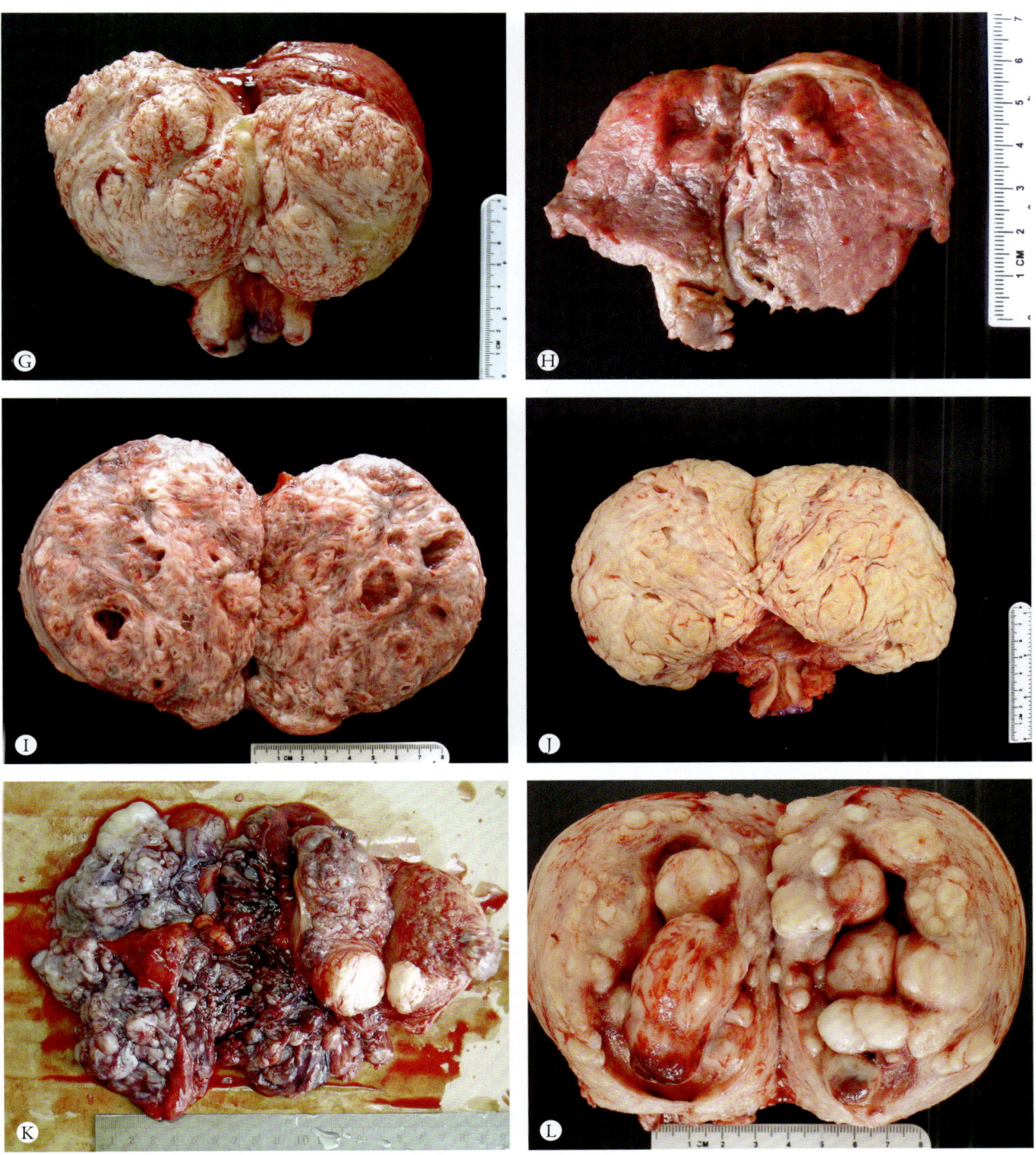

A.平滑肌瘤，肿瘤切面隆起，呈灰白色，编织状，边界清楚；B.肌壁间肌瘤；C.黏膜下肌瘤；D.有蒂浆膜下肌瘤；E.水肿性平滑肌瘤，肿瘤表面呈大小不等的颗粒状；F.平滑肌瘤囊性变；G.黏液样变性；H.红色变性，肿瘤切面呈红色，肉样，质软，编织状结构消失；I.红色变性和囊性变；J.脂肪平滑肌瘤，含脂肪的区域切面呈淡黄色；K.分离性（叶状）平滑肌瘤，肿瘤从子宫壁延伸到阔韧带，边界不清楚，呈肉瘤样或胎盘样外观；L.弥漫性平滑肌瘤病，大量相互融合、大小不等的平滑肌瘤结节累及肌层。

图 4-4-8　子宫平滑肌瘤（大体标本）

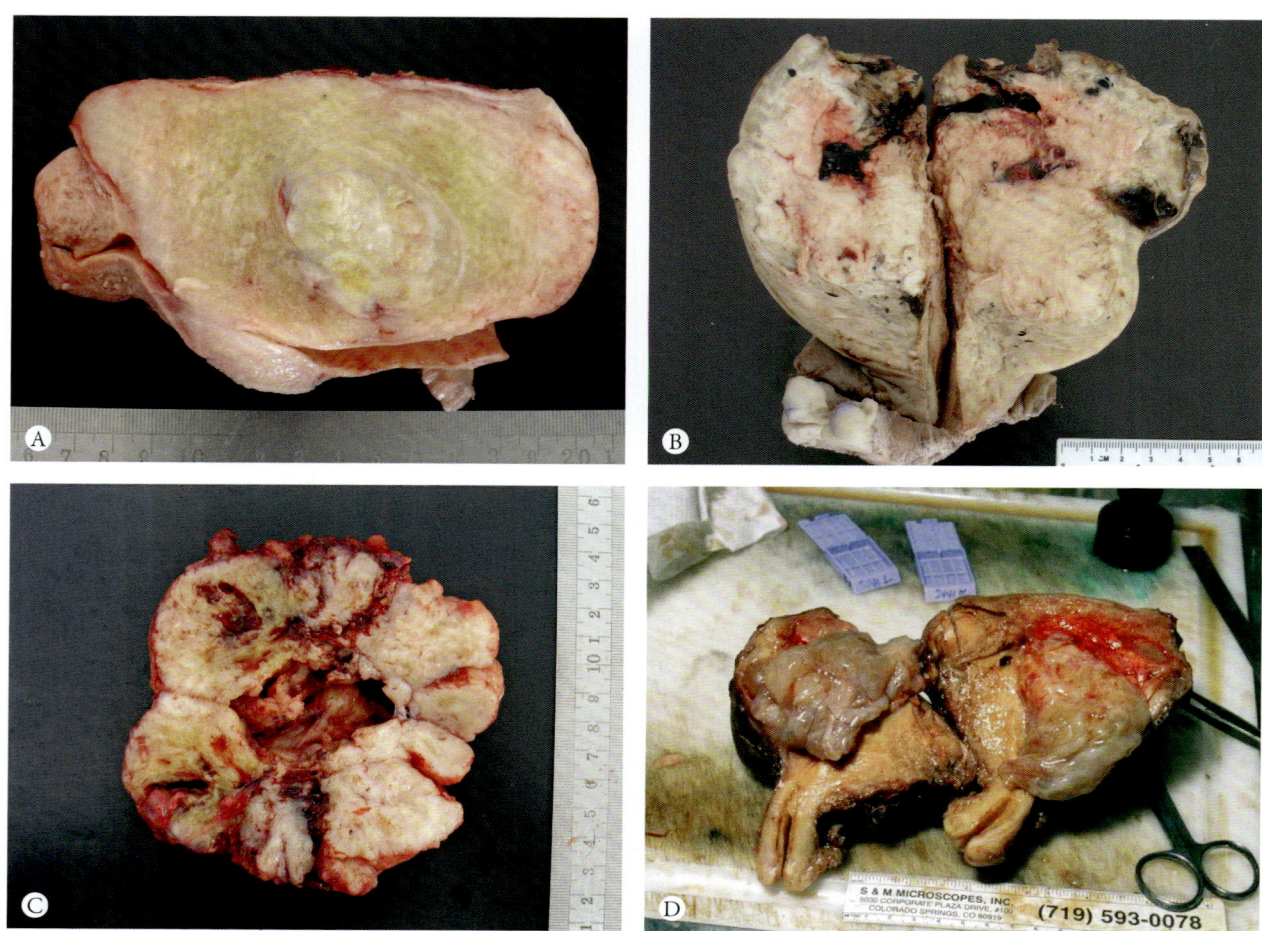

A. 肿瘤体积较大，切面呈灰白色、黄色或棕色；B. 肿瘤边缘不规则，具有浸润性，出血明显；C. 切面可见出血和坏死；D. 黏液样平滑肌肉瘤，肿瘤呈胶冻样外观（此图由郑文新提供）。

图4-4-9　子宫平滑肌肉瘤（大体标本）

子宫平滑肌肉瘤可以单独发生，也可以合并平滑肌瘤，而且比平滑肌瘤单独发生的可能性更大。因此，对于子宫多发性肿瘤，病理医师必须切开每一个肿瘤检查其切面和质地。

有时在有典型肌瘤的子宫中发现"蠕虫"样组织。尽管血管浸润常见于子宫内膜间质肉瘤，但是平滑肌肿瘤，尤其是静脉内平滑肌瘤病和平滑肌肉瘤常出现肉眼可见的子宫外血管受累。当血管腔内出现梭形细胞增生时，即使富于细胞或伴有玻璃样变，通常也是平滑肌肿瘤。对于任何可疑的肿瘤都应该与其他恶性肿瘤相鉴别，包括子宫内膜间质肉瘤、腺肉瘤和癌肉瘤等。如果送检的病变组织来自子宫外，应该询问临床医师子宫有何发现，因为子宫外病变通常来自子宫。

（二）平滑肌肿瘤手术中诊断的难点

在手术中病理诊断中，良恶性肿瘤难以肯定诊断，甚至在石蜡切片诊断中亦有困难的病例，大致有以下几种情况。

1. 富于细胞性平滑肌瘤　必须与平滑肌肉瘤和子宫内膜间质肿瘤相鉴别。富于细胞性平滑肌瘤核分裂象＜10个/10HPF，无凝固性肿瘤细胞坏死和浸润边缘，细胞核非典型性不明显。与子宫内膜间质肿瘤的鉴别见内膜间质肿瘤章节，二者有时很难鉴别。

2. 伴奇异核的平滑肌瘤　以往也称为奇异型平滑肌瘤或非典型平滑肌瘤。此瘤大体标本通常与普通的平滑肌瘤没有明显区别。有些肿瘤与普通的平滑肌瘤相比颜色更黄或呈褐色，质地变软，也可以出现出血、黏液样变性或囊性变。镜下特征是出现奇异形和多形性肿瘤细胞伴有细胞核非典型性，这些细胞大小不等，呈局灶性、多灶性或弥漫性分布。核分裂象一般在 0～4 个 /10HPF，几乎没有非典型核分裂象。此外，还可见一些固缩和碎裂的细胞核，在冷冻切片上类似异常核分裂象（图 4-4-10）。

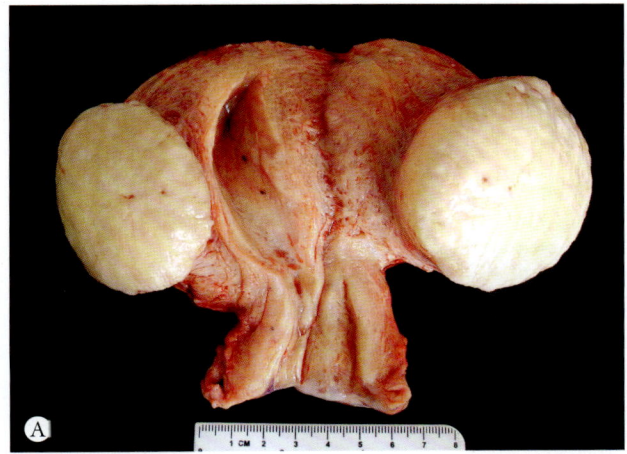

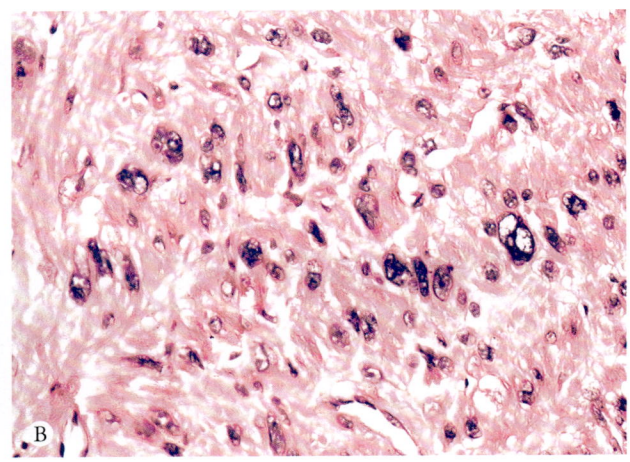

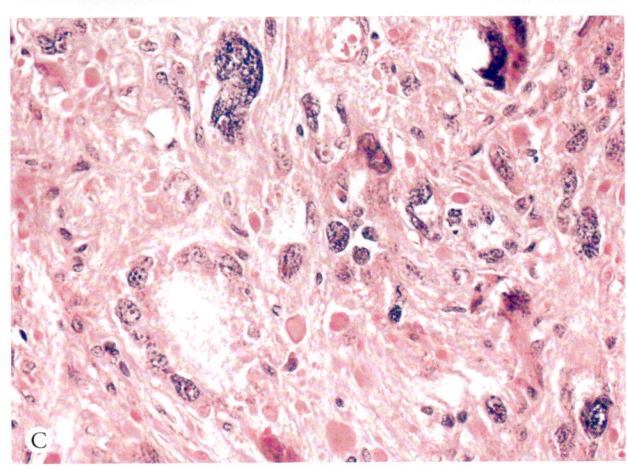

A. 肿瘤局部呈淡黄色；B. 灶状分布的奇异形和多形性肿瘤细胞；C. 奇异形瘤细胞胞质红染，细胞核单个或多个，有的细胞核固缩。

图 4-4-10　伴奇异核的平滑肌瘤

此型肿瘤容易误诊为平滑肌肉瘤。如果非典型平滑肌细胞呈多灶性或弥漫性分布，伴有核分裂活性增加（>10 个 /10HPF）；或出现地图状肿瘤细胞伴凝固性坏死，则应该诊断为平滑肌肉瘤。当肿瘤无坏死，且核分裂象在 5～9 个 /10HPF，不足以诊断肉瘤时，诊断非典型平滑肌瘤应特别慎重，尤其是在弥漫性中-重度细胞异型或有非典型核分裂的肿瘤，可能有复发风险，最好归在不能确定恶性潜能的平滑肌肿瘤范畴。

需要强调的是，对于所有伴有细胞核非典型性的平滑肌肿瘤都要广泛取材，包括与正常子宫交界的部位，这在手术中很难做到，有时仅能提出一个倾向性意见，待石蜡切片确诊。

3. 静脉内平滑肌瘤病　它是指形态学上良性的平滑肌瘤累及静脉管腔。按肿瘤和血管的关系有 3 种情况：①血管腔病变局限于原发性平滑肌瘤内，即镜下见平滑肌瘤内有灶状的血管内肿瘤；②肉眼可见孤立的或多发的肿物，并在肌层静脉内形成蠕虫样肿物；③镜下见平滑肌瘤以外的静脉和淋巴管内有平滑肌瘤生长。第一种情况称为平滑肌瘤伴有血管浸润，可能是某些静脉内平滑肌瘤病的前驱病变，也可能是某些良性转移性平滑肌瘤的起源。后两种情况称为静脉内平滑肌瘤病。有时仅见静脉和淋巴管内有平滑肌瘤生长。

镜下见肿瘤细胞可以呈不同平滑肌瘤的类型，如梭形细胞、上皮样、黏液样、奇异形或脂肪平滑肌瘤等，偶尔还出现内膜成分。瘤组织可与血管壁完全分离，也可部分与血管壁粘连，常具有分叶状轮廓并伴有间质水肿和透明变性。静脉内平滑肌瘤一般不超出血管外，但在肺部有可能见到血管外病变。

大多数静脉内平滑肌瘤可从子宫壁静脉扩展到盆腔静脉，如果不予以切除，病变可以延伸到腔静脉甚至心脏。作者见到 1 例右心房肿瘤，心外科以心房黏液瘤做手术，术中发现肿瘤根部延续到盆腔，病理诊断为静脉内平滑肌瘤病。

静脉内平滑肌瘤病应该与平滑肌肉瘤和子宫内膜间质肉瘤相鉴别。与平滑肌肉瘤的区别是缺乏核分裂活性、非典型性和凝固性坏死；与子宫内膜间质肿瘤的鉴别见内膜间质肿瘤章节，有时很难鉴别，需要等待石蜡切片和免疫组织化学染色结果。

【病例 1】患者，女性，55 岁，月经周期不规律 1 年余。临床诊断为子宫肌瘤，行子宫全切手术（图 4-4-11）。

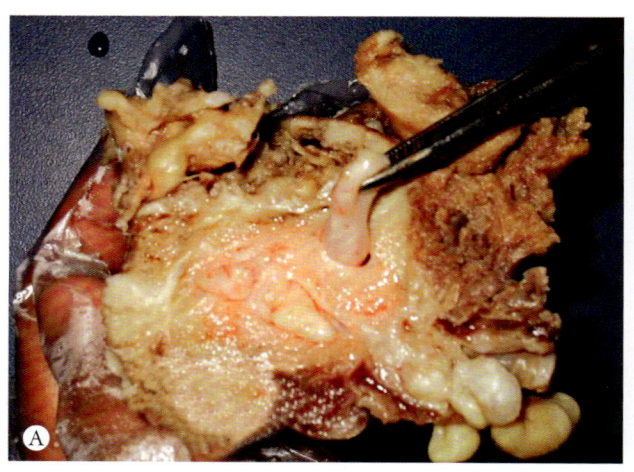
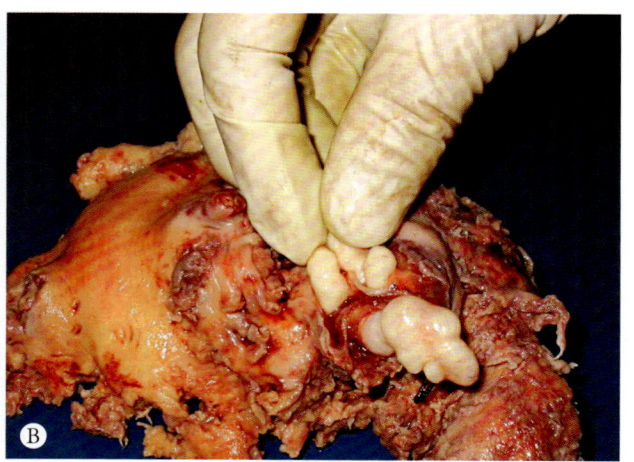
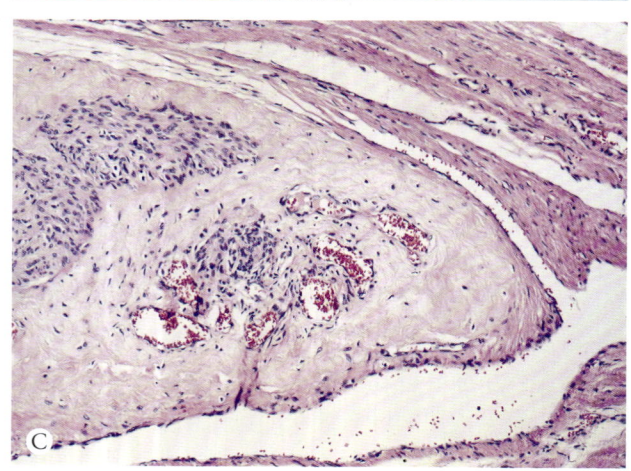

A、B. 大体标本，子宫肌壁内有大小不等的肿瘤结节 20 余个，肿瘤在静脉腔内；C. 石蜡切片，图示扩张静脉腔内平滑肌瘤，含薄壁血管（中倍）。

图 4-4-11　子宫静脉内平滑肌瘤病

4. 普通型（梭形细胞）平滑肌肉瘤　平滑肌肉瘤通常有 3 个主要的组织学特征，即明显的非典型性、丰富的核分裂象（≥ 10 个/10HPF）和肿瘤细胞坏死。具备上述 3 个特征中的 2 个就可以诊断为平滑肌肉瘤。然而，仅仅根据组织学所见也很难预测其生物学行为，还要考虑年龄、肿瘤大小、大体表现、镜下检查肿瘤边缘的形态、有无血管浸润，以及临床因素（妊娠、月经状况、使用影响生长潜能的外源性激素或药物）等。诊断的关键在于如何辨认和综合分析各项诊断参数。

子宫平滑肌肉瘤尚无完全统一的组织学诊断标准，但基本上都遵循 Bell 等（1994）提出的标准。Bell 等诊断子宫平滑肌肿瘤的方法是首先检查并确定肿瘤细胞（核）有无非典型性，其次是评估有无坏死及坏死的类型。如果非典型性不明显（无或轻度），又没有凝固性坏死，则无须计数核分裂象，将其诊断为平滑肌瘤；如果非典型性明显（中至重度），又有凝固性坏死，即可诊断为平滑肌肉瘤，也无须计数核分裂象；只有处于中间状态的肿瘤才需要计数核分裂象，并且参考核分裂象做出不同的诊断。

【病例2】患者，女性，50岁，不规则阴道流血7个月，下腹部包块4个月，行子宫切除手术。术中还见后腹膜肿瘤，其组织像与子宫肿瘤相同，诊断为子宫平滑肌肉瘤后腹膜转移，手术后4个月病故。此例为典型普通型子宫平滑肌肉瘤的大体与组织学表现的病例（图4-4-12）。

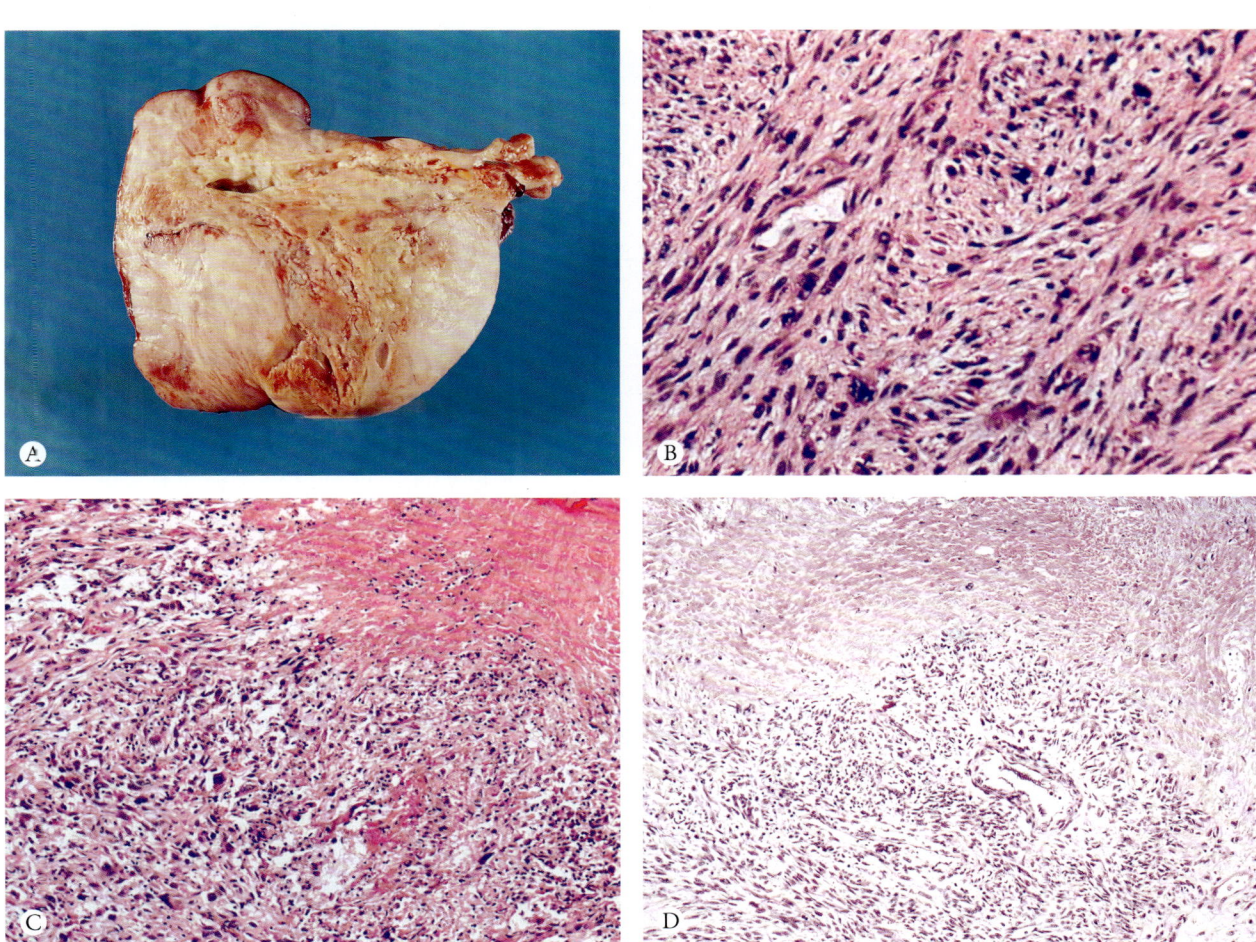

A. 大体标本，肿瘤切面呈鱼肉样，质软；B. 冷冻切片，图示富于细胞的梭形细胞肿瘤，见多个病理性核分裂象（高倍）；C、D. 石蜡切片，图示肿瘤细胞凝固性坏死，与周围肿瘤细胞边界清楚（C为中倍，D为低倍）。

图4-4-12 子宫普通型平滑肌肉瘤

5. 上皮样平滑肌肉瘤 上皮样平滑肌肿瘤满足以下任何条件均可以诊断为恶性：①核分裂象≥5个/10HPF；②有细胞凝固性坏死伴有不同程度的细胞异型性；③肿瘤边缘浸润性生长。核分裂象达到2~4个/10HPF时，最好诊断为"不能确定恶性潜能的平滑肌肿瘤"。

在冷冻切片诊断时，上皮样平滑肌肉瘤容易误诊为未分化癌。有的肿瘤表现为嗜酸细胞或横纹肌样形态，应该与子宫癌肉瘤、横纹肌肉瘤、内膜间质肉瘤及横纹肌样瘤相鉴别。少数上皮样平滑肌肉瘤表现为圆形或多角形细胞排列成索条状或巢状，类似丛状肿瘤，或有明显的黏液样变性、玻璃样变性、水肿等，在冷冻切片中难确诊，通常要延迟诊断（图4-4-13）。

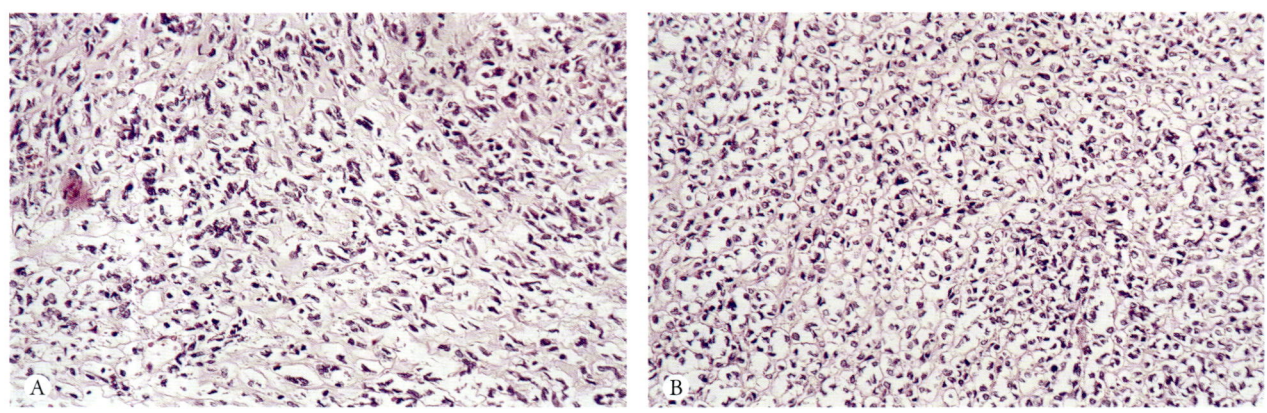

A. 冷冻切片，图示肿瘤细胞核呈圆形或短梭形，背景淡染（高倍）；B. 石蜡切片，肿瘤细胞胞浆透亮，细胞边界清楚，瘤细胞有异型，核分裂象少（高倍）。

图 4-4-13　上皮样平滑肌肉瘤

6. 黏液样平滑肌肉瘤　对于黏液样子宫平滑肌肿瘤，如果有非典型性，即使核分裂象为 0～2 个/10HPF，也是潜在的平滑肌肉瘤。在实际工作中，一旦确定细胞外基质的黏液样本质，出现下列任何一种特征都可以诊断为黏液样平滑肌肉瘤：①核分裂象超过 2 个/10HPF；②明显（中至重度）的细胞非典型性；③肿瘤细胞坏死；④破坏性浸润邻近肌层。

黏液样平滑肌肉瘤需要与黏液样平滑肌瘤和水肿性平滑肌瘤相鉴别。

黏液样平滑肌瘤和黏液样平滑肌肉瘤的大体所见相似。镜下观察，平滑肌瘤边界清楚，但是可见黏液变性区和非黏液样区交替，可能误认为是边缘向肌层浸润（图 4-4-14），在低倍镜下观察识别肿瘤的边缘是非常重要的。更重要的是广泛取材以便发现有非典型性和核分裂象的区域。最后，当肿瘤中出现黏液样区和非黏液样区时，平滑肌肉瘤的非黏液样区通常有明显的核非典型性和核分裂活性（图 4-4-15）。多数黏液样平滑肌肉瘤体积较大（平均 >10 cm），当较大的黏液样肿瘤具有任何核分裂活性或浸润性边缘时，最好将其视为具有恶性病变的肿瘤。由于取材有限，在冷冻切片上鉴别困难时，应该推迟诊断。

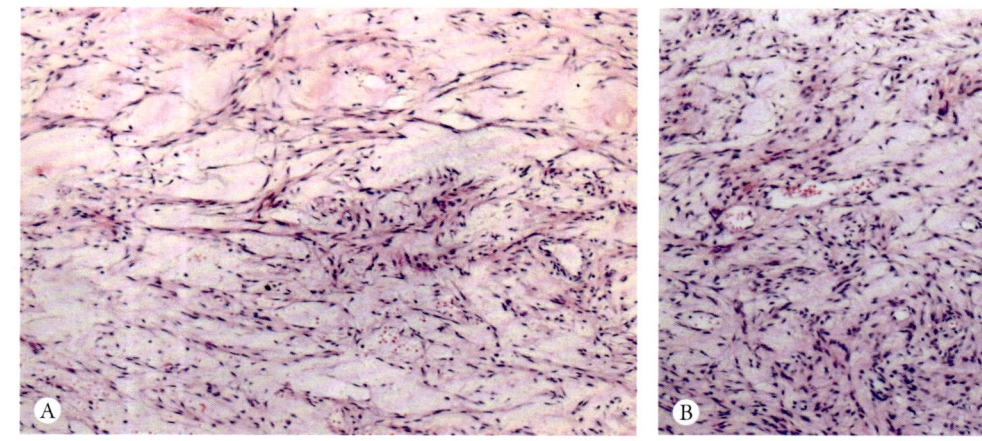

A. 冷冻切片，图示稀疏淡染黏液中散在一些梭形平滑肌细胞（中倍）；B. 石蜡切片，图示一侧为平滑肌瘤与血管，另一侧为黏液变性区（中倍）。

图 4-4-14　子宫平滑肌瘤伴黏液变性

第四章 女性生殖系统疾病

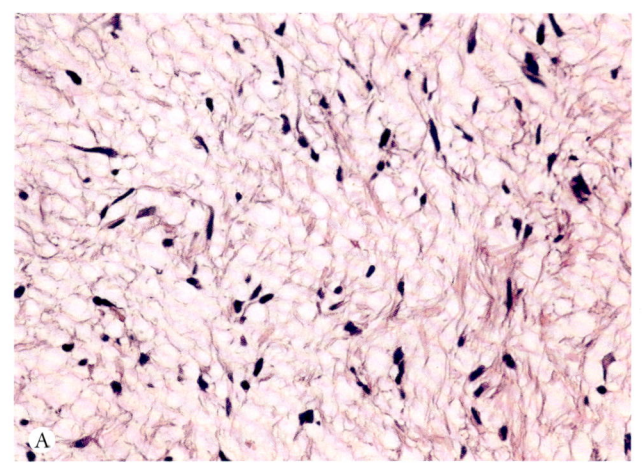
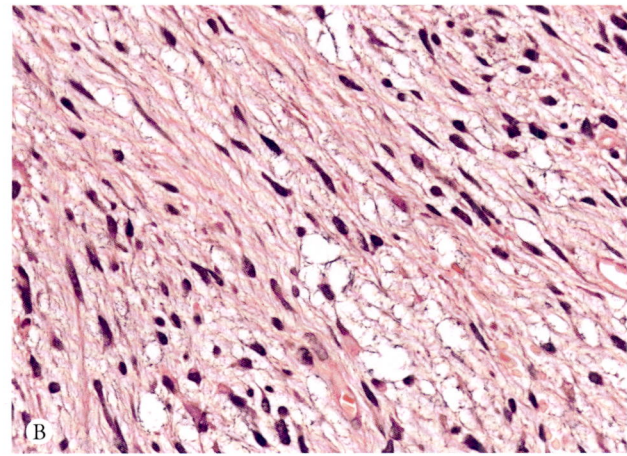

A. 肿瘤细胞数量较少,有丰富的黏液样基质(高倍);B. 肿瘤细胞具有轻至中度非典型性(高倍)。

图 4-4-15 黏液样平滑肌肉瘤

黏液样平滑肌肉瘤手术中也可能会误诊为黏液腺癌,在冷冻切片中常以黏液性恶性肿瘤发出报告。

7. **水肿性平滑肌瘤** 水肿性平滑肌瘤的大体所见有时类似黏液样平滑肌肿瘤,但大多数病例呈一致的灰白色外观,挤压时有水样液体流出,有助于水肿性平滑肌瘤的诊断。水肿性平滑肌瘤的水肿变性通常是局灶性的并伴有玻璃样变性,但有时水肿的范围广泛,并延伸到肌瘤以外的区域,类似黏液样平滑肌肉瘤的浸润。然而,水肿变性表现为稀薄、淡染的嗜酸性液体;而黏液样基质是嗜碱性的。如果肿瘤呈黏液样且冷冻切片没有明显的恶性特征,最好推迟诊断,广泛取材。

8. **不能确定恶性潜能的平滑肌肿瘤** 它是指根据一般应用的标准不能可靠地诊断为良性或恶性的平滑肌肿瘤。Crum 和 Lee 等(2006 年)认为不能确定恶性潜能的平滑肌肿瘤包括以下肿瘤:①有可疑的地图状肿瘤坏死,任何的核分裂象,有或无细胞非典型性;②没有地图状肿瘤坏死,核分裂象＞15 个/10HPF,没有非典型性;③没有地图状肿瘤坏死,核分裂象接近但是＜10 个/10HPF,有弥漫性或多灶性的显著的非典型性;④上皮样或黏液样平滑肌肿瘤具有非典型性,或增生活性介于良性和恶性之间;⑤令人担忧的肿瘤,即怀疑但又不能确定肿瘤出现了上皮样或黏液样分化的特征。

这些病例在所有病例中只占少数,冷冻切片难以明确诊断,甚至石蜡切片也不能做可靠诊断,需要随访。

【病例3】患者,女性,49 岁,卵巢发现子宫肌瘤 4 年,近年来痛经明显,行子宫切除术(图 4-4-16)。

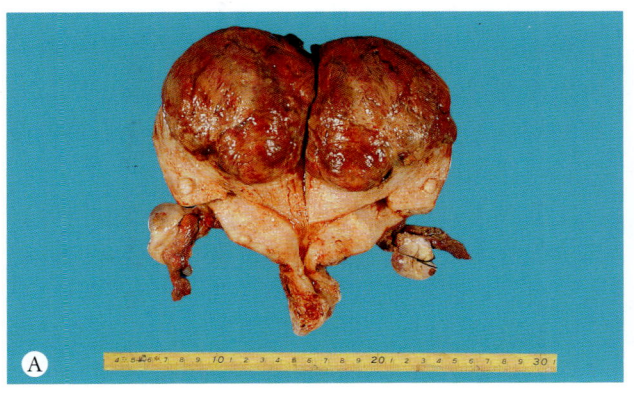
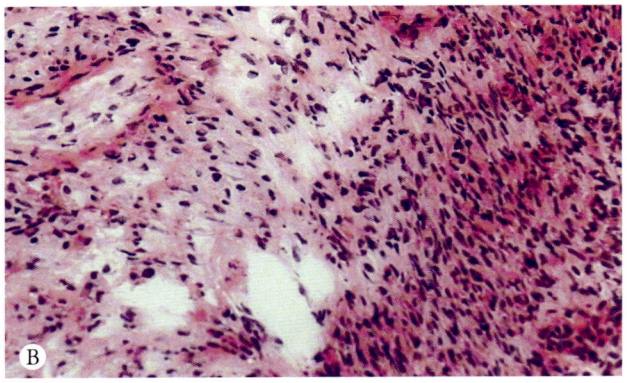

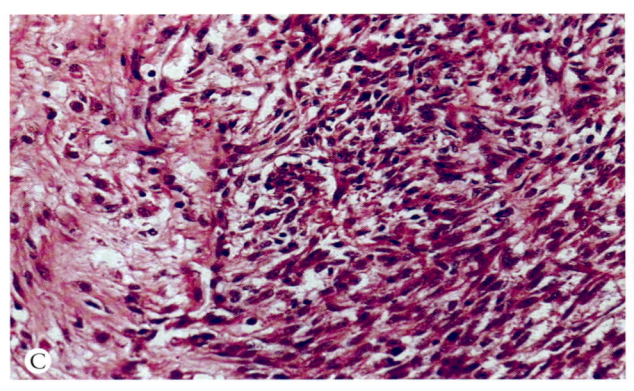
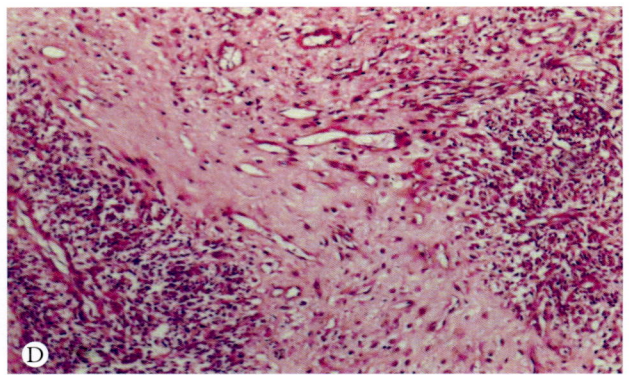

A. 大体标本，子宫底和后壁见一大肌瘤，切面外翻，有出血，呈暗红色；B. 冷冻切片，血管周围肿瘤细胞密集，周边有坏死（高倍）；C. 石蜡切片，肿瘤细胞密集，有核分裂象（高倍）；D. 石蜡切片，图示玻璃样变性坏死（中倍）。

图 4-4-16　不能确定恶性潜能的平滑肌肿瘤

点评

此例大体标本特点：肿瘤大，出血坏死显著，切面外翻，肿瘤边缘浸润不明显。组织学特点：①肿瘤细胞坏死明显，小血管扩张，血栓形成，由于血循环障碍所致局部肿瘤坏死；②肿瘤细胞密集；③具有细胞异型性表现；④核分裂象活跃，不同的人计算数目有差异，有一定的主观因素，因此冷冻切片和石蜡切片诊断均认为是不除外"平滑肌肉瘤"。患者行子宫全切术，未做其他治疗，随诊10年，患者健康状况良好。

四、其他肿瘤

（一）血管周上皮样细胞肿瘤

血管周上皮样细胞肿瘤是少见的子宫间叶性肿瘤，临床术前几乎均诊断为平滑肌瘤。少数病例伴有盆腔淋巴结的淋巴管肌瘤病及结节性硬化症。多数病例表现为子宫孤立性肿物，发生在肌壁间，少数为浆膜下或黏膜下，个别为多发。切面呈灰白色、棕褐色或黄色，边界清楚或呈浸润性生长。

子宫血管周上皮样细胞肿瘤的大体标本与上皮样平滑肌肿瘤和内膜间质肉瘤相似，鉴别主要依靠组织学特征，但在冷冻切片上通常难以鉴别，明确诊断需要待石蜡切片和免疫组化染色结果。上皮样平滑肌肿瘤的肿瘤细胞呈多边形、圆形、梭形，梭形细胞区核呈雪茄样两端钝圆，有时可见向典型平滑肌的过渡现象。而血管周上皮样细胞肿瘤血管丰富，肿瘤细胞围绕网状血管呈片状、巢状排列。

血管周上皮样细胞肿瘤也可呈舌状浸润肌层，但肿瘤细胞与内膜间质肉瘤的细胞不同，前者细胞体积较大，多为圆形和多角形，有丰富的透明到嗜酸性胞质，呈巢状生长，且有围绕血管呈放射状排列的倾向。而后者的细胞类似正常子宫内膜间质细胞，呈短梭形，胞质少，弥漫分布，肿瘤中可见到螺旋小动脉成分。

（二）子宫腺瘤样瘤

子宫腺瘤样瘤一般是在临床诊断其他疾病切除子宫时偶然发现，且在临床上难以诊断。此瘤通常发生在接近子宫角的浆膜下部位。大体所见酷似平滑肌瘤，其区别在于：体积一般不超过2cm，切面编织样结构不甚清楚，呈淡黄色。镜下所见腺瘤样瘤分为3型：丛状型（以实性上皮细胞团块或上皮条索为主）、腺样型和脉管型。由于肿瘤细胞穿插在平滑肌组织中，冷冻切片取一块组织观察，容易误认为肿瘤组织浸润于肌层，有的病例见"印戒"样细胞，容易误诊为腺癌或"印戒"细胞癌。

鉴别要点：细胞学基本呈良性细胞特征，有的部分上皮细胞有异型性，同时要结合大体标本观察，可资鉴别。

【病例】患者，女性，43岁，因月经紊乱诊断为子宫肌瘤。行子宫切除术，术中见子宫前、后壁多发性肌瘤（图4-4-17）。

第四章 女性生殖系统疾病

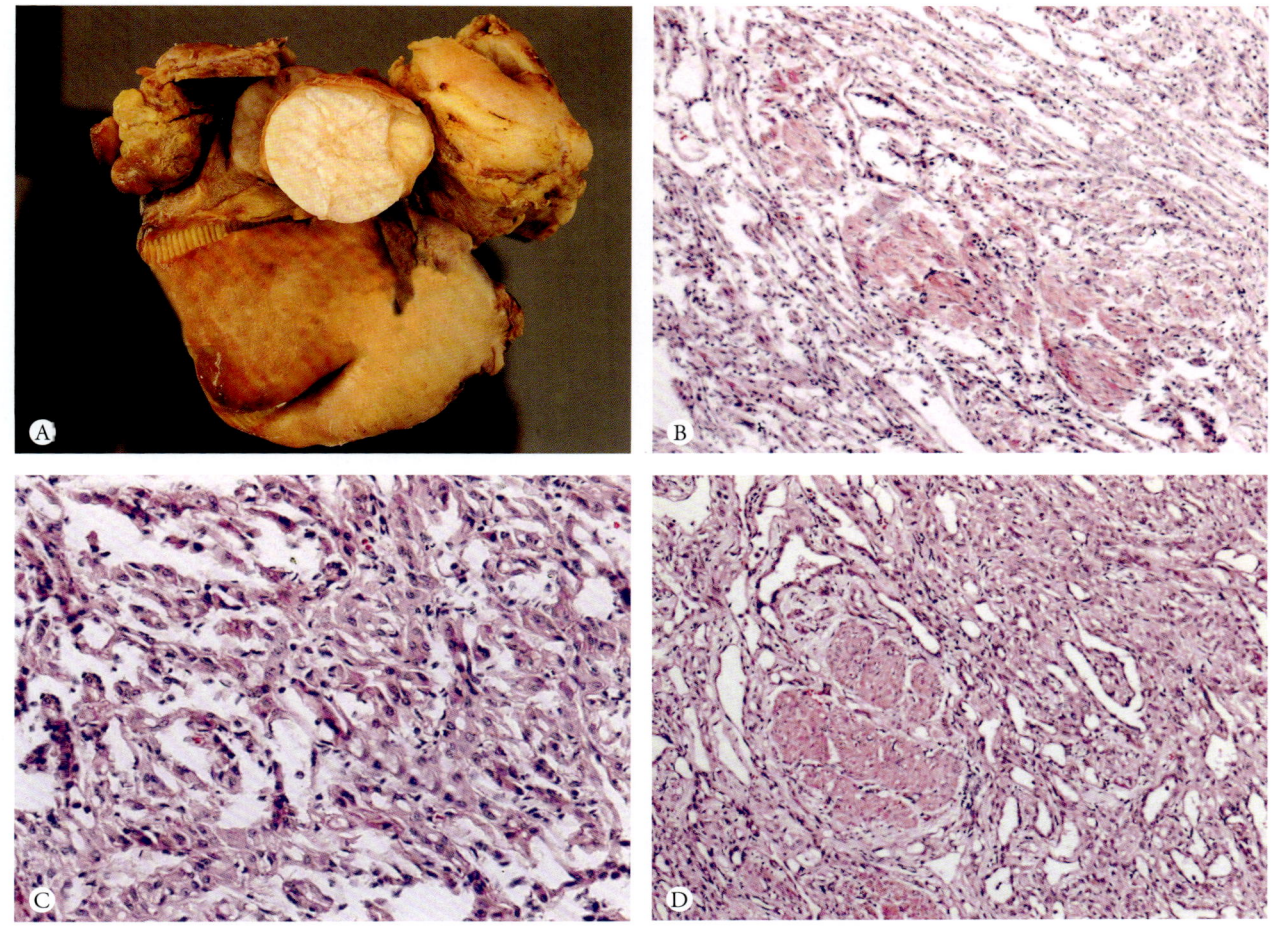

A. 大体标本，子宫底浆膜下肿瘤，切面呈微黄色，编织样结构不明显；B. 冷冻切片，平滑肌间见较多不规则形腺样腔隙，内衬单层扁平细胞（低倍）；C. 冷冻切片，见部分细胞有异型性，有的细胞呈"印戒"样（高倍）；D. 石蜡切片，平滑肌间有较多不规则形腺样腔隙，内衬单层扁平细胞（中倍）。

图 4-4-17 子宫腺瘤样瘤

点评

女性生殖道腺瘤样瘤虽然少见，但是如果不熟悉其形态改变，容易误诊。病理诊断除需要与淋巴管瘤和血管外皮细胞瘤等良性肿瘤鉴别外，最重要的是与腺癌鉴别，特别是局部上皮细胞有异型性和"印戒"样细胞在肌间穿插，易误认为是腺癌的浸润性生长。其鉴别点：大体所见很重要，镜下细胞形态多数无不典型改变，无核分裂象和不死。冷冻切片诊断有困难时，用倾向性诊断，待石蜡切片再做进一步确诊。

（三）不典型息肉样腺肌瘤

它是由结构复杂、细胞具有非典型性的子宫内膜腺体和平滑肌或纤维肌瘤性间质组成的肿瘤。多发生在子宫下段，呈息肉样，有蒂或无蒂，平均直径为 2 cm。

五、瘤样病变

（一）子宫内膜息肉

内膜息肉由局部增生的内膜腺体与间质组成，向宫腔突出，有的蒂很长，为内膜息肉突出至宫颈口。偶尔可见蒂扭转，息肉广泛出血和坏死。

（1）一般特征：子宫内膜息肉不同程度保留基底层内膜的特点，其结构和功能与正常功能层内膜有很多不同（表4-4-2）。

表 4-4-2　子宫内膜息肉与正常功能层内膜的形态特征

形态特征	子宫内膜息肉	正常功能层内膜
腺体		
生长方式	杂乱，大小不一	规则
与表面上皮	平行和垂直混杂	垂直
与月经周期	不一致	一致
间质		
间质细胞	较致密	根据周期而变化
血管	常有厚壁大血管	螺旋动脉或薄壁血管网
功能性改变		
腺体发育一致性	不一致	基本一致
分泌反应	缺少或分泌不佳	分泌良好

在刮除标本或冷冻切片中，上述组织学特征并不一定全部出现，息肉的诊断要求至少具备以下 3 条中的 2 条：①腺体排列、方向和外形不规则；②间质纤维化；③较多厚壁血管。注意观察是否存在与背景内膜组织生长和发育不同步的现象，以上有助于诊断。

（2）组织学类型：见表 4-4-3。息肉的类型并无明显的预后意义（图 4-4-18、图 4-4-19）。

表 4-4-3　子宫内膜息肉的组织学类型和形态特征

组织学类型	形态特征
一般形态	
非功能性息肉	类似基底层或增生期内膜，常伴有不同程度的增生
功能性息肉	有周期性改变、蜕膜样变或萎缩
特殊类型	
腺肌瘤样息肉	间质有较多的平滑肌
他莫昔芬相关性息肉	间质水肿和黏液变，伴有化生、增生或癌变
老年性息肉	常表现为不同程度的增生，少数伴有萎缩，间质纤维化
混合性宫内膜—颈管内膜息肉	位于子宫下段，可见宫颈内膜和宫体内膜两种上皮

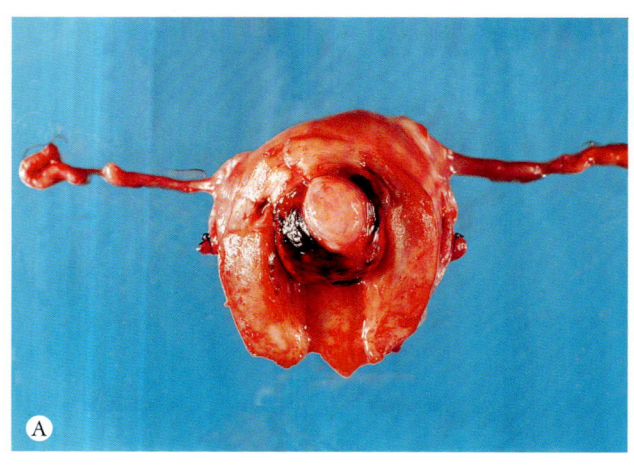 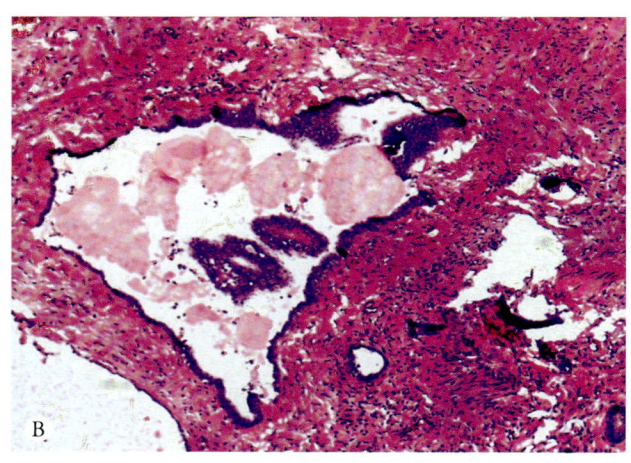

A. 大体标本，图示宫腔内息肉；B. 冷冻切片，息肉内腺体扩张，腔内充以粉染物，间质内含有平滑肌纤维（中倍）。

图 4-4-18　腺肌瘤样息肉

第四章 女性生殖系统疾病

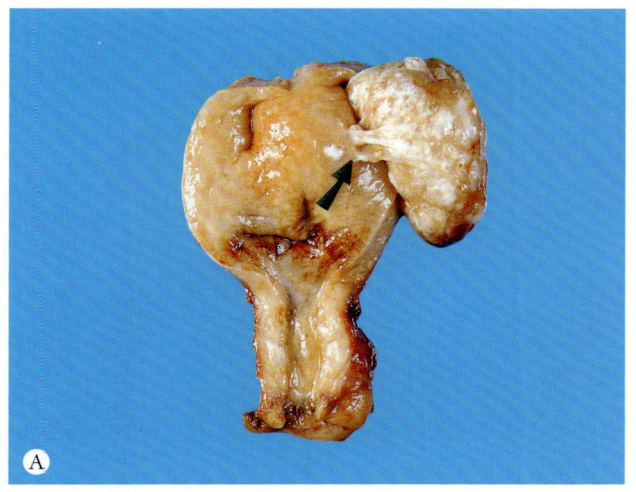
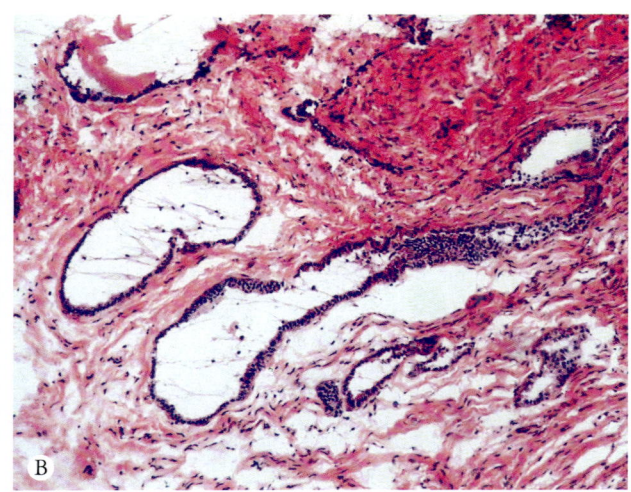
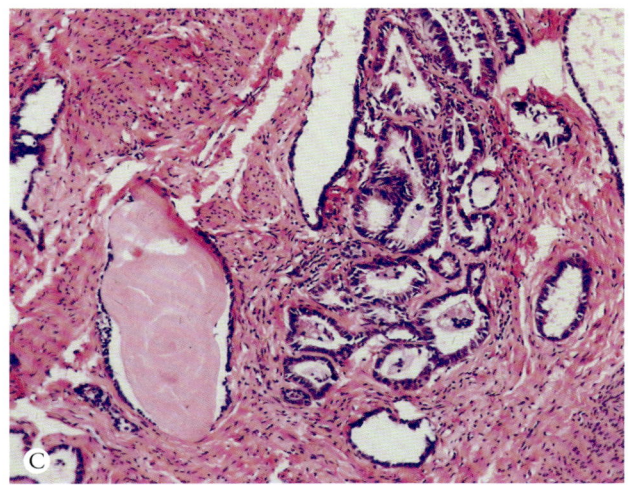

A.大体标本，图示宫腔内有蒂息肉，表面光滑，切面见有大小不等的腔隙；B.冷冻切片，部分腺体扩张，腺体被覆单层扁平和立方上皮（中倍）；C.石蜡切片，腺体大小不等，部分腺体扩张，有的腺上皮有增生现象（高倍）。

图 4-4-19　绝经后老年性子宫内膜息肉

【病例】患者，女性，72岁，诊断为乳腺癌。服用他莫昔芬6年，停药半年后出现阴道流血而行诊断性刮宫术。刮宫内膜组织呈不典型增生伴局灶癌变，由于癌组织呈分泌型癌改变，细胞异型性不明显，活检组织病理诊断较困难，为了确保诊断无误，手术切除子宫做冷冻切片观察。石蜡切片诊断为子宫内膜分泌型癌。子宫切除后随诊6年多，患者健康状况良好（图4-4-20）。

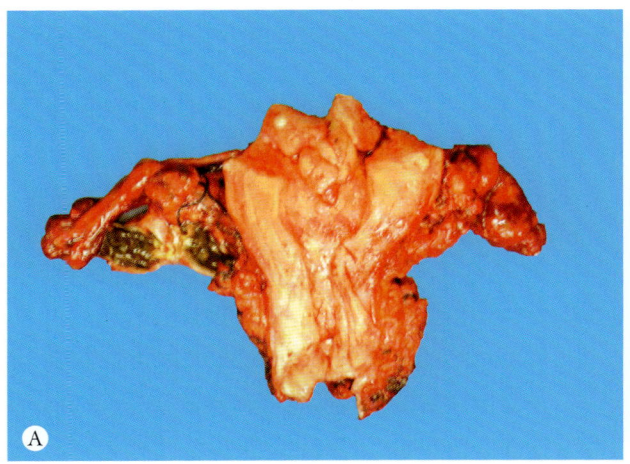
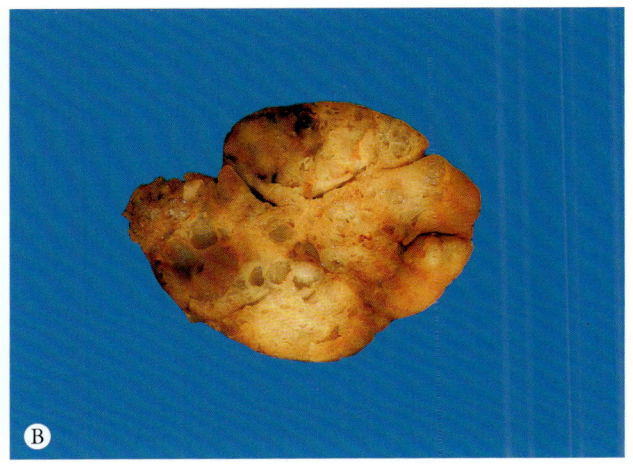

269

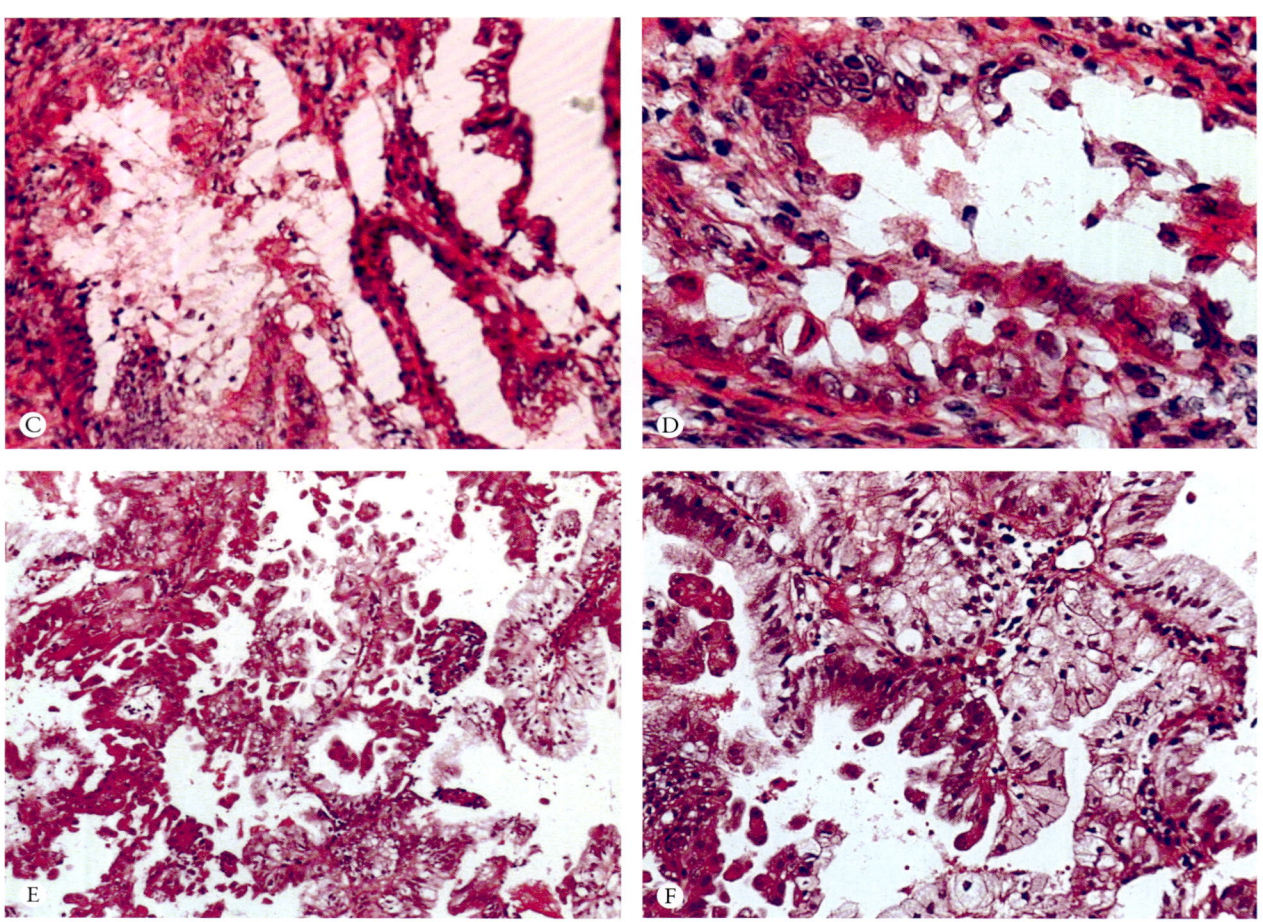

A. 图示子宫底部见一息肉，根部有蒂与肌壁相连；B. 为息肉局部放大；C、D. 冷冻切片，图示息肉蒂部癌组织呈分泌型癌改变，胞质空，胞核形状不一、深染（中倍，高倍）；E、F. 石蜡切片，图示肿瘤呈分泌型癌改变，腺体不规则，胞质透亮（高倍）。

图 4-4-20　他莫昔芬引起的内膜息肉恶性变

点评

他莫昔芬是一种类甾体结构抗雌激素药物，并有微弱的雌激素样作用。自1970年此药问世以来，已广泛用于乳腺癌的治疗并提高了患者的生存率；而且发现它可降低对侧乳腺再发生肿瘤的危险性；对易感女性预防乳腺癌的发生也会起一定的作用。近年来，有文献报道此药可增加妇科肿瘤的危险性，特别是子宫内膜癌。据报道，服用超过2年者其发生子宫内膜癌的危险性比未用者平均高2.3倍（0.9~5.9倍）。

随着服用时间的延长及剂量的积累，发生子宫内膜癌的危险性有明显增加的趋势。他莫昔芬对子宫内膜的作用所引起的病变，包括内膜增生与息肉形成，而且息肉常常特别大，且有局灶癌变。此外，常见有卵巢囊肿形成，如黄体囊肿或子宫内膜囊肿。本例在阔韧带内形成的内膜异位囊肿，亦见有内膜上皮增生改变，表明有雌激素的影响。

2.5%~6.5%的子宫内膜息肉伴腺体非典型增生，内膜息肉的恶变率一般认为是0.5%~3%，他莫昔芬相关息肉的恶变率明显高于一般的散发性息肉，可达3%~10.7%。息肉可单独发生恶变，或与周围的内膜癌并存。息肉恶变应该与息肉状或乳头状生长的腺癌鉴别，前者恶变局限于息肉中，后者通常全部为腺癌结构。

（二）子宫内膜嗜酸性乳头状合体性改变

子宫内膜嗜酸性乳头状合体性改变（endometrial eosinophilic papillary syncytial change，PSC）又称为子宫内膜嗜酸性乳头状合体性化生。

病变特征如下。

（1）内膜表面嗜酸性细胞的聚集，这些细胞边界不清楚，常形成小乳头或上皮簇。

（2）病变多数呈灶状分布，少数为多灶或广泛分布。有的病变部分与其下方的间质分离为独立的小群细胞，呈片块状分布，犹如帽状病变，这种情况更容易误诊为恶性病变。

（3）病变可累及腺体，特别是腺体开口，形成圆柱状病变，与周边组织分离。

（4）细胞核呈圆形，少数为梭形，无异型性，排列杂乱。有的细胞呈轻度非典型改变，偶见核分裂象。有的细胞核大，固缩，深染，容易误认为恶性细胞。

（5）病变中常伴有中性粒细胞浸润与细胞碎片和胞质空泡变。

（三）成熟型与不成熟型鳞状上皮化生

鳞状上皮化生有成熟型和不成熟型两种形态。不成熟型鳞状上皮化生，表现为桑葚状鳞状化生，可见于正常或增生性内膜中。此型细胞为圆形或多角形，有的呈梭形，胞质红染。这些细胞形成一种边界清楚的细胞巢，呈"桑葚"结构。此种结构反映鳞状细胞不成熟或不完全分化。鳞状细胞巢突入腺腔，并与邻近腺体融合，形成实性片块，有时会被误认为实性癌细胞团。其中间隔的一些腺体呈筛状结构，中心角化少见，有些区域有灶状坏死，易误诊为腺癌或腺棘癌。

成熟型鳞状上皮化生形态特征：多数是非角化的鳞状化生，一种特殊形态的鳞状化生细胞呈短梭形，胞质红染，可能误诊为是平滑肌肿瘤；而有角化、细胞间桥、清楚的细胞轮廓和嗜酸性胞质的鳞状化生，则很少见。

鳞状上皮化生多见于绝经前与内源性或外源性大量激素刺激的女性，该病变的发生特别是与雌激素水平升高有关。

第五节　外阴、阴道和宫颈疾病

阴道原发性肿瘤极少见，其中最常见的是鳞状细胞癌，因此，很少做冷冻切片检查。

外阴标本也很少做冷冻切片检查。以往曾应用冷冻切片评估鳞状细胞癌的切缘和淋巴结状态，但由于鳞状细胞癌具有多灶性的特点，目前已经很少应用冷冻切片评估切缘。基底细胞癌在少数情况下需要评估切缘，标本的适当定向对于保证评估的准确性非常重要。

冷冻切片评估 Paget 病的切缘时，至少在 1/3 的病例中不准确，并且尽管显微镜下切缘常常阳性，但与局部复发无关。因此，不主张用冷冻切片评估 Paget 病的切缘。

黑色素瘤是高度恶性肿瘤，如果怀疑此瘤，不主张局部活检，最好局部扩大切除做病理检查。由于冷冻切片导致组织学形态变形、不能准确判断浸润深度和细胞异型性程度，也不主张做冷冻切片检查。

子宫颈标本行冷冻切片检查仅限于手术中需要改变治疗方式的病例。如果术中诊断为浸润性鳞状细胞癌，患者应该行子宫切除术。由于存在冷冻假象，不主张依靠冷冻切片评估鳞状上皮不典型增生的程度。出现以下情况时，如以往活检不能确定是否有浸润、浸润深度不确定，或者涉及生育问题等，临床医师可能要求评估鳞状细胞癌的浸润深度。尽管锥切标本冷冻切片检查对于发现和评估浸润性病变的准确性较高，但是比较费时，一般仅用于以往做过诊断性活检的病例。重要的是将冷冻切片所见与以往的诊断材料相结合，如果结果不一致，应该延迟治疗，等待石蜡切片结果。另外，如果病变非常小，冷冻切片检查后，在石蜡切片上病变可能消失。

锥切活检组织冷冻切片诊断的作用还有争议，对宫颈腺癌的诊断价值还不清楚，因此，多数学者认为，宫颈标本最好做石蜡切片诊断。

第六节　妊娠滋养细胞疾病

妊娠滋养细胞疾病包括水泡状胎块、侵袭性水泡状胎块、绒毛膜癌、胎盘部位滋养细胞肿瘤、上皮样滋养细胞肿瘤及其他滋养细胞病变。大多数是刮宫内膜标本，少数病例因子宫出血或其他原因在手术中送检冷冻切片。

一、胎盘部位滋养细胞肿瘤

胎盘部位滋养细胞肿瘤的病理特征如下。

（1）单一形态中间型滋养细胞增生，形成瘤块，呈息肉状突入宫腔内，或在单个及束状平滑肌纤维间浸润，但不破坏平滑肌细胞。有的可以浸润至浆膜或宫旁组织。

（2）肿瘤细胞形态多样，呈多角形、圆形或梭形，胞质嗜酸性，有些畸形细胞类似合体细胞。瘤细胞浸润血管壁很常见。

（3）大体标本有3种形态：①呈结节息肉状突入宫腔；②宫壁内有边界清楚的肿物；③弥漫浸润宫壁，少见。肿瘤通常无明显出血坏死。

【病例】患者，女性，28岁，不规则阴道流血40天。行宫腔镜检查及清宫术，术后因子宫大出血而行子宫切除术（图4-6-1）。

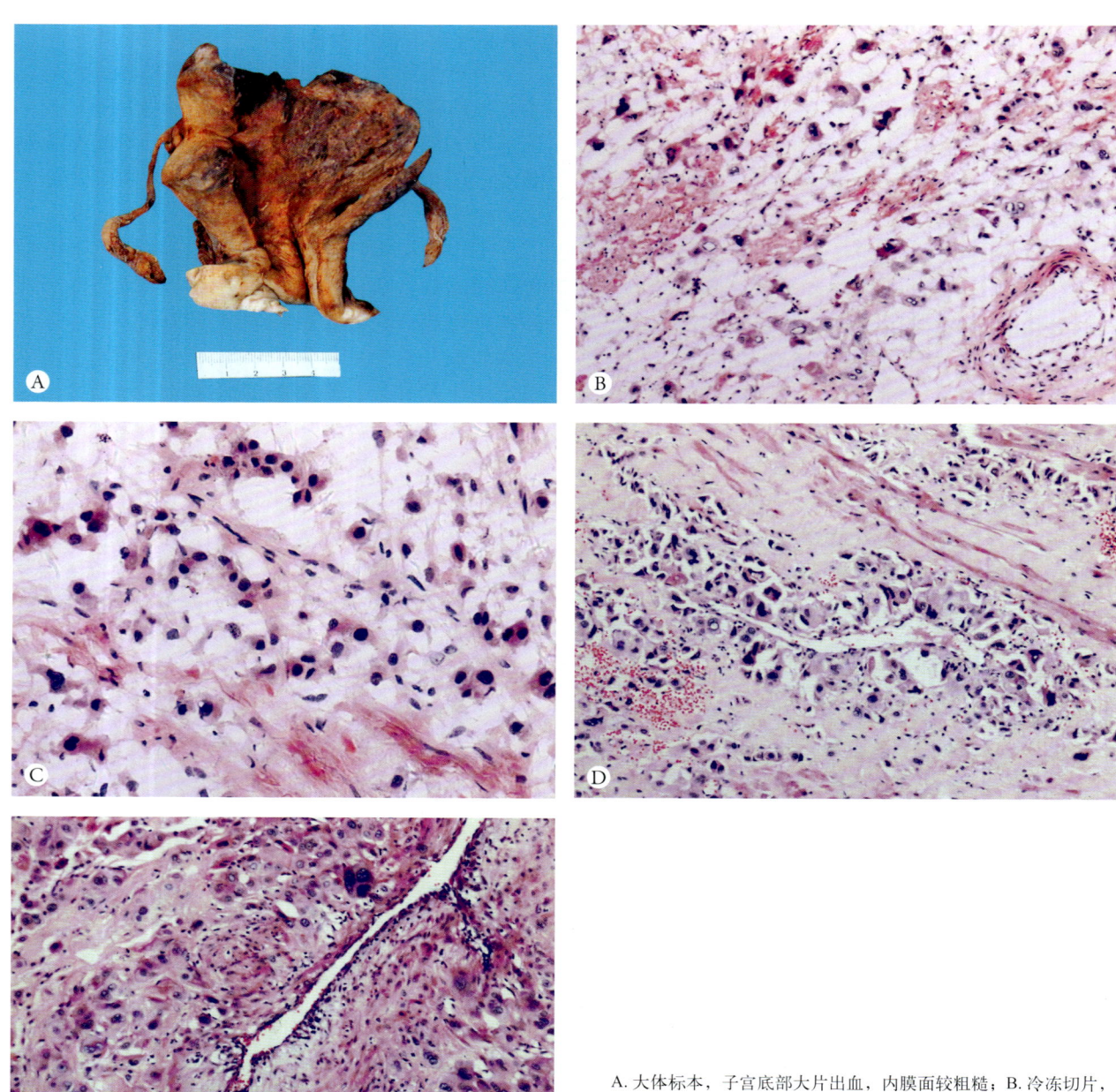

A. 大体标本，子宫底部大片出血，内膜面较粗糙；B. 冷冻切片，多角形与圆形肿瘤细胞在肌纤维之间浸润生长（中倍）；C. 图B的局部放大（高倍）；D. 石蜡切片，肌层瘤细胞大多数呈多角形、圆形，少数为奇形核大细胞（高倍）；E. 石蜡切片，图示肿瘤浸润血管（高倍）。

图4-6-1　胎盘部位滋养细胞肿瘤

点评

大多数胎盘部位滋养细胞肿瘤是自限性疾病。生物学行为表现3种情况：良性、潜在恶性、恶性。

胎盘部位滋养细胞肿瘤良恶性的区分一般以核分裂象多少来确定，<2个/10HPF为良性，>5个/10HPF为恶性，其间为潜在恶性。一般而言，恶性胎盘部位滋养细胞肿瘤由较大的细胞团构成，许多透亮的细胞取代嗜双色胞质的细胞，有广泛坏死与细胞核分裂活跃的特征。笔者见1例胎盘部位滋养细胞肿瘤，核分裂象<5个/10HPF，6年后发生肺部转移。

在冷冻切片上胎盘部位滋养细胞肿瘤与分化差的癌和肉瘤，尤其是上皮样平滑肌肉瘤、绒毛膜癌或黑色素瘤的鉴别非常困难，通常只能提倾向性意见，明确诊断需要待石蜡切片和免疫组织化学染色结果。对诊断有帮助的线索是血管浸润、肿瘤细胞将肌束分隔开及纤维蛋白样物质沉积。

胎盘部位滋养细胞肿瘤需要与胎盘部位过度反应鉴别，后者没有明确的肿块形成，存在正常绒毛及混合存在的单核中间型滋养细胞和多核滋养细胞。在刮宫标本较少时难以明确鉴别。

二、上皮样滋养细胞肿瘤

上皮样滋养细胞肿瘤通常边界清楚，常在肌层内形成结节状隆起，可有出血或囊性变。50%发生于子宫下段或宫颈管。镜下可见相对一致的单核滋养细胞巢或细胞条索，周边可见广泛坏死和玻璃样物质，形成特征性的地图样结构。

发生于宫颈的上皮样滋养细胞肿瘤，由于细胞呈上皮样且玻璃样物质与角化物相似，容易误诊为鳞状细胞癌。累及宫颈管腺体的上皮样滋养细胞肿瘤与CIN相似。与胎盘部位滋养细胞肿瘤相比，肿瘤细胞相对较小，缺乏核的多形性，浸润肌层不显著。

三、绒毛膜癌

绒毛膜癌是一种恶性的滋养细胞肿瘤，由细胞滋养细胞和合体滋养细胞构成，可以其中一种成分为主。其特点是滋养细胞失去了原来绒毛或葡萄胎的结构，而散在地侵入子宫肌层，不仅造成局部严重破坏，还由此而转移到其他脏器或组织（图4-6-2、图4-6-3）。

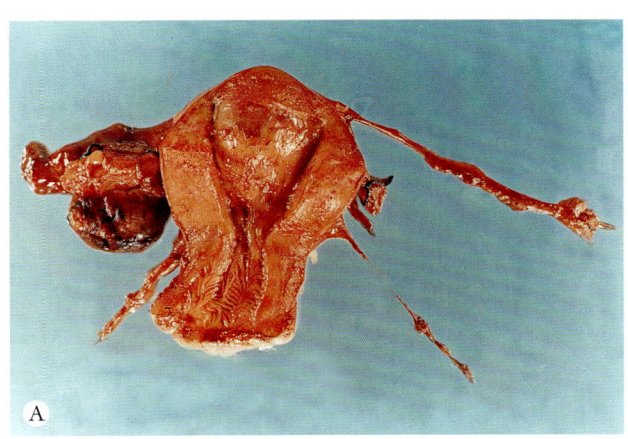
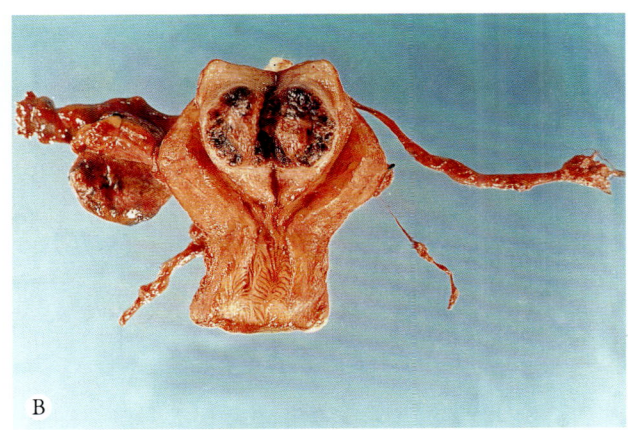

A.子宫后壁增厚；B.肿瘤位于子宫后壁肌层内，出血、坏死明显。临床刮宫时可能取不到肿瘤。

图4-6-2 子宫绒毛膜癌（大体标本）

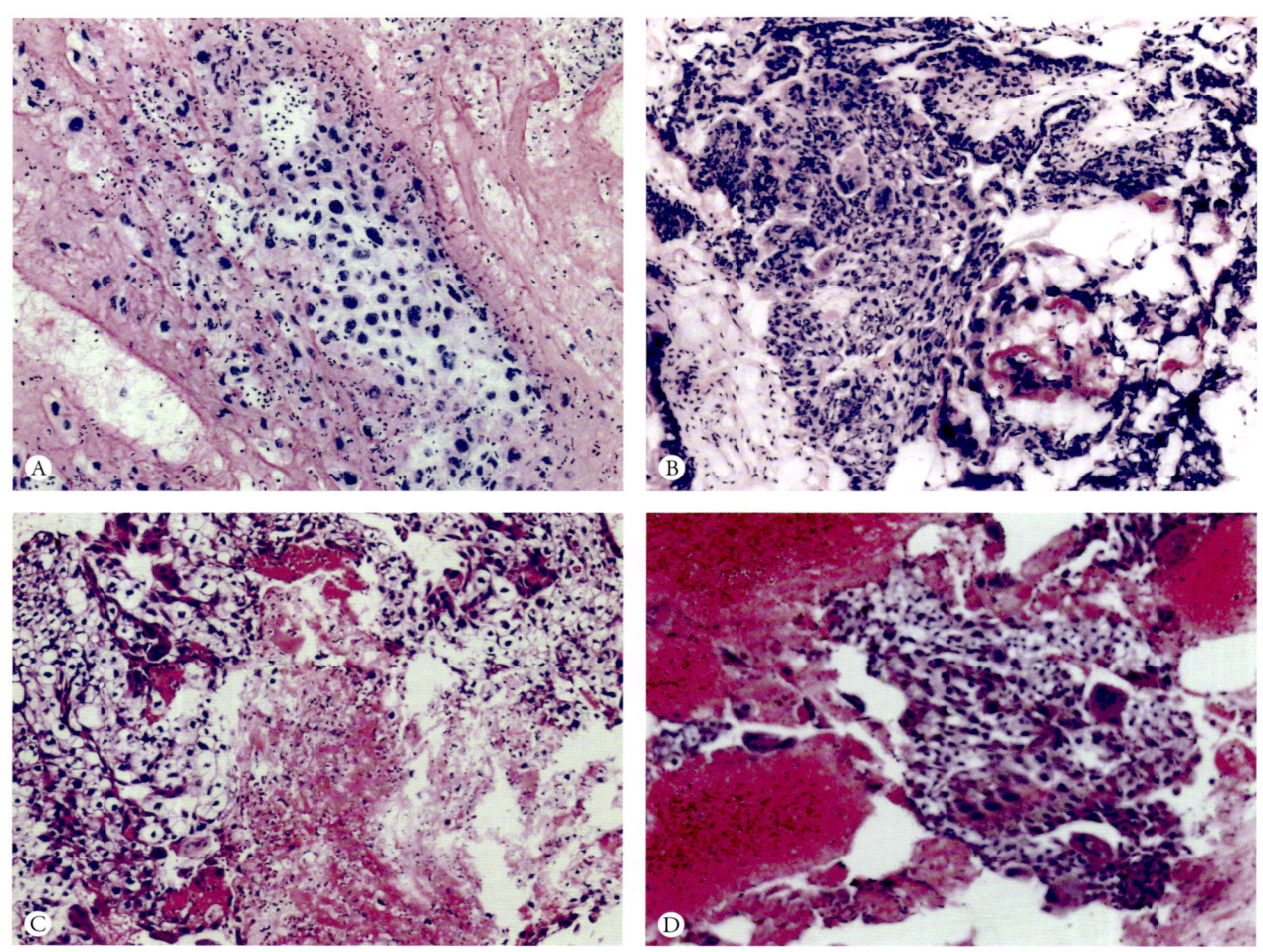

A. 冷冻切片，呈片块状增生的滋养细胞，有非典型性改变（高倍）；B. 冷冻切片，出血、坏死组织中散在滋养细胞（中倍）；C. 石蜡切片，两种不同形态的滋养细胞增生，无绒毛结构（中倍）；D. 石蜡切片，出血、坏死灶中的滋养细胞团（中倍）。

图 4-6-3　子宫绒毛膜癌

在手术中病理诊断时，由于取材有限，有的绒毛膜癌仅看到合体滋养细胞成分，类似分化差的癌，尤其是在子宫以外的部位，冷冻切片诊断非常困难。

绒癌需要与胎盘部位滋养细胞肿瘤或上皮样滋养细胞肿瘤等中间滋养细胞肿瘤相鉴别。虽然中间滋养细胞肿瘤可以出现与合体滋养细胞相似的多核细胞，但缺少绒毛膜癌典型的合体滋养细胞与细胞滋养细胞混合存在的特征，也缺乏显著出血的表现。

四、胎盘部位过度反应和胎盘部位结节或斑块

胎盘部位过度反应和胎盘部位结节或斑块均为中间型滋养细胞（IT）的良性病变，非真性肿瘤。

胎盘部位过度反应多发生在子宫下段，临床上可表现为子宫出血。组织学表现为大量中间型滋养细胞在蜕膜或浅肌层聚集。与胎盘部位滋养细胞肿瘤不同的是：局灶性中间型滋养细胞浸润肌层，但不融合成片块。在临床上，胎盘部位过度反应患者常有新近的妊娠史，而且多为葡萄胎，少数病例表现为出血，手术中送检冷冻切片诊断难以与绒癌鉴别，需待石蜡切片及免疫组化染色结果确诊。

胎盘部位结节或斑块无近期妊娠史，与前次妊娠平均间隔 3 年。胎盘部位结节或斑块需要与胎盘部位滋养细胞肿瘤、上皮样滋养细胞肿瘤和鳞状细胞癌鉴别，支持前者的特征包括病变较小、边界清楚、多发、显著的透明变性、细胞退行性变及低核分裂活性。

第七节 输卵管疾病

输卵管标本通常来自子宫及双附件切除、输卵管结扎或输卵管再吻合。输卵管与盆腔浆液性癌和其他浆液性肿瘤的发生相关，因此，彻底检查输卵管的形态尤其是伞端黏膜，能提高早期输卵管癌和癌前病变的检出率。

一、输卵管炎伴假癌性增生

输卵管炎伴假癌性增生由于输卵管炎（包括输卵管结核）引起的以下形态改变，在手术中冷冻切片及石蜡切片均有可能误诊为癌（图 4-7-1）。

（1）输卵管黏膜皱襞粘连，互相融合形成背靠背的假腺样结构。

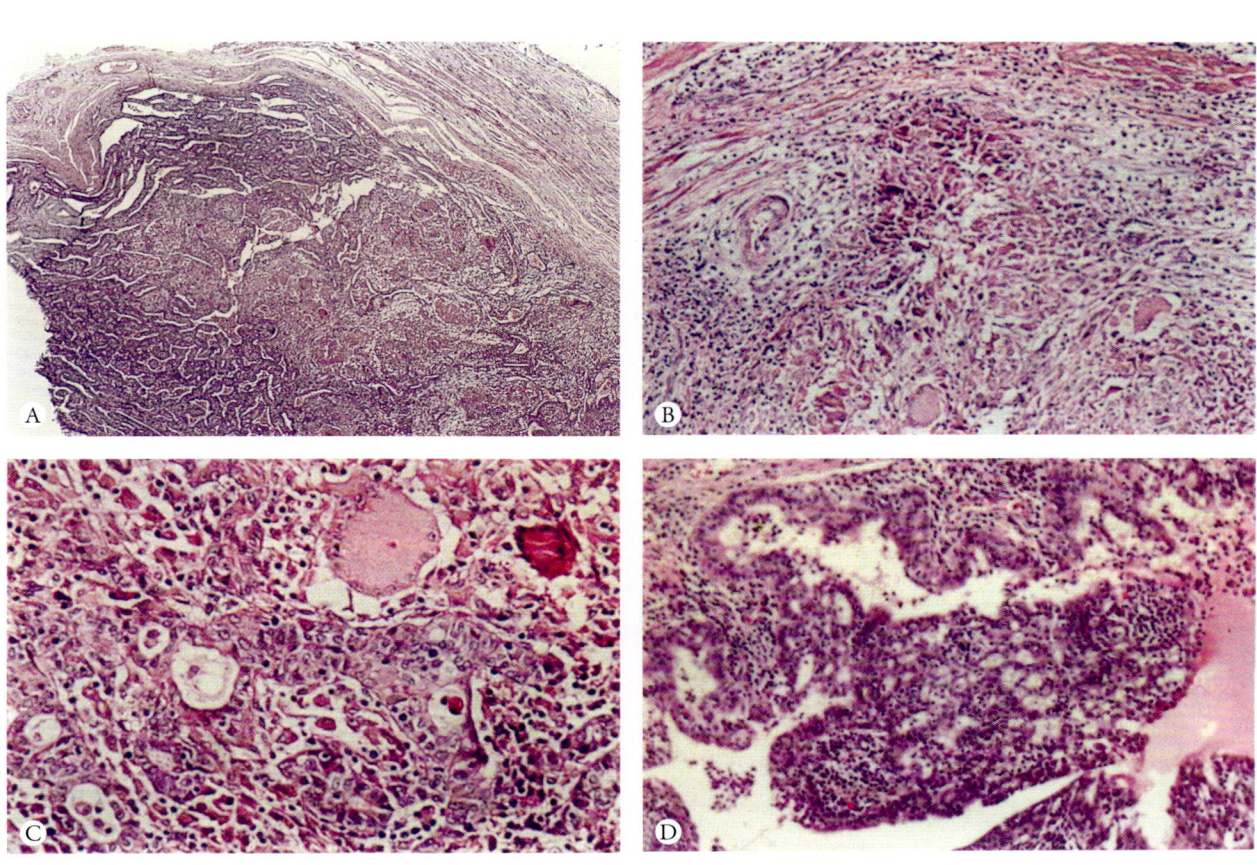

A. 冷冻切片，输卵管黏膜皱襞粘连形成腺样结构（低倍）；B. 石蜡切片，输卵管肉芽肿性病变与2个多核巨细胞（中倍）；C. 石蜡切片，输卵管黏膜炎，见一个多核巨细胞（高倍）；D. 石蜡切片，输卵管黏膜上皮呈筛状结构（中倍）。

图 4-7-1 输卵管结核

（2）微囊间隙的联合，形成筛状结构。

（3）炎症引起的增生上皮凹陷，穿入肌层，与表面间皮细胞增生呈腺样结构，共同形成假浸润现象。

反应性增生与输卵管癌的鉴别：前者缺乏实性区，细胞轻到中度非典型性，核分裂象稀少；而腺癌总会见到实性区，细胞显示中至重度非典型性，有明显的核仁，核分裂象常见。

二、输卵管癌

以往认为原发性输卵管癌很少见，诊断时要求肿瘤的主体必须位于输卵管。近年研究显示，原发性输卵管癌远较以往认为的多见，绝大多数为浆液性癌，输卵管伞端是盆腔浆液性癌最主要的起源部位。由于以往忽略对伞端的检查，看不到浆液性肿瘤的癌前病变，相当多的原发性输卵管癌被错误地诊断为原发性卵巢癌或腹膜癌。

1. 输卵管上皮内癌　通常发生在输卵管伞端、漏斗部和壶腹远端，肉眼观察难以发现，只能通过显微镜下确诊。输卵管上皮内癌镜检可见输卵管上皮细胞排列拥挤、层次增加、极性消失，以小团肿瘤细胞簇状增生和出芽为特征。瘤细胞核质比增高，具有显著的核多形性和非典型性，核仁可以很明显，偶见核分裂象。

2. 输卵管腺癌　输卵管癌大体表现多样，主要表现为形成明显肿物和隐匿性两种形态。前者为传统描述的输卵管癌形态，在原发输卵管癌中仅占少数，而后者是近年认识的伞端癌，以往被忽略，在输卵管癌中占多数。伞端癌最常见的表现是输卵管病变不明显，却常伴有明显的卵巢肿物或盆腔肿瘤扩散。输卵管通常保持正常形状，无明显增粗，但伞端可有粘连、界不清、水肿或小结节，酷似慢性输卵管炎。如果不对伞端进行取材，非常容易被忽略。

输卵管原发性腺癌组织学类型最常见的是浆液性癌，此外，还有子宫内膜样腺癌、黏液性癌、透明细胞癌等（图4-7-2）。

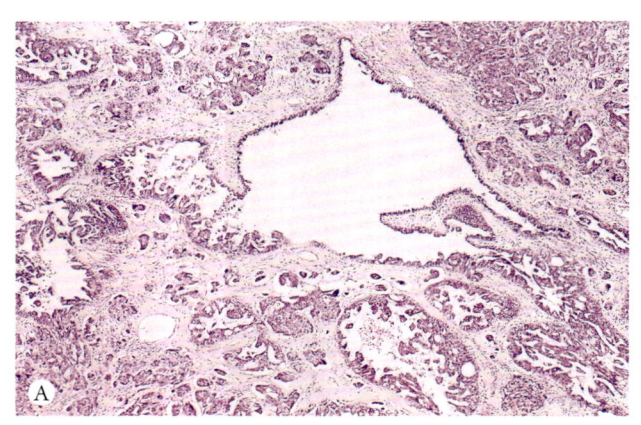 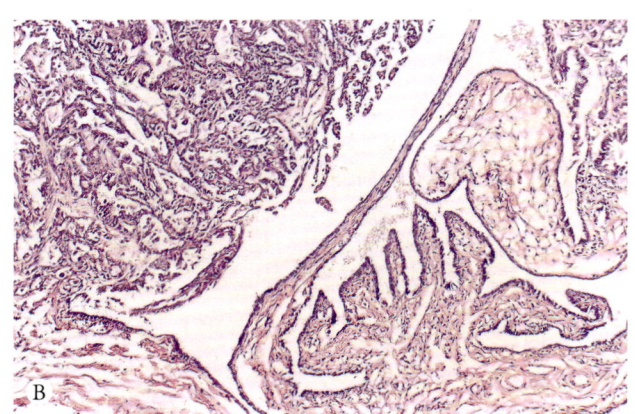

A. 冷冻切片，癌组织呈乳头状结构（中倍）；B. 石蜡切片，癌组织与输卵管黏膜上皮相移行（中倍）。

图 4-7-2　输卵管浆液性癌

因早期发现输卵管癌较困难，在手术中发现时常常已有卵巢、腹膜受累，因此，要确定原发灶较困难，常需要在石蜡切片时充分取材才能确诊。

第八节　腹膜 Müller 型病变

腹膜有多种疾病，包括炎症与反应性增生，以及良性、交界性和恶性肿瘤。女性腹膜病变除具有典型的间皮形态外，还常表现出与 Müller 型病变相似的特征。腹膜 Müller 型病变如输卵管子宫内膜异位、异位蜕膜反应、腹膜播散性平滑肌瘤病及卵巢或输卵管型肿瘤等，长期被认为来自第二苗勒氏系统，但该学说主要是理论上的推测，始终没有得到证实，可能有很多因素参与了这些病变的发生。近年研究表明，很多以往认为的第二苗勒氏系统病变和肿瘤如腹膜浆液性腺癌，实际上并非腹膜原发，多数是来自输卵管伞端肿瘤的播散。本章节仅讨论腹膜的 Müller 型病变，腹膜的一般性疾病见消化系统章节。

一、子宫内膜异位

子宫内膜异位通常包括典型的宫内膜样腺体和间质两种成分，很容易进行病理诊断。偶尔形成含有大量组织细胞与黄褐色色素沉着的结节，称为坏死性假黄瘤结节，应与其他疾病鉴别。

腹膜子宫内膜异位常合并输卵管内膜异位，但后者仅有腺管状结构，衬覆输卵管型上皮，周围没有宫内膜样间质和反复出血的痕迹。

累及肠壁的子宫内膜异位有时被临床医师误认为肠原发性肿瘤。

二、浆液性病变

腹膜浆液性病变包括输卵管内膜异位以及浆液性肿瘤，其定义、发生及相互关系有很多争议。

1. 输卵管内膜异位　它是指在腹膜、腹膜下组织和腹膜后淋巴结出现衬覆输卵管型上皮的良性腺体，常在镜下偶然发现。输卵管内膜异位的发病机制还不完全清楚，第二苗勒化系统氏生理论受到很大挑战，因此，有学者建议采用"浆液性改变（serous change）"的名称。

近年报道一种瘤样病变新类型，旺炽型囊性输卵管内膜异位可累及多个部位：盆腔、下腹部、肠系膜，偶见囊性瘤样包块，累及宫颈和宫体的全层，容易误诊为微偏性腺癌，特别是在冷冻切片中容易误诊。大体标本见多囊性肿物，囊腔大小不等且不规则。大者直径可达14 cm，腔内充以暗红棕色的液体。镜下所见，腺体和囊壁衬覆输卵管型上皮，单层扁平或柱状和假复层，上皮细胞异型性不明显。囊壁由纤维血管结缔组织组成，偶见砂粒体，无内膜样间质或假黄瘤细胞。有的在宫体或宫颈肌壁内见多数不规则囊腔及腺上皮呈乳头状增生，容易误诊为高分化腺癌浸润。鉴别要点：细胞无异型性改变，未见核分裂象，腺体轮廓较规则，无出芽浸润性生长。

【病例】患者，女性，29岁，查体发现左侧盆腔肿物3年。超声检查示左侧囊肿，行手术切除，术中送检囊性肿物，大小为8 cm×7 cm×2.5 cm，与子宫体后壁紧密粘连，难以剥离，即行子宫全切术。术中见后壁肌层厚3.5 cm，其间见多数小囊腔隙，囊壁薄，腔内充以清亮液体（图4-8-1）。

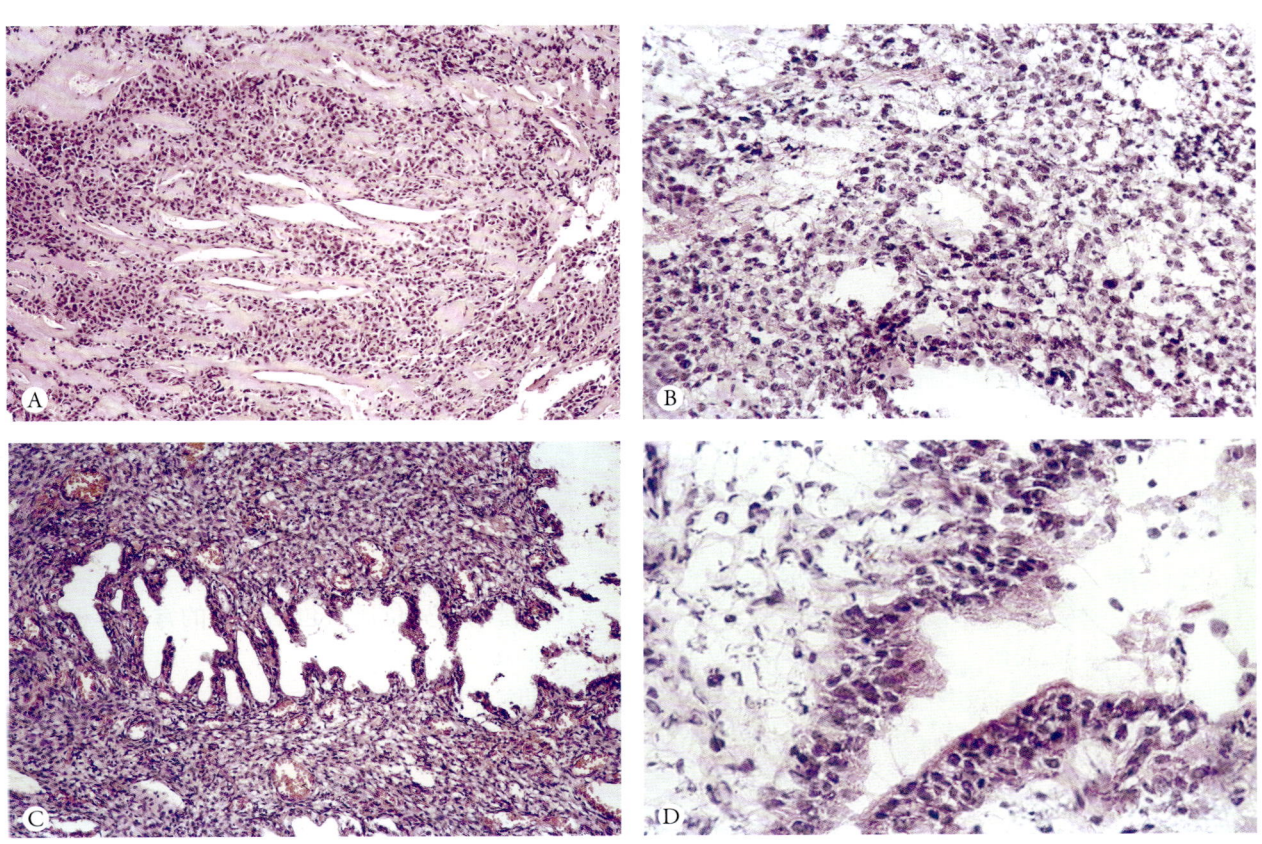

A、B冷冻切片，裂隙样间隙和炎细胞浸润（A为中倍，B为高倍）；C、D.石蜡切片，子宫肌层内的囊腔和裂隙样间隙，衬覆输卵管型上皮，表面有纤毛，周围未见内膜间质（C为中倍，D为高倍）。

图4-8-1　旺炽型囊性输卵管内膜异位

2. 腹膜浆液性交界性肿瘤　腹膜浆液性交界性肿瘤的组织形态与卵巢同型肿瘤类似。85% 的患者伴有输卵管内膜异位。肿瘤常有卵巢外腹膜广泛播散，病灶局限或弥漫性，呈粟粒状或颗粒状，伴有盆腔腹膜和网膜纤维性粘连。

腹膜散在肿瘤结节常常需要做冷冻切片以判断：①肿瘤的性质；②是腹膜原发瘤，还是转移性肿瘤；③如果是转移性肿瘤，需要回答临床医师原发瘤是在何处。这些问题对临床医师手术方案的确定十分关键，而病理医师要回答临床医师的问题十分困难。

病理医师在镜下观察时还有以下难点：①伴有显著促纤维间质反应时，卵巢浆液性交界性肿瘤的腹膜种植与原发浆液性癌的鉴别；②鉴别浸润性和非浸润性种植，尤其是伴有显著促纤维间质反应时；③非典型输卵管内膜异位与浆液性交界性肿瘤的鉴别。

处理原则如下。

（1）临床医师要详细描述手术中所见，特别是双侧输卵管、卵巢及胃肠道是否有肿瘤。

（2）冷冻切片见有砂粒体结构是诊断浆液性肿瘤的可靠证据。

（3）浆液性交界性肿瘤在冷冻切片诊断中十分困难，常常需要延迟诊断。

3. 腹膜浆液性癌　近年来有关盆腔浆液性癌的理论、术语与诊断标准面临挑战。以往诊断的原发性腹膜浆液性癌多数为继发性，其中腹膜高级别浆液性癌主要来自输卵管伞端浆液性病变的扩散，低级别浆液性癌来自卵巢微乳头癌的种植。

低级别腹膜浆液性癌的组织形态类似于浆液性交界性肿瘤的浸润性种植，大部分具有微乳头结构，缺乏高级别核的特点。与腹膜浆液性交界性肿瘤的区别是有间质浸润。

腹膜砂粒体癌是低级别腹膜浆液性癌的一个亚型，其诊断标准如下：① 75% 以上的乳头或细胞巢内可见砂粒体；②浸润网膜、腹内脏器或其血管；③细胞异型性为轻到中度；④实性细胞巢直径小于 15 个细胞。

诊断腹膜浆液性癌首先要排除继发于输卵管的病变，其次还要排除来自卵巢、子宫内膜或宫颈的转移癌。在冷冻切片诊断中非常困难，常常需要延迟诊断。

三、黏液性病变

1. 宫颈内膜异位　很少见，是指腹膜出现良性宫颈型腺体。可以累及子宫后侧浆膜、子宫直肠陷窝、阴道顶端、膀胱等。有的病例腺体上皮细胞显示轻度异型性，伴有周围反应性间质，容易误诊为高分化腺癌。鉴别要点：细胞无明显异型性，无核分裂象，腺体轮廓较规则，无出芽浸润性生长。

2. 黏液性肿瘤　腹膜黏液性肿瘤绝大多数为继发性，以往称为腹膜假黏液瘤，指的是腹腔内存在广泛的胶冻样黏液。近年来认识到绝大多数腹膜假黏液瘤来自胃肠道，尤其是阑尾黏液性肿瘤，少数来自结直肠黏液腺癌或成熟型囊性畸胎瘤中的黏液性成分，罕见来自胰腺和胆道肿瘤。腹膜假黏液瘤是临床术语，不应作为病理诊断。

腹膜黏液性肿瘤可以继发于任何类型的阑尾黏液性病变，包括上皮增生、非典型增生及浸润性腺癌，常累及一侧或双侧卵巢，其形态类似卵巢原发的黏液性囊腺瘤、肠型黏液性交界性肿瘤或黏液性腺癌。需要与原发黏液性肿瘤破裂形成的无细胞黏液池鉴别。

腹膜黏液性肿瘤的镜下表现是大量细胞外黏液样物质与纤维化区域交错，黏液样物质中通常可见单个、单行、簇状或小片状黏液上皮细胞，这些细胞可有轻度、中度或重度异型性（图 4-8-2）。有些病例黏液样物质中见不到细胞成分。

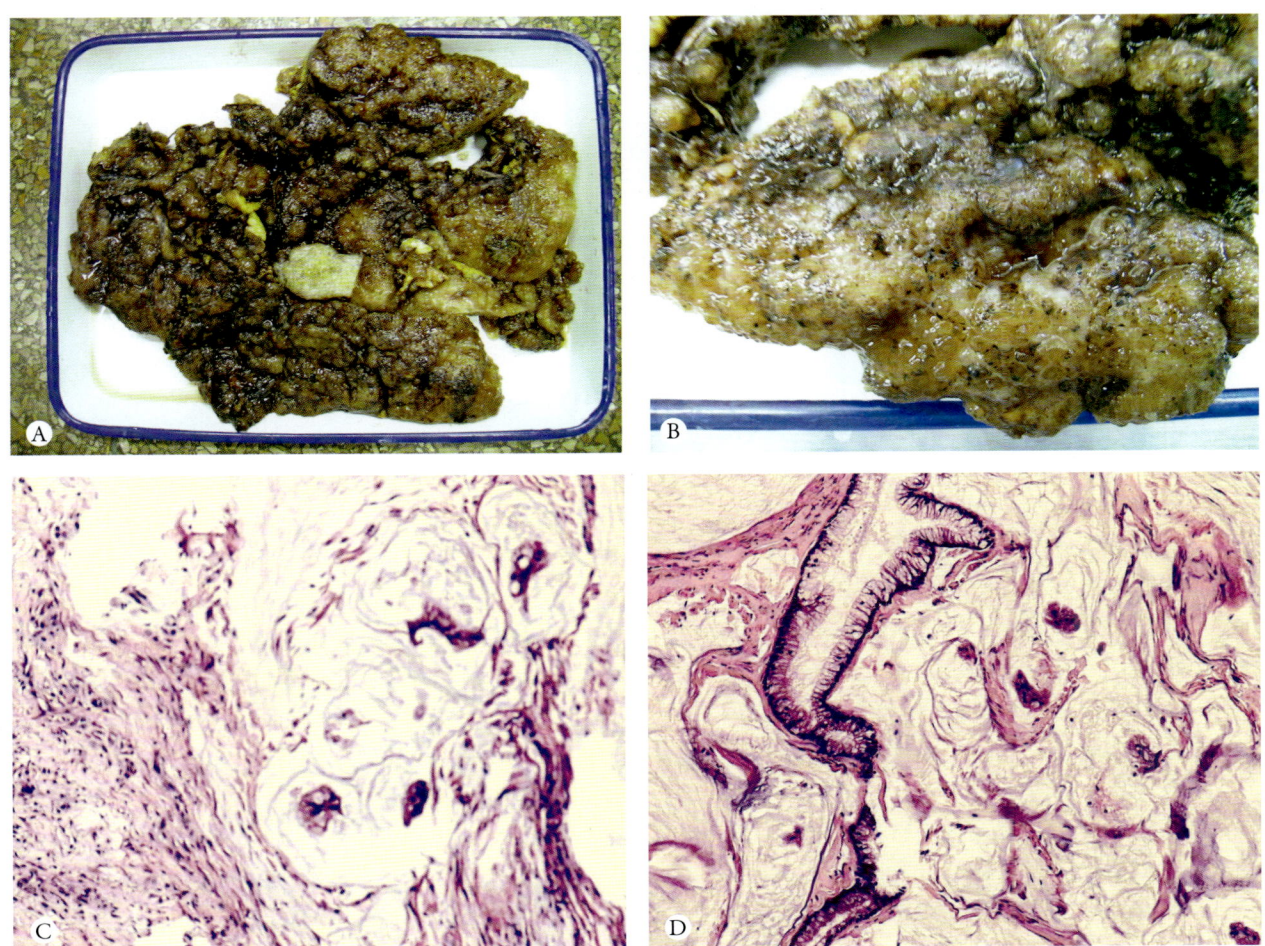

A. 大体标本，图示肿瘤表面呈小结节黏液珠样病灶；B. 大体标本，图示切面呈半透明状，质硬；C. 冷冻切片，图示大量黏液中漂浮的少量黏液腺体（中倍）；D. 石蜡切片，图示大量黏液中漂浮的少量黏液腺体，被覆柱状上皮（中倍）。

图 4-8-2　腹膜黏液性肿瘤

　　腹膜黏液性肿瘤的临床表现和预后取决于有无肿瘤性上皮及肿瘤细胞的形态。①如果腹腔沉积物中无肿瘤性上皮细胞，则临床通常表现为良性，预后较好；②如果上皮成分少，漂浮于黏液中，细胞形态类似于结肠增生性息肉或低级别腺瘤，则为低级别黏液性肿瘤，其行为是交界性；③中级别黏液性肿瘤与低级别肿瘤类似，但上皮细胞较后者丰富，至少部分细胞有中度到重度的核非典型性；④高级别黏液性肿瘤常可见大量具有高度核非典型性的上皮细胞，有时可见印戒细胞和明显的浸润。后两种形态的腹膜病变应该诊断为癌。

　　腹膜黏液性肿瘤的取材很重要，需要广泛取材。即使阑尾外观无异常，也应该进行彻底的组织学检查，以对病变中的上皮性质进行准确评估，并寻找肿瘤来源。如果伴有卵巢肿瘤，应该区分良性、交界性或恶性，并需要指出有无破裂。在术中冷冻切片诊断时，难以充分取材，有时需要等待石蜡切片。

四、其他

　　1. 弥漫性腹膜平滑肌瘤病　又称播散性腹膜平滑肌瘤病，该病变的特点为腹膜散布大片平滑肌细胞组成的结节，多发生于育龄女性，如妊娠、产后或服用口服避孕药的女性，但也可发生于无上述情况者。临床上患者可有腹痛或阴道流血，但半数患者无症状，常偶然发现。约半数患者伴有子宫平滑肌瘤，少数病例有子宫内膜异位症或输卵管内膜异位。

2. 腹膜蜕膜样反应 它是指间皮下间质细胞发生蜕膜样变化，其发生与妊娠或接受孕激素治疗有关。常见部位是输卵管、子宫、子宫韧带、阑尾和网膜，病变多半是在镜检时偶然发现，偶尔形成多发性结节或斑块。有时蜕膜样细胞胞质富含嗜碱性黏液，胞核偏位时，容易与印戒细胞癌混淆。腹膜蜕膜样反应还要与恶性间皮瘤的蜕膜样变异型鉴别，后者有明显的核异型性和核分裂活跃。

（姜彦多　陈乐真　明　健）

参考文献

[1] 陈乐真. 手术中病理诊断图鉴[M]. 2版. 北京：科学技术文献出版社，2016：156-250.

[2] 郑文新，沈丹华，郭东辉. 妇产科病理学[M]. 2版. 北京：科学出版社，2021.

[3] 李旻，刘艳辉，庄恒国，等. 73例卵巢交界性肿瘤术中冷冻切片诊断的准确性分析[J]. 中华病理学杂志，2009，38：106-109.

[4] HEATLEY, MARK K. A systematic review of papers examining the use of intraoperative frozen section in predicting the final diagnosis of ovarian lesions[J]. Int J Gynecol Pathol, 2012, 31 (2)：111-115.

[5] RASHID S, ARAFAH M A, AKHTAR M, et al.The many faces of serous neoplasms and related lesions of the female pelvis：a review[J]. Adv Anat Pathol，2022，10：1097.

[6] SONG T, CHOI C H, KIM H J, et al. Accuracy of frozen section diagnosis of borderline ovarian tumors[J]. Gynecologic Oncology，2011，122：127-131.

[7] SHIH K K, GARG K, SOSLOW R A, et al. Accuracy of frozen section diagnosis of ovarian borderline tumor[J]. Gynecologic Oncology，2011，123：517-521.

[8] RENSHAW A A.Intraoperative diagnosis miscommunication：an opportunity for improvement [J]. Am J Clin Pathol，2013，140：608-609.

[9] TALMON G, HORN A, WEDEL W, et al. How well do we communicate? A comparison of intraoperative diagnosis listed in pathology reports and operative notes[J]. Am J Clin Pathol，2013，140：651-657.

[10] TAXY J B. Frozen section and the surgical pathologist：a point of view[J]. Arch Pathol Lab Med，2009，133：1135-1138.

[11] ROY S, PARWANI A V, DHIR R, et al. Frozen section diagnosis：is there discordance between what pathologists say and what surgeons hear?[J]. Am J Clin Pathol，2013，140：363-369.

[12] NAKHLEH R E. Quality in surgical pathology communication and reporting[J]. Arch Pathol Lab Med，2011，135：1394-1397.

[13] CHRISTOPHER P C, MARISA R N, KENNETH R L. Diagnostic Gynecologic and Obstetric Pathology[M]. 2nd. Amsterdam：Elsevier Medicine，2011：800-817.

[14] PONGSUVAREEYAKUL T, KHUNAMORNPONG S, SETTAKORN J, et al. Accuracy of frozen-section diagnosis of ovarian mucinous tumors[J]. Int J Gynecol Cancer，2012，22：400-406.

[15] BIGE O, DEMIR A, SAYGILI U, et al. Frozen section diagnoses of 578 ovarian tumors made by pathologists with and without expertise on gynecologic pathology[J]. Gynecologic Oncology，2011，123：43-46.

[16] STEWART C R, BRENNAN B A, KOAY E, et al. Value of cytology in the intraoperative assessment of ovarian tumors. A review of 402 cases and comparison with frozen section diagnosis[J]. Cancer（Cancer Cytopathol），2010，118：127-136.

[17] CRUM C P, NUCCI M R, LEE K R. Diagnostic gynecologic and obstetrics pathology[M]. 2nd ed. Amsterdam：Elsevier Medicine，2011：972-986.

[18] STEWART C Jr, ARDAKANI N M, DOHERTY D A, et al. An Evaluation of the morphologic

features of low-grade mucinous neoplasms of the appendix metastatic in the ovary, and comparison with primary ovarian mucinous tumors[J]. Int J Gynecol Pathol, 2014, 33: 1-10.

[19] PRAT J. Ovarian carcinomas, including secondary tumors: diagnostically challenging areas[J]. Mod Pathol, 2005, 18 (Suppl 2): S99-S111.

[20] 姜彦多, 沈丹华, 张廷国, 等. 子宫内膜癌病理诊断规范[J]. 中华病理学杂志, 2020, 49 (3): 214-219.

[21] PARKASH V, FADARE O. Endometrial carcinoma: grossing, frozen section evaluation, staging, and sentinel lymph node Evaluation[J]. Surg Pathol Clin, 2019, 12 (2): 329-342.

[22] MALPICA A, EUSCHER E D, HECHT J L, et al. Endometrial carcinoma, grossing and processing issues: recommendations of the international society of gynecologic pathologists[J]. Int J Gynecol Pathol, 2019, 38 (Suppl 1): S9-S24.

[23] DESOUKI M M, LI Z, HAMEED O, et al. Intraoperative pathologic consultation on hysterectomy specimens for endometrial cancer: an assessment of the accuracy of frozen sections, "gross-only" evaluations, and obtaining random sections of a grossly "normal" endometrium[J]. Am J Clin Pathol, 2017, 148: 345-353.

[24] PARKASH V, RASSAEI N, FADARE O, et al. Interinstitutional differences in frozen section protocols for endometrial carcinoma[J]. Mod Pathol, 2010, 23: 416A-421A.

[25] STEPHAN J M, HANSEN J, SAMUELSON M, et al. Intraoperative frozen section results reliably predict final pathology in endometrial cancer[J]. Gynecol Oncol, 2014, 133: 499-505.

[26] MOROTTI M, MENADA M V, MOIOLI M, et al. Frozen section pathology at time of hysterectomy accurately predicts endometrial cancer in patients with preoperative diagnosis of atypical endometrial hyperplasia[J]. Gynecol Oncol, 2012, 125 (3): 536-540.

[27] SOSLOW R A. Practical issues related to uterine pathology: staging frozen section, artifacts and Lynch syndrome[J]. Mod Pathol, 2016, 29 (Suppl 1): S59-S77.

[28] GHAEMMAGHAMI F, AMINIMOGHADDAM S, MODARES M, et al. Assessment of gross examination and frozen section of uterine specimen in endometrial cancer patients[J]. Arch Gynecol Obstet, 2010, 282 (6): 685-689.

[29] FURUKAWA N, TAKEKUMA M, TAKAHASHI N, et al. Intraoperative evaluation of myometrial invasion and histological type and grade in endometrial cancer: diagnostic value of frozen section[J]. Arch Gynecol Obstet, 2010, 281 (5): 913-917.

[30] UGAKI H, KIMURA T, MIYATAKE T, et al. Intraoperative frozen section assessment of myometrial invasion and histology of endometrial cancer using the revised FIGO staging system[J]. Int J Gynecol Cancer, 2011, 21: 1180-1184.

[31] LAURY A R, QUICK C M. Diagnostic dilemmas and potential pitfalls in the evaluation of endometrial adenocarcinoma[J]. Diagn Histopathol, 2013, 19: 238-244.

[32] CLARKE B A, GILKS C B. Endometrial carcinoma: controversies in histopathological assessment of grade and tumour cell type[J]. J Clin Pathol, 2010, 63 (5): 410-415.

[33] PHILIP P C, IRVING J A, MCCLUGGAGE W G, et al. Papillary proliferation of the endometrium: a clinicopathologic study of 59 cases of simple and complex papillae without cytologic atypia[J]. Am J Surg Pathol, 2013, 37 (2): 167-177.

[34] LOK J, TSE K Y, LEE E Y P, et al. Intraoperative frozen section biopsy of uterine smooth muscle tumors: a clinicopathologic analysis of 112 cases with emphasis on potential diagnostic pitfalls[J]. Am J Surg Pathol, 2021, 45 (9): 1179-1189.

[35] OLIVA E. Practical issues in uterine pathology from banal to bewildering: the remarkable spectrum of smooth muscle neoplasia[J]. Mod Pathol, 2016, 29 (suppl 1): S104-S120.

[36] IP PPC, BENNETT J A, CROCE S, et al. Uterine leiomyoma.In WHO Classification of Tumours: female genital tumours, 5th ed[M]. Lyon, France: International Agency for Research on Cancer, 2020: 272–276.

[37] IP PPC, CROCE S, GUPTA M.Smooth muscle tumour of uncertain malignant potential of the uterine corpus.In WHO Classification of Tumours: female genital tumours[M]. Lyon, France: International Agency for Research on Cancer, 2020: 279–280.

[38] LONGACRE T A, LIM D, PARRA-HERRAN C. Uterine leiomyosarcoma. In WHO Classification of Tumours: female genital tumours, 5th ed [M]. Lyon, France: International Agency for Research on Cancer, 2020: 283–285.

[39] EL-BAHRAWY M, GANESAN R.Frozen section in gynaecology: uses and limitations[J]. Arch Gynecol Obstet, 2014, 289 (6): 1165–1170.

[40] LIM D, ALVAREZ T, NUCCI M R, et al. Interobserver variability in the interpretation of tumor cell necrosis in uterine leiomyosarcoma[J]. Am J Surg Pathol, 2013, 37 (5): 650–658.

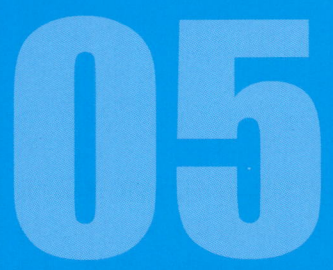

第五章
肺、胸膜与纵隔疾病

呼吸系统疾病主要是下呼吸道的肺部疾病，在手术中大多数要做冷冻切片诊断，上呼吸道的疾病较少，一般都在术前活检已明确诊断，也有些病例需要在术中确诊，详见第十二章。肺冷冻切片诊断的主要目的有3点：首先是确定肺占位（结节/肿块）性病变的性质（良恶性），以决定手术切除范围；其次是判断肺支气管切端是否有病变组织；最后是检查支气管旁或纵隔淋巴结等是否有转移性病灶。判断肺占位（结节/肿块）的病变性质是肺冷冻切片诊断最重要的任务。首先要区分肺占位（结节/肿块）性病变是肿瘤性还是非肿瘤性病变，如是肿瘤性病变要区分良性还是恶性；如恶性病变还要区别是原发性还是转移性等。目前通过胸部CT发现的肺小结节多为早期肺腺癌（原位腺癌、微浸润腺癌）。由于冷冻切片本身的技术缺陷及早期肺腺癌存在的组织异质性等因素，增加了早期肺腺癌冷冻病理诊断的不确定性。为此，对早期肺腺癌推荐使用中华病理学会胸部疾病学组制定的《早期肺腺癌冷冻诊断规范共识》。原发于胸膜的肿瘤以间皮瘤多见，但临床实际情况是胸膜间皮瘤与胸膜间皮细胞增生仅凭冷冻切片多数情况是难以完全准确鉴别。此外还应注意上皮样胸膜间皮瘤与胸膜转移性肺腺癌的鉴别。纵隔分为上纵隔和下纵隔，上纵隔肿瘤和瘤样病变主要是胸腺瘤、恶性淋巴瘤、胸内甲状腺肿等。下纵隔分为前纵隔、中纵隔和后纵隔。前纵隔肿瘤主要是胸腺瘤、生殖细胞肿瘤等；中纵隔肿瘤多见恶性淋巴瘤和先天性囊肿；后纵隔多发生神经源性肿瘤。

第一节 肺非肿瘤性病变

肺非肿瘤性病变主要分为肉芽肿性病变和非肉芽肿性病变。肺肉芽肿性疾病包括多种不同病因的疾病，有感染性疾病，如分枝杆菌感染（又分为结核分枝杆菌和非结核分枝杆菌）、真菌感染、寄生虫感染（肺吸虫），以及病毒性、支原体、衣原体、梅毒螺旋体等感染，也有非感染性疾病，如结节病、肉芽肿性血管炎、坏死性结节病样肉芽肿病、结缔组织疾病、肺朗格汉斯细胞组织细胞增生症等。肺肉芽肿性病变最常见的是结核病、真菌病和结节病等。非肉芽肿性病变主要是支气管扩张症、慢性机化性肺炎等。

一、肉芽肿性病变

（一）肺结核病

肺结核病是一种可累及全身各器官的传染病，以肺结核最为多见。近年来，该病发病率有所上升，特别是在中老年人群中。结核杆菌变种的增加及一些类固醇激素药物的应用，降低了细胞免疫功能，使结核病的临床和病理组织学表现变得不典型，在临床和病理诊断中均有一定困难。多数术中冷冻切片遇到的肺结核是结核瘤，CT表现为实性占位性病变。手术切除标本切面常呈现边界比较清楚的黑黄或灰黄相间的实性病变（图5-1-1A），切面上的一些黄色区在切片上常见干酪样坏死区域，但多数病变仅凭肉眼难以判定是否有干酪样坏死的存在。

冷冻切片诊断结核病要点是要找到肉芽肿性病变伴有干酪样坏死，坏死周围见有类上皮细胞增殖并常可见到多核巨细胞，值得注意的是，在冷冻切片上由于多核巨细胞的边界不清楚，有时不易被识别（图 5-1-1C）。当干酪样坏死不存在时也不能除外结核病，勿误诊为大细胞型癌。

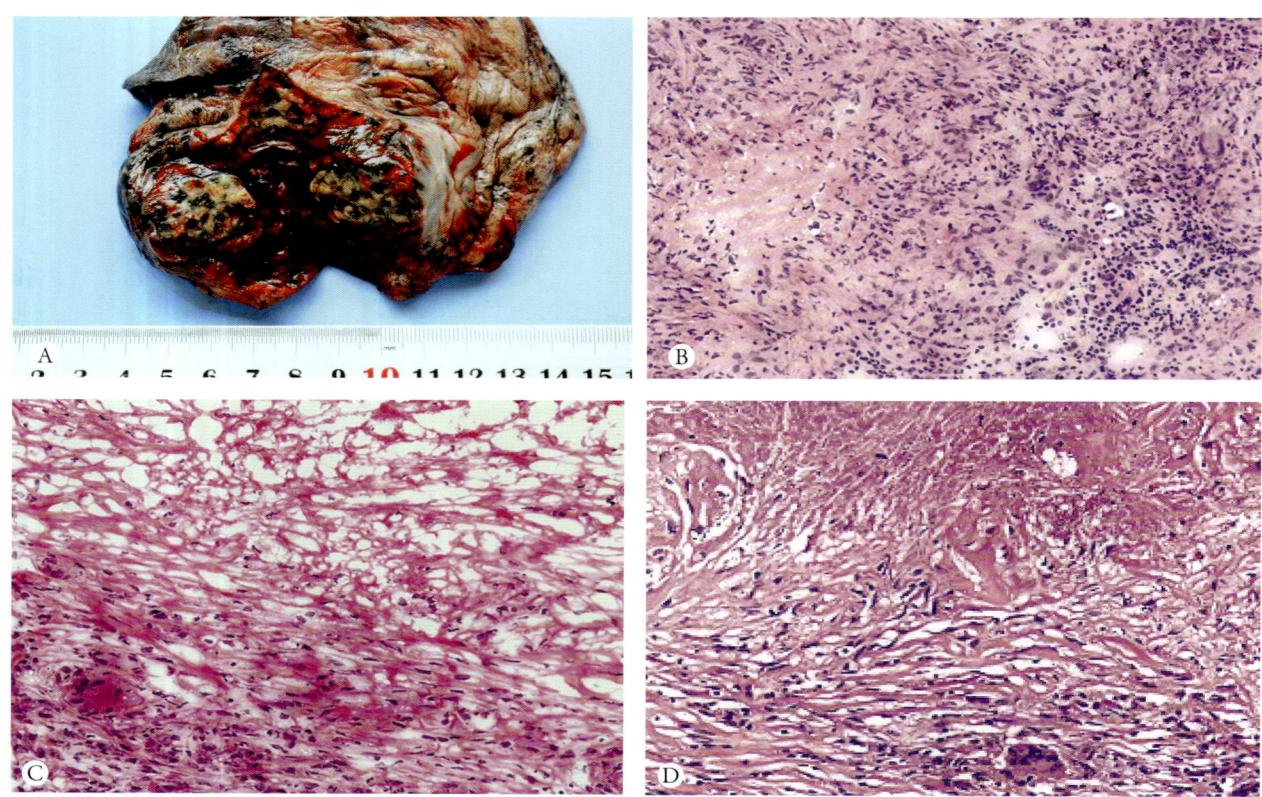

A. 大体标本，图示结核瘤切面呈现边界比较清楚的黑黄或灰黄相间的实性病变，并见有灶状坏死；B. 冷冻切片，图示结核性肉芽肿，中央为坏死，周边可见类上皮细胞、多核巨细胞及淋巴细胞（中倍）；C. 冷冻切片，图示右上区域为干酪样坏死区，左下可见一个多核巨细胞，细胞边界不清，不易识别（高倍）；D. 石蜡切片，图示干酪样坏死区及多核巨细胞，其细胞边界不清（高倍）。

图 5-1-1　肺结核病

（二）肺结节病

肺结节病表现是多种多样的，但多数肺结节病 CT 上的表现是肺内有多个病灶（图 5-1-2A），而且常伴有肺门淋巴结病变。因此常选择非手术性的治疗。术中冷冻遇到的肺结节病常表现为单发的实性结节。肺结节病冷冻切片（图 5-1-2C）上表现为肺间质内非干酪样坏死的肉芽肿性结节，肉芽肿性结节通常相对较小而且外周常见有淋巴细胞环绕。

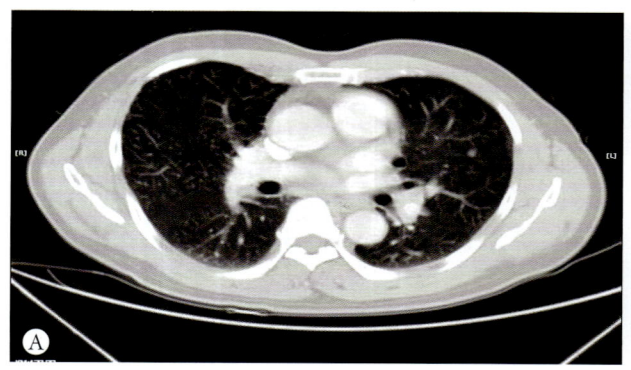
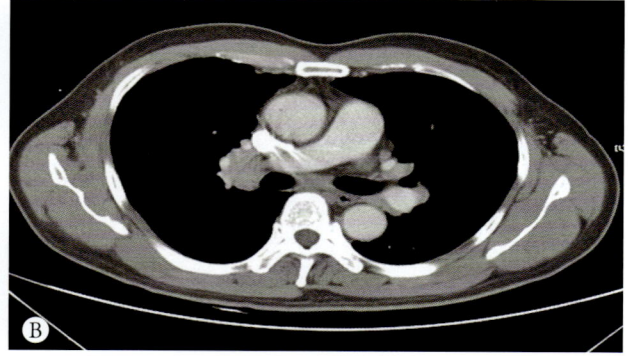

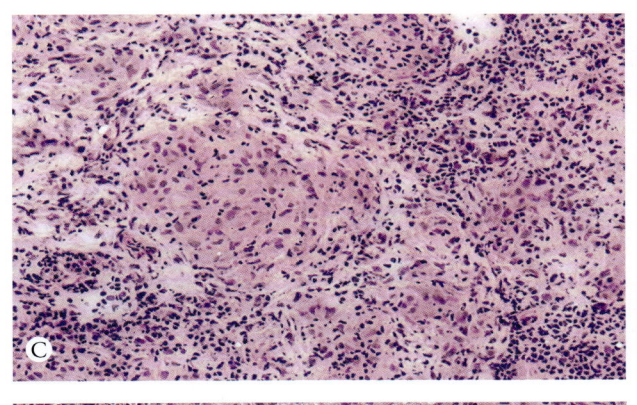
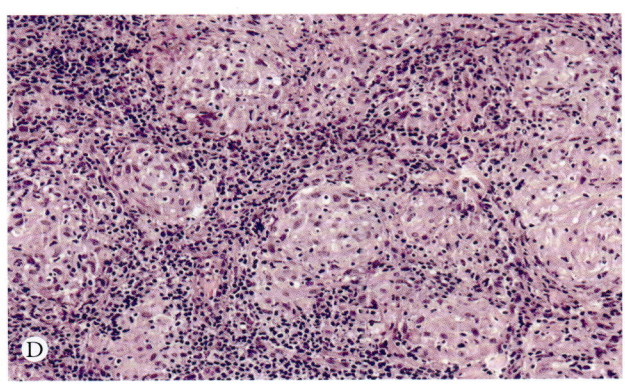
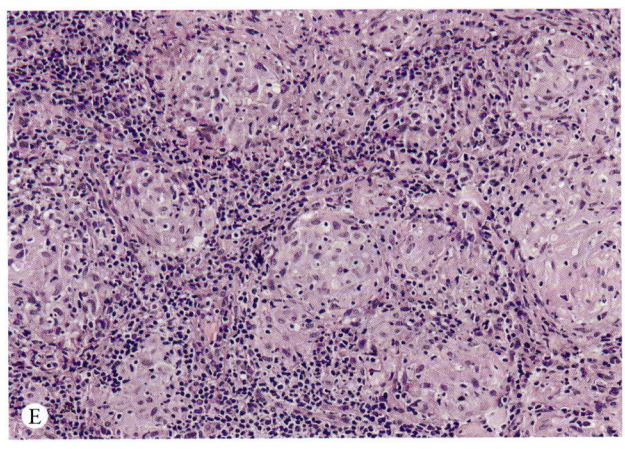

A. 胸部 CT 示左肺舌段斜裂胸膜下方小结节影；B. 胸部 CT 示纵隔窗增强显示两肺门、纵隔淋巴结多发肿大；C. 冷冻切片，图示类上皮结节弥漫性增生，未见坏死区域，结节周边淋巴细胞增生（高倍）；D. 冷冻切片示类上皮结节（高倍）；E. 石蜡切片，图示多个类上皮结节，无坏死区域，结节外周见淋巴细胞环绕（高倍）。

图 5-1-2　肺结节病

（三）肺霉菌病

在肺部非肿瘤性病变中，肺霉菌病并不少见，主要是经呼吸道感染的曲菌病、念珠菌病、隐球菌病、组织胞浆菌病和放线菌病等。可为急性或慢性病程，基本病变是化脓、组织坏死、肉芽肿形成及急慢性炎细胞浸润。在肺内形成占位性病变，临床上容易误诊为肿瘤，行外科手术切除。

肺曲菌病临床表现多样化，曲菌球常见于扩张的支气管腔内，由曲菌菌丝密集生长形成曲菌团，内含散在孢子，菌丝粗细较一致，呈锐角分支。

组织胞浆菌病常形成坏死性肉芽肿，很像结核病，菌体小，平均直径为 1～5μm，呈卵圆形或圆形，菌体中央有单个细胞核，通常在组织细胞内，应用 PAS 染色和六胺银染色能更清楚地看到细胞内的菌体。

新型隐球菌在肺内形成的占位性病变，很难与肿瘤鉴别。有两种表现：一是非特异性炎症反应，肺泡腔内大量炎细胞渗出，包括中性粒细胞、淋巴细胞、单核细胞与纤维素，散在多核巨细胞，可见隐球菌；另一种表现为瘤样包块，一般位于胸膜下，临床上疑为周边型肺癌。镜下见大量多核巨细胞形成肉芽肿，可见大量隐球菌。在冷冻切片和常规石蜡切片中，隐球菌菌体呈圆形，淡灰或淡蓝色，平均直径为 4～7μm，因常见菌体分裂而大小有差异，菌体外有透明区。PAS 染色和六胺银染色可清楚地显示菌体（图 5-1-3）。

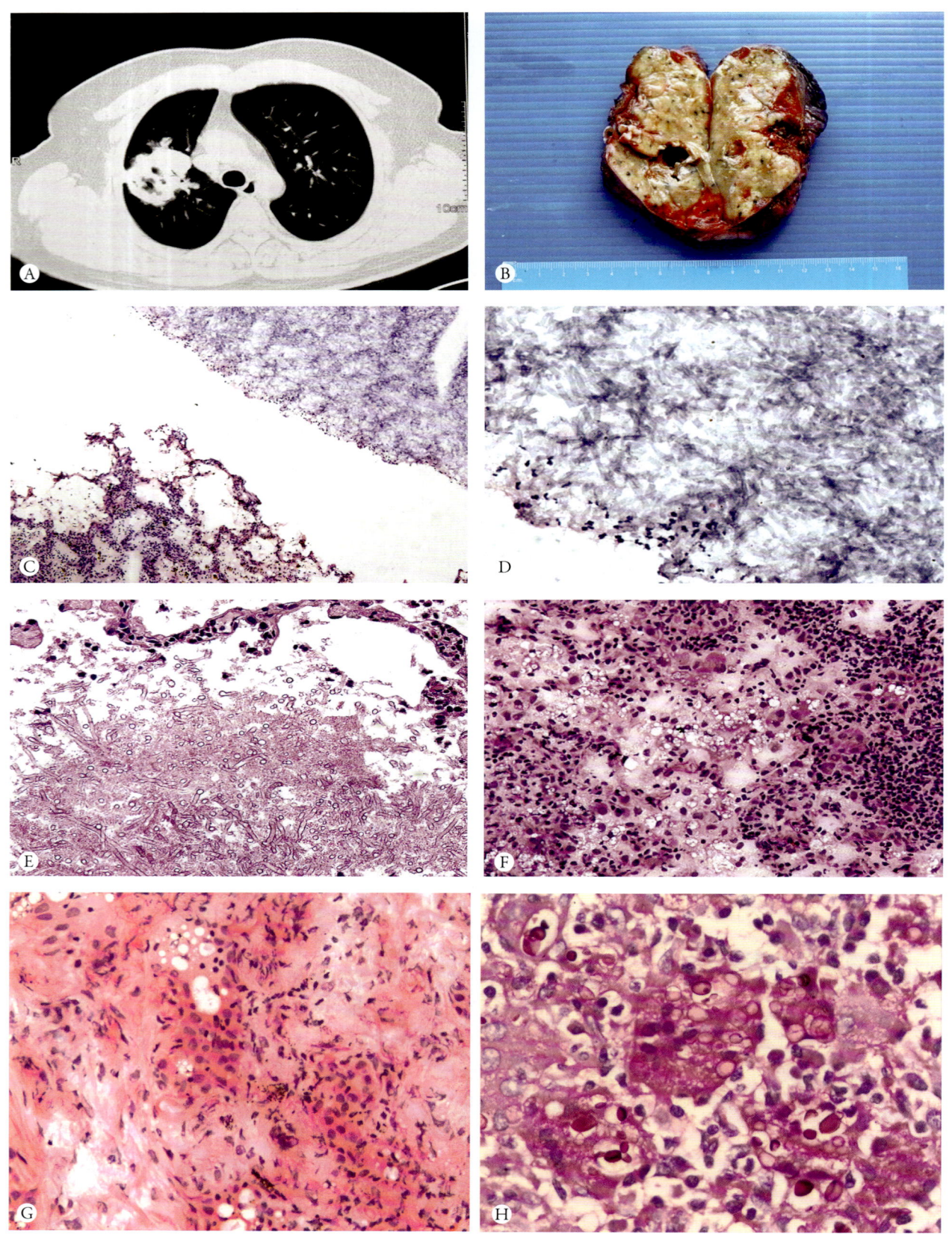

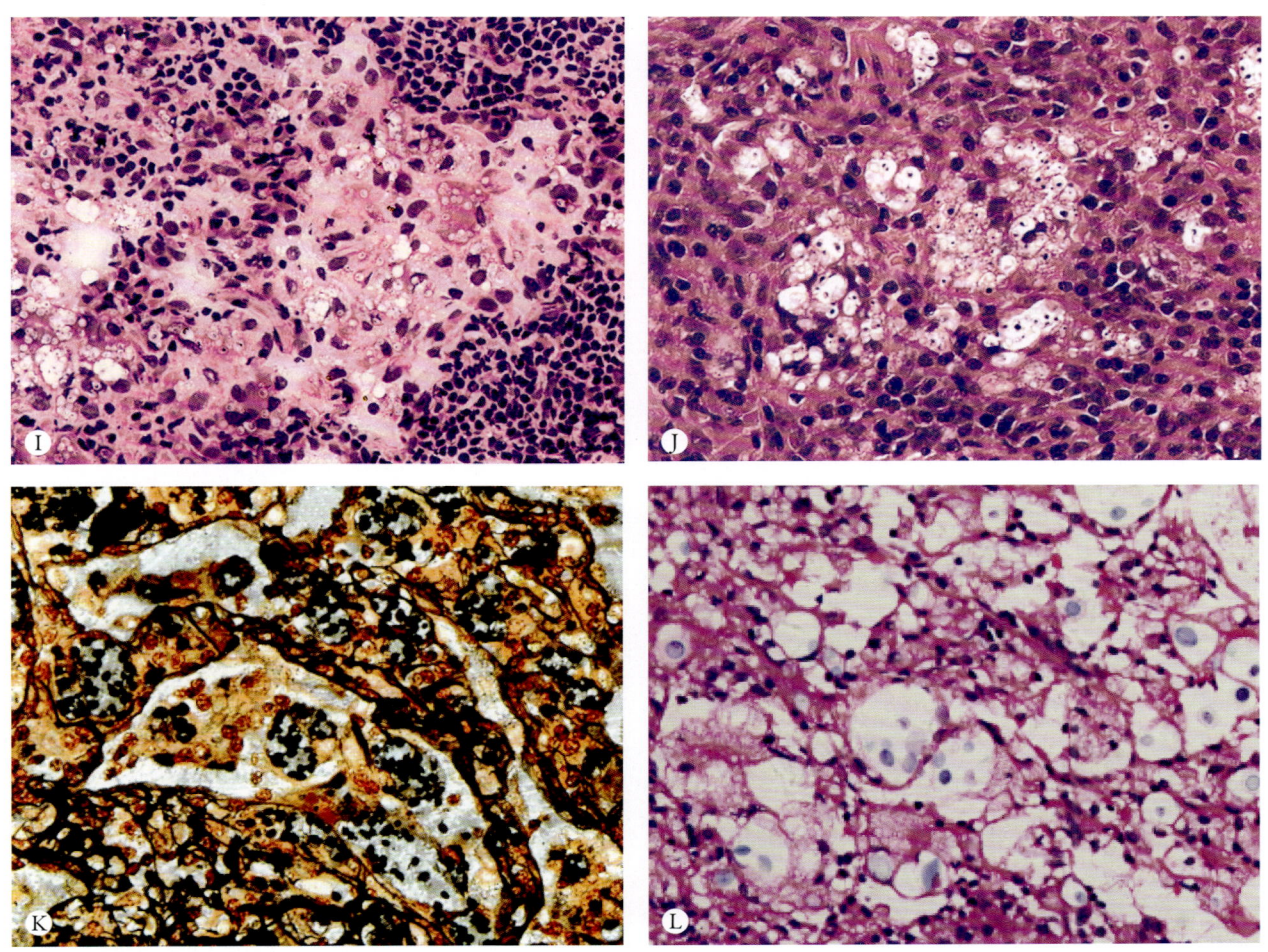

A. 肺曲菌病胸部CT示右肺部的占位性病变伴有空洞形成；B. 肺曲菌病大体标本，图示肺实变，偏中央有空腔形成；C. 肺曲菌病冷冻切片，图示肺实质内条杆状曲菌，菌丝中等粗细（低倍）；D. 肺曲菌病冷冻切片，为图C局部放大；E. 石蜡切片，图示菌丝"Y"字形锐角双分支，呈放射状排列（中倍）；F. 肺组织胞浆菌病冷冻切片，图示右边为炎症反应、淋巴细胞浸润，左边为组织细胞吞噬组织胞浆菌，每个霉菌细胞有一小核，外有细胞壁，胞壁外有一透亮空晕（中倍）；G. 肺组织胞浆菌病冷冻切片，为图F局部放大（高倍）；H. 肺组织胞浆菌病石蜡切片，多核巨细胞及组织细胞中见大量菌体，PAS染色（高倍）；I. 肺组织胞浆菌病石蜡切片，组织细胞中有呈圆形或卵圆形空泡为吞噬的组织胞浆菌，周围淋巴细胞浸润（高倍）；J. 肺组织胞浆菌病石蜡切片，图示组织细胞吞噬组织胞浆菌（高倍）；K. 肺组织胞浆菌病六胺银染色，图示细胞中染成黑色圆形或卵圆形的组织胞浆菌菌体（高倍）；L. 肺隐球菌病冷冻切片，图示隐球菌菌体呈圆形，淡灰或淡蓝色，菌体外有透明区（高倍）。

图 5-1-3　肺霉菌病

二、非肉芽肿性病变

（一）支气管扩张症

支气管扩张症是由于慢性炎症和纤维化、气道阻塞、囊性纤维化、免疫缺陷等因素造成的支气管不可逆的扩张。常可形成支气管周围脓肿及管壁不规则增厚。支气管扩张症多发生于一侧肺且多发生于肺下叶。大多数患者采取保守治疗是可以控制该病的发展，仅是少数有反复感染并伴有出血者才行病灶切除术。切除标本肉眼检查可见支气管扩张伴其周围肺实质纤维化（图 5-1-4）。冷冻切片可见支气管软骨、平滑肌、黏膜下腺体和周围肺组织因炎症和纤维化而有广泛破坏。扩张的支气管黏膜可见溃疡，上皮细胞鳞化及淋巴滤泡形成。周围的肺实质可见急、慢性炎症。有些病例还可见机化性肺炎和阻塞性肺炎的病理改变。

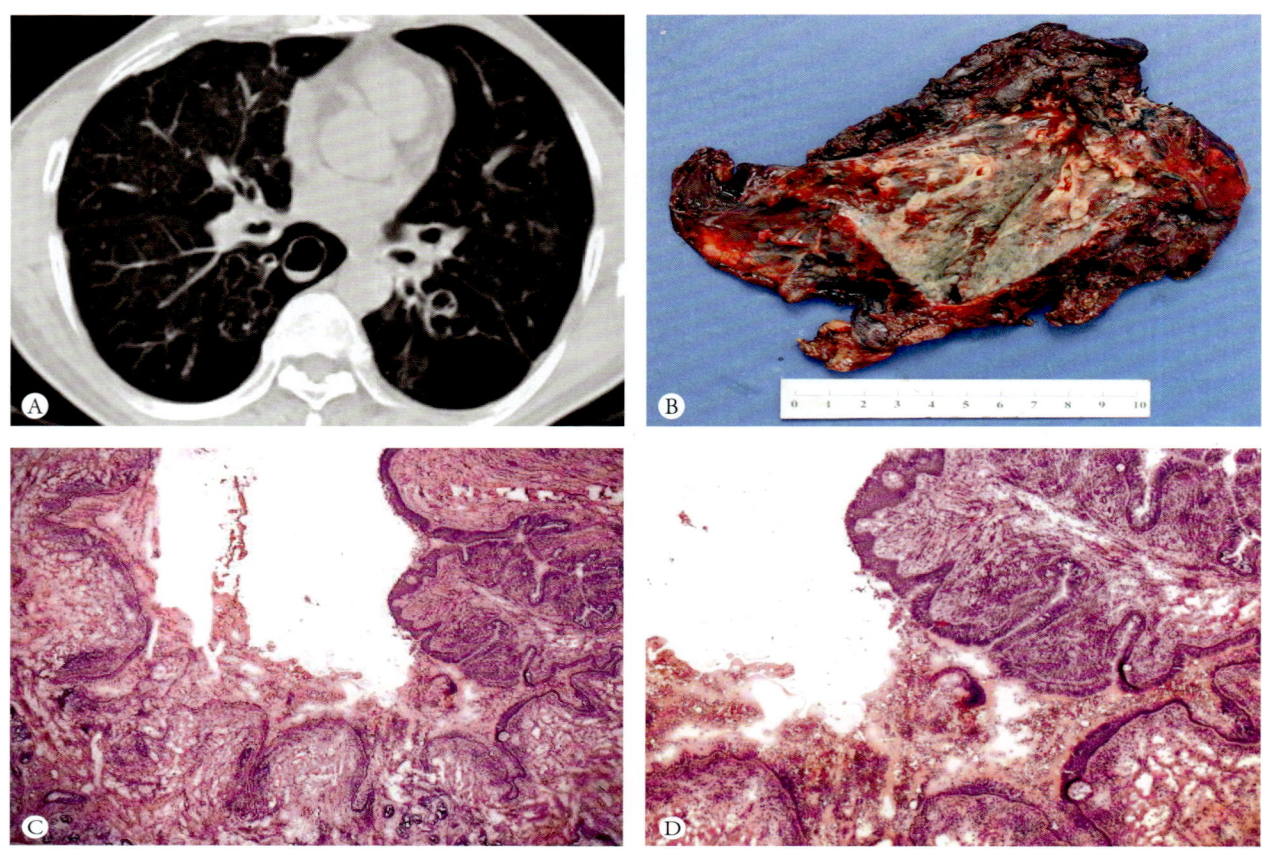

A. CT示双肺可见多处支气管柱状及囊状扩张；B. 大体标本，见支气管柱状扩张伴其周围肺实质纤维化；C. 冷冻切片，图示支气管管壁扩张伴管壁周围慢性炎症（低倍）；D. 冷冻切片，图示支气管部分黏膜上皮鳞化，腔内炎性坏死（低倍）。

图 5-1-4　支气管扩张症

（二）机化性肺炎

机化性肺炎发病原因不明，目前认为是多种致病因素引发的，常见于阻塞性支气管炎导致的一种非特异性肺间质局限性纤维化病变。因其在影像学检查中呈孤立性局限性占位性病灶，难以与肺肿瘤区别，故常在术中冷冻切片中见到。切除标本肉眼检查可见肺实质内结节状或片状局限性灰白色实性病变。冷冻切片镜下见末梢支气管内、肺泡管及肺泡内由纤维母细胞及水肿或黏液样间质构成的肉芽肿性纤维栓。在肺泡腔内见到的肉芽肿性纤维小体被称为马森小体（图 5-1-5），还可见一些泡沫细胞及巨噬细胞聚集。肺泡间质内可见较多淋巴细胞浸润。

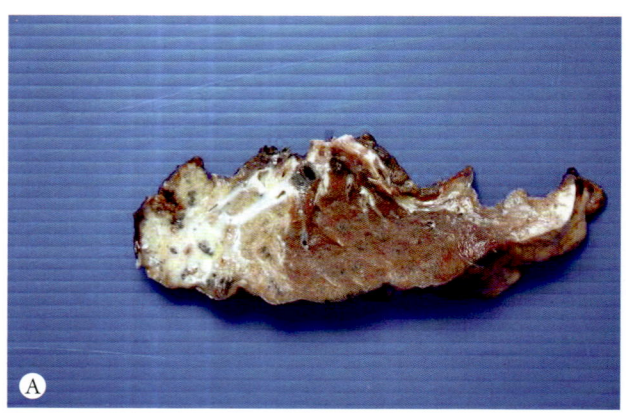
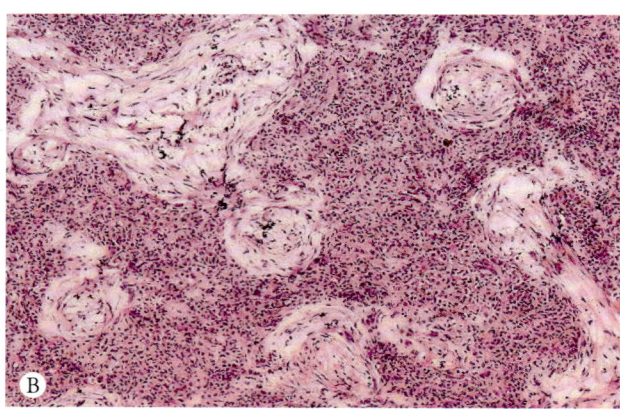

第五章 肺、胸膜与纵隔疾病

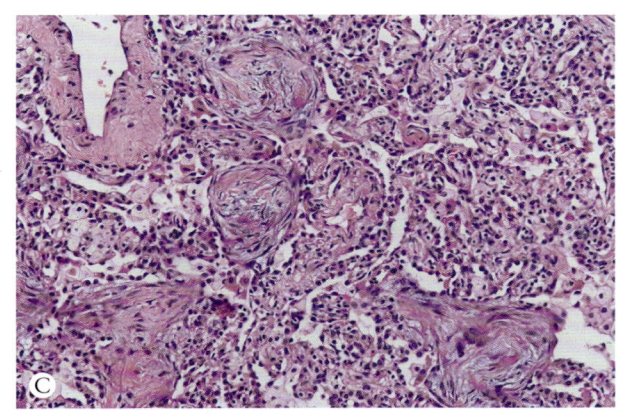

A. 大体标本，图示病灶切面呈灰白色不规则实性病变；B. 冷冻切片，图示纤维母细胞长入肺泡腔内，与周围增生的肺泡间质融合，并伴大量慢性炎细胞浸润（低倍）；C. 石蜡切片，图示肺泡腔内及肺间质纤维组织增生，形成马森小体，并伴淋巴细胞、浆细胞浸润（中倍）。

图 5-1-5　机化性肺炎

点评

冷冻切片诊断中遇到的肺非肿瘤性病变，最常见的是结核病，这是由于近年来结核病在老年人群中发病率不断增加的缘故。而临床仅凭 CT 检查有时难以判定病变性质，故选择手术切除病灶。其次是肺的霉菌病和机化性肺炎，这两者也是因为在 CT 影像上呈现实性病灶临床医师有时难以判定病变性质所致。

第二节　肺部肿瘤

一、良性肿瘤

（一）错构瘤

肺错构瘤，是比较常见的肺良性肿瘤。肺错构瘤 CT 检查可见边界清的实性结节，结节内常见有钙化。错构瘤肉眼检查见肿瘤切面呈灰白色，边界清楚，质脆易于与肺组织剥离。冷冻切片见有分叶状分化成熟软骨结构和支气管上皮成分，通常诊断不困难（图 5-2-1）。此瘤在过去被认为是一种肺的正常成分的瘤样畸形，故称为错构瘤，现在被认为是一种真性良性间叶性肿瘤。

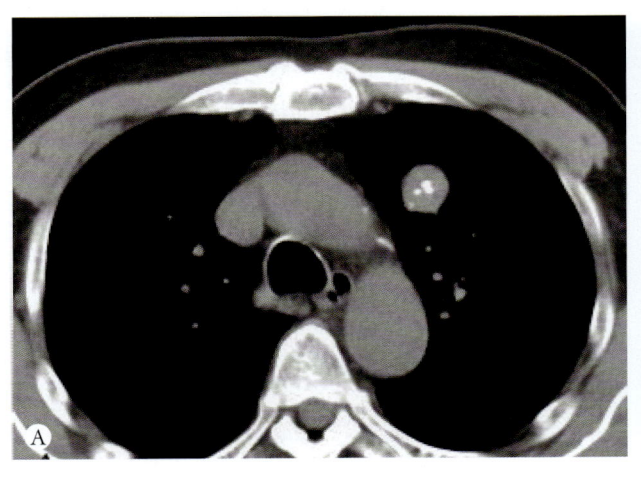
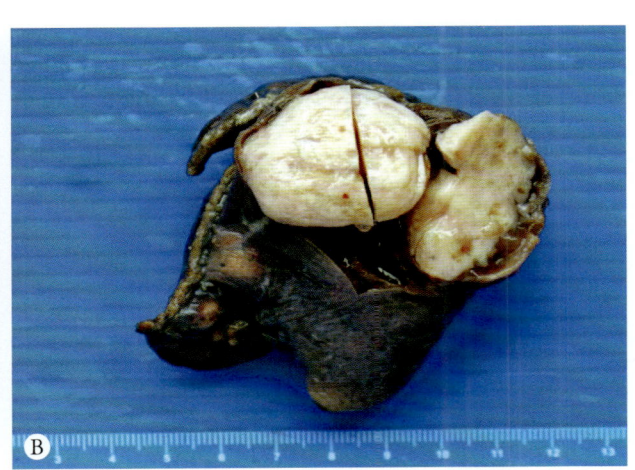

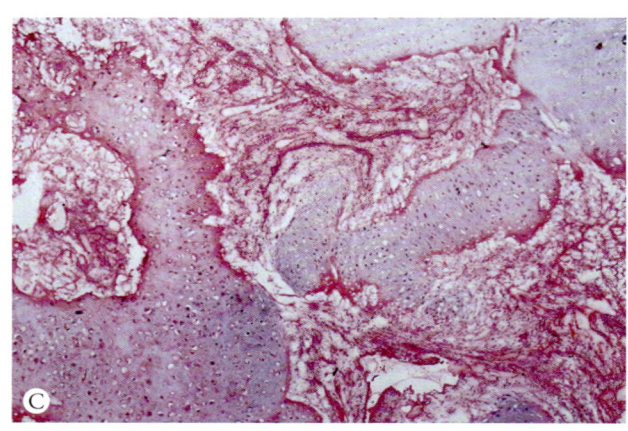
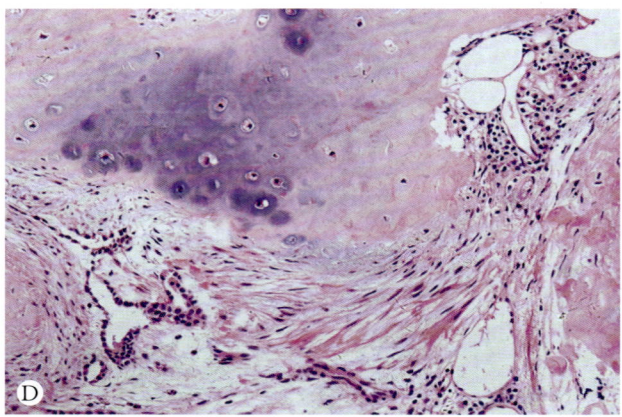

A.CT 检查示左肺上叶见一边界清、实性结节，中央见有钙化；B.大体标本，肿瘤边界清楚，易剥离，质脆；C.冷冻切片图示肿瘤的软骨与内陷的支气管上皮（低倍）；D.石蜡切片，图示软骨、平滑肌和支气管上皮（高倍）。

图 5-2-1 肺错构瘤

（二）硬化性肺细胞瘤

硬化性肺细胞瘤是一种组织学来源存在争议的肺肿瘤。1956 年由 Leibow 等首先报道，硬化性肺细胞瘤的发生女性多于男性，CT 多表现为单个孤立性与周围边界清楚的实性结节（图 5-2-2A）。肉眼检查见肿瘤与周围肺组织边界十分清楚，肿胀切面呈实性或海绵状，灰黄或灰白色，伴出血时呈灰褐色或暗红色（图 5-2-2B、C）。硬化性肺细胞瘤存在 2 种肿瘤细胞和 4 种组织结构；2 种肿瘤细胞是肺泡表面立方细胞及间质圆形细胞。表面立方细胞显示活化的 II 型肺泡上皮细胞的形态，它们可能是多核的，或呈透亮、空泡状、泡沫状胞质或核内包涵体。圆形细胞体积相对小，有明显的边界，位于中央的细胞核呈圆形或卵圆形，染色质细而分散，缺乏清楚核仁，胞质嗜酸性，可呈现泡沫状或印戒样形态的空泡状（图 5-2-2 D）。2 种细胞都可见从轻度到明显的核异型性。4 种组织结构分别是：实性结构、乳头状结构、细胞瘤样结构及硬化性结构。实性结构主要由圆形细胞呈片状分布，可见散在小管结构，衬覆立方细胞（图 5-2-2E）；乳头状结构表面被覆立方细胞，乳头突起的蒂内含有圆形细胞，间质可能硬化（图 5-2-2F）；血管瘤样结构为大小不等的血管样腔隙，有时衬覆立方细胞；硬化性结构为致密的透明变性胶原灶，位于实性区内、乳头状结构内或细胞瘤样结构的周围。掌握上述 2 种肿瘤细胞和 4 种组织结构是冷冻切片中正确诊断硬化性肺细胞瘤的基础。冷冻切片多数可见 2 种肿瘤细胞及 2 种以上的组织结构相互交替混杂存在。如见到出血区或硬化区时诊断应不十分困难。如仅见实性区或乳头状结构时，可使诊断造成一定难度，不要误诊为腺癌。此时应多取材，仔细寻找硬化性血管的其他特征。

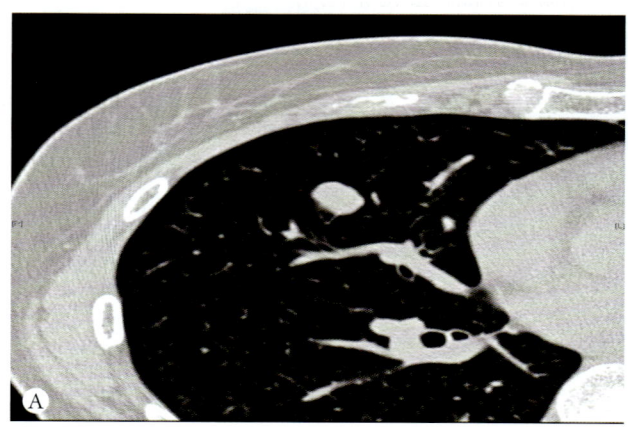
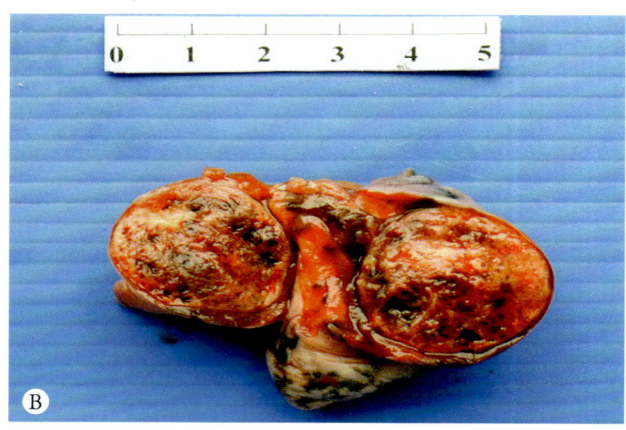

第五章 肺、胸膜与纵隔疾病

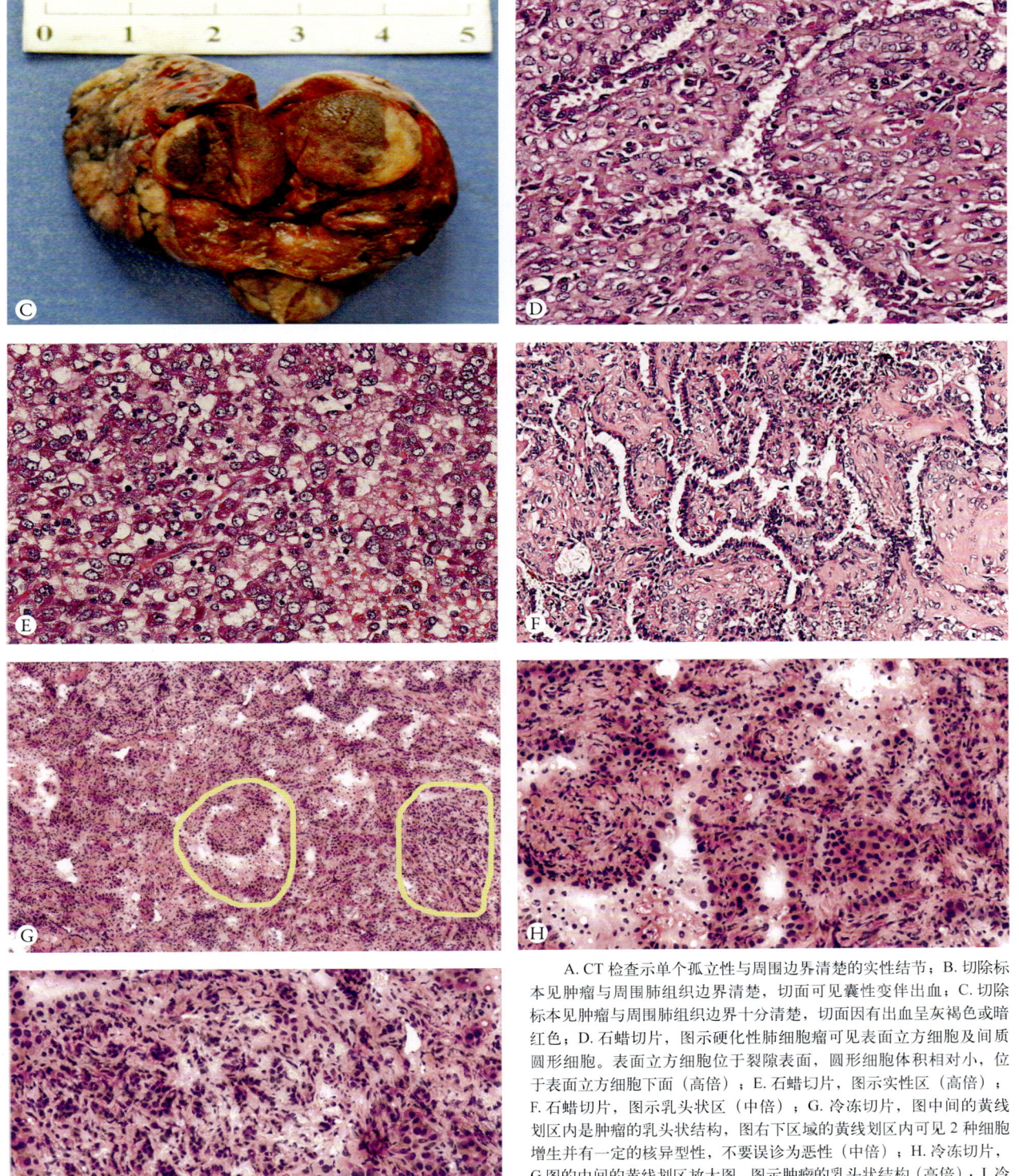

A. CT检查示单个孤立性与周围边界清楚的实性结节；B. 切除标本见肿瘤与周围肺组织边界清楚，切面可见囊性变伴有出血；C. 切除标本见肿瘤与周围肺组织边界十分清楚，切面因有出血呈灰褐色或暗红色；D. 石蜡切片，图示硬化性肺细胞瘤可见表面立方细胞及间质圆形细胞。表面立方细胞位于裂隙表面，圆形细胞体积相对小，位于表面立方细胞下面（高倍）；E. 石蜡切片，图示实性区（高倍）；F. 石蜡切片，图示乳头状区（中倍）；G. 冷冻切片，图中间的黄线划区内是肿瘤的乳头状结构，图右下区域的黄线划区内可见 2 种细胞增生并有一定的核异型性，不要误诊为恶性（中倍）；H. 冷冻切片，G图的中间的黄线划区放大图，图示肿瘤的乳头状结构（高倍）；I. 冷冻切片，G图的右下黄线划区放大图，图示 2 种瘤细胞增生并有一定的核异型性，易误诊为恶性（高倍）。

图 5-2-2　硬化性肺细胞瘤

(三) 肺支气管乳头状肿瘤

肺支气管乳头状肿瘤包括鳞状上皮乳头状瘤、腺样乳头状瘤和鳞腺混合性乳头状瘤，均为罕见肿瘤。这类多发生于肺主支气管、叶支气管及段支气管。笔者在术中冷冻切片诊断中曾遇 1 例肺鳞腺混合性乳头状瘤（图 5-2-3）。此瘤是由支气管黏膜化生的复层鳞状上皮和柱状上皮乳头状增生形成的良性肿瘤。

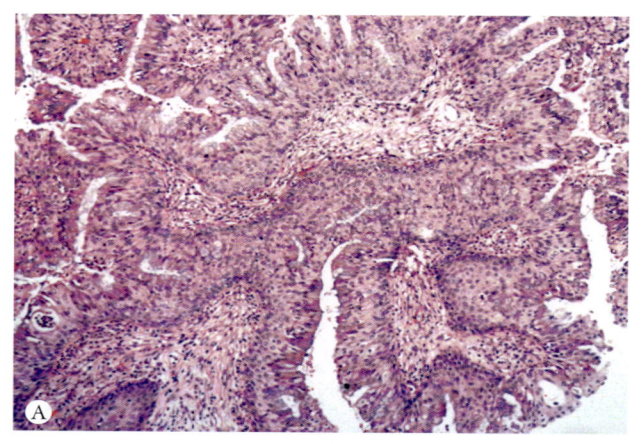 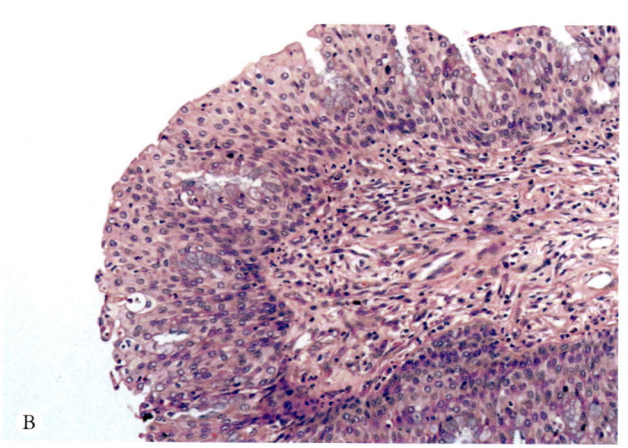

A. 冷冻切片，图示肿瘤上皮由支气管柱状上皮和复层鳞状上皮混合构成（中倍）；B. 石蜡切片，图示乳头状瘤的表面衬覆复层鳞状上皮，其下见柱状黏液上皮细胞（高倍）。

图 5-2-3　肺鳞腺混合性乳头状瘤

此外肺及支气管可以发生鳞状上皮乳头状瘤，该瘤多数发生在支气管内，也可以播散至远端气道或肺实质内。我们曾遇到 1 例 13 岁男性患儿，该患儿于出生后 1 个半月就发现喉鳞状上皮乳头状瘤，经查询其母亲曾有 HPV 感染病史，而后患儿病情反复、迁延播散至下呼吸道，累及肺实质，从而引起双肺继发性鳞状上皮乳头状瘤，本例鳞状上皮乳头状瘤石蜡组织标本（图 5-2-4）经 HPV 基因芯片检测系统检测，显示 HPV11 阳性。

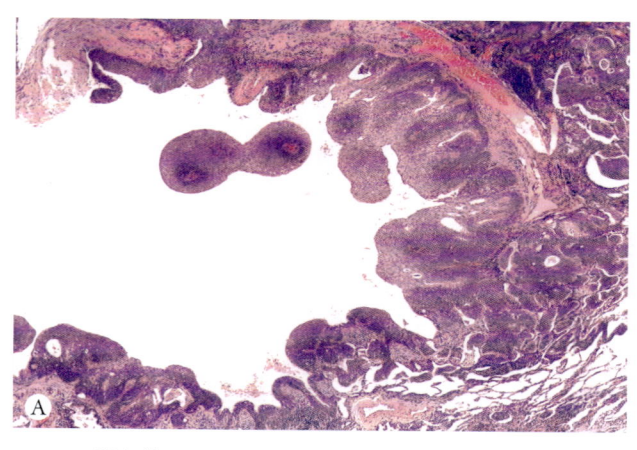 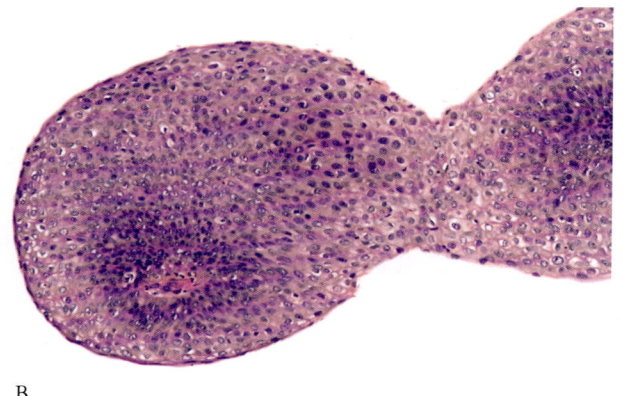

A. 石蜡切片，图示非角化鳞状细胞呈乳头状增生（低倍）；B. 为图 A 局部放大，乳头表面可见挖空样细胞（中倍）。

图 5-2-4　肺鳞状上皮乳头状瘤

(四) 肺乳头状腺瘤

肺乳头状腺瘤罕见，常位于肺实质内，为边界清楚的孤立性结节。肿瘤由分支的乳头状结构组成，表面为分化好的单层立方或柱状上皮细胞。肿瘤细胞无异型性（图 5-2-5）。

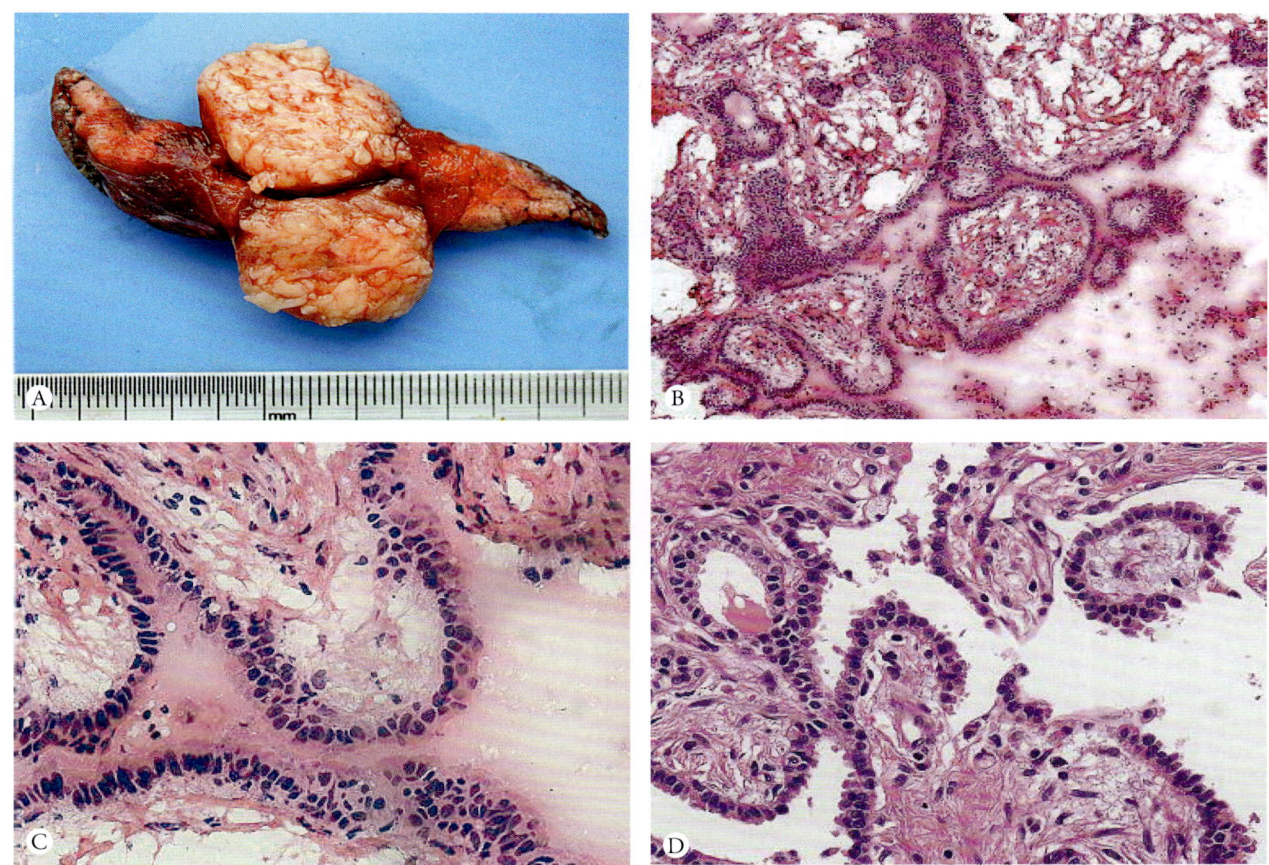

A.大体标本，图示肿瘤与周围肺组织边界清楚；B.冷冻切片，图示可见大小不等的乳头状结构（低倍）；C.冷冻切片，图示肿瘤细胞大小一致，胞浆嗜酸性，排列较整齐（高倍）；D.石蜡切片，图示大小不等的乳头状结构，瘤细胞呈立方或低柱状（高倍）。

图 5-2-5　肺乳头状腺瘤

（五）肺纤维腺瘤

肺纤维腺瘤比较少见，通常是位于肺实质内边界清楚的实性肿块，肿瘤大小为 1~3 cm。组织学上表现为肿瘤组织是由柱状或立方上皮细胞构成腺管结构及其间增生的纤维性梭形细胞共同构成的。肿瘤的组织形态与乳腺纤维腺瘤比较类似，但其上皮细胞是源于呼吸道细支气管或 II 型肺泡上皮细胞。上皮细胞和梭形细胞均无明显异型性（图 5-2-6）。

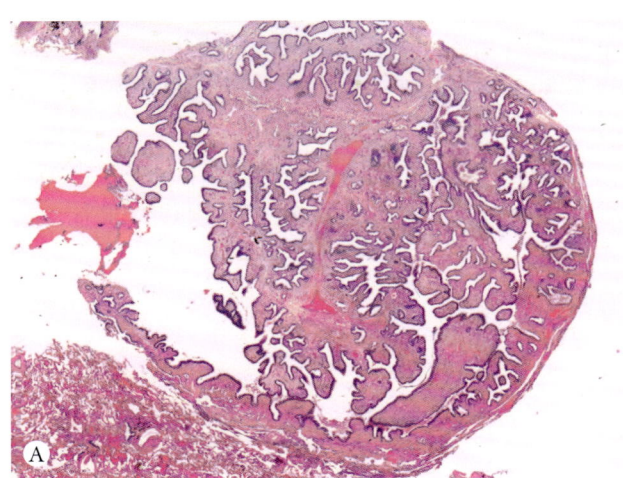
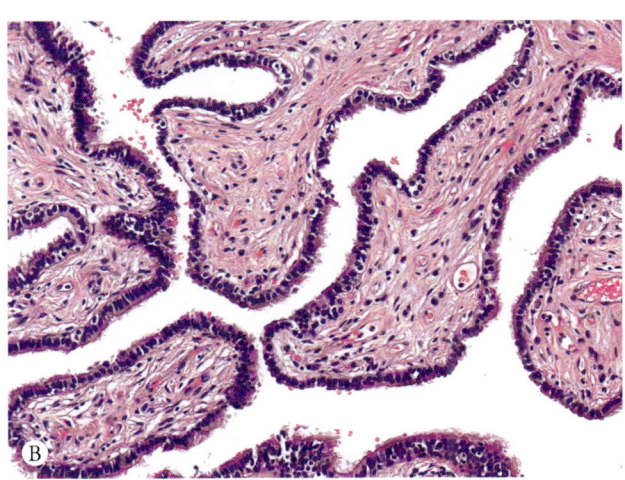

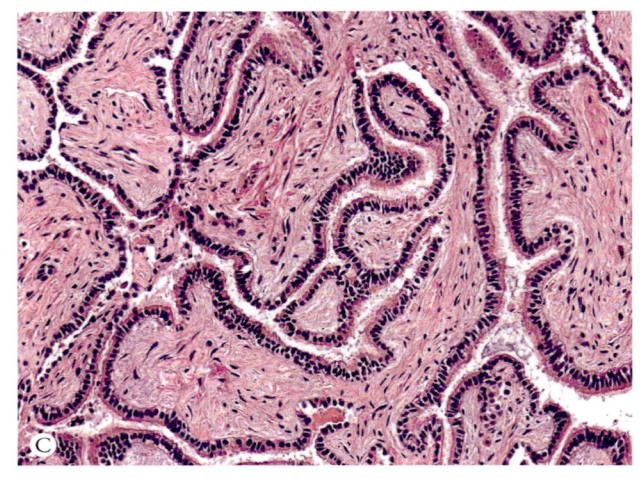

A. 冷冻切片，图示肿瘤位于肺实质内边界清楚的实性肿块（低倍）；B. 冷冻切片，图示肿瘤由柱状或立方上皮细胞构成腺管结构和增生的纤维性梭形细胞共同构成（中倍）；C. 石蜡切片，图示肿瘤的腺上皮细胞源于呼吸道细支气管或Ⅱ型肺泡上皮细胞（中倍）。

图 5-2-6　肺纤维腺瘤

（六）细支气管腺瘤

细支气管腺瘤（bronchial adenoma，BA）是来源于细支气管上皮细胞的良性肿瘤。依据发生细支气管的不同部位将 BA 分为近端型 BA 和远端型 BA。近端型 BA 主要是肺纤毛黏液结节性乳头状瘤（ciliated muconodular papillary tumor of the peripheral lung，CMPT），其肿瘤腺体腔缘由纤毛细胞和黏液细胞按不同比例组成并形成乳头样腺样结构，其腺腔内常见到较多的细胞外黏液蓄积，腔缘细胞下存有完整的基底细胞层。远端型 BA 肿瘤腺体腔缘的细胞为立方状或柱状，腔缘细胞时可见有顶浆分泌样小突起，偶见纤毛结构及黏液细胞，腔缘细胞存有连续的基底细胞，组织结构以腺管为主，通常不形成乳头样结构也不见细胞外黏液蓄积。细支气管腺瘤共有的一个重要特点是其腺上皮细胞下存有完整的基底细胞层。目前认为有完整的基底细胞层存在是与高分化腺癌鉴别要点。因此依靠冷冻切片诊断有一定困难，其原因有两点，其一是判断是否存在基底细胞层即使在常规石蜡切片也常有困难，要依据免疫组化 P40 和 CK5/6 染色帮助解决；其二是有些分化比较高的小体积的浸润性腺癌（也包括一些微润性腺癌）的组织形态在冷冻切片下与 BA 十分相似。故术中冷冻切片诊断 BA 要注意以下几点：①近端型 BA（多数是 CMPT）需注意与小体积黏液型肺腺癌相鉴别。二者有时肿瘤性腺体内均可见柱状黏液细胞，也常可见到一定的腺腔内黏液潴留，但近端型 BA 在冷冻切片下还是比较容易见到较多柱状纤毛细胞，甚至在成排的纤毛细胞顶部可以找见细胞刷状缘样结构，而小型黏液型腺癌主要由分泌黏液柱状细胞组成，通常纤毛细胞很稀少。此外，如果肿瘤靠近胸膜，黏液腺癌在 CT 影像上可见肿瘤对胸膜的牵扯、牵拉表现，而近端型 BA 与胸膜关系比较温和，通常没有明显的牵扯或牵拉。②远端型 BA 与小体积浸润性腺癌鉴别，首先是远端型 BA 通常可以找到与正常细支气管存在延续性的关系，而小体积浸润性腺癌多数情况下不存在这一现象。其次是肿瘤外周病理改变有助于鉴别诊断，远端型 BA 肿瘤中央区域组织学形态特征不论是腺体的结构还是细胞组成，与周边区域基本保持一致性，而小体积浸润性腺癌则常存在明显的组织学差异性，寻找肿瘤组织学改变的差异性是有助于鉴别的。此外，CT 影像改变对两者的鉴别有很大帮助，两者通常均显示为 CT 值相对较高的实性为主或混合性的肺结节，但近端型 BA 肿瘤边缘常比较光整，如肿瘤靠近胸膜，其对胸膜通常没有明显的牵扯、牵拉表现，而小型黏液型腺癌边缘不光整，常可见到小毛刺或棘突，如肿瘤靠近胸膜则可见牵扯、牵拉或破坏表现（图 5-2-7）。

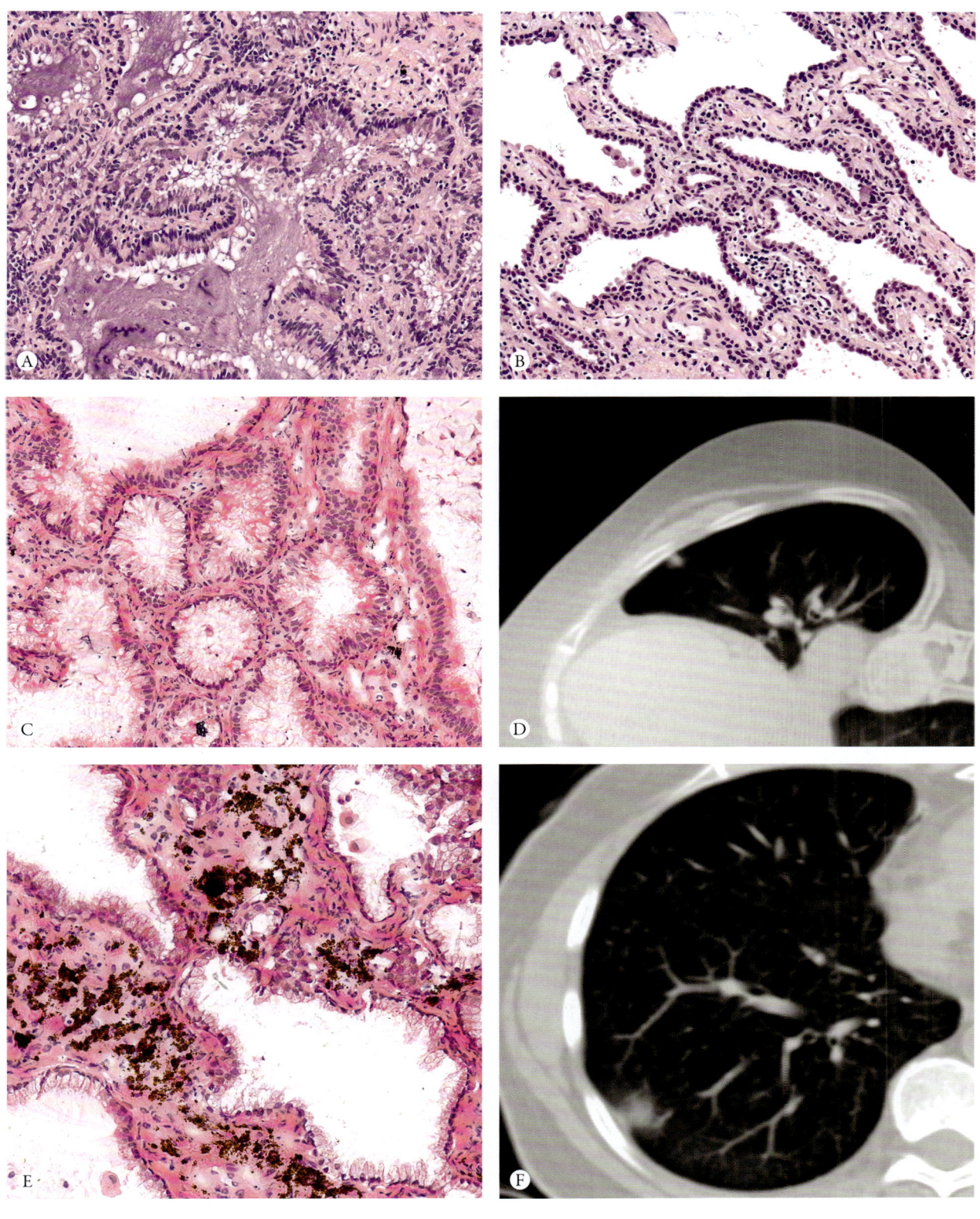

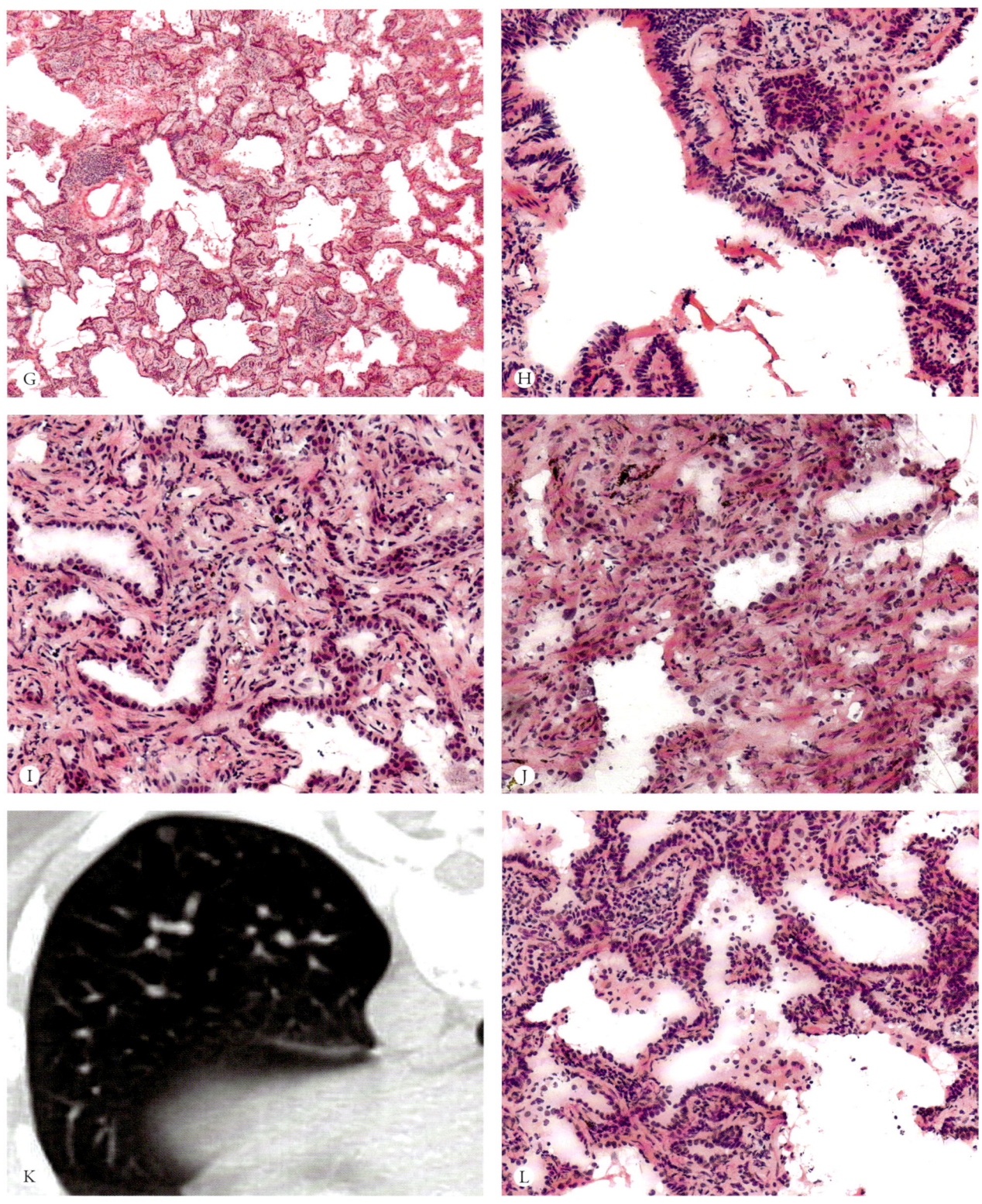

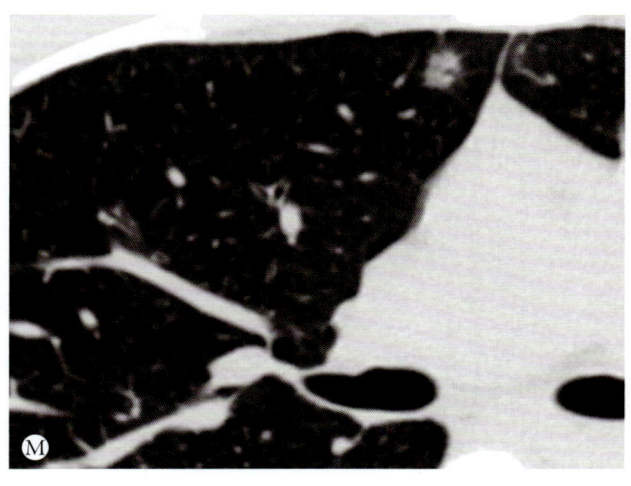 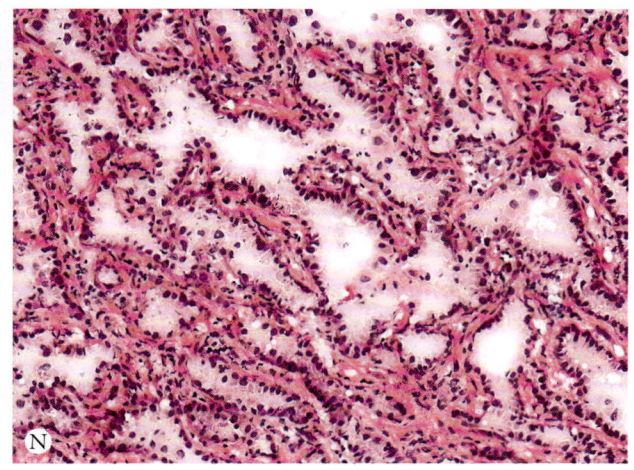

A. CMPT 肿瘤腺腔形成乳头样腺样结构,其腺腔内常见较多的细胞外黏液蓄积,腔缘细胞主要为柱状的纤毛和黏液细胞（中倍）; B. 远端型 BA 组织结构以腺管为主,见不到细胞外黏液蓄积,腔缘细胞主要由立方或柱状细胞组成,常可见顶浆分泌样小突起的 club 细胞,腔缘细胞下可见完整的基底细胞层（中倍）; C. 近端型 BA 在冷冻切片下还是可以找到各种形态不一的纤毛细胞,甚至可见细胞刷状缘样结构（高倍）; D. 近端型 BA CT 示肿瘤与胸膜关系比较温和,通常没有明显的牵扯或牵拉; E. 小型黏液型腺癌主要由分泌黏液柱状细胞组成,仅在零稀散在分部的少数细胞顶端可见一些不成熟纤毛样结构（高倍）; F. 小黏液腺癌 CT 示胸膜增厚且肿瘤对胸膜有牵拉现象; G. 远端型 BA 常可找到与正常细支气管存在延续性关系,肿瘤中央部可见部分残存的扩张支气管,残存的扩张支气管上皮细胞（左上部）与 BA 的上皮细胞相延续（低倍）; H. 图示远端型 BA 肿瘤中央部残存并有扩张的细支气管组织（中倍）; I. 小型浸润性腺癌存在组织差异性,肿瘤中央区域与 BA 在组织结构上冷冻切片有时十分相似,难以鉴别（中倍）; J. 与 I 图同例小型浸润性腺癌在肿瘤外周区域不常找到贴壁型腺癌区域（中倍）; K. 远端型 BA CT 示结节质地相对均匀且边界比较清楚,通常无分叶; L. 与 G 图同例的远端型 BA 冷冻切片（中倍）; M. 小体积浸润性腺癌 CT 片示肿瘤边界不清,可见毛刺,质地不均匀,有分叶状改变; N. 与 M 图同例的小体积浸润性腺癌冷冻切片（中倍）。

图 5-2-7 细支气管腺瘤

此外,近年随着国内手术切除的病例不断增多,我们还发现细支气管腺瘤的一新亚型——基底细胞增生型细支气管腺瘤。这种亚型的细支气管腺瘤组织学特征基本属于远端型 BA,其组织结构以腺管为主,但其腔缘细胞下的基底细胞明显增生,超过 3 层甚至更多。术中冷冻切片诊断常易误诊为浸润性腺癌。与浸润性腺癌的鉴别要点是基底细胞增生型细支气管腺瘤是由 2 种细胞组成（腔缘细胞和其下的基底细胞）,而且组成腺腔外层的基底细胞是有序的多层排列,同时 CT 影像有时仍保存细支气管腺瘤的影像学的一定特征（图 5-2-8）。

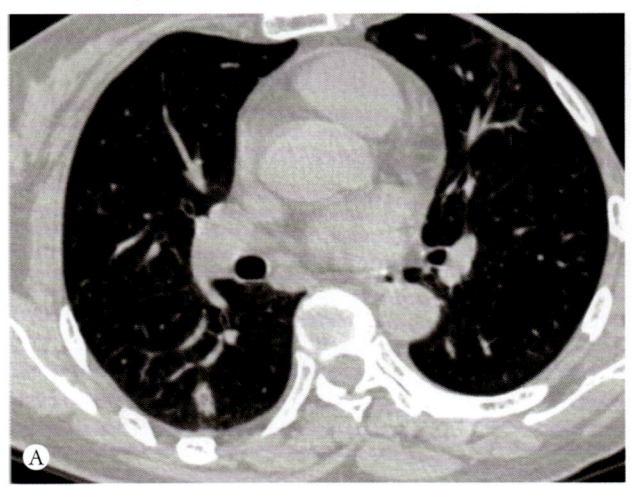 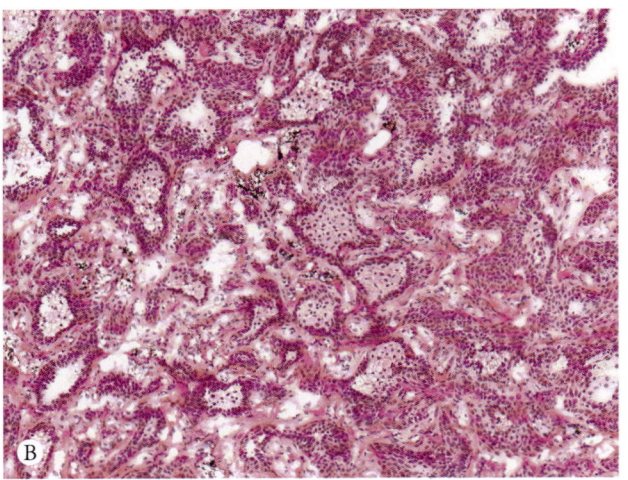

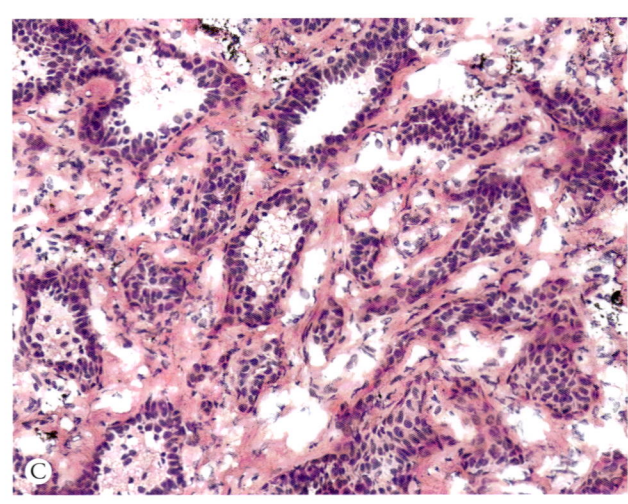
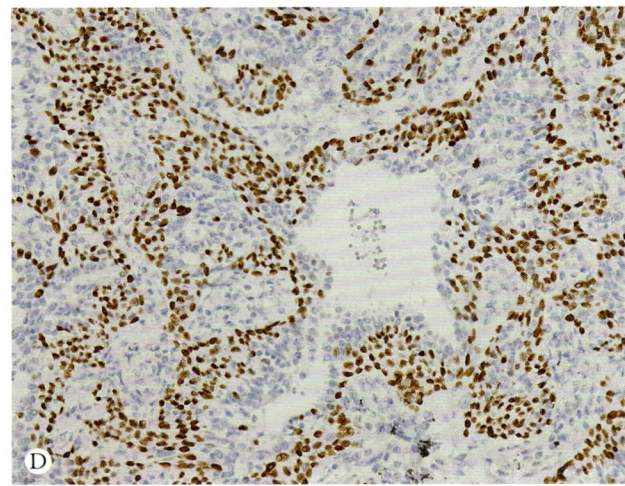

A. 基底细胞增生型细支气管腺瘤CT图像；B. 冷冻切片，图示其腔缘细胞下的基底细胞明显增生（中倍）；C. 石蜡切片，图示组成腺腔外层的基底细胞是有序的多层排列（高倍）；D. P40免疫组化显示基底细胞明显增生（高倍）。

图5-2-8　基底细胞增生型细支气管腺瘤

（七）肺泡腺瘤

肺泡腺瘤是一种少见的边界清楚的肿瘤。其肿瘤由单层Ⅱ型肺泡上皮细胞内衬在有囊性扩张的肺泡壁上。肿瘤通常是单发并多位于肺外周部位，女性多见。肉眼观察肿瘤界清，切面可见多个微小囊，通常＞5mm。显微镜下肿瘤由许多扩张的肺泡组成，其内衬扁平或立方状Ⅱ型肺泡细胞，肺泡间隔无明显增宽和透明变，但可以见少许黏液样变。肺泡腔内常可见较多组织细胞聚集并可见红染的蛋白样物。与肺非黏液型原位腺癌的鉴别要点是肺泡腺瘤由囊样扩张肺泡构成，肺泡间隔无明显增宽，内衬Ⅱ型肺泡细胞多数呈扁平或立方状且细胞形态温和无异型（图5-2-9）。

（八）多灶微结节性肺泡上皮增生

多灶微结节性肺泡上皮增生（multifocal micronodular pneumocyte hyperpl-asia，MMPH）的患者多数为女性，患者年龄分布较广，目前报道最小者为13岁。绝大多数MMPH患者与结节性硬化症（tuberous sclerosis complex，TSC）密切相关。TSC患者常有其他多器官系统的病变，如脑部皮质区结节、室管膜下肿瘤、视网膜结节、皮肤色素性斑块、面部纤维血管瘤和甲周纤维瘤、肝肾血管平滑肌脂肪瘤或囊肿等。TSC在肺部主要有两种表现，其一是肺淋巴管平滑肌瘤病（lymphangioleiomyomatosis，LAM）；其二是MMPH。MMPH患者CT影像主要表现为双肺多

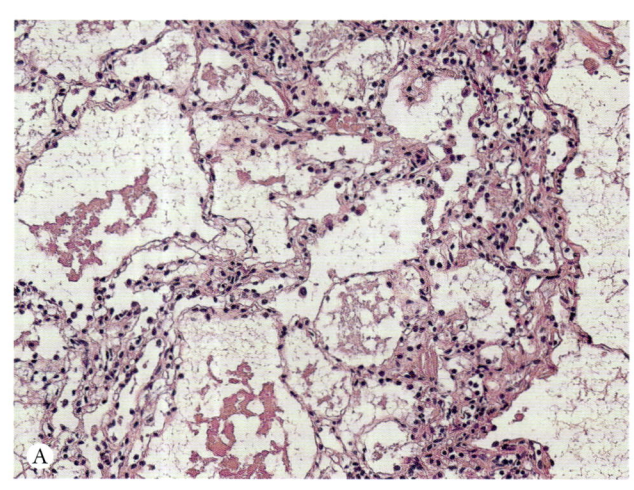
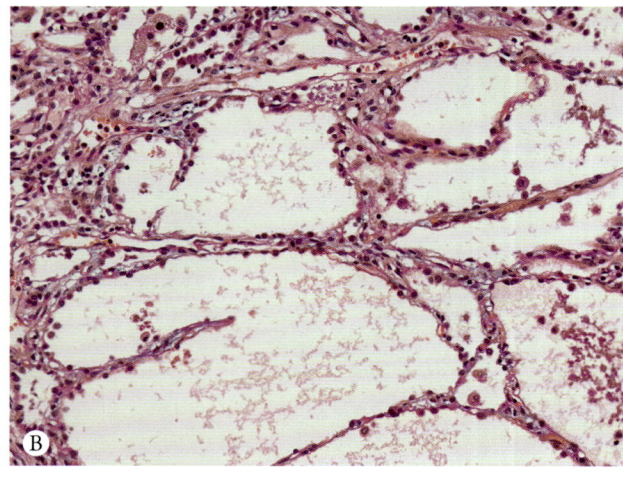

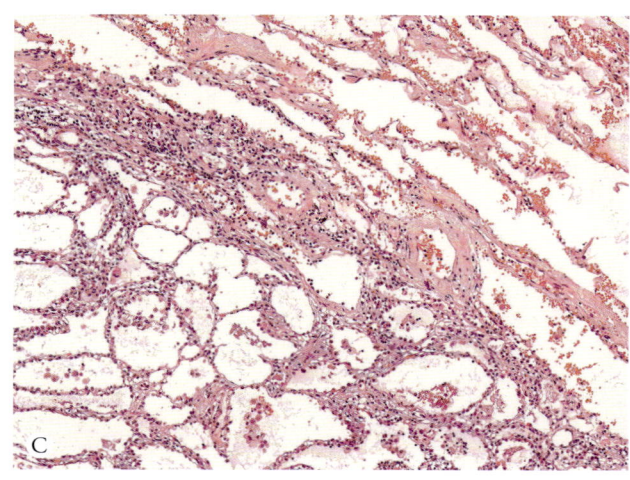
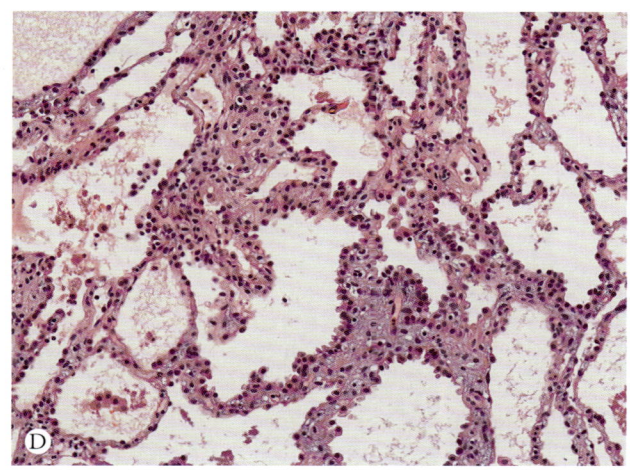

A. 冷冻切片，图示肿瘤由许多扩张的肺泡组成，肺泡腔内见红染的蛋白样物（低倍）；B. 冷冻切片，图示囊样扩张肺泡构成，肺泡间隔无明显增宽（中倍）；C. 石蜡切片，图示肿瘤由大小不等的扩张肺泡构成（低倍）；D. 石蜡切片，图示肺泡内衬Ⅱ型肺泡细胞多数呈扁平或立方状且细胞形态温和无异型，部分肺泡间隔见少许黏液样变（中倍）。

图 5-2-9　肺泡腺瘤

发性微小结节。其组织学主要呈现肺泡上皮多灶性小结节状增生，同时伴有结节内肺泡间隔弹力纤维增生，肺泡腔内常见组织细胞聚集。该病变在术中冷冻切片上常表现为肺泡上皮细胞和肺间隔纤维组织（弹力纤维）混合性增生，常被误认为有肺间质浸润（图 5-2-10）。鉴别要点是低倍镜下观察肺泡上皮细胞（包括肺泡腔内组织细胞）因肺间隔纤维组织增生而被挤压呈条索状，但细胞与真正的浸润性腺癌细胞相比较，MMPH 增生的细胞没有明显异型性，如同时了解患者双肺多发微小结节等临床特征，则可提示临床发生该病

的可能性，需要等待石蜡切片弹力染色和基因检测结果做最后综合诊断。

（九）肺孤立性纤维性肿瘤

孤立性纤维性肿瘤大多发生于胸膜，常累及肺，全部位于肺内的肿瘤少见。肿瘤呈结节状或分叶状，有时可见周围肺组织被裹入，而不是肿瘤侵袭肺组织。冷冻切片上肿瘤由梭形细胞组成，细胞无异形，肿瘤细胞丰富区可见较密集的梭形肿瘤细胞，有些区域瘤细胞相对较少常伴有玻璃样变性（图 5-2-11）。

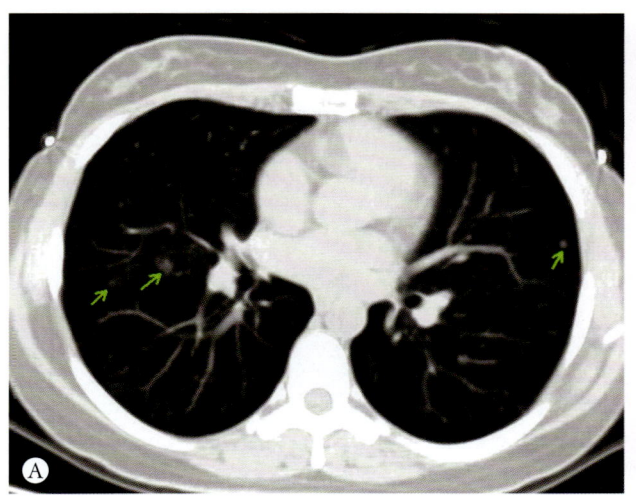
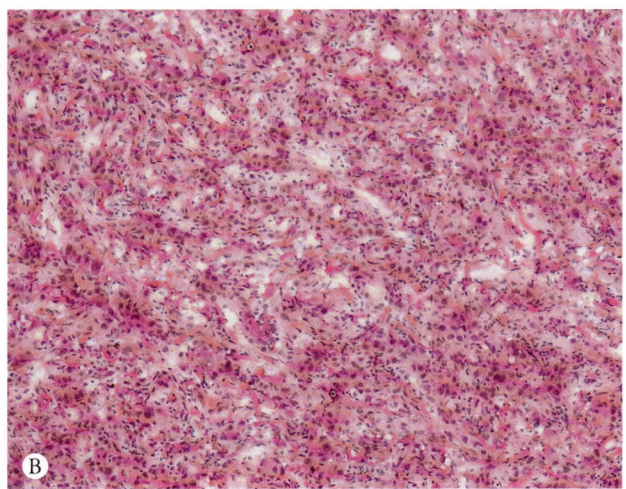

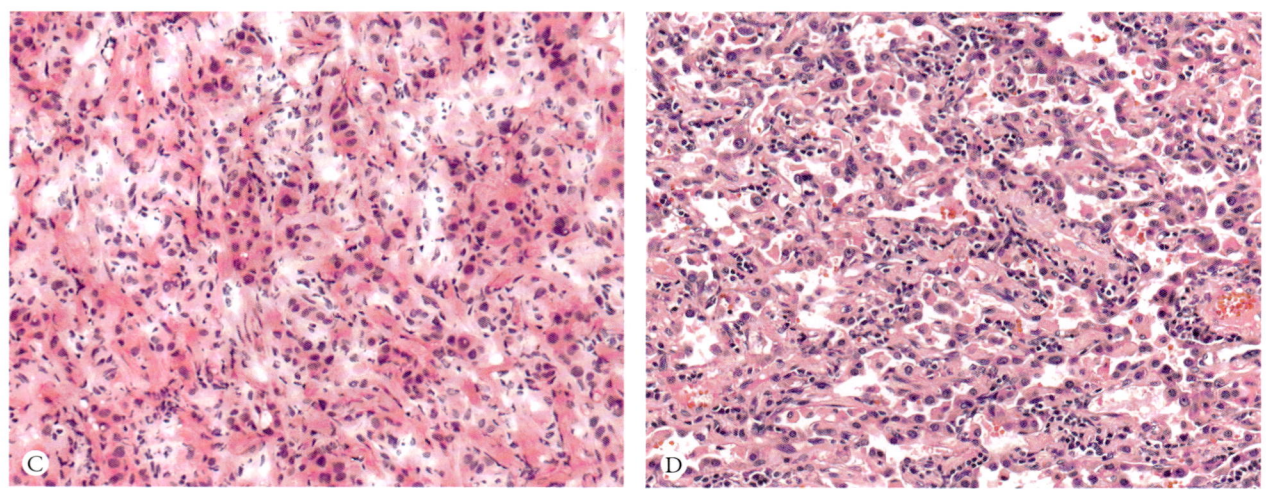

A. 肺部CT，图示患者双肺可见多发微结节；B. 冷冻切片，图示肺泡上皮细胞和肺间隔纤维组织（弹力纤维）混合性增生（中倍）；C. 冷冻切片，图示肺泡上皮细胞因肺间隔纤维组织增生而被挤压呈条索状（高倍）；D. 石蜡切片，图示肺间隔纤维组织增生伴有肺泡上皮细胞增生及肺泡腔内组织细胞聚集（高倍）。

图 5-2-10　多灶微结节性肺泡上皮增生

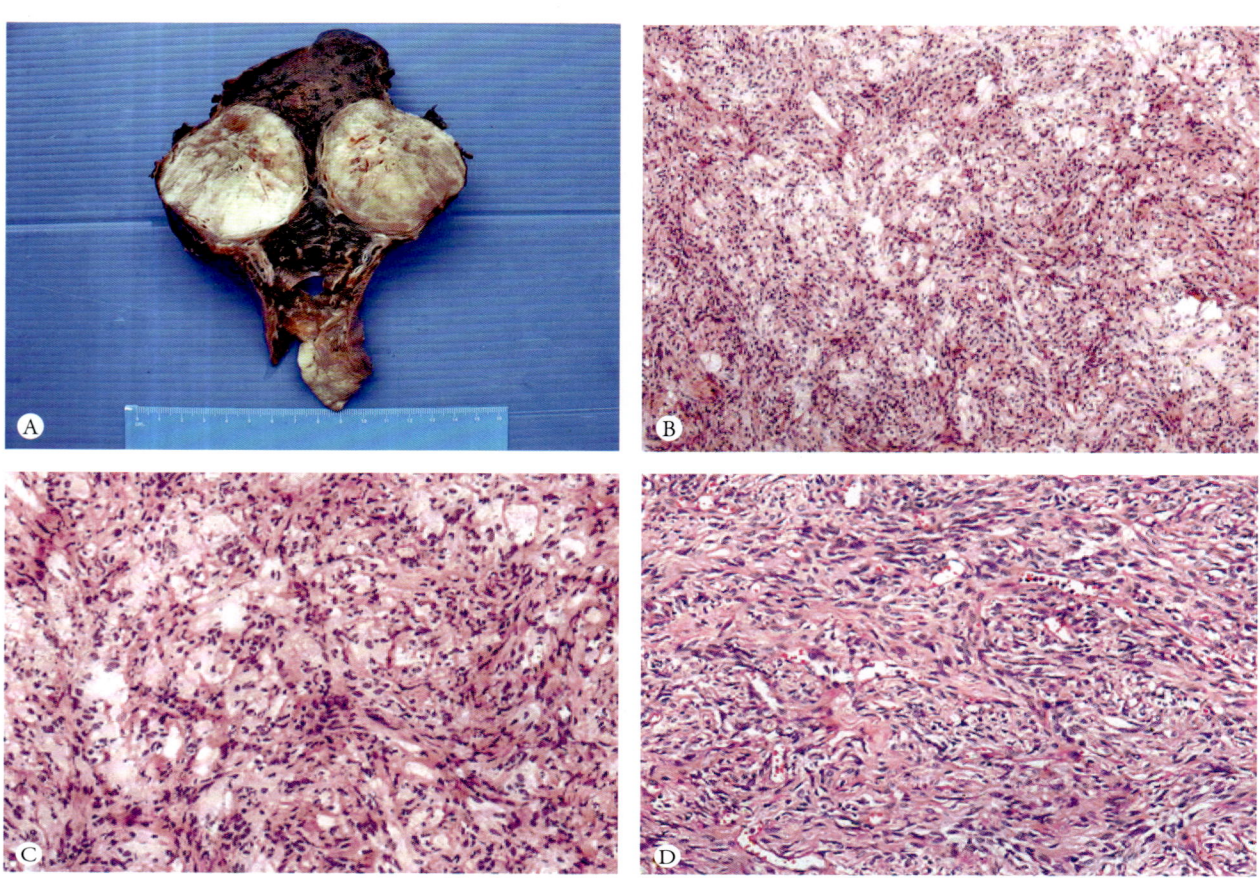

A. 大体标本，发生于肺内的孤立性纤维性肿瘤呈边界清楚的灰白色结节状肿块；B. 冷冻切片，肿瘤由梭形细胞组成，伴玻璃样变性（低倍）；C. 冷冻切片，为图D放大图（中倍）；D. 石蜡切片，图示肿瘤细胞丰富区可见较密集的梭形细胞伴间质玻璃样变性（中倍）。

图 5-2-11　肺孤立性纤维性肿瘤

（十）肺炎性肌纤维母细胞瘤

肺炎性肌纤维母细胞瘤好发于儿童和青少年，发生于肺部者可表现为胸痛和呼吸困难。大体形态呈结节状或分叶状，边界清楚，质地坚韧；镜下可见肿瘤由呈束状增生的梭形纤维母细胞或肌纤维母细胞组成（图5-2-12），伴有较多的中性粒细胞、淋巴细胞、浆细胞等炎性细胞浸润。

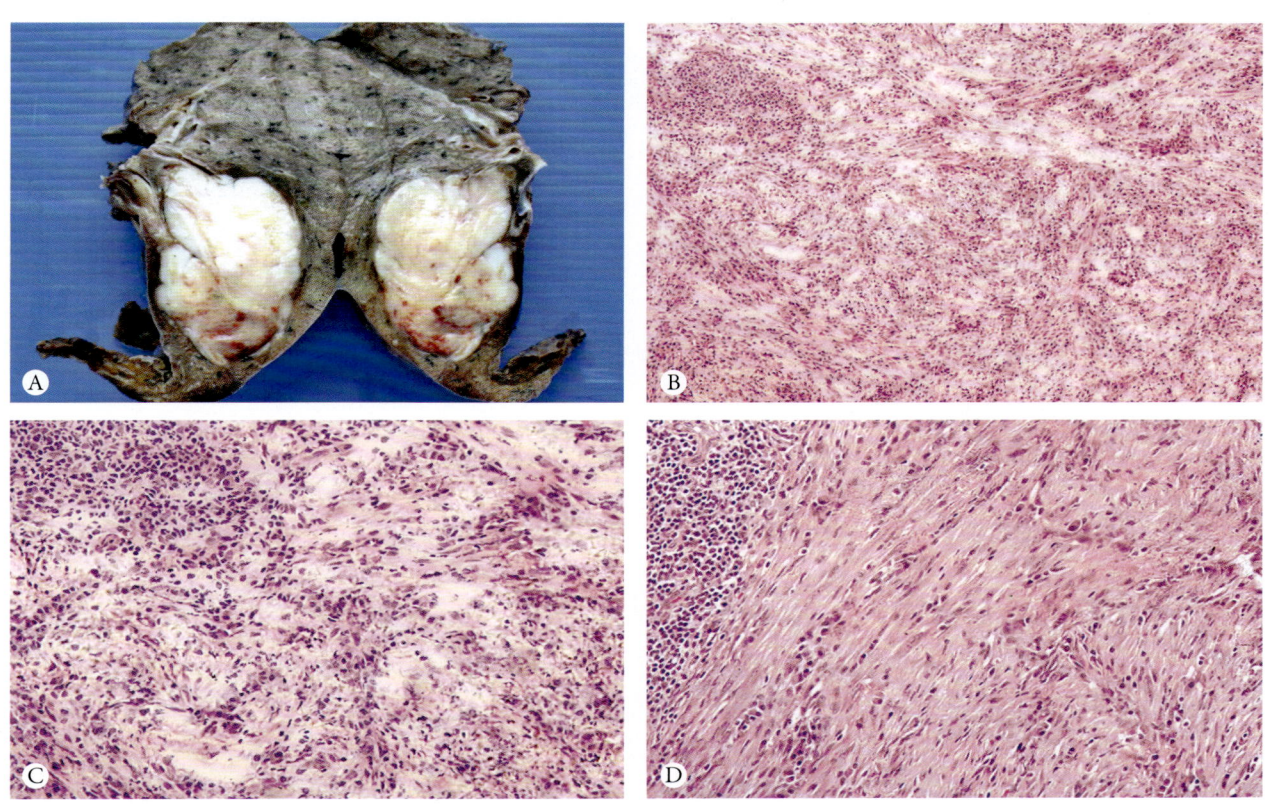

A. 大体标本，图示肿瘤位于肺实质内，呈灰白色、质硬、结节状，边界清楚；B. 冷冻切片，图示左上为炎组胞浸润，中间及右边为增生的梭形细胞呈束状排列，其间有中性粒细胞、淋巴细胞、浆细胞浸润（低倍）；C. 为图B放大图（中倍）；D. 石蜡切片，图示左边为淋巴细胞浸润，中间为束状排列的梭形肌纤维母细胞（中倍）。

图 5-2-12　肺炎性肌纤维母细胞瘤

（十一）肺平滑肌瘤

平滑肌瘤少见，多发生在主支气管，向腔内突出，临床上表现为支气管阻塞的相关症状；亦可发生在肺外周实质内，呈孤立性结节，与周围肺组织分界清楚。笔者曾遇到1例女性患者，43岁，体检发现左肺上叶结节，否认子宫肌瘤病史，无吸烟史和家族肿瘤病史，CT示左肺上叶一孤立性实性占位、界清、未见分叶及尖刺、密度均匀病灶，行左肺上叶楔切术。左肺上叶见一孤立性灰白色肿瘤，肿瘤与周围肺组织边界清楚。冷冻切片示肿瘤由纵行、横行排列的平滑肌束构成（图5-2-13）。

（十二）肺脑膜样结节

随着国内肺小结节手术切除率逐年增加，术中冷冻切片中肺脑膜样结节也常可遇见。肺脑膜样结节通常位肺外周区域，结节直径通常在3 mm左右。构成结节的细胞呈梭形或卵圆形，与周围肺组织常没有明显边界。结节内存在大小不等的间隙是其组织特征。该病与肺脑膜瘤鉴别要点是肺脑膜瘤结节直径通常＞4 mm，显微镜下肿瘤与周围肺组织边界比较清楚，而不存在大小不等的间隙（图5-2-14）。

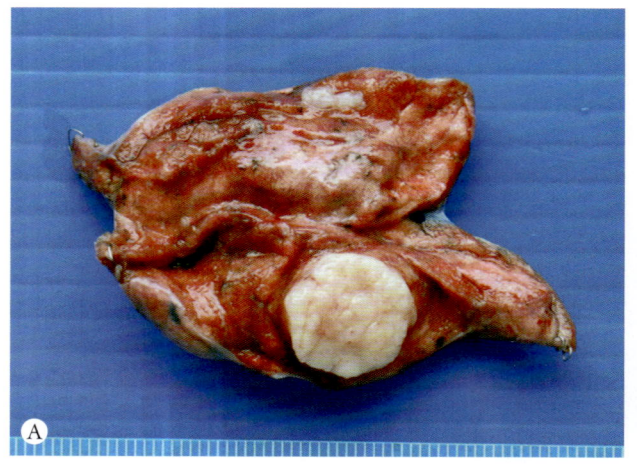
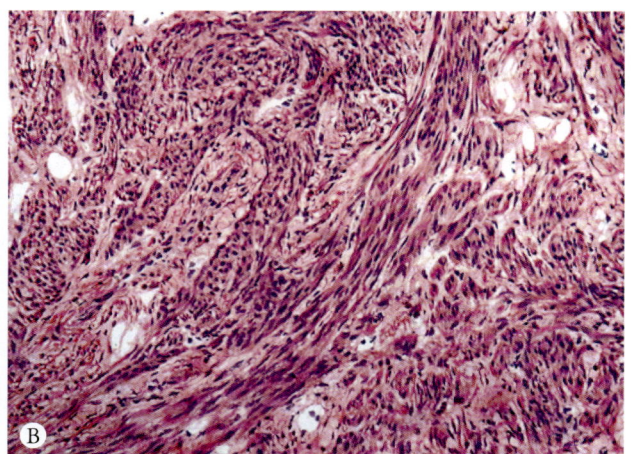
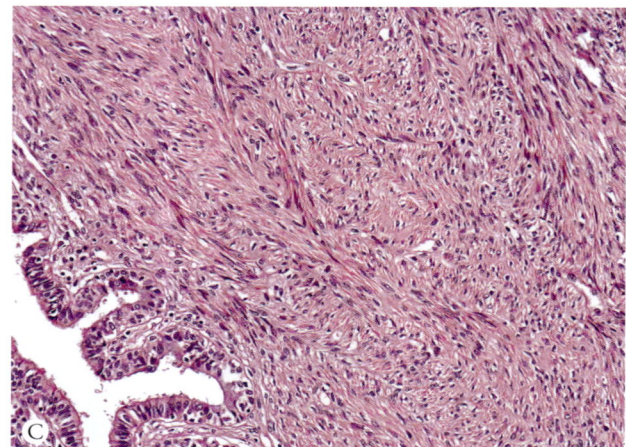

A. 大体标本，图左肺上叶见一孤立性灰白色肿瘤，肿瘤与周围肺组织边界清楚；B. 冷冻切片，图示纵行和横行平滑肌束（中倍）；C. 石蜡切片，图示梭形平滑肌细胞增生，细胞无异型（中倍）。

图 5-2-13　肺平滑肌瘤

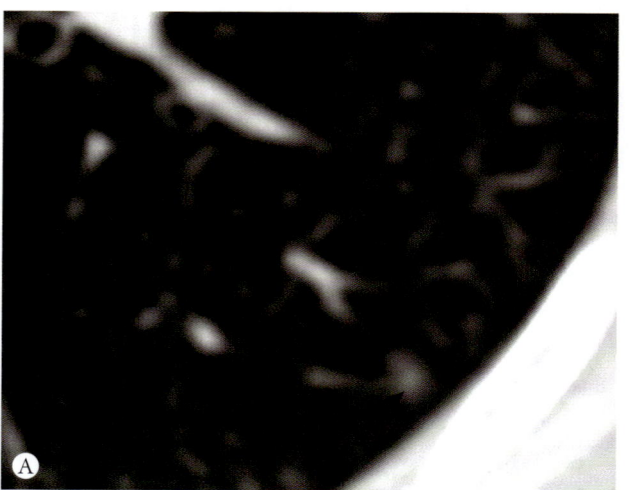
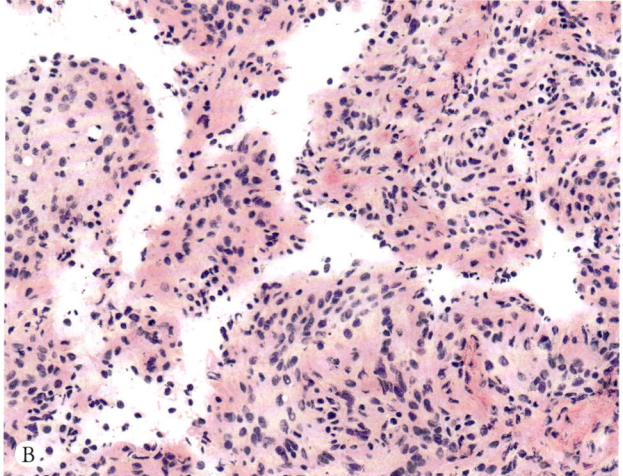

第五章 肺、胸膜与纵隔疾病

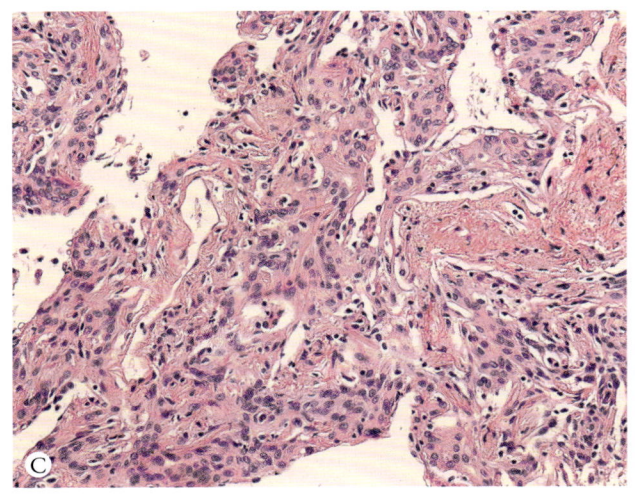

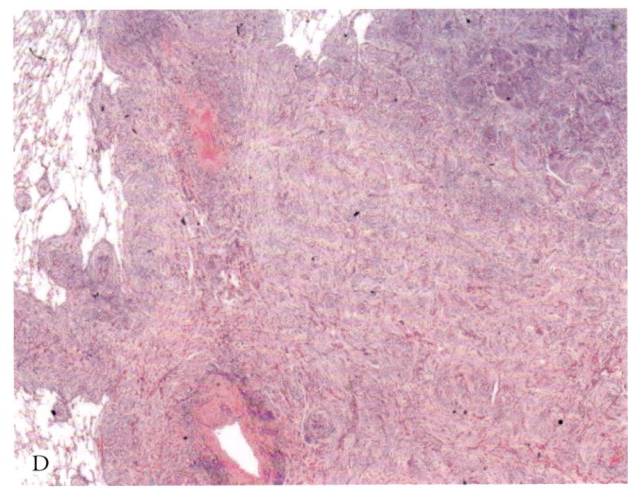

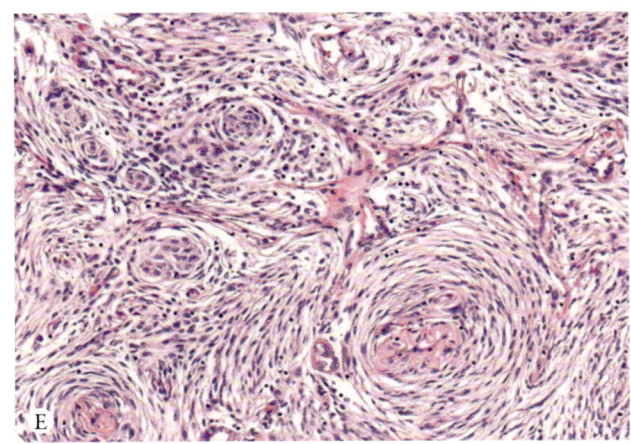

A. 肺脑膜样结节肺部 CT 图像，图示左肺上叶外周可见一直径为 3.2 mm 的结节；B. 肺脑膜样结节冷冻切片，图示构成结节的细胞呈梭形或卵圆形，结节内存在大小不等的间隙（中倍）；C. 肺脑膜样结节石蜡切片，图示结节内间隙旁细胞成巢成团分布（高倍）；D. 肺脑膜瘤石蜡切片，图示肺脑膜瘤与周围肺组织边界比较清楚，肿瘤内不存在大小不等的间隙（低倍）；E. 肺脑膜瘤石蜡切片，图示肿瘤由梭形的脑膜瘤样细胞呈旋涡状排列（中倍）。

图 5-2-14　肺脑膜样结节与肺脑膜瘤

（十三）肺毛细血管瘤

肺血管瘤从婴儿至成人阶段均可发生，其可以发生于支气管管壁也可发生于肺实质。由于国内 CT 检查的普及和肺小结节手术切除率的增长，术中病理诊断也时有遇到肺各种类型的肺血管瘤（海绵状血管瘤、毛细血管瘤等），但在肺小结节手术切除术中以肺毛细血管瘤更为多见。肺孤立性毛细血管瘤在 CT 影像上多表现为混合磨玻璃样结节或纯磨玻璃样结节而被诊为早期肺腺癌而被切除。肉眼观察肿瘤质软，与周围肺组织通常边界不清。冷冻切片镜下见病变区肺泡间隔明显增宽，肺泡上皮细胞无明显增生，有些区域原有肺泡腔因肺泡间隔增宽、挤压结构欠清。增宽的肺泡间隔内可见短梭形细胞增生并可见一些微小空腔（图 5-2-15）。

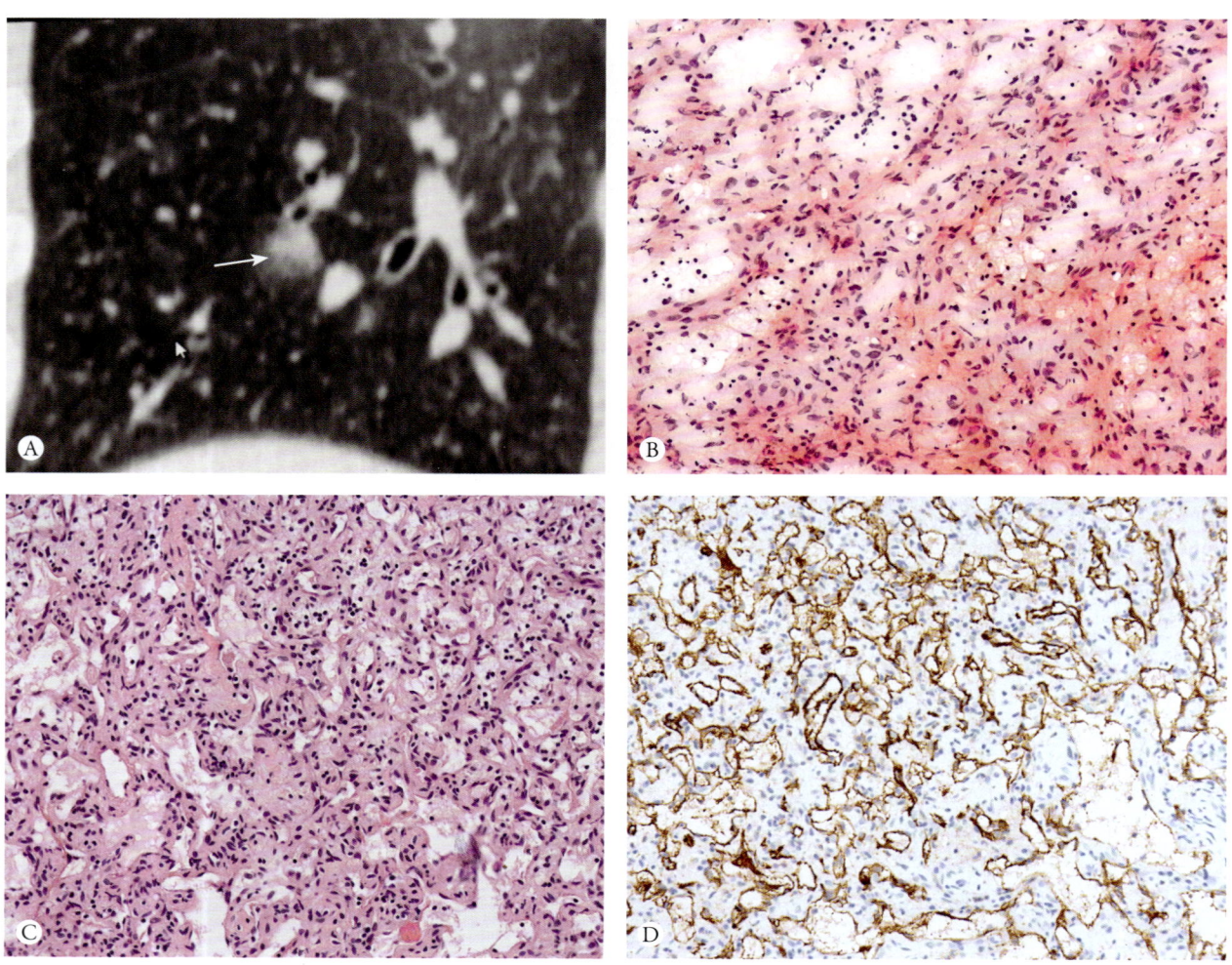

A. CT 图像，图示肺实质内有一混合磨玻璃样结节（箭头所示）；B. 冷冻切片，图示原有肺泡腔因肺泡间隔增宽、挤压结构欠清，增宽的肺泡间隔内可见短、梭形细胞增生并可见一些微小空腔（中倍）；C. 石蜡切片，图示肺泡间隔内见大量增生的毛细血管（中倍）；D. 免疫组化示 CD31 阳性（中倍）。

图 5-2-15　肺毛细血管瘤

（十四）血管周上皮样细胞瘤

研究表明，血管周上皮样细胞瘤（perivascular epithelioid tumor，PEComa）的血管周上皮样细胞是一独立的、特征性的细胞类型，由它参与的病变形成一大家族，由于它们均含有这一独特的细胞类型，免疫组化的表型相同，电镜观察有其特征，在临床上均与结节性硬化综合征密切相关，多数病例在遗传学上有一致的基因异常，目前文献中建议用 PEComa 这一病变家族来认识这些疾病。常见发生在肺的 PEComa 主要有以下两种。

1. 肺透明细胞肿瘤　也被称为糖瘤，是一种由胞浆透亮的上皮样细胞构成的肿瘤，可发生在肺和肺外的一些器官，如胰腺、子宫等处。由于其少见和特殊的组织形态，容易与恶性肿瘤和转移的肾透明细胞癌及该器官自身发生的透明细胞癌相混淆，此瘤大多数呈现良性生物学行为。肺透明细胞肿瘤肉眼上呈现与周围肺组织边界清、切面质地较软嫩，常呈灰黄或红褐色。冷冻切片镜下见肿瘤细胞呈圆形及卵圆形，细胞大小较为一致，不见核分裂象，大部细胞胞浆透明或嗜酸性胞浆，肿瘤内可见较丰富的薄壁血管（图 5-2-16）。

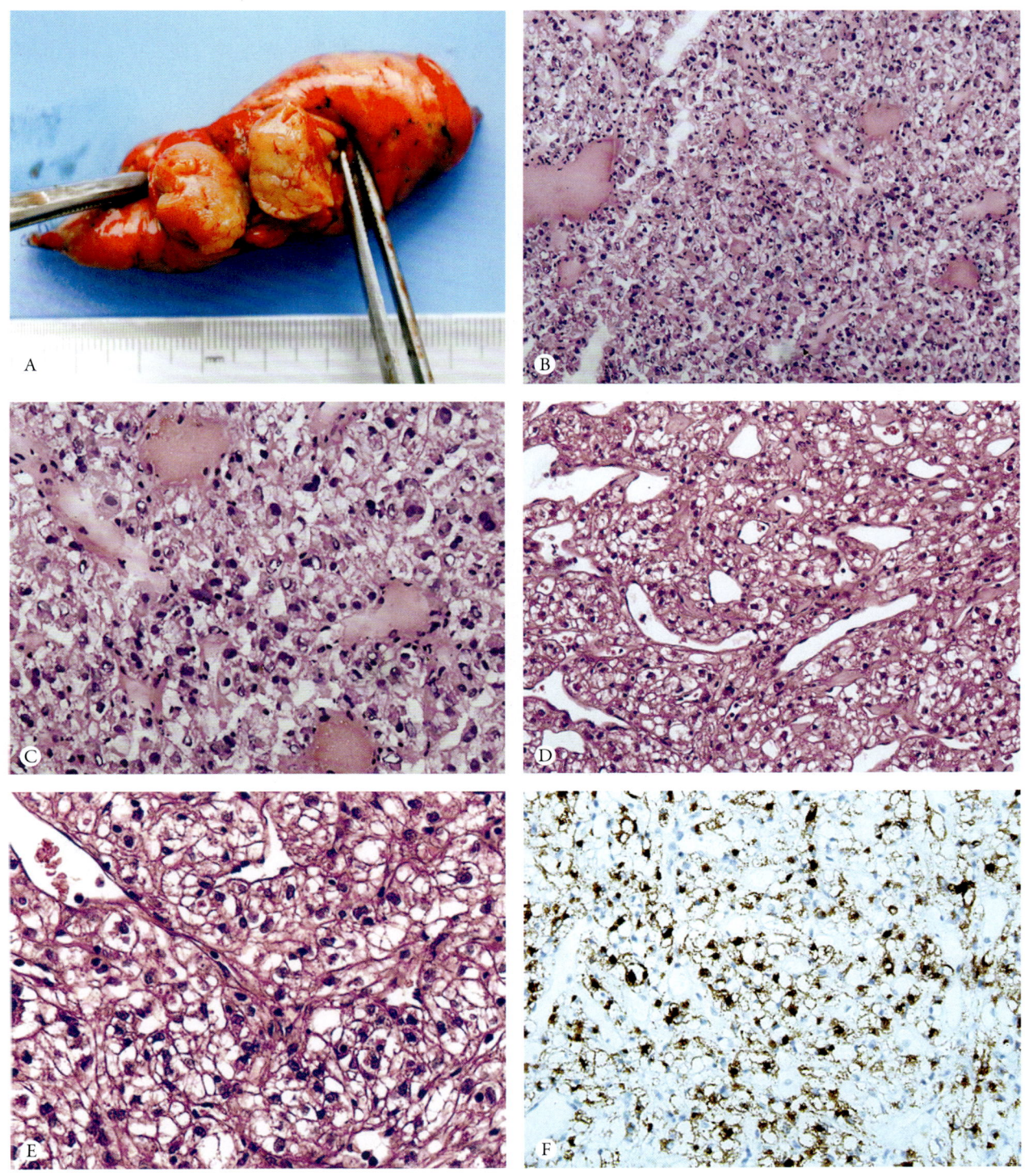

A. 大体标本，图示肿瘤呈球形，边界清，切面灰黄色；B. 冷冻切片，图示肿瘤细胞呈圆形及卵圆形，细胞大小较为一致，大部细胞胞浆透明或嗜酸性（中倍）；C. 冷冻切片，肿瘤组织内见有丰富的血窦（高倍）；D. 石蜡切片，图示肿瘤细胞胞浆透亮，与薄壁血管关系密切（中倍）；E. 石蜡切片，为图 D 放大图（高倍）；F. 免疫组化示肿瘤细胞 HMB45 胞质核旁表达（中倍）。

图 5-2-16　肺透明细胞肿瘤

2. 淋巴管平滑肌瘤病 是一种少见疾病，以女性患者为主，主要是病灶区淋巴管周围平滑肌细胞增生引起的变化。可发生在肺、淋巴结、纵隔淋巴管，而其他部位少见。发生在肺者常伴发自发性气胸、乳糜胸，并致呼吸功能进行性下降，常在5～10年导致呼吸衰竭，CT影像学特征表现为肺呈弥漫性肺气肿样改变（图5-2-17）。而肺外的淋巴管肌瘤病则呈良性经过，除引起淋巴循环障碍外，无其他症状和体征，彻底切除后可治愈，少数病例可复发。

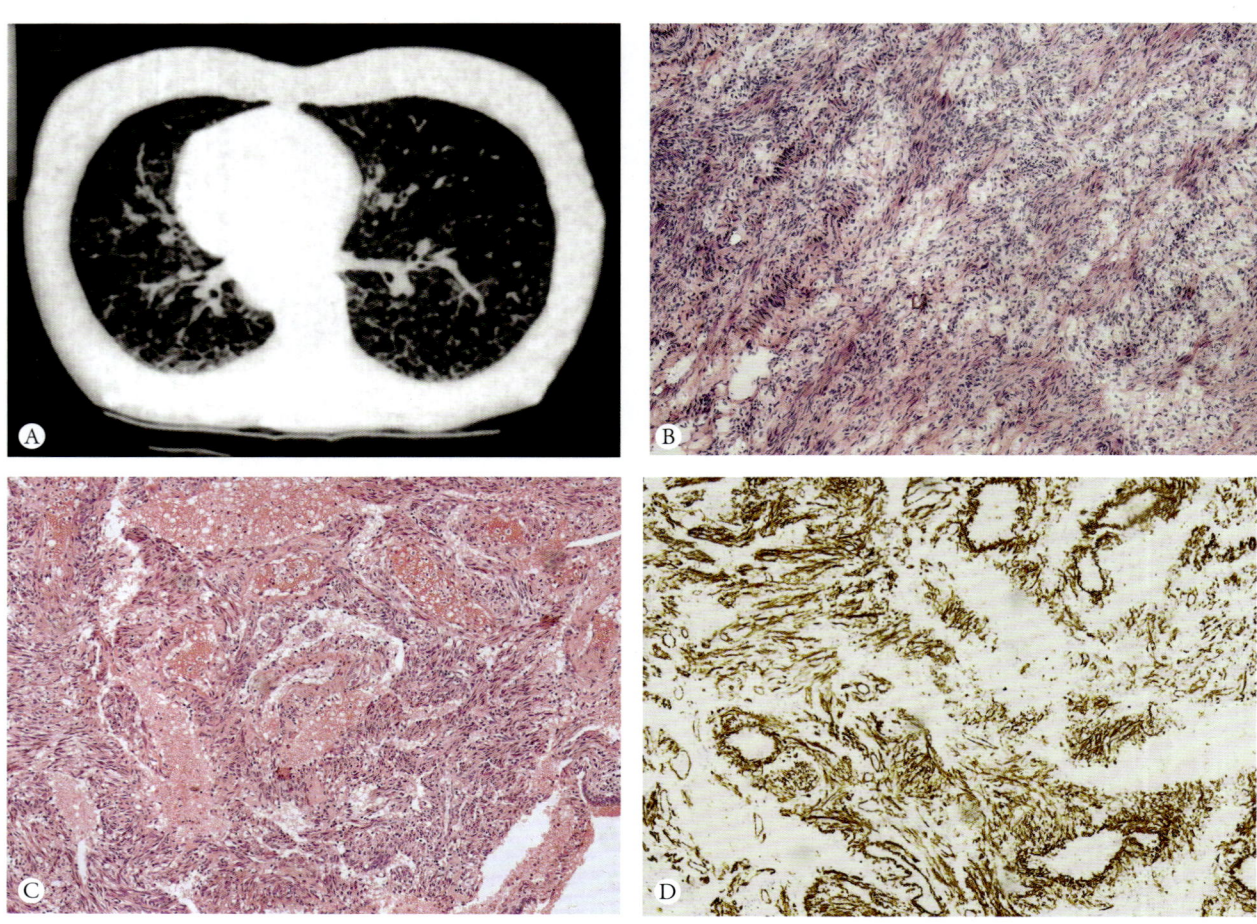

A. CT示双肺见多个大小不等的透亮区，分布较均匀；B. 冷冻切片，图示肺内病灶区梭形细胞肿瘤增生，并可见大小不等的围绕不规则腔隙（低倍）；C. 石蜡切片示围绕不规则腔隙周见梭形细胞增生（低倍）；D. 增生的梭形细胞免疫组化SMA阳性（中倍）。

图5-2-17 淋巴管平滑肌瘤病

点评

肺良性肿瘤中除错构瘤外，以硬化性肺细胞瘤较常见，特别是随着CT检查的普及，该瘤的检出率有所增加。有多种组织结构的硬化性肺细胞瘤，冷冻切片诊断尚不十分困难，但近年发现有些硬化性肺细胞瘤仅以实性或乳头结构为主，造成了冷冻切片诊断困难。如何与肺癌鉴别可见本章第二节相关部分的论述。冷冻切片诊断细支气管腺瘤常有一定困难。应该承认有相当比例的BA与小体积浸润性腺癌在冷冻切片下（包括参阅CT影像资料后）仍难以鉴别，遇到BA与小体积浸润性腺癌冷冻切片鉴别困难时，冷冻切片诊断应如实做出描述性诊断报告，仅是提出存在BA的可能，但仍不能完全排除小体积浸润性腺癌，需要等待石蜡切片并做免疫组化后才能最终明确其性质，并及时与临床胸外科医师多沟通，让其有所了解。

二、恶性肿瘤

在术中送检肺恶性肿瘤标本做冷冻切片诊断主要解决 3 个问题：①诊断肿瘤的组织类型。肺上皮性恶性肿瘤占全部肺恶性肿瘤的 95% 以上。对于肺上皮性恶性肿瘤冷冻切片诊断主要是区分小细胞癌和非小细胞癌，非小细胞癌还应鉴别是鳞癌还是腺癌。至于其他少见非小细胞癌（如大细胞癌、腺鳞癌、大细胞癌神经内分泌癌、肉瘤样癌及唾液型癌等）仅做出非小细胞癌诊断，类型待定即可。对于非上皮性恶性肿瘤冷冻切片诊断主要是确定良、恶性。②支气管切缘是否存在肿瘤组织。③淋巴结是否有肿瘤转移。

（一）鳞状细胞癌

肺鳞状细胞癌简称鳞癌，是常见肺癌组织学亚型，手术中病理诊断病例数量按目前肺恶性肿瘤比例排第二位。鳞状细胞癌多发于 50～70 岁男性，男女之比为 6.6～15.1，90% 以上的患者有长期吸烟史。大多数鳞癌是中央型（图 5-2-18），起自主支气管、叶支气管或段支气管，约 1/3 的肺鳞癌是周围型。周围型肺鳞癌肿瘤体比较大，常可见中央坏死并形成空洞（图 5-2-19）。分化好的鳞癌术中诊断不困难，有的病例冷冻切片中见大量坏死组织，而癌细胞较少。低分化鳞癌形态多样，有时在冷冻切片中难以确定组织学类型，冷冻切片报告：低分化非小细胞癌，待石蜡切片确定是低分化鳞癌或腺癌。对于临床手术治疗没有影响。

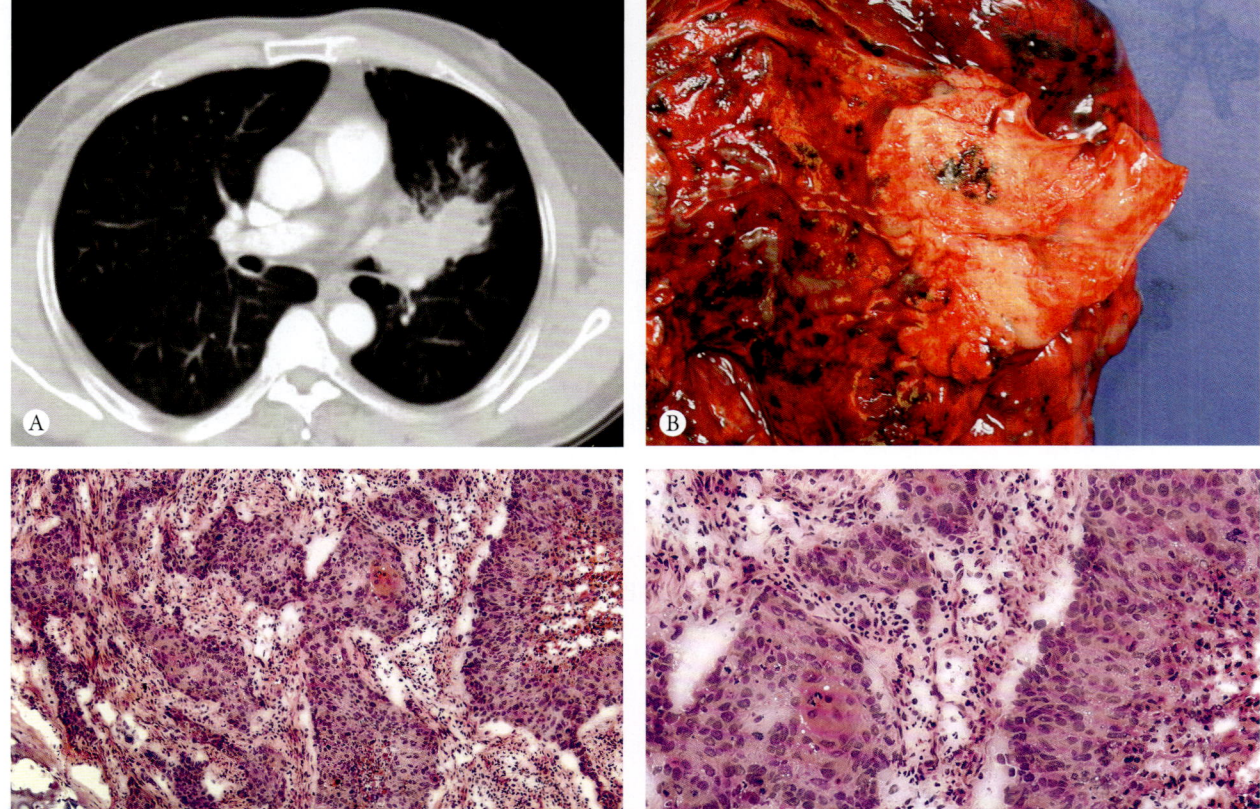

A. CT 示肿瘤主要位于支气管内，破坏支气管壁并侵入周围肺组织；B. 大体标本，肿瘤组织明显地破坏支气管并侵入周围肺组织；C. 冷冻切片示左下角是支气管软骨，鳞癌组织分化较高（低倍）；D. 冷冻切片示鳞癌组织分化较高，可见角珠形成（高倍）。

图 5-2-18　中央肺鳞状细胞癌

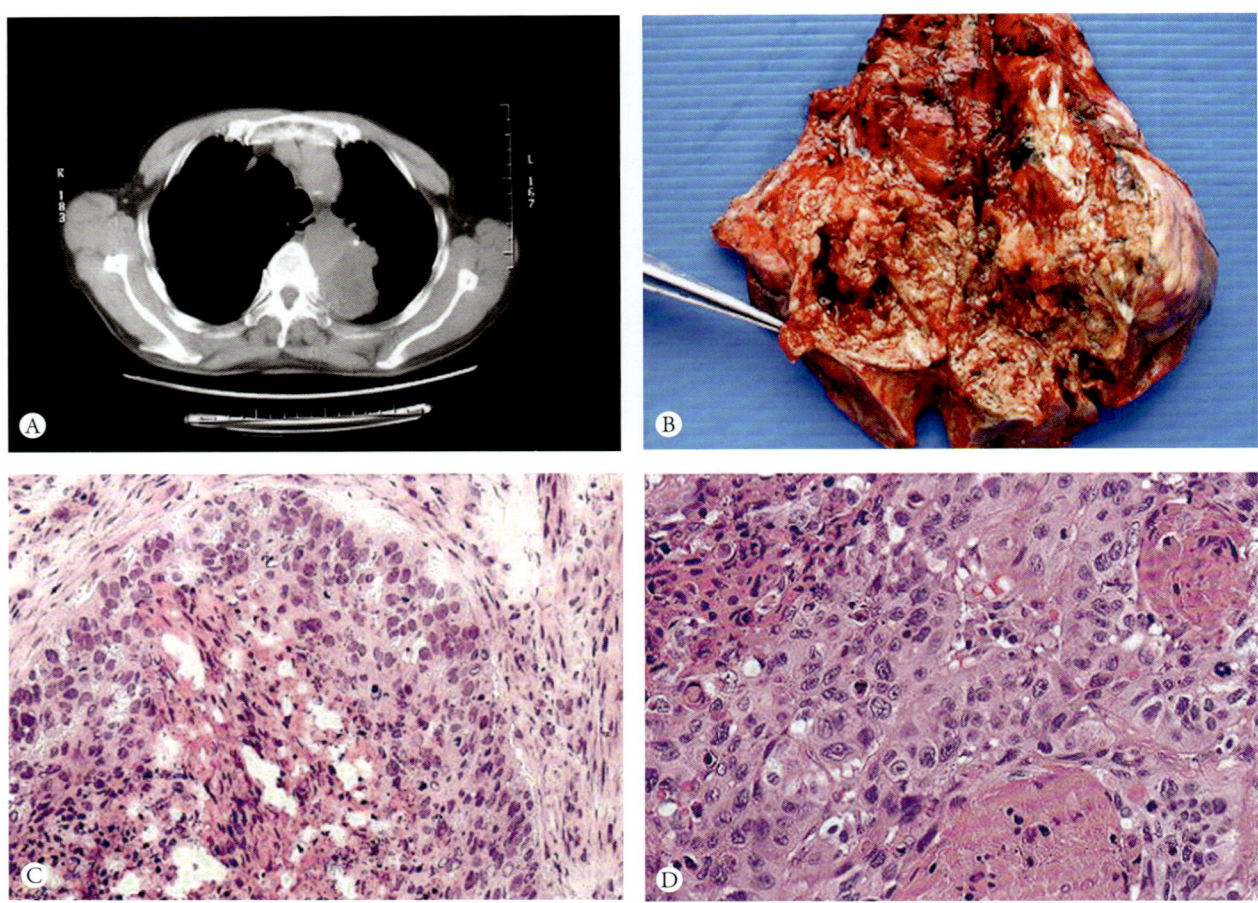

A. CT 示肿瘤体积大，肿瘤中央密度减低，图示有坏死空洞形成；B. 肿瘤切除标本示肿瘤体积大，肿瘤中央有坏死空洞形成；C. 冷冻切片，图示癌细胞呈中等分化伴有坏死（中倍）；D. 石蜡切片示癌细胞有不全角化伴有坏死（高倍）。

图 5-2-19 周围型肺鳞状细胞癌

（二）肺腺癌

肺腺癌是肺癌最常见的组织学类型，占所有肺癌的半数以上。2021 年第五版 WHO 胸部肿瘤病理分类将非典型腺瘤性增生和原位腺癌编为腺型前体性病变。第五版 WHO 肺腺癌的分类见表 5-2-1。

表 5-2-1 第五版 WHO 肺腺癌的分类（2021 年版）

腺型前体性病变
  非典型腺瘤性增生
  原位腺癌
    非黏液型
    黏液型
微浸润性腺癌
  非黏液型
  黏液型
浸润性非黏液腺癌
  贴壁型腺癌
  腺泡型腺癌

续表

乳头型腺癌
微乳头型腺癌
实性腺癌
浸润性黏液腺癌
胶样型腺癌
胎儿型腺癌
肠型腺癌

1. 非典型腺瘤性增生（atypical adenomatous hyperplasia，AAH） 最早期的浸润前病变，CT见≤5mm的密度很淡的单纯毛玻璃影。AAH增生的细胞为圆形、立方形或低柱状，核圆形或卵圆形，轻至中等异型，衬覆肺泡壁，细胞在肺泡壁上常是不连续排列的。AAH有一特点是其增生的细胞与其周围的正常肺泡壁相延续，并不像原位癌那样戛然终止（图5-2-20）。

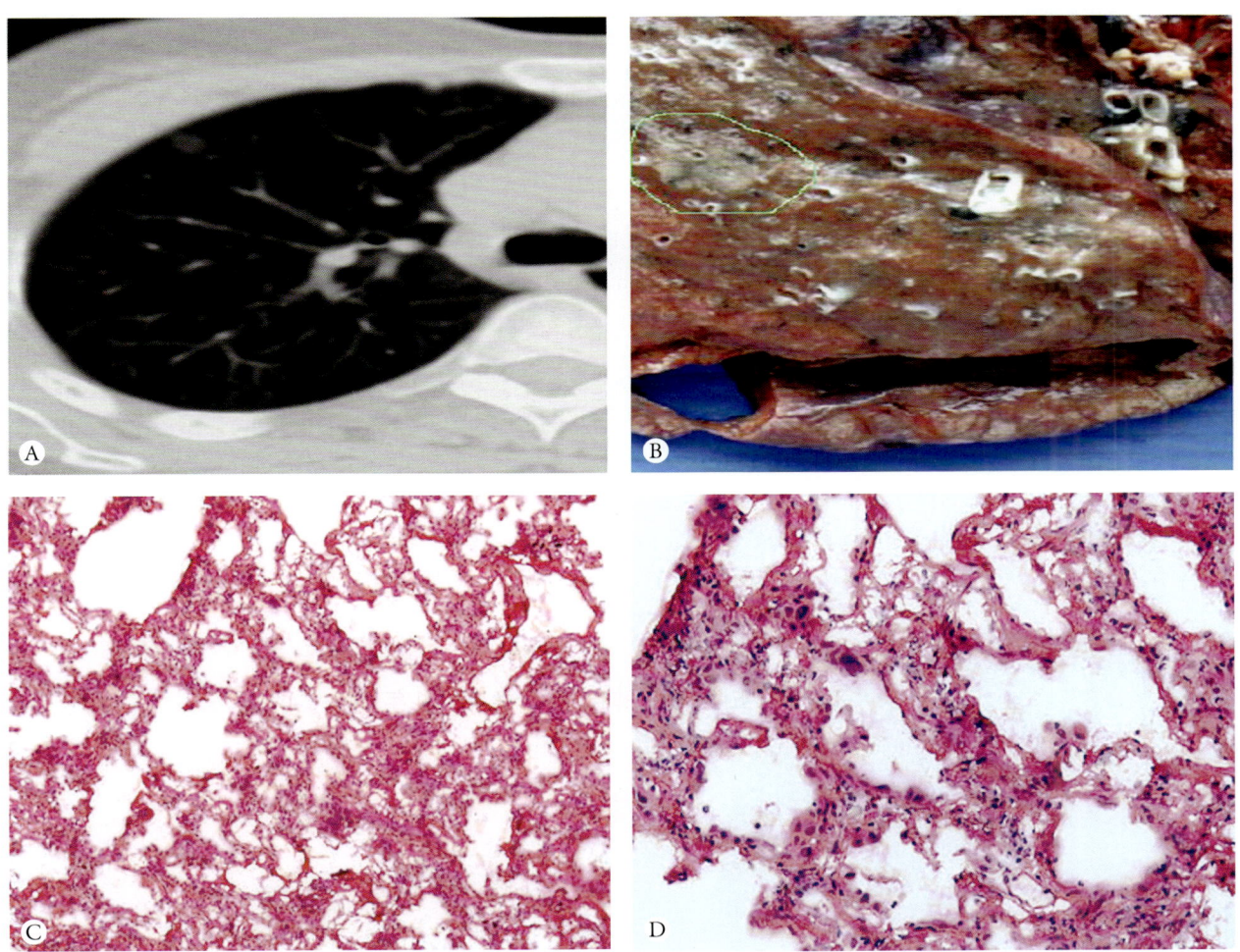

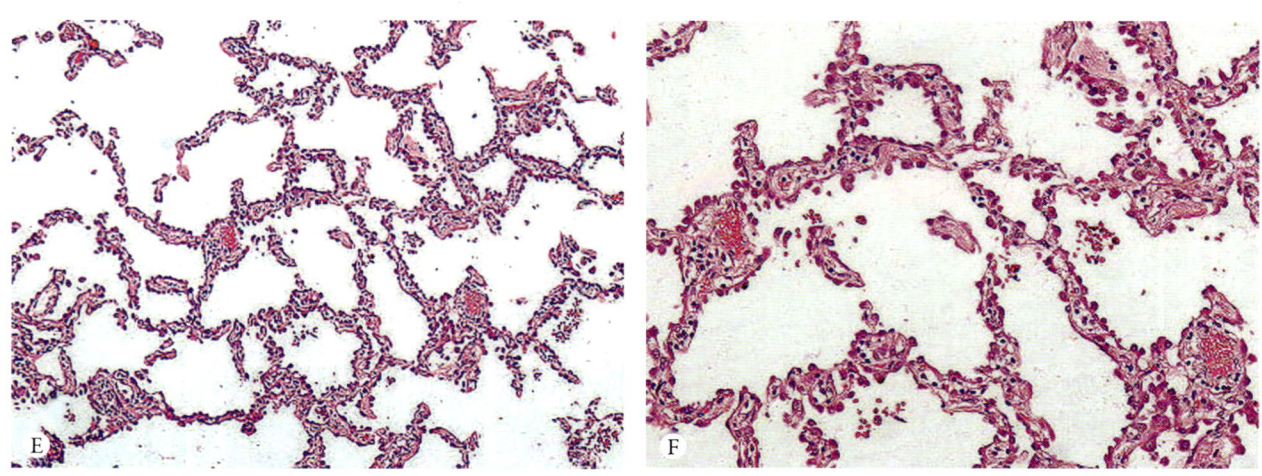

A. AAH 是最早期的浸润前病变，CT 上改变是密度很淡的单纯毛玻璃影；B. 在大体标本上呈现肺实质内局限性灰白色结节（左上），质地软，同周围肺组织边界不清，病理取材时常需借助 CT 片做出精确定位，才能准确找到病灶；C. 冷冻切片，图示肺泡间隔明显增宽（中倍）；D. 冷冻切片，图示增生的上皮细胞衬覆肺泡壁，细胞在肺泡壁上常是不连续排列的（高倍）；E. 石蜡切片，图示 AAH 的细胞在肺泡壁上是不连续排列的（低倍）；F. 为图 E 放大图（中倍）。

图 5-2-20　肺非典型腺瘤性增生

2. 非黏液型肺原位腺癌（adenocarcinoma in situ，AIS）　一种小的（≤3 cm）局限性非浸润性腺癌，其生长仅限于肿瘤细胞，沿先前存在的肺泡结构附壁生长，无侵袭性特征。原位腺癌的诊断需基于手术切除标本，并需要对肿瘤病灶完全取样，而不能基于小活检或细胞学标本。

几乎所有原位腺癌病例均为非黏液型，通常表现为Ⅱ型肺细胞和（或）club 细胞沿原有肺泡壁连续单层增生，有时可见细胞重叠或轻度分层或微小细胞簇生成，但不存在浸润性生长模式（腺泡、乳头、微乳头、实性），也不存在间质、脉管、胸膜的浸润（图 5-2-21）。实际上，AIS 常存在组织形态改变的多态性，某些区域肿瘤细胞处于缓慢生长或静止甚至退缩状态，肿瘤细胞由于自身的凋亡，细胞数量减少，肺泡张力降低，难以维持肺泡结构，伴随而来的肺间隔纤维组织增生，导致部分原位腺癌的腺体内陷，但并非真正地浸润，而同一肿瘤的有些区域可表现出长活跃的状态有些 AIS 的局部区域肿瘤细胞可明显增殖活跃，表现为瘤细胞核增大深染突向肺泡腔，但不见核仁，常可见核内包涵体（图 5-2-22、图 5-2-23）。有时由于切面或制片的关系，可以形成少量的假乳头，这些假乳头成分不是真正的具有二级和三级分支的乳头状结构，因此不能视为浸润性成分。

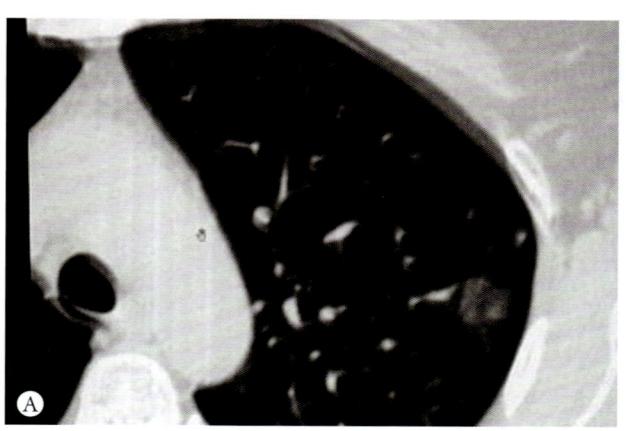
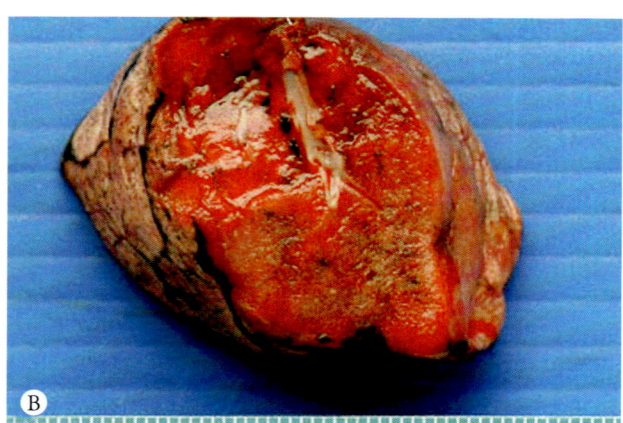

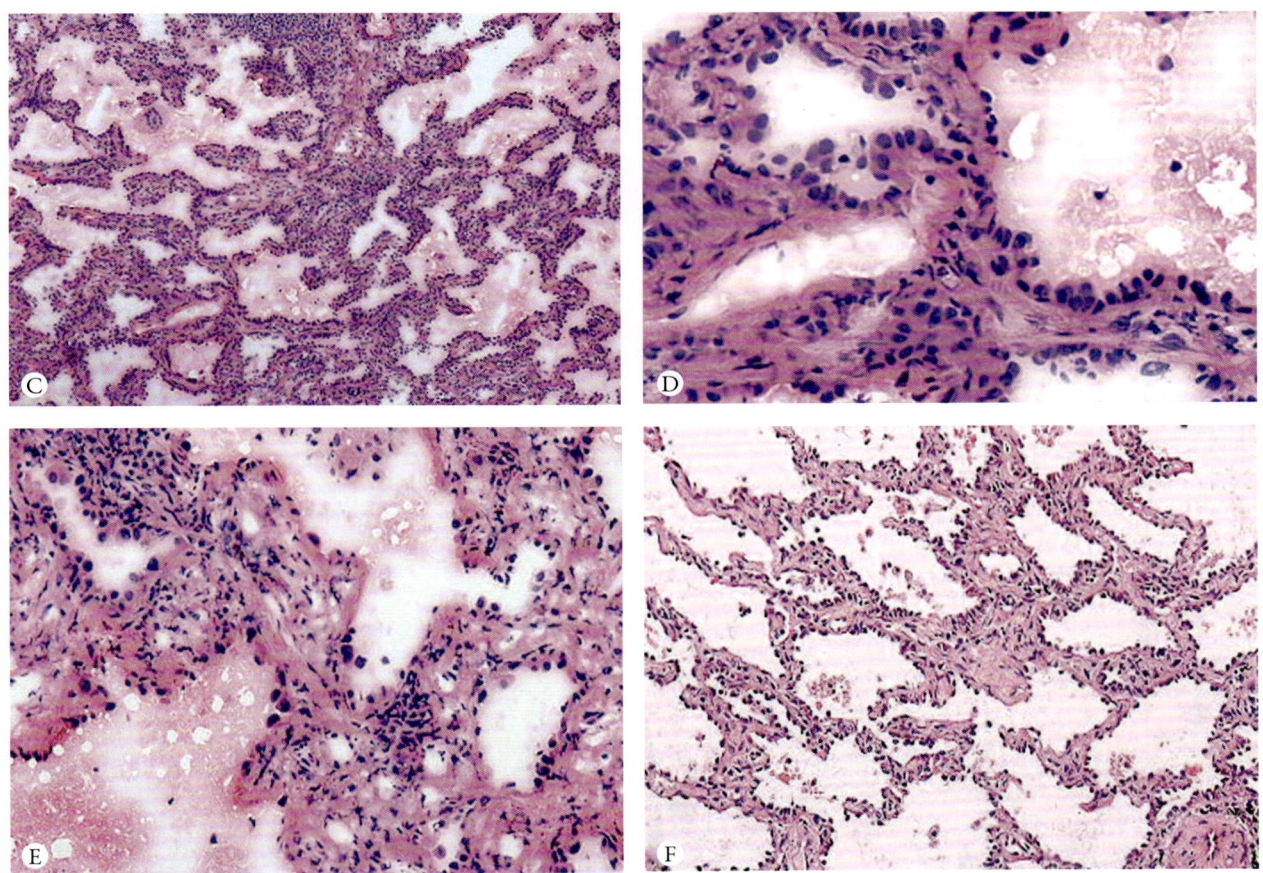

A. 薄层CT上表现为典型的毛玻璃样结节，但比AAH的密度稍高；B. 大体标本示肺内局限性小灰白色结节；C. 冷冻切片示肺泡间隔增宽，无瘤细胞间质浸润（中倍）；D. 冷冻切片示癌细胞沿肺泡壁连续生长（高倍）；E. 冷冻切片示少部分区域癌细胞沿肺泡壁呈非连续生长（高倍）；F. 石蜡切片示肺泡间隔增宽，肿瘤细胞沿肺泡壁连续生长（中倍）。

图 5-2-21　非黏液型 AIS（1）

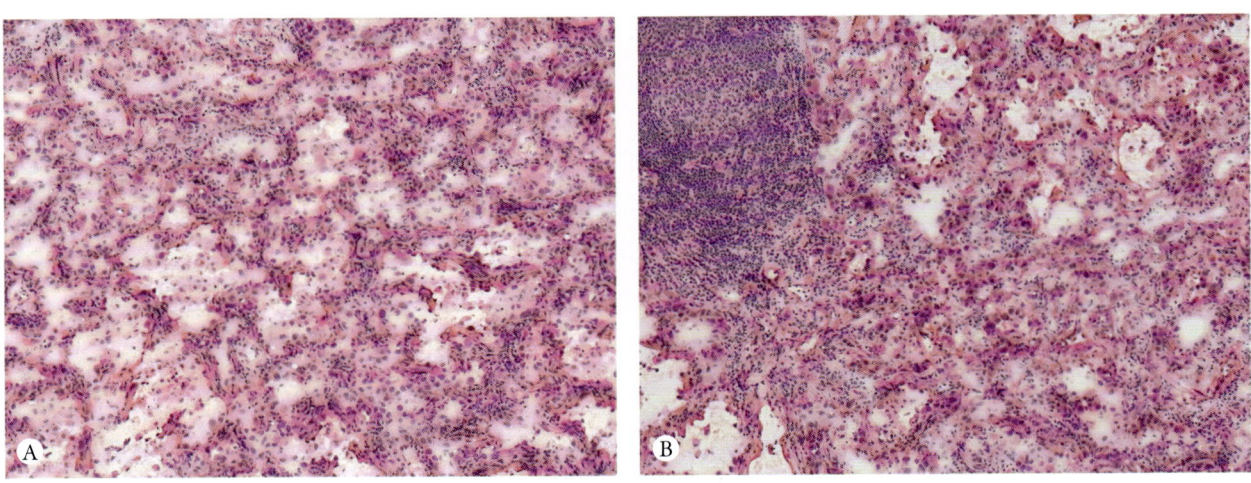

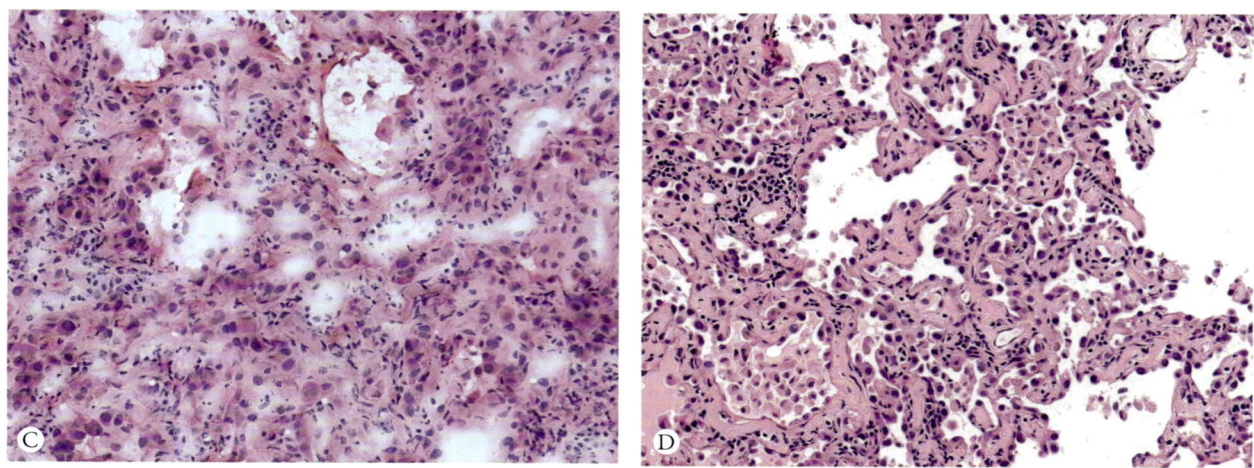

A. 冷冻切片示肺泡间隔增宽，肿瘤细胞沿肺泡壁生长，没有间质浸润（低倍）；B. 冷冻切片示局部区域肿瘤细胞因挤压与间质关系不清（低倍）；C. 冷冻切片示因冷冻制片因素局部区域肿瘤细胞与间质关系不清（中倍）；D. 石蜡切片示肿瘤细胞沿肺泡壁仍是沿肺泡生长，并无间质浸润（中倍）。

图 5-2-22　非黏液型 AIS（2）

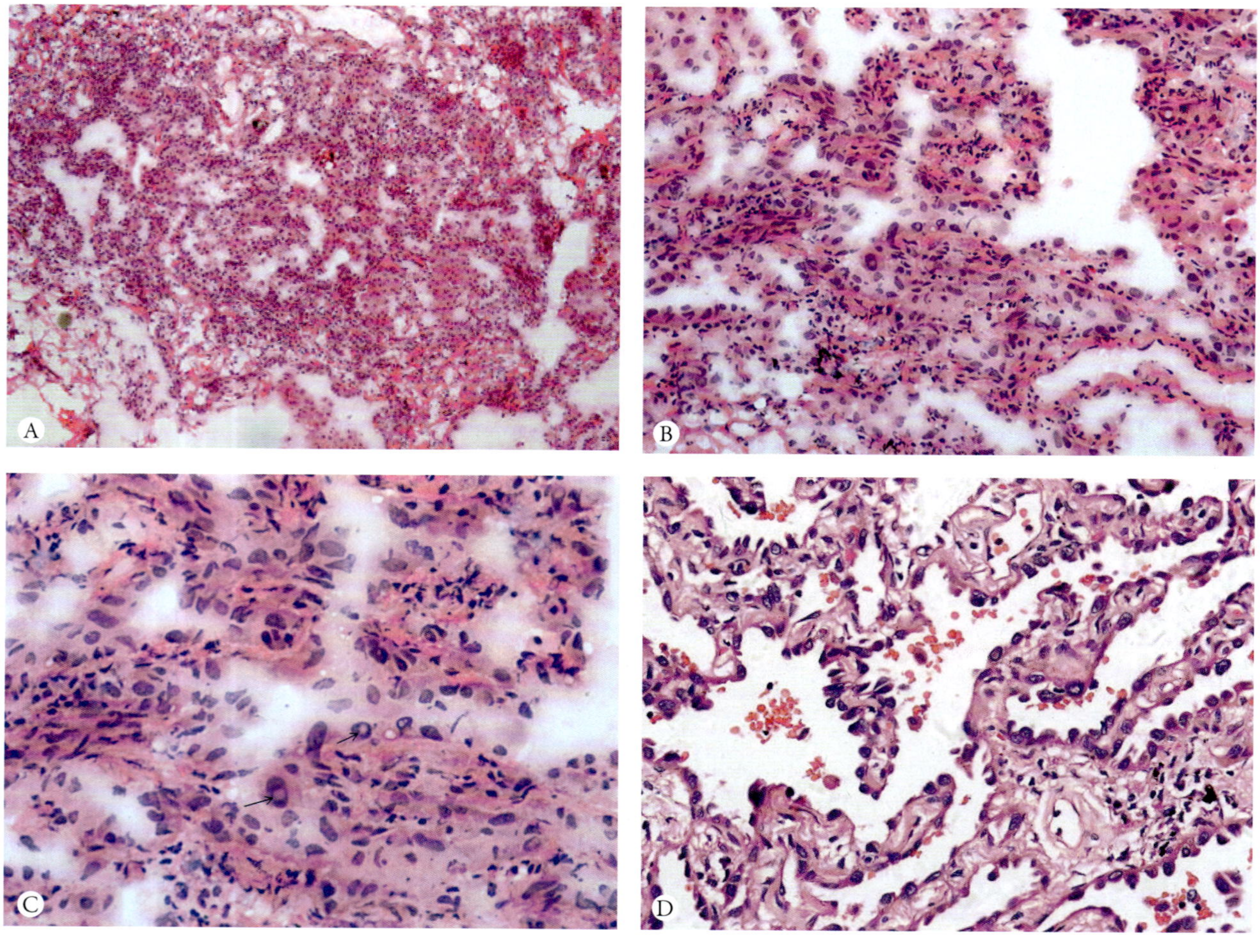

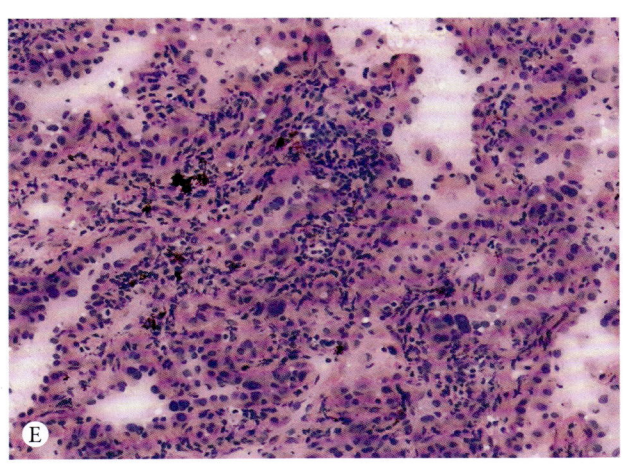
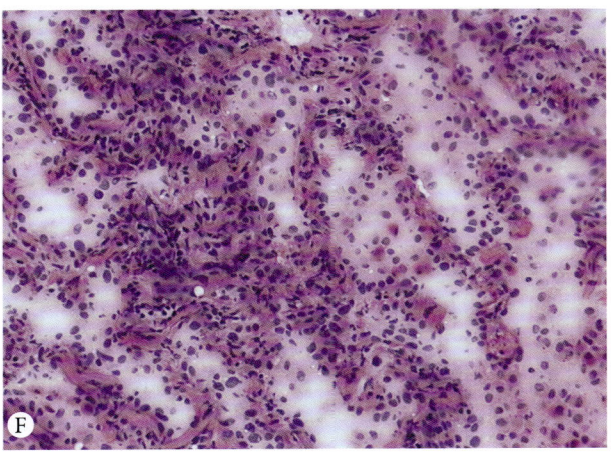

A.冷冻切片，图示因冷冻、制片等因素常造成肺泡受挤压而形成浸润肺间质的假象（中倍）；B.图A放大图（中倍）；C.冷冻切片，沿肺泡壁生长癌细胞可见核内包涵体，这一现象在肺原位腺癌中常可见到（高倍）；D.石蜡切片示肺泡伸展开后显示出原位腺癌细胞沿肺泡壁连续生长特征，并可见癌细胞核内包涵体，无肺间质侵犯（高倍）；E.冷冻切片，图示原位腺癌局部常可见肺泡因肺间质增生挤压造成肺泡与肺泡间隔关系不清，但并非真正的间质浸润（中倍）；F.冷冻切片，图示原位腺癌肺泡腔内可见较多的组织细胞聚集（中倍）。

图 5-2-23　非黏液型 AIS（3）

黏液型 AIS 极少见，黏液型 AIS 除肿瘤细胞沿着肺泡贴壁生长，无间质、血管或胸膜浸润外，其细胞呈柱状、细胞浆富含黏液及细胞核位于基底部等并无明显异型性，同时肉眼检查肿瘤与周围肺组织边界清楚，无邻近肺组织的粟粒样播散等（图 5-2-24）。

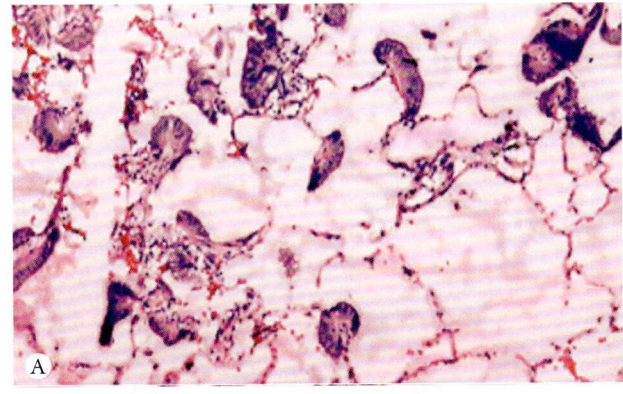
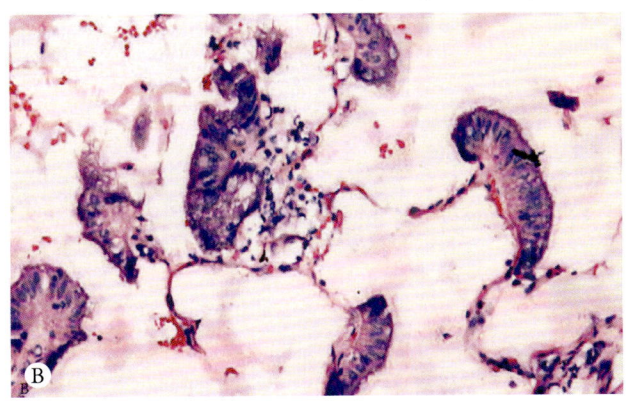
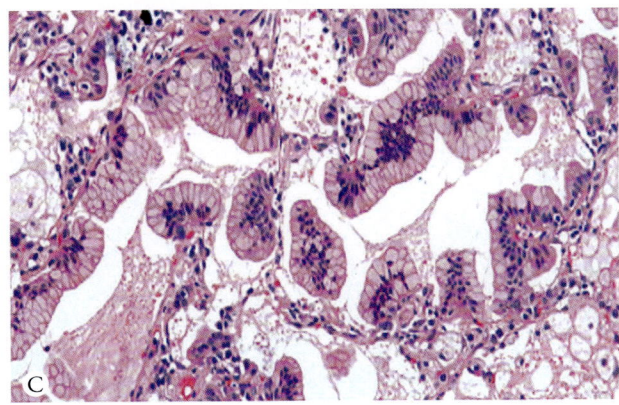

A.冷冻切片，图示癌细胞呈高柱状，细胞核位于基部，胞浆富含黏液（中倍）；B.冷冻切片，图A放大图（高倍）；C.石蜡切片示高柱状癌细胞沿肺泡壁呈簇状，断点非连续样排列，细胞核位于基底部并无明显异型（中倍）。

图 5-2-24　黏液型 AIS

诊断非黏液型 AIS 注意要点：① AIS 组织结构常变化多样，仅凭冷冻切片常难以分辨肿瘤是否侵犯肺间质和胸膜等，因此冷冻切片在区别 AIS 和微浸润性腺癌有一定困难，故经验不足者遇到上述问题时，可做出描述性诊断，如肺泡上皮细胞异型增生是否有肺间质侵犯待石蜡切片进一步明确，或伏壁样生长方式腺癌是否有肺间质侵犯待石蜡切片做最终明确（可参阅中华病理学会胸部疾病学组制定的《早期肺腺癌冷冻诊断规范共识》相关内容）。② 术中借助 CT 影像资料辅助诊断对 AIS 的诊断有重要价值，AIS 在 CT 上常表现为纯磨玻璃样结节。

3. 微浸润性腺癌（minimally invasive adenocarcinoma，MIA） 肿瘤细胞明显沿肺泡壁呈孤立性生长，表现为 ≤ 3 cm 的小腺癌，可伴有病变内 1 个或多个 ≤ 0.5 cm 浸润灶。多个浸润灶以最大直径浸润灶为准，而不是将多个大小不等的浸润灶的直径相加。绝大多数 MIA 也为非黏液型，黏液型 MIA 罕见。浸润成分判断标准是：① 肿瘤细胞除沿着肺泡壁生长外，还有腺癌的其他组织学亚型[如腺泡、乳头、微乳头和（或）实性以及较少见的胶样、肠型、胎儿型和（或）浸润性黏液性腺癌]成分（图 5-2-25）；② 肿瘤细胞浸润到肌纤维母细胞性间质中。当肿瘤内存在淋巴管、血管或胸膜侵犯及出现肿瘤性坏死时，不能诊断为 MIA，应直接诊断为浸润性腺癌。如果有以下情况：a. 多个浸润灶；b. 浸润区在多个玻片上；c. 浸润大小难以测量，可采用浸润性病灶的百分比之和乘以肿瘤的最大径，如数值 ≤ 0.5 cm；则诊断为 MIA（图 5-2-26）。MIA 在 TNM 分期中被定为 T1a 期。

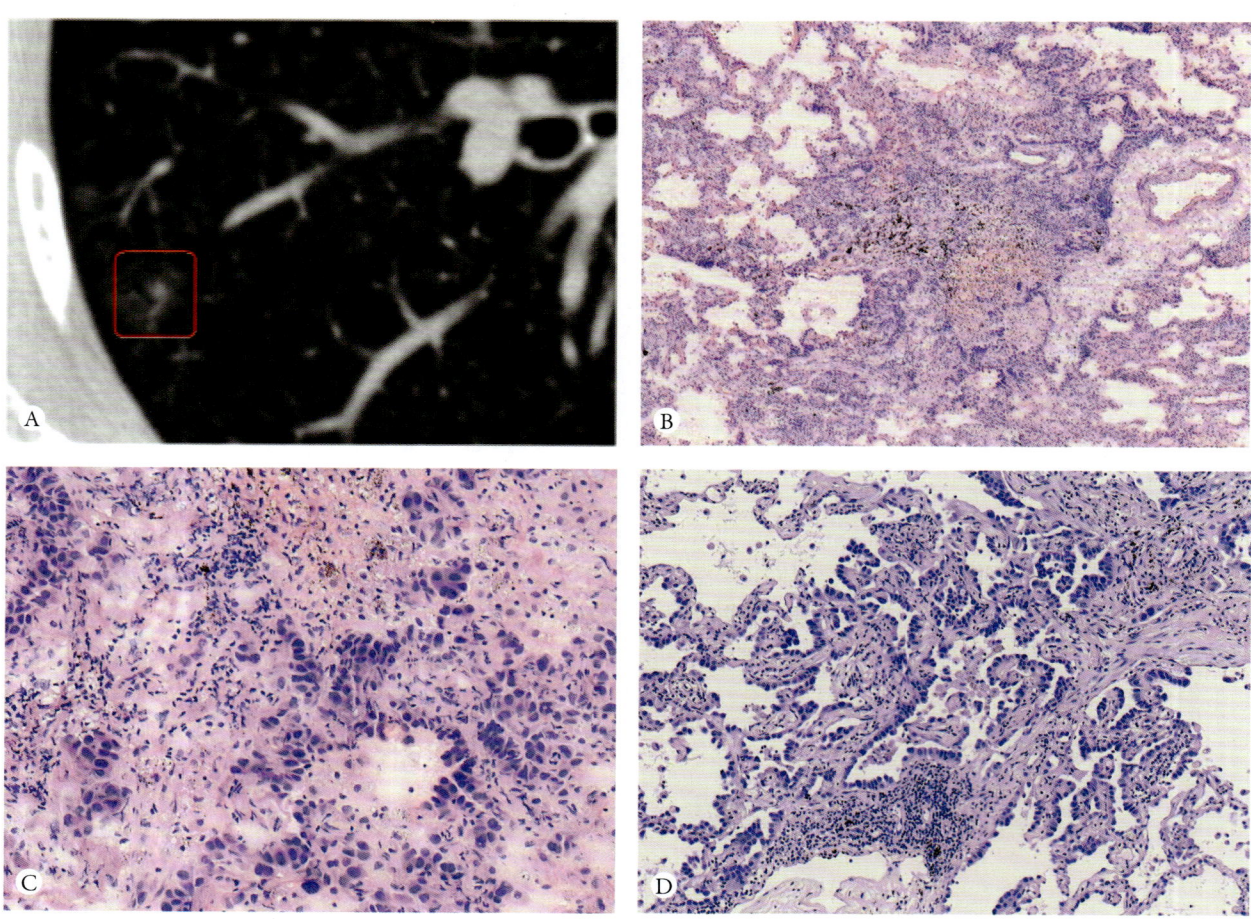

A. CT 可见右肺下叶外基底段一直径为 1.1 cm 的混合毛玻璃结节（低倍）；B. 冷冻切片示肿瘤区域以附壁为主生长，肿瘤中央部分可见浸润性病灶区，最大径 ≤ 0.5 cm；C. 冷冻切片示浸润性病灶区（高倍）；D. 本例术后石蜡切片示肿瘤的浸润性病灶区（中倍）。

图 5-2-25　**肺非黏液型微浸润性腺癌**

第五章　肺、胸膜与纵隔疾病

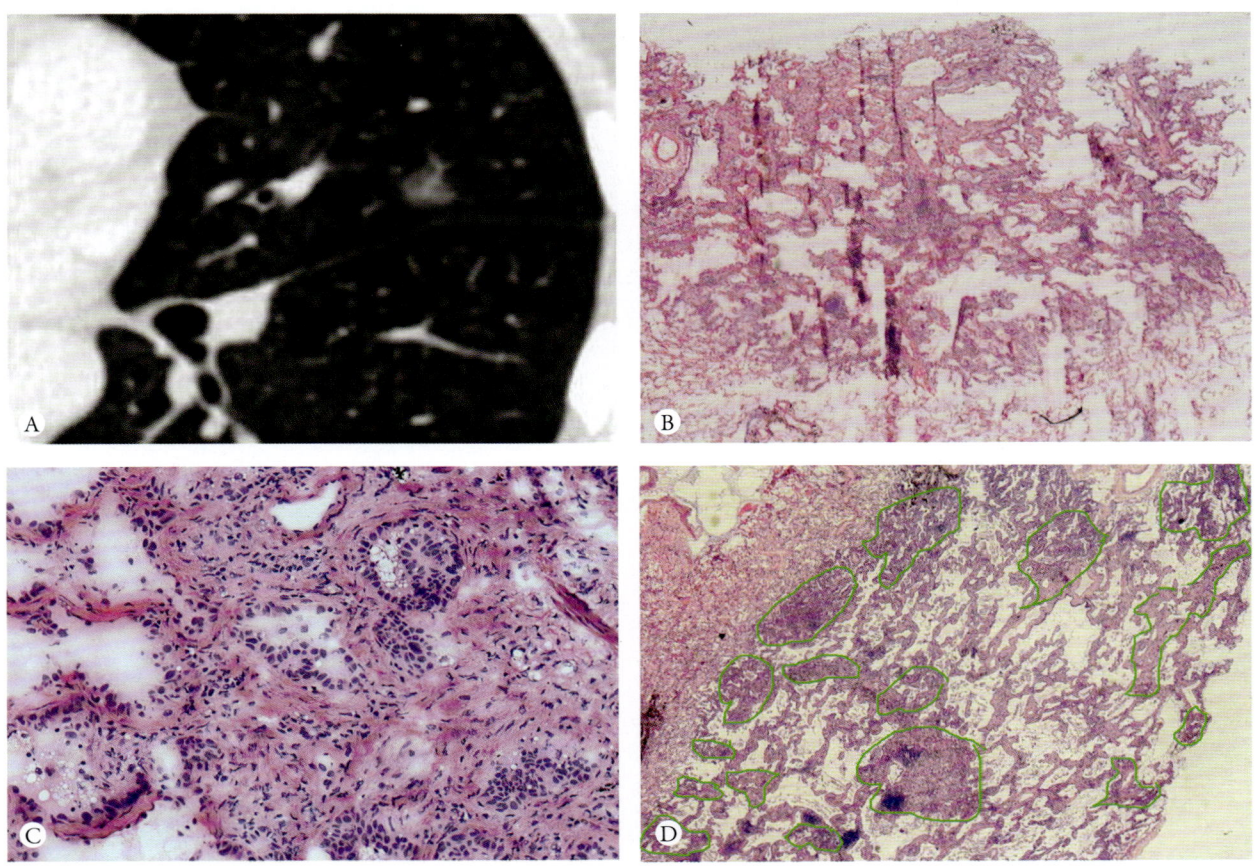

A. CT 见右肺下叶外基底段一直径为 1.2 cm 的混合毛玻璃结节；B. 冷冻切片示肿瘤部分区域是以附壁为主生长，部分区域是非附壁为主生长（低倍）；C. 冷冻切片示非附壁为主生长区域是腺泡型腺癌成分，侵犯肺间质（中倍）；D. 本例术中冷冻病理报告为"至少为微浸润性腺癌，浸润性腺癌不能除外"，本例的石蜡切片显示浸润性病灶成分约占全部肿瘤的 40%（绿线画出的部分），按 WHO 标准浸润性病灶的百分比之和乘以肿瘤最大径，其数值 ≤ 0.5 cm，故本例最终诊为微浸润性腺癌（低倍）。

图 5-2-26　肺微浸润性腺癌

诊断 MIA 需要注意的几个问题：①诊断 MIA 有两个概念要明确，其一是肿瘤一定是以附壁生长成分为主，如果一个肿瘤的浸润性腺癌成分超过了附壁生长成分，则应诊断为（小体积）浸润性腺癌（图 5-2-27）。其二浸润性腺癌成分是指组织形态没有疑问的浸润性腺癌，如腺泡型、乳头型、微乳头型、实体型、肠型、胎儿型和浸润性黏液腺癌（包括胶样腺癌）。目前国内最常见的浸润成分是腺泡型，少数是乳头型，其他类型少见或罕见。在一些原位腺癌中可出现肺实质塌陷和肺泡结构改变，要注意与腺泡型或乳头型腺癌区别。寻找肿瘤细胞浸润间质（常伴有肌成纤维细胞反应）有助于判定是否有浸润性腺癌成分（乳头型除外），此外，在非黏液性原位腺癌中可以有细胞重叠或轻度分层，但瘤细胞核非典型性通常很小或是低级别的。对一些似是而非的病灶（通常是旺炽性增生肺泡），不要轻易诊断为浸润性腺癌成分。②在一些浸润性腺癌中，可见到一些假性附壁样生长的组织学形态，其主要特点是其形成的肺泡腔异常扩大甚至畸形，其肿瘤细胞显示出一定程度的异型性，有些病例如仔细寻找可在异常扩大的泡腔周围发现小灶的间质侵犯。对这类型假性附壁样生长的肿瘤应等同于（高分化）腺泡型腺癌（图 5-2-28A、B）。③MIA 存在一定程度的组织异质性，术中冷冻诊断取材要尽量取到肿瘤最有诊断价值的组织（肿块质地最密实区），因为目前手术医师主要根据冷冻诊断病理报告决定患者手术切除范围，所以手术切除标本肉眼观察十分重要。④如在病灶中发现有纤维瘢痕区，则在其内或外周区域常可找到微小浸润病灶。⑤根据笔者的经验，肺的小结节病灶如果 > 1 cm，其发生微小浸润病灶的概率明显增加，如

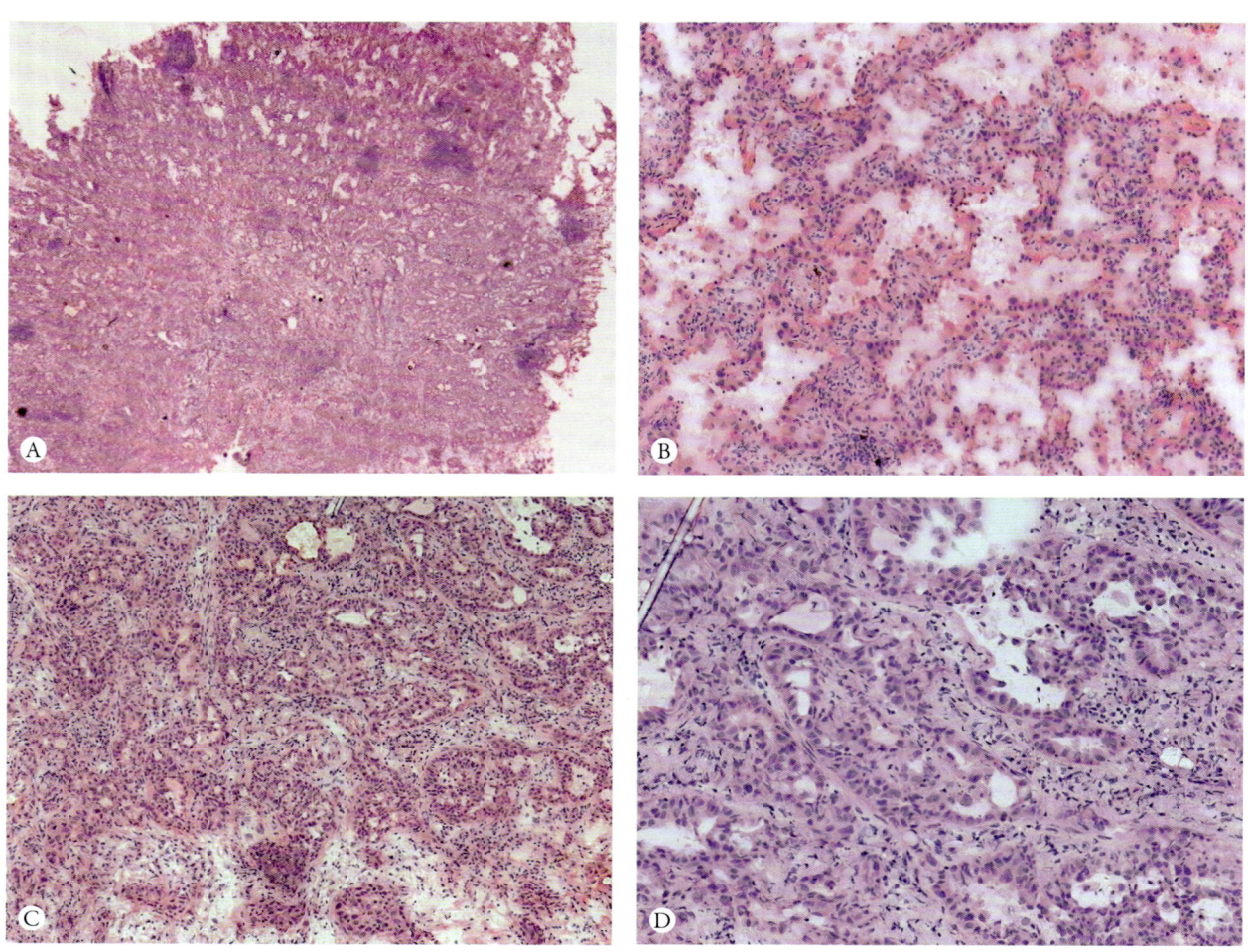

A. 冷冻切片示构成肿瘤主要成分是非附壁型浸润性腺癌（低倍）；B. 冷冻切片示肿瘤中有少部分成分是附壁生长（中倍）；C. 冷冻切片示非附壁为主生长区域是腺泡型腺癌成分（低倍）；D. 冷冻切片，为图C的放大图，本例冷冻切片直接诊断为（小体积）浸润性腺癌（中倍）。

图 5-2-27　肺（小体积）浸润性腺癌

小结节病灶＞1.5 cm 则更高。⑥根据国际肺癌研究协会病理研究委员会2023年发表的文章，对如何判定非黏液型肺腺癌浸润成分提出两个新观点，其一是肺泡医源性塌陷（iatrogenic collapse of the alveolar）：肺泡结构因各种人为因素而塌陷（如固定不良、取材和切片的外力等）使肺泡腔间隙减小，肿瘤细胞排列常显示折叠和簇状，形成假腺样结构，因切片横截面，还可形成乳头样结构，常易被误判为浸润性成分（图5-2-28C、D）。该文章还提出了有助于识别肺泡医源性塌陷组织学特征，首先是医源性塌陷的肺泡细胞是单层排列且肺泡或管腔样结构规则排列；其次是在塌陷的肺泡中，常可见巨噬细胞聚集，如果巨噬细胞丰富时常可形成周围以塌陷的肺泡原有的形态结构。第二个新观点是肺泡上皮细胞广泛性增生（extensive epithelial proliferation，EEP）。EEP的特征是肺泡内壁多层上皮细胞增生，而且通常表现出高级别细胞学特征（细胞核增大，核质比增加，核多形性）（图5-2-28 E、F），由于缺少浸润性腺癌常见的特征常会被认为是附壁生长模式。但EEP是一种新的浸润性腺癌模式，目前尚不能用于腺癌的分级。

第五章 肺、胸膜与纵隔疾病

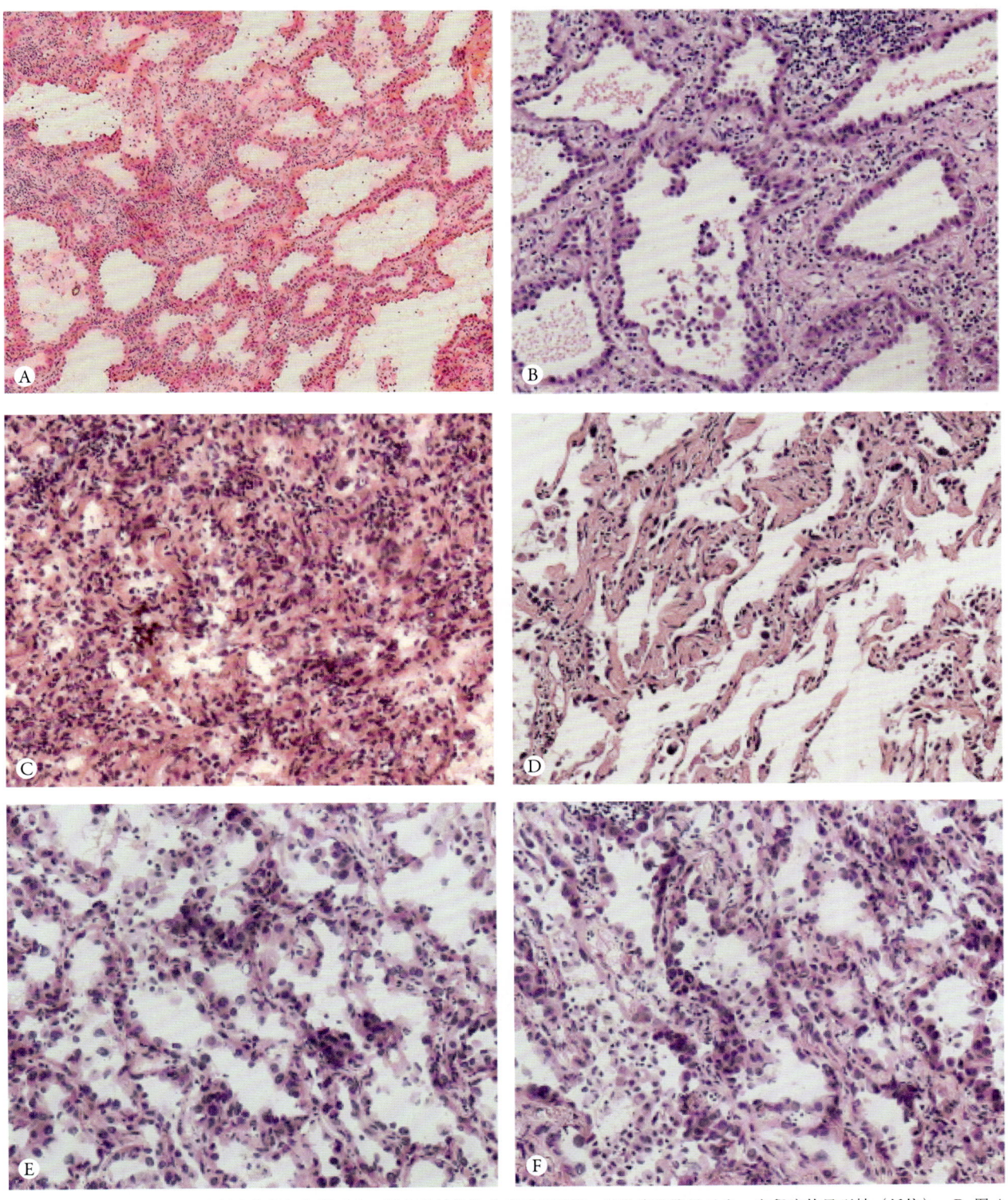

A. 冷冻切片示假性附壁样生长的组织学形态，肺泡腔异常扩大甚至有畸形，其肿瘤细胞显示出一定程度的异型性（低倍）；B. 图A同例术后石蜡切片示异常扩大的腺泡腔周围可见小灶性的肺间质侵犯（中倍）；C. 冷冻切片示肺泡医源性塌陷，肺泡结构在冷冻切片制片过程中因人为因素而塌陷，使肺泡间隙减小，结构混乱（中倍）；D. 图C同例术后石蜡切片示肺泡结构恢复可见（中倍）；E. 冷冻切片示EEP，部分肿瘤性肺泡上皮细胞增生明显（多层排列）（中倍）；F. 冷冻切片示EEP，部分肿瘤性肺泡上皮细胞多层排列并表现出高级别细胞学特征（中倍）。

图 5-2-28 诊断 MIA 需要注意的几个病理特征

由于冷冻切片所存在的技术缺陷，以及早期肺腺癌本身存在的组织异质性等因素，增加了早期肺腺癌（原位腺癌、微浸润腺癌）冷冻切片病理诊断的不确定性。为此，推荐使用中华病理学会胸部疾病学组制定的《早期肺腺癌冷冻诊断规范共识》，有关原位腺癌、微浸润性腺癌的具体内容如下。

（1）非黏液型原位腺癌相关冷冻切片诊断用词

① 符合原位腺癌：冷冻切片见肿瘤细胞呈纯的附壁样生长方式，病灶内缺少明显的实变区（纤维化或炎性病变），或仅有小的镜下实变区但未见肿瘤间质侵犯，CT 示纯的磨玻璃样影，可做出符合原位腺癌的病理诊断。

② 倾向原位腺癌：冷冻切片见肿瘤细胞附壁样生长方式，但出现局灶的组织密度增加，其内的肿瘤细胞与间质关系不清，参考 CT 相关检查资料后，可做出倾向原位腺癌的诊断，但需石蜡切片进一步证实病理诊断。

（2）非黏液型微浸润性腺癌相关冷冻切片诊断用词

① 符合微浸润性腺癌：冷冻切片见肿瘤细胞以附壁样生长为主，局灶实变区内见肿瘤细胞浸润到肺间质组织内，或虽没有出现实变区，但局部出现附壁生长以外的生长模式，上述两种情况浸润的最大直径均 < 0.5 cm，结合 CT 相关检查资料，可诊断为微浸润性腺癌。

② 微浸润性腺癌可能性大：冷冻切片下见肿瘤细胞以附壁样生长为主，小灶/小区/少部分疑有间质浸润，参考 CT 相关检查资料后，可诊断为微浸润性腺癌可能性较大，但需石蜡切片进一步明确。

③ 至少为微浸润性腺癌，浸润性腺癌不能除外：冷冻切片内见肿瘤细胞以附壁样生长为主，部分区域存在明确的间质浸润，但无法评估浸润范围或无法确定浸润的最大直径是否 ≥ 0.5 cm，此时可诊断为微浸润性腺癌，浸润性腺癌不能除外，待石蜡切片进一步明确。

4. 非黏液型浸润性腺癌　CT 示实性占位性肿块。手术切除的大体标本肿瘤呈实性，质地较硬脆，与非浸润性腺癌不同的是多数浸润性腺癌与周围肺组织边界相对比较清楚。非黏液型浸润性腺癌（图 5-2-29）目前分为浸润性腺癌、腺泡型腺癌、乳头状腺癌、实性腺癌及微乳头型腺癌（图 5-2-30）。有数据表明 > 2 cm 的浸润性腺癌多为混合性腺癌。因此在冷冻切片仅做出肺原发性浸润性腺癌诊断已能满足临床诊断要求。诊断浸润性腺癌关键是找到肿瘤组织侵犯间质及脉管和胸膜的证据。见到乳头状成分也是浸润性腺癌的诊断依据。由于冷冻切片受取材的局限，故通常仅做出肺浸润性腺癌的诊断，而分型有待石蜡切片确诊。

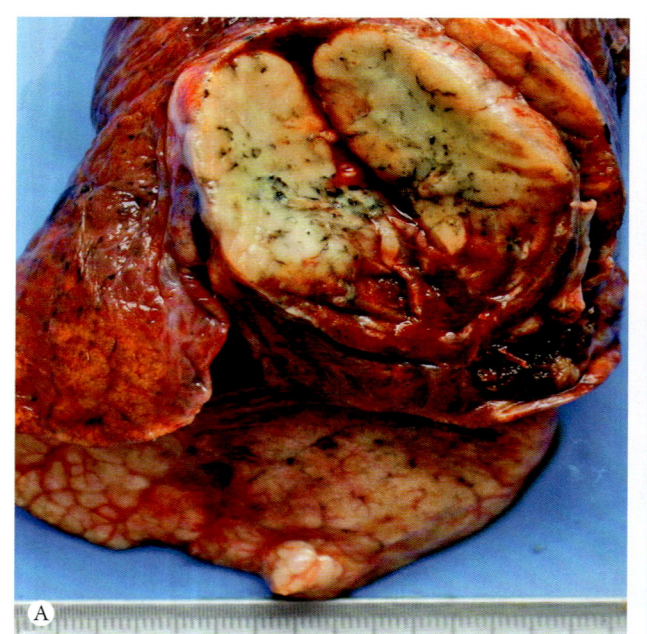

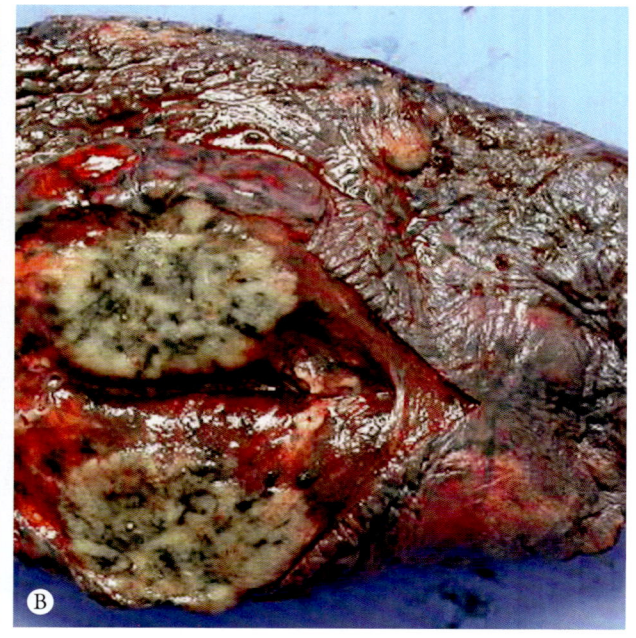

第五章 肺、胸膜与纵隔疾病

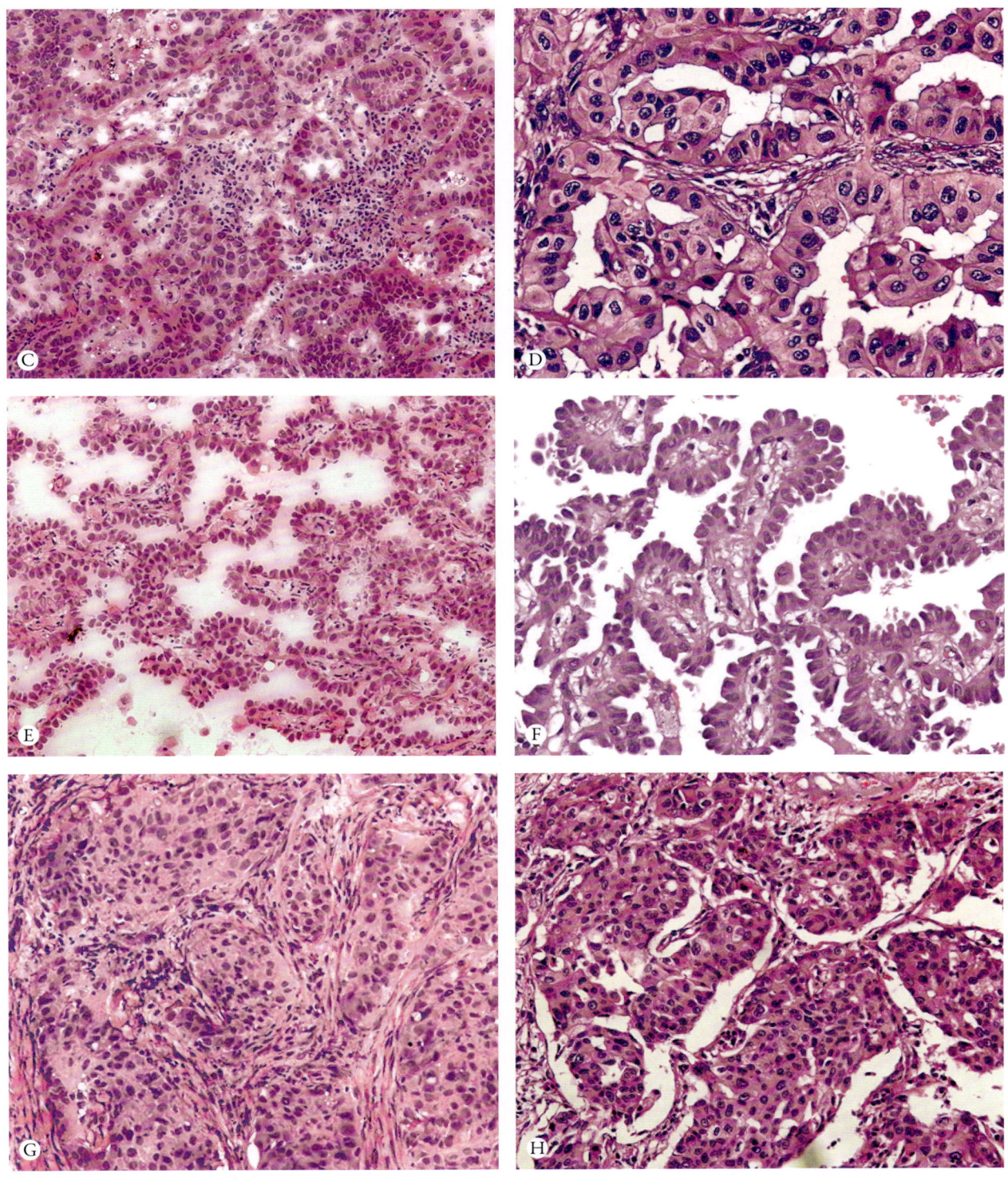

A.肺浸润性腺癌大体标本示肿瘤呈实性质地较硬脆，与周围肺组织边界相对比较清楚；B.肺浸润性腺癌大体标本示肿瘤灰白灰黑相间与肺组织边界相对比较清楚；C.腺泡型腺癌冷冻切片组织图像（中倍）；D.腺泡型腺癌石蜡切片组织图像（高倍）；E.乳头状腺癌冷冻切片组织图像（中倍）；F.乳头状腺癌石蜡切片组织图像（中倍）；G.实性腺癌冷冻切片组织图像（中倍）；H.实性腺癌石蜡切片组织图像（中倍）。

图 5-2-29　非黏液型浸润性腺癌

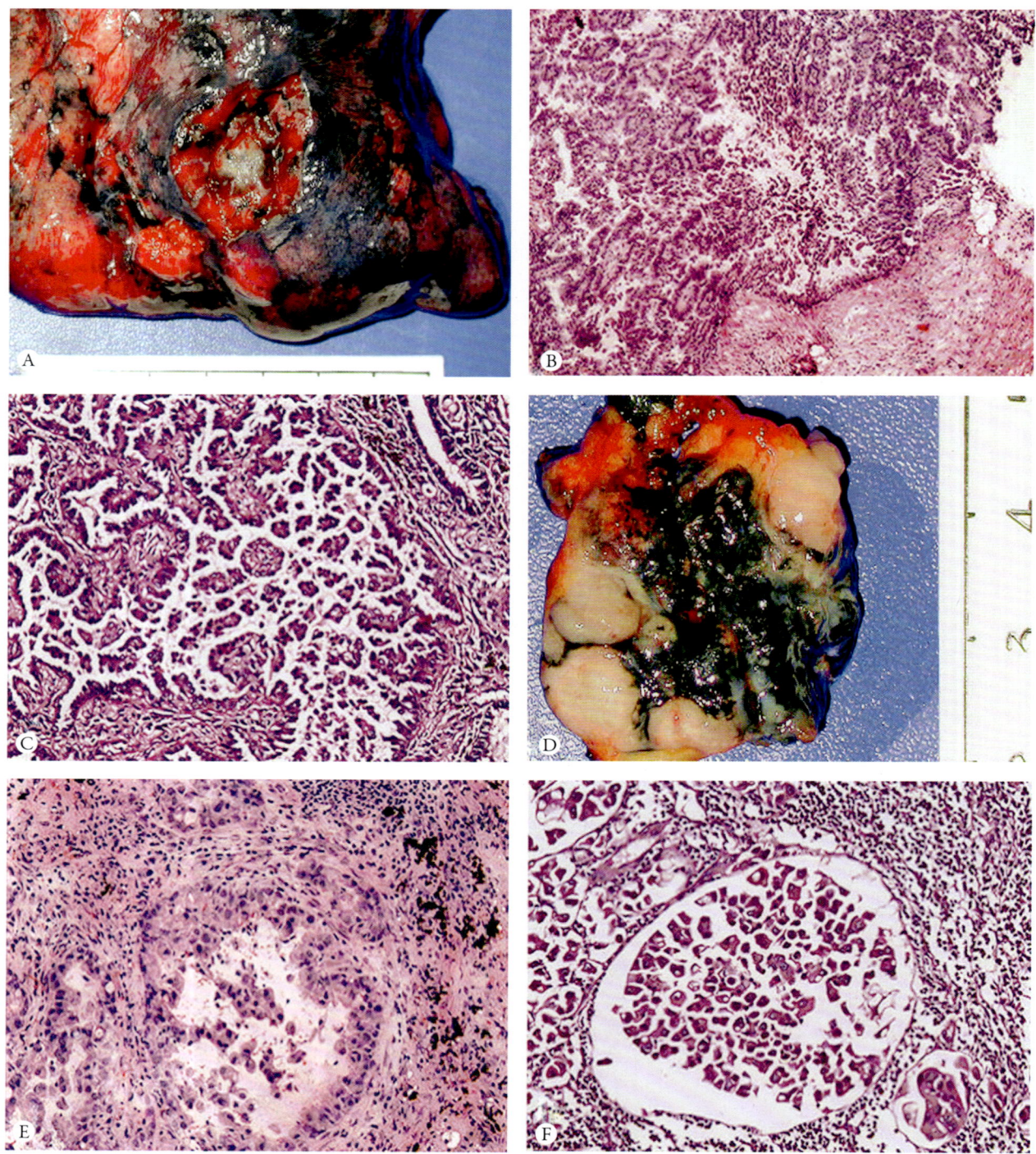

A. 手术切除标本，肿瘤呈灰白色实性，肿瘤体积通常相对较小；B. 冷冻切片，肿瘤组织中央缺乏纤维血管轴心（中倍）；C. 石蜡切片，肿瘤细胞小，呈立方形，乳头呈簇状生长（中倍）；D. 图A同一病例纵隔淋巴结肿瘤转移切除标本，转移肿瘤病灶大于原发病灶；E. 冷冻切片，呈簇状生长的癌细胞转移结节（中倍）；F. 微乳头型腺癌纵隔淋巴结转移石蜡切片示微乳头腺癌细胞团（中倍）。

图 5-2-30　微乳头型腺癌

5. 黏液型浸润性腺癌　CT示肺实性占位。显微镜下特点为肿瘤细胞呈杯状或柱状细胞，含有大量的细胞内黏液。细胞的不典型性通常不明显或缺如。肺泡腔内常含有黏液。黏液型浸润性腺癌（图5-2-31）需要与产生黏液的腺癌相鉴别（后者缺乏杯状细胞或柱状细胞的形态）。

第五章 肺、胸膜与纵隔疾病

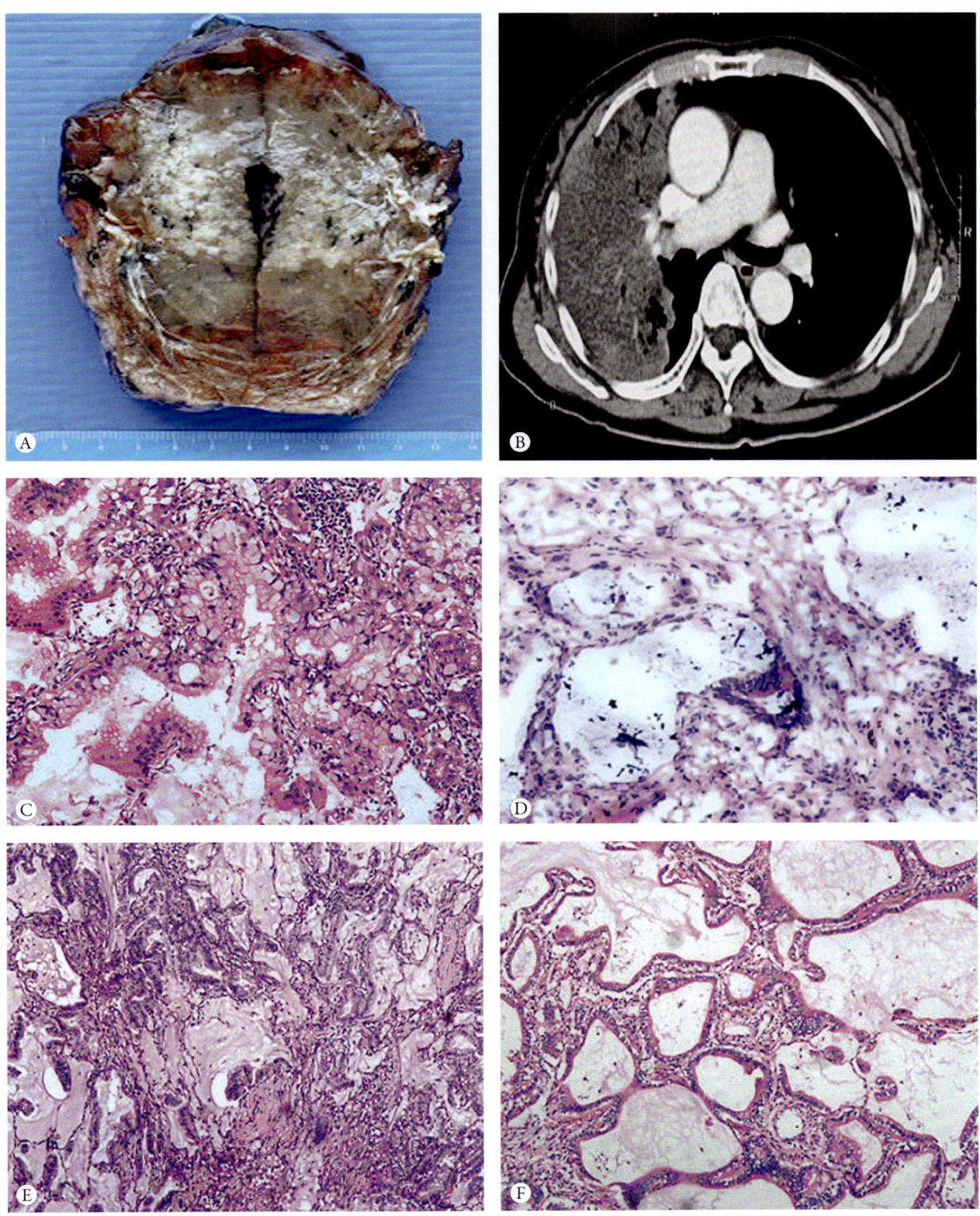

A. 大体标本，肿瘤切面呈现灰白及黏冻改变并与周围肺组织边界不清；B. CT 示右肺下叶显示实性占位；C. 冷冻切片示肿瘤细胞呈杯状或柱状细胞，含有细胞内黏液（高倍）；D. 冷冻切片示肺泡腔内常含有黏液（高倍）；E. 石蜡切片示肿瘤细胞呈杯状或柱状细胞，含有细胞内黏液（中倍）；F. 石蜡切片示肿瘤细胞肺泡腔内常含有黏液（中倍）。

图 5-2-31　黏液型浸润性腺癌

6. 肺胶样癌 一种不常见的侵袭性肺腺癌，其表现为大量的细胞外黏液，致使肺泡腔扩张并破坏肺泡壁和肺泡腔。肿瘤由杯状细胞和柱状细胞组成，细胞可无明显异型，肿瘤细胞分泌大量细胞外黏液并形成黏液池，常可见肿瘤细胞漂浮在黏液池中（图5-2-32）。肉眼检查肿瘤切面可见大量黏液成分是这类肿瘤的一个特点。

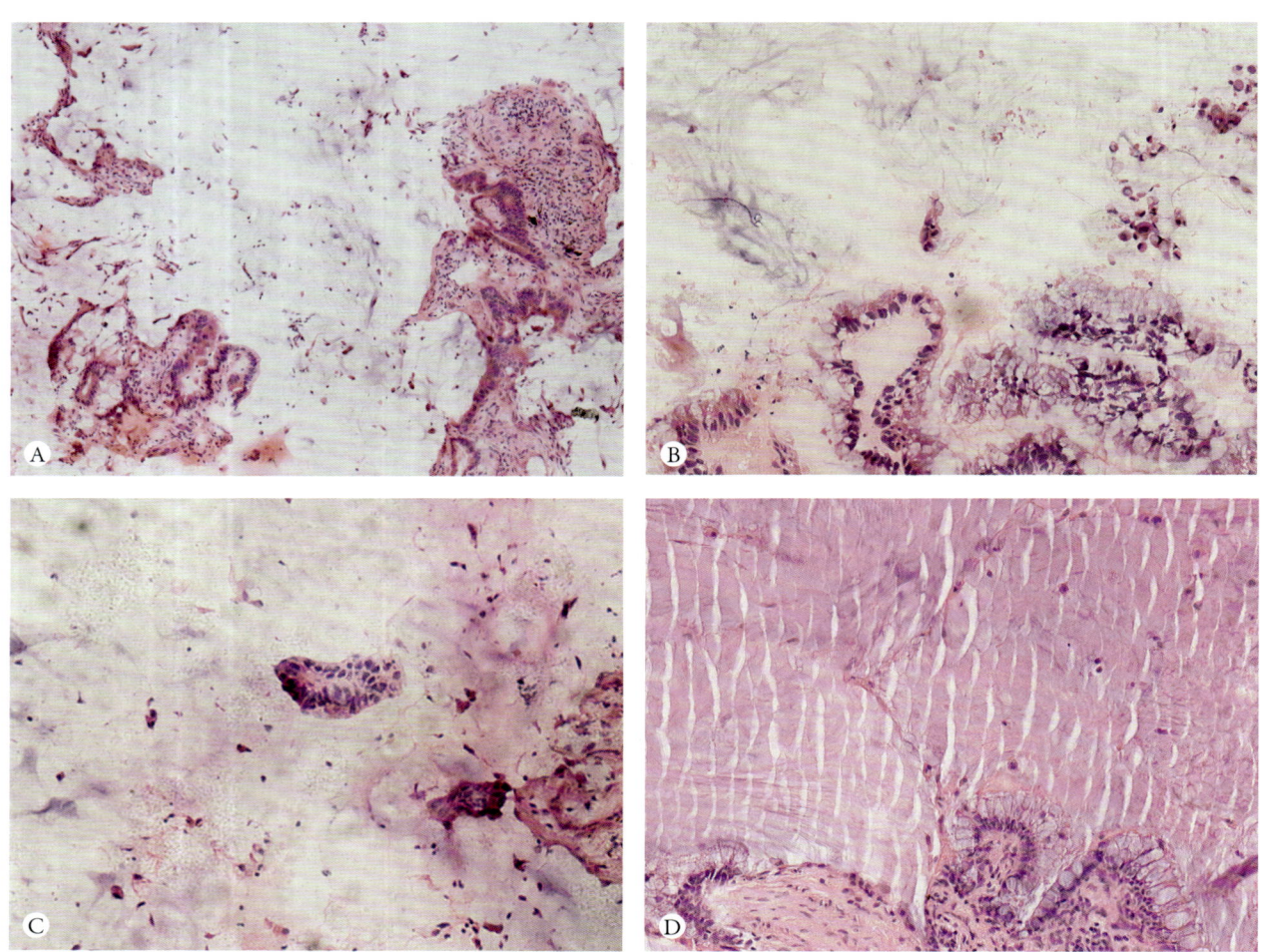

A. 冷冻切片示肿瘤内大量细胞外黏液形成黏液池（中倍）；B. 冷冻切片示肿瘤由杯状细胞和柱状细胞组成（中倍）；C. 冷冻切片常可见肿瘤细胞漂浮在黏液池中（中倍）；D. 石蜡切片示肿瘤由杯状细胞和柱状细胞组成，肿瘤细胞分泌大量细胞外黏液并形成黏液池（中倍）。

图 5-2-32 **肺胶样癌**

7. 肺胎儿型腺癌 一种类似于发育中的胎儿肺（假腺管期）的肺腺癌。肿瘤多由假复层柱状细胞组成并构成复杂性腺体组织或呈乳头状或筛状结构，常规石蜡切片肿瘤细胞可见富含糖原的透明胞质，也可呈现轻度嗜酸性并形成核下空泡。但在冷冻切片上这一特征并不明显，仔细观察仍可以见到肿瘤细胞胞浆内存有小空泡（图5-2-33）。

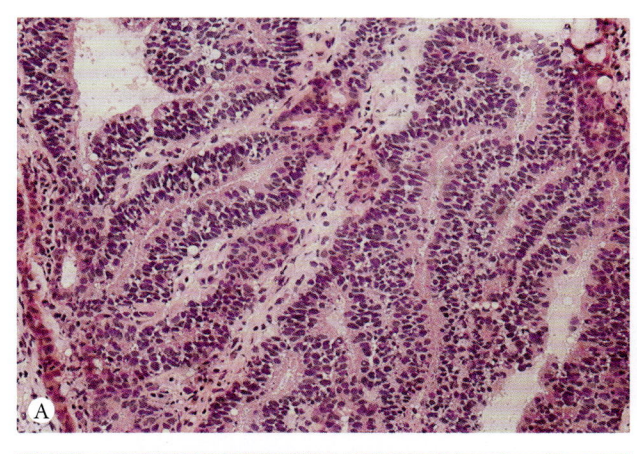
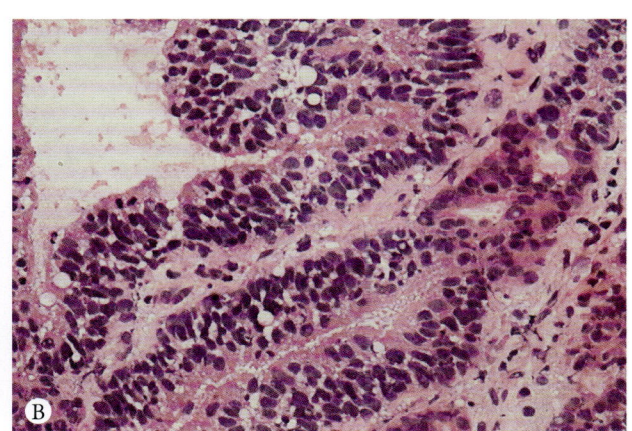
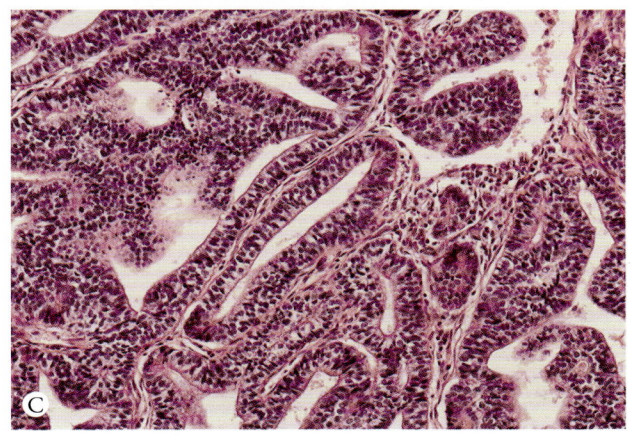

A.冷冻切片示肿瘤由假复层柱状细胞组成并构成复杂性腺体（中倍）；B.冷冻切片示肿瘤细胞胞浆为存有小空泡（高倍）；C.石蜡切片，肿瘤形似发育中的胎儿假腺管期肺组织，肿瘤由假复层柱状细胞构成管状腺体（中倍）。

图 5-2-33　肺胎儿型腺癌

8.肺肠型腺癌　由具有结直肠腺癌某些形态学和免疫表型特点的成分组成，且肠分化成分占肿瘤的 50% 以上（图 5-2-34）。肠型腺癌与转移性的结直肠癌相比，其肿瘤的异质性比较大，常伴有其他肺腺癌组织学亚型成分，这一点在鉴别诊断上很重要。此外了解是否有结直肠癌病史对鉴别诊断也十分重要。约有半数的肺原发性肠型腺癌病例至少表达一种结直肠癌的标记物（CDX2、CK20 或 MUC2），部分病例表达 CK7 和 TTF-1，可以与转移性结直肠癌区分开来。原发性肺腺癌如果组织学结构像结直肠癌，但缺乏肠型分化的免疫酶标的表达，最好诊断为肺腺癌伴肠型形态。

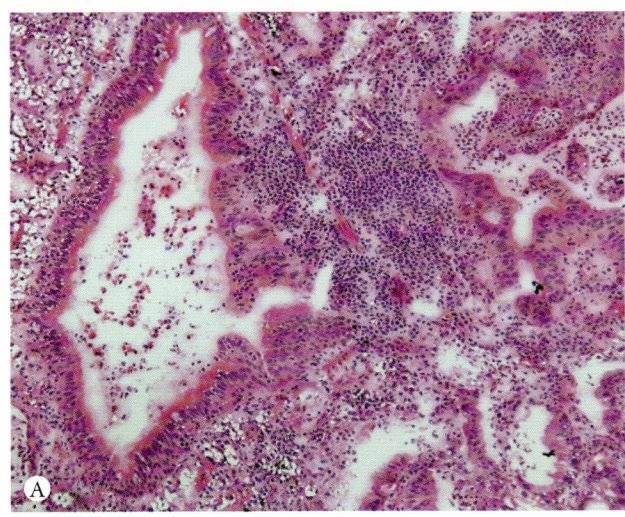
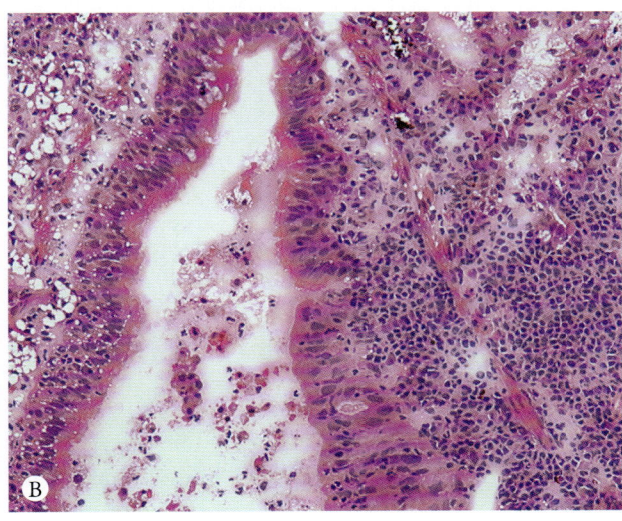

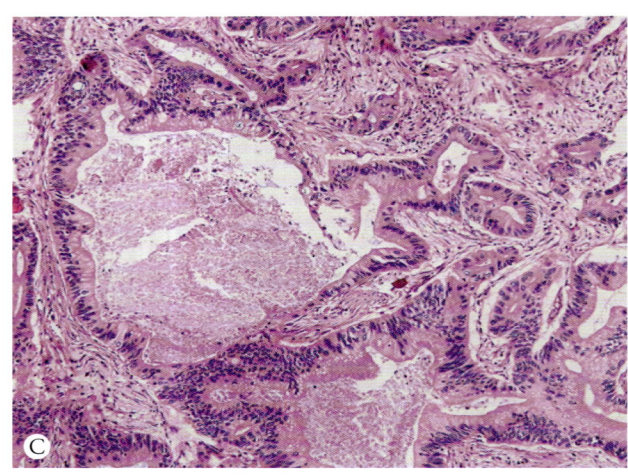
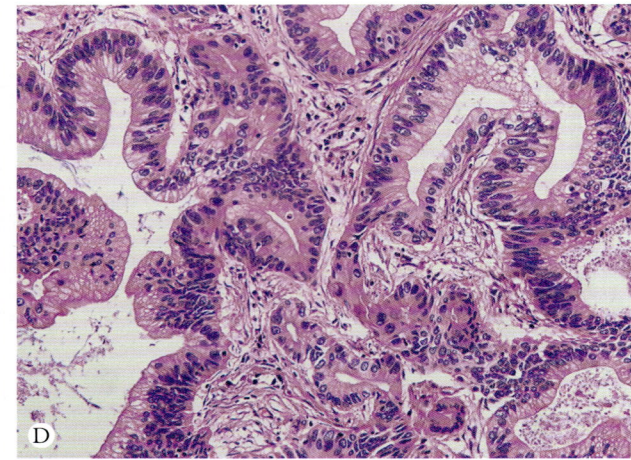

A. 冷冻切片，包括腺管样或乳头状结构（低倍）；B. 冷冻切片，肿瘤细胞多数为假复层高柱状（中倍）；C. 石蜡切片，被覆的肿瘤细胞多数为假复层高柱状，腔内有坏死（低倍）；D. 为图C放大图（中倍）。

图 5-2-34　肺肠型腺癌

点评

由于肺浸润性腺癌的异质性，往往由双向或多向分化的细胞组成，而非单一分化的细胞。对肿瘤多点取材，多种成分更容易见到。在冷冻切片中仅取一块组织，冷冻切片的切片报告组织学类型与石蜡切片多处取材后报告的组织学类型不完全一致，故在术中冷冻切片诊断报告可以报浸润性腺癌，类型待定。

（三）肺其他类型非小细胞癌

肺其他非小细胞癌包括腺鳞癌、大细胞癌、肺淋巴上皮癌、肺肉瘤样癌、肺母细胞瘤等。

1. 腺鳞癌　由鳞癌和腺癌两种成分组成，每种成分至少占10%。由于冷冻切片（图5-2-35）受取材的局限性，故通常仅做出以腺癌为主或以鳞癌为主的非小细胞癌的诊断，而分型有待石蜡切片确诊。

2. 大细胞癌（large cell carcinoma，LCC）　LCC是分化低的非小细胞癌。肿瘤由成片或巢状排列的大多边形细胞组成，癌细胞大，核圆形或卵圆形、空泡状、核仁明显，核分裂象易见，胞浆中等量，细胞边界清楚。诊断LCC时必须先排除鳞状细胞癌、腺癌和小细胞癌。由于冷冻切片受取材的局限性，故通常仅做出非小细胞癌或低分化非小细胞癌的诊断，而分型待石蜡切片确诊（图5-2-36）。

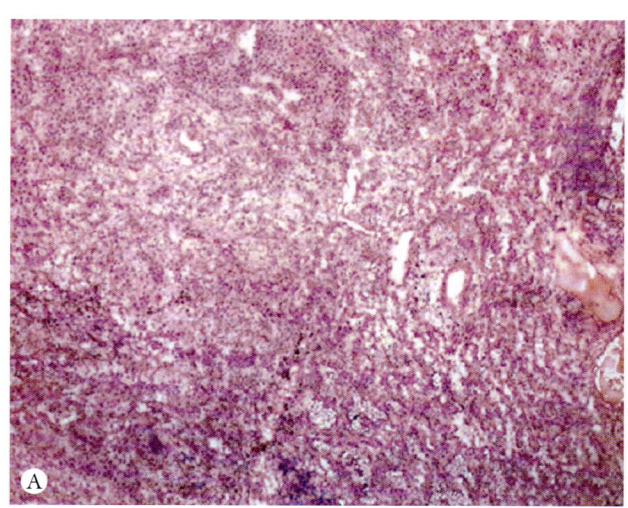
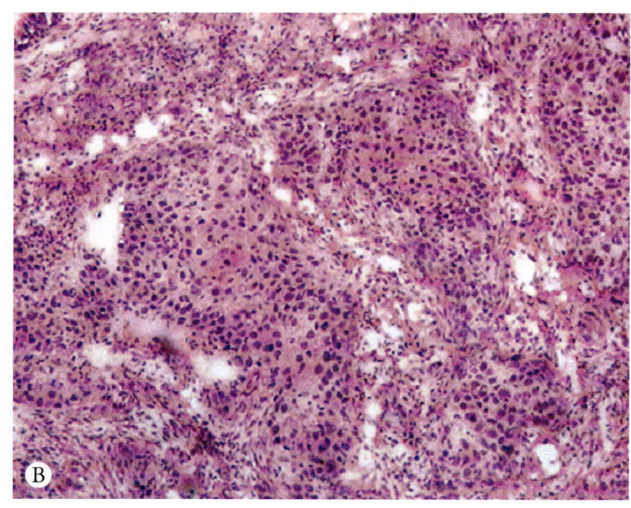

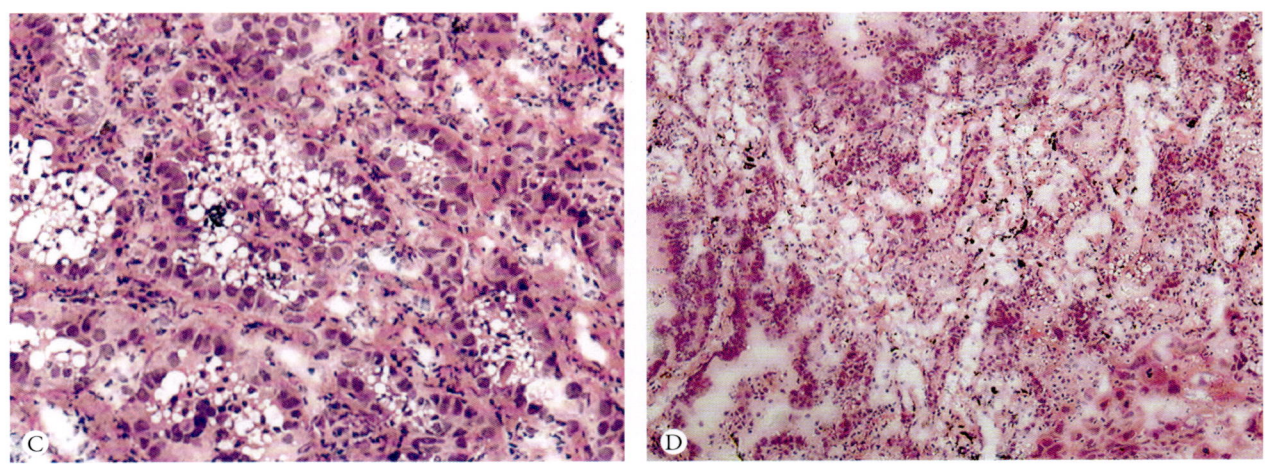

A.冷冻切片示鳞癌成分主要在图片上部，右下角是腺癌成分（低倍）；B.冷冻切片示鳞癌成分，见有角珠形成（中倍）；C.冷冻切片示腺癌成分（高倍）；D.冷冻切片示腺癌成分主要在图片上部，右下角是鳞癌成分（中倍）。

图 5-2-35　肺腺鳞癌

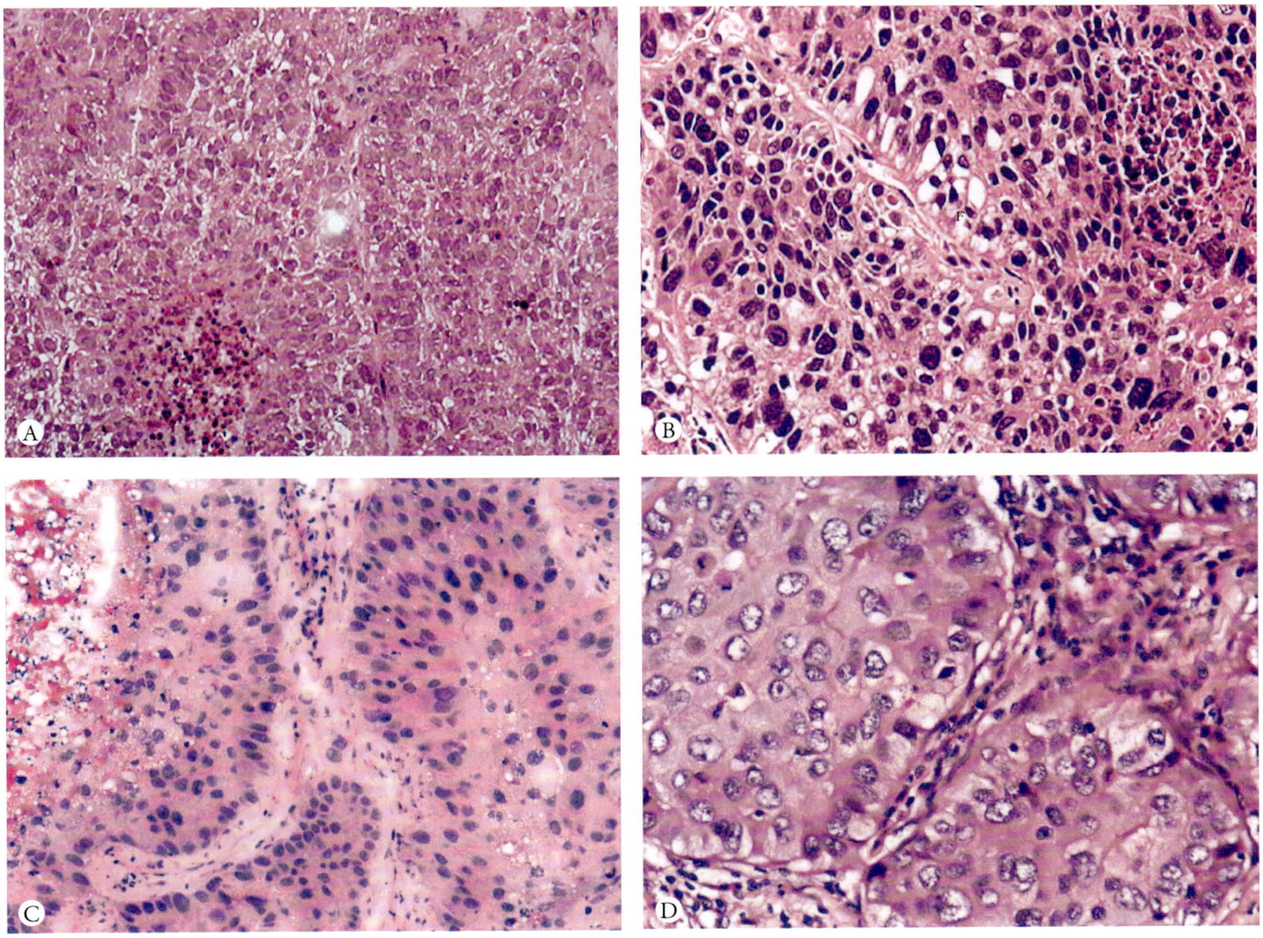

A.冷冻切片示肿瘤由成片或巢状排列的多边形细胞组成并有粉刺样坏死（高倍）；B.石蜡切片示癌细胞大，呈核圆形或卵圆形，空泡状，核仁明显（高倍）；C.冷冻切片示肿瘤成巢状排列，肿瘤细胞呈多边形，见有坏死（高倍）；D.石蜡切片示癌细胞大，核呈空泡状，核仁明显，胞浆丰富（高倍）。

图 5-2-36　肺大细胞癌

3. 肺淋巴上皮癌 一种伴有不同数量淋巴浆细胞浸润的低分化鳞状细胞癌（图5-2-37），常与感染EBV相关。癌细胞多呈合体细胞样生长，胞质嗜酸性，核大、空泡状，常伴有嗜酸性核仁。瘤细胞呈不规则岛状或弥漫性片状生长，在瘤细胞岛内和岛之间有明显的淋巴浆细胞浸润。在少数情况下，淋巴浆细胞浸润不太明显，导致形态类似于非角化型鳞状细胞癌。

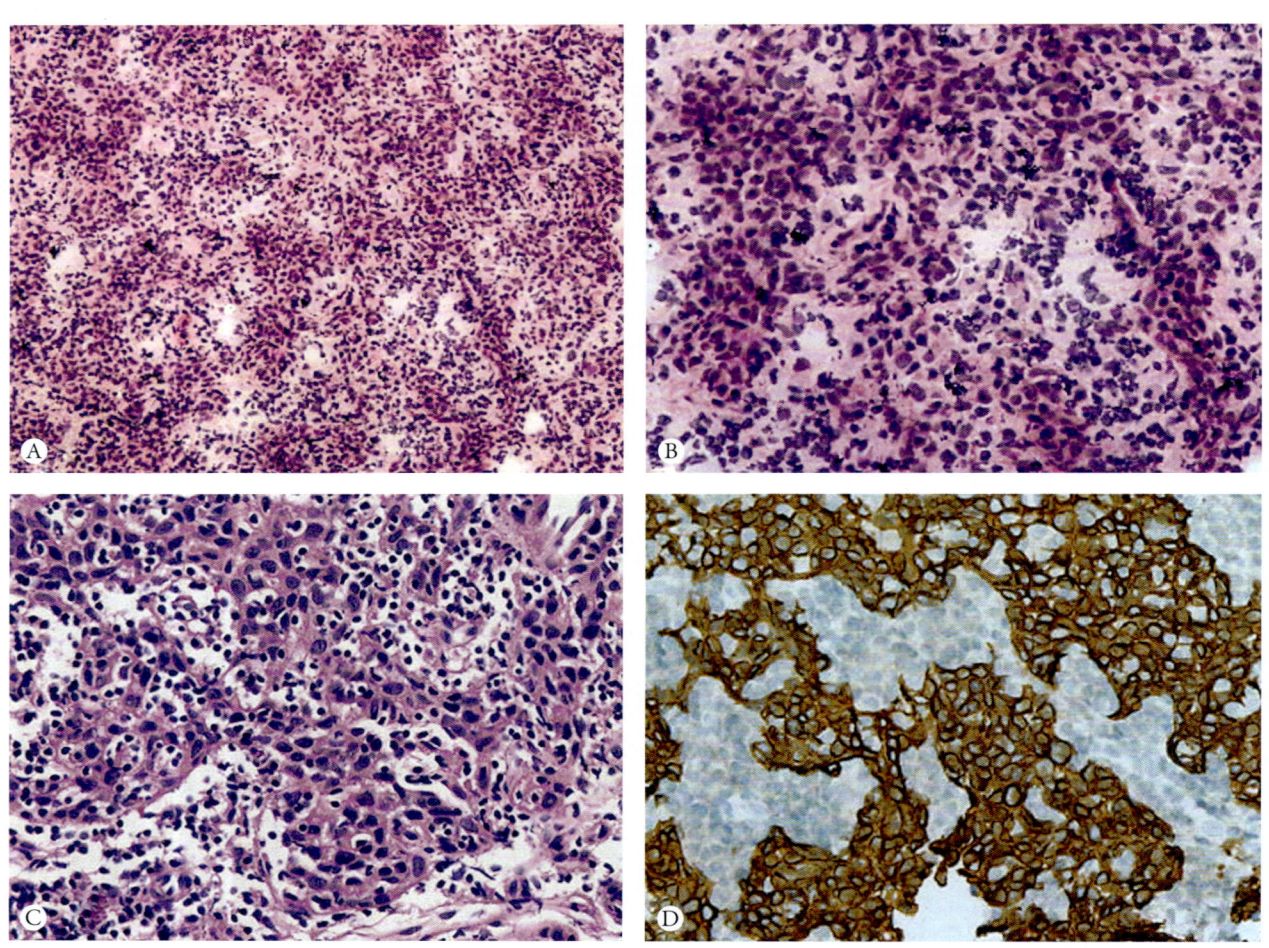

A. 冷冻切片示在淋巴细胞浸润下见成片的边界不清的上皮细胞（中倍）；B. 冷冻切片示上皮细胞与淋巴细胞相互间融合，边界不清（高倍）；C. 石蜡切片示癌细胞排列成片状或巢状，有大量淋巴细胞浸润（高倍）；D. 免疫组化CK染色显示肿瘤细胞在淋巴细胞中呈片状或网状生长（高倍）。

图 5-2-37　肺淋巴上皮癌

4. 肺肉瘤样癌 一组含有肉瘤或肉瘤样［梭形细胞和（或）巨细胞］（图5-2-38）成分的低分化非小细胞肺癌（NSCLC）。可分为4个亚群。

（1）多形性癌可以完全由恶性梭形细胞和巨细胞组成，也可以同时含有腺癌、SCC和LCC等低分化的NSCLC成分。后一种情况，梭形细胞和巨细胞成分占肿瘤的10%。

（2）梭形细胞癌肿瘤仅由恶性梭形细胞组成，无明确腺癌、SCC、LCC或巨细胞癌成分。梭形细胞排列成束状和巢状，常可同时表达CK、CEA、波形蛋白和TTF-1。肿瘤内可有散在的淋巴细胞和浆细胞浸润，当炎症细胞浸润显著时，需与炎性肌纤维母细胞瘤鉴别。

（3）巨细胞癌（giant cell carcinoma，GCC）细胞大、核单个或多个，细胞明显畸形。癌细胞相互松散排列，常有大量炎性细胞，尤其是中性粒细胞浸润。GCC中巨细胞也可同时表达CK、波形蛋白和TTF-1。

（4）癌肉瘤由NSCLC成分和有明确分化的真正肉瘤成分组成。肉瘤成分为恶性软骨、骨或横纹肌等。

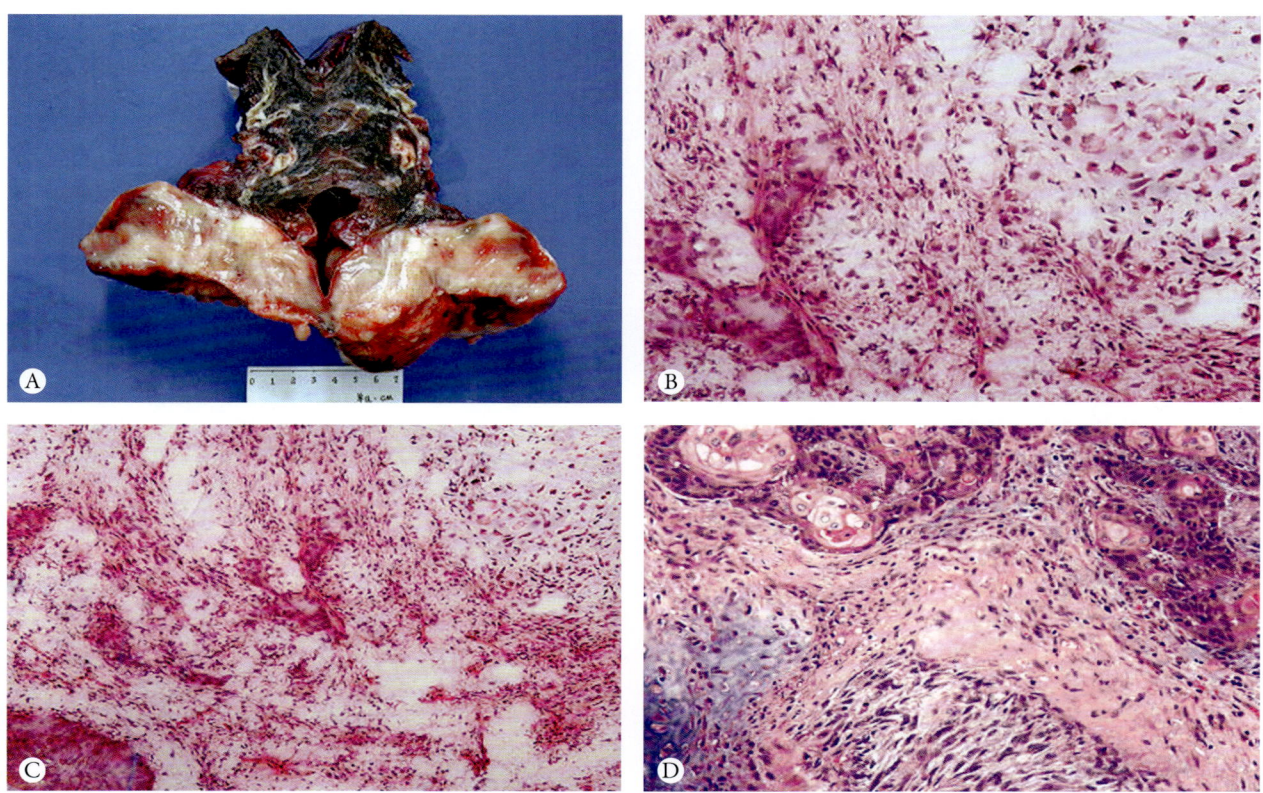

A. 手术切除标本，图示肿瘤切面质地湿嫩呈鱼肉状；B. 冷冻切片示切片左下见鳞癌组织，右上见软骨肉瘤成分中间见梭形细胞肉瘤成分（中倍）；C. 冷冻切片见鳞癌组织、软骨肉瘤成分及梭形细胞肉瘤成分（低倍）；D. 石蜡切片见鳞癌组织、软骨肉瘤成分及梭形细胞肉瘤成分（中倍）。

图 5-2-38　肺肉瘤样癌

5. 肺母细胞瘤　一种含有类似分化好的胎儿性腺癌的原始上皮成分和原始间叶成分的双相型肿瘤，可以视为一种特殊类型癌肉瘤。恶性腺体相似于胎儿细支气管的小管状结构，小管衬覆单层或假复层无纤毛柱状上皮，糖原染色呈阳性。小管周围绕以胚胎性间充质，为小卵圆形或梭形细胞，偶尔可含有骨肉瘤、软骨肉瘤或横纹肌肉瘤成分。肺母细胞瘤的原始上皮成分表达上皮性标记物（CK、EMA 和 CEA）（图 5-2-39），也可表达神经内分泌标记物（如 CgA）和特殊激素标记物（如降钙素、蛙皮素和胃泌素等）；原始间叶成分可表达波形蛋白和 α-SMA。此外，软骨和横纹肌成分分别表达 S100 蛋白和结蛋白。

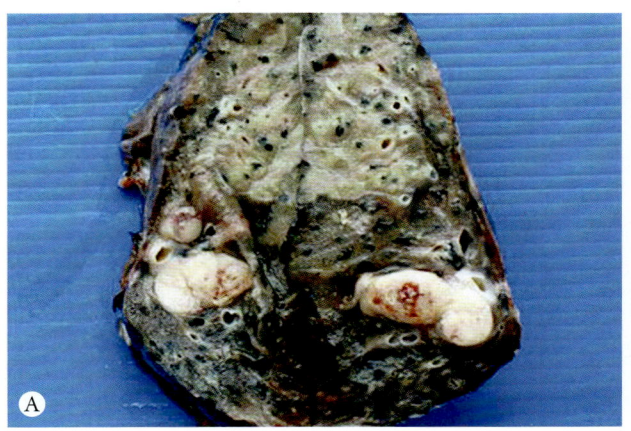
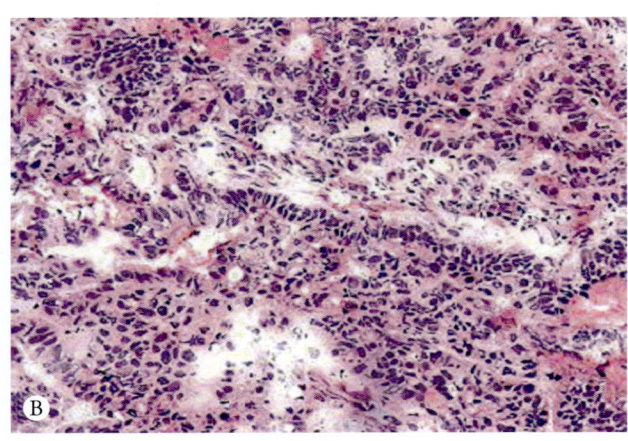

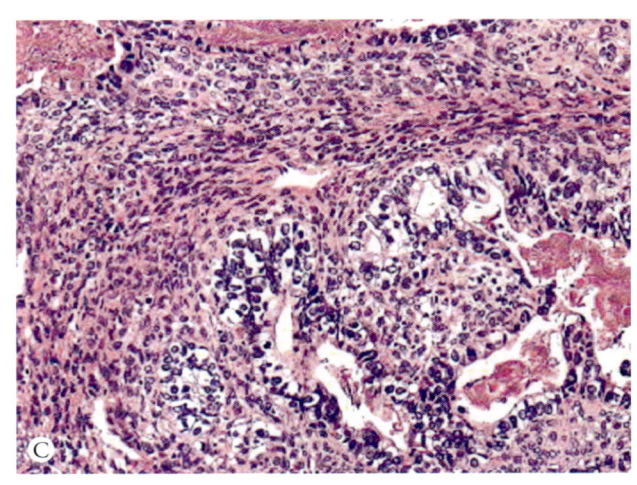
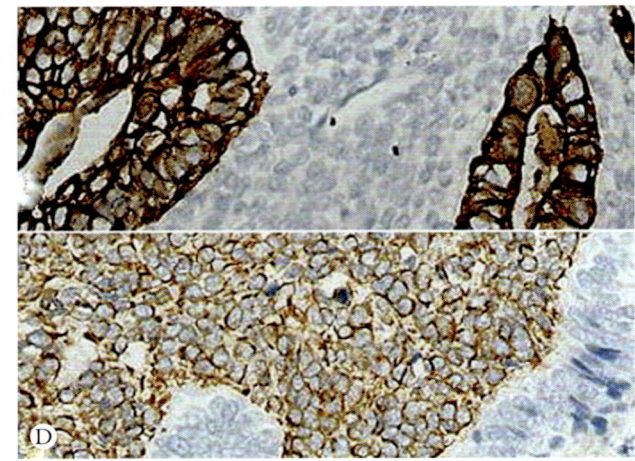

A. 手术切除标本示肿瘤呈灰白色，质地较稚嫩，边界较清楚；B. 冷冻切片示腺性的原始上皮成分和原始间叶成分（中倍）；C. 石蜡切片示腺性肿瘤成分周围绕以胚胎性间充质，为小卵圆形或梭形细胞（中倍）；D. 肺母细胞瘤原始间叶成分可表达波形蛋白，肺母细胞瘤原始上皮成分表达上皮性标记物 CK（高倍）。

图 5-2-39　**肺母细胞瘤**

（四）肺涎腺型肿瘤

肺的涎腺型肿瘤是一组主要起自气管和支气管壁小涎腺的肿瘤，这些肿瘤均较少见。良性肿瘤有黏液腺腺瘤、多形性腺瘤、嗜酸性腺瘤和肌上皮瘤等，均罕见，病理形态学与大涎腺相应的肿瘤相同。恶性肿瘤有黏液表皮样癌、腺样囊性癌、上皮-肌上皮癌、腺泡细胞癌和恶性肌上皮瘤，以及近年新提出的肺玻璃样变透明细胞癌等，但最为常见的是黏液表皮样癌、腺样囊性癌。

1. 黏液表皮样癌（mucoepidermoid carcinoma，MEC）　肿瘤好发于 20～40 岁，男性多见。大多数肿瘤位于大支气管（主支气管、叶支气管和段支气管），常呈息肉状突入支气管腔内，引起支气管刺激和阻塞症状。冷冻切片病理组织学形态与大涎腺相应的肿瘤相同，常呈现黏液细胞形成含黏液的小腺腔和囊肿（图 5-2-40），混有非角化鳞状细胞和介于上述两种细胞之间的中间型细胞。癌细胞的异型性小，核分裂象很少，通常无坏死。肿瘤局部侵袭，很少发生转移，手术完全切除后预后良好。少数 MEC 主要由中间型细胞和鳞状细胞组成，混有少量黏液细胞和黏液，癌细胞异型性较大，核深染，其恶性度相对较高（高级别黏液表皮样癌）。

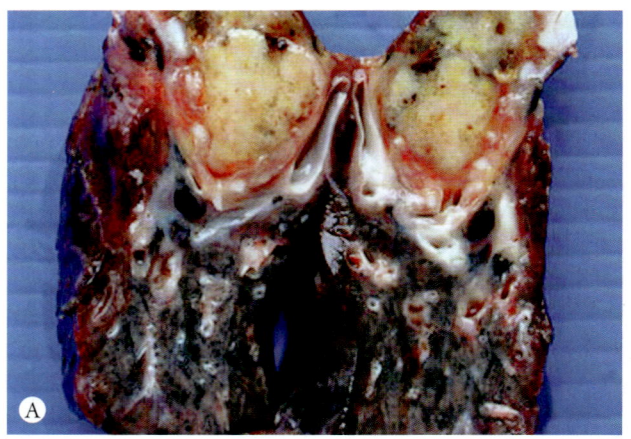
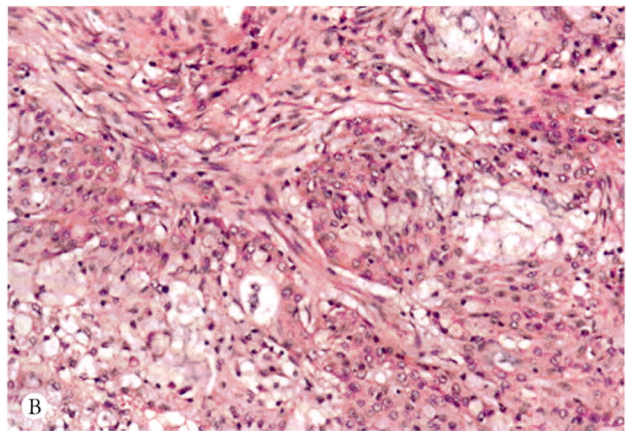

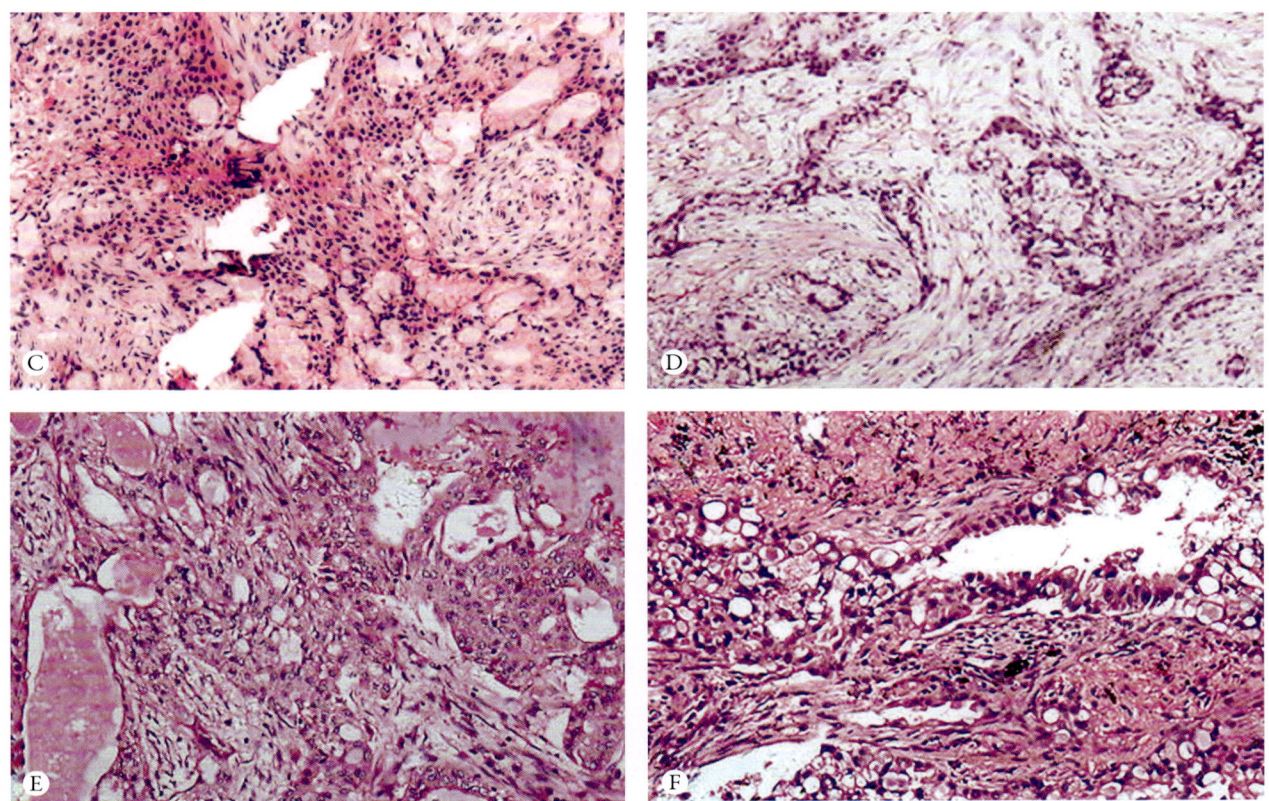

A. 手术切除标本，图示肿瘤位于叶支气管，呈息肉状突入支气管腔内；B. 冷冻切片，图示肿瘤细胞由鳞状细胞、黏液细胞和中间型细胞组成（高倍）；C. 冷冻切片，图示肿瘤主要由鳞状细胞和黏液细胞组成（中倍）；D. 冷冻切片，图示肿瘤细胞主要由黏液细胞和少量鳞状细胞组成（中倍）；E. 石蜡切片，图示肿瘤组织内囊性病变周围绕以鳞状细胞（高倍）；F. 石蜡切片，图示肿瘤组织主要由杯状细胞和黏液细胞组成（高倍）。

图 5-2-40　肺黏液表皮样癌

2. 腺样囊性癌（adenoid cystic carcinoma，ACC）　肿瘤好发于 30～50 岁的成年人，无性别差异。肿瘤通常位于气管黏膜下，呈息肉样突入管腔内，或围绕气管呈弥漫浸润性生长。肿瘤还常浸润和破坏气管软骨，侵犯肺实质、肺门和纵隔软组织。ACC 常侵犯神经束膜（可达 40% 病例），并沿支气管、血管和淋巴管扩展，常超出肉眼所见的局限性结节，故在手术中，应做冷冻切片证实切缘阴性，以保证肿瘤能被完全切除。冷冻切片病理组织形态学与大涎腺相应的肿瘤相同，由排列成筛状、小管状和腺样结构的上皮细胞巢于多少不等的黏液变性和有玻璃样变性间质混合组成（图 5-2-41）。ACC 术后易复发和转移，约 20% 的病例有淋巴结转移，约 40% 的病例晚期可转移到肝、脑、脾、肾和肾上腺等。

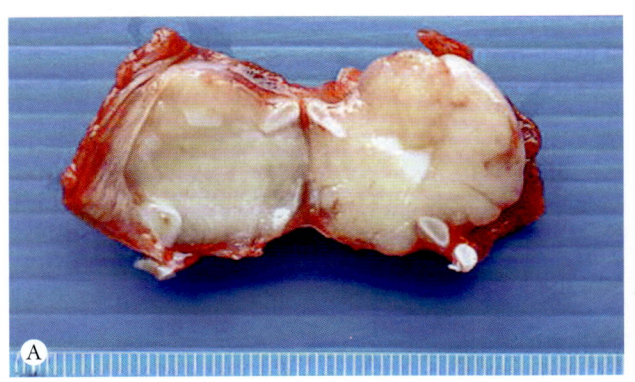
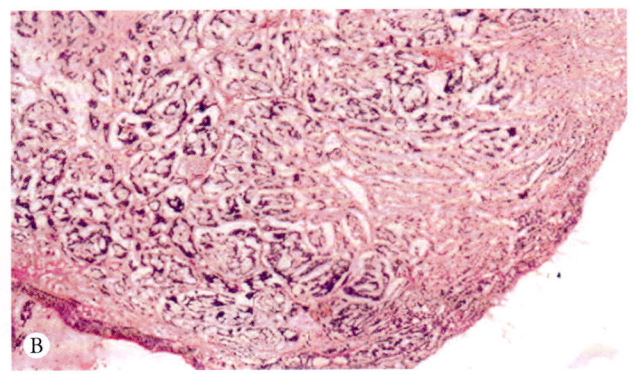

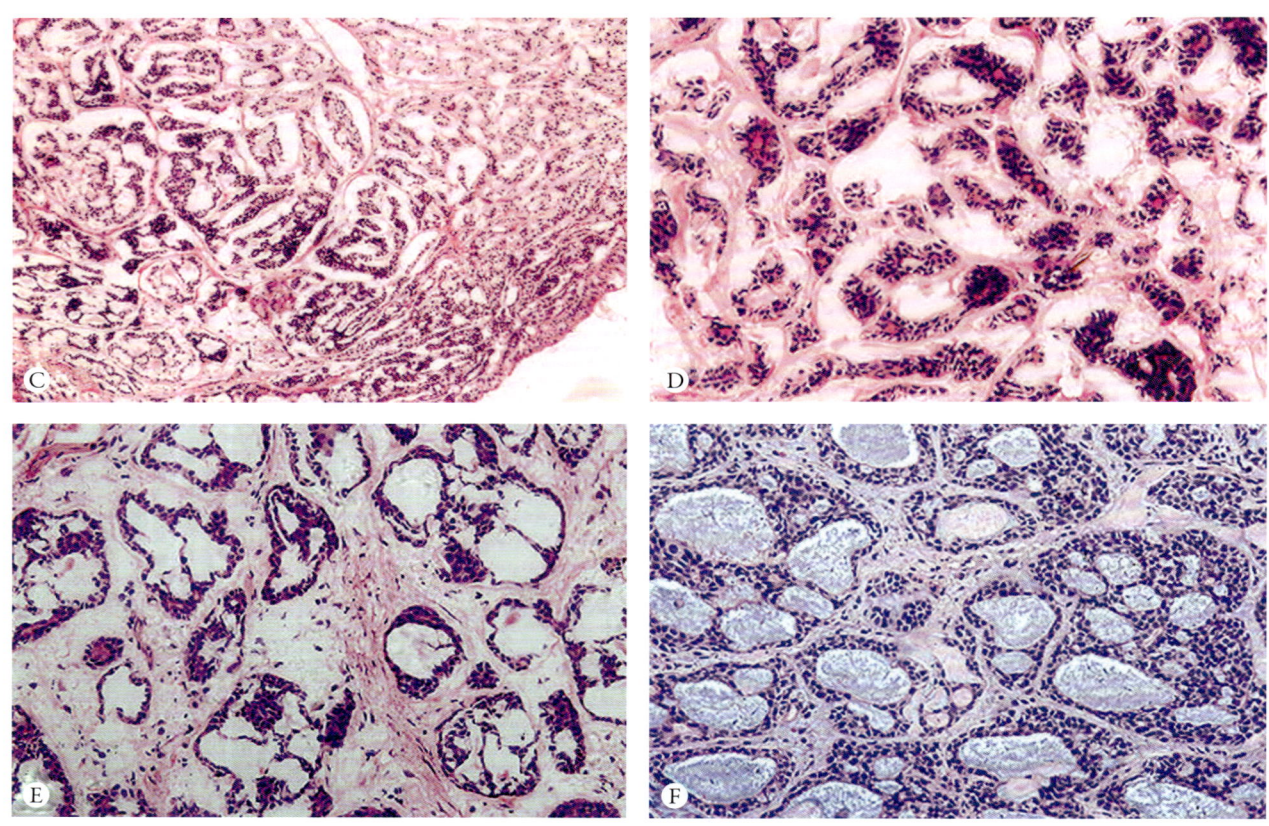

A. 手术切除标本，图示肿瘤位于气管黏膜下，呈息肉样突入管腔内；B. 冷冻切片，肿瘤位于气管黏膜下（低倍）；C. 冷冻切片，图B放大图（中倍）；D. 冷冻切片，图示瘤细胞呈筛状、小管状和腺样结构（高倍）；E. 石蜡切片，图示腺样结构，结构内含有黏液样物（中倍）；F. 石蜡切片，图示瘤细胞呈腺样和筛状结构，其内含有黏液（中倍）。

图 5-2-41　肺腺样囊腺癌

3. 肺玻璃样变透明细胞癌　一种低度恶性上皮性肿瘤，罕见。肿瘤细胞小至中等大小，伴有透明或嗜酸性胞质，呈条索状、巢状和小梁状浸润于黏液样和纤维样间质中（图5-2-42）。核分裂象少见，无坏死，偶见细胞内黏液。

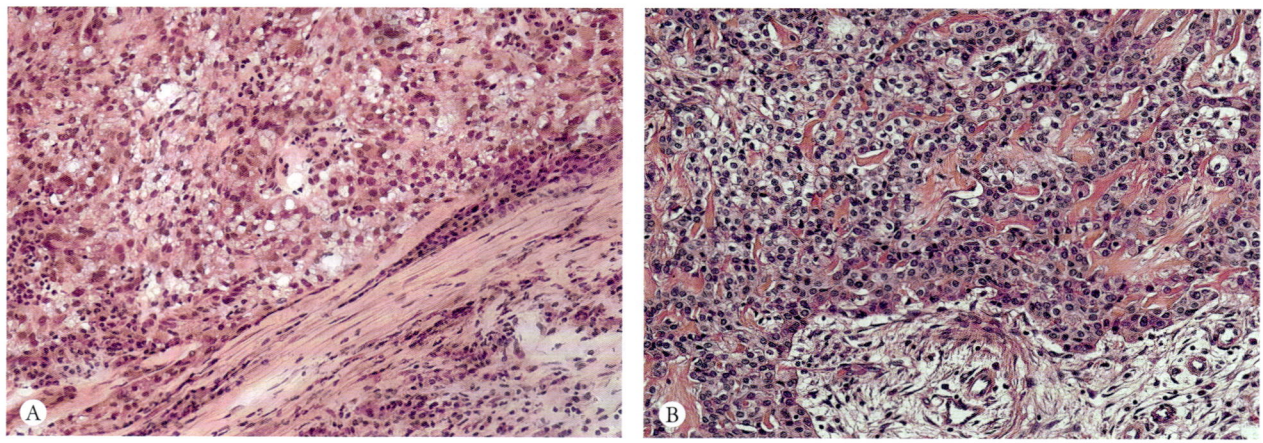

A. 冷冻切片，图示肿瘤细胞小至中等大小，伴有透明或嗜酸性胞质，肿瘤间质以增生的纤维组织为主（中倍）；B. 石蜡切片，图示肿瘤细胞胞浆透明或嗜酸性，肿瘤间质玻璃样变和黏液样变（中倍）。

图 5-2-42　肺玻璃样变透明细胞癌

(五) 肺神经内分泌肿瘤

1. 肺小细胞癌 约占全部肺癌的 15%。由于绝大多数的小细胞癌是中央型，故多数在术前已通过支气管镜活检等检查手段做出明确诊断。小细胞癌目前的治疗首选化疗。术中见到少数冷冻切片多是由于术前未能明确诊断的患者的标本。小细胞癌大体上多是淡黄色质嫩肿块，肿瘤大多位于中央，肺门或肺门旁，肿瘤与周围肺组织边界清楚。冷冻切片见瘤细胞小（为正常小淋巴细胞的 2～3 倍），胞浆少，细胞边界不清，细胞核呈圆形、卵圆形或短梭形，染色质细颗粒性，核仁不明显或缺乏，核分裂象多见，瘤细胞排列成小巢状或小梁状，肿瘤内常有广泛坏死（图 5-2-43）。

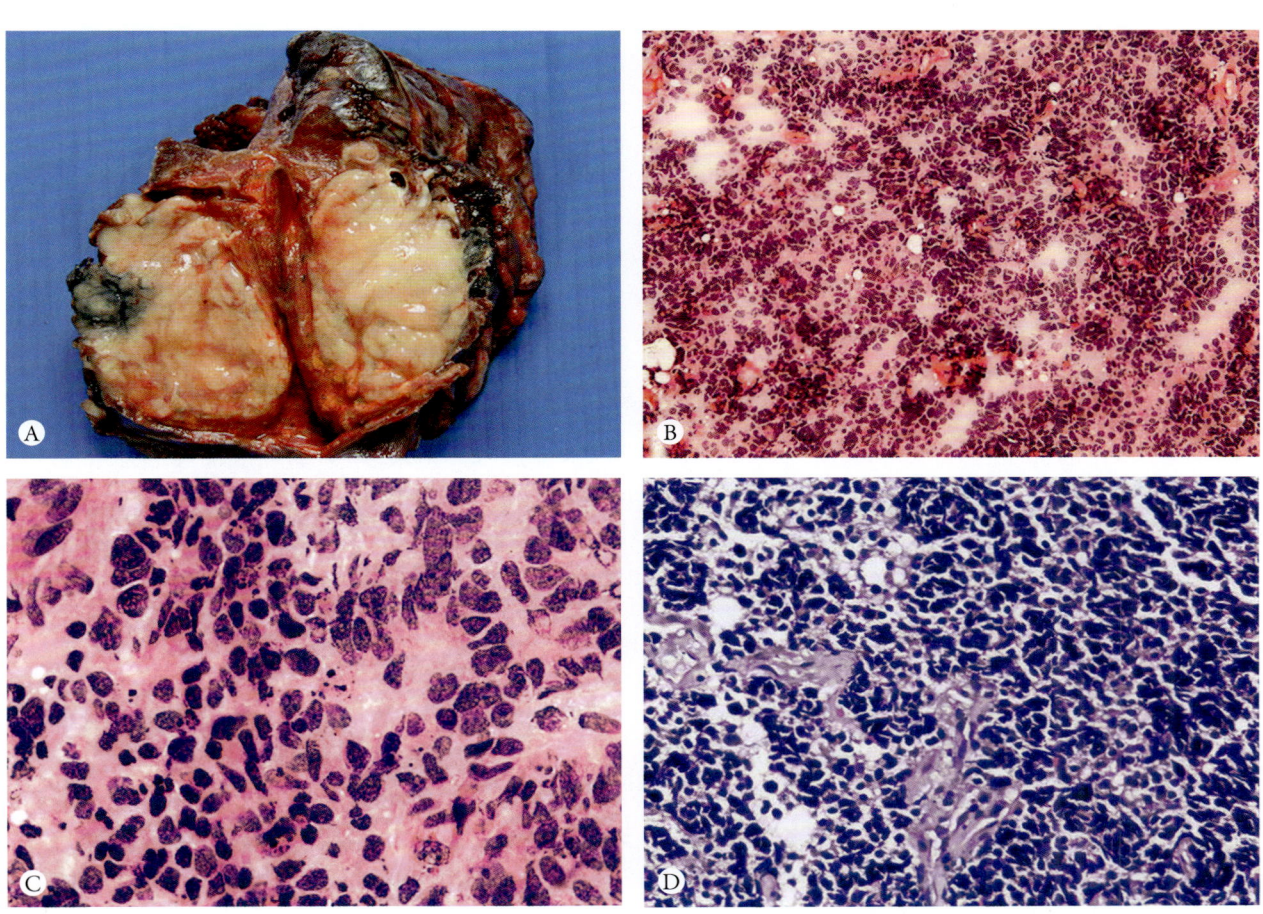

A. 手术切除标本示肿瘤呈淡黄色，质嫩与周围肺组织边界清楚；B. 冷冻切片，图示圆形及短梭形肿瘤细胞密集排列，瘤细胞相互挤压，边界不清（低倍）；C. 冷冻切片，图示细胞排列拥挤，胞浆少，核染色质细腻，大多数细胞核仁不明显（高倍）；D. 石蜡切片，图示肿瘤细胞呈圆形或短梭形，核染色质细腻，细胞浆少，细胞排列拥挤（中倍）。

图 5-2-43 肺小细胞癌

2. 肺大细胞神经内分泌癌 癌细胞大，胞浆丰富，核大而空淡，常可见核仁，核分裂象多。癌细胞呈器官样巢状、小梁状、菊心团状和栅状排列，常有大片坏死（图 5-2-44）。免疫组化显示瘤细胞表达 CgA、Syn 和 CD56。

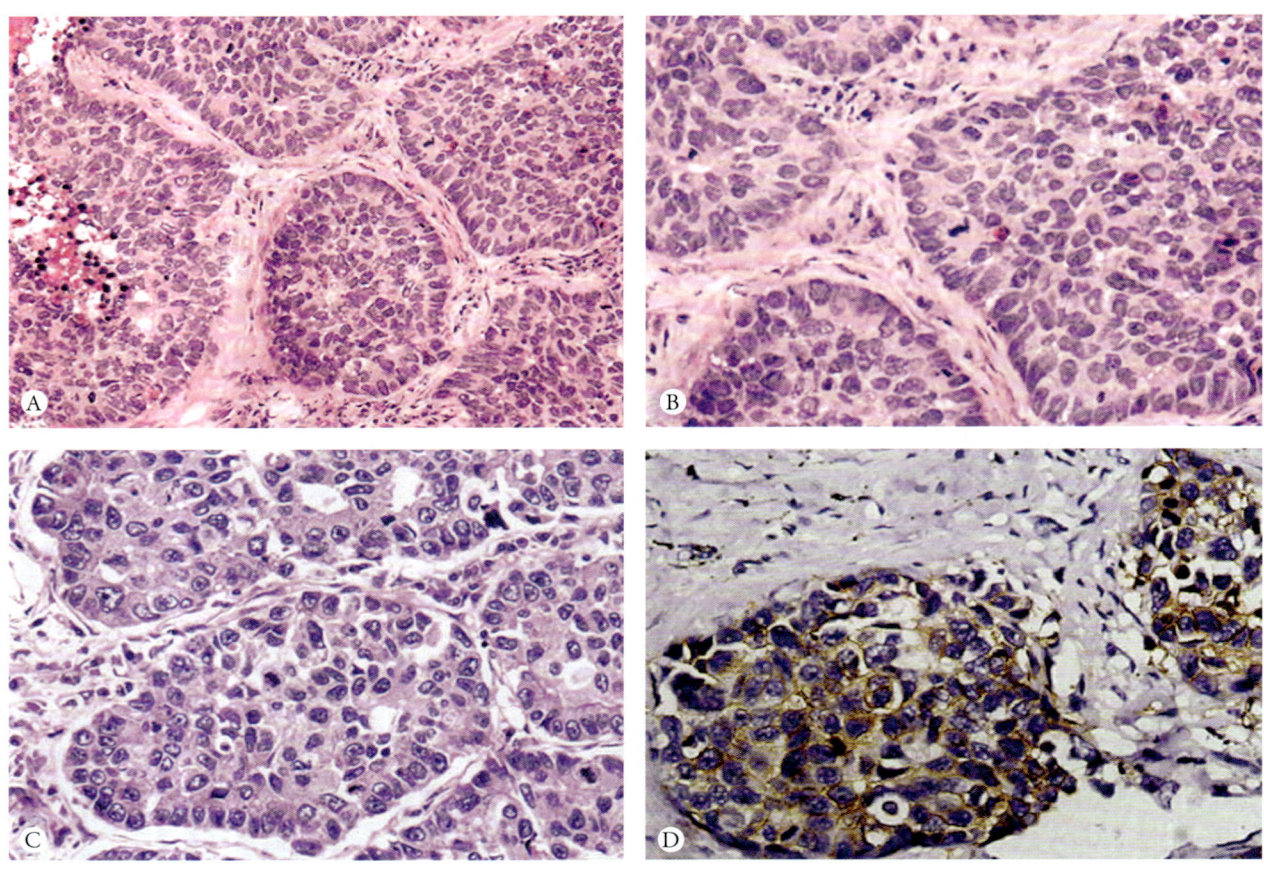

A. 冷冻切片，图示癌细胞呈器官样巢状、小梁状、菊心团状并见灶状坏死（中倍）；B. 冷冻切片，图示癌细胞呈栅状排列，核分裂多见（高倍）；C. 石蜡切片，图示癌细胞大，胞浆丰富，核大而空淡，核仁明显（高倍）；D. 免疫组化示 CD56 阳性表达（高倍）。

图 5-2-44　肺大细胞神经内分泌癌

3. 类癌及不典型类癌　上海市胸科医院 2010—2012 年支气管肺内发生的典型和不典型类癌手术标本共 118 例，其中典型类癌 38 例，不典型类癌 80 例。近 1/2 的类癌患者是体检时偶然发现的。最常见的临床症状是咳嗽、咯血，以及与支气管阻塞有关的症状。肿瘤大小为 1～6 cm，平均为 3.1 cm，其中典型类癌平均大小为 2.9 cm，不典型类癌平均大小为 3.3 cm。类癌大体多为管壁浸润型或腔内型肿块；少数为周围型病变，一般边界较清楚，或呈分叶状。典型类癌（图 5-2-45）和不典型类癌（图 5-2-46）显微镜下可呈器官样小梁状、岛状、栅栏状、带状或菊心团状排列。瘤细胞多呈多角形，极少呈梭形；核染色质呈细颗粒状，少数略粗糙。

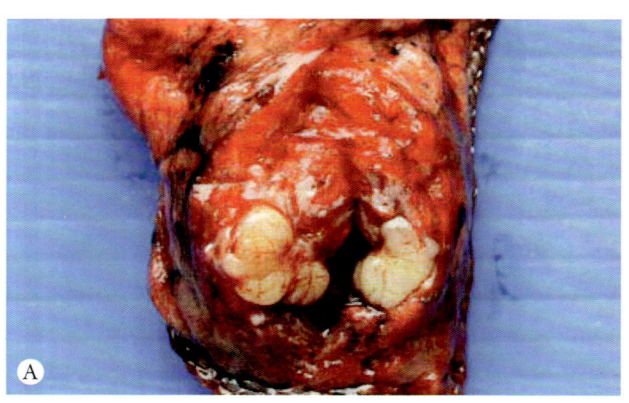

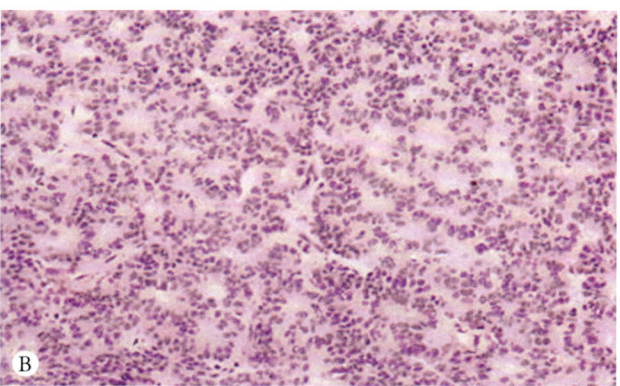

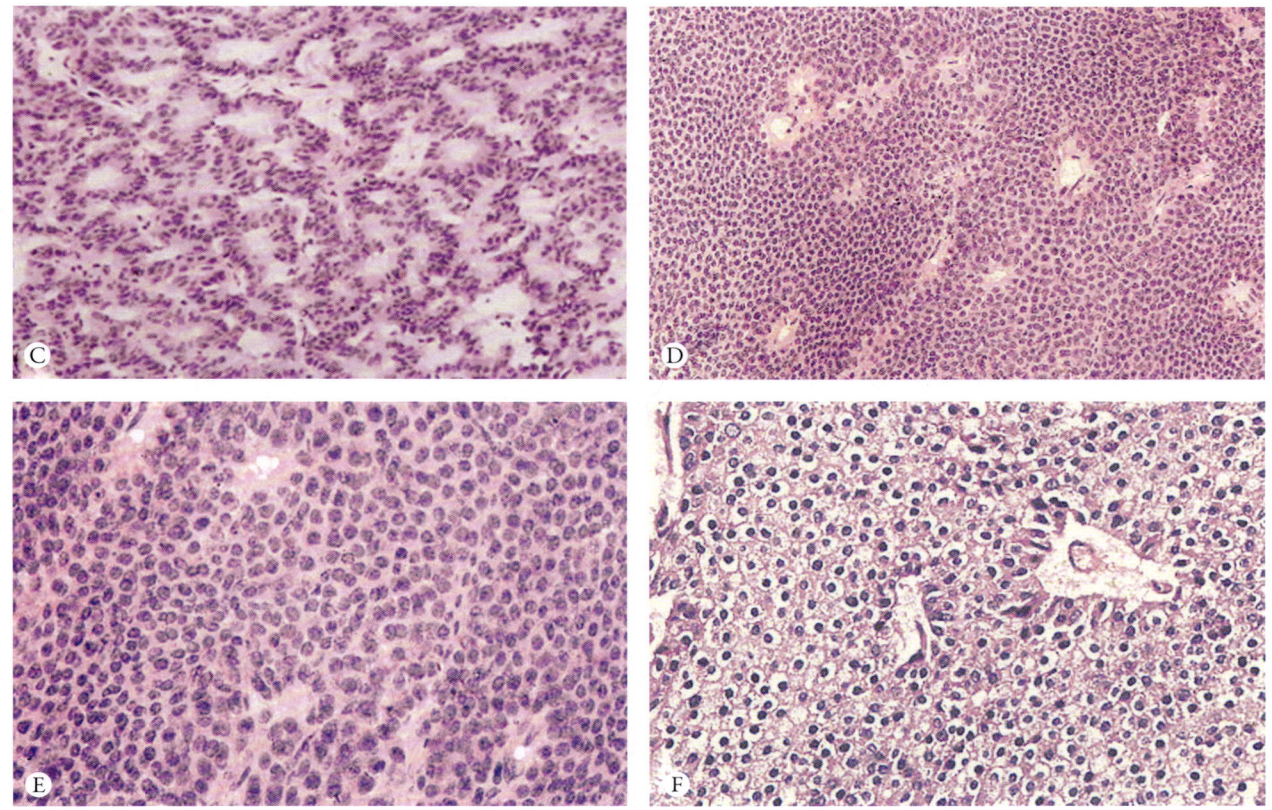

A.手术切除标本,图示肿瘤切面呈淡黄色,质地较嫩,与周围肺组织边界清;B.冷冻切片,图示瘤细胞呈器官样、假腺样或菊心团样(中倍);C.冷冻切片,图示瘤细胞呈假腺样排列(中倍);D.冷冻切片,图示瘤细胞由中等大小、形态一致的多边形细胞组成,瘤细胞核呈圆形或卵圆形(低倍);E.冷冻切片,为图D放大图,瘤细胞由中等大小、形态一致的多边形细胞组成且血窦丰富(中倍);F.石蜡切片,图示类癌的瘤细胞核通常较规则,核分裂象少见(中倍)。

图 5-2-45　**肺典型类癌**

依据核分裂数和有无坏死可将类癌分为典型类癌和非典型类癌两型。典型类癌核仁一般不明显;有少至中等量嗜酸性细颗粒状胞浆,个别病例肿瘤细胞胞浆透亮;核浆比例小;细胞异型性不明显;典型类癌无坏死,一般核分裂 < 2 个/2 mm² (10HPF)。不典型类癌一般核分裂 < 10 个/2 mm² (10HPF),并常伴有坏死。不过在冷冻切片中能确定是类癌即可,是否为不典型类癌有待石蜡切片确诊。

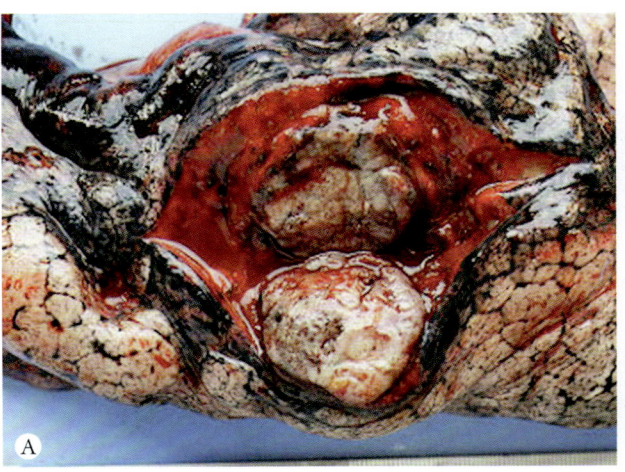

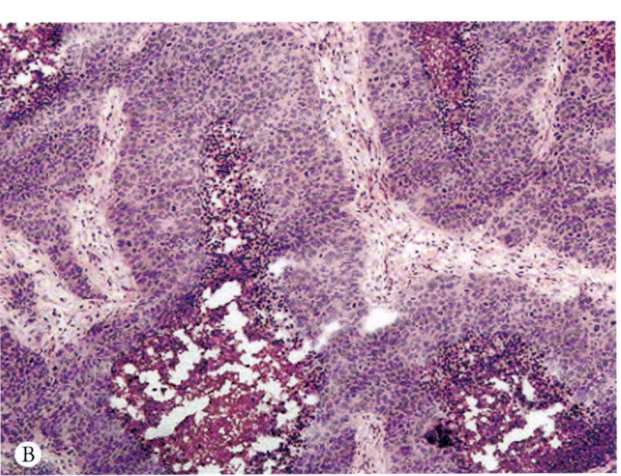

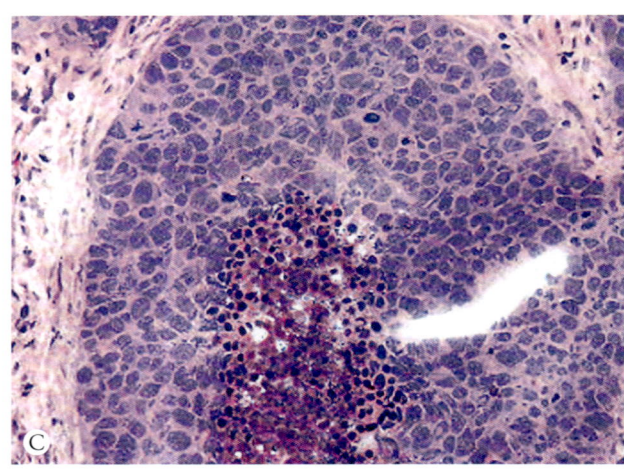
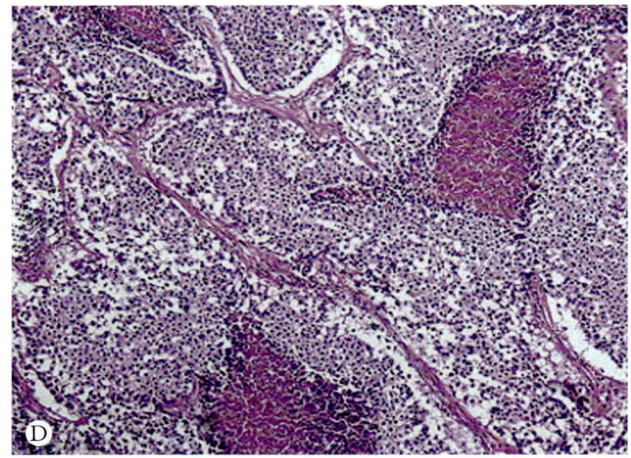

A.手术切除标本,图示肿瘤切面呈黄色,局部可见灶状坏死;B.冷冻切片,图示肿瘤组织呈巢块状分布,肿瘤中央见坏死(低倍);C.冷冻切片,图示肿瘤组织内核分裂易见并伴坏死(高倍);D.石蜡切片示肿瘤内可见较多坏死(低倍)。

图 5-2-46 肺不典型类癌

(六)肺间叶性恶性肿瘤

肺间叶性恶性肿瘤主要有上皮样血管内皮瘤、平滑肌肉瘤和血管肉瘤等。其中上皮样血管内皮瘤相对常见。肺间叶性恶性肿瘤在冷冻切片中主要是依据肿瘤细胞的形态异型程度和细胞密度等判定肿瘤的良恶性,而分型多数情况是需要石蜡切片和免疫组化再进一步明确的。

上皮样血管内皮瘤是一种恶性血管肿瘤,由上皮样内皮细胞和独特的黏液透明基质组成。组织学特征是上皮样肿瘤细胞呈条索状、小簇状或小巢状排列,肿瘤细胞具有中等数量的玻璃状嗜酸性细胞质,圆形或卵圆形细胞核,胞质内空泡很常见,可能含有红细胞,胞质内空泡可产生印戒外观。肿瘤细胞分布在黏液样或透明间质中。上皮样血管内皮瘤可以是低度恶性或中度恶性,中度恶性肿瘤表现为坏死、核分裂活性增加并有核异型性。冷冻切片诊断上皮样血管内皮瘤需要注意与各类低分化癌相鉴别,要点主要是上皮样血管内皮瘤形成的肿瘤细胞条索或小巢细胞结构不清,而且肿瘤间质常可见各类形态不一的脉管成分(图5-2-47)。

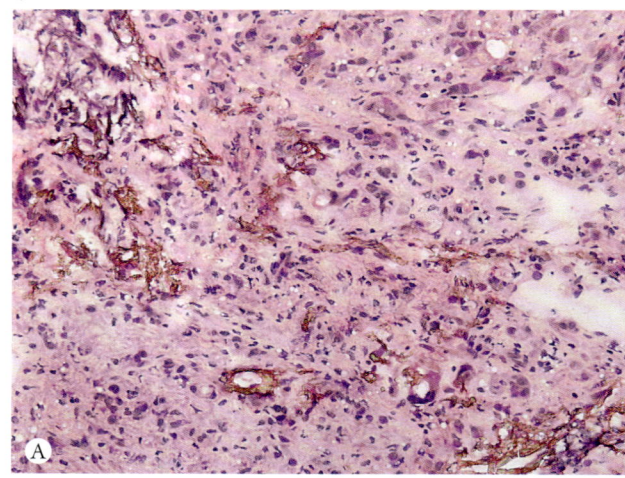
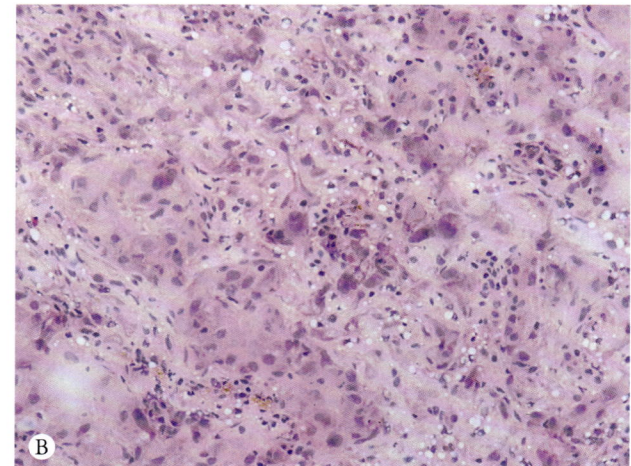

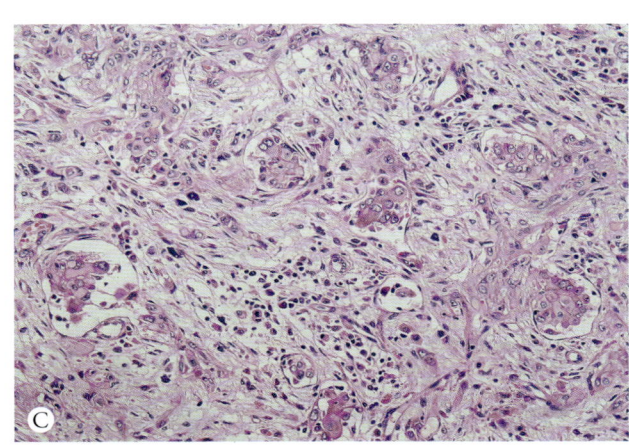
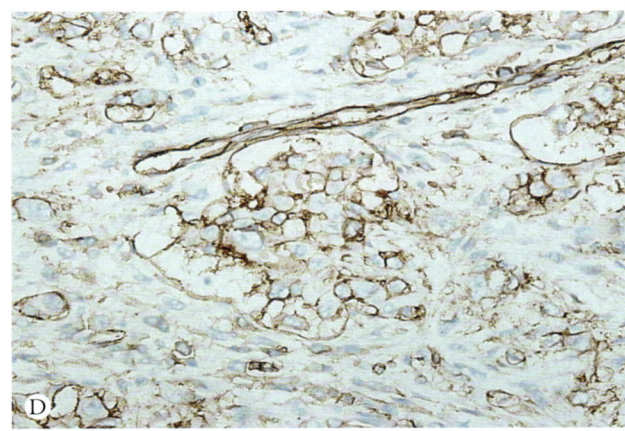

A. 冷冻切片，图示肿瘤组织中可见形态不一的脉管成分（中倍）；B. 冷冻切片，图示肿瘤细胞呈小巢状排列，其周围可见许多微小空腔（中倍）；C. 石蜡切片，图示肿瘤细胞呈现上皮样排列特点并伴有较多脉管成分（中倍）；D. 免疫组化显示肿瘤细胞 CD31 阳性（中倍）。

图 5-2-47　肺上皮样血管内皮瘤

（七）肺淋巴造血源性恶性肿瘤

原发于肺的淋巴瘤较为少见。最常见的是黏膜相关边缘区 B 细胞淋巴瘤，此外还可发生弥漫大 B 细胞淋巴瘤、霍奇金淋巴瘤、滤泡性淋巴瘤、套细胞淋巴瘤、T 细胞淋巴瘤及间变性大细胞淋巴瘤等。本节简要介绍一下常见的几种淋巴瘤或淋巴组织增生性病变。

1. 肺黏膜相关边缘区 B 细胞淋巴瘤　肉眼观：结节状，切面灰白色，质地中等，较细腻。镜下观：表现为肺组织内小淋巴细胞样细胞弥漫浸润，可见淋巴上皮现象。肿瘤细胞主要由中心细胞样细胞或单核样 B 细胞、淋巴细胞样细胞、淋巴浆细胞样细胞组成；另可见少量转化的大细胞。有时可见反应性滤泡（图 5-2-48）。

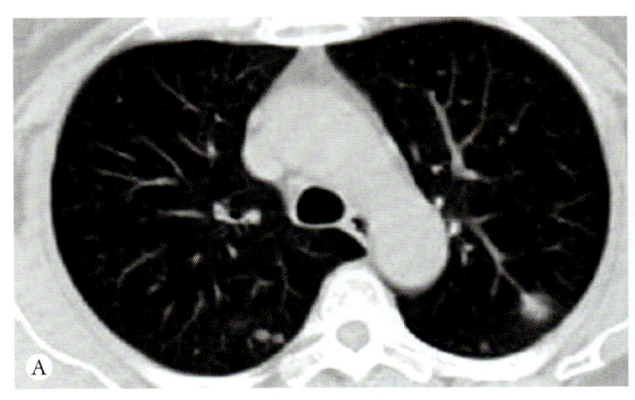
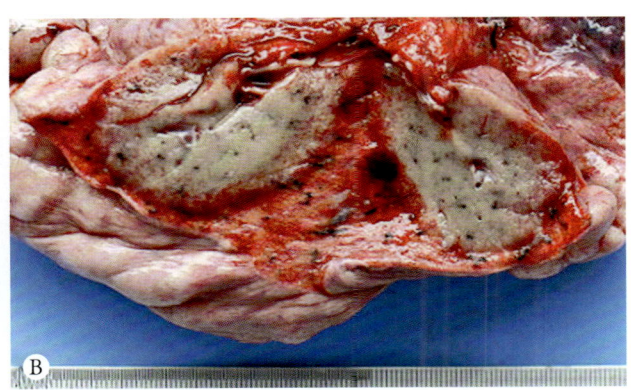
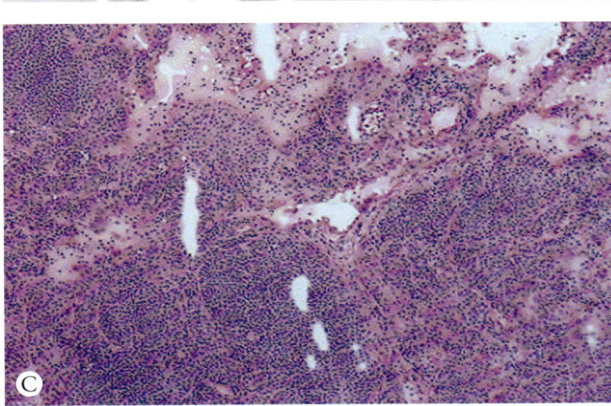
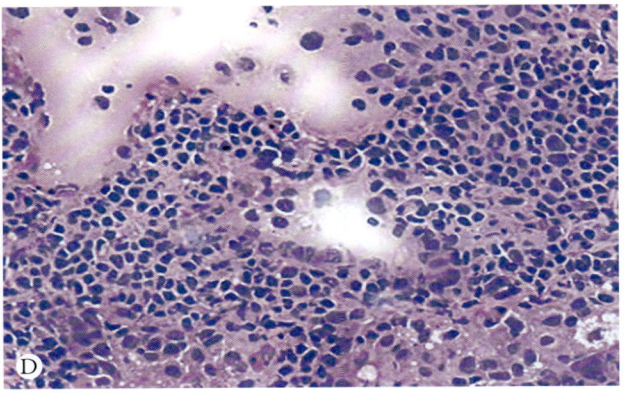

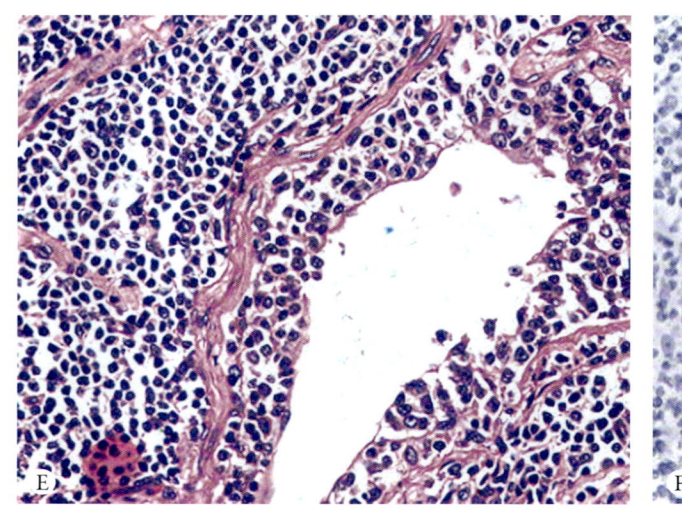
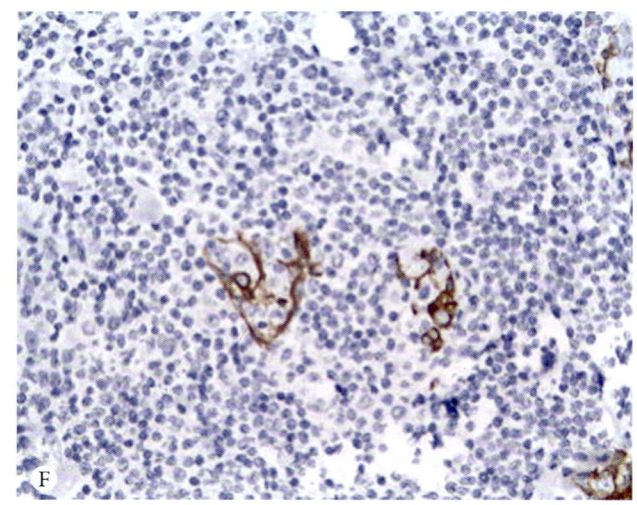

A. CT常呈现肺内多个病灶，本图显示两肺多发大小不等结节影，最大者位于左下肺，直径约1.5cm；B. 手术切除标本常呈现淡灰色质地相对松软的实性结节；C. 冷冻切片，图示肺实质内见大量小淋巴细胞浸润（低倍）；D. 冷冻切片，图示肺内细支气管及肺泡因淋巴细胞浸润而被破坏（中倍）；E. 石蜡切片，图示单核样B细胞侵犯支气管黏膜（中倍）；F. 免疫组化染色CK显示大量淋巴细胞中残留的细支气管上皮细胞（中倍）。

图5-2-48　肺黏膜相关边缘区B细胞淋巴瘤

诊断肺黏膜相关边缘区B细胞淋巴瘤要注意与以淋巴细胞浸润为主的肺组织慢性炎（滤泡性支气管炎、淋巴细胞间质性肺炎和结节状淋巴组织增生/炎性假瘤）相区别。肺黏膜相关边缘区B细胞淋巴瘤肉眼往往形成明确的肿块。镜下观：它的浸润往往是弥漫性一致的小淋巴样细胞浸润并破坏肺组织，而肺组织慢性炎常是支气管周围及肺间质中分布小灶淋巴细胞浸润或淋巴滤泡。此外还要与小细胞淋巴瘤鉴别，包括滤泡性淋巴瘤、套细胞淋巴瘤和淋巴浆细胞淋巴瘤。淋巴上皮病变是重要的鉴别点，尽管淋巴上皮病变也可见于反应性病变，但在肺黏膜相关边缘区B细胞淋巴瘤更为显著。最终的诊断需待免疫组化和基因重排等辅助检查。

2. 弥漫大B细胞淋巴瘤　肺内发生的弥漫大B细胞淋巴瘤很少见。肿瘤肉眼观明显，较肺黏膜相关边缘区B细胞淋巴瘤质硬，呈灰白色。镜下观：表现为肺组织内见大量的大淋巴样肿瘤细胞弥漫性增生，通常不见有淋巴上皮病变现象。详情可参见本章第四节。

3. 霍奇金淋巴瘤　肺霍奇金淋巴瘤罕见，冷冻切片特点可参见本章第四节。

（八）肺转移性肿瘤

一般而言，对于肺转移性肿瘤，多数情况依据临床病史和影像学等检查是能够在术前做出诊断的。但对表现为肺外周部孤立性阴影的病例，临床和影像学难以明确原发或转移性肿瘤，手术中需切除病灶，做冷冻切片。鉴别是肺原发还是肺外转移肿瘤，了解临床病史十分重要，如患者有肺外肿瘤史，最好能复习肺外肿瘤的病理切片。有时肺外转移瘤与肺原发肿瘤的组织形态近似，但有时转移瘤分化更差。少数病例则相反，转移瘤更趋向于分化，譬如有的恶性畸胎瘤转移肿瘤比原发肿瘤分化更好。一般而言，转移瘤发生在原发瘤之后。但有的肿瘤原发肿瘤未被发现，首发症状为转移瘤。从肺部转移瘤的组织结构来推断原发部位是十分重要的。

（1）具有腺癌组织结构：需要和乳腺、结肠、胰腺、前列腺、卵巢、肾脏、甲状腺、肝脏、子宫、肾等部位的腺癌鉴别（图5-2-49～图5-2-55），冷冻切片往往难以肯定原发部位，如不能获得足够证据表明是肺原发肿瘤（原发性肺腺癌组织异质性较强，常可同时找见多种组织亚型结构，如贴壁生长类型、乳头状腺癌、实体型等，除肺原发的肠型腺癌外，很少出现管状腺癌或管状绒毛状腺癌组织形态），应提示临床询问病史以排除转移性肿瘤。

（2）具有鳞癌组织结构：肺外鳞癌转移至肺并不少见。头颈部发生的鳞癌，女性子宫颈鳞癌常可转移至肺。肺转移性鳞癌与肺原发性鳞癌组织学上通常没有明显差异，但转移癌组织侵蚀支气管壁时，常表现为邻近支气管上皮基底层无明显异型增生的变化。有文献报道，肺转移性宫颈鳞癌通常有P16蛋白的弥漫性强阳性表达，而少有P53蛋白表达，反之，肺原发性鳞癌通常有P53蛋白的强阳性表达，而少有P16蛋白表达。

（3）具有透明细胞组织结构：肺原发的非小细胞癌中鳞癌、腺癌和大细胞癌均可表现透明细胞癌形态，此外透明细胞糖瘤也见有透明细胞组织结构。最常见的透明细胞转移癌是肾透明细胞癌，而且有的肾癌病例首发症状为肾外转移。肺原发的透明细胞癌在冷冻切片上常可见到肺癌的其他组织亚型结构，而且肿瘤细胞的异形也相对更为明显。而转移至肺的肾透明细胞癌通常肿瘤细胞的异型性相对较小，而且其肿瘤内的血管呈裂隙状。

（4）肺原发的肉瘤发生率很低，故冷冻切片中遇到肉瘤时要注意向临床医师或患者家属询问病史，排除转移性肉瘤。

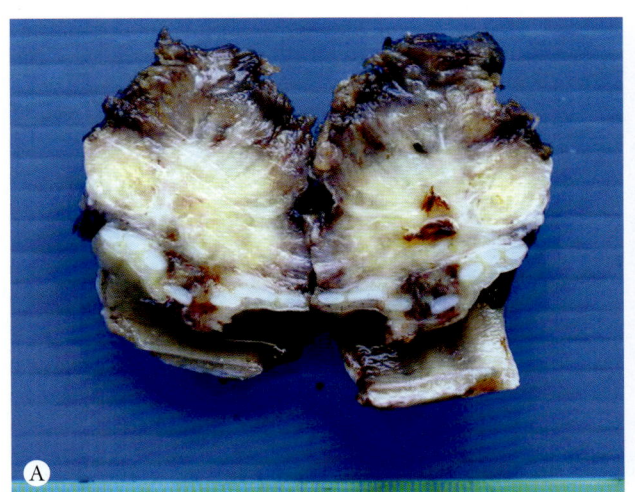

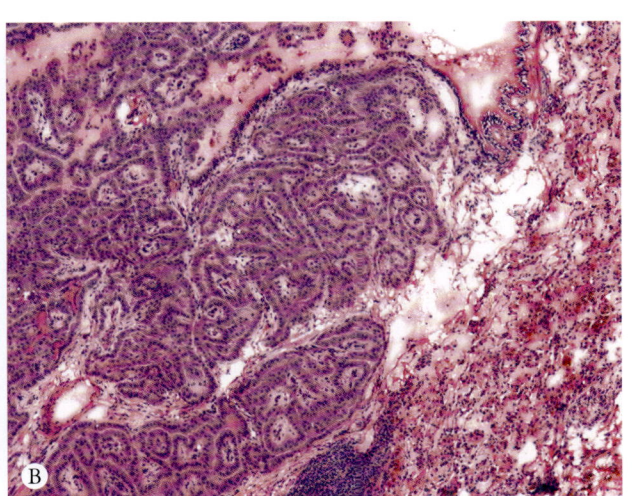

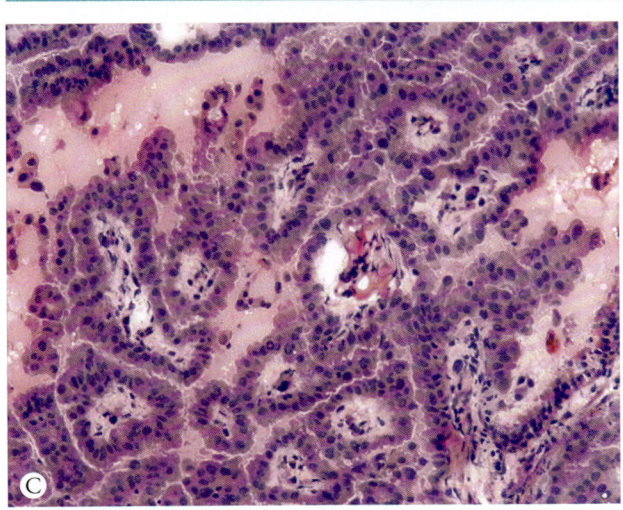

A.切除标本，图示肿瘤与周围肺组织边界不清；B.冷冻切片，图示肿瘤组织呈乳头状排列（低倍）；C.冷冻切片，为图B局部放大，可见乳头结构中央由纤维血管轴芯构成（中倍）。

图5-2-49　肺转移性甲状腺乳头状腺癌

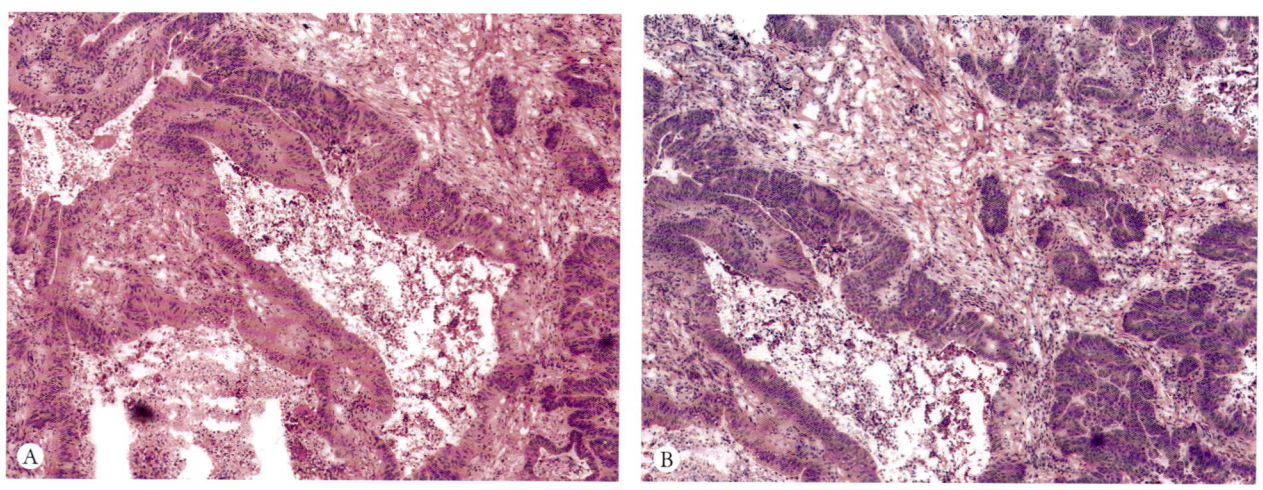

A.冷冻切片，图示管状腺癌组织，扩大的腺癌管腔中可见大量坏死物（低倍）；B.石蜡切片，为图 A 的石蜡切片（低倍）。

图 5-2-50　肺转移性结肠腺癌

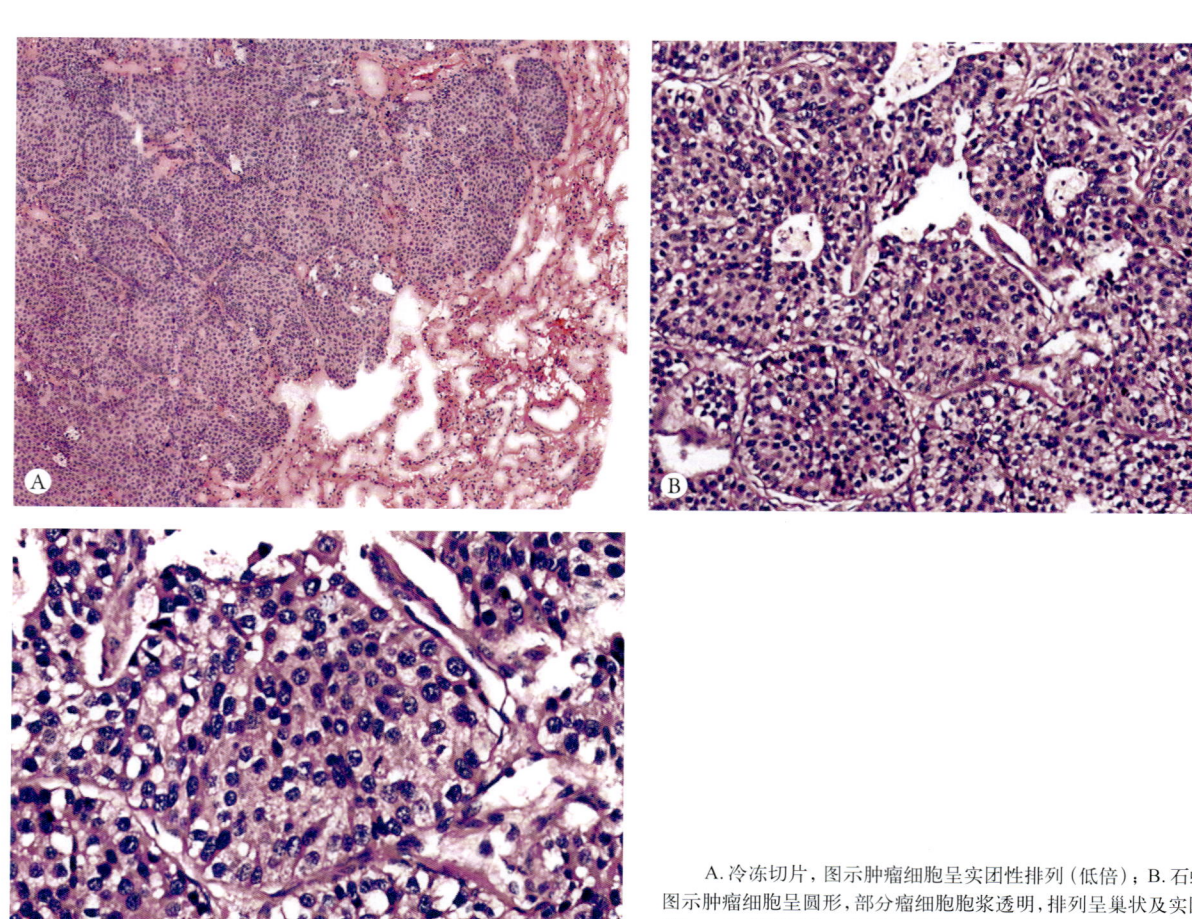

A.冷冻切片，图示肿瘤细胞呈实团性排列（低倍）；B.石蜡切片，图示肿瘤细胞呈圆形，部分瘤细胞胞浆透明，排列呈巢状及实团状（中倍）；C.石蜡切片，为图 B 的局部放大（高倍，术后反复询问获知有乳腺癌病史）。

图 5-2-51　肺转移性乳腺腺癌

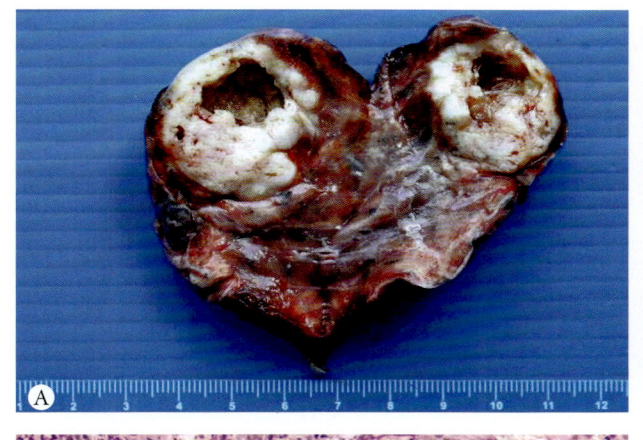
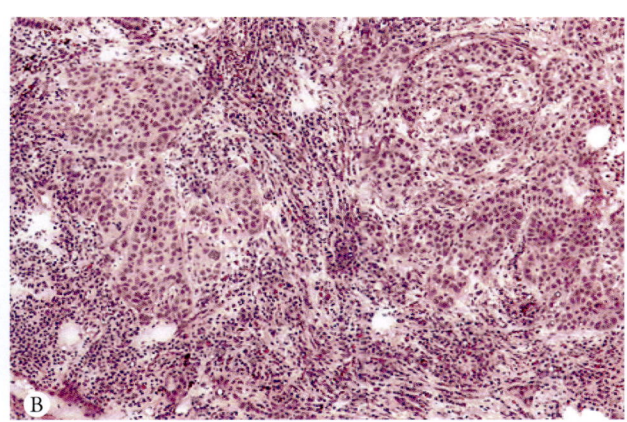
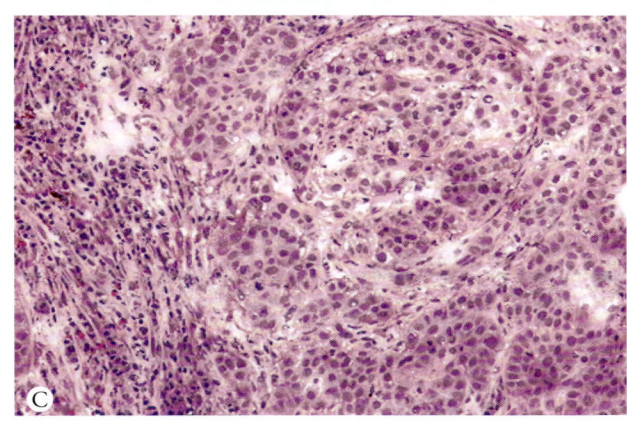
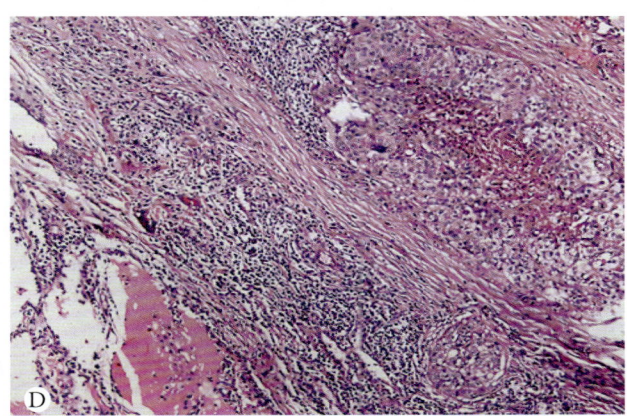
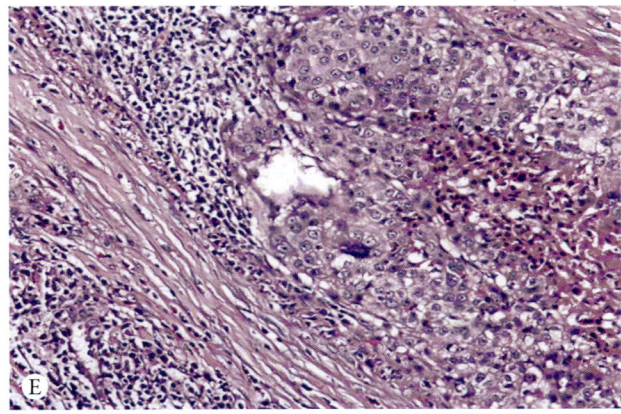

A. 手术切除标本（术前已知有宫颈鳞癌病史）图示肿瘤与周围肺组织边界较清楚，切面可见有囊性变；B. 冷冻切片，图示肺实质内见低分化癌细胞巢浸润（低倍）；C. 冷冻切片，为图 B 的局部放大（中倍）；D. 冷冻切片，图示肺实质内见中等分化的转移性鳞状细胞癌巢（低倍）；E. 冷冻切片，为图 D 的放大（中倍）。

图 5-2-52　肺转移性宫颈鳞癌

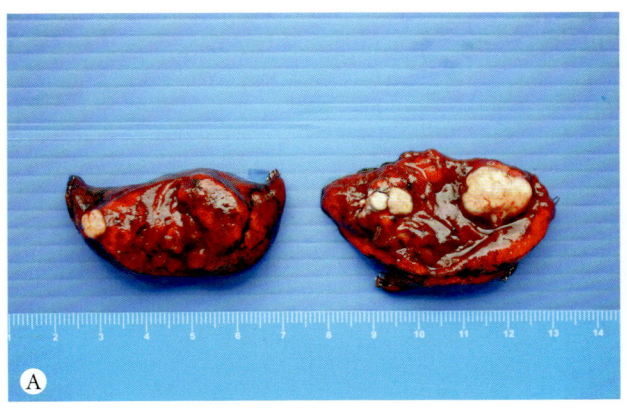
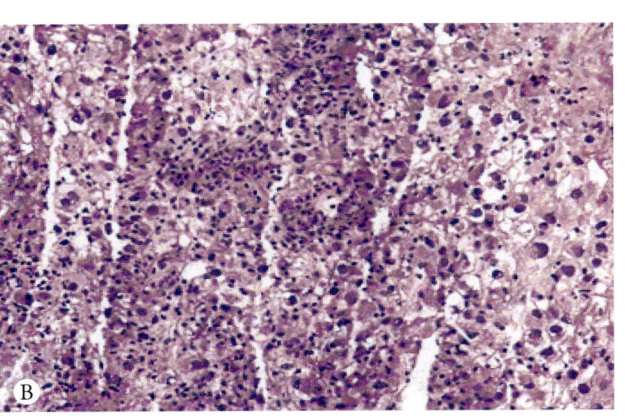

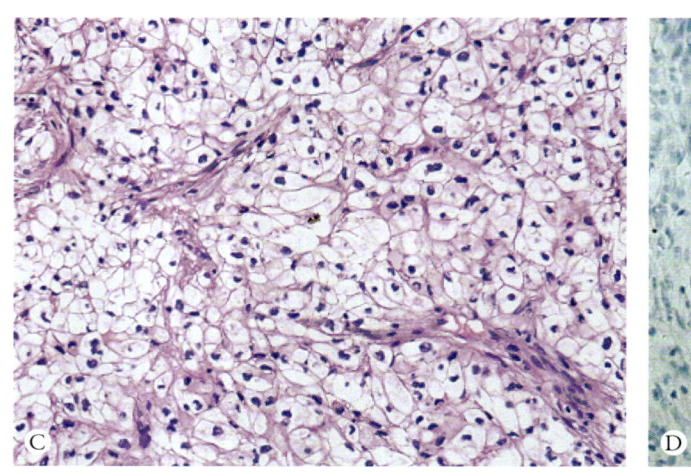
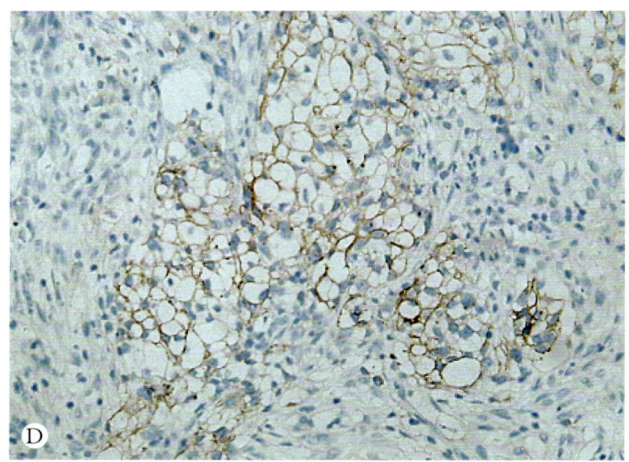

A.手术切除标本，图示肿瘤切面呈淡黄色，与肺组织边界较清；B.冷冻切片，图示多数肿瘤细胞胞浆呈嗜酸性，少部分瘤细胞胞浆透明，有些瘤细胞核有异型性（中倍）；C.石蜡切片，图示肿瘤细胞胞浆透明，肿瘤内的血管呈裂隙状（高倍）；D.肺转移性肾透明细胞癌 CD10 染色阳性（高倍）。

图 5-2-53　肺转移性肾透明细胞癌

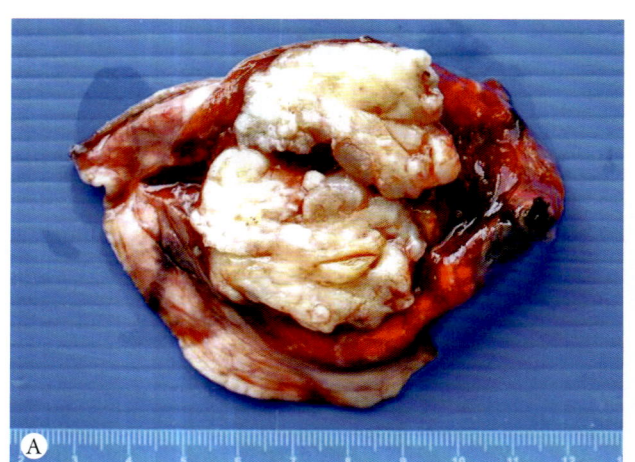
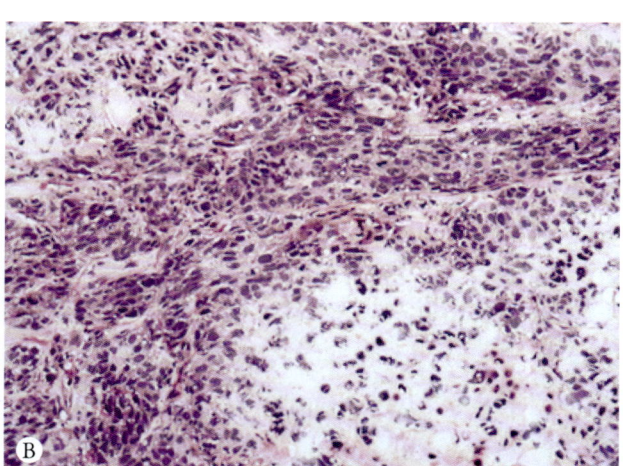
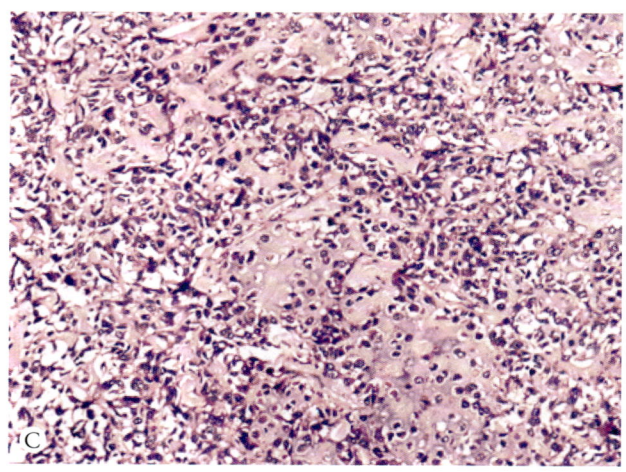

A.手术切除标本（术前已知有左下肢骨肉瘤病史），图示肿瘤呈灰白灰黄色相兼，切面见分叶状结节，质地较硬，与周围肺组织边界清；B.冷冻切片，图右下角示成软骨样肿瘤性组织（中倍）；C.石蜡切片，图示肿瘤性骨样组织（中倍）。

图 5-2-54　肺转移性骨肉瘤

第五章　肺、胸膜与纵隔疾病

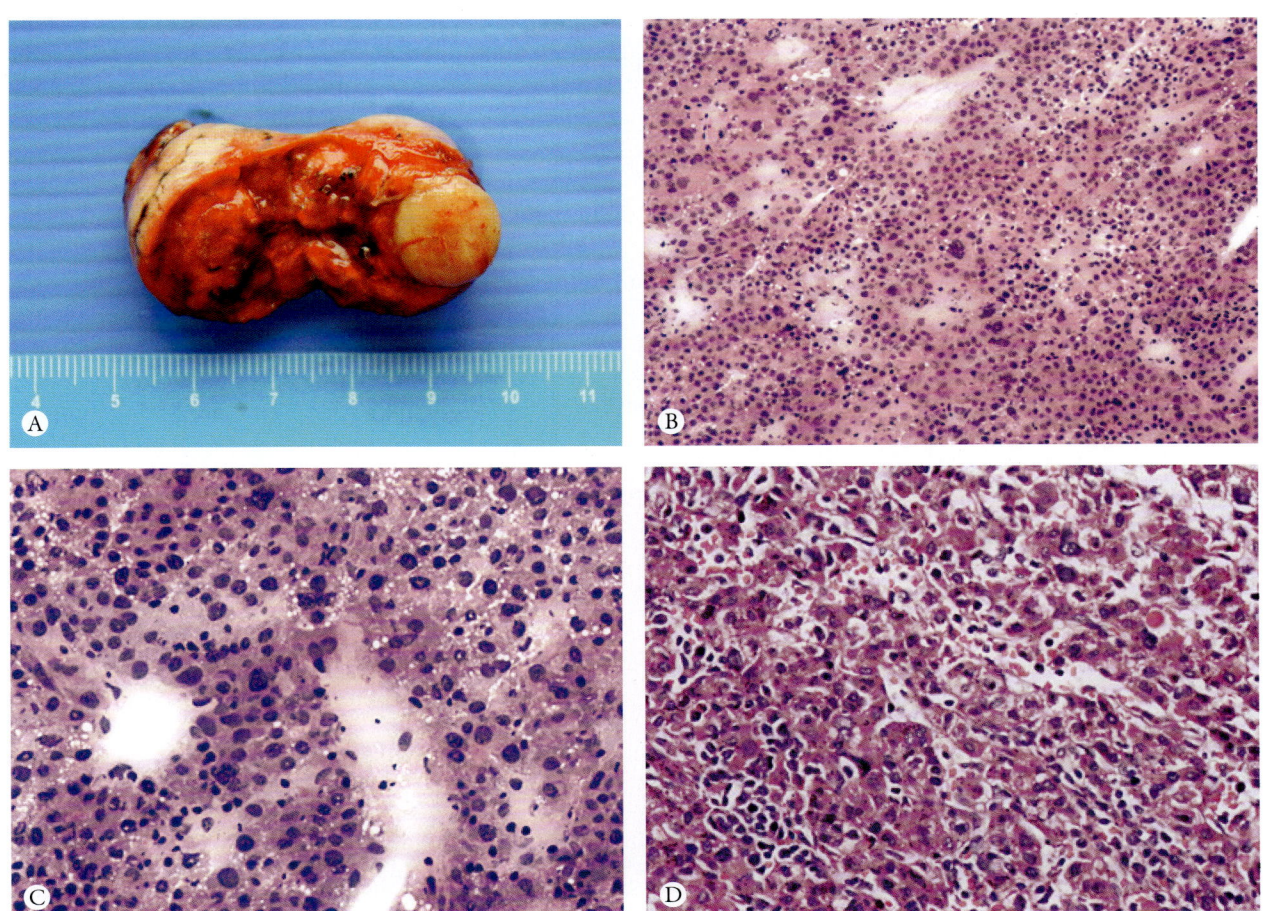

A. 手术切除标本，图示肿瘤边界清楚，切面呈淡黄色；B. 冷冻切片，图示肿瘤细胞呈圆形或多边形，核有明显异型性（中倍）；C. 冷冻切片，为图 B 的局部放大，排列似肝组织，细胞胞浆呈嗜酸性（高倍）；D. 石蜡切片，图示癌细胞呈梁索状，排列紊乱，细胞胞浆嗜酸，核有异型性（高倍）。

图 5-2-55　肺转移性肝细胞癌

（九）关于肺冷冻切片诊断中几点注意事项

（1）要注意肺内多种病灶并存：送检标本中存有多病灶并存情况并不少见，特别是良恶性病灶并存时，常因注意到了大的良性病变而遗漏了小的恶性病灶造成误诊或漏报。笔者曾在术中冷冻切片诊断时遇 1 例肺鳞癌合并巨大结核病的病例。鳞癌病灶位于支气管管口，因病灶较小，首次检查时注意力被其旁边的巨大结核病灶吸引而遗漏了恶性病灶（图 5-2-56）。后因临床医师提示患者术前曾做过支气管活检病理报告为鳞癌，再次仔细检查取材，避免了误诊发生。图 5-2-57 所示的是肺腺癌并发硬化性肺细胞瘤的大体标本照片。为了避免上述情况所致的误诊，除术前尽可能全面地了解病史及检查资料外，仔细全面检查标本对术中诊断也是十分重要的。

（2）硬化性肺细胞瘤与肺腺癌的鉴别：多数硬化性肺细胞瘤在术中冷冻切片诊断并不困难，特别是能找到出血结构或硬化性结构时。但如表层细胞和圆形细胞有一定异型增生，而且组织结构是以实性或乳头结构为主，如何与肺恶性病变鉴别，即便是有一定经验的病理医师，也会在冷冻切片诊断时遇到困难。笔者认为在诊断硬化性肺细胞瘤应注意以下几点。

①硬化性肺细胞瘤发生，女性明显多于男性。据上海市胸科医院一组统计资料显示，男女发生之比是 1∶6。②影像学 CT 上硬化性细胞瘤表现为周围边界清楚的实性结节，而肺腺癌或其他恶性病变肿块与周围肺组织边界欠清。位于肺周围部的硬化性肺细胞瘤基本上不侵犯胸膜，肺腺癌或其他恶性病变常有胸膜侵犯。③硬化性肺细胞瘤肉眼

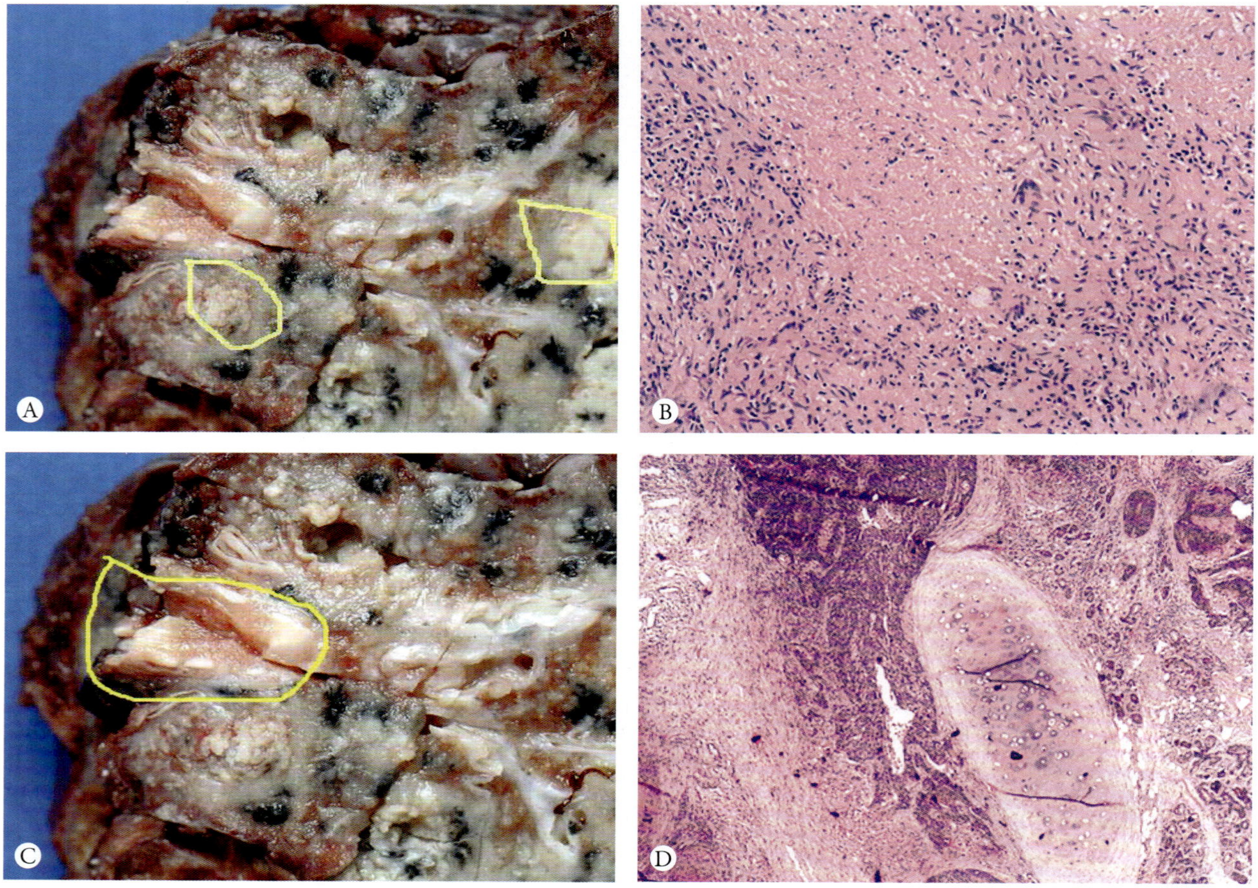

A. 见肺实质内有巨大实性病变；B. 在图 A 划黄线区域处取材，冷冻切片示有干酪性坏死，类上皮细胞及多核巨细胞等结核病变（低倍）；C. 图示支气管管壁局限性粗糙、增厚；D. 冷冻切片示鳞癌组织侵犯支气管管壁（低倍）。

图 5-2-56　肺鳞癌合并结核病

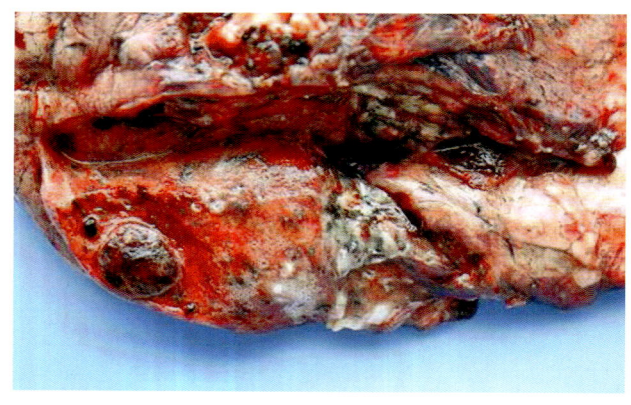

图中央的灰白色病灶为肺腺癌，其左侧的红褐色病灶是硬化性肺细胞瘤

图 5-2-57　肺腺癌并发硬化性肺细胞瘤

检查时马上呈现出与周围肺组织清楚的边界。多数肺恶性肿瘤与周围肺组织边界不清，尽管有一些超过 2cm 的浸润性腺癌可以表现为边界清楚的实性肿块，但硬化性细胞瘤肿瘤切开时常给人以与众不同之感。当然在肿瘤切面上能找到灰褐色或暗红色出血区，对诊断更有提示作用。④硬化

性细胞瘤，2 种细胞常交替增生，4 种组织结构混合存在，在局部区域可见肿瘤细胞有一定异型性，但仔细观察细胞核染色质不粗，核分裂象少见，也很少见坏死。⑤少数硬化性血管完全由实性或乳头结构为主，同时伴有细胞增生，仅凭冷冻切片难以完全与有乳头样结构或实性生长方式的肺恶性病

变区别时（笔者曾遇到肺朗格汉斯组织细胞增多症、肺表皮样血管内皮瘤及肺淋巴上皮癌等肿瘤，在术中冷冻切片无法完全与硬化性血管区别），病理医师应该向临床医师说明，等待石蜡切片最终明确诊断。

(3) 肺泡蛋白沉着症引起的肺泡上皮细胞变异与肺原位腺癌的鉴别：肺泡蛋白沉着症是一种病因不明的弥漫性肺疾病，X线呈片状阴影。肺泡上皮细胞增生、剥离，细胞有异型性，痰细胞学检查容易误认为是癌细胞。因此，临床上有可能把这种内科治疗的疾病进行外科手术切除，术中送检冷冻切片。此病的最特征性改变是在肉眼检查时常可见病灶区有白色液体流出。镜下可见肺泡腔内充满嗜酸性，均匀一致的无结构的细颗粒状物质（PAS染色呈阳性），同时见Ⅱ型肺泡上皮细胞增生（图5-2-58）。通常还伴有上皮细胞剥脱，间质有淋巴细胞浸润和不同程度的纤维化。而肺原位腺癌病灶区没有白色液体溢出，肿瘤性肺泡腔内很少见嗜酸性无结构的细颗粒状物质。

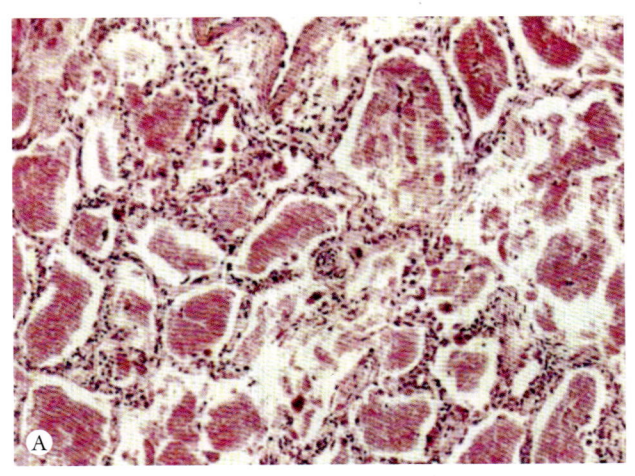 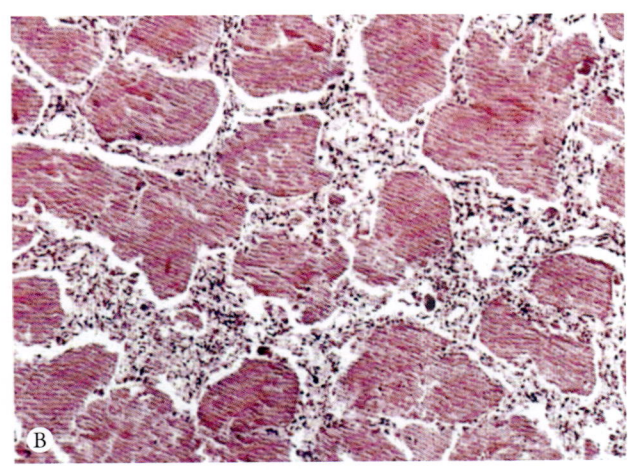

A. 石蜡切片示肺泡腔内充满嗜酸性细颗粒状物，肺泡上皮细胞增生（低倍）；B. 为图A的局部放大（中倍）。

图 5-2-58　肺泡蛋白沉着症

(4) 肿瘤坏死与结核病干酪样坏死的鉴别：有些肺切除标本主要表现为坏死，冷冻切片中肿瘤坏死与结核病的干酪样坏死如何区别？一般而言，肿瘤坏死灶内仍见有坏死细胞的轮廓，呈嗜伊红染。而结核病的干酪样坏死是细胞彻底的坏死，不见有坏死细胞的轮廓，一般还可找到结核性肉芽肿的其他背景。

(5) 支气管切缘的冷冻切片诊断：原则上讲，无论是中央型肺癌还是周围型肺癌，做肺叶切除后，均需要对叶或段支气管切缘进行冷冻切片检查，以确定切端是否存在癌组织，并进一步决定手术方案。如支气管切端见有癌组织，临床需要做进一步扩大切除。多数病例手术切缘是阴性，少数病例切缘阳性的情况可分为以下几种：①支气管黏膜上皮仍残留有癌组织；②癌组织侵至支气管壁内；③支气管周围软组织中见癌组织；④支气管黏膜下淋巴管内见癌栓。值得注意的是，肺腺样囊腺癌常可见肿瘤组织沿支气管、血管和淋巴管跳跃性扩展，故切缘可发生阳性。此外，支气管黏膜常见有鳞化及程度不一的不典型增生，如有重度不典型增生，应在冷冻切片报告中注明。

(6) 纵隔、支气管旁淋巴结冷冻切片检查：纵隔、支气管旁淋巴结内如有大量转移性癌组织，在冷冻切片上诊断并不困难，但当淋巴结内有大量炭末沉着并伴有纤维化时应仔细观察，不要遗漏微小的转移病灶。同时要注意不要将窦组织细胞增生误认为是转移病灶，也要注意淋巴结边缘窦是早期癌转移多发区域。

第三节　胸膜肿瘤

胸膜肿瘤主要通过胸部增强 CT 发现，但 CT 检查仅有提示作用，难以确诊。病理活检或胸水细胞学检查是诊断的主要方法。CT 或超声引导下经皮穿刺活检是主要样本获取方法。因细针活检和脱落细胞学检测可能会出现取样偏差，准确性较低，常出现假阴性，故目前不常规推荐细针活检和脱落细胞学样本作为诊断依据。对于可能手术的患者，建议在潜在切口上进行单孔胸腔镜检查以获得肿瘤标本并做冷冻切片诊断。胸膜肿瘤最多见的是间皮来源的肿瘤，而间叶来源的肿瘤较常见的有孤立性纤维性肿瘤等。

一、孤立性纤维性肿瘤

良性胸膜肿瘤最多见的是孤立性纤维性肿瘤（solitary fibrous tumor，SFT），它是一种源于 CD34 阳性的树突状间叶细胞的肿瘤，具有向成纤维细胞、肌纤维母细胞分化的特征（图 5-3-1）。SFT 大多数病例呈良性经过，有 10%～15% 的病例为恶性，临床表现为局部浸润、复发、胸腔内播散，而远处转移较少。肿瘤大体表现为肿瘤边界清楚，大小不一，通常有蒂附着于脏层胸膜，肿瘤切面灰白色，呈旋涡状。镜下肿瘤由疏密不等的梭形成纤维细胞组成，玻璃样变性为其常见的特点，核无明显异型性，核分裂象少见（0～4 个/mm^2），无坏死灶。当肿瘤细胞密度增加，核异型性明显，核分裂象易见（＞4 个/mm^2），伴坏死病灶时归入恶性孤立性纤维瘤。有些 SFT 体积大，临床和影像学容易诊断为恶性肿瘤，手术中需要做快速病理诊断。在冷冻切片中不同区域取材，有不同的组织学表现，有的区域为细胞密集区可见较多的短梭形肿瘤细胞，有的区域细胞稀疏或仅见粗细不等的胶原纤维，因此需要在不同区域取材，至少争取 2 块组织。良性病例大多数在手术中可以快速诊断明确，但对于有不典型改变的病例常需要做描述性报告，待手术后石蜡切片确诊。

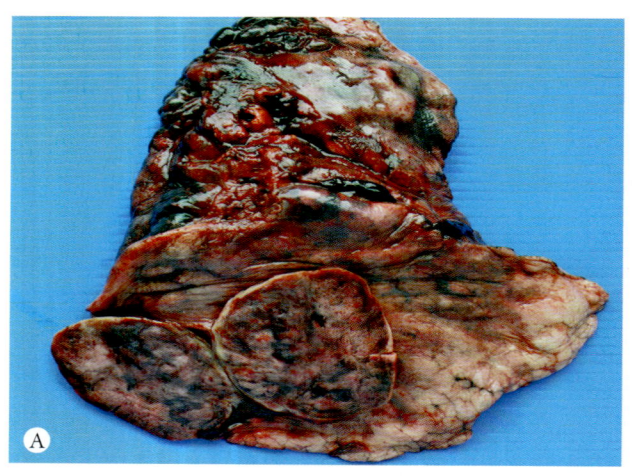
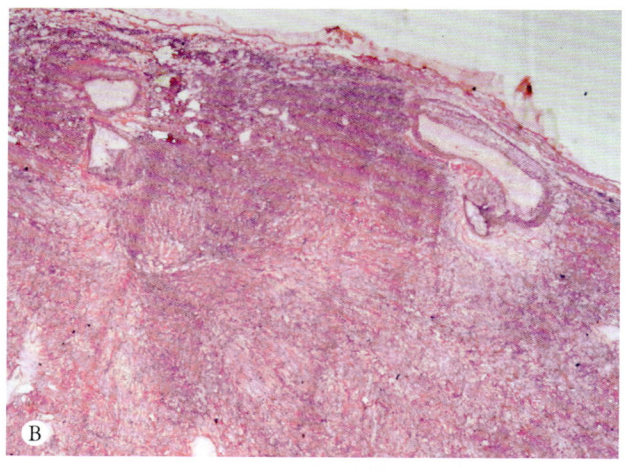
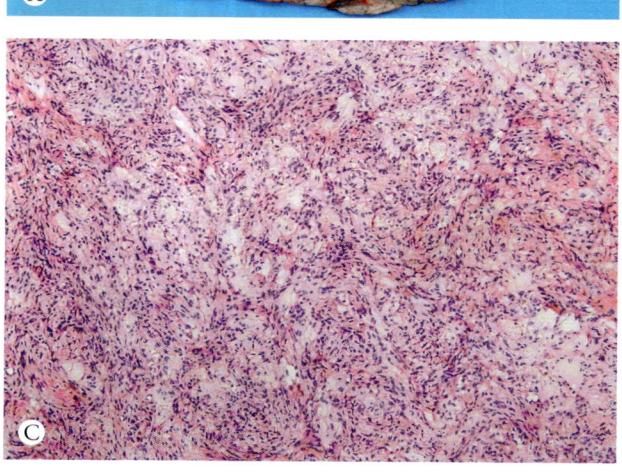
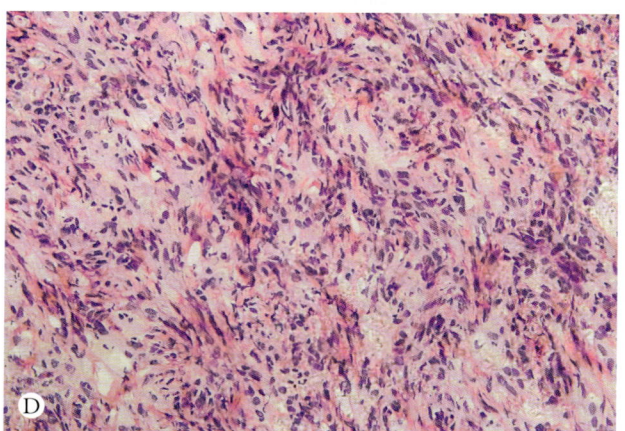

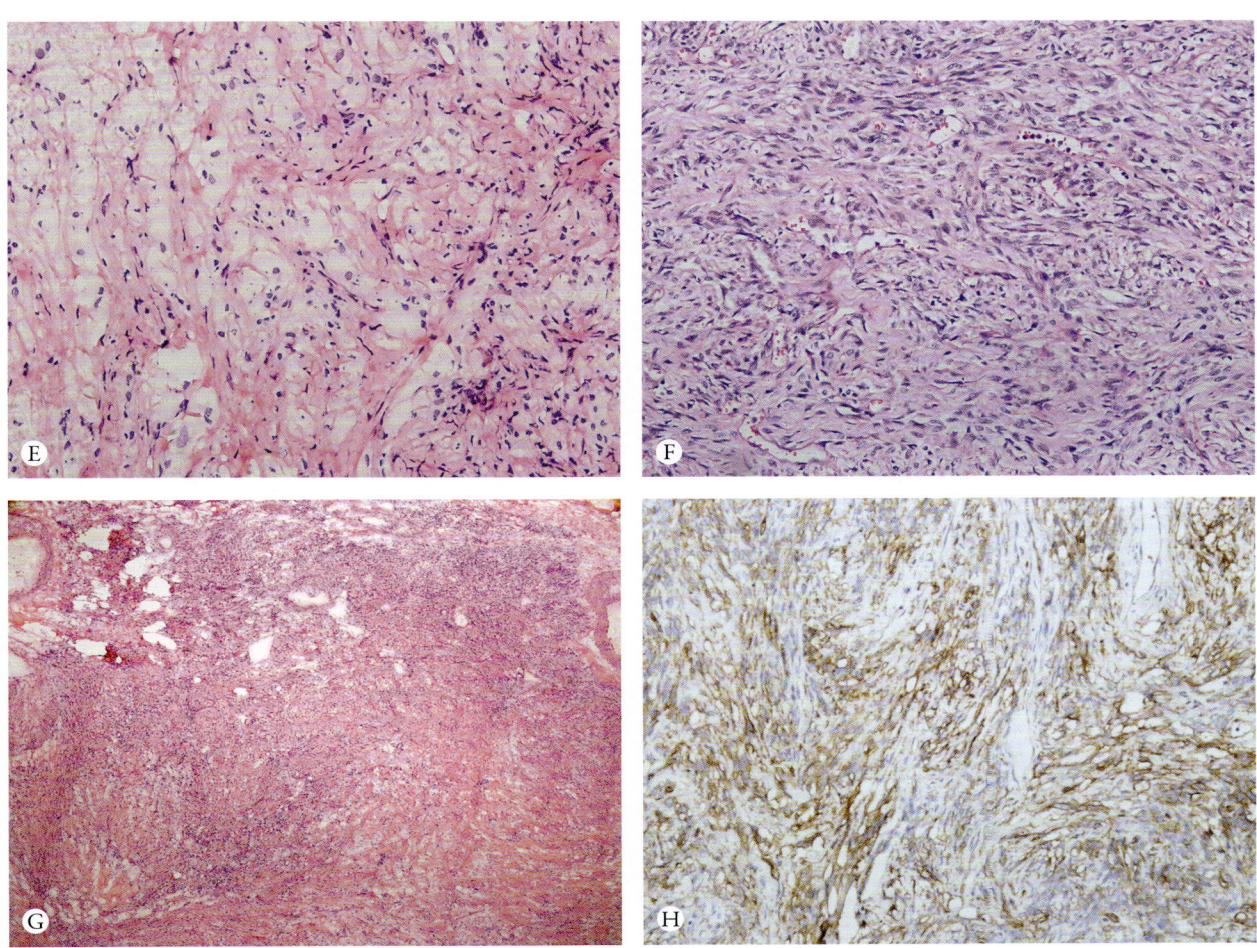

A.手术切除标本，图示肿瘤发生于脏层胸膜，边界清楚，切面呈灰白、灰红色，质硬；B.冷冻切片，图示脏层胸膜下见成片梭形肿瘤细胞，疏密不等；C.冷冻切片，图示肿瘤细胞丰富区，瘤细胞呈短梭形；D.冷冻切片，为图C放大图，图示短梭形肿瘤细胞排列成条束状或鱼骨状，无明显异型；E.冷冻切片，图示细胞稀疏区，肿瘤细胞间见大量粗细不等的胶原纤维；F.石蜡切片，图示细胞稀疏区，纤细的梭形肿瘤细胞伴大量胶原纤维；G.石蜡切片，图示梭形肿瘤细胞排列成鱼骨样，间以少量胶原纤维；H.图示孤立性纤维性肿瘤梭形肿瘤细胞CD34胞质表达阳性。

图 5-3-1　胸膜孤立性纤维性肿瘤

二、胸膜发生的其他间叶性肿瘤

如纤维瘤病、钙化纤维假瘤、上皮样血管内皮瘤、血管肉瘤、滑膜肉瘤、脂肪肉瘤及恶性纤维组织细胞瘤等比较少见。在冷冻切片中主要确定良、恶性，而肿瘤分类和分型待石蜡和免疫组化检查后进一步明确。

三、胸膜间皮肿瘤

根据第五版WHO胸部肿瘤分类与国际间皮瘤兴趣小组的推荐，间皮肿瘤的概念发生一些变化：①间皮瘤包括弥漫性间皮瘤和局限性间皮瘤，均为恶性肿瘤（腺瘤样瘤除外），因此诊断术语取消"恶性"一词，统称为间皮瘤（mesothelioma），有些肿瘤以前称为高分化乳头状间皮瘤（well-differentiated papillary mesothelioma），重新命名为高分化乳头状间皮肿瘤（well-differentiated papillary mesothelial tumor，WDPMT）。②主要组织学类型（上皮样、肉瘤样、双相）保持不变，但对肿瘤结构、细胞学和基质特征有了新的认识。③肉瘤样间皮瘤包括促结缔组织增生性和移行性间皮瘤。④局限性间皮瘤因完全切除可以获得更好的预后，仍然保持为独立的类别。⑤确立了原位间皮瘤的诊断标准。但原位间皮瘤不适用于手术中病理诊断。

间皮肿瘤的分型如下。

1. 腺瘤样瘤　位于胸膜表面的局限性、结节性良性肿瘤，局部可浸润周围软组织，但无浸润到下层间质的恶性组织学特征。可见衬覆扁平至立方细胞的乳头状结构，以及由假腺体、假血管间隙、小管-印戒状间隙相互吻合形成的精细网络。肿瘤细胞形态温和，无异型、无坏死，胞浆稀少或空泡化，腺瘤样瘤常有淋巴细胞聚集。建议术中病理要求对肿瘤充分取材，以除外腺瘤样瘤区域的上皮样间皮瘤（图5-3-2）。

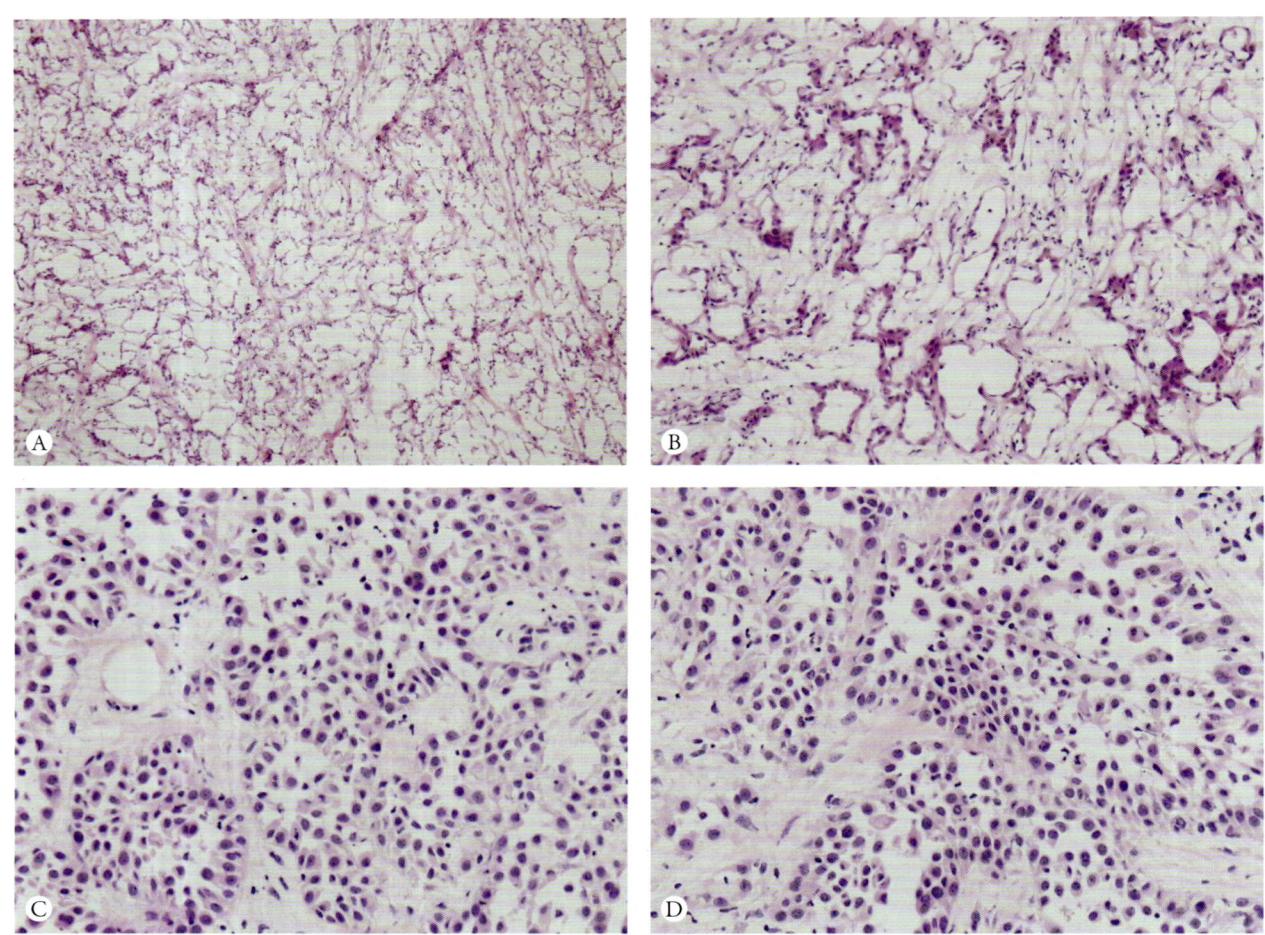

A、B.本例术中冷冻切片显示肿瘤主要形态为腺瘤样瘤改变（A为低倍，B为中倍）；C、D.仅局灶发现腺样及乳头状结构伴局灶浸润，符合上皮样间皮瘤（高倍）。

图5-3-2　具有腺瘤样瘤特征的上皮样间皮瘤

2. WDPMT　因其惰性生物学行为而命名，为避免与更具侵袭性的弥漫性间皮瘤混淆，而使用WDPMT。肿瘤起源于胸膜表面，形成明显粗细不等的乳头结构，覆盖一层扁平-立方的间皮细胞，形态温和，核仁不明显，罕见核分裂，无间质侵犯。乳头轴心由乏细胞黏液样间质或纤维血管组成，砂粒体罕见。鉴别诊断包括具有WDPMT形态伴局灶性浸润的间皮肿瘤、反应性间皮增生和弥漫性间皮瘤。伴局灶浸润的高分化乳头状间皮肿瘤是否是WDPMT的一种亚型（早期弥漫性间皮瘤），或为独特性质的病变尚无定论。反应性胸膜炎的间皮增生偶见乳头，与WDPMT不同的是乳头较短，且呈反应性细胞学改变，并伴随炎症。弥漫性乳头状上皮样间皮瘤与WDPMT极其相似，区别在于前者浸润达到或超出胸膜深层结缔组织。

3. 上皮样间皮瘤　上皮样间皮瘤细胞温和，胞浆嗜酸性、核圆形、泡状染色质、核仁小、有丝分裂罕见（图5-3-3）。在分化差的肿瘤中可出现明显的非典型性，染色质粗糙、核仁突出和

第五章 肺、胸膜与纵隔疾病

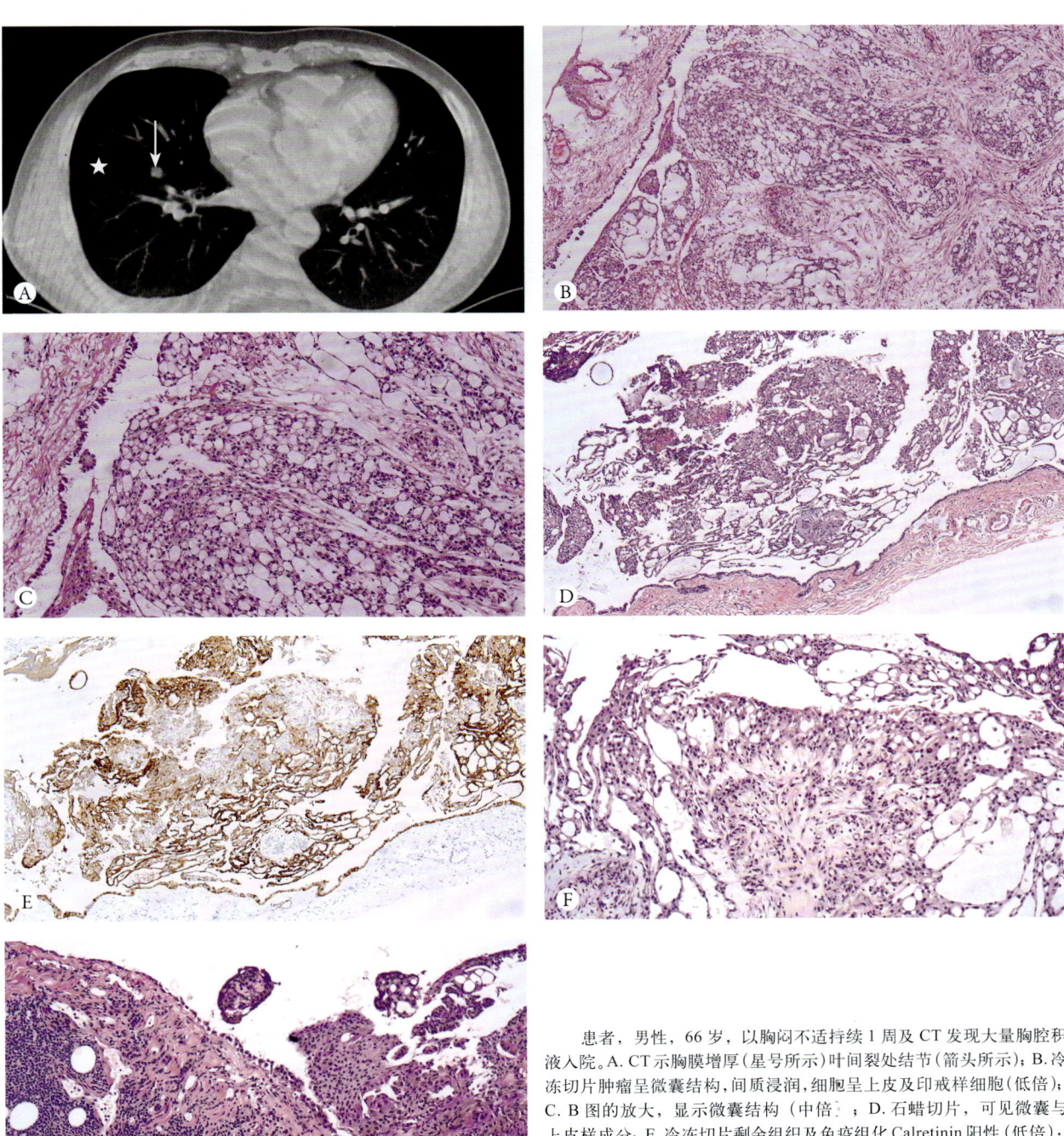

患者，男性，66岁，以胸闷不适持续1周及CT发现大量胸腔积液入院。A. CT示胸膜增厚（星号所示）叶间裂处结节（箭头所示）；B. 冷冻切片肿瘤呈微囊结构，间质浸润，细胞呈上皮及印戒样细胞（低倍）；C. B图的放大，显示微囊结构（中倍）；D. 石蜡切片，可见微囊与上皮样成分；E. 冷冻切片剩余组织及免疫组化Calretinin阳性（低倍）；F. 石蜡切片可见微囊结构（中倍）；G. 图右侧为片状上皮样结构（低倍）。（该病例由中国医学科学院肿瘤医院深圳医院王晓亮提供）

图 5-3-3 弥漫性上皮样间皮瘤

有丝分裂象增多（图5-3-4）。在结构上，同一肿瘤可见几种不同的结构模式。常见的包括管乳头状、小梁状、微乳头状和实体状，而腺瘤样结构不常见。实体模式由实性片状具有黏附性的肿瘤细胞组成。管乳头状模式呈现小管和乳头结构的不同组合，小梁状模式构成细胞相对一致、较小、形成条索，偶有单一排列。腺瘤样瘤模式显示微囊、花边及印戒结构（图5-3-3）。微乳头模式由无纤维血管轴心的乳头组成，砂粒体可见。

细胞特点：透明细胞，核圆形居中，类似肾细胞癌。横纹肌样细胞的特征是胞浆含有嗜酸性小球，表达细胞角蛋白而非肌源性标志，类似于

347

横纹肌母细胞肿瘤。"蜕膜样"细胞,类似于妊娠期的蜕膜细胞。小细胞间皮瘤罕见,类似小细胞癌,但诊断报告中不鼓励使用"小细胞间皮瘤"一词,以避免与小细胞癌混淆。其他细胞类型还有印戒样细胞,多形性细胞(生存期与肉瘤样间皮瘤相似),淋巴组织细胞样间皮瘤,与淋巴瘤或淋巴上皮样癌相似。

间质特征:纤维间质多少不等,细胞丰富程度不同,从透明无细胞基质到细胞密集,以致不能区分肉瘤样成分,甚至与双相型间皮瘤混淆。

核的级别如下。

核非典型性评分:轻度1分,中度2分,重度3分。核分裂象计数评分:1为低(≤1核分裂象/2 mm²),2为中(2~4个核分裂象/2 mm²),3为高(≥5个核分裂象/2 mm²)。总和:2或3=核Ⅰ级,4或5=核Ⅱ级,6=核Ⅲ级。坏死:有/无。

肿瘤总体分级如下。

低级别=核Ⅰ级和核Ⅱ级,无坏死。高级别=核Ⅱ级有坏死,核Ⅲ级有或无坏死。

上皮样间皮瘤的分级已证明对患者的生存期有很强的预测作用,通常以肿瘤级别最高的区域确定肿瘤的级别。

胸膜切除术:除局限型间皮瘤外,完全切除是不可能的,所以没有必要评估胸膜切除术的手术边缘。肿瘤细胞最可能在胸膜结节内,应于结节处全层取材,有助于识别胸膜下脂肪的浸润。

4.肉瘤样间皮瘤 主要由排列成束状或杂乱分布的梭形细胞所组成,梭形细胞细长(长度>宽度的2倍)呈锥形,细胞核从相对温和到高度异型不等,核仁可突出或有多个,分裂象多少不一,常见坏死。肉瘤样间皮瘤表现出多种形态,可与纤维肉瘤、恶性纤维组织细胞瘤等混淆。有少数肿瘤主要成分是由致密胶原组织分隔的不典型梭形细胞排列成席纹状或"无结构"(patternless)的结构(促结缔组织增生性间皮瘤),易与机化性胸膜炎或孤立性纤维性肿瘤混淆,但这类肿瘤常侵犯胸壁组织和肺,并可远处转移,生物学行为呈高度侵袭性。在细胞学上,移行特征是指介于上皮样和肉瘤样形态之间的细长而肥胖的细胞,呈片状排列,胞浆中等,核仁突出。目前具有移行特征的间皮瘤被归为肉瘤样间皮瘤。

5.双相性间皮瘤 由上皮样和肉瘤样两种成分混合而成,根据专家共识,每种成分的数量需超过10%。在小活检中,无论各成分的比例如何,都可诊断为双相间皮瘤。当上皮样间皮瘤中观察到移行特征时,该肿瘤应被归类为双相间皮瘤。双相间皮瘤易被误诊为滑膜肉瘤或癌肉瘤。

间皮瘤通过免疫组织化学检测可证实有BAP1和(或)MTAP蛋白表达缺失,通过FISH或二代基因测序也可证实有*BAP1*或*CDKN2A*基因缺失。这些改变对间皮瘤的诊断和鉴别诊断均有重要意义。

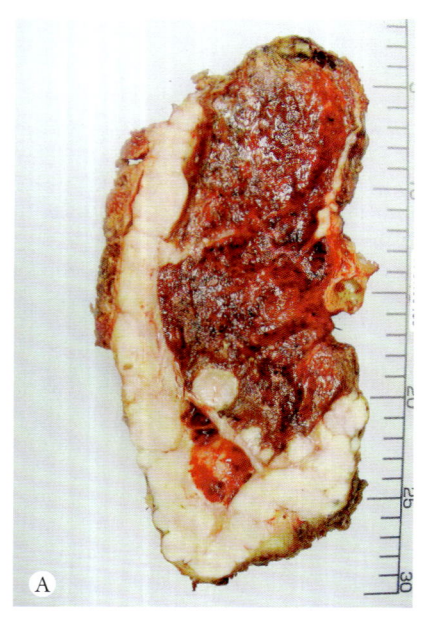
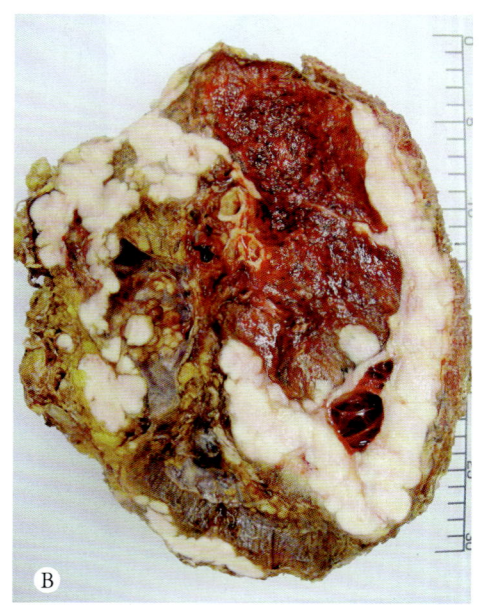

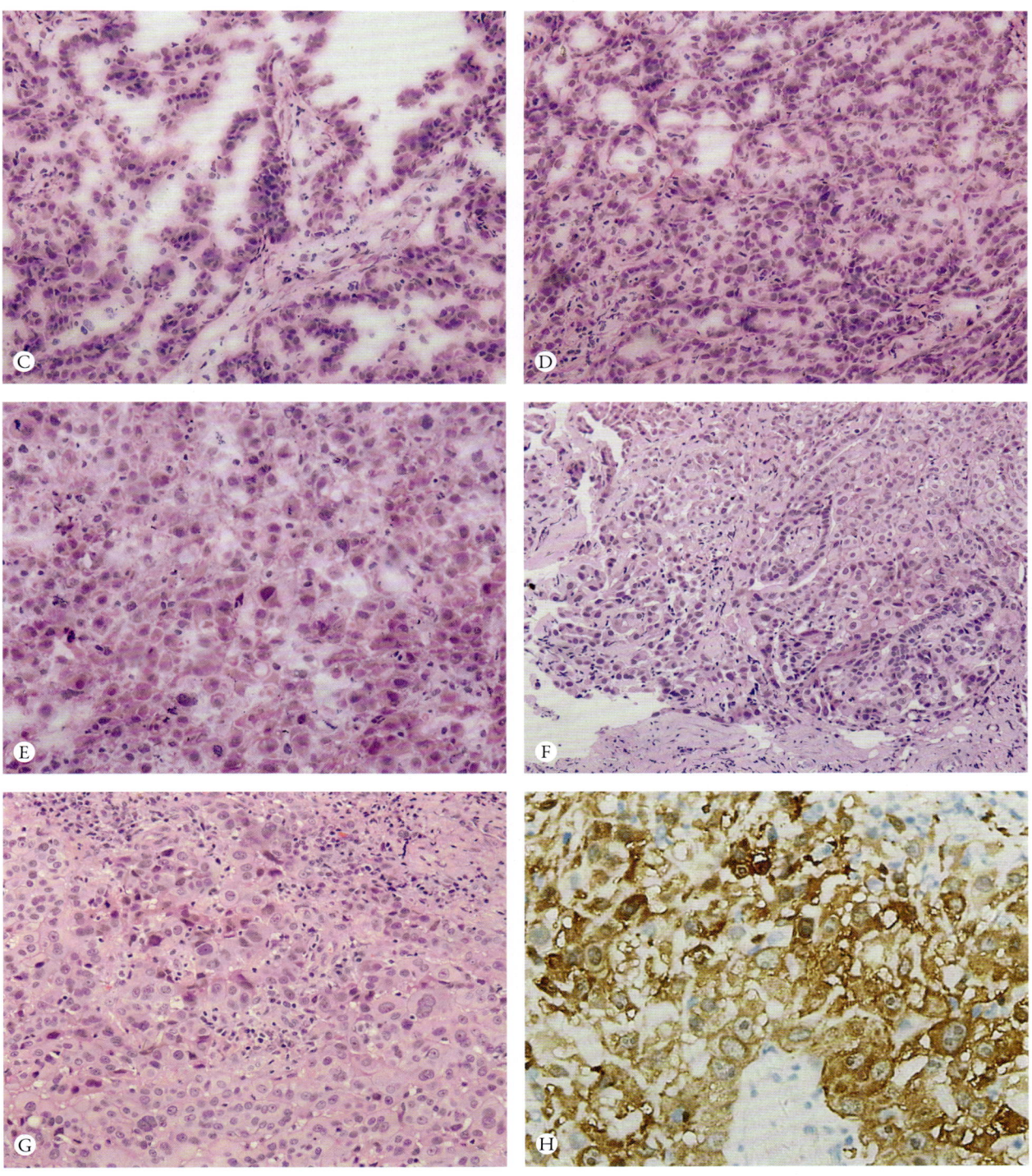

A.手术切除标本，图示肿瘤累及脏壁层胸膜，呈弥漫性增厚，充满胸腔；B.切除标本，图示脏壁层胸膜弥漫性增厚，壁层胸膜内多个灰白色结节；C.冷冻切片，图示上皮样间皮瘤由管状和乳头状型结构组成（中倍）；D.冷冻切片，图示上皮样间皮瘤由管状、小梁状结构组成（中倍）；E.冷冻切片，图示上皮样间皮瘤的实性变型，肿瘤细胞弥漫成片，胞质丰富，细胞边界不清（高倍）；F.石蜡切片，图示上皮样间皮瘤管状乳头状型（中倍）；G.石蜡切片，图示上皮样间皮瘤之实性变型（高倍）；H.图示弥漫型间皮瘤肿瘤细胞 Calretinin 呈弥漫强阳性（高倍）。

图 5-3-4　弥漫性胸膜间皮瘤

点评

冷冻切片诊断胸膜间皮肿瘤关键是要结合临床病史、体征和影像学检查，首先应排除转移性肿瘤，尤其是肺腺癌。胸膜间皮肿瘤取材时注意选择结节所在部位全层取材，寻找胸膜下浸润情况。腺瘤样瘤病例要充分取材，除外上皮样间皮瘤的存在（图5-3-2）。胸膜间皮肿瘤组织形态多样，细胞变化繁多，其共性是细胞间边界往往不清，异型性通常小于腺癌。对有促结缔组织增生性间皮瘤，由于梭形肿瘤细胞埋藏于增生的纤维组织中，在冷冻切片上常难以辨别，故不应匆忙做出诊断，多数情况下仅做描述性或倾向性诊断。最终诊断还是依靠石蜡切片、免疫组化和分子检测做出的。间皮瘤无须评估胸膜切除术的手术边缘，冷冻切片不适合诊断原位间皮瘤。胸膜炎与胸膜瘤的鉴别最重要的是：无深部浸润和无膨胀性结节，其次是炎症反应、肉芽组织毛细血管垂直于表面等。

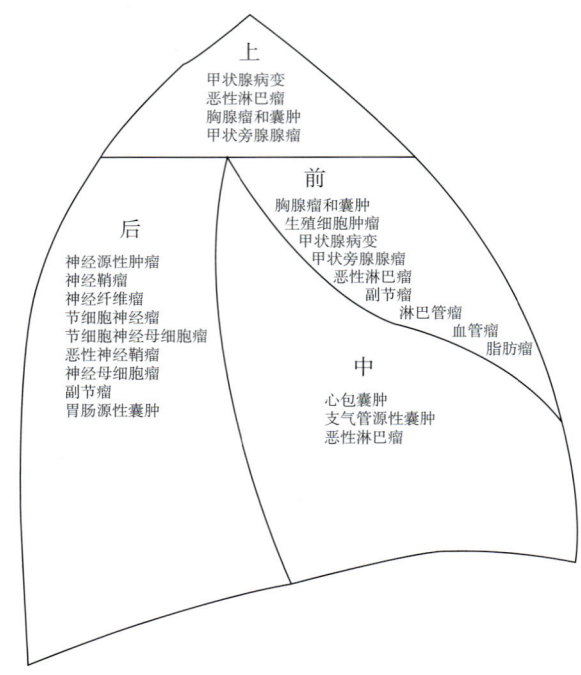

图 5-4-1　纵隔常见病变的部位分布

引自：Juan Rosai Ackerman's surgical pathology（8th ed）. Mosby, 1989: 436.

第四节　纵隔肿瘤和瘤样病变

纵隔分为上纵隔和下纵隔，一般以第4、第5胸椎交界处为界。上纵隔肿瘤和瘤样病变主要是胸腺瘤、恶性淋巴瘤、胸内甲状腺肿等。下纵隔以心包为界又分为：①前纵隔（位于胸骨和心包之间）：主要发生胸腺瘤、生殖细胞肿瘤（畸胎瘤、精原细胞瘤、卵黄囊瘤等）和软组织肿瘤等；②中纵隔：常发生恶性淋巴瘤和先天性囊肿；③后纵隔：多发生神经源性肿瘤，如神经母细胞瘤、神经鞘瘤、神经纤维瘤及节细胞神经瘤等（图5-4-1）。据文献报道纵隔肿瘤的组织学类型，按其发生率依次为胸腺上皮性肿瘤（约占35%）、神经源性肿瘤（约占20%）、生殖细胞肿瘤（约占18%）、恶性淋巴瘤（约占3%），淋巴结血管滤泡性增生及纵隔甲状腺肿、软组织肿瘤等均在0.5%以下。本节中重点介绍胸腺上皮性肿瘤，其他类型肿瘤的诊断与身体其他部位的同名肿瘤诊断标准相同。

一、胸腺上皮性肿瘤

胸腺上皮性肿瘤是前上纵隔最常见的肿瘤。胸腺上皮性肿瘤首选手术治疗，而淋巴瘤首选化疗和（或）放疗。所以胸腺瘤（癌）术中冷冻中最重要的是和各种淋巴瘤的鉴别，尤其是在术中冷冻切片活检标本时。目前胸腺肿瘤分期采用2021年第五版WHO胸部肿瘤分类（表5-4-1）。胸腺瘤是起源于胸腺上皮或显示向胸腺上皮分化的肿瘤，其特点是具有典型的器官样结构；而胸腺癌虽具有明显恶性的上皮性肿瘤形态，但缺乏"器官样"结构。胸腺瘤又根据肿瘤性上皮细胞和胞核是否为梭形或卵圆形还是圆形或多边形，将其分成A型胸腺瘤和B型胸腺瘤。B型胸腺瘤根据淋巴细胞浸润的多少和肿瘤性上皮细胞非典型程度分为3个亚型：B_1、B_2、B_3型。具体为：A型胸腺瘤；AB型胸腺瘤；B_1型胸腺瘤；B_2型胸腺瘤；B_3型胸腺瘤。胸腺癌最常见的是胸腺鳞状细胞癌。上海市胸科医院2010—2012年537例胸腺上皮性肿瘤中A型占5%，AB型占31%，B_1型占8%，B_2型占19%，B_3型占12%，胸腺癌占24%，少见肿瘤约占1%。

表 5-4-1 目前胸腺肿瘤的分期是采用 TNM 分期和 Masaoka-Koga 分期

TNM 分期			Masaoka-Koga 分期	
T	N	M		
1a	0	0	Ⅰ	肉眼和镜下有完整包膜
1a	0	0	Ⅱa	肿瘤镜下穿透包膜
1a	0	0	Ⅱb	肿瘤肉眼已侵犯胸腺或周围脂肪组织，或肉眼与纵隔胸膜或心包有粘连，但未穿透纵隔胸膜或心包
			Ⅲ	肿瘤肉眼侵犯周围器官或纵隔胸膜
1b	0	0		纵隔胸膜
2	0	0		心包
3	0	0		肺、头臂静脉、上腔静脉、膈神经、胸壁、心包外肺动脉或静脉
4	0	0		主动脉、弓血管、心包内肺动脉、心肌、气管、食管
1~4	0	1a	Ⅳa	胸膜或心包转移
			Ⅳb	淋巴道或血道转移
1~4	1	0~1b		胸腺周围淋巴结累及
1~4	2	0~1b		胸腔深部或颈部淋巴结累及
1~4	0~2	1b		肺实质内或远处转移

（一）A 型胸腺瘤

A 型胸腺瘤诊断要点：肿瘤常边界清楚，包膜完整。切面呈灰白色，质中，虽可呈结节状，但一般无纤维分隔。镜下见 A 型胸腺瘤由梭形或卵圆形上皮细胞组成，细胞温和，伴有少量淋巴细胞或无淋巴细胞。肿瘤细胞多排列成片状、血管外皮瘤样、大小不等的微囊、席纹状，少数可排列成菊形团样、腺样、肾小球样，以及极少出现血管周围间隙等多种组织学结构（图 5-4-2）。罕见的 A 型胸腺瘤表现出一定程度的不典型性，包括细胞密度增加、核分裂象增加、可见局灶坏死等，目前称为不典型 A 型胸腺瘤。

（二）AB 型胸腺瘤

AB 型胸腺瘤诊断要点：肿瘤绝大多数有完整包膜，切面呈灰白色，质硬，肿瘤由粗细不一的纤维条索分隔成大小不等的结节。镜下见由淋巴细胞较少的 A 型胸腺瘤样成分和富于淋巴细胞的 B 型胸腺瘤样成分按不同比例混合组成。A 型成分中可见极具特征性的成纤维母细胞样的梭形上皮细胞；B 型成分中上皮细胞主要由小多角形细胞组成，核小圆或卵圆形，淡染，温和（图 5-4-3）。

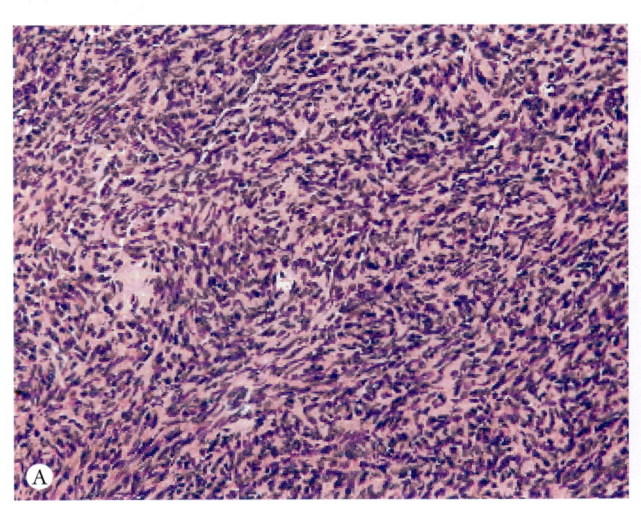

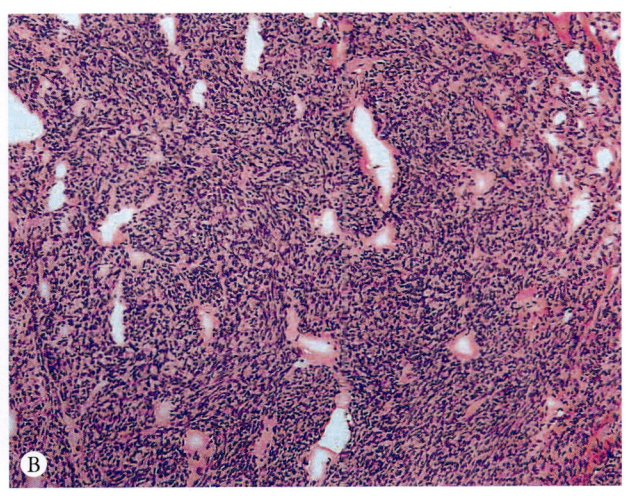

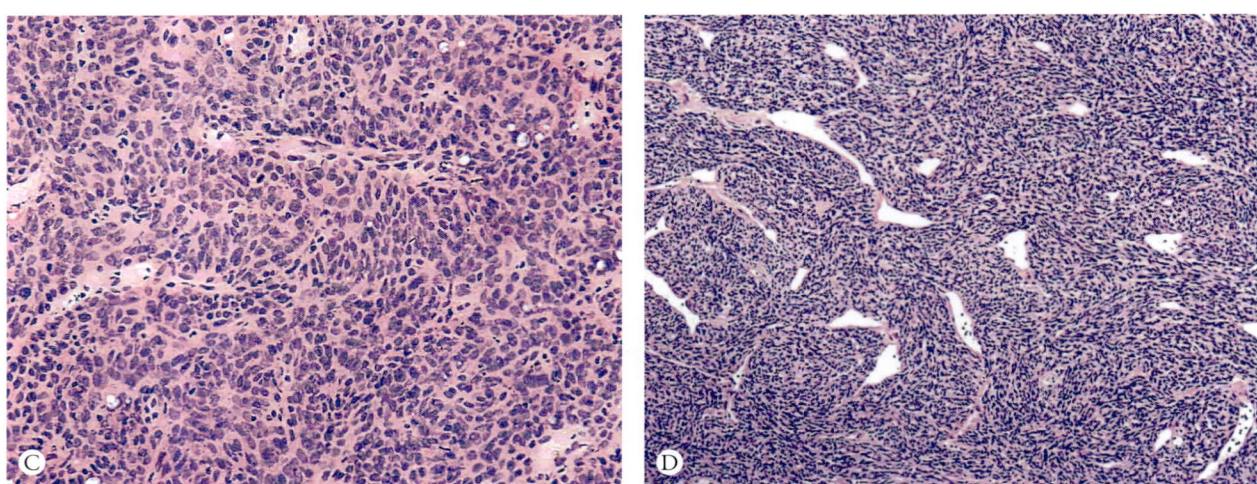

A. 冷冻切片示肿瘤由短梭形肿瘤细胞组成，细胞较温和，排列成片状（中倍）；B. 冷冻切片示肿瘤细胞排列成血管外皮瘤样结构（低倍）；C. 石蜡切片示卵圆形肿瘤细胞排列成片状，其间见少量淋巴细胞（中倍）；D. 石蜡切片示短梭形肿瘤细胞排列成血管外皮瘤样，其间见少量淋巴细胞（低倍）。

图 5-4-2　A 型胸腺瘤

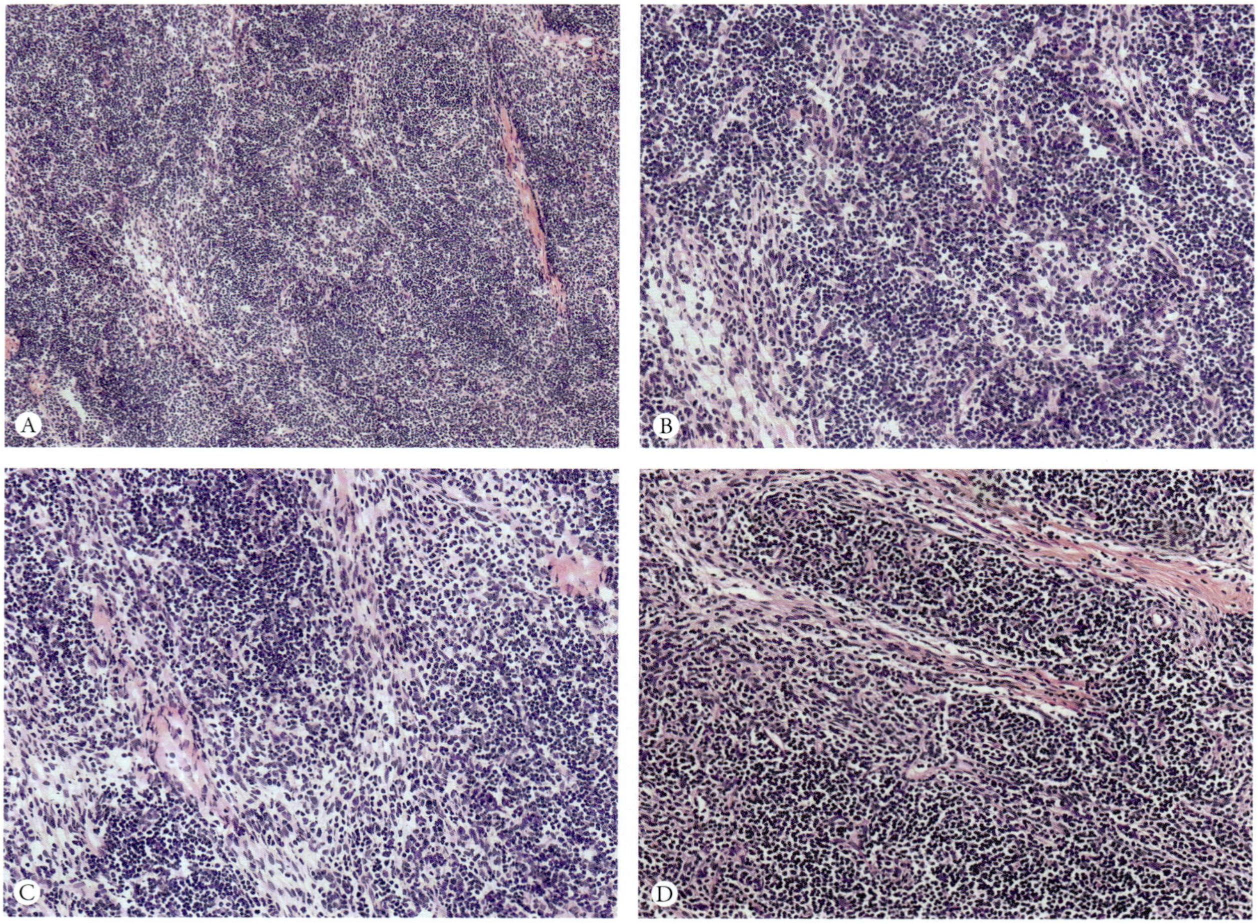

A. 冷冻切片示低倍镜下肿瘤由梭形、短梭形和圆形或多角形上皮细胞及淋巴细胞组成（低倍）；B. 冷冻切片示淡染区右肿瘤细胞呈梭形或短梭形，淋巴细胞少（中倍）；C. 冷冻切片，为图 B 的放大图，深染区域肿瘤性上皮细胞呈小多角形，淋巴细胞丰富（中倍）；D. 石蜡切片示肿瘤由梭形、短梭形皮细胞和圆形或多角形上皮细胞伴有较为丰富的淋巴细胞构成（中倍）。

图 5-4-3　AB 型胸腺瘤

（三）B_1型胸腺瘤

B_1型胸腺瘤诊断要点：肿瘤多数包膜完整，切面灰白色，质嫩。镜下见密集的未成熟淋巴细胞间有数量较少的上皮细胞；局部可见胸腺髓质分化的区域，伴有或不伴有胸腺小体（图5-4-4）。

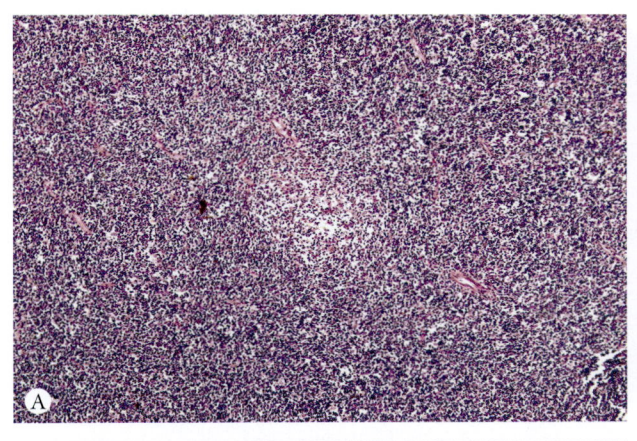

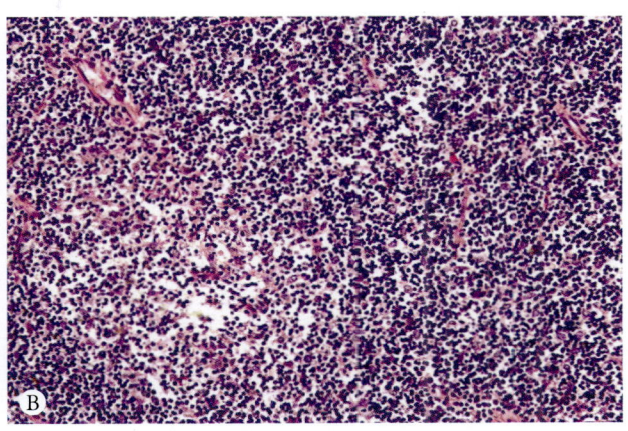

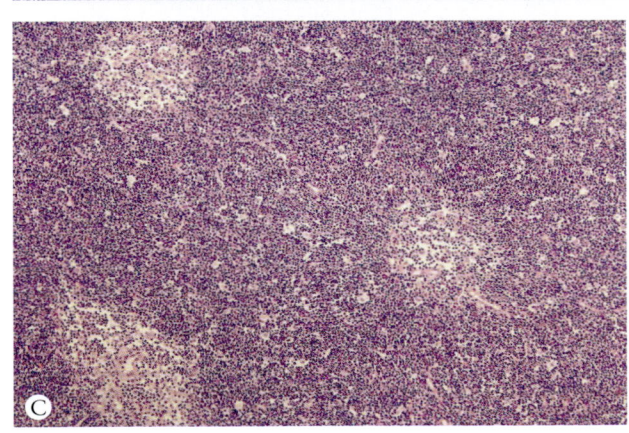

A. 冷冻切片示大量密集分布的淋巴细胞中见淡染的髓样分化区，上皮细胞散在分布，不形成细胞团（低倍）；B. 冷冻切片，为图A的放大图，左下部是髓样分化区（中倍）；C. 石蜡切片示上皮细胞散在分布于淋巴细胞中，以及散在分布的髓样分化区（低倍）。

图 5-4-4　B_1型胸腺瘤

（四）B_2型胸腺瘤

B_2型胸腺瘤诊断要点：肿瘤包膜多不完整，切面灰白色，质硬，可有多少不等的纤维条索分隔。镜下见肿瘤由大且呈多角形肿瘤细胞组成，细胞排列成网状结构，肿瘤细胞核大，呈空泡状，常可见大核仁。肿瘤细胞形成大小不等的细胞簇而且至少有3个相互连续的上皮细胞。未成熟T淋巴细胞背景总是存在，数量常常超过肿瘤性上皮细胞。可见明显的血管周围间隙（图5-4-5）。

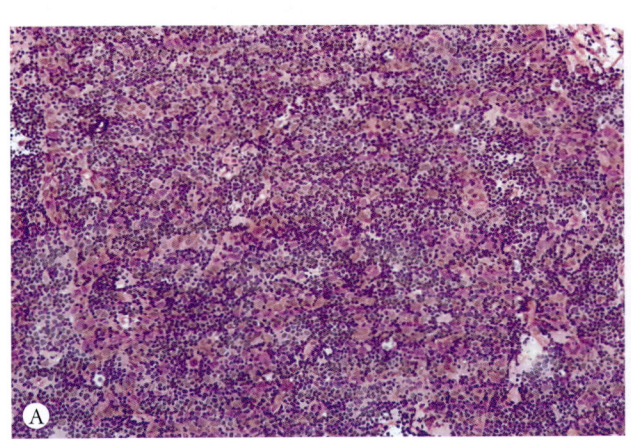

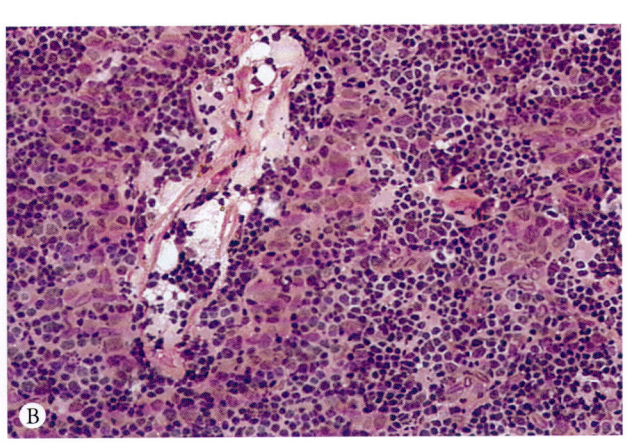

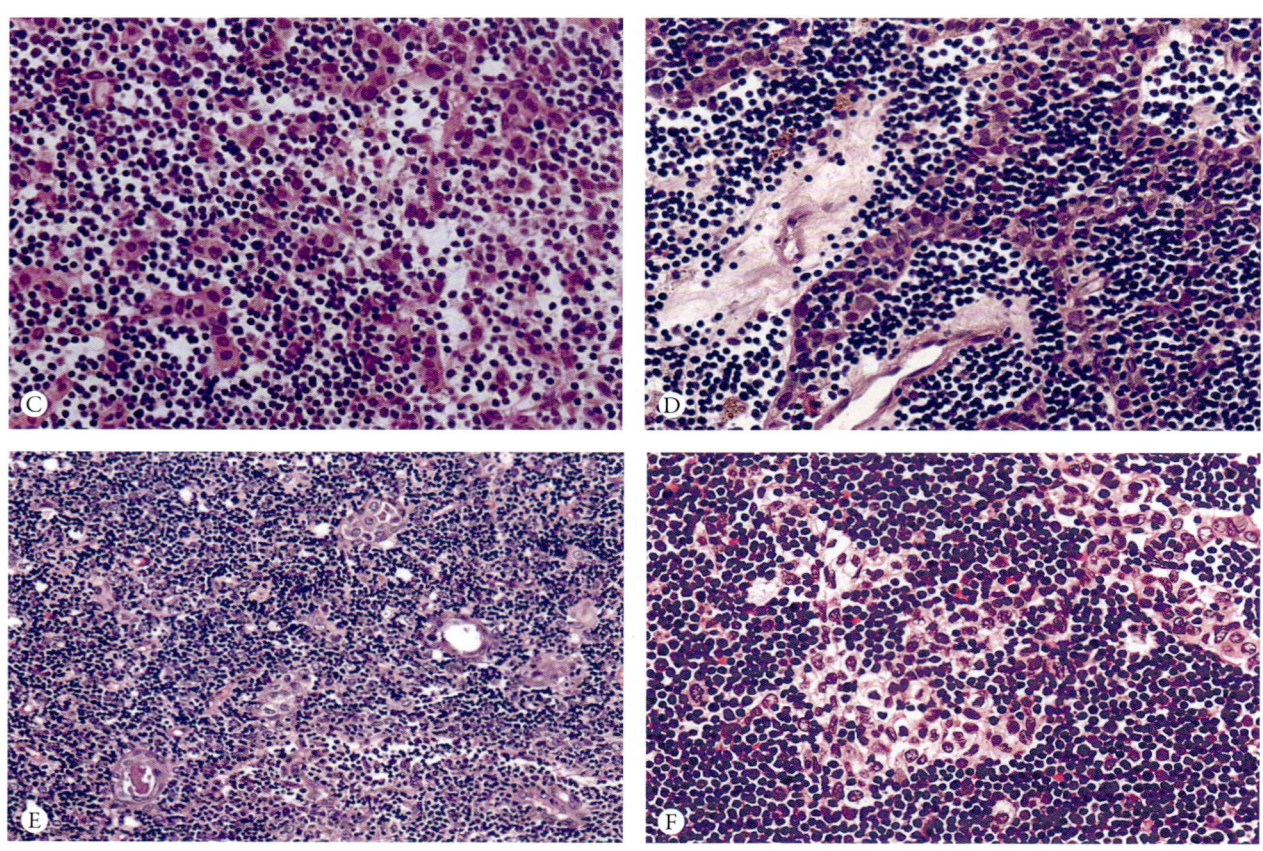

A. 冷冻切片示肿瘤组织中大量淋巴细胞中见小团异型的上皮细胞（中倍）；B. 冷冻切片示肿瘤中可见明显的血管周围间隙，有时可见肿瘤性上皮细胞沿血管周围间隙呈栅栏状排列（高倍）；C. 冷冻切片示高倍镜下肿瘤三五成群地分布在淋巴细胞的背景中（中倍）；D. 冷冻切片示肿瘤细胞有时可连成条索状（高倍）；E. 石蜡切片示异型的上皮样肿瘤细胞成小团分布，有时可见胸腺小体（中倍）；F. 石蜡切片示肿瘤细胞形成大小不等的细胞簇且至少有 3 个相互连续的上皮细胞（高倍）。

图 5-4-5　B_2 型胸腺瘤

（五）B_3 型胸腺瘤

B_3 型胸腺瘤诊断要点：肿瘤一般无明显包膜，并呈明显的浸润性生长。切面呈灰白，质硬，可见多少不等的纤维条索分隔。镜下主要见轻-中度异型的中等大小圆形或多角形上皮样细胞排列成巢团或片状，上皮细胞间见少量淋巴细胞混杂。通常可见明显的血管周围间隙，可见肿瘤性上皮细胞沿血管周围间隙呈栅栏状排列（图 5-4-6）。

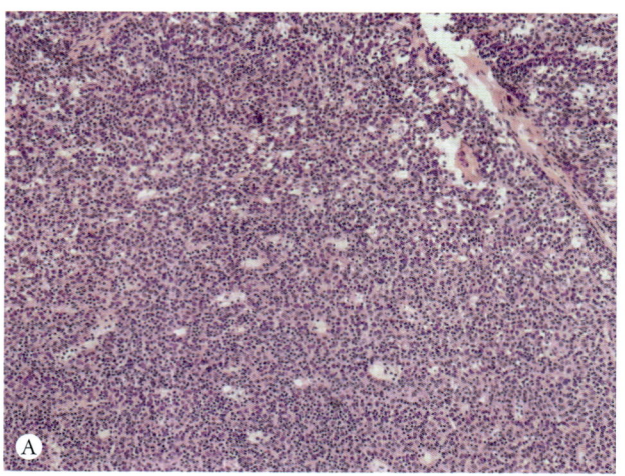
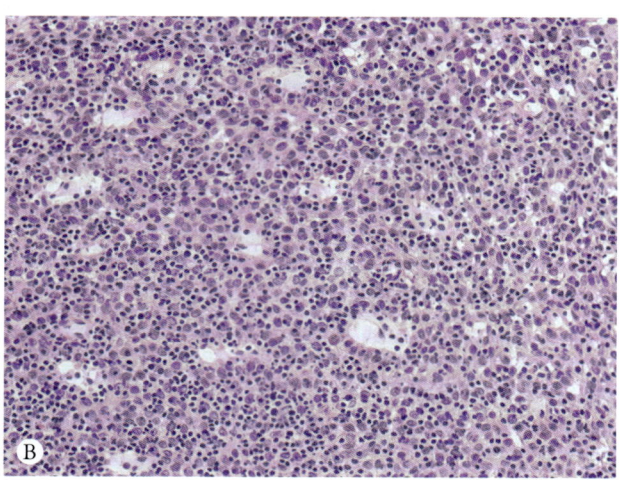

第五章 肺、胸膜与纵隔疾病

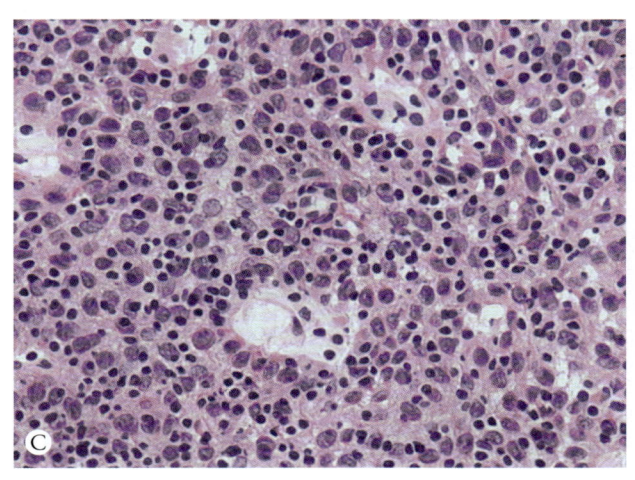
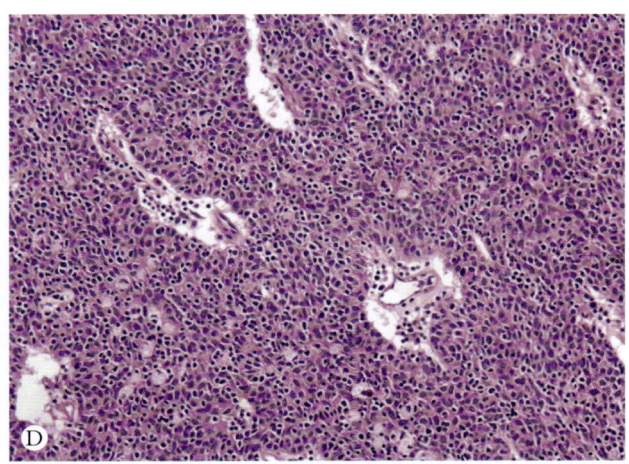

A. 冷冻切片示上皮性肿瘤细胞弥漫性生长（低倍）；B. 冷冻切片示上皮性肿瘤细胞周见少量未成熟淋巴细胞，并可见特征性的血管周围间隙（高倍）；C. 图 B 放大图示肿瘤含有较多血管周围间隙，肿瘤细胞并沿血管周围间隙周边生长（中倍）；D. 石蜡切片示上皮样细胞周夹杂少量淋巴细胞，并可见明显的血管周围间隙（中倍）。

图 5-4-6　B_3 型胸腺瘤

（六）胸腺癌

最常见的胸腺癌是胸腺鳞癌，神经内分泌癌中常见的是类癌或不典型类癌，现分述如下。

1. 胸腺鳞癌　癌诊断要点：肿瘤呈明显的浸润性生长，切面灰白，质硬，边界不清。镜下见具有明显异型性的呈巢团状或条索样排列的上皮细胞，分隔肿瘤细胞巢的纤维间质广泛透明变性（图 5-4-7）。

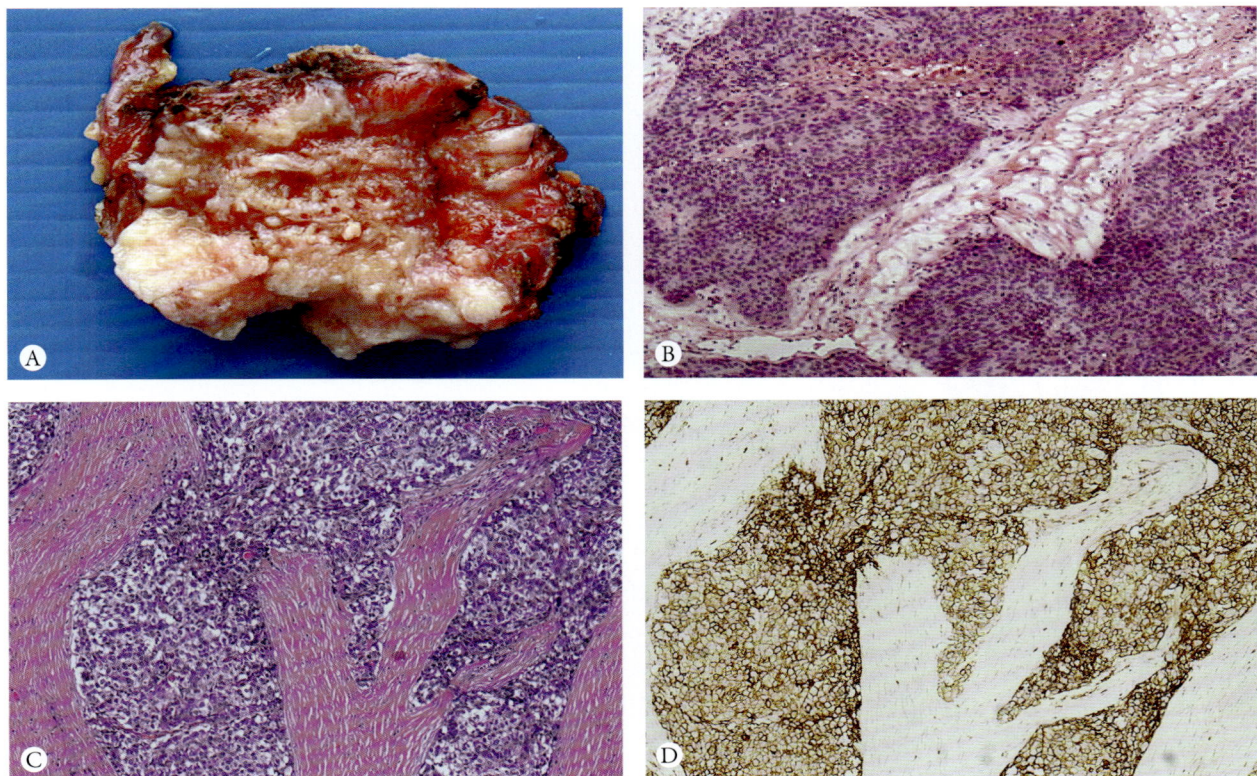

A. 大体标本，肿瘤呈灰白色，伴明显的浸润性生长；B. 冷冻切片示肿瘤性上皮细胞排列呈宽大的条索状，间质为致密的纤维成分（中倍）；C. 石蜡切片示硬化的间质中呈现鳞状分化的异型的肿瘤上皮细胞（中倍）；D. 胸腺鳞癌肿瘤细胞 CD 表达阳性（中倍）。

图 5-4-7　胸腺鳞癌

2. 胸腺类癌或不典型类癌　诊断要点：肿瘤有时包膜完整，有时呈浸润性生长。切面灰白和（或）暗红，质中。镜下肿瘤细胞多数呈巢团状，细胞巢之间富于血窦。肿瘤细胞一般较温和，核呈神经内分泌肿瘤细胞核的特征性的点彩状，核浆比一般较小，胞浆淡伊红或透亮。无或可见少数核分裂，有时可见坏死。冷冻切片下肿瘤形态学特点与肺类癌或不典型类癌相似，见本章第二节。

点评

冷冻切片诊断胸腺肿瘤时，了解肿瘤的解剖学部位有重要意义。绝大多数胸腺上皮性肿瘤发生在前纵隔。术中诊断时首先要确定是否是胸腺上皮性肿瘤，其次要区分是胸腺瘤还是胸腺癌。胸腺瘤组织结构多变，由于冷冻切片受取材的局限，故通常冷冻切片仅做出胸腺瘤的诊断，进一步组织学分型可待多处取材后的石蜡切片确诊。胸腺癌最多见的是胸腺鳞癌，其肿瘤呈浸润性生长，包膜不完整，切面常见到坏死灶。镜下肿瘤细胞巢之间的透明变性纤维间质是其诊断特征。此外胸腺还可发生神经内分泌癌（小细胞癌，大细胞癌及类癌等）和淋巴上皮瘤样癌等少见癌种。其冷冻切片诊断标准可参见本章第二节相关论述。值得注意的是，B_1型胸腺瘤有时易与T淋巴母细胞淋巴瘤相混淆，在冷冻切片区分两者常有一定困难。前者镜下仔细寻找常可见淡染的髓样分化区，后者常见于大龄儿童、青少年和青壮年，男性好发。

二、淋巴瘤

前纵隔常见的淋巴瘤是霍奇金淋巴瘤、原发性纵隔大B细胞淋巴瘤、胸腺黏膜相关淋巴组织结外边缘区B细胞淋巴瘤、淋巴母细胞淋巴瘤，其他肿瘤如介于霍奇金淋巴瘤、弥漫大B细胞淋巴瘤的灰区淋巴瘤及粒细胞肉瘤等罕见。

（一）霍奇金淋巴瘤

诊断要点：女性好发，发病高峰在30～39岁，在老年人中可能还存在另一个发病高峰期。肿瘤边界清楚，也可呈浸润性生长。切面灰白，质硬，可见明显的纤维分隔。镜下纤维硬化的背景上可见淋巴细胞、组织细胞和嗜酸性粒细胞浸润，局部可见少量异型的大细胞，其细胞核内可有大的嗜酸性核仁。少数病例可见坏死和多核巨细胞大量增生。尽管嗜酸性粒细胞的存在有很强的提示作用，但在冷冻切片下识别嗜酸性粒细胞是有一定困难的（图5-4-8）。

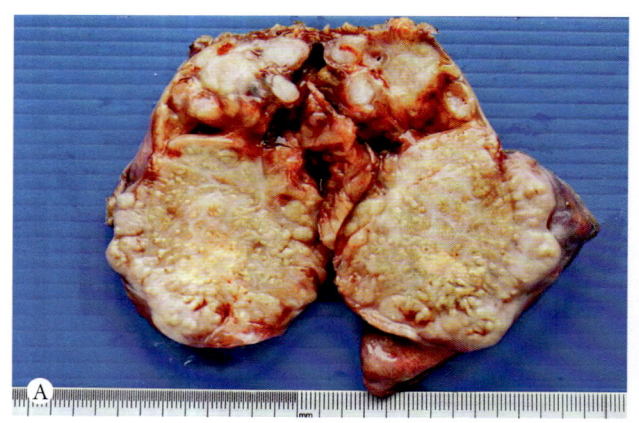

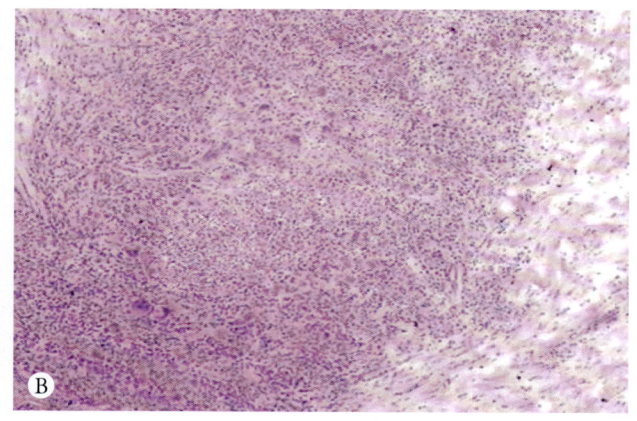

第五章 肺、胸膜与纵隔疾病

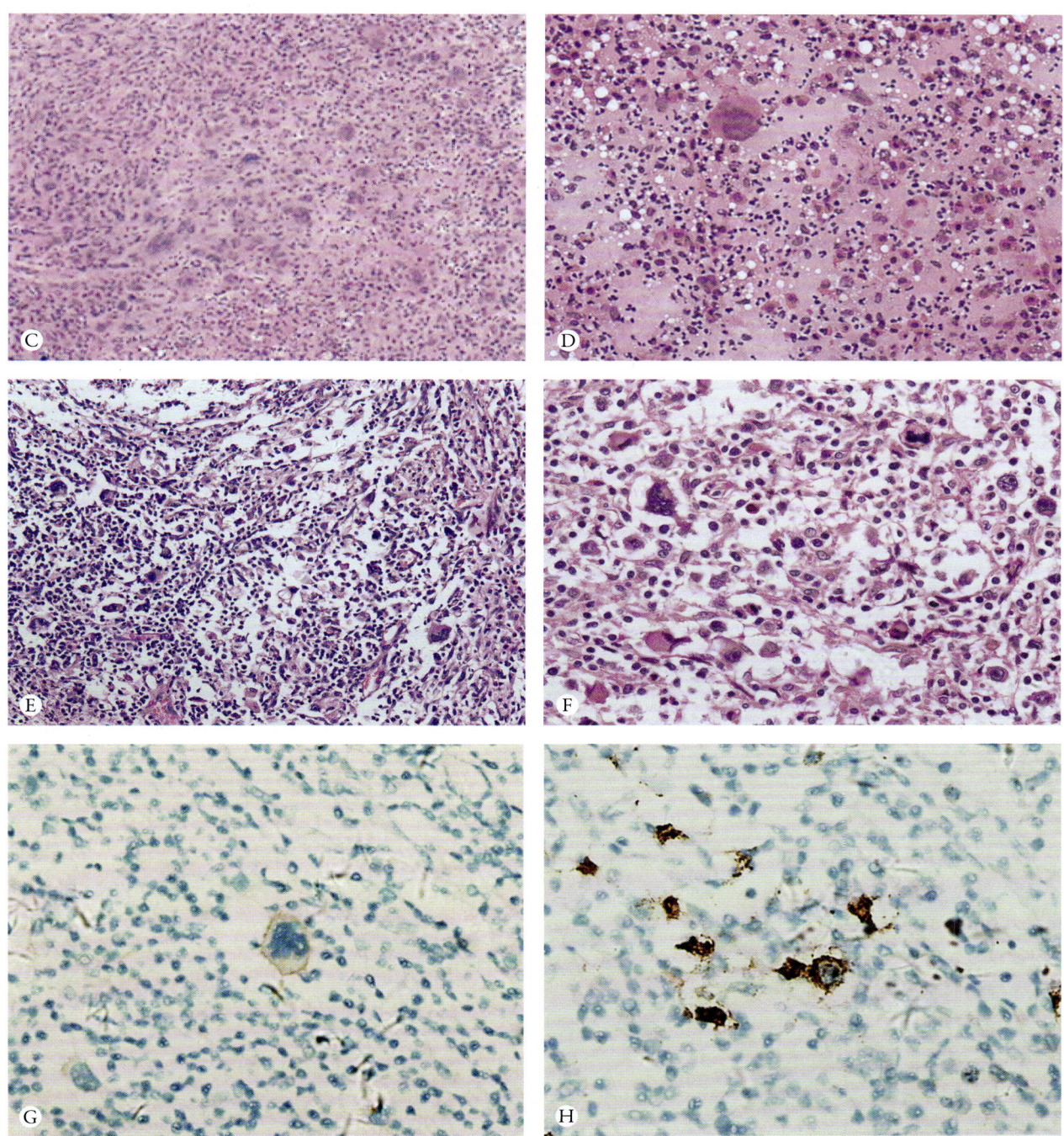

A. 手术切除标本示肿瘤呈灰白色，可见纤维条索分隔，局部见坏死，肿瘤侵犯周围组织（低倍）；B. 冷冻切片示在纤维硬化的背景中淋巴细胞、组织细胞、嗜酸性粒细胞等增生，其间夹有少量异型的大细胞（中倍）；C. 冷冻切片，为图 B 放大图（高倍）；D. 冷冻切片示少量 HRS 肿瘤细胞散在分布于大量淋巴细胞、组织细胞和嗜酸性粒细胞的背景中（高倍）；E. 石蜡切片示肉芽肿背景中异型增生的 HRS 肿瘤细胞（中倍）；F. 石蜡切片，为图 E 放大图（高倍）；G. 免疫组化显示 HRS 肿瘤细胞 CD30 表达阳性（高倍）；H. 免疫组化显示 HRS 肿瘤细胞 CD15 表达阳性（高倍）。

图 5-4-8　霍奇金淋巴瘤

（二）原发性纵隔大 B 细胞淋巴瘤

诊断要点：主要发生在青壮年（30～49 岁），女性略高。肿瘤可边界清楚，也可呈浸润性生长。切面灰白，质硬，可见明显的纤维分隔。镜下淋巴样肿瘤细胞呈弥漫性生长，间质常可见明显纤维化。肿瘤细胞为圆形，中等大小，细胞核不规则（图 5-4-9）。

（三）胸腺黏膜相关淋巴组织结外边缘区 B 细胞淋巴瘤

诊断要点：大多数患者年龄在 50～69 岁，女性好发。肿瘤一般边界清楚，切面灰白，多数有明显的囊性变而使切面呈多囊性。镜下见囊壁衬覆温和的胸腺上皮细胞，上皮内及上皮下可见大量的小淋巴样细胞增生，细胞呈中心细胞样或单核样，常有明显的淋巴上皮病变现象。胸腺黏膜相关淋巴组织结外边缘区 B 细胞淋巴瘤常需要与胸腺滤泡性增生和 B_1 型淋巴瘤进行鉴别诊断（图 5-4-10）。

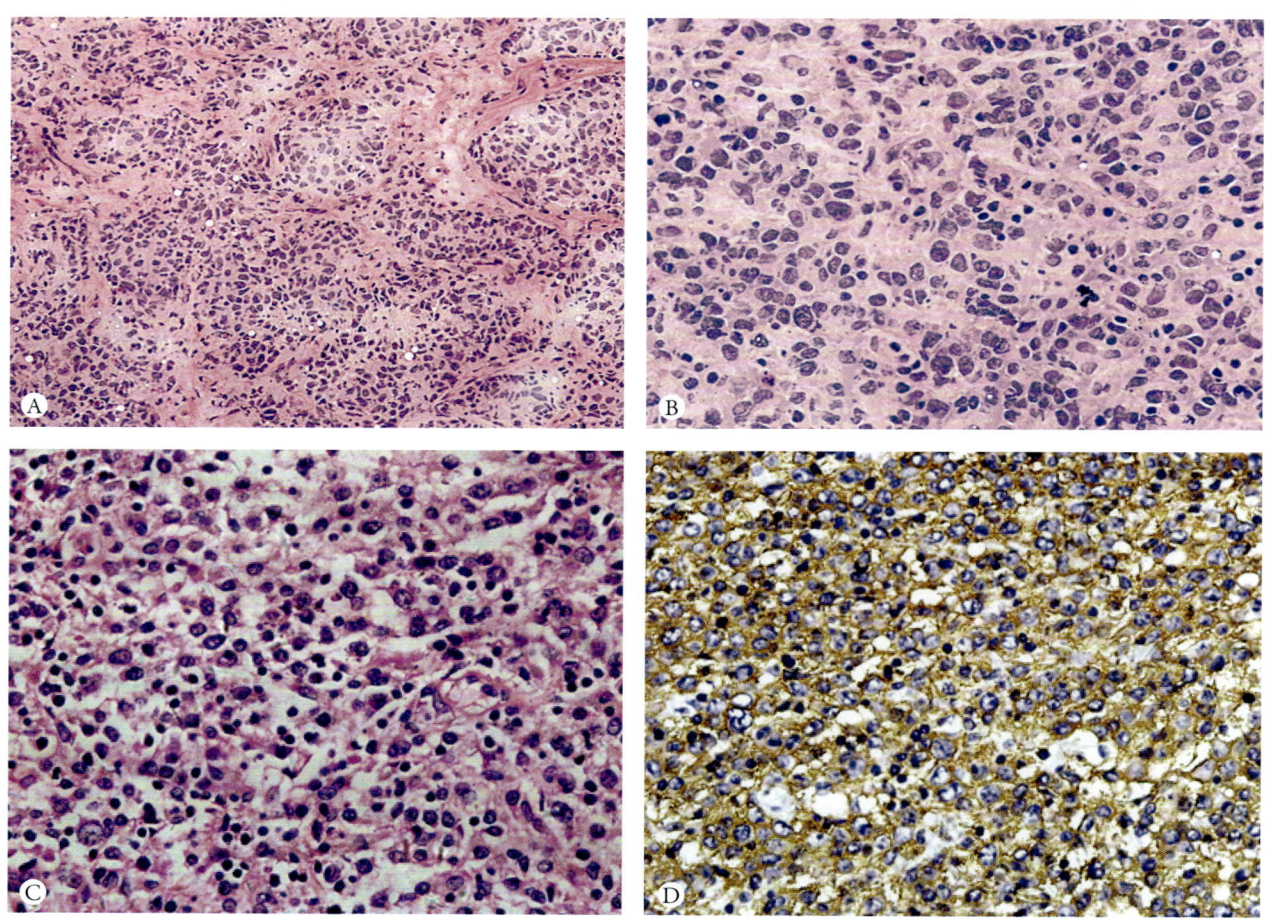

A. 冷冻切片显示硬化的纤维间质内见大量散在异型的淋巴样肿瘤细胞和少量的成熟淋巴细胞（中倍）；B. 冷冻切片，为图 A 放大图（高倍）；C. 石蜡切片示在成熟的小淋巴细胞的背景上有中等大小的异型细胞增生（高倍）；D. 免疫组化显示肿瘤细胞 CD20 表达阳性（高倍）。

图 5-4-9　原发性纵隔大 B 细胞淋巴瘤

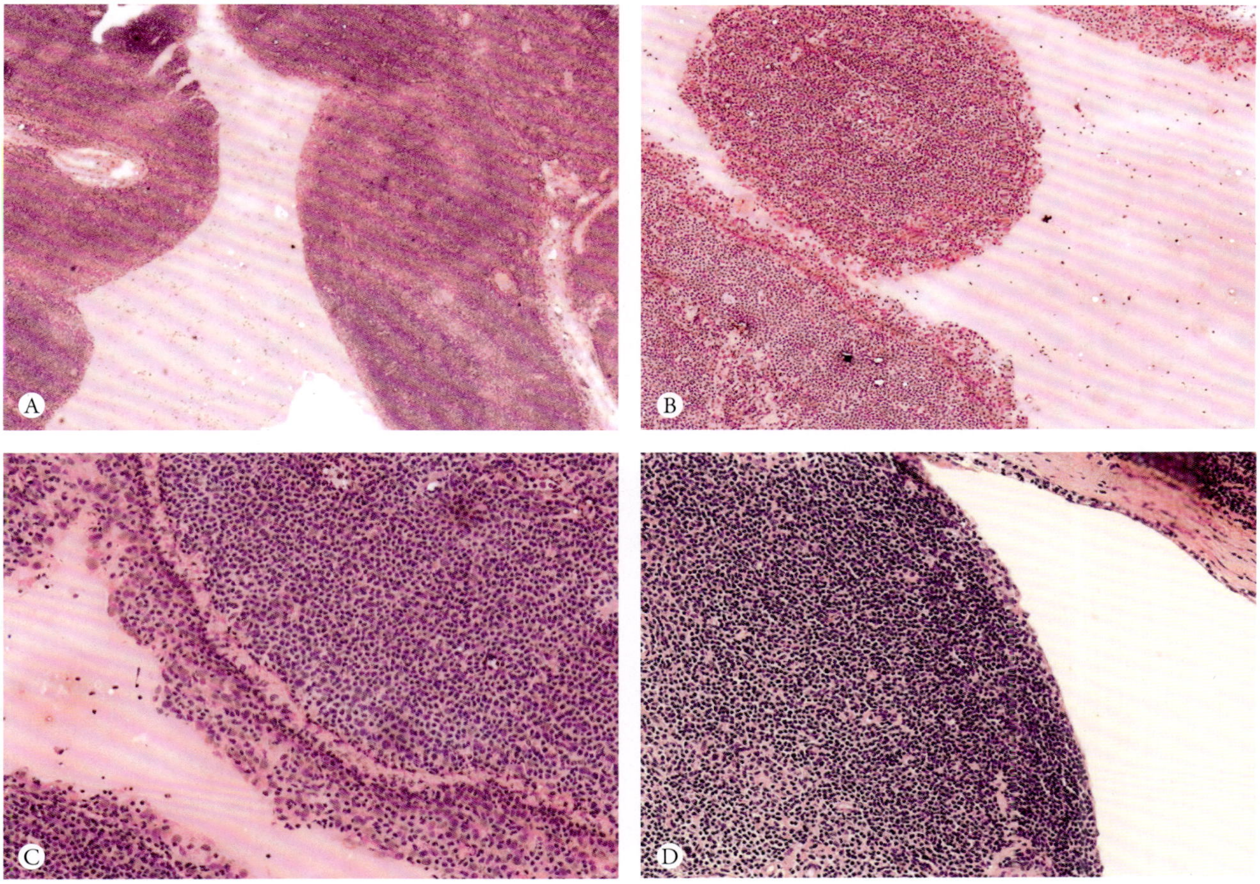

A.冷冻切片显示肿瘤局部呈囊性（低倍）；B.冷冻切片为图 A 放大图，囊壁见胸腺上皮细胞衬覆，囊壁内见大量淋巴样细胞增生（中倍）；C.冷冻切片为图 B 放大图，囊壁内小淋巴样细胞弥漫增生（中倍）；D.石蜡切片示大量的肿瘤性中心细胞样或单核样细胞增生（中倍）。

图 5-4-10　胸腺黏膜相关淋巴组织结外边缘区 B 细胞淋巴瘤

（四）T 淋巴母细胞淋巴瘤

诊断要点：肿瘤最常见于大龄儿童、青少年（多是 30 岁以下），亦可见于青壮年，男性好发。肿瘤多呈浸润性生长。切面呈灰白，质嫩。镜下见异型的小至中等淋巴细胞样肿瘤细胞弥漫性增生，细胞无特异性排列。肿瘤性小淋巴样细胞表达 TdT（图 5-4-11）。

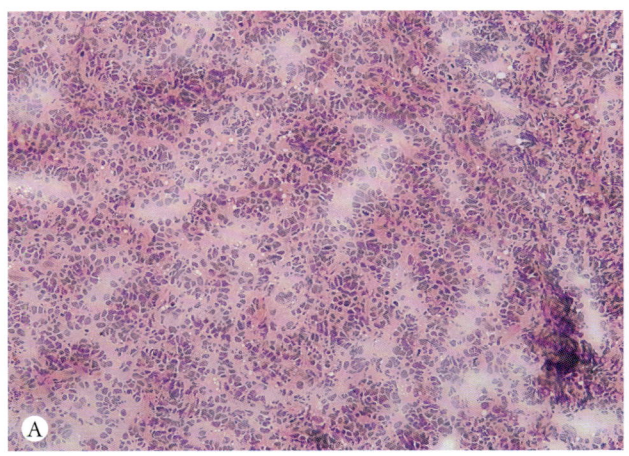
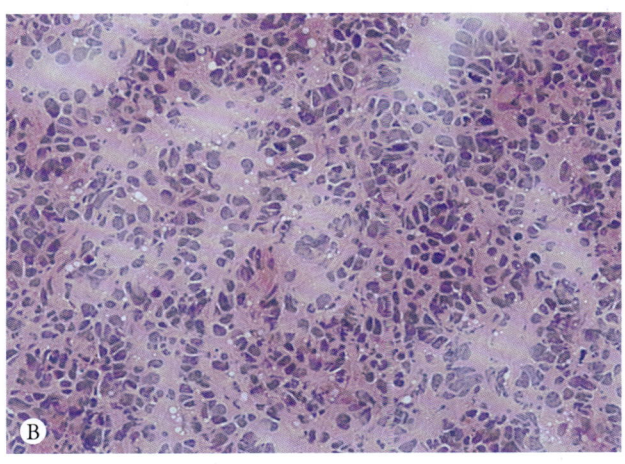

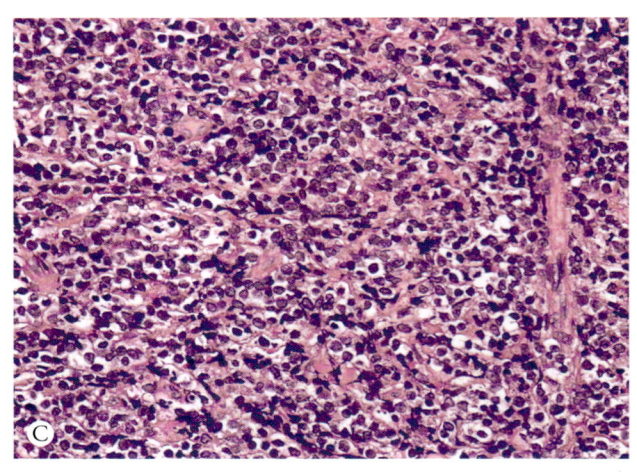
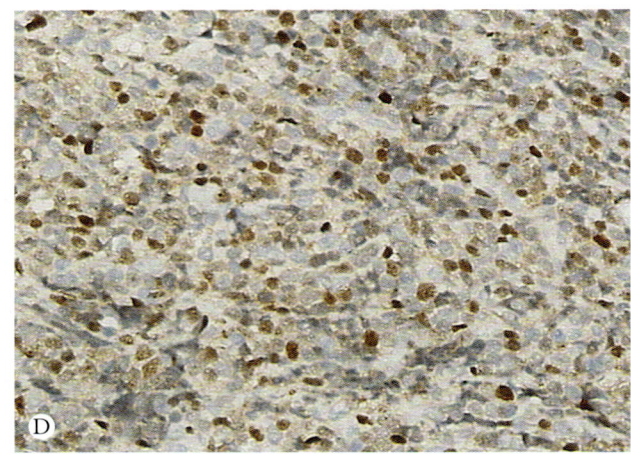

A. T淋巴母细胞淋巴瘤冷冻切片示,肿瘤性小至中等淋巴样细胞呈弥漫性增生(中倍);B. 冷冻切片,为图A放大图(高倍);C. 石蜡切片示肿瘤性小淋巴样细胞呈弥漫性增生(高倍);D. 图示肿瘤性小淋巴样细胞表达TdT(高倍)。

图5-4-11 T淋巴母细胞淋巴瘤

(五)粒细胞肉瘤

诊断要点:肿瘤可边界清楚,也可呈浸润性生长。切面往往呈灰绿色,质嫩。镜下见异型的小淋巴细胞样肿瘤细胞弥漫性增生,有时可见少数具有提示作用的成熟的嗜酸性粒细胞。

三、神经源性肿瘤

成年人最常见的后纵隔肿瘤是神经鞘瘤,少数为神经纤维瘤和节细胞神经瘤,副节瘤罕见。在儿童中最常见的为神经母细胞瘤(见相关章节)。

(一)神经鞘瘤

诊断要点:肿瘤通常有完整包膜。切面质中,呈灰黄色,有时半透明,有时有出血、囊性变。镜下见梭形的肿瘤细胞大量增生,典型者可见Antoni A区和B区。部分区域血管有玻璃样变,少数可见血栓形成。部分区域可见泡沫细胞和含铁血黄素沉积(图5-4-12A、B)。

(二)神经纤维瘤

诊断要点:肿瘤一般无包膜。切面呈灰白色,质中。镜下见纤细的梭形肿瘤细胞大量增生(图5-4-12C)。

(三)节细胞神经瘤

诊断要点:肿瘤无明显包膜。切面呈灰白色,有时呈水肿样,质中。镜下见纤细的梭形肿瘤细胞大量增生,其间可见节细胞增生(图5-4-12D)。

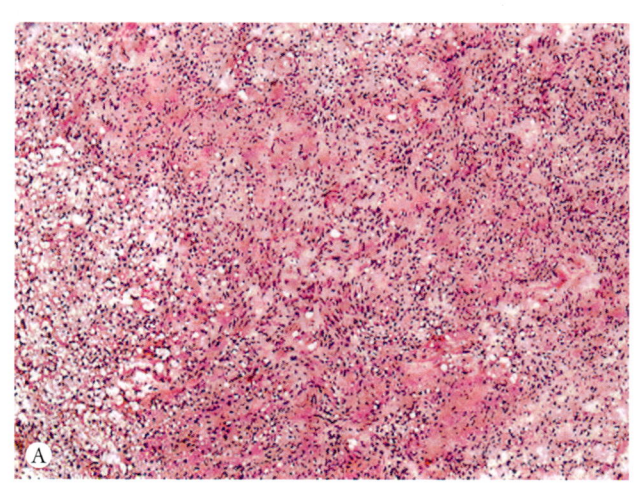
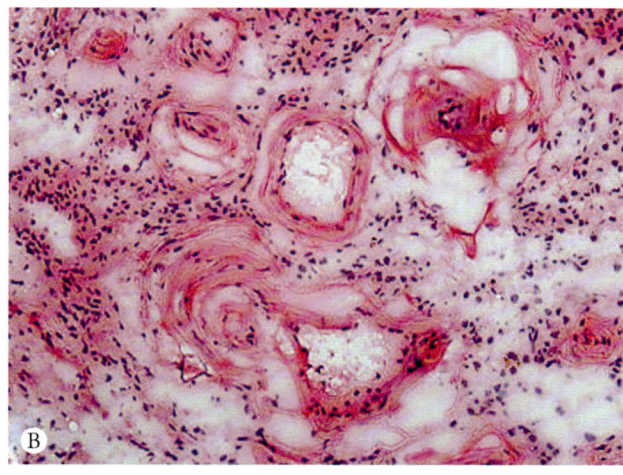

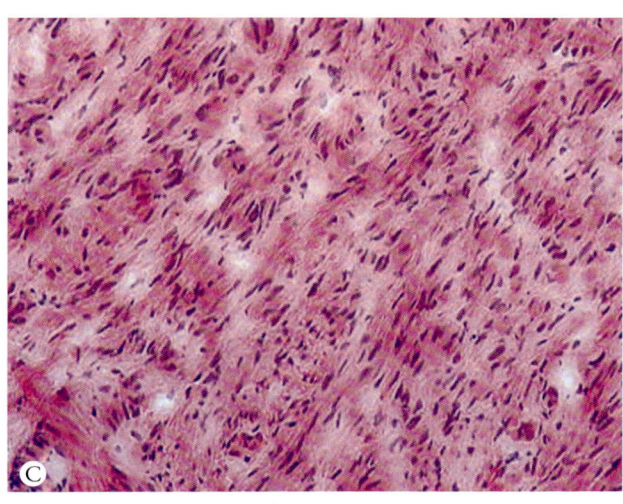
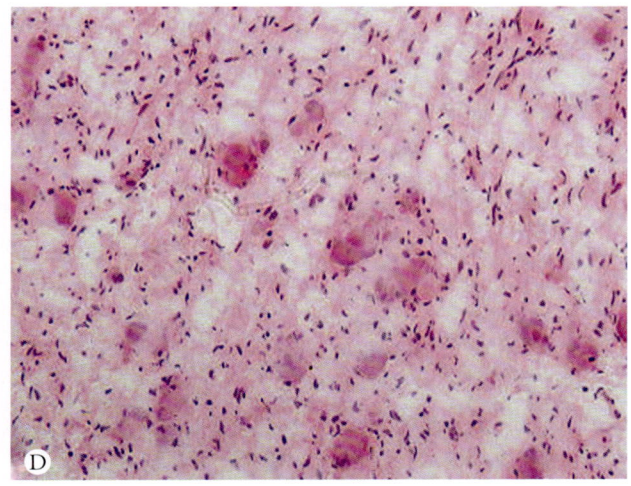

A. 神经鞘瘤冷冻切片显示典型的 Antoni A 区和 B 区（低倍）；B. 神经鞘瘤冷冻切片显示部分区域血管发生玻璃样变（中倍）；C. 神经纤维瘤冷冻切片显示肿瘤细胞呈纤细的梭形，排列成束状（中倍）；D. 节细胞神经瘤冷冻切片显示纤细的神经纤维间可见散在分布的节细胞（中倍）。

图 5-4-12　神经源性肿瘤

四、生殖细胞肿瘤

纵隔的生殖细胞肿瘤分为畸胎瘤和恶性生殖细胞肿瘤。后者主要有精原细胞瘤、卵黄囊瘤、胚胎性癌、绒癌等。囊性成熟性畸胎瘤是最常见的类型，它们的形态同性腺的同名肿瘤，冷冻切片诊断不困难。本节介绍两种最常见的恶性生殖细胞肿瘤。

（一）精原细胞瘤

诊断要点：肿瘤大多数边界清楚，切面呈灰白色，质嫩，略分叶或结节状，可见坏死和出血。肿瘤细胞由圆形或多角形、形态均一的瘤细胞组成，细胞核居中，圆形或卵圆形，石蜡切片可见居中核仁，但冷冻切片常不清楚。瘤细胞胞浆丰富，透明或呈嗜酸性。瘤细胞团之间常见纤细的纤维间隔伴淋巴细胞、浆细胞浸润（图 5-4-13）。

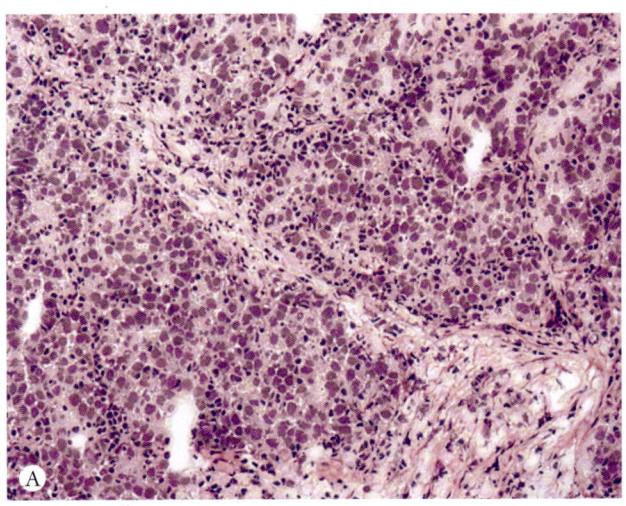
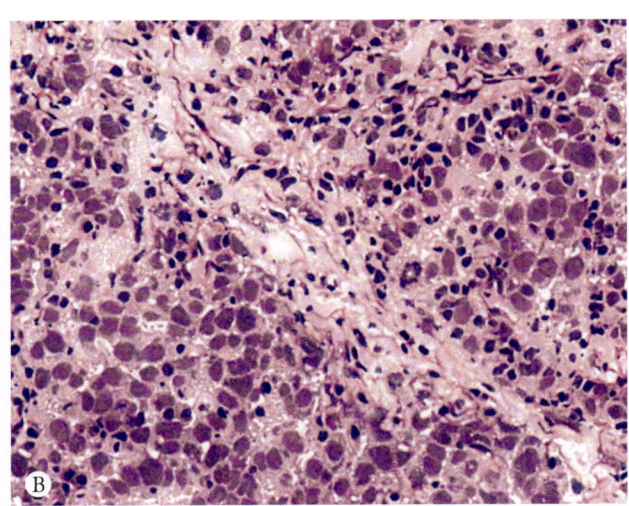

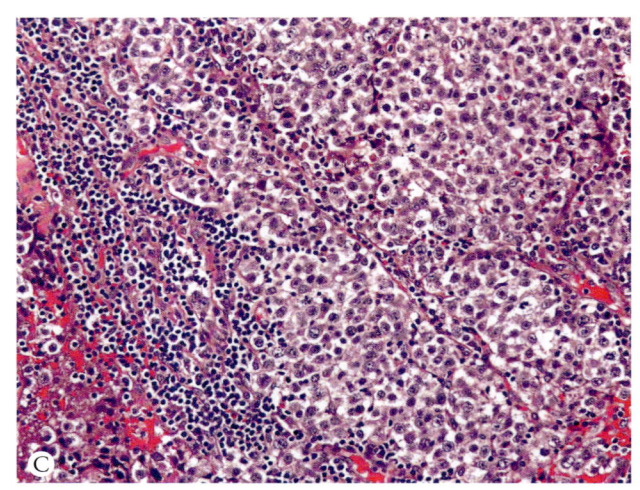

A. 冷冻切片示肿瘤细胞为圆形或多角形，形态均一，胞浆丰富，透明或嗜酸；B. 冷冻切片，为图 A 的放大图（高倍）；C. 石蜡切片示精原细胞瘤的瘤细胞团之间，常见纤细的纤维间隔伴淋巴细胞（高倍）。

图 5-4-13　精原细胞瘤

（二）卵黄囊瘤

诊断要点：肿瘤肉眼观呈实性，灰白色，略呈凝胶或黏液样。有时可见出血、坏死。肿瘤细胞最常排列成网状或微囊状、内胚窦型等，也可呈腺样或腺泡样。肿瘤细胞核呈圆形或卵圆形，核仁小，胞浆少（图 5-4-14）。

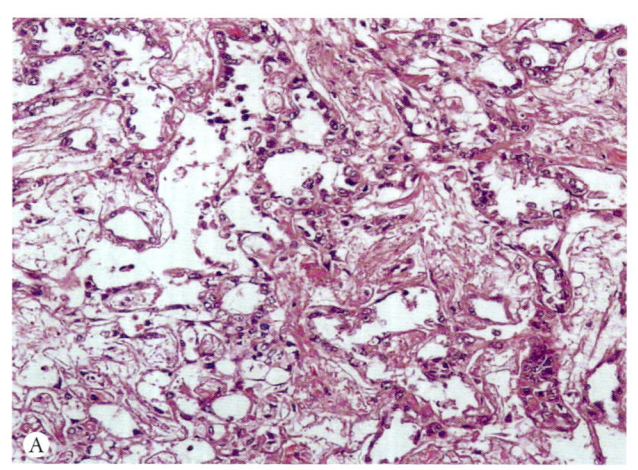
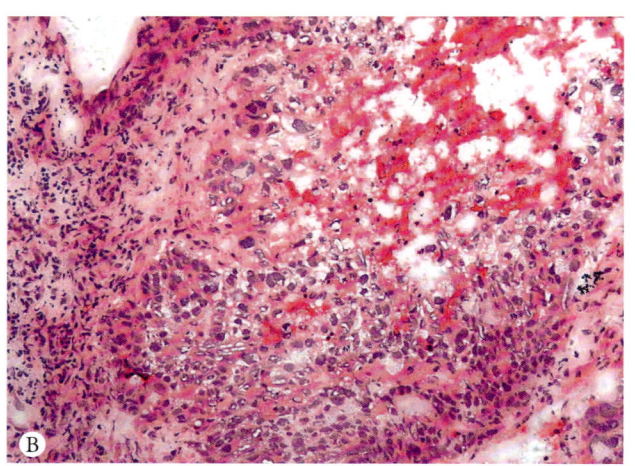

A. 冷冻切片示肿瘤细胞呈现疏松的空网状结构（中倍）；B. 石蜡切片示肿瘤细胞呈腺样或腺泡样（高倍）。

图 5-4-14　卵黄囊瘤

五、甲状腺及甲状旁腺肿瘤

前、上纵隔都可以发生甲状腺及甲状旁腺肿瘤，主要是结节性甲状腺肿、甲状腺腺瘤、甲状旁腺腺瘤及甲状腺癌等。他们的形态特征同颈前的甲状腺同名疾病一样。

六、巨大淋巴结增生症

巨大淋巴结增生症主要发生在中、后纵隔。

诊断要点：肿瘤边界清楚，切面灰白色，质硬，有结节感。镜下可分为玻璃样血管型和浆细胞型。玻璃样血管型中，增生的淋巴组织内可见大的散在分布的滤泡，滤泡中还可见明显的小血管增生玻璃样变性（图 5-4-15）。浆细胞型的特点是在滤泡间见弥漫性的浆细胞增生，还常伴有许多 Russell 小体。

七、其他肿瘤及瘤样病变

软组织肿瘤，如脂肪瘤、脂肪肉瘤、血管瘤、淋巴管瘤等。形态特征同其他部位的同名肿瘤。

第五章 肺、胸膜与纵隔疾病

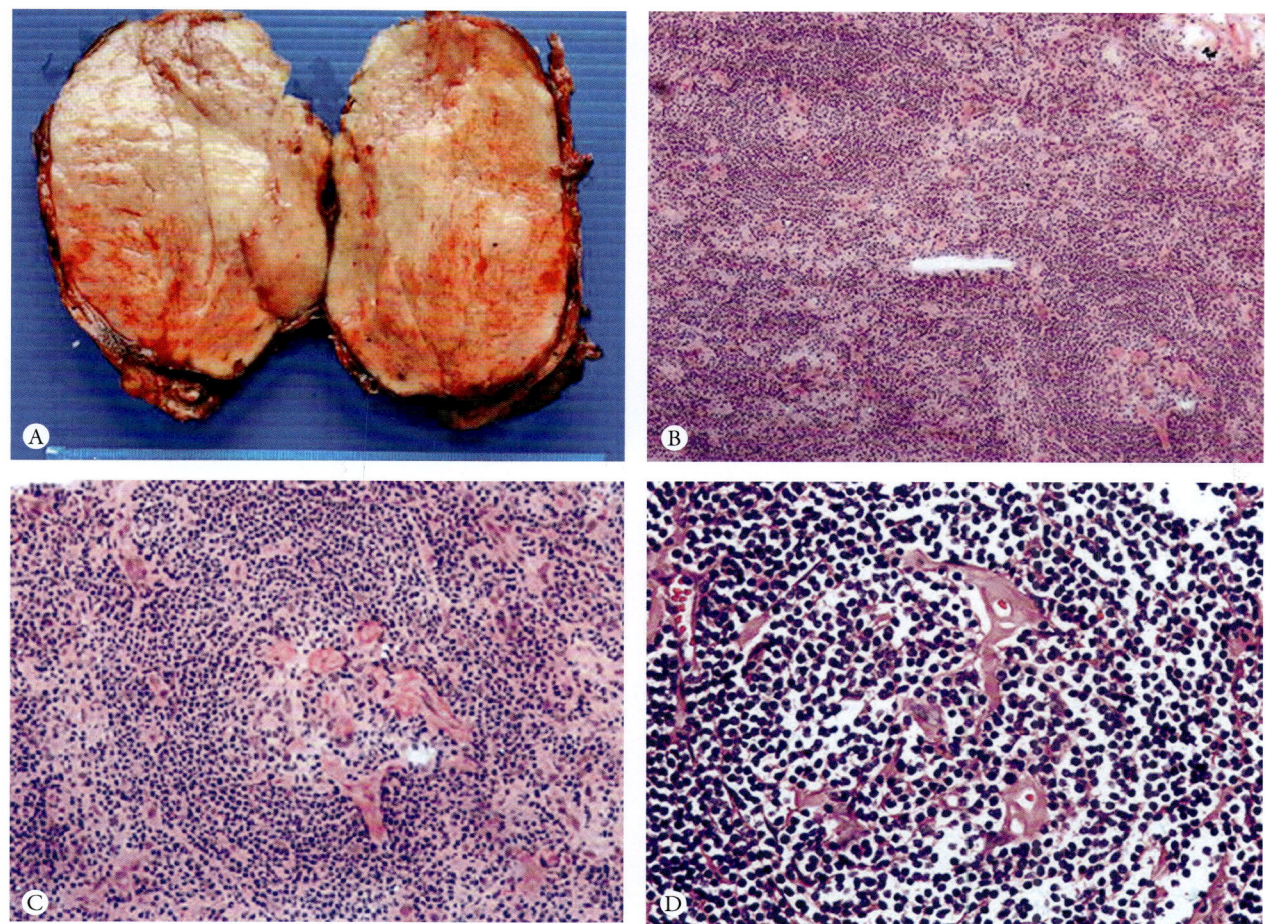

A. 手术切除标本示肿瘤边界清楚，切面灰白色，质硬，可有隐约的结节感；B. 冷冻切片示增生的淋巴组织内可见大的散在分布的滤泡，滤泡中还可见明显的小血管增生及玻璃样变性（中倍）；C. 冷冻切片，为图B放大图，滤泡中见明显的小血管增生及玻璃样变性（高倍）；D. 冷冻石蜡切片示滤泡中心玻璃样变性的血管（高倍）。

图 5-4-15　巨大淋巴结增生症

瘤样病变主要是各种类型的纵隔囊肿，一般诊断不困难，主要是与各种纵隔肿瘤的囊性变和（或）囊性肿瘤相鉴别，包括最常见的胸腺瘤囊性变、胸腺MALT淋巴瘤及神经鞘瘤囊性变等。

点评

纵隔最常见的肿瘤为胸腺上皮性肿瘤、淋巴瘤和生殖细胞肿瘤，熟悉它们的病理形态特点、好发部位及年龄是冷冻病理诊断正确的前提。由于治疗方式的不同，最重要的是在术中冷冻切片诊断将胸腺瘤、生殖细胞肿瘤与中-高度恶性的淋巴瘤相区别（虽然随着纵隔穿刺的开展，这类病变已经较少在冷冻诊断中遇到）。胸腺上皮源性肿瘤的包膜是否完整及肿瘤切面特征常对肿瘤诊断有重要提示，如A型和AB型胸腺瘤通常肿瘤包膜完整，而B_2、B_3型胸腺瘤和胸腺癌则肿瘤的包膜常被明显破坏或不完整。AB型胸腺瘤除包膜完整外，肿瘤切面呈现因白色纤维条索分隔成大小不等的结节是其特征。A型胸腺瘤切面质地相对均匀，一般不见结节或虽可以见少量结节，但一般无纤维分隔。B_1型胸腺瘤常有明显包膜且肿瘤切面质嫩，很少见有结节。

（邵晋景　滕吴骅　朱　蕾　张　杰
笪冀平　王晓亮　马童丽丽）

参考文献

[1] WHO Classification of Tumours Editorial Board. Thoracic tumours. Lyon（France）：International Agency for Research on Cancer, 2021.（WHO classification of tumours series, 5th ed.；vol 5）.

[2] TRAVIS W D, BURKE A P, MARX A, et al. WHO Classification of Tumors of the Lung, Pleura, Thymus and Heart. Lyon：IARC Press, 2015.

[3] GOLDSTRAW P, CHANSKY K, CROWLEY J. et al. The IASLC lung cancer staging project：proposalsfor revision of the TNM stage groupings in the forthcoming（eighth）edition of the TNM classification for lung cancer[J]. J Thorac Oncol, 2015, 11（1）：39-51.

[4] MOREIRA A L, OCAMPO P S S, XIA Y, et al. A grading system for invasive pulmonary adenocar-cinoma：aproposal from the international associa-tion for the study of lung cancer pathology com-mittee[J]. J Thorac Oncol, 2020, 15（10）：1599-1610.

[5] 吴洁、张杰. 呼吸道乳头状瘤一例 [J]. 中华病理学杂志, 2010, 39（7）：484-485.

[6] 张杰，王恩华，笪冀平，等. 早期（非黏液型附壁生长方式）肺腺癌冷冻病理诊断专家共识 [J]. 中华病理学杂志, 2019, 48（1）：593-597.

[7] 张杰. 早期肺腺癌病理诊断若干问题 [J]. 中华病理学杂志, 2016, 45（9）：593-597.

[8] Z TOMASHEFSKI J F, CAGLE P T, FARVER C F, et al. Dail and Hammar's Pulmonary Pathology 3rd ed[M]. New York：Springer, 2008.

[9] 张杰，邵晋晨，韩昱晨，等. 细支气管腺瘤病理诊断若干问题 [J]. 中华病理学杂志, 2020, 49（6）：529-533.

[10] ZHANG, JIE, WU, et al. Why do pathological stage IA lung adenocarcinomas vary from prognosis? a clinicopathologic study of 176 patients with pathological stage IA lung adenocarcinoma based on the IASLC/ATS/ERS classification[J]. J Thorac Oncol, 2013, 8（9）1196-1202.

[11] ROSAI J. Rosai and Ackerman's Surgical Pathology[M]. 10th edition. London：Mosby, 2011.

[12] JIE Z, CHAN X, YUCHEN H, et al. Differential diagnosis of pulmonaryenteric adenocarcinoma and metasta-ticcolorectal carcinoma with the assistanceof next-generation sequencing andimmunohistochemistry [J]. J Cancer Res Clin Oncol, 2019, 145：269-279.

第六章

泌尿系统、男性生殖器官及肾上腺疾病

第一节 概 述

泌尿系统与男性生殖器官（系统）是人体重要的系统，可发生众多不同性质和类型的疾病，这些疾病的诊断与治疗均离不开病理诊断。近年来随着医学影像学技术的进展与改进，以及微创检查手段不断提高与推广应用，许多病变通过CT或超声引导下穿刺活检、内窥镜或腹腔镜活检等手段已可达到术前定性诊断。然而，虽然该系统多数疾病可能无须通过术中冷冻切片来确定病变的良恶性，依赖术中快速诊断数量相对减少，但仍有部分病变无论是影像学评估，还是术前活检等均不能明确病变性质，也无法评估病变累及范围等，因此，术中冷冻切片诊断仍具有较大应用价值。微创手术的进展虽减轻了泌尿系统和男性生殖系统疾病术中快速诊断的压力，但并不能完全取代术中快速诊断。据文献统计，泌尿系统与男性生殖系统术中冷冻切片诊断病例占所有冷冻切片诊断的3%～5%，陆军军医大学第一附属医院近10年数据统计显示约占4.7%。泌尿系统、男性生殖系统和肾上腺疾病种类与手术治疗方式不同，术中送检样本也不同，冷冻切片诊断与评估指标也存在差异。因此，对于这些疾病冷冻切片诊断应严格掌握其适应证，以达到比较准确客观的诊断，满足临床外科治疗需要。

泌尿系统中，肾脏疾病对冷冻切片诊断的依赖性相对较大，且大多集中在肿瘤的诊断与鉴别诊断。通过冷冻切片检查以明确肿瘤的良恶性和大致类型，从而决定手术方式及切除的范围，其中准确鉴别肾细胞癌与尿路上皮癌、透明细胞肾细胞癌与上皮样血管平滑肌脂肪瘤等对外科手术方式选择至关重要。而且一个不容忽视的事实是，肾脏肿瘤良恶性鉴别和肿瘤分类诊断在术中因病变取样有限、冷冻切片质量问题、缺乏免疫组化和分子病理辅助诊断等原因，往往对病理医师来说极富挑战性。因此，在肾脏疾病手术中冷冻切片诊断时严格掌握适应证也十分重要。

依据临床目的与治疗需求不同，肾脏病变术中冷冻切片诊断包括以下适应证。

（1）需要确定病变性质的肾脏肿块，包含①临床有疑问的肾肿块；②临床或影像学表现异常的实性肾肿块；③影像学发现的小而无症状的肿块（可能是良性病变而非癌）；④肿瘤体积较小、肾功能受损或双侧肿瘤需要部分肾切除术以保留肾脏功能的患者；⑤同时发现的肾和肾外肿块；⑥多发性肾肿块；⑦肾囊性肿块等。

（2）需进行肾脏切缘及输尿管切缘评估，包括①根治性肾切除输尿管切缘；②部分肾切除标本的手术切缘；③大体检查显示肾切缘可能有肿瘤累及的标本；④部分肾切除术的瘤床活检；⑤肾盂尿路上皮癌的输尿管切缘；⑥肾切除术时肾外肿块或淋巴结肿大等。

（3）其他非肿瘤疾病诊断与评估，如肾活检时肾小球检查评估；肾移植时供体肾活检评估等。

术中送检肾脏样本通常有根治性肾切除、部分肾切除、楔形活检、针吸活检，以及肾外肿块（包括动脉旁淋巴结）等。通常情况下，很多肾脏肿瘤可通过对其大体特征进行诊断，不需要冷冻切片来确定肿瘤性质和类型，如临床发现的肾脏肿瘤为肾细胞癌，肿瘤体积大多需行全肾切除，通常也不需要送检术中冷冻。部分肾切除术的肾实质切缘如果大体检查有病变，可以送检冷冻切片；如果肾实质切缘大体检查阴性，则可不必做冷冻切片。部分肾切除术的瘤床活检应当全部做冷冻切片。囊性肾脏病变和嗜酸细胞病变可能需要多点取材以明确诊断，最好在石蜡切片中诊断，只有在特殊的情况下，即癌的诊断会改变手术方式的时候，才不得不通过冷冻切片来诊断。

值得注意的是，冷冻切片因取样和制片等因素可能导致以下陷阱：①挤压假象，肾实质切缘切片中挤压的良性肾小管可能很难辨认，通常来说保持良性肾小管的特征，小管内细胞的核缺乏异型性，周围肾实质内存在肾小球，可以与癌鉴别。②出现泡沫样胞质的病变，含有泡沫样或嗜酸性胞质组织细胞的良性病变在冷冻切片中可能与透明细胞肾细胞癌鉴别困难，这些改变可见于黄色肉芽肿性肾盂肾炎、软斑病、脂肪坏死等。③呈现嗜酸细胞特征的肿瘤，某些嫌色细胞肾细胞癌和嗜酸变异型透明细胞肾细胞癌，可有明显嗜酸性的胞质，在冷冻切片取材局限时可能会被误诊为良性的嗜酸细胞瘤和上皮样血管平滑肌脂肪瘤等，若鉴别困难，可采用"嗜酸细胞特征的肾肿瘤"的初步诊断，待石蜡切片及免疫组化染色进一步明确类型。④出现囊性改变，囊性和（或）坏死明显的肾细胞癌在冷冻切片中可能很难与出血性囊肿等鉴别，可能需要多切面切开以寻找囊壁内的肾细胞癌病灶。⑤浸润性尿路上皮癌和集合管癌都表现为促结缔组织增生反应的浸润性病变，诊断中应予以重视。⑥位于切缘的乳头状腺瘤，通常为与主体肿瘤不相连的小病灶，组织学通常也与主体肿瘤不同，不应诊断为乳头状肾细胞癌。

肾脏术中冷冻切片诊断报告应注意以下事项：如果存在某种肿瘤的特征性改变，则可以给出诊断。通常情况下，病变良恶性的区分就已给外科医师提供足够的信息了，在可能的情况下，明确鉴别肾细胞肿瘤和尿路上皮癌是必要的，两种肿瘤的外科治疗方案明显不同。对于诊断困难的病例，如囊性病变或嗜酸细胞肿瘤，待石蜡切片明确诊断可能是必要而恰当的。对于部分肾切除术的肾实质切缘，应当报告切缘是否有肿瘤。对全肾切除术病例，即使诊断错误或延迟诊断也不会改变手术方案，因此不会影响患者。然而，对术中处理是采取保守治疗，还是部分或全肾切除术必须做出决定的情况下，正确的冷冻切片诊断就非常重要。

膀胱、输尿管与尿道疾病的病理诊断目前临床上多通过术前膀胱镜活检或经尿道膀胱肿瘤电切术后获取的标本进行常规石蜡切片和免疫组化诊断，包括输尿管和肾盂的尿路上皮肿瘤也可以通过输尿管镜活检，进行常规病理诊断明确病变性质。但这些技术仍不能完全取代术中冷冻切片诊断，如发生膀胱壁的间叶性肿瘤术前活检困难，少数经内窥镜活检仍未获得诊断的尿路病变，以及尿路上皮肿瘤手术切缘和浸润深度评估等，往往需要术中冷冻切片明确其性质和评价侵及范围。膀胱手术中冷冻切片诊断的适应证包括：①膀胱肿瘤术中活检诊断；②膀胱手术切缘状态评估；③膀胱尿路上皮癌浸润深度评估；④膀胱外肿瘤累及膀胱的诊断；⑤膀胱外肿块的诊断，包括膀胱切除术中发现肿大的盆腔淋巴结；⑥根治性前列腺癌切除术中膀胱颈切缘状态评估等。泌尿道术中送检冷冻切片诊断的标本类型包括根治性膀胱切除术中的输尿管、尿道和软组织切缘、前列腺癌根治术中膀胱颈切缘、根治性或部分膀胱切除标本、膀胱外肿块（术中发现的肿大淋巴结）、膀胱病变活检、盆腔或腹部手术中膀胱腹膜结节活检等。在术中临床医师有时也会根据需要送其他病理标本，通过术中冷冻切片诊断来帮助他们确定手术范围。

值得重视的是，膀胱冷冻切片也存在不同程度的诊断陷阱，冷冻切片常产生人工假象，相较于石蜡切片，冷冻切片中尿路上皮细胞更大，核更深染，与尿路上皮癌易混淆；增生尿路上皮的伞细胞在冷冻切片中也可能会被误认为肿瘤细胞；切缘尿路上皮反应性改变因细胞核增大，偶见核分裂象，容易误认为原位癌。此外，罕见情况下，仅出现上皮下侵犯，输尿管的软组织和肌层内可出现浸润性尿路上皮癌，而其黏膜层未受累等。尿路病变手术中冷冻切片诊断与病理报告总体来说相对简单，应重点关注以下问题。对于肿块病变需明确是原位癌和（或）浸润癌，以便决定手术方式和切除范围；对于浸润深度评估，应鉴别肿瘤固有肌层与黏膜肌层侵犯，肿瘤侵犯固有肌层是根治性膀胱切除的主要指征，诊断应尽量准确；值得注意的是，若为小组织活检样本，即使石蜡切片两者区分也很困难，如难以准确判读时，尽可能采用保守诊断。关于切缘评估，应对送检整个标本进行横切面检查，任何级别的肿瘤都应报告阳性切缘。实际上，切缘高级别异型增生/原位癌相对较常见；切缘阴性时可报告未见恶性病变；切缘若尿路上皮细胞出现某些让人担心的形态特征，但又不足以诊断高级别异型增生和癌时，可报告非典型增生，手术医师也可能会再次送检切缘断端。

睾丸与附睾病变是否需要常规进行手术中冷冻切片病理诊断？目前尚无完全统一标准，2015年国际泌尿病理学会在波士顿举行睾丸和阴茎病理学问题研讨会，会前针对睾丸病变术中冷冻切片诊断调查显示，仅有7%的医院对所有睾丸病例进行冷冻切片诊断，59%的医院采用选择性病例进行冷冻切片诊断，还有34%的医院从未使用术中冷冻切片诊断，提示对睾丸病变冷冻切片诊断应用并非统一。睾丸病变冷冻切片检查队列研究分析显示，冷冻切片检查的敏感性为99%，特异性为96%，阳性预测值为98%，阴性预测值为97%。重要的是约1/3的睾丸肿瘤被正确地确定为适合保留睾丸的手术，可以避免睾丸切除术，证实冷冻切片检查是一种高度敏感和特异的术中检查方法，可以区分良性和恶性睾丸及睾丸旁病变，证明其对保留睾丸的手术可能是最合适的。对手术切除睾丸病变的研究显示，直径< 1.0 cm的睾丸病变69%为良性，直径< 0.5 cm的病变，100%为良性。推荐保留睾丸手术通常适用于< 2.0 cm的睾丸小肿块。因此，术中冷冻切片诊断选择可适用于睾丸小病变、睾丸旁病变、双侧病变、孤立性睾丸、青春期前患者，以及肿瘤标志物阴性和适合保留睾丸手术的患者。

前列腺癌目前大多是通过超声引导下的穿刺活检进行术前诊断，术中除部分需要对膀胱颈侵犯病例进行术中评估外，对前列腺病变定性诊断已基本不进行冷冻切片诊断。本章不再讨论其相关内容。

阴茎病变多位于体表，术前采用局部活检已明确诊断，术中冷冻切片诊断主要目的在于了解局部浸润情况，以确定切除范围等。少数阴茎病变性质确定也可能进行术中冷冻切片诊断。

肾上腺疾病的术中病理诊断相比男性生殖系统更为常用，如肾上腺皮质增生和皮质腺瘤、肾上腺皮质腺瘤和皮质癌的鉴别，以及明确是否为非肾上腺本身的病变（如转移癌或淋巴瘤累及等）对确定手术方案非常重要，其中肾上腺肿块病变术中定性诊断是其主要适应证。但在冷冻切片诊断中有时解决以上问题也非常困难，需尽量结合临床表现、影像学检查，及时与手术医师沟通掌握更多的信息，以便做出较为准确的诊断。

第二节　肾脏疾病

肾脏可发生肿瘤性疾病和非肿瘤疾病，其中肾肿瘤是肾脏外科病理诊断中最多见、最重要的疾病。肾脏实性肿块虽多为肾细胞癌，但还有相当一部分为良性肿瘤和其他恶性肿瘤，甚至非肿瘤性病变，包括血管平滑肌脂肪瘤、平滑肌瘤、混合上皮间质肿瘤、肾淋巴瘤、转移性肿瘤、肾上腺皮质癌侵及肾脏、黄色肉芽肿性肾盂肾炎、软斑病等。此外，约15%的肾肿瘤以囊性为主，其中复杂性囊肿可表现为多种组织学改变，包括合并出血或感染的单纯性囊肿、囊性肾瘤、多房囊性肾肿瘤，以及继发性坏死或出血的明显囊性变的肾细胞癌。以上这些病变的治疗方案完全不同，采用影像学或穿刺活检有时均难以在术前获得肯定诊断。因此，手术中冷冻切片诊断显得尤为重要。同时，肾部分切除术越来越多地应用于肾肿瘤治疗，包括孤立性肾肿瘤患者、双侧同时肾细胞癌患者，或多个同步或连续肿瘤的遗传综合征，如 von Hippel-Lindau 综合征（VHL综合征）患者，也用于局限于肾脏内< 4 cm的肾细胞癌，以及一些炎症性肿块或良性肾肿瘤，如多房性囊性肾肿瘤和血管平滑肌脂肪瘤。在这种情况下，冷冻切片也越来越多地被要求用于疾病的确认中，因为肿瘤类型可能是决定部分肾切除是否合适的因素之一。此外，肾部分切除标本也需常规进行手术边缘冷冻切片，因为完整的肿瘤切除是手术成功的关键。如果肿块位于肾盂部位，临床又怀

疑为尿路上皮癌，术中需要冷冻切片确定类型，确诊尿路上皮癌很重要，因为手术须切除输尿管的其余部分以防止复发。肾肿瘤治疗方案选择与病理诊断密切相关，若确诊为肾细胞癌，可能会进行明确的手术（部分或全肾切除）；若确诊为尿路上皮癌，可能会进行肾输尿管切除术加膀胱袖套状切除；部分肾切除术的阳性肾实质切缘可能会导致切除更多的瘤床或进行全肾切除，因此正确的冷冻切片诊断就非常重要。

近年来，肾肿瘤病理研究取得突破性进展，WHO 对其分类也不断更新，一些新发现的肿瘤类型和亚型逐渐增多，致使手术中快速病理诊断难度加大，病理医师应充分了解和掌握这些新进展和新变化，为临床治疗提供更大的帮助。本节将结合肾脏病变良恶性鉴别和 2022 年第五版 WHO 泌尿系统及男性生殖器官肿瘤分类新进展，重点介绍肾脏疾病与肿瘤术中冷冻切片病理诊断要点及相关注意事项。

一、肾细胞肿瘤

肾细胞肿瘤的发病率和死亡率在全球范围内正不断上升。肾细胞肿瘤是来自肾小管上皮的一组异质性病变，涵盖了多种恶性（如透明细胞肾细胞癌）、交界性（如低度恶性潜能的多房囊性肾肿瘤、透明细胞乳头状肾细胞肿瘤）及良性（如乳头状腺瘤、嗜酸细胞瘤）的肿瘤。2022 年第五版 WHO 泌尿系统及男性生殖器官肿瘤分类将肾细胞肿瘤分为 20 余种类型，其中以透明细胞肾细胞癌最常见，占所有肾细胞癌（renal cell carcinoma，RCC）的 60%~75%。在肾脏原发性上皮性肿瘤的冷冻切片诊断中，恶性肾细胞肿瘤远多于良性；其中 RCC 男性比女性更常见（男女之比约为 2∶1），在儿童中则很少见。

此外，近年来国内外学者又陆续描述了一些新出现的可能为独立的肾细胞肿瘤类型，包括具有核极性反转的乳头状肾肿瘤、双相鳞样腺泡状肾细胞癌、甲状腺样滤泡癌、透明细胞肾细胞癌伴巨细胞和伸入现象等，认识这些少见肾肿瘤的典型或特殊的组织形态、免疫表型及分子遗传学特征，对于术中冷冻切片诊断中的鉴别诊断具有重要作用。

（一）常见传统性肾细胞肿瘤

1. 透明细胞肾细胞癌（clear cell renal cell carcinoma，ccRCC） 一组由具有透明或嗜酸性胞质的细胞组成的形态多样的恶性肿瘤，间质内含有丰富纤细的血管网。以往所谓的颗粒细胞肾癌，以肿瘤细胞胞质呈嗜酸性颗粒状和高级别核为特点，已归入 ccRCC。事实上胞质嗜酸性颗粒状的肾脏肿瘤可见于从良性到恶性的各种类型，如嗜酸细胞瘤、乳头状腺瘤、乳头状肾细胞癌、ccRCC 嗜酸细胞变异型、嫌色性肾细胞癌嗜酸细胞变异型、TFE3 重排肾细胞癌、TFEB 重排肾细胞癌，以及上皮样血管平滑肌脂肪瘤等，因此嗜酸细胞性肾肿瘤并非一种独立的组织学类型，在冷冻切片诊断中要想到这一点。

ccRCC 多见于中老年人，无明显性别差异，年轻患者应警惕遗传性癌症综合征，如 von Hippel-Lindau 综合征等。60%~80% 的患者无症状，经超声、CT 或 MRI 等影像学检查偶然发现。在有症状的病例中，血尿、腰痛和季肋部疼痛最为常见，晚期患者可出现体重减轻和发热。典型病例临床有血尿、肾区疼痛和肿块，即所谓"三联征"。近年来由于超声、CT 和磁共振诊断技术的快速发展和普及，临床无症状或症状轻微，体积 ≤ 4 cm 的 T1a 肾癌的发现率已明显升高。

大体检查：ccRCC 多呈实性，边界清楚，可见假包膜。癌细胞内富含糖原、脂质并常伴有出血、坏死、钙化、骨化和局部囊性变等继发性改变，因此切面常呈多彩状。多数 ccRCC 限于肾实质内（T1~T2 期），部分可累及肾周围组织（T3~T4 期），这时在剥离肾周脂肪囊时会发现与肾包膜有粘连。此外也应该注意肿瘤是否累及肾窦脂肪组织（肾盂周围脂肪）（图 6-2-1）。

第六章 泌尿系统、男性生殖器官及肾上腺疾病

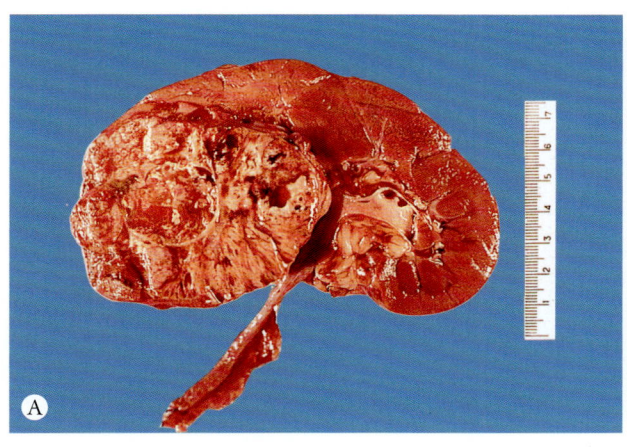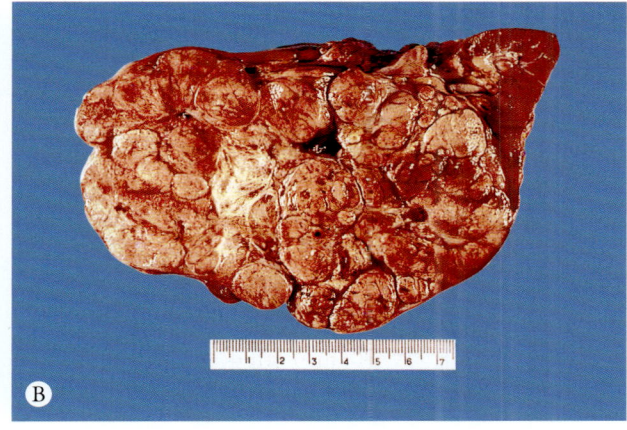

A. 大体标本，图示右肾上极肿瘤，大小为 8 cm×6 cm×5 cm，肾血管有瘤栓形成，肿瘤未侵及肾盂，切面有出血、坏死、局部囊性变（本图由邹万忠教授提供）；B. 大体标本，巨大透明细胞肾细胞癌，切面呈多结节状，色泽质地不一（本图由邹万忠教授提供）。

图 6-2-1　透明细胞肾细胞癌（大体标本）

镜下见肿瘤虽边界清楚但并无包膜，形态结构多样，最经典的是癌细胞呈巢状和腺泡状排列，在巢和腺泡之间有丰富的血窦样薄壁血管，这一特点有助于术中冷冻切片诊断。局部区域可见腺泡扩张形成囊腔或呈小管乳头状结构。由于瘤细胞胞质内富含糖原和脂质，故胞质透明，ccRCC 常含少量嗜酸性颗粒细胞，偶尔这种嗜酸性颗粒细胞可占据肿瘤大部，形成以往所谓的"颗粒细胞肾癌"，实际上这仅是 ccRCC 的一种嗜酸性形态变异。大多数 ccRCC 的核呈圆形，大小一致，染色质均匀细颗粒状，无核仁或核仁不明显，核分裂较少。如核增大，有异型，出现明显核仁和核分裂象，胞质嗜酸性增强，提示肿瘤的级别较高。新版 WHO 分类采用了在 Fuhrman 核分级基础上改良的 WHO/ISUP 核分级标准，该标准更为简单实用，重复性好。如 400 倍镜下癌细胞无核仁或核仁不明显为 1 级；400 倍镜下癌细胞可见清晰的核仁，但在 100 倍镜下核仁不明显或不清晰为 2 级；100 倍镜下癌细胞可见清晰的核仁为 3 级；癌细胞显示明显多形性的核、瘤巨细胞、肉瘤样或横纹肌样分化，为 4 级。核分级和肿瘤坏死都是独立的不良预后因素，在冷冻切片诊断中，应尽可能地提供这两方面的信息。在高级别肿瘤中，出血、坏死和间质淋巴细胞浸润更为常见，可为术中冷冻切片诊断提供一定参考。

【病例】透明细胞肾细胞癌

病例 1　患者，男性，56 岁，左肾占位。冷冻切片显示瘤组织似脂肪组织结构，肿瘤性透明细胞体积小，缺乏异型性，类似脂肪样细胞，易被误诊为"富于脂肪的血管平滑肌脂肪瘤"（图 6-2-2A）。石蜡切片证实是肾透明细胞癌 1 级（图 6-2-2B）。本例容易导致误诊的原因可能主要与冷冻切片太薄有关，其可致冷冻切片中透明细胞核偏位，酷似脂肪细胞，也难以观察到腺泡排列结构。

病例 2　嗜酸变异型透明细胞肾细胞癌，患者，男性，63 岁，右肾上极占位。冷冻切片显示瘤细胞体积较大，间质富于血管，胞质丰富嗜酸性，核略非典型，易被误诊为"上皮样血管平滑肌脂肪瘤"（图 6-2-2C、D）。

病例 3　冷冻切片显示透明细胞肾细胞癌 2 级，本例冷冻切片厚薄较适宜，可见瘤细胞呈腺泡状或巢团状排列，瘤细胞核轻度增大和非典型，核居中，胞质透明，冷冻切片相对容易诊断（图 6-2-3A、B）。

病例 4　冷冻切片显示透明细胞肾细胞癌 4 级，可见多形性的核及肉瘤样分化的梭形细胞（图 6-2-4A、B），并向周围肾组织浸润性生长（图 6-2-4C、D）。

病例 5　患者，女性，61 岁，乳腺实质内见一结节状病变，边界较清楚。冷冻切片显示胞质嗜酸性，核大小不一，致密深染，呈巢状、梁索状排列（图 6-2-5），在不了解病史的情况下很难想到罕见的肾细胞癌转移可能，冷冻切片诊断比较困难。但仔细观察局部可见胞质透明的细胞呈腺泡状分布，对诊断有一定提示意义。

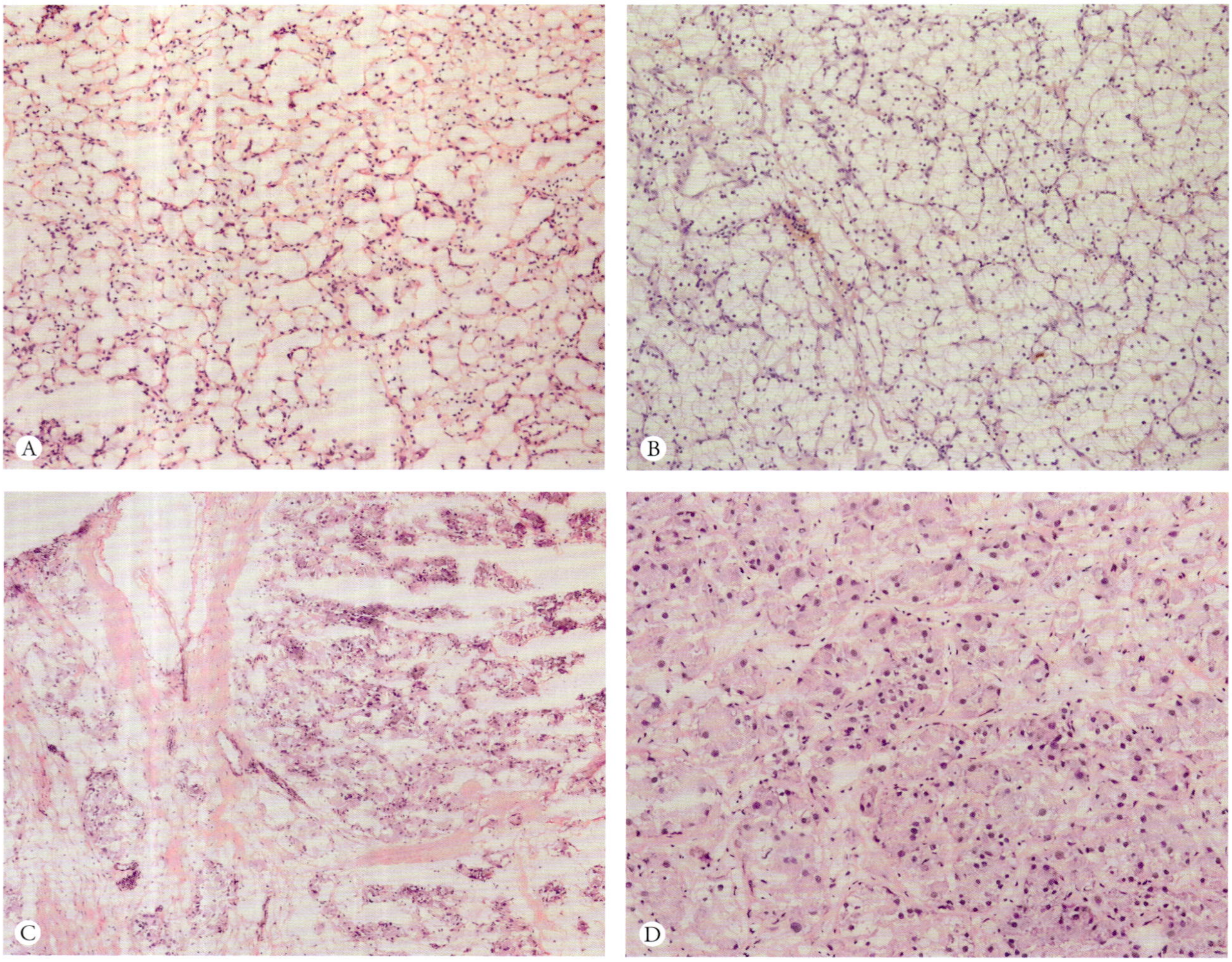

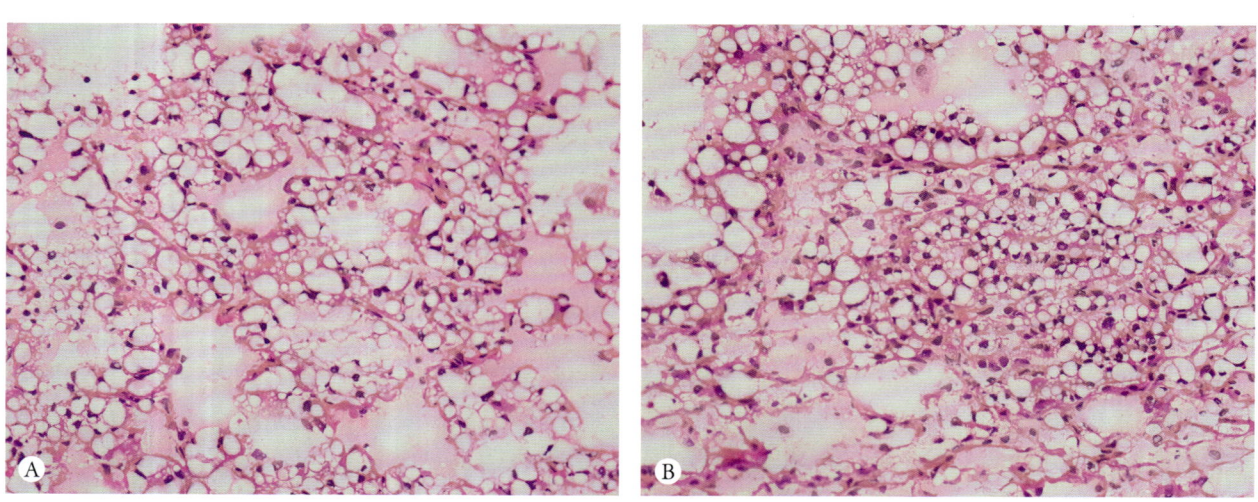

病例1：A. 冷冻切片，ccRCC 1级（低倍）；B. 石蜡切片，ccRCC 1级（低倍）。病例2：C、D. 冷冻切片，嗜酸变异型 ccRCC，瘤细胞体积较大，胞质丰富呈嗜酸性，核略非典型，间质富于血管（图C为低倍，图D为中倍）。

图 6-2-2　透明细胞肾细胞癌

病例3：A、B. 冷冻切片，ccRCC 2级典型形态，瘤细胞呈腺泡状或巢团状排列（高倍）。

图 6-2-3　透明细胞肾细胞癌 2 级

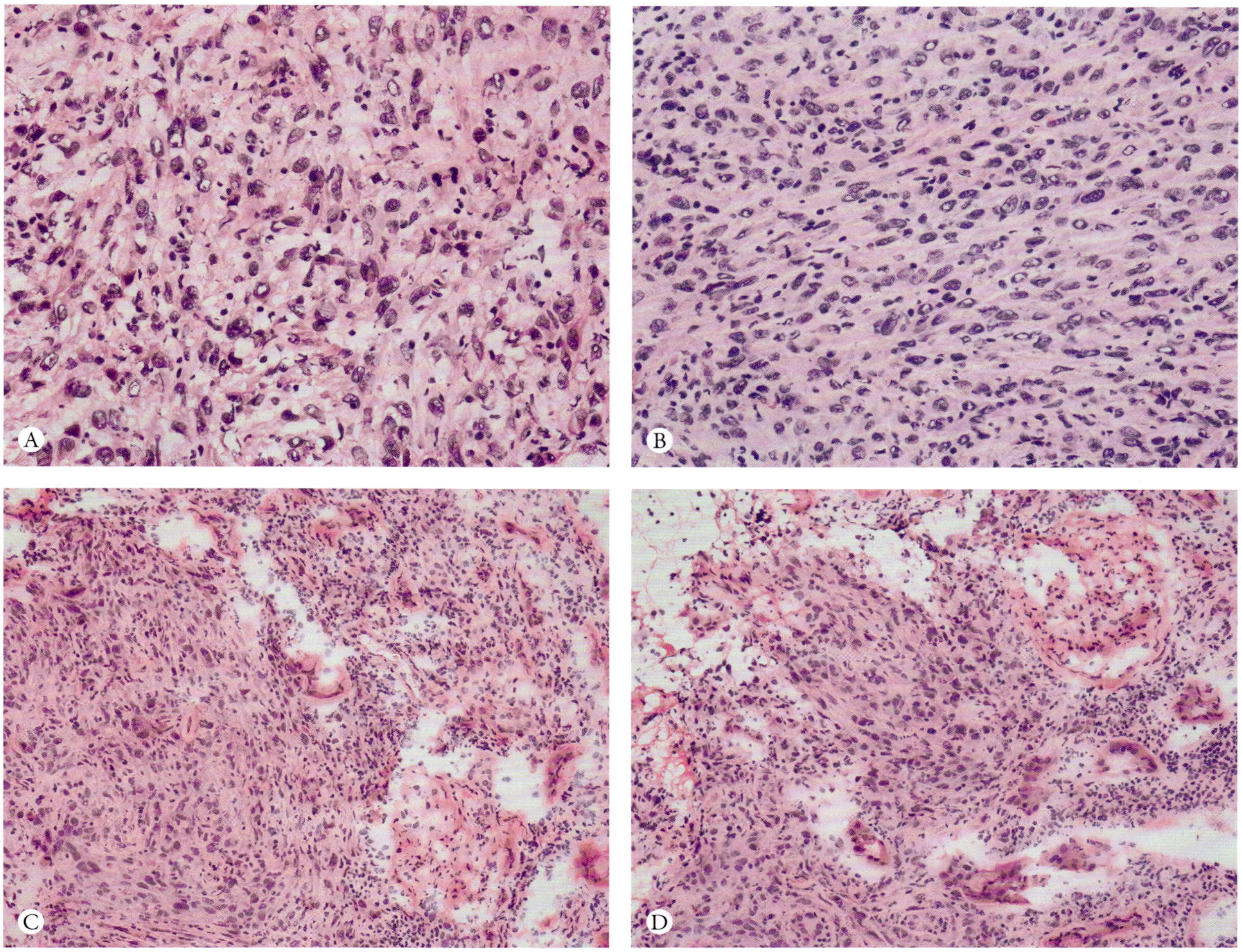

病例4：A～D.冷冻切片，ccRCC 4级，显示多形性的核及肉瘤样分化的梭形细胞成分，并向周围肾组织浸润性生长（图A、B为高倍，图C、D为中倍）。

图6-2-4　透明细胞肾细胞癌4级

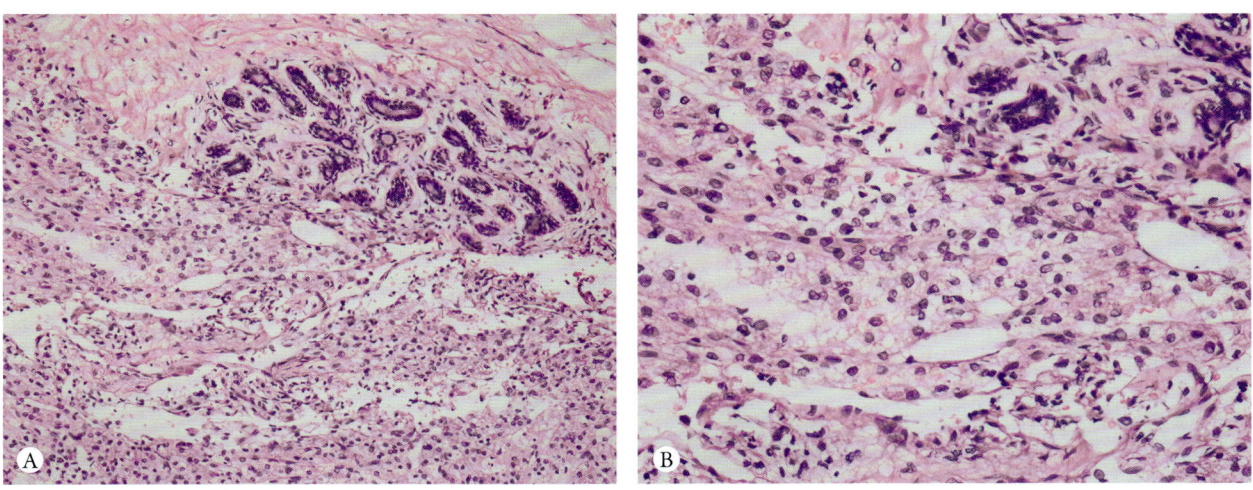

病例5：A、B.冷冻切片，乳腺实质内小叶间可见肿瘤细胞，胞质嗜酸性，核致密深染，呈巢状、梁索状排列，局部可见胞质透明的细胞呈腺泡状分布（图A为低倍，图B为中倍）。

图6-2-5　乳腺转移性透明细胞肾细胞癌

病例6 患者，女性，49岁，胰腺体尾部占位。冷冻切片显示胰腺组织内可见胞质透明肿瘤细胞，呈腺泡状排列，容易与胰腺腺泡细胞癌和神经内分泌肿瘤混淆（图6-2-6A、B）；石蜡切片显示瘤组织与胰腺组织分界清楚，呈现典型透明细胞肾细胞癌形态（图6-2-6C、D）。

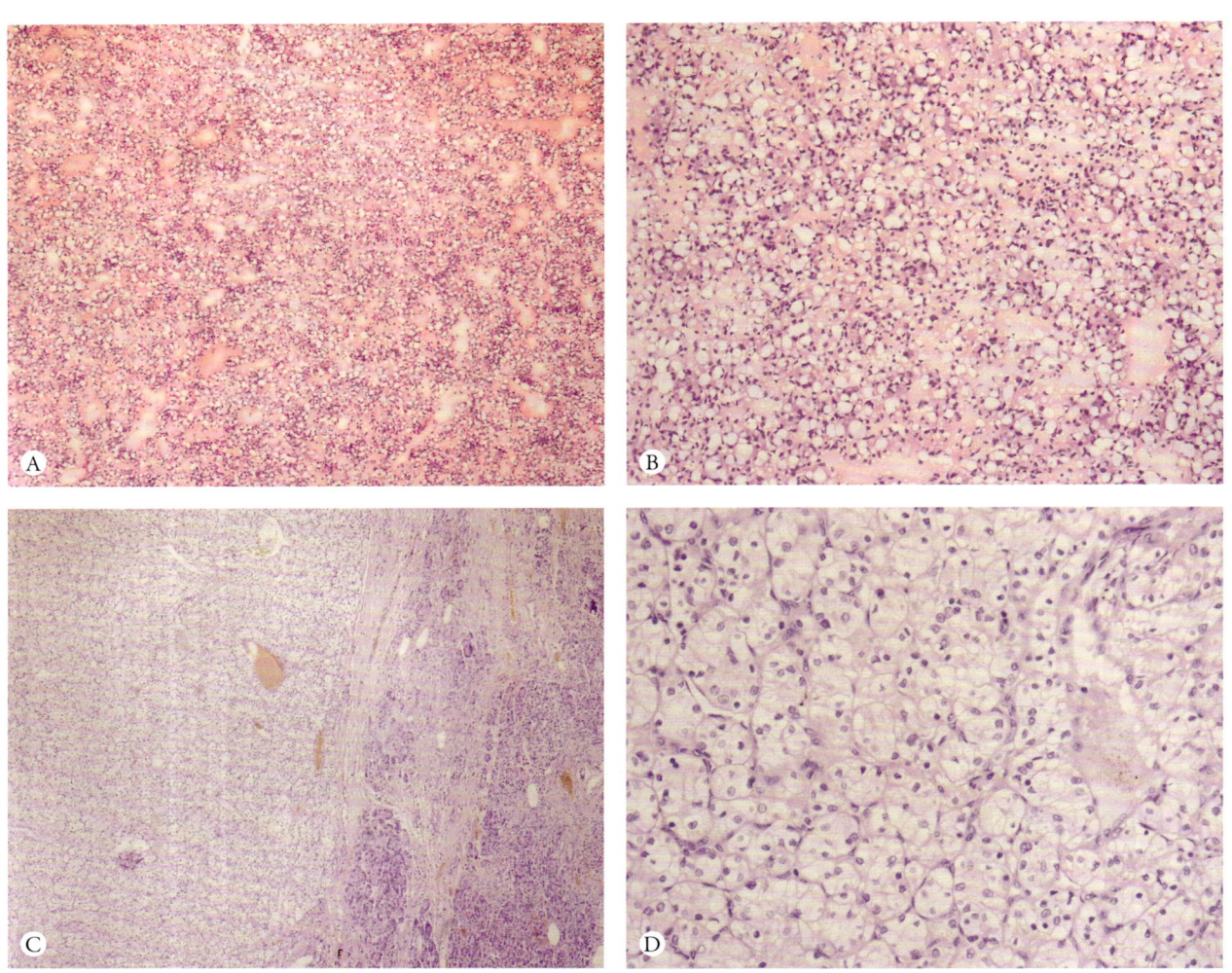

病例6：A、B.冷冻切片（低倍）；C、D.石蜡切片（图C为低倍，图D为中倍）。

图6-2-6　胰腺转移性透明细胞肾细胞癌

点评

（1）对于透明细胞肾细胞癌冷冻切片诊断来说，最需要解决，也是最有挑战性的是以嗜酸性颗粒细胞为主的透明细胞癌如何与上皮样血管平滑肌脂肪瘤和嗜酸细胞瘤鉴别，因为后两者为偏良性肿瘤。本型肾细胞癌冷冻切片显示瘤细胞体积较大，胞质丰富嗜酸性，核略非典型，易被误诊为"上皮样血管平滑肌脂肪瘤"。嗜酸细胞瘤体积可以很大，边界清楚，有包膜，不浸润周围正常肾组织，约1/3病例肿瘤中央有放射状瘢痕，偶有出血，但罕见坏死。肿瘤细胞巢之间有低细胞性水肿性间质，肿瘤由单一的嗜酸细胞构成，核的级别低。而以嗜酸性颗粒细胞为主的透明细胞癌，大多数核的级别高，有核仁，局部区域有透明细胞；肿瘤无包膜，浸润周围正常组织。

（2）透明细胞肾细胞癌除需要与上述两种良性肿瘤鉴别外，黄色肉芽肿性肾盂肾炎和软斑病等非肿瘤病变，因富含组织细胞，冷冻切片时也可表现为成片透明样细胞，酷似透明细胞肾细胞癌，也应值得重视。这两种病变肉眼观察常呈弥漫性，边界不清，切面呈黄色和灰白混杂，常伴有纤维炎性改变，病变累及肾盂或周围软组织，肾实质常萎缩。镜下特征性改变为细胞聚集，细胞质丰富、颗粒状或空泡状，并与炎性细胞混合；软斑病常具有丰富的嗜酸性细胞质，含有诊断性的 Michaelis-Gutmann 小体，因具有强的嗜碱性，其在冷冻切片中容易识别。

（3）透明细胞肾细胞癌不论大小都是恶性，这一点和乳头状肾细胞肿瘤不同，良性的肾乳头状腺瘤通常仅 1~2 mm（不超过 15 mm），而 >15 mm 的则为乳头状肾细胞癌，即使其细胞学形态十分温和。而透明细胞肾细胞癌只要形态符合诊断标准，<5 mm 也是癌。

（4）对于低级别透明细胞肾细胞癌，冷冻切片太薄时可致冷冻切片中透明细胞核偏位，酷似脂肪细胞，也难以观察到腺泡排列结构，容易误诊为富于脂肪的血管平滑肌脂肪瘤。因此，对透明细胞肾细胞癌冷冻切片需适当增加切片厚度，便于观察到肿瘤细胞的排列模式。

（5）透明细胞肾细胞癌易于发生骨转移和肺转移，转移病灶可成为首发症状。患者可因局部骨痛、骨占位或病理性骨折做穿刺活检或手术活检后病理诊断为骨转移性肾透明细胞癌，建议临床做肾脏 B 超来发现是否有肾脏占位。除骨与肺转移外，透明细胞肾细胞癌也可发生颅内或其他少见脏器转移如胰腺、乳腺等，由于部位罕见，病理医师不容易想到，而且需与其他形态类似的肿瘤鉴别，冷冻切片诊断有很大挑战性，仔细观察病变寻找局部的透明细胞成分对诊断有提示意义。

2. 低度恶性潜能的多房囊性肾肿瘤　一种多房性囊性结构的肿瘤，ICD-O 编码为 1，以前的名称多房性囊性肾癌已废用。大体观察肿瘤边界清楚，几乎完全由大小不等的囊腔组成，囊内充满透明、浆液性或胶状液体，罕见出血坏死；囊壁间隔薄，无肉眼可见的实性肿瘤附壁结节，部分囊性间隔内可有纤维化、钙化或骨化。镜下囊腔内衬单层透明或淡染的立方或扁平上皮细胞，胞质丰富透明，瘤细胞核小而圆，染色质致密深染，核仁不明显，相当于 WHO/ISUP 核分级 1~2 级；少见情况下，囊腔的内衬上皮可呈复层、胞质颗粒状，可见小的囊内乳头结构；部分囊间隔内可见成簇或灶性透明细胞，但无成片的实性膨胀性瘤细胞结节出现，上述形态特征为诊断该肿瘤的主要依据。有的病例囊壁内衬上皮常脱落消失，仅剩纤维囊壁组织或内衬上皮呈扁平状、立方状，类似于良性肾囊肿；另外，由于间隔内簇状透明细胞和囊腔内衬的单层透明细胞核的级别低，在冷冻切片中易被误认为组织细胞，从而可能误诊为良性肾囊肿（图 6-2-7）。

【病例】低度恶性潜能的多房囊性肾肿瘤、囊性部分退变性透明细胞肾细胞癌（1级）和良性肾囊肿

病例1　患者，男性，70岁，右肾囊性占位。冷冻切片显示囊壁样改变，囊壁上皮脱落，伴有含铁血黄素沉着，被误诊为"良性肾囊肿"（图 6-2-7A）。石蜡切片证实为低度恶性潜能的多房囊性肾肿瘤，囊壁被覆单层透明细胞，囊间隔内为炎症细胞和泡沫状组织细胞（图 6-2-7B）。

病例2　另一例典型的低度恶性潜能的多房囊性肾肿瘤的冷冻切片（图 6-2-7C）和石蜡切片（图 6-2-7D），显示多房囊性结构，囊壁被覆单层透明细胞。

病例3　囊性部分退变性透明细胞肾细胞癌（1级），患者，女性，55岁，左肾囊实性占位。虽囊壁内衬单层透明细胞，但囊壁内有实性透明细胞区域（图 6-2-7E 为冷冻切片，图 6-2-7F 为石蜡切片），因此不能诊断为低度恶性潜能的多房囊性肾肿瘤，应诊断为透明细胞癌伴囊性变，这两种肾肿瘤预后明显不同。

病例4　良性肾囊肿，囊壁上皮萎缩，囊间隔内有残存的肾小管（冷冻切片，图 6-2-7G、H）。

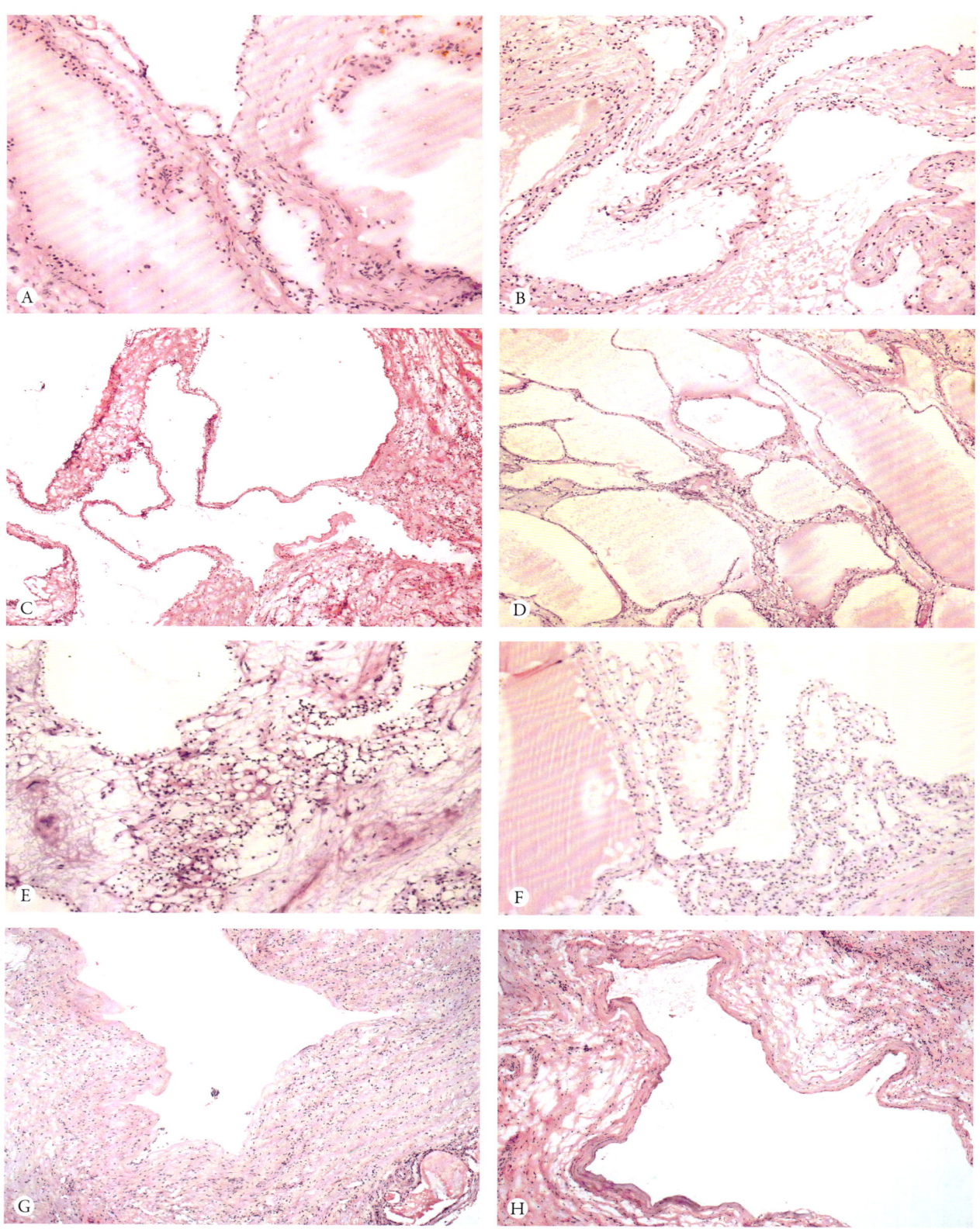

A.冷冻切片,低度恶性潜能的多房囊性肾肿瘤,术中诊断为"良性肾囊肿"(中倍);B.石蜡切片,低度恶性潜能的多房囊性肾肿瘤(中倍);C.冷冻切片,低度恶性潜能的多房囊性肾肿瘤(低倍);D.石蜡切片,低度恶性潜能的多房囊性肾肿瘤(低倍);E.冷冻切片,囊性部分退变性透明细胞肾细胞癌(中倍);F.石蜡切片,囊性部分退变性透明细胞肾细胞癌(中倍);G,H.冷冻切片,良性肾囊肿(低倍)。

图 6-2-7　低度恶性潜能的多房囊性肾肿瘤、囊性部分退变性透明细胞肾细胞癌(1级)和良性肾囊肿

点评

（1）低度恶性潜能的多房囊性肾肿瘤预后极好，严格按标准诊断的病例肿瘤完整切除后尚无复发和转移的报道。虽然透明细胞肾细胞癌也常有囊性变，甚至囊肿占据肿瘤大部，但它的恶性程度明显高于低度恶性潜能的多房囊性肾肿瘤，二者应明确区分。低度恶性潜能的多房囊性肾肿瘤的诊断有严格标准，包括大体无肉眼可见的实性肿瘤区，镜下囊壁内无膨胀性生长的透明细胞结节，一旦出现上述两种情况之一就应该诊断恶性度较高的透明细胞癌囊性变，而不是低度恶性潜能的多房囊性肾肿瘤。

（2）囊性部分退变性透明细胞肾细胞癌为不常见类型，通常由囊性成分与实性上皮和硬化性成分共同组成，容易与低度恶性潜能的多房囊性肾肿瘤混淆，其实性上皮性成分可占到肿瘤的30%，但实际通常很少，平均约为10%；囊性成分占比可高达80%以上，平均约为65%，为此，常被误认为低度恶性潜能的多房囊性肾肿瘤，但此型肾细胞癌中或多或少伴有硬化性成分，以及多取样在囊性变周围组织仍可见到实性透明细胞癌成分以资鉴别。

（3）低度恶性潜能的多房囊性肾肿瘤是肾细胞肿瘤中的少见类型，囊壁内衬的单层透明细胞常脱落或演变为扁平、立方的肾小管样上皮，间隔内的小灶性透明细胞巢类似于泡沫状组织细胞，在冷冻切片中易误诊为良性肾囊肿。肾囊肿病是由于各段肾小管或集合管因先天性发育异常或后天梗阻而形成的多发性或孤立性囊肿，部分肾囊肿病可以通过"去顶减压术"缓解囊肿增大和对肾脏的压迫。在冷冻切片诊断中肾囊肿的囊壁内衬扁平或立方肾小管上皮，而不是透明细胞，囊壁纤维间质内有萎缩的肾小管或肾小球；患者常有肾囊肿家族史，囊肿常为多发性或双侧性。而低度恶性潜能的多房囊性肾肿瘤，大多为单侧性、孤立性，至少部分囊壁内衬透明细胞，或在囊间隔内有小灶性透明细胞。这两种性质完全不同的囊性病变的鉴别十分重要。如果将低度恶性潜能的多房囊性肾肿瘤误诊为肾囊肿，会误导泌尿外科医师，以至于患者因肿瘤未完整切除而复发、进展，在国内曾有过多起此类医患纠纷。

（4）低度恶性潜能的多房囊性肾肿瘤冷冻切片诊断中还需与管状囊性癌鉴别，后者由大小不等的囊样扩张小管组成，被覆单层立方状、扁平和"鞋钉"样上皮细胞。瘤细胞胞质丰富嗜酸性，核增大，核仁明显，但核分裂不显著，囊分隔为多少不等的纤维间质，偶见慢性炎细胞存在。

3. 透明细胞乳头状肾细胞肿瘤　2016年WHO泌尿系统及男性生殖器官肿瘤分类中新增的一种亚型，2022年第五版WHO泌尿系统及男性生殖器官肿瘤分类将其更名为透明细胞乳头状肾细胞肿瘤，ICD-O编码为1。大体上，肿瘤通常边界清楚，具有厚的纤维性包膜，切面常为囊性或囊实性，实性部分呈灰红、黄褐色或红褐色，不同于ccRCC的金黄色，出血、坏死及钙化非常少见。镜下肿瘤主要由形态温和的透明细胞组成，可呈小管状、腺泡状、乳头状、微囊状或缎带状等多种排列方式。细胞胞质丰富、透明或淡粉染，核级别低，大多为WHO/ISUP 1级或2级。大部分区域可见肿瘤细胞核远离细胞基底部而朝向腔面分布现象，形成特征性的类似于分泌早期子宫内膜核下空泡（图6-2-8）。间质内及乳头轴心内无泡沫状组织细胞及含铁血黄素沉积，无砂粒体形成。肿瘤缺乏侵袭性的组织学特征如肾窦、肾周浸润、血管累犯等，无肿瘤性坏死。识别这些特征有助于与透明细胞肾细胞癌和乳头状肾细胞癌相鉴别。该肿瘤目前尚未发现有一致性分子遗传学改变，无透明细胞肾细胞癌所特有的3p缺失、*VHL*基因的突变，也没有乳头状肾细胞癌的第7和17号染色体的获得和Y染色体的缺失，呈低度恶性潜能生物学行为。

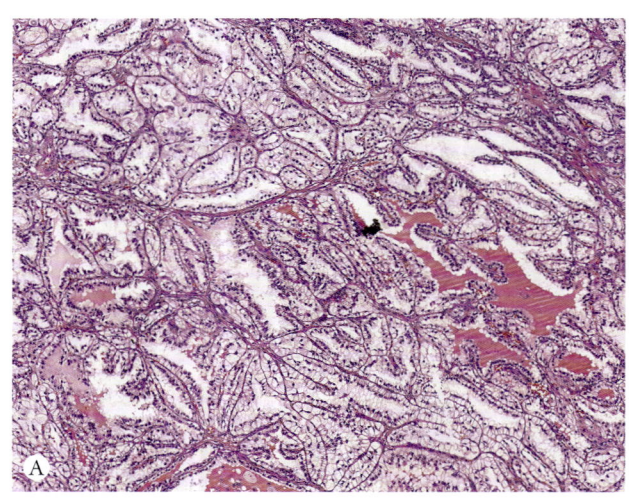 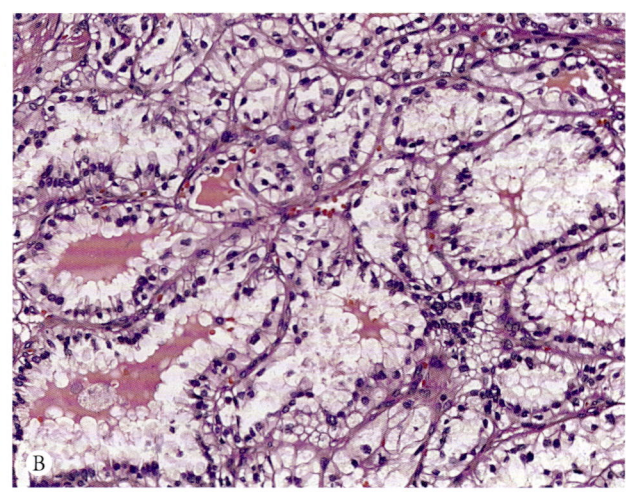

A. 石蜡切片，透明细胞乳头状肾细胞肿瘤，低级别的透明细胞呈乳头、腺管状结构，瘤细胞核远离细胞基底部而朝向腔面分布（中倍）；B. 石蜡切片，透明细胞乳头状肾细胞肿瘤高倍形态特点，类似于分泌早期子宫内膜核下空泡（高倍）。

图 6-2-8　透明细胞乳头状肾细胞肿瘤

4. 肾脏乳头状腺瘤　一种无包膜的乳头状、小管状结构的良性肾细胞肿瘤。组织学形态与乳头状肾细胞癌 I 型无法区分。新版 WHO 泌尿系统及男性生殖器官肿瘤分类根据随访资料将该肿瘤的诊断标准调整为直径不超过 15 mm，多数乳头状腺瘤仅为 1～2 mm。临床无症状，常在尸检时偶然发现位于肾皮质，在无功能性肾脏切除标本（如肾结石伴肾萎缩、肾结核等）中也经常会发现这种体积很小的乳头状腺瘤。在长期血透或获得性肾囊肿患者的肾脏中，乳头状腺瘤的检出率达 30% 以上，有时可多发或累及双侧肾脏（图 6-2-9）。

【病例】肾脏乳头状腺瘤

病例 1　患者，男性，61 岁，因肾结核行左肾切除术。在结核病灶周围肾实质内见一最大径约 4 mm 的乳头状腺瘤，边界清楚，肿瘤细胞无明显异型性（图 6-2-9）。

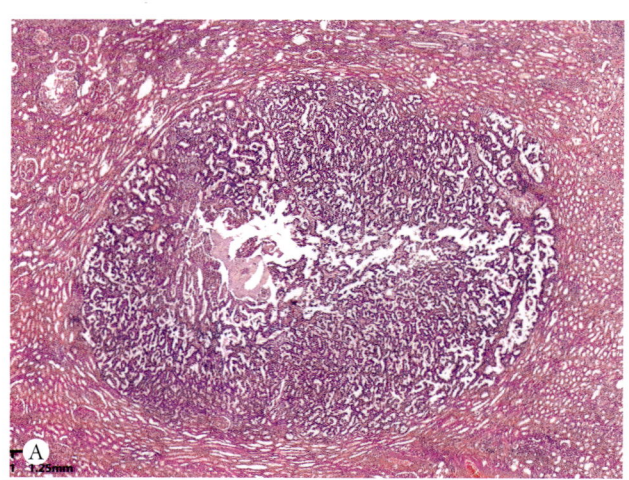 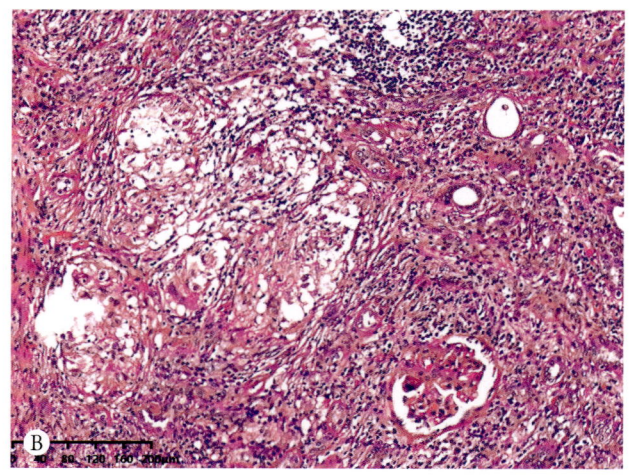

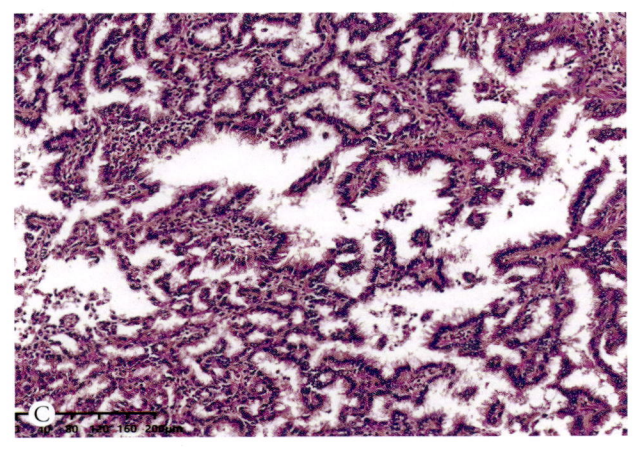

A. 石蜡切片，肾脏乳头状腺瘤边界清楚，无包膜（低倍）；B. 石蜡切片，肿瘤旁的结核肉芽肿病灶（中倍）；C. 石蜡切片，瘤细胞呈乳头状、腺管状排列，无明显异型性（中倍）。

图 6-2-9　肾脏乳头状腺瘤

5. 乳头状肾细胞癌（papillary renal cell carcinoma，PRCC）　一种起源于肾小管上皮细胞、具有乳头状或小管乳头状结构的恶性肿瘤，发病率占肾细胞癌的10%~15%，仅次于透明细胞肾细胞癌，肿瘤恶性度介于透明细胞肾细胞癌和嫌色性肾细胞癌之间。临床和大体无明显特征，肿瘤边界清楚，可有纤维性假包膜，切面呈灰红、灰黄色，以实性为主，约2/3的病例可见明显的出血和坏死。相对其他肾癌而言，病变累及双侧肾和多发性生长的概率偏高。光镜下肿瘤主要由不同比例的乳头状或小管乳头状结构组成，少数也可见实性、小梁状或肾小球样结构；乳头有纤维血管轴心，其内常有泡沫状组织细胞、胆固醇结晶、含铁血黄素沉积、钙化或砂粒体形成，或呈水肿状。在2016年WHO肾脏肿瘤分类中，根据乳头状肾细胞癌表面被覆上皮细胞的不同可分为3种类型：1型、2型和嗜酸性乳头状肾细胞癌。1型也称嗜碱细胞型，纤细的乳头表面被覆单层立方状小细胞，胞质少，浅染或略呈嗜碱性，核小，核仁小或无核仁（核级别低）。2型的特点为粗大的乳头被覆体积较大的上皮细胞，胞质丰富嗜酸性，核大，圆形，常见明显的核仁（核级别高），乳头间质较致密，预后比1型差，约5%的病例可出现局部区域肉瘤样变。嗜酸性乳头状肾细胞癌的组织学特征显示纤细的乳头表面被覆单层强嗜酸性瘤细胞，核的级别低，乳头轴心内可见泡沫状组织细胞（图6-2-10）。

近年来越来越多的证据表明，2型PRCC形态学异质性较大、分子遗传学特征复杂，可能包含不止1种类型，因此在2022年第五版WHO肾脏肿瘤分类中不再推荐将PRCC细分为1型和2型，而是强调WHO/ISUP分级及肿瘤结构特征对提示预后的重要性。以前的1型PRCC现在被视为PRCC的经典形态，而一些具有乳头状结构特征的"新兴实体"，如双相鳞样腺泡状肾细胞癌、Warthin瘤样PRCC、具有核极性反转的乳头状肾肿瘤与PRCC存在一定程度的形态和分子上的重叠，因此暂被视为PRCC的特殊形态学表现，有待收集更多的研究数据加以明确。

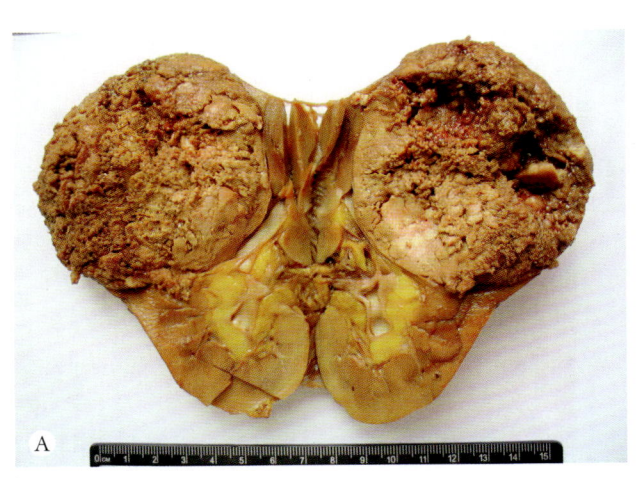

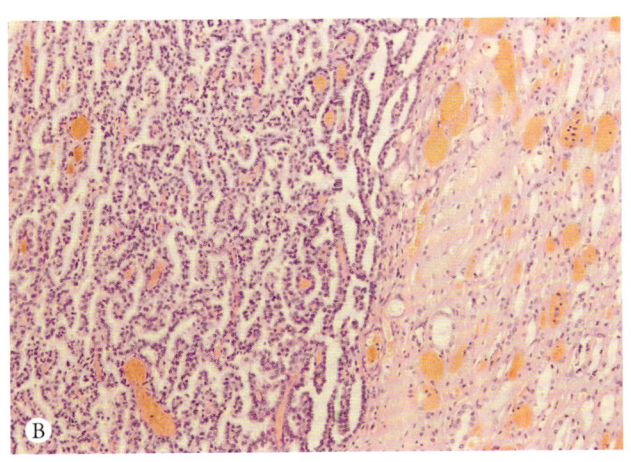

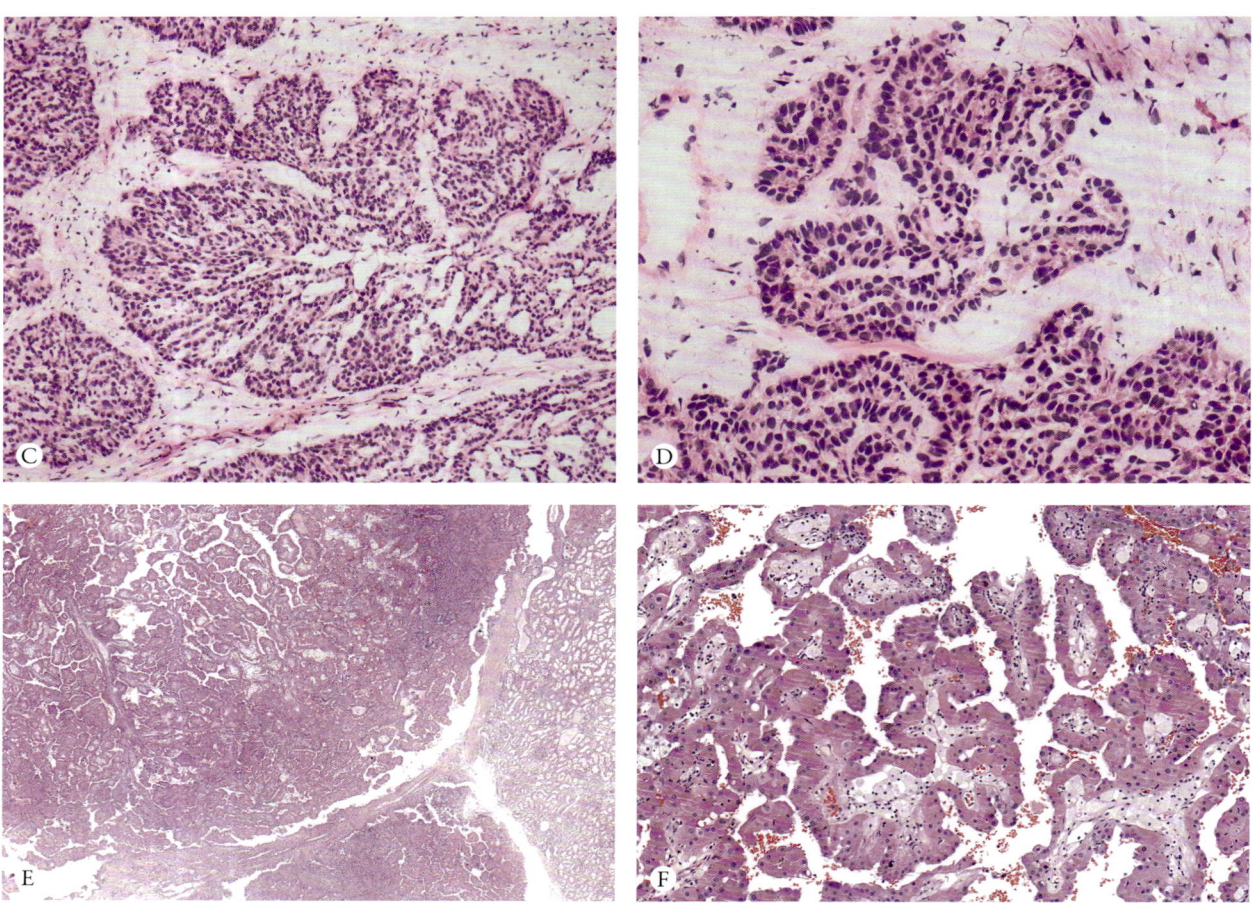

A. 大体标本，肿瘤边界清楚，切面实性；B. 石蜡切片，1 型乳头状肾细胞癌，见明显分支乳头（低倍）；C. 冷冻切片，2 型乳头状肾细胞癌（中倍）；D. 冷冻切片，2 型乳头状肾细胞癌（高倍）；E. 石蜡切片，嗜酸性乳头状肾细胞癌（低倍）；F. 石蜡切片，嗜酸性乳头状肾细胞癌（中倍）。

图 6-2-10　乳头状肾细胞癌

点评

（1）乳头状肾细胞肿瘤的良恶性鉴别在肿瘤大小上 WHO 有严格规定，直径 > 15 mm 即被定义为癌。而良性乳头状腺瘤直径通常仅 1～2 mm，位于肾皮质，边界清楚；镜下形态与 1 级的乳头状肾细胞癌无法区分。

（2）乳头状结构并非乳头状肾细胞癌特有，任何高级别肾癌如透明细胞肾细胞癌、集合管癌、黏液小管和梭形细胞癌在局部区域都可出现乳头状结构，近年来报告的透明细胞乳头状肾细胞肿瘤、延胡索酸水合酶缺陷型肾细胞癌也可出现乳头状结构，肾脏还有转移性乳头状癌（如甲状腺乳头状癌肾转移）；另外，乳头状肾细胞癌也并非整个肿瘤都呈乳头状，部分区域可出现小管状结构（或平行排列的小管结构），甚至实性结构，

因此冷冻切片诊断时除多取材寻找典型的乳头状结构外，还应注意乳头状肾细胞癌上皮和间质的特征。在无法明确分类时也可先定性为"肾细胞癌"，待常规石蜡和免疫组化染色做进一步分类。

（3）除上述乳头状腺瘤和乳头状肾细胞癌外，近年还发现存在一种新的惰性乳头状肿瘤，称为具有核极性反转的乳头状肾肿瘤（papillary renal neoplasm with reverse polarity，PRNRP）。这种肿瘤起初被归类于 1 型 PRCC 或嗜酸细胞型 PRCC，但其具有独特的形态学特征及更好的预后。肿瘤细胞呈乳头状排列，表面衬覆单层立方或柱状细胞，胞质嗜酸性颗粒状，最突出的特点是低级别的细胞核整齐排列于远离基底膜的胞质顶部，呈现"极向反转/倒置"特征（图 6-2-11），

并特异地表达 GATA3 抗体。绝大多数病例存在 *KRAS* 基因错义突变，但无第 7/17 染色体三倍体，因此已有学者提出该肿瘤应该独立于 PRCC 而单独分类。

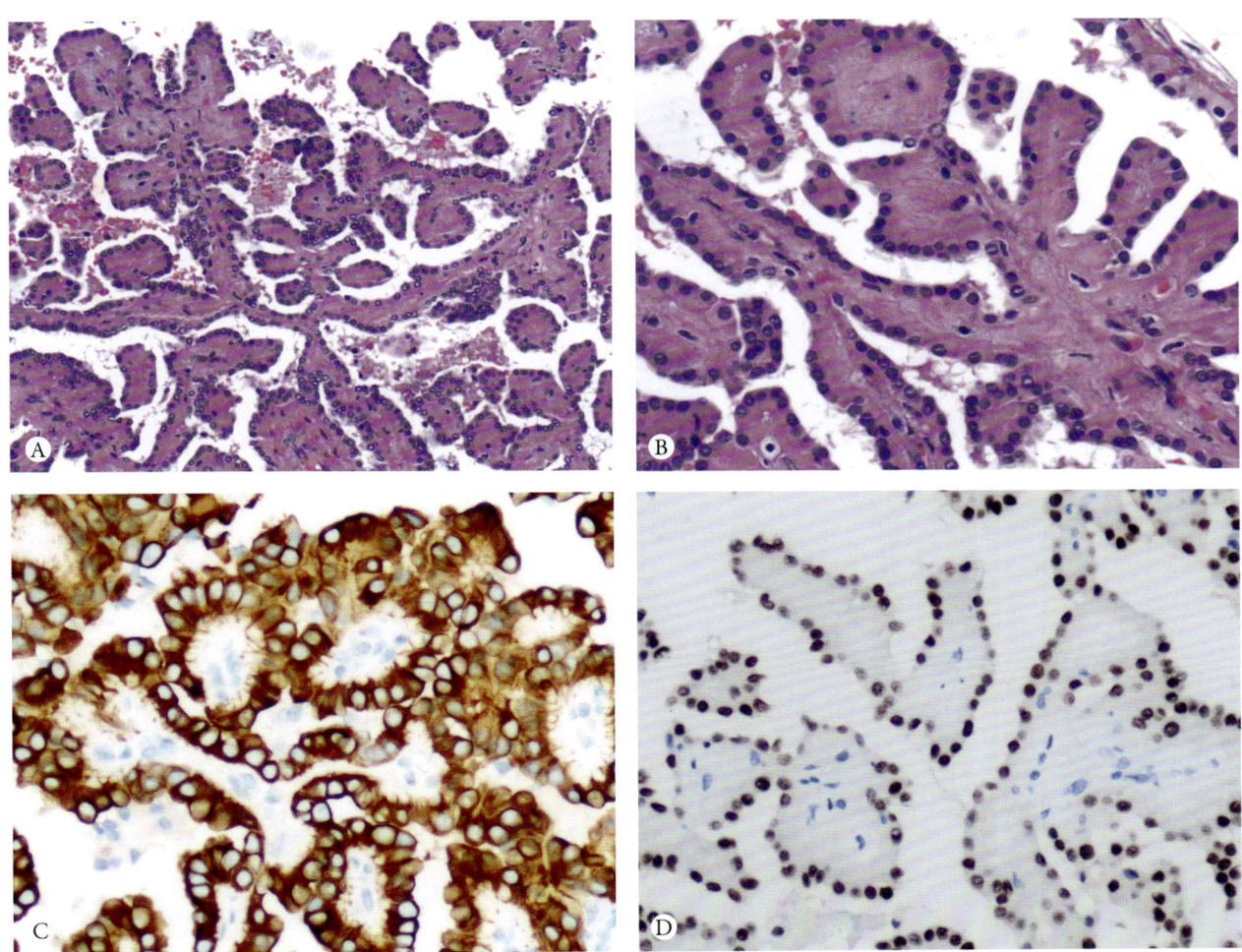

A. 石蜡切片，具有核极性反转的乳头状肾肿瘤（中倍）；B. 石蜡切片，具有核极性反转的乳头状肾肿瘤（高倍）；C. 具有核极性反转的乳头状肾肿瘤，CK7 阳性（高倍）；D. 具有核极性反转的乳头状肾肿瘤，GATA3 阳性（高倍）。

图 6-2-11　具有核极性反转的乳头状肾肿瘤

6. 嗜酸细胞瘤　由胞质嗜酸性的大细胞构成的一种肾脏良性上皮性肿瘤。大体边界清楚，约 1/3 的病例在肿瘤中央有放射状瘢痕，平均直径 6 cm。镜下肿瘤呈实性巢状、腺泡状或小管状，偶有微囊形成，间质常呈水肿样或透明变性，间质细胞稀少。瘤细胞为均匀一致的大细胞，胞质丰富，内含嗜酸性颗粒，核染色深，偶尔可见怪异细胞核，但核分裂罕见（图 6-2-12）。

【病例】肾嗜酸细胞瘤

病例 1　典型的肾嗜酸细胞瘤。患者，女性，41 岁，左肾占位，肿瘤位于肾皮质，边界清楚（图 6-2-12A）。

病例 2　患者，女性，62 岁，右肾占位，肿瘤呈膨胀性生长，可见放射状瘢痕（图 6-2-12B）。

病例 1 中肿瘤细胞呈巢状、腺样结构，间质呈低细胞性水肿样（图 6-12C、D）；部分区域嗜酸细胞核因退变而畸形，不影响良性诊断（图 6-12E、F）。病例 2 中肿瘤由单一的嗜酸细胞构成，不含透明细胞和嫌色细胞，缺乏乳头结构和核分裂象（图 6-2-12G、H）。

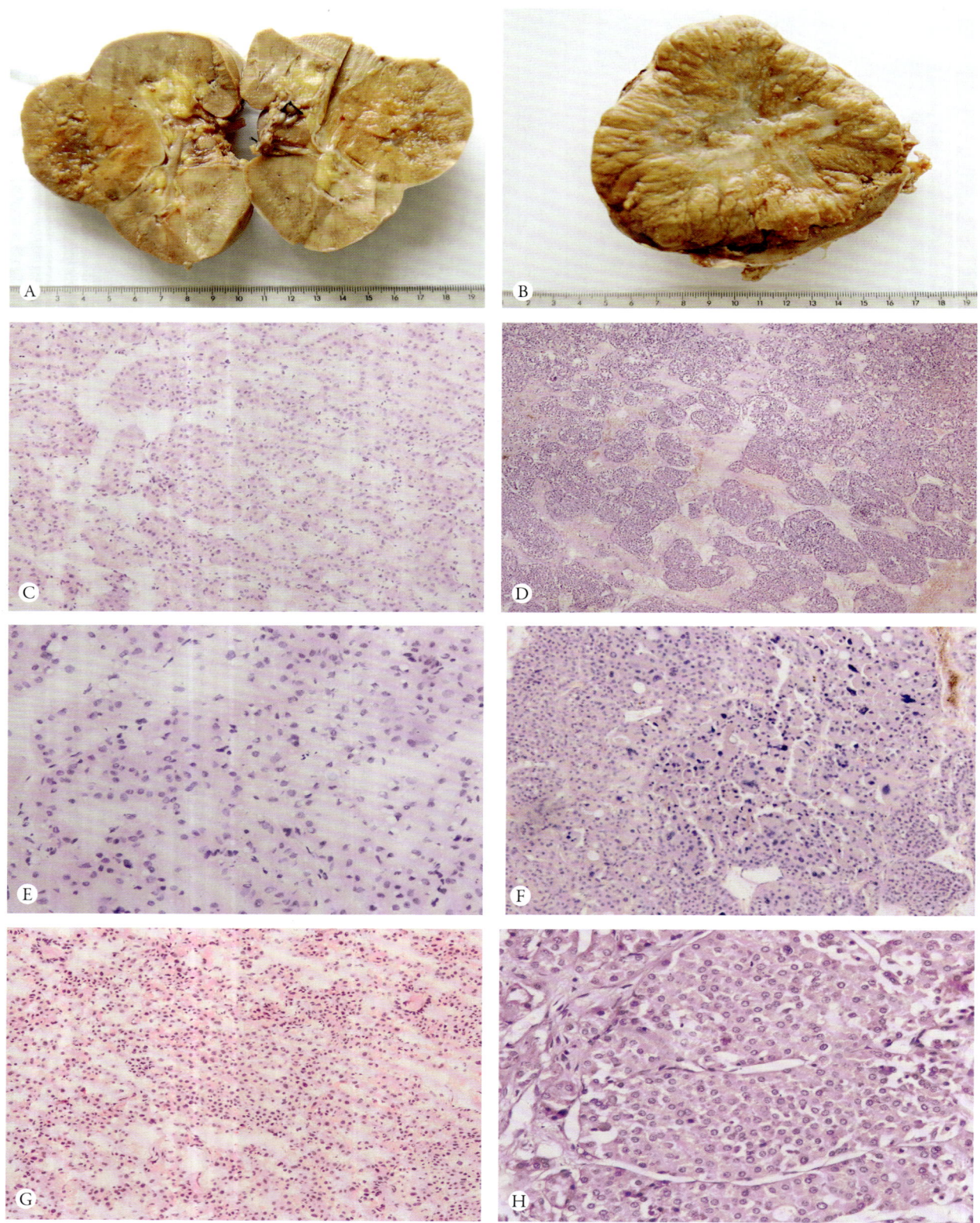

A. 大体标本，肿瘤边界清楚，质地均匀；B. 大体标本，肿瘤中心见放射状瘢痕；C. 冷冻切片，肿瘤细胞圆形，巢状或腺样结构，间质水肿（低倍）；D. 石蜡切片，巢状结构与疏松间质交替分布（低倍）；E. 冷冻切片，部分瘤细胞核呈非典型性（中倍）；F. 石蜡切片，小圆细胞背景中散在有非典型退变核（中倍）；G. 冷冻切片，可见实性瘤细胞，胞质嗜酸性（低倍）；H. 石蜡切片，可见圆形至卵圆形细胞，巢团状结构（高倍）。

图 6-2-12　**肾嗜酸细胞瘤**

点评

在肾脏上皮性肿瘤冷冻切片诊断中，良性嗜酸细胞瘤和其他富含嗜酸细胞的肾癌鉴别诊断最具挑战性，因为嗜酸细胞并非嗜酸细胞瘤特有，许多肾细胞癌均可出现大量嗜酸性细胞。因此在冷冻切片诊断中应注意两点：①嗜酸细胞瘤的诊断必须结合其他诊断标准，如大体和镜下均可见肿瘤边界清楚，比较大的肿瘤中央常有放射状瘢痕，有典型的低细胞性水肿样或透明变性的间质，间质细胞稀少。②肿瘤由均匀一致的嗜酸细胞构成，不含透明细胞、梭形肉瘤样细胞和嫌色细胞成分，不出现病理性核分裂，常缺乏核周空晕，很少有典型的乳头结构和大片凝固性坏死。一旦在冷冻切片中出现上述不该出现的形态学改变，即使肿瘤细胞呈嗜酸性也不宜诊断为良性嗜酸细胞瘤。

7. **嫌色性肾细胞癌** 占所有肾细胞癌的 5%～7%，恶性度低。大体为边界清楚的实性肿块，但无包膜，切面呈质地均匀一致的浅棕色到褐色，局部有出血坏死，中央放射状瘢痕少见。

镜下见嫌色性肾细胞癌以实性片状结构为主，局部区域可呈小巢状、微囊状、梁状排列或伴腺样分化。与透明细胞肾细胞癌不同，分割肿瘤细胞巢的血管壁比较厚而不是细小薄壁血管，且常见玻璃样变性。肿瘤细胞有两种形态，一种是体积较大的嫌色细胞，常靠血管分布，胞质丰富淡染，但并不完全透明。高倍镜下胞质内有细网状结构；另一种为嗜酸性细胞，体积较小，高倍镜下胞质内有嗜酸性颗粒，并有明显的核周空晕。这两种细胞的比例在不同病例或同一病例的不同区域差异很大。嫌色性肾细胞癌另一重要特征是细胞膜很厚，细胞边界清楚，类似植物细胞的细胞壁；细胞核不规则，常有皱褶，似葡萄干样外观，核染色质较深，可见核沟或双核，常见核周空晕。2%～8% 的嫌色性肾细胞癌可发生肉瘤样变，偶可伴有横纹肌样分化，但 WHO/ISUP 分级不适用于该肿瘤（图 6-2-13）。

【病例】嫌色性肾细胞癌

患者，男性，57 岁，右肾占位。大体显示肿瘤体积大，边界清楚，质地细嫩（图 6-2-13A）。冷冻切片中可见两种组胞：低倍镜下可见胞质较丰富淡染，透明样细胞与细胞质颗粒状细胞混合存在（图 6-2-13B）；中倍镜下显示两种细胞核大小不一，轻度不规则（图 6-2-13C）；石蜡切片显示胞质透明，似植物细胞，核圆形居中（图 6-2-13D）。冷冻切片中透明细胞和嗜酸细胞混合存在，细胞核大小不一，核周胞质淡染（图 6-2-13E）；其对应石蜡切片显示胞质空泡状，细胞核膜增厚、皱缩，核周空晕明显（图 6-2-13F）。肿瘤的不同区域，两种细胞的数量差异很大，有的区域以嗜酸细胞为主；有的区域以嫌色细胞为主，细胞膜厚，瘤细胞巢之间可见分支状血管，管壁较厚，常伴玻璃样变（图 6-2-13G、H）。

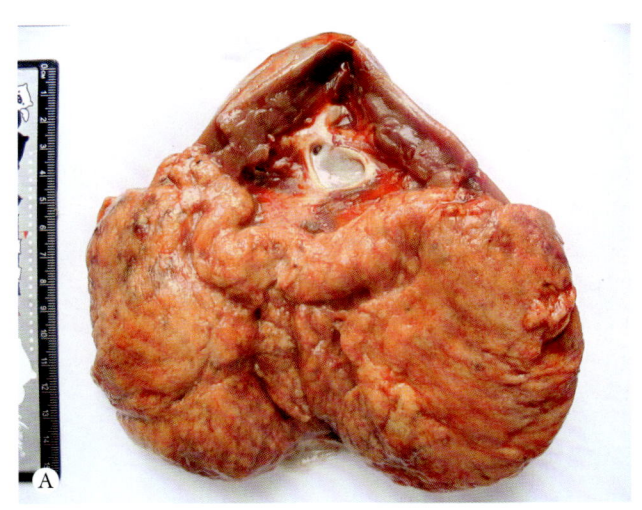

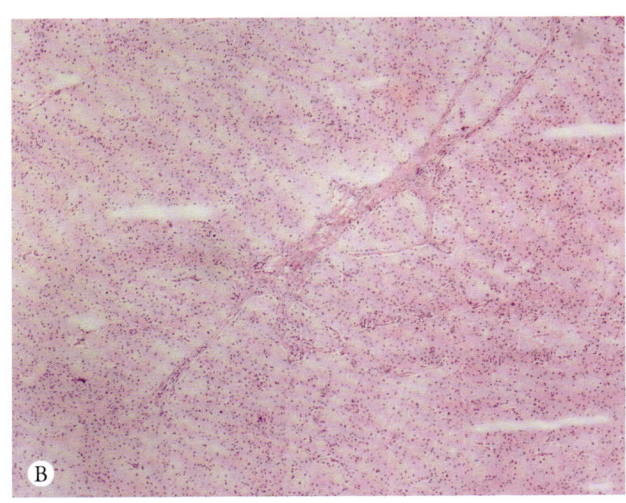

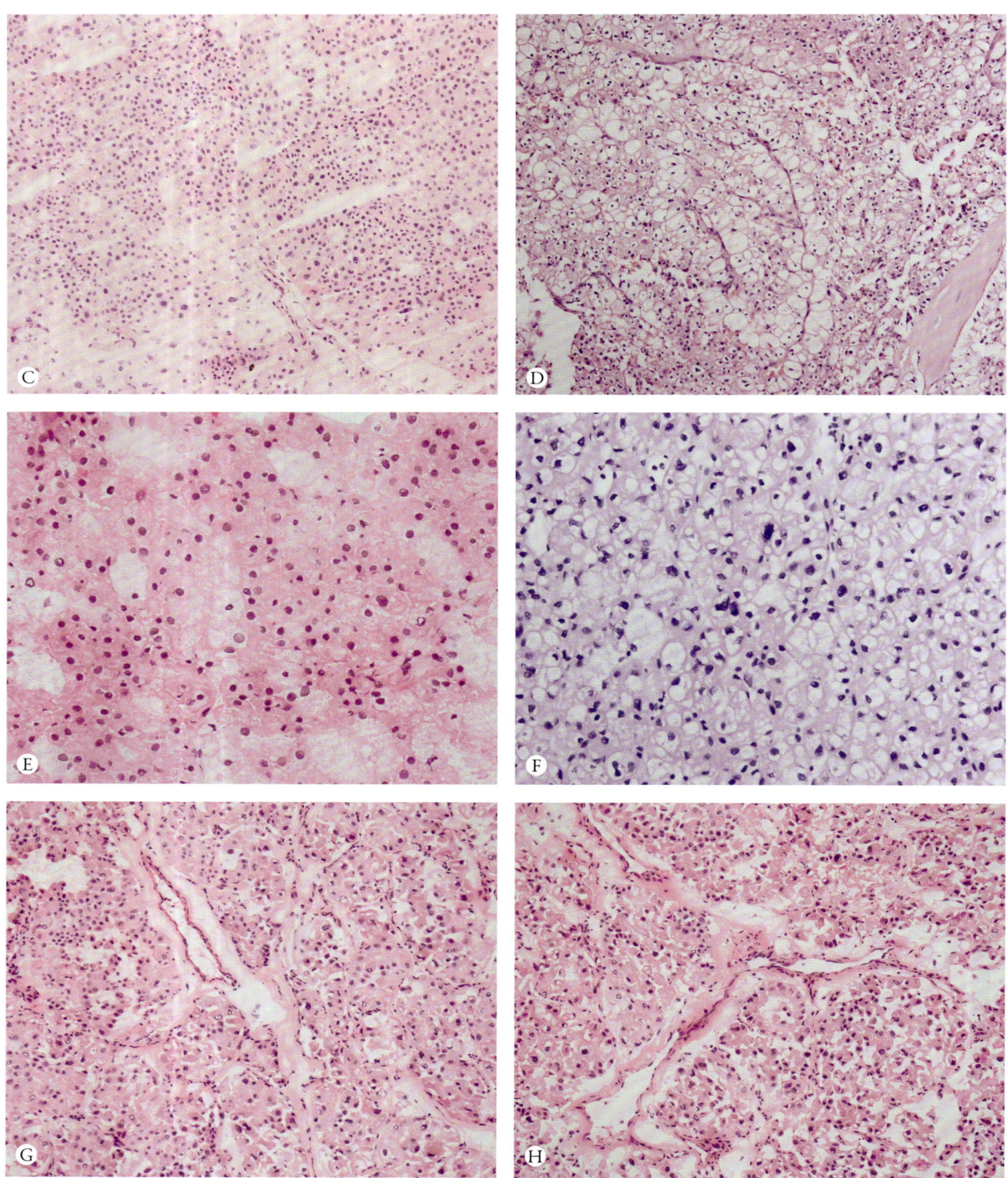

A. 大体标本，肿瘤体积大，边界清楚，质地细嫩；B. 冷冻切片，显示网状结构，透明和嗜酸细胞区混合存在（低倍）；C. 冷冻切片，显示嗜酸细胞为主，混杂部分透明细胞（中倍）；D. 石蜡切片，显示植物样细胞（中倍）；E. 冷冻切片，核周可见空泡（高倍）；F. 石蜡切片，核周空晕明显（高倍）；G、H. 冷冻切片，可见厚壁血管，管壁玻璃样变，分支状血管（中倍）。

图 6-2-13 嫌色性肾细胞癌

点评

（1）因嫌色性肾细胞癌恶性程度低，当肿瘤体积较小时，可选择做部分肾切除，保留该侧肾功能。

（2）当肿瘤以嫌色细胞为主时，要注意与透明细胞肾细胞癌相鉴别，因二者的靶向治疗选择和预后完全不同。二者鉴别要点：①嫌色性肾细胞癌的胞质并不完全透明，胞质内有细网状结构；②间质血管的管壁较厚，而透明细胞肾细胞癌的血管为薄壁血管；③嫌色性肾细胞癌中的嗜酸性颗粒细胞有明显的核周空晕，而透明细胞肾细胞癌中的嗜酸性颗粒细胞缺乏核周空晕，核的级别也较高；④嫌色性肾细胞癌的细胞膜很厚，类似植物细胞，细胞边界非常清楚，这也是其免疫标记 K-cadherin 膜强阳性的重要原因；⑤嫌色性肾细胞癌新鲜标本肿瘤切面实性，色泽均匀一致呈棕褐色，而透明细胞癌胞质富含糖原、脂质，并常伴有出血、坏死、钙化、骨化和囊性变等继发性改变，切面常呈多彩状（黄色、灰白色、深褐色等多种色彩的混合）。

（3）当肿瘤以嗜酸性颗粒细胞成分为主时，嫌色性肾细胞癌要注意与良性嗜酸细胞瘤鉴别。鉴别要点为：①嫌色性肾细胞癌肿瘤中央无放射状瘢痕；②肿瘤由嫌色细胞和嗜酸性颗粒细胞两种成分构成，后者有核周空晕，嗜酸细胞瘤为单一的嗜酸细胞，缺乏核周空晕；③嫌色性肾细胞癌间质有厚壁血管网，而嗜酸细胞瘤以低细胞性水肿样间质为特征；④嫌色性肾细胞癌的细胞膜明显增厚。

8. 集合管癌 起源于肾 Bellini 集合管主细胞的罕见恶性上皮性肿瘤，肿瘤位于肾中央髓质区，恶性度高，边界不清，常浸润肾盂、肾静脉或肾外组织，或在肿瘤周围出现卫星结节。1/3 的病例在诊断时已有远处转移，多数患者在 2 年内死亡。镜下肿瘤细胞呈不规则管状、腺样、筛网状或乳头状排列，细胞核大，异型性显著，核仁明显、核分裂象易见；常伴有明显的纤维炎性间质反应，并在间质内出现大量粒细胞，部分病例可伴有肉瘤样分化。在 2016 年 WHO 肾脏肿瘤分类中，肾集合管癌的诊断标准包括以下 6 条：肿瘤位于肾髓质、形态学上主要为管状结构、促结缔组织增生性间质反应、高级别肿瘤细胞、浸润性生长方式、缺乏其他肾细胞癌亚型或尿路上皮癌成分（图 6-2-14）。

【病例】集合管癌

患者，男性，47 岁，患左肾集合管癌，肿瘤呈现乳头状结构伴明显纤维间质反应和炎性间质反应，核明显异型（图 6-2-14A），肿瘤也可呈管状（图 6-2-14B）或呈梭形细胞束状排列，肉瘤样分化（图 6-2-14C），集合管癌伴腹腔淋巴结转移（图 6-2-14D）。

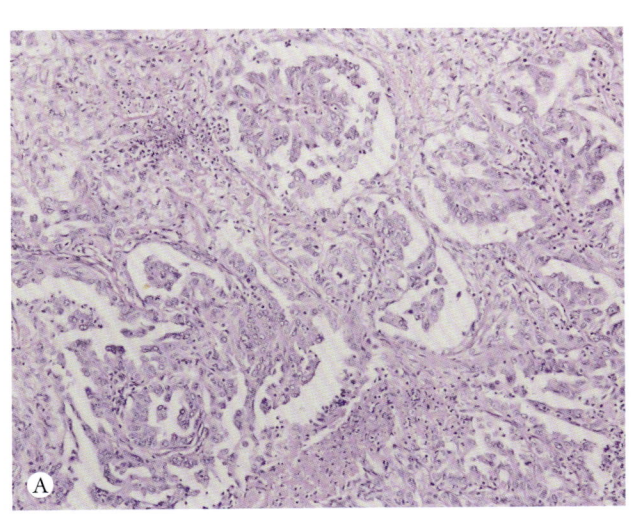
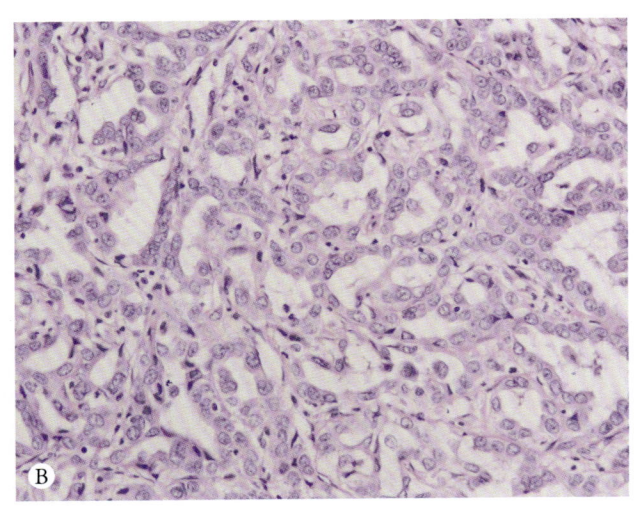

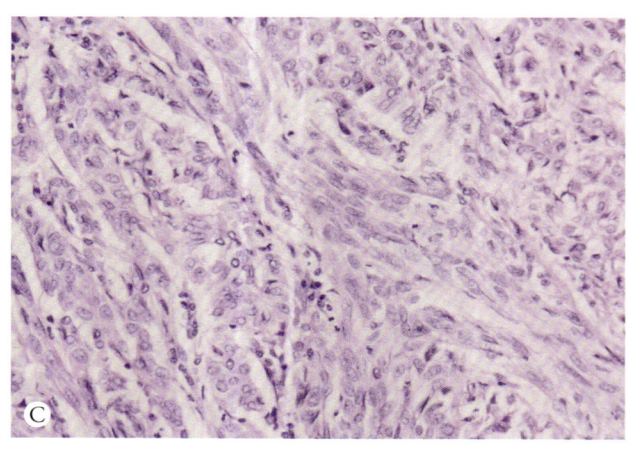
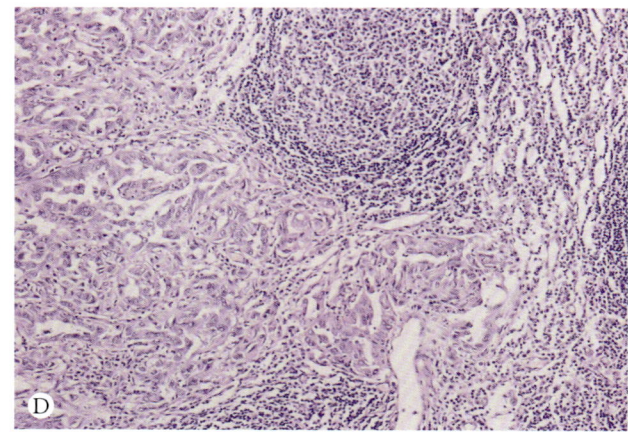

A. 石蜡切片，促纤维增生反应，乳头状结构（中倍）；B. 石蜡切片，细胞异型性大，腺样结构（高倍）；C. 石蜡切片，梭形瘤细胞，束状浸润（高倍）；D. 石蜡切片，集合管癌伴淋巴结转移（中倍）。

图 6-2-14　集合管癌

点评

（1）集合管癌和肾髓质癌同为位于肾中央髓质区的少见高度恶性上皮性肿瘤，单从形态难以将二者区分，但在临床上肾髓质癌几乎都有镰状红细胞血液病，患者年龄轻（平均年龄为 22 岁），镜下腺样囊性结构较常见。

（2）集合管癌要注意和乳头状肾细胞癌鉴别，二者都有乳头状、管状结构。但前者位于肾髓质区，边界不清，呈浸润性生长，核级别高，核仁明显，有明显的纤维炎性间质反应。后者位于皮质区，边界相对清楚，核级别多数较低，间质常有泡沫状组织细胞胆固醇结晶和砂粒体。

（3）集合管癌因位于肾中央髓质区常侵犯肾盂，要注意与肾盂发生的伴腺样分化的浸润性高级别乳头状尿路上皮癌鉴别，可参考集合管癌的 6 条诊断标准。

（4）与其他肾癌一样，集合管癌也可以局部呈肉瘤样变，因此"肉瘤样癌"并不是肾癌中独立的组织学类型。在冷冻切片诊断中如果所见肿瘤均呈肉瘤样，也可暂且诊断肾脏"肉瘤样癌"，待常规石蜡切片和免疫组化、分子病理等进一步确定其是来自哪一种类型肾癌。

（二）少见特殊类型肾肿瘤

1. 黏液小管和梭形细胞癌　一种低级别的肾上皮性肿瘤，其特征是小管形成伴温和的梭形细胞增生和黏液样基质。肿瘤多位于肾皮质，大体边界清楚，色泽均匀一致，实性，较少出血坏死。镜下可见紧密排列的细长的小管或条索状结构，小管上皮呈立方形，小管间有多少不等的形态温和的梭形细胞，二者可相互移行；间质呈黏液样，有时细胞外黏液呈空泡状。肿瘤细胞的胞质较少，核级别低，核仁不明显，核分裂少见（图 6-2-15）。

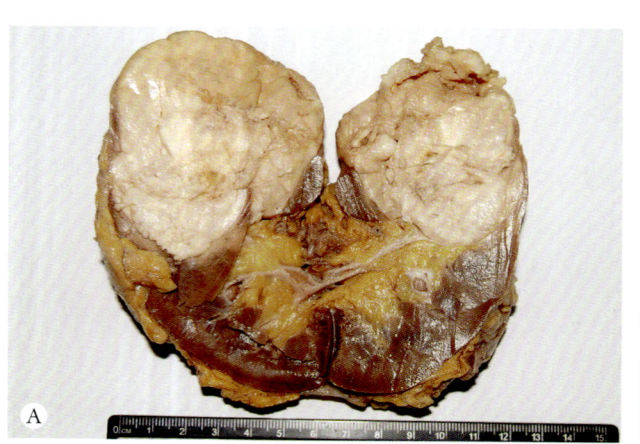
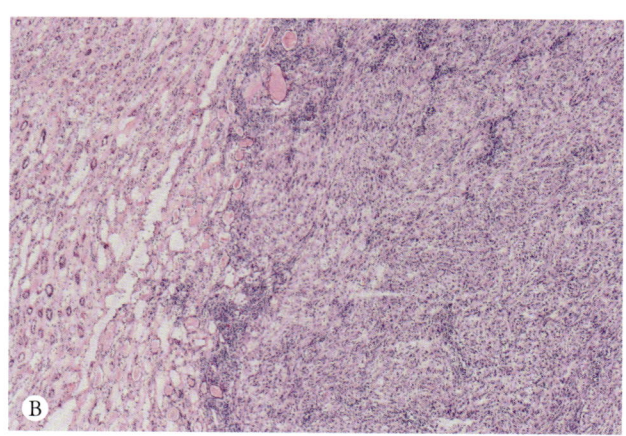

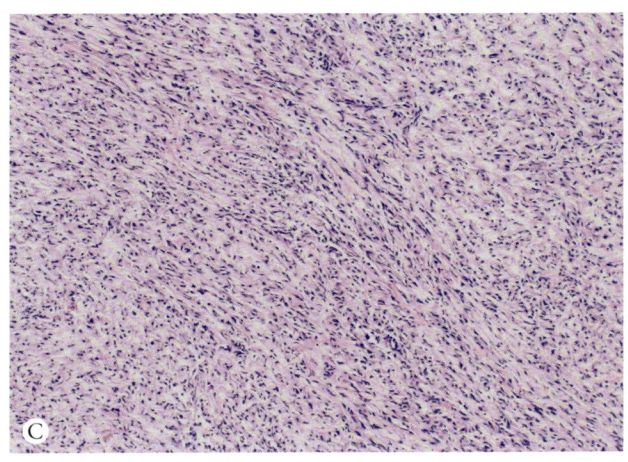
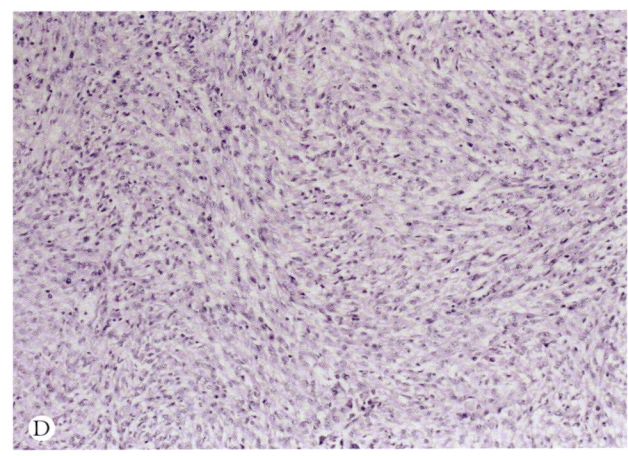

A. 大体标本，边界清楚，色泽均匀一致；B. 冷冻切片，瘤组织与肾周分界清楚，间质呈黏液样（低倍）；C. 冷冻切片，瘤细胞呈细长的梭形且有裂隙结构，间质黏液变（中倍）；D. 石蜡切片，梭形细胞为主，黏液稀少，类似平滑肌瘤（中倍）。

图 6-2-15　黏液小管和梭形细胞癌

点评

这种以形态特征命名的肿瘤比较少见，随着病例的不断积累，发现黏液小管和梭形细胞癌局部区域可出现乳头结构或透明胞质，因此在冷冻切片诊断中要注意与 1 型乳头状肾细胞癌和低级别透明细胞肾细胞癌鉴别。有的病例无细胞外黏液或黏液很少，称为寡黏液型，尽管通过阿尔新蓝可显示，但对梭形细胞为主的病例，需要和间叶性肿瘤，如平滑肌瘤和平滑肌肉瘤、炎症性肌纤维母细胞肿瘤等鉴别。

2. 管状囊性肾细胞癌　2016 年 WHO 肿瘤肾脏分类中新增的一种肾癌亚型，大体多为单发，边界清楚，包膜完整。肿瘤由多个小至中等大小的囊肿组成，囊壁菲薄，切面呈白色海绵状。镜下肿瘤完全由小至中等大小的小管与较大的囊肿混合而成，囊壁内衬单层扁平、立方、柱状和"鞋钉"样细胞，胞质嗜酸性，细胞核增大且不规则，核仁中等至较大（WHO/ISUP 3 级），核分裂、出血及坏死少见。小管或囊肿之间为薄壁的少细胞纤维性间质，一般无炎症细胞浸润和水肿变性。上述特点有助于在术中冷冻切片时与低度恶性潜能的多房囊性肾肿瘤、获得性囊性肾病相关性肾癌、囊性肾瘤及嗜酸细胞瘤（广泛囊性变）等鉴别（图 6-2-16）。

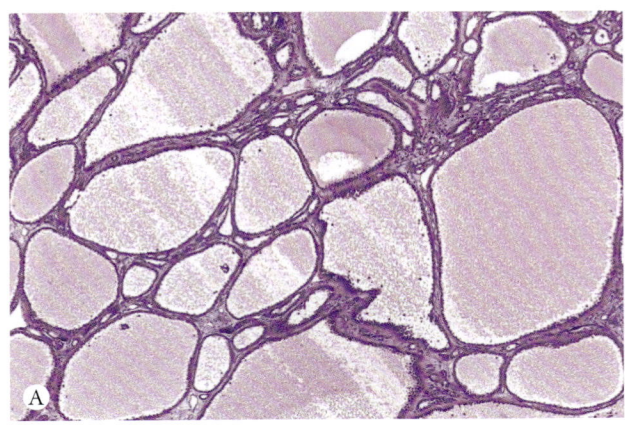
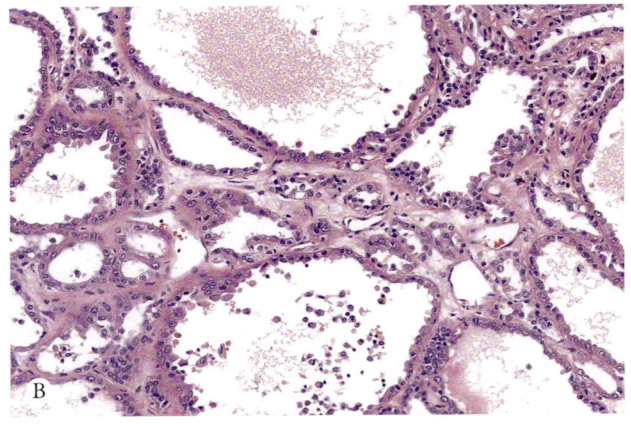

A. 石蜡切片，多房性、大小不等囊肿（低倍）；B. 石蜡切片，囊壁衬覆"鞋钉"样细胞，核仁突出（中倍）。

图 6-2-16　管状囊性肾细胞癌

3. 获得性囊性肾病相关性肾癌　终末期肾病和获得性囊性肾病患者中最常见的肾细胞癌亚型，几乎仅发生于获得性囊性肾病背景中，常见于具有长期血透病史的患者，通常在透析的影像学随访过程中发现。由于该肿瘤具有独特的形态学特征，2016年WHO肾脏肿瘤分类正式将其收录为一种新的肾细胞癌亚型。大体上肿瘤通常边界清楚，囊实性，可见假包膜伴营养不良性钙化。单个瘤体直径通常不超过3 cm，切面灰黄，偶见出血、坏死。背景中肾组织常见多发性囊肿形成，部分表现为起源于囊肿的附壁结节。镜下组织学结构多样，可呈腺泡状、管状、乳头状、实性及囊性，常为多种混合。其特征性形态为瘤细胞之间或胞质内存在大小不等的空腔或空泡，呈现出筛状、微囊或裂隙状的低倍观，肿瘤细胞内或间质中常见数量不等的草酸钙结晶沉积。肾组织中常见许多大小不等的单房或多房性囊肿（图6-2-17）。在术中冷冻切片诊断时，了解患者有慢性肾功能衰竭和（或）长期血液透析的病史，以及仔细观察其特有的形态学特点，对确定诊断非常重要。

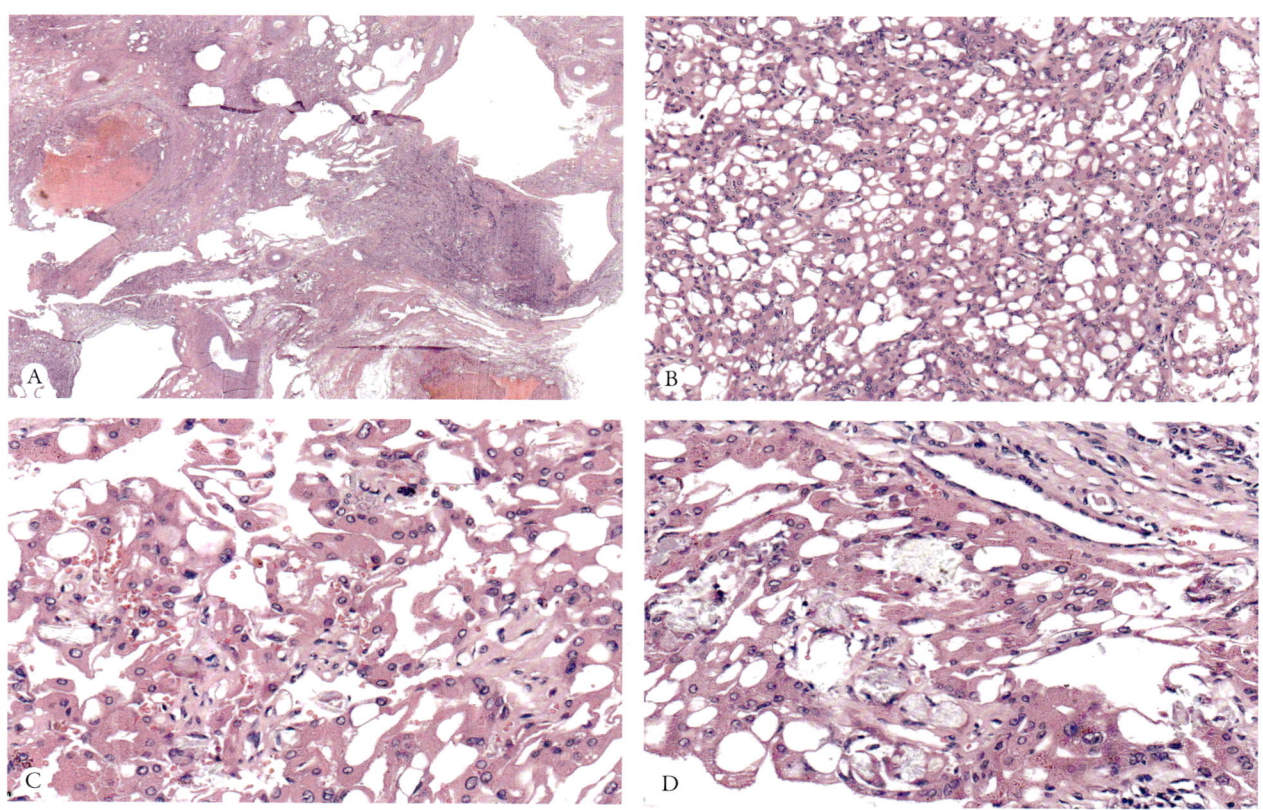

A. 石蜡切片，可见细胞呈囊实性，见多发性囊肿形成（低倍）；B. 石蜡切片，细胞呈筛状、微囊或裂隙状的低倍观（中倍）；C. 石蜡切片，胞质丰富，嗜酸性（高倍）；D. 石蜡切片见草酸钙结晶沉积（高倍）。

图6-2-17　获得性囊性肾病相关性肾癌

4. 嗜酸性实性和囊性肾细胞癌　2022年WHO肾脏肿瘤分类新增的一种独立的肾癌类型，多见于成年女性患者，可伴有结节性硬化症，儿童罕见。肿瘤大体呈灰黄色，大部分具有囊实性外观，少数呈实性；通常边界清楚，或有纤维性包膜。形态学上，该肿瘤多呈囊性及实性生长，典型者表现为由实性区域与大小不等的巨囊和微囊的混合组成。囊腔衬覆具有丰富嗜酸性胞质的"鞋钉"样细胞，实性区呈密集的腺泡状或巢状排列。肿瘤细胞胞质丰富，呈嗜酸性，高倍镜下胞质内可观察到嗜碱性的颗粒状物，部分病例可见胞质内嗜酸性小球，周围环绕一层菲薄的透明带。细胞核圆形或卵圆形，核仁可见，约相当于WHO/ISUP 3级的核特征（图6-2-18）。该肿瘤罕见，术中遇到时需要与MiT家族基因易位相关性肾细胞癌、血管周上皮样细胞肿瘤、嗜酸细胞瘤、琥珀酸脱氢酶缺陷型肾细胞癌等鉴别。

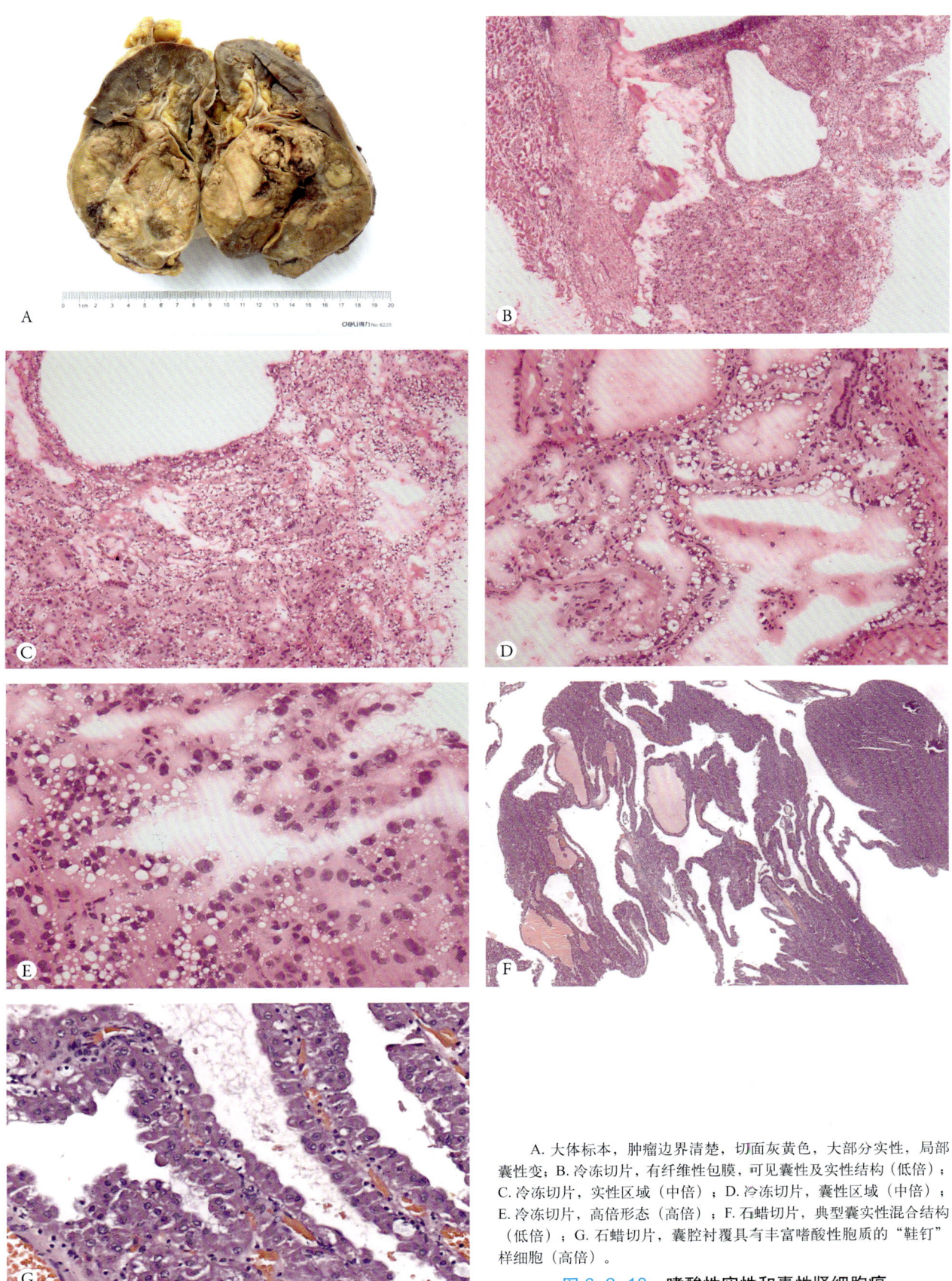

A. 大体标本，肿瘤边界清楚，切面灰黄色，大部分实性，局部囊性变；B. 冷冻切片，有纤维性包膜，可见囊性及实性结构（低倍）；C. 冷冻切片，实性区域（中倍）；D. 冷冻切片，囊性区域（中倍）；E. 冷冻切片，高倍形态（高倍）；F. 石蜡切片，典型囊实性混合结构（低倍）；G. 石蜡切片，囊腔衬覆具有丰富嗜酸性胞质的"鞋钉"样细胞（高倍）。

图 6-2-18　嗜酸性实性和囊性肾细胞癌

（三）分子定义的肾癌

1. MiT 家族易位性肾细胞癌　包含 MiT 转录因子家族两个成员（*TFE3* 和 *TFEB*）的基因融合。与 Xp11.2 易位相关的 RCC 含有 *TFE3* 基因融合，而与 t（6；11）易位相关的 RCC 含有 *MALAT1-TFEB* 基因融合。

Xp11.2 易位/*TFE3* 基因融合相关性肾细胞癌简称 Xp11 RCC，第五版 WHO 肾脏肿瘤分类将其更新命名为 TFE3 重排肾细胞癌，大体多为包膜完整、边界较清楚的灰白、灰黄色肿块，切面呈灰红或黄褐色、质地软，常见出血、坏死。镜下形态结构多样，典型的病理形态特征是上皮样透明细胞和嗜酸性细胞呈乳头状、巢团状或腺泡状排列，乳头轴心常有透明变性的间质及砂粒体形成。有些 TFE3 重排肾细胞癌病例可表现出与其他肾肿瘤相似的形态特点，包括透明细胞肾细胞癌、乳头状肾细胞癌、低恶性潜能的多房囊性肾肿瘤、嗜酸细胞瘤和上皮样血管平滑肌脂肪瘤等，给诊断带来很大挑战。但该肿瘤主要见于儿童和青年人。大约 40% 的儿童肾细胞癌为 TFE3 重排肾细胞癌中，而在成人肾细胞癌中，TFE3 重排肾细胞癌仅占 1.6%～4%。因此在儿童和青少年肾癌中，特别是出现上述以乳头状结构为主的混合性形态时应想到 TFE3 重排肾细胞癌的可能，并通过石蜡切片 TFE3 免疫组化染色和 FISH 检测来证实（图 6-2-19、图 6-2-20）。

【病例】TFE3 重排肾细胞癌

病例 1　患儿，男性，7 岁，CT 示左肾盂肾窦息肉样肿块（图 6-2-19A）。冷冻切片显示肿瘤突入尿路上皮，瘤细胞呈巢团状、腺泡状和乳头状结构（图 6-2-19B～D），冷冻切片易被误诊为高级别尿路上皮癌，也需与发生于尿道固有层的副节瘤相鉴别。术后病理形态特征支持为 TFE3 重排肾细胞癌（图 6-2-19 E、F），TFE3 免疫组化染色和 FISH 检测阳性（图 6-2-19G、H）。

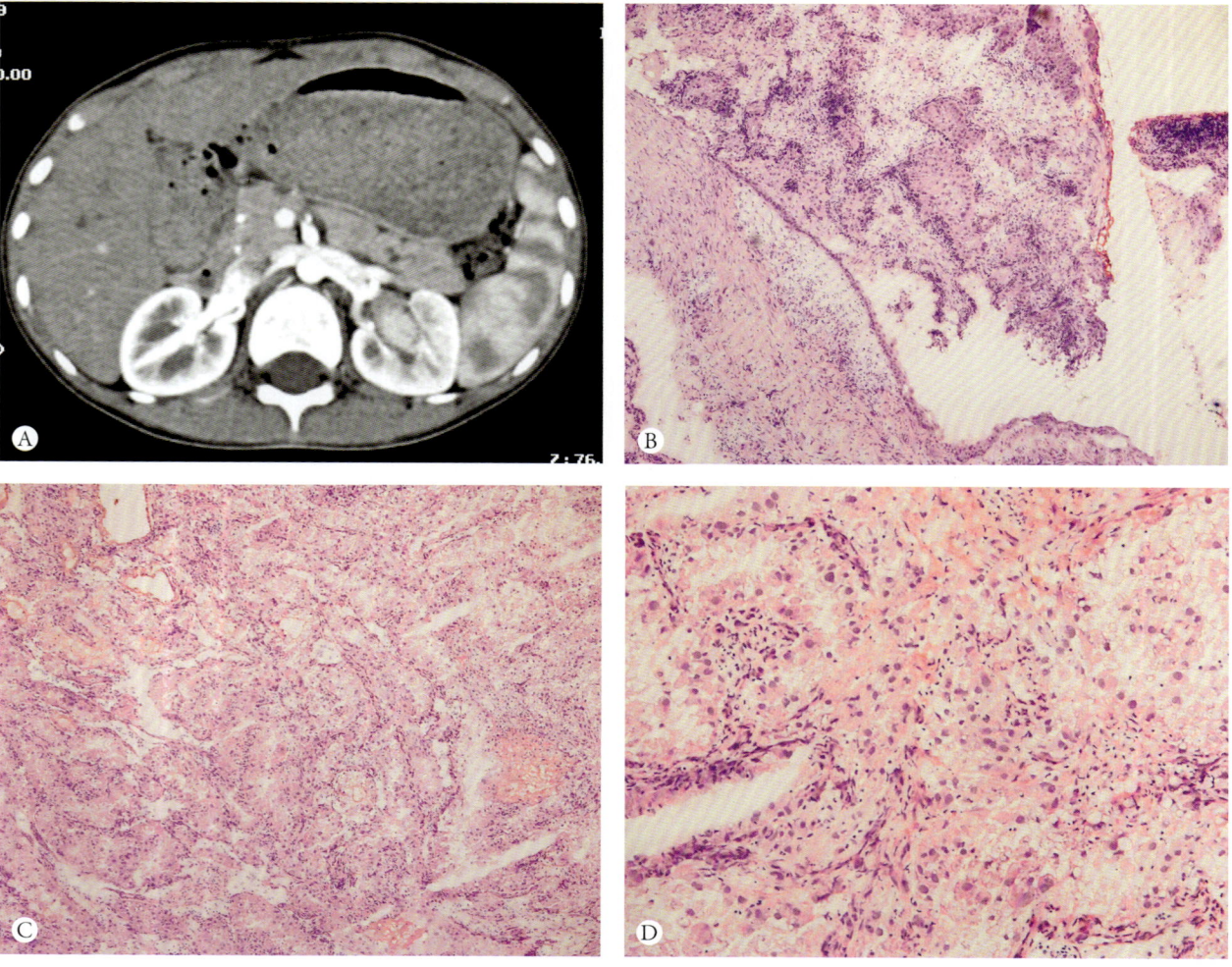

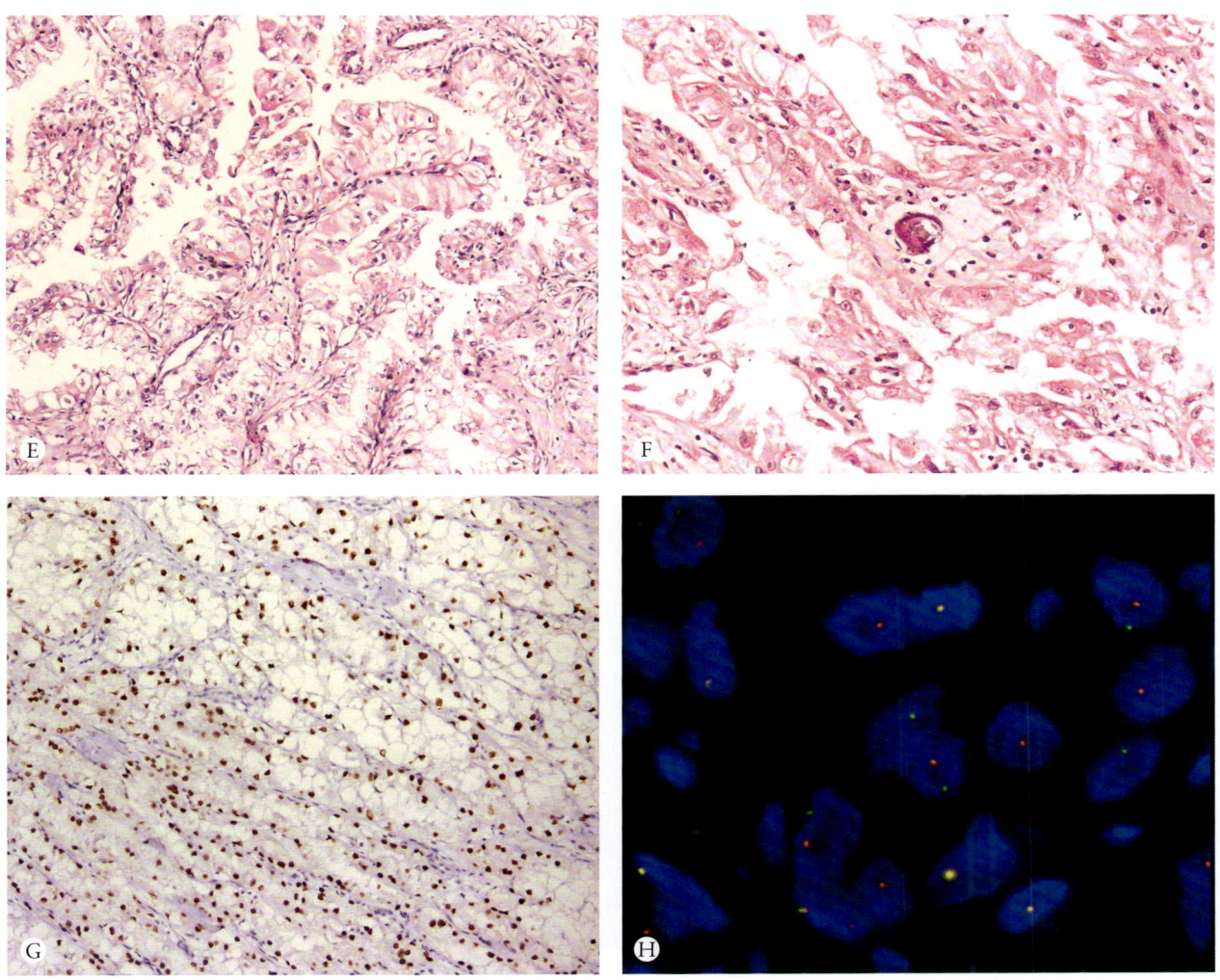

A. CT 示左肾盂占位；B、C、D. 冷冻切片，肾盂部位肿瘤细胞呈巢团状、腺泡状和乳头状（中倍）；E、F. 石蜡切片，上皮样透明细胞和嗜酸性细胞呈乳头状排列，乳头轴心可见砂粒体（中倍）；G. TFE3 免疫组化染色核阳性（中倍）；H. TFE3 FISH 检测阳性。

图 6-2-19　TFE3 重排肾细胞癌

病例 2　患者，女性，32 岁，因腰痛做影像学检查，发现第 2、第 3 骶椎占位，手术活检冷冻切片病理诊断为骶骨转移性腺癌（图 6-2-20A）。石蜡切片发现转移癌呈乳头结构，乳头表层被覆透明细胞，乳头间质纤维母细胞增生（图 6-2-20B）。TFE3 免疫组化染色和 FISH 检测阳性（图 6-2-20C、D），诊断为骶骨转移性 TFE3 重排肾细胞癌可能性大，建议在肾脏找原发灶。后经 B 超检查发现左肾下极有直径为 2cm 的占位，手术切除后证实为 TFE3 重排肾细胞癌。这是一例典型的以骨转移为首发症状的肾细胞癌。

t（6；11）（p21.2；q13）/MALAT1-TFEB 基因融合相关性肾癌简称 t（6；11）肾细胞癌，第五版 WHO 肾脏肿瘤分类更新命名为 TFEB 重排肾细胞癌，罕见，亦好发于中青年人，临床无特异性症状。肿瘤大体切面多为黄褐色，实性，质地中等。经典的组织形态学为癌细胞呈巢团状或腺泡状排列，由大小两种上皮细胞组成，大细胞胞质透明，位于腺泡周边，小细胞成簇排列于腺泡中央，围绕红染基底膜样物质形成假菊形团结构（图 6-2-21）；肿瘤组织周边常可见到内陷的肾小管。

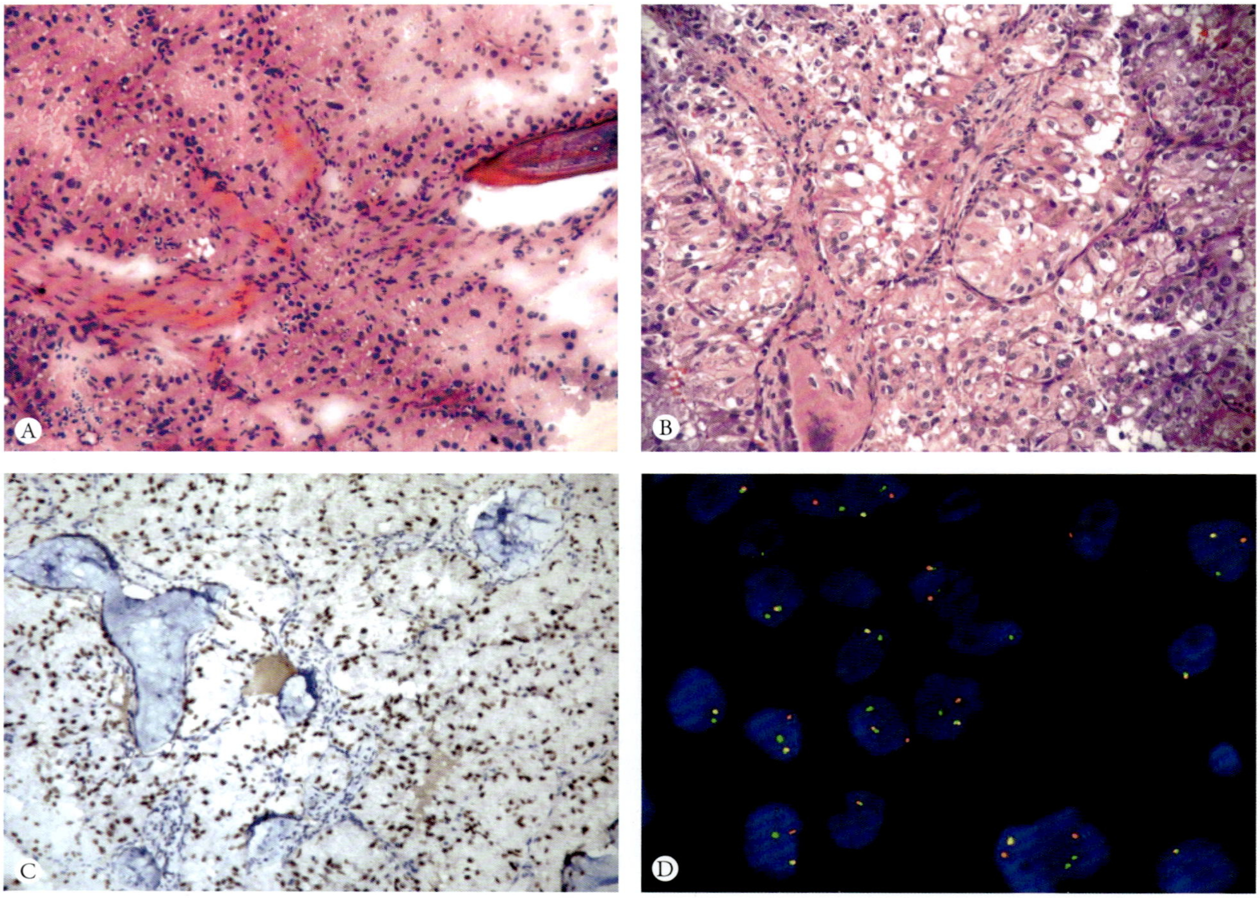

A. 冷冻切片，TFE3 重排肾细胞癌骨转移；B. 石蜡切片，TFE3 重排肾细胞癌骨转移；C. TFE3 免疫组化染色核阳性；D. TFE3 FISH 检测阳性。

图 6-2-20　TFE3 重排肾细胞癌骨转移（中倍）

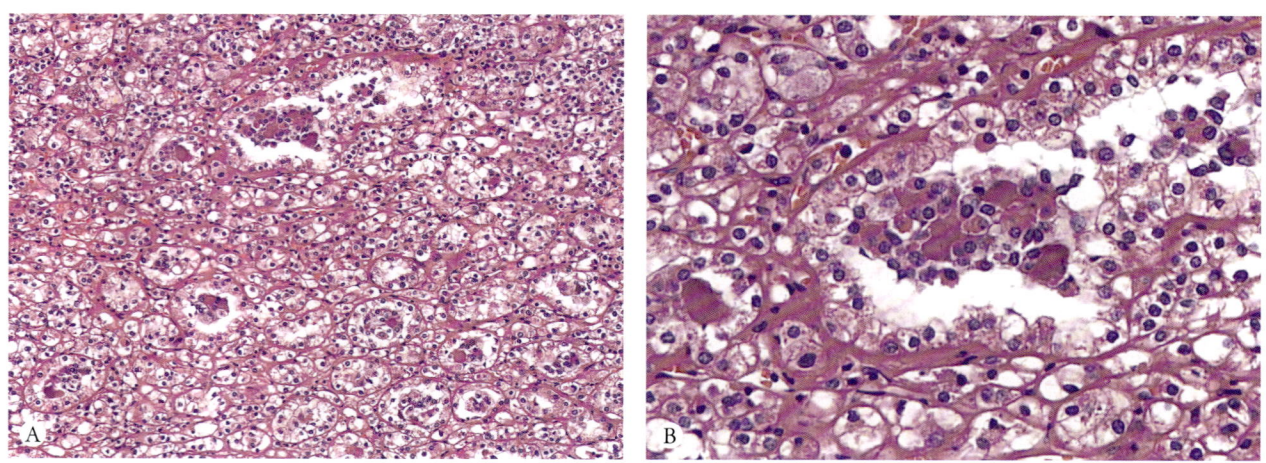

A. 石蜡切片见腺泡状结构，可见大小两种上皮细胞（中倍）；B. 石蜡切片见小细胞成簇排列于腺泡中央，围绕红染基底膜样物质形成假菊形团结构（高倍）。

图 6-2-21　TFEB 重排肾细胞癌

点评

TFE3重排肾细胞癌与乳头状肾细胞癌在形态上的主要区别是后者乳头表面缺乏透明细胞，瘤细胞胞质常不丰富，乳头内缺乏透明变的纤维间质。

2. 延胡索酸水合酶缺陷型肾细胞癌　近年来新认识的一种罕见的高级别肾细胞癌亚型，患者具有*FH*基因突变和功能缺陷。其中具有*FH*基因胚系突变，与遗传性平滑肌瘤病和肾细胞癌（hereditary leiomyomatosis and renal cell carcinoma，HLRCC）综合征密切相关的肿瘤称为HLRCC相关性肾细胞癌，其在2016年WHO肾脏肿瘤分类中已被列为新增的独立肾细胞癌亚型。此外，有研究发现存在仅具有*FH*基因体细胞突变而无胚系突变的散发性病例，二者在临床上均表现为患者发病较年轻、男性好发（男女比例约为2：1）、病情凶险、侵袭性临床行为等，因此第五版WHO肾脏肿瘤分类将二者统称为延胡索酸水合酶缺陷型肾细胞癌（fumarate hydratage-deficient renal cell carcinoma，FH-RCC），将其准确诊断出来具有重要的临床意义。

FH-RCC常位于肾脏的一极，多为单侧发生的孤立性肿块，切面常为实性或囊实性混合，肿瘤体积通常较大，边界不清，常见肾盂、肾窦、肾周脂肪等侵犯。其经典的组织形态类似高级别的Ⅱ型乳头状肾细胞癌，肿瘤细胞围绕纤维血管轴心形成乳头状和管状结构，癌细胞胞质丰富、嗜酸性，核异型性明显，核内可见病毒包涵体样的大核仁及核仁周空晕，这样的核特征至少会在部分区域出现。此外有的病例可显示在浸润性的腺管、实性片巢状结构和条索状结构的基础上出现囊内乳头和管囊状结构，或在低级别的管状囊性肾细胞癌形态的基础上出现低分化肿瘤灶等特殊形态（图6-2-22），诊断时需引起重视。

【病例】延胡索酸水合酶缺陷型肾细胞癌

病例1　患者，男性，34岁，左肾中部肿瘤，切面实性、灰白色，局部呈细乳头状外观，肉眼观察似侵及肾窦肾盂（图6-2-22A）。肿瘤细胞形成大量囊内具有纤维血管轴心的复杂乳头结构（图6-2-22B），乳头被覆细胞胞质嗜酸性、核级高，大多数核内可见一嗜酸性病毒包涵体样的大核仁，可见核仁周空晕（图6-2-22C）。免疫组化染色显示肿瘤细胞FH阴性（表达缺失），作为内对照的乳头轴心血管内皮和炎细胞FH阳性（图6-2-22D）。

病例2　患者，男性，35岁，磁共振成像显示左肾上极见一团块状囊实性占位，其内见多发分隔影（图6-2-22E、F）。镜下见肿瘤大部分区域由分化良好的肿瘤细胞排列呈大小不等的管状、囊状结构，与管状囊忹癌非常相似（图6-2-22G），周围可见局灶低分化的肿瘤成分，该处肿瘤细胞核级高，部分细胞核仁明显，可见核仁周空晕（图6-2-22H）。

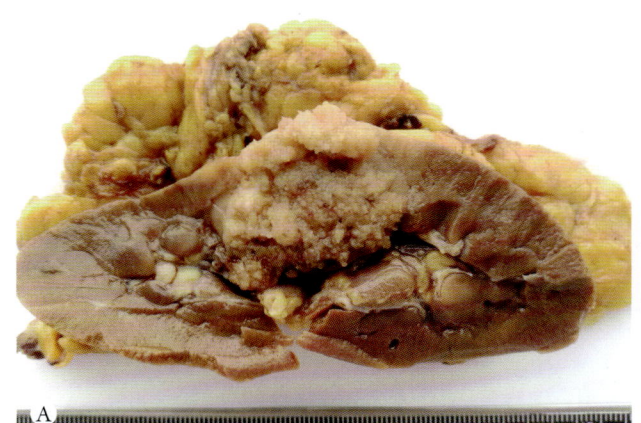

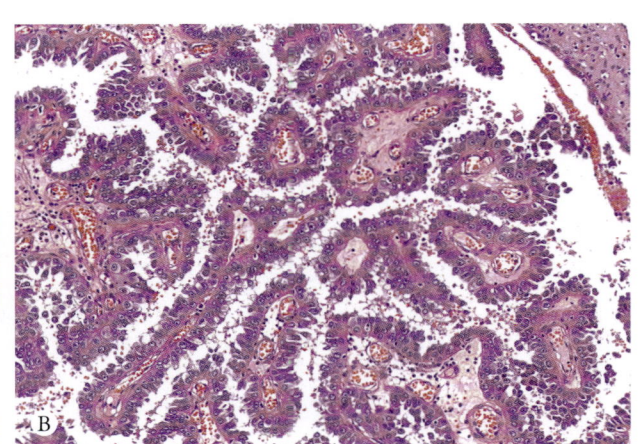

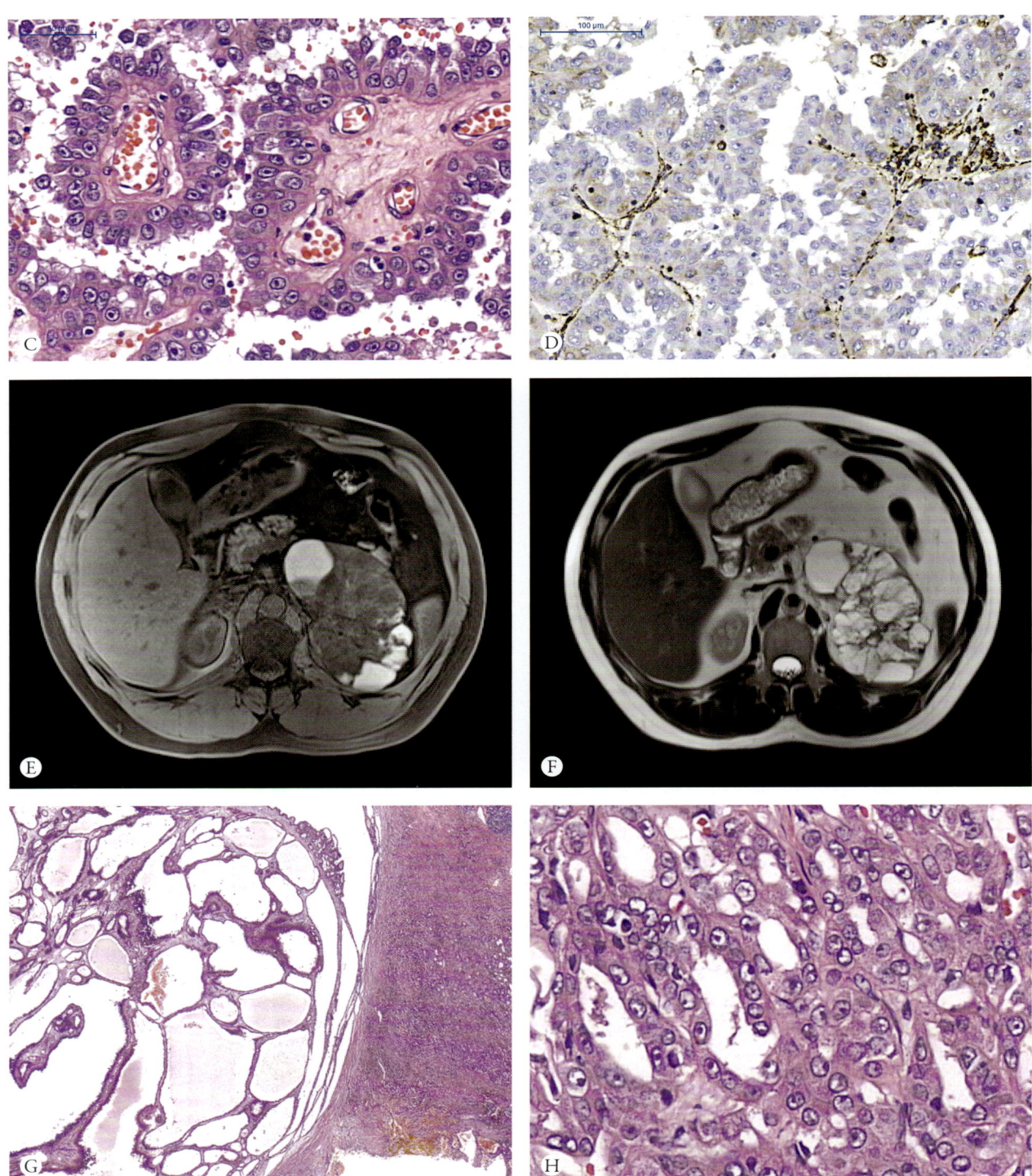

A. 大体标本，FH-RCC；B. 石蜡切片，复杂乳头结构（中倍）；C. 石蜡切片，嗜酸性病毒包涵体样的大核仁及核仁周空晕（高倍）；D. 免疫组化染色，肿瘤细胞 FH 阴性（中倍）；E. 磁共振成像，T_1 加权像横断位；F. 磁共振成像，T_2 加权像横断位；G. 石蜡切片，管状囊性癌样形态伴有局灶低分化病灶（右下角）（低倍）；H. 石蜡切片，低分化病灶瘤细胞核仁明显（高倍）。

图 6-2-22 延胡索酸水合酶缺陷型肾细胞癌（FH-RCC）

3. 琥珀酸脱氢酶（SDH）缺陷型肾细胞癌 2016年WHO肾脏肿瘤分类中新纳入的一种肾细胞癌亚型，占所有肾癌的0.05%~0.20%。患者往往存在琥珀酸脱氢酶相关基因的胚系突变，但目前报道的病例大多数只涉及其中一种SDH基因缺陷，通常为SDHB突变，其次是SDHC突变，而SDHA突变和SDHD突变罕见。大体观察通常边界清楚，切面实性，常见囊性变。低倍镜下肿瘤边界清楚，呈分叶状或推进状，周边常见内陷的良性肾小管，实性排列，可见微囊和小管形成。高倍镜下特征性形态为胞质丰富嗜酸性。存在半透明或苍白的包涵体，内含嗜酸性或浅染的絮状物质，丰富时可呈现泡沫状外观。细胞核染色质细腻，核仁不明显（神经内分泌样），核级一般相当于WHO/ISUP 1~2级（图6-2-23）。

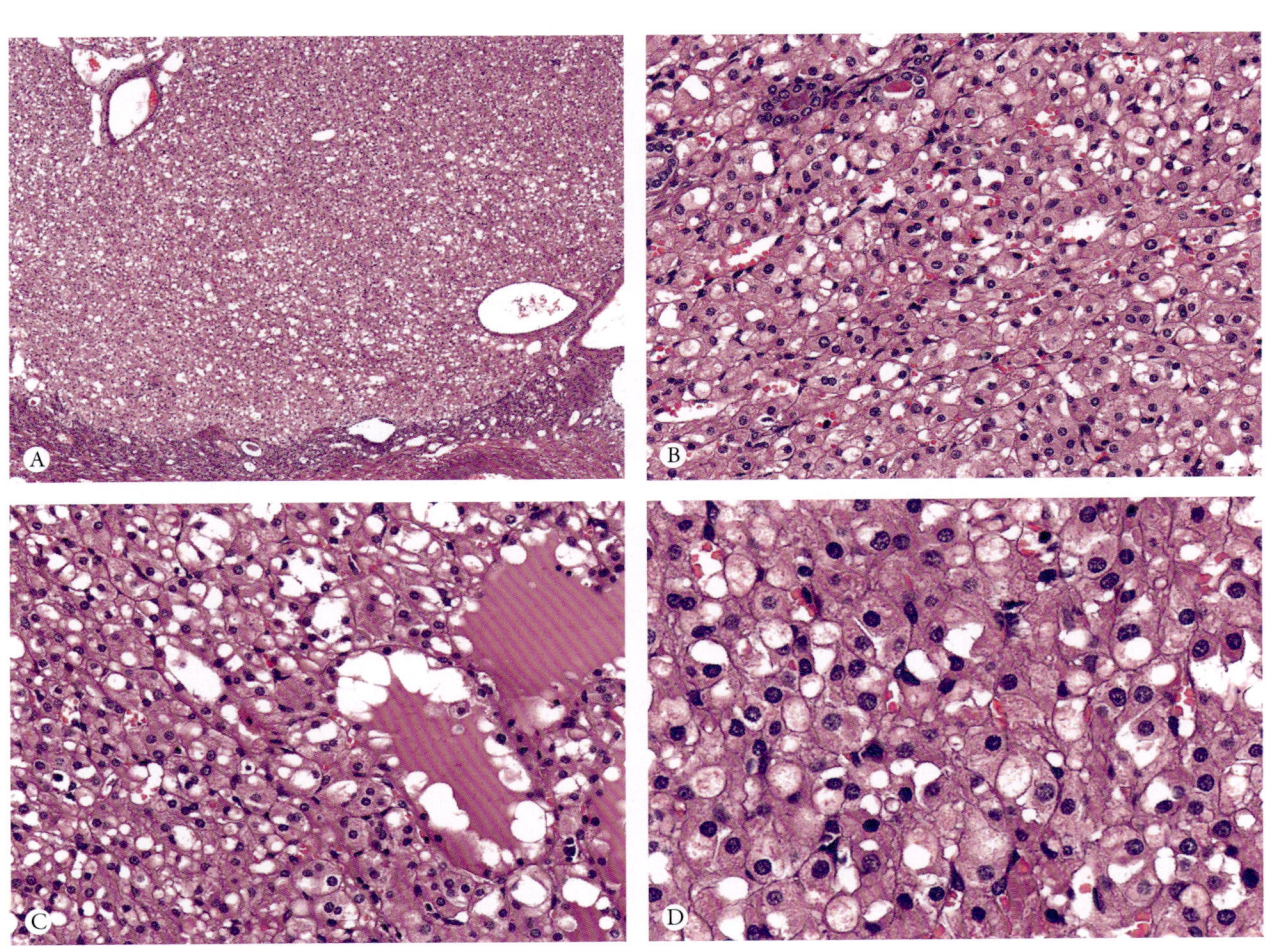

A. 石蜡切片，肿瘤边界清楚，呈边缘推进状（低倍）；B. 石蜡切片，内陷的良性肾小管（中倍）；C. 石蜡切片，可见微囊和小管形成（中倍）；D. 石蜡切片，半透明或苍白的包涵体，内含嗜酸性或浅染的絮状物质（高倍）。

图6-2-23 SDH缺陷型肾细胞癌

（四）新发现的几种肾癌

1. 肾甲状腺样滤泡癌 罕见，因其组织形态类似甲状腺滤泡癌伴滤泡内嗜酸性胶样分泌物而得名，但患者无甲状腺癌病史，甲状腺滤泡上皮标记TTF-1、TG阴性。好发于中青年女性，发生部位和临床症状无特异性。肿瘤大多边界清楚，有假包膜，囊实性或实性伴出血、坏死。切面呈灰白至灰黄色，与透明细胞性肾细胞癌的多彩状外观不同。镜下肿瘤主要由大小不一的甲状腺滤泡样结构组成，部分病例可见实性或乳头状结构，滤泡腔内可见嗜酸性甲状腺胶质样物，肿瘤细胞呈单层立方状或柱状，胞质嗜酸性，核圆形或卵圆形，染色质均匀，可见毛玻璃样核及核沟（图6-2-24）。

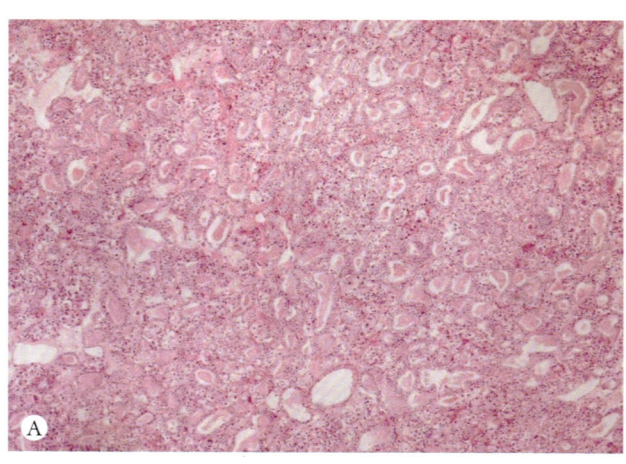
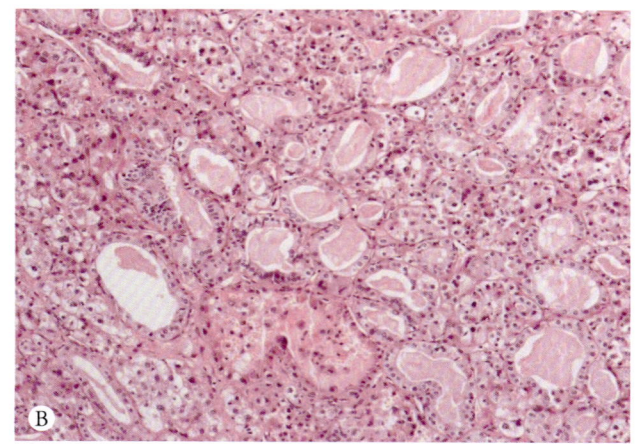

A. 石蜡切片，瘤细胞呈甲状腺滤泡样结构，镜下显示大小不等的管腔（低倍）；B. 石蜡切片，镜下显示瘤细胞呈立方状，似甲状腺滤泡，腔内可见甲状腺球蛋白样分泌物（中倍）。

图 6-2-24　肾甲状腺样滤泡癌

点评

肾甲状腺样滤泡癌因其特殊的组织形态特点（甲状腺滤泡癌样结构）容易诊断，但必须与肾转移性甲状腺滤泡癌或乳头状癌相鉴别，后者罕见，TG 和 TTF-1 阴性可排除转移；但分化很差或肉瘤样分化的甲状腺癌中有时 TG 和 TTF-1 可呈阴性，此时可根据是否有甲状腺原发灶辅助鉴别。此外还应排除卵巢单一甲状腺成分的恶性畸胎瘤转移到肾。

2. CD117 阴性 / CK7 阳性的低级别嗜酸细胞性肾肿瘤（low-grade oncocytic renal tumour, CD117-negative, cytokeratin 7-positive, LOT）LOT 是新近报道的一种少见的低核级、胞质嗜酸且 CD117 阴性/CK7 阳性的肾肿瘤，生物学特征表现为惰性。患者多为老年人，临床上无 TSC、BHD 综合征、嗜酸细胞瘤病等其他遗传相关性疾病。大体呈棕黄、黄褐色，实性，个别病例可有巨囊。肿瘤一般边界清楚、但无包膜，呈实性、紧密的巢状或局灶管状、管网状和小梁状生长。部分区域间质疏松水肿，其内细胞呈不规则、疏松的网状、索状和单个细胞生长。瘤细胞胞质均匀嗜酸性、核圆形或卵圆形，无异型性、多形性和"葡萄干样"皱缩的核，但局部可见核周空晕，核分裂象罕见。

【病例】低级别嗜酸细胞性肾肿瘤

患者，女性，41 岁，体检发现右肾占位 3 月余。CT 和磁共振检查发现右肾实质内见一结节状等密度影，边缘清晰，长径约为 2.5 cm，皮质期明显强化。低倍镜下肿瘤边界清楚，无包膜；瘤细胞呈圆形，胞质略嗜酸，呈实性、紧密的巢状或小梁状生长；免疫组化染色 CD117 阴性，CK7 弥漫阳性，诊断为 CD117 阴性/CK7 阳性的低级别嗜酸细胞性肾肿瘤（图 6-2-25）。

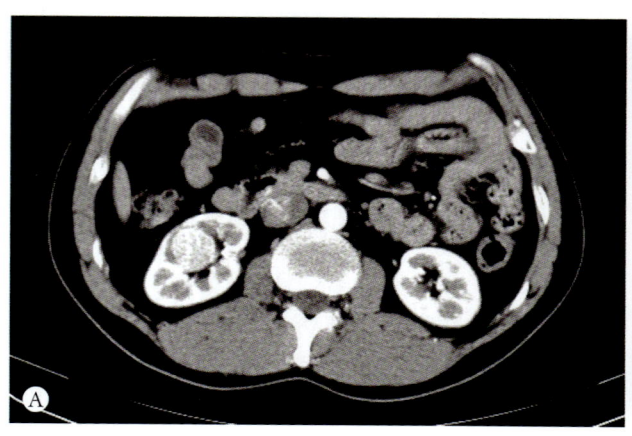
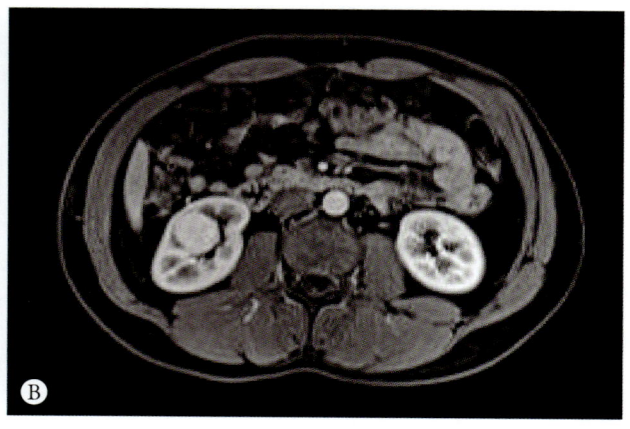

第六章 泌尿系统、男性生殖器官及肾上腺疾病

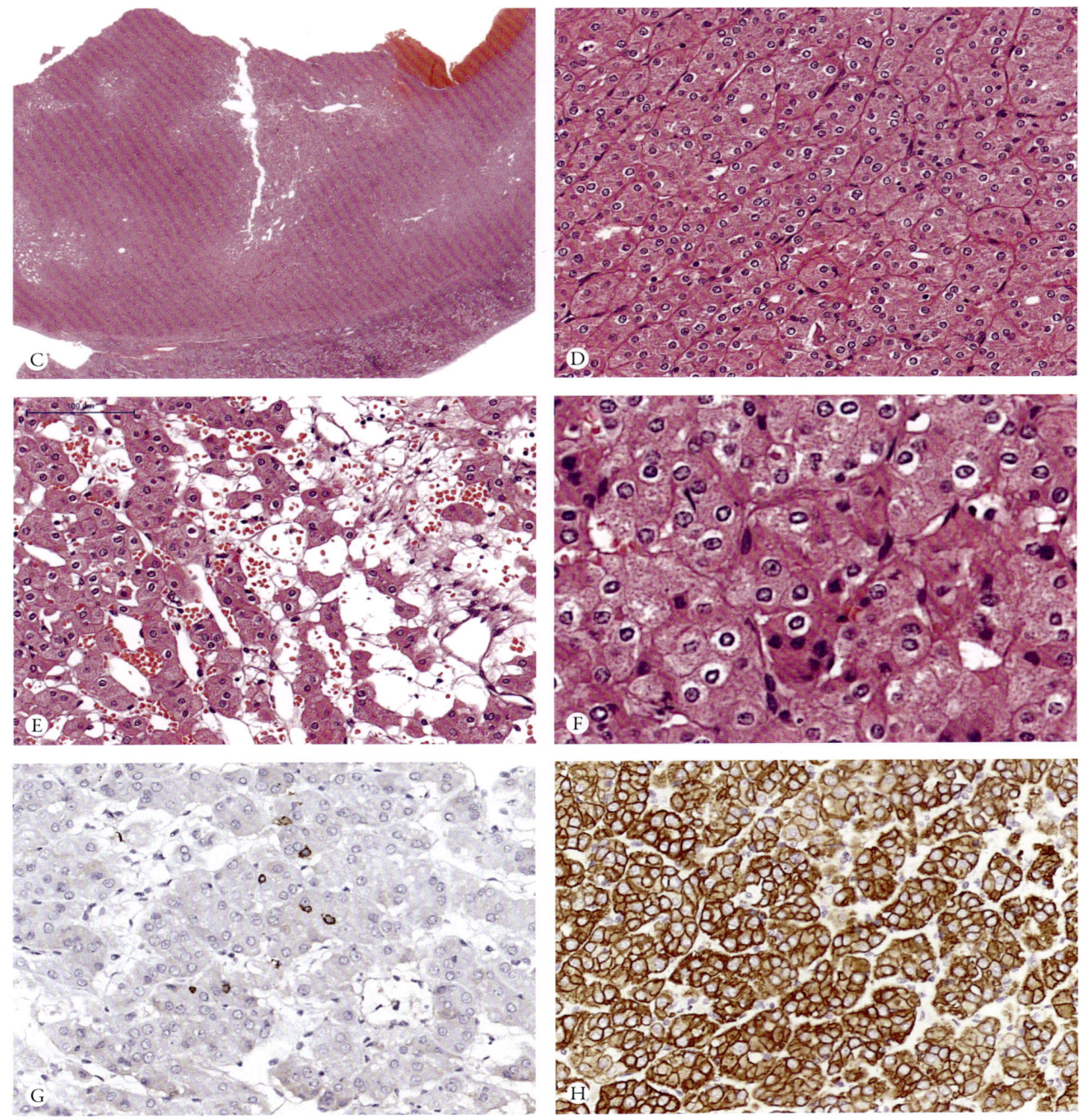

A. CT示低级别嗜酸细胞性肾肿瘤；B. 磁共振示低级别嗜酸细胞性肾肿瘤；C. 石蜡切片，肿瘤边界清楚，无包膜（低倍）；D. 石蜡切片，肿瘤细胞呈实性、紧密的巢状或小梁状生长（中倍）；E. 石蜡切片，部分区域间质疏松水肿（中倍）；F. 石蜡切片，局部可见核周空晕（高倍）；G. 免疫组化染色，CD117阴性（中倍）；H. 免疫组化染色，CK7弥漫阳性（中倍）。

图 6-2-25　低级别嗜酸细胞性肾肿瘤

点评

　　LOT在形态上与肾嗜酸细胞瘤和嗜酸细胞型嫌色细胞癌部分重叠，呈低级别核特征，具有CD117阴性/CK7阳性的免疫表型，临床呈惰性的生物学行为。这类肿瘤的形态特征和免疫表型难以归入现有的WHO肾肿瘤分类，因此常被诊断为"嗜酸细胞型嫌色细胞癌""不能分类的具有嗜酸性特征的肾肿瘤""未分类的/低级别嗜酸性肿

瘤""杂合性嗜酸性瘤-嫌色细胞肿瘤""交界性/未能明确/低度恶性潜能肿瘤"。有研究认为 CD117 阴性/CK7 阳性 LOT 可能代表了 TSC/mTOR 信号通路相关肾肿瘤的一个亚型。现有的报道显示该肿瘤预后良好，因此将该类肿瘤从"未分类的嗜酸细胞肾肿瘤"中区分出来有利于治疗方案的选择及预后的判断。

二、后肾肿瘤

后肾肿瘤包括后肾腺瘤、后肾腺纤维瘤和后肾间质肿瘤。后肾腺瘤是一种罕见的良性胚胎性上皮性肿瘤，可发生于儿童和成年人，以 50～60 岁女性较多见，部分病例因红细胞增多症、肾区疼痛、肿块或血尿被发现，也常因缺乏症状在体检时被发现。大体肿块边界清楚，直接与肾组织毗邻，偶尔可见纤维性假包膜，切面呈实性，可伴有出血、坏死、囊性变和钙化。肉眼检查与肾癌难以区别。镜下后肾腺瘤细胞丰富，排列紧密，上皮细胞幼稚，大小一致，胞质少，以小腺泡结构为主，但腺腔很小，呈实体样。局部区域呈分支管状或乳头状结构，间质量少，呈水肿样，局部区域可见玻璃样变间质伴钙化、骨化或砂粒体形成（图 6-2-26）。

后肾腺纤维瘤更加少见，是一种由梭形间质成分和上皮性成分共同构成的双相型肿瘤，梭形间质成分组织学与后肾间质肿瘤相似，上皮性成分类似于后肾腺瘤；在不同的病例中，幼稚的上皮成分和梭形细胞成分所占的比例差异很大，两者分界清楚。而后肾间质肿瘤是一种中等富于细胞、组织学类似于后肾腺纤维瘤的梭形间质成分的罕见肾肿瘤，主要发生于婴幼儿，罕见于成年人。

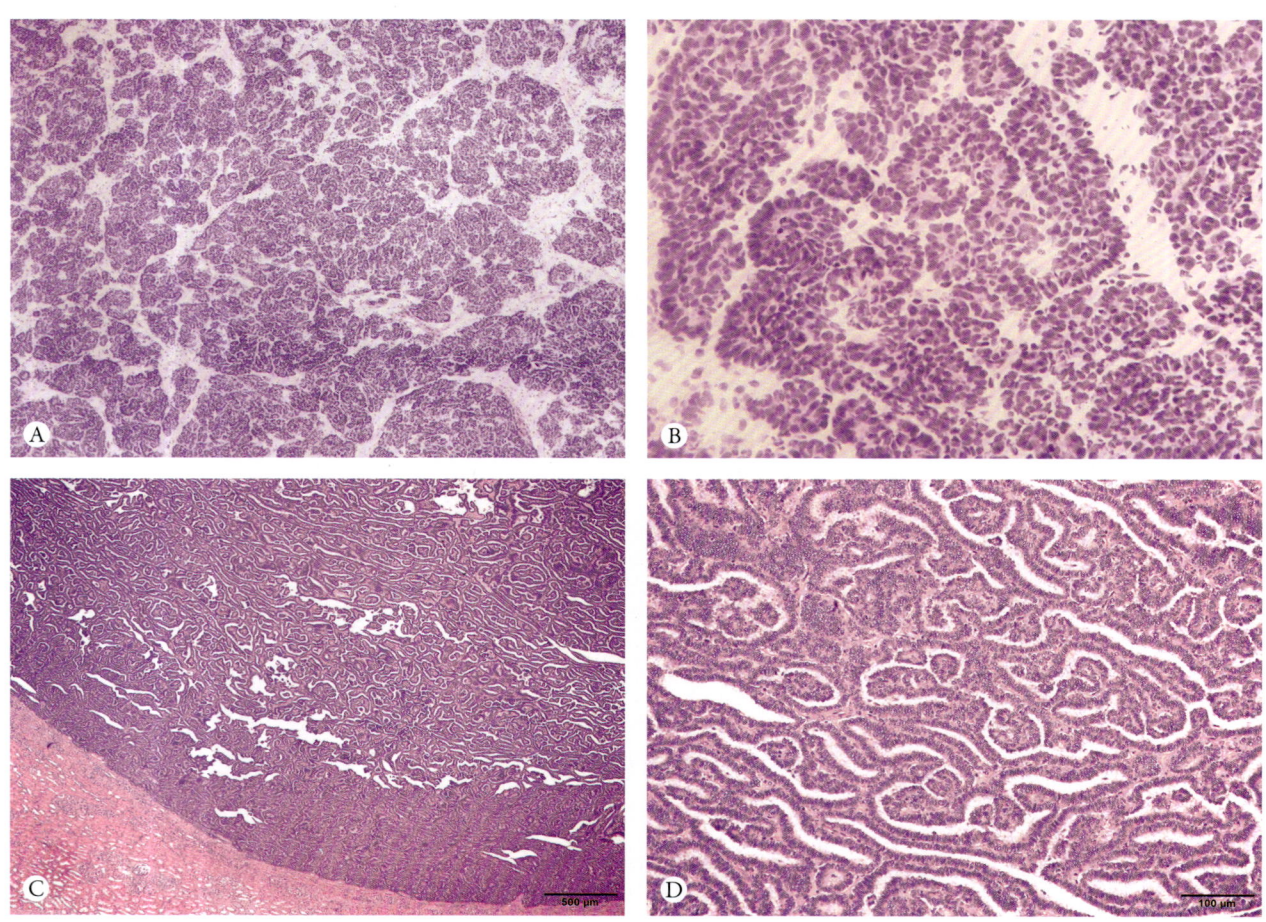

A. 冷冻切片，肿瘤细胞呈小管状、乳头状排列，瘤细胞形状比较一致（低倍）；B. 冷冻切片，镜下显示乳头状、小管状结构（中倍）；C. 石蜡切片，肿瘤边界清楚（低倍）；D. 石蜡切片，瘤细胞排列紧密，呈分支管状或乳头状结构（中倍）。

图 6-2-26　后肾腺瘤

三、肾母细胞性肿瘤

1. **肾母细胞瘤** 又称 Wilms 瘤,是来源于肾胚基细胞的恶性胚胎性肿瘤,98% 的患者年龄小于 10 岁,是儿童泌尿生殖系统最常见的恶性肿瘤。临床表现为腹块、腹痛、血尿、肾素增多引起的高血压等症状。大体为孤立性、实性肿块,边界清楚,切面质地均匀柔软。镜下大多数肿瘤由未分化的胚芽组织、原始的上皮组织和幼稚的间叶组织 3 种成分构成。未分化的胚芽细胞体积小,胞质稀少,核圆形,核分裂多见,在幼稚的纤维黏液性间质中呈结节状、条索状、巢状或弥漫性分布,是确诊肾母细胞瘤的最主要依据。原始上皮组织呈菊形团或乳头状结构,类似于肾脏胚胎发育过程中原始肾小管和肾小球的结构。幼稚间叶组织可向平滑肌、横纹肌、纤维母细胞、脂肪、软骨、骨和神经分化。偶尔幼稚的肿瘤细胞可发生间变,间变区域部分瘤细胞核明显异型,并出现病理性核分裂,这种情况在化疗后较多见,提示预后不良(图 6-2-27)。

点评

(1)后肾腺瘤是罕见的良性上皮性肿瘤,只需做肿瘤摘除术,可以保存肾脏。但因肿瘤细胞丰富,局部区域出现乳头结构,在冷冻切片诊断时应注意与乳头状肾细胞癌鉴别。后者以真性乳头为主,乳头有血管结缔组织轴心,并常含有泡沫状组织细胞,乳头表面被覆细胞较大,胞质较丰富。而后肾腺瘤细胞幼稚,形态单一,核小而均匀一致,比淋巴细胞略大,胞质稀少,排列致密,以细小腺泡结构为主,核分裂少见。

(2)后肾腺瘤要与肾母细胞瘤鉴别。后者 98% 发生于 10 岁以下的儿童,典型的肾母细胞瘤由未分化的胚芽组织、上皮成分和间叶成分构成,即所谓"三相分化",虽然瘤细胞幼稚但有异型,核分裂多见,并有病理性核分裂。

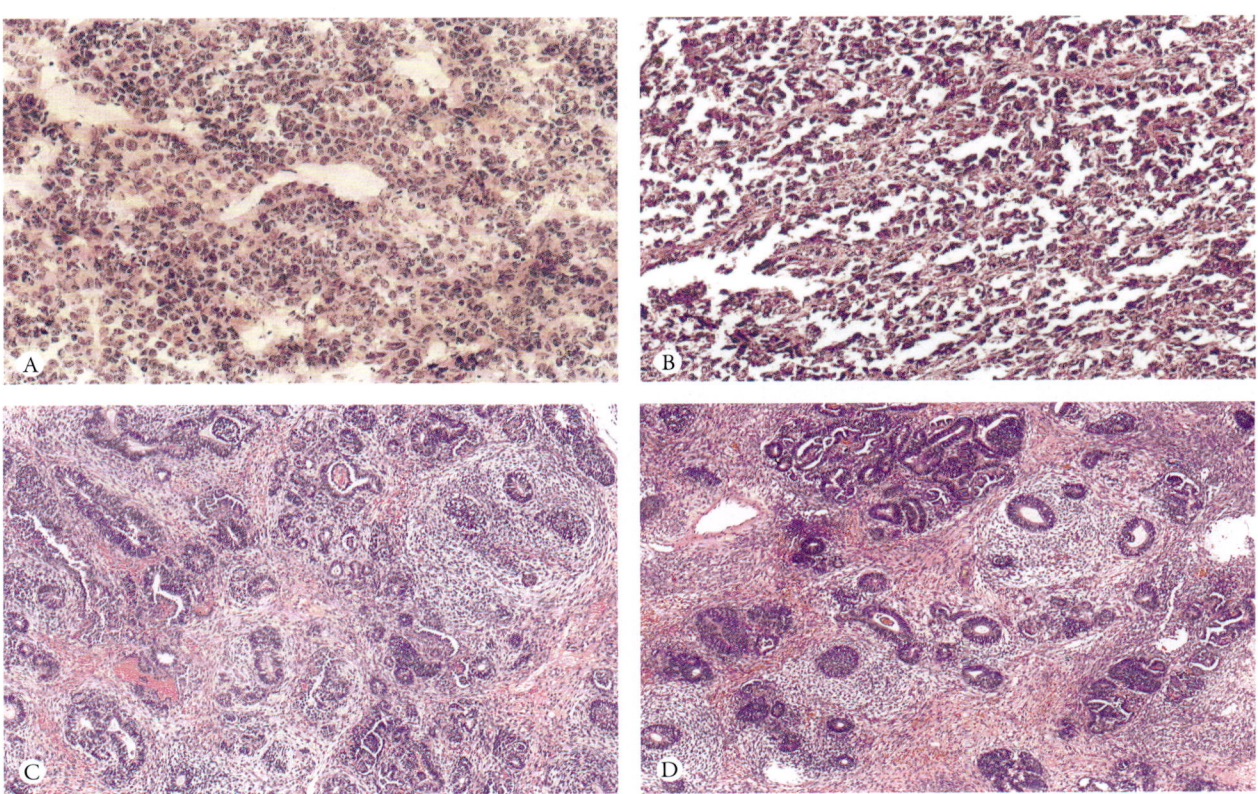

A. 冷冻切片,实性片块状和腺泡样结构,肿瘤细胞胞质红染,核分裂象多(本图由陈乐真教授提供)(中倍);B. 石蜡切片,腺泡样结构(本图由陈乐真教授提供)(中倍);C. 石蜡切片,由母细胞、上皮和间质构成分叶状结构(低倍);D. 石蜡切片,含母细胞胚基、菊形团样上皮和疏密间质三相特征(低倍)。

图 6-2-27 **肾母细胞瘤**

2. 肾源性残余　约见于1%的婴幼儿尸检肾脏和1/3因肾母细胞瘤而切除的肾脏；是指出生后肾脏内局灶性仍停留于胚胎发育阶段的幼稚肾源性组织，也由胚芽、原始肾小管和间质细胞构成。肾源性残余病灶与周围发育正常的肾组织分界清楚，多数肾源性残余随着年龄增长可逐渐成熟，或退化形成瘢痕，或长期处于静止期状态，但部分肾源性残余也可逐渐增生连接成片，发展为弥漫增生性或多灶性分布的肾母细胞瘤病，或恶变为经典的肾母细胞瘤。

3. 囊性部分分化性肾母细胞瘤　罕见，发生于婴幼儿的多囊性肾源性肿瘤，发病年龄多小于24个月。肿瘤由大小不等的囊腔构成，缺乏实性肿瘤区域，囊壁被覆扁平、立方或"靴钉"样上皮，囊间隔内含有原始胚芽组织、幼稚的肾小管和肾小球结构。这种囊性部分分化性肾母细胞瘤体积可以很大，但预后较好。如囊间隔内没有幼稚的肾母细胞瘤成分，也没有恶性的间叶组织成分，仅有良性纤维结缔组织、分化成熟的小管和被覆上皮，则称为儿童囊性肾瘤。

点评

随着免疫组化和分子病理技术的进展，我们已认识到不同组织学类型的肾脏肿瘤在组织学结构和细胞形态上有交叉，而同一种肿瘤又可以有不同的形态学改变，这给以形态学为基础的术中冷冻切片诊断带来一定困难。因此在诊断时应全面观察肿瘤的大体、组织结构和细胞学特征，然后分析可以出现这些形态学表现的各种肿瘤，并逐一排除，最后综合所有临床和病理形态资料，做出最可能的诊断。

四、间叶性肿瘤

（一）儿童常见间叶性肿瘤

1. 肾透明细胞肉瘤　一种少见的儿童肾脏肉瘤，容易发生骨转移。肿瘤体积大，呈实性，质软，边界清楚，切面棕褐色、黏液样，常伴有局部囊性变。肿瘤细胞幼稚，梭形或上皮样，胞质透明，间质黏液样，瘤细胞呈片状、巢索状结构，由网状薄壁血管分割。

【病例】患儿，男性，4岁，腹部间歇性剧烈疼痛5天。CT示右侧腹膜后见一大小为8.9 cm×7.8 cm×7.3 cm团状占位病变，以低密度影为主，其内见片状相对高密度影；术中见右肾明显破坏，切除肾及肿块，切面见灰白、灰黄色肿块，大小为9.5 cm×8 cm×7.5 cm，切面呈鱼肉状，局部出血、坏死。术中冷冻切片考虑为肾梭形细胞恶性肿瘤。术后石蜡切片诊断为肾透明细胞肉瘤（图6-2-28）。

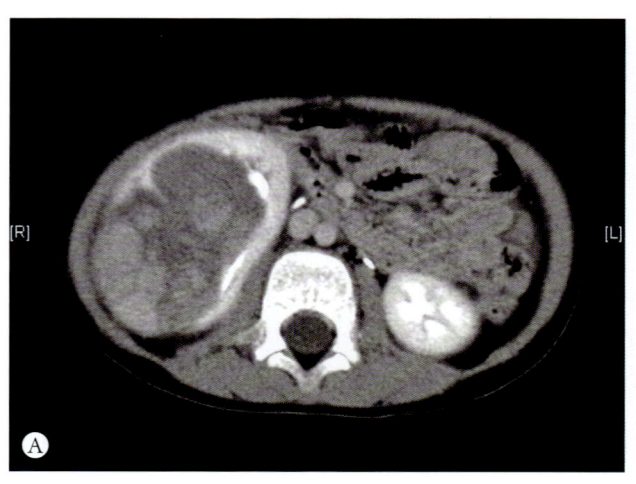
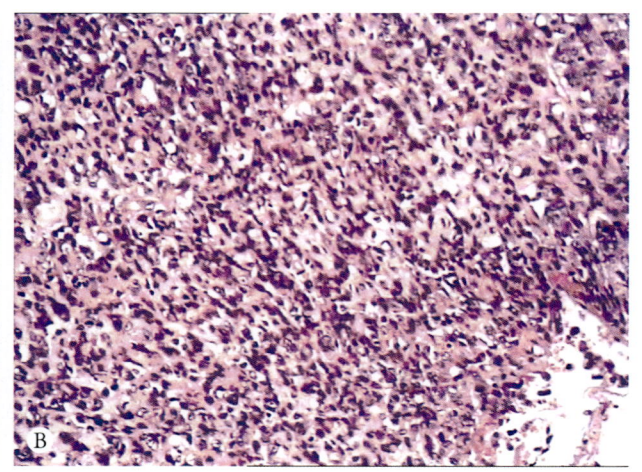

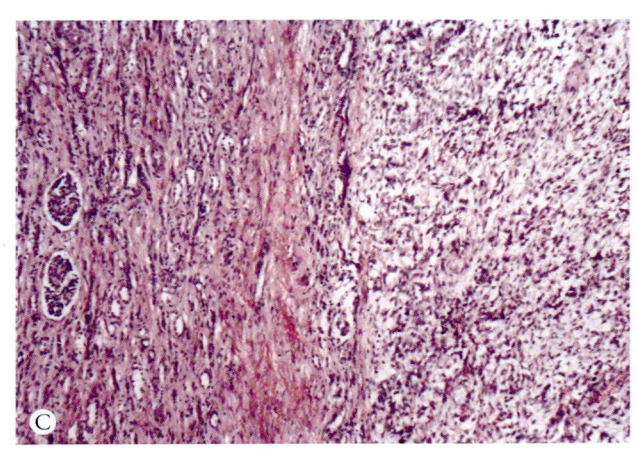
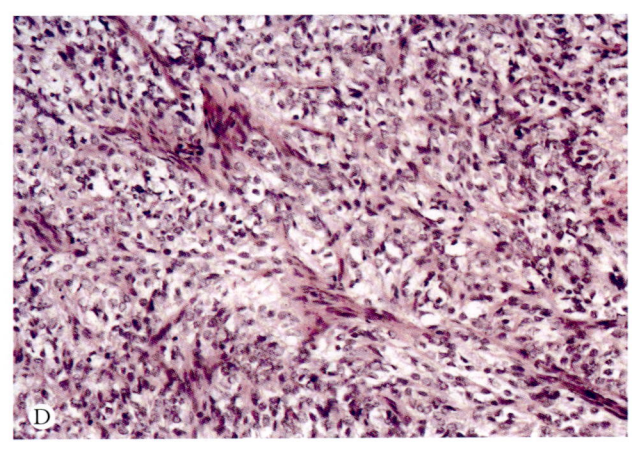

A. CT 示右肾巨大肿块，中央坏死，累及皮质；B. 冷冻切片示瘤细胞呈短梭形，密集排列（中倍）；C 石蜡切片示肿瘤与肾分界不清，呈浸润生长（低倍）；D. 石蜡切片示致密瘤细胞呈圆形至卵圆形，少量纤维间质（中倍）

图 6-2-28　肾透明细胞肉瘤

2. 横纹肌样瘤　好发于低龄儿的肾脏高度恶性肉瘤，5 岁以上儿童一般不再诊断为此瘤。瘤细胞有三大特征：泡状核、红染的大核仁及胞质内嗜酸性玻璃样包涵体，部分肿瘤可能主要由原始的未分化小圆细胞构成，但必定能找到有上述分化特征的肿瘤细胞。免疫组化特征性显示 SMARCB1/INI1 核表达缺失（图 6-2-29）。

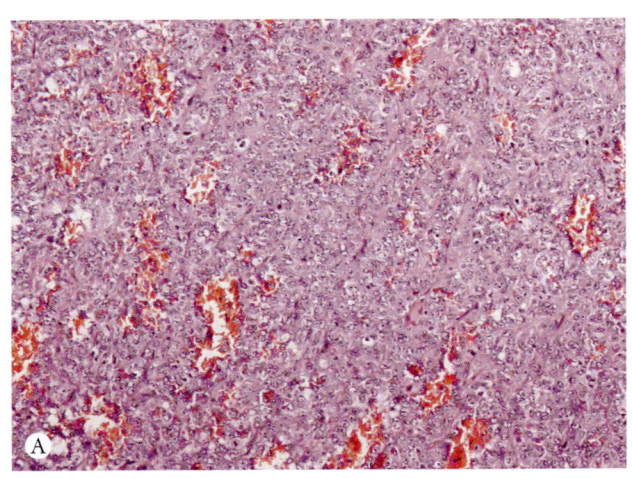
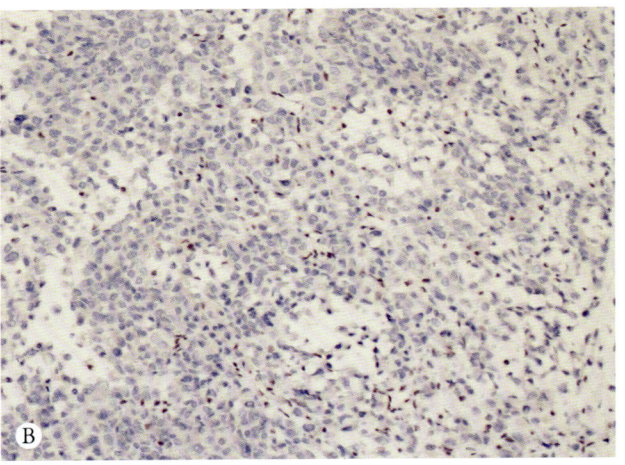

A. 石蜡切片示上皮样细胞，泡状核，核仁明显，胞质嗜酸性（中倍）；B. 免疫组化显示特征性 INI1 核表达缺失（中倍）。

图 6-2-29　横纹肌样瘤

3. 先天性中胚叶肾瘤　发生于婴儿肾脏的先天性低度恶性纤维母细胞肿瘤，90% 在 1 岁以内，因腹部包块被发现。肿瘤边界清楚，经典型先天性中胚叶肾瘤组织学形态类似于婴幼儿纤维瘤病，富于细胞性先天性中胚叶肾瘤则类似于婴幼儿纤维肉瘤，也有这两种形态的混合型。肿瘤完整切除后预后良好。

4. 婴儿骨化性肾肿瘤　罕见，迄今为止国内外文献报道 20 余例。多数病例发生在 1 岁以内，主要发生于肾盂、肾盏，多以无痛性肉眼血尿为首发临床表现。肿瘤一般与周围组织边界清楚，最大径多数在 3 cm 以下，切面呈灰白实性。其典型的组织形态特征为肿瘤由比例不等的骨样基质梁索、骨母细胞样细胞及梭形细胞组成。骨母细胞样细胞分布在骨样基质梁索内，呈多角形及梭形，核呈卵圆形，异型性不明显，胞质丰富，呈嗜碱性或嗜双色。骨样组织外为梭形细胞区，梭形细胞区细胞丰富，形态温和，呈梭形或卵圆形，核圆形或卵圆形，大多数病例核分裂象罕见，但偶有核分裂指数较高的病例报道。

（二）成人常见的间叶性肿瘤

1. 血管平滑肌脂肪瘤　肾脏最常见的良性间叶性肿瘤，除了好发于肾脏，也见于腹膜后、肝脏等部位。由于肿瘤主要由梭形或上皮样平滑肌细胞、脂肪细胞和畸形的厚壁血管构成，以往曾将其称为"错构瘤"，近年来分子病理学研究已证实其为单克隆性真性肿瘤。由于血管平滑肌脂肪瘤黑色素标记（如HMB-45、Melan A）阳性，WHO主张将该肿瘤与其他具有类似免疫组化特征并在电镜下能见到类似黑色素小体样电子致密颗粒的间叶性肿瘤（如透明细胞糖瘤、淋巴管平滑肌瘤、肝镰状韧带/圆韧带透明细胞及黑色素性细胞肿瘤）一起归入具有血管周上皮样细胞分化的肿瘤（PEComa）家族，提示PEComa家族可能都来自于血管周围的一种上皮样细胞。

肾脏的血管平滑肌脂肪瘤好发于中年人，部分患者伴有结节性硬化，如果肿瘤内脂肪成分较多，在CT或超声检查时肿瘤内可出现特征性脂肪信号，有助于诊断。肿瘤大体边界清楚，无包膜，可以位于肾皮质、髓质或肾包膜，可以呈孤立性，也可以呈多发性。有时肿瘤体积很大呈膨胀性生长，从肾实质突入肾周脂肪囊，肉眼很难与肾癌鉴别。镜下构成肿瘤的3种成分，即血管、平滑肌、脂肪细胞，3种成分比例不等。肿瘤也可富于成熟脂肪细胞，平滑肌细胞成分很少甚至缺乏，仅见少量血管周细胞成分。有的病例主要由梭形平滑肌细胞构成，脂肪细胞数量很少，梭形细胞甚至可能有一定异型性，需要与平滑肌肉瘤鉴别。如果肿瘤主要由上皮样平滑肌细胞（占比80%以上）构成，则称为上皮样血管平滑肌脂肪瘤（epithelioid angiomyolipoma，E-AML），核可有不同程度异型性，可出现核分裂象，提示肿瘤有恶性潜能，ICD-O编码为1（图6-2-30）。

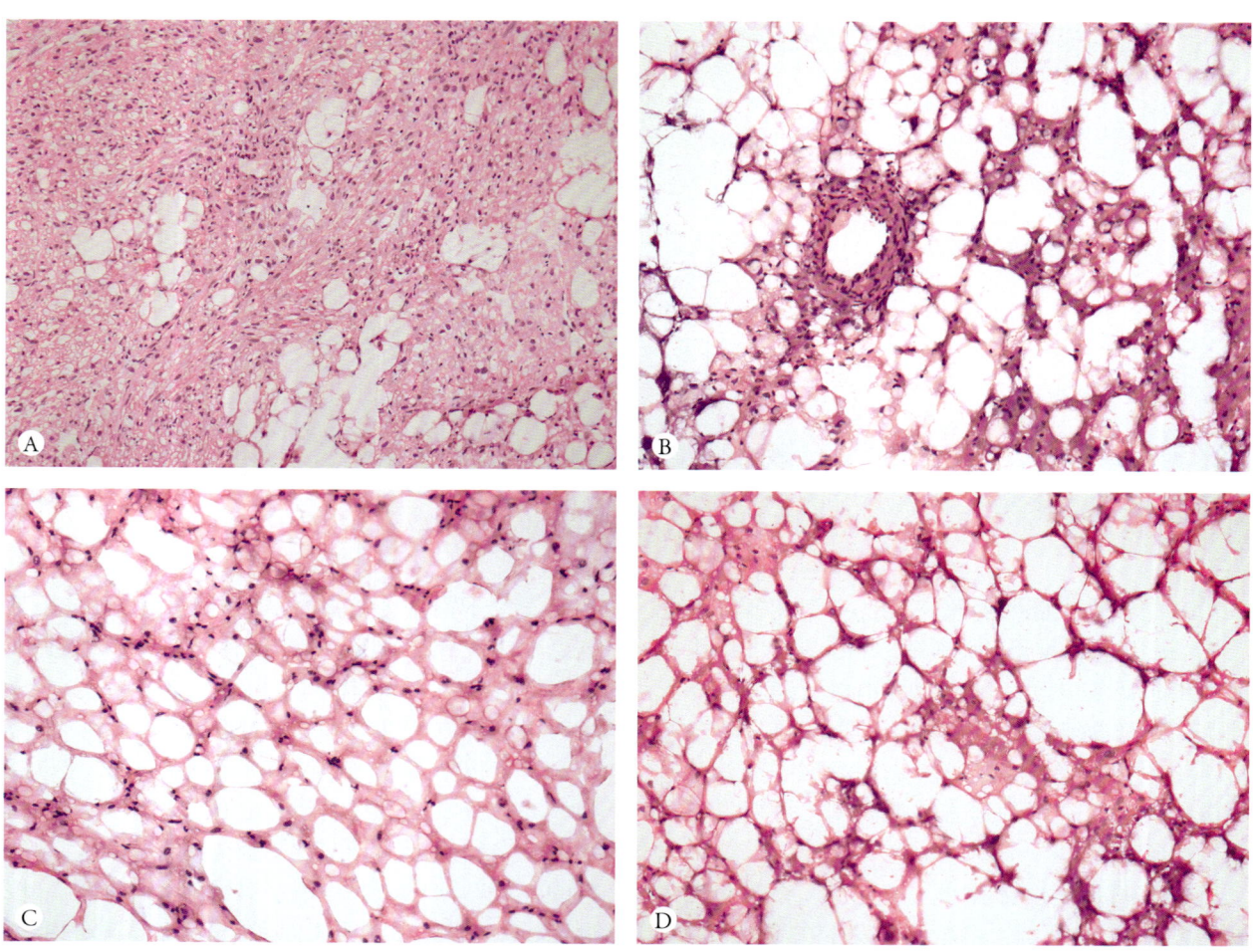

第六章 泌尿系统、男性生殖器官及肾上腺疾病

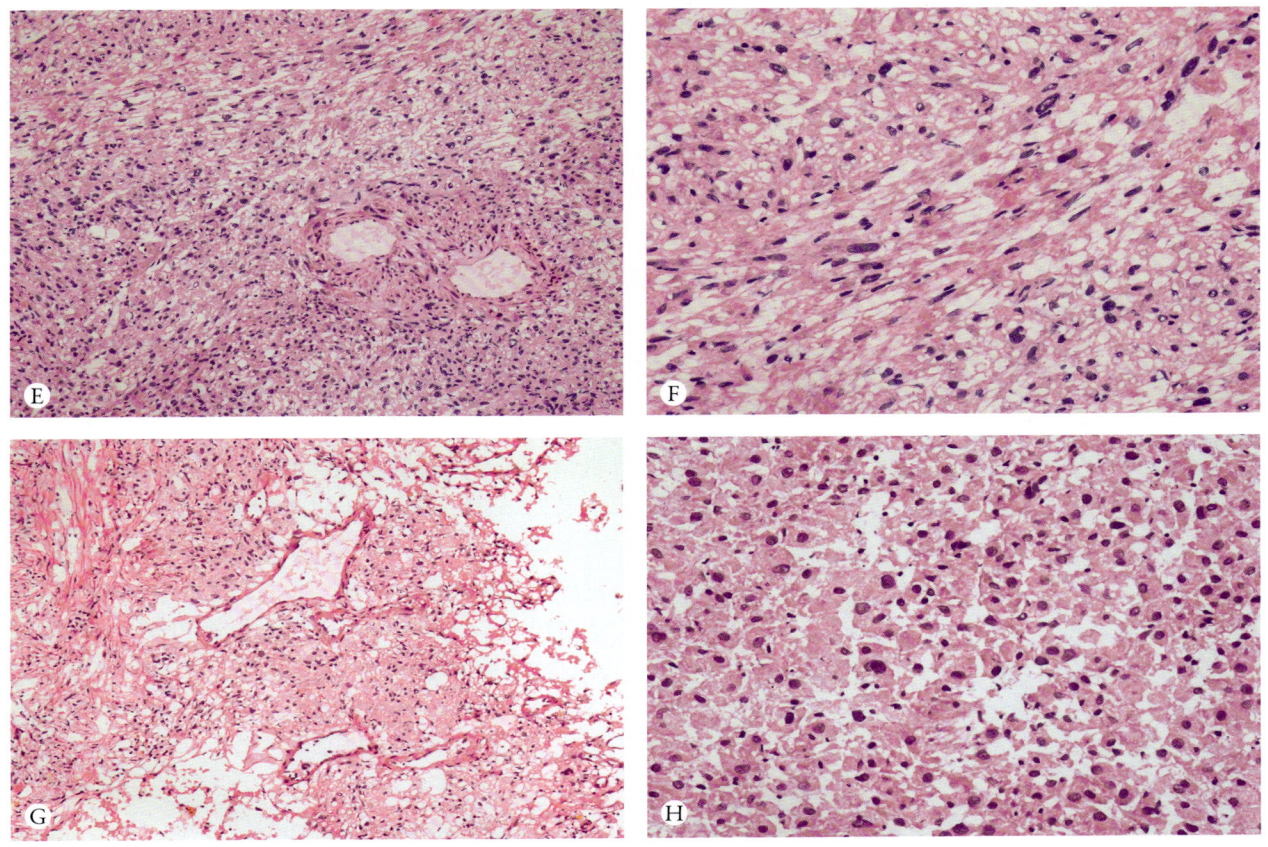

A. 冷冻切片，经典型肾脏血管平滑肌脂肪瘤（低倍）；B. 冷冻切片，经典型肾脏血管平滑肌脂肪瘤（中倍）；C. 冷冻切片，富于脂肪的血管平滑肌脂肪瘤（中倍）；D. 冷冻切片，富于脂肪的血管平滑肌脂肪瘤（中倍）；E. 冷冻切片，富于平滑肌的血管平滑肌脂肪瘤（中倍）；F 冷冻切片，富于平滑肌的血管平滑肌脂肪瘤（高倍）。G. 冷冻切片，上皮样血管平滑肌脂肪瘤（中倍）；H. 冷冻切片，上皮样血管平滑肌脂肪瘤（高倍）。

图 6-2-30　肾脏血管平滑肌脂肪瘤

点评

典型的血管平滑肌脂肪瘤冷冻切片诊断并不困难，肿瘤由分化成熟的梭形平滑肌细胞、脂肪细胞和厚壁血管3种成分混合而成。但当肿瘤主要由平滑肌细胞尤其是上皮样平滑肌细胞构成，脂肪细胞数量很少甚至缺乏时容易误诊为平滑肌肿瘤或肾癌，如误诊为以嗜酸性颗粒细胞为主的透明细胞癌，嫌色细胞癌或以肉瘤样癌成分为主的高级别肾癌，也可能误诊为肾嗜酸细胞瘤。富于脂肪成分时，肿瘤往往主要由成熟脂肪细胞组成，平滑肌成分很少，有时也缺乏厚壁血管，容易与脂肪性肿瘤混淆。在冷冻切片诊断时要防止这类误诊，因此要注意以下几点。

（1）要多取材，尤其在肿瘤内肉眼观察像脂肪和厚壁血管的区域取材，寻找分化成熟的脂肪细胞，后者常分布在厚壁血管周围。但在取材时也要注意防止将正常的肾盂脂肪或肾包膜外脂肪误认为肿瘤性脂肪。

（2）血管平滑肌脂肪瘤的平滑肌细胞胞质嗜伊红，肿瘤内不含透明细胞，也缺乏细胞膜很厚的嫌色细胞。但上皮样平滑肌细胞内如含有较多肌糖原，在制片过程中糖原溶解，可形成核周空晕。要注意避免将其误认为嫌色细胞癌中有核周空晕的嗜酸细胞或透明细胞癌中的透明细胞。

（3）近年来有学者报道了一类可发生于肾脏和肾外部位，具有 TFE3 基因重排，形态与肾脏上皮样血管平滑肌脂肪瘤相似的肿瘤，并将其称为伴有 TFE3 重排的血管周上皮样细胞肿瘤。该肿瘤多见于儿童或青年人，女性多于男性。典型组织形态特点是上皮样肿瘤细胞由纤维血管

401

分隔呈巢状或片状，细胞胞质透明至嗜酸，核仁可见，缺乏乳头状结构、梭形细胞及脂肪成分，肿瘤细胞内通常含有多少不等的黑色素，也有部分病例不含有黑色素（图6-2-31）。基于该肿瘤免疫组化染色显示强阳性表达TFE3、Cathepsin K和色素性标记Melan A、HMB45，而上皮标记和肾源性标记均阴性，分子遗传学上无 *TSC* 基因突变，具有 *TFE3* 基因重排，因此有学者建议将其称为色素性 Xp11 易位性肿瘤（melanotic Xp11 neoplasm）。由于相比于传统的血管周上皮样细胞肿瘤，该类肿瘤更具侵袭性，更易复发、转移或致患者死亡，因此，如果在术中冷冻切片观察发现肿瘤具有类似上述形态特征，要想到该肿瘤可能。尽管术中不能通过 TFE3 免疫组化染色和 FISH 检测确诊，但应及时与临床医师联系，了解患者和肿瘤整体情况，提醒临床医师术后石蜡诊断除常见的上皮样血管平滑肌脂肪瘤/PEComa外，还可能是更具侵袭性的色素性 Xp11 易位性肿瘤，以便做好医患沟通和恰当处理。

【病例】色素性 Xp11 易位性肿瘤

患者，女性，22岁，腹部CT及超声检查示左肾上部见软组织肿块。冷冻切片显示肿瘤细胞呈上皮样，圆形、多边形，由纤维血管分隔呈腺泡状、巢状，细胞胞质丰富，呈嗜酸性，胞质内可见空泡，局部可见胞质丰富核偏位的神经节样细胞，核仁明显，与上皮样血管平滑肌脂肪瘤非常相似（图6-2-31A、B）。术后石蜡切片显示上皮样肿瘤细胞呈腺泡状、巢状排列（图6-2-31C），免疫组化染色显示 Melan A、HMB45 阳性，SMA 局灶阳性，上皮标记和肾源性标记均阴性，诊断为上皮样血管平滑肌脂肪瘤（具有低度恶性潜能，建议密切随访）。术后17个月，PET/CT 提示肿瘤复发伴多处软组织及左侧第11肋、胸8椎体转移，穿刺活检发现上皮样细胞肿瘤转移，进一步对原发灶和转移灶补做免疫组化示 TFE3 强阳性（图6-2-31D），FISH 检测证实存在异常的 TFE3 分离信号，提示该肿瘤为色素性 Xp11 易位性肿瘤，具有比传统的血管周上皮样细胞肿瘤更强的侵袭性。

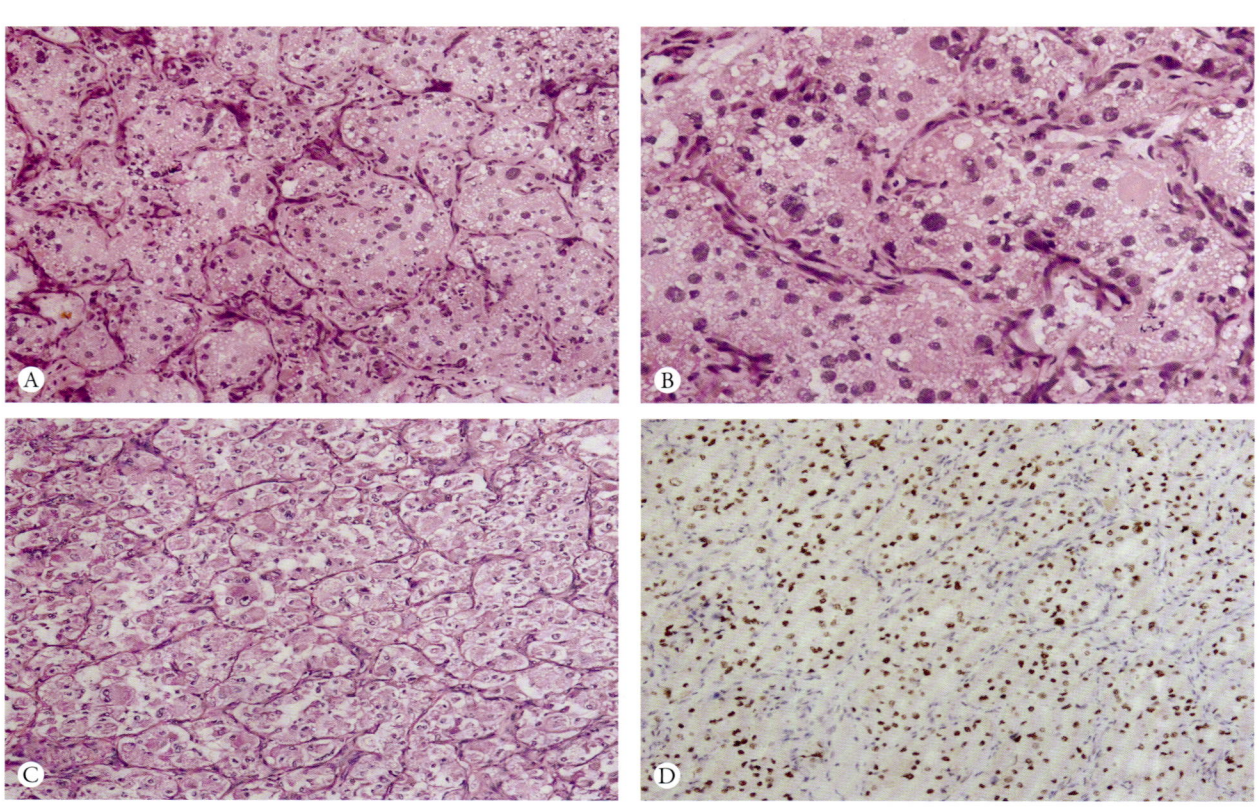

A. 冷冻切片，色素性 Xp11 易位性肿瘤（中倍）；B. 冷冻切片，色素性 Xp11 易位性肿瘤（高倍）；C. 石蜡切片，色素性 Xp11 易位性肿瘤（中倍）；D. 免疫组化示 TFE3 细胞核强阳性（中倍）。

图 6-2-31　肾色素性 Xp11 易位性肿瘤

第六章 泌尿系统、男性生殖器官及肾上腺疾病

2. 肾球旁细胞瘤　罕见，起源于肾球旁器的入球小动脉的特化性平滑肌。好发于中青年人，女性多见。患者常有难以控制的高血压和低钾血症。肿瘤大多数呈大小为 3～5 cm 局限性的黄褐色肿块，完全或部分被纤维囊包围，罕见出血或坏死。由相对均匀的多角形、梭形细胞组成，细胞核均匀，圆形居中，胞质呈嗜酸性，无或罕见核分裂。呈弥漫性或乳头状生长，间质富于薄壁小血管和透明变厚壁血管。冷冻切片需要与透明细胞肾细胞癌和乳头状肾细胞癌相鉴别（图 6-2-32）。

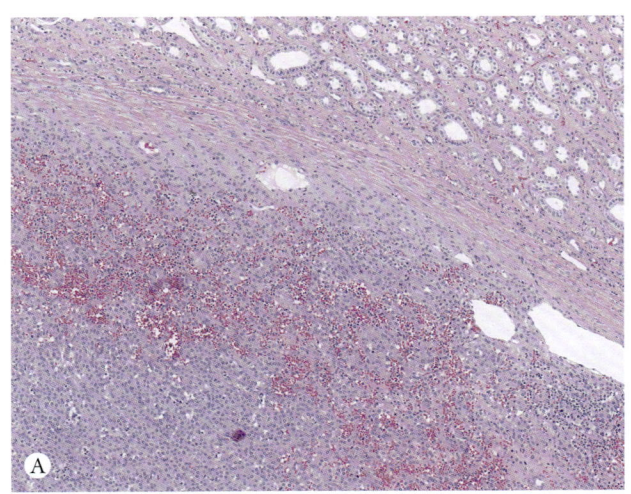
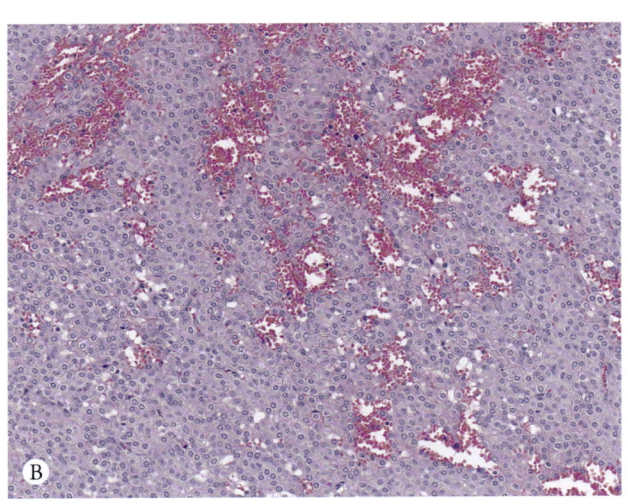

A. 石蜡切片，肿瘤周围纤维包膜明显（低倍）；B. 石蜡切片，见圆形、卵圆形细胞弥漫成片，间质血管充血（高倍）。

图 6-2-32　肾球旁细胞瘤

3. 肾血管母细胞瘤　约 25% 的病例与 von Hippel-Lindau 病相关；多无症状，偶然发现。大体呈单发性、边界清楚的实性肿块，切面呈黄白色、灰红灰白色，暗红或灰褐色，质地较韧。肿瘤由两种成分构成：不同成熟阶段的毛细血管和毛细血管网之间的丰富间质细胞。间质细胞由树枝状纤细的毛细血管网分割成片状，无核分裂和坏死。间质细胞可以空泡状透明的胞质为主，冷冻切片下与透明细胞肾细胞癌很难鉴别；间质细胞也可呈不典型性，大小不一，多边形或椭圆形，胞质嗜酸性，胞核多形性，易误诊为上皮样血管平滑肌脂肪瘤或其他恶性肿瘤（图 6-2-33）。

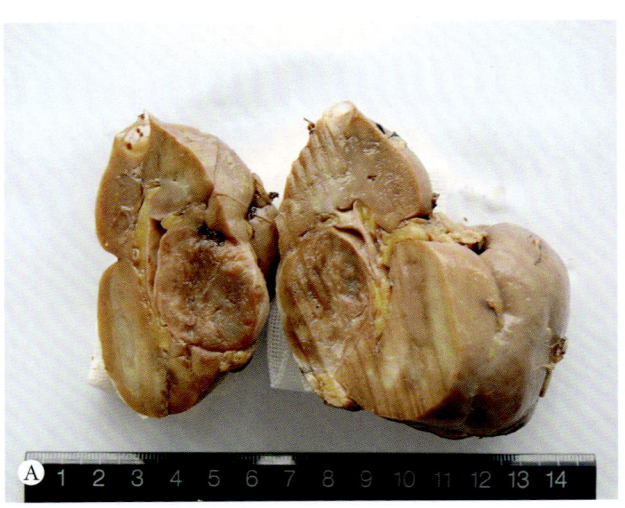
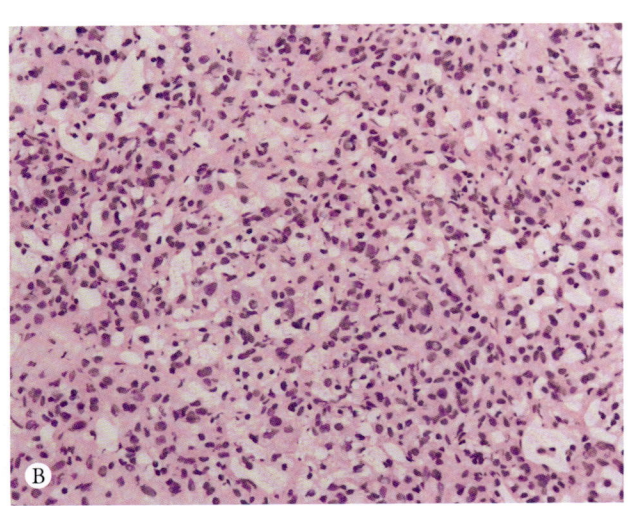

403

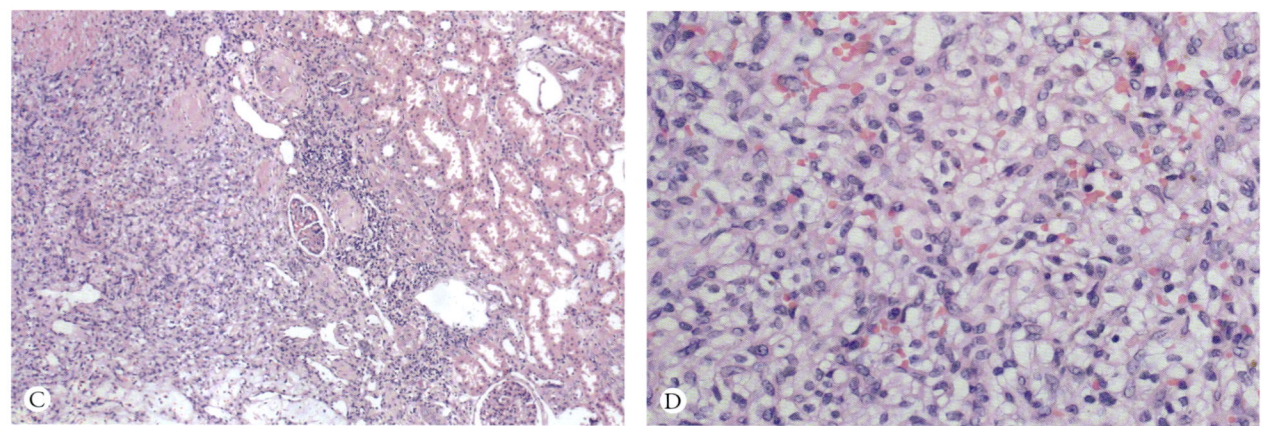

A. 大体标本，肾内圆形肿块，边界清楚，切面呈灰红、灰白色；B. 冷冻切片，透明或嗜酸性细胞，大小不一，间质富于血管（中倍）；C. 石蜡切片，肿瘤伸入周围肾组织（低倍）；D. 石蜡切片，透明间质细胞被薄壁血管网分隔（高倍）。

图 6-2-33　肾血管母细胞瘤

4. 肾脏血管肉瘤　肾脏原发的血管源性肿瘤少见，大部分是良性的血管瘤，如毛细血管瘤或静脉型血管瘤。原发性血管肉瘤罕见，属于发生于肾实质的高度恶性肿瘤。大体观察血管肉瘤通常瘤体较大，可取代整个肾实质并侵入肾周软组织内，切面常见出血和坏死。镜下肿瘤呈浸润性生长，无包膜，主要由明显异型的梭形细胞和少数上皮样细胞构成，核分裂象易见，可见病理性核分裂。如果肿瘤由完全或大多数的上皮样细胞构成时称为上皮样血管肉瘤。肿瘤细胞呈管腔样、条索状、不规则裂隙状等多种排列结构，有时可见黏附性差的乳头状结构，常见出血和坏死（图 6-2-34）。

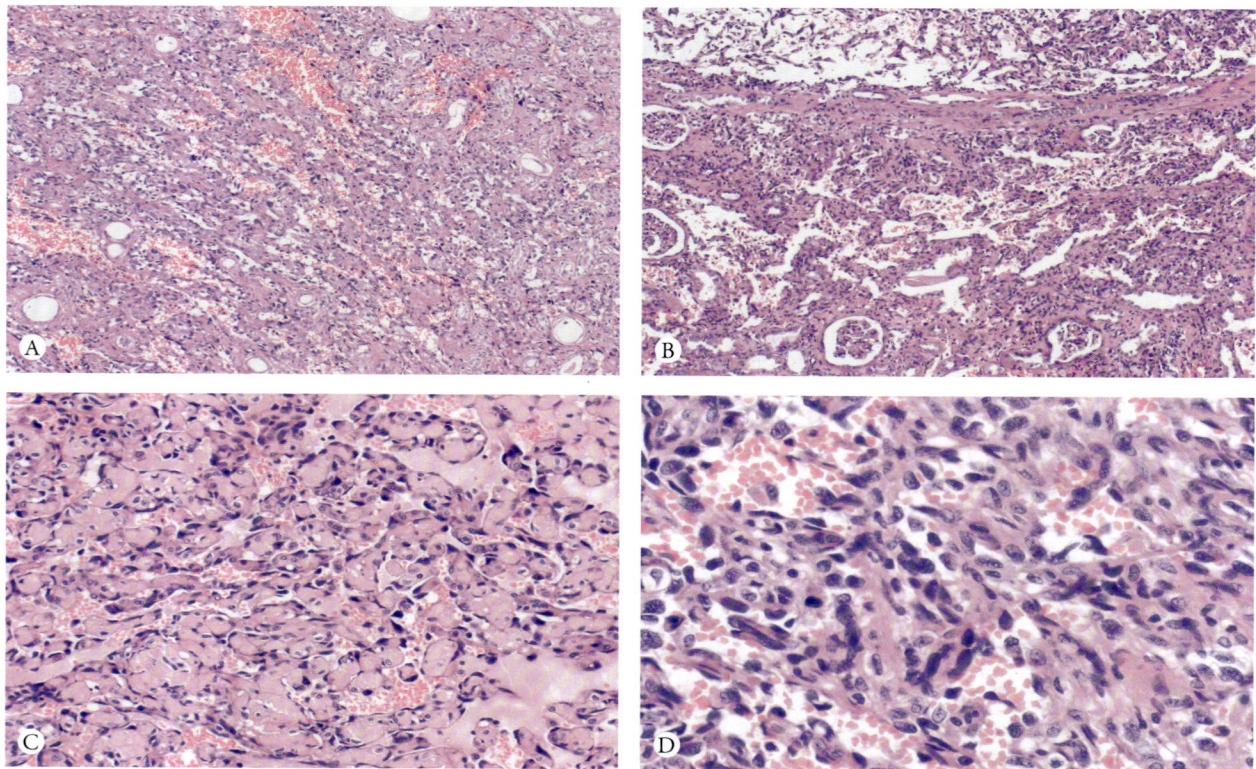

A. 石蜡切片，肾小管间肿瘤细胞呈广泛浸润性生长（低倍）；B. 石蜡切片，肿瘤侵及肾皮质（低倍）；C. 石蜡切片，血管内皮异型性伴广泛吻合（中倍）；D. 石蜡切片，内皮细胞多形性，可见核分裂象（高倍）。

图 6-2-34　肾脏血管肉瘤

第六章 泌尿系统、男性生殖器官及肾上腺疾病

需要注意的是，与发生在软组织的血管肉瘤不同，对于肾脏血管源性肿瘤，复杂迷宫样和交织状（吻合状）血管腔隙结构并不是诊断血管肉瘤的直接证据，因为具有这些特点的还可能是另一种具有独特临床病理特征的肾脏良性血管肿瘤，称为吻合性血管瘤（anastomosing hemangioma, AH）。AH 由类似于脾窦的交织吻合状血管腔构成，局灶可衬覆"鞋钉"样内皮细胞，容易与血管肉瘤混淆；但前者通常边界清楚，呈分叶状或多结节状生长（尽管局灶可累及周围肾组织），常可见髓外造血、血管内出血伴血栓沉积等现象；瘤细胞形态温和，仅有轻度的多形性，核分裂象罕见或缺如，无坏死（图 6-2-35）。

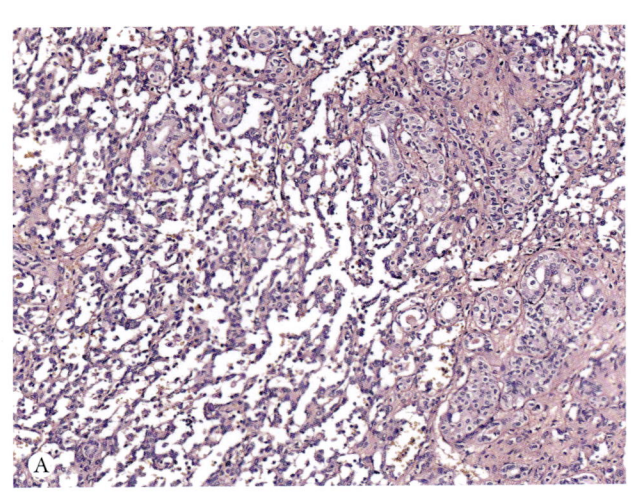 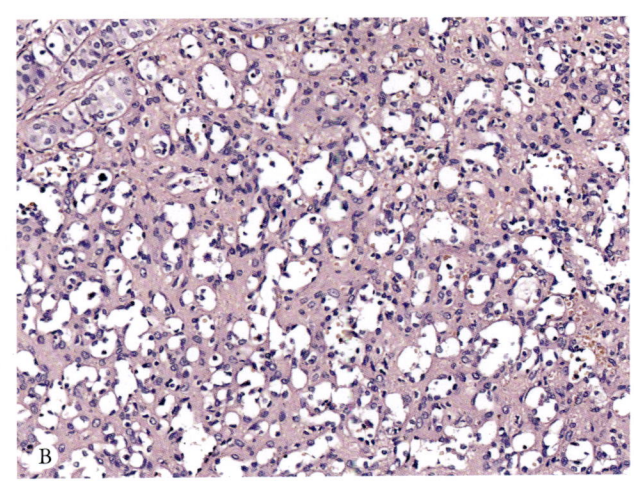

A. 石蜡切片，广泛增生相互吻合的血管穿插肾小管间（低倍）；B. 石蜡切片，血管内皮细胞相对一致，缺乏明显异型性（中倍）。

图 6-2-35　肾吻合性血管瘤

点评

（1）肾脏几种血管相关肿瘤组织学常有交叉重叠，术中冷冻切片缺乏特征性形态，容易发生混淆，造成误诊，诊断中应予以警惕和重视。

（2）肾球旁细胞瘤因肿瘤细胞较密集伴丰富血管网，并可出现细胞非典型性，冷冻切片时有可能被误诊为肾细胞癌；因瘤细胞圆形或卵圆形，大小形态较一致，与原发肾脏血管球瘤也存在形态重叠。

（3）肾血管母细胞瘤虽然较罕见，冷冻切片形态与透明细胞肾细胞癌却很难区别，因透明细胞肾细胞癌十分常见，很容易被主观认定。诊断中应仔细观察肾血管母细胞瘤不同成熟阶段的毛细血管和毛细血管网之间丰富的间质细胞。

（4）肾脏可发生血管肉瘤与吻合性血管瘤，两者组织学有所交叉重叠，均可为弥漫性血管生长，显示丰富的吻合，并都可侵入或伸入周围肾实质，致使相互鉴别困难；但血管肉瘤往往血管内皮具有异型性，可见核分裂，呈浸润性生长；而吻合性血管瘤内皮细胞相对温和，血管外可见增生间质细胞，常可见髓外造血、血管纤维素沉积等，可作为术中鉴别诊断的参考依据。此外，有文献报道肾血管肉瘤可出现于肾血管平滑肌脂肪瘤或多囊性肾病的病例中，因此在冷冻切片诊断中需要提高警惕，仔细观察病变，注意不要遗漏具有高度侵袭性的血管肉瘤成分。

5.肾脏平滑肌肉瘤　肾脏原发性肉瘤中相对较为多见，诊断前必须首先排除更常见的血管平滑肌脂肪瘤。肾脏平滑肌肉瘤恶性度高，呈浸润性生长，核分裂多，核的异型性较明显，肿瘤内不含脂肪细胞和畸形的厚壁血管（图 6-2-36）。

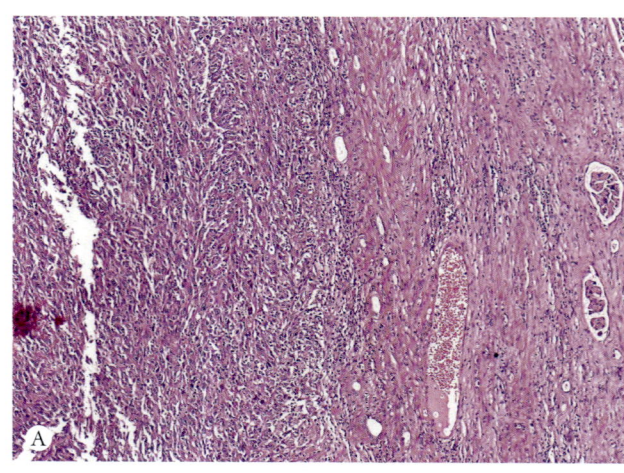
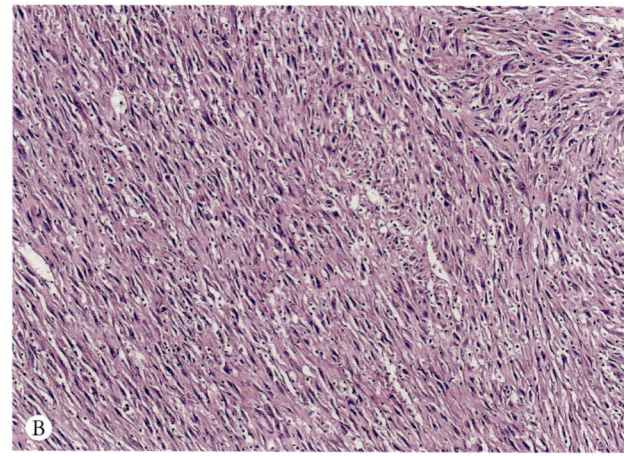

A. 石蜡切片，肾脏平滑肌肉瘤（低倍）；B. 石蜡切片，肾脏平滑肌肉瘤（中倍）。

图 6-2-36　肾脏平滑肌肉瘤

五、混合性上皮和间质肿瘤家族

经典的混合性上皮和间质肿瘤是由良性上皮和间质成分混合构成的肾脏肿瘤，好发于更年期女性，男女发病率为 1∶7，部分病例有长期服用雌激素病史。大体呈囊实性，膨胀性生长，镜下有大囊、微囊、小管和乳头等多种结构，囊壁和乳头表面被覆上皮形态多样，可呈扁平、立方、柱状、"靴钉"样，或嗜酸性，可有苗勒氏管上皮分化特征，偶尔也可为尿路上皮，有复杂分支状腺管是其特征之一。间质梭形细胞丰富程度不等，常有平滑肌分化，基质呈黏液样或玻璃样变，可有灶性脂肪细胞化生（图 6-2-37）。

【病例】肾脏混合性上皮和间质肿瘤

患者，女性，35 岁，因发现左上腹包块入院。镜下见瘤组织由上皮和间质成分构成，以间质成分为主。间质成分瘤细胞呈梭形，胞质丰富，核呈杆状，未见核分裂象，瘤细胞呈束状或编织状排列。上皮成分呈大小不一的分支小管样结构，局部扩张成微囊，散在于间质成分中。小管上皮细胞呈立方形或低柱状，无明显异型性。上皮成分 CK 和 PAX8 阳性，梭形间质细胞成分 SMA、Desmin、Vimentin、ER 和 PR 阳性。

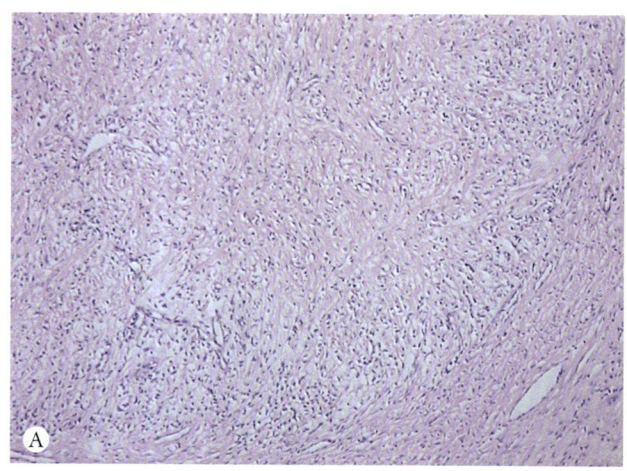
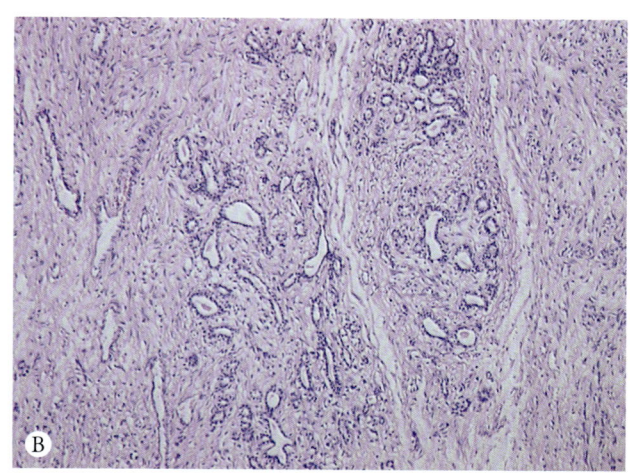

第六章 泌尿系统、男性生殖器官及肾上腺疾病

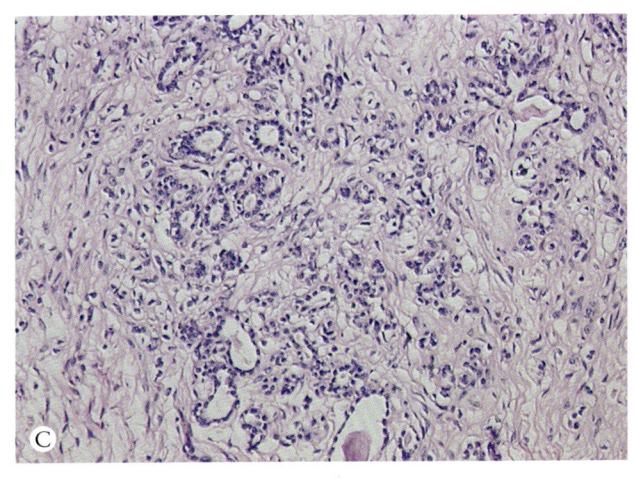
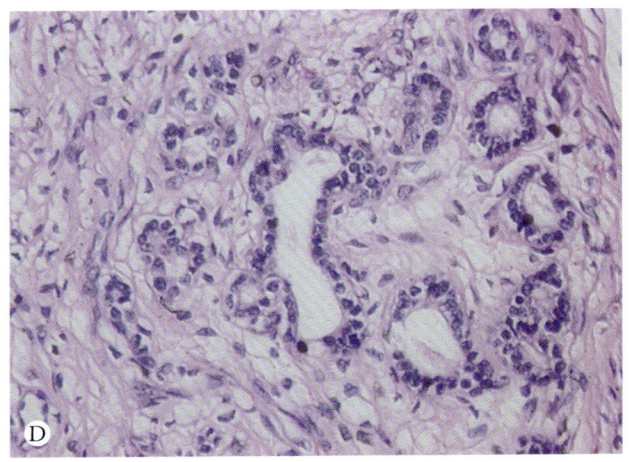

A.石蜡切片，间质成分为主区域（低倍）；B.石蜡切片，大小不一的分支小管样结构（中倍）；C.石蜡切片，局部扩张成微囊（中倍）；D.石蜡切片，小管上皮细胞呈立方状，无明显异型性（高倍）。

图 6-2-37　肾脏混合性上皮和间质肿瘤

成人囊性肾瘤与混合性上皮和间质肿瘤有相同的临床、组织学、免疫和基因表达特征，不同的只是前者缺乏实性区域，因此，2016年WHO肾脏肿瘤分类将肾脏的混合性上皮和间质肿瘤与成人囊性肾瘤归为同一种肿瘤的不同形态学变异，统称为混合性上皮和间质肿瘤家族。成人囊性肾瘤不同于儿童囊性肾瘤，后者为Wilms瘤的一种类型（图6-2-38）。

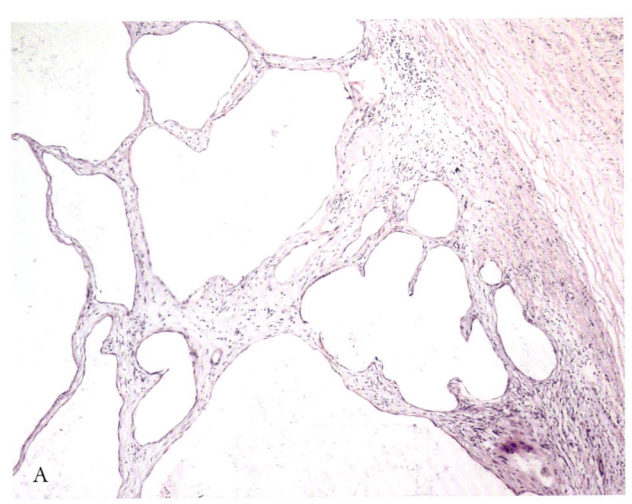
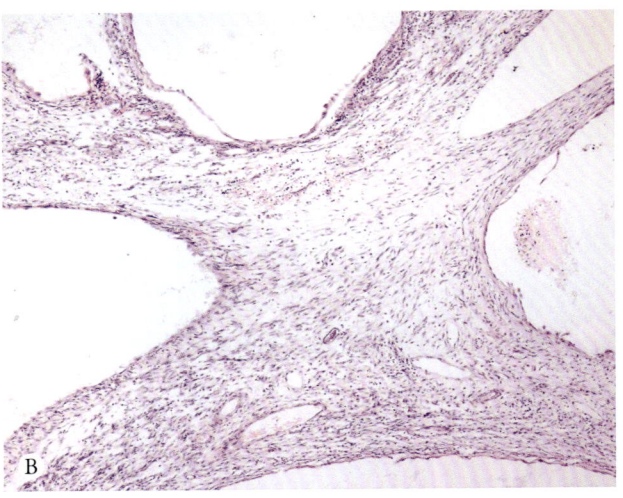

A.石蜡切片，成人囊性肾瘤，被覆扁平上皮，间隔轻度增宽（低倍）；B.石蜡切片，成人囊性肾瘤，衬覆"鞋钉"样细胞，间隔见卵巢样间质（中倍）。

图 6-2-38　成人囊性肾瘤

六、神经内分泌肿瘤

一组原发于肾实质显示神经内分泌分化的肿瘤，包括高分化神经内分泌肿瘤（也称类癌和非典型类癌）和高级别神经内分泌癌（大细胞和小细胞神经内分泌癌）。高分化神经内分泌肿瘤大小常＜8cm，切面呈灰黄，可伴有出血，但无坏死；由于肿瘤细胞一致，核圆形，核仁模糊，核分裂少见，呈特征性小梁状和缎带样结构，术中冷冻切片诊断不难。高级别神经内分泌癌体积更大，坏死常见；肿瘤细胞可表现为高度异型大细胞，呈巢状和实性生长；也可呈核异质小细胞弥漫性浸润生长，两者核分裂象多见，坏死明显，冷冻切片需要与转移性肿瘤相鉴别（图6-2-39、图6-2-40）。

407

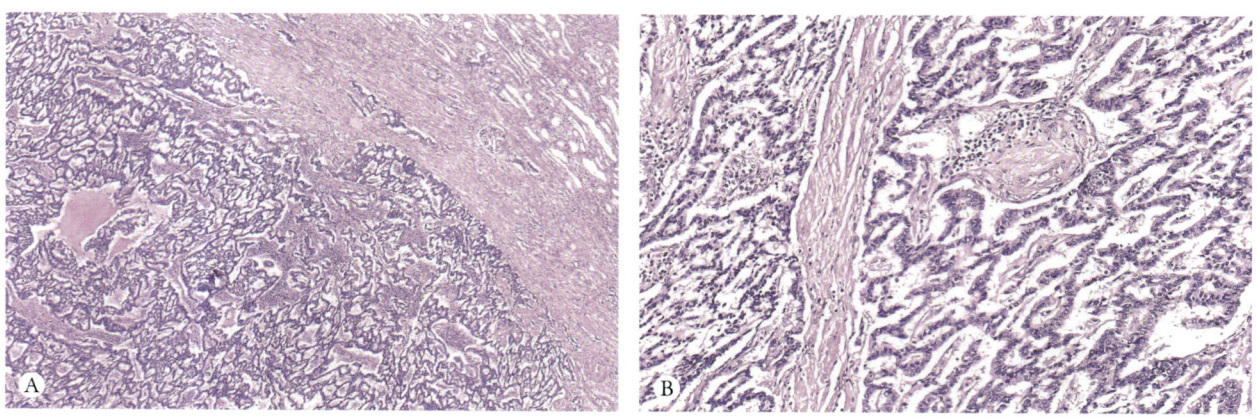

A. 石蜡切片，特征性，小梁状、缎带样结构，与肾组织分界清楚（低倍）；B. 石蜡切片，见一致性的肿瘤细胞，单纯小梁状结构，核分裂象罕见（中倍）。

图 6-2-39　肾高分化神经内分泌肿瘤

【病例】患者，女性，57岁，腰部不适。CT发现左肾盂不规则分叶状肿块，考虑肾盂癌，手术切除肾脏。术中冷冻切片显示异型性细胞不规则巢状排列，考虑尿路上皮癌。术后石蜡切片瘤细胞体积偏小，核深染，核分裂象易见，免疫组化染色瘤细胞CK弱阳性，p63阴性，Syn、CgA强阳性，Ki-67增殖指数高，诊断为肾盂小细胞神经内分泌癌。随访观察患者2年后出现多发性肝转移（图6-2-40）。

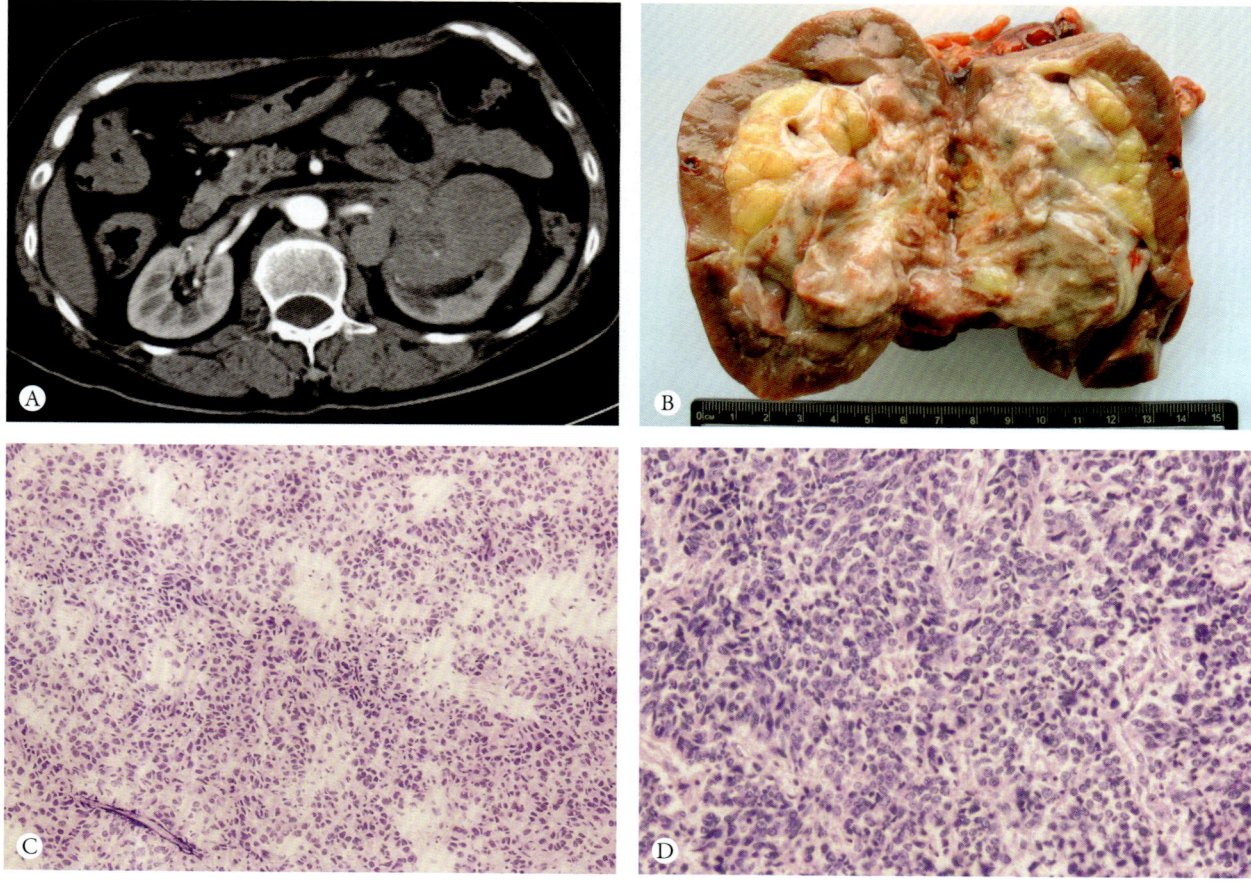

A. CT图像，左肾盂不规则肿块，侵及肾皮质与肾门；B. 大体标本，肿瘤呈结节状，切面灰红色，侵及部分皮质和肾门脂肪；C. 冷冻切片，不规则巢状分布的异型细胞，考虑尿路上皮癌（低倍）；D. 石蜡切片，细胞体积小，核深染，呈密集排列，诊断为肾盂小细胞神经内分泌癌（中倍）。

图 6-2-40　肾盂小细胞神经内分泌癌

点评

（1）肾脏神经内分泌肿瘤相对罕见，主要包含高分化神经内分泌肿瘤和高级别神经内分泌癌，WHO 同时也将副神经节瘤和嗜铬细胞瘤归为一组，但实际诊断中往往需要排除发生于肾盂黏膜的高级别神经内分泌癌和发生于肾门的副神经节瘤。

（2）高分化神经内分泌肿瘤具有特征性缎带样形态，瘤细胞温和一致，类似消化系统神经内分泌肿瘤 G1 改变，冷冻切片诊断相对比较容易。高级别大细胞和小细胞神经内分泌癌常容易误认为其他类型肿瘤，尤其应关注肿瘤发生部位，如发生于肾盂时需与尿路上皮癌区别。此外，对肾内多发性肿瘤和出现血管淋巴管瘤栓时应高度警惕转移性肿瘤。

第三节　尿路系统（肾盂、输尿管、膀胱、尿道）肿瘤和瘤样病变

尿路系统包括肾盂、输尿管、膀胱、尿道，多是空腔和管腔脏器，黏膜面衬覆尿路上皮。其中以尿路上皮肿瘤最常见，包含良性的尿路上皮乳头状瘤、内翻性乳头状瘤及恶性的尿路上皮癌。多数情况下，通过内窥镜下活检即可明确诊断，术中应用冷冻切片进行定性诊断的病例并不多见。实际工作中冷冻切片诊断的主要目的常在于确定切除标本断端是否有尿路上皮原位癌和浸润癌，以确保外科手术断端无肿瘤。如果患者输尿管断端呈阳性，癌复发风险较高。此外，对肌层浸润性尿路上皮癌（pT2）的判断，有助于指导临床行膀胱切除术等。

就膀胱而言，术中冷冻切片中送检的样本与肾脏不同，肾脏通常为肿瘤性病变，而根治性膀胱切除术很少送检肿瘤组织。术中冷冻切片送检膀胱的标本常包括根治性膀胱切除术中的输尿管、尿道和软组织切缘，前列腺癌根治术中膀胱颈切缘，根治性或部分膀胱切除术中发现的肿大淋巴结、盆腔腹膜结节等膀胱外肿块，仅少数为膀胱肿瘤性病变。对已确诊为浸润性尿路上皮癌行根治性膀胱切除时，需常规术中冷冻切片评估输尿管切缘情况。此外，尿路上皮癌可表现为多灶性，会涉及多个切缘，也包括软组织或尿道切缘，但并非冷冻切片的常规评估指标，一般限于术中观察到软组织有侵犯或广泛原位性肿瘤，临床可能涉及尿道改道手术等才送检。有时根治性前列腺切除术中，也会送检膀胱颈组织进行冷冻切片检查以了解是否有前列腺癌侵袭。虽多数膀胱肿瘤术前进行活检并已获得肯定的诊断，但有时也有少数需要冷冻活检进行快速诊断。对于膀胱冷冻切片除以上切缘评估外，还包括肿瘤浸润深度评估，对不常见的原发性膀胱肿瘤的分型，或与侵袭膀胱的前列腺癌或结肠腺癌鉴别等；偶尔，外科医师也会送检淋巴结冷冻切片以指导淋巴结清扫的范围。

病理医师在尿路系统冷冻切片诊断中常面临以下问题：①送检病变是肿瘤性还是非肿瘤性？肾盂、输尿管、膀胱和尿道的尿路上皮有一些非肿瘤性病变与尿路上皮肿瘤形态具有相似性，如腺性膀胱炎、Brunn 巢等；②如果是肿瘤，那么是良性还是恶性？是乳头状、内翻性还是平坦型？③如果是癌，那么是高级别还是低级别？④是浸润性癌还是非浸润性癌？⑤肿瘤周围或切缘是否有原位癌或异型增生？⑥是否有脉管浸润？上述问题的诊断与临床治疗关系密切。除尿路上皮肿瘤以外，尿路系统冷冻切片诊断偶尔还能遇见腺瘤、腺癌、脐尿管肿瘤和鳞癌等其他上皮性肿瘤，还有副神经节瘤、横纹肌肉瘤、淋巴瘤等非上皮性肿瘤，以及黄色肉芽肿性肾盂肾炎、乳头状息肉状膀胱炎、手术后梭形细胞结节、尿道肉阜等良性瘤样病变，这类病变有时也会引起误诊。在良性和恶性尿路上皮肿瘤之间还有一些中间型病变，如平坦型的尿路上皮不典型增生、异型增生和低度恶性潜能乳头状尿路上皮肿瘤等。肾盂、输尿管、膀胱和尿道的尿路上皮肿瘤形态具有相似性，但总体而言上尿路（肾盂、输尿管）的尿路上皮肿瘤比下尿路（膀胱、尿道）发病率低，但恶性的比例较高，预后更差。

一、尿路上皮肿瘤

1. 尿路上皮乳头状瘤　好发于紧靠输尿管开口及尿道口的膀胱后壁和侧壁。发病率较低，患者多为年轻人，亦可见于儿童。在形态上应符合以下条件：①真性外生性乳头，乳头状叶片样结构似水草样，乳头中央有血管结缔组织轴心，间质可呈水肿样或伴有散在的炎细胞或可见腺样结构，偶有分支，但未见融合。②乳头表面被覆正常尿路上皮，所谓"正常"是指上皮层次不超过7层，上皮排列有极性，表层的伞状细胞常明显存在，伞细胞下的上皮细胞呈有规则的定向排列（图6-3-1）。上皮细胞无非典型性，核分裂无或罕见，即使有也见于基底部，且无异常核分裂。偶尔，乳头状瘤可呈多灶性生长，称为弥漫性乳头状瘤病。

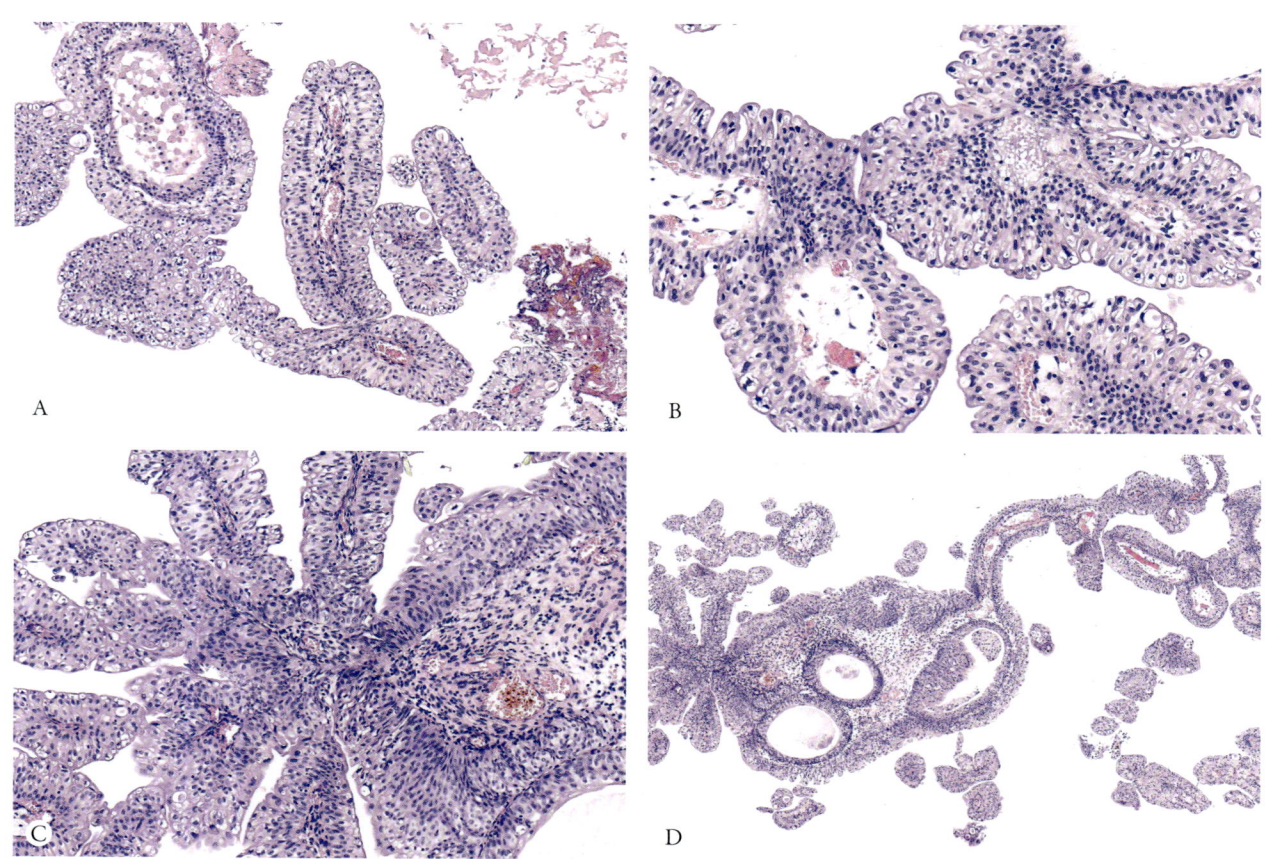

A. 石蜡切片，膀胱尿路上皮乳头状瘤，乳头呈水草样，乳头中央有纤维血管轴心，上皮层次增多（中倍）；B. 石蜡切片，尿路上皮乳头状瘤，显示乳头表面被覆正常尿路上皮，伴表层伞细胞空泡变性（高倍）；C. 石蜡切片，尿路上皮乳头状瘤，乳头分支一般不超过2级，没有乳头的融合（高倍）；D. 尿路上皮乳头状瘤合并腺性膀胱炎，乳头状结构中可见腺腔样成分（低倍）。

图 6-3-1　尿路上皮乳头状瘤与尿路上皮乳头状瘤合并腺性膀胱炎

点评

（1）尿路上皮乳头状瘤相对少见，仅占膀胱肿瘤的1%左右，如果乳头表面上皮层＞7层（排除切面因素后），乳头分支复杂（在冷冻切片中表现为游离乳头的数量增多），上皮细胞有不典型性，且排列极性紊乱时，均不能诊断为良性尿路上皮乳头状瘤。

（2）并非所有乳头状病变都是尿路上皮状肿瘤，如增生性膀胱炎（包括旺炽性增生性膀胱炎）、乳头状息肉样膀胱炎及纤维上皮性息肉，虽然也呈乳头状，表面也都有尿路上皮被覆，但这类炎性增生性非肿瘤性病变都有两个共同特点：①缺乏纤细的纤维血管性乳头轴心；②乳头宽大，乳头间质有明显的炎症或纤维背景。

2. 内翻性乳头状瘤 一种内翻性生长的尿路上皮良性肿瘤，表面光滑，没有外生性乳头结构；好发于老年男性的膀胱三角区，也可见于其他尿路部位。大体呈有蒂或广基的息肉样隆起，孤立性生长，表面光滑或呈分叶状，多数直径＜3cm，偶可较大。肿瘤表面被覆正常或萎缩的尿路上皮，上皮下向黏膜固有层内翻性生长的尿路上皮主要有梁状和管状两种结构类型，梁状亚型见条索状细胞巢相对均一，外周呈栅栏样，中央呈流水样，形成迷路样相互吻合的结构，有时梁状上皮可围成小囊，呈囊性变。管状亚型呈大小不等的假腺样结构，但腺管的细胞层次较多，显示腺样分化。也可表现为鳞状分化，瘤细胞可伴有黄色瘤变、空泡样变，伴有泡沫样或黄色瘤样变的内翻性乳头状瘤生物学特征为良性。内翻性乳头状瘤瘤细胞可有轻度不典型性，有时可出现奇异型细胞，但核分裂很少。肿瘤呈膨胀性生长，肿瘤基底部边界清楚，不累及肌层，间质常呈水肿样（图6-3-2）。

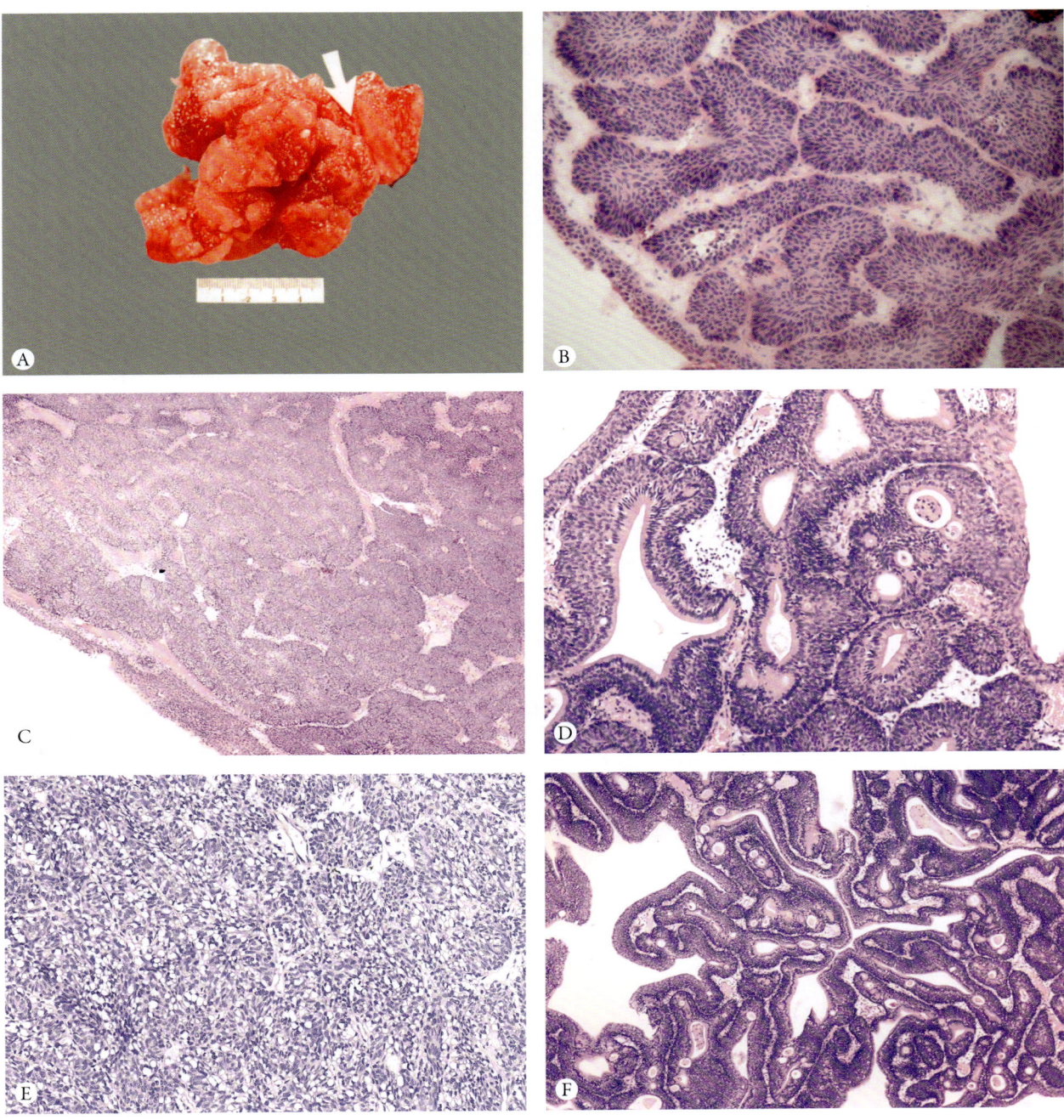

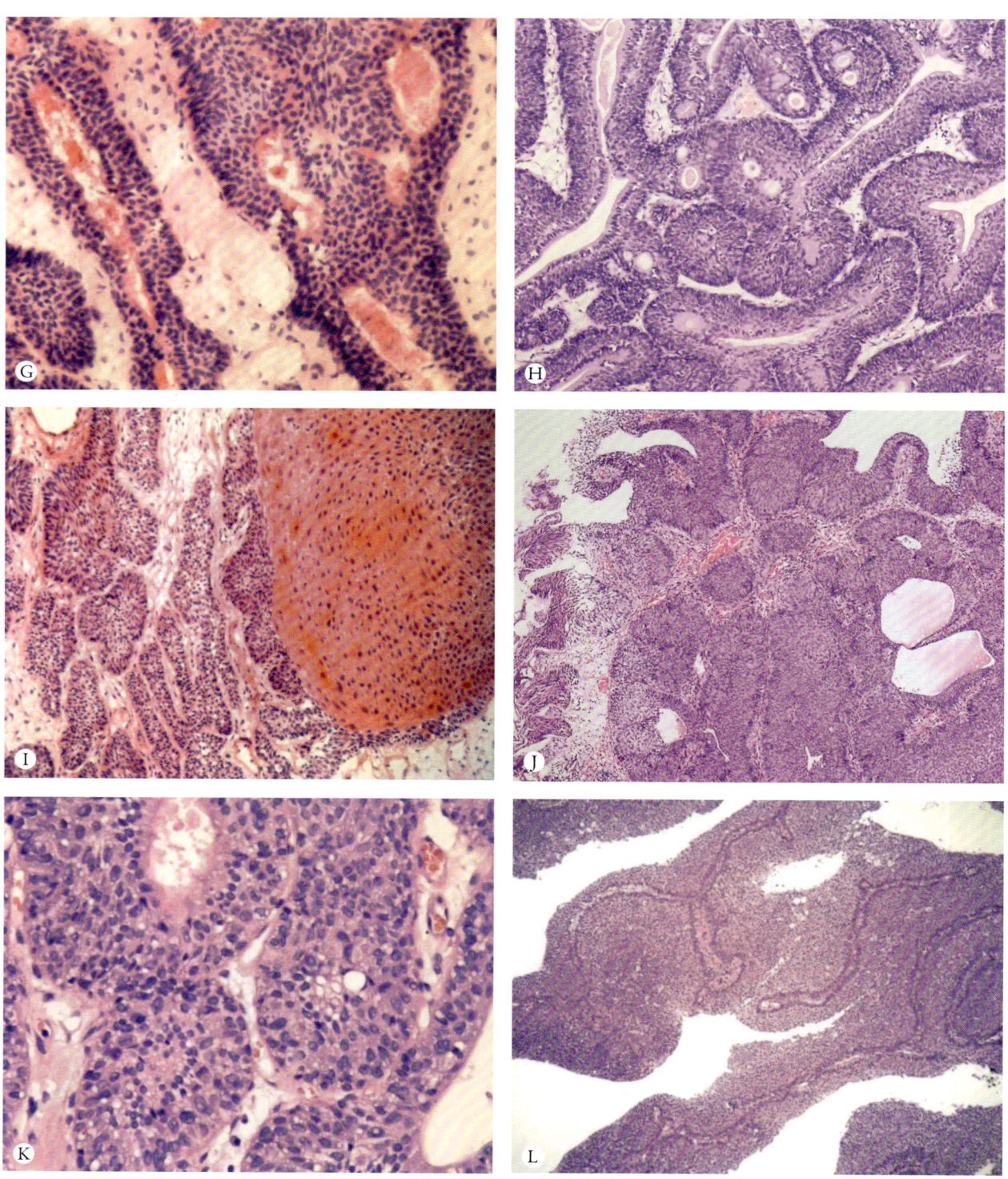

第六章 泌尿系统、男性生殖器官及肾上腺疾病

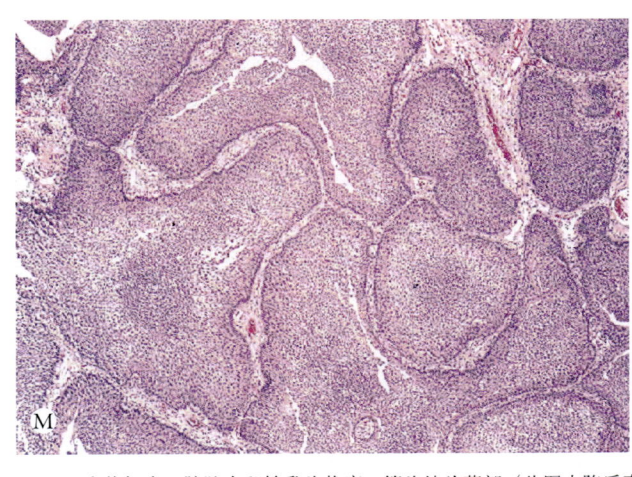
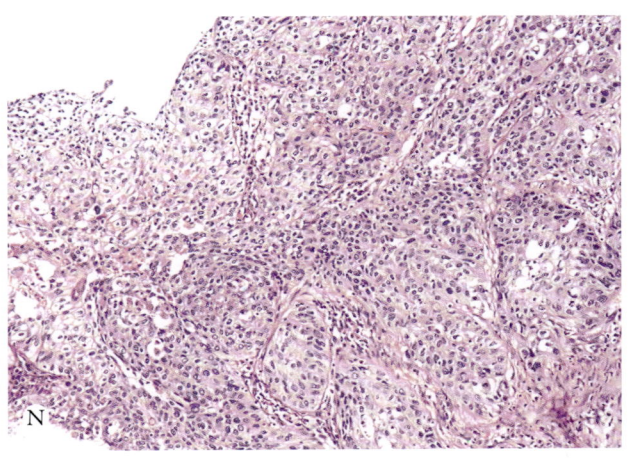

A. 大体标本，膀胱内翻性乳头状瘤，箭头处为蒂部（此图由陈乐真教授提供）；B. 冷冻切片，梁状型膀胱内翻性乳头状瘤，瘤细胞呈梁状与周围间质边界分明（低倍）；C. 石蜡切片，梁状型膀胱内翻性乳头状瘤，尿路上皮细胞内翻性增生，呈梁状和条索状排列（低倍）；D. 石蜡切片，腺管型膀胱内翻性乳头状瘤，尿路上皮围绕腺管生长，腺腔内有红色分泌物（中倍）；E. 石蜡切片，内翻性乳头状瘤伴胞质透明变（中倍）；F. 石蜡切片，腺囊型内翻性乳头状瘤，由梁状内翻性生长的尿路上皮围成小囊和假性腺管（低倍）；G. 冷冻切片，腺囊型内翻性乳头状瘤（中倍）；H. 石蜡切片，内翻性乳头状瘤腺囊型（中倍）；I. 冷冻切片，膀胱内翻性乳头状瘤伴鳞化，局部可见不全角化鳞状上皮（中倍）；J. 石蜡切片，低度恶性潜能内翻性乳头状尿路上皮肿瘤，尿路上皮细胞有轻度异型和极性紊乱（低倍）；K. 石蜡切片，低度恶性潜能内翻性乳头状尿路上皮肿瘤，显示细胞轻度异型，核增大（高倍）；L. 石蜡切片，低级别内翻性乳头状癌，伴外生性乳头状瘤（低倍）；M. 石蜡切片，低级别内翻性乳头状癌，内翻性生长的乳头为体积大形状不规则的团块状实性上皮巢（中倍）；N. 石蜡切片，高级别内翻性乳头状癌，内翻性生长的乳头体积大，细胞异型性明显，间质减少（中倍）。

图 6-3-2 内翻性尿路上皮乳头状瘤、低度恶性潜能内翻性乳头状尿路上皮肿瘤、内翻性乳头状癌

点评

内翻性尿路上皮乳头状瘤是良性肿瘤，术后复发率＜1%，诊断标准严格。目前已将内翻性生长的尿路上皮肿瘤，按上皮细胞和组织结构异型程度分为良性内翻性乳头状瘤、低度恶性潜能内翻性乳头状尿路上皮肿瘤、内翻性低级别尿路上皮癌及内翻性高级别尿路上皮癌（浸润和非浸润）。有恶性潜能的内翻性乳头状肿瘤往往和外生性乳头状肿瘤同时存在。

（1）低度恶性潜能内翻性乳头状尿路上皮肿瘤：内翻性生长的尿路上皮呈膨胀性生长的条索，比内翻性乳头状瘤更厚，增厚病灶瘤细胞相对温和，呈有序排列。核有轻度异型，其程度相当于外生性生长的低度恶性潜能乳头状尿路上皮肿瘤。膨大细胞巢团中央呈星网状外观，类似于乳头状瘤；基底呈栅栏状，可以与内翻性乳头状瘤混合存在。

（2）内翻性低级别尿路上皮癌：内翻性生长的尿路上皮增厚呈结节团块状，瘤细胞排列结构紊乱，细胞核异型度低于高级别，与外生性生长的低级别乳头状尿路上皮癌相似。

（3）内翻性高级别尿路上皮癌：可以是非浸润性或浸润性。内翻性生长并不等同于浸润，浸润是指在边缘光滑宽大的内翻性生长上皮以外还有条索状或单细胞性肿瘤上皮在间质内浸润。这种内翻性肿瘤核异型的程度相当于外生性高级别乳头状尿路上皮癌，肿瘤常累及肌层。

3. 非浸润性乳头状尿路上皮癌

（1）低度恶性潜能乳头状尿路上皮肿瘤（papillary urothelial neoplasm of low malignant potential, PUNLMP）：此瘤类似于尿路上皮乳头状瘤，但不同的是瘤细胞增生活跃，超过了正常泌尿上皮的厚度，乳头表面上皮层次常＞7层。上皮细胞的密度增加，并有轻微的不典型性。此瘤的乳头是分散的、纤细的、非融合的，表面被覆多层具有轻度异型或无异型的细胞。细胞极性保存，细胞核及组织结构基本正常或有轻度异型，核稍拉长，核分裂罕见，若有，亦见于基底部。基底层细胞呈栅栏状排列，表层的伞细胞常存在。由于乳头的分支较多，又不融合，因此在切片中常见游离的乳头断面（图 6-3-3）。

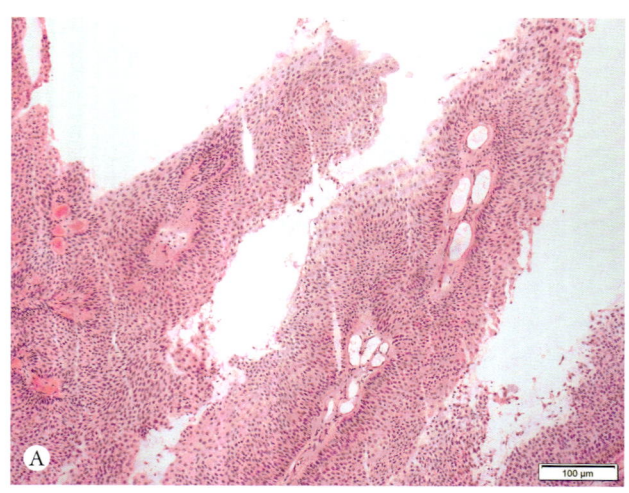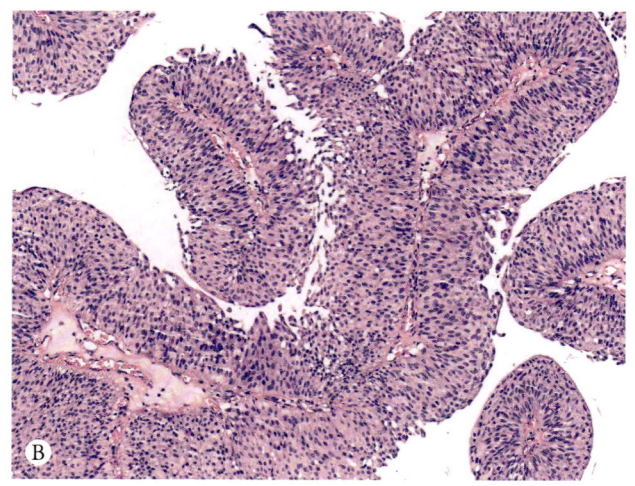

A. 冷冻切片，PUNLMP（中倍）；B. 石蜡切片，PUNLMP（中倍）。

图 6-3-3　低度恶性潜能乳头状尿路上皮肿瘤

（2）低级别乳头状尿路上皮癌：系一种易于识别的组织结构及细胞形态发生异型的尿路上皮被覆在乳头状叶片样结构表面所形成的肿瘤。70%的病例肿瘤位于紧靠输尿管开口的膀胱后壁和侧壁。78%的病例肿瘤为单发性，22%的病例有2个或2个以上肿瘤。与 PUNLMP 相比较，此瘤细胞核在大小、形状、排列极性及染色质类型的变化相对易于识别。乳头被覆上皮呈不典型性（如核拥挤、增大，核染色质增多，颗粒增粗，出现小核仁，可见核分裂象，但主要位于基底层），以及结构异常（如上皮细胞排列极性轻度紊乱，呈细长乳头状，可有分支和融合，乳头分支复杂，游离乳头断面更多，形状更不规则）。如果一个肿瘤多半乳头属于低度恶性潜能，少半乳头为低级别癌，应诊断后者。两者临床处理的原则相似，但预后不同（图6-3-4）。

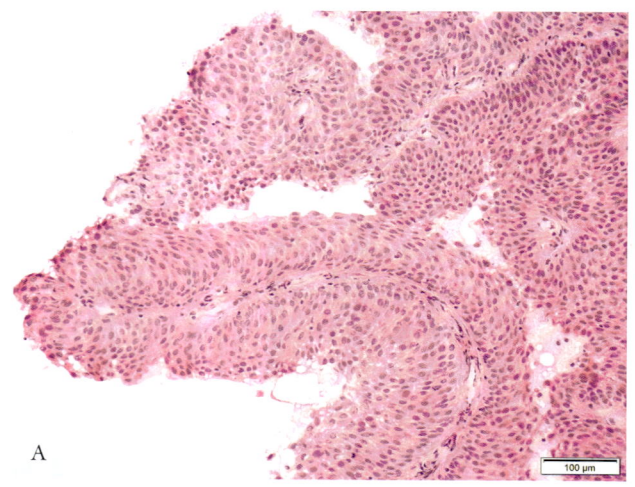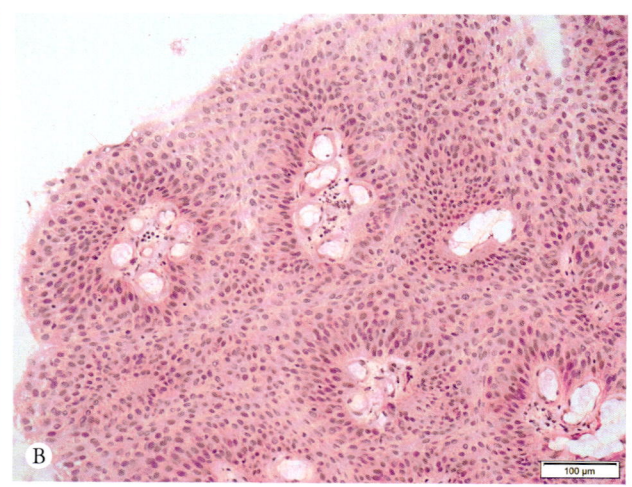

A. 冷冻切片，尿路上皮呈乳头状结构，细胞具有异型性（中倍）；B. 冷冻切片，可见融合增生乳头状（中倍）。

图 6-3-4　低级别乳头状尿路上皮癌

(3) 高级别乳头状尿路上皮癌：与低级别乳头状尿路上皮癌相比，细胞核在极性、大小、形状及染色质变化上都有较明显的改变。细胞核常具有多形性，核的大小和形态有中-高度异型性，核仁明显，分裂象易见，可发生在瘤组织各层。尿路上皮瘤细胞的厚度变化较大，瘤细胞间黏附性减弱，乳头表层上皮常脱落，伞细胞分化缺失，故部分乳头上皮层次减少，而部分乳头又有融合（图6-3-5）。病理医师应对此瘤乳头状叶片切面的特点进行仔细观察，是通过乳头轴心的纵长切面还是垂直切面，有无乳头轴心间质的浸润等。

4. 尿路上皮原位癌 一种平坦型的肿瘤，多数伴有浸润性尿路上皮癌或位于高级别乳头状尿路上皮癌的肿瘤旁黏膜，也可以发生于低级别尿路上皮癌经治疗后复发的病例。因此在活检中发现尿路上皮原位癌是一种十分危险的迹象，要高度警惕是否有浸润性癌的存在，而且原位癌常常在尿路系统呈多灶性生长。在膀胱癌的手术切缘如果发现尿路上皮原位癌必须报告。原位癌诊断要点：瘤细胞异型度相当于高级别乳头状尿路上皮癌，只是呈平坦型生长。表现为核增大，多形性，深染，染色质粗，有核仁，核分裂象（包括病理性核分裂）可出现在上皮全层。细胞排列的极性消失，尿路上皮不再垂直于基底膜定向排列，呈核平躺并累及上皮全层可在正常上皮层内呈Paget样播散，由于细胞黏附性下降，上皮可剥脱，仅残余单层甚至单个癌细胞附着在黏膜表面（图6-3-6）。

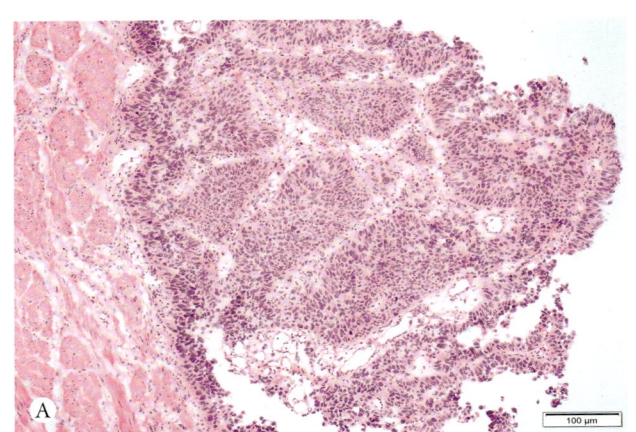
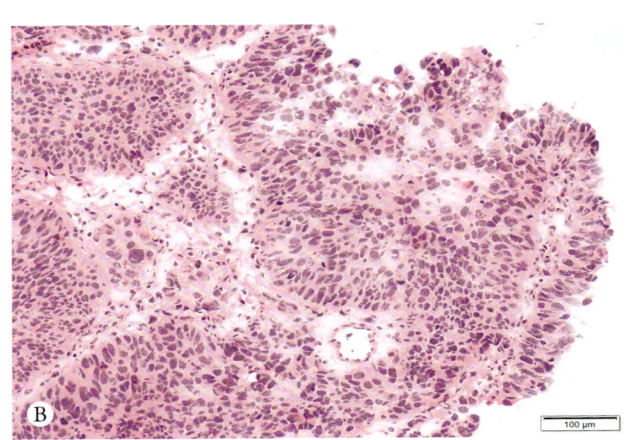

A. 冷冻切片，高级别乳头状尿路上皮癌（低倍）；B. 冷冻切片，高级别乳头状尿路上皮癌，细胞高度异型，伴固有膜浸润（中倍）。

图6-3-5 高级别乳头状尿路上皮癌

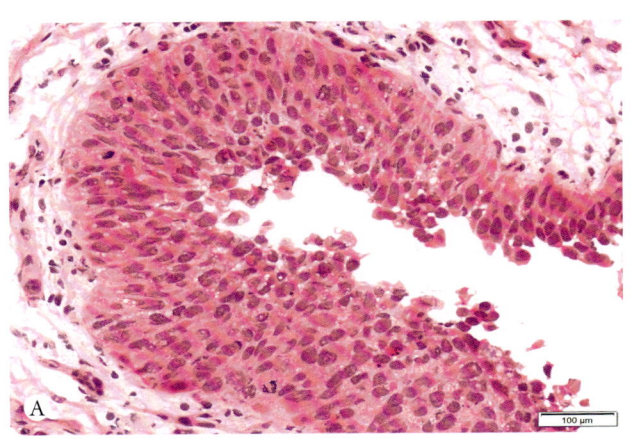
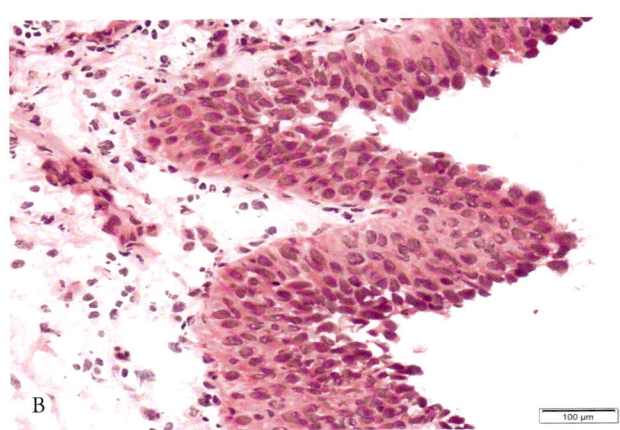

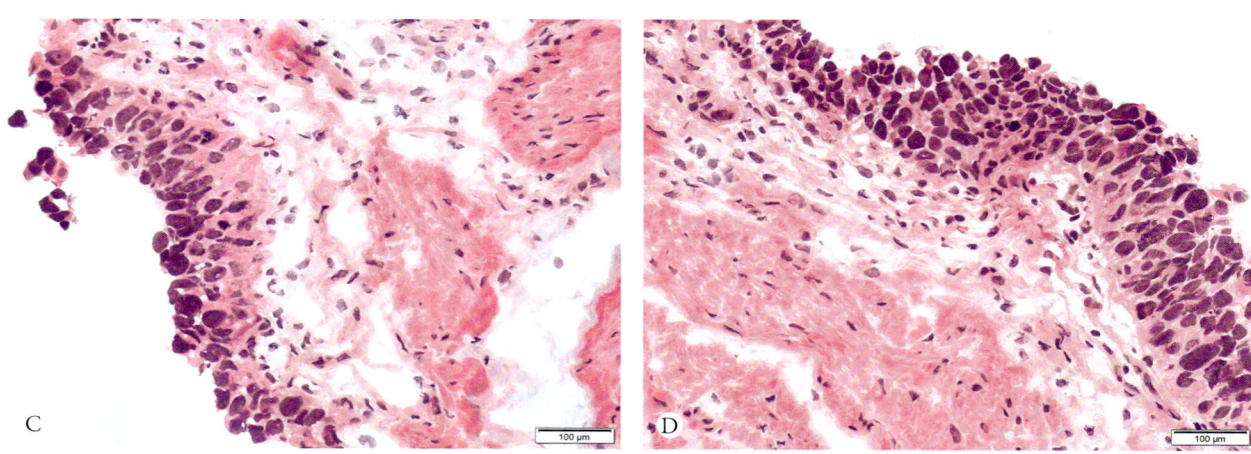

A.冷冻切片，核明显异型，细胞黏附性差，排列极性紊乱（高倍）；B.冷冻切片，细胞异型复层，可呈假乳头样（高倍）；C.冷冻切片，细胞高度异型，层次较薄（高倍）；D.冷冻切片，核大小不一，极向紊乱（高倍）。

图 6-3-6　尿路上皮原位癌

点评

尿路上皮原位癌是一种有高度浸润危险的平坦型癌，在冷冻切片诊断时应注意与以下良性病变鉴别：①反应性的不典型增生，因慢性炎症、手术或结石等因素刺激引起尿路上皮的反应性增生，由于上皮细胞的黏附性和极性存在，上皮增生的层次常甚于异型增生和原位癌，但细胞异型的程度则次于异型增生。在上皮下的黏膜固有层内常有明显的炎症反应。②异型增生是指平坦型的尿路上皮有一定程度的极性紊乱，核增大，异型和拥挤，但尚不足以诊断为原位癌。③放/化疗后尿路上皮不典型增生，核的非典型性可十分明显。但近期放/化疗病史、部分核的退变、上皮和间质内的炎症反应、灶性出血、纤维素沉积、间质纤维化、血管壁的玻璃样变等均有助于诊断（图 6-3-7）。

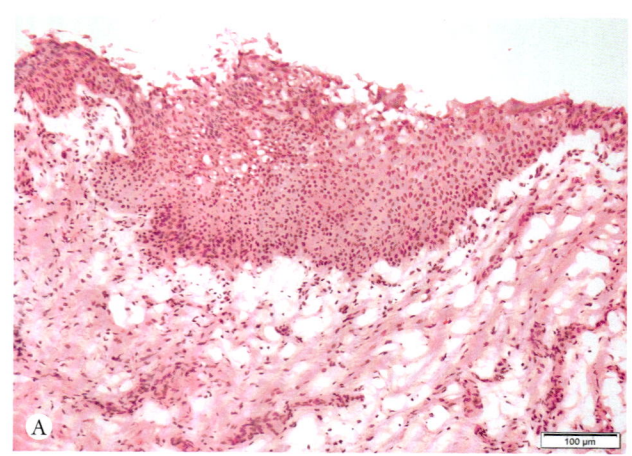
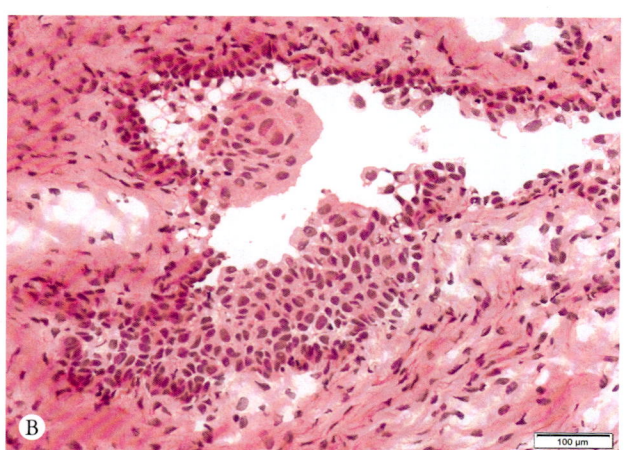

A.冷冻切片，反应性的不典型增生，尿路上皮细胞非典型，间质炎细胞浸润（低倍）；B.冷冻切片，不典型增生，尿路上皮细胞核略大，排列不齐（中倍）。

图 6-3-7　尿路上皮反应性不典型增生

5.浸润性尿路上皮癌　它是指单细胞性、条索状、小巢状或实性团块状异型尿路上皮在固有层或肌层内呈浸润性生长。浸润性尿路上皮癌常合并尿路上皮原位癌或高级别乳头状尿路上皮癌，偶尔低级别乳头状尿路上皮癌也可以浸润固有层，但这种情况比较少见，诊断应十分谨慎（图6-3-8）。

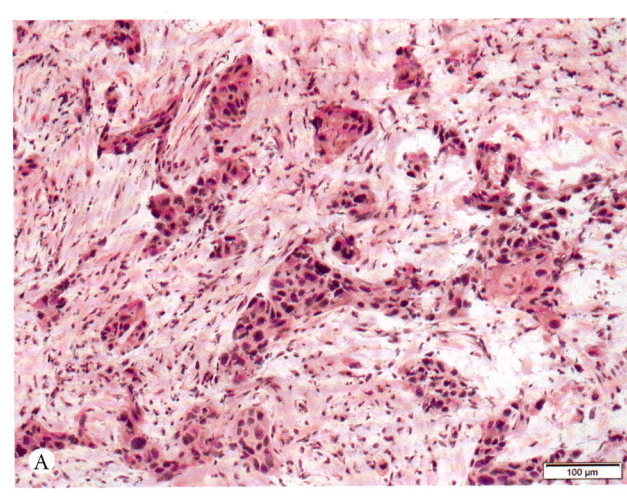 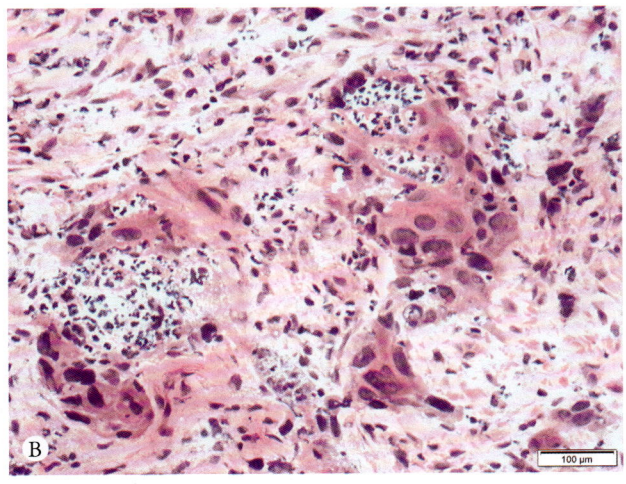

A. 冷冻切片，膀胱浸润性尿路上皮癌，条索状间质浸润（中倍）；B. 冷冻切片，浸润癌巢不规则伴鳞化及炎性坏死（高倍）。

图 6-3-8　浸润性尿路上皮癌

点评

尿路上皮癌固有层浸润的诊断要点见表 6-3-1。

表 6-3-1　尿路上皮癌固有层浸润的诊断要点

浸润上皮	间质反应
指状突起	上皮巢周围脉管样裂隙
单细胞，条索状	炎症反应
不规则上皮巢	纤维母细胞反应
缺乏基底膜	间质黏液变
上皮有异型	也可无间质反应

浸润性尿路上皮癌常伴有多向分化，且多与高级别和局部进展有关，包括向鳞状细胞、腺样、小细胞，甚至滋养层或肉瘤样分化。鳞状分化最常见，约见于 40% 的浸润性尿路上皮癌，肿瘤细胞内存在细胞间桥和（或）角化。约 18% 膀胱浸润性尿路上皮癌可有腺样分化，腺样分化最常表现为肠型特征，类似于普通型结肠腺癌，也可为伴或不伴印戒细胞特征的黏液腺癌。因此，浸润性癌中只要有典型的尿路上皮癌成分就不要轻易诊断腺癌和鳞癌，因为这种情况多半是浸润性尿路上皮癌伴有腺样化生或鳞化。尿路上皮癌伴滋养层分化很难确定，其组织学特征为单个的肿瘤性巨细胞类似于合体滋养层细胞，罕见情况下肿瘤无法与绒癌区分。除此以外，浸润性尿路上皮癌还可出现巢状变异，巢状尿路上皮癌细胞核不典型性轻或缺乏，病变基底部可见一定程度的细胞学不典型性，而且在肿瘤与间质界面常可见到肿瘤不规则浸润，容易误诊为内翻性乳头状瘤、类癌和副神经节瘤。大巢状亚型尿路上皮癌肿瘤细胞形态非常温和，由于其形态类似于良性的尿路上皮增生性病变，尤其在浅表经尿道切除或冷冻活检中可能被过低诊断或误诊。但可通过固有肌层侵犯、不规则浸润性细胞巢或间质反应而与伴内翻性生长的非浸润性尿路上皮癌相鉴别。淋巴上皮瘤样或浆细胞样变异型癌在活检和冷冻切片时易误诊为恶性淋巴瘤，鉴别诊断除浆细胞样形态外，还可以见到伴或不伴胞质内黏液的印戒细胞样形态，但总是不伴有细胞外黏液。肉瘤样变易误诊为肉瘤（图 6-3-9）。

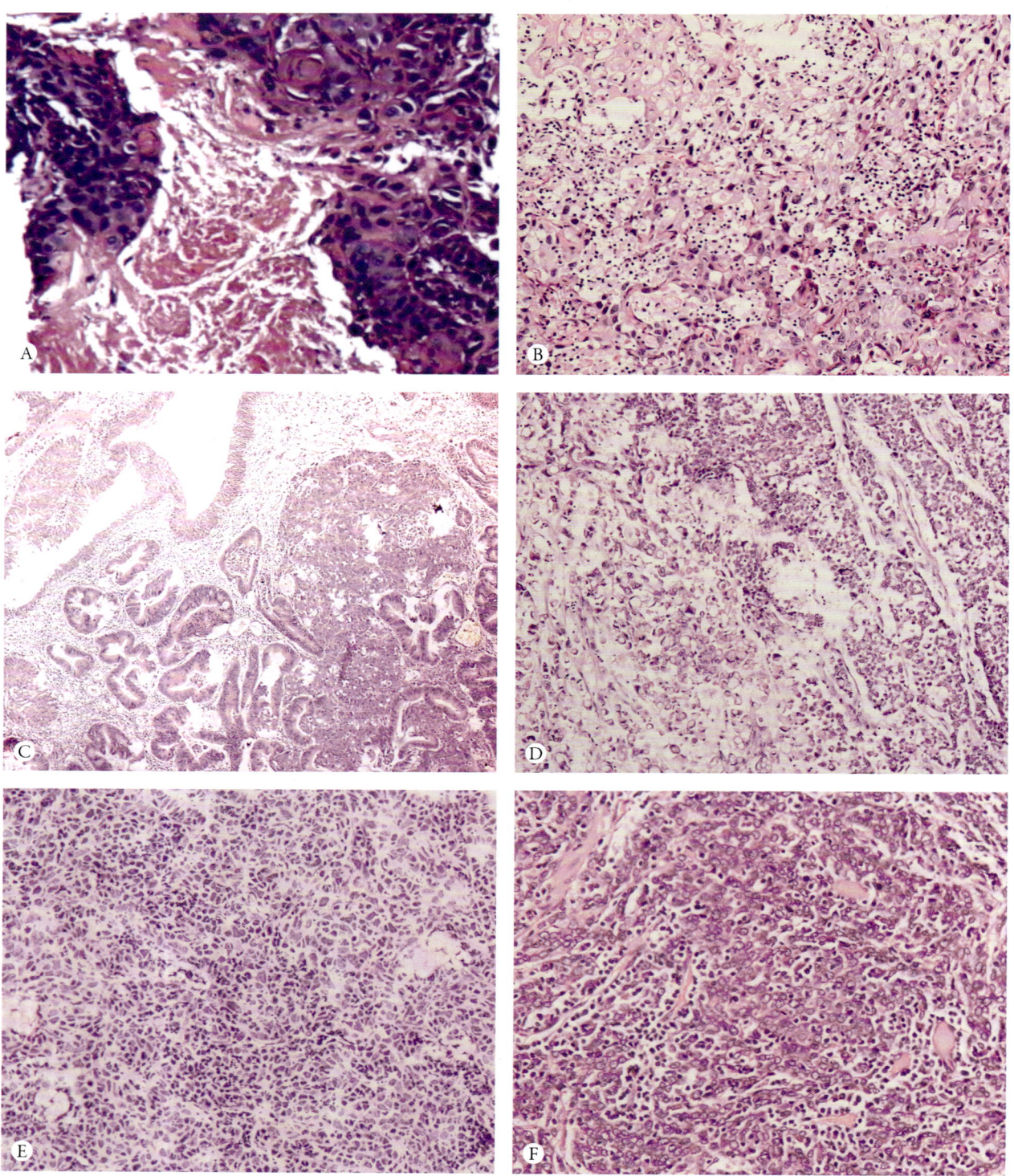

A. 冷冻切片，肾盂浸润性高级别尿路上皮癌，伴鳞化和坏死（高倍）；B. 石蜡切片，高级别尿路上皮癌伴鳞状分化（中倍）；C. 石蜡切片，高级别浸润性尿路上皮癌伴腺样分化（中倍）；D. 石蜡切片，高级别浸润性尿路上皮癌伴印戒细胞癌（中倍）；E. 冷冻切片，膀胱淋巴上皮瘤样癌，类似恶性淋巴瘤形态（中倍）；F. 石蜡切片，膀胱淋巴上皮瘤样癌，癌细胞不规则分布，伴广泛炎细胞浸润（中倍）。

图 6-3-9　浸润性尿路上皮癌

对于浸润性尿路上皮癌手术切缘评估应注意送检的输尿管切缘标本能进行完整横切面切片观察，任何级别的肿瘤都应报告切缘情况。实际工作中，手术切缘尿路上皮既可呈现高级别异型增生/原位癌改变，也可表现为反应性改变或低级别异型增生，因冷冻切片常与人工因素相关，尿路上皮细胞核体积会变大和深染，往往比石蜡切片中相应的细胞核更不典型，有时可能与原位癌混淆。而原位癌通常存在细胞核不规则、拥挤、重叠排列，极性丧失和核分裂象，反应性病变不出现这些改变。通常情况下，肿瘤阳性的切缘总会显示瘤细胞对尿路上皮的弥漫性侵犯，伴有原位癌的输尿管节段可显示扩张、慢性炎症，或出现肿瘤性尿路上皮细胞的完全或部分脱落。工作中要充分认识到冷冻切片变化特点，警惕原位癌的可能性，并及时检查更深层次的组织或建议重新切除切缘。值得注意的是有时尿道衬覆的复层柱状上皮在冷冻切片时可酷似尿路上皮原位癌。此外，对于膀胱外肿大淋巴结也应注意尿路上皮癌转移情况，便于术中确定清扫淋巴结范围（图6-3-10）。

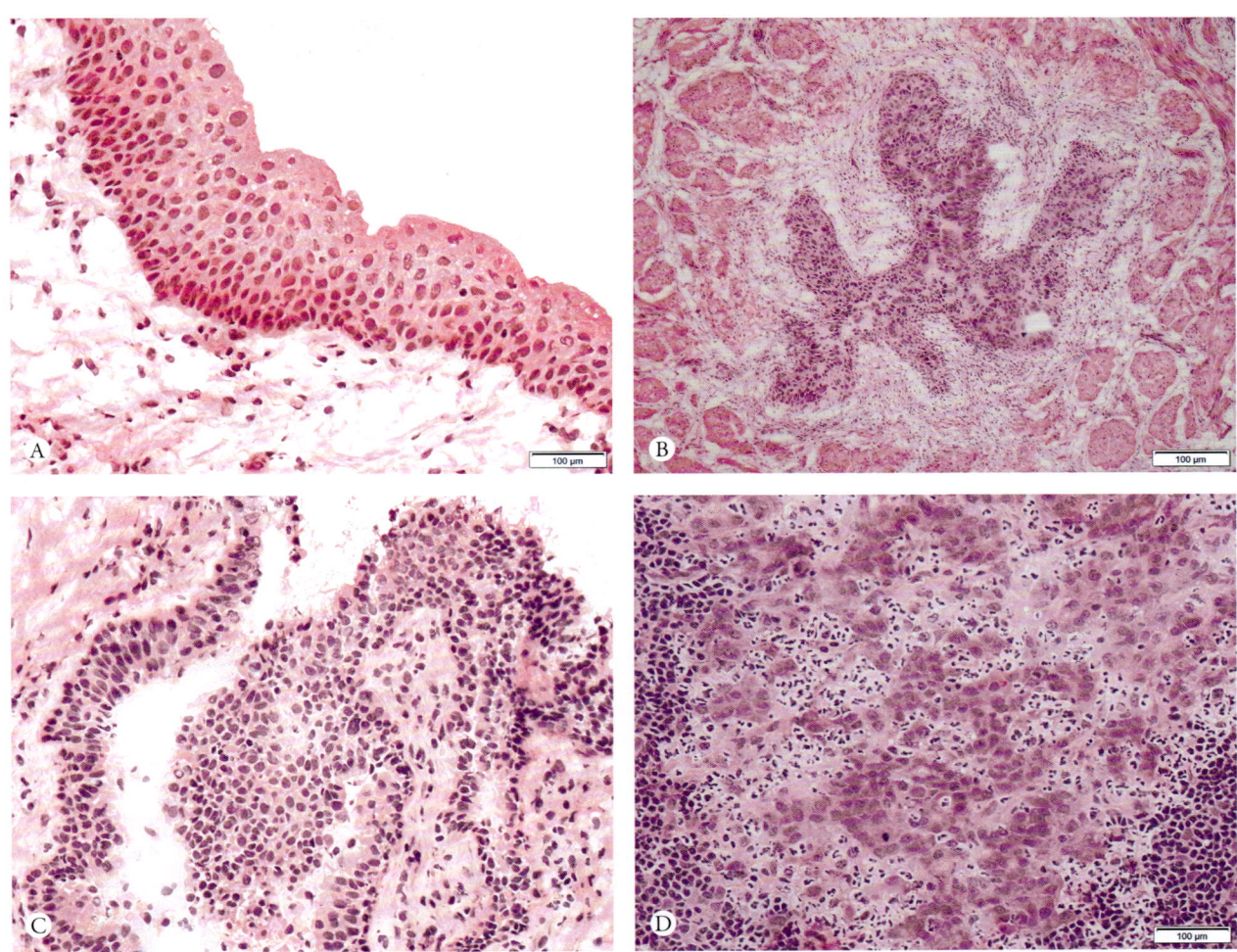

A.冷冻切片，输尿管切缘反应性尿路上皮非典型增生（中倍）；B.冷冻切片，输尿管残端尿路上皮癌浸润（低倍）；C.冷冻切片，尿道复层柱状上皮类似尿路上皮原位癌（中倍）；D.冷冻切片，尿路上皮癌淋巴结转移（中倍）。

图 6-3-10　尿路上皮癌切缘与淋巴结

二、其他上皮性肿瘤

1. 鳞状细胞乳头状瘤和鳞状细胞癌　均十分罕见，比较常见的是尿路上皮的鳞化，这在中老年女性膀胱三角区尤为多见，因女性尿路短，易反复发生逆行性尿路感染，刺激尿路上皮鳞化，有时鳞化的尿路上皮可呈乳头状增生，但缺乏真性鳞状细胞乳头状瘤的血管结缔组织轴心。单纯的膀胱鳞癌好发于非洲埃及血吸虫病流行区，我国少见，因此在诊断前必须首先排除浸润性尿路上皮癌的鳞状化生。

【病例】膀胱鳞状细胞癌

一老年女性，有膀胱结石病史，膀胱镜活检诊断为高级别浸润性尿路上皮癌伴鳞化。全膀胱切除术后发现膀胱黏膜广泛鳞化伴异型增生和癌变，鳞癌深达膀胱壁全层，肿瘤内不含尿路上皮癌成分，提示患者是在膀胱结石慢性刺激下，广泛鳞化的尿路上皮发生异型增生并进展为鳞癌（图6-3-11）。

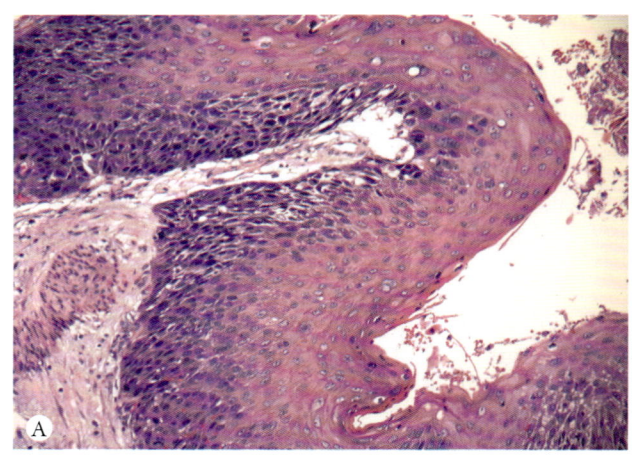 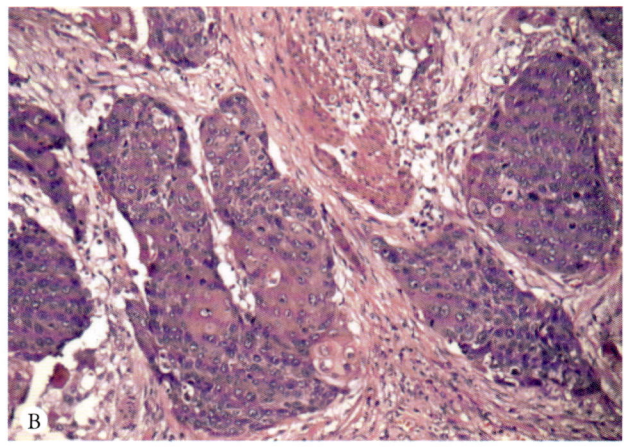

A.石蜡切片，膀胱黏膜鳞化伴异型增生（中倍）；B.石蜡切片，膀胱鳞癌（中倍）。

图 6-3-11　膀胱黏膜上皮鳞化和鳞癌

2.腺癌　占原发膀胱恶性肿瘤的0.5%～2%，分为肠型、黏液型和混合型。诊断膀胱腺癌应严格按标准，肠型腺癌腺体为假复层黏液上皮，腺腔中央有坏死；黏液型腺癌可见黏液池内漂浮肿瘤细胞或可见印戒细胞簇和单个肿瘤细胞；最常见的为混合型腺癌。冷冻切片与尿路上皮癌伴腺样分化很难区分，直接诊断为腺癌应慎重（图6-3-12）。此外，若为纯腺癌还需与侵犯膀胱的结肠和前列腺腺癌相鉴别，因为原发膀胱腺癌与结肠腺癌的组织学非常相似，其鉴别取决于临床、影像学信息和术中检查。前列腺癌可累及膀胱颈和膀胱底部，通常有较高的Gleason评分，可显示或不显示明显的腺体形成，瘤细胞相对均匀，细胞核呈圆形、椭圆形，染色质细，核仁突出，核分裂象较少。相反，尿路上皮癌癌细胞核不规则、染色质粗糙、核分裂多见。原发膀胱的印戒细胞癌冷冻切片时诊断可能存在挑战，此类型肿瘤不形成肿块，往往为单个细胞弥漫性膀胱壁浸润，淋巴结转移多见，冷冻切片也很难诊断。

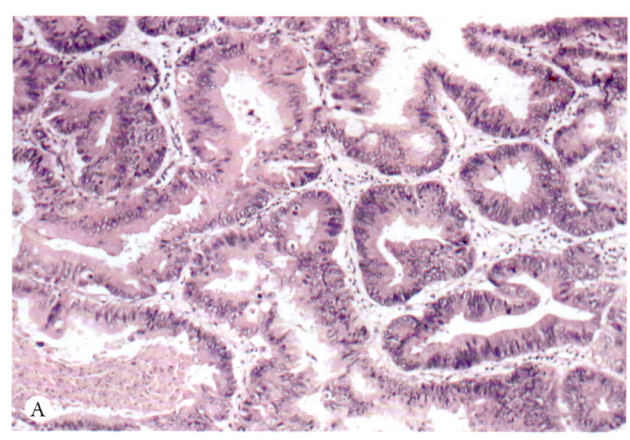 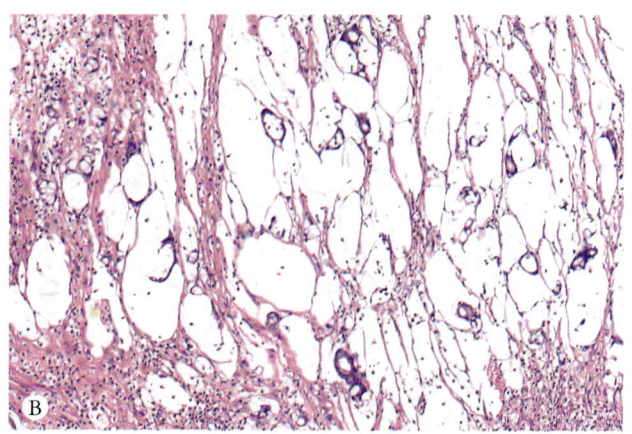

A.石蜡切片，膀胱腺癌，类似结直肠癌，腺体不规则，腔内可见坏死（中倍）；B.石蜡切片，膀胱黏液腺癌，黏液湖内漂浮癌性腺体（低倍）。

图 6-3-12　膀胱腺癌

3. 脐尿管肿瘤 为脐尿管残余上皮发生的肿瘤。诊断要点：①肿瘤位于膀胱顶部和（或）前壁；②肿瘤中心位于膀胱壁内；③膀胱顶部或前壁外缺乏广泛的腺性膀胱炎和囊性膀胱炎；④缺乏其他部位已知的原发灶。脐尿管肿瘤多数是腺癌包括黏液腺癌，组织学形态与结肠腺癌相似，偶尔脐尿管残余上皮也可发生绒毛状腺瘤、尿路上皮癌或鳞癌。诊断脐尿管肿瘤部位非常重要，如果肿瘤位于膀胱尖顶部的肌层、浆膜层和浆膜外，而膀胱黏膜层的尿路上皮无明显异常，则非常有助于脐尿管肿瘤的诊断。当肿瘤长到一定程度后也可累及黏膜（图6-3-13）。

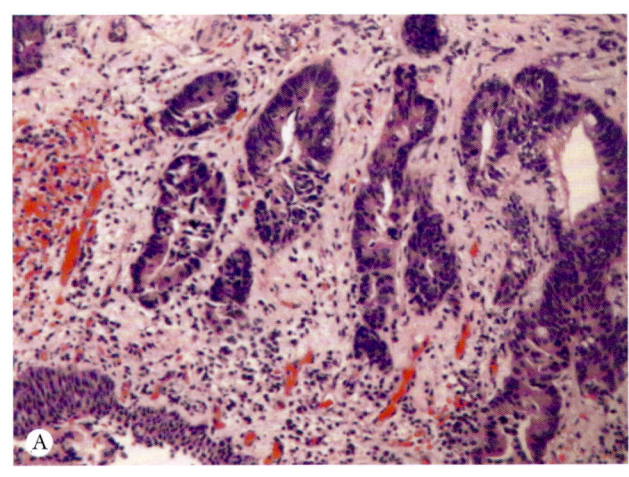 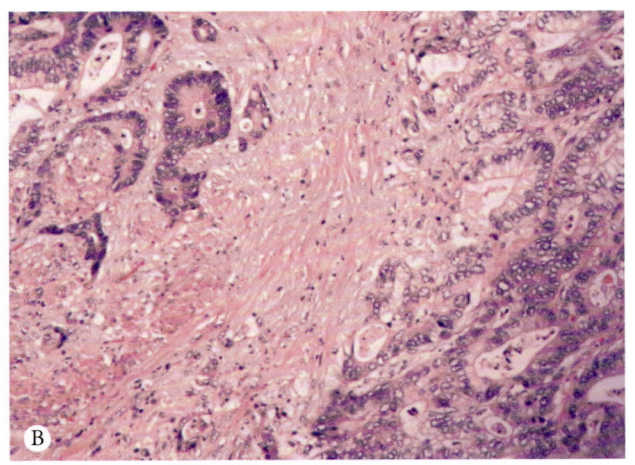

A.冷冻切片，肿瘤黏膜表面被覆良性尿路上皮（左下角）（中倍）；B.石蜡切片，肿瘤主要在膀胱顶壁肌层内呈浸润性生长（中倍）。

图6-3-13 膀胱脐尿管腺癌

4. 神经内分泌肿瘤 以小细胞癌最为多见，好发于膀胱侧壁和顶部，高度恶性，常转移至淋巴结、肝、肺、骨、脑。瘤细胞小，呈圆形-卵圆形，胞浆稀少，核重叠，缺乏核仁，小细胞呈片状弥漫性浸润，坏死常见。冷冻切片容易与淋巴瘤混淆，两者有时鉴别困难，但小细胞癌有时也可含少量尿路上皮癌、鳞状或腺样成分（图6-3-14）。

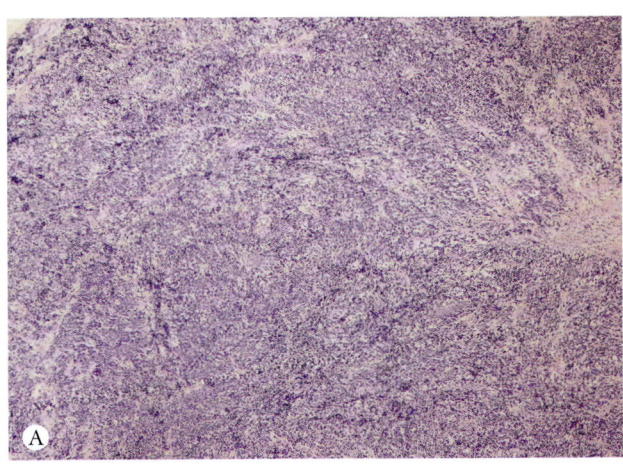 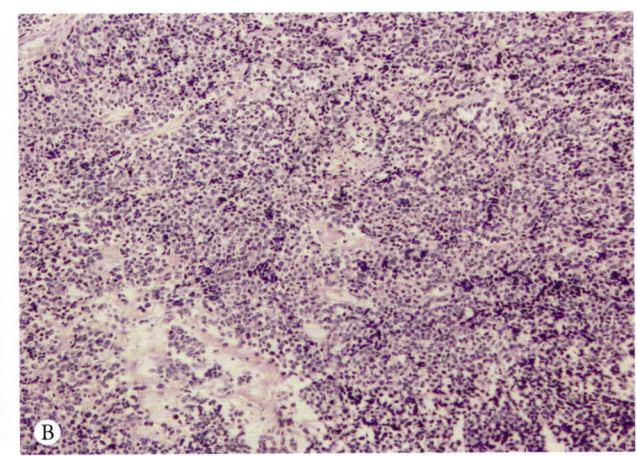

A.冷冻切片，癌细胞小，呈圆形，弥漫性分布，类似恶性淋巴瘤（低倍）；B.石蜡切片，癌细胞排列弥漫，可见坏死（中倍）。

图6-3-14 膀胱小细胞癌

点评

（1）尿路系统的原发性腺癌比来自邻近脏器的转移性或浸润性腺癌少见，因此在诊断前应注意排除结直肠腺癌、前列腺腺癌转移或浸润至膀胱、尿道或输尿管的可能性。

（2）膀胱的腺瘤和腺癌并非都来自脐尿管残余上皮，有一部分可能是从腺性膀胱炎或尿路上皮的肠上皮化生演变而来。如果膀胱腺瘤或腺癌的周边黏膜有上述基础病变或肿瘤发生在膀胱三角区或后侧壁等非脐尿管的解剖区域，则往往提示肿瘤的发生与脐尿管无关。

（3）尿路系统小细胞癌冷冻切片形态与发生尿路的淋巴造血系统肿瘤区分非常困难，因两者治疗方式存在较大差异，术中诊断中需高度警惕淋巴造血系统肿瘤，避免手术切除范围过度扩大。

三、间叶性肿瘤

1. 炎性肌纤维母细胞性肿瘤　可发生于膀胱任何部位，组织学上常存在3种结构：黏液样背景内疏松的星状细胞伴炎性细胞浸润、束状排列的梭形细胞及散在的富于细胞的胶原化区域。肿瘤表面常可有溃疡形成且伴坏死，但肿瘤内坏死罕见。瘤内可见较多核分裂象，但异常核分裂少见。冷冻切片诊断与肉瘤化癌和其他梭形细胞肿瘤很难区分，重点应多取样寻找尿路上皮原位癌和尿路上皮巢状成分以明确是否为肉瘤化癌（图6-3-15）。

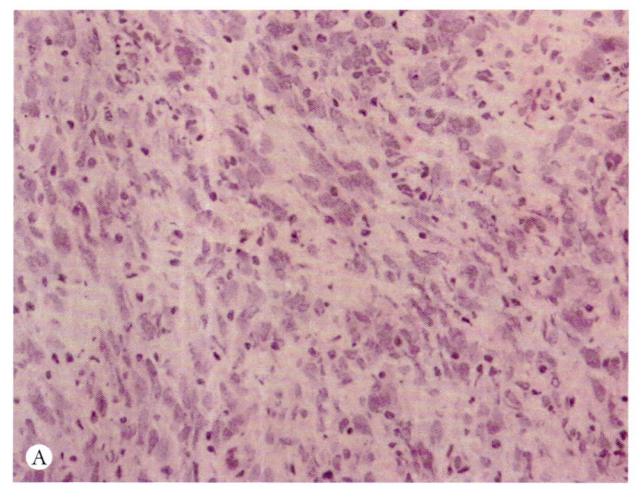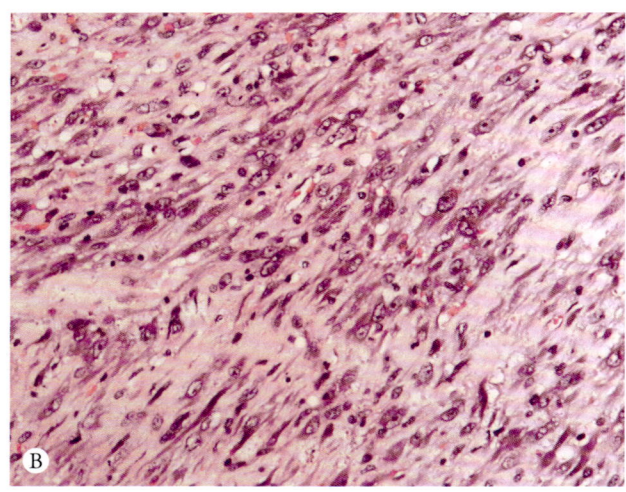

A. 冷冻切片，梭形肥胖瘤细胞，存在非典型性，易与肉瘤样癌混淆（中倍）；B. 石蜡切片，梭形瘤细胞束状分布，间质黏液变（中倍）。

图 6-3-15　膀胱炎性肌纤维母细胞性肿瘤

2. 膀胱副神经节瘤　位于膀胱的所有部位及膀胱壁的所有分层中，肿瘤数量多少不等，边界清楚或呈多发结节。冷冻切片与石蜡切片细胞形态差异较大，在冷冻切片中瘤细胞呈多结节状生长，结节内肿瘤细胞呈片状或巢团状排列，部分区域瘤细胞在肌间明显浸润，肿瘤细胞胞浆呈嗜酸性，很容易误诊为膀胱尿路上皮癌，尤其是巢状型尿路上皮癌。石蜡切片见肿瘤细胞常呈小梁状、带状或肉瘤样的生长方式，其间为纤细的血管网；有时可见奇异型细胞，但核分裂象罕见或缺乏。冷冻切片诊断中因该瘤常表现为肌间浸润性生长，加之此肿瘤罕见，病理医师往往想不到此诊断，故极易误诊（图6-3-16）。

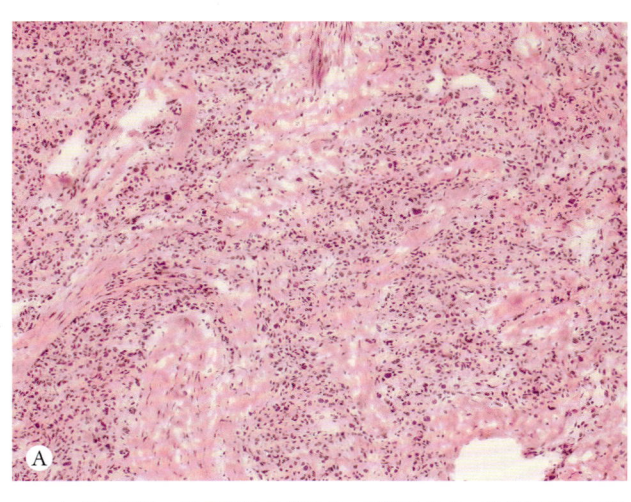
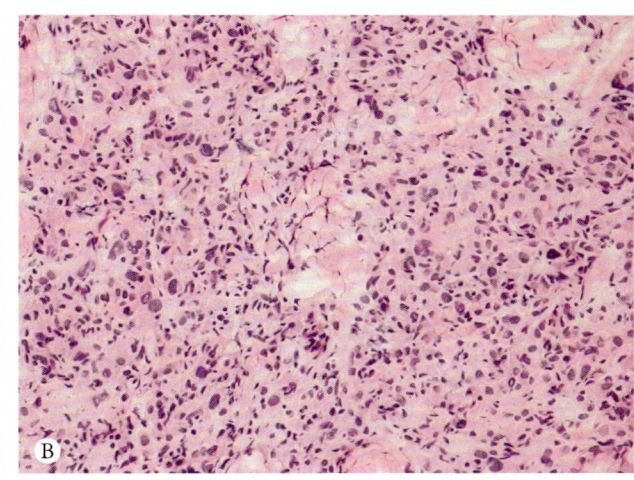

A.冷冻切片，肿瘤细胞呈巢团状，浸润性生长，酷似浸润性尿路上皮癌（低倍）。B.冷冻切片，可见瘤巨细胞，核分裂象罕见（高倍）。

图 6-3-16　膀胱副神经节瘤

3. 血管周上皮样细胞肿瘤（PEComa）　一种显示黑色素细胞和平滑肌细胞分化的肿瘤，肿瘤细胞呈梭形或上皮样，排列成束状和巢状，胞质透亮和嗜酸性，血管明显和血管周硬化。该肿瘤可分为良性和恶性，当肿瘤最大径 < 5 cm、低核级别和细胞密度，以及缺乏浸润、坏死和血管侵犯常考虑为良性；而当肿瘤最大径 > 5 cm、高核级别、出现坏死及浸润性生长时应诊断为恶性（图 6-3-17）。

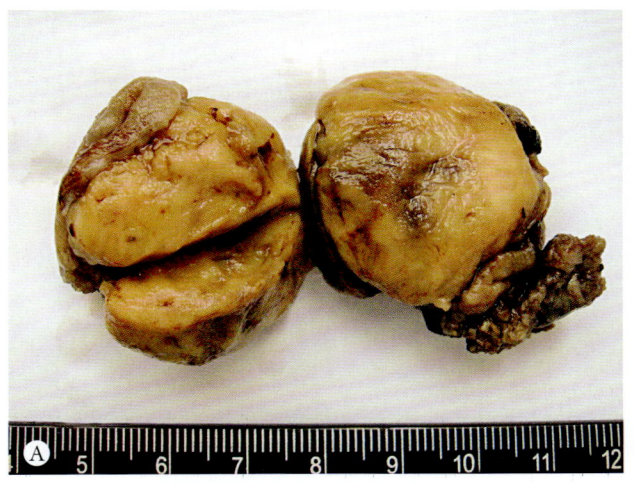
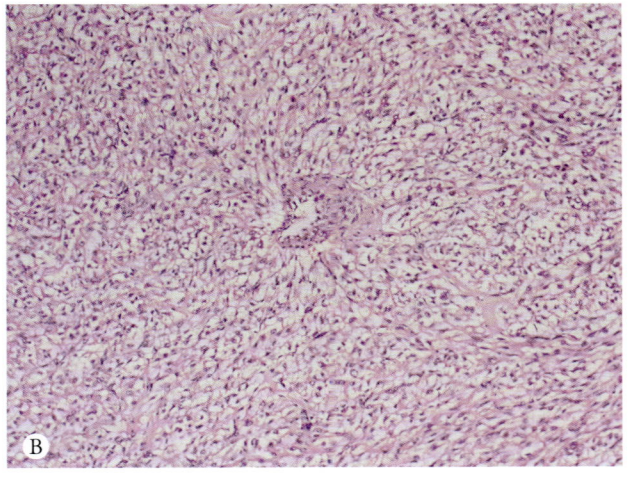

A.大体，膀胱黏膜下类圆形肿块，直径约 2 cm，切面灰白色，质中；B.石蜡切片，短梭形瘤细胞，胞浆透明，可见厚壁血管（中倍）。

图 6-3-17　膀胱 PEComa

4. 其他间叶性肿瘤　相对比较少见，冷冻切片诊断中偶尔遇见发生于青少年膀胱、前列腺或尿道的胚胎性横纹肌肉瘤。可呈息肉样或葡萄状突出于腔内，既往称为葡萄状横纹肌肉瘤，其预后相对较好；也可为经典型横纹肌肉瘤，常浸润性生长，预后差。还包括其他少见的良性或恶性间叶性肿瘤，如平滑肌瘤、平滑肌肉瘤、血管瘤、血管肉瘤、孤立性纤维瘤，以及恶性淋巴瘤等。而神经纤维瘤、神经鞘瘤、颗粒细胞瘤、恶性周围神经鞘膜瘤等在尿路系统均十分罕见（图 6-3-18）。

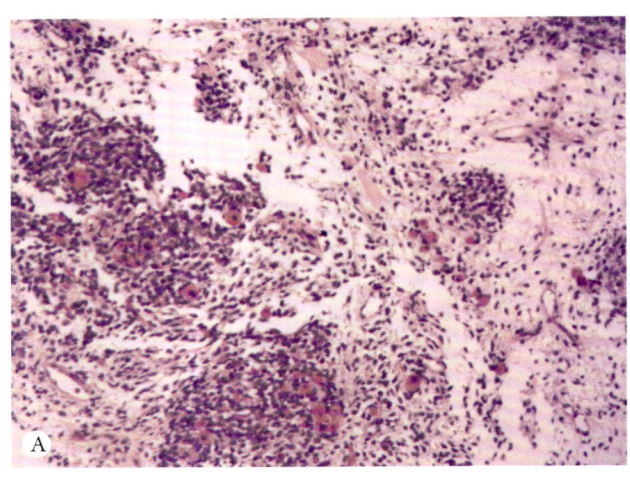 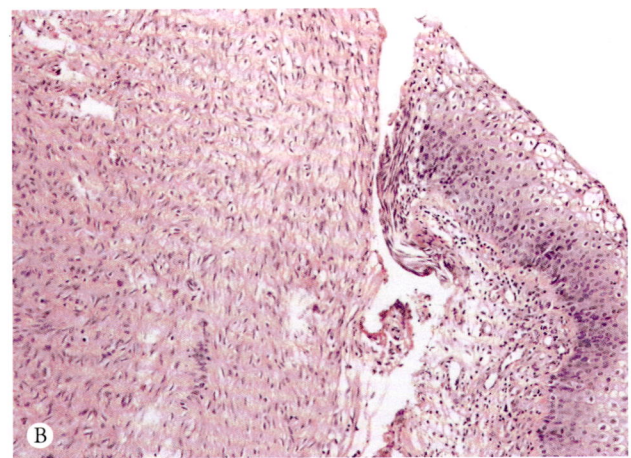

A. 冷冻切片，膀胱胚胎性横纹肌肉瘤，部分瘤细胞胞质丰富红染，提示有肌源性分化（中倍）；B. 石蜡切片，膀胱平滑肌瘤（中倍）。

图 6-3-18　膀胱其他间叶性肿瘤

点评

（1）膀胱炎性肌纤维母细胞增生病变及肿瘤应与尿路上皮梭形细胞癌相鉴别，冷冻切片中有时鉴别比较困难，需尽可能多取样，寻找尿路上皮分化的区域。也要与其他梭形细胞软组织肿瘤相鉴别，前者往往伴有不同程度炎细胞浸润和间质黏液样变。

（2）发生于膀胱的副神经节瘤位置一般较深，可向固有肌层延伸，酷似肌层浸润，术中冷冻切片容易误诊为尿路上皮癌，此瘤虽具有细胞非典型性，但有特征性排列模式，核分裂罕见。

（3）膀胱胚胎性横纹肌肉瘤虽然罕见，但冷冻切片易被误诊为淋巴造血系统肿瘤，或因瘤细胞稀少伴明显水肿间质也可能导致漏诊，术中诊断中，若患者年龄偏小时应高度警惕。

四、瘤样病变

1. 旺炽性 Brunn 巢（von Brunn Nests）　一种良性非肿瘤病变，可能与局部炎症相关，85%～95% 发生在膀胱。特征性表现为尿路上皮细胞在表浅固有层中形成实体巢，尿路上皮细胞一般没有异型性，细胞巢呈圆形，轮廓光滑，具有小叶结构，均匀分布，与固有层深部形成清晰的分界。Brunn 巢可有微小分支和汇合，可同时伴有腺性膀胱炎，缺乏间质反应。

实际工作中，最重要的鉴别诊断为巢状型尿路上皮癌，两者具有显著的形态学重叠，在浅表小活检中，组织学上可能无法与 Brunn 巢区分（表 6-3-2）。在冷冻切片诊断中，由于取样局限性，两者鉴别也比较困难。巢状型尿路上皮癌的癌巢通常较大，局部相互融合，缺乏小叶状结构，分布杂乱，常侵入固有层深部，若观察到固有肌层侵犯可诊断为癌。因此，活检或冷冻切片时应仔细了解临床表现和全面观察肿块病变，巢状癌多伴有侵袭性临床表现，如肿块体积大或输尿管梗阻等，对肾盂或输尿管活检诊断或冷冻诊断应谨慎。此外，Brunn 巢还需与内翻性乳头状肿瘤、低级别神经内分泌肿瘤及副节瘤相鉴别。个别体积较大的 Brunns 巢病例中也可见单个 Brunns 巢上皮明显异型，结合形态和免疫组化 CK20 阳性应诊断为旺炽性 Brunns 巢局部癌变（非浸润性尿路上皮癌）（图 6-3-19）。

第六章 泌尿系统、男性生殖器官及肾上腺疾病

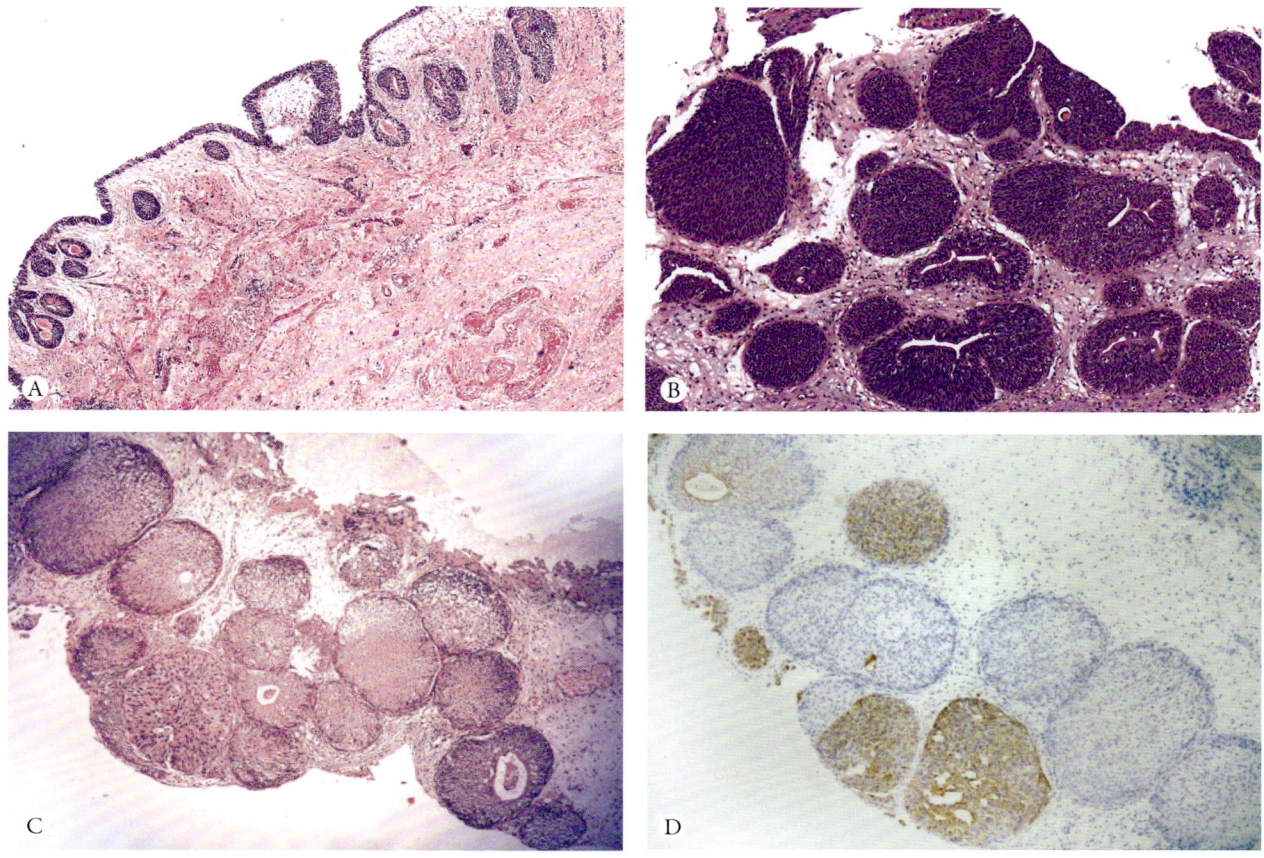

A. 石蜡切片，膀胱旺炽性 Brunns 巢沿膀胱浅层、固有层分布（低倍）；B. 石蜡切片，膀胱 Brunns 巢边界清楚，合并腺性膀胱炎（中倍）；C. 石蜡切片，膀胱旺炽性 Brunns 巢局部癌变（低倍）；D. 免疫组化染色，膀胱旺炽性 Brunns 巢局部癌变，癌变上皮巢 CK20 阳性表达（低倍）。

图 6-3-19　膀胱旺炽性 Brunns 巢局部癌变

表 6-3-2　巢状型尿路上皮癌与旺炽性 Brunns 巢的鉴别

鉴别要点	巢状型尿路上皮癌	旺炽性 Brunns 巢
上皮巢	上皮巢大小形状不等，巢与巢之间间隔距离不等，有的区域拥挤	上皮巢体积较大，但大多呈圆形，形态规则，巢与巢之间距离规则
腺样分化	少见	常伴腺性膀胱炎
整体结构	边界不清	病灶有边界
病灶底部	不平整，浸润性	光滑、平整，不浸润
肌层浸润	常有	无
细胞不典型性	有，尤其在深部	无

2. 腺性膀胱炎　由于结石、炎症等因素的刺激导致尿路上皮内翻性增生，形成 Brunn 巢伴腺样化生。腺性膀胱炎通常为偶然发现，常在完整尿路黏膜面呈多灶性结节状隆起性病变，镜下内翻性增生的腺样化生上皮巢不均匀地分布在黏膜浅层，间质有明显慢性炎症细胞浸润。腺样管腔衬覆立方或柱状细胞，常伴肠化生，有散在的肠型杯状细胞，潘氏细胞很少；罕见病例可有广泛

黏液外渗,但无明显细胞异型性、不规则上皮聚集,也无固有肌层破坏性浸润,黏液中漂浮着完整腺体。活检和冷冻切片诊断容易误诊为浸润性腺癌,需与之鉴别。膀胱浸润性腺癌常有固有肌层破坏性侵犯,切片中见游离漂浮单个细胞或小簇状细胞,细胞核异型性明显,在黏液(胶样)变异型中,上皮不规则聚集于间质黏液中,不同于腺性膀胱炎黏液外渗(图6-3-20)。

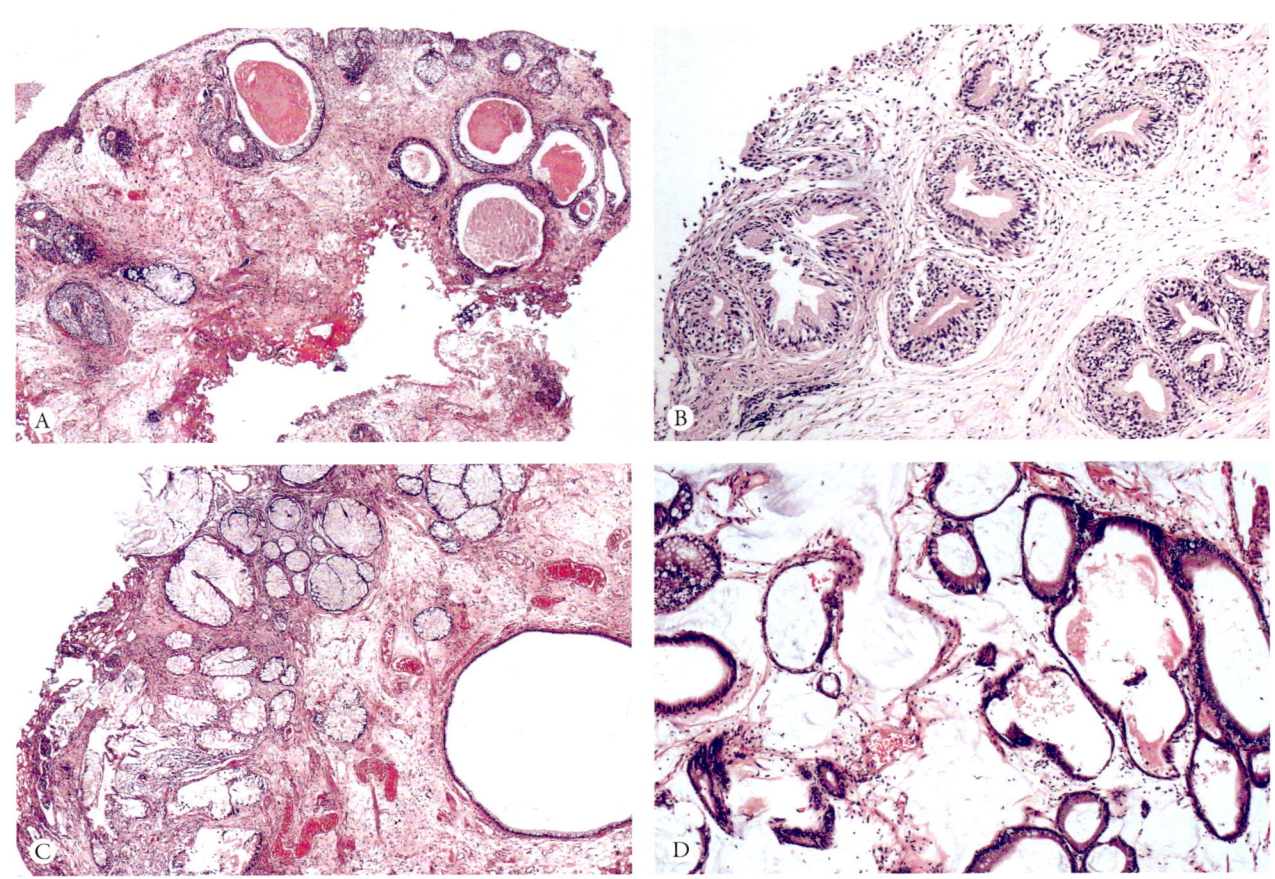

A. 石蜡切片,腺性膀胱炎(低倍);B. 石蜡切片,腺性膀胱炎(中倍);C. 腺性膀胱炎伴肠化(低倍);D. 腺性膀胱炎见黏液外渗,酷似黏液腺癌(中倍)。

图6-3-20 **腺性膀胱炎**

3. **乳头状息肉样膀胱炎** 以固有层水肿和外生息肉样或乳头状突起为特征;多数病例发生与留置导尿管或膀胱造瘘有关,可发生在任何年龄,表现为血尿。特征表现为尿路上皮外生性乳头状生长并继发固有层水肿,与典型尿路上皮乳头状肿瘤不同,乳头缺乏复杂的分支,乳头间质显示水肿和纤维化,也缺乏纤维血管轴心。乳头基底部较宽,远端逐渐变细,表面尿路上皮正常、增生或反应性不典型增生。在活检和冷冻切片诊断中容易与尿路上皮乳头状瘤和低度恶性潜能尿路上皮乳头状肿瘤混淆(图6-3-21)。

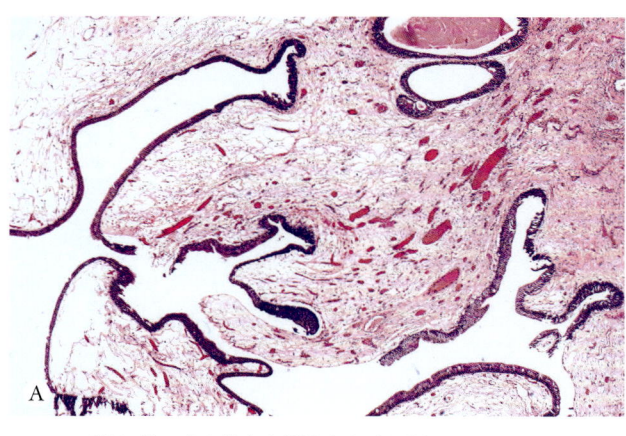
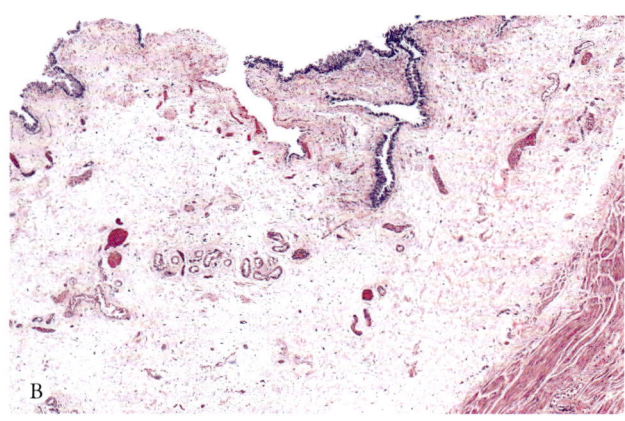

A. 石蜡切片：乳头状息肉样膀胱炎（低倍）；B. 石蜡切片：乳头状息肉样膀胱炎（低倍）。

图 6-3-21　乳头状息肉样膀胱炎

4. 尿道肉阜　位于女性尿道外口的炎性息肉，表面被覆尿路上皮，间质有纤维化和慢性炎症反应，上皮常有鳞化、不典型增生及不同程度的异型增生，或类似腺性尿道炎的改变，要注意与尿路上皮癌相鉴别（图 6-3-22）。

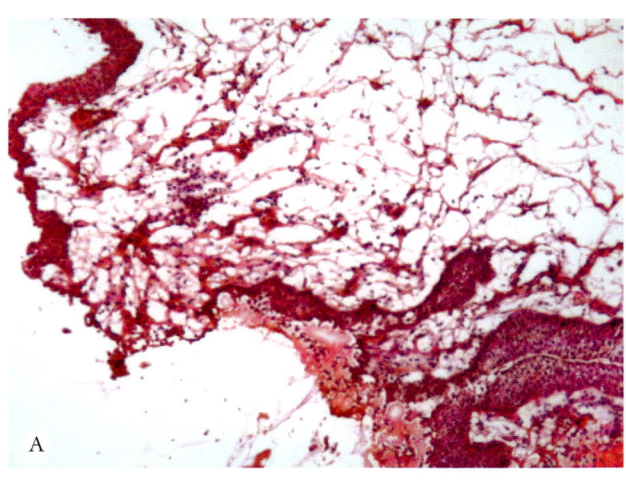
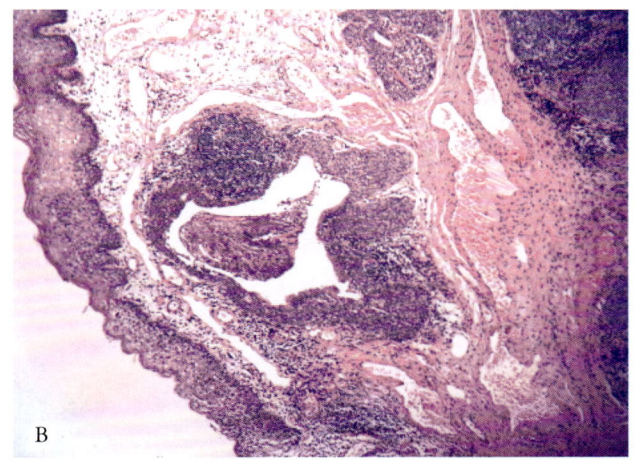

A. 冷冻切片，尿道肉阜（低倍）；B. 石蜡切片，尿道肉阜，表面被覆鳞化尿路上皮（低倍）。

图 6-3-22　尿道肉阜

5. 异位前列腺组织　常呈乳头状或息肉样隆起在后尿道或膀胱三角区黏膜面。血尿和排尿不畅是最常见的症状。患者均为男性，但不一定都是老年人。镜下见结节状增生的前列腺腺泡，可伴有或不伴有良性前列腺增生。

6. 手术后梭形细胞结节　为良性反应性肌纤维母细胞增生性结节，由于梭形细胞增生活跃、核分裂象常见，累及膀胱肌层，容易误诊为梭形细胞肉瘤，尤其是高分化平滑肌肉瘤。但梭形细胞缺乏异型性，有炎症性黏液样和富于薄壁血管的间质，没有凝固性坏死，患者近期内有膀胱镜手术史可将其与真正的肉瘤鉴别开来（图 6-3-23）。

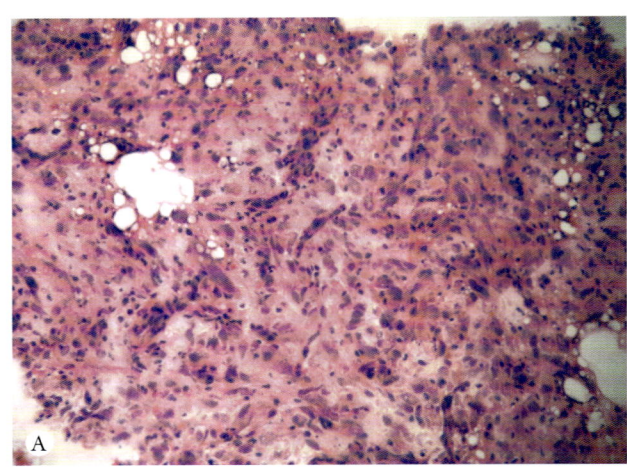
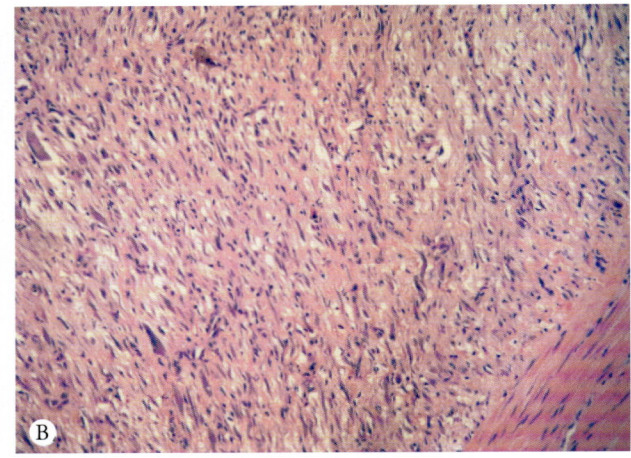

A.冷冻切片：术后梭形细胞结节（中倍）；B.石蜡切片：术后梭形细胞结节（中倍）。

图 6-3-23　术后梭形细胞结节

7. 苗勒氏管病变　包括子宫内膜异位、宫颈内膜异位、输卵管内膜异位或苗勒氏管囊肿，偶尔可位于尿路系统（主要是膀胱）的黏膜固有层或肌层内，患者大多为中年女性，半数病例有盆腔手术史。

【病例】膀胱子宫内膜异位症

患者为中年女性，有痛经和子宫腺肌症病史，因血尿做影像学检查发现膀胱壁囊实性占位。术中冷冻切片见膀胱黏膜下层和肌层有良性腺上皮被覆的腺管和小囊，间质内多灶性含铁血黄素沉积和组织细胞增生，疑为膀胱子宫内膜异位症，石蜡切片证实为子宫内膜异位腺体，腺体和小囊旁有子宫内膜间质细胞和含铁血黄素沉积（图 6-3-24）。

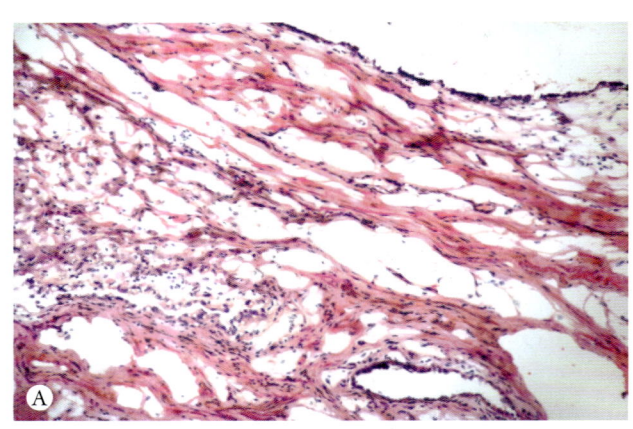
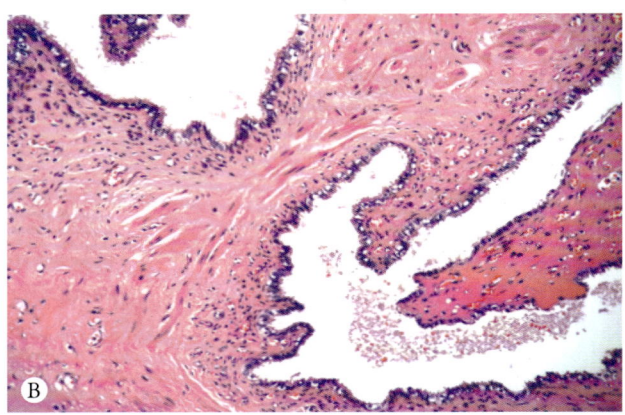
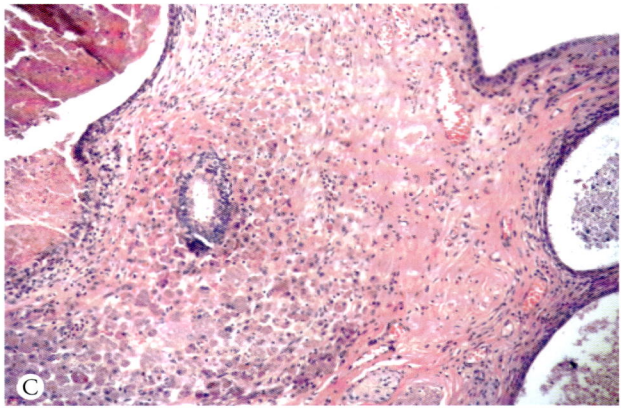

A.冷冻切片，膀胱子宫内膜异位症（中倍）；B.石蜡切片，膀胱子宫内膜异位症（中倍）；C.石蜡切片，膀胱子宫内膜异位症（中倍）。

图 6-3-24　膀胱子宫内膜异位症

8. 纤维上皮性息肉　好发于肾盂和输尿管连接部，常引起该部位狭窄，可见于儿童至老年人的各个年龄段，男性多于女性。大体呈单个或多个细长、表面光滑的蠕虫样息肉状隆起，附着于同一个基底，息肉表面有正常尿路上皮被覆，轴心为疏松水肿样的纤维血管间质，伴少量炎症细胞浸润（图6-3-25）。

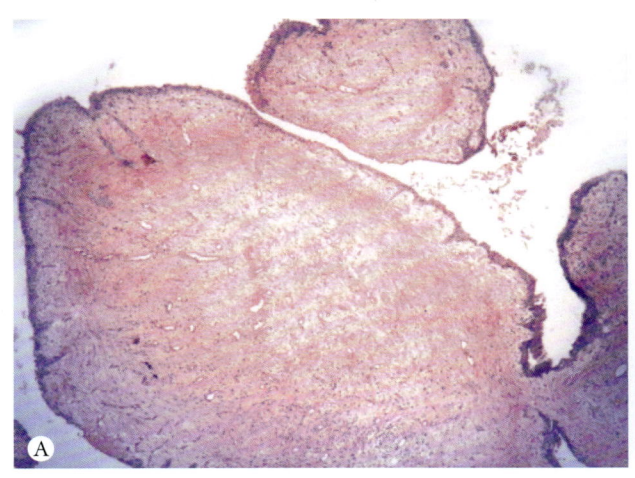
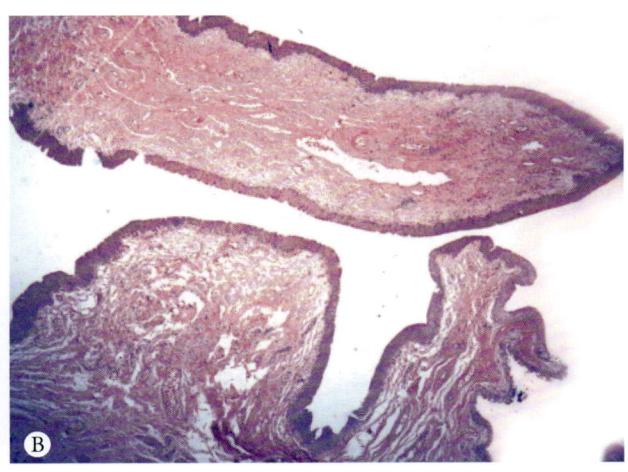

A. 冷冻切片，（右输尿管）纤维上皮性息肉（低倍）；B. 石蜡切片，（右输尿管）纤维上皮性息肉（低倍）。

图 6-3-25　纤维上皮性息肉

9. 肾源性腺瘤　大体呈息肉状、乳头状或结节状的黏膜病变，病变大小大多＜1cm，乳头和腺体都位于固有膜内，腺上皮呈立方或"靴钉"样，胞质透明或嗜酸性，腺管的基底膜增厚，尿路系统的肾源性腺瘤既要和乳头状、小管状、微囊性和巢状变异的尿路上皮癌相鉴别，又要与浸润性或转移性前列腺癌相鉴别（图6-3-26）。

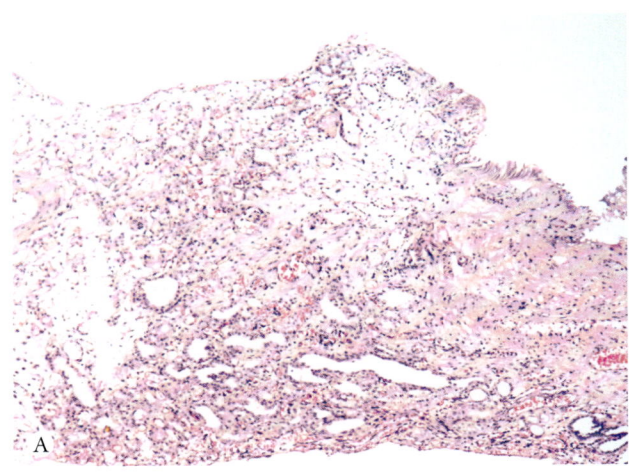
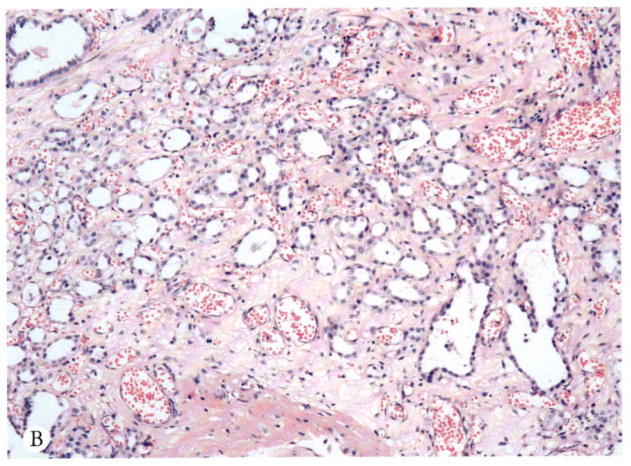

A. 石蜡切片，肾源性腺瘤，小管型（中倍）；B. 石蜡切片，肾源性腺瘤，"鞋钉"样改变（中倍）。

图 6-3-26　肾源性腺瘤

10. 黄色肉芽肿性肾盂肾炎　多见于中年女性，常有尿路感染病史。大体病变位于肾盂，累及肾实质，与肾盂尿路上皮癌和肾癌难以区别。镜下见肿块中央常有坏死和小脓肿，周围是以上皮样组织细胞、泡沫样组织细胞、多核巨细胞为主的慢性炎症细胞浸润，伴肉芽肿形成，细胞成分较杂，核缺乏异型性。同样的病变也可发生在膀胱，称黄色肉芽肿性膀胱炎（图6-3-27）。

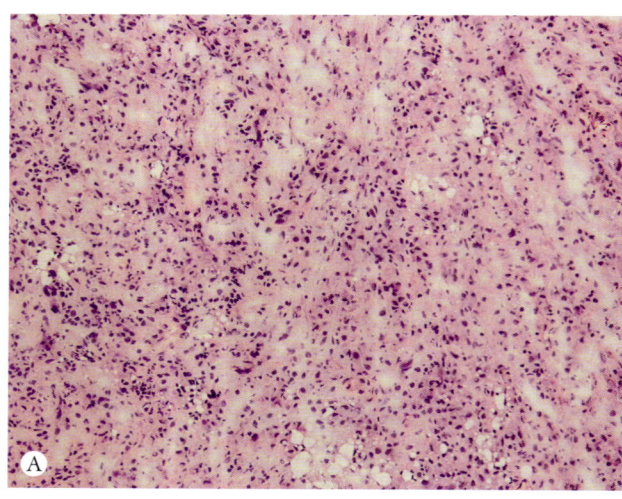 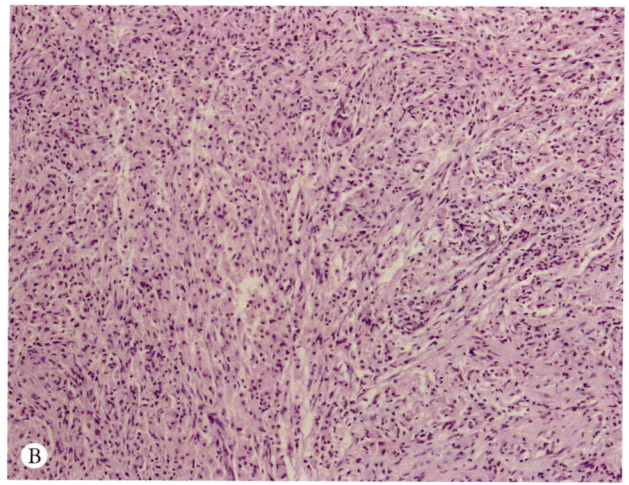

A. 冷冻切片，见上皮样细胞呈条索状排列，似癌样（中倍）；B. 石蜡切片，见大量组织细胞和梭形细胞（中倍）。

图 6-3-27　黄色肉芽肿性肾盂肾炎

点评

（1）膀胱 Brunn 巢术中冷冻切片时很容易与巢状变异型尿路上皮癌混淆，诊断时应重点关注尿路上皮细胞巢轮廓与分布深浅。

（2）腺性膀胱炎伴广泛肠上皮化生和富于黏液时，极易误诊为膀胱腺癌。冷冻切片诊断时应重视病变位置，前者常无明显细胞异型性和不规则上皮聚集，也无固有肌层破坏性浸润，黏液中漂浮着完整腺体。

（3）术后梭形细胞结节类似假肉瘤性病变，与膀胱真性肉瘤或肉瘤样癌鉴别困难，但患者往往有膀胱手术或活检史，且大多数患者相对年轻，免疫标记 ALK 和 CK 常（+），也将其称为炎性肌纤维母细胞瘤。

（4）应注意肾源性腺瘤与苗勒氏管起源的透明细胞癌和前列腺腺癌累及膀胱均存在不同程度的形态重叠，活检和冷冻切片中相互鉴别也比较困难，前者常缺乏明显细胞异型性和浸润性生长，应注意免疫标记 P504S（+）与前列腺癌存在诊断陷阱，但其 PAX2（+）、PSA/NKX3.1（-）可资鉴别。

第四节　睾丸与附睾及阴茎病变

睾丸疾病包括非肿瘤性病变与肿瘤性病变，临床实际工作中对睾丸与附睾病变术前可通过影像学检查和肿瘤标志物血清学等检测，多数可基本明确病变的性质。对于睾丸与附睾病变是否需要进行常规术中冷冻切片诊断？目前尚无完全统一标准，睾丸病变冷冻切片检查队列研究分析显示，冷冻切片检查的敏感性为99%，特异性为96%，阳性预测值为98%，阴性预测值为97%。重要的是约1/3的睾丸肿瘤被正确地确定为行保留睾丸的手术，可以避免睾丸切除术。证实冷冻切片检查是一种具有高度敏感性和特异性的术中检查方法，可以区分良性和恶性睾丸病变及睾丸旁病变，证明其对保留睾丸的手术可能是最合适的。术中冷冻切片诊断可适用于睾丸小病变、睾丸旁病变、双侧病变、孤立性睾丸、青春期前患者，以及肿瘤标志物阴性和适合保留睾丸手术的患者。

睾丸肿瘤中主要为生殖细胞肿瘤，其病理分类比较复杂，而且经常有多种肿瘤成分混合，甚至见生殖细胞肿瘤和性索肿瘤混合，术中冷冻切片诊断很难做出精细分类，或精确计算出肿瘤内各种成分所占比例，术中冷冻切片诊断与术后常规病理诊断的结论可能会有一些差异，但这并不影响睾丸生殖细胞肿瘤的手术治疗。手术医师主要关注的问题是病变性质，以及切除边缘是否干净。睾丸的恶性肿瘤很难穿透坚韧的白膜累及阴囊，但睾丸纵隔部是一个薄弱点，因为该处的白膜已移行为疏松的纤维血管结缔组织，肿瘤可以通过睾丸网浸润附睾等睾丸外组织，一旦睾丸外组织受累及，肿瘤转移的危险性就会增加，因此睾丸肿瘤的冷冻切片取材应注意纵隔部。与睾丸实质内的肿瘤相反，睾丸旁的病变（包括附睾）则以良性肿瘤和瘤样病变为多，如腺瘤样瘤、血管瘤、精子肉芽肿、附睾结核、纤维瘤性睾丸周围炎等，都发生在睾丸旁组织。因此在做术中冷冻切片诊断之前清楚知晓肿块所在的确切部位是非常重要的。

阴茎病变以阴茎癌最为多见，由于病变位于体表，术前多采用局部活检来明确病变性质，手术医师依赖术中冷冻切片了解局部浸润情况，以确定切除范围等。少数阴茎病变性质的确定也要进行术中冷冻切片诊断，主要是鳞状上皮增生与高分化鳞癌的鉴别，以及疣状增生性肿瘤间鉴别。此外阴茎海绵体和阴囊偶可发生少数软组织肿瘤等，术中冷冻切片诊断中也应有所认识和了解。

一、睾丸和附睾肿瘤

1. 原位生殖细胞肿瘤　系一种睾丸生殖细胞肿瘤的前驱病变，过去称为原位癌或小管内生殖细胞肿瘤等。2016 年 WHO 重新命名为原位生殖细胞肿瘤，约 50% 的病例 5 年内进展为恶性生殖细胞肿瘤。表现为原始生殖细胞增生伴萎缩的生精小管，肿瘤细胞位于小管基底部，呈大的非典型细胞，胞浆丰富，透明或嗜酸，细胞边界清楚，核居中，核仁突出，染色质呈粗块状。一般无生精现象。瘤细胞可呈 Pagetoid 样扩散至睾丸网。在针对隐睾、无精症或睾丸发育不良活检标本或冷冻切片进行诊断时，应仔细寻找有无原位生殖细胞肿瘤。同时也需与正常生精小管或生精障碍、管内型精母细胞性肿瘤、管内胚胎性癌、恶性淋巴瘤管内侵犯，以及转移性癌等鉴别（图 6-4-1）。

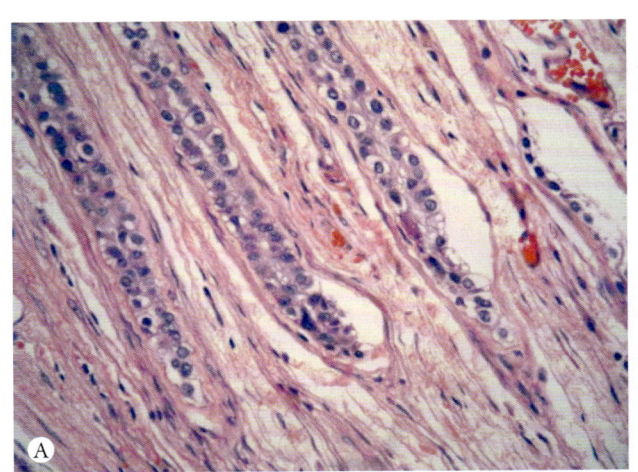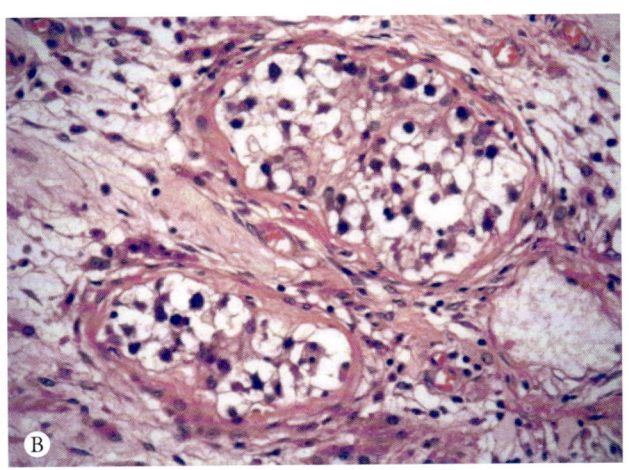

A. 石蜡切片，肿瘤位于睾丸曲细精管内（中倍）；B. 石蜡切片，曲精细管外未见肿瘤（高倍）。

图 6-4-1　睾丸原位生殖细胞肿瘤

2. 精原细胞瘤　系最常见的睾丸恶性生殖细胞瘤，约占 50%，大体肿瘤边界清楚，均质，呈分叶状，灰白色或棕褐色，质嫩或质韧，有膨胀性病变，出血或坏死罕见。由相对均匀一致的细胞组成，瘤细胞体积大，呈圆形或多角形，胞浆丰富透明，细胞边界清晰，细胞核有 1 个或多个突出的核仁。瘤细胞被纤维间隔分成片状或巢状或小叶状；间质淋巴浆细胞浸润，需注意的是因其瘤细胞大，呈弥漫排列，可见淋巴浆细胞浸润，冷冻切片诊断中容易误诊为大细胞淋巴瘤。此外 50%~60% 的病例可形成边界不清的肉芽肿，若存在广泛肉芽肿可掩盖肿瘤细胞造成漏诊，或误诊为非特异性肉芽肿性睾丸炎；同时也需与其他生殖细胞肿瘤相鉴别，包括胚胎性癌、卵黄囊瘤、单相绒毛膜癌、精母细胞性肿瘤、支持细胞瘤等。精原细胞瘤有一形态学变异,称为间变型精原细胞瘤,指精原细胞的核更大,异型性更明显,核分裂≥3个/HPF,生物学行为更具侵袭性(图6-4-2)。

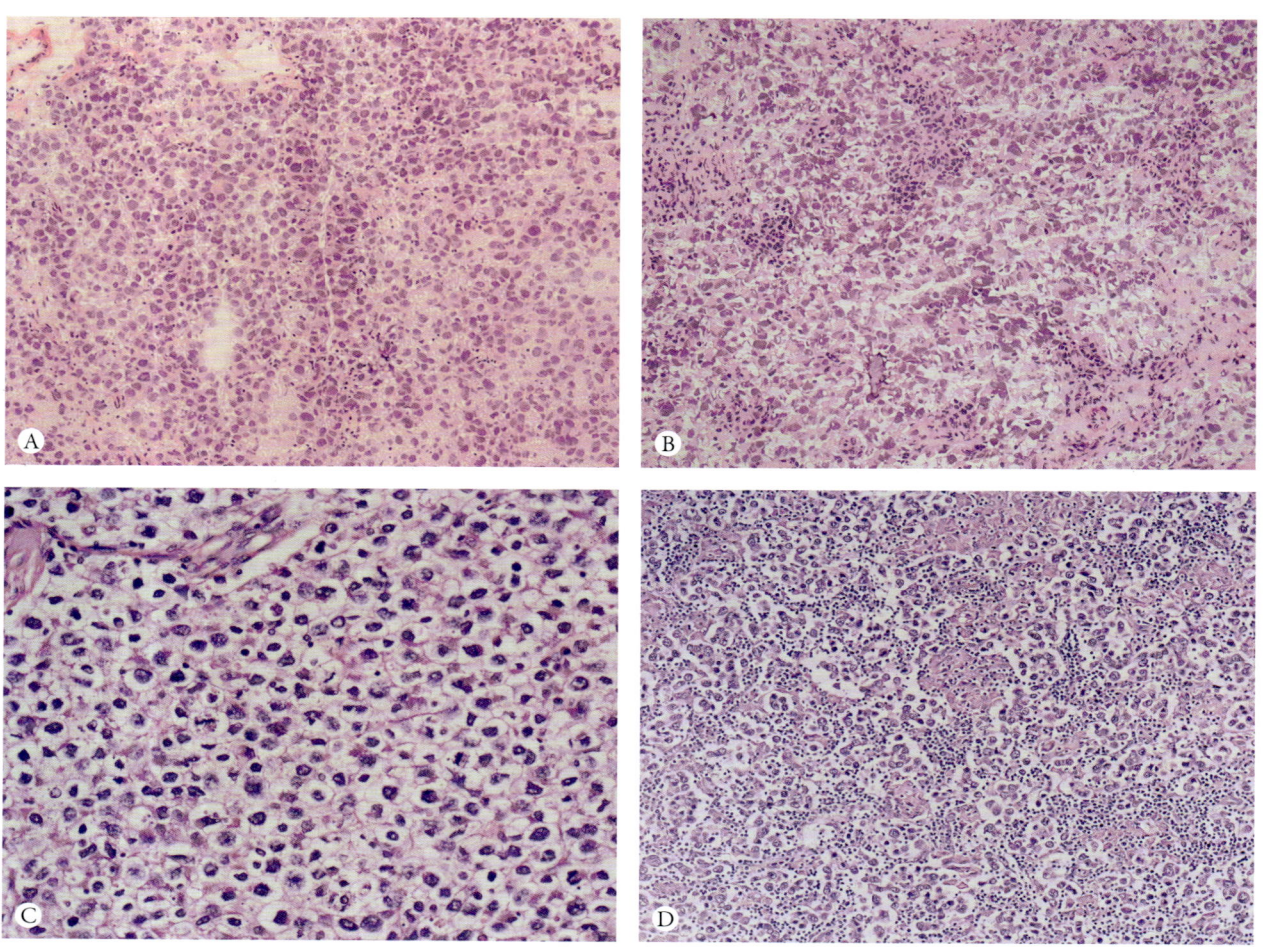

A.冷冻切片,弥漫性大细胞浸润酷似淋巴瘤(中倍);B.冷冻切片,大细胞呈巢状分布,酷似转移性癌(中倍);C.石蜡切片,间质少,淋巴细胞浸润(高倍);D.石蜡切片,肿瘤细胞呈条索状排列,间质富于胶原和淋巴细胞(中倍)。

图6-4-2 睾丸精原细胞瘤

3. 精母细胞性肿瘤 罕见的睾丸生殖细胞肿瘤,占1%~2%,患者平均年龄约53.6岁,表现为无痛睾丸肿胀和肿块,血清肿瘤标志物不升高,根治性睾丸切除术可治愈。肿块边界清楚、质软、易碎、棕褐色,切面呈黏液状或凝胶状。由3种标志细胞:小淋巴样细胞、中间细胞和大细胞构成,瘤细胞常呈弥漫性或实心片状排列,含少量纤维或水肿间质;罕见变异形态由假腺样、微囊状、小梁状、巢状或单细胞构成,缺乏糖原,伴纤维血管间隔、淋巴浆细胞浸润或肉芽肿性炎症。精母细胞性肿瘤不与其他生殖细胞肿瘤混合,但部分肿瘤含异源性肉瘤成分(纤维肉瘤、横纹肌肉瘤等),不含肉瘤成分的精母细胞性肿瘤很少转移,预后比经典型精原细胞瘤好(图6-4-3)。

4. 胚胎性癌 一种由上皮表型未分化细胞组成伴明显间变细胞和多种生长方式的生殖细胞肿瘤,也是睾丸第二常见的纯生殖细胞肿瘤,约占10%,该病的发病年龄比精原细胞瘤发病年龄小,多见于15~35岁,肉眼观察肿瘤常为边界不清肿块,切面出血、坏死广泛;镜下瘤细胞高度异型性,体积大,高黏附;中等量胞浆嗜双色,胞膜不清;呈合体样细胞,分布不均匀;核不规则,重叠,染色质粗大或呈泡状,核仁突出,核分裂明显伴凋亡。肿瘤往往呈多形性,常表现为实性、腺样和乳头状

第六章 泌尿系统、男性生殖器官及肾上腺疾病

3种生长方式。冷冻切片诊断中需与转移性癌、间变型精原细胞瘤相鉴别；约20%的病例肿瘤易累及睾丸网、附睾或精索和淋巴管，冷冻切片诊断时应重点取样观察淋巴管血管侵犯，以及睾丸网、精索和外膜浸润状况。该肿瘤常与其他生殖细胞肿瘤合并存在，很少有单纯性胚胎性癌（图6-4-4）。

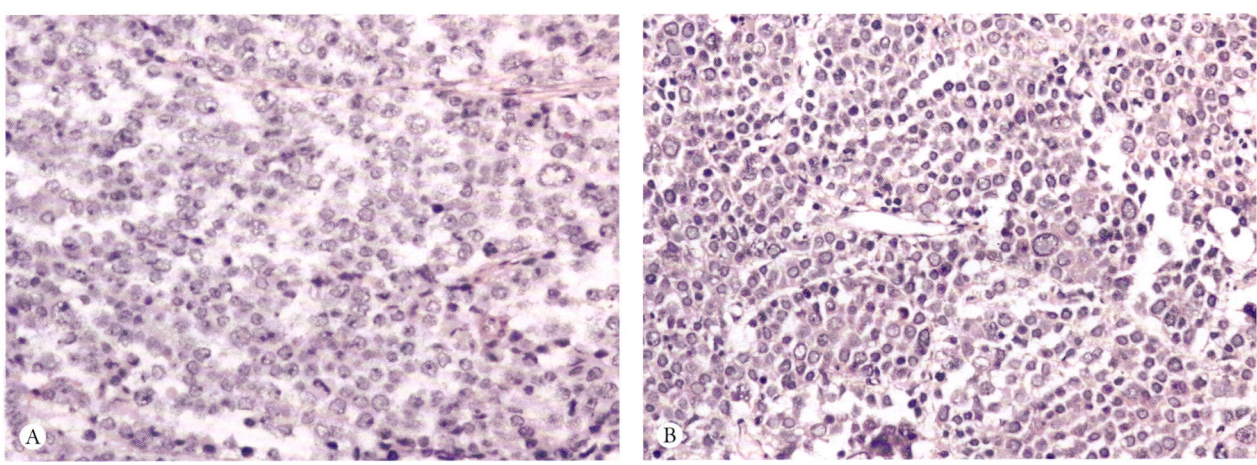

A.冷冻切片，圆形肿瘤细胞，大小不一，类似淋巴瘤（高倍）；B.石蜡切片，肿瘤细胞由小淋巴样细胞、中间细胞和大细胞构成（高倍）。

图6-4-3　精母细胞性肿瘤

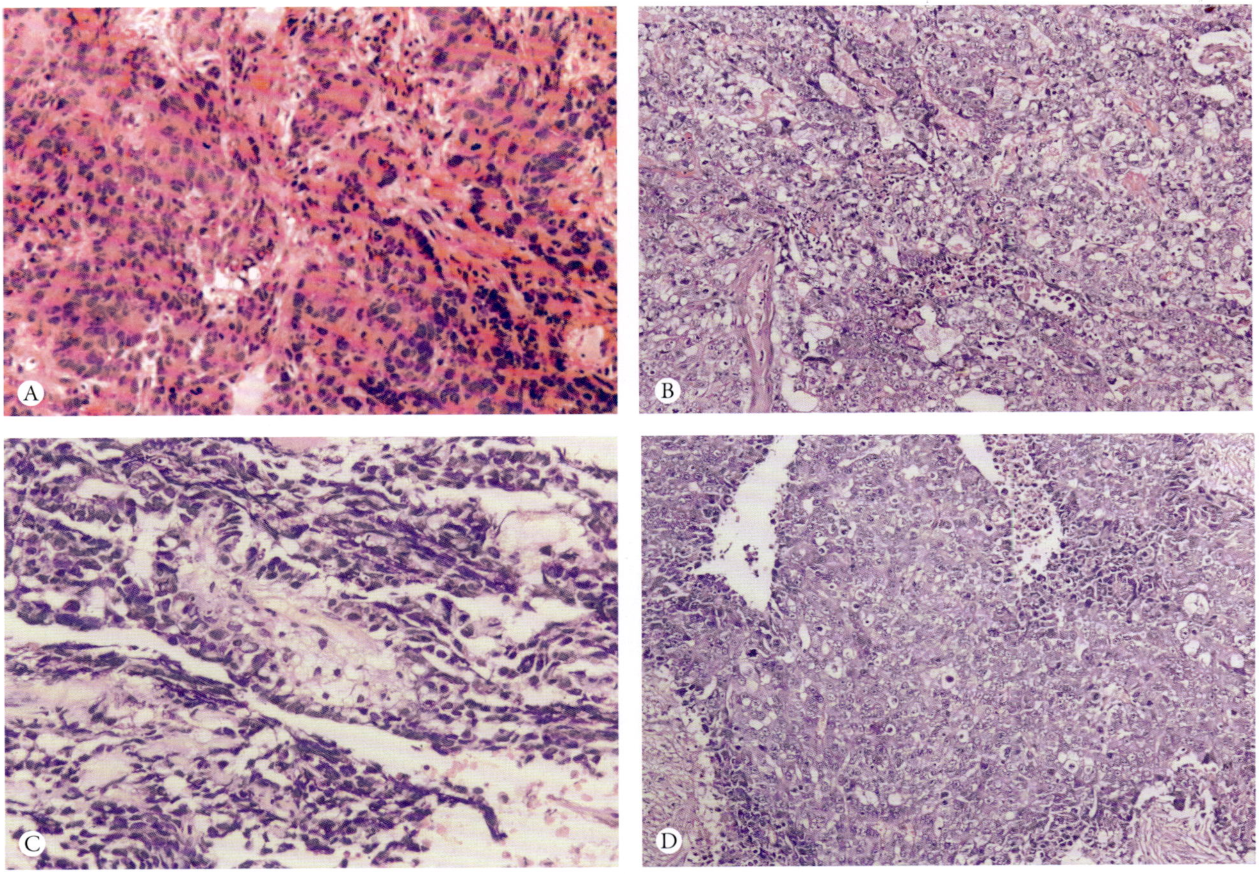

A.冷冻切片，图示腺管状结构（中倍）；B.石蜡切片，图示腺管状结构，空泡状核和明显增大的核仁及炎性间质反应（中倍）；C.冷冻切片，图示乳头状结构（高倍）；D.石蜡切片，肿瘤细胞呈实性生长型，可见坏死（高倍）。

图6-4-4　睾丸胚胎性癌

5. 卵黄囊瘤 婴幼儿睾丸最常见的生殖细胞肿瘤，成年纯型极罕见；患者血清中 AFP 增高对诊断有重要意义。常以混合型生殖细胞肿瘤的成分存在，与隐睾症无关。大体呈囊实性黏液样。具有多种生长方式，特征性表现为 1～2 个生长模式，80% 含有网状或微囊状结构，间质呈水肿样和黏液样，似迷路样；其次表现为内胚窦样、实性、乳头样或腺样。部分病例具有 Schiller-Duval 小体。瘤细胞相对均匀，呈立方、柱状或"靴钉"样排列，也可为扁平或梭形细胞，胞浆透明或嗜酸，细胞内或细胞外存在透明小球，可见基底膜样物质沉积（图 6-4-5）。冷冻切片诊断主要应与透明细胞癌相鉴别，后者也可表现为微囊或大囊，瘤细胞呈"鞋钉"样，但缺乏 Schiller-Duval 小体、透明小滴及基底膜样物质。实性型卵黄囊瘤可与精原细胞瘤混淆，但缺乏淋巴细胞浸润的纤维血管间隔。

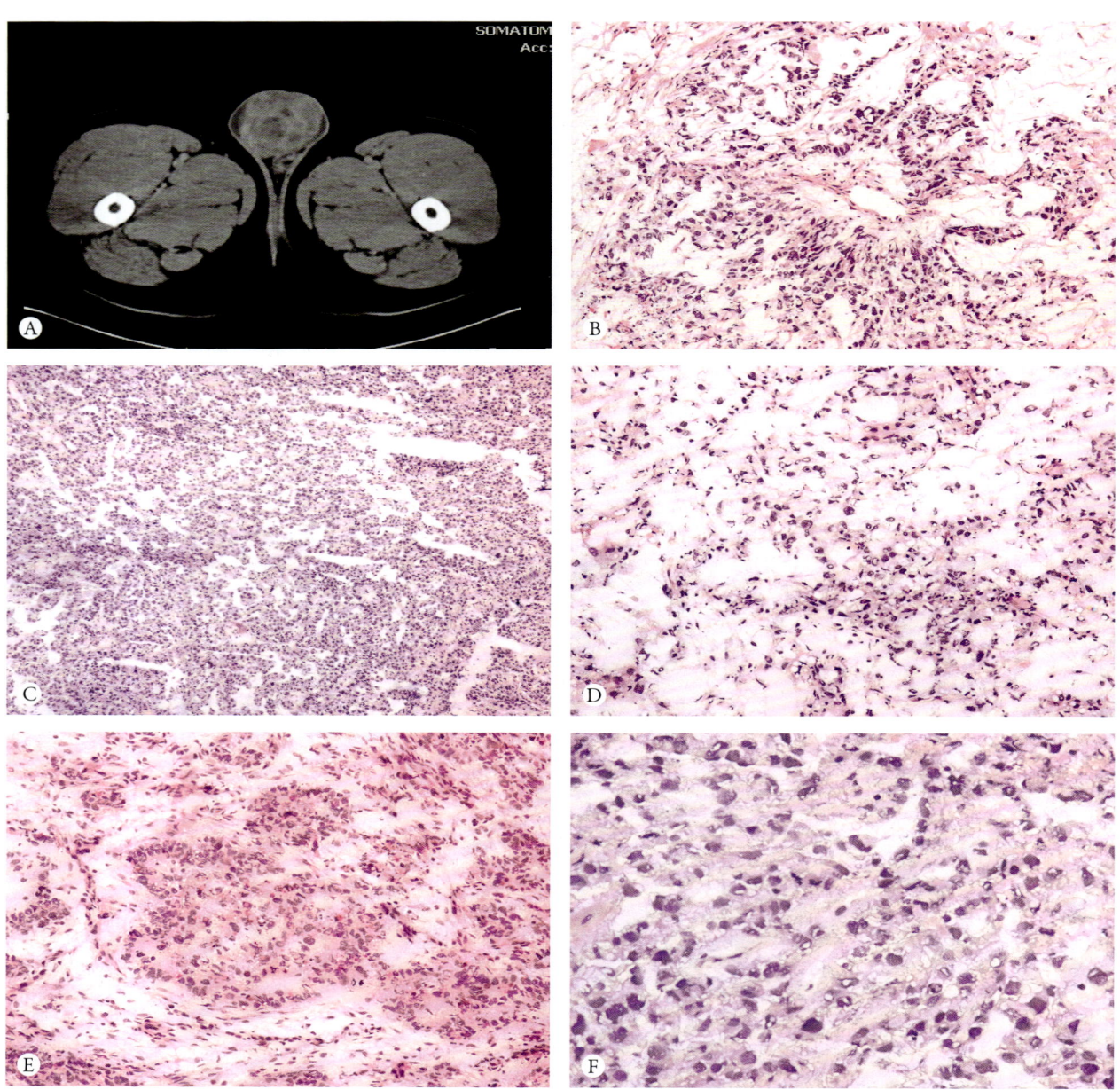

A. MRI 显示左侧睾丸肿块伴囊变；B. 冷冻切片，睾丸卵黄囊瘤中见疏松结构，中央可见 S-D 小体（低倍）；C. 冷冻切片，睾丸卵黄囊瘤显示迷路样结构（低倍）；D. 冷冻切片，睾丸卵黄囊瘤中见疏松网状结构（低倍）；E. 冷冻切片，睾丸卵黄囊瘤的内胚窦样结构伴透明小体（中倍）；F. 冷冻切片，睾丸卵黄囊瘤瘤细胞呈"鞋钉"样排列（高倍）。

图 6-4-5 睾丸卵黄囊瘤

6. 绒毛膜上皮癌　占生殖细胞肿瘤的比例不足 1%，早期即可发生肺、肝和脑血源性转移。患者血清 HCG 显著升高，通常＞100 000 U/mL，大体表现为广泛出血、坏死肿块伴有血凝块，病变呈灰褐色至棕褐色。经典绒毛膜癌由细胞滋养层细胞和多核合体滋养细胞构成，合体滋养层细胞围绕单核细胞滋养层细胞并形成绒毛状构型；合体滋养层细胞伴血管浸润，可见纤维素样坏死和出血。诊断中应注意新报道的消退型绒毛膜癌，常缺乏细胞滋养层细胞和合胞滋养层细胞，可见大的单核滋养层细胞，细胞质苍白至嗜酸性。可伴有坏死和新鲜出血，以及透明化纤维背景，含有大量含铁血黄素的巨噬细胞，很少出现有丝分裂，周围睾丸间质细胞明显增生。往往易被误诊为非肿瘤引起的出血（图 6-4-6）。

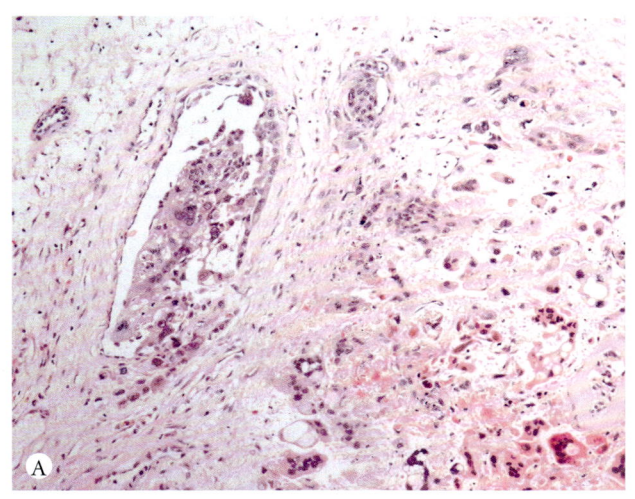 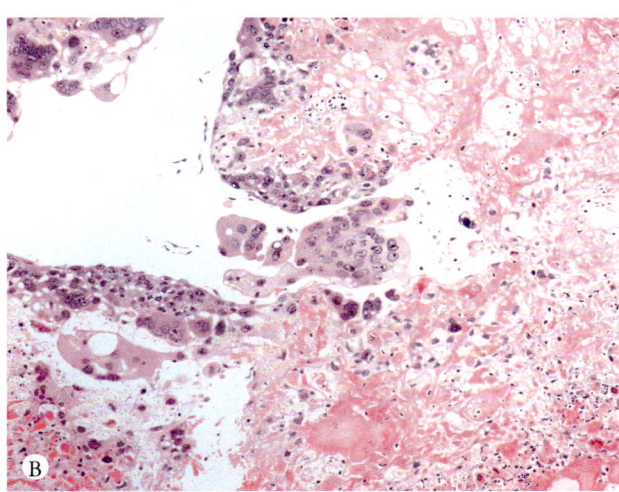

A. 石蜡切片，见血管浸润（中倍）；B. 石蜡切片，图示绒癌成分及坏死（中倍）。

图 6-4-6　睾丸绒毛膜上皮癌

7. 畸胎瘤　目前分为青春期后型与青春期前型两种。前者可能存在任何类型的组织，如胃肠道、呼吸道上皮、软骨，具有角化鳞状上皮、原始未分化成分，包括梭形细胞、原始内胚层、原始神经外胚层组织、胚胎横纹肌母细胞等；有不同程度的非典型性，有原位生殖细胞肿瘤，与萎缩性睾丸硬化症和微石症相关；其复发和转移率相对较高，占 22%～37%，大多数成年人睾丸畸胎瘤属于此型，因此冷冻切片时必须注意多取材，同时也应注意某些畸胎瘤可同时合并其他生殖细胞肿瘤和性索-间质肿瘤成分。后者为青春期前儿童第二常见肿瘤，具有类似器官的组织结构，有上皮、固有层和固有肌层等，但可能存在任何组织类型；表皮样囊肿多见，与前者不同，可以看到毛囊，无细胞异型性，无原位生殖细胞肿瘤或坏死（图 6-4-7）。

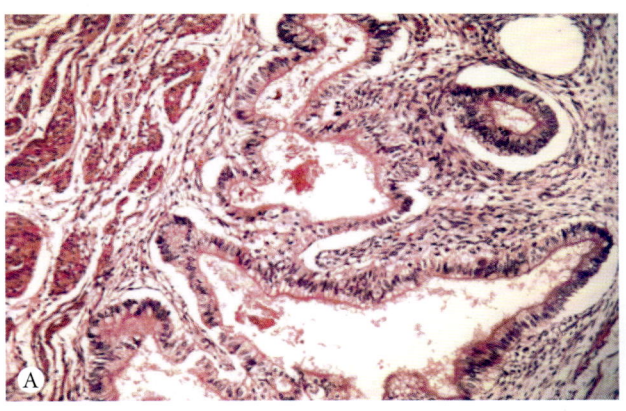 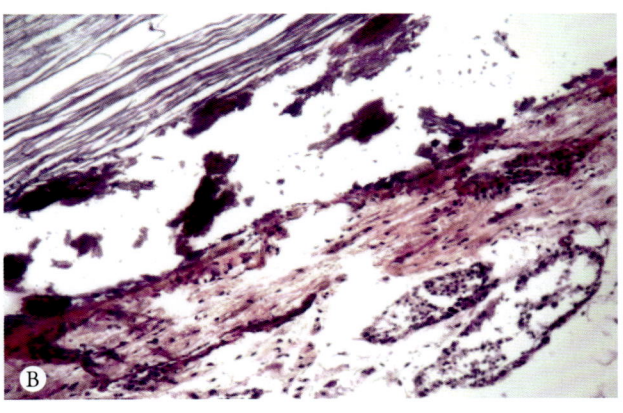

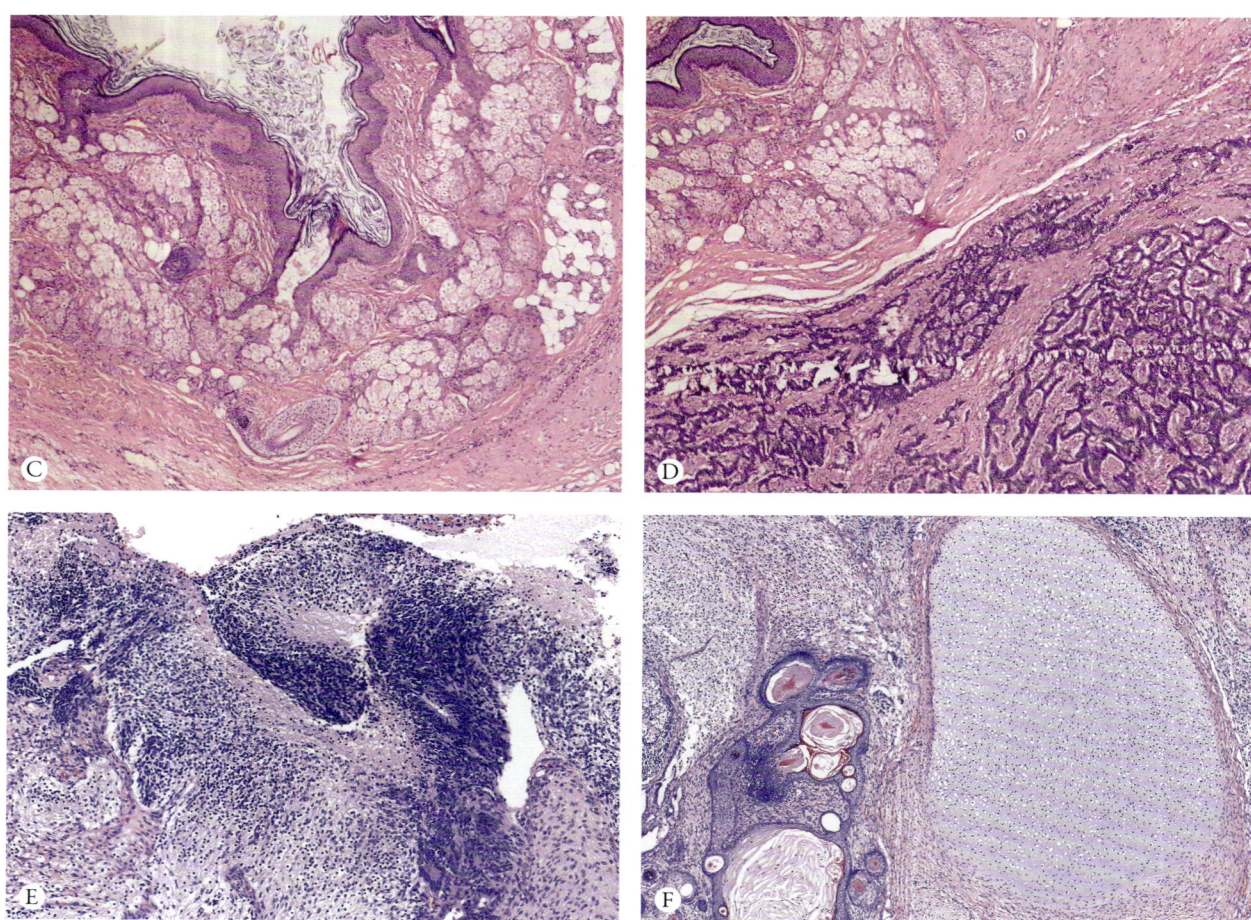

A. 冷冻切片，睾丸畸胎瘤，含平滑肌和腺上皮成分（中倍）；B. 冷冻切片，睾丸表皮样囊肿，右下角是睾丸曲细精管，左上角为囊内角化物，囊壁有钙化（中倍）；C. 石蜡切片，睾丸皮样囊肿，囊壁含皮肤附属器（低倍）；D. 石蜡切片，睾丸畸胎瘤合并性索-间质肿瘤成分（低倍）；E. 石蜡切片，睾丸畸胎瘤伴原始神经管成分（低倍）；F. 石蜡切片，睾丸畸胎瘤伴幼稚软骨成分（低倍）。

图 6-4-7　睾丸畸胎瘤

点评

（1）睾丸生殖细胞肿瘤术中冷冻切片诊断的主要目的为充分了解临床手术方式，大多数病例送冷冻切片目的在于明确肿瘤性质，以决定是否实行保留睾丸的手术。

（2）睾丸生殖细胞肿瘤由非单一成分构成，多数呈混合型组织学类型存在，冷冻诊断中除明确肿瘤良恶性外，应密切结合肉眼改变，多取样制片观察，尽可能寻找各种类型肿瘤成分。混合性生殖细胞肿瘤约占睾丸生殖细胞肿瘤的 60%，最常见的混合是胚胎性癌、精原细胞瘤和卵黄囊瘤之间的混合。

（3）混合性生殖细胞瘤中的绒癌成分必须有合体滋养层和细胞滋养层两种细胞成分，并有出血。在精原细胞瘤和胚胎性癌中出现少量散在的合体滋养层细胞不能认为是混合绒癌。

（4）混合性生殖细胞肿瘤内胚胎性癌和绒癌占的比例越高，预后越差。冷冻切片诊断观察到恶性度更高的胚胎性癌、卵黄囊瘤等成分时，也需广泛取样进一步明确周围侵犯和血管淋巴管浸润情况，以指导临床手术切除范围。

（5）睾丸畸胎瘤的恶性度与年龄有关，儿童的青春期前型畸胎瘤很少发生转移，但成年人的青春期后型畸胎瘤可侵犯脉管并发生转移，这与卵巢畸胎瘤略有区别。

8. 性索-间质肿瘤　系一种具有 Leydig（间质）细胞、Sertoli（支持）细胞、颗粒细胞或罕见的卵泡膜细胞特征的肿瘤，占成年年睾丸肿瘤的2%~5%。该肿瘤中恶性占5%~10%，可发生转移。睾丸性索-间质肿瘤具有共有的细胞特征与生长模式；其中间质细胞瘤瘤细胞呈圆形至多边形，具有丰富的嗜酸性胞浆，含脂褐素，核仁突出，呈实性或巢状排列；支持细胞瘤呈均匀的立方或柱状瘤细胞，胞浆中等，呈淡染空泡样或嗜酸性，呈假腺样、小梁状或小管状排列。睾丸颗粒细胞瘤或卵泡膜细胞肿瘤虽有报道，但通常十分罕见。此外，也有一些特殊类型的性索-间质肿瘤可能与遗传综合征有关，如Peutz-Jeghers综合征相关的大细胞钙化性支持细胞瘤、睾丸雄激素不敏感综合征相关支持细胞瘤。术中冷冻切片诊断最主要的任务是确定此类肿瘤的良恶性。目前主要依据以下标准诊断：肿瘤直径>5cm，出现梭形细胞形态，核非典型性和多形性，核分裂计数增加，伴肿瘤坏死、血管浸润和周围组织浸润。恶性判定时除肿瘤直径重要外，还必须同时存在多个指征。此外，仍需与其他睾丸良恶性肿瘤相鉴别，包括生殖细胞肿瘤，与其异质性和生长方式不同；转移性癌或黑色素瘤，一般年龄较大，有原发临床病史，瘤细胞多形性更大，核分裂更多，常见血管淋巴管浸润和双侧受累；有时也需与发生附睾的腺瘤样瘤相鉴别，后者可类似间质细胞瘤或支持细胞瘤，但拥有更明显间质和胞浆空泡变（图6-4-8）。

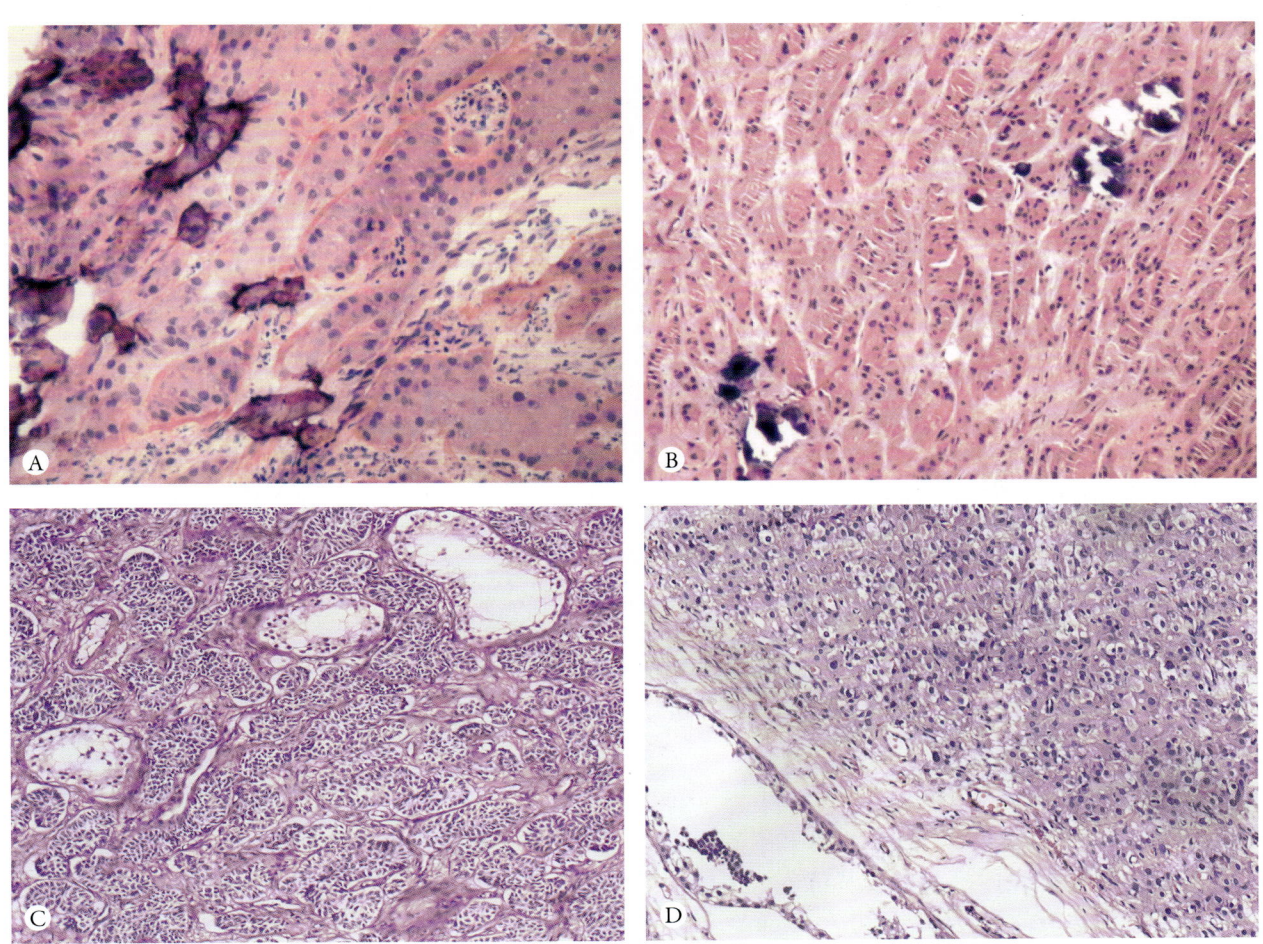

A.冷冻切片，睾丸大细胞钙化性支持细胞瘤（高倍）；B.石蜡切片，睾丸大细胞钙化性支持细胞瘤（中倍）；C.石蜡切片，睾丸间质细胞瘤，曲细精管间可见间质细胞巢（中倍）；D.石蜡切片，睾丸支持细胞瘤，曲精管旁见胞浆嗜酸肿瘤细胞（中倍）

图6-4-8　睾丸性索-间质肿瘤

9. 淋巴造血肿瘤 睾丸淋巴造血肿瘤中淋巴瘤最多见，占所有睾丸肿瘤的 2%～5%，继发性淋巴瘤比原发性更常见，睾丸浆细胞瘤极为罕见，白血病患者睾丸受累相对常见。睾丸淋巴瘤多见于老年人，儿童通常为白血病。大体表现为睾丸实质部分或完全被弥漫性或分叶状肿块取代，呈灰白色鱼肉样。以弥漫大 B 细胞淋巴瘤最常见，呈弥漫性间质浸润，可导致曲细精管的破坏和消失（图 6-4-9）。

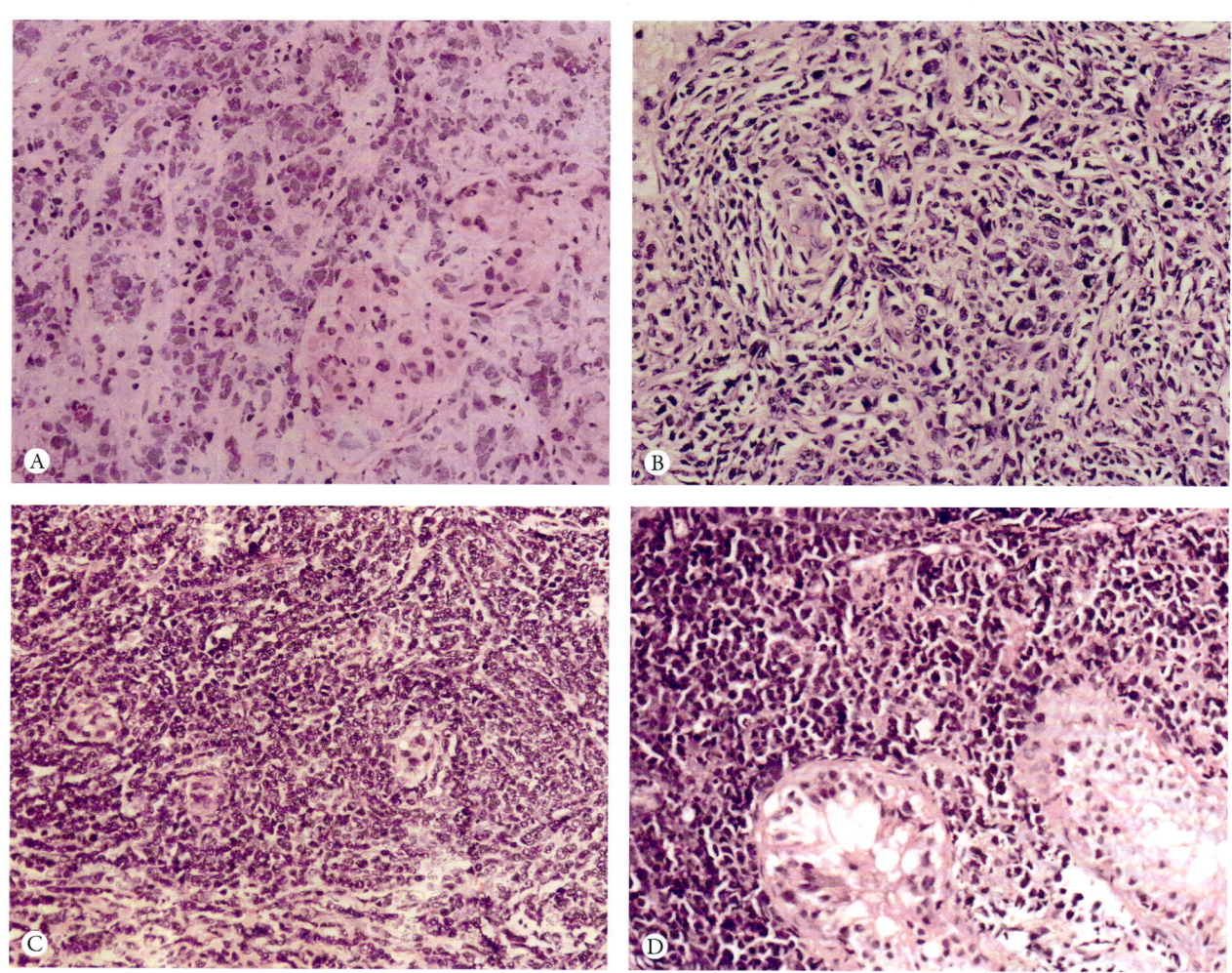

A. 冷冻切片，睾丸弥漫大 B 细胞淋巴瘤，瘤细胞呈条索状浸润（中倍）；B. 石蜡切片，睾丸弥漫大 B 细胞淋巴瘤，曲细精管间弥漫性异型细胞浸润（中倍）；C. 石蜡切片，淋巴母细胞淋巴瘤，瘤细胞呈条索状浸润（中倍）；D. 石蜡切片，急性髓系白血病累及睾丸（中倍）。

图 6-4-9 睾丸淋巴造血肿瘤

10. 腺瘤样瘤 一种好发于睾丸旁和附睾间皮起源的良性肿瘤。大体呈灰白或灰黄色，不规则或边界不清的结节，多数结节大小＜ 2 cm，可见明显的囊。镜下显示瘤细胞呈扁平—立方状上皮细胞，胞浆空泡状，可见明显小核仁，缺乏核分裂；可表现为管状或腺样、血管瘤样、实性、囊状等多种生长方式。肿瘤往往与周围组织呈现弥漫性浸润性生长，冷冻切片诊断中容易被认为恶性病变，尤其应注意与转移性腺癌、上皮样血管内皮瘤、生殖细胞肿瘤或性索-间质肿瘤相鉴别（图 6-4-10）。

第六章 泌尿系统、男性生殖器官及肾上腺疾病

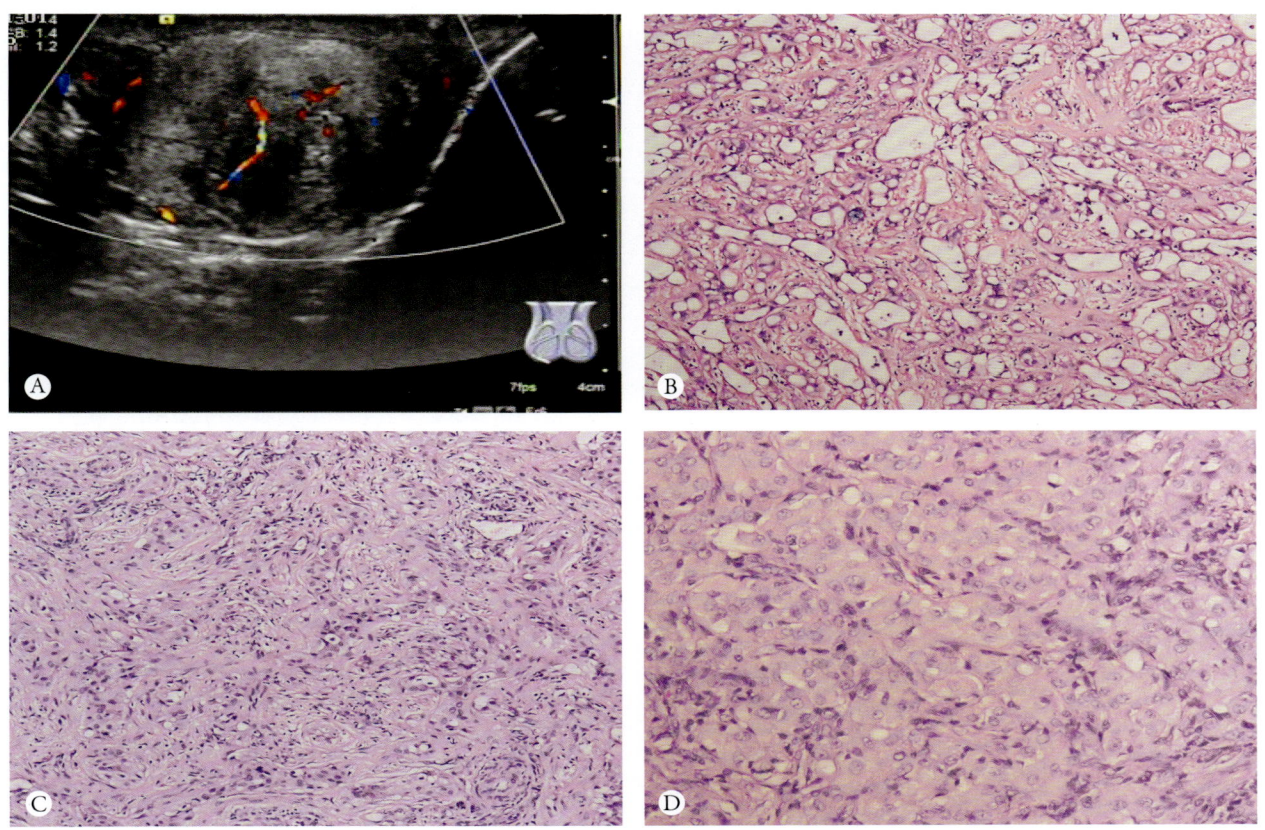

A.超声图像，左睾丸边界清楚，呈低回声，血供丰富；B.石蜡切片，纤维间质见大量腺样和微囊样成分（中倍）；C.石蜡切片，上皮样细胞呈条索状分布于纤维间质，酷似腺癌浸润（中倍）；D.石蜡切片，上皮样细胞呈腺样结构，密集排列（高倍）。

图 6-4-10　睾丸腺瘤样瘤

11.胚胎性横纹肌肉瘤　睾丸旁是横纹肌肉瘤比较常见的部位之一，占其所有肿瘤的4%，儿童和青年人好发，年龄分布在7～36岁。大体显示边界较清的睾丸旁肿块，切面灰白，多结节，胶冻样。镜下多见原始成分与高分化横纹肌肉瘤性成分不同比例混合存在，经典型多为富于细胞与少细胞黏液区；梭形细胞型可呈现梭形细胞束状排列，酷似平滑肌肉瘤；原始细胞体积小，呈圆形或卵圆形，核深染，胞浆少嗜伊红，酷似淋巴造血肿瘤。冷冻切片鉴别诊断中应值得高度关注（图6-4-11）。

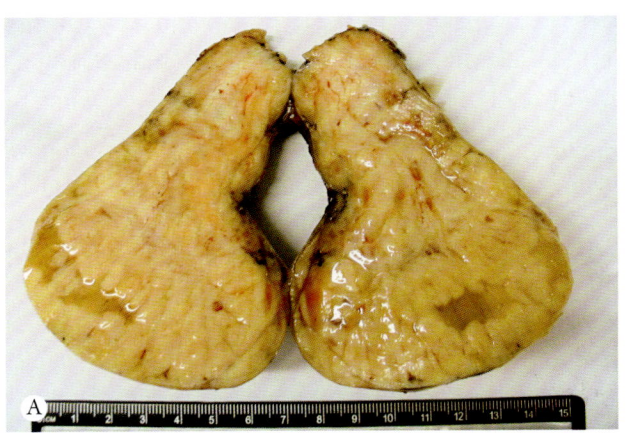
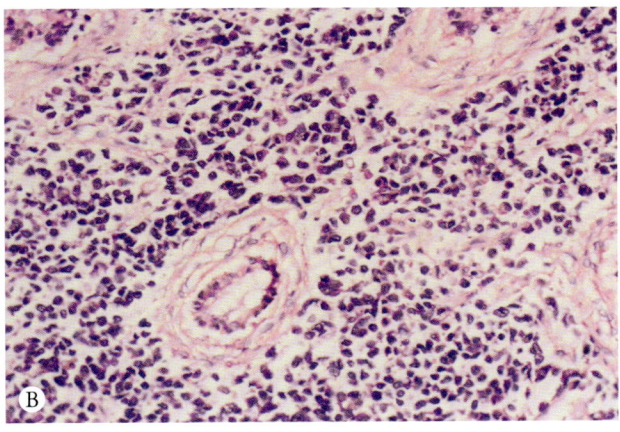

A.大体标本，胶冻样结节状肿块；B.石蜡切片，图示小细胞弥漫浸润，胞浆嗜酸，似粒细胞肉瘤（中倍）。

图 6-4-11　睾丸旁胚胎性横纹肌肉瘤

12. 其他少见类型肿瘤　包括睾丸微囊性间质瘤、附睾的乳头状囊腺瘤、睾丸鞘膜的良性或恶性间皮瘤、附睾或睾丸网腺癌、睾丸或附睾的神经内分泌肿瘤和睾丸白膜上皮起源的类似卵巢上皮的各种上皮性肿瘤，都十分罕见（图6-4-12）。

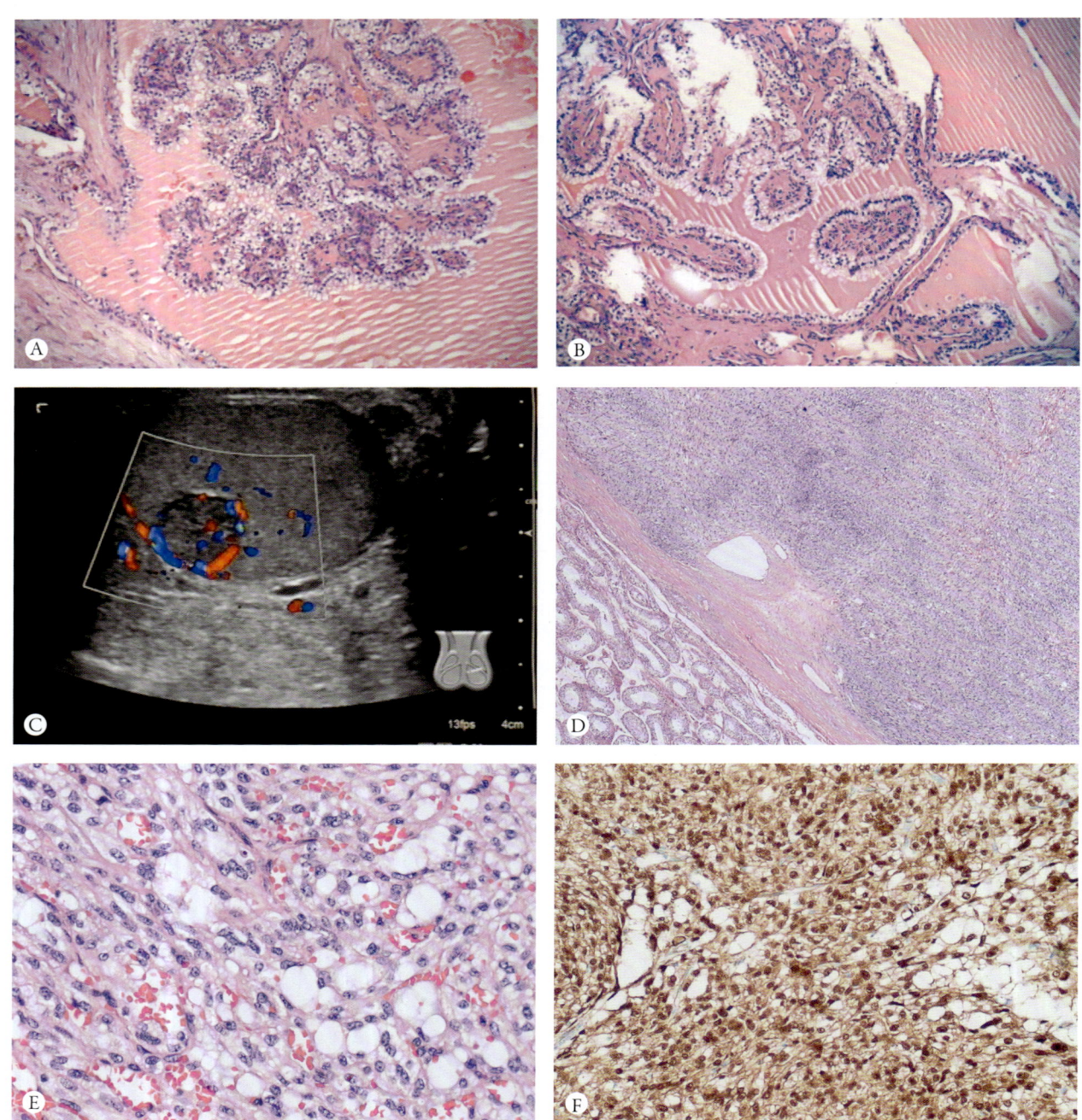

A. 石蜡切片，附睾乳头状囊腺瘤（低倍）；B. 石蜡切片，附睾乳头状囊腺瘤（中倍）；C. 超声图像，睾丸微囊性间质瘤；D. 石蜡切片，睾丸微囊性间质瘤（低倍）；E. 石蜡切片，微囊性间质瘤（中倍）；F. 免疫组化染色，睾丸微囊性间质瘤β-catenin核阳性（中倍）。

图6-4-12　附睾乳头状囊腺瘤和睾丸微囊性间质瘤

点评

（1）对于性索-间质肿瘤术中冷冻切片诊断最重要的是确定肿瘤的性质，应重点关注肿瘤体积大小，肿瘤细胞是否存在明显异型性、核分裂象计数，以及周围组织浸润情况等。

（2）值得注意的是，睾丸大细胞淋巴瘤在冷冻切片时往往瘤细胞体积较大，可呈条索状或实团状分布，容易误诊为精原细胞瘤或转移性癌，但肿瘤常累及睾丸旁组织，肿瘤内仍可见萎缩的曲细精管，不伴有管内生殖细胞肿瘤，这是鉴别睾丸淋巴瘤和精原细胞瘤的重要特征。

二、睾丸和附睾的瘤样病变

1. 非特异性肉芽肿性睾丸炎　由创伤、感染、精子外渗和自身免疫疾病等引起的一种慢性肉芽肿性睾丸炎，常表现为单侧睾丸肿大质硬结节。小管内聚集淋巴细胞、上皮样细胞和多核巨细胞。早期主要为小管内组织细胞浸润伴明显生精细胞破坏；后期小管破坏和萎缩伴广泛纤维化，可破坏正常睾丸结构并累及睾丸旁组织。

2. 隐睾　为一种出生缺陷性疾病，青春期后睾丸未下降至阴囊而停留在腹股沟或腹腔内，90%位于腹股沟管，10%位于腹腔；容易发生睾丸恶性肿瘤，其危险度为正常的4～10倍，是发生生殖细胞肿瘤的危险人群。镜下曲细精管有不同程度缩小，小管内生精减少或完全缺失，形成环形小管或巨大小管；曲细精管基底膜增厚和玻璃样变伴间质水肿，散在间质细胞，可见嗜酸性小体或微小结石，可同时存在原位生殖细胞瘤。

3. 纤维瘤样睾丸周围炎　又称结节性睾丸周围炎和纤维性假瘤。部分患者有睾丸外伤或感染史，病变呈灰白色或多发性结节状，也可在睾丸周围呈弥漫性包裹性生长。镜下观察：弥漫性或结节性纤维组织增生伴慢性炎细胞浸润，胶原纤维玻璃样变，黏液变和钙化，患者常有睾丸鞘膜积液或积血。

4. 睾丸扭转和梗死　该病变是因鞘膜在精索上包裹过高，睾丸未能附着于阴囊后壁，活动过大所致，主要发生于青少年，睾丸扭转超过6小时就可能发生出血性梗死。这种出血性梗死不同于睾丸肿瘤的出血性坏死，在坏死灶内没有肿瘤组织。

点评

（1）睾丸和附睾的肉芽肿性病变病因复杂，如肉芽肿内见层状钙化小体（Michaelis-Gutmann小体），并有小脓肿形成，要注意排除软斑病（malacoplakia）。如肉芽肿内有干酪样坏死和郎格汉斯细胞增生，要注意排除结核，结核大多发生于附睾。如肉芽肿周围有破坏和扩张的附睾管，管内见精子和大量组织细胞，要考虑精子肉芽肿。如肉芽肿性病变中有树胶肿形成伴纤维包裹和大量浆细胞浸润，要注意排除睾丸或附睾梅毒，并做相关的血清学检查和梅毒螺旋体染色。因此非特异性肉芽肿性睾丸炎或附睾炎是一种排除性诊断。

（2）良性睾丸旁肿瘤如腺瘤样瘤，以及非肿瘤性瘤样病变如各种肉芽肿性病变，表皮样囊肿，纤维瘤样睾丸周围炎等，在冷冻切片中被误认为是睾丸肿瘤而将睾丸切除的病例时有发生，这类良性病变大多发生于睾丸旁组织内，偶尔可累及部分睾丸实质，在冷冻切片诊断时应十分注意。

三、阴茎和阴囊病变

1. 鳞状细胞癌（鳞癌）　阴茎最常见的恶性肿瘤，位于阴茎龟头、包皮或冠状沟。组织学类型以高分化鳞癌最常见。中-低分化鳞癌较少见，偶可见特殊类型鳞癌，如疣状癌、湿疣样癌或基底细胞样鳞癌。在冷冻切片诊断中，高分化鳞癌主要应与鳞状上皮假上皮瘤样增生相鉴别，以免做不必要的阴茎切除手术。高分化鳞癌虽然细胞异型性不明显，但鳞状上皮巢大小、形状不规则，常有足状突起，癌巢中央有角化珠，癌巢之间的间质内有明显的纤维炎性间质反应。假上皮瘤样增生组织也可出现深部内陷，舌状或指状延伸，类似癌浸润。两者鉴别要点：假上皮瘤样增生上皮巢规则整齐，巢周细胞栅栏状；而高分化鳞癌上皮巢更不规则和巢周栅栏状不明显。诊断线索包括包皮浸润深度，鳞状上皮增生细胞巢不超过固有层或包皮肉膜，但鳞癌通常侵犯，浸润性癌巢被反应性间质围绕。癌性上皮巢内鳞状角化珠形成更多见，增生罕见。其次为疣状增生性病变的鉴别诊断（表6-4-1），对疣状肿瘤冷冻诊断需要注意以下问题：若伴显著中央纤维血管轴心的湿疣样乳头为湿疣样癌和巨大湿疣的典型特征，不是疣状癌特点；湿疣样癌癌细胞与间质间呈锯齿状界面，乳头状癌可类似湿疣样癌，通常为低级别，无挖空细胞变。但有时乳头状、湿疣样、疣状癌形态特征区分也很困难，尤其是在活检组织和冷冻切片诊断中，建议可诊断为非特殊性疣状肿瘤，此时关注其深度或厚度可对患者处理及预后产生更大的影响（图6-4-13）。

表6-4-1 阴茎疣状增生性病变的鉴别诊断

特征	巨大湿疣	湿疣样癌	疣状癌	乳头状癌，NOS	隧道样癌
乳头	树枝状，湿疣样，非波动，圆形	长和波动，湿疣样，复杂	连续性	不同程度复杂	连续性
纤维血管轴心	显著	显著	罕见	不同程度存在	罕见
肿瘤基底	规则，宽，推挤	圆形或不规则，呈锯齿状	规则，宽，推挤	不规则，呈锯齿状	规则，宽
组织学分级	1	1~3	1	1~3	1~2
挖空细胞变	表面存在，罕见弥漫，但无多形性	显著和弥漫，多形性	缺乏	缺乏	缺乏
生长模式	外生性	主要外生伴不定内生成分	外生性	显著外生伴内生成分	外生合并内生成分
淋巴结转移	无	有	无	有	无
HPV相关	有	有	无	无	无

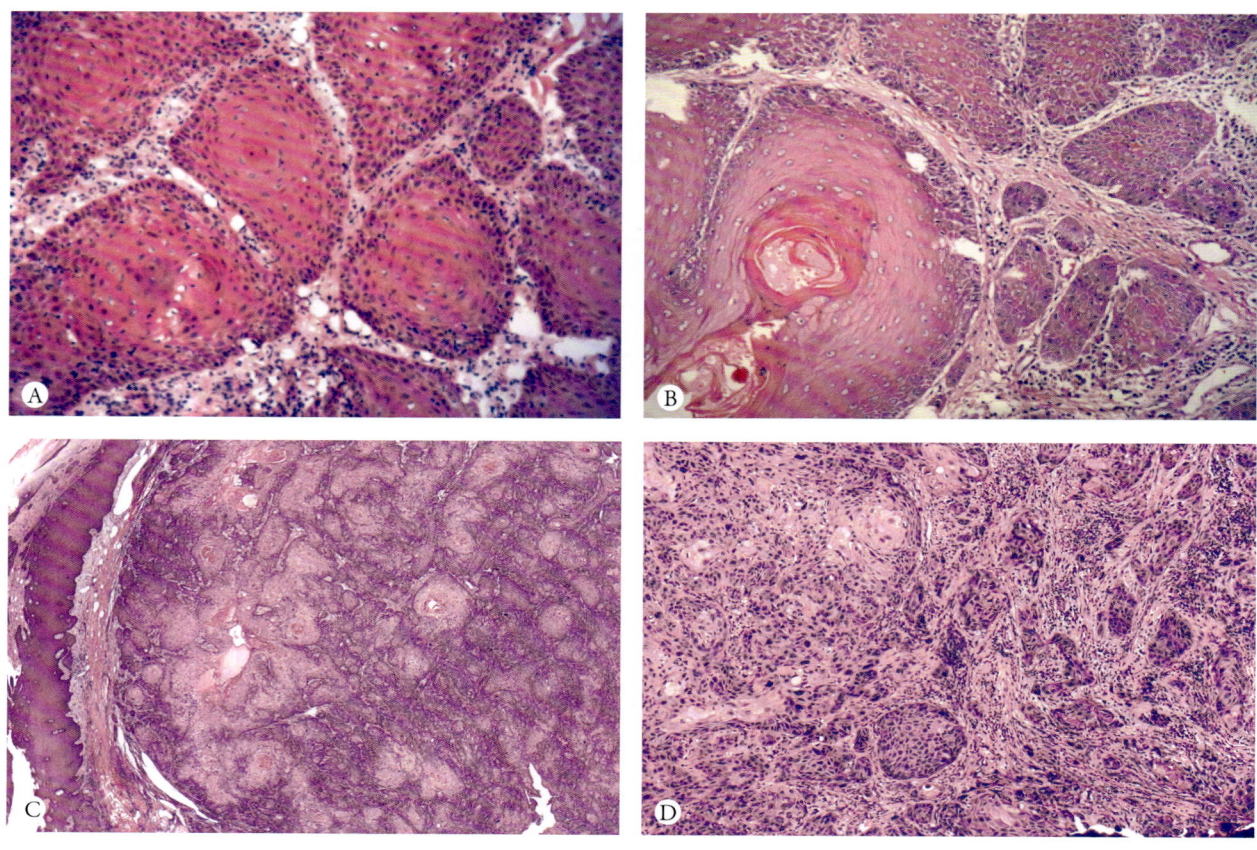

第六章　泌尿系统、男性生殖器官及肾上腺疾病

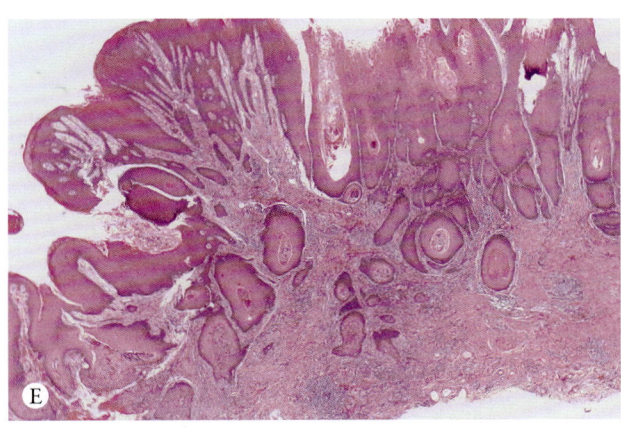
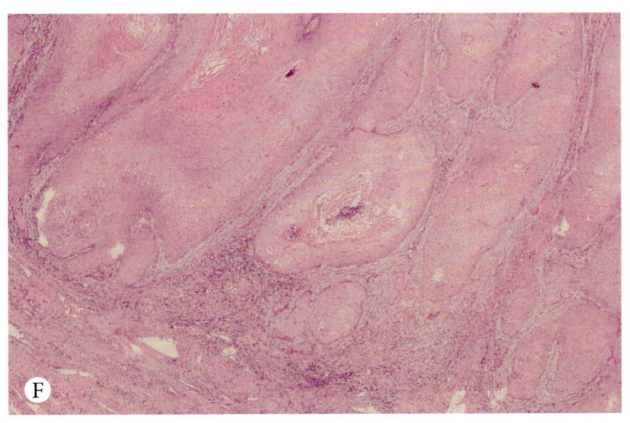

A. 冷冻切片，分化良好的鳞癌组织（中倍）；B. 石蜡切片，阴茎高分化鳞癌，有的癌巢中央见角珠（中倍）；C. 冷冻切片，高分化鳞癌伴大量角化珠（低倍）；D. 冷冻切片，中分化鳞癌伴浸润性生长（中倍）。E. 石蜡切片，阴茎假增生性鳞癌（低倍）；F. 石蜡切片，阴茎疣状鳞癌，细胞高分化，基底呈推挤式浸润（中倍）。

图 6-4-13　阴茎鳞状细胞癌

2. 阴茎间叶性肿瘤　发生于阴茎的非上皮性、非造血性肿瘤，相对较罕见，约占阴茎所有肿瘤的 5%，包括多种良恶性肿瘤，良性肿瘤常有血管瘤、肌内膜瘤、平滑肌瘤和神经源性肿瘤等；恶性肿瘤以卡波西肉瘤和平滑肌肉瘤较常见。其中卡波西肉瘤和肌内膜瘤以阴茎龟头多见，平滑肌肉瘤、滑膜肉瘤、上皮样肉瘤和尤因肉瘤常累及阴茎海绵体。因此，术中冷冻切片诊断应密切关注肿瘤发生部位和患者年龄。

【病例】患者，男性，18 岁，行阴茎根部软组织肿块切除术，术中冷冻切片显示小圆细胞肿瘤，病理诊断小细胞恶性肿瘤，待石蜡切片与免疫组化排除淋巴造血肿瘤。术后石蜡切片及免疫组化 CD99 膜阳性诊断为尤因肉瘤，遂行第二次手术将阴茎切除（图 6-4-14）。

3. 阴囊 Paget's 病　该病是乳腺外 Paget's 病最好发的部位。临床表现为红斑或斑块，边界清楚，常有瘙痒，呈慢性湿疹样；镜下见表皮内大的圆形、淡染细胞，单个或聚集分布，细胞核呈泡状，核仁突出，胞浆丰富透明，可形成腺腔，胞质内含色素，可沿附属器播散。在术中冷冻切片诊断时病理不仅要确认阴囊是否为 Paget's 病，而且要报告皮肤切缘是否有癌浸润，在观察切缘时要注意不要将表皮内散在的单个 Paget's 细胞遗漏（图 6-4-15）。

4. 阴茎尖锐湿疣　好发于冠状沟黏膜和包皮，也可位于肛周的皮肤。形态与女性外阴的病变相同，是一种乳头状瘤病毒引起的性传播疾病。

5. 特发性钙盐沉积症　好发于阴囊皮肤，是一种原因不明的瘤样钙盐沉积，周围常有异物肉芽肿反应（图 6-4-16）。

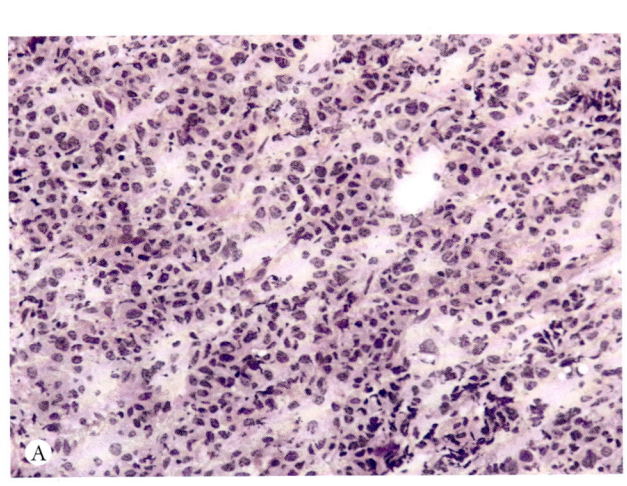
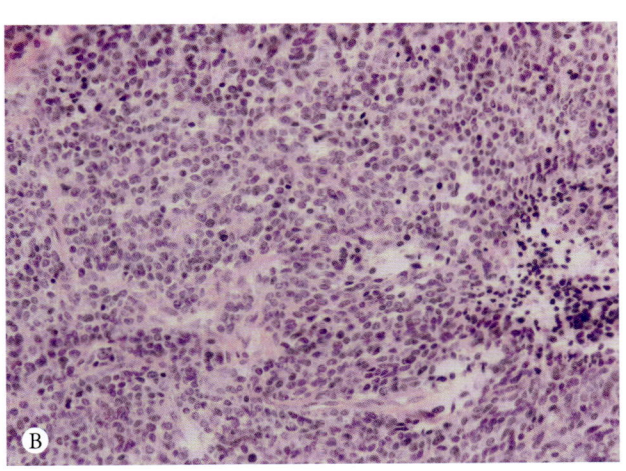

443

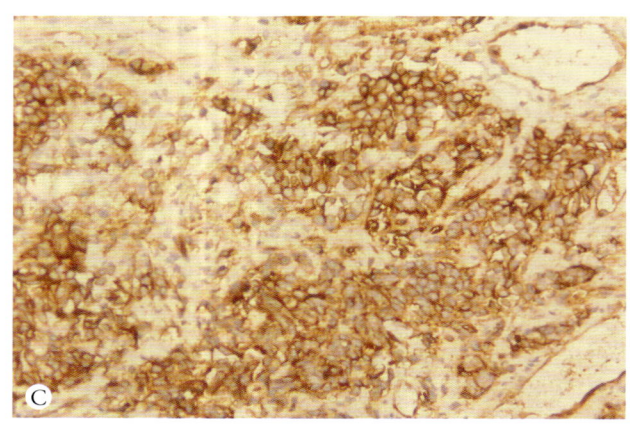
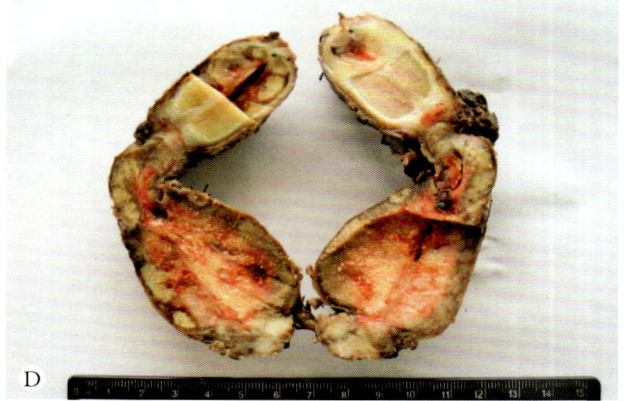

A. 冷冻切片，阴茎尤因肉瘤小圆细胞，呈弥漫排列，难与淋巴瘤相鉴别（中倍）；B. 石蜡切片，见弥漫排列的小圆细胞，胞浆少，核深染（中倍）；C. 免疫组化染色，CD99 膜（+）（中倍）；D. 大体标本，阴茎根部海绵体肿块，呈鱼肉样。

图 6-4-14　阴茎海绵体尤因肉瘤

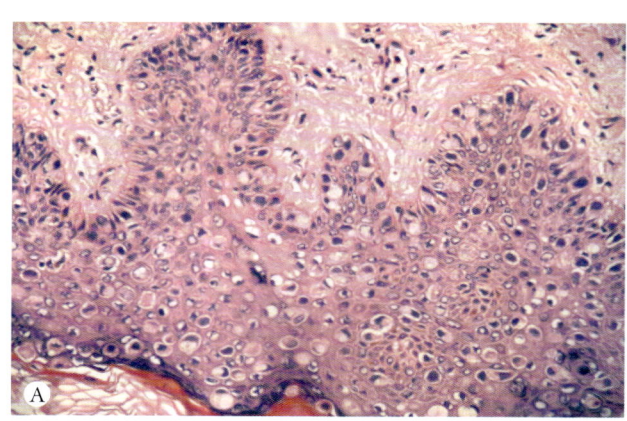
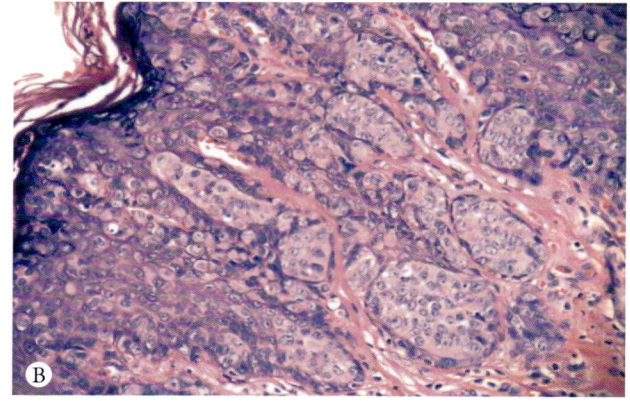

A. 冷冻切片，切缘见 Paget's 细胞，表皮层内见散在空泡状 Paget's 细胞浸润（中倍）；B. 石蜡切片，阴囊 Paget's 病表皮角质层和基底细胞层之间巢状 Paget 细胞浸润（中倍）。

图 6-4-15　阴囊 Paget's 病

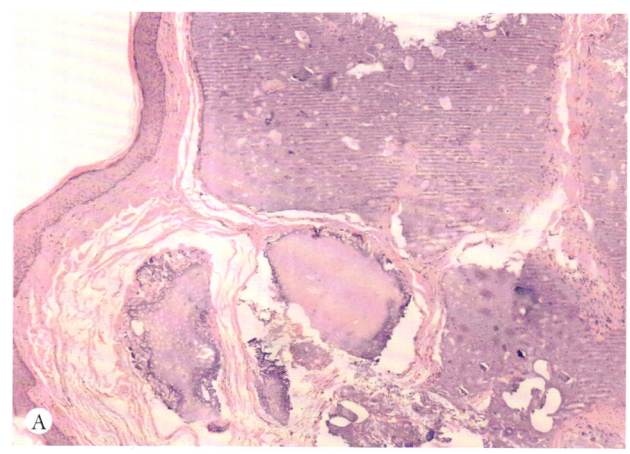
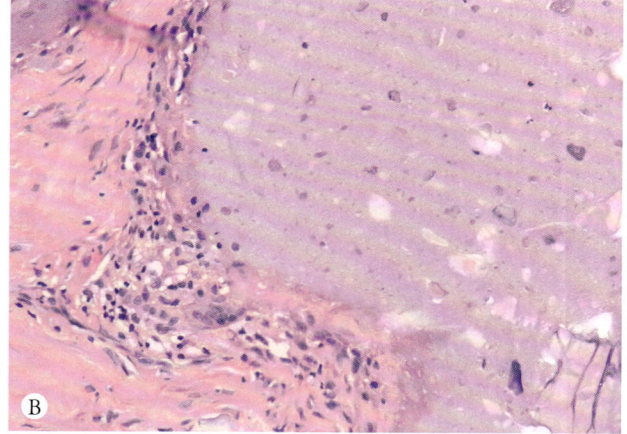

A. 石蜡切片，阴囊皮下见分叶状钙盐沉积结节（低倍）；B. 石蜡切片，钙盐沉积灶周围见异物性巨细胞反应（中倍）。

图 6-4-16　阴囊特发性钙盐沉积症

第五节 肾上腺疾病

肾上腺是人体比较重要的内分泌器官，肾上腺疾病主要包括皮质增生、皮质腺瘤、皮质癌及发生于髓质的嗜铬细胞瘤（副神经节瘤）和其他少见的软组织和淋巴造血肿瘤。手术中冷冻切片诊断应首先明确病变是增生还是肿瘤？如果是肿瘤，需要尽可能区分来源于皮质还是髓质，也需要重点观察邻近结构和大血管等侵犯情况。外科病理诊断过程中通常遇到的问题是肾上腺皮质腺瘤与皮质癌和转移性肾细胞癌的鉴别，其次是皮质肿瘤与嗜铬细胞瘤相鉴别，但在冷冻切片中有时解决以上问题也非常困难，需尽量结合临床表现、影像学检查，及时与手术医师沟通掌握更多的信息，以便于做出较为准确的诊断。

一、肾上腺皮质增生

正常成人单侧肾上腺重一般不超过 6 g，呈三角形，右侧较为扁平，切面皮质呈金黄色，厚 1～2 mm，来自中胚层，中央髓质部呈暗红色，来自神经外胚层。偶尔在肾上腺邻近区域如肾周脂肪囊、肝包膜、胆囊壁、脾脏和后腹膜可以有副肾上腺，一般只有皮质。

肾上腺皮质增生的特点是皮质细胞增多，通常发生于双侧，累及两侧肾上腺，表现为原发性和继发性增生，具有弥漫性或结节性特征。原发性肾上腺皮质增生，如大结节性增生伴明显的肾上腺肿大，与 Cushing 综合征密切相关，呈双侧肾上腺增大，皮质结节明显，皮质细胞可以是富含脂质的透明细胞或嗜酸性细胞，以网状带增生为主。原发性醛固酮增多症也可能与肾上腺增生有关，但肾上腺增大轻微，伴有微结节或大结节，以球状带增生为主。此外还有一种与 Carney 综合征相关的原发性色素性结节性肾上腺皮质病，表现为双侧结节性肾上腺皮质疾病伴显著色素沉着。大体观察具有皮质内多发性棕黑色结节的特征性表现，结节大小为 0.1～0.5 cm。结节为增生的皮质细胞伴明显色素沉着（图 6-5-1、图 6-5-2）。

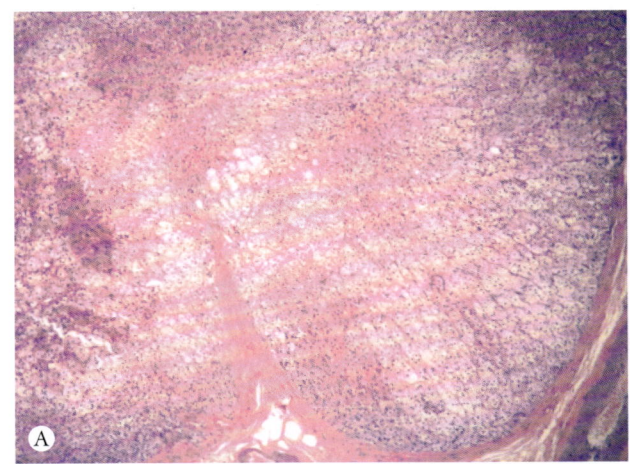 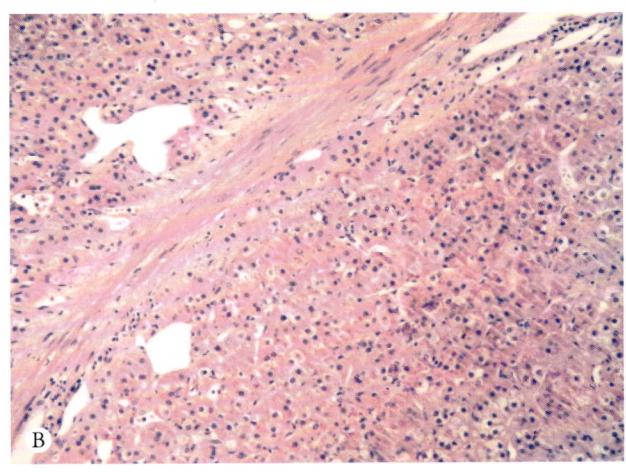

A. 石蜡切片，肾上腺皮质呈弥漫性增生，增生结节周围的肾上腺皮质也呈增生状态（低倍）；B. 石蜡切片，肾上腺皮质多结节性增生（中倍）。

图 6-5-1　肾上腺皮质增生

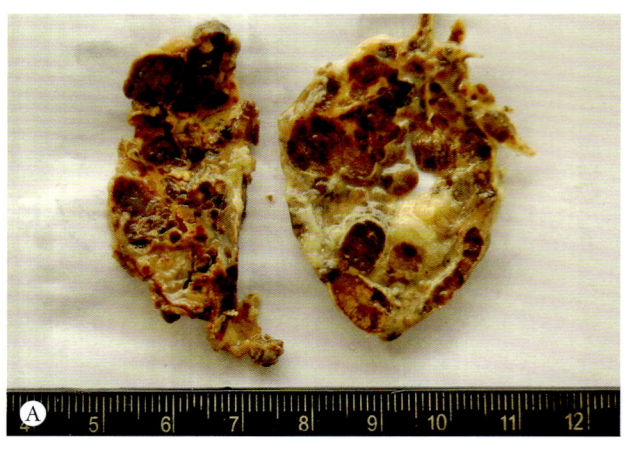
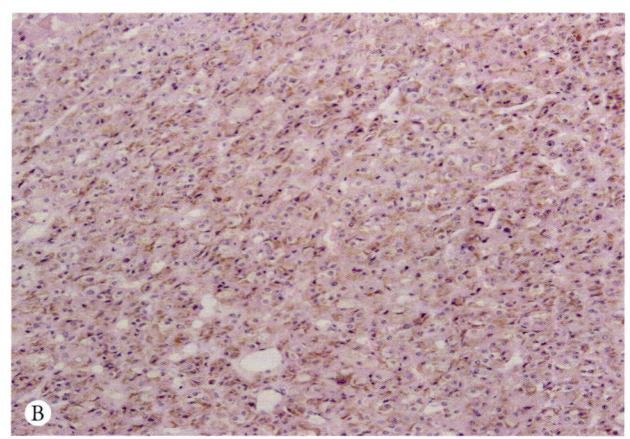

A. 大体标本，双侧肾上腺多发性棕黑色结节；B. 石蜡切片，增生皮质细胞明显色素沉着（中倍）。

图 6-5-2　原发性色素性结节性肾上腺皮质病

点评

在冷冻切片中，要结合临床影像学和大体标本鉴别是肾上腺增生还是肾上腺腺瘤？这对临床十分重要，因为肾上腺增生需要两侧切除，腺瘤只要切除一侧肿瘤即可。

二、肾上腺皮质腺瘤

肾上腺皮质腺瘤是肾上腺皮质细胞起源的良性肿瘤，可表现为有功能或无功能。功能性肿瘤可能与皮质醇生成（Cushing's 综合征）、醛固酮生成（Conn 综合征）或性类固醇生成（男性化或女性化）有关；表现为女性化或男性化的肿瘤，虽罕见，但其存在与恶性相关。无功能性肿瘤常伴有出血或体积较大，可引起相应临床症状。

典型的肾上腺皮质腺瘤多单侧单发，边界清楚，包膜完整，直径常＜5 cm，重量＜50 g，切面金黄色，偶有出血、囊性变，但很少有坏死，周围肾上腺组织受压、萎缩。肿瘤细胞胞质丰富，由透明细胞和嗜酸细胞混合而成，偶尔可见灶性明显的细胞和核多形性，称为内分泌异型性病灶，在良性病变中并不少见；如果出现单一片状高核浆比应警惕恶性；也可呈现嗜酸细胞性皮质腺瘤和富含脂褐素的"黑腺瘤"，瘤细胞呈腺泡状、短索状和管状结构，间质富含薄壁血管；少数呈黏液样形态的肾上腺皮质腺瘤，与皮质癌鉴别困难。基于肾上腺皮质腺瘤以上组织学特点与形态变异，冷冻切片诊断中应掌握肿瘤大小、包膜等大体改变，熟悉良恶性皮质肿瘤的细胞形态特征与生长模式等（图 6-5-3）。

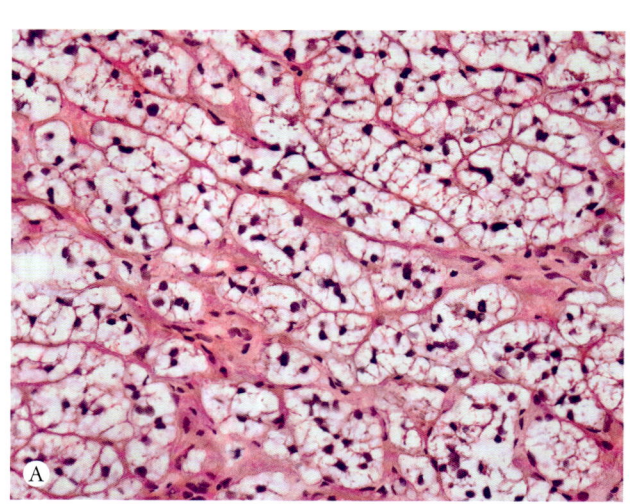
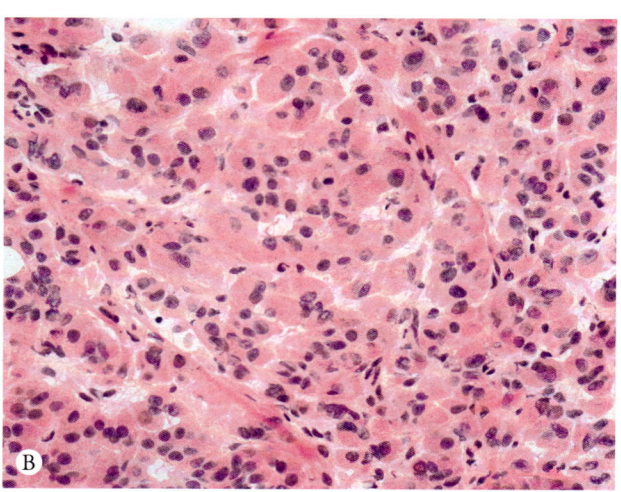

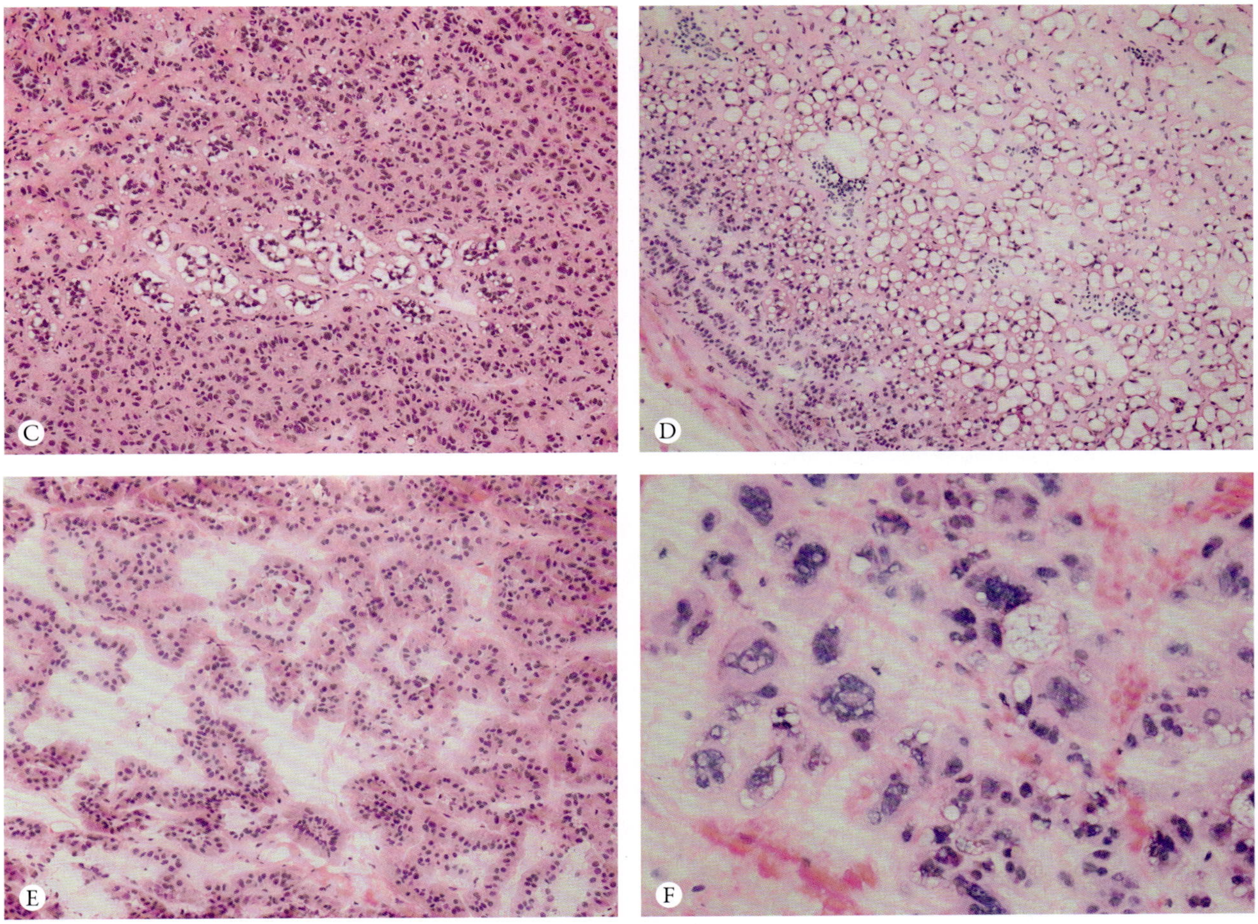

A. 冷冻切片，透明样瘤细胞呈巢状排列，类似肾透明细胞呈肾细胞癌（高倍）；B. 冷冻切片，瘤细胞呈嗜酸细胞为主型，梁状排列（高倍）。C. 冷冻切片，呈小管状、梁索状结构（低倍）；D. 冷冻切片，空泡状印戒样细胞为主（中倍）；E. 冷冻切片，瘤细胞呈管状、乳头状排列，易误诊为转移性腺癌（中倍）；F. 冷冻切片，见灶性多形性细胞，易与皮质癌混淆（高倍）。

图 6-5-3　肾上腺皮质腺瘤

【病例】患者，女性，46岁，查体发现肝脏占位，临床考虑肝肿瘤，行肿块切除术，术中冷冻切片高度疑似肝细胞癌。进一步复查影像学，显示"肝内肿块"与肝实质分界清楚，具有包膜样结构，尚难排除增大肾上腺突入肝脏。术后病理诊断为"肝内"肾上腺皮质腺瘤（图 6-5-4）。

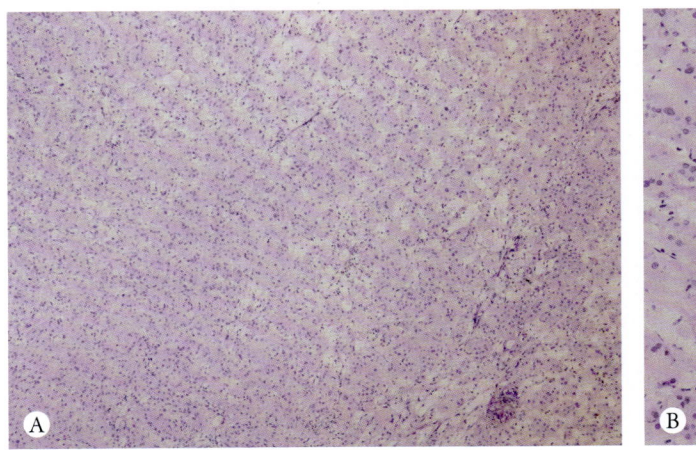
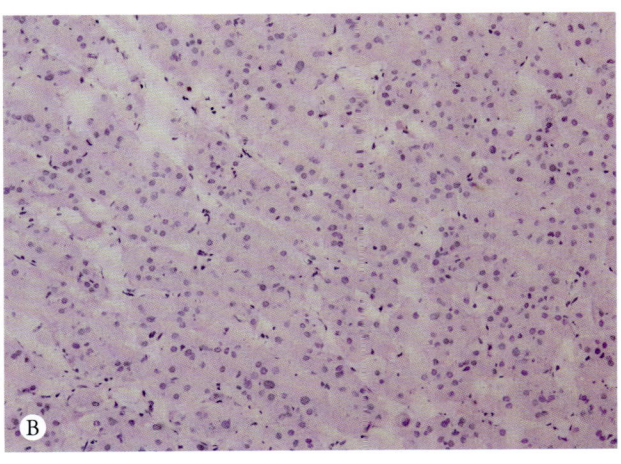

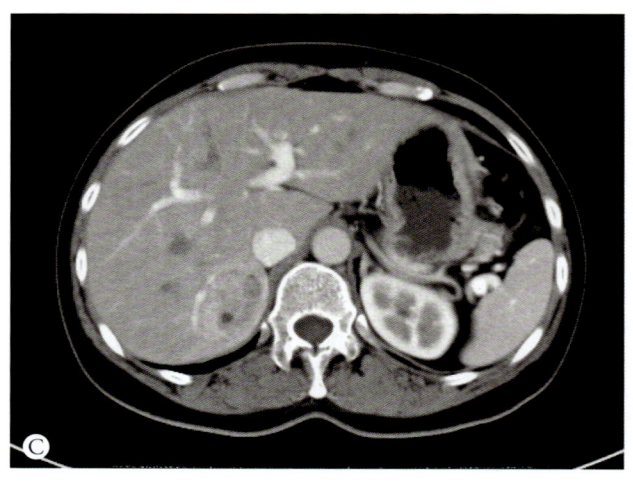
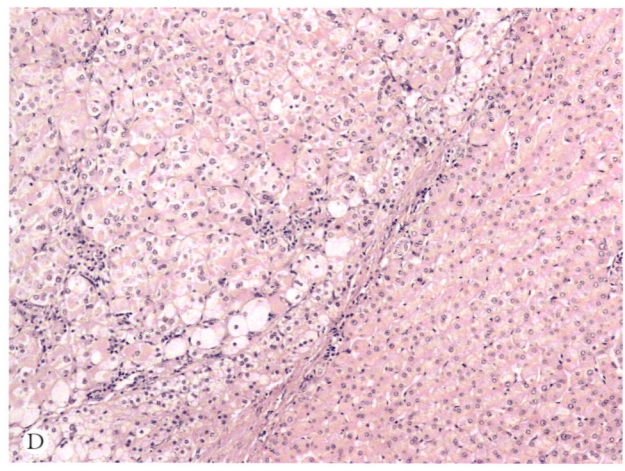

A. 冷冻切片，肿瘤细胞呈梁索状排列，富于血窦（低倍）；B. 冷冻切片，类似肝细胞样瘤细胞，小梁状排列（中倍）；C. CT显示肝内包块与周围肝分界清楚。D. 石蜡切片，左上为肾上腺皮质腺瘤，右下为肝组织（中倍）。

图 6-5-4　"肝内"肾上腺皮质腺瘤

三、肾上腺皮质癌

肾上腺皮质癌很少见，占内分泌肿瘤的3%，可发生于所有年龄段，包括儿童，肿瘤大小通常较大（10~13cm），可出现坏死。冷冻切片下鉴别肾上腺皮质癌和肾上腺皮质腺瘤通常非常困难（表6-5-1）。皮质癌通常较大，直径>5cm，重量>100g；缺乏正常肾上腺皮质的分带现象，多呈弥漫性生长和嗜酸性胞质。恶性组织学特征主要有血管侵犯、坏死、纤维束、包膜侵犯、核分裂增加、病理性核分裂象和核多形性（图6-5-5）。Weiss恶性标准为：①高级别核异型；②核分裂象>5个/50HPFs；③有病理性核分裂；④透明细胞比例<25%；⑤有弥漫性生长结构；⑥有肿瘤性坏死；⑦静脉侵犯；⑧窦侵犯；⑨包膜侵犯。其中至少要>3项才能考虑恶性。值得注意的是，儿童肾上腺皮质癌诊断标准与成年人不同，儿童肿瘤的恶性特征为肿瘤重量>400g，直径>10.5cm，有腔静脉、包膜和（或）血管侵犯，延伸至肾上腺周围软组织，有融合性坏死，重度核不典型，核分裂象≥15个/20HPFs，可见病理性核分裂。

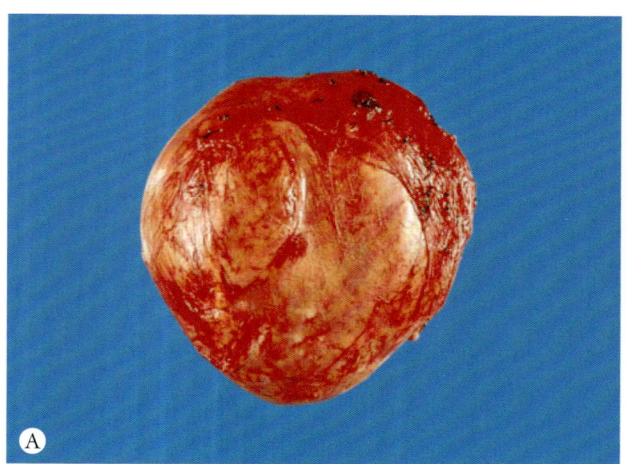
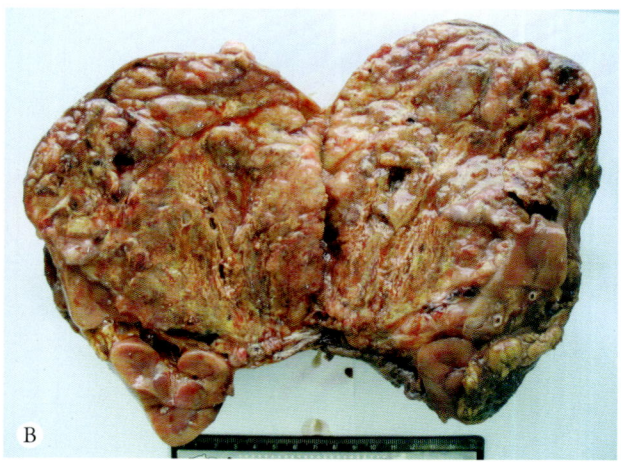

第六章 泌尿系统、男性生殖器官及肾上腺疾病

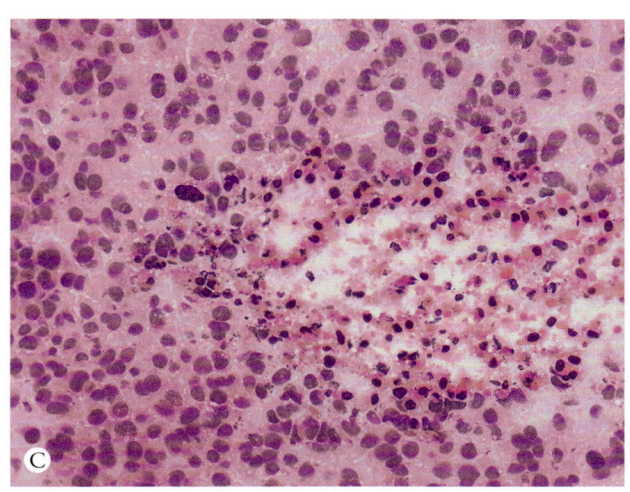
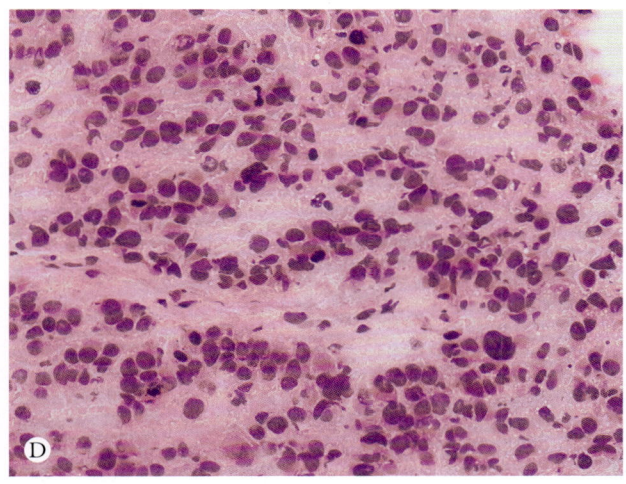

A. 大体标本，肿瘤重 1100 g，大小为 18 cm×14 cm×10 cm，表面有包膜（本图由陈乐真教授提供）；B. 大体标本，肿瘤切片显示广泛出血、坏死；C. 冷冻切片，见细胞异型性明显，中央可见坏死（高倍）；D. 冷冻切片，瘤细胞核异型，核分裂象易见（高倍）。

图 6-5-5　肾上腺皮质腺癌

表 6-5-1　肾上腺皮质腺瘤和肾上腺皮质癌的鉴别

特征	肾上腺皮质腺瘤	肾上腺皮质癌
核分裂	罕见或缺乏	＞5 个/50HPFs，病理性核分裂
脉管侵犯	缺乏	有
肿瘤重量	＜50 g	＞100 g
坏死	一般缺乏	有，伴融合性坏死
激素产生	常为功能性	通常无功能
色泽	多变	多变
边界	清楚	浸润性
出血	缺乏	频繁
坏死	缺乏	频繁
包膜侵犯	缺乏	通常存在
邻近组织浸润	缺乏	通常存在
肿瘤内纤维化	可有	通常存在
黏液样变	可有	通常存在
细胞核异型性	可有	通常存在
弥漫片状结构	常无	可有

　　基于组织学特征可划分为低危肾上腺皮质肿瘤和高危肾上腺皮质肿瘤，仍不能预测其临床预后，其中最重要的指标为高核分裂率、脉管侵犯、肿瘤大小和坏死。

【病例】患者，男性，62岁，CT示右侧肾上腺区见软组织团块影，大小约7.8 cm×6.4 cm，术中冷冻切片显示肿瘤富于黏液背景，瘤细胞呈条索状排列，术中诊断为富于黏液肾上腺肿瘤，考虑为黏液性皮质肿瘤，皮质癌待术后多取材以排除。最后石蜡切片诊断为肾上腺皮质癌，黏液变异型（图6-5-6）。

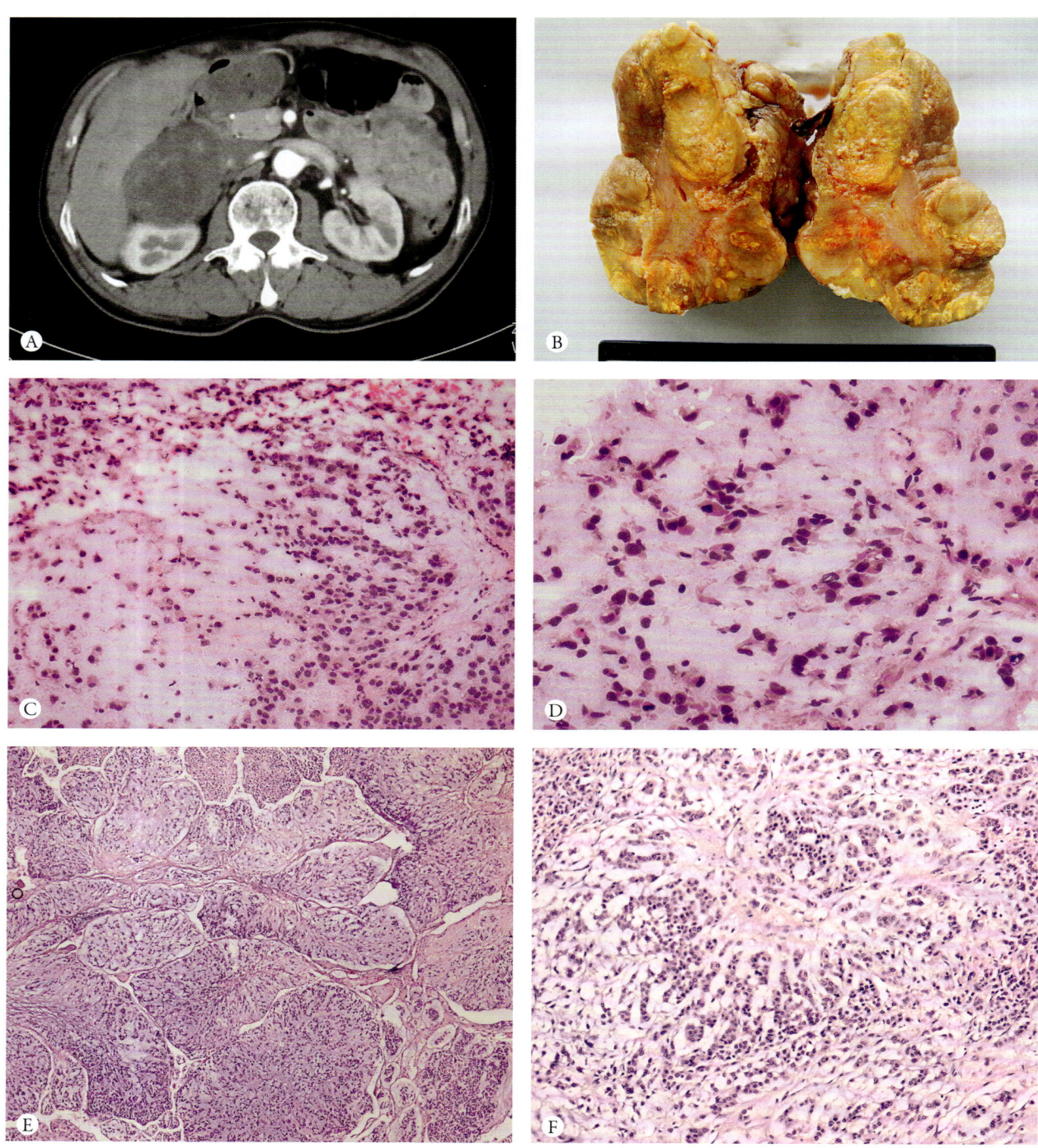

A. CT示右肾上腺区软组织肿瘤伴周围血管受累；B. 大体标本，不规则肿块，切面有灰白、灰黄色结节，胶冻样背景；C. 冷冻切片，黏液样背景，梁索状排列瘤细胞（低倍）；D. 冷冻切片，细胞异型，核深染，可见核分裂象（高倍）；E. 石蜡切片，癌组织呈结节状分布，黏液样背景（低倍）；F. 石蜡切片，癌细胞呈条索状排列于黏液间质中（中倍）。

图6-5-6　肾上腺皮质癌

点评

（1）肾上腺皮质腺瘤和肾上腺皮质癌的鉴别比较困难，绝对指标是有远处转移，其他指标都是相对的。Weiss 标准认为 9 项指标中至少要＞3 项才能考虑恶性。Lin-Weiss-Bisceglia 简化标准认为满足核分裂象＞5 个/50HPFs、出现病理性核分裂、静脉侵犯这 3 个主要标准中的 1 项即诊断恶性；满足肿瘤＞10 cm 和（或）重量＞200 g、坏死、窦侵犯、包膜侵犯这 4 个次要标准中的 1~4 项诊断为潜在恶性。在冷冻切片诊断中需要注意的是，单靠核的异型性不能鉴别肾上腺皮质肿瘤的良恶性，因为良性肾上腺皮质腺瘤核可以有明显异型性，但很少同时具有上述多项恶性的形态学改变。

（2）大多数肾上腺皮质腺瘤或肾上腺皮质癌都是呈孤立性、单侧性生长，偶尔皮质肿瘤也可以是多发性甚至双侧性，这时和肾上腺皮质增生的鉴别会有困难。但肿瘤一般都有包膜，体积比较大，数量不会太多，对周围组织有挤压，因此与肿瘤相邻的肾上腺组织常处于萎缩状态。而肾上腺皮质增生结节的数量常比较多，但单个结节的体积较小，常无包膜，偶尔会有大结节。由于有外源性激素刺激，结节周围的肾上腺皮质常有弥漫性增生。

（3）在肾上腺肿瘤冷冻切片诊断中，如果出现肿瘤黏液性改变应高度警惕恶性可能性；同时也应了解影像学改变，充分借助影像学重点观察肿瘤实质、边界，以及与周围的关系，将有助于病理诊断。

四、肾上腺其他肿瘤

1. 嗜铬细胞瘤　由于瘤细胞中含嗜铬颗粒，嗜铬染色阳性，故称嗜铬细胞瘤。该肿瘤与肾上腺外的副神经节瘤属同一系列。瘤细胞分泌去甲肾上腺素和肾上腺素，临床上常有阵发性高血压。血液和尿液中肾上腺素的代谢产物儿茶酚胺水平升高为诊断肿瘤的重要依据之一。肾上腺嗜铬细胞瘤现已归为恶性肿瘤，但偶尔会因术中触动肿瘤引起阵发性高血压而致命。肿瘤为边界清楚的灰白色肿块，直径大多为 3~5 cm，有包膜，新鲜切面呈粉红色，术中送检标本外周通常可见灰黄色肾上腺皮质组织，常有出血、坏死和囊性变。瘤细胞上皮呈多角形，少数为梭形，胞质丰富，嗜碱性，核圆形或卵圆形，核仁明显，常有异型性，但核分裂少见。瘤细胞排列呈巢状、短索状、小梁状或腺泡状，纤维间质内富含薄壁血管，有些肿瘤中可见少量神经母细胞样小细胞或成熟的神经节细胞。既往通常认为只有远处转移才是恶性的依据，但 2016 年 WHO 肾脏肿瘤分类已将嗜铬细胞瘤和副神经节瘤均定义为恶性肿瘤。术中冷冻切片病理诊断主要应与肾上腺皮质腺瘤和转移性肿瘤相鉴别。嗜铬细胞瘤也可以多发，多发性嗜铬细胞瘤都沿着副神经节的分布范围发生，可发生淋巴结、肝脏、肺和骨转移（图 6-5-7）。

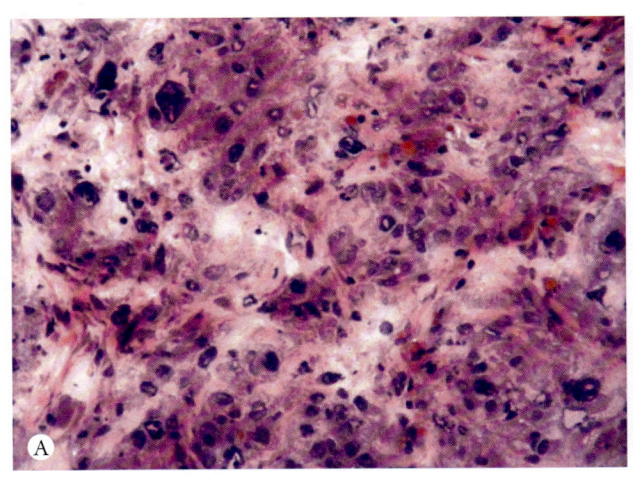
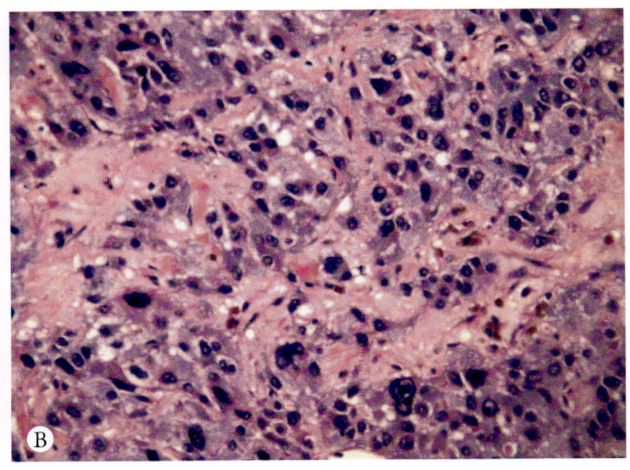

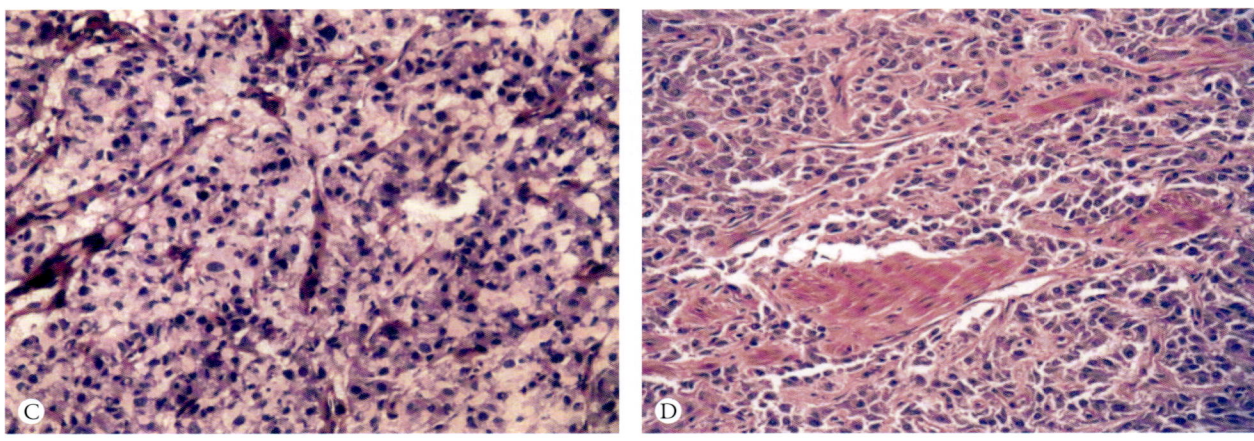

A.冷冻切片,肾上腺嗜铬细胞瘤,细胞核可有异型性,但核分裂少见(中倍);B.石蜡切片,肾上腺嗜铬细胞瘤(中倍);C.冷冻切片,膀胱嗜铬细胞瘤(中倍);D.石蜡切片,膀胱嗜铬细胞瘤,肿瘤浸润膀胱肌层(中倍)。

图 6-5-7　嗜铬细胞瘤

2. 神经母细胞瘤、节细胞性神经母细胞瘤和节细胞性神经瘤　肾上腺髓质为神经外胚叶来源,故可以发生上述肿瘤,其临床和病理特征与发生于后腹膜的同类肿瘤相似(图 6-5-8)。

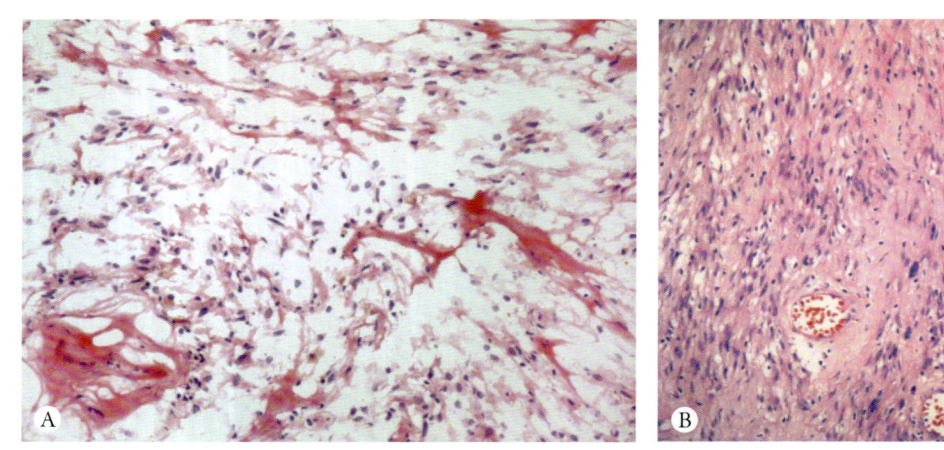

A.冷冻切片,肾上腺节细胞性神经瘤(中倍);B.石蜡切片,肾上腺节细胞性神经瘤(中倍)。

图 6-5-8　肾上腺节细胞性神经瘤

3. 髓样脂肪瘤　肾上腺髓样脂肪瘤为一种由成熟脂肪组织和造血成分构成的良性肿瘤。肿瘤边界清楚,大小不一,常呈灰黄色或暗红色。由于肿瘤含有特定的成熟脂肪和髓样细胞、红系细胞及巨核细胞等造血成分,可伴有出血、钙化和骨化。冷冻切片相对比较容易诊断,有时需要与肾上腺皮质腺瘤合并髓样增生相鉴别,后者通常为混合肾上腺皮质细胞(图 6-5-9)。

4. 淋巴造血肿瘤　肾上腺可原发和继发血液系统肿瘤,双侧和单侧均可发生,大多数表现为双侧或单纯实性肿块,镜下常见皮质和髓质破坏,也可累及邻近淋巴结。以弥漫大 B 细胞淋巴瘤最常见,瘤细胞呈圆形或卵圆形,沿肾上腺皮质细胞间弥漫性浸润并破坏皮质,与其他肾上腺肿瘤形态有所不同,冷冻切片相对容易诊断(图 6-5-10)。

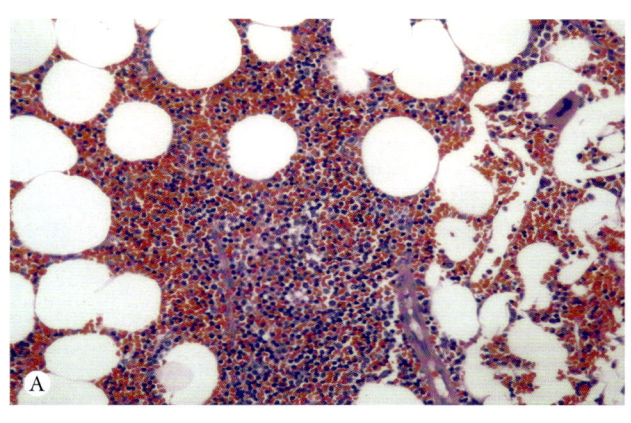
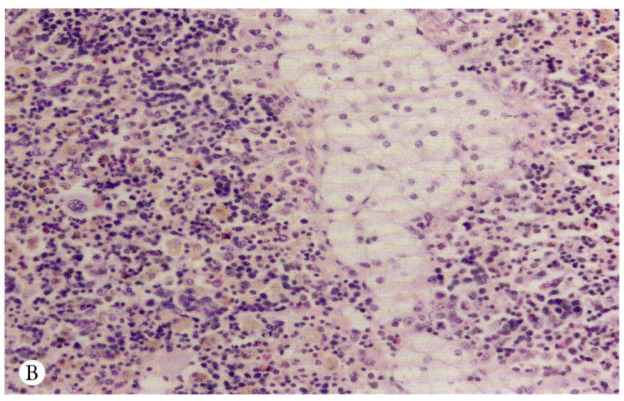

A. 石蜡切片，肾上腺髓脂肪瘤（中倍）；B. 石蜡切片，肾上腺皮质腺瘤合并髓样增生（中倍）。

图 6-5-9　肾上腺髓样脂肪瘤和肾上腺皮质腺瘤合并髓样增生

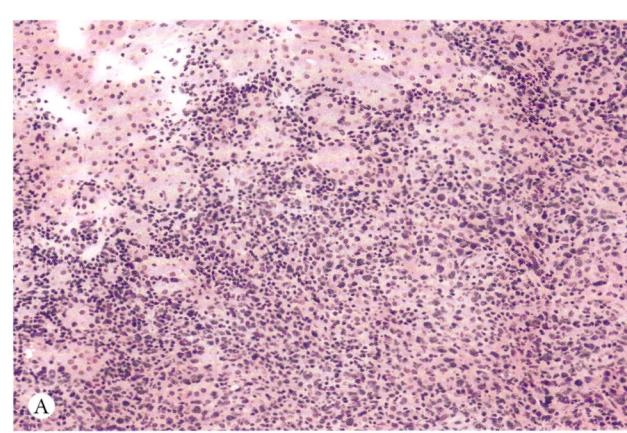
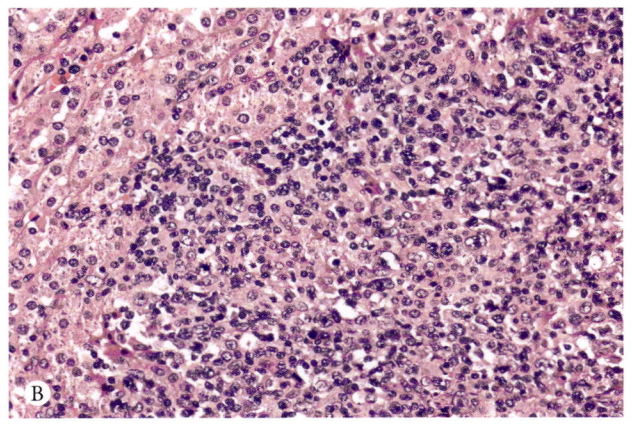

A. 冷冻切片，肾上腺皮质浸润伴破坏（低倍）；B. 石蜡切片，弥漫大 B 细胞侵及肾上腺皮质（中倍）。

图 6-5-10　肾上腺弥漫大 B 细胞淋巴瘤

5. 腺瘤样瘤　一种间皮起源的肾上腺良性肿瘤，男性好发，左侧更常见，常无症状，多偶然发现。多为边界清楚的实性肿块，切面呈灰白、灰黄色，镜下见肿瘤可伸入肾上腺被膜、皮质或肾上腺外脂肪组织，表现为实性、腺样、血管瘤样和囊性等多种生长方式；瘤细胞呈肥胖上皮样和内皮样，似印戒样细胞，分布于纤维结缔组织间质。冷冻切片容易与肾上腺皮质肿瘤、转移性腺癌、血管肉瘤等混淆（图 6-5-11）。

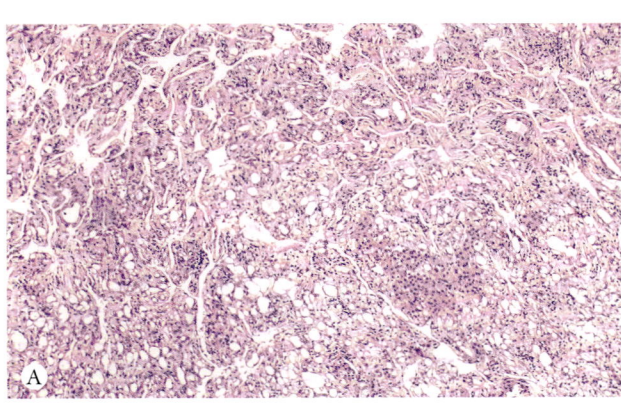
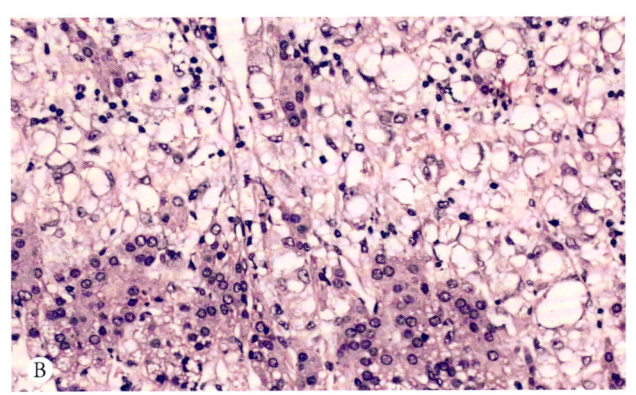

A. 石蜡切片，肾上腺腺瘤样瘤呈腺样位于肾上腺皮质（低倍）；B. 石蜡切片，印戒样瘤细胞侵及肾上腺皮质（中倍）。

图 6-5-11　肾上腺腺瘤样瘤

6.雪旺细胞瘤　肾上腺雪旺细胞瘤（神经鞘瘤）通常发生于髓质，常呈边界清楚，灰黄、灰白色实性或囊性肿块，肿瘤主要由富于梭形细胞区和疏松结构区组成，伴玻璃样变血管，可见轻度淋巴细胞浸润，也可继发出血、含铁血黄素改变、纤维化和钙化改变（图6-5-12）。

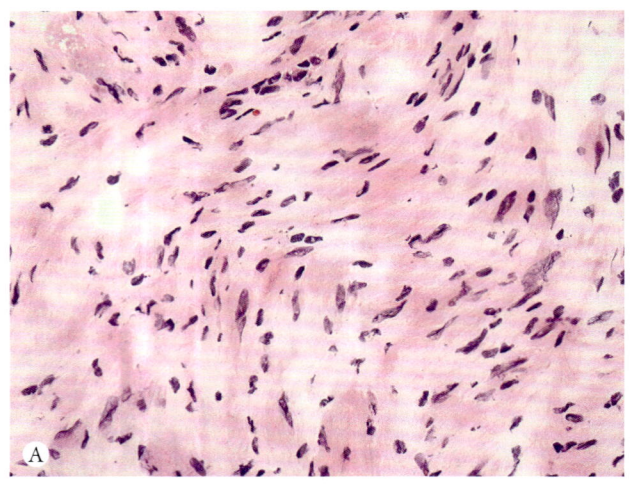 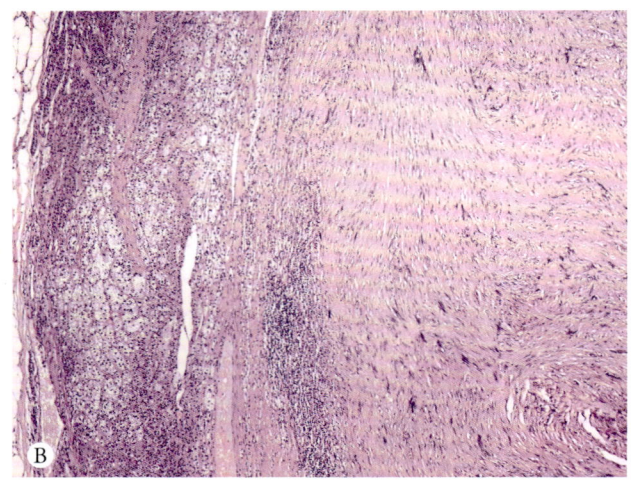

A.冷冻切片，肾上腺雪旺细胞瘤，梭形瘤细胞核呈栅栏状排列（中倍）；B.石蜡切片，肿瘤位于髓质，瘤周见淋巴细胞浸润（低倍）。

图6-5-12　肾上腺雪旺细胞瘤

（阎晓初　段光杰）

参考文献

[1] TRUONG L D, KRISHNAN B, SHEN S S. Intraoperative Pathology Consultation for Kidney and Urinary Bladder Specimens[J]. Arch Pathol Lab Med，2005，129（12）：1585-1601.

[2] GEPHARDT G N, ZARBO R J. Interinstitutional com-parison of frozen section consultations[J]. Arch Pathol Lab Med，1996，120（9）：804-809.

[3] KRISHNAN B, LECHAGO J, AYALA G, et al. Intra-operative consultation for renal lesion：utilities and diagnostic pitfalls in 320 cases[J]. Am J Clin Pathol，2003，120（4）：528-535.

[4] BRUDER E, PASSERA O, HARMS D, et al. Morp-hologic and molecular characterization of renal cell carcinoma in children and young adults[J]. Am J Surg Pathol，2004，28（9）：1117-1132.

[5] MCKENNEY J K, AMIN M B, YOUNG R H. Uroth-elial（transitional cell）papilloma of the urinary bladder：a clinicopathologic study of 26 cases[J]. Mod Pathol，2003，16（7）：623-629.

[6] KIM H S, MOON K C, JEONG C W, et al. The clinical significance of intra-operative ureteral frozen section analysis at radical cystectomy for urothelial carcinoma of the bladder[J]. World J Urol，2015，33（3）：359-365.

[7] SOLIMAN K, TAHA D E, ABOUMARZOUK O M, et al. Can frozen-section analysis of ureteric margins at the time of radical cystectomy predict upper tract recurrence?[J]. J Urol，2020，18（3）：155-162.

[8] GOYAL R, ZHU B, PARIMI V, et al. Diagnostic accuracy of frozen-section analysis of cancer-containing bladder transurethral resection speci-mens for the presence of muscularis propria invasion[J]. J Clin Pathol，2014，67（7）：562-565.

[9] CONNOR E O, ROY C, ANNAVARAPU S, et al. Frozen-section examination in the management of paediatric testicular lesions[J]. Pediatr Surg Int, 2021, 37: 945-950.

[10] FANKHAUSER C D, ROTH L, KRANZBÜHLER B, et al. The Role of Frozen Section Examination During Inguinal Exploration in Men with Inconclusive Testicular Tumors: A Systematic Review and Meta-analysis[J]. Eur Urol Focus, 2021, 7 (6): 1400-1402.

[11] O'CONNOR E, ROY C, ANNAVARAPU S, et al. Frozensection examination in the management of paediatric testicular lesions[J]. Pediatr Surg Int, 2021, 37 (7): 945-950.

[12] MEARINI. Adrenal oncocytic neoplasm: a systematic review[J]. Urol Int, 2013, 91 (2): 125-133.

[13] KIM S, YOO Y, LEE J, et al. Pitfalls of Frozen Section Diagnosis for Paraganglioma: A Clini-copathologic Analysis and Review of the Litera-ture[J]. Int J Surg Pathol, 2018, 26 (3): 213-220.

[14] EVANS H L, VASSILOPOULOU-SELLIN R. Adrenal cortical neoplasms. A study of 56 cases[J]. Am J Clin Pathol, 1996, 105 (1): 76-86.

[15] WHO Classification of Tumours Editorial Board. WHO classification of tumours: urinary and male genital tumours. 5th ed. Lyon: IARC Press, 2022.

[16] KANAKARAJ J, CHANG J, HAMPTON L J, et al. The New WHO Category of "Molecularly Defined Renal Carcinomas": Clinical and Diagnostic Features and Management Implications[J]. Urol Oncol, 2024, 42 (7): 211-219.

[17] TRPKOV K, WILLIAMSON S R, GILL A J, et al. Novel, emerging and provisional renal entities: The Genitourinary Pathology Society (GUPS) update on renal neoplasia[J]. Mod Pathol, 2021, 34 (6): 1167-1184.

[18] 黄文斌, 肖立译. 泌尿生殖系统病理学图谱[M]. 北京: 北京科学技术出版社, 2013.

[19] 杨熙明, 等. 实用泌尿生殖系统病理学[M]. 北京: 北京大学医学出版社, 2018.

[20] 陈乐真. 手术中病理诊断图鉴[M]. 2版. 北京: 科学技术文献出版社, 2016.

[21] 周晓军, 余英豪. 临床病理诊断与鉴别诊断: 泌尿及男性生殖系统疾病[M]. 北京: 人民卫生出版社, 2020.

第七章 消化系统疾病

第一节 概 述

胃肠微创检查和微创手术技术的进展，使胃肠疾病术中冷冻切片送检的场景有减少趋势。经典与微创手术仍然有一部分需要在术中做冷冻切片检查，如急腹症，术前诊断不明；评估肿瘤浸润程度、切缘及淋巴结转移情况；以及术中难以辨认的良性或恶性胃溃疡等。本节依然强调，提高肉眼观察的能力对临床医师和病理医师都很重要。需要指出的是，内镜活检标本不适合做术中冷冻切片会诊，不仅因为标本太小制片困难，而且活检过程中组织挤压而影响制片质量，干扰病理医师的诊断，而且冷冻切片诊断结果并不影响内镜医师的进一步操作。

一、消化道疾病冷冻病理诊断的应用范围

（1）胃肠道肿瘤的手术切缘有无肿瘤残留，是否切净，尤其是对于贲门癌患者，如果上切端仍见癌组织，需要扩大手术切除范围，开胸切除食管下段与贲门连接处。

（2）判断淋巴结有无肿瘤转移，以确定手术方案。

（3）一些急腹症患者如出现消化道穿孔及阑尾周围包块，需要送检冷冻切片明确诊断后以确定手术方式。

（4）先天性巨结肠患者，术中需要判断肠管切除的平面是否足够，主要通过观察切除肠管的远端肌间神经丛内是否存在神经节细胞来判断。

二、消化道疾病冷冻病理诊断的注意点

（1）判断消化道肿瘤切缘是否有癌残留、是否切净，在冷冻切片中仅取一块组织是难以准确回答临床医师的。在贲门癌或食管下段癌手术中，如果切缘有癌，就需要开胸手术或扩大切除范围，因此必须十分慎重。一方面冷冻切片取材应取距离肿瘤最近处；另一方面要与临床医师联系，综合判断切缘状况。直肠癌切缘距离肿瘤较近，涉及保肛，也应同样处理。

【病例】患者，男性，63岁，贲门部占位。术中见肿物累及下段食管，送检食管切缘以明确有无癌浸润（图7-1-1）。

（2）有的胃癌病例活检诊断为小细胞癌，切除标本断端可见较多小细胞，必须判断是小细胞癌还是淋巴细胞浸润。两者浸润方式和细胞形态均不相同。淋巴细胞大小比较一致，常沿肌纤维间隙浸润，不破坏肌纤维；小细胞癌细胞大小不完全一致，核分裂象易见，常浸润破坏周围肌纤维，并伴有坏死。

（3）消化道的肉芽肿性病变很常见，如结核病、克罗恩病、伤寒等。在冷冻切片中必须结合大体标本和临床表现综合判断。如果不能做出疾病的诊断，常以"肉芽肿性病变"报告，主要与肿瘤性疾病区分开，确切的病理诊断需要在石蜡切片时广泛取材再定。

第七章 消化系统疾病

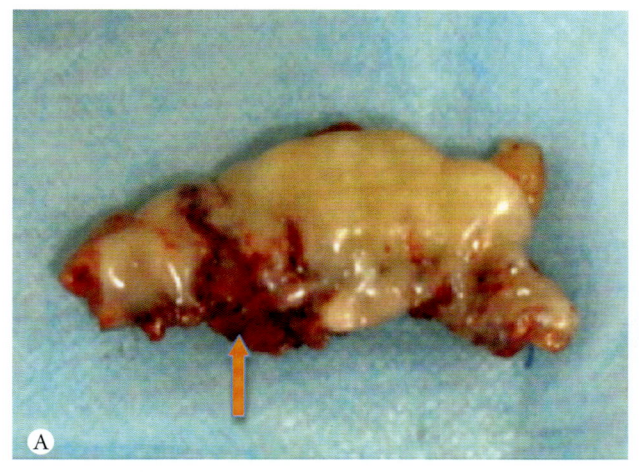
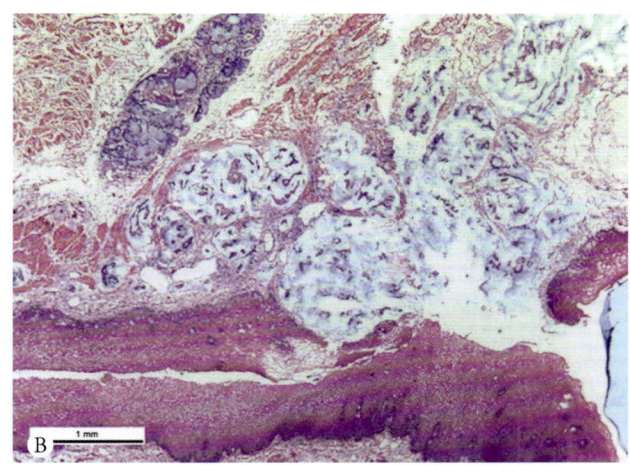
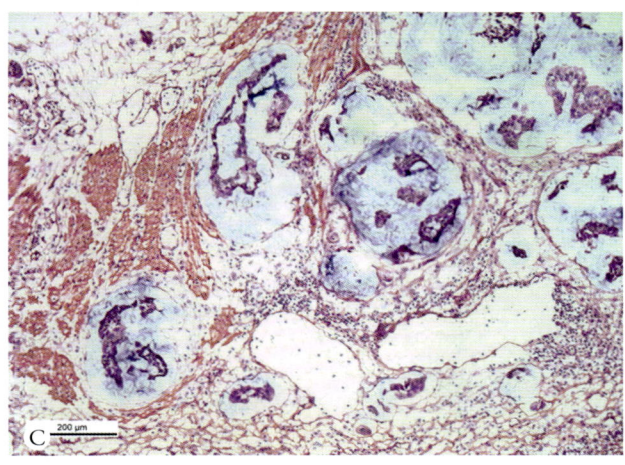

A. 大体标本，图示贲门癌累及食管下段，箭头所指可见一糜烂（食管近肿瘤切缘）；B.冷冻图片，图示黏液湖内漂浮异型腺体，浸润黏膜肌层（中倍）；C.冷冻图片，为图B的局部放大（高倍）。

图 7-1-1　贲门癌累及食管下段时的切缘评估

第二节　消化道疾病

一、食管肿瘤

（一）食管癌与贲门癌

食管癌（esophageal carcinoma）与贲门癌（carcinoma of the gastric cardia）是冷冻切片诊断最常见的情况，术中需要判断食管切缘是否有癌残留。食管-贲门交界区腺癌部分病例与Barrett食管相关，因此在评估切缘时不仅要观察有无癌残留，也要注意有无Barrett食管相关的腺上皮改变，包括异型增生，因为这种类型的腺癌往往沿着Barrett病变蔓延，需要彻底切除病变区域。另外一部分食管鳞状细胞癌或腺癌患者术前已进行过放疗或化疗，术中冷冻切片诊断时应注意放化疗会引起食管黏膜鳞状上皮出现角化不全、角化过度、角化不良及血管透明变性、食管壁纤维化等改变，细胞会出现一定程度的不典型性、核大畸形、深染等，容易被误诊为癌组织。

（二）内镜下黏膜切除标本

随着内镜下黏膜切除术（endoscopic mucosal resection，EMR）日益广泛地开展，一些内镜医师也希望对EMR标本进行冷冻切片诊断，希望判断有无浸润性病变，因为出现明确浸润病灶必须行手术切除，而不再适宜行EMR；同时要求判断EMR的切除范围是否足够，切缘是否有癌残留。但是由于缺乏大样本病例的研究，在EMR标本上行冷冻切片诊断是否真的有价值还有待商榷。因为冷冻切片的制片过程产生的组织收缩等改变会影响之后的常规石蜡切片的质量，从而影响最终的病理诊断。

（三）其他类型的食管疾病

1.间叶源性肿瘤　食管最常见的间叶源性肿瘤是平滑肌瘤，大体上边界清楚，镜下见细胞梭形，束状排列，胞浆较红；相对而言，食管胃肠道间质瘤的发生率比其他部位消化道要低，细胞形态类似平滑肌瘤，部分病例可出现上皮样区域，免疫标记物 CD117、CD34 和 Dog-1 均阳性。

2. 食管颗粒细胞瘤（granular cell tumor）主要发生于黏膜下层，表面被覆正常食管黏膜。细胞体积较大，胞浆嗜酸性。在冷冻切片诊断时，由于细胞大，易被误诊为上皮样间质瘤，甚至恶性黑色素瘤。肿瘤表面的鳞状上皮可出现假上皮瘤样增生，冷冻诊断时不要误认为是高分化鳞状细胞癌，尤其在送检组织较小的情况下。颗粒细胞瘤表面的鳞状上皮细胞排列分层结构存在，细胞异型不明显，基底层可见；鳞状细胞癌则应出现细胞异型性、排列紊乱、基底层消失，甚至浸润等改变。

【病例】患者，男性，35 岁，上腹部不适、胃灼热、反酸半年，加重半个月。胃镜示：食管中段处见一约 2 cm×2 cm 大小黏膜隆起，表面糜烂、粗糙。胃镜诊断：食管间质瘤。术中送检剥离肿物一枚。冷冻切片中可见肿瘤组织呈巢状分布，细胞边界不清，胞浆内可见嗜酸性颗粒（图 7-2-1A）。石蜡切片里也可见类似改变（图 7-2-1B）。最终诊断：食管颗粒细胞瘤。

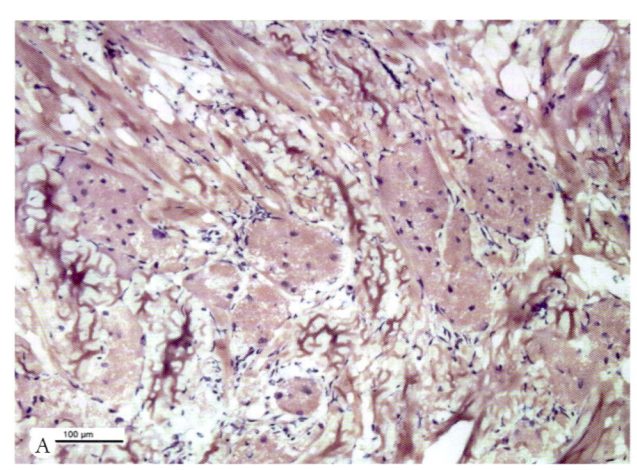 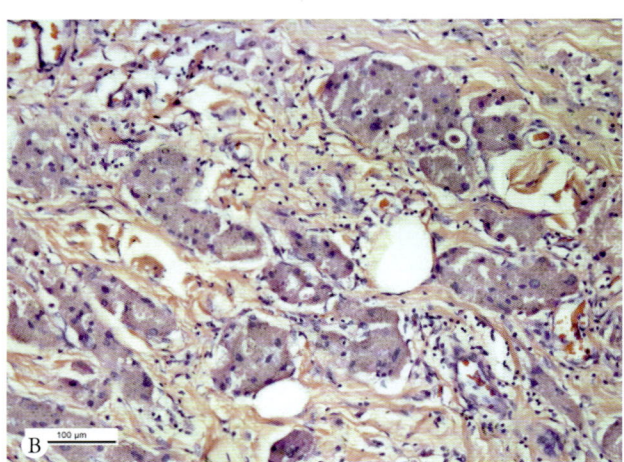

A. 冷冻切片，可见肿瘤组织呈巢状分布，细胞边界不清，胞浆内可见嗜酸性颗粒（高倍）；B. 石蜡切片，图示肿瘤组织呈巢状结构，细胞结构比冷冻切片清楚（高倍）。

图 7-2-1　食管颗粒细胞瘤

二、胃肿瘤

（一）胃癌

胃的手术标本进行冷冻切片诊断主要用于手术切缘评估，尤其是弥漫浸润型胃癌（皮革胃）。由于癌组织弥漫浸润，肉眼判断切缘是否干净比较困难。另外，内镜活检阴性但是临床医师仍然高度怀疑是恶性病变而行剖腹探查时，术中送检最可疑的病灶，根据冷冻切片诊断来决定手术方式。如胃溃疡性病变，内镜活检就不一定能准确取到癌组织。对于胃印戒细胞癌或低分化癌，由于癌细胞体积小，分布弥散，细胞间黏附性较差，没有形成明确的腺腔样结构，有的印戒细胞癌胞浆嗜酸性，类似浆细胞，需要仔细辨认，不要轻易诊断为"胃溃疡"。一些早期胃癌，虽然原发病灶比较小、表浅，但是可能已经出现前哨淋巴结的转移，因此术中需要评估前哨淋巴结有无癌转移。

【病例 1】患者，男性，45 岁，上腹部疼痛 2 年。胃镜检查：见胃窦部溃疡型占位，恶性可能。行手术并送检冷冻切片。术中送检远端胃大部切除标本，胃窦部小弯侧见一溃疡型肿物，边缘隆起，溃疡底部出血坏死（图 7-2-2A）。镜下见肿瘤组织呈浸润性生长，破坏肌层（图 7-2-2B、C）。

第七章 消化系统疾病

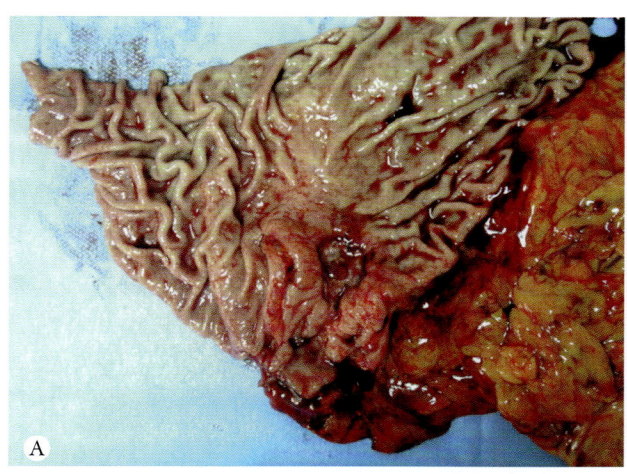

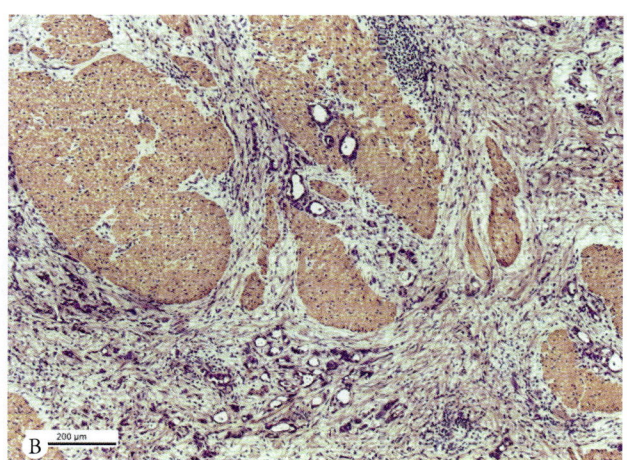

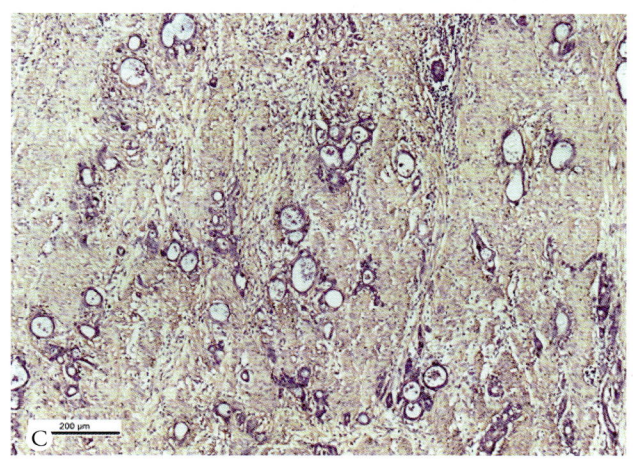

A. 大体标本，胃窦部小弯侧见一溃疡型肿物，边缘隆起；B. 冷冻切片，异型腺体呈浸润性生长，破坏平滑肌层（低倍）；C. 石蜡切片，图示腺癌呈浸润性生长（中倍）。

图 7-2-2　溃疡型胃癌

（二）间叶源性肿瘤

发生于胃的梭形细胞肿瘤中最常见的是胃肠道间质瘤（gastrointestinal stromal tumor，GIST）。术中冷冻切片看到间叶源性的肿瘤首先要考虑的也是GIST。有时细胞比较肥胖而呈上皮样改变，不要误诊为癌。如果均以梭形细胞为主，除GIST外，还要与神经源性肿瘤、平滑肌肿瘤或炎性肌纤维母细胞瘤相鉴别。梭形细胞肿瘤的最终诊断依靠石蜡切片，冷冻切片诊断如果特征明确，可直接诊断为GIST，但是不需要进行危险度分级，因其分级需要结合肿瘤大小和核分裂象来综合评估（表7-2-1）。如果遇到形态学特征不典型者，可较模糊地描述为"梭形细胞肿瘤"，但是一般不直接报"良性肿瘤"，毕竟冷冻切片诊断时取材比较局限，而在充分取材后则可能会出现级别较高的恶性病灶。

表 7-2-1　胃肠道间质瘤的危险度及疾病进展率分级标准（WHO 2019年版）

危险度	核分裂象/5 mm²	肿瘤大小（cm）	疾病进展率（%）	
			胃	小肠
1（极低）	≤5	≤2	0	0
2（低）		>2 至 ≤5	1.9	4.3
3a（中）		>5 至 ≤10	3.6	24
3b（中）		>10	12	52
4（高）	>5	≤2	0	50
5（高）		>2 至 ≤5	16	73

续表

危险度	核分裂象 /5 mm²	肿瘤大小（cm）	疾病进展率（%）	
			胃	小肠
6a（高）		>5 至 ≤10	55	85
6b（高）		>10	86	90

肿瘤发生腹腔内破裂，不论肿瘤大小和核分裂计数均归入高度危险性。

【病例2】患者，女性，56岁，做胃镜检查发现黏膜下层肿瘤1个月，术中送检胃组织一块，黏膜下层见一结节性肿物，直径为3 cm，边界清楚（图7-2-3A）。术中诊断：梭形细胞肿瘤。最后石蜡切片诊断：胃肠道间质瘤，低度危险度（图7-2-3B、C）。

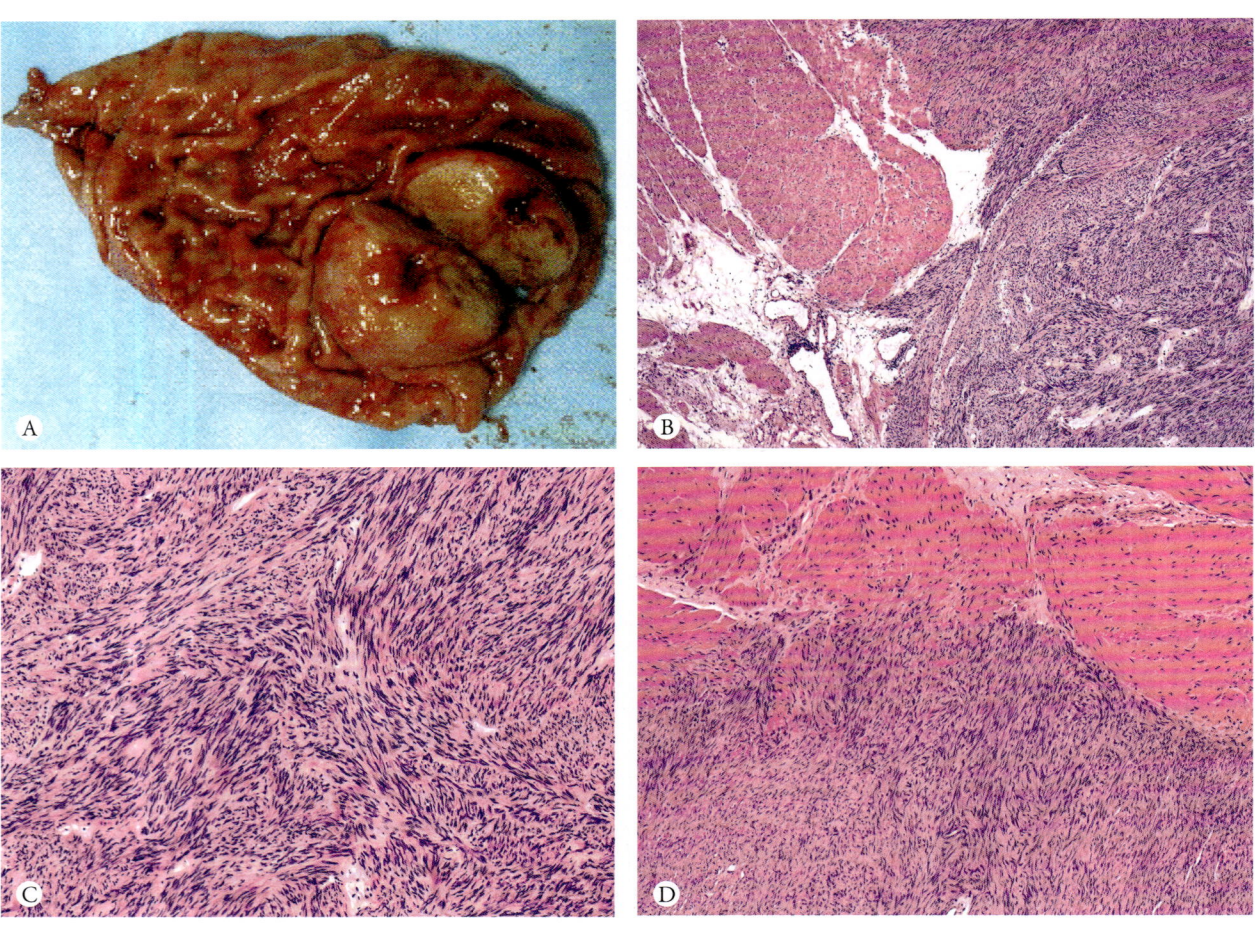

A. 大体标本，送检胃壁组织一块，黏膜下层见一结节性肿物，直径为3 cm，边界清楚，表面黏膜糜烂，中央见脐凹；B. 冷冻切片，镜下见梭形肿瘤细胞呈束状排列，累及周围平滑肌，无包膜（低倍）；C. 镜下肿瘤细胞呈束状交错排列（高倍）；D. 石蜡切片，镜下肿瘤细胞呈束状排列，累及周围平滑肌，无包膜，核分裂象＜5个/50HPF（低倍）。

图7-2-3 胃肠道间质瘤（低危）

（三）异位胰腺（heterotopic pancreatic tissue）

胃、十二指肠壁内出现异位的胰腺组织比较常见，好发于胃窦、幽门部及十二指肠，大体上常形成一个半球形的隆起，表面黏膜光滑。术中送检冷冻切片即可明确诊断。大部分异位的胰腺组织发生于黏膜下层，部分发生于肌层。镜下可见腺泡和导管成分，胰岛仅见于1/3的病例。

【病例3】患者，女性，23岁，剑突下隐痛2年。胃镜见胃窦部有一直径为1cm的肿块，似宽底息肉，局部黏膜充血、水肿。行肿块局部切除术。冷冻切片见胃黏膜下层内有胰腺组织（图7-2-4A）。石蜡切片中可见胰腺小叶结构存在，同时含有内、外分泌部成分（图7-2-4B）。

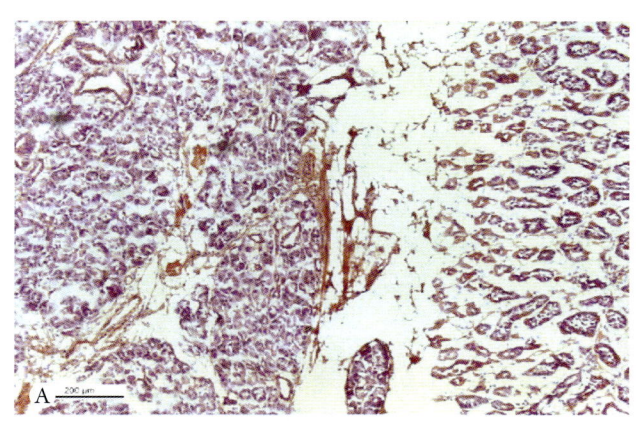 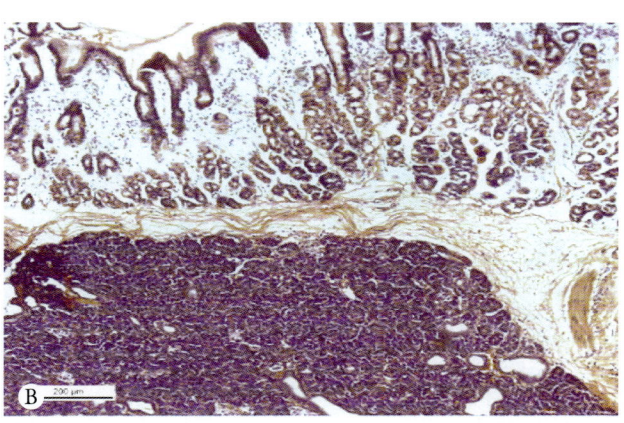

A.冷冻切片，图片左边为胰腺组织，右边为胃黏膜，异位的胰腺组织主要位于黏膜下层（低倍）；B.石蜡切片，镜下可见胃黏膜下层异位的胰腺组织，含腺泡、胰岛和导管结构（低倍）。

图7-2-4　胃窦部异位胰腺

（四）慢性消化性溃疡

胃消化性溃疡（chronic peptic ulcer）大体上表现为边界清楚的溃疡，边缘光滑，周边黏膜没有隆起和粗糙，底部平坦，呈灰白色。而溃疡型胃癌则常表现为较大溃疡，边缘呈"火山口"样隆起，溃疡底部往往可见明显的出血和坏死，冷冻切片就能诊断。需要注意的是，一小部分胃溃疡的病例出现癌变，癌变区域肉眼不易辨认，往往见于溃疡边缘区域，而不在于溃疡中央。冷冻切片时可能无法取到癌组织，需要广泛取材，此时不能直接诊断"消化性溃疡"，而应该笼统地给予"溃疡性病变"的诊断。此外，溃疡的部位也十分重要。如果溃疡位于胃远侧1/2，又没有肿瘤扩散的明确证据，最好直接切除而不做胃切开术，因为其良、恶性并不影响手术方式；如果病变位于贲门部，则恶性的概率大大提高，而且切缘的性质也会影响手术方式。

【病例4】患者，男性，50岁，间歇性中上腹疼痛，餐后加重。术中送检胃壁组织一块，大小为6cm×5cm，中央见一溃疡，直径为2cm，边缘光滑。溃疡部位可见大量炎细胞浸润，其中可见垂直生长的新生毛细血管（图7-2-5A）。石蜡切片中也可找到典型溃疡的四层结构，而且溃疡边缘的腺上皮没有显著异型（图7-2-5B）。

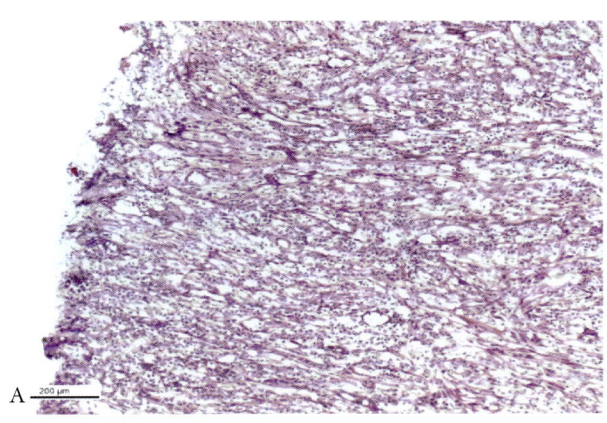 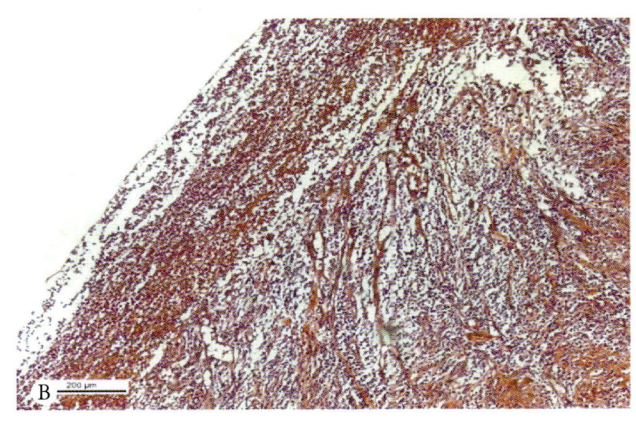

A.冷冻切片，图示溃疡部位垂直生长的新生毛细血管（低倍）；B.石蜡切片，图示溃疡部位的四层结构（低倍）。

图7-2-5　胃消化性溃疡

(五) 深在性囊性胃炎

深在性囊性胃炎 (gastritis cystica profunda) 多表现为息肉样外观,好发于幽门部或胃肠吻合口。镜下见胃黏膜内许多黏液腺体囊性扩张,腺体间质疏松并较多淋巴、浆细胞浸润。有些腺体可侵入黏膜下层甚至肌层,但是腺体仍为良性(图 7-2-6A、B)。在冷冻切片时,千万不要将这些内陷的腺体看作浸润的腺体。浸润性腺癌的腺体形态更不规则,周围可见明显的纤维间质反应。

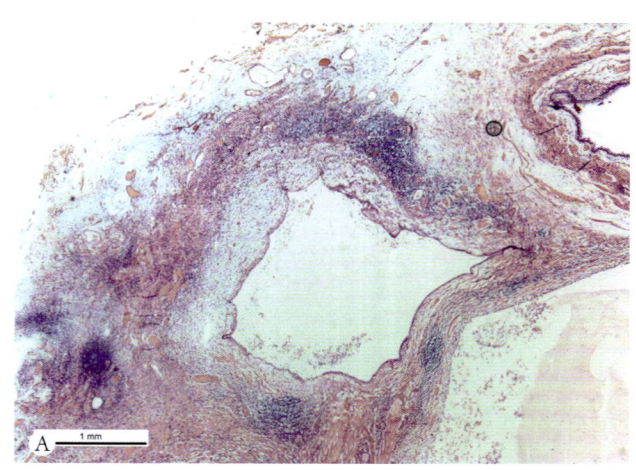 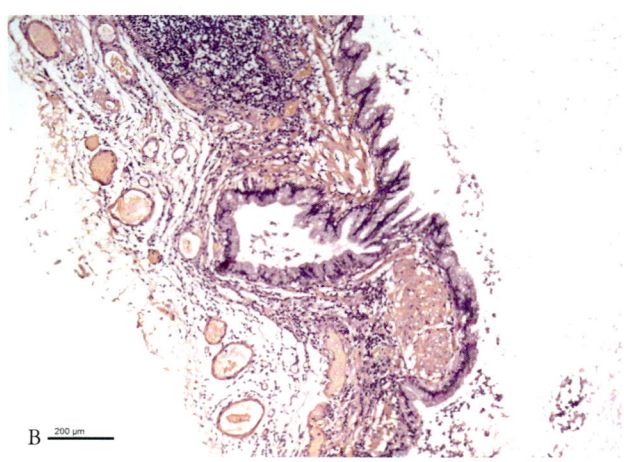

A.冷冻切片,镜下见肌层的良性腺体(低倍); B.冷冻切片,为图 A 的局部放大,示凹陷入肌层的腺体(中倍)。

图 7-2-6　深在性囊性胃炎

(六) 胃浆细胞肉芽肿

胃浆细胞肉芽肿 (gastric plasma cell granuloma) 很少见。临床上往往以胃癌而行手术治疗。镜下见以大量浆细胞为主的炎细胞浸润及肉芽肿形成。浆细胞分化成熟,可见 Russell 小体。冷冻切片时需要与浆细胞瘤相鉴别。浆细胞肉芽肿的病变里除浆细胞以外,还有其他类型的炎细胞,而浆细胞瘤中肿瘤成分相对单一,形态一致。

点评

GIST 的诊断需要进行危险度评估,主要根据的指标是肿瘤最大直径和核分裂象数目。在冷冻切片诊断时,由于取材比较局限,只需要明确"GIST"的诊断即可,无须进行危险度分级。除非肿瘤体积很大,超过 10 cm,此时可直接给予"高度危险"的分级。大部分 GIST 只有在常规病理中广泛取材后才能进行综合评价。

三、小肠病变

小肠肿瘤需要行术中冷冻切片检查,主要用于明确肿瘤的类型,如腺癌、类癌、淋巴瘤、GIST 或转移瘤。有时也会遇到需要判断小肠非肿瘤性疾病如憩室、炎性肠病等,尤其是鉴别克罗恩病引起憩室慢性穿孔,导致肠壁纤维组织明显增生而形成局部包块或炎性假瘤与真性梭形细胞肿瘤。对切缘的评估较少。

(一) 梭形细胞肿瘤及瘤样病变

原发小肠的梭形细胞肿瘤首先要考虑 GIST,形态类似发生于胃的 GIST。GIST 的形态比较多样,除外传统的梭形细胞型,还可出现上皮样和栅栏样排列(图 7-2-7),冷冻切片的诊断注意点和鉴别诊断参照胃的 GIST。

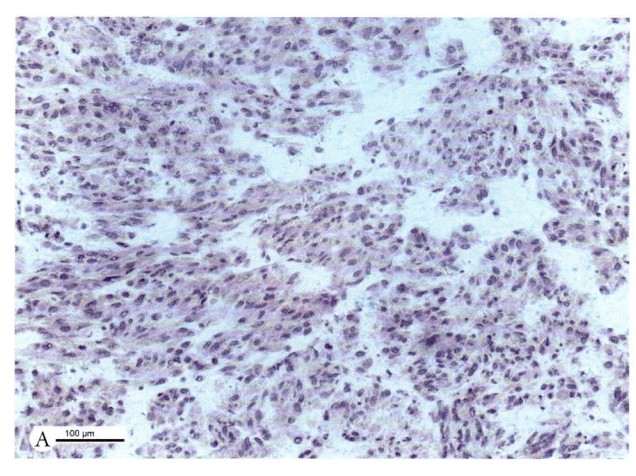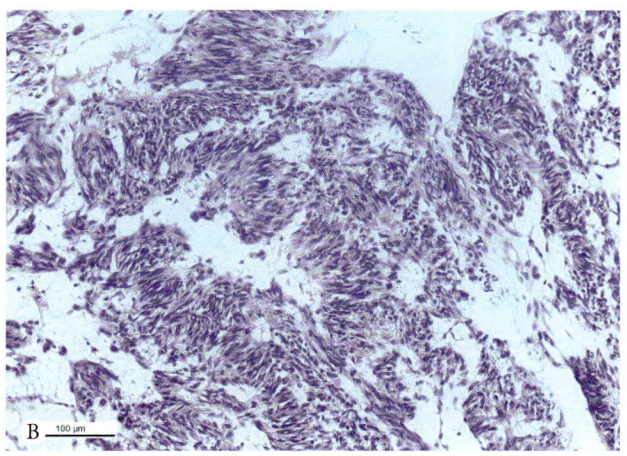

A.冷冻切片,图示肿瘤细胞比较肥胖呈上皮样,巢状分布;B.石蜡切片,图示肿瘤组织部分区域可见栅栏样排列。

图 7-2-7　小肠胃肠道间质瘤

发生于小肠的瘤样病变包括炎症性肌纤维母细胞瘤、炎性纤维性息肉等。炎性纤维性息肉也称为嗜酸性肉芽肿。临床上以息肉形成为主,可引起肠梗阻。镜下表现为水肿样背景,其中见大量嗜酸性粒细胞、淋巴细胞、浆细胞及单核细胞浸润,纤维母细胞增生并围绕小血管形成同心圆样结构。需要与炎症性肌纤维母细胞瘤相鉴别。炎症性肌纤维母细胞瘤的背景也表现为明显的炎细胞浸润和纤维母细胞增生,但在其中可找到梭形至上皮样肌纤维母细胞,胞浆较红,核分裂象不多,免疫标记物 ALK 阳性,部分病例可出现 SMA 阳性。

【病例1】患者,男性,46岁,因下腹疼痛2小时急诊入院。CT示小肠占位,遂行剖腹探查。术中发现小肠系膜区结节性肿物,切除小肠一段送检冷冻切片(图7-2-8A)。镜下见肿瘤细胞呈梭形,束状排列(图7-2-8B、C)。术中冷冻切片诊断:小肠间质瘤。石蜡切片中见肿瘤细胞胞浆红染,纵横交错排列,呈典型的平滑肌瘤的改变(图7-2-8D)。CD117和Dog-1均阴性,SMA阳性。最终诊断为小肠平滑肌瘤。

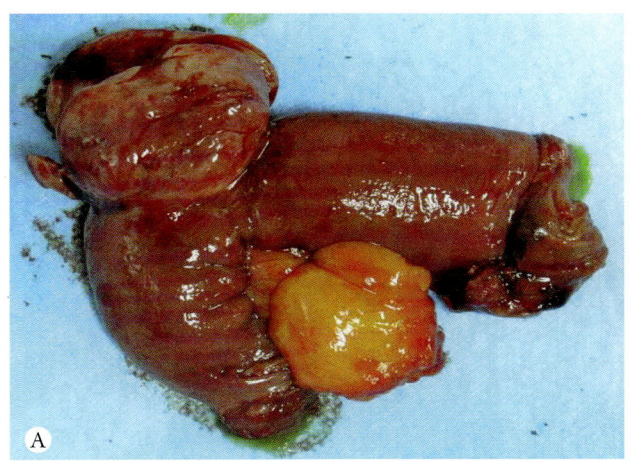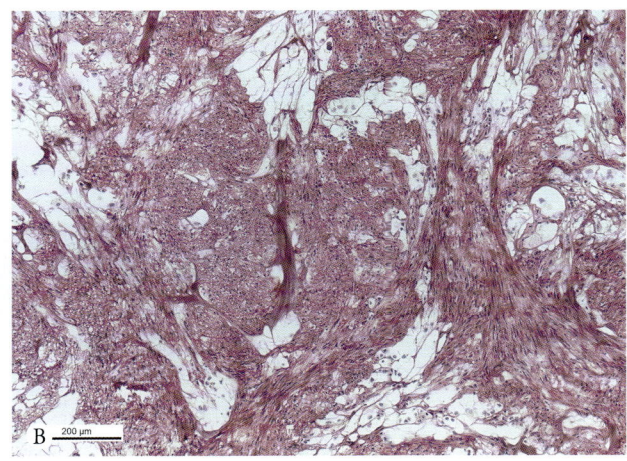

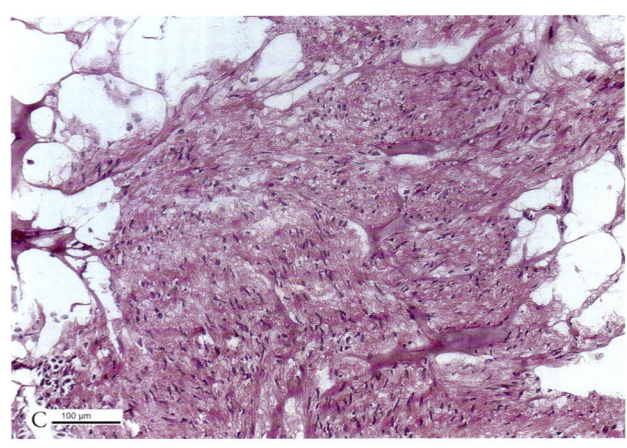
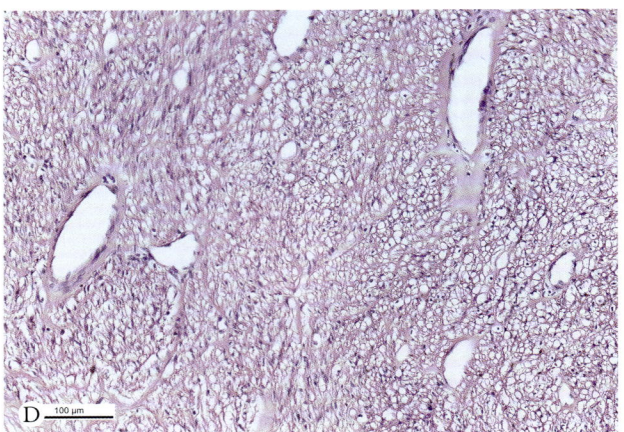

A. 大体标本，小肠浆膜下见一肿物，直径为 2 cm，切面呈灰红色，实性，质地韧；B. 冷冻切片，图示肿瘤细胞呈束状排列（低倍）；C. 冷冻切片，为图 B 的局部放大（高倍）；D. 石蜡切片，图示典型的平滑肌瘤形态（中倍）。

图 7-2-8　小肠平滑肌瘤

（二）小肠癌

小肠癌（carcinoma of the small intestine）最常见的部位是十二指肠，尤其是乳头部、壶腹周围部位，类型绝大多数是腺癌。原发于空肠和回肠的腺癌非常少见，大部分为转移性腺癌。如果在癌周围找到腺瘤样改变向腺癌移行区域，则更倾向原发性；如果病灶呈多发性，而且主要位于肠壁浆膜层，则更倾向转移性。

（三）Peutz-Jeghers 性息肉/错构瘤性息肉

Peutz-Jeghers 性息肉可发生于消化道任何部位，但以小肠最多见。临床上往往表现为肠套叠、肠梗阻甚至肠穿孔。镜下形态具有特征性，息肉轴心可见树枝样分叉排列的平滑肌束，表面被覆分化良好的黏液上皮。上皮成分可以累及肠壁全层，很容易被误认为"浸润性癌"，尤其在冷冻切片诊断时。Peutz-Jeghers 性息肉的上皮细胞没有异型，而且腺体周围都是平滑肌或脂肪组织等正常成分，没有纤维组织增生形成的间质反应。但是需要注意的是，部分 Peutz-Jeghers 性息肉内可以出现上皮细胞异型增生，甚至癌变。此时要根据腺体的异型程度和周围的纤维间质反应来综合判断。

【病例 2】患者，女性，25 岁，突发中上腹痛绞痛 2 小时。临床诊断为小肠梗阻。术中见小肠腔内一息肉状肿物，大小约 5 cm×5 cm×4 cm，完全充满肠腔。冷冻切片中看到肿瘤组织由分化良好的黏液腺体构成，累及较深肠壁，在平滑肌层内可见排列规则的腺体，非常容易因"浸润"而误诊为"高分化腺癌"（图 7-2-9）。最终诊断为小肠 Peutz-Jeghers 性息肉。

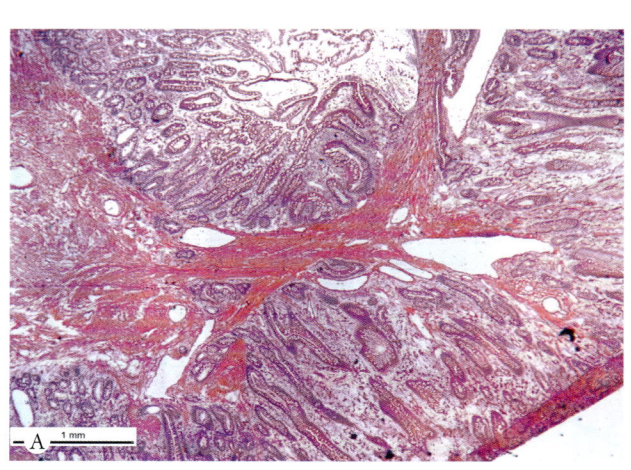
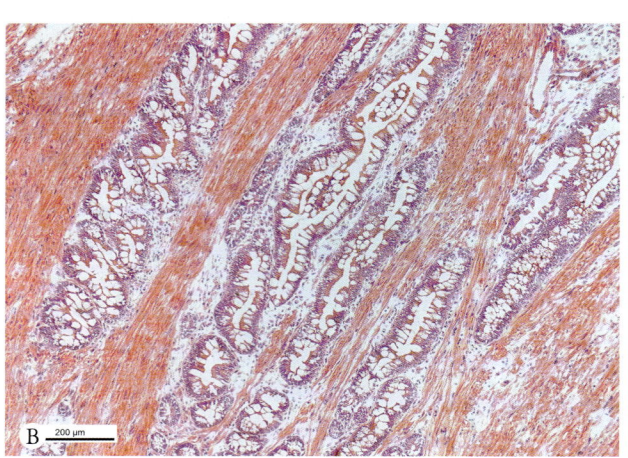

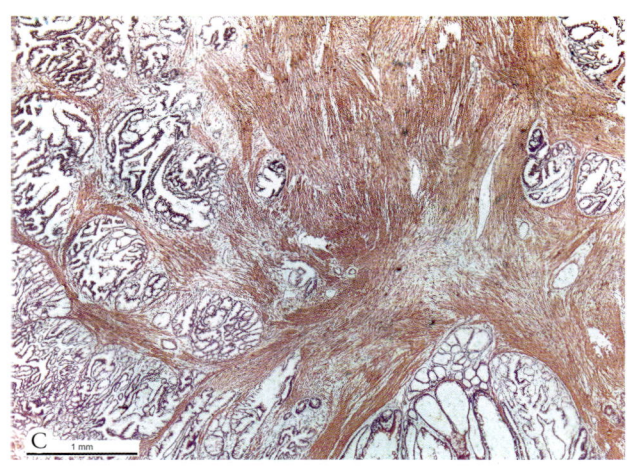
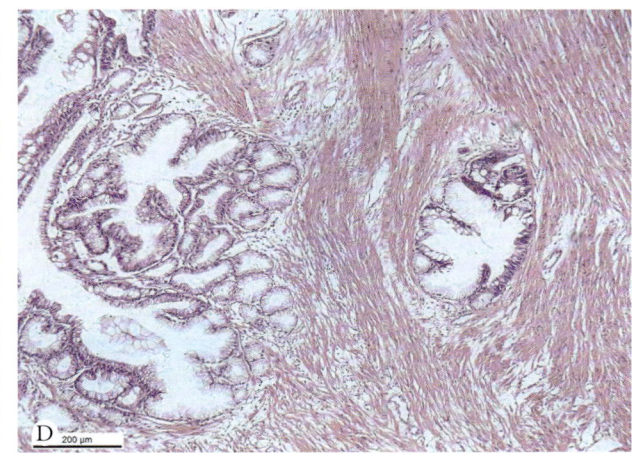

A. 冷冻切片，图示为低倍所见；B. 冷冻切片，图示平滑肌层内可见分化良好的黏液腺体（中倍）；C. 石蜡切片，图示平滑肌层内分化良好的黏液腺体（低倍）；D. 石蜡切片，图示腺体周围仍可见比较疏松的间质成分，周围没有纤维母细胞反应（中倍）。

图 7-2-9　小肠 Peutz-Jeghers 性息肉

（四）神经内分泌肿瘤（neuroendocrine tumors，NET）

2010 年 WHO 消化系统肿瘤分类统一了 NET 的命名原则，原来的"神经内分泌瘤""类癌"等名词将不再使用，统一使用"神经内分泌肿瘤，即 NET"。根据肿瘤细胞的增殖活性（Ki-67 指数）和每 10 个高倍视野中的核分裂象计数，将 NET 划分为 3 个级别，即 G1～G3（表 7-2-2）。核分裂象的计数必须计满 50 个高倍视野以上，增殖活性根据染色最强的区域里每 500～2000 个细胞中 Ki-67 阳性细胞的比例而定。如果核分裂象计数和增殖活性不一致，以核分裂象计数为分级的主要标准。2019 年第五版 WHO 消化系统肿瘤分类依然采用上述分类标准并细化，即分为：NET G1、NET G2、NET G3，胃泌素腺瘤（NOS）、生长抑素瘤（NOS）、肠嗜铬细胞类癌、肾上腺外副神经节瘤（NOS）、NEC（包括了以前诊断的小细胞癌、大细胞神经内分泌癌或低分化神经内分泌癌）和混合性神经内分泌-非神经内分泌肿瘤（MiNEC）。诊断相关激素分泌的 NET 时，单凭免疫组化的激素标记物不足以诊断，必须结合临床表现和相关检查结果。除 NET 的组织学分级外，对 NET 的预后评估最好再综合 TMN 分期。在病理报告中需要包括肿瘤部位、大小、数目、浸润深度和范围、脉管和神经累及情况、核分裂象计数、切缘情况、淋巴结转移情况等。在冷冻切片诊断时无须包含上述内容，只要提供病理诊断即可。

表 7-2-2　神经内分泌肿瘤的分级标准及更新

2010 年分级	Ki-67 增殖指数（%）	核分裂象/10 高倍视野	2019 年分级	Ki-67 增殖指数（%）	核分裂象/10 高倍视野
NET-G1	≤2	<2	NET-G1	<3	<2
NET-G2	3～20	2～20	NET-G2	3～20	2～20
			NET-G3	>20	>20
NEC-G3	>20	>20	NEC	>20	>20
MANEC	可变	可变	MiNEC	可变	可变

发生于小肠不同区段的 NET 具有不同的特性，可分为上段小肠（十二指肠和近端空肠）的 NET 和下段小肠（远端空肠和回肠）的 NET。上段小肠 NET 中最多见的是胃泌素瘤，常伴发 Zollinger-Ellison 综合征；而下段小肠 NET 中常见无功能性 NET（类癌）和肠嗜铬细胞瘤，小部分 NET 也可发生于 Meckel 憩室。

【病例3】 患者，男性，40岁，患梗阻性黄疸2个月。术中见十二指肠乳头部隆起，黏膜下层见一肿物，直径约1cm，边界较清楚。镜下见肿瘤组织呈巢状分布，浸润性生长（图7-2-10）。根据NET分级标准为G1级。

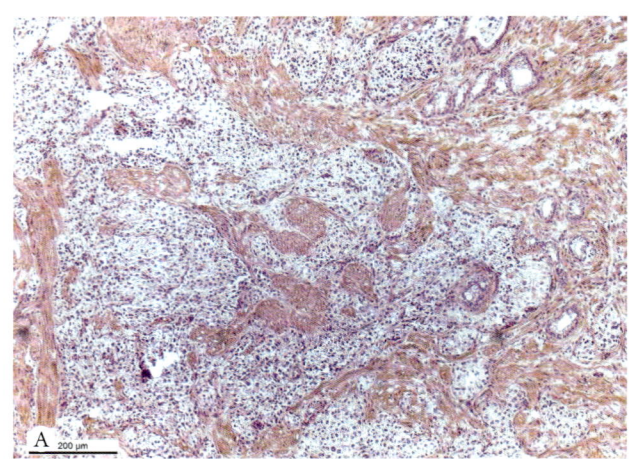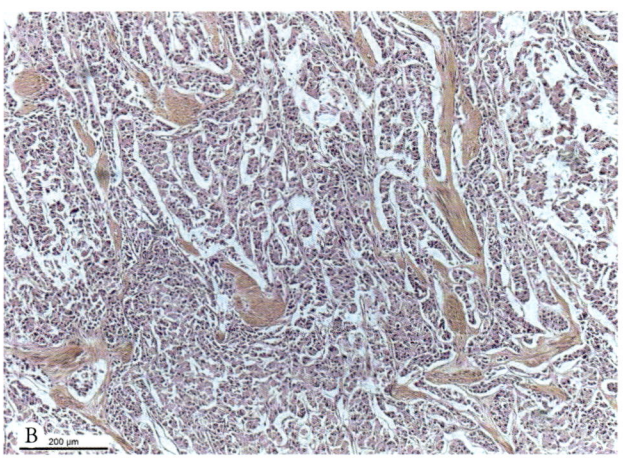

A.冷冻切片，图示肿瘤细胞呈巢状分布（低倍）；B.石蜡切片，图示肿瘤细胞结构较冷冻切片更清楚（中倍）。

图7-2-10　十二指肠乳头部（NET-G1级）

（五）小肠淋巴瘤

发生于小肠的淋巴瘤绝大多数为非霍奇金淋巴瘤，以B细胞性为主，尤其是弥漫大B细胞淋巴瘤。肿瘤可表现为息肉样、溃疡型、缩窄型或弥漫铺路石样改变，有时与癌的大体形态很难区分。冷冻切片时不需要明确淋巴瘤的具体类型，只需要描述性诊断"淋巴组织增生性病变，类型待石蜡"，与癌相区分即可。

【病例4】 患者，女性，58岁，右下腹疼痛2个月。肠镜显示回盲部溃疡型占位，考虑为盲肠癌，行右半结肠切除术，术中见回肠末端、回盲瓣及升结肠起始部巨大溃疡型肿块，大小为10cm×10cm×2cm，切除小块组织行冷冻切片检查。镜下见肿瘤组织片状分布，缺乏腺样结构，细胞圆形，核明显异型（图7-2-11）。最终诊断为弥漫大B细胞淋巴瘤。

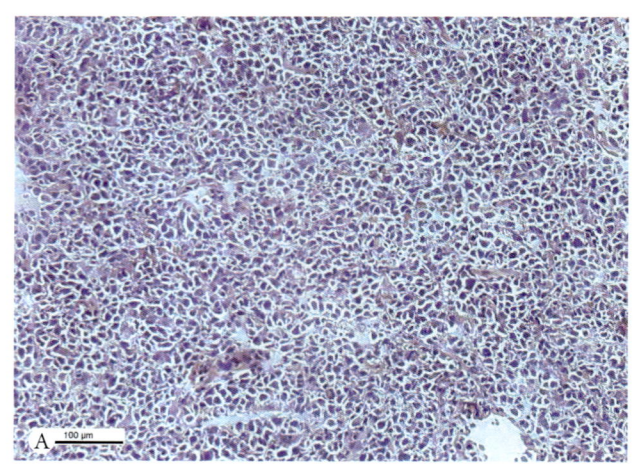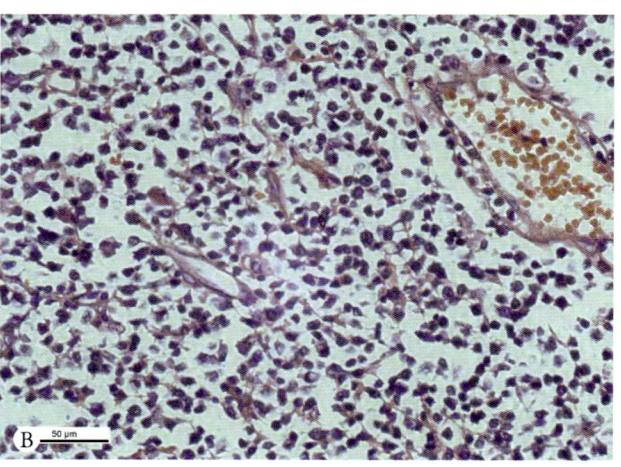

A.冷冻切片，镜下观察肿瘤组织呈片状分布，无腺样结构（低倍）；B.石蜡切片，镜下观察肿瘤细胞结构清晰，细胞核明显异型（中倍）。

图7-2-11　小肠弥漫大B细胞淋巴瘤

（六）克罗恩病

克罗恩病（Crohn's disease，CD）可以发生于消化道的任何部位，从口腔到肛门，但是最常见的受累部位是末端回肠和回盲部，是一种原因不明的慢性进行性炎症，可能与自身免疫功能紊乱有关。肠道的主要病变表现为节段性、铺路石样息肉、裂隙样溃疡（图7-2-12A、B）。CD主要与溃疡性结肠炎相鉴别。镜下CD的主要诊断指标中最可靠的是出现非坏死性上皮样肉芽肿，尤其是在远离溃疡的肠壁内出现。其他的辅助指标可见肠壁全层显著炎细胞浸润伴纤维化、淋巴组织增生明显等。

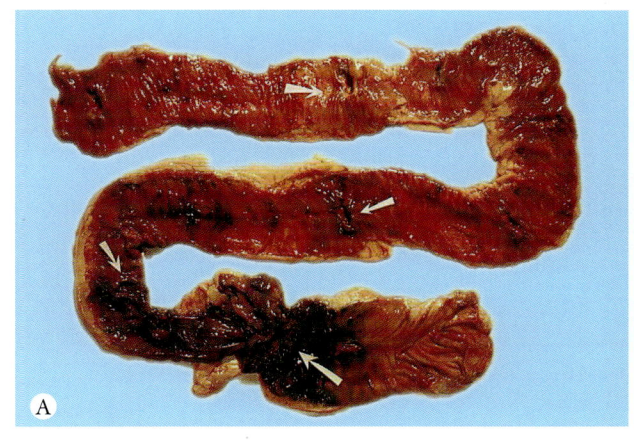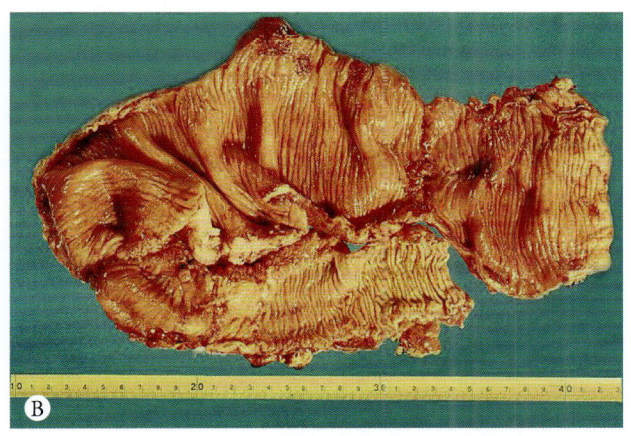

A. 大体标本，图示回肠末端肠壁明显增厚，局部黏膜水肿，散在多发性溃疡形成（箭头所指）；B. 大体标本 图示小肠穿凿性溃疡，肠壁增厚。

图7-2-12 小肠克罗恩病

（七）深在性囊性肠炎

类似深在性囊性胃炎，深在性囊性肠炎有时在肠壁黏膜下层、肌层甚至浆膜层内能看到腺体。这可能是由于慢性炎症及电疗后，局部微憩室形成或腺上皮修复时沿着溃疡形成的局部缺损蔓延所致。腺体结构正常，有时腺腔内充满黏液。此时需要与浸润性腺癌相鉴别。尤其是冷冻切片时，不要误诊为癌。腺癌的腺体周围有明显的间质反应，细胞异型，如果在肌层内浸润时会破坏肌纤维。

四、阑尾病变

阑尾疾病绝大多数为炎症，如果术中发现阑尾体积较大或周围出现肿块，则需要行冷冻切片检查。阑尾腔内肿瘤往往会阻塞阑尾腔而继发急性阑尾炎。如果确诊为阑尾原发性腺癌，一般不需要行阑尾切缘评估，因为阑尾腺癌的标准手术方式为回盲部+部分结肠切除术。如果诊断为神经内分泌肿瘤，则需要评估阑尾切缘，阑尾单纯切除术即可。

当阑尾周围大量黏液湖形成时，要慎重，不要轻易诊断为"黏液囊肿"或"假黏液瘤"，首先要排除黏液腺癌的可能，尤其是累及腹膜时。黏液囊肿时形成的黏液湖周边上皮细胞往往萎缩甚至消失，有时上皮脱落至黏液湖内，形成"飘带"样的上皮条带；如果间质内可见大量黏液湖，但是内衬上皮不完整并伴有细胞异型、黏液湖内漂浮上皮细胞巢团时，要考虑腺癌。

其他会遇到的情况如子宫内膜异位、憩室和转移癌等。阑尾出现子宫内膜异位并不少见，尤其在浆膜层更多见，不要误诊为腺癌。要注意观察腺体周围有没有内膜间质成分。

【病例1】患者，男性，61岁，因腹股沟疝行CT检查，发现腹腔肿物3个月，肿物与阑尾关系密切，倾向黏液性肿瘤。患者无其他不适，于2024年6月6日行手术治疗。术中见阑尾明显膨大，送冷冻切片检查。大体：高度肿胀阑尾一条，长10.5 cm，管腔直径为3.5 cm，表面尚光滑，管腔内充满淡黄色胶冻样物（图7-2-13A）。镜下见黏液湖形成（图7-2-13B），部分囊壁尚可见内衬腺上皮，细胞无明显异型，同时黏膜下见血吸虫卵（图 7-2-13C）。冷冻切片诊断：阑尾黏液囊腺瘤伴陈旧性血吸虫卵（图 7-2-13C、D）。石蜡切片发现囊壁内衬上皮，固有层消失，并见大量血吸虫卵（图 7-2-13D～F），最后石蜡切片诊断为低级别阑尾黏液性囊腺瘤伴血吸虫感染。

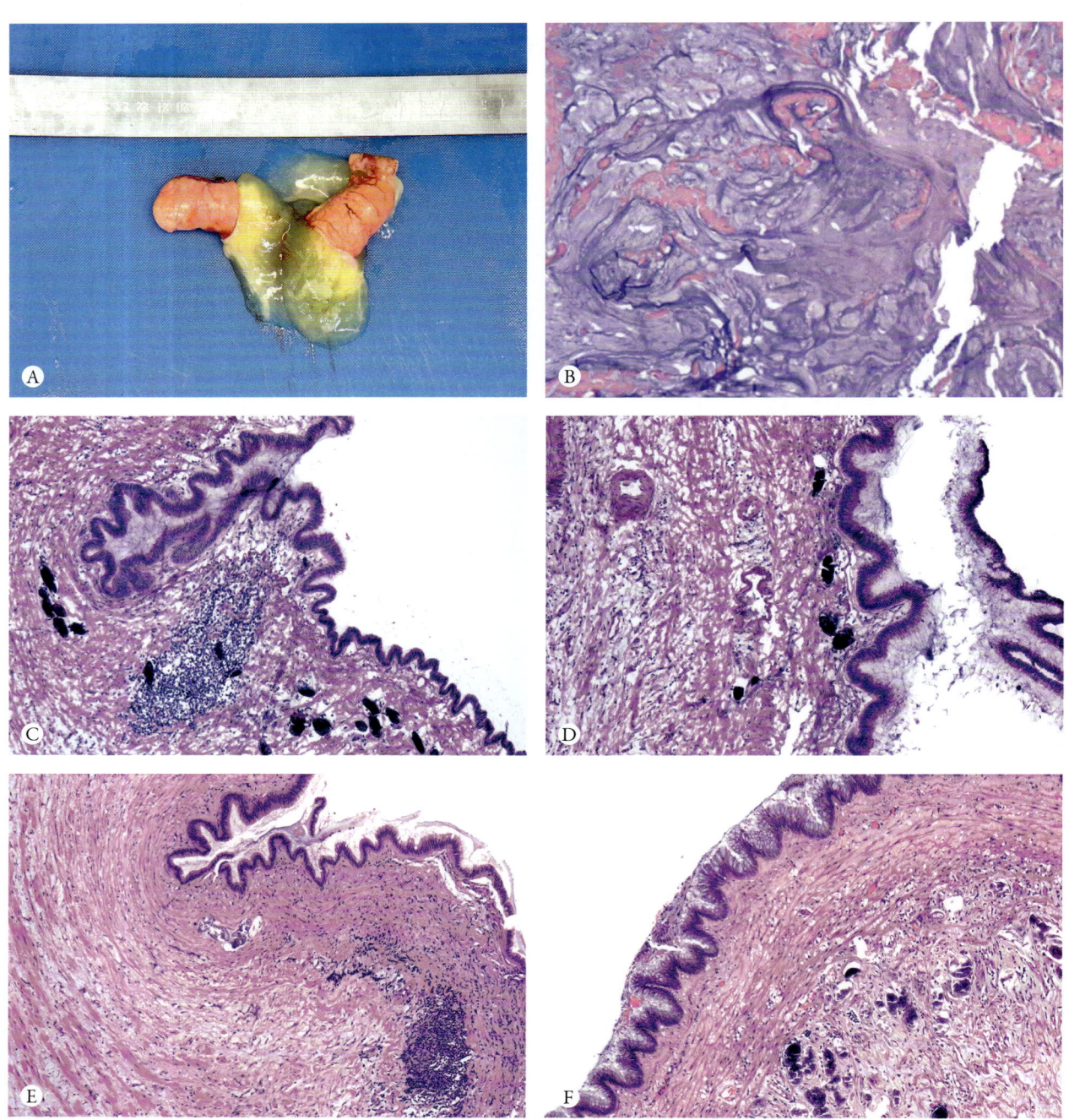

A. 大体标本显示阑尾肿胀，腔内充满黏液；B. 黏液湖形成（低倍）；C、D. 冷冻切片显示黏膜上皮生长活跃，轻度异型，固有层消失，黏膜下层见钙化的血吸虫卵（C 为低倍，D 为中倍）；E～F. 石蜡切片的形态改变同冷冻切片（E 为低倍，F 为中倍）。

图 7-2-13　阑尾黏液性囊腺瘤

第七章 消化系统疾病

【病例2】患者，男性，45岁，因"急性阑尾炎"急诊入院，行阑尾切除术。送检阑尾一条，切面见阑尾末端膨大，局部管壁明显增厚。增厚区域镜下见肿瘤组织呈巢状和梁索状排列，间质血窦丰富，核分裂象少见，< 2 个/10HPF，Ki-67增殖指数< 2%（图7-2-14）。最终石蜡切片诊断为阑尾高分化神经内分泌肿瘤，G1 级。

五、结直肠病变

结直肠疾病进行术中冷冻切片检查的主要目的是判断息肉的性质、肿瘤浸润深度（深肌层或浆膜层）或鉴别肿瘤性和非肿瘤性疾病，很少评估切缘情况。因为结肠切除术中切除的周围肠管通常比较明显，而且往往肉眼就能观察，不需要冷冻切片检查。

（一）息肉（polyps）

对于体积较大的息肉，患者术前肠镜活检没有明确恶性证据，但是临床医师仍然怀疑恶性可能时就需要术中送检息肉完整切除标本，由病理医师判断良、恶性及基底部有无肿瘤残余，特别是低位直肠息肉有保留肛门需要时。此时在标本取材时就需要注意观察肿瘤的形态，有没有质地不均一的地方，提防癌变可能，关键是有无间质浸润；并检查肿瘤基底部及切缘的情况，是否切除完整。对于已行肠管切除的病例，在诊断时标准则可适当放宽（图7-2-15）。

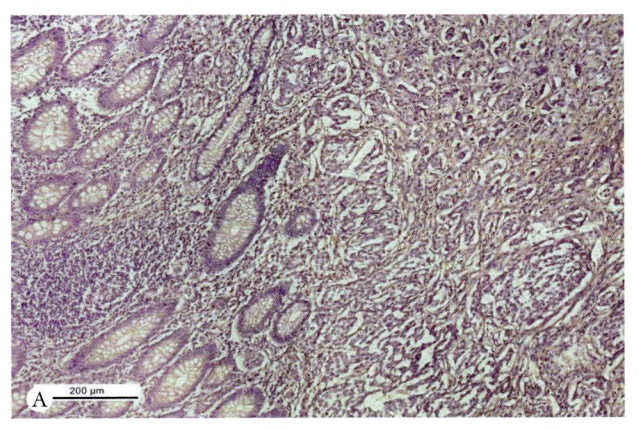 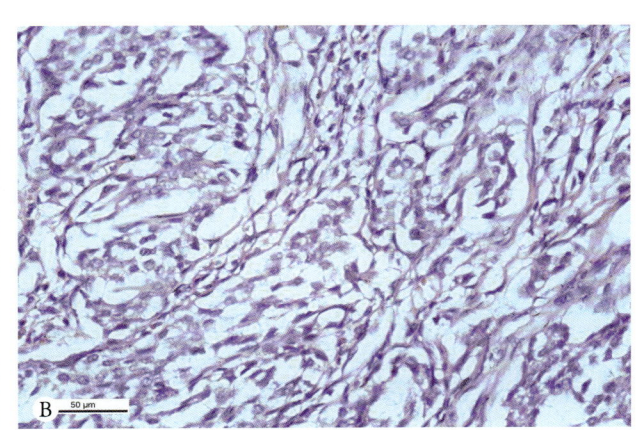

A. 冷冻切片，图示肿瘤组织呈巢状排列（低倍）；B. 冷冻切片，为图A的局部放大（高倍）。

图 7-2-14　阑尾神经内分泌肿瘤（NET-G1级）

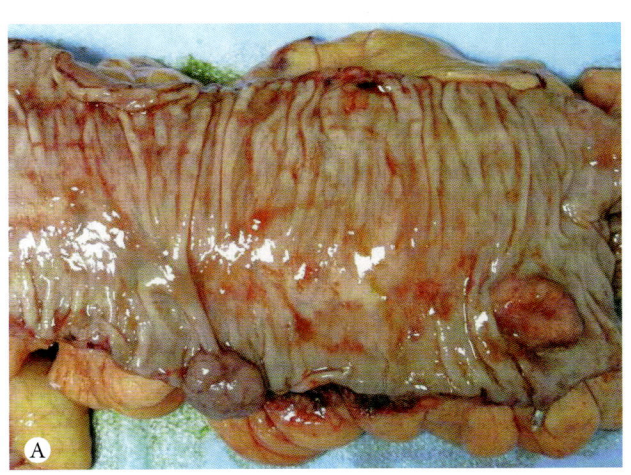 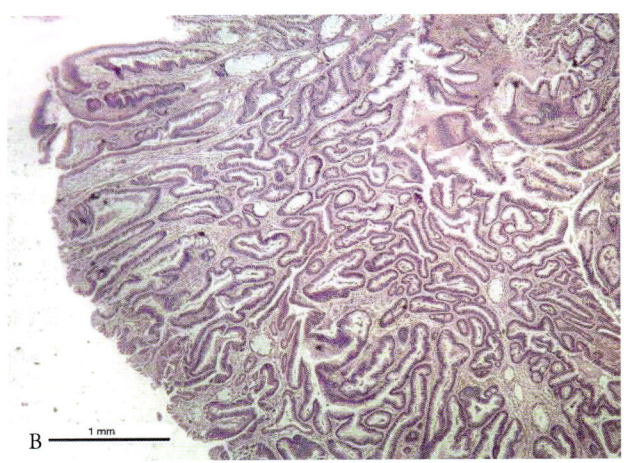

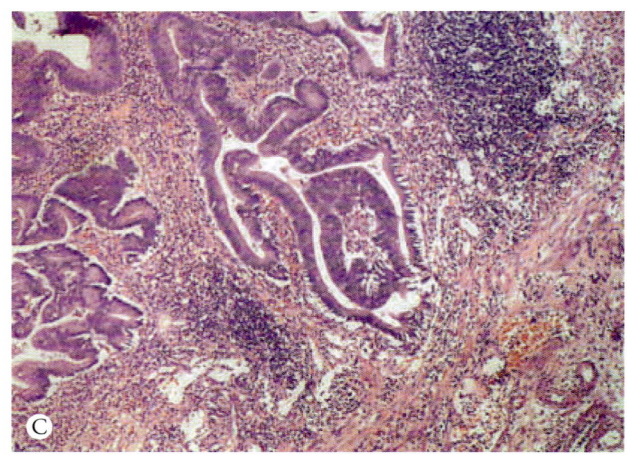

A. 结肠部分切除大体标本，黏膜面可见 2 枚宽基底的息肉；B. 冷冻切片，腺体呈乳头状和腺管样排列（低倍）；C. 石蜡切片，肿瘤组织局部见腺体不规则，可疑间质浸润（中倍）。

图 7-2-15　结肠绒毛管状腺瘤伴高级别上皮内瘤变

【病例】患者，男性，50 岁，大便带血 2 周。肛门指诊于肛管附近可触及一直径为 2 cm 的肿块，宽基底，不能推动。行肠镜下肿块切除术，将切除组织送检冷冻切片。肿瘤表面仍为绒毛管状腺瘤改变，但是腺瘤的基底部出现明显浸润现象，累及肌层（图 7-2-16A、B）。术中诊断：肛管腺瘤癌变。临床医师行切除肛门的直肠根治术。术后送检标本在原术中肿块切除部分仍可见浸润性腺癌成分（图 7-2-16C）。最终诊断为肛管绒毛管状腺瘤癌变，癌变成分为中分化腺癌。

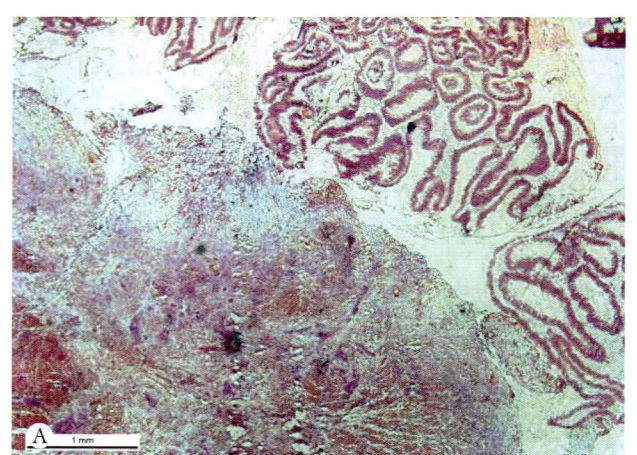
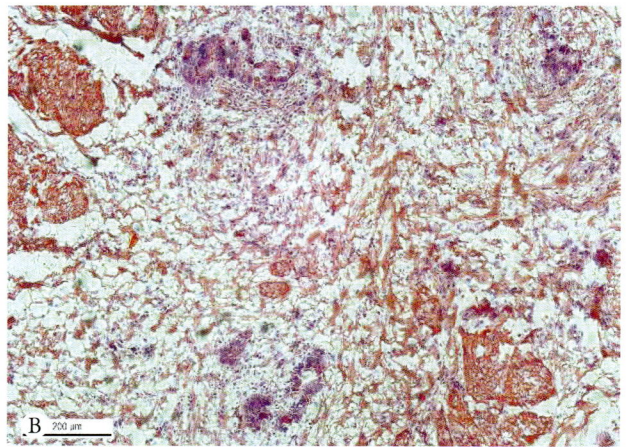
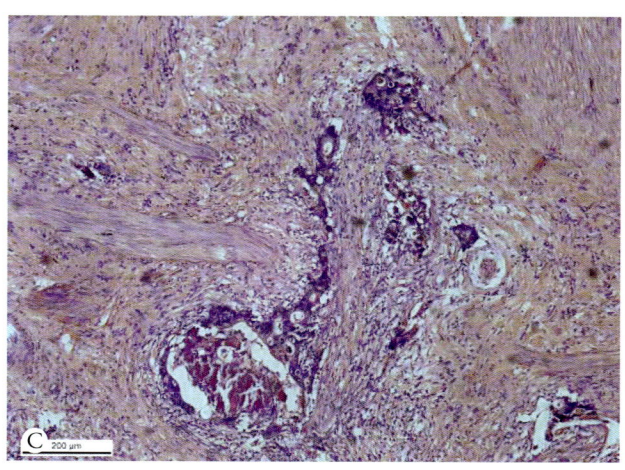

A. 冷冻切片，镜下见腺瘤基底部有浸润现象（低倍）；B. 冷冻切片，为图 A 的局部放大（中倍）；C. 石蜡切片，图示腺瘤基底部浸润的中分化腺癌（中倍）。

图 7-2-16　肛管绒毛管状腺瘤癌变

（二）先天性巨结肠

先天性巨结肠（congenital megacolon）送检冷冻切片检查主要用于判断远端病变肠管的切除是否足够，根据肠壁肌间神经丛和黏膜下神经丛中的神经节细胞是否存在而定。因为冷冻切片制作时细胞容易变形，神经节细胞不易辨认，需要多处取材并注意取材的方向（图7-2-17）。

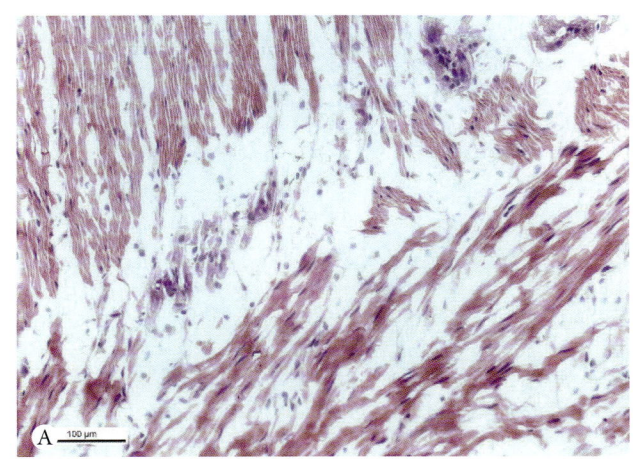 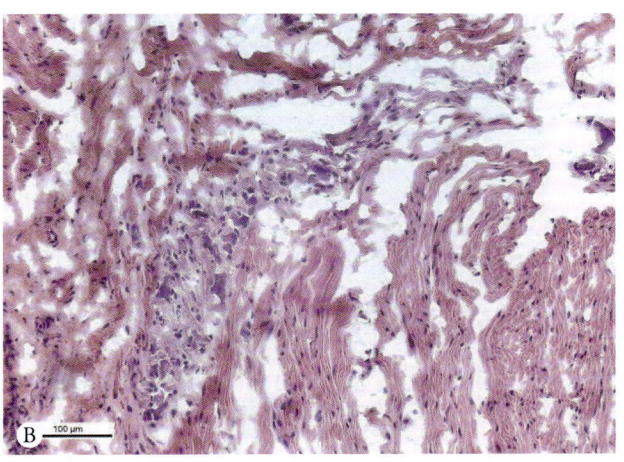

A.冷冻切片，图示结肠切端的肌层神经节内可见节细胞变性明显，胞体固缩，术中冷冻切片诊断：肌间神经节内见神经节细胞数目减少，遂延长肠管切除长度（中倍）；B.冷冻切片，图示直肠切端的肌间神经节未见明显减少，因而术中判断已完全切除病变肠管（高倍）。

图 7-2-17　先天性巨结肠

（三）深在性囊性结肠炎

深在性囊性结肠炎局部表现为息肉或斑块。镜下见黏膜下层内较多黏液囊肿形成，被覆腺体类似正常肠上皮腺体，无异型，部分囊肿上皮消失，形成黏液湖。冷冻切片时首先要与腺癌相鉴别。深在性囊性结肠炎中形成的黏液腺体细胞无异型，而且不累及肌层、黏膜肌层等正常结构；腺癌中可见细胞异型性，肌层侵犯常见。

（四）神经内分泌肿瘤（NET）

直肠是神经内分泌肿瘤的好发部位之一，其组织学特征和分级标准参照小肠NET（图7-2-18，表7-2-2）。

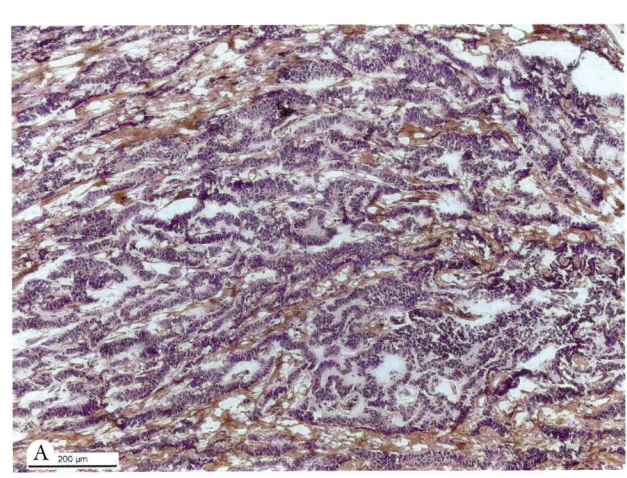 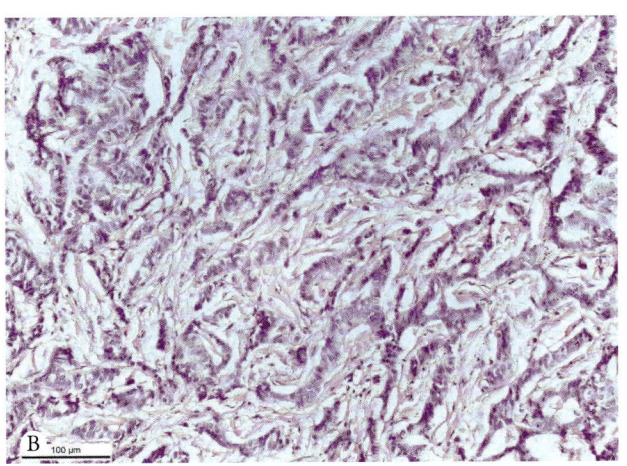

A.冷冻切片，图示肿瘤组织呈缎带样、巢状排列，间质血窦丰富（中倍）；B.石蜡切片（高倍）。

图 7-2-18　直肠高分化神经内分泌肿瘤（NET-G1级）

(五)恶性黑色素瘤

恶性黑色素瘤（malignant melanoma）主要发生在肛管或齿状线附近，由于临床表现为便血、疼痛，往往以低位直肠癌而行手术。大体上呈息肉样隆起或局限性浸润包块形成。镜下形态类似皮肤恶性黑色素瘤，细胞核大，嗜酸性核仁明显（图7-2-19）。冷冻切片诊断时，当细胞呈现上皮样改变时不要误诊为"低分化癌或未分化癌"。

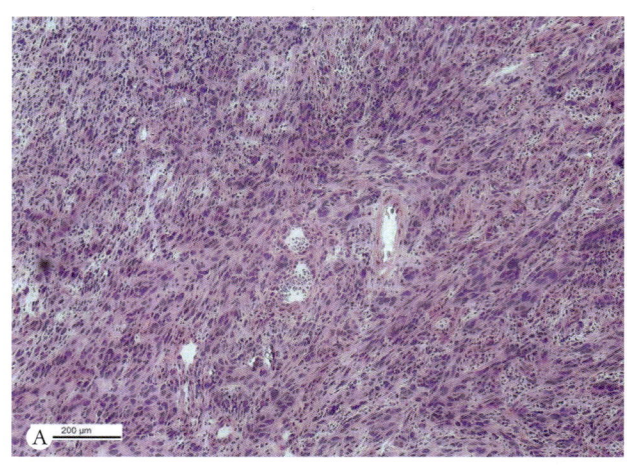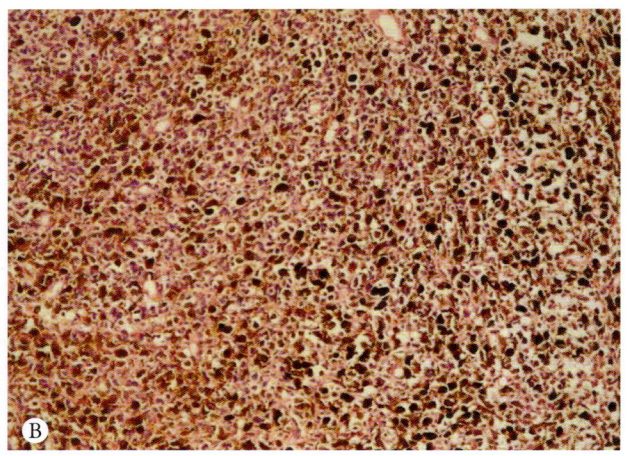

A.冷冻切片，图示肿瘤组织巢状分布，细胞呈上皮样或梭形，核显著异型（中倍）；B.石蜡切片，图示肿瘤细胞浆内可见黑色素沉积（中倍）。

图 7-2-19　肛管恶性黑色素瘤

点评

消化道术中冷冻切片会诊涉及的病种多且复杂，几乎人体所有的肿瘤均包括在内，如炎性病变、瘤样病变、良性上皮和间叶性肿瘤、恶性上皮和间叶性肿瘤、淋巴造血组织疾病、黑色素瘤等。深在性囊性结肠炎、深在性囊性胃炎、异位胰腺等是常见的诊断陷阱。印戒细胞癌的切缘需要在中、高倍下仔细观察黏膜全层，尤其是固有层的变化，注意"胞浆嗜酸性的浆样细胞"，避免遗漏。胃肠道NET的发病率较高，原发病灶小，异型性不明显，有些早期转移，诊断的关键是避免漏诊，尤其是混合性神经内分泌-非神经内分泌肿瘤。关于GIST术中诊断见本节"二、胃"部分。

第三节　胰腺疾病

一、胰腺疾病冷冻病理检查时需要注意的问题

（1）相对于消化道疾病，胰腺疾病需要术中判断良、恶性以决定手术方式的情况并不多见，因为大多数位于胰头部位的肿瘤，无论良恶性，其手术方式并没有明显差异，一般都采用胰十二指肠切除术（Whipple术式）或胰体尾切除术。术中冷冻切片检查的胰腺标本，如术中肿块穿刺组织、清扫周围的淋巴结及腹膜组织和肝脏用于排除有无转移病灶，或已经广泛腹腔转移无法根治，手术医师送检少量肿瘤组织以证实为恶性肿瘤，以及备用做分子检测。

（2）部分神经内分泌肿瘤即使出现转移，手术切除全部的肿物仍然是其首选的治疗方式。如果进行完全手术切除，就需要评价切缘情况包括胰腺切缘和胆管切缘，而钩突切缘和腹膜切缘虽然具有重要的预后价值，但此两处切缘即使查见癌组织，手术医师也无法再行周围组织的局部扩大，没有送检冷冻切片检查的意义。发生于婴幼儿的遗传性高胰岛素血症，有时为了区分是弥漫性还是局灶性病变，决定手术切除的范围，也需要进行冷冻切片检查，防止发生术后糖尿病。但此类情况多见于专科医院，综合性医院出现的类似病例很少。

（3）胰腺疾病冷冻切片诊断中最大的陷阱就是慢性纤维包块性胰腺炎、IgG4相关性病变与导管腺癌的鉴别。在术前检查时都可表现为胰腺占

位，尤其是发生于胰头部的炎性病变，常压迫胆总管而继发黄疸，与胰腺癌的临床表现更为相似。实际上血液 IgG 和 IgG4 的检查非常重要，却往往被忽略。就形态学而言，慢性胰腺炎和 IgG4 相关性病变间质纤维化明显，小叶轮廓消失，腺泡萎缩，导管可呈不同程度扩张、形态欠规则，非常类似导管腺癌时的"浸润腺体"，而显著的间质反应也是胰腺导管腺癌的重要特征之一，肿瘤边界不清楚，癌组织之间大量纤维组织增生，特别是同时伴有慢性胰腺炎的胰头癌，令两者之间的鉴别十分困难，冷冻切片诊断难度更大。癌性腺体周围虽然也有较多纤维间质，但是腺体往往带角，常常可见腺腔上皮不完整，而且上皮细胞具有一定的异型性。如果实在难以鉴别，需要与临床医师充分沟通，强调冷冻切片与最终石蜡切片诊断之间会存在一定的不一致性。此刻手术医师一般宁愿完全切除包块，等待石蜡切片结果再决定下一步治疗方案。

二、良性疾病

（一）慢性胰腺炎性病变

大部分慢性胰腺炎（chronic pancreatitis）常伴有胰管结石，胰腺病变分布较广，术前可明确诊断，不需要行冷冻切片检查。部分慢性胰腺炎尤其是自身免疫性胰腺炎包括 IgG4 相关性病变，临床上通常以胰头部包块形成为主要表现，如果临床考虑到本病，血液检查 IgG 和 IgG4 可以明确诊断，药物治疗效果显著，预后良好，但 IgG4 相关性病变术前诊断为胰腺癌而行手术治疗的情况并非罕见。此类病变间质可见大量淋巴细胞和浆细胞浸润和纤维组织增生，并围绕血管及导管周围分布，闭塞性静脉炎常常是 IgG4 相关性病变的特点，同时可见中性粒细胞破坏导管上皮和小血管炎改变，可与胰腺癌相鉴别。需要注意的是，胰腺癌有时可由于肿瘤压迫胰管而继发阻塞性胰腺炎，此时病灶内可同时看到导管腺癌和胰腺炎改变。首先，取材时应仔细观察病灶内有无质地或颜色不一致的区域，必要时可多取材。再者，观察切片时不要太匆忙，要仔细寻找有无恶性病变的痕迹，对于一些形态不规则的腺体更要重视，尤其是神经浸润（图 7-3-1）。

（二）假性囊肿（pseudocyst）

大部分胰腺假性囊肿患者既往有急性胰腺炎、胆道结石、外伤等病史，临床症状往往反复出现。大体上通常表现为孤立性囊性占位，囊壁较厚，由纤维结缔组织构成，囊内含暗红色血凝块或坏死组织。镜下见囊壁没有内衬上皮，覆以坏死组织碎片、脂肪坏死物、胆固醇结晶或炎性肉芽组织。纤维囊壁内见显著的炎症反应，周围胰腺组织可出现继发小导管扩张及慢性胰腺炎改变。需要注意的是，胰腺假性囊肿必须与其他囊性肿瘤性病变相鉴别，尤其是实性-假乳头状肿瘤（solid pseudopapillary neoplasm，SPN）。SPN 常表现为囊性改变，可见大片出血坏死，很容易被误诊为良性囊肿。遇到生育期女性患者、病灶内含大片出血、坏死者，需要仔细、广泛取材，以免漏诊、误诊。其他类型的囊腺瘤如浆液性、黏液性或导管内乳头状黏液性肿瘤，根据其被覆上皮即可鉴别（图 7-3-2）。

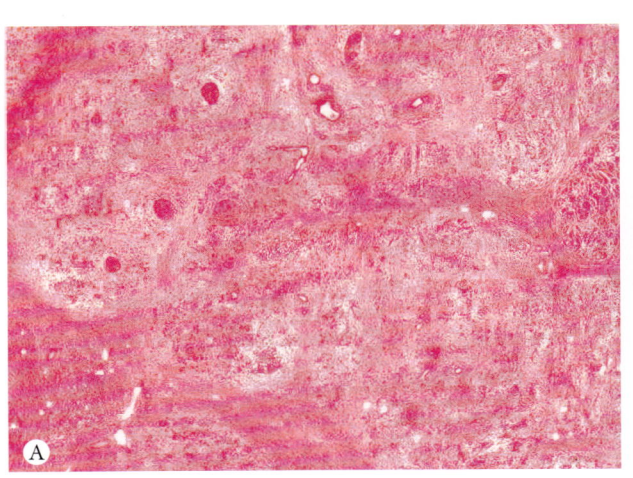
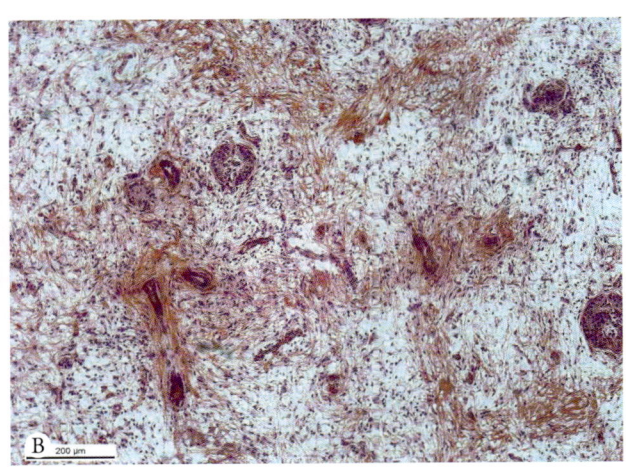

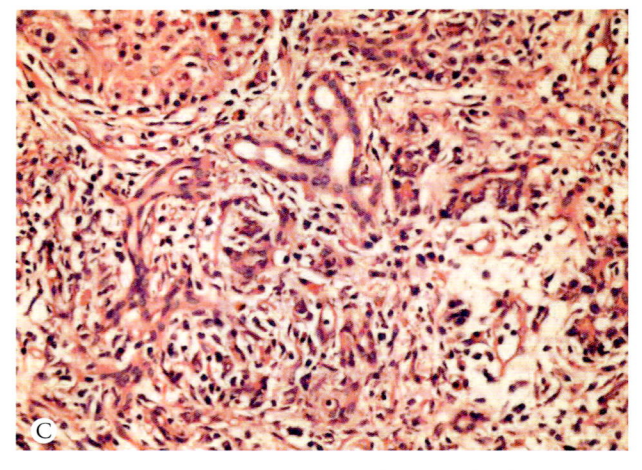
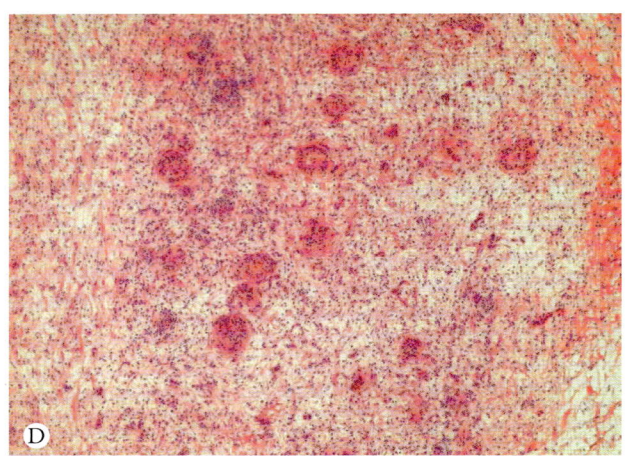
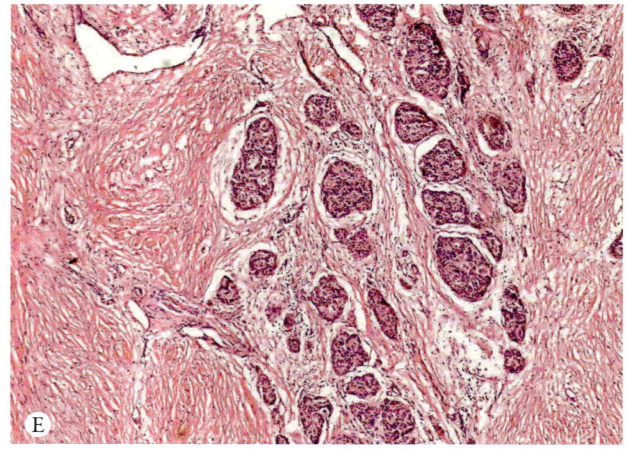

A. 冷冻切片，胰腺小叶结构部分存在，间质纤维化，可见较多炎细胞浸润（低倍）；B. 冷冻切片，图示纤维间质中残留少量萎缩的腺泡和胰岛结构（中倍）；C. 石蜡切片，在增生的纤维间质中可见少量萎缩的腺体，有的形态很不规则、扭曲，千万不要误诊为"浸润性癌"。这些腺体的上皮细胞并没有明显异型，周围也没有间质反应（高倍）；D. 冷冻切片，胰岛假性增生（中倍）；E. 石蜡切片，为图 D 的局部放大（高倍）。

图 7-3-1　慢性胰腺炎

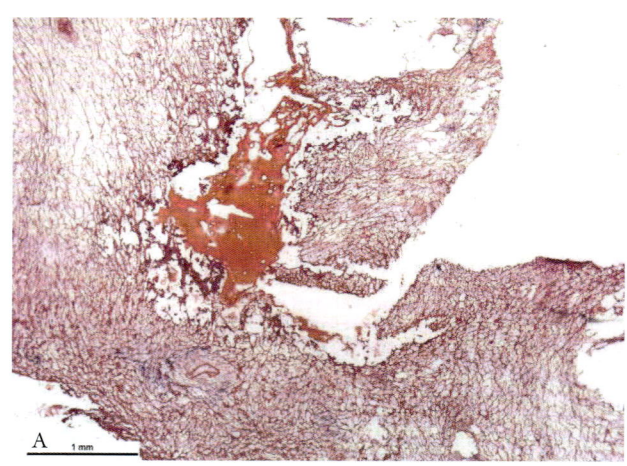
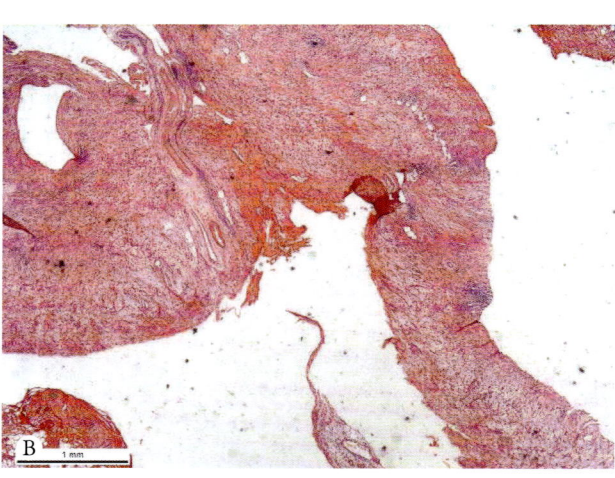

A. 冷冻切片，图示囊壁由纤维结缔组织构成，局部可见坏死，没有内衬上皮（低倍）；B. 石蜡切片，图示囊壁局部见少量血凝块附着（低倍）。

图 7-3-2　胰腺假性囊肿

三、肿瘤

（一）浆液性肿瘤

2010 年版 WHO 消化系统肿瘤分类中将胰腺的浆液性肿瘤分为浆液性囊腺瘤（serous cystic adenoma）、实性浆液性腺瘤（solid serous adenoma）、混合型浆液性-神经内分泌肿瘤（mixed serousneuroendocrine tumor）和浆液性囊腺癌（serous cystadenocarcinoma），取消了原有分类中的交界性浆液性囊腺瘤的诊断。2019 年第五版 WHO 消化系统肿瘤分类进一步将浆液性囊腺瘤分为微囊型浆液性囊腺瘤（microcystic serous cystadenoma）、巨囊性（寡囊性）浆液性囊腺瘤 [macrocystic (oligocystic) serous cystadenoma]、VHL相关浆液性囊状肿瘤（VHL-associated serous cystic neoplasm），保留了实性浆液性腺瘤和混合型浆液性-神经内分泌肿瘤。微囊型、巨囊型及VHL相关浆液性囊状肿瘤在镜下没有区别。实性浆液性腺瘤由背靠背的小腺泡组成，伴有或无微小中心腔。VHL相关浆液性囊状肿瘤35%～90%的患者发展为多发性微囊型和大囊型浆液性囊腺瘤，病变范围可从中心腺泡腔单一微小囊肿累及至整个腺体，称为弥漫性浆液性囊腺瘤（diffuse serous cystadenoma）。浆液性囊腺瘤与胰腺神经内分泌肿瘤（PanNENs）有关联的情况极为罕见，目前尚不清楚这些病例是否代表真正的同时具有外分泌和内分泌分化的混合性肿瘤，或者仅仅是巧合的碰撞肿瘤。本书我们所提供的混合型浆液性-神经内分泌肿瘤的病例冷冻切片与石蜡切片诊断不符，其教训有：①满足于发现一种病变，忽略了其他病变的存在；②观察不细致，没有发现囊壁间的肿瘤；③混合型浆液性-神经内分泌肿瘤罕见，没有足够的知识储备，对发现的问题（囊壁间巢团结构）视而不见（图7-3-3）。

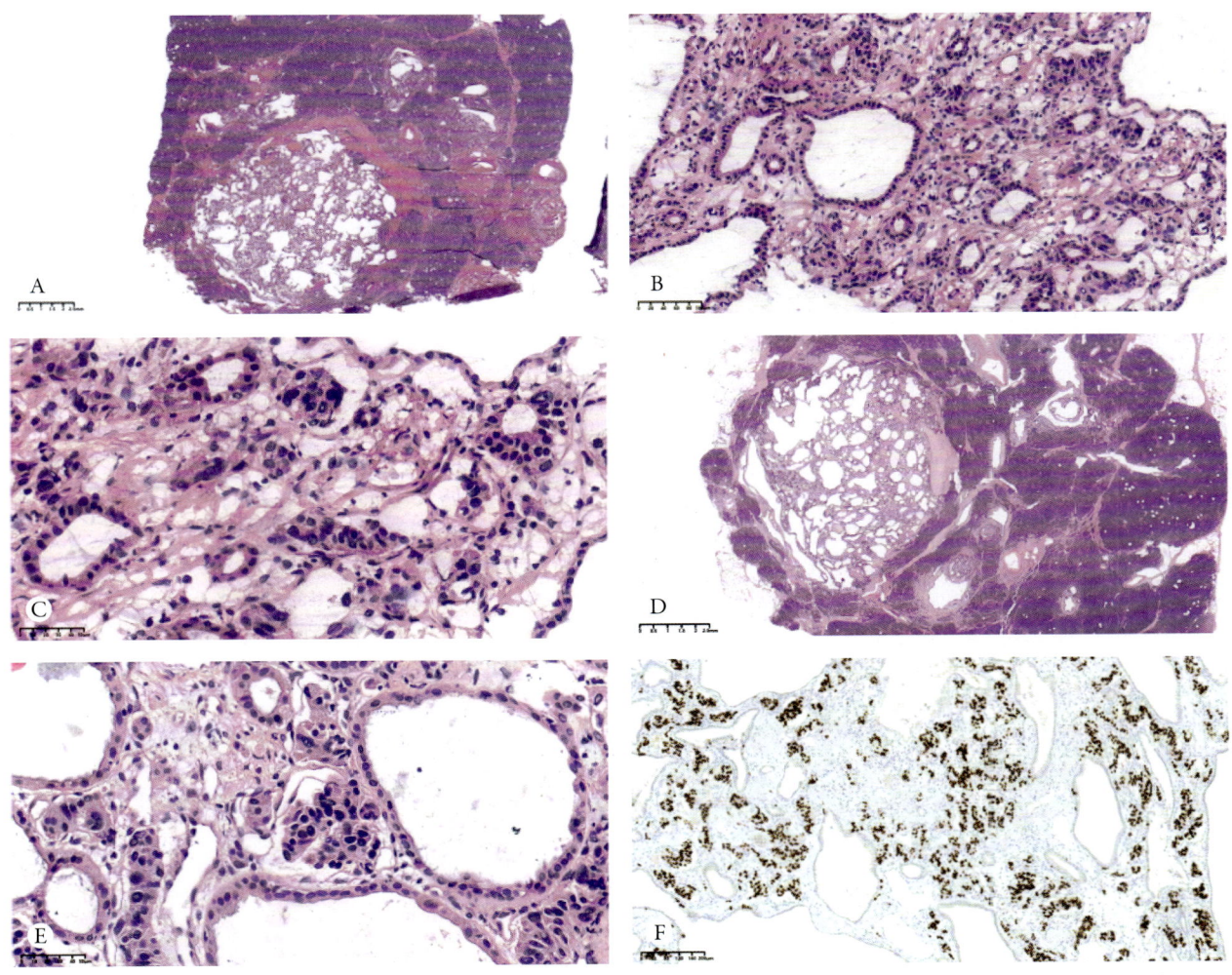

A.冷冻切片，镜下显示胰腺内多发病灶，呈微囊状结构，细胞形态温和（低倍）；B.囊壁间可见小的巢团状结构细胞及小腺体混合，囊壁和腺体被覆立方上皮（中倍）；C.镜下显示囊壁间小的巢团状结构与小腺体混合，巢团状细胞轻度异型（高倍）；D.石蜡切片，镜下显示胰腺内多发病灶，呈微囊状结构，细胞形态温和（低倍）；E.石蜡切片，镜下显示囊壁间异型细胞团，微囊状结构被覆立方细胞，形态温和（高倍）；F.免疫组化染色INSM1弥漫阳性（中倍）。

图7-3-3 浆液性囊腺瘤与胰腺神经内分泌肿瘤（PanNENs）

浆液性囊腺瘤与囊腺癌在细胞形态上难以区分，后者肿瘤体积会更大，并可见浸润生长。最可靠的鉴别点仍然是肿瘤的生物学行为，是否存在向周围组织侵袭，尤其是远处器官转移。诊断"胰腺浆液性癌"之前，必须排除转移性肾透明细胞癌。除有明确临床病史以外，肾透明细胞癌在大体上呈金黄色改变，出血坏死明显，镜下见间质血窦丰富。另外，两者在免疫表型上也完全不同。

【病例1】患者，女性，45岁，查体发现胰体部囊性占位，给予手术切除，送检肿瘤组织行冷冻切片检查。镜下见肿瘤组织由大小不等的囊腔构成，内衬立方透明上皮（图7-3-4A）。石蜡切片中尚可见到较多乳头样结构突入囊腔内（图7-3-4B、C）。按照2000年版的WHO胰腺肿瘤分类标准可归入交界性浆液性肿瘤，但由于2010年新版该分类标准取消了交界性的诊断，因此最后石蜡切片诊断为浆液性微囊性肿瘤，建议随访！（图7-3-5）。

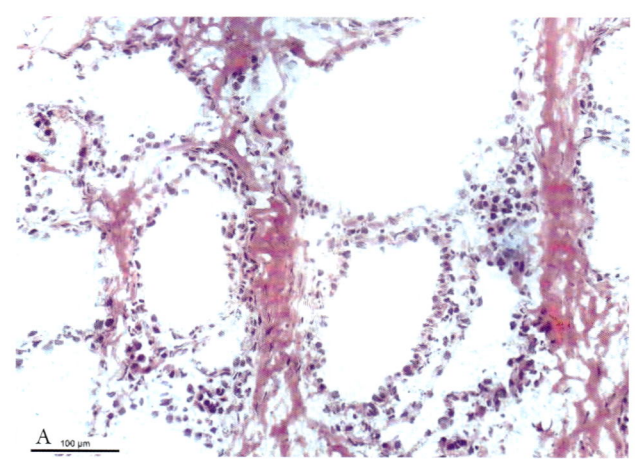
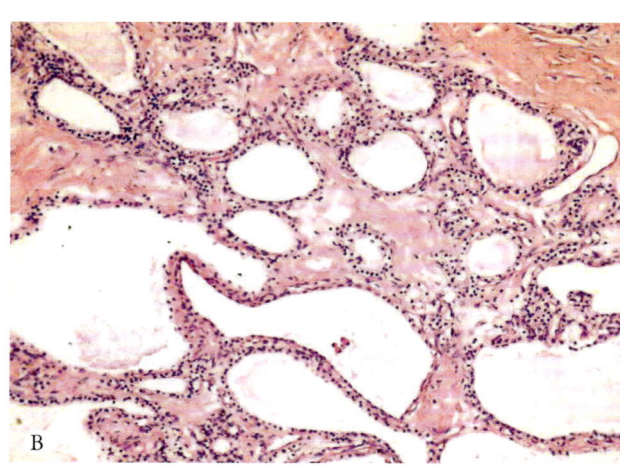
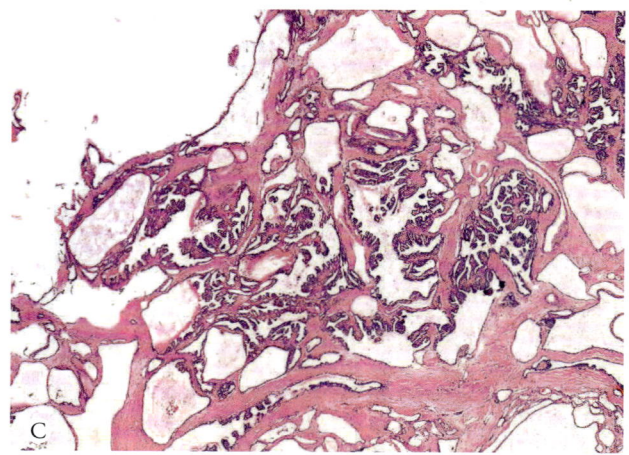

A.冷冻切片，图示肿瘤组织中的大小不等的囊腔，内衬立方透明上皮（高倍）；B.石蜡切片，图示囊腔内衬立方透明上皮（中倍）；C.石蜡切片，低倍镜下见肿瘤局部呈乳头状结构。

图7-3-4 胰腺浆液性微囊性腺瘤

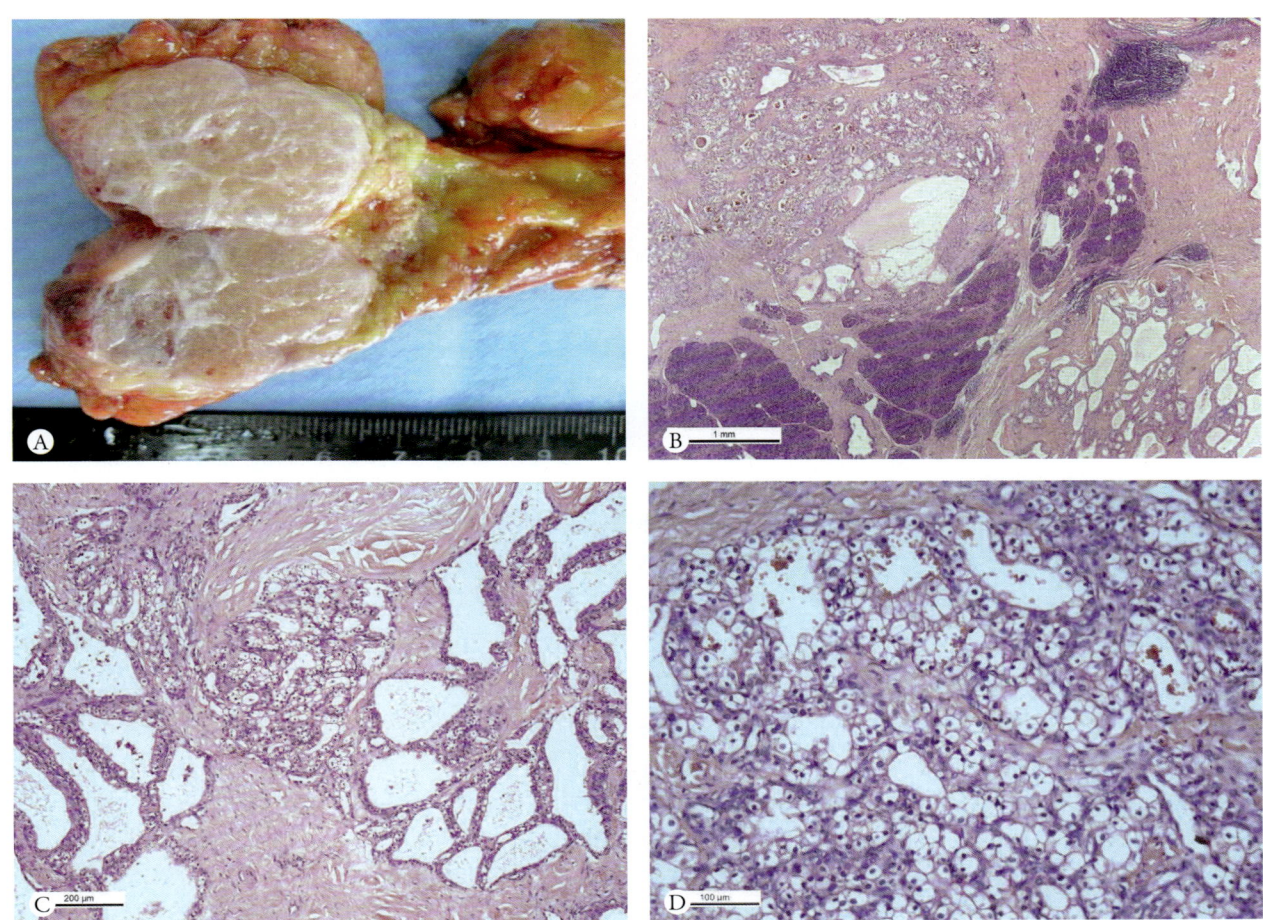

A. 大体标本，图示胰体部灰白色占位，表面呈结节状，边界较清，部分区域实性，可见粗大的纤维瘢痕样改变；B. 冷冻切片，镜下见肿瘤组织呈多结节状分布（低倍）；C. 冷冻切片，镜下见瘢痕样间质中肿瘤细胞呈巢状、腺管样排列（中倍）；D. 石蜡切片，见肿瘤细胞多边形，核深染居中（高倍）。

图 7-3-5　胰腺浆液性癌

【病例2】患者，男性，65岁。因横结肠息肉住院，发现胰体尾肿物。术中病理检查：肉眼见"胰体尾"组织大小为 10 cm×6 cm×2.5 cm，临床已切开，切面局部见灰黄灰红区，大小为 3 cm×1.5 cm×1 cm，部分呈囊性，最大直径 2 cm，壁厚 0.2 cm。镜下：胰腺组织内见肿物呈囊实性，囊壁被覆上皮为单层立方上皮，少部分区域为"黏液样"上皮，未见异型。冷冻切片诊断为黏液性囊腺瘤。石蜡切片发现囊性肿物，囊壁被覆单层立方至扁平上皮，其中囊壁间见小巢团状异型细胞，呈浸润性生长，细胞核圆形或卵圆形，大小不一，核分裂象少见、<2个/10HPF；免疫组化显示 Syn、CgA、INSM1 均阳性，Ki-67（热点区域增殖指数为3%）；胰腺周围淋巴结可见转移癌 6/17 枚。

（二）黏液性囊性肿瘤

黏液性囊性肿瘤仍然沿用了细胞异型性分级的方法，分为轻度异型增生、中度异型增生及重度异型增生。术中送检的肿瘤切除标本，有时需要评估切缘情况。冷冻切片的诊断只需要明确是否存在浸润性癌成分，而无须对细胞的异型性进行分级。诊断时需要注意以下2点：①要与发生于分支胰管的导管内乳头状黏液性肿瘤相鉴别。黏液性囊腺瘤通常发生于生育期年轻女性，胰体尾部多见，肿瘤位置与胰管无关，而且在囊壁内可见卵巢样间质，甚至白体样结构。而导管内乳头状黏液性肿瘤则好发于胰头部，囊壁内也没有卵巢样间质。②要注意有无浸润病灶（图 7-3-6）。

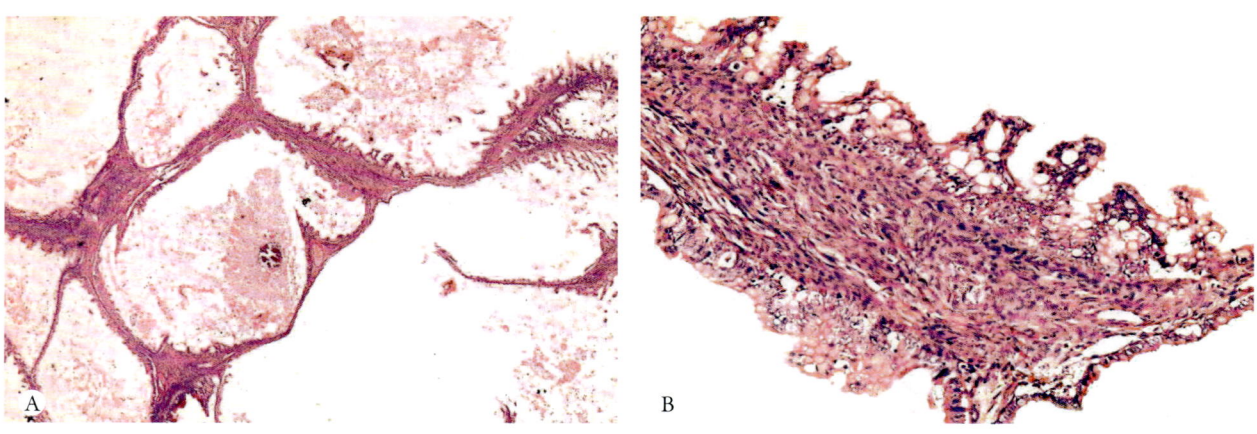

A.冷冻切片，镜下见肿瘤组织呈多囊性改变，部分囊壁可见乳头样结构突入腔内（高倍）；B.冷冻切片，镜下见囊壁内衬黏液性上皮，核异型，未见浸润现象，囊壁内可见卵巢样间质（高倍）。

图 7-3-6　胰腺黏液性囊腺瘤伴腺上皮高级别异型增生

（三）导管内乳头状黏液性肿瘤

导管内乳头状黏液性肿瘤（intraductal papillary mucinous tumor，IPMT）可发生于主胰管及分支胰管。发生于主胰管的病变大体上表现为胰管明显扩张，腔内可见菜花样肿物。如果是发生于分支胰管的病变则通常表现为多囊性改变，每个扩张的囊腔实际上都是扩张的胰管分支。此时就容易与黏液性囊腺瘤相混淆。在取材时同时要注意胰管周围有无浸润病灶，不要遗漏浸润性癌成分。有时临床行 IPMT 手术切除时需要评估切缘情况。如果切缘出现良性或交界性病变，并不是扩大切除的指征。但是如果伴有高级别异型增生甚至浸润性癌，就需要扩大切除（图 7-3-7～图 7-3-9）。

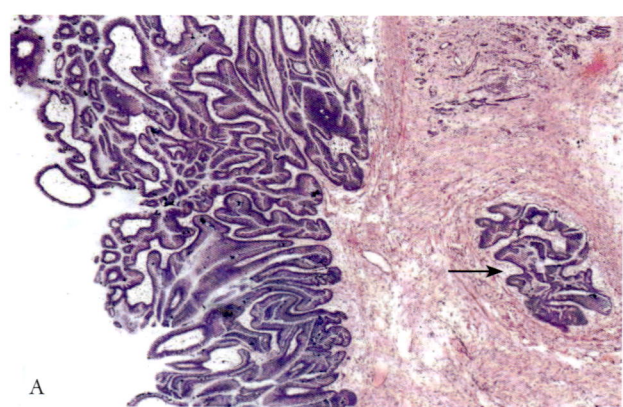

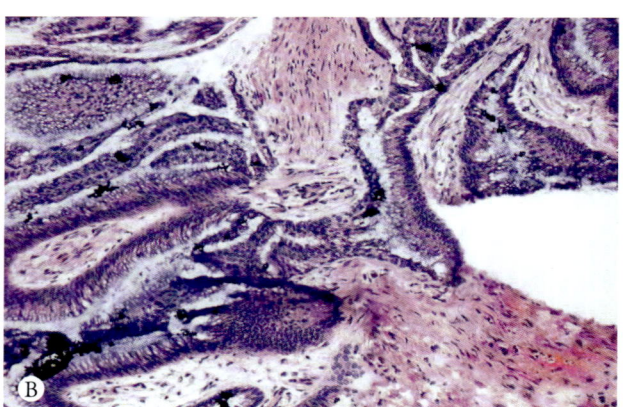

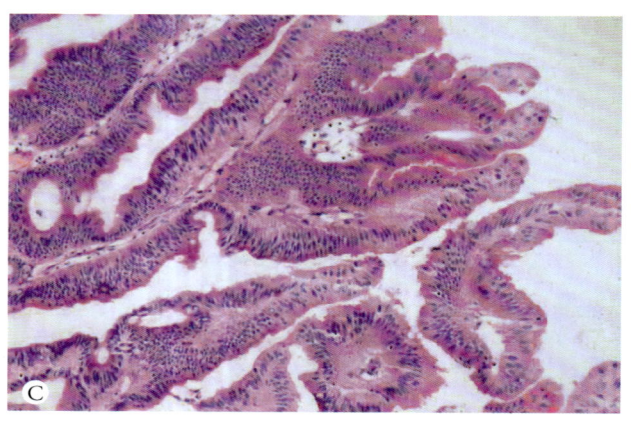

A.冷冻切片，图中箭头所指的区域不是浸润灶，其实类似鳞状上皮中的上皮脚，是腺上皮向下延伸的改变，腺体形态规则，周围也没有纤维间质反应，不是真浸润（低倍）；B.冷冻切片，图示肿瘤细胞呈低柱状、乳头状排列，细胞核基本上都靠近基底部（高倍）；C.石蜡切片，部分 IPMT 中肿瘤细胞并不是经典的黏液上皮，而表现为嗜酸性细胞或胰胆管型立方上皮（高倍）。

图 7-3-7　IPMT 伴腺上皮低级别上皮内瘤变

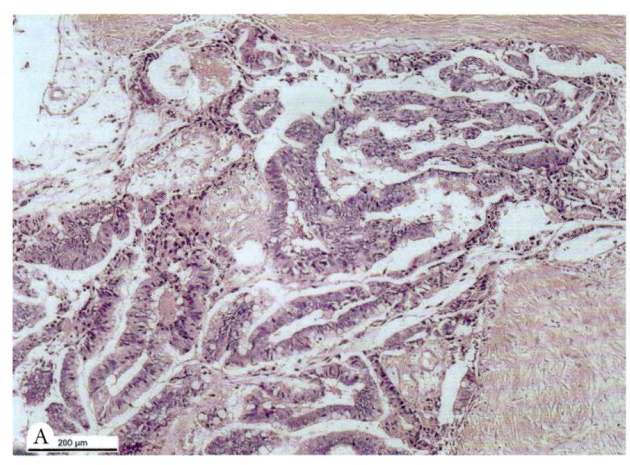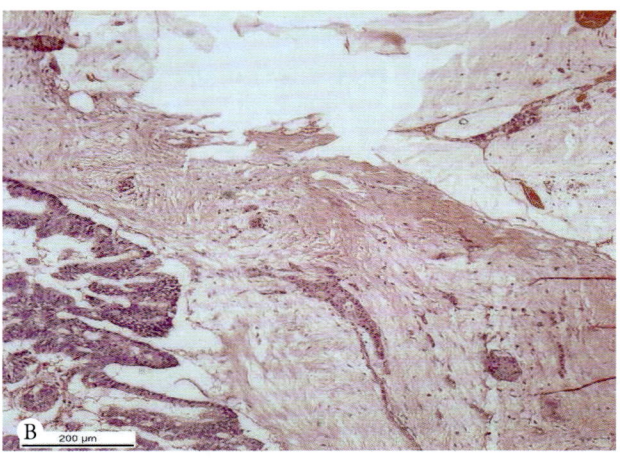

A.冷冻切片，肿瘤细胞呈乳头状排列，细胞核排列紊乱，部分细胞缺乏明显的极向，胞浆内黏液分泌明显减少，核中度异型增生，没有间质浸润（中倍）；B.冷冻切片，在周围间质中可见黏液湖，也很容易被误诊为"浸润性癌"。需要注意的是，黏液湖内没有漂浮或内衬的上皮细胞，是局部分泌的黏液外溢到间质中造成的"假浸润"，周围常伴有明显的炎症反应（中倍）。

图 7-3-8　IPMT 伴高级别异型增生

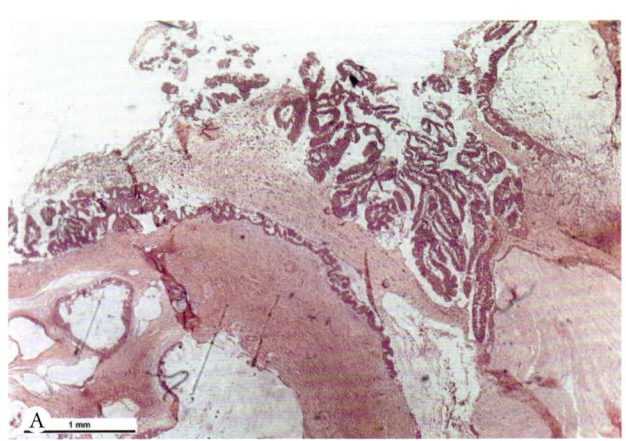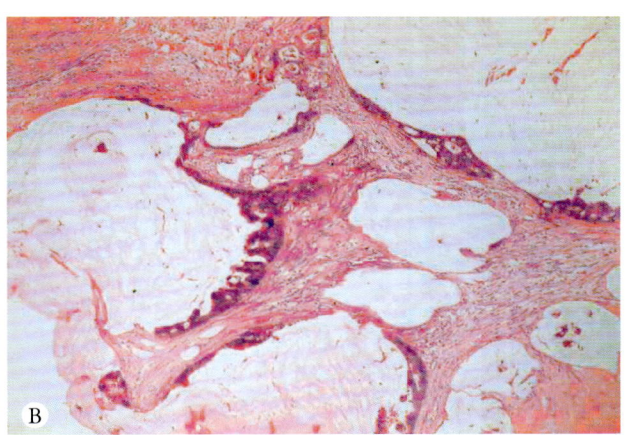

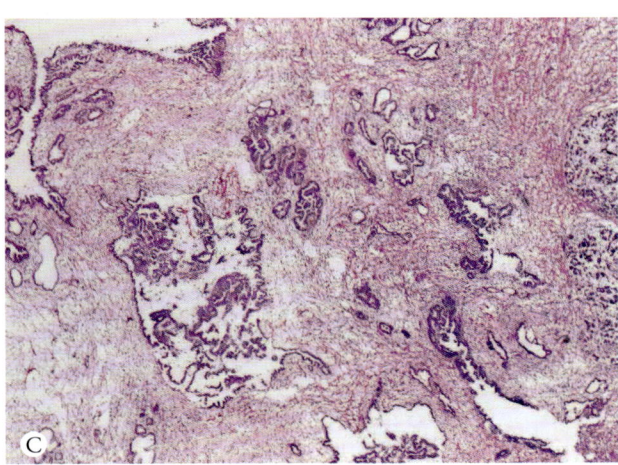

A.冷冻切片，图示在大导管周围可见较多黏液湖形成（低倍）；B.石蜡切片，图示与"假浸润"不同，黏液湖内衬异型上皮，浸润性成分为黏液性非囊性腺癌（胶样癌）（中倍）；C.冷冻切片，此例中的浸润成分为导管腺癌（低倍）。

图 7-3-9　浸润性 IPMT

（四）神经内分泌肿瘤

胰腺神经内分泌肿瘤在冷冻切片诊断时难度不大。需要注意的是少数病例会合并导管腺癌或腺泡细胞癌成分，因为后两者会明显增加疾病的恶性程度，影响预后。胰腺神经内分泌肿瘤的分级仍然沿用消化道 NET 的诊断标准。根据分泌激素的情况也分为功能性和非功能性两大类。

【病例3】患者，女性，45 岁，因"血糖低"入院。CT 检查示胰体部占位，直径约 2 cm，临床诊断：胰岛素瘤。行肿块局部切除，送检冷冻切片检查。见肿瘤细胞呈巢状及缎带样排列，间质血窦丰富，术中诊断为神经内分泌肿瘤。根据 NET 分级标准，最后诊断为胰体部神经内分泌肿瘤，G2 级（图 7-3-10）。

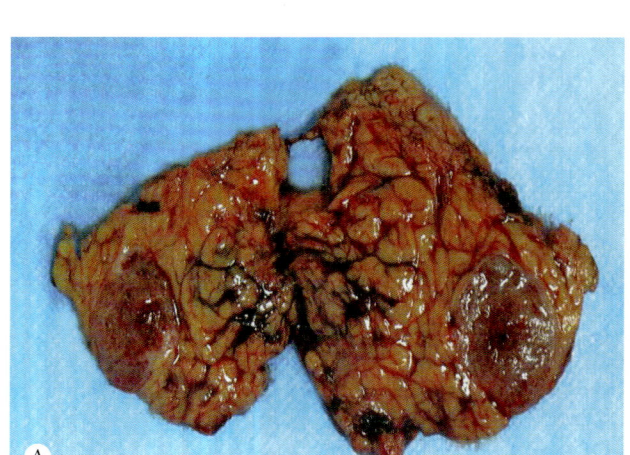

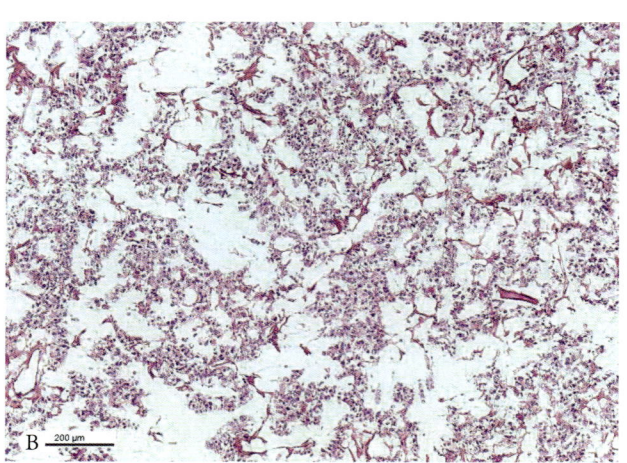

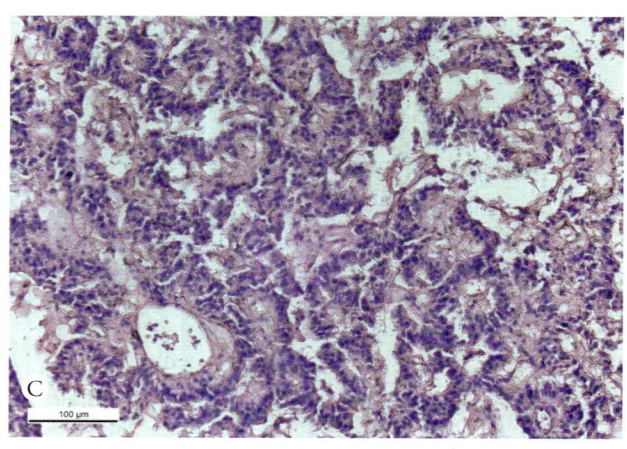

A.大体标本，胰腺切面见一灰红色肿物，边界清楚；B.冷冻切片，图示肿瘤细胞呈巢状排列，血窦丰富（低倍）；C.石蜡切片，镜下见肿瘤呈腺样结构，血窦丰富（中倍）。

图 7-3-10　胰腺神经内分泌肿瘤（NET-G2 级）

（五）导管腺癌

胰腺导管腺癌的术中冷冻切片诊断主要存在以下难点：一方面从大体取材上来看，要将癌与慢性纤维包块性胰腺炎相区别，通常这两者要从肉眼鉴别很困难，因为两者都表现为实性质硬占位，必要时多取材，不要遗漏病灶；另一方面从镜下特征来看，尤其是分化较好的癌，形态类似正常导管，而且由于癌组织周围常会伴有胰腺的慢性炎症改变，出现间质纤维化、小叶萎缩轮廓不清、导管形态不规则等改变，都会干扰诊断，再加上术中电极刀的使用等人为因素都会干扰诊断。术中与手术医师之间的相互沟通非常重要，对临床病史的充分了解有助于最后的病理诊断。

2007 年版美国陆军病理研究所出版的《胰腺肿瘤》提出在冷冻切片时胰腺导管腺癌的几条诊断标准，只要在冷冻切片诊断时严格掌握以上这些标准就能大大降低误诊率（图 7-3-11）。

（1）导管分布不规则。大部分慢性胰腺炎病灶内仍然可见小叶轮廓，而导管腺癌时的癌性导管则是杂乱无章、穿插在纤维间质内。

(2) 中等大小的肌性血管周围看到不规则的导管。通常这些肌性血管都分布于胰腺小叶之间，周围没有导管伴行。如果在肌性血管周围找到孤立分布的导管，而导管周围没有相应间质或腺泡成分，则要怀疑是浸润性腺癌。

(3) 神经或血管浸润。这是比较可靠的支持恶性诊断的依据之一，但是有时取材不一定都能取到这些病变。

(4) 腺腔被覆的腺上皮不完整，尤其是腺体周围间质内可见单个细胞浸润，更倾向是腺癌；

(5) 单个腺体腺上皮细胞核大小不等，异型核与较小细胞核相比超过4∶1，称之为"4∶1原则"。而慢性胰腺炎中的导管上皮细胞核大小的差异则较小。

(6) 核仁明显增大。

(7) 腺腔内可见坏死碎片。

(8) 核分裂象增多，尤其是病理性核分裂象。

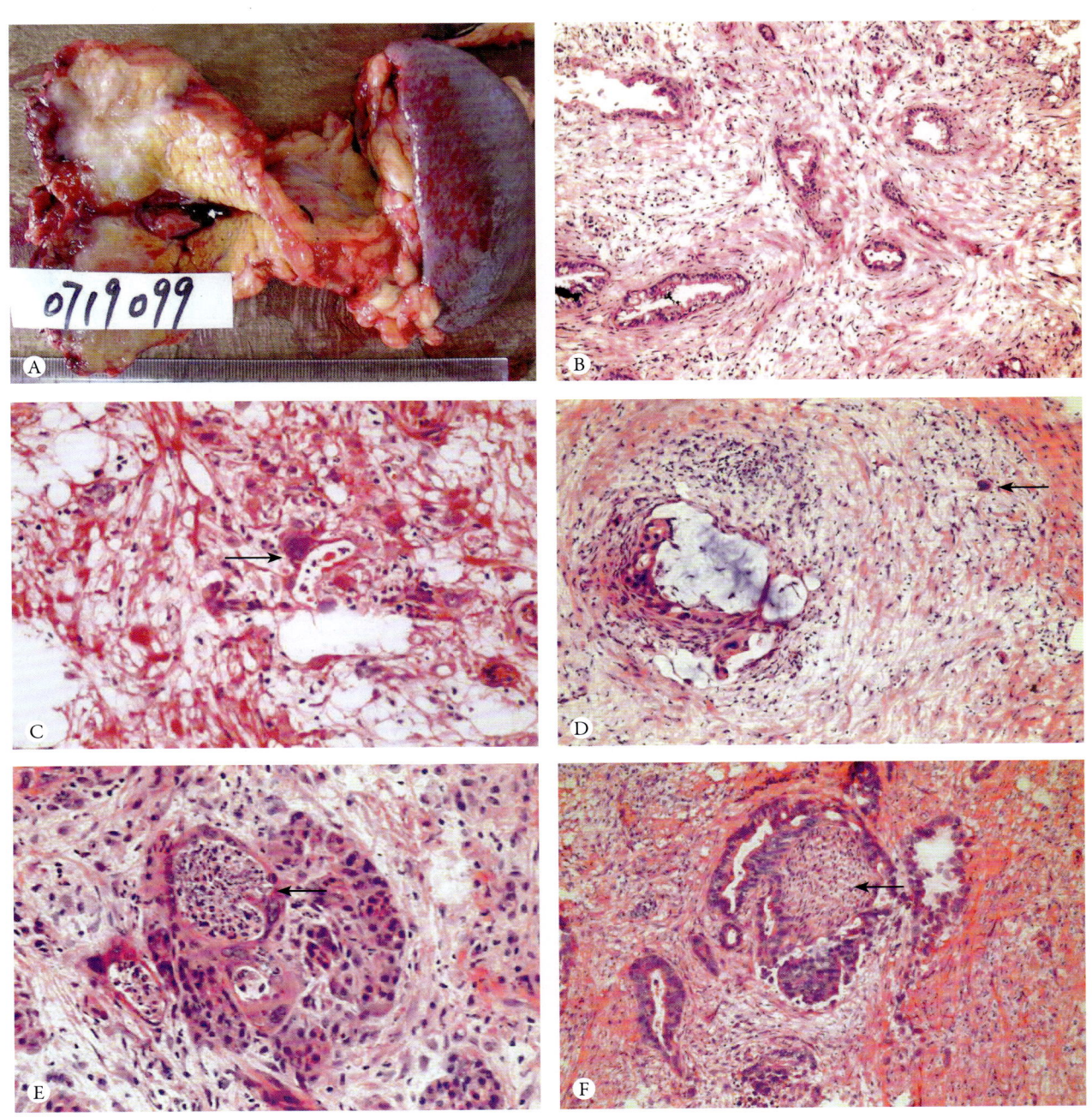

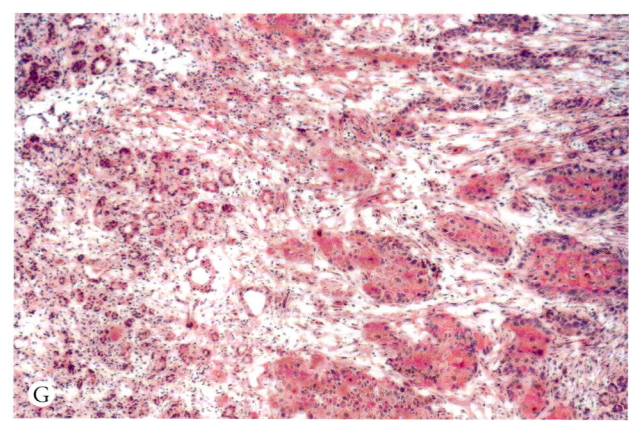
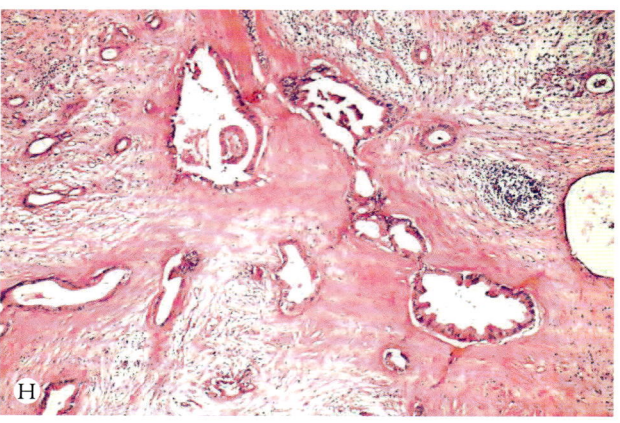
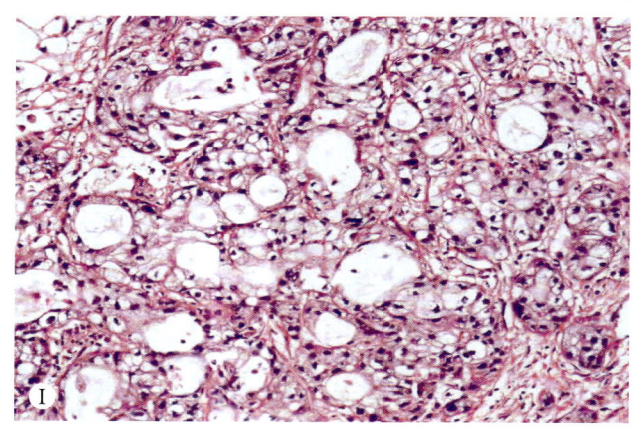

A.胰体癌大体标本，图示胰体部见一灰白色质硬区域，边界不清；B.冷冻切片，图示在瘢痕样间质中可见排列紊乱、不规则的腺体。需要注意的是，与慢性胰腺炎中萎缩或残留的腺体不同，癌性腺体的排列往往与间质纤维母细胞的走行方向并不一致，经常呈角度生长（中倍）；C.冷冻切片，高倍镜下见异型腺体中的细胞核差异较大，符合"4∶1原则"（箭头所示，高倍）；D.冷冻切片，间质中浸润的异型腺体，形态不规则，腺腔轮廓不完整，并分泌黏液。间质中另可见散在的单个癌细胞（箭头所示，高倍）；E.冷冻切片，不规则的腺腔内可见坏死碎片（箭头所示，高倍）；F.冷冻切片，癌细胞侵犯神经（箭头所示，高倍）；G.冷冻切片，导管腺癌中可见鳞状细胞癌成分（低倍）；H.石蜡切片，癌组织浸润生长（低倍）；I.石蜡切片，癌细胞胞浆内富含糖原，似"透明细胞"改变（高倍）。

图 7-3-11 胰腺导管腺癌

（六）实性假乳头状肿瘤

实性假乳头状肿瘤（solid pseudopapillary neoplasm，SPN）是低级别恶性肿瘤。该肿瘤曾被认为是良性病变，只发生于生育期女性。随着病例数不断增加，现在认为少数也可发生于腹膜后、男性睾丸，甚至儿童。旧版的WHO胰腺肿瘤分类中根据SPN形态学特征和生物学行为分为了良性和恶性两类，但是2010年版和2019年版分类不再采取这种分类方式，而是全部归入恶性肿瘤范畴（ICD-O 编码：8452/3），统一命名为"实性假乳头状肿瘤"。即使出现远处脏器转移，患者的长期预后仍较好。

大体上，SPN表现为边界清楚的结节，切面呈灰白色，往往可见大片出血和坏死，甚至出现明显的囊腔，很容易被误诊为假性囊肿（我们曾漏诊1例，见图7-3-12A）。术中冷冻切片检查时，如果遇到发生于年轻女性的胰腺囊性占位，首先要考虑SPN的诊断。镜下见特征性的假乳头形成，细胞形态一致，间质可见泡沫细胞、胆固醇结晶，有时包膜不完整或没有包膜，与周围胰腺边界不清，似浸润改变，甚至可见侵犯血管或神经。

【病例4】患者，女性，35岁，因食管异物就诊时发现胰尾肿物。术中冷冻检查：大体灰褐组织一块，大小为8.2 cm×6 cm×5 cm，切面呈囊性，囊内见泥样物，囊肿壁局灶质硬灰黄（图7-3-12）。

第七章 消化系统疾病

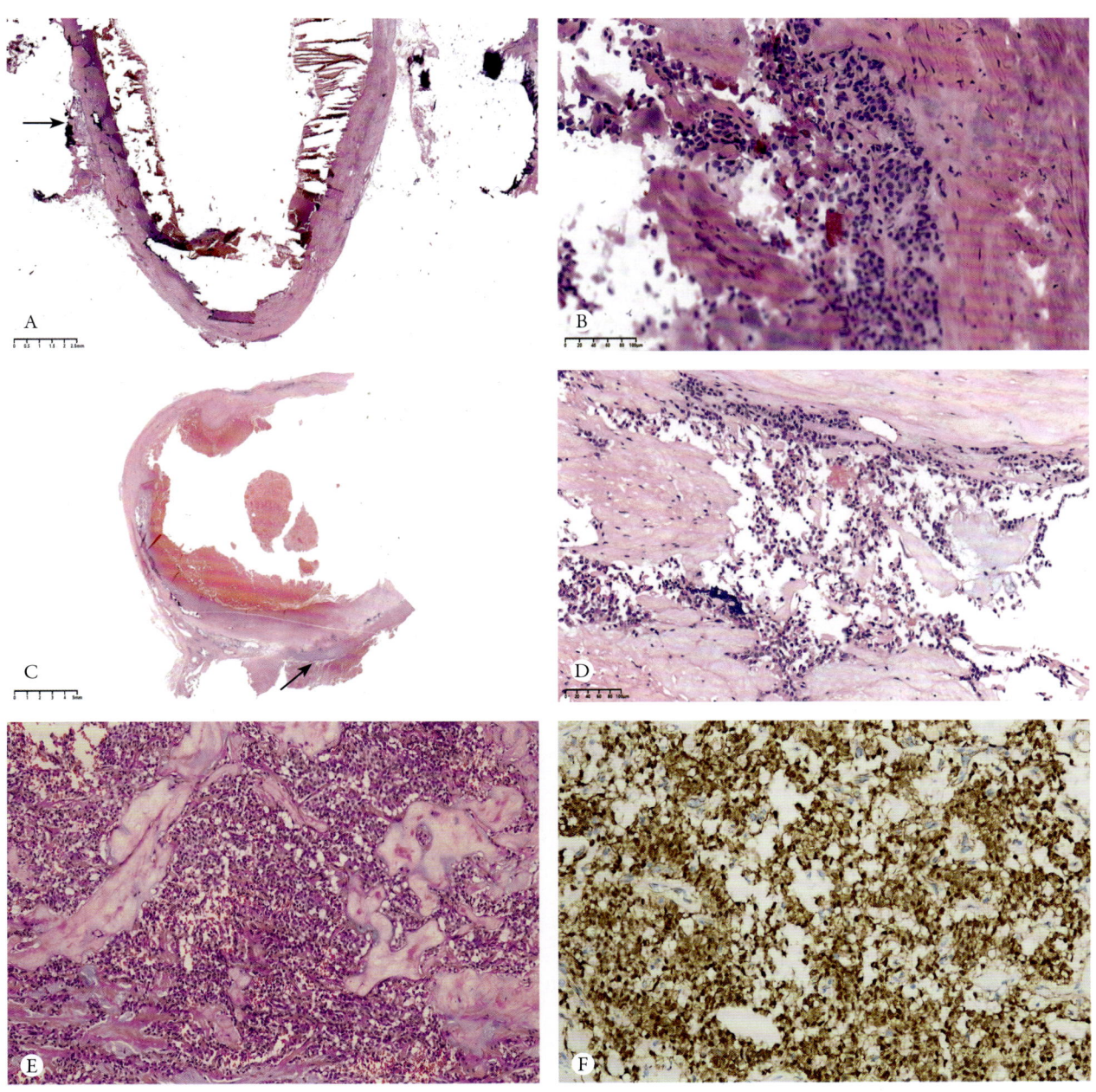

A. 镜下见囊壁组织，局灶少量细胞成分（箭头所示，低倍）；B. 细胞成分局部显示肿瘤成分，细胞一致，可见假乳头结构（中倍）。C. 冰冻组织，囊壁下可见局灶微小病变（箭头所示，低倍）；D. 细胞形态与结构呈现典型 SPN（中倍）；E. 常规石蜡切片见典型的"假乳头"结构，乳头间质透明变性，细胞大小较一致（中倍）；F. 免疫组化，β-catenin 染色显示核浆阳性（中倍）。

图 7-3-12　胰腺实性假乳头状肿瘤

（七）腺泡细胞癌

腺泡细胞癌占胰腺外分泌部肿瘤的 1% 左右，发生率较低。大部分肿瘤体积较大，平均直径为 10 cm，罕见直径 < 2 cm 的病例，往往直接就行胰十二指肠切除或胰体尾切除，所以很少需要冷冻切片检查。肿瘤边界清楚，因为肿瘤细胞丰富、间质很少，所以质地较软，呈鱼肉样改变，常可见大片坏死。镜下形态多样，最常见的就是实性巢状或腺泡样排列。腺泡状结构中，细胞浆中等量，呈嗜酸性或嗜双色性，形态类似胰腺小叶的腺泡细胞。实性结构中，细胞的胞浆不等量，核往往靠近细胞基底部，低倍镜下围绕瘤巢呈栅栏样排列（图 7-3-13）。有时还可见梁状排列形成脑回样或绸带样结构。癌细胞最显著的特征就是

483

核大小较一致,核仁清楚。在冷冻切片检查时,最需要与腺泡细胞癌相鉴别的就是神经内分泌肿瘤(图7-3-14)。两者均可表现为实性巢团状结构,肿瘤实质成分多、间质少。如果肿瘤内可见广泛的腺泡样结构、核靠近基底部、嗜酸性颗粒样胞浆及核仁清楚,更符合腺泡细胞癌;如果肿瘤间质血窦丰富或透明变性或淀粉样变性、核居中、核染色质较粗,则更符合神经内分泌肿瘤。遇到实在难以鉴别的病例,可以适当模糊诊断,待石蜡切片再做确诊。

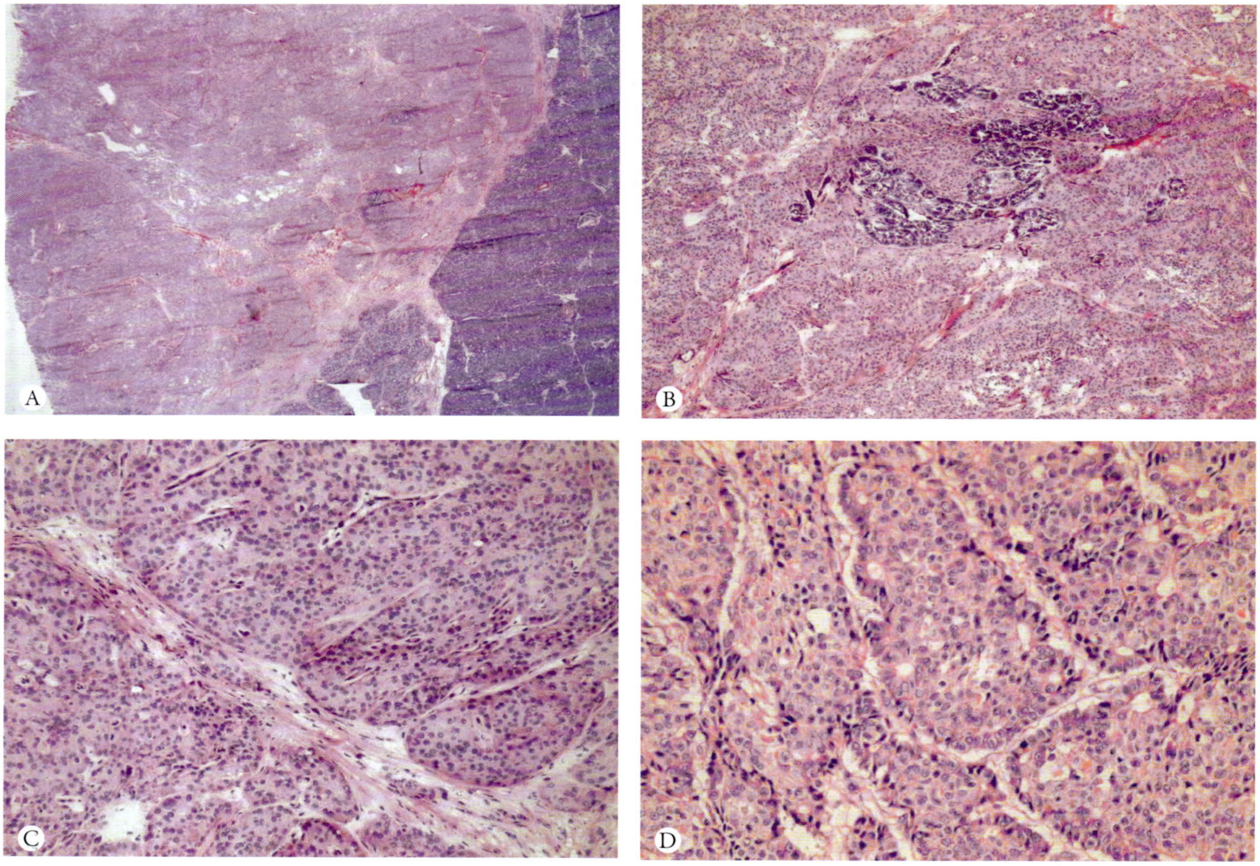

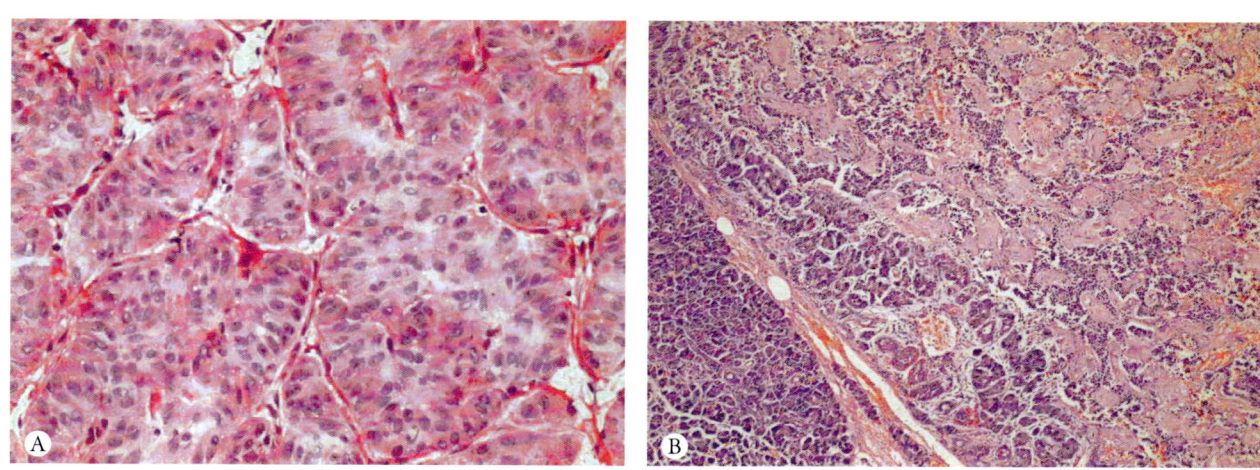

A.冷冻切片,镜下见肿瘤组织与周围胰腺边界清楚,但无包膜(低倍);B.冷冻切片,镜下部分区域可见肿瘤包裹正常胰腺组织(中倍);C.冷冻切片,镜下肿瘤组织内间质成分很少,呈腺泡样排列(中倍);D.石蜡切片,镜下可见腺泡样结构(高倍)。

图 7-3-13　腺泡细胞癌

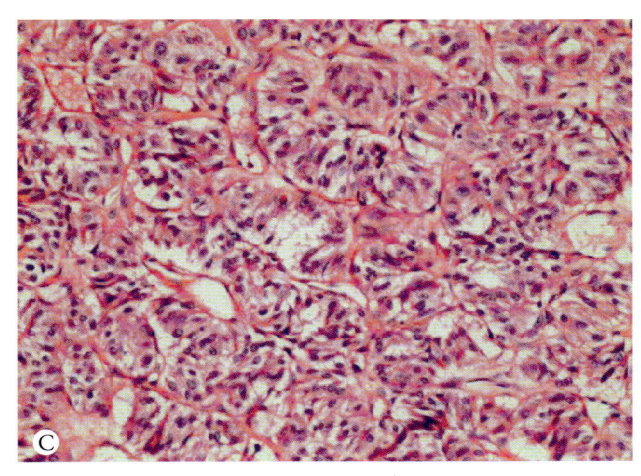

A.冷冻切片，图示肿瘤组织呈实性巢状分布，细胞胞浆红染（高倍）；B.石蜡切片，肿瘤间质可见淀粉样变（低倍）；C.石蜡切片，肿瘤细胞呈显著的缎带样排列，间质血窦丰富，最后免疫组化证实表达神经内分泌标记（高倍）。

图7-3-14　胰腺高分化神经内分泌肿瘤（NET-G1级）

点评

（1）IPMT的术中冷冻切片诊断时需要注意以下两点。

首先，在取材时需要注意肿瘤基底部是否存在向周围组织浸润的实性区域，千万不要遗漏。浸润性癌的类型中最常见的是胶样癌，其次是导管腺癌。患者的预后与浸润的成分有关，如导管腺癌的预后就要明显差于胶样癌。因此在诊断浸润性IPMT时需要注明浸润性癌的类型。

其次，在冷冻切片诊断时，由于取材局限，对于非浸润性IPMT无须给予细胞异型性分级，只有广泛取材后做石蜡切片才能最终评价。

（2）慢性胰腺炎和胰腺导管腺癌的术中鉴别。

首先，在大体取材时，要严格按照病理取材规范操作。尤其对于胰头部占位，不仅要明确肿块的部位，而且还要剖开胆总管，观察肿块与胆总管的关系。有一部分胆总管下段癌也会向周围胰腺组织侵犯。需要特别注意的是，部分导管腺癌同时伴有慢性胰腺炎，而增加鉴别的难度。除要仔细观察病变的特征外，多取材也会降低漏诊率。

其次，在镜下切片观察时，需要注意的是，低倍镜下组织结构的完整性比高倍镜下细胞形态更为重要。慢性胰腺炎中，尽管间质纤维化明显，但是仍然可以辨认原有的小叶轮廓，而导管腺癌时小叶结构则完全被破坏。如果过分地强调细胞的异型性，就容易将一些因间质炎症反应而变形的腺体认为是"癌"。各项标准包括大体改变和镜下特征，应该综合、全面地分析，最终得出正确的诊断。

第四节　壶腹部疾病

一、壶腹部的组织学特点

胆总管在穿过十二指肠壁时与胰管汇合，汇合后略膨大，称胆胰壶腹（Vater壶腹）。壶腹及其外周环绕的括约肌向十二指肠肠腔内突出，使十二指肠黏膜隆起形成十二指肠乳头，并形成复杂的组织学结构，有腺体、胆管上皮和黏膜肌层共同存在（图7-4-1）。

在壶腹周围（包括壶腹）组织结构所发生的肿瘤统称为壶腹周围肿瘤（包括来自壶腹、胆总管下端、十二指肠乳头和胰头的肿瘤），并以恶性居多。由于壶腹部解剖结构上的特殊性，壶腹部肿瘤易阻塞胆道、胰管或其共同通道，导致胆道、胰管的梗阻和扩张。患者的临床表现相似，多为梗阻性黄疸、消瘦、腹痛及消化道症状，诊断与治疗方法等方面有许多相似之处，如果能早期发现、早期诊断和早期行手术治疗，壶腹部癌的疗效较好。

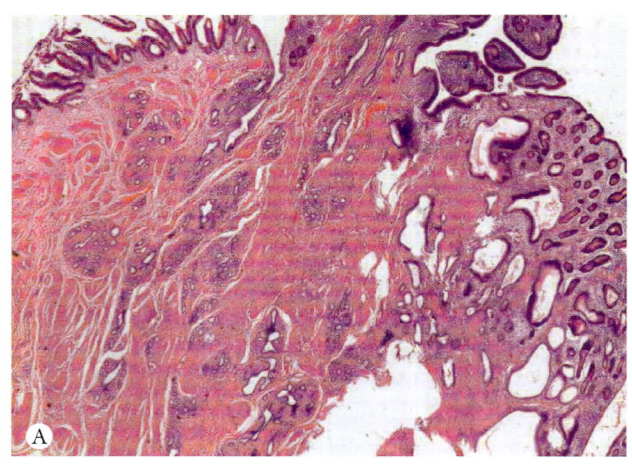 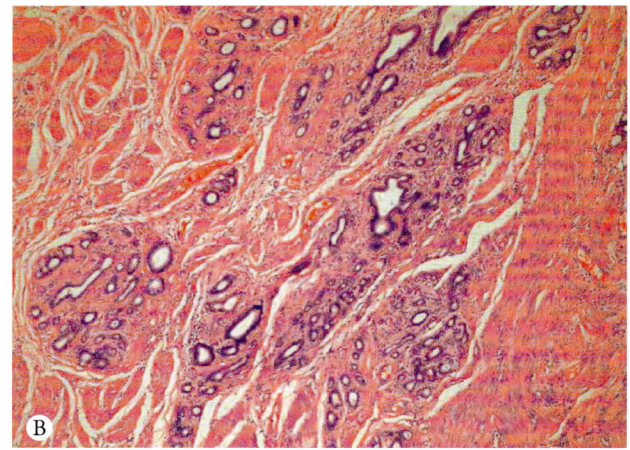

A. 石蜡切片，虽然壶腹部的腺体往往杂在平滑肌内，但是仍有一定的小叶结构，小叶内可见比较疏松的间质和平滑肌，而不是致密的纤维结缔组织（低倍）；B. 石蜡切片，为图 A 的局部放大（中倍）。

图 7-4-1　壶腹部正常结构

二、壶腹部肿瘤冷冻病理诊断要点

由于壶腹部位置的特殊性，发生于该部位的肿瘤除了体积很小的良性肿瘤可通过内镜活检切除，大部分患者都会进行胰十二指肠切除术，因此行术中冷冻病理的意义不大。壶腹部是胆总管、主胰管开口于十二指肠乳头的共同通道，因此在该部位发生的上皮源性肿瘤可来自肠上皮、胰胆管上皮或混合性上皮，形态比较复杂。

（一）壶腹部腺瘤

发生于壶腹部的腺瘤包括肠型腺瘤、胰胆管型乳头状瘤和扁平形态的上皮内瘤变。肠型腺瘤占壶腹部腺瘤的绝大多数，可以起源于壶腹部任何上皮，如十二指肠乳头部黏膜、移行区或胰胆管上皮，形态类似于结直肠部位的腺瘤，除了腺瘤的主体部分，腺瘤周边黏膜也可出现扁平状上皮内瘤变的形态并向周围区域蔓延，甚至会累及 Oddi 括约肌内的腺体。此时，不要将穿插其中、具有上皮内瘤变形态的腺体误认为是浸润性腺癌。少部分腺瘤表现为胰胆管上皮形态或扁平状上皮内瘤变。由于胰胆管型腺瘤往往伴有高级别上皮内瘤变，甚至浸润性癌成分，因此需要仔细、广泛取材。

在炎性背景下，也可以出现壶腹部黏膜息肉样或腺瘤样增生，形态学上类似于结肠腺瘤，呈管状或绒毛状结构，壶腹腺瘤异型增生的评分标准与结肠相同（图 7-4-2）。低级别异型增生主要特征为细胞核深染、伸长和缺乏复杂结构的假复层；高级别异型增生则出现结构和细胞学的异常，肿瘤细胞生长在纤维血管轴上，或出现微小乳头

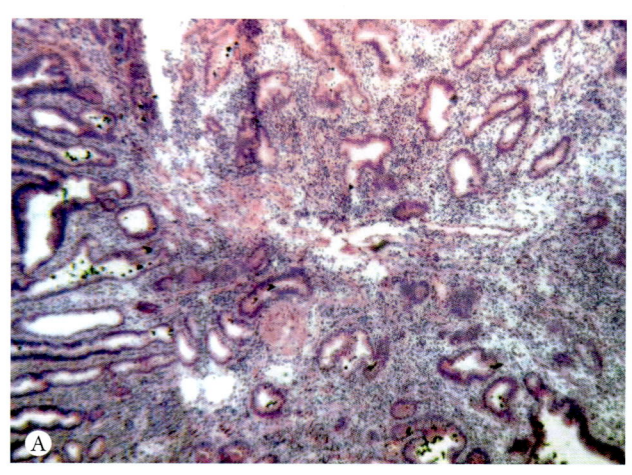 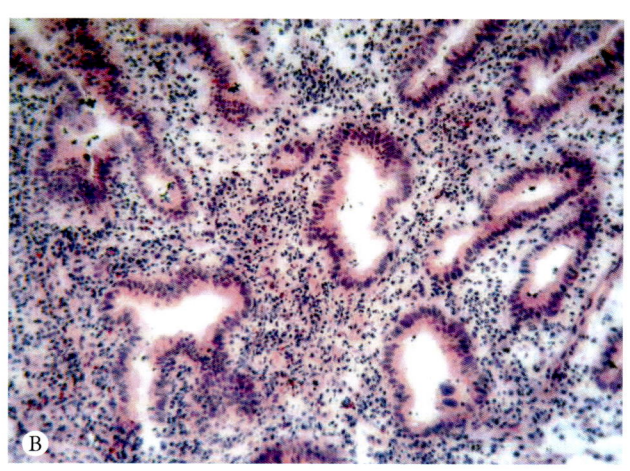

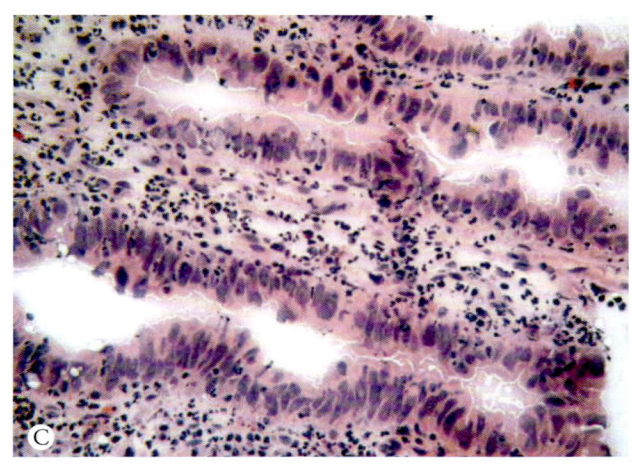
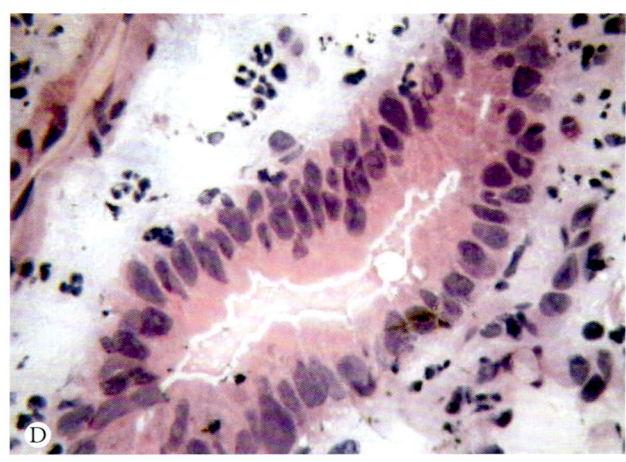

A.冷冻切片，镜下显示腺体密集增生（低倍）；B.冷冻切片，镜下见腺管结构异型并不明显，炎性背景（中倍）；C.冷冻切片，镜下见腺上皮有轻至中度异型增生，但细胞核基本位于上皮细胞的基底部，核分裂罕见，间质内见炎细胞浸润（高倍）；D.镜下显示上皮细胞核有轻至中度异型增生（高倍）。（此病例由陈乐真教授提供）

图 7-4-2　壶腹黏膜腺瘤样增生

状。腺体呈筛状，细胞核畸形、核仁突出，核分裂象和凋亡碎片有助于辨认。大多数壶腹腺瘤可用内镜切除或壶腹局部切除，而侵袭性腺癌则需行胰十二指肠切除术。因此，如果事先只做了一个简单的手术计划，临床医师应要求术中会诊以排除侵袭性腺癌的可能。

（二）壶腹部腺癌

发生于壶腹部的浸润性腺癌从大体上可以分为壶腹内型、壶腹周围十二指肠乳头型、混合型。壶腹内型的肿块主要位于十二指肠乳头下壶腹部，以内生性生长方式为主；壶腹周围十二指肠乳头型主要发生于乳头部，以外生性生长方式为主；混合型则同时可见外生性生长方式和内生性生长方式。从组织学上，可分为肠型和胰胆管型。肠型腺癌多呈结节状、浸润性生长，包括向管壁及其周围的浸润，形态类似结直肠腺癌（图7-4-3、图7-4-4）；而胰胆管型腺癌则更类似胰腺导管腺癌，大体上表现为管腔狭窄，肿瘤多为分化差的不规则腺样或单个细胞散在排列，预后相对较差，冷冻切片的诊断往往没有问题，但是需要注意的是，由于壶腹部的解剖结构比较乱，并不像消化道其他部位那样有显著的四层结构，腺体排列往往和平滑肌相互穿插，因此千万不要将这些正常的腺体当作浸润的腺癌成分，需要结合大体改变和镜下组织结构和细胞的异型性综合判断。

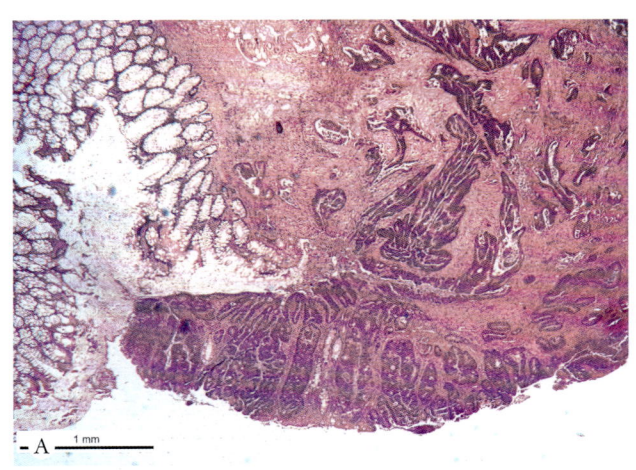
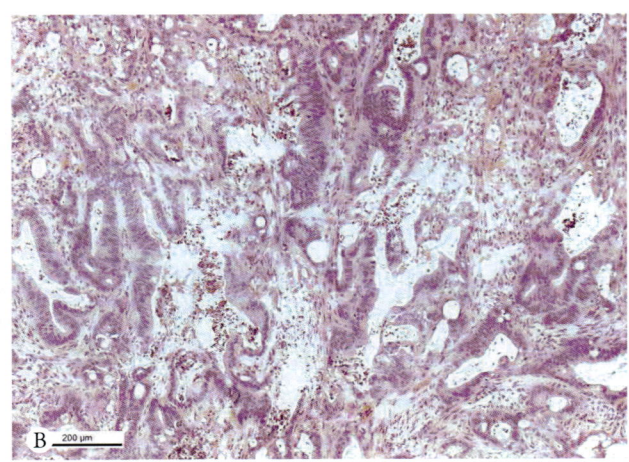

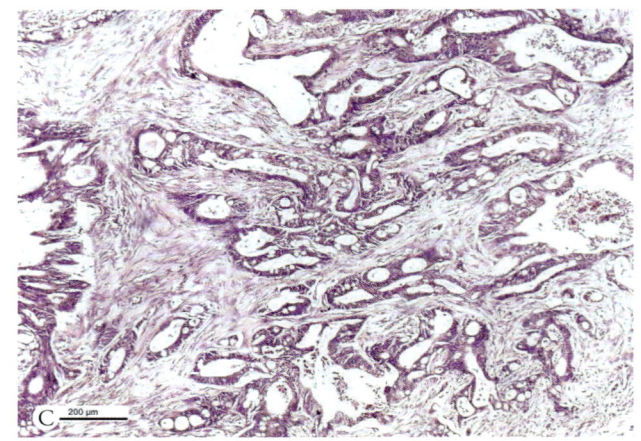

A.冷冻切片，镜下见癌组织与周围十二指肠黏膜腺体有移行（低倍）；B.冷冻切片，镜下见形态上类似结直肠腺癌（中倍）；C.石蜡切片，图示形态上类似结直肠腺癌（中倍）。

图7-4-3　壶腹部肠型腺癌

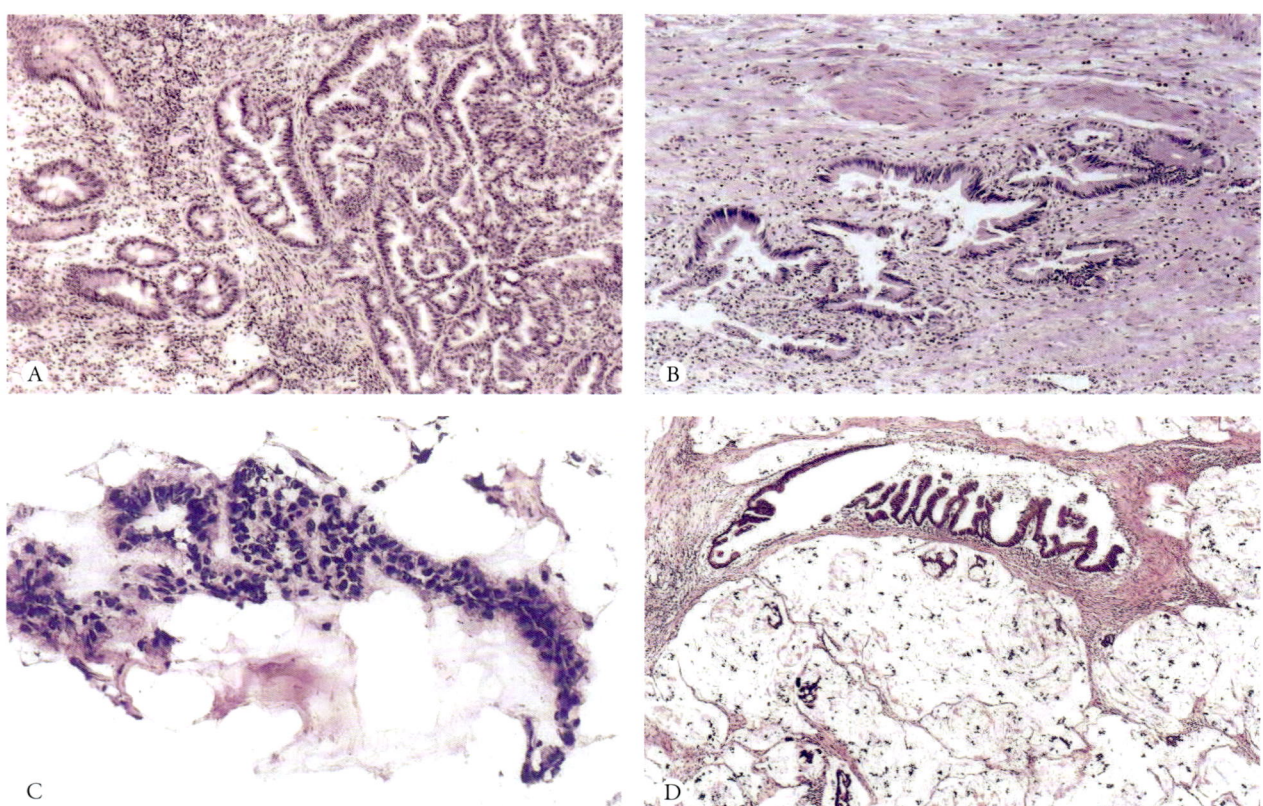

A.冷冻切片，图示高分化乳头状腺癌（中倍）；B.石蜡切片，图示肌层有腺癌浸润（中倍）；C.冷冻切片，图示少量分化较好的肿瘤腺管浸润脂肪组织（高倍）；D.石蜡切片，图示高分化腺癌与黏液湖形成（低倍）。（此病例由陈乐真教授提供）

图7-4-4　壶腹部腺癌

在某些情况下，评价壶腹肿瘤的冷冻切片具有挑战性。腺瘤可能累及壶腹腺体深部，与侵袭性癌难以鉴别。手术中腺瘤显示为腔内新生物，临床有阻塞性黄疸等表现，类似于肿瘤。支持良性诊断的线索包括肿瘤组织呈小叶结构、细胞学与被覆腺瘤细胞相似。异型增生的腺体被固有层包围，而不是由浸润性癌的典型的促结缔组织形成。壶腹的机械检查和重复活检引起上皮细胞修复，与腺癌的特征相似。特别是在黏膜糜烂时，非肿瘤上皮细胞的反应性不典型增生与异型增生和癌相似。反应性的壶腹腺体表现出核大和大核仁，但细胞核圆形、染色质均匀分布。这种细胞不典型性通常在较深层的腺体较为明显，表层细胞较成熟。总之，手术中冷冻诊断时要注意观察腺管的结构、与间质的关系及细胞异型程度，并向手术者了解病变的大小、范围及对管壁和周围组织有无侵犯。

（三）壶腹部神经内分泌肿瘤

发生于壶腹部的神经内分泌肿瘤的术中病理诊断和分级可参照消化道 NET。

第五节　肝外胆管肿瘤与瘤样病变

由于解剖学和组织学结构上的特点，肝外胆管系统的恶性肿瘤病变通常是沿着胆管壁浸润性生长，肉眼常见不到边界清楚的结节性占位，更多地表现为胆管壁不同范围和不同程度的增厚、质地变硬和管腔狭窄。在术中取活检确诊病变的良、恶性性质，特别是与慢性硬化性胆管炎的鉴别，无论是冷冻切片还是石蜡切片难度都很大。主要是由于术中获取的组织一般都很小，加之纤维化明显，容易造成诊断遗漏。

一、正常肝外胆管的组织学特点

肝外胆管包括左、右肝管，肝总管，胆囊管及胆总管。肝外胆管的组织学结构一般分为4层：①表层为黏膜层，黏膜上皮呈单层高柱状排列。②黏膜下层又称固有层，由薄层纤维组织构成，内含丰富的神经纤维和管周腺体，神经纤维极易受到胆管癌侵犯。胆管壁内管周腺体包括黏液腺体和浆液腺体，有时易与高分化腺癌相混淆。③平滑肌层包括环行和纵行纤维。④外膜层为纤维结缔组织，内含血管、淋巴管和神经纤维（图7-5-1）。

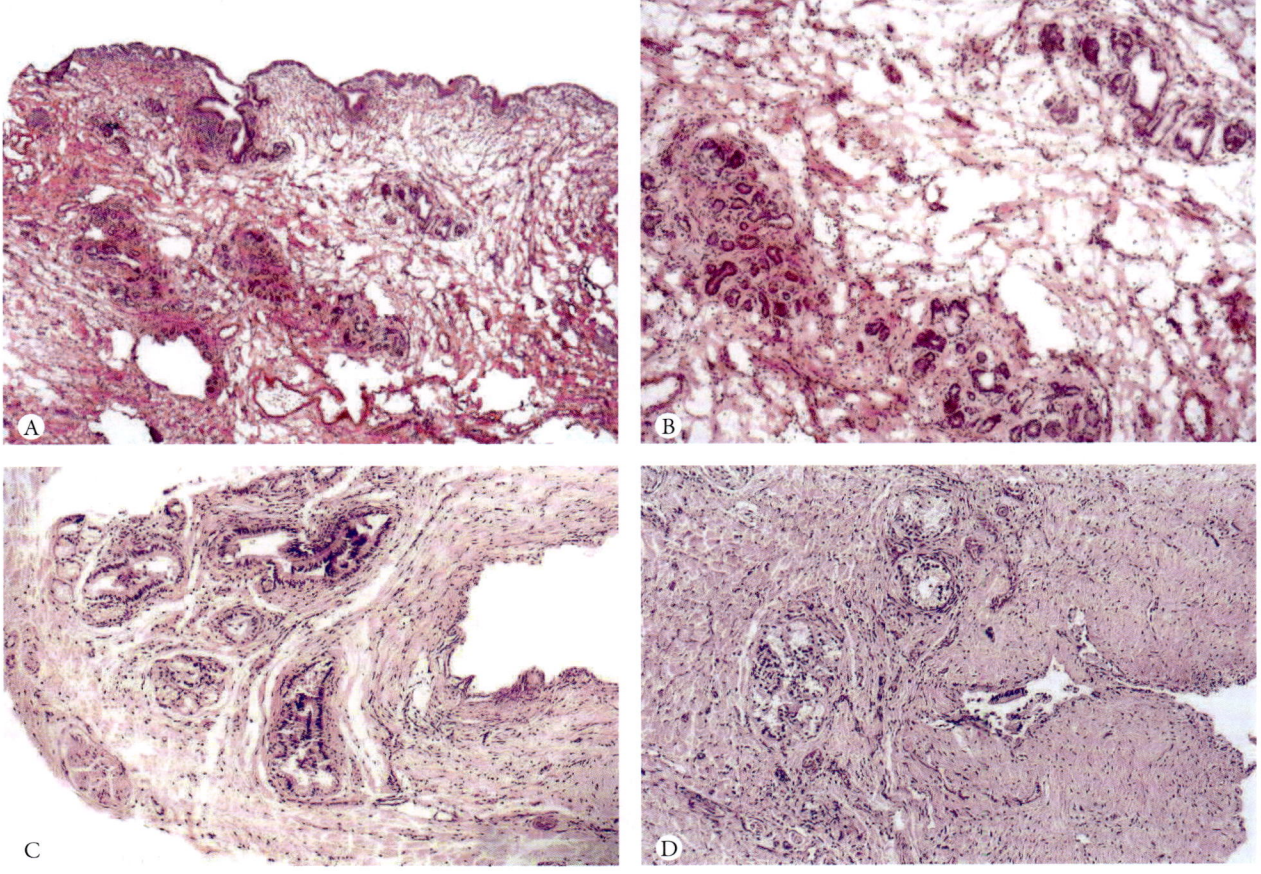

A. 胆管内衬单层上皮细胞，胆管壁偶见管周腺体小叶，形状规则（低倍）；B. 图 A 的高倍图，胆管壁管周腺体呈小叶状分布，形状规则；C. 胆管壁管周腺体，围绕管腔分布（中倍）；D. 胆管壁管周腺体和神经组织（中倍）。

图 7-5-1　肝外胆管正常组织学特征（冷冻切片）

二、类似肝外胆管癌的非肿瘤性病变

肝外胆管狭窄需要外科治疗的患者，主要为浸润性腺癌，仅5%~10%为良性病变。良恶性胆道狭窄引起类似胆道梗阻的体征和症状，通常放射学检查无法区分。良性胆管狭窄通常表现为炎症和纤维化，在冷冻切片时可能很难评价，因为上皮成分的正常小叶结构会因炎症、溃疡及纤维化产生不同程度的扭曲，这些改变在胆管狭窄时更为严重，可表现出腺体变形、管壁炎症和瘢痕等明显病理变化，管壁上皮包埋在少细胞的间质内，核位于基底部、轻微的细胞异型性（图7-5-2）。

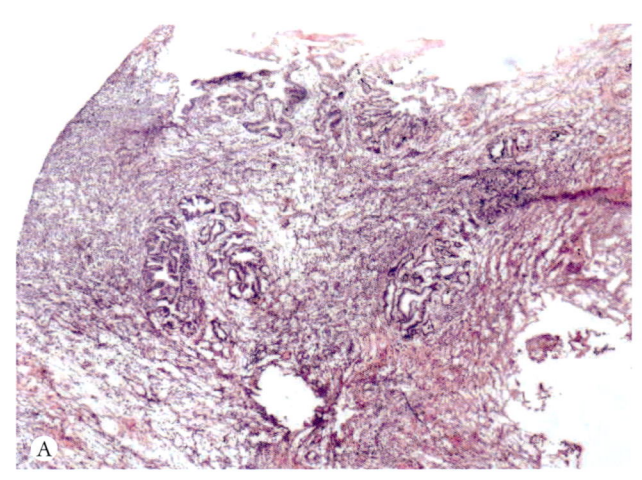
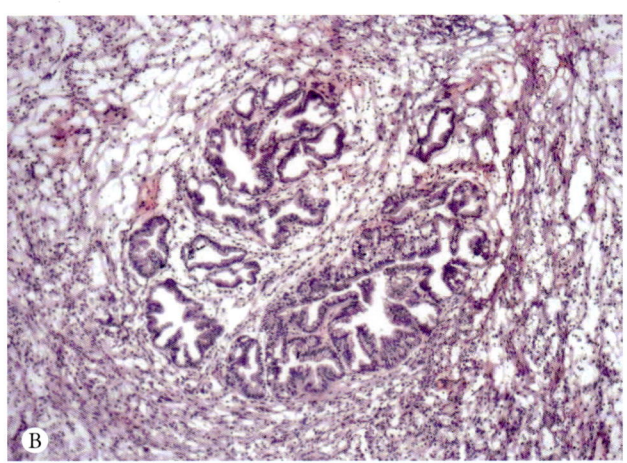
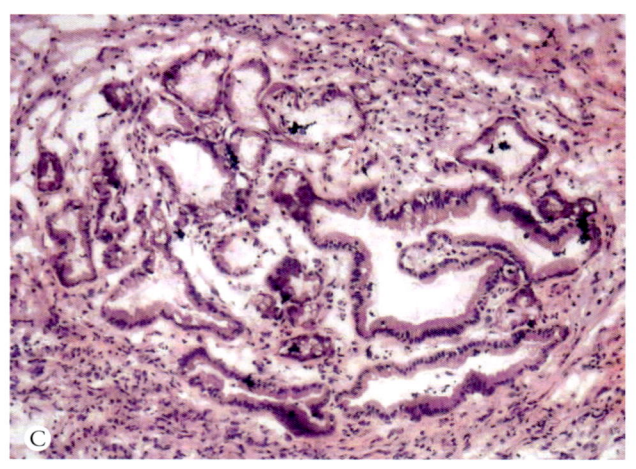

A.胆管黏膜糜烂，炎性背景（低倍）；B.管周腺体增生，形状较规则（中倍）；C.管周腺体增生，不同程度的扭曲，核位于基底，呈轻度异型（高倍）。

图7-5-2 结石引起的胆管慢性炎（冷冻切片）

（一）原发性硬化性胆管炎

原发性硬化性胆管炎是发生在肝内或肝外胆管的一种慢性狭窄性疾病，由于肝外胆管进行性瘢痕形成和肝内胆管的破坏，在内镜下逆行胆胰管造影时可见典型的"串珠"改变，约80%的患者有潜在的炎症性肠病。原发性硬化性胆管炎引起的肝外胆管狭窄时，仅表现为胆管壁和胆管黏膜大量淋巴细胞和浆细胞浸润，管壁有瘢痕，可见溃疡、糜烂和嗜中性粒细胞，表面上皮细胞呈现再生性、反应性或不典型性改变（图7-5-3）。原发性硬化性胆管炎患者患肝内或肝外胆管癌的风险增加，因此应仔细寻找有无癌变区域。

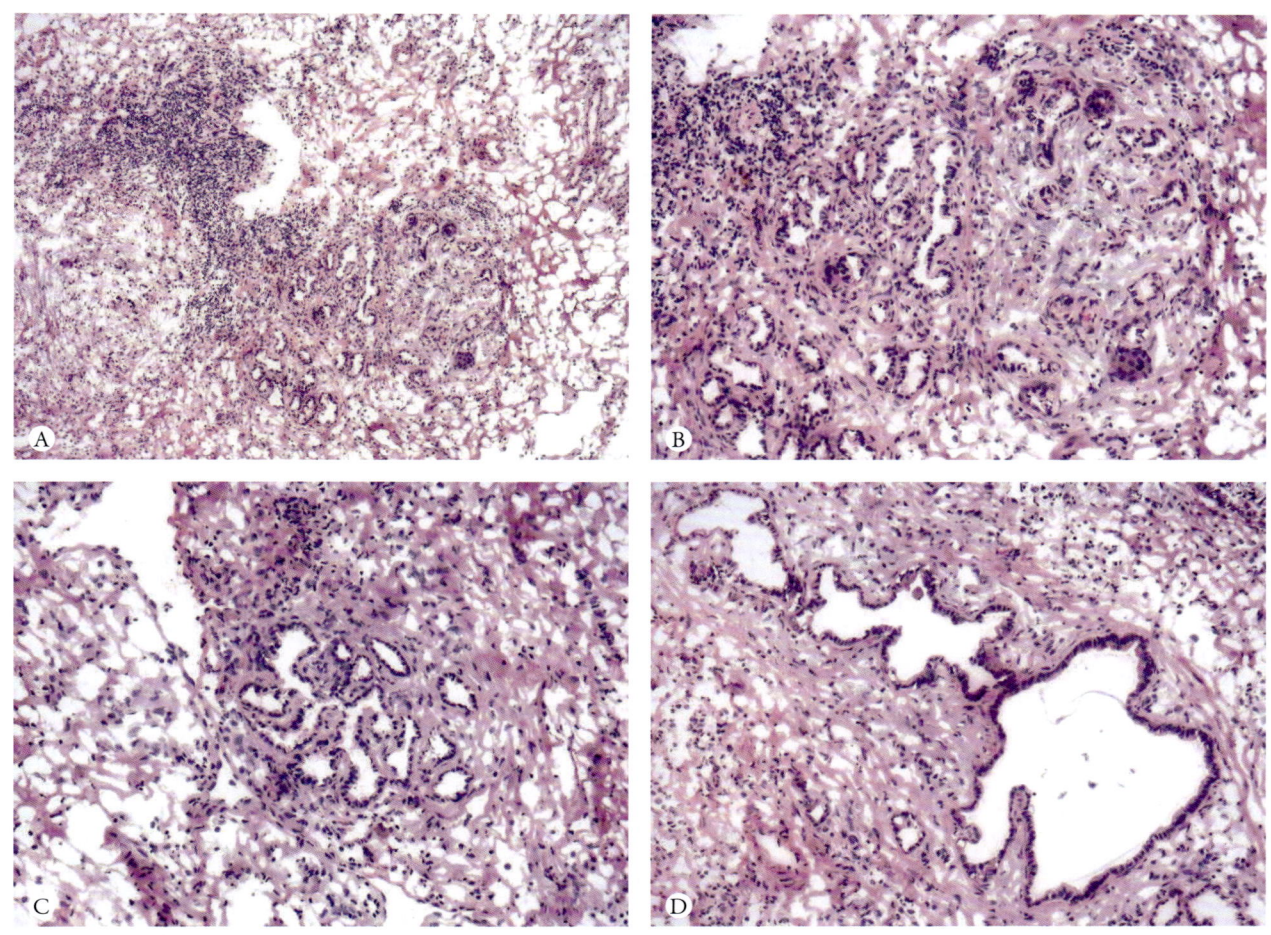

A. 硬化的纤维间质内管周腺体密集增生，炎性背景（低倍）；B. 图 A 的高倍图，硬化的纤维间质内腺体形状较规则；C. 硬化的纤维间质内腺体扭曲（中倍）；D. 硬化的纤维间质内腺体上皮增生，有一定异型性，但核仍位于基底部（中倍）。

图 7-5-3　硬化性胆管炎（冷冻切片）

（二）淋巴浆细胞性硬化性胆管炎

淋巴浆细胞性硬化性胆管炎是以血清 IgG4 水平升高和 IgG4 阳性浆细胞的数量增加为特征的系统性自身免疫性疾病家族的一员。相关实验室结果包括碱性磷酸酶和转氨酶升高，高滴度的免疫球蛋白和循环性的自身抗体。IgG4 相关性疾病可发生在胰腺、胆管、胆囊、胃肠道、唾液腺、骨髓及其他部位，60%～80% 自身免疫性胰腺炎可累及远端胆管，临床特征与恶性胆道狭窄极其相似，组织学显示上皮下富含浆细胞的炎细胞浸润及致密纤维化，胆管上皮可见轻度异型淋巴细胞，胆管壁的闭塞性静脉炎很有特征性，但分布不均匀。

（三）胆管囊肿

胆管囊肿为胆管的先天性囊状扩张，大多数肝外胆管囊肿发生在胆总管和主胰管的异常汇合处。胆管囊肿常出现坚硬的纤维性囊壁，内含不同量的胆汁，囊肿内衬上皮细胞可为单层扁平、立方或低柱状，囊肿壁包括紊乱的平滑肌束和纤维组织，以及大量慢性炎细胞浸润（图 7-5-4）。对异常增厚、息肉样改变或灰白区域，应行冷冻切片检查以明确病变性质。

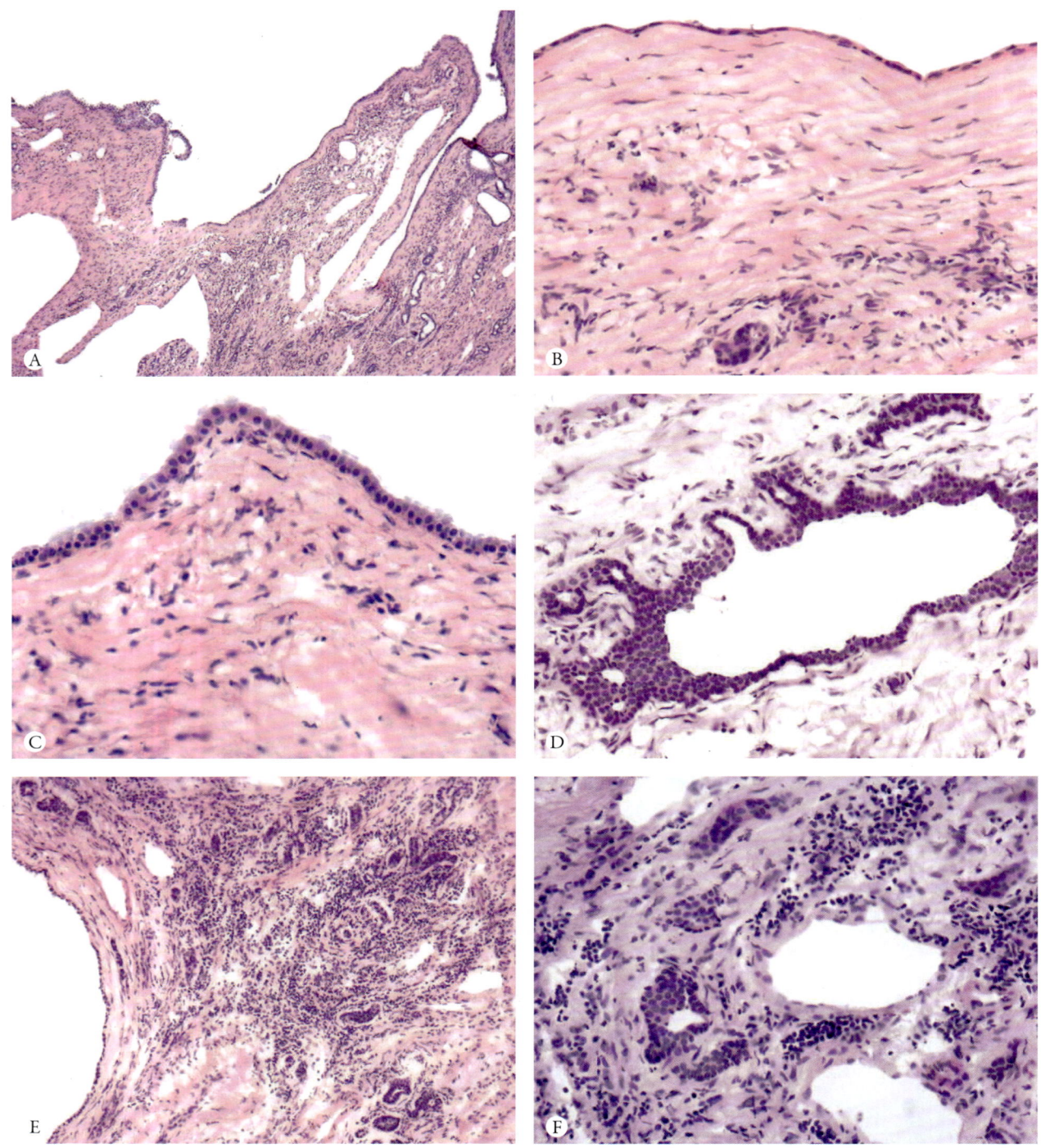

A.胆管囊肿可见大小不等的囊腔（低倍）；B.囊肿壁被覆单层扁平上皮（中倍）；C.囊肿壁被覆单层立方上皮（高倍）；D.囊肿壁被覆立方上皮，可见假复层排列（中倍）；E.囊肿壁可见炎性背景和增生的腺体（低倍）；F.上图高倍，囊肿壁炎性背景和增生的腺体。

图 7-5-4　肝外胆管囊肿（冷冻切片）

（四）创伤性神经瘤

创伤性神经瘤是一种非真性肿瘤，多发生于躯干或肢体，也可发生于实质脏器，尤其是胆囊或胆管，多发生于胆囊切除数月或数年后。常见周围神经成分混合型增生，形成神经样结构，包括轴索纤维、神经束膜细胞及纤维母细胞，分布于致密的胶原性间质内（图 7-5-5）。

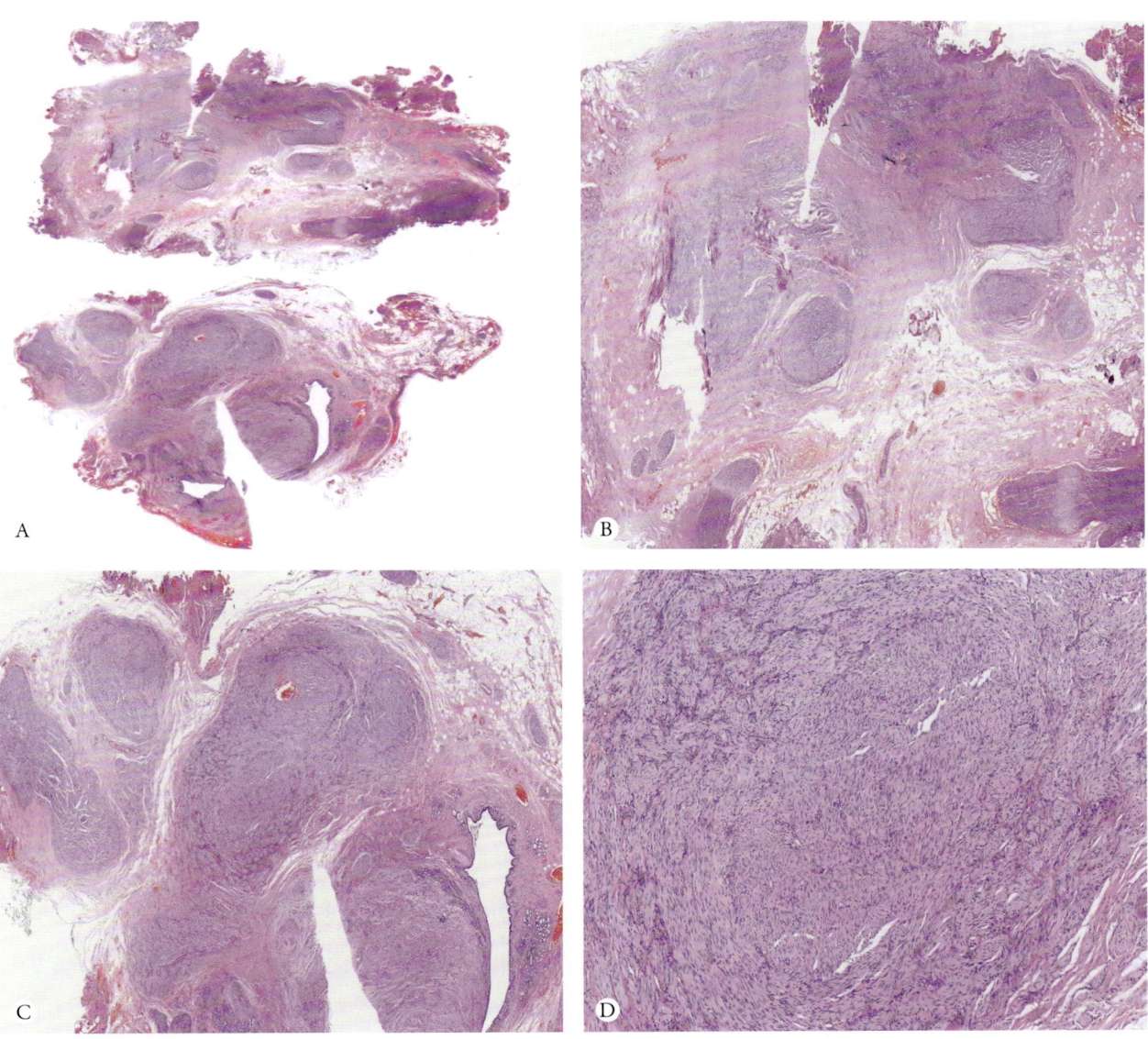

A. 胆管切面可见多灶肿瘤灶（低倍）；B. 神经瘤大小不一，分布于胶原性间质之间（低倍）；C. 神经瘤边界清楚，挤压胆管腔（低倍）；D. 神经成分混合型增生（高倍）。

图 7-5-5　创伤性神经瘤（石蜡切片）

三、肝外胆管上皮内瘤变

胆管上皮内瘤变（biliary intraepithelial neoplasia，BilIN）与反应性增生的鉴别诊断要点如下。

（1）增生或再生：病变通常平坦，呈低乳头状或微乳头状，常伴有肝内胆管结石或胆总管囊肿，高大的乳头状结构罕见。与正常胆管上皮相比，细胞略有增加，核为圆形或椭圆形，核轻度增大，核膜光滑，染色质精细、均匀分布。可以上皮内中性粒细胞浸润。少数病变可见核分裂。

（2）胆管上皮内瘤变Ⅰ级：病变平坦或微乳头状，核位于基底部，有些病变显示假复层核，细胞核位于腺体下 2/3。细胞核轻度异型、核膜轻度不规则、核/质比增大、核伸长（图 7-5-6）。核大小和形状相对一致。核增大提示可能存在 BilIN-2 或 BilIN-3。

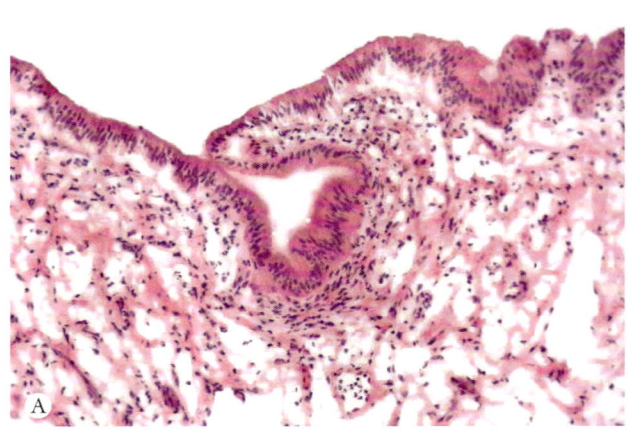
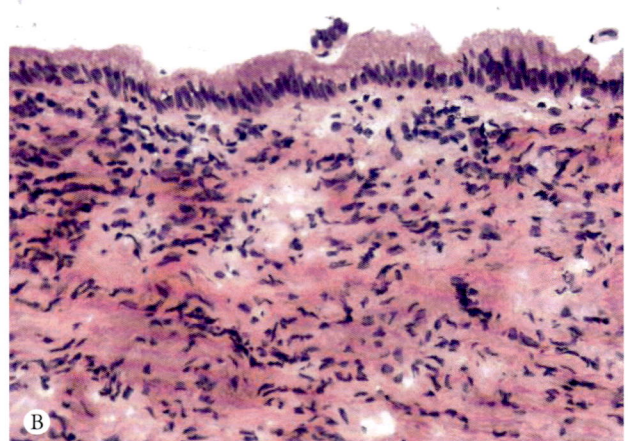
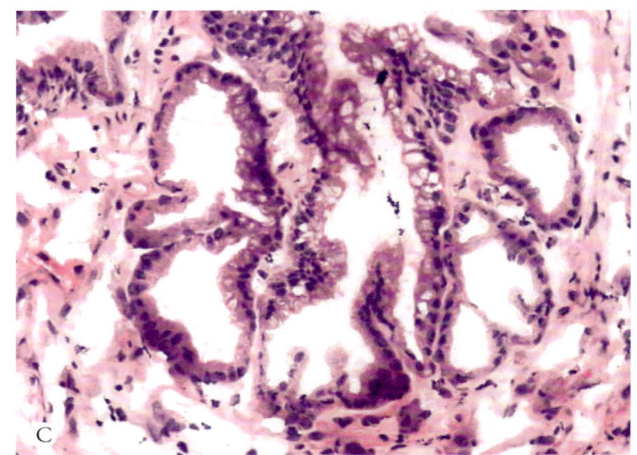

A.病变平坦或微乳头状，核位于基底部（低倍）；B.细胞核轻度异型、核/质比增大、核伸长（高倍）；C.管周腺体细胞核轻度异型、核/质比增大（高倍）。

图 7-5-6　肝外胆管上皮内瘤变Ⅰ级（冷冻切片）

（3）胆管上皮内瘤变Ⅱ级：病变呈平坦状、假乳头状或微乳头状。可见局灶细胞极性丧失，常见核呈假复层达腺管腔面，易见细胞核异型增生，包括核增大、核大小和形状不一、深染、核膜不规则。有时胆管周围腺体也可发生，核分裂罕见（图 7-5-7）。

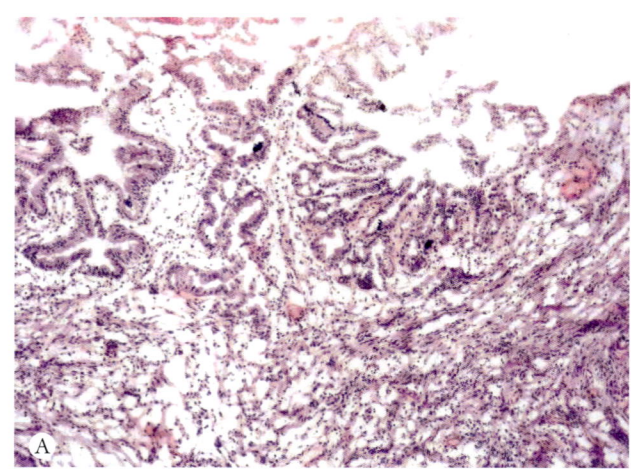
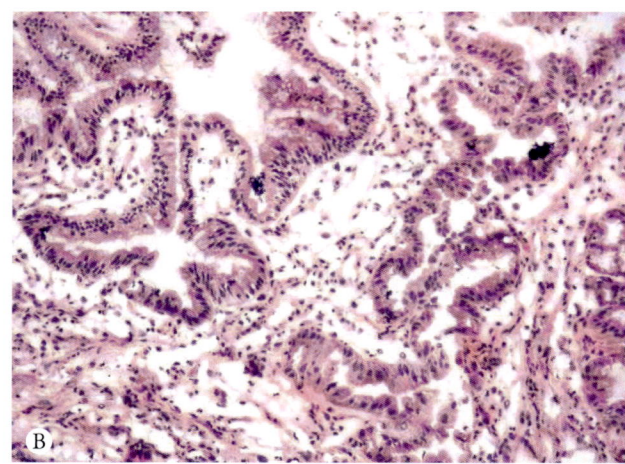

第七章 消化系统疾病

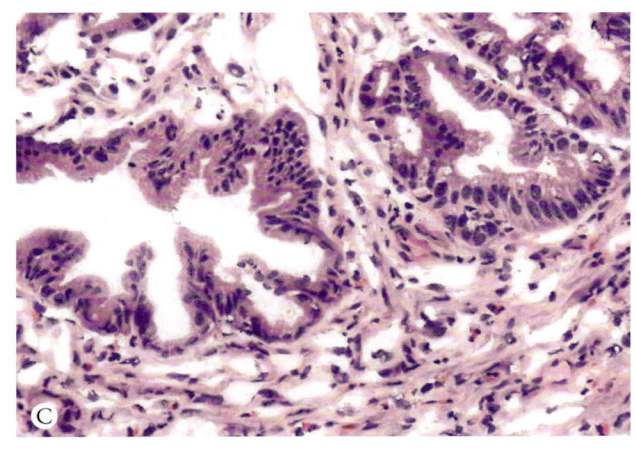

(4) 胆管上皮内瘤变Ⅲ级：病变通常呈假乳头状或微乳头状，罕见平坦状。细胞学类似癌，但无基底膜突破。细胞弥漫、核极性消失达腔面，

A.病变呈微乳头状（低倍）；B.细胞核增大、核大小和形状不一、深染（中倍）；C.胆管周腺体，细胞核增大，局灶细胞极性丧失（高倍）。

图 7-5-7　肝外胆管上皮内瘤变Ⅱ级（冷冻切片）

可见上皮细胞"出芽"进入管腔，常见核膜不规则、深染或异常增大等恶性表现，可见核分裂。有时胆管周围腺体也可发生（图7-5-8）。

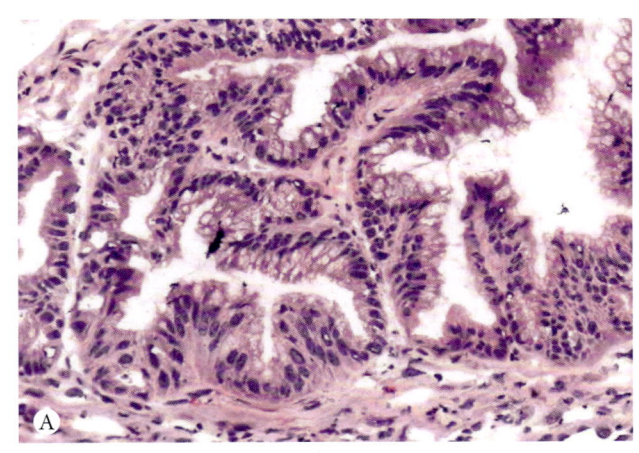
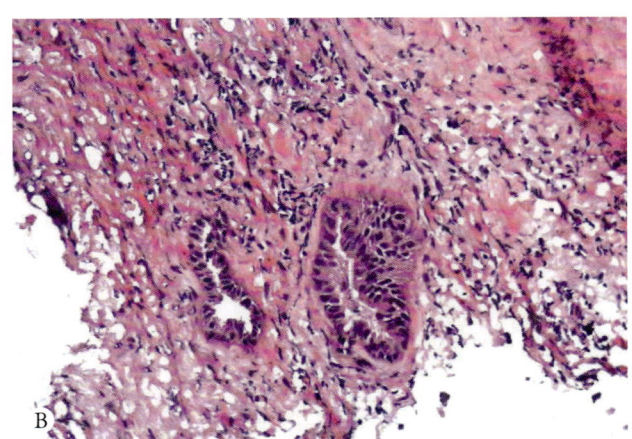

A.病变呈微乳头状，细胞显著异型（高倍）；B.胆管周腺体，2个腺管上皮细胞核深染、异常增大类似腺癌，但无基底膜突破（高倍）。

图 7-5-8　肝外胆管上皮内瘤变Ⅲ级（冷冻切片）

四、肝外胆管癌

肝外胆管癌的危险因素包括原发性硬化性胆管炎、溃疡性结肠炎、胆胰管汇合异常、胆管囊肿（包括 Caroli 病）和肝血吸虫病。肝外胆管癌预后较差，有效治疗性切除后 5 年存活率也仅为 20%～40%。根据胆管解剖学上的分支，上、中、下三段所发生的肿瘤比例有所不同。在胆囊管汇合处以上的肿瘤，累及肝左或肝右胆管、肝总管或胆囊管的肿瘤为上段（或近端）胆管癌，占 50%～60%；发生在胆囊管汇合处末端的肿瘤，累及肝外胆道树中间 1/3 的肿瘤为中段胆管癌，占 10%～20%；累及胆总管远端一半的肿瘤为下段（或远端）胆管癌，占 15%～20%。肝外胆管癌弥漫浸润管壁引起狭窄，临床主要表现为阻塞性黄疸。

大体上，多数肿瘤呈结节状或弥漫硬化性生长。一种是肿瘤结节直径常在 2 cm 以内，突向管腔，少数肿瘤呈息肉状；另一种是肉眼未见明显肿瘤，仅见胆管壁增粗，呈灰黄色，质地脆硬。

组织学上，肝外胆管癌具有以下特征。

(1) 大部分肝外胆管癌为分泌黏液的高分化腺癌，如硬化性胆管癌（sclerosing cholangiocarcinoma，又称 Altemeier-Klatskin tumor），其临床特征为病程长。由于胆管壁脆，不易缝合，切取胆管壁组织有造成胆瘘的危险，因此送检组织经常很小，或用搔刮胆管的碎组织，对这样的组

织最好做快速石蜡切片。组织学基本特点是在增生的纤维间质内出现异型腺管，癌细胞异型性不明显，可见部分癌细胞分泌黏液形成不完整的腺体，少数呈乳头结构，是诊断癌的重要参考指标（图7-5-9）。

（2）细胞学特征很重要，在正常腺体间见肿瘤性上皮细胞核增大、大小不一、形状不规则、核/浆比值增大，核深染，核仁明显，是恶性细胞的重要指征。

（3）中等分化和低分化的腺癌，由于癌细胞异型性较为明显，在冷冻切片诊断中并不困难（图7-5-10）。

（4）癌组织围绕神经纤维浸润和癌性间质反应是确诊其为恶性的重要依据（图7-5-11）。

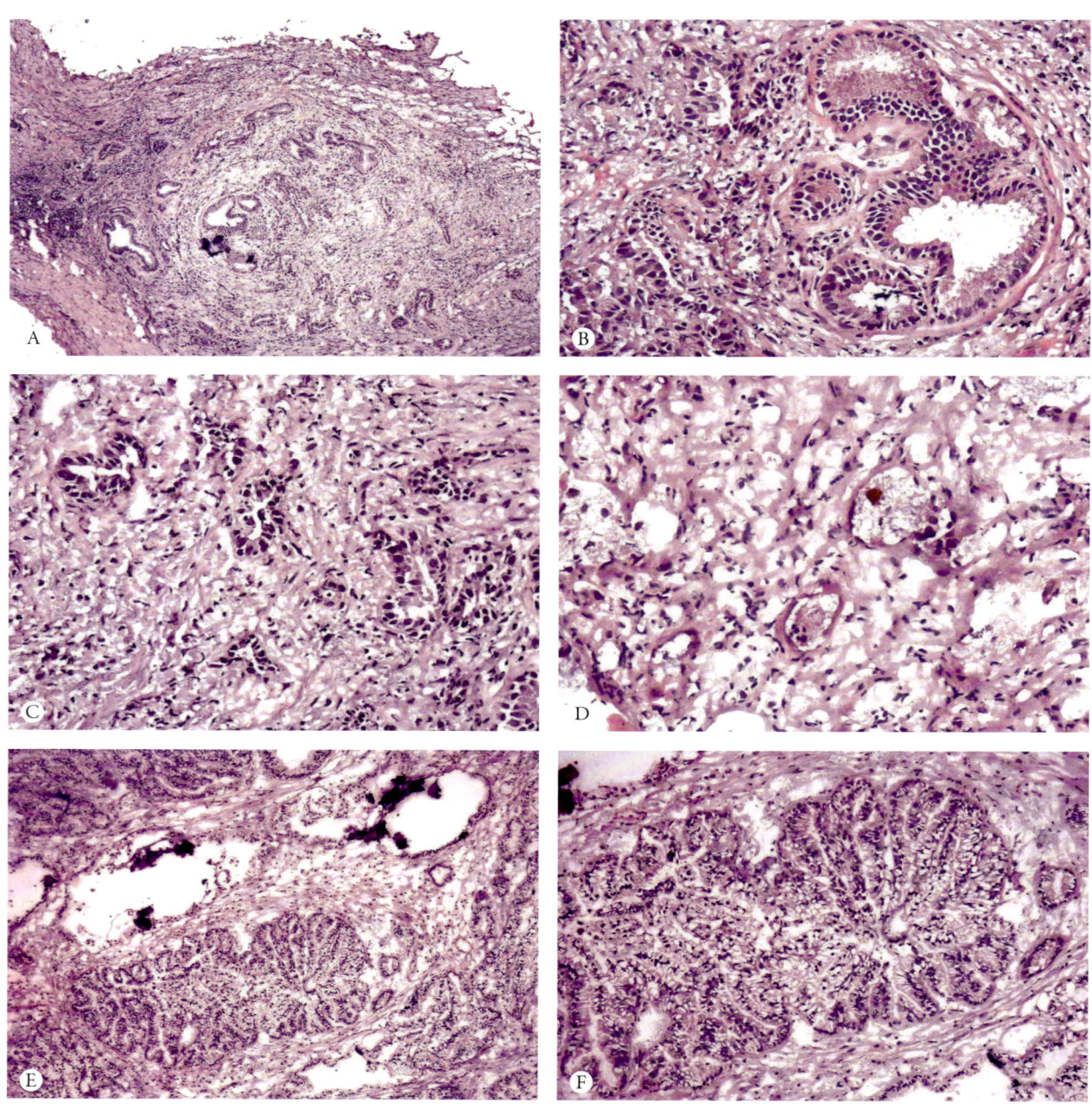

A.硬化的纤维间质内，腺体杂乱排列（低倍）；B.左侧癌性腺体排列紊乱，右侧为胆管上皮内瘤变Ⅲ级腺体（高倍）；C.癌性腺体成角，包含核深染和多形性的细胞（高倍）；D.癌细胞分泌黏液形成不完整的腺体（高倍）；E.癌组织呈多灶性生长、乳头状，可见钙化（低倍）；F.E图高倍，异型的癌细胞排列呈乳头状结构。

图7-5-9　肝外胆管高分化腺癌（冷冻切片）

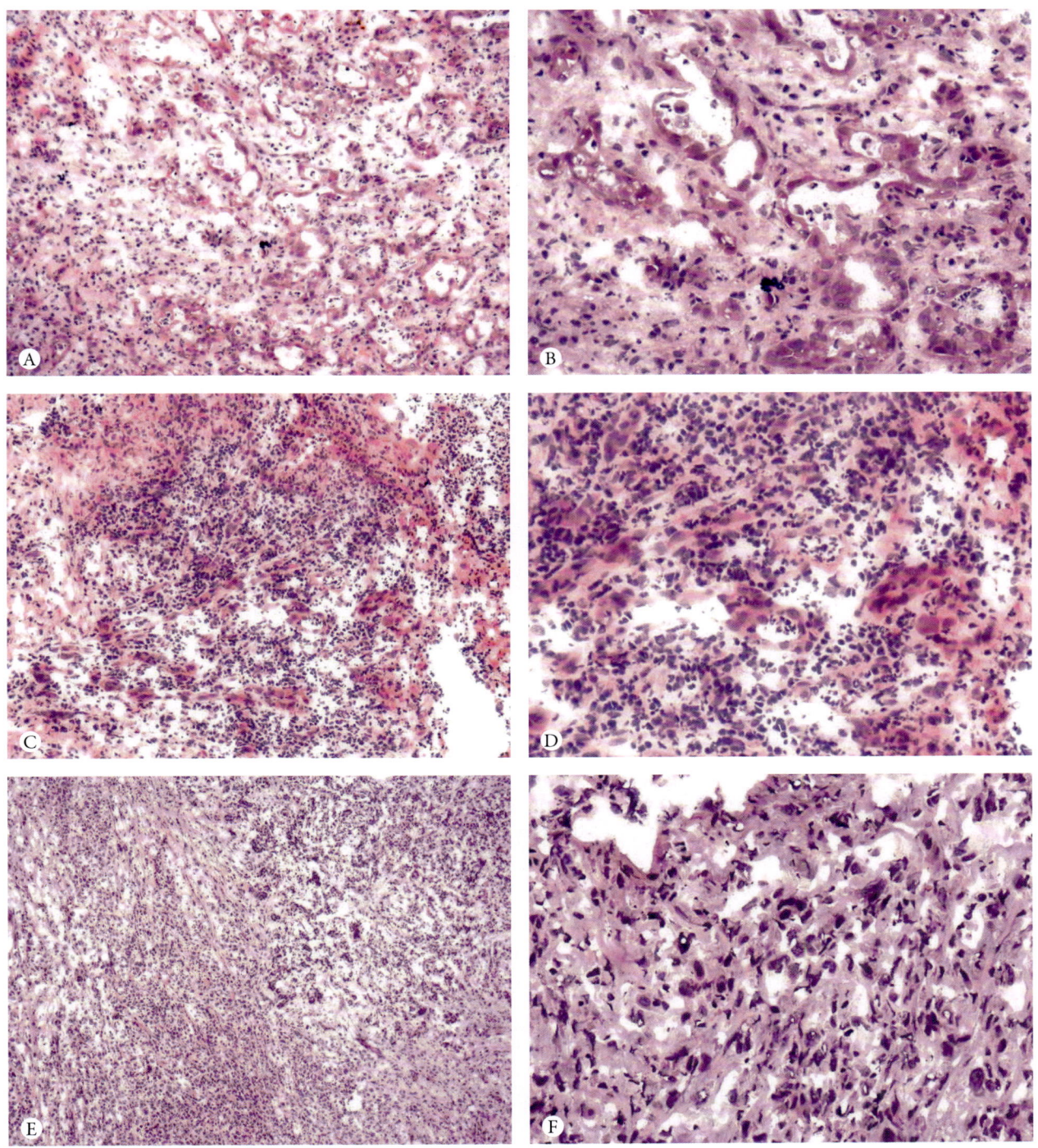

A.纤维间质可见不规则腺管（中倍）；B.上图高倍，腺管排列不规则，细胞明显异型；C.炎性纤维间质可见条索状排列的异型上皮细胞（中倍）；D.C图高倍，异型上皮细胞排列呈条索状和不规则腺管；E.纤维间质见癌细胞弥漫分布（低倍）；F.E图高倍，单个显著异型的癌细胞弥漫分布。

图 7-5-10　肝外胆管中、低分化腺癌（冷冻切片）

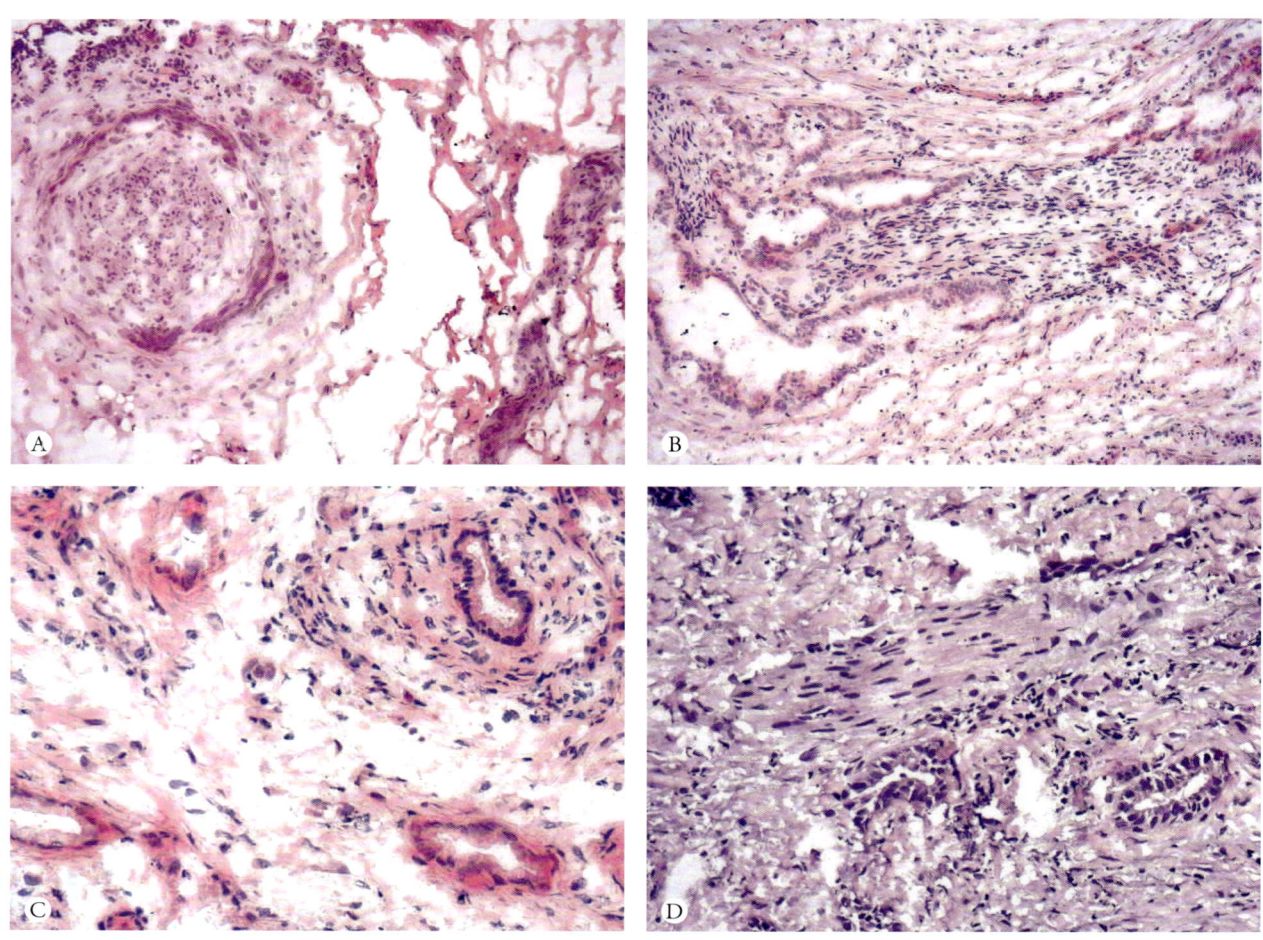

A、B.冷冻切片，分化好的腺癌组织，腺体形状较规则，围绕神经生长（中倍）；C.冷冻切片，神经纤维束中央可见分化好的腺癌组织（中倍）；D.石蜡切片，腺癌组织见腺体形状较规则，围绕神经生长（中倍）。

图 7-5-11　肝外胆管癌侵犯神经

切缘评估：近端和中段胆管癌切除标本应包括一部分胆道树、胆囊及其含有淋巴结的软组织。为确保适当的切缘，外科医师在切取前应准确定位。切除标本时应沿胆管纵向切开以评估肿瘤浸润的程度。组织学标本应包括胆管的横截面以评估浸润的深度，以及胆管周围脂肪的所有淋巴结。近端胆管癌的切除可能包括部分肝脏，应标明肝实质切除的边界。远端胆总管的癌应行胰十二指肠切除术，这些标本包括一部分十二指肠、伴或不伴部分胃、近端胰腺和胰外胆管远端。从壶腹对面切开十二指肠，随后沿着胆管切开和探测，摄片记录肿瘤与胰腺、壶腹和胆总管之间的关系。

术中对手术边缘的肿瘤识别非常重要，在炎症背景下诊断恶性肿瘤或异型增生时要特别谨慎，大多数胆管炎症呈现的细胞学改变包括从最轻微、轻度至中度异型。而癌侵犯胆管黏膜，多见于胆管壁。胆管切缘冷冻切片的黏膜肿瘤可以是异型增生，也可能是癌累及，腺腔内可以是低平、微小乳头状和高级别、无黏附性的异型上皮细胞。胆管癌细胞通常由结缔组织包绕的成角腺体组成，弥漫浸润胆管壁，这些肿瘤细胞胞质呈不同程度的嗜酸性或嗜碱性，核增大、为分层的细胞核，可见较多核分裂象。散在于胆管壁的成角小腺管、细胞核体积缩小和多角形核多为癌组织，具有很大的欺骗性，应仔细识别。

五、病例介绍

【病例1】 患者，男性，48岁，行胆总管、十二指肠吻合手术后，反复出现上腹部疼痛伴发冷、发热及黄疸1个月。术中取胆总管活检，病理诊断为硬化性胆管炎（图7-5-12）。

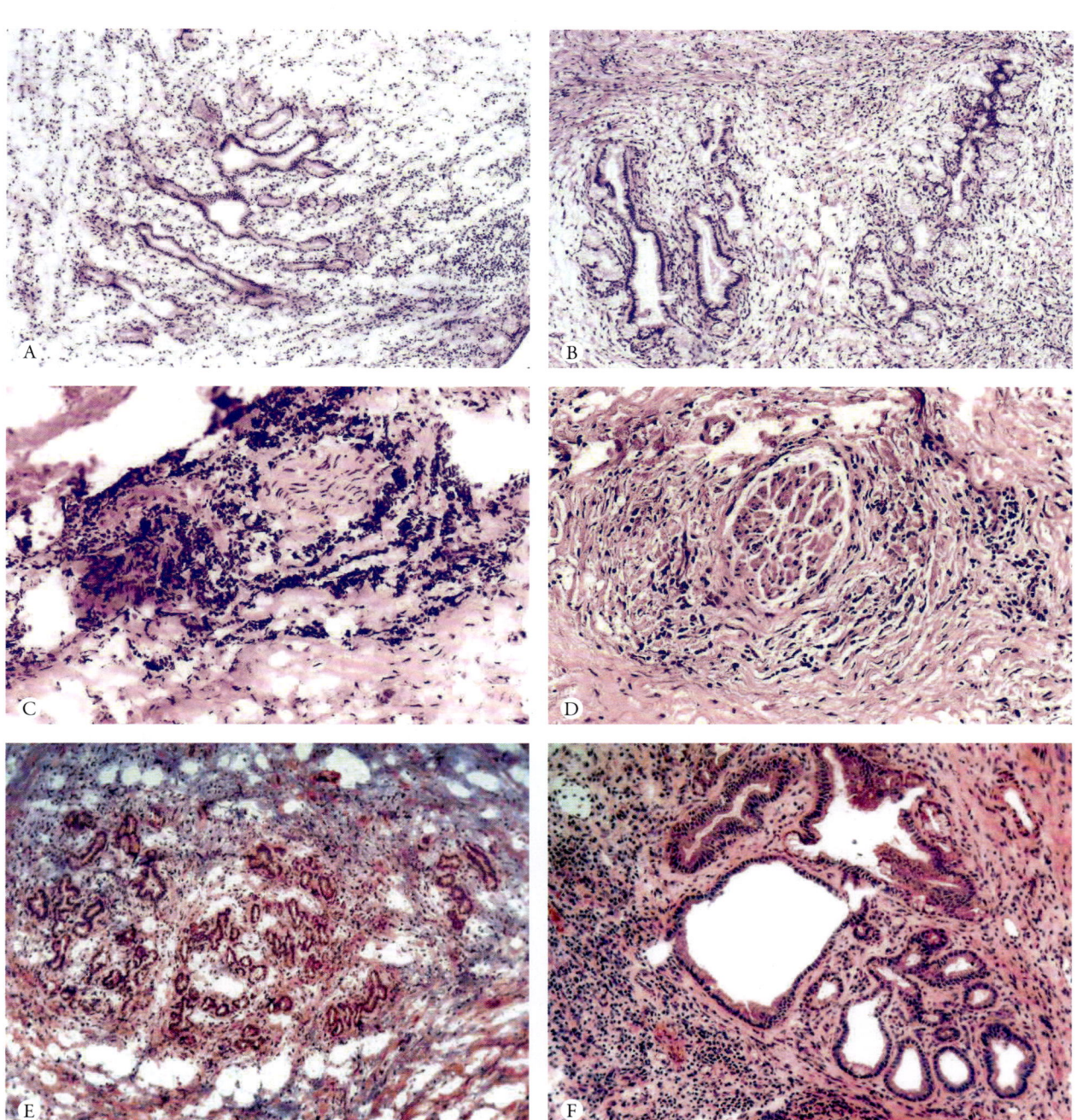

A.冷冻切片，胆管上皮下固有膜内一些无管腔的腺体，呈条索状，容易误认为浸润，但上皮条索状排列规则（中倍）；B.石蜡切片，胆管壁纤维结缔组织增生，腺体上皮增生（中倍）；C.冷冻切片，神经纤维周围较多淋巴细胞浸润，不要误认为肿瘤侵犯（高倍）；D.石蜡切片，神经纤维无侵犯，周围炎症细胞浸润（高倍）；E.冷冻切片，胆管周黏膜腺体增生，大小形状较为一致，不要误认为腺癌（低倍）；F.石蜡切片，胆管管周腺体腺瘤样增生，伴有纤维组织增生和炎细胞浸润（高倍）。

图7-5-12 硬化性胆管炎

【病例2】患者，男性，63岁，因无痛性、进行性黄疸20余天住院行手术治疗。术中送检胆总管壁小块组织做冷冻切片，镜下见管壁内散在分布一些不规则腺体，有硬化性胆管炎表现，是高分化腺癌浸润还是胆管炎背景下的腺体增生？难以确定。详细询问手术医师术中所见，手术医师总结到"胆总管壁厚，组织脆，难缝合，有豁口，管腔小，探针通入困难"。结合临床情况，冷冻切片病理报告为胆总管高分化腺癌。因手术切除困难，临床医师根据临床经验做了放疗标记，手术后放疗3个疗程后患者情况逐渐好转，黄疸消失。但是，病理诊断仍然存在不同意见，这些增生腺体到底是正常还是异常？为此，在其他尸体解剖中取正常胆总管观察正常组织学，无一例表现与本例相同，直到患者手术后3年多因十二指肠溃疡大出血死亡，尸体解剖肉眼所见无具体瘤块，表现为胆管壁增厚，质脆。镜下见癌组织沿胆管壁浸润蔓延，侵犯神经组织（图7-5-13）。最后尸检病理诊断为硬化性胆管癌（图7-5-14），证实以前手术中的冷冻切片病理诊断是正确的，同时也说明放疗对于胆管癌的治疗是有效的。患者手术后存活3年多，因十二指肠溃疡出血死亡，而不是死于肿瘤。

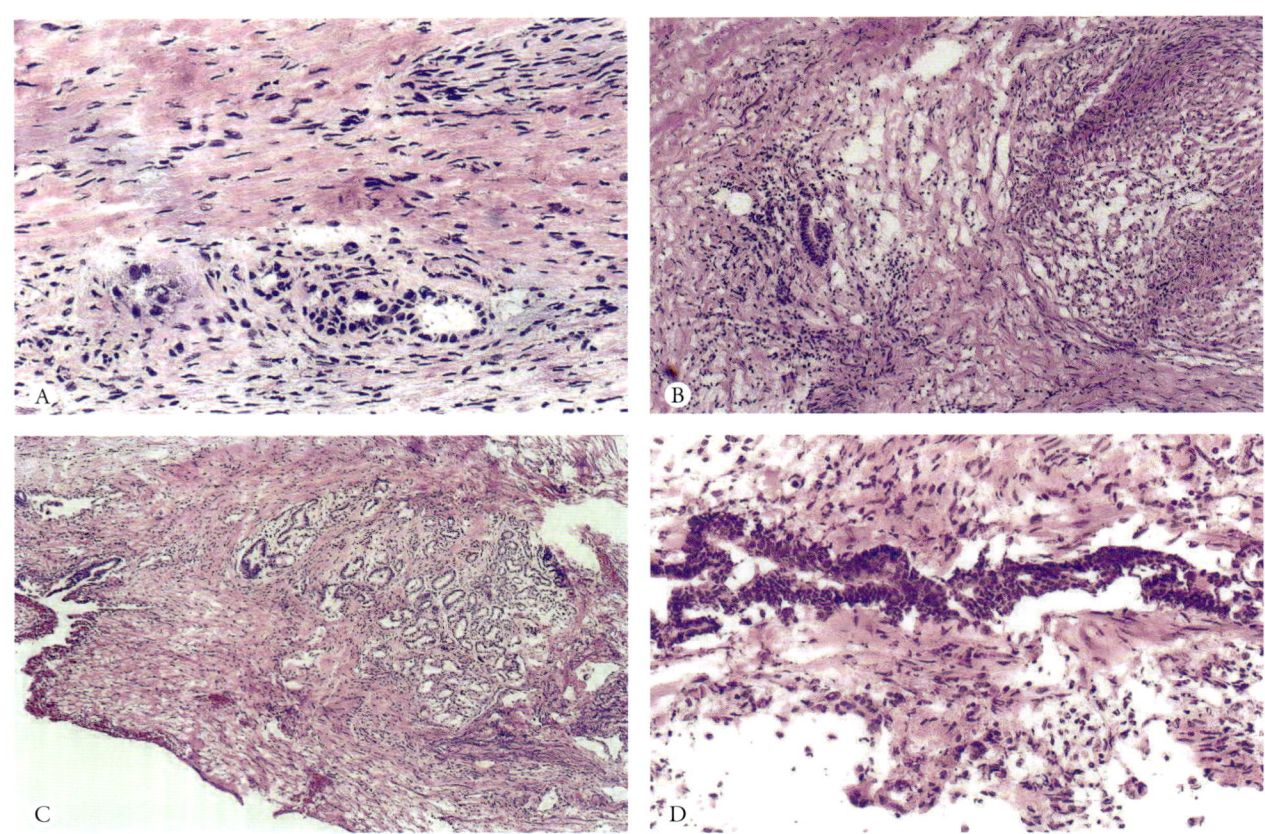

A.胆管壁内少量腺管，形状较规则（高倍）；B.胆管壁内单个腺体，胞质偏嗜酸性（中倍）；C.胆管壁内管周腺体增生（低倍）；D.腺管有侵犯神经组织倾向（高倍）。

图7-5-13　肝外胆管高分化腺癌（冷冻切片）

第七章 消化系统疾病

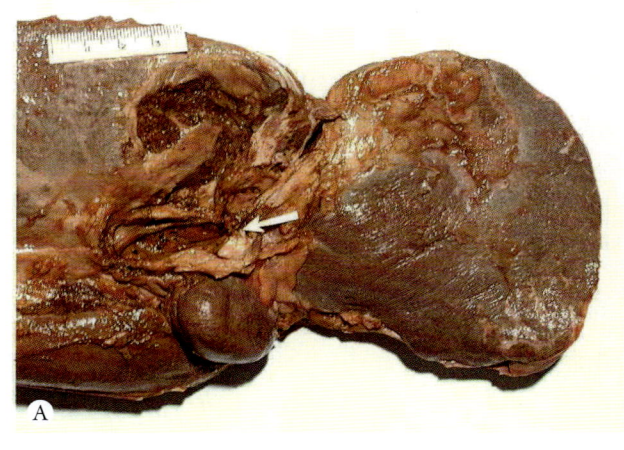
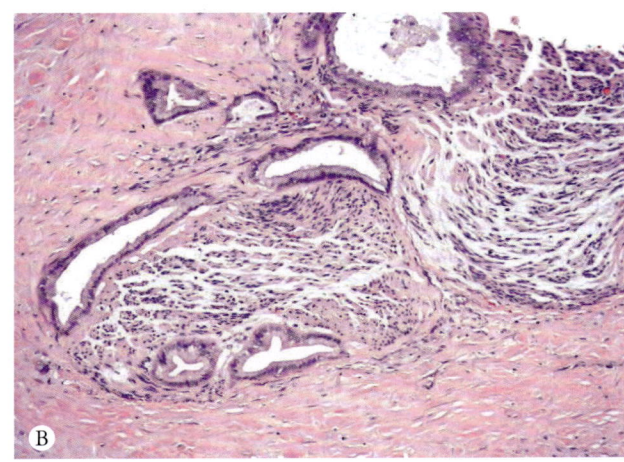
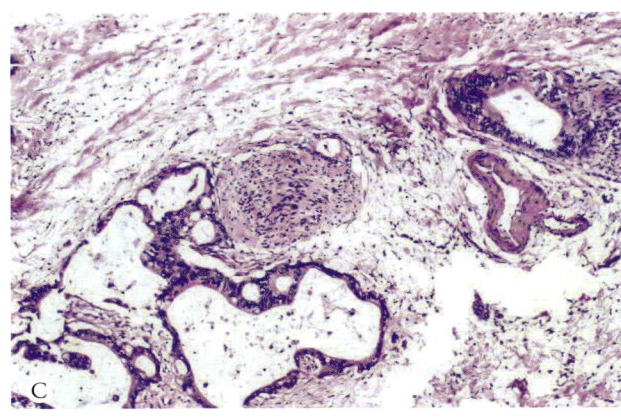
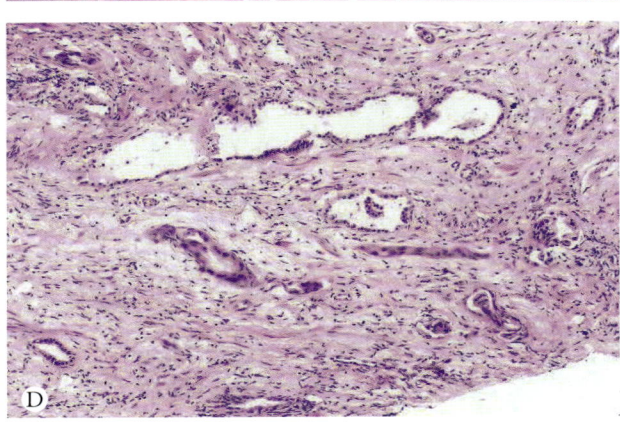
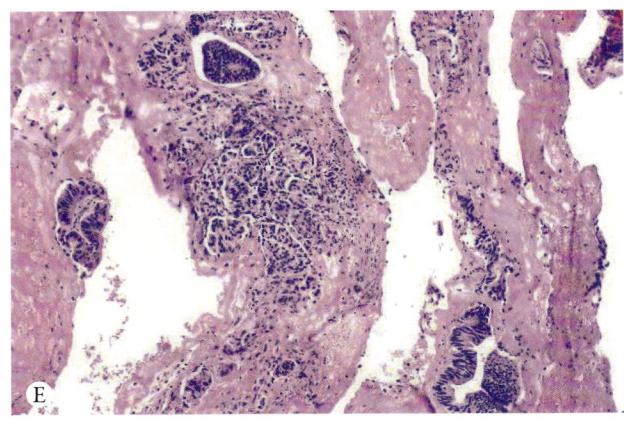

A. 肝脏大体标本，左、右肝管扩张，管壁增厚（箭头所示）；B～E. 石蜡切片，B. 肿瘤侵犯神经组织（中倍）；C. 肿瘤细胞异型性明显，腔内含有黏液，神经有侵犯（低倍）；D. 胆管腺癌，肿瘤细胞呈浸润性生长（低倍）；E. 证实图7-5-12冷冻切片上的单个腺体为肿瘤性腺体（低倍）。

图 7-5-14　肝外胆管硬化性胆管癌（同图7-5-12病例，尸检标本）

点评

　　肝外胆管病变术中病理诊断的主要难点是胆管癌与硬化性胆管炎的识别。之所以难以鉴别，主要是由于两者之间的组织形态存在某些相同之处，即①表层正常上皮和不同程度的炎细胞成分在两者均可存在；②黏膜腺体正常小叶结构的破坏，在少数硬化性胆管炎的病例也可见到；而对于硬化性胆管癌，则是一种典型的常见病变；③两者都存在管壁明显的纤维化；④两者都存在反应性上皮细胞不典型改变；⑤高分化腺癌散在分布时，与增生的管周腺体难以区别。

（1）硬化性胆管炎病变以肝外大胆管壁弥漫性增厚，伴有明显纤维化为特征，严重时可使管腔狭窄，最后导致胆道阻塞。镜下见管壁呈弥漫性纤维化增厚，固有膜内腺体因纤维组织挤压而变形，部分腺体退变，有的细胞核固缩深染，可有一定的异型性。有报道显示，几乎一半的溃疡性结肠炎或原发性硬化性胆管炎病例合并有肝外胆管癌，因此特别需要注意了解临床病史。

（2）肝外胆管癌的形态学恶性诊断标准包括：①出现乳头状结构，但较少见。②肿瘤沿管壁蔓延、成角、扭曲或不规则的小腺体或单个癌细胞穿入硬化的纤维组织中。③多数高分化腺癌无明显的细胞异型性，当出现细胞学不典型性时是诊断恶性上皮的重要依据。④神经周及神经内浸润占30%~40%，浸润的癌细胞形态常无明显异型性表现，应仔细寻找，一旦明确即可确诊。

（3）此外，慢性硬化性胆管炎时，胆管壁上正常小腺体（管周腺体）常有增生并聚积成堆，管腔周围结缔组织（固有膜）内和肌层内见有上皮的内陷，甚至在浆膜下亦可见少数小腺泡，此时特别需要与高分化腺癌进行鉴别，注意不要误诊为浸润癌。

第六节　肝及肝内胆管肿瘤

肝良性肿瘤中以肝细胞腺瘤和肝局灶性结节性增生较为多见，恶性肿瘤中以肝细胞癌和肝内胆管癌最为常见。一般根据有慢性肝炎/肝硬化病史，血清AFP含量异常升高，肝内出现占位性病变等表现多可诊断为肝细胞癌。肝内胆管癌患者除有相应临床症状外，还可伴有血清CA19-9和CEA异常升高。但肝癌患者并不一定都出现上述临床表现，例如，AFP阴性肝细胞癌、无肝硬化肝细胞癌、CA19-9阴性胆管癌等，常需要借助病理学检查以明确病变性质。

肝手术中冷冻切片诊断常见于以下几种情况。

（1）肝肿瘤突然破裂，急诊手术需要在手术中明确诊断，决定手术方案。

（2）肝内病变小，手术前未发现，因其他疾病行腹部手术时发现肝脏病变，手术中取病变组织做冷冻切片快速诊断。

（3）手术前临床各种检查均不能明确肝脏占位性病变的性质，临床诊断意见不一致，需要根据手术中快速冷冻切片诊断结果决定手术方案。

在肝脏手术中病理诊断时了解手术中肉眼所见很重要，必要时病理医师需要到手术台前观察病变特点。

一、肝细胞肿瘤

（一）肝细胞癌及其癌前病变

肝细胞癌（hepatocellular carcinoma，HCC）为最常见的恶性肿瘤之一，预后较差。大体上，HCC为单个或多个病灶，通常为灰白色，高分化或体积较小的肿瘤呈棕色，肿瘤多无包膜或仅为薄层纤维包膜，体积较大的肿瘤常有卫星结节（图7-6-1）。癌周肝组织常出现肝硬化。

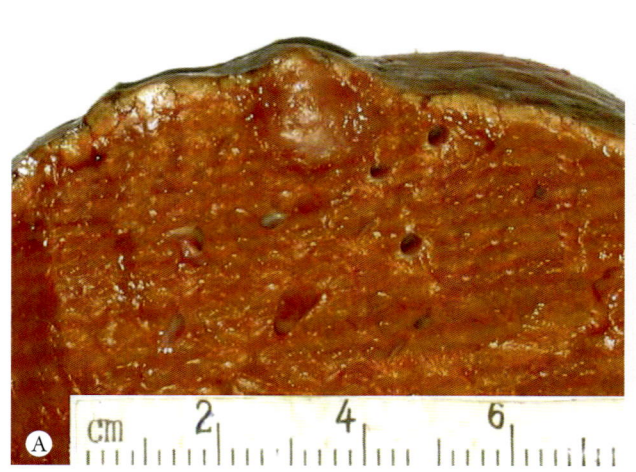
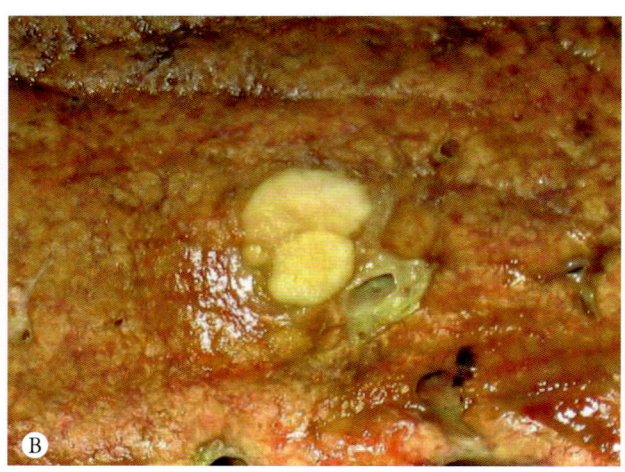

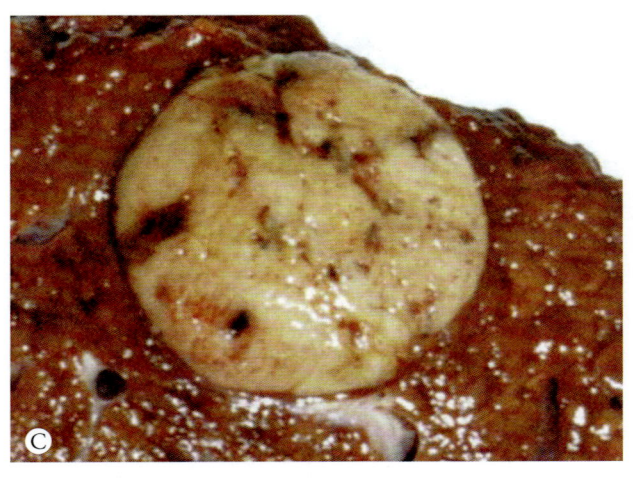
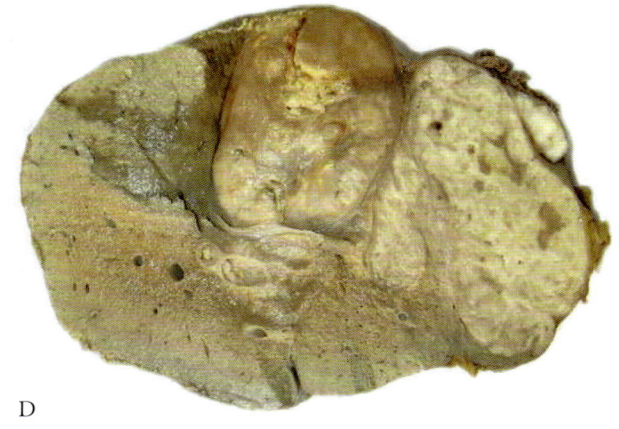

A. 模糊结节型小肝细胞癌，无肝硬化；B. 多结节型小肝细胞癌，伴有肝硬化；C. 单结节肝细胞癌，伴有肝硬化；D. 多结节型肝细胞癌，可见脉管内癌栓，无肝硬化。

图 7-6-1　肝细胞癌大体特征

肝细胞癌冷冻切片的基本特点：①梁索状排列，高分化细梁型 HCC 可与肝组织相似，仅为 1～2 个细胞厚度（图 7-6-2），粗梁型通常 >3 个细胞厚度（图 7-6-3），梁索间衬覆扩张的血窦。②可见假腺管结构，腔内可含有胆汁或者蛋白质的物质，若看到胆栓形成则有助于诊断，注意不要误认为腺癌，有时假腺管腔内含有大量红细胞，呈紫癜样（图 7-6-4），偶尔癌细胞间窦隙不明显，排列成实性（图 7-6-5）。③高分化 HCC 的胞质丰富红染，可含有脂肪空泡（图 7-6-6）；而大多数中、低分化 HCC 胞质嗜碱性而非嗜酸性，胞质可透明（图 7-6-7）。④与周边肝组织在排列方式、染色差别、细胞形态、生长方式等方面存在不同程度的差异。⑤高分化 HCC 的癌细胞呈圆形或多边形，核圆形，核/浆比增大，核轮廓不规则，细胞质内有假包涵体，有时可见核分裂象；低分化 HCC 可见大的多形性细胞和巨细胞，核分裂象易见，有时在分化型 HCC 内可见间叶性分化成分（图 7-6-8）。

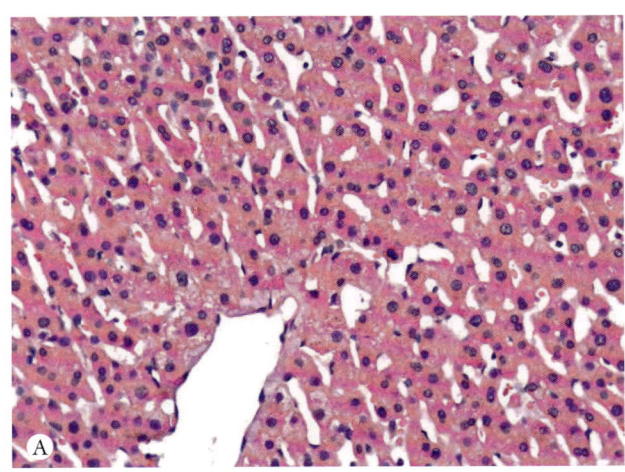
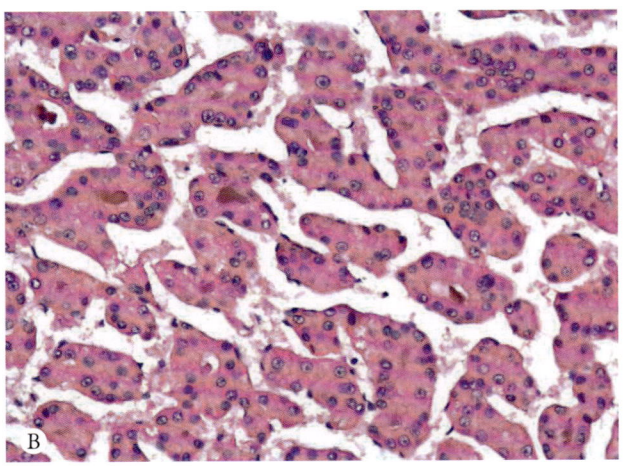

A. 细梁型，癌组织类似于正常肝细胞，但细胞密度增大，可见散在假腺管（中倍）；B. 细梁型，梁索由 1～2 层癌细胞构成，癌细胞间的毛细胆管扩张呈腺泡状，并可见胆汁淤积（高倍）。

图 7-6-2　肝细胞癌，细梁型（冷冻切片）

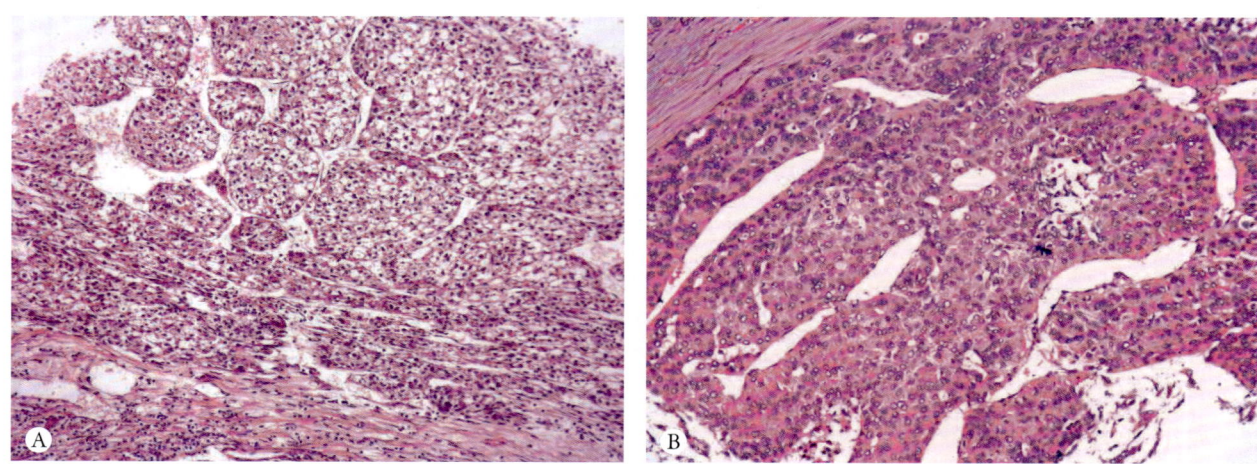

A. 粗梁型，中分化，梁索由10余层细胞组成，梁索间窦隙增宽（低倍）；B. 粗梁型，中分化，梁索由10余层细胞组成，细胞明显异型，窦隙增宽（中倍）。

图7-6-3　肝细胞癌，粗梁型（冷冻切片）

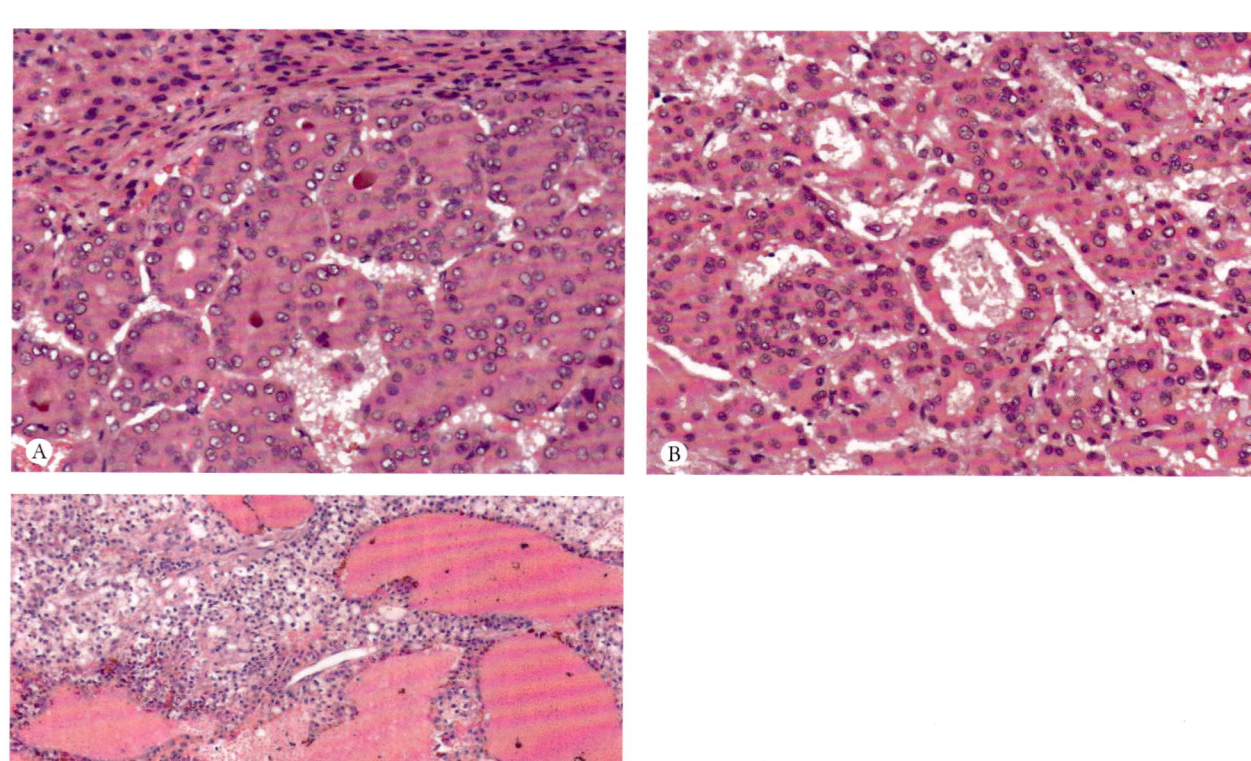

A. 腺泡型，癌细胞排列呈梁索，毛细胆管扩张呈腺泡状，其内可见胆栓（高倍）；B. 假腺管型，癌组织窦隙增宽，散在假腺管可见蛋白渗出物（高倍）；C. 紫癜型，瘤组织内有较多含血腔隙，无内衬内皮细胞（低倍）。

图7-6-4　肝细胞癌，腺泡型、假腺管型和紫癜型（冷冻切片）

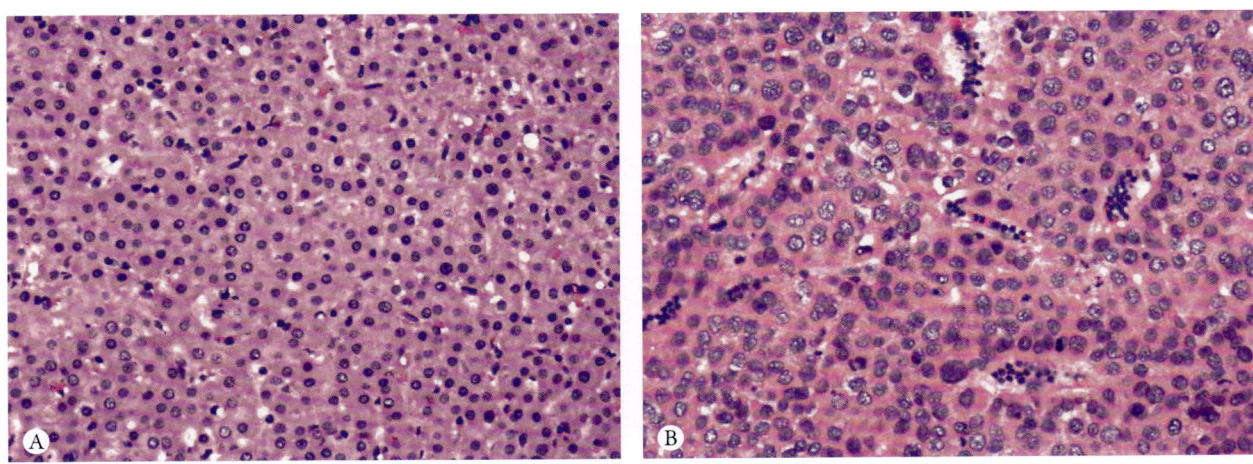

A、B. 不同分化程度的癌细胞成片排列，血窦不明显，细胞大小相对一致（A 为中倍，B 为高倍）。

图 7-6-5　肝细胞癌，实体型（冷冻切片）

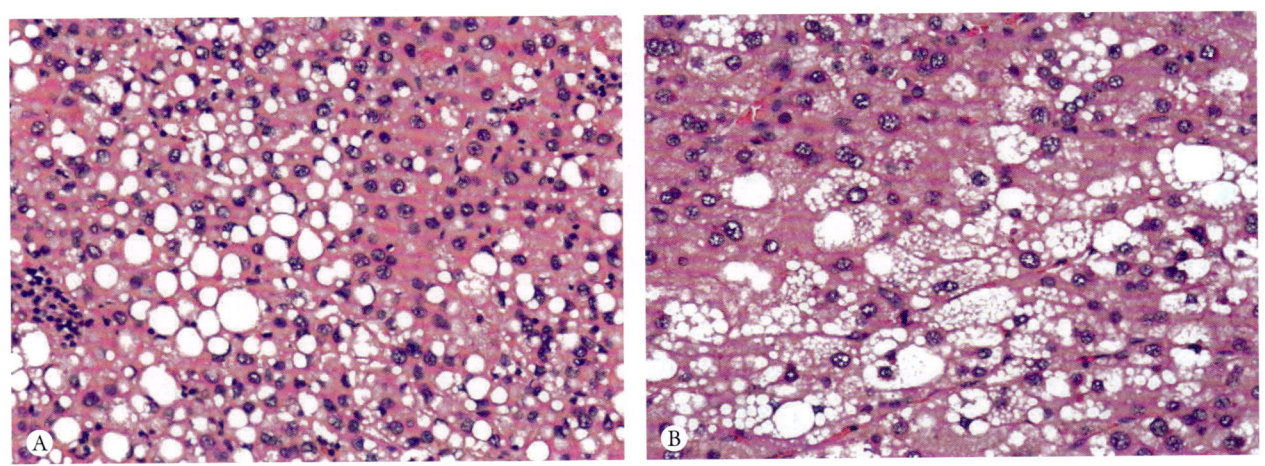

A. 癌细胞密度增加，可见显著大泡性脂肪变性（中倍）；B. 癌细胞明显异型，可见显著小泡性脂肪变性（高倍）。

图 7-6-6　肝细胞癌，脂肪变性型（冷冻切片）

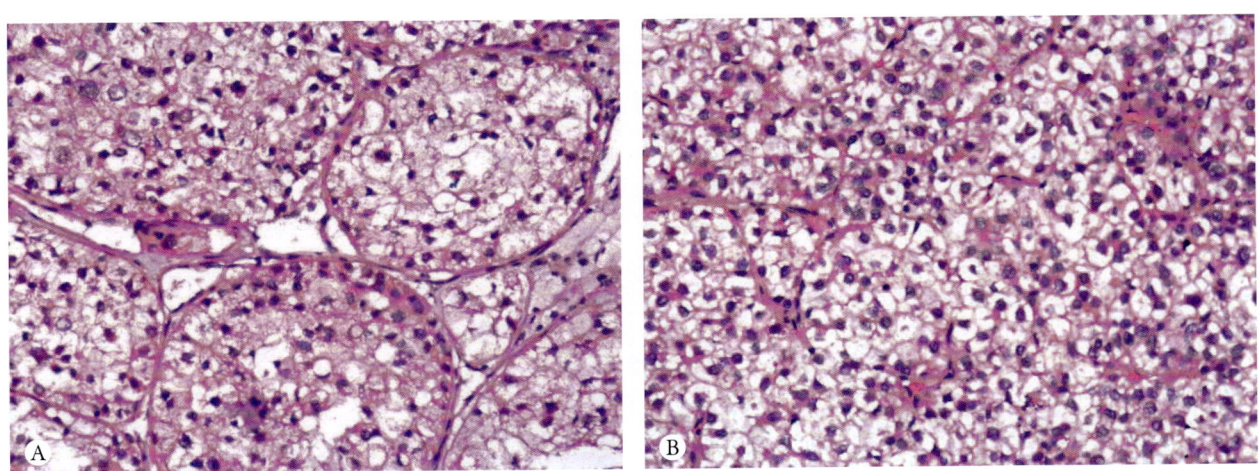

A. 癌细胞排成粗大梁索，明显异型，胞质透亮（中倍）；B. 癌细胞排成片状，明显异型，胞质透亮，癌细胞间的窦隙不明显（中倍）。

图 7-6-7　肝细胞癌，透明细胞型（冷冻切片）

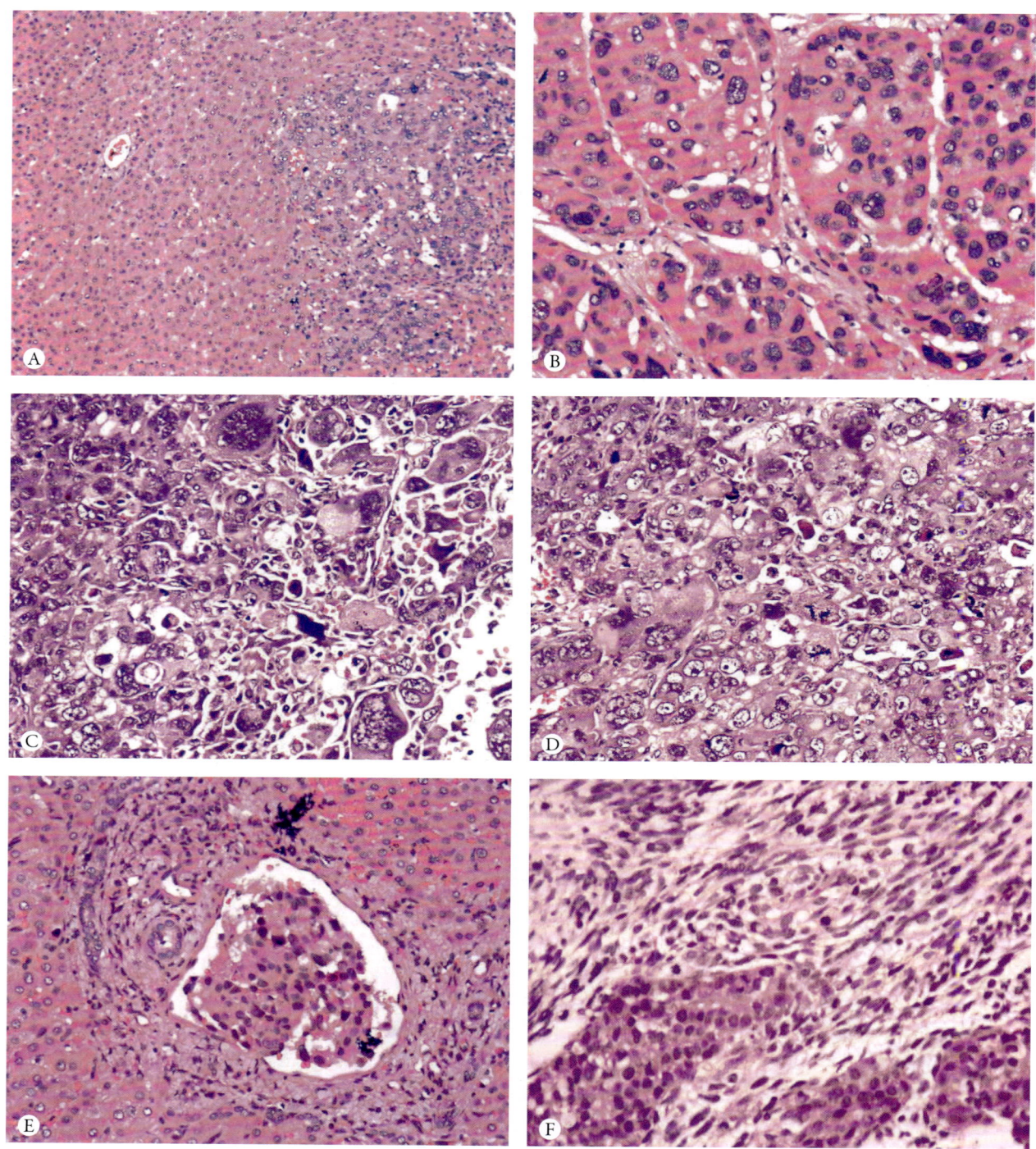

A. 与周围肝组织相比，癌细胞的密度增加和异型性易于识别（低倍）；B. 癌细胞呈梁索状排列，显著异型性（高倍）；C. 分化差的癌细胞间有多核瘤巨细胞（高倍）；D. 癌细胞可见较多核分裂（高倍）；E. 周围肝组织的汇管区内常出现血管内癌栓（中倍）；F. 肝细胞癌伴肉瘤样分化（中倍）。

图 7-6-8　肝细胞癌（冷冻切片）

硬化型肝细胞癌的特征是致密纤维化围绕肿瘤细胞巢和单个细胞类似腺癌，细胞体积较小，胞质呈嗜酸性（图 7-6-9）。

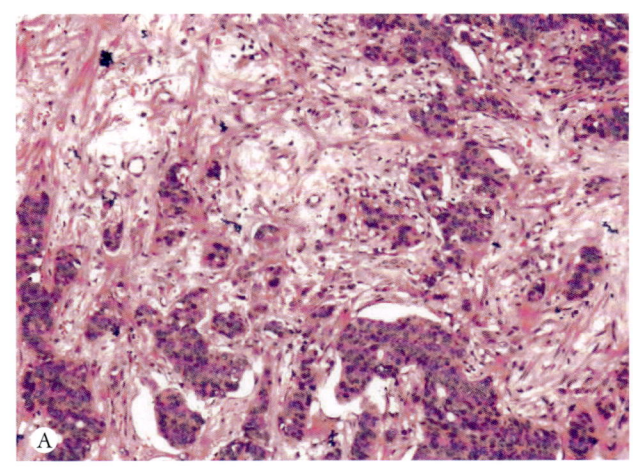
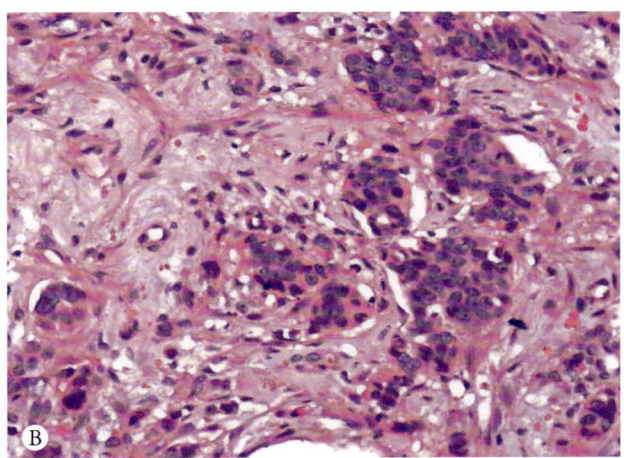

A.癌组织被增生的纤维组织分割成巢团状（低倍）；B.上图高倍，癌细胞被纤维组织分隔成巢状，癌细胞体积较小，胞质呈嗜酸性。

图 7-6-9　肝细胞癌，硬化型（冷冻切片）

纤维板层性肝细胞癌是 HCC 的亚型。主要见于非肝硬化的年轻患者，认识纤维板层性 HCC 在术中评估非常重要，因其易于向区域淋巴结扩散，需要做淋巴结清扫。典型的纤维板层性 HCC 可见致密的中央瘢痕，类似于局灶性结节增生的大体特征，显微镜下致密的胶原纤维间有成片排列的癌细胞板，细胞体积较大，核仁显著，胞质致密嗜酸性，可见弱嗜酸性包涵体（苍白小体）、胞质内透明变性小滴和巨核瘤组胞（图 7-6-10）。

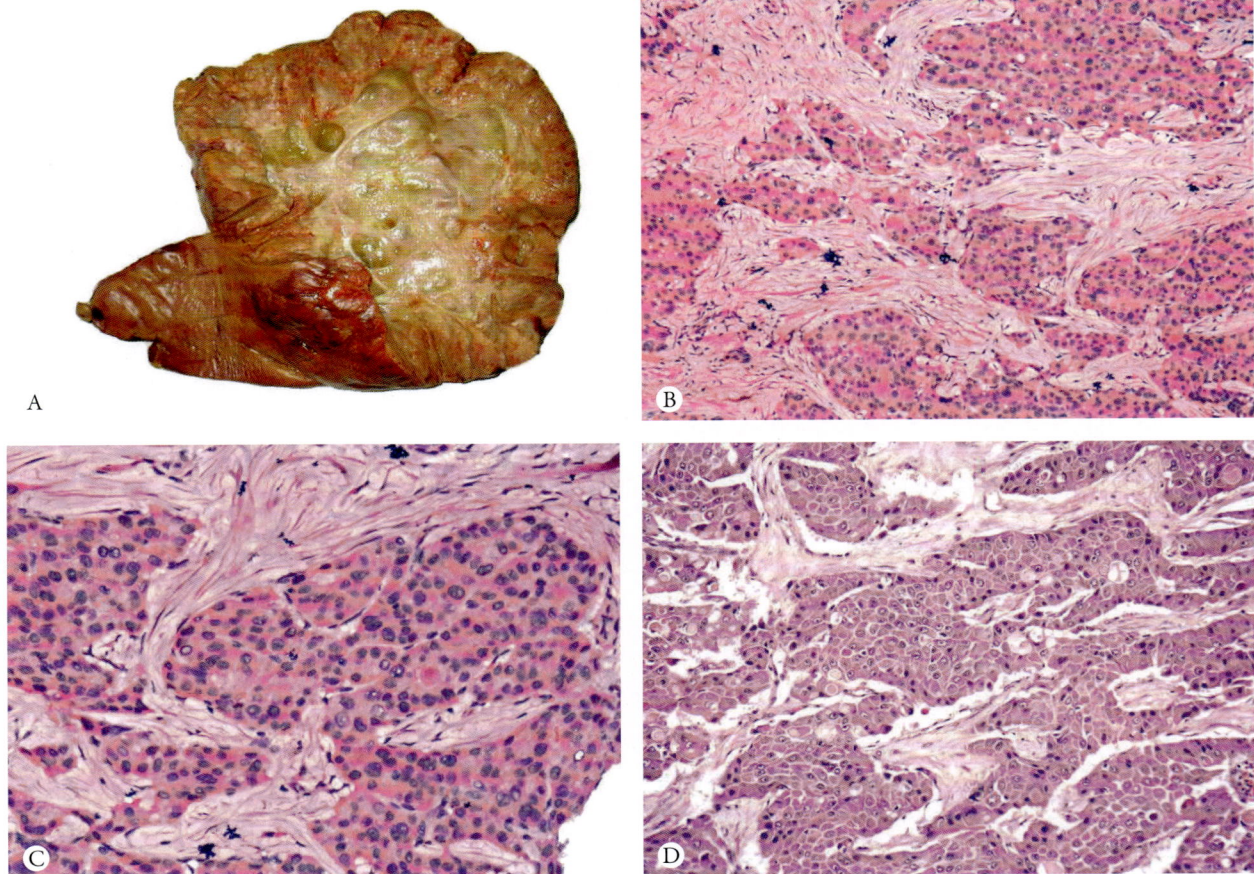

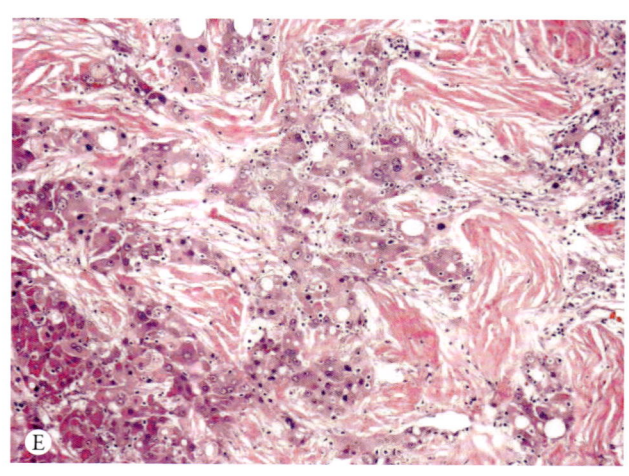
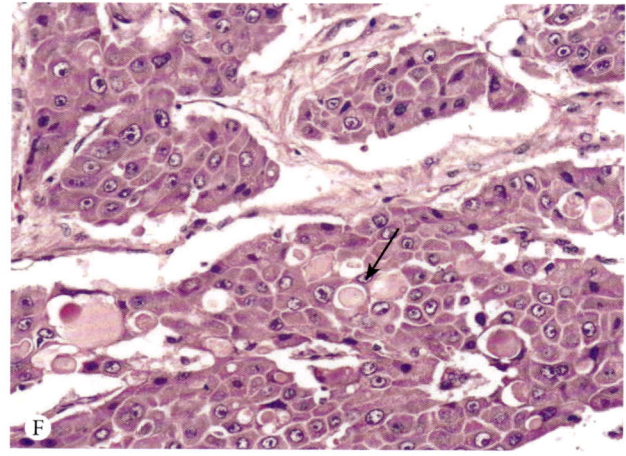

A.肿瘤被中央放射状纤维瘢痕分割呈现多结节；B.冷冻切片，癌巢被板层状纤维组织围绕（低倍）；C.冷冻切片，上图高倍，多角形癌细胞体积增大，腺泡内可见胆汁；D.石蜡切片，板层状纤维组织分割癌组织（低倍）；E.石蜡切片，板层状纤维组织分割的癌细胞体积未缩小，胞质嗜酸性（低倍）；F.石蜡切片，多角形癌细胞体积增大，核仁明显，可见苍白小体（高倍）。

图 7-6-10　纤维板层肝细胞癌

早期肝细胞癌及其癌前病变的识别：在术中活检组织中，对于任何异型增生的组织，即使出现汇管区，也不能完全排除 HCC 的可能，通过综合判断 HCC 的特征后可较好地用于鉴别诊断。对大的肝硬化结节应行冷冻切片检查，肝细胞癌通常比正常肝细胞大（图 7-6-11）；低级别异型增生结节或腺瘤性增生结节表现为细胞异型性，但无明显结构异常（图 7-6-12）；高级别异型增生结节不仅表现为细胞的异型，还伴有组织结构的异型，2010 年 WHO 消化系统肿瘤分类中将高级别异型增生结节定义为结节中含有细胞密度明显增加、更加不规则的小梁状结构和较多的脂肪变区域，具有高分化 HCC 的特征但病变程度不足以诊断 HCC（图 7-6-13）。

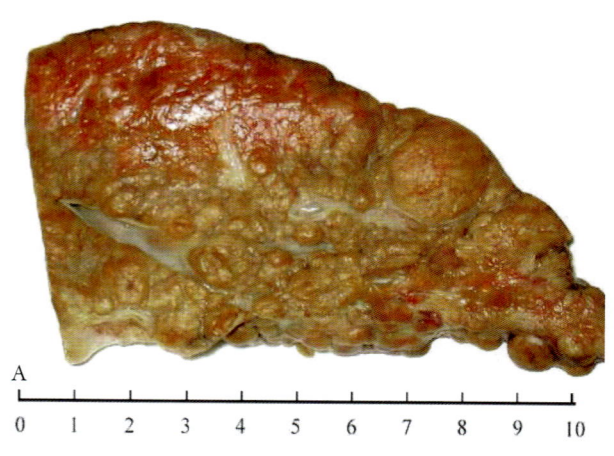
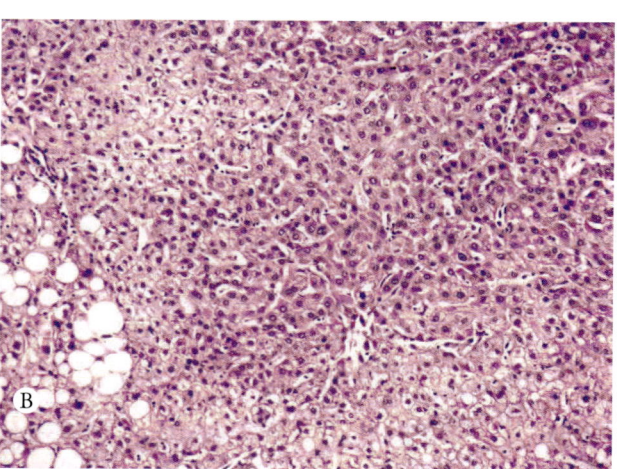

A.肝硬化组织，其中一个结节体积较大；B.冷冻切片，增生的肝细胞类似正常肝组织，核深染（低倍）。

图 7-6-11　肝大再生结节

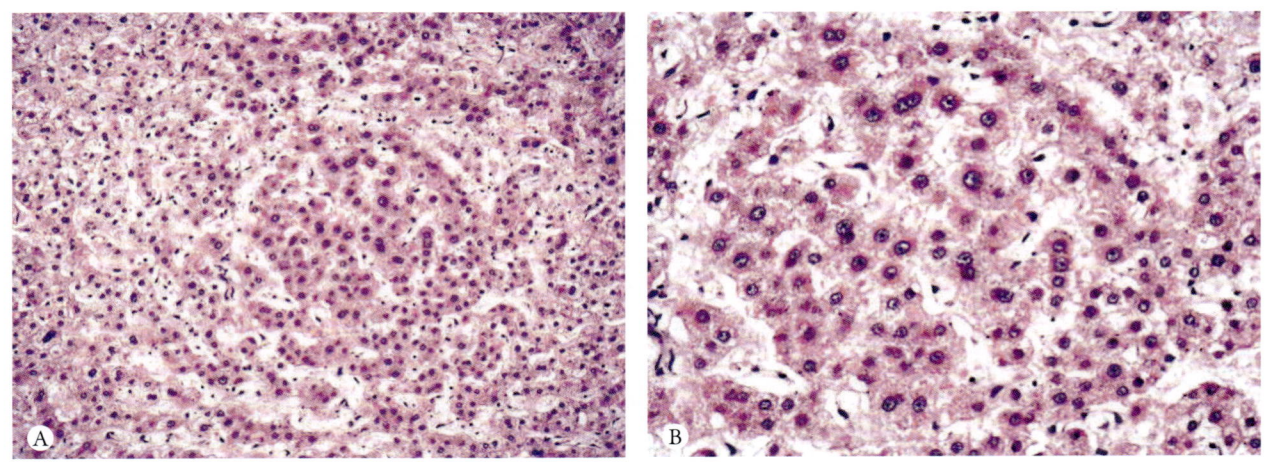

A.肝硬化组织内可见克隆性生长的肝细胞（低倍）；B.肝细胞密度增加，核增大、深染，核浆比增加不明显（高倍）。

图 7-6-12　肝细胞低级别异型增生（冷冻切片）

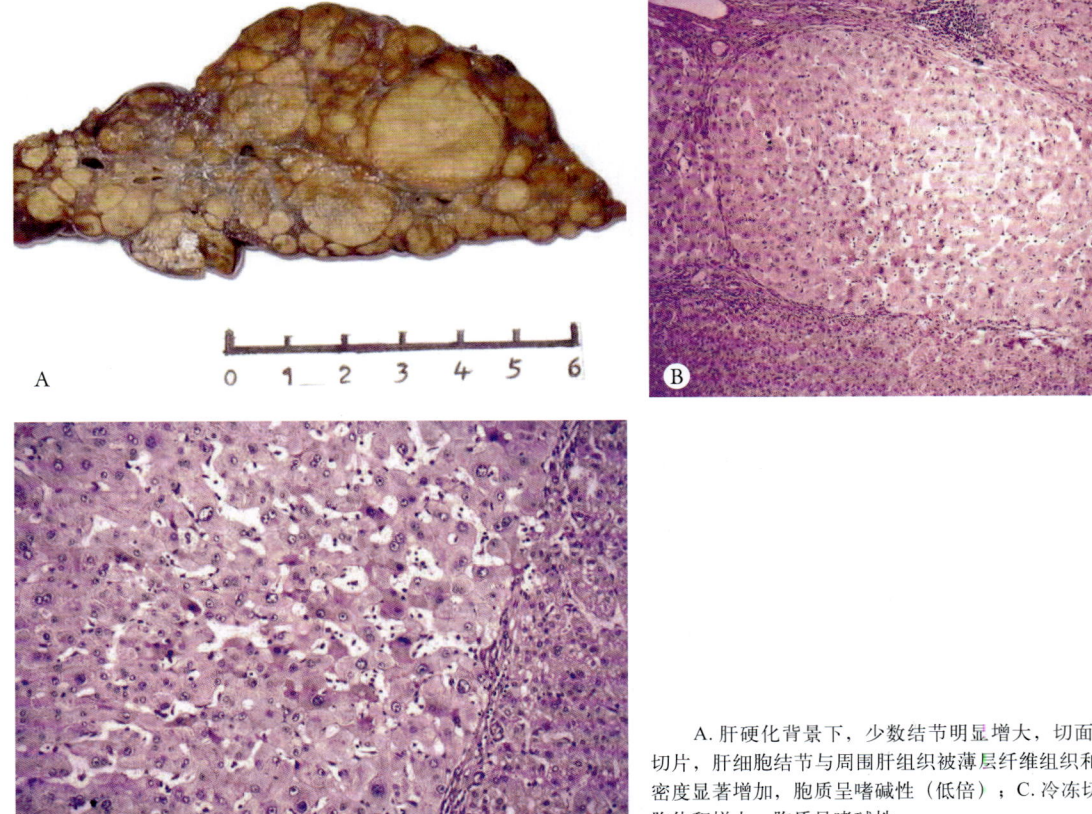

A.肝硬化背景下，少数结节明显增大，切面呈土灰色；B.冷冻切片，肝细胞结节与周围肝组织被薄层纤维组织和炎细胞分隔，细胞密度显著增加，胞质呈嗜碱性（低倍）；C.冷冻切片，上图高倍，细胞体积增大，胞质呈嗜碱性。

图 7-6-13　肝细胞高级别异型增生

异型增生结节的癌变和早期高分化肝细胞癌的识别：如果异型增生结节内出现不规则的小梁状结构，结节边缘呈出芽状浸润生长，明显假腺管结构形成，病变大于一个低倍视野时，应诊断为 HCC 或高级别异型增生结节伴局部癌变。

许多边界不清的小 HCC，大多数为无明显细胞和结构异型的高分化癌组织，这一特点增加了病理诊断的难度，导致许多 HCC 被误诊为肝细胞腺瘤或腺瘤性增生。以下组织学特点对于诊断 HCC 有一定价值：①细胞密度和核/质比增加；②细梁型，可伴局部假腺管结构；③汇管区缺如或近边缘的肿瘤组织内可有门管区；④有丝分裂活性增强；⑤弥漫性脂肪变（图 7-6-14）。

Ishak 等建议在不能充分进行诊断与鉴别诊断时，也可考虑使用不确定型肝细胞结节，或不确定恶性潜能的肝细胞结节的诊断名称。在手术中冷冻切片或快速石蜡切片常难以肯定诊断，甚至在石蜡切片中，诊断也仍有不同。

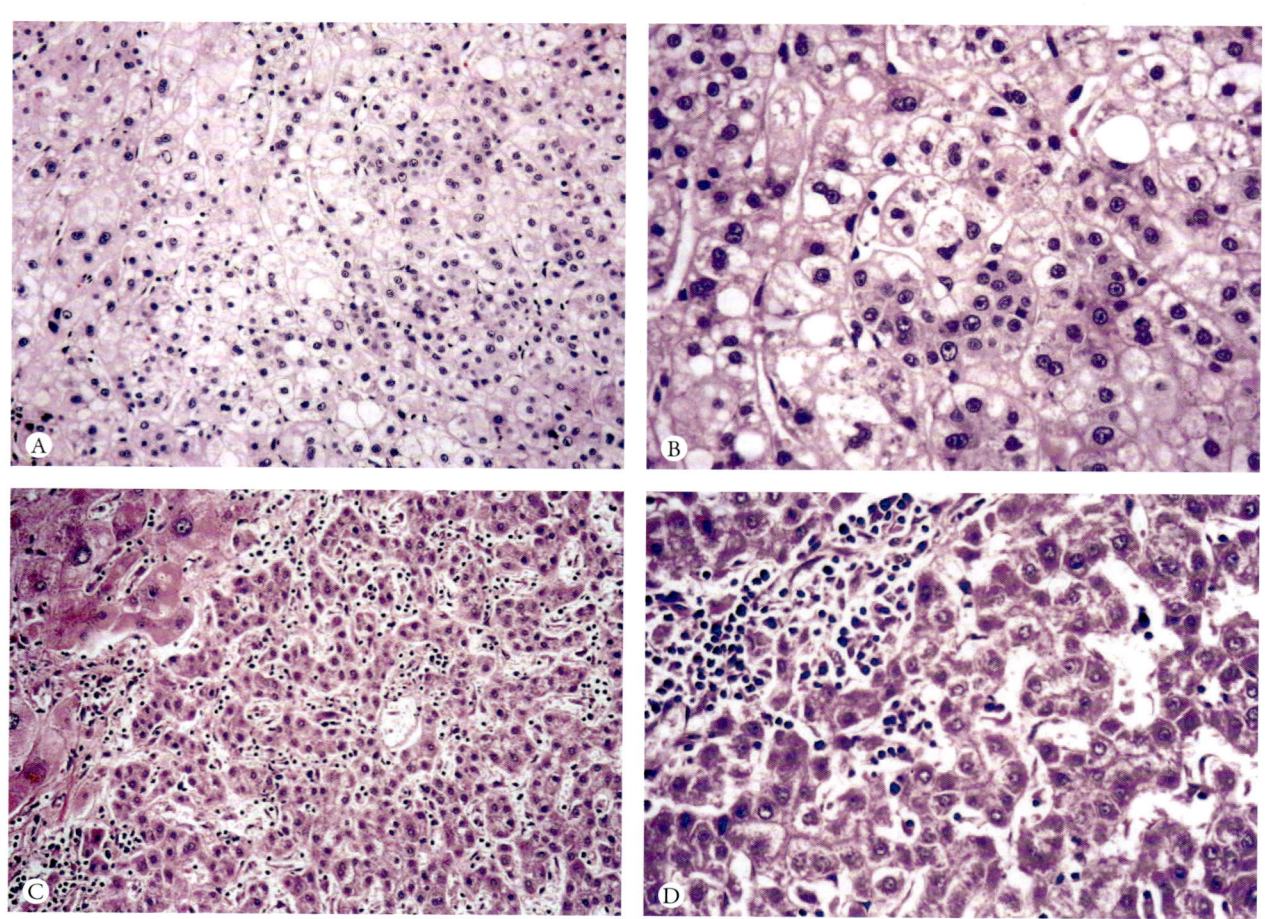

A. 肝细胞间可见大小相对一致的细胞，但细胞密度增加（中倍）；B. 上图高倍，细胞密度增加，核浆比增大，排列紊乱，胞质呈嗜碱性；C. 与周围的肝硬化细胞相比，细胞明显减小，细胞索排列紊乱，核浆比增大，胞质呈嗜碱性，其间夹杂较多淋巴细胞（中倍）；D. C 图高倍，癌细胞呈腺泡状排列。

图 7-6-14　早期高分化肝细胞癌（冷冻切片）

【病例 1】患者，男性，33 岁，上腹部隐痛半年，有乙型肝炎病史，血清 AFP 含量 > 1000 μg/L。超声显示肝门占位性病变，胆管扩张。CT 显示肝右后叶近胆管右支旁病灶，胆管内癌栓，疑为胆管癌。手术中见肝脏呈小结节型肝硬化，肝左叶萎缩，肝脏未触及明显肿瘤，遂行手术中超声引导下切除肝右叶小肿瘤病灶，并切开肝外胆管，自右肝内胆管取出数十块灰白色组织。病理诊断为肝细胞癌，伴右肝内胆管癌栓形成（图 7-6-15）。

第七章 消化系统疾病

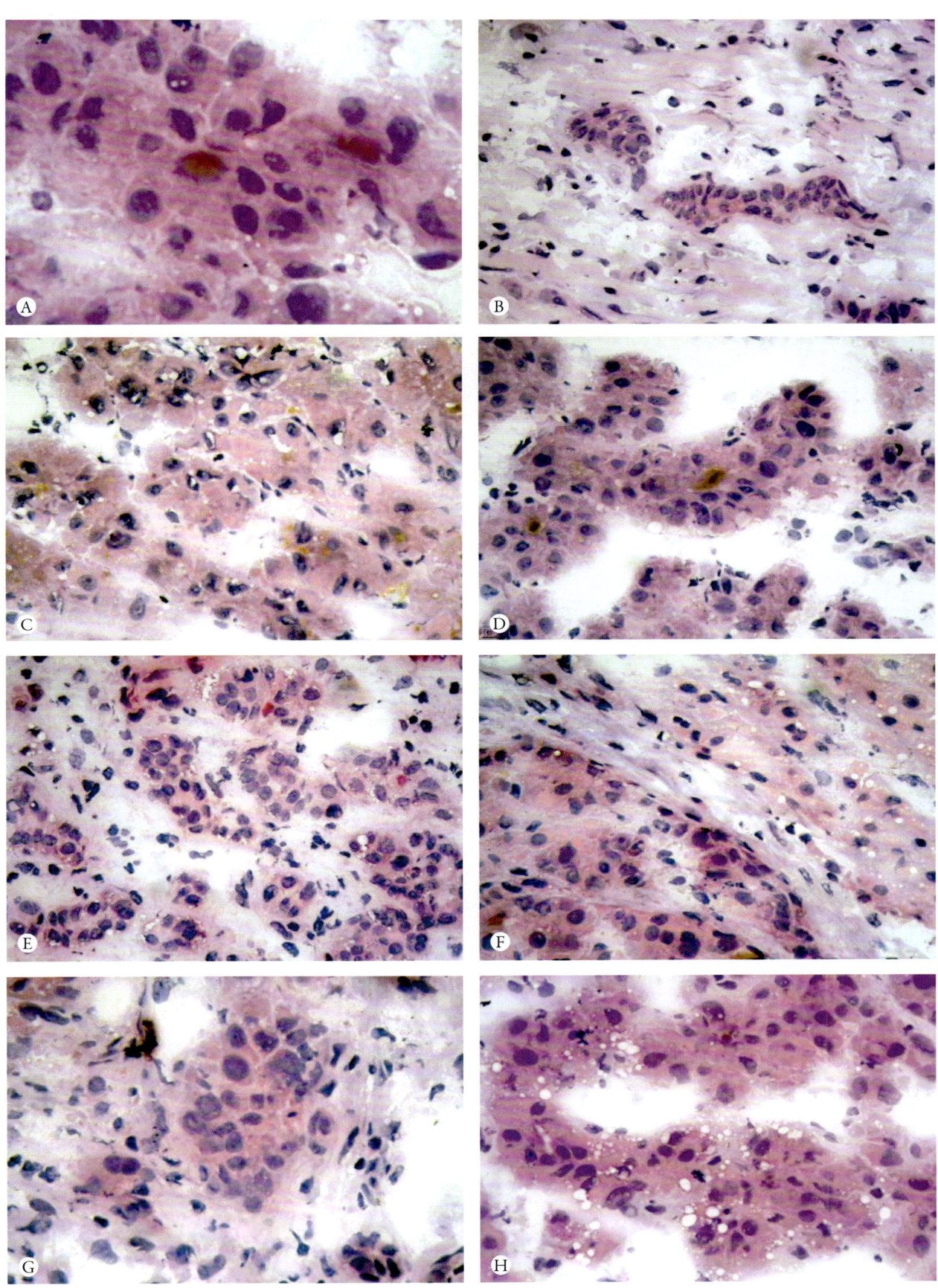

511

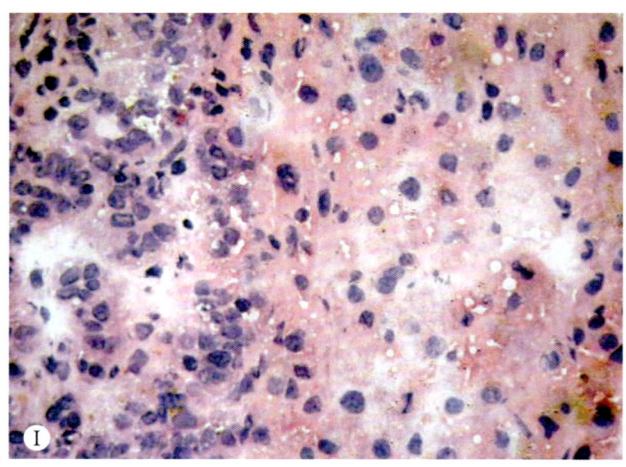

A. 细胞呈多边形，有毛细胆管胆栓，假腺管内胆栓形成（高倍）；B. 细胞呈条索状排列（中倍）；C. 细梁型，胞质丰富，分化I级（高倍）；D. 细梁型，胞质红染，可见微胆栓（高倍）；E. 细胞呈小梁状排列，胞质呈嗜碱性（中倍）；F. 肝细胞癌（左下角），与肝组织（右上角）相比，梁索增宽，核浆比增大，核异型性明显（高倍）；G. 显示小癌巢（高倍）；H. 细胞呈小梁结构排列，紊乱，细胞有异型性（高倍）；I. 癌细胞（左侧）向肝组织呈浸润性生长，无包膜（中倍）；J. 假腺管内胆栓形成（中倍）。

图 7-6-15　肝细胞癌伴右肝内胆管癌栓形成（冷冻切片）

（二）肝细胞腺瘤

肝细胞腺瘤较少见，多发生在青年女性，与口服类固醇类避孕药密切相关；青年男性也可发生。临床上主要表现为右上腹疼痛和肿块，1/3的患者可发生肿瘤破裂大出血。肿瘤总是发生在无肝硬化的肝脏；罕有肿瘤突出于肝表面或有蒂与肝实质相连。需要指出的是，以往国内诊断肝细胞腺瘤的中年以上男性患者大多数可能为肝细胞癌。

大体上，大多数肿瘤为单结节，平均直径为5 cm 左右（1～20 cm），少数报道肿瘤直径达30 cm，边界清楚，可有完整包膜或无包膜，切面颜色较正常肝组织淡，呈淡棕色、灰黄或红褐色，可有灶状出血坏死及囊性变（图 7-6-16）。

镜下见肿瘤组织由1～2层细胞紧密排列呈梁索状、片状或实性细胞团，可见毛细胆管，偶见个别假腺管，无正常肝细胞小叶结构，无中央静脉和汇管区小胆管。可见扩张的血窦间隙，或狭窄的裂隙样血窦。散在有厚壁迂曲的较大管腔的血管。瘤细胞形状规则、大小较一致的多边形细胞，胞核圆形，细胞无异型，偶尔仅见个别散在核大细胞，有小核仁，无核分裂象；胞质边界清楚，因富有糖原，胞质透亮或红染，常有灶状脂肪变性（图 7-6-17）。肿瘤周围肝细胞常有压迫性萎缩表现。

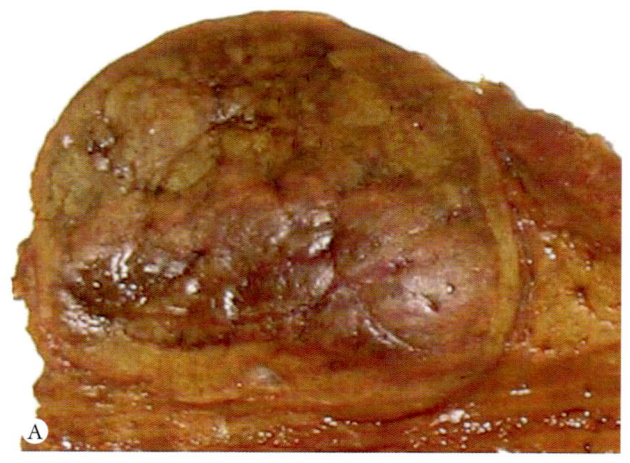
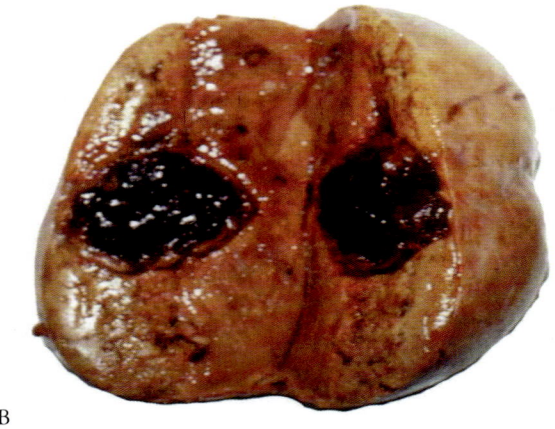

A. 肿瘤切面呈土灰色，边界清楚，无包膜；B. 肿瘤切面呈土灰色，小片出血及坏死，液化形成囊腔。

图 7-6-16　肝细胞腺瘤（大体标本）

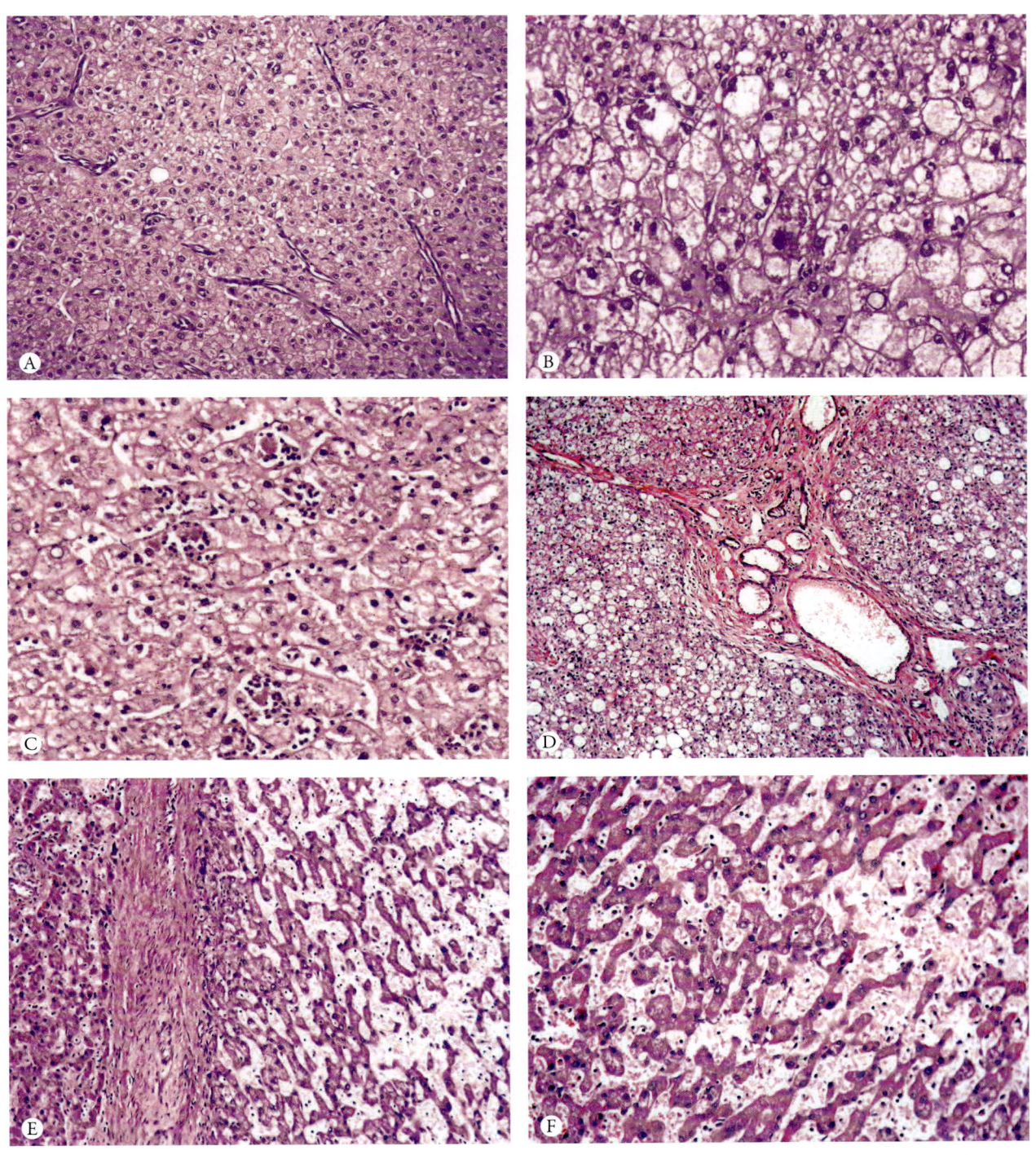

A. 实性排列的瘤细胞相对一致，无异型，可见厚壁血管，但无胆管伴行（低倍）；B. 瘤细胞透明变性（高倍）；C. 瘤细胞内可见 Mallory 小体（中倍）；D. 瘤细胞可被纤维组织分隔，其内可见大小不等的血管，但无胆管伴行（低倍）；E. 瘤细胞呈梁索状排列，窦隙增宽（所谓的毛细血管扩张型肝细胞腺瘤）（低倍）；F. E 图中倍，瘤细胞大小相对一致，无异型。

图 7-6-17　肝细胞腺瘤（冷冻切片）

【病例2】患者，女性，24岁，体检发现肝脏肿块，有短暂服用避孕药史。术中送检肝组织，大小为 6 cm×4 cm×3 cm，切面呈灰黄色，质脆，其中杂有血凝块。病理诊断为肝细胞腺瘤（图 7-6-18）。

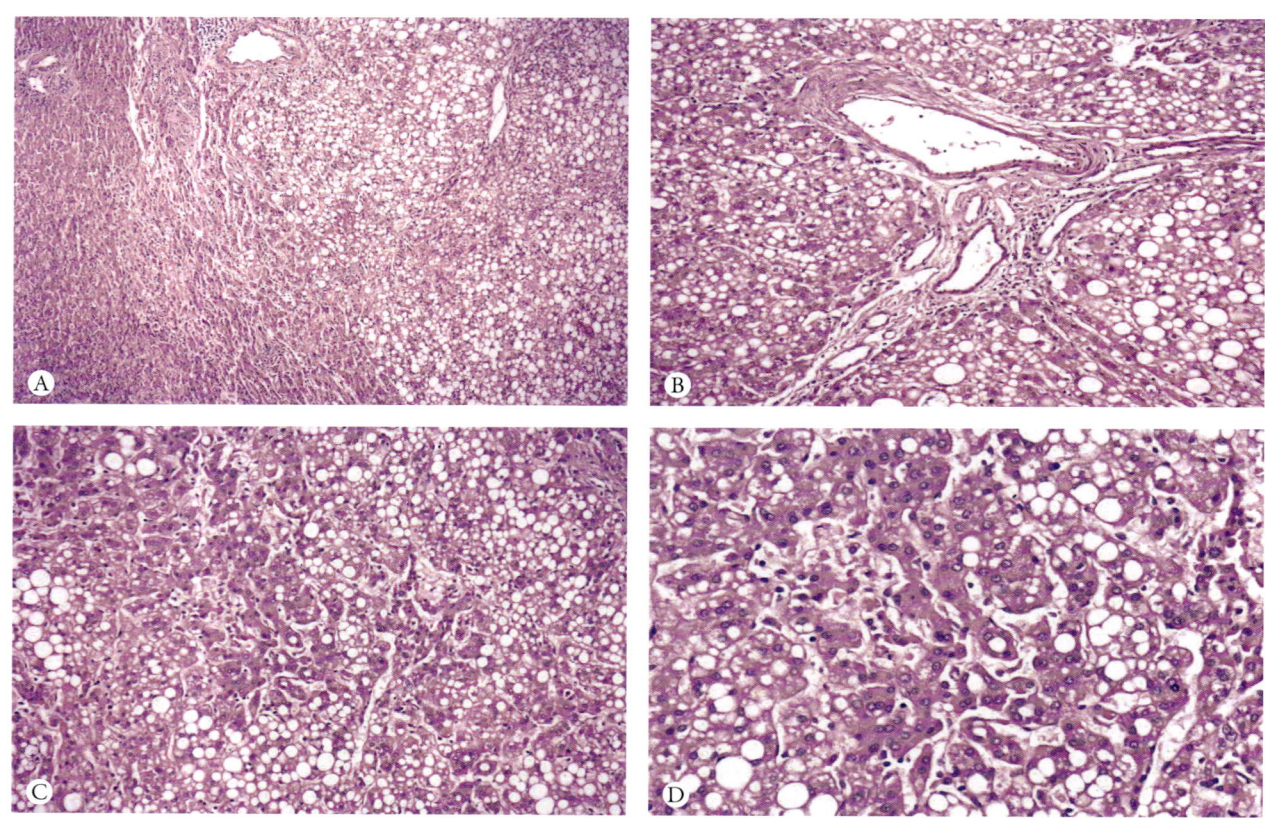

A. 瘤细胞压迫周围肝组织，大小一致无异型，脂肪变（低倍）；B. 瘤组织内可见畸形血管和纤维组织，但无胆管伴行（中倍）；C. 瘤细胞排列呈梁索状结构，显著脂肪变性（中倍）；D. 梁索状排列的瘤细胞偶见散在假腺管（高倍）。

图 7-6-18　肝细胞腺瘤（冷冻切片）

（三）肝局灶性结节状增生

肝局灶性结节状增生（focal nodular hyperplasia，FNH）是发生在正常肝组织的一种瘤样病变，通常发生在与肝脏疾病无关的生育期女性，临床无症状。孤立结节通常位于肝表面，直径一般＜5cm，切面边界清楚，无包膜，比正常肝组织颜色略淡而硬（图7-6-19）。镜下具有3种特征性组织学改变，即病变区域见异常结节状结构、畸形厚壁血管及增生的小胆管。典型结节中心由星状瘢痕组成，纤维组织向周围肝组织伸入，形成放射状的纤维间隔。各种成分可呈轻度异型改变（图7-6-20）。

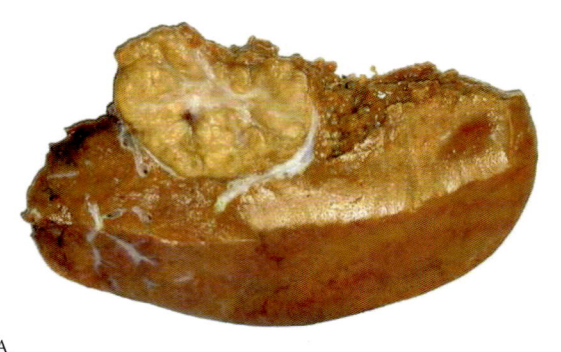
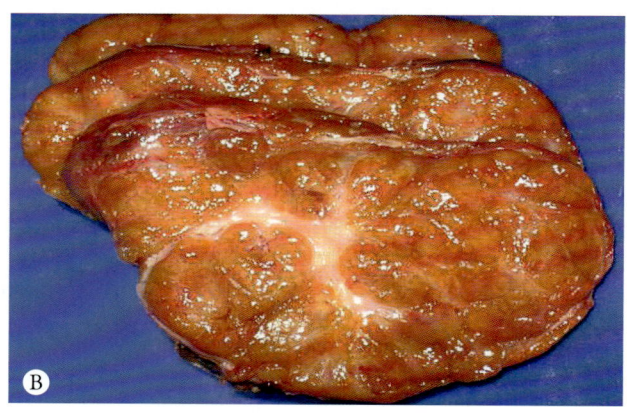

A、B. 结节周边无包膜，切面呈土灰色，见中央灰白色放射状纤维瘢痕，结节周围见畸形血管伴行。

图 7-6-19　肝局灶性结节状增生（大体标本）

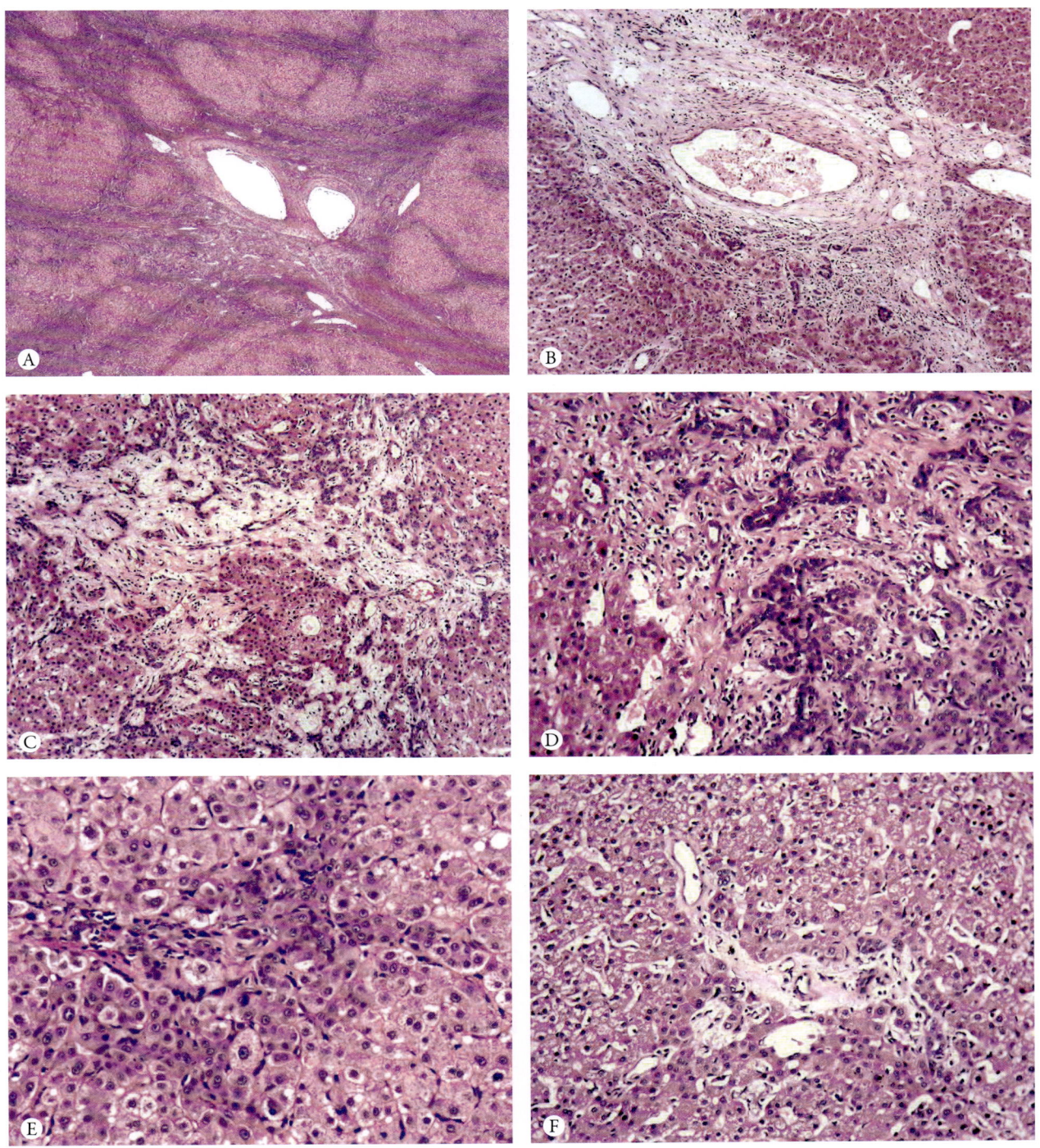

A.肝组织被纤维瘢痕分隔，类似肝硬化（低倍）；B.纤维瘢痕间可见畸形的厚壁血管和增生的胆管（低倍）；C.纤维分隔水肿，其内可见血管、增生的胆管（低倍）；D.C图高倍，胆管显著增生，轻度异型；E.瘢痕形成早期嗜酸性肝组胞和胆管增生，纤维组织增生不明显（高倍）；F.少量纤维间质和散在增生的胆管（中倍）。

图 7-6-20　肝局灶性结节状增生（冷冻切片）

点评

（1）肝细胞腺瘤和 HCC 的鉴别通常十分明确，肝细胞腺瘤发生在无基础肝病的青年女性中。而 HCC 更常见于中老年男性，通常与肝硬化发展有关。需要指出的是，有时单独地基于冷冻切片无法区分肝细胞腺瘤和高分化 HCC，提示癌的有用特征包括：小梁的厚度、假腺管形成和高级别核异型性，肿瘤周围伴有肝硬化。原则上讲，当患者无明显肝细胞腺瘤危险因素且伴有慢性肝炎或肝硬化时，不应轻易诊断为肝细胞腺瘤。

将早期高分化 HCC 误诊为肝细胞腺瘤的例子已有不少，主要误区是：①临床上患者无肝炎、肝硬化背景；②肿瘤细胞无明显异型性；③肿瘤中假腺管或腺泡样结构存在的意义认识不足。根据作者观察，真正的肝细胞腺瘤很少见到假腺管或腺泡样结构，即使有也需要仔细寻找，如果有明显的假腺管或腺泡样结构时，应考虑为高分化 HCC，肝细胞腺瘤的诊断往往是不合适的，甚至是错误的。幸运的是，在手术时不需要对它们进行区别，因为二者都同样需要切除治疗。石蜡切片推迟诊断，不会对患者造成直接危害。

（2）肝局灶性结节状增生的鉴别诊断包括纤维板层性 HCC 和毛细血管扩张型肝细胞腺瘤，都可发生在年轻的非肝硬化患者，病变呈致密的纤维化。纤维板层性 HCC 含环绕癌细胞的胶原带，癌细胞出现较丰富、密集的嗜酸性胞质，弱嗜酸性胞质内小体、透明小体和 Mallory's 玻璃样变；而肝局灶性结节状增生的纤维分隔类似肝硬化，由正常的肝细胞组成。毛细血管扩张型肝细胞腺瘤以往被称为"毛细血管扩张型的肝局灶性结节状增生"，前者通常缺乏中央纤维瘢痕，间隔含扩张的毛细血管，而不是增生的胆管。

（3）在术中冷冻病理诊断时，上述 HCC 形态特征主要用于形态学识别，无须对其进行分型。

二、肝内胆管肿瘤

术中病理诊断中，胆管错构瘤和胆管腺瘤常见。多为术中偶然发现。这两类病变多在肝包膜下出现单个或多个、直径仅为几毫米的白色结节。常被认为是转移灶，因此是最常见的肝脏冷冻切片诊断的适应证，也是冷冻切片诊断遇到的最具挑战性的问题之一。

（一）胆管错构瘤

胆管错构瘤是边界清楚的胆管聚集嵌入等量的透明间质内形成的肿瘤。这些小管由扁平上皮或立方上皮排列呈大小不等的囊状，无细胞异型性。一些胆管错构瘤含浓缩的胆汁。多发性胆管错构瘤沿门管区分布，提示其起源于畸形的板状肝细胞和门管区的衔接处（图 7-6-21）。

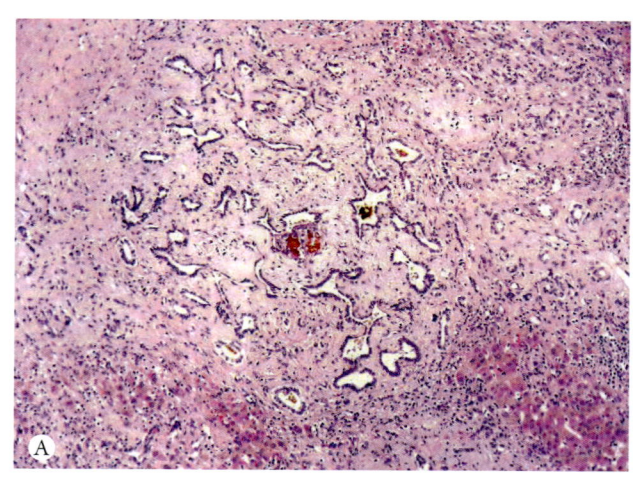

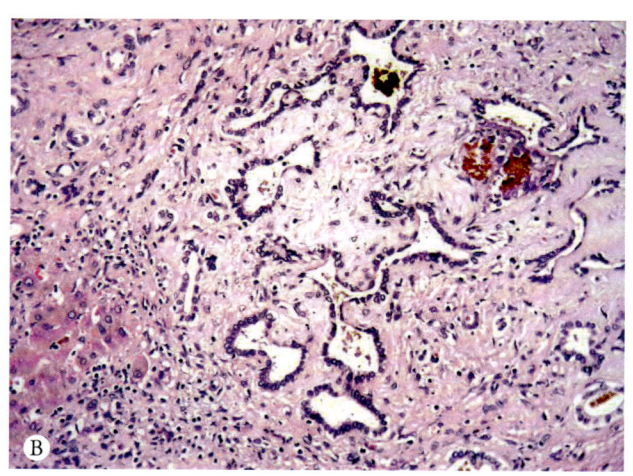

第七章 消化系统疾病

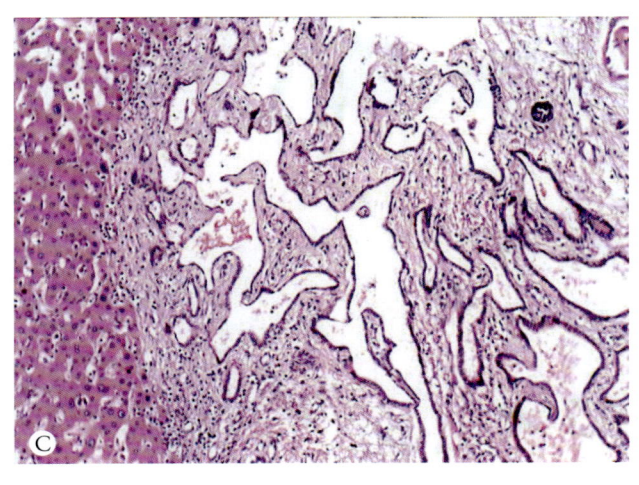

A、B.冷冻切片（A为低倍，B为中倍）；C.石蜡切片（中倍）；
A～C.囊性扩张的胆管样结构，起源于或紧邻汇管区。

图 7-6-21 胆管错构瘤

（二）胆管腺瘤

胆管腺瘤是由纤维间质、腺泡和小管组成的边界清楚的结节，现在认为是一种胆管周腺体错构瘤。该肿瘤常在术中偶然发现，40%的病例曾被考虑或诊断为腺癌（原发或转移）。镜下见病变由密集的胆管和不等量的硬化或水肿的纤维基质组成。管腔非常小或不明显，增生的胆管细胞衬覆立方/矮柱状，细胞排列规则，常无异型，罕见核分裂。与相邻肝组织或被包围在病变中的门管区内小叶间胆管上皮相比，胞质更多，核更苍白。导管管腔可有或无，能产生黏液，但胞质或管腔内无胆汁。纤维间质有不同程度的慢性炎症和胶原化（图 7-6-22）。

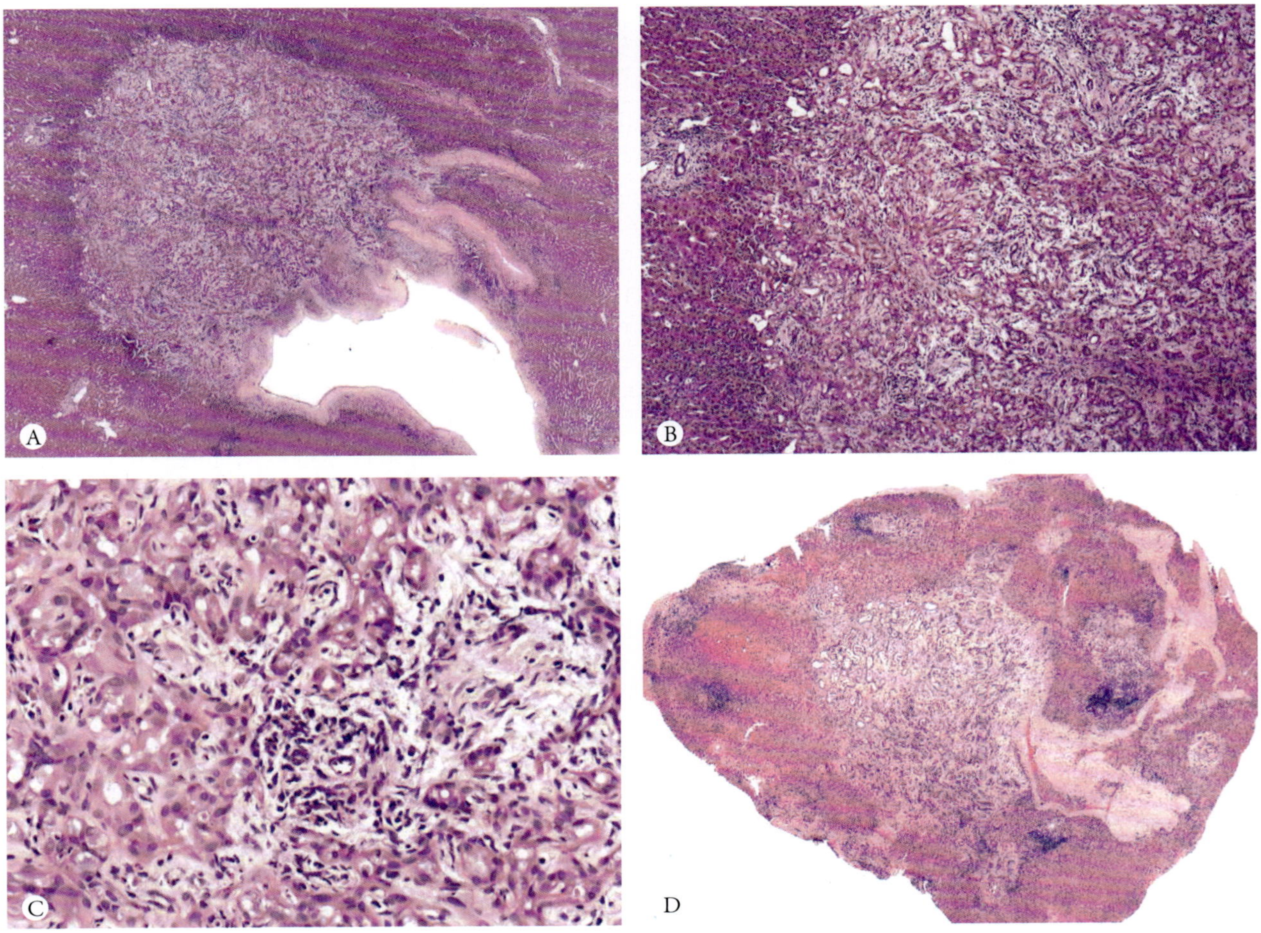

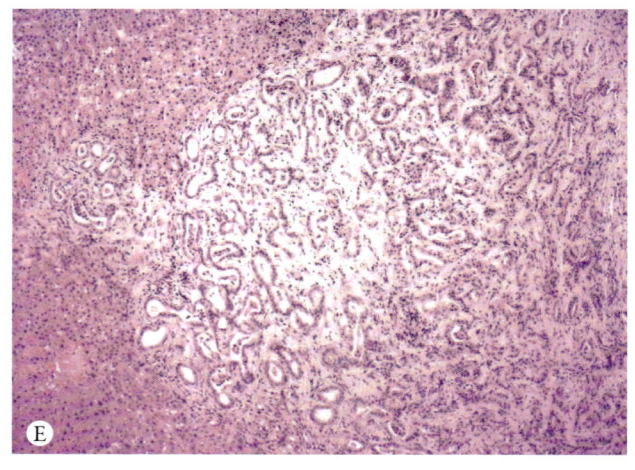
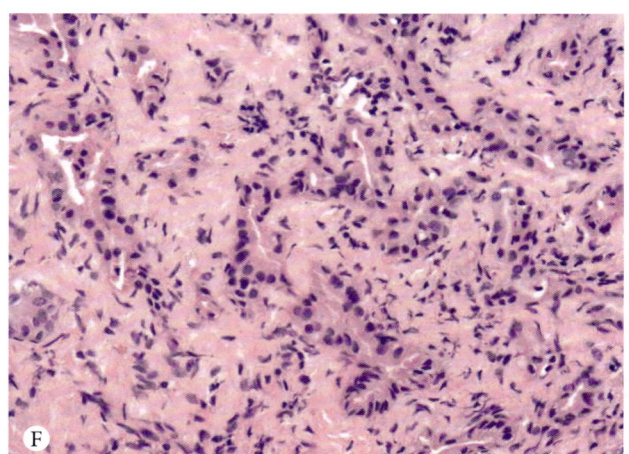
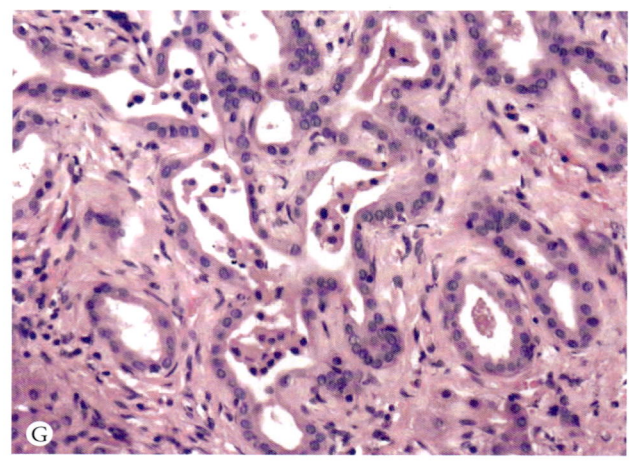

A. 病灶较小，整个病变与周边的肝实质边界清楚（低倍）；B. 病灶内纤维组织间见密集增生的小胆管（低倍）；C. 增生的小胆管间可见丰富纤维性间质和淋巴细胞（高倍）；D. 另1例病例，病灶较小，边界清楚（低倍）；E. 病灶内纤维组织间见增生的小胆管（低倍）；F. 增生的小胆管可出现成角，但细胞大小一致，排列规则（中倍）；G. 导管上皮无异型，管腔可有脱落的细胞和黏液（高倍）。

图 7-6-22　肝内胆管腺瘤（冷冻切片）

（三）胆管慢性炎症

慢性进展性胆管炎患者局部的导管持续扩张合并肝脏瘢痕形成，类似原发性或转移性腺癌。胰头癌、远端胆管癌和（或）壶腹癌可能导致胆管阻塞，在肝脏中引起胆管炎症反应，手术中可见较大的肿块。严重的胆管阻塞通常导致汇管区胆管增生、水肿和纤维化。胆管扩张表现为轻度细胞异型性，胆汁栓塞见中性粒细胞，但没有侵入邻近的组织。长期的梗阻可导致胆管广泛增生，与炎性基质混合形成包块。这些导管可类似腺癌，特别当嵌入的小管出现棱角或者被挤压时。

（四）黏液性囊腺瘤与黏液性囊腺癌

肝黏液性囊腺瘤多发于女性，有单房或多房的囊性分隔。肝黏液性囊腺瘤含有类似宫颈的上皮细胞，细胞异型性谱由低级别到高级别，很少出现浸润性癌。女性的黏液性囊腺瘤通常含致密的"卵巢型基质"（图7-6-23），男性患者缺乏此特征。黏液性囊腺癌囊壁内衬胆管型上皮，异型明显，丧失细胞极性，排列紊乱，肿瘤常呈管状、乳头状结构，腔内含有黏液和坏死物（图7-6-24），周边出现浸润则明确诊断。影像学特征可疑为恶性肿瘤和穿刺活检为高级别上皮细胞异常增生的患者应首选完全手术切除，术中会诊可以评估手术切除是否充足。

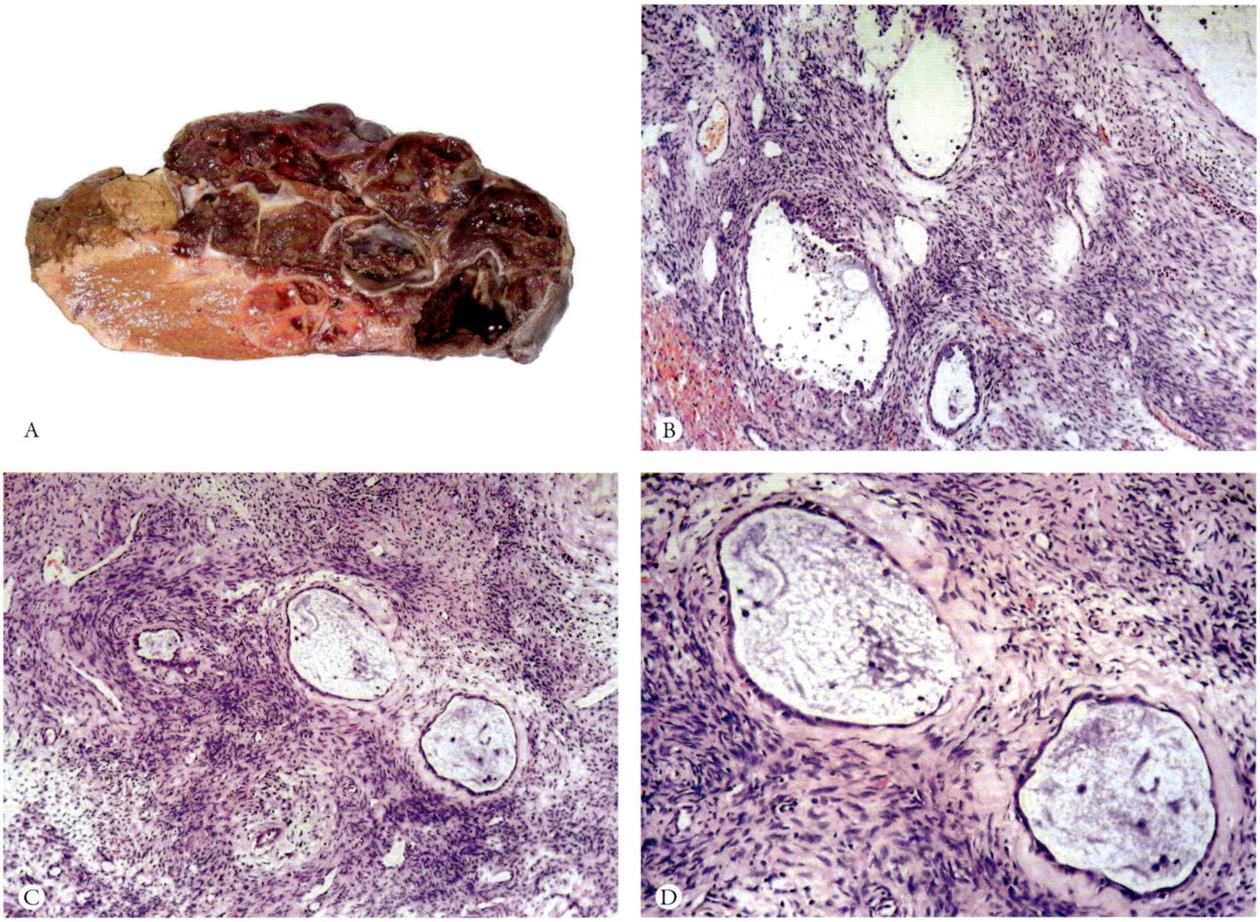

第七章 消化系统疾病

A. 肿瘤呈巨大的囊实性；B～D.冷冻切片，上皮覆单层立方细胞，可分泌黏液，无细胞异型性，下层为丰富的卵巢样间质（B、C为低倍，D为中倍）。

图 7-6-23 肝内胆管黏液性囊腺瘤

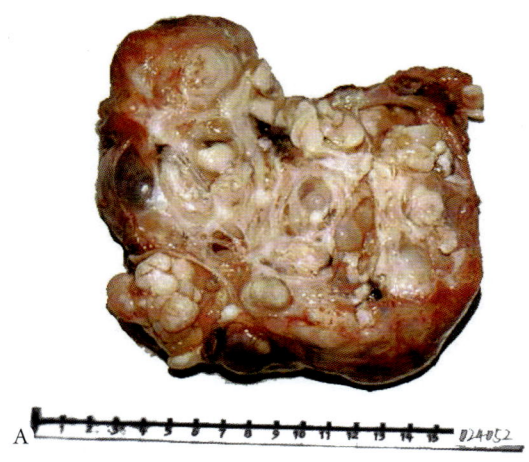
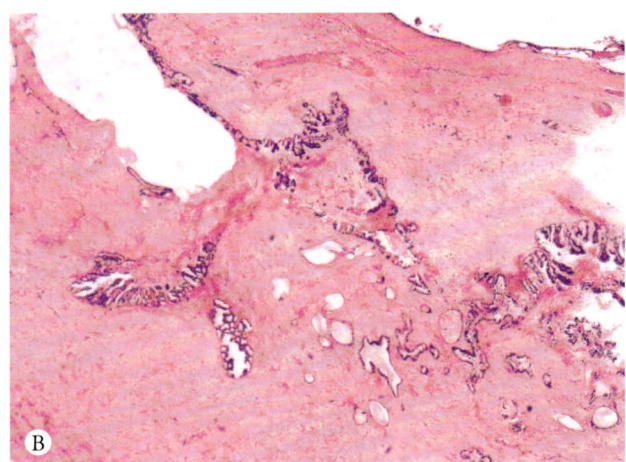

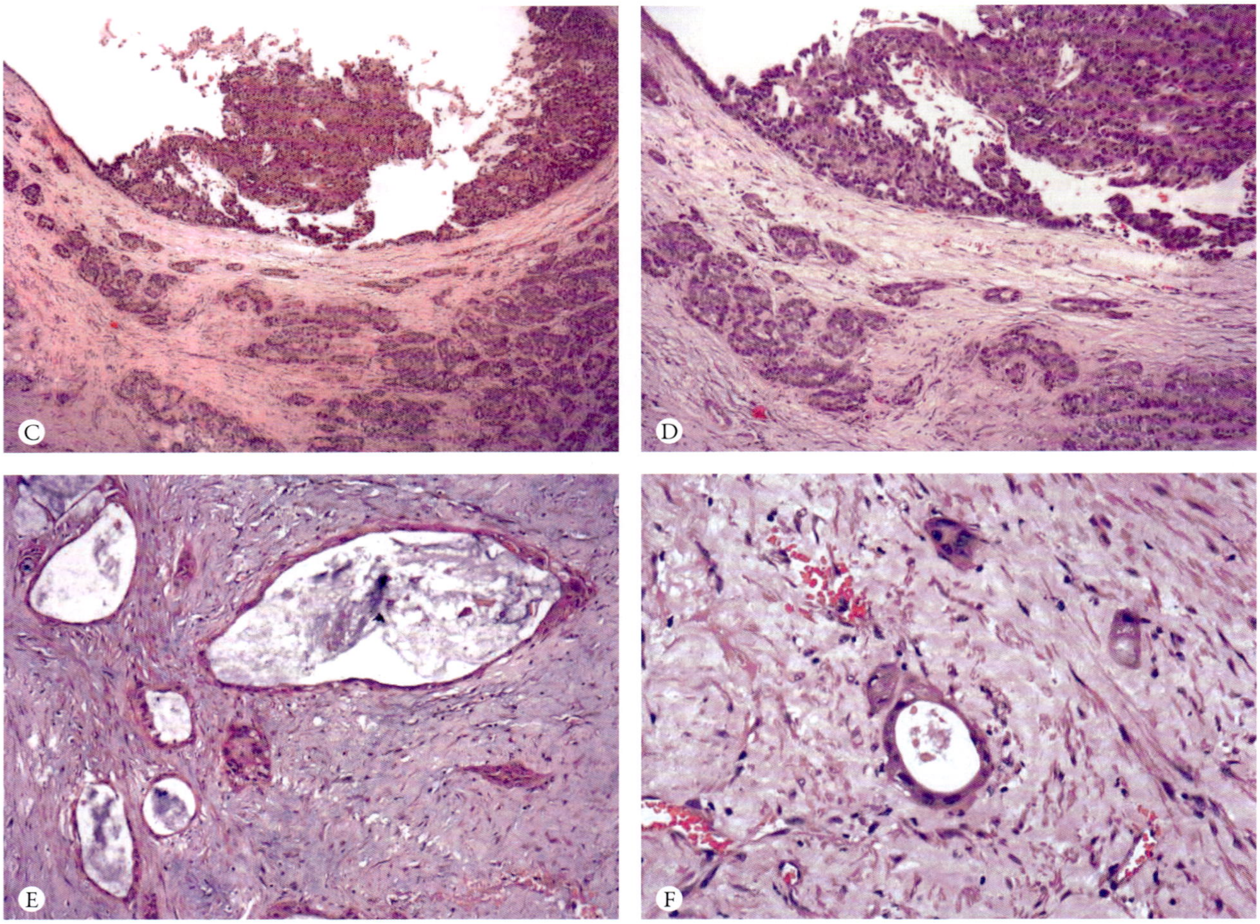

A.肿瘤呈囊实性，囊内含有黏液；B.冷冻切片，肿瘤由大小不等的囊腔组成，囊壁表面布满大小不等的乳头结构（低倍）；C、D.冷冻切片，黏液变的纤维间质中癌细胞排列成管状及乳头状（低倍）；E、F.冷冻切片，黏液变的纤维间质中癌细胞呈立方形或低柱状，腔内含黏液（中倍）。

图 7-6-24　肝内胆管黏液性囊腺癌

（五）肝内胆管乳头状瘤和乳头状瘤病

肝内胆管乳头状瘤通常位于较大的肝内胆管或肝外胆管内，若堵塞胆管则可引起胆道梗阻症状。胆管乳头状瘤被认为是胆管乳头状腺癌的癌前病变，可见不同级别的上皮内瘤变，因此要特别注意与高分化乳头状腺癌的鉴别诊断。值得指出的是，肝内胆管乳头状瘤并非局部孤立性病变（此时称肝内胆管乳头状瘤病，图 7-6-25），

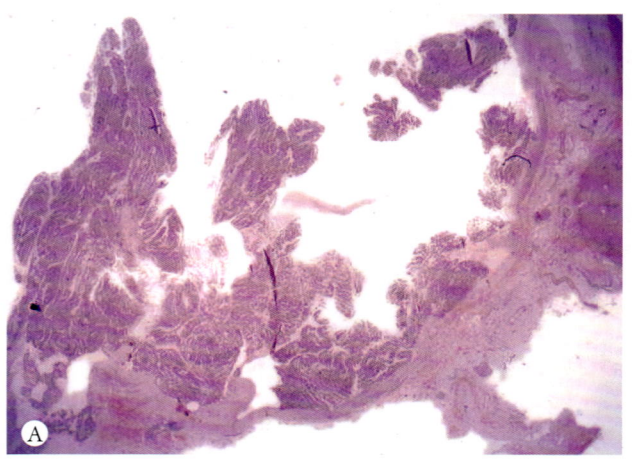
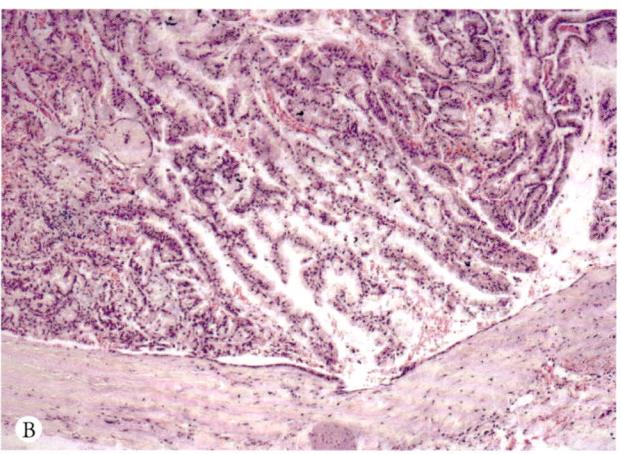

第七章 消化系统疾病

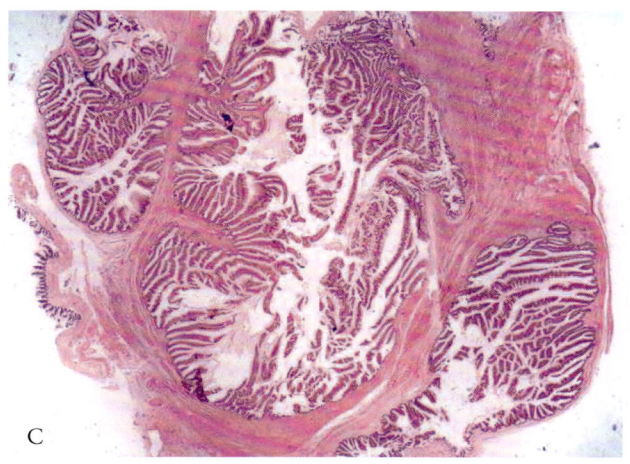
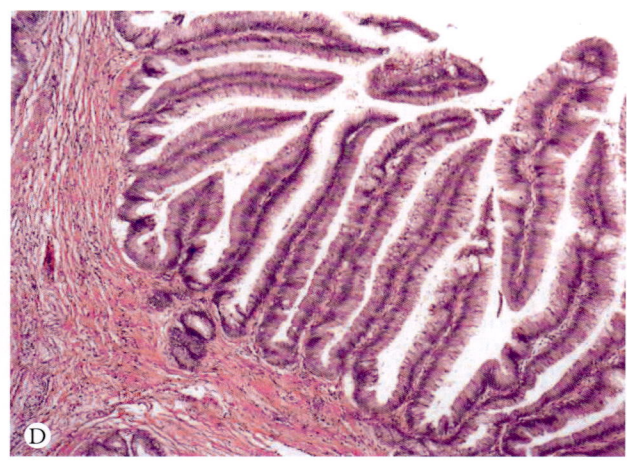

A. 大的肝内胆管的肿瘤（低倍）；B. 上图高倍，瘤细胞乳头状排列，细胞大小一致，无异型；C. 乳头状排列的瘤细胞呈多灶性（低倍）；D. 瘤细胞乳头状排列类似大肠的绒毛状腺瘤，细胞轻度异型（中倍）。

图 7-6-25　肝内胆管乳头状瘤（病）（冷冻切片）

胆管其他部位也可能存在程度不一的乳头状增生性改变。此外，肝内胆管乳头状瘤的乳头质地脆而松散，容易脱落到低位胆管区域继续生长，因此，即使是良性肝内胆管乳头状瘤在手术切除后仍有复发的可能。

【病例1】患者，女性，51岁，四肢酸痛半个月。超声检查发现肝左叶有一大小为 3.5 cm×3 cm 的囊性低回声，边界清楚，内部回声不均匀。CT 显示左肝有一大小为 3.5 cm×3 cm 占位，肿块呈低密度，动脉期周边稍强化，门脉期及延迟期为低密度，边界清，考虑为肝癌。MRI 显示肿块与胆管相通，位于左肝管矢状部，术中发现肿瘤位于左肝管内，表面呈细颗粒乳头状，边界清楚，未向胆管下层生长，胆管壁完整。病理诊断：肝内胆管乳头状瘤（图 7-6-25）。

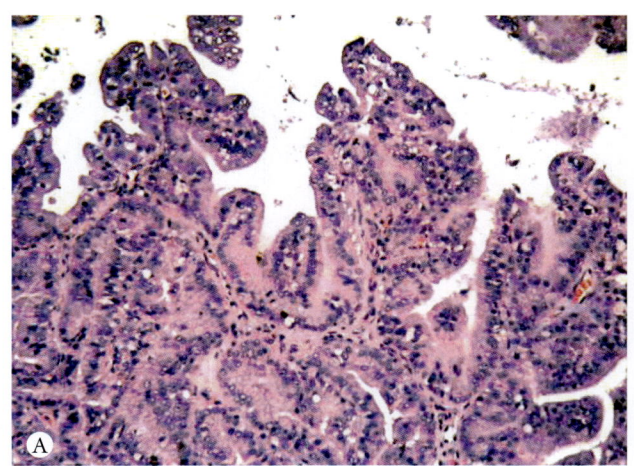
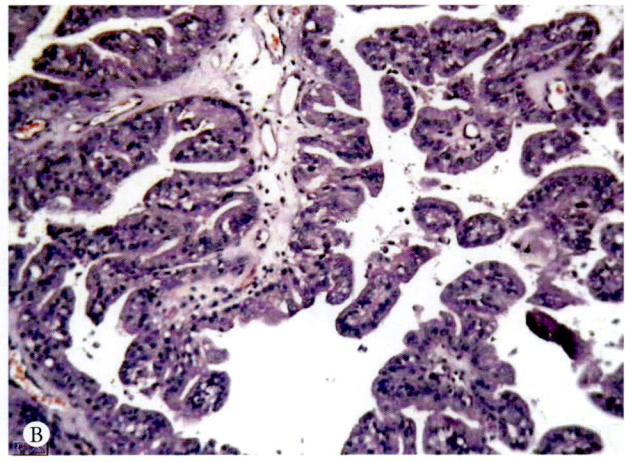

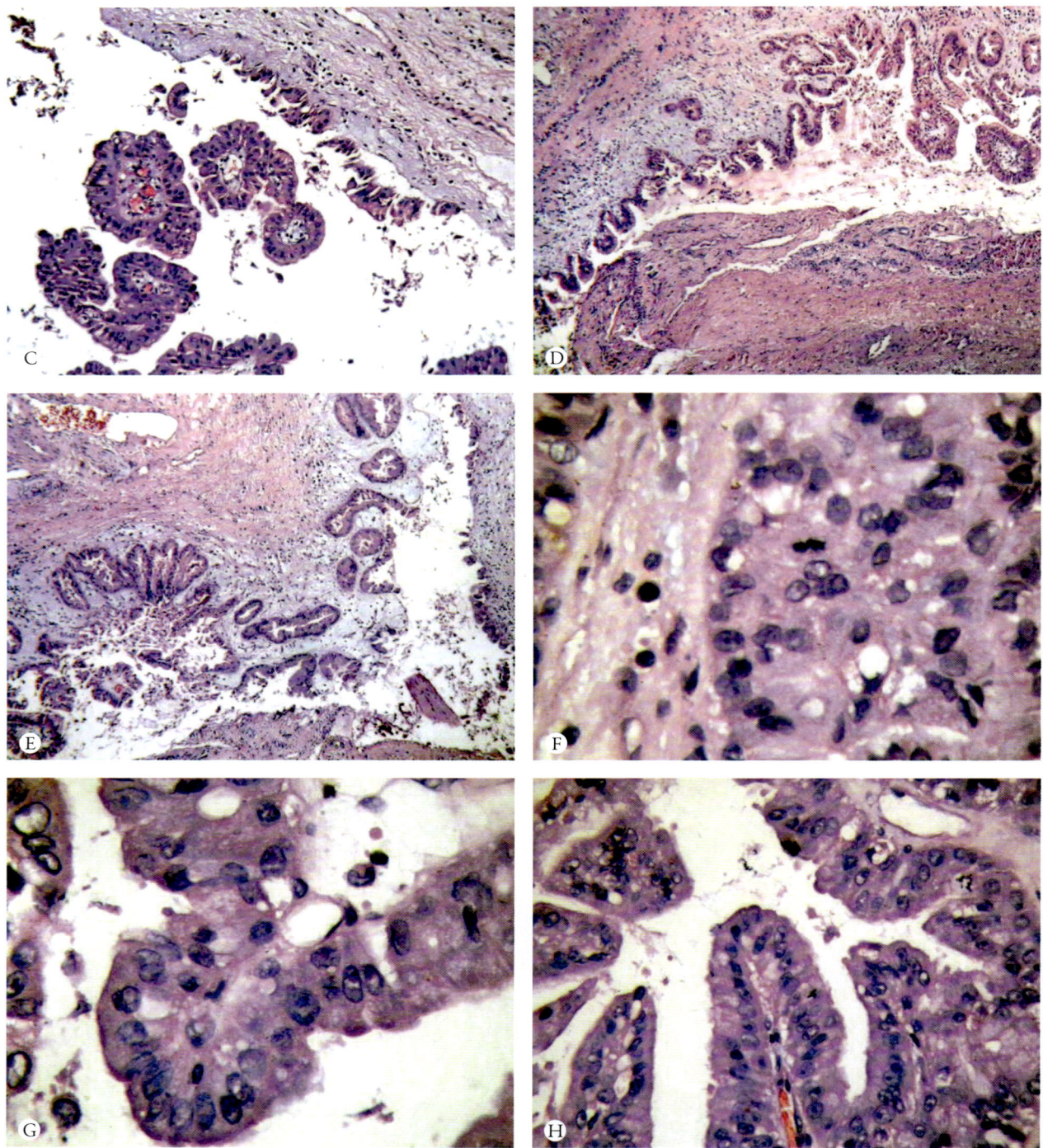

A. 肿瘤表面呈乳头状（中倍）；B. 乳头大小不一，排列松散（中倍）；C. 小乳头与胆管黏膜上皮之间连接松散，易脱落（中倍）；D. 肝内胆管黏膜上皮呈乳头状增生，未向黏膜下层侵犯（中倍）；E. 肝内胆管黏膜上皮呈乳头状增生，管腔不同程度狭窄（中倍）；F. 乳头状增生上皮偶可见核分裂象（高倍）；G. 乳头状腺瘤的上皮分化成熟（高倍）；H. 乳头状腺瘤无明显异型性（高倍）。

图 7-6-26　肝内胆管乳头状瘤（冷冻切片）

（六）肝内胆管癌

胆管癌的起源根据其解剖位置分为肝内和（或）肝外胆管的恶性上皮肿瘤。肝内发生称肝内胆管癌，并分为中央型和周边型。肝外胆管癌在右、左肝管出现分叉，被细分为肝近端（门）胆管癌和发生远处分叉的远端胆管癌。胆管切缘的冷冻切片检查通常可指导肝门周围部分的胆管癌切除的程度，包括侵袭入肝的肝外肿瘤（肝门胆管癌）和在肝门部发展的肿瘤（肝内中央胆管癌）。病理医师可能被要求在肝切除标本的胆管边缘进行冷冻切片，或对另送的远端肝外胆管肿瘤片段进行冷冻切片。肝外胆管癌在第五节已详细讨论。

肝内胆管癌中，中央型胆管癌比周围型胆管癌更常见。胆管癌发展的危险因素包括原发性硬化性胆管炎、肝内胆管结石、由肝吸虫和华支睾吸虫引起的胆道寄生虫感染。中央型胆管癌预后较差，手术切除是唯一的根治性治疗方法，而辅助治疗对疾病的控制效果有限。不幸的是，很多患者临床表现为晚期肿瘤或广泛的肝纤维化和肝功能储备不足以致不能进行手术切除。

无论是中央型还是外周型胆管癌，肿瘤通常呈灰白或灰黄色，无包膜，质硬，可呈结节状，沿胆管浸润，呈胆管周围型或胆管内生长（图7-6-27）。显微镜下见分化程度不同的腺癌细胞包埋在纤维间质中（图7-6-28）。某些肿瘤，尤其是患者有基础肝脏疾病的肿瘤，可有胆管癌和肝细胞癌两者的特点（混合型肝细胞胆管癌）（图7-6-29）。

综上所述，肝内胆管癌冷冻切片的基本特点：①多呈腺样结构，分化差时也可呈条索状排列；②纤维性间质成分丰富，致肿瘤间隙增宽；③一般为立方上皮，少有高柱状分泌性上皮（与消化道肿瘤不同）；④肿瘤边界向肝窦内浸润性生长，少有包膜或挤压性边界；⑤肝内胆管癌的癌旁组织也可伴有肝炎或肝硬化。

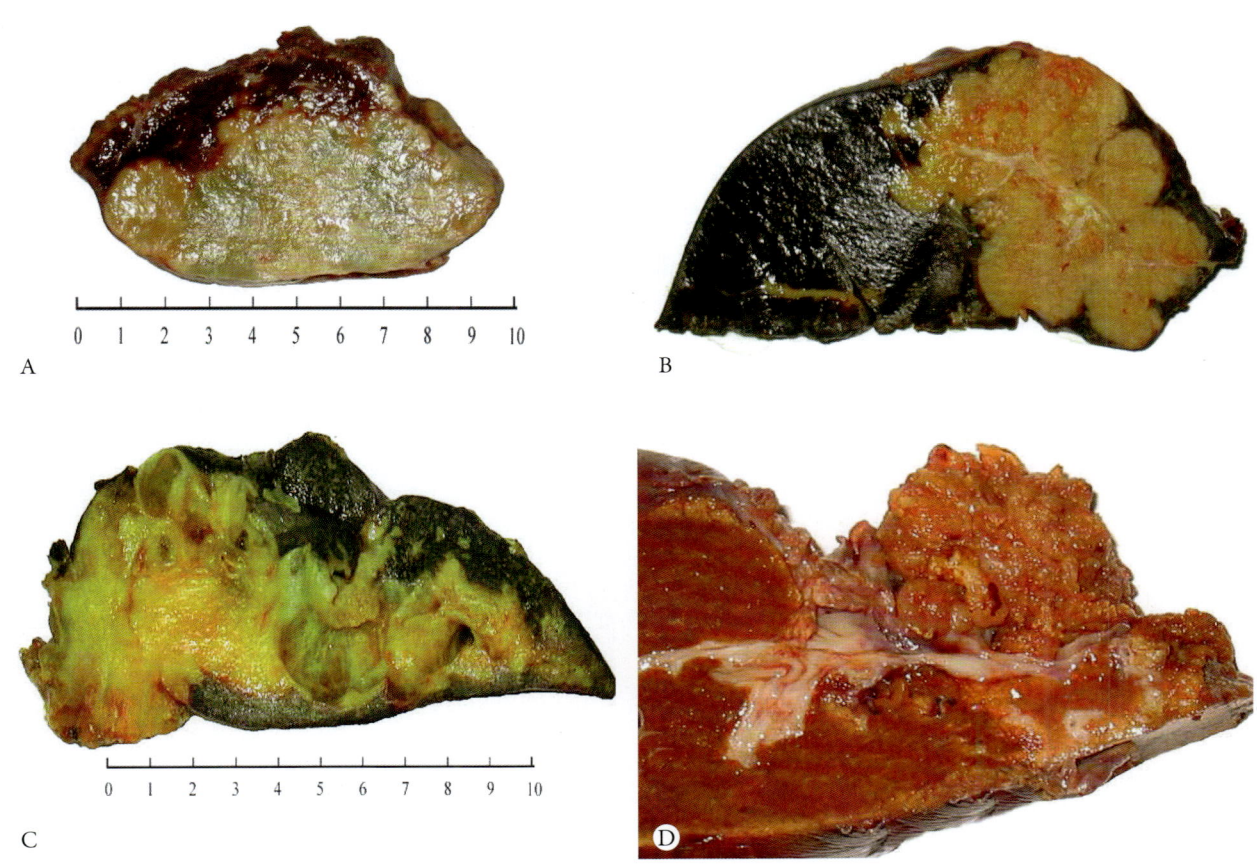

A.灰黄、墨绿色实性肿块，肿瘤周边界不清，无包膜；B.灰黄色实性肿块沿胆管呈浸润性生长；C.灰黄色实性肿块沿胆管周浸润性生长；D.灰红色乳头状肿块位于大的胆管内。

图7-6-27　肝内胆管癌（大体标本）

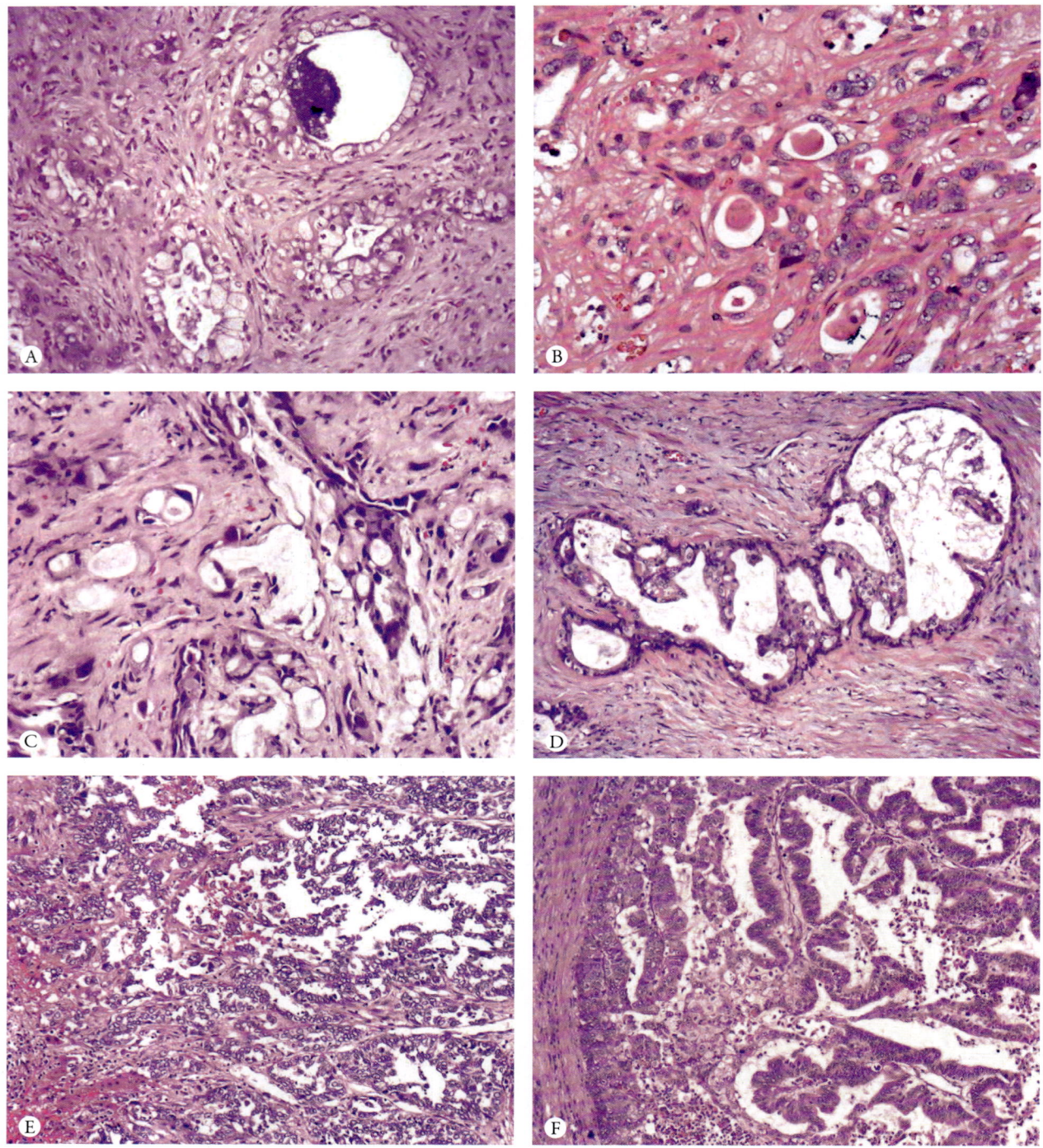

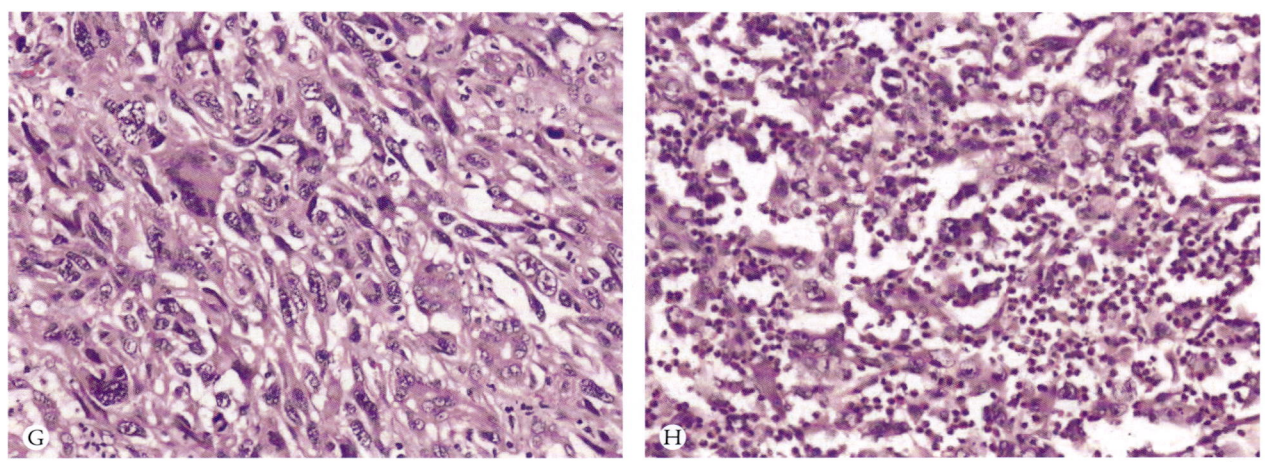

A. 癌细胞排列成腺管状，富含纤维间质（中倍）；B. 癌细胞胞质内及腺腔内含有黏液（高倍）；C. 不规则腺管内充满大量黏液（高倍）；D. 不规则腺管内充满大量黏液，并可见乳头状；E. 癌细胞排列成乳头状（高倍）；F. 明显异型的癌细胞排列成乳头状（低倍）；G. 显著异型的梭形细胞，其间有分化性腺管，提示胆管肉瘤样分化（高倍）；H. 显著异型的上皮样细胞间夹杂中性粒细胞和淋巴细胞（中倍）。

图 7-6-28　肝内胆管癌（冷冻切片）

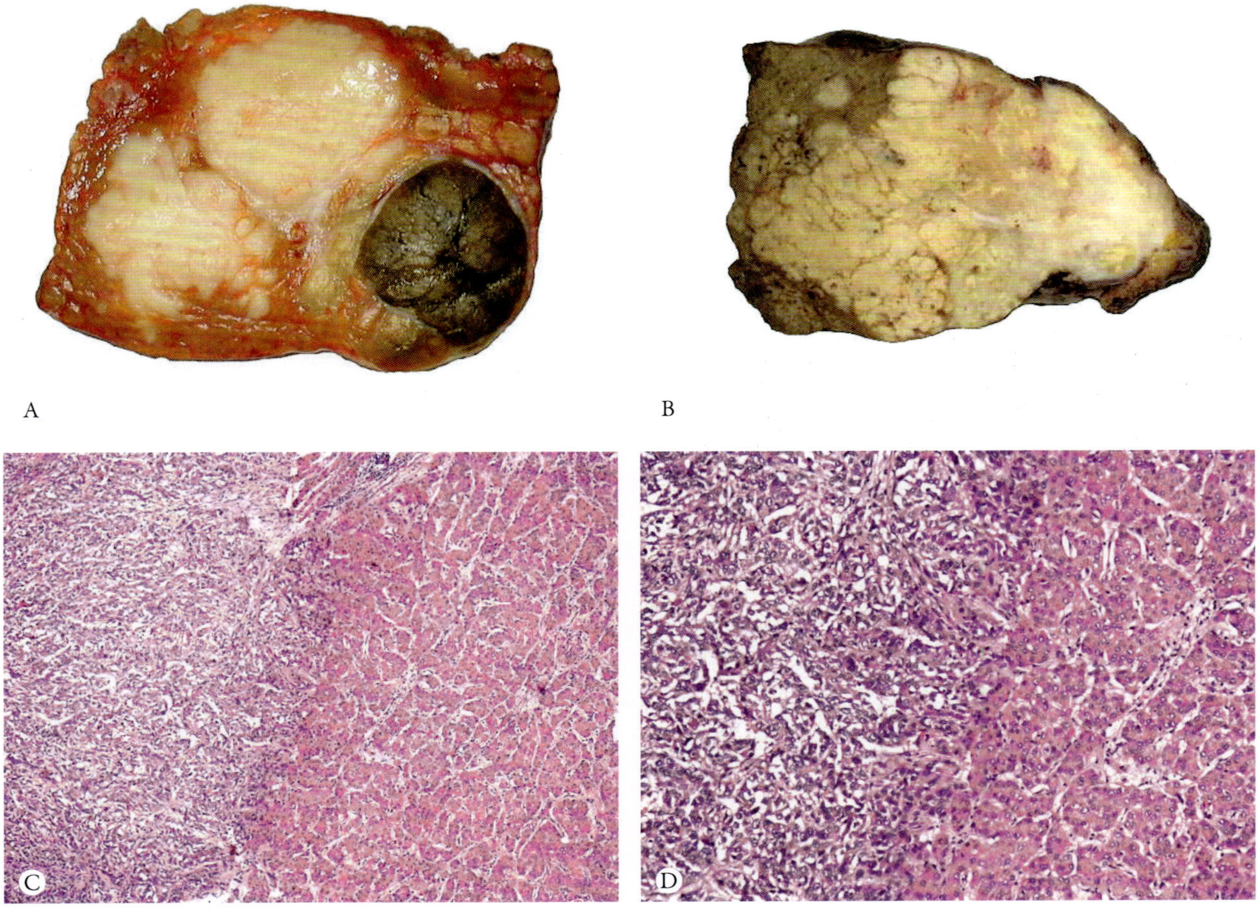

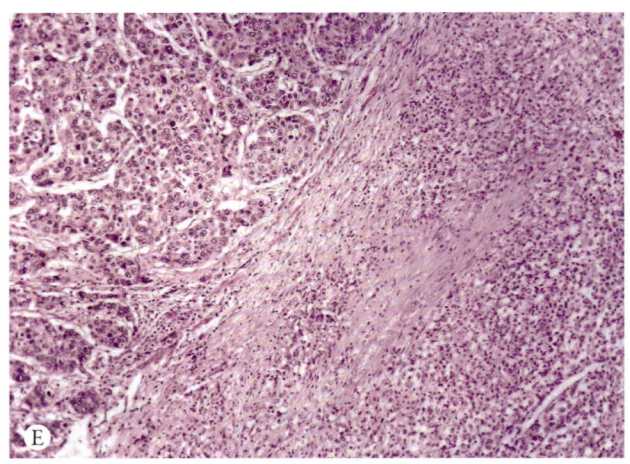
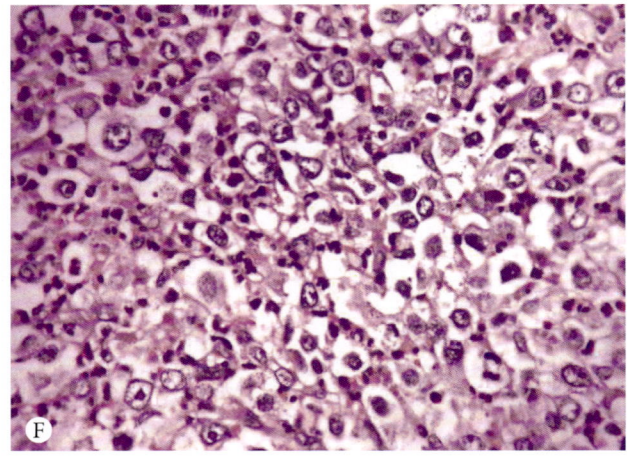

A. 因胆汁淤积形成的墨绿色区（HCC，右侧）和灰白区（胆管癌，左侧），肝硬化背景；B. 含较少纤维组织的质软区（HCC，左侧）和较多纤维组织的质硬区（胆管癌，右侧）；C～F 冷冻切片；C. HCC（右侧）呈梁状结构，胆管癌（左侧）呈巢状结构（低倍）；D. C 图高倍，HCC（右侧）呈梁状结构，胞质嗜酸，胆管癌（左侧）被纤维组织分隔成巢，胞质嗜碱性；E. HCC（左侧）呈梁状结构，胆管癌（右侧）为分化差的上皮样细胞（中倍）；F. 分化差的上皮样细胞间夹杂急慢性炎细胞（高倍）。

图 7-6-29　肝细胞-胆管混合型肝癌

通常肝切除标本中结扎的胆管、动脉和静脉不易辨别，因此，临床医师必须明确的标识，应对胆管切缘进行冷冻切片检查，确认肿瘤是否清除完全，在无异型增生的情况下，可能出现不规则的胆管黏膜。一般采取面向血管和胆管边缘纵向剖面切除，虽然有人可能认为垂直截面比纵向剖面提供了完全清除肿瘤更准确的评价。

【病例2】患者，男性，56岁，体检发现肝脏占位50天，有乙型肝炎病史10年，血清AFP、CEA、CA19-9均在正常范围。CT示肝右叶占位。术中见肿瘤位于右肝后叶下段，大小约4 cm×3 cm，取小块肿瘤组织做冷冻活检，病理诊断为肝内胆管癌（图7-6-30）。

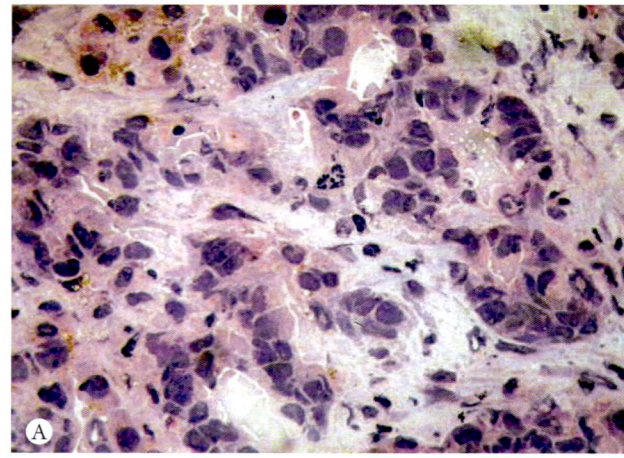
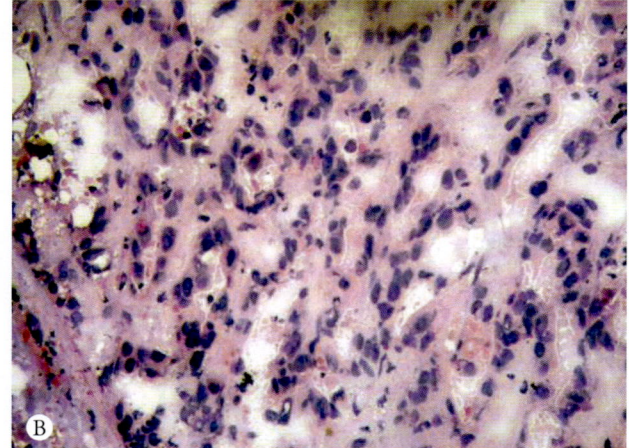

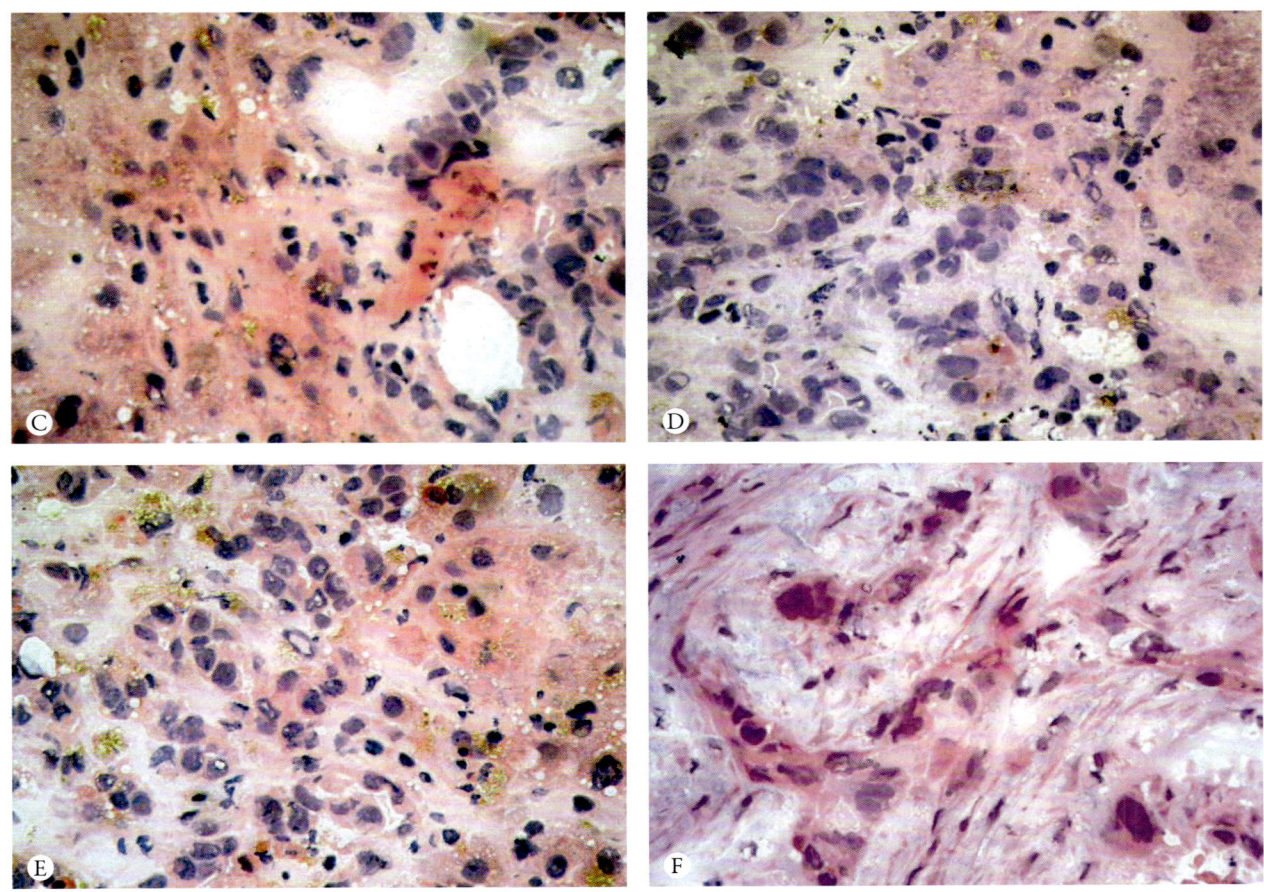

A. 肿瘤条索之间有腺样结构，左上角为局部放大（高倍）；B. 肿瘤呈腺管状排列（中倍）；C. 肿瘤腺管（右侧）向肝组织侵犯（高倍）；D. 核异型明显（左侧），侵犯肝组织（高倍）；E. 呈条索状和腺样排列（高倍）；F. 呈条索状排列（高倍）。

图 7-6-30　肝内胆管癌（冷冻切片）

> **点评**
>
> 在低倍镜下，大多数胆管错构瘤易与转移性腺癌区别。胆管错构瘤是嵌入致密少细胞胶原的圆形集中的小管，由不规则的腺体和单个细胞陷入结缔组织形成膨胀的结节。而癌的边界不清，癌性腺体不规则排列并成角。
>
> 胆管腺瘤最常被误诊为转移癌。轻度不典型性导管增生时也可能被误认为腺癌，特别是在冷冻切片中，人工假象可增加细胞异型性的程度。当胆管腺瘤含黏蛋白时，这个问题变得更加复杂，因为这种表现一直被视为腺癌的一个特征。其他有助于区分胆管腺瘤和腺癌的标准包括前者边界清楚、间质和细胞轻度异型性。
>
> 胆管腺瘤、囊腺瘤和胆管乳头状瘤可出现不同级别的上皮内瘤变，应注意识别。
>
> 胰腺、胃、食管和胃食管交接处的转移性腺癌类似胆管良性增生，如胆管腺瘤，基于冷冻切片检查不能确定良性还是恶性，此时，最好与临床医师沟通并延迟诊断到石蜡切片之后再进行最后诊断，以保证诊断的正确性。

三、肝间叶性肿瘤

（一）肝血管平滑肌脂肪瘤

肝血管平滑肌脂肪瘤（angiomyolipoma of the liver，AML）少见，临床和影像学常难以确诊。血管平滑肌脂肪瘤是血管周上皮样细胞瘤（PEComa）家族的一员，PEComa 还包括肺的淋巴管平滑肌瘤病及肺和胰腺的透明细胞瘤。这些肿瘤具有特征性的免疫表型，即 HMB45 和 Melan-A 强阳性。

AML表现出明显的女性患者倾向,常呈良性生长,尽管偶然在肝脏和肝周淋巴结见到多中心性生长。AML大体标本酷似肝癌,常以单结节为主,直径在2.5～14cm,平均为6.8cm。多数无完整包膜,但边界清楚。切面为黄色、灰白色或深棕色,反映出不同数量的平滑肌和脂肪(图7-6-31)。与肾脏相比,发生在肝脏的肿瘤,肉眼可见的脂肪并不明显,个别病例可见坏死和出血,周边肝组织无肝硬化。典型的AML诊断不困难,肿瘤组织由厚壁血管、平滑肌和脂肪组织组成。通常AML多为单形性上皮样血管平滑肌脂肪瘤,形态变异较大,是本瘤病理诊断的难点(图7-6-32)。包括上皮样细胞(呈多边形类似于肝细胞或蜘蛛网样)、中间细胞(短梭形,呈梁索状疏松、旋涡状或交织束状排列)、梭形细胞(普通的平滑肌细胞)、嗜酸细胞、双核和多核瘤细胞等,但核分裂象和坏死罕见。可见髓外造血。偶可见瘤组织向邻近肝组织内扩展,呈"浸润"性边界,甚至包膜外可见瘤组织,容易与肉瘤样癌相混淆,但不侵犯血管。在术中冷冻切片中,观察到血管、脂肪、平滑肌样上皮样细胞3种成分时应当想到AML的可能;当遇到非典型性AML而不能明确诊断时,可先判断良、恶性。已有恶性AML报道,肿瘤体积较大,显著异型和病理性核分裂提示可能为恶性。有些患者同时有其他器官的血管平滑肌脂肪瘤,尤其是局部淋巴结,多数学者认为是多灶发生,而不是转移。

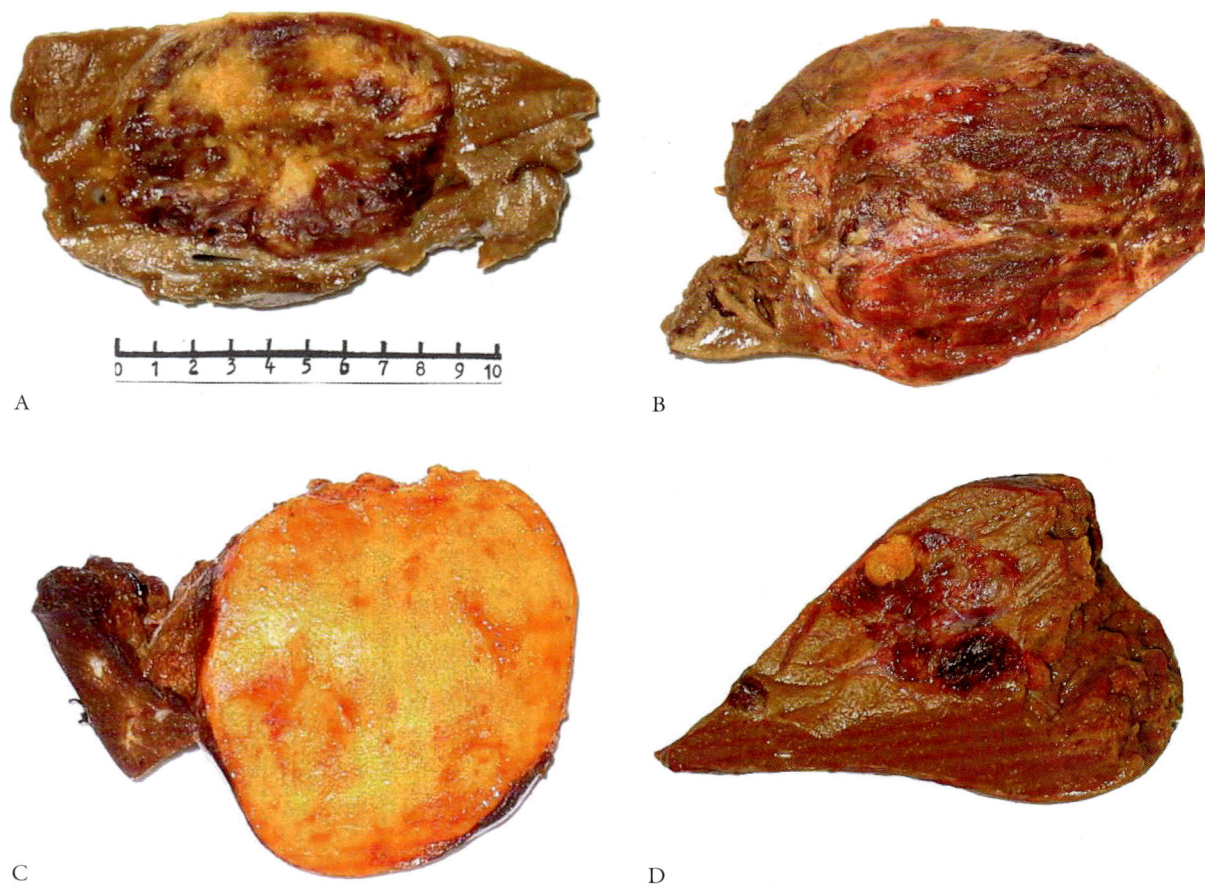

A.混合型,肿瘤为暗红色和灰黄色相间;B.肌细胞为主型,肿瘤以暗红色为主;C.脂肪为主型,肿瘤以灰黄色为主;D.肿瘤呈多结节,灰黄色、暗红色不等。

图7-6-31 肝血管平滑肌脂肪瘤(大体标本)

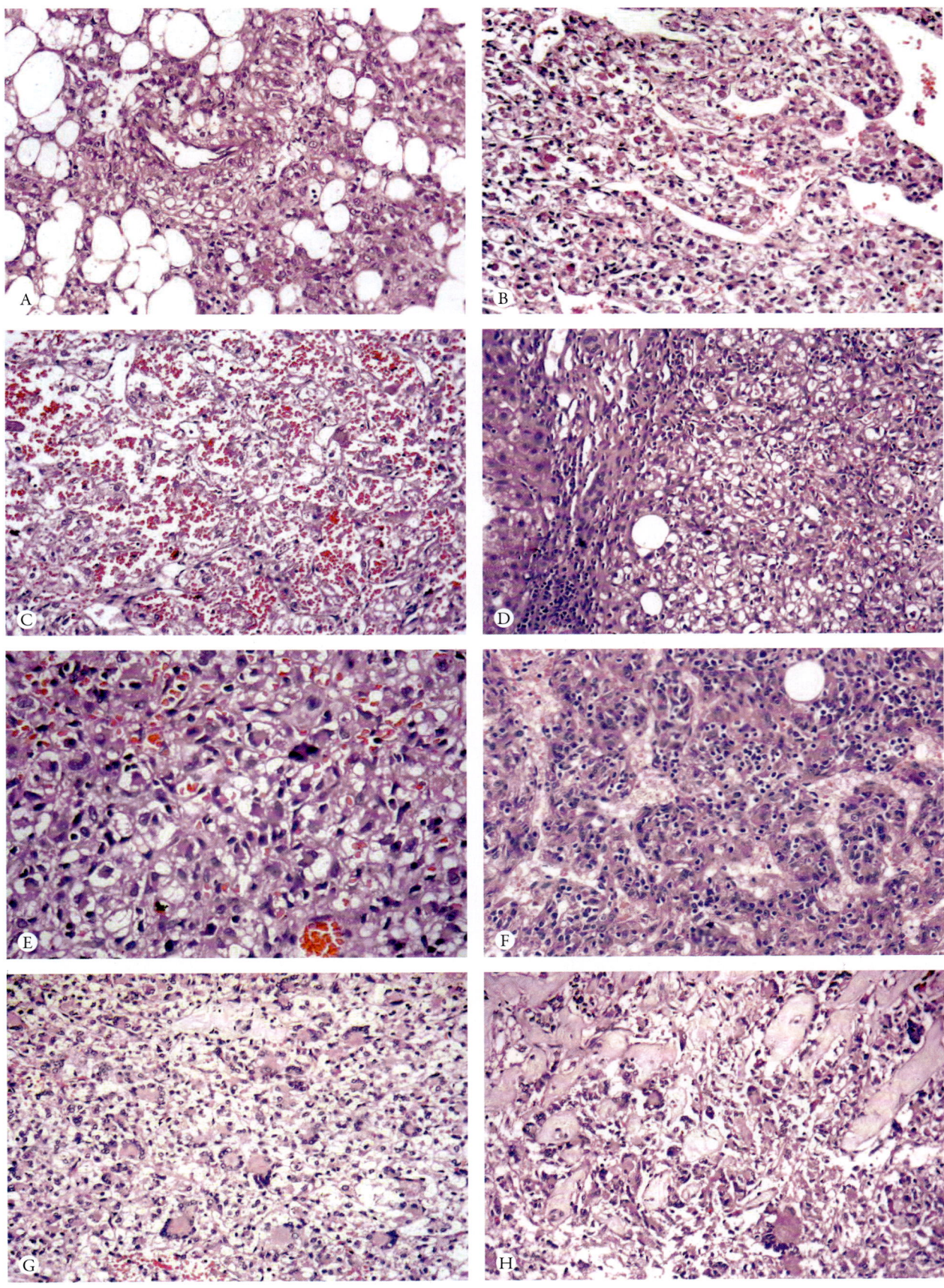

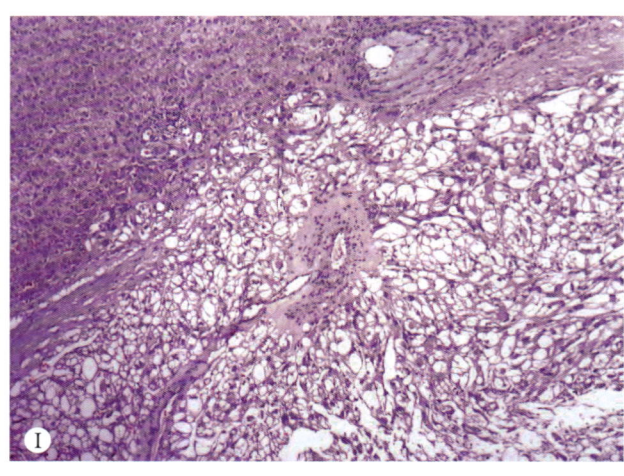 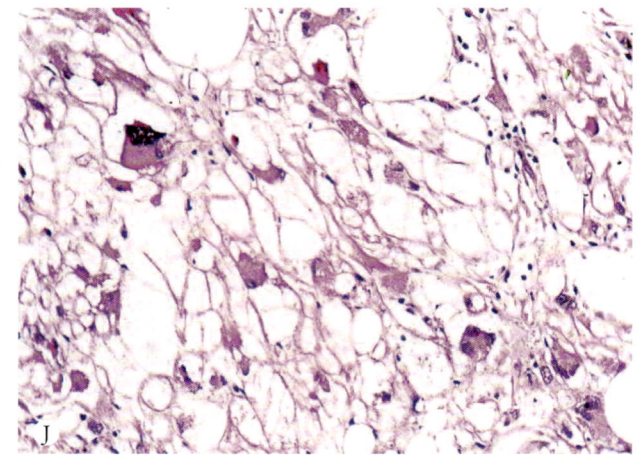

A. 肿瘤由畸形血管、平滑肌和脂肪组织构成，血管平滑肌与梭形瘤细胞移行（中倍）；B. 短梭形瘤细胞排列成梁索状，胞质呈嗜酸颗粒状（中倍）；C. 瘤细胞间可见丰富的血窦（中倍）；D. 上皮样细胞排列呈梁索状，大量炎细胞浸润，仅见散在脂肪细胞（中倍）；E. D 图高倍，可见"蜘蛛样"细胞；F. 肿瘤由单形性上皮样细胞组成，多处取材未见脂肪组织（中倍）；G. F 图高倍，中间型细胞间可见多核巨细胞；H. 硬化的血管壁周可见多核巨细胞（中倍）；I. 肿瘤细胞胞质透亮，周边呈"浸润性边界"，不是诊断恶性的依据（低倍）；J. 可见奇异形瘤细胞，但细胞排列松散，胞质透亮（中倍）。

图 7-6-32　血管平滑肌脂肪瘤（冷冻切片）

区别肝细胞癌和肝血管平滑肌脂肪瘤有时十分困难，特别是当冷冻切片以上皮样细胞群为主，且含有很少的脂肪时。以下线索中任何一条，可帮助正确诊断：①肝细胞癌的肿瘤内不含成熟的脂肪细胞聚集，除非肿瘤延伸至肝被膜外或累及软组织。②肝细胞癌内罕见梭形细胞，如果存在，代表高级别肿瘤，常伴有肿瘤坏死、核分裂活跃等恶性肿瘤特征。因此，温和的梭形细胞有助于区别其和肝细胞癌。③血管平滑肌脂肪瘤的特征性改变为上皮样细胞以片状或结节状排列，伴有不规则、扩张的薄壁血管腔，但它们无假腺样生长模式。在某些情况下，核多形性非常明显，但无核分裂、细胞坏死等恶性肿瘤特点。④肝血管平滑肌脂肪瘤患者的临床特征与大多数肝细胞癌的不同，血管平滑肌脂肪瘤通常发生于没有潜在肝脏疾病的年轻女性，而肝细胞癌在患有肝硬化的老年男性中更为常见。

【病例】患者，女性，35岁，右上腹痛2周，查体扪及包块。临床诊断为肝癌。行手术切除，肿瘤大小为 14.5 cm×8.5 cm×7 cm（图 7-6-33）。

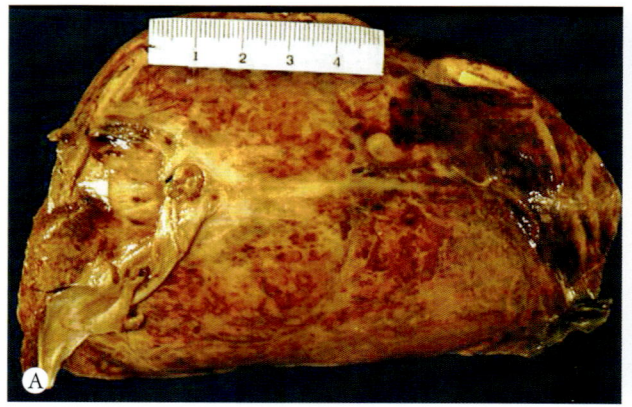 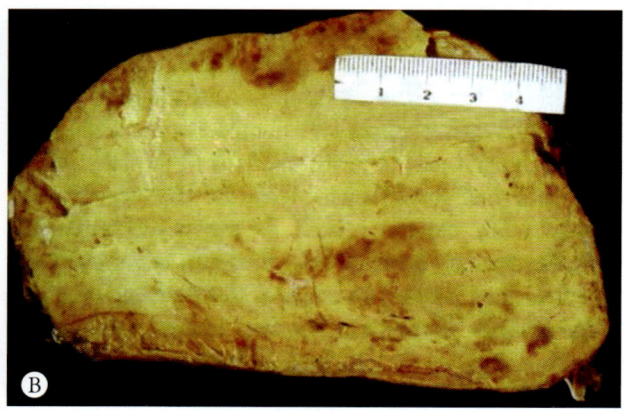

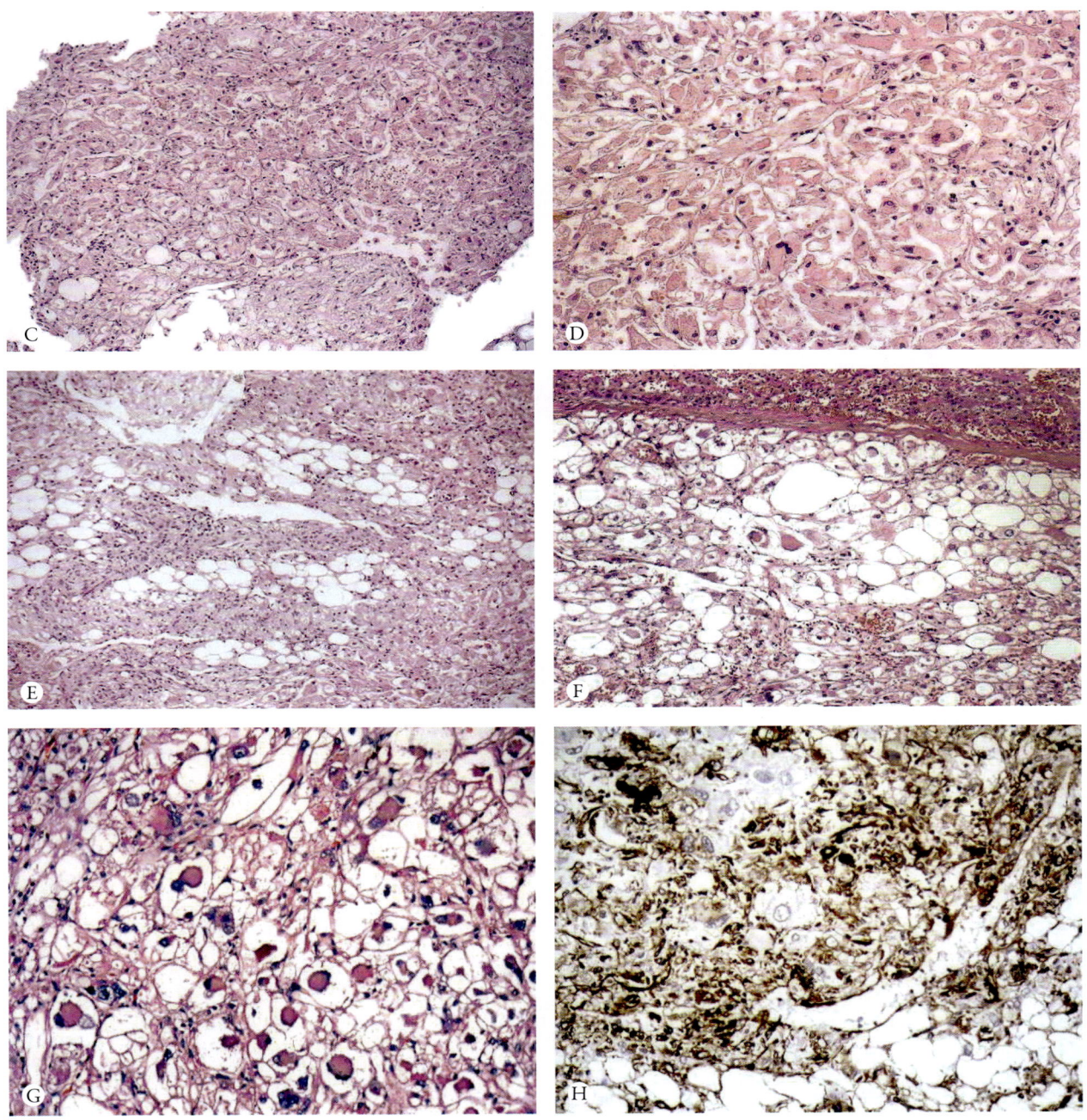

A. 大体标本，肿瘤表面包膜完整；B. 大体标本，肿瘤切面呈灰黄色，间杂灰褐色，质地中等；C. 冷冻切片，见厚壁血管，梭形平滑肌细胞和脂肪细胞（低倍）；D. 冷冻切片，嗜酸性平滑肌细胞（中倍）；E. 石蜡切片，肿瘤细胞见血管、平滑肌和脂肪3种成分（低倍）；F. 石蜡切片，透明样肌上皮细胞（低倍）；G. 石蜡切片，"蜘蛛"样平滑肌细胞，中央为斑块状嗜酸性胞质（中倍）；H. 石蜡切片，免疫组化染色HMB45阳性（中倍）。

图7-6-33　肝脏血管平滑肌脂肪瘤

肝、脾、淋巴结及其他部位的髓外造血在发生肿瘤时亦能存在，在病理检查，特别是在冷冻切片诊断时，容易将造血细胞，尤其是生血小板的多核巨细胞误认为恶性肿瘤细胞。鉴别要点：①髓外造血细胞多呈灶性分布；②不同发育阶段的细胞同时存在，有的可见胞质内嗜酸性颗粒，胞质红染，有的见多核巨细胞（图 7-6-34）。

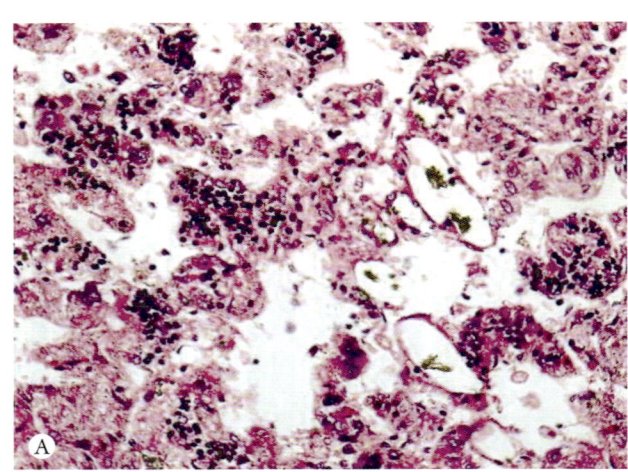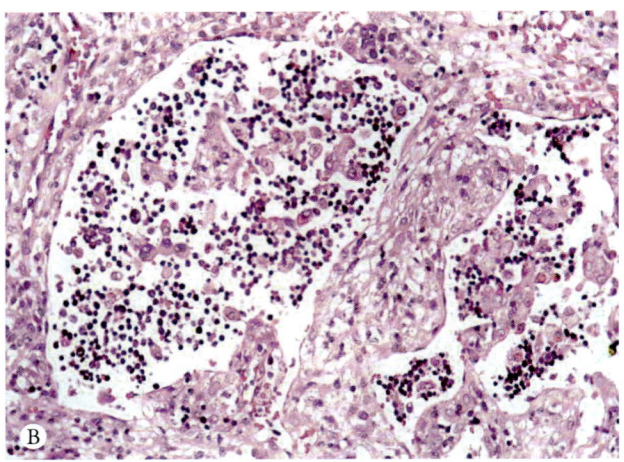

A. 冷冻切片（中倍）；B. 石蜡切片（中倍）；A、B. 肿瘤组织中见呈灶性分布、胞核深染的髓外造血细胞，有的胞质内见嗜酸性颗粒。

图 7-6-34　肝血管平滑肌脂肪瘤中的髓外造血

（二）上皮样血管内皮瘤

上皮样血管内皮瘤是一种罕见的肝肿瘤，常见于 40～50 岁女性中，该肿瘤具有中间恶性潜能，可单发或多发，呈黄白色、局限性、无包膜。镜下观：在丰富黏液样或透明变性的间质内，由变形的血管通道、多边形的内皮细胞组成。肿瘤细胞以集群、线状或单个排列，含丰富的弱嗜酸性胞质。可见胞质内空泡，其中含有红细胞、红细胞碎片或嗜酸性小体。胞浆压缩细胞核，外观上类似印戒细胞，偶见核分裂象。值得注意的是，在邻近肝实质内的肿瘤病灶有血栓形成、有突出管腔的大血管（图 7-6-35）。

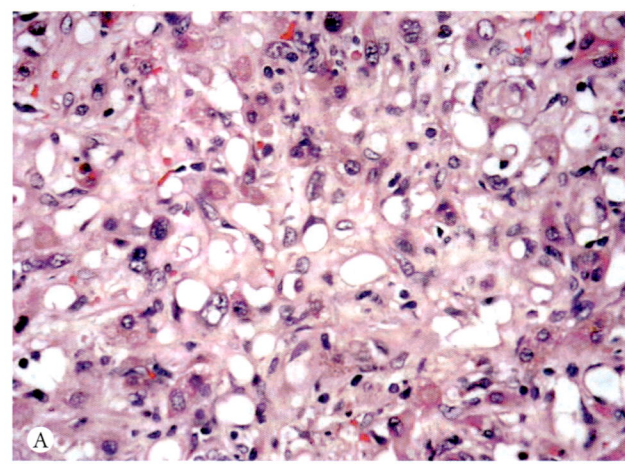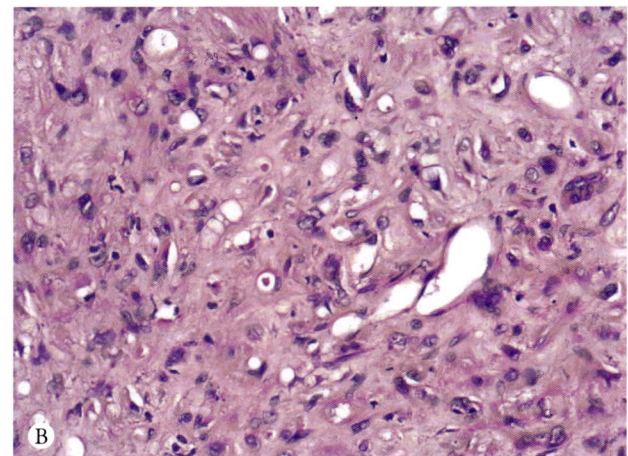

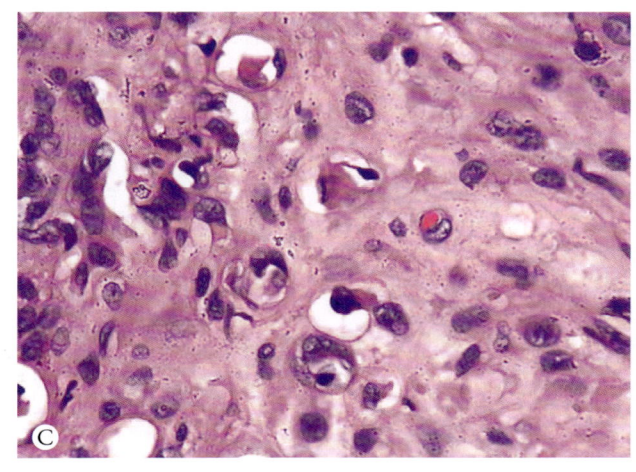
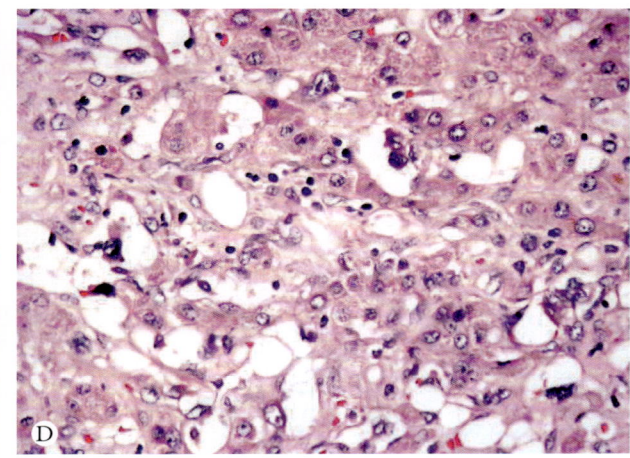
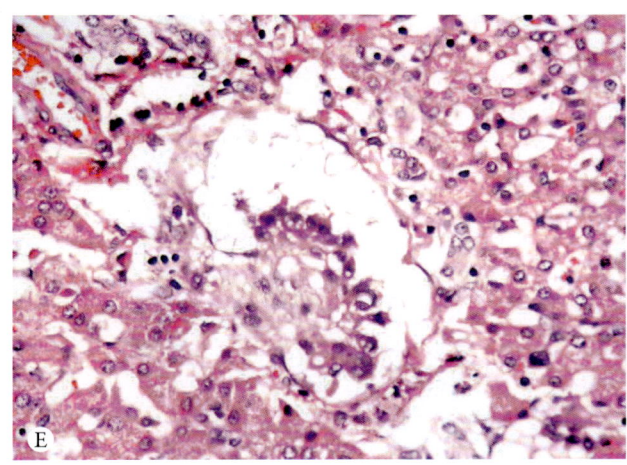

A. 残存的肝细胞间可见许多上皮样细胞构成，类似"印戒细胞"（中倍）；B. 硬化的间质内可见上皮样细胞（中倍）；C. 硬化的间质内可见细胞内血管腔，含有红细胞（高倍）；D. 上皮样瘤细胞沿肝窦呈浸润性生长（中倍）；E. 肝实质内的瘤细胞排列呈"肾小球样"（中倍）。

图 7-6-35　上皮样血管内皮瘤（冷冻切片）

上皮样血管内皮瘤在组织学上与转移性腺癌相似，尽管癌常呈现更高级别的细胞异型性，但胞质空腔与黏液空泡极其相似。一些肿瘤夹杂了良性胆管，有时易被误认为是腺癌的腺体成分。考虑诊断上皮样血管内皮瘤的特征包括①存在乏细胞的黏液样或透明变性的间质，而不是转移性癌的结缔组织；②肿瘤细胞含有边界清晰的胞质空泡，与印戒细胞的多泡性胞质黏液截然不同，核多形性和核分裂活性比一般腺癌低；③含有红细胞的胞质空腔非常有助于区分这些实体。

（三）血管肉瘤

肝原发性血管肉瘤极少见，具有高度侵袭性。常与暴露于工业毒素、氯乙烯、砷的化合物和某些类型的造影剂如氧化钍胶体相关。与其他部位的血管肉瘤一样，肝血管肉瘤由不规则或窦状管腔组成，细胞显著异型，核大深染、核分裂活跃、坏死和出血。肿瘤细胞沿着原有的肝窦生长，呈现出结节状、乳头状、实性生长的形态。分化差的肿瘤中有含丰富嗜酸性胞质的上皮细胞（图 7-6-36）。

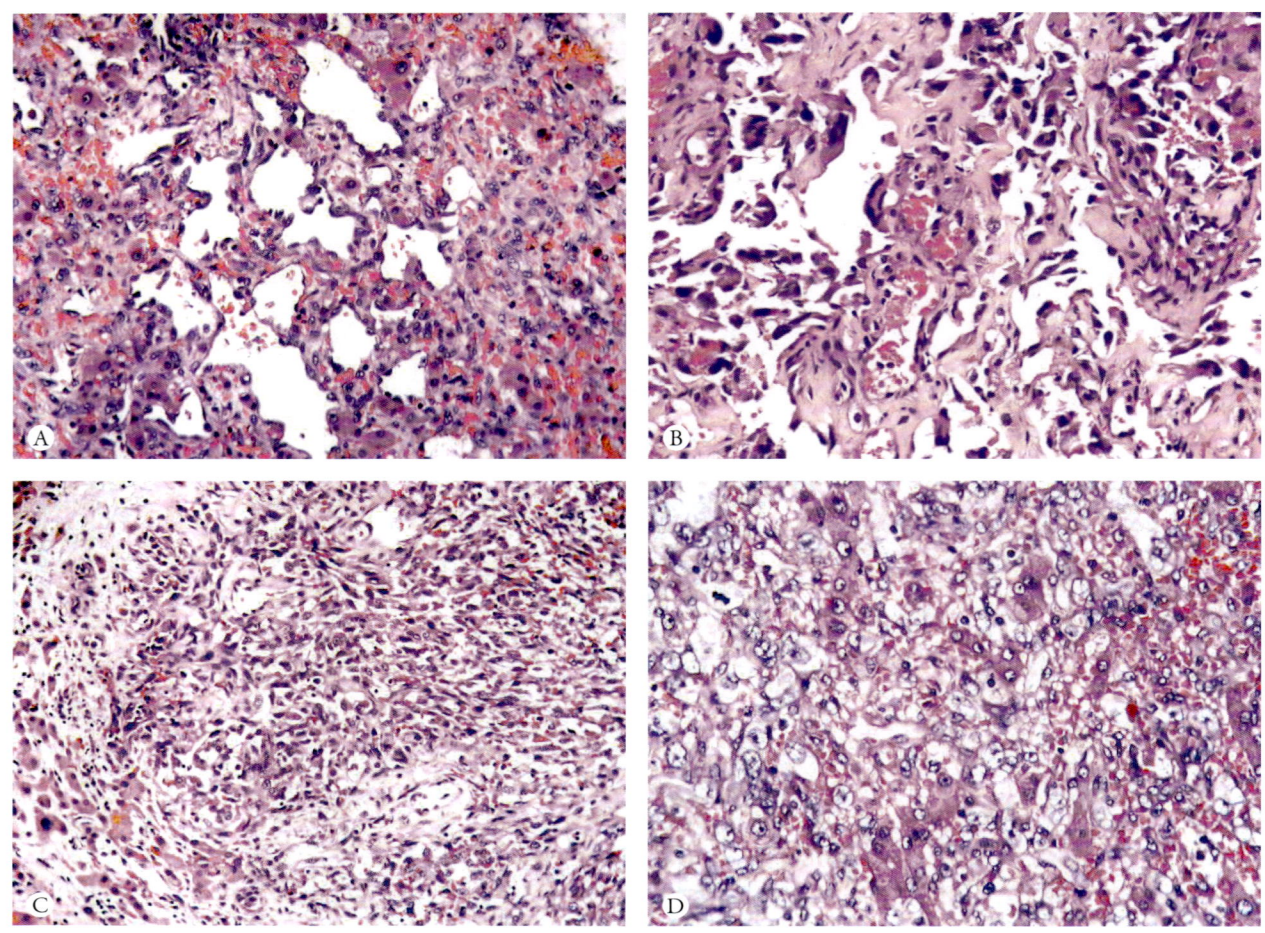

A.不规则或窦状管腔组成（中倍）；B.肿瘤窦隙衬覆体积大、染色深的短梭性细胞（高倍）；C.瘤细胞呈梭形，小血管腔内见红细胞（中倍）；D.上皮样瘤细胞沿肝窦呈浸润性生长（高倍）。

图 7-6-36　肝血管肉瘤（冷冻切片）

（四）其他间叶性肿瘤

除了上述几种肿瘤，其他类型的原发性肝间叶肿瘤十分罕见。表现为平滑肌分化的肿瘤常继发于 Epstein-Barr 病毒（EBV）感染，多见于患有艾滋病或实体器官移植后的免疫抑制患者，肿瘤由平滑肌束与原始的圆形细胞区和肿瘤内突出的淋巴细胞混杂而成。炎性肌纤维母细胞瘤发生于各个年龄段的患者，最常见于儿童和青年人，虽无转移潜能，但有潜在局部侵袭性，肿瘤为孤立、边界模糊的病灶，由纤维性间质内漩涡形的梭形细胞束形成，病变内有浆细胞、嗜酸性粒细胞、嗜中性粒细胞和淋巴细胞的混合浸润（图7-6-37）。如果肿瘤以单一淋巴细胞增生为主，可能是局灶性淋巴组织增生（假性淋巴瘤）（图7-6-38），如呈克隆性生长，出现淋巴上皮病变应考虑是否为黏膜相关淋巴组织淋巴瘤（图7-6-39）。术中可描述诊断，无须确定良恶性质。

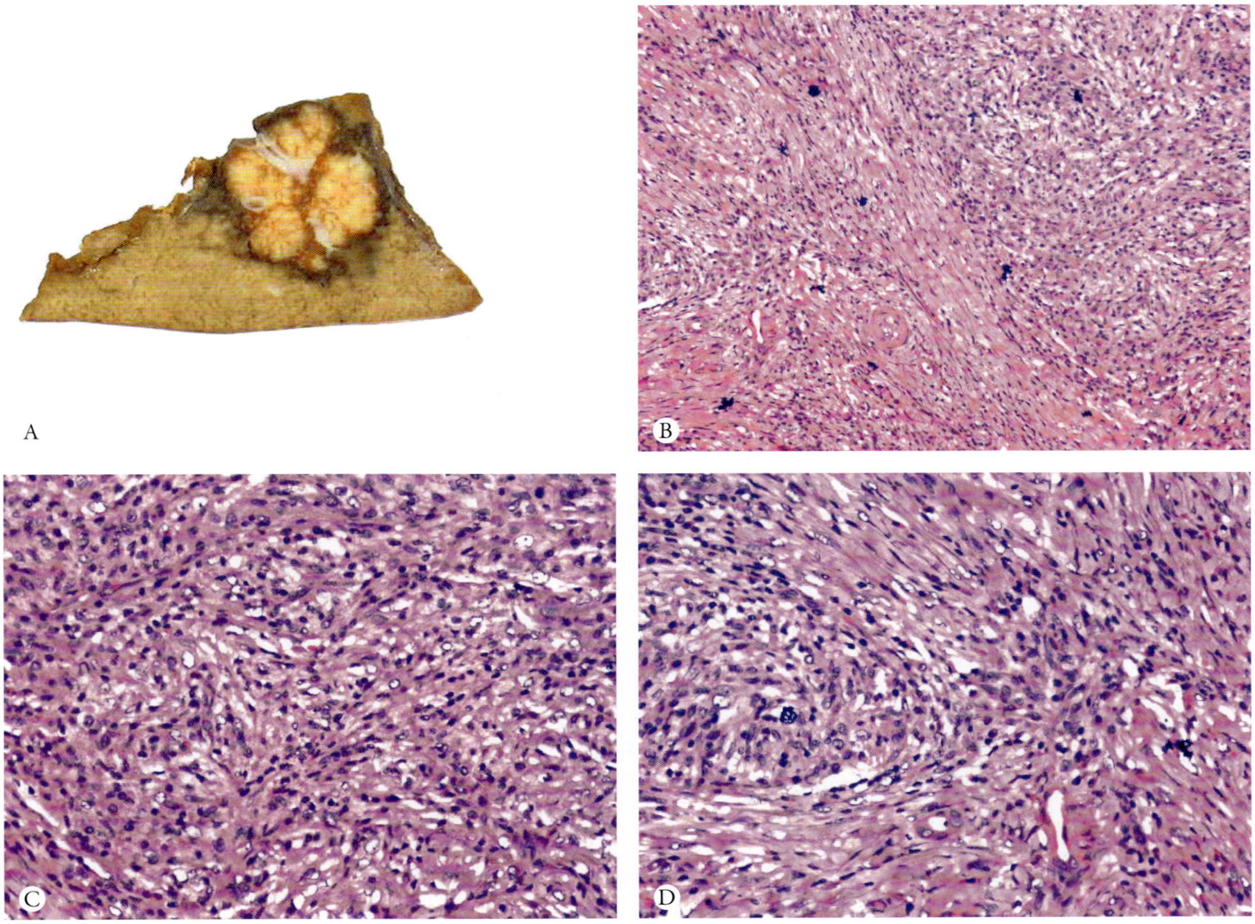

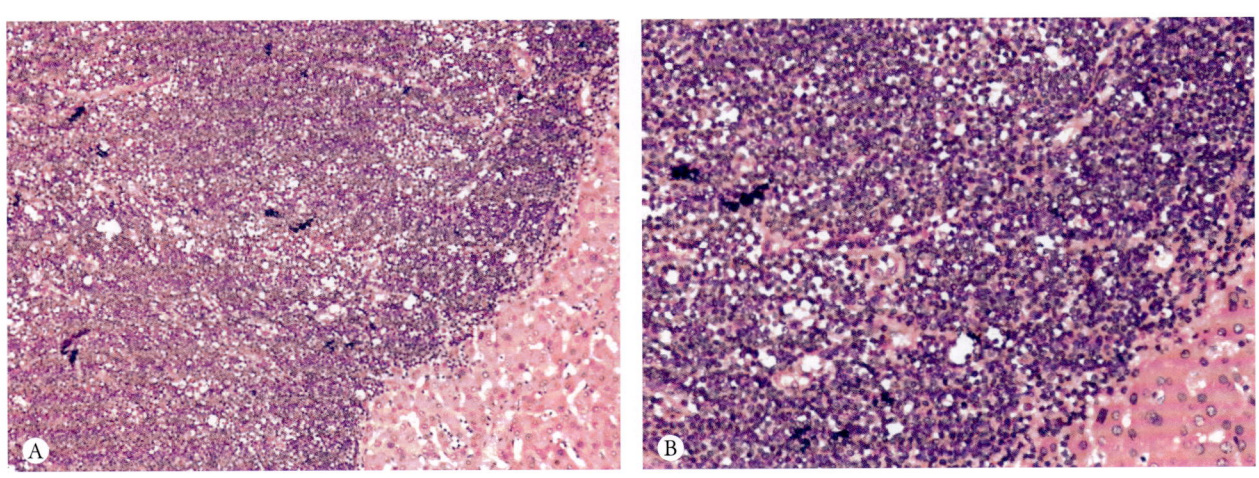

A.大体标本，灰黄色结节呈分叶状；B.冷冻切片，病变由炎细胞、纤维组织及血管混合组成（低倍）；C.冷冻切片，见肌纤维母细胞明显增生（中倍）；D.冷冻切片，见增生的肌纤维母细胞及成纤维细胞（中倍）。

图 7-6-37　肝炎性肌纤维母细胞瘤

A.病变由淋巴细胞组成（低倍）；B.病变由成熟的淋巴细胞组成，未见淋巴上皮病变（中倍）。

图 7-6-38　肝假性淋巴瘤（冷冻切片）

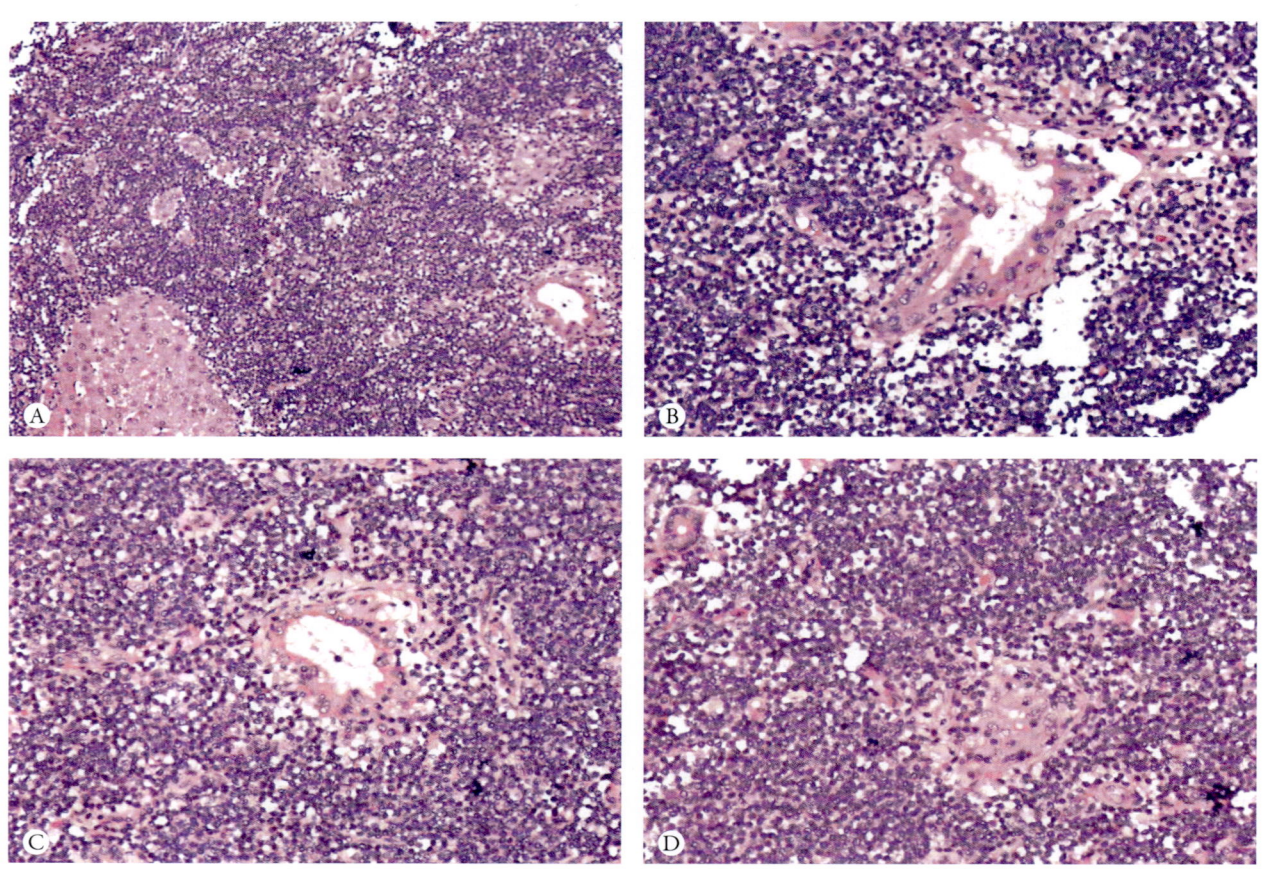

A.小淋巴样瘤细胞弥漫性排列蚕食肝组织（低倍）；B~D.以中心细胞样细胞为主的瘤细胞浸润和破坏胆管上皮，形成淋巴上皮病变（中倍）。

图 7-6-39　肝黏膜相关淋巴组织淋巴瘤（冷冻切片）

在肝间叶细胞肿瘤的鉴别诊断中，应首先考虑肿瘤是原发性还是转移性胃肠道间质瘤，因发生在肝脏的梭形细胞肿瘤，多数为转移性胃肠道间质瘤。后者通常为富于细胞的梭形细胞肿瘤，有明显核分裂活性或坏死。

四、肝神经内分泌肿瘤

肝原发性神经内分泌肿瘤少见，大多数为转移性。大体上，肿瘤边界清晰，呈孤立性出血性肿块，无包膜。瘤细胞排列成巢状、腺管状、小梁状或梅花结等结构，瘤细胞大小一致，有少量淡染胞质，可见核分裂象，癌巢周有丰富的血窦（图 7-6-40）。

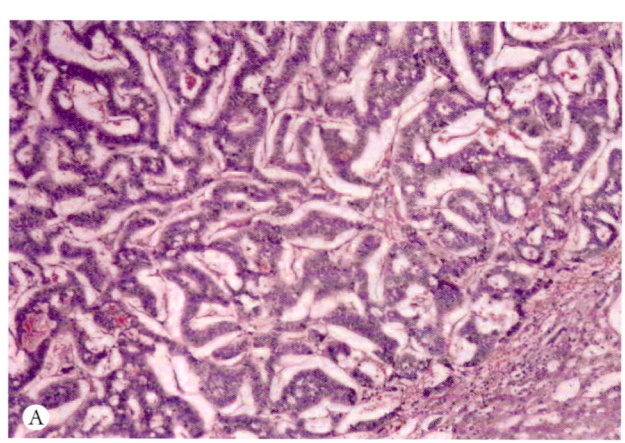
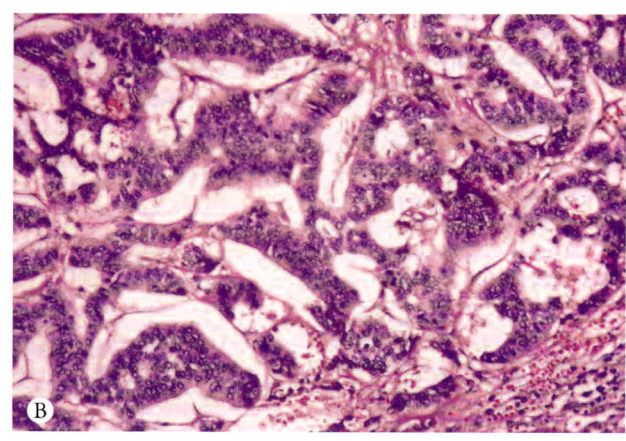

第七章 消化系统疾病

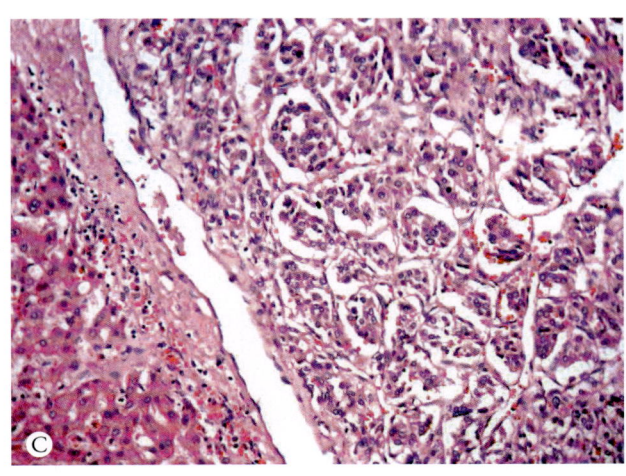
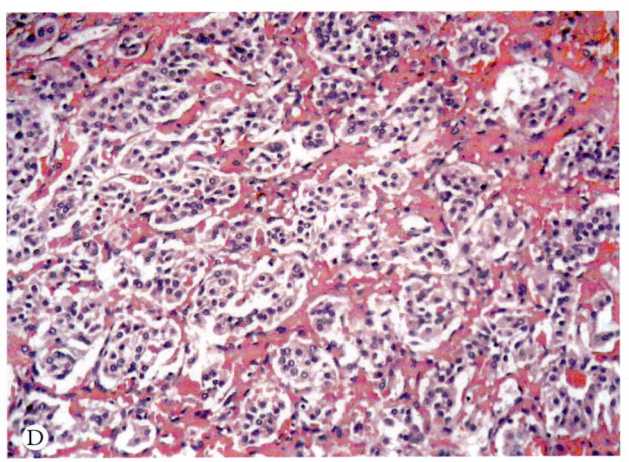

A、B. 冷冻切片，小圆瘤细胞呈巢团或条索状排列，巢周有丰富的血窦（A 为中倍，B 为高倍）；C、D. 石蜡切片，小圆瘤细胞呈小巢团状排列，巢周有丰富的血窦（中倍）。

图 7-6-40 肝类癌

五、儿童肿瘤

（一）肝母细胞瘤

肝母细胞瘤是儿童最常见的肝脏肿瘤，近 90% 的肝母细胞瘤发生于 5 岁以内。肝母细胞瘤类似于胎儿或胚胎的肝脏，并且表现出多种细胞和组织类型，由间变的和胚胎性细胞、未成熟的肝细胞样细胞，以及异源分化的组织如骨样基质、横纹肌纤维和鳞状上皮等组成。

大体上，肿块直径为 5～22 cm，呈结节状或分叶状，肿瘤的颜色和质地取决于肿瘤的类型、上皮细胞和间叶组织的量。组织学上，根据肿瘤的分型和所组成的细胞将肝母细胞瘤分为以下几种：单纯胎儿型、胚胎和胎儿型、无或有畸胎瘤样特征的上皮-间叶混合型、小细胞未分化型和粗大梁索型（图 7-6-41）。

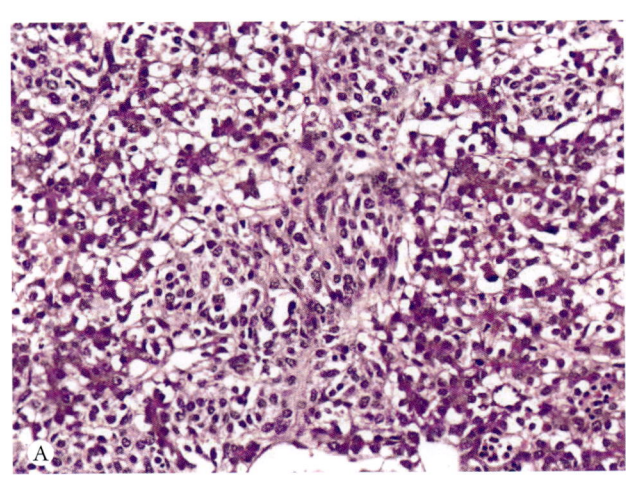
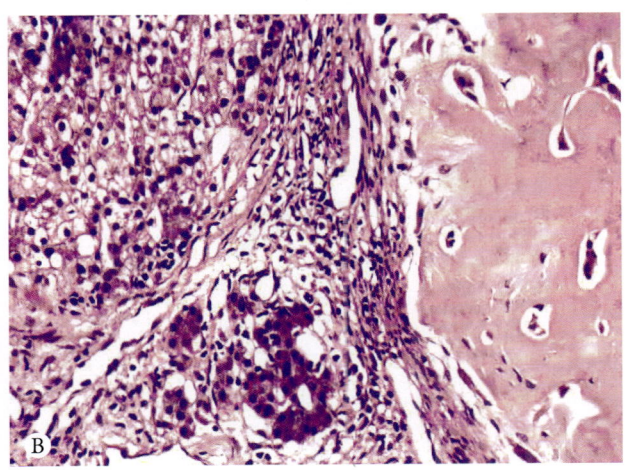

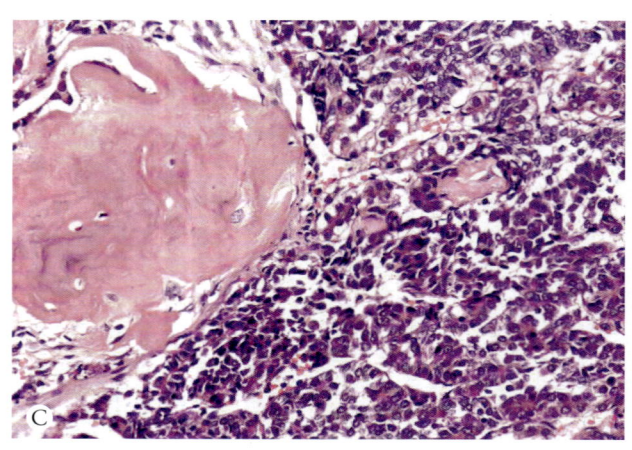
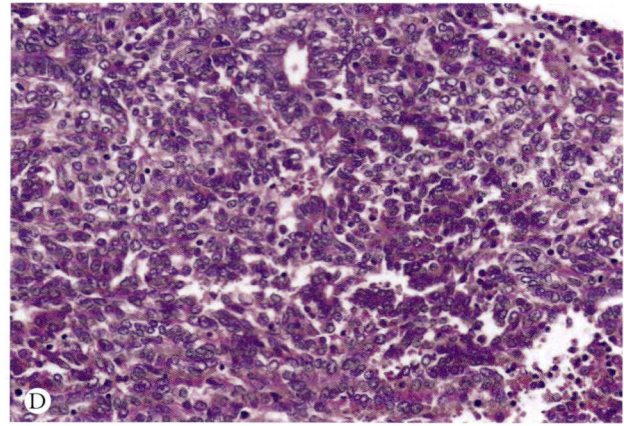

A.胎儿型，瘤细胞质透亮，中央可见成纤维细胞（中倍）；B.胎儿型，瘤细胞呈明暗相间排列，可见骨样组织（中倍）；C.胚胎型，瘤细胞排列成菊团状，可见骨样组织（中倍）；D.胚胎型，分化差的瘤细胞排列成菊团状（中倍）。

图 7-6-41　肝母细胞瘤（冷冻切片）

（二）肝未分化胚胎性肉瘤

肝未分化胚胎性肉瘤（undifferertiated embryonal sarcoma，UES）多见于 6～10 岁，90% 的患者＜21岁。大体上，肿瘤大小在 10～30 cm，肿瘤多无包膜，质软，多呈彩色、囊实性，直径大小不等，囊内含棕色凝胶样内容物，伴出血和坏死，周边肝组织无肝硬化。显微镜下见瘤细胞呈梭形和星网状，类似原始的胚胎性间叶细胞，瘤组织由血管肉瘤样、骨及软骨肉瘤样、脂肪母细胞、横纹肌母细胞和纤维母细胞等多种间叶性肉瘤成分组成，核分裂象多见。瘤细胞密度变异较大，肿瘤周边可见囊性扩张的胆管和残存的肝细胞索，常见多核瘤巨细胞和畸形核，胞质内、外常见大小不一的嗜酸性球状小体（图 7-6-42）。

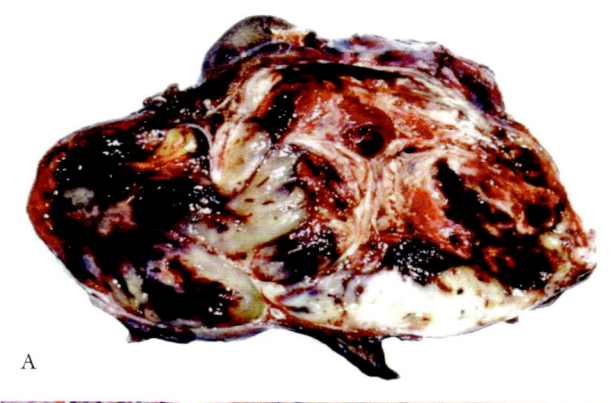
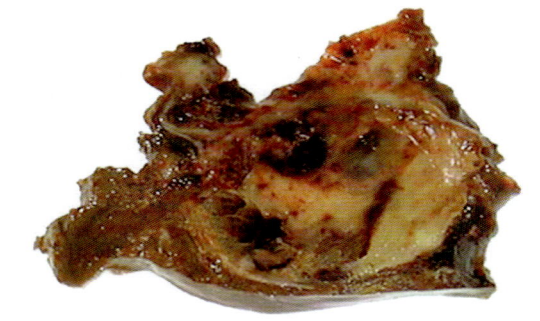
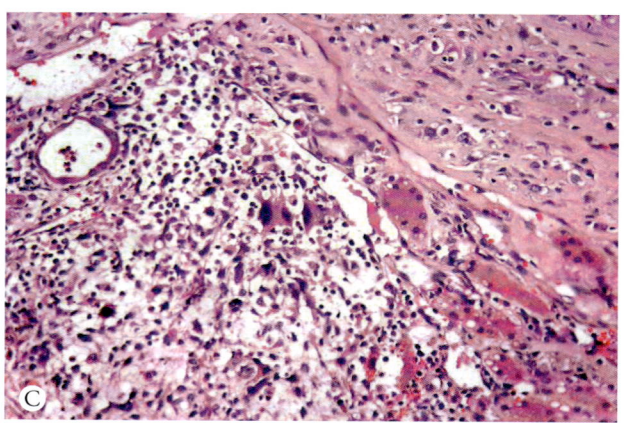
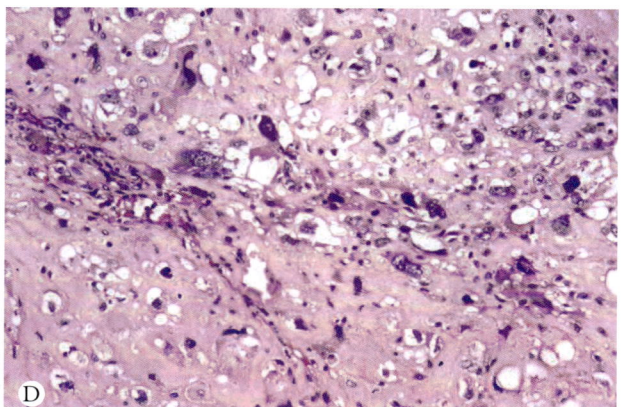

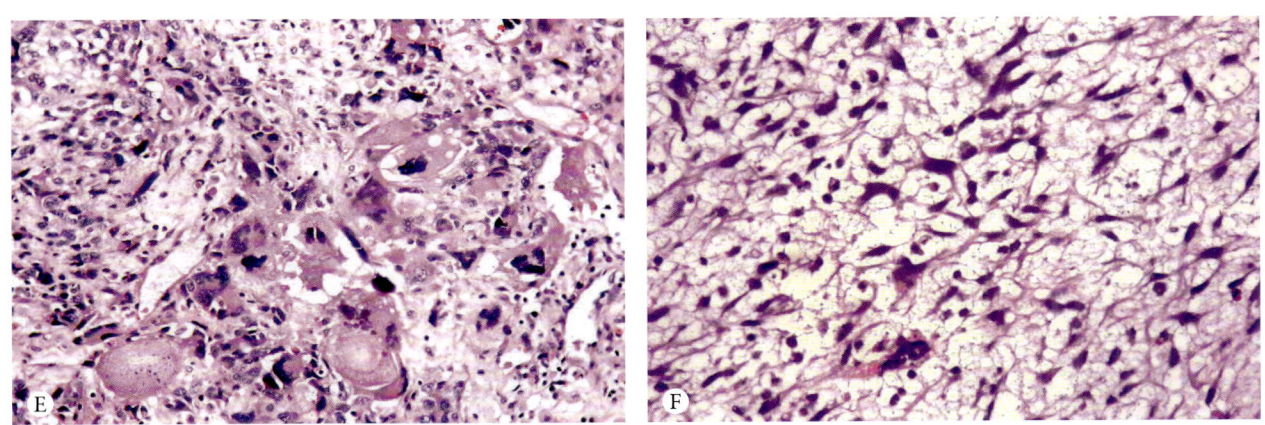

A、B. 巨大囊实性肿瘤，切面呈多彩状；C. 冷冻切片，肿瘤组织浸润性生长，可见残存的肝细胞和胆管（中倍）；D. 冷冻切片，肉瘤区和骨样基质区（高倍）；E. 冷冻切片，可见奇异核，显著异型（高倍）；F. 冷冻切片，肿瘤黏液背景下可见大量未分化的小梭形细胞（高倍）。

图 7-6-42　肝未分化肉瘤

（三）肝间叶性错构瘤

肝间叶性错构瘤的发生与胚胎期胆管板发育异常有关，80%～85% 的患者为 2 岁以下的新生儿或婴幼儿。肿块边缘清楚，常呈囊性，典型者未见多房性，直径从数毫米到 14 cm 不等。瘤组织由间叶组织、淋巴血管样囊腔、分支状扭曲胆管和肝细胞岛等上皮性成分混杂构成。典型者表现为以水肿和黏液性纤维结缔组织为背景，杂乱分布增生小血管、小胆管和肝细胞岛。各种细胞分化成熟（图 7-6-43）。

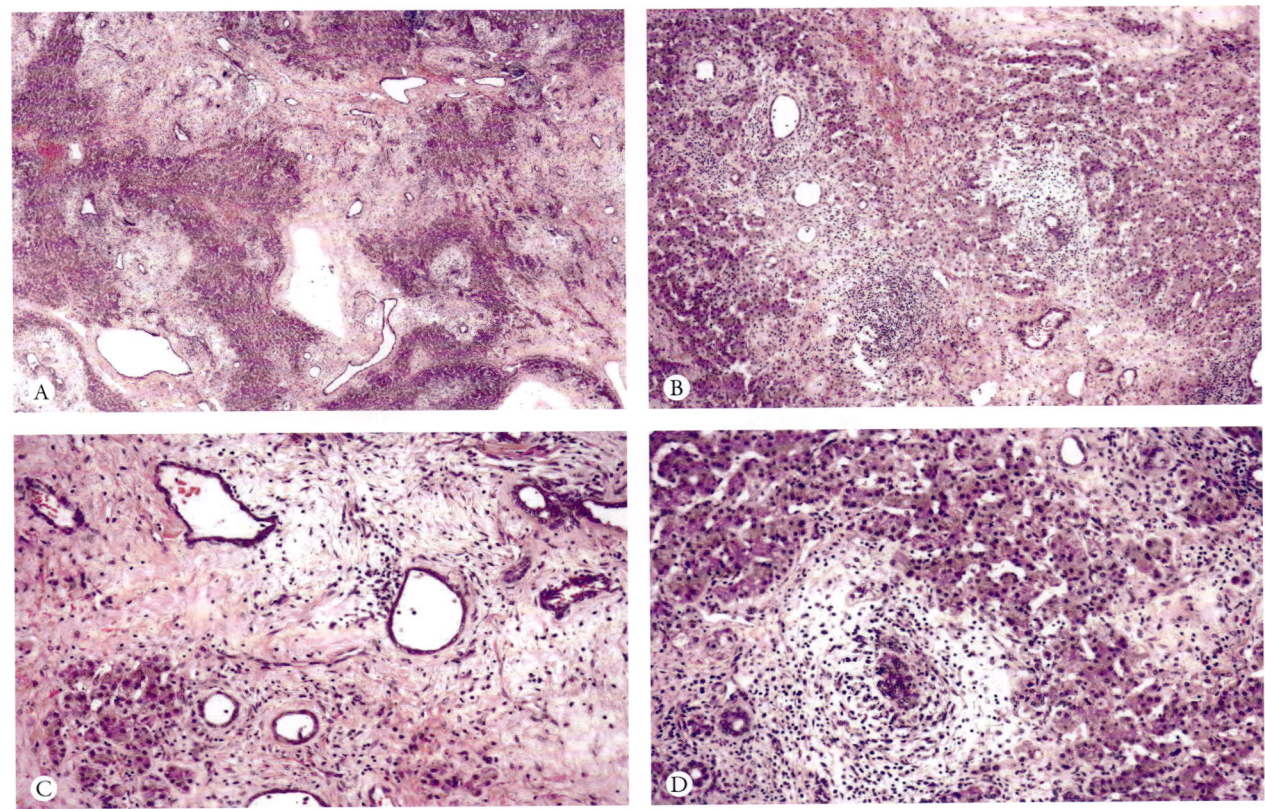

A. 病变区由间叶组织、淋巴血管样囊腔、分支状扭曲胆管和肝细胞岛混杂构成（低倍）；B. 上图高倍，各种成分分化成熟；C. 疏松间质内含扩张的胆管，周围为肝细胞岛（中倍）；D. 新生导管周围疏松间质内可见较多淋巴细胞浸润，各种成分分化成熟（中倍）。

图 7-6-43　肝间叶性错构瘤（冷冻切片）

六、肝转移性肿瘤

大多数恶性肿瘤可转移至肝脏，肝脏是仅次于区域淋巴结的常见转移部位。据文献报道，死于癌症的患者40%有肝转移。在成年人的肝转移肿瘤中常见的有肺癌、胃癌、胰腺癌、乳腺癌、结肠癌和恶性黑色素瘤等。间质肿瘤特别是胃肠道间质瘤、胰腺内分泌瘤和肺部间质瘤，也可转移到肝脏。在儿童中最常见的是Wilms瘤、神经母细胞瘤和横纹肌肉瘤等。在手术中冷冻切片诊断鉴别肝原发肿瘤或转移性肿瘤十分重要。

（一）转移性癌的基本病理特点

1. 大体标本表现　①多数转移瘤为多发，直径大小不等，有的不足1mm，或至数厘米。②转移性肿瘤常呈现中心凹陷的结节，特别是转移性结肠癌多伴有广泛坏死与纤维化。③转移性绒癌、血管肉瘤和甲状腺癌常见显著出血坏死灶。④有的转移瘤表现为分叶状，一般常见于乳腺癌。这是化疗导致肿瘤退变、实质塌陷及瘢痕收缩所致。

2. 组织学特征　①转移瘤常保留原发灶的组织学特征。②瘤细胞中胆汁的存在有助于原发性肝癌的确诊。③在条件具备的情况下，做一些快速特殊染色（参见第一章）有助于鉴别诊断。④在硬化性肝组织中，原发性恶性肿瘤比转移性肿瘤更为常见。

（二）转移性结直肠癌

常出现一个或多个边界不清的扇形灰黄灰白色结节，一些肿瘤呈双叶或哑铃形，可误认为是多灶性的孤立肿瘤，切面扁平、斑驳反映了广泛性坏死。显微镜下见大量结缔组织增生间质包绕恶性腺体，管腔内含有坏死的碎片具有特征性（图7-6-44），肿瘤手术前如经全身化疗或肿瘤栓塞呈现间质透明样变，肿瘤周边区恶性腺体多于中央区。

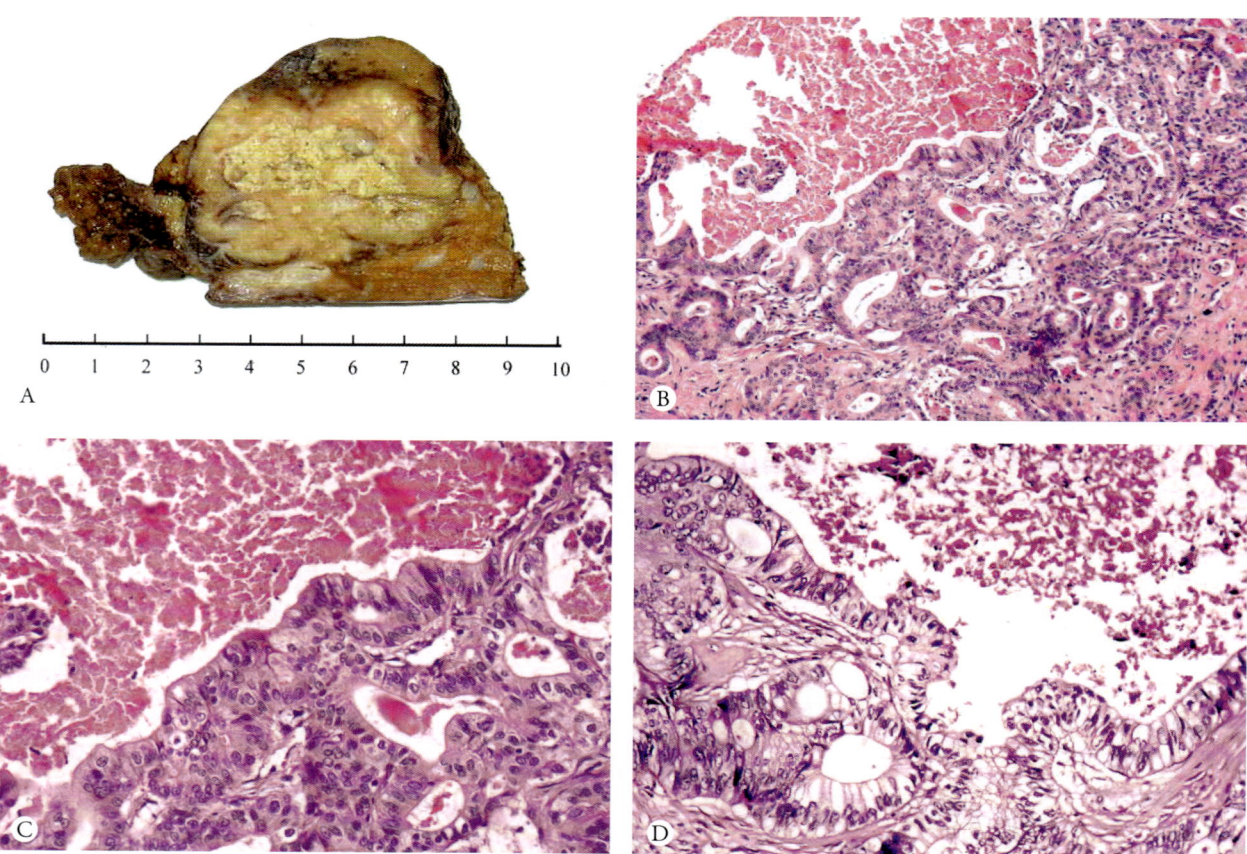

A. 大体标本，灰白色肿瘤，体积较大，中央显著坏死，无肝硬化；B. 癌组织由不规则腺管组成，可见大片坏死（中倍）；C. B图高倍，高柱状细胞提示肿瘤来自结直肠；D. 高柱状细胞排列成腺管状，胞质透明（高倍）。

图7-6-44　转移性结肠腺癌（冷冻切片）

(三)其他转移性腺癌

胃（图7-6-45）、胰腺（图7-6-46）、乳腺（图7-6-47）、肝外胆管和胆囊的转移性腺癌与肝脏良性胆道病变的鉴别非常重要。上消化道的转移性腺癌与胰胆管癌形态特征相似，它们大多数边界不清，由不规则的分隔、成角腺体和促结缔组织增生性间质组成。这些腺体可含黏蛋白或坏死细胞蛋白质碎片，但非胆汁。肿瘤细胞的细胞核大小不等，但核分裂和凋亡细胞碎片往往大而深染。转移性腺癌的鉴别诊断包括胆管错构瘤和胆管腺瘤。两个良性病变都是位于包膜下的小结节，多在剖腹探查时被发现，因此，也几乎都需要术中会诊。胆管错构瘤因边界清楚、透明变的间质和无细胞异型性很少与癌混淆，而胆管腺瘤在冷冻切片诊断时具有挑战性。

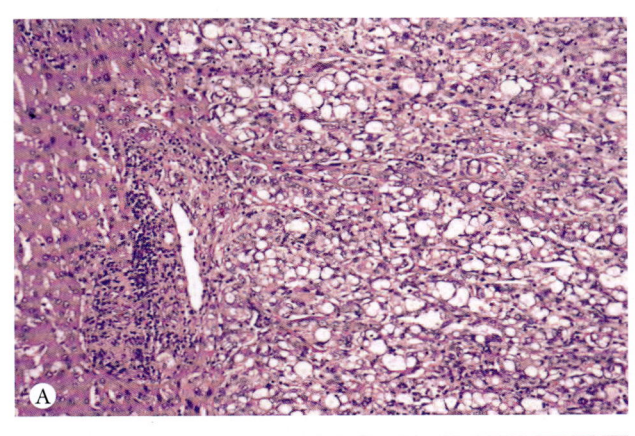

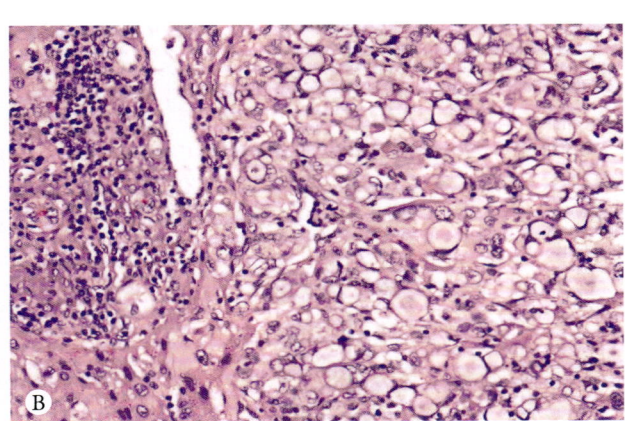

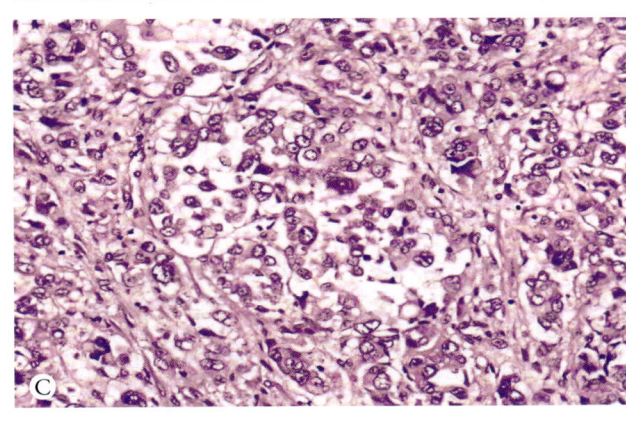

A. 纤维组织间质中可见大量空泡细胞（低倍）；B. 空泡细胞含大量黏液，提示来自胃肠道（高倍）；C. 显著异型的上皮样细胞呈腺泡状排列（高倍）。

图 7-6-45 转移性胃腺癌（冷冻切片）

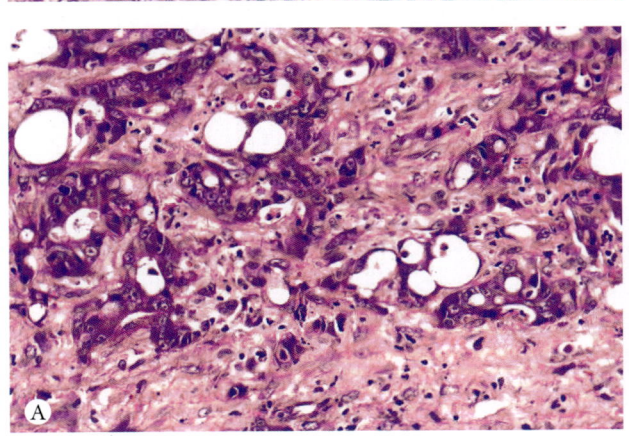

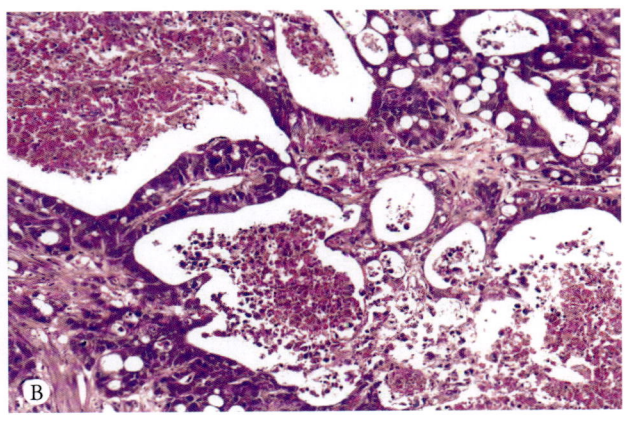

A. 癌细胞呈片状、腺管状或单个排列，有显著异型性，细胞间可见大量空泡，提示多来自胰腺（高倍）；B. 癌组织中大片坏死，细胞间可见大量空泡（高倍）。

图 7-6-46 转移性胰腺腺癌（冷冻切片）

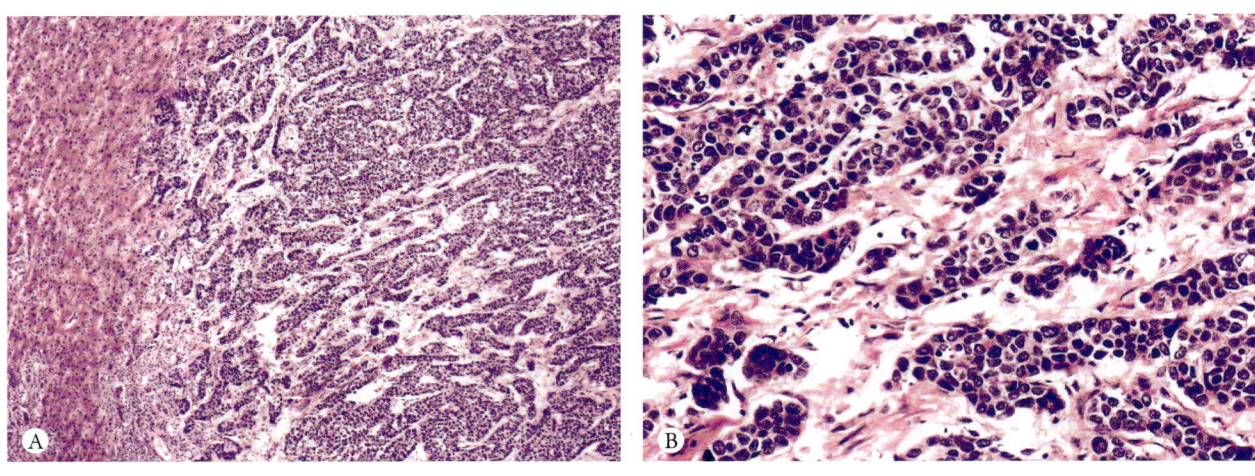

A. 癌组织呈片状或巢状排列，肿瘤交界处常见淋巴细胞浸润（低倍）；B. 片状或巢状排列的癌细胞间可见大量纤维间质，常提示来自乳腺或胆囊（中倍）。

图 7-6-47　转移性乳腺浸润性导管癌（冷冻切片）

（四）转移性神经内分泌肿瘤

肝脏的神经内分泌肿瘤大多数为转移性，肺和胰腺最常见。高分化的内分泌肿瘤大体表现为切面隆起，大的或经术前治疗的肿瘤可表现为退行性变和坏死。小肠远端、结肠和阑尾的转移性内分泌肿瘤多呈黄色或白色，而十二指肠和胰腺的转移性内分泌肿瘤由黄色向红褐色变化。显微镜下见细胞呈巢状和小梁状，核圆形，细胞质中等、呈均质状，有时肿瘤细胞有丰富的嗜酸性细胞质，可见浆细胞样细胞，大的、退行性表现的细胞核和核假包涵体。这些病变可以类似腺癌。低分化的肿瘤无明显的核分裂或单个细胞坏死，这两者多见于中等分化的肿瘤。典型的高分化转移性内分泌肿瘤含有透明变的间质，是具有诊断意义的线索，这种间质有别于转移癌的增生结缔组织和纤维板层型肝细胞癌，两者都需要与转移性内分泌肿瘤相鉴别，特别是当后者有细胞多形性时（图 7-6-48）。

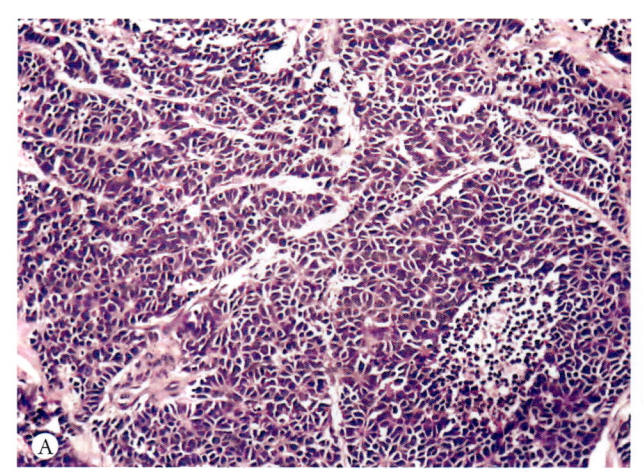
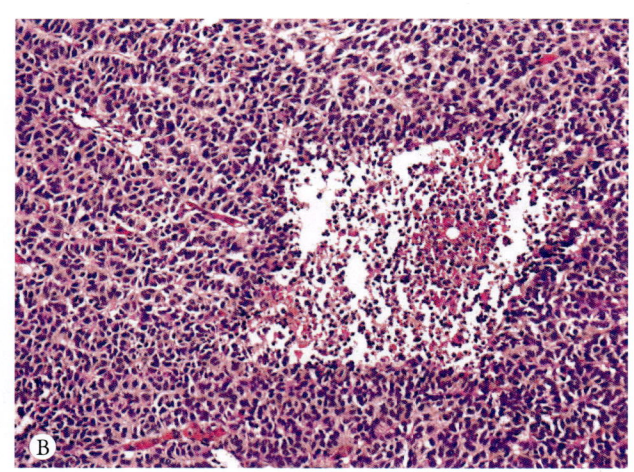

A. 小的多角形细胞被少量纤维组织分隔，可见菊形团（中倍）；B. 小的多角形细胞排列成片，常见大片坏死（中倍）。

图 7-6-48　转移性神经内分泌癌（冷冻切片）

(五)类似肝细胞癌的转移性肿瘤

临床上区别原发性和继发性肿瘤非常重要，前者可以手术切除，而后者通常不宜手术。各种上皮和非上皮恶性肿瘤转移到肝脏，类似肝细胞癌的表现。在这种情况下，评估非肿瘤性肝病可能会有所帮助，大多数原发性肝癌的发生与慢性肝损伤和（或）胆道损伤有关，而肝硬化患者的肝外恶性肿瘤通常不会发生肝转移，当肝肿瘤与肝的基础疾病无关时要考虑转移性肿瘤的可能性。黑色素瘤常转移至肝，至少1/3的患者无黑色素瘤病史。转移通常为多灶，广泛取代肝实质，肿瘤细胞呈器官样巢、假腺样或腺泡结构排列，类似肝细胞癌的表现，肿瘤细胞含有丰富的颗粒状嗜酸性胞质，大的偏心性细胞核（图7-6-49）。类似肝细胞癌的其他肿瘤，包括肾细胞癌（图7-6-50）、肾上腺皮质癌（图7-6-51）和胰腺起源的多形性内分泌肿瘤。所有这些类型的肿瘤可能包括丰富的嗜酸性胞质，核大、核仁明显的多角形细胞。如果临床诊断仅限于组织学检查，可能无法准确进行分类，通常需要临床病史和免疫组化染色加以鉴别。

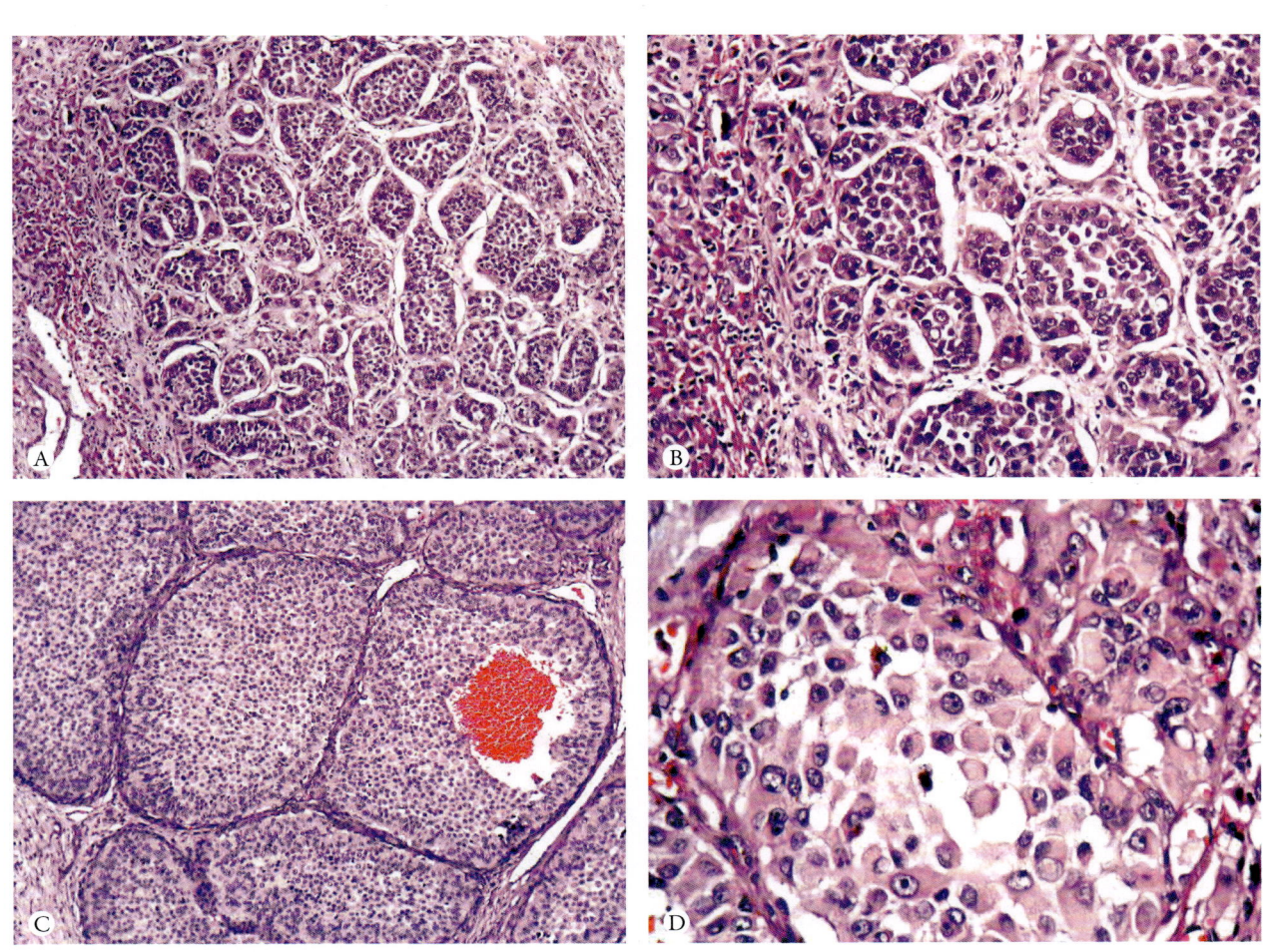

A.肿瘤细胞呈明显梁索状结构排列，类似于肝细胞癌，具有很大的欺骗性（中倍）；B.上图高倍，肿瘤细胞呈梁索或巢状排列，胞质嗜酸性；C.肿瘤细胞被薄层纤维组织分隔成巢（中倍）；D.肿瘤细胞核偏离中心，核仁显著，胞质嗜酸类似于横纹肌样细胞，常提示可能为黑色素瘤（高倍）。

图7-6-49 转移性黑色素瘤（冷冻切片）

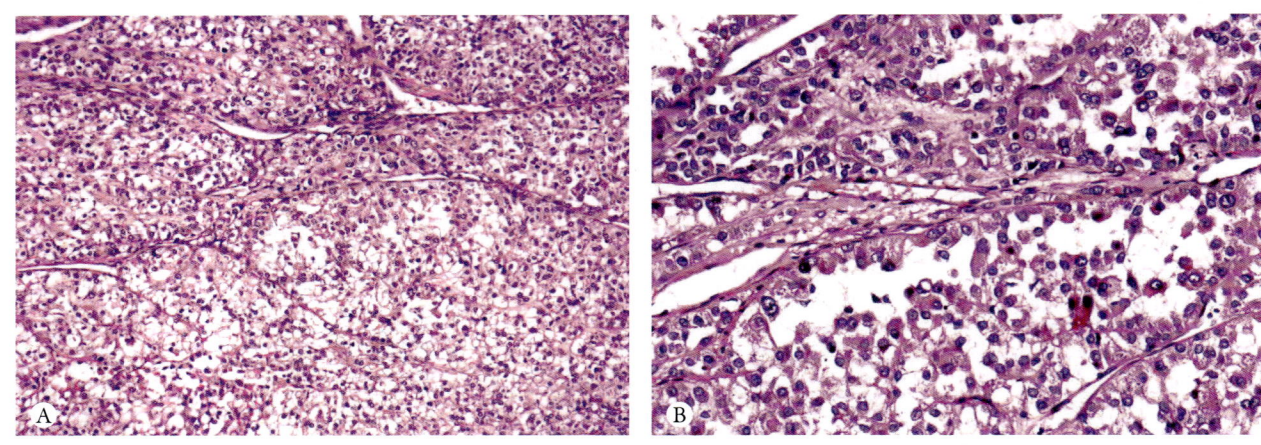

A. 透明的癌组织排列呈梁索状（低倍）；B. 上皮样癌细胞呈钉突样突起，胞质透明或嗜酸常提示来自肾和尿路上皮肿瘤（中倍）。

图 7-6-50　转移性肾透明细胞癌（冷冻切片）

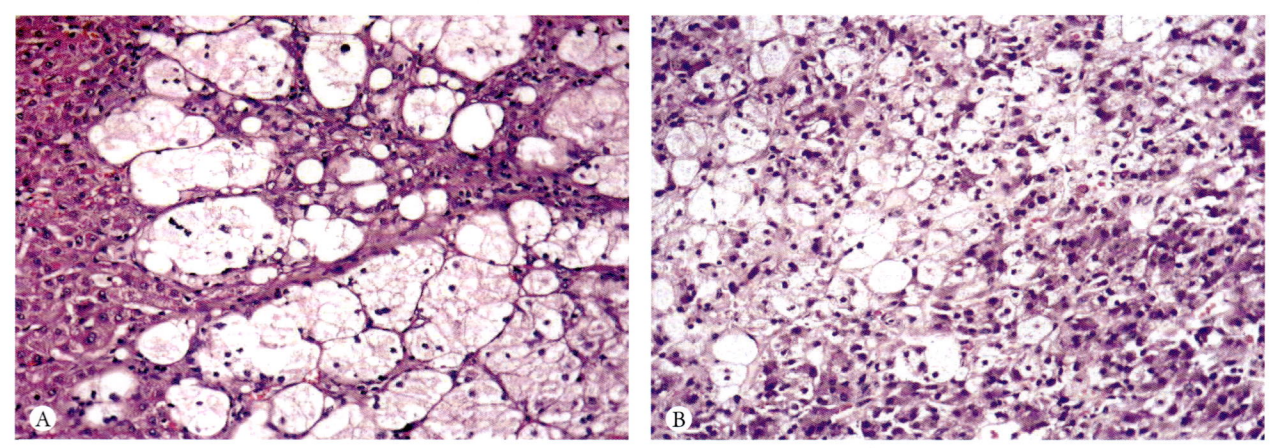

A. 肿瘤细胞松散排列，胞质呈泡沫样（中倍）；B. 泡沫样细胞和嗜酸性细胞交杂在一起常提示为肾上腺皮质癌（中倍）。

图 7-6-51　转移性肾上腺皮质癌（冷冻切片）

（六）转移性肉瘤

许多间叶性恶性肿瘤也可转移至肝脏，其中胃肠道间质瘤最为常见（图 7-6-52）。

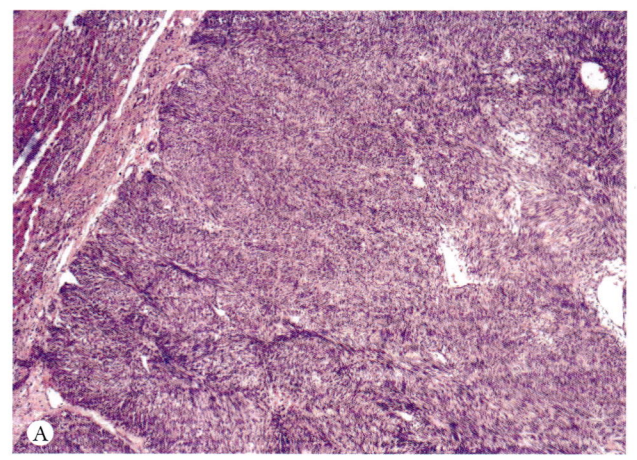
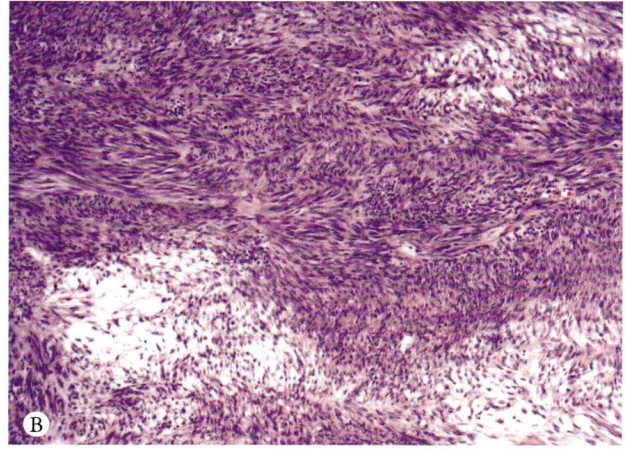

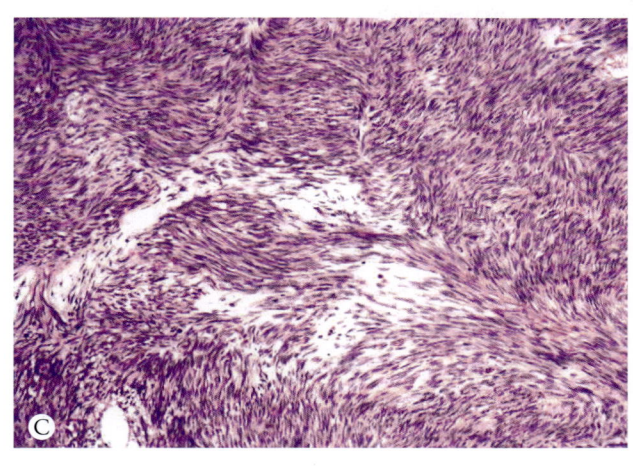
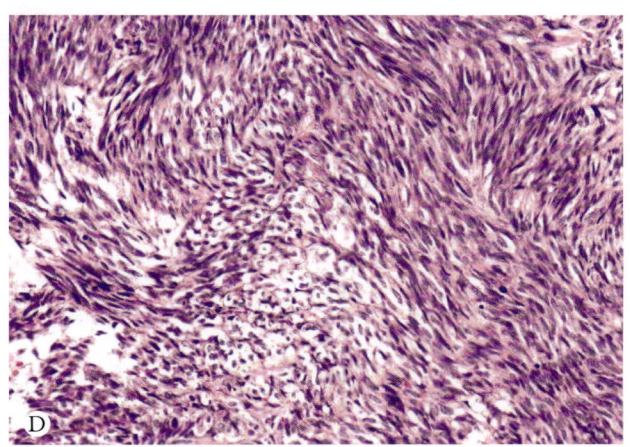

A.肿瘤由丰富的梭形细胞组成,其间有血管供应(低倍);B.细胞核呈栅栏状排列,伴黏液样变性(中倍);C.细胞核呈栅栏状排列,中央区有明显黏液样变性(中倍);D.肿瘤细胞呈栅栏状排列,瘤细胞间可见上皮样瘤细胞(高倍)。

图 7-6-52 转移性胃肠道间质瘤(冷冻切片)

【病例1】患者,女性,30岁,未婚。右上腹不适,有压痛,超声显示右肝占位性病变。临床诊断为肝癌,手术切除肝内肿瘤,大小为 6 cm×5 cm×5 cm,呈红褐色,伴大片出血及坏死。冷冻切片诊断为肝转移之绒癌(图7-6-53)。术中见双侧卵巢增大,切除右侧卵巢肿瘤,大小为 1.5 cm×1 cm×1 cm,表面包膜尚完整,切面出血及坏死明显。

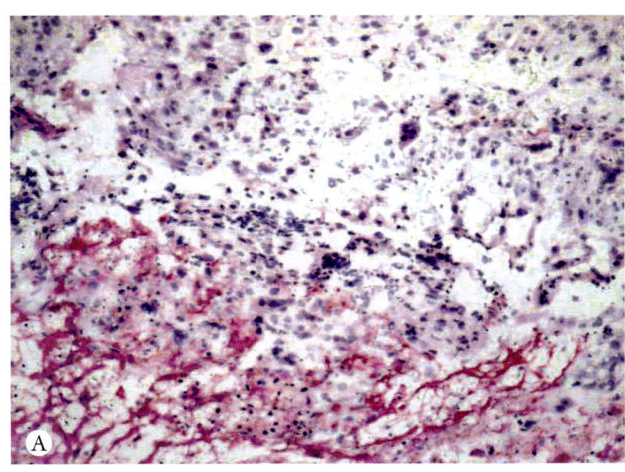
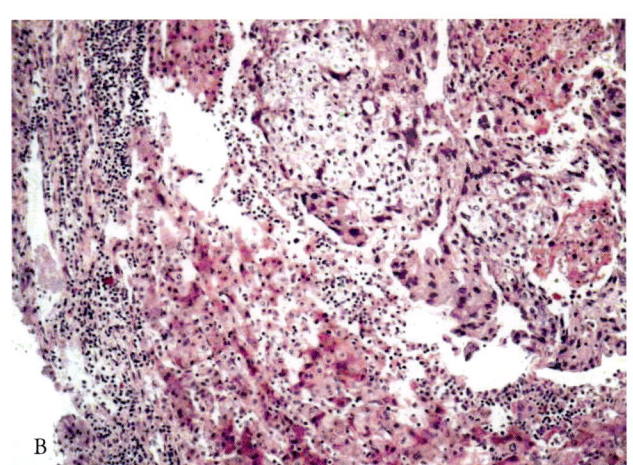
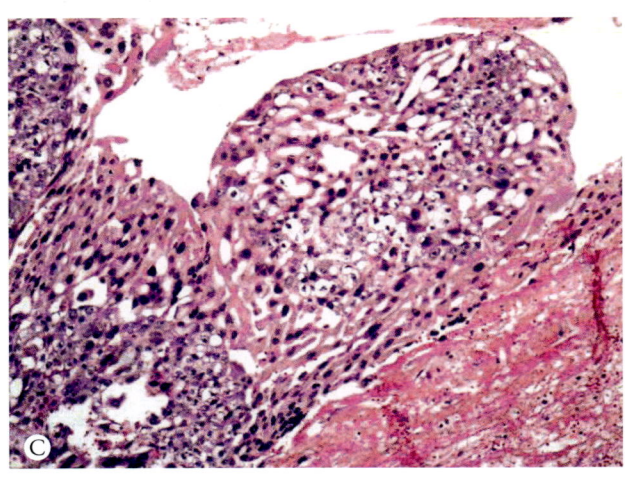

A.冷冻切片,肿瘤由滋养叶细胞和少数合体细胞组成,伴有出血,周边有少量肝组织(中倍);B.石蜡切片,肿瘤浸润于肝组织内(中倍);C.石蜡切片,卵巢内肿瘤,组织像与肝内肿瘤相同,见大片滋养叶细胞(免疫组化染色 HCG 阳性)。

图 7-6-53 肝转移性绒癌

【病例2】患者，男性，54岁，因肝脏占位入院，无既往病史。部分肝切除标本大小为10 cm×7 cm×5 cm，切面见灰白色结节状肿物，大小为6 cm×6 cm×4 cm，实性，边界尚清无包膜。镜下见短梭形细胞，部分区域呈血管外皮瘤样结构（图7-6-54）。术中诊断为间叶源性肿瘤，不除外转移性肿瘤。术后追问病史，5年前患者行左下肢因滑膜肉瘤手术，借切片会诊，最终诊断为肝转移性滑膜肉瘤。

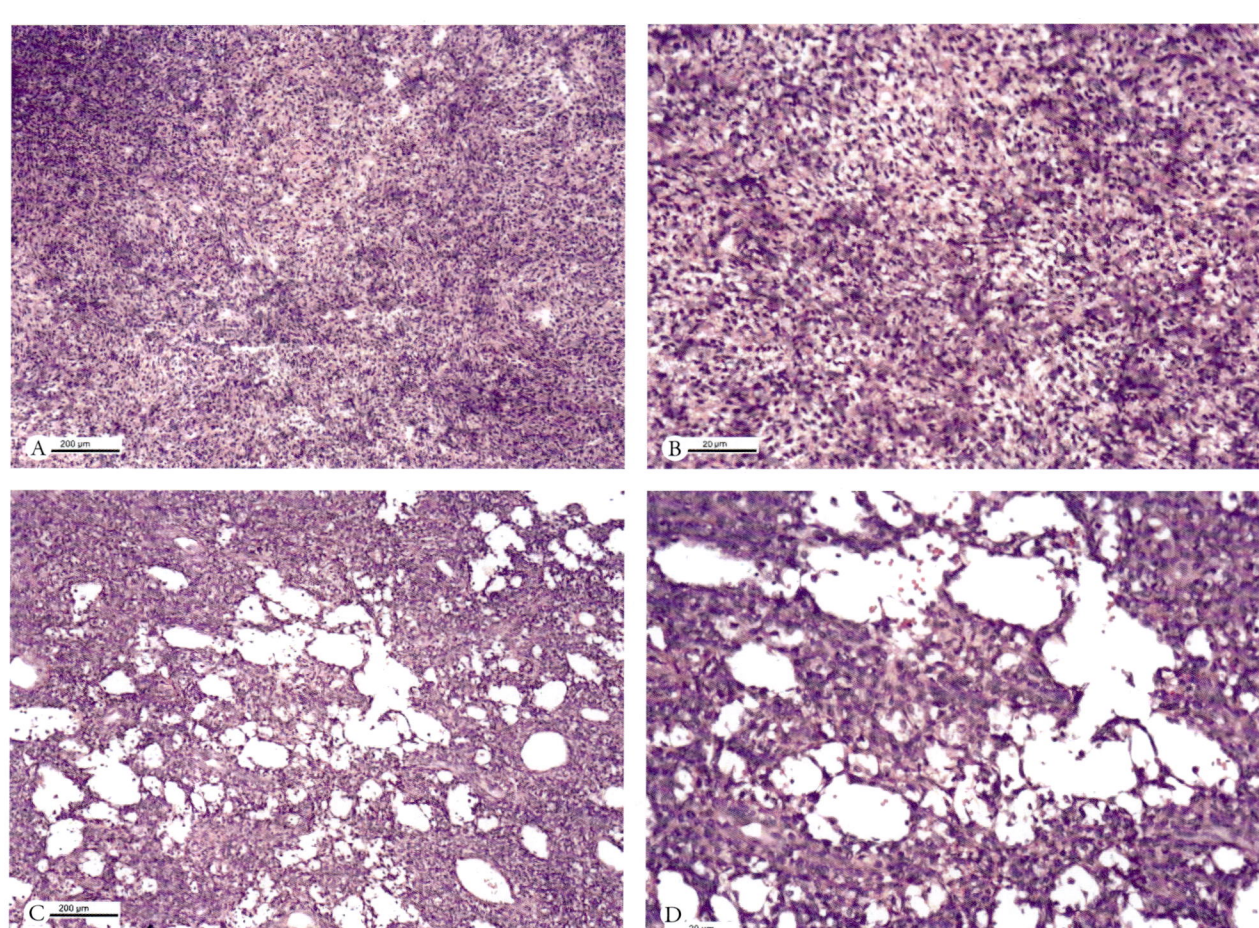

A.肿瘤由弥漫性、单一的短梭形细胞组成（低倍）；B.A图高倍，见弥漫性、单一的短梭形细胞；C.肿瘤内可见大小不等囊腔（低倍）；D.C图高倍，单一的短梭形细胞间可见大小不等的囊腔。

图7-6-54　肝转移性（滑膜肉瘤冷冻切片）

点评

（1）大多数恶性肿瘤可发生肝转移，许多肿瘤的形态学类似于肝脏原发性恶性肿瘤，形态学难以辨认。

（2）最后确诊必须结合临床和影像学资料，大多数病例能够确诊，对临床病史掌握不全、以转移性肿瘤为首发症状的病例可导致病理诊断错误。少数病例临床病史提供不全的，病理诊断有可能发生差错，甚至石蜡切片也可能难以确诊。一旦形态学与肝脏原发肿瘤不符时，应追问既往肿瘤病史，并提示临床寻找相关部位有无肿瘤。

第七节　胆囊肿瘤及瘤样病变

在胆囊炎手术中偶然可发现胆囊腺癌，外科医师遇到狭窄、增厚或变色的胆囊时应行冷冻切片会诊，以排除腺癌的可能。病理医师在冷冻切片检查时会遇到类似肿瘤的非肿瘤性病变，冷冻切片对区分良、恶性具有较高的敏感性和特异性。

一、胆囊良性肿瘤及瘤样病变

（一）胆固醇沉积症和胆固醇性息肉

4%～8%的胆囊切除术患者发现存在胆固醇沉积和胆固醇息肉。对直径＞1 cm的息肉应注意有无恶性肿瘤的可能，并进行术中病理检查。大体上胆固醇沉积的胆囊黏膜可见散在黄白色条纹或斑块，由富含胆固醇等脂质的巨噬细胞形成；胆固醇性息肉为黄白色结节，表面光滑，可见数量不等的绒毛突起，内含大量巨噬细胞（图7-7-1）。

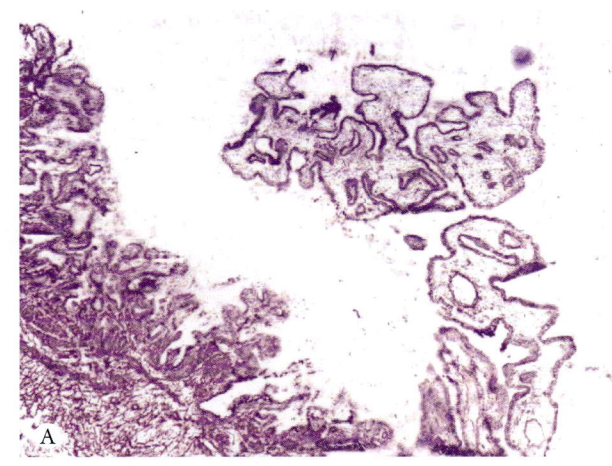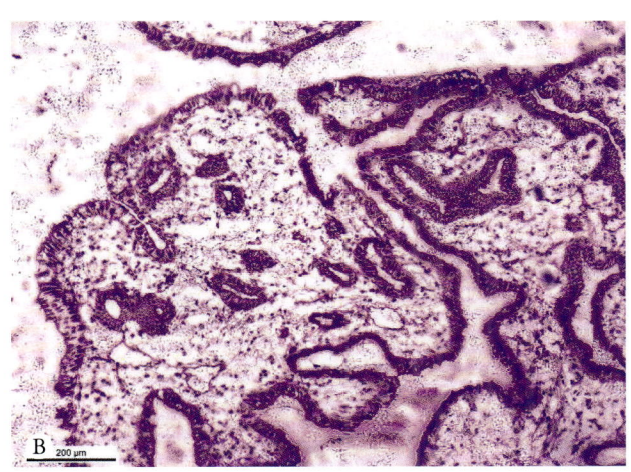

A.桑葚状息肉，位于胆囊黏膜表面（低倍）；B.上图高倍，可见息肉外围胆管上皮细胞，内部可见大量泡沫样组织细胞。

图 7-7-1　胆囊胆固醇息肉（冷冻切片）

（二）黄色肉芽肿性胆囊炎

黄色肉芽肿性胆囊炎是慢性胆囊炎的一种类型，因炎症导致胆囊壁显著增厚，并可累及相邻结构如肝、结肠、小肠和腹壁。炎症改变常使囊壁各层分界不清，呈现出类似恶性肿瘤的表象，因此在胆囊切除时常进行术中冷冻检查。黄色肉芽肿性胆囊炎主要是炎症累及 Rokitansky-Aschoff 窦，导致胆汁和胆固醇从胆囊壁外溢，腔外胆汁诱发异物巨细胞反应，表现为大量急慢性炎细胞、泡沫样组织细胞和纤维母细胞构成的肉芽肿，并可见广泛纤维化（图7-7-2）。

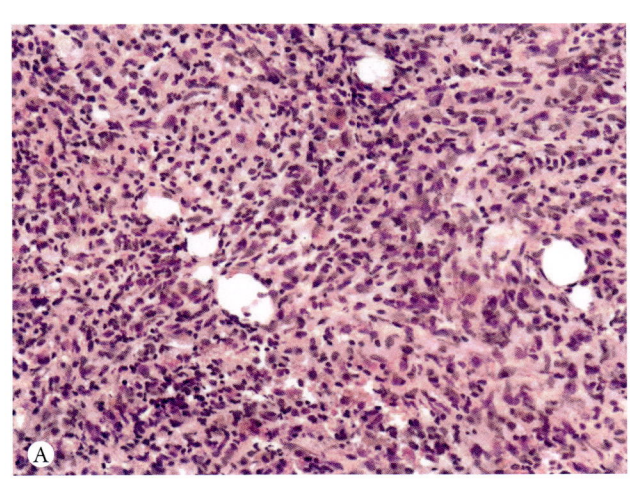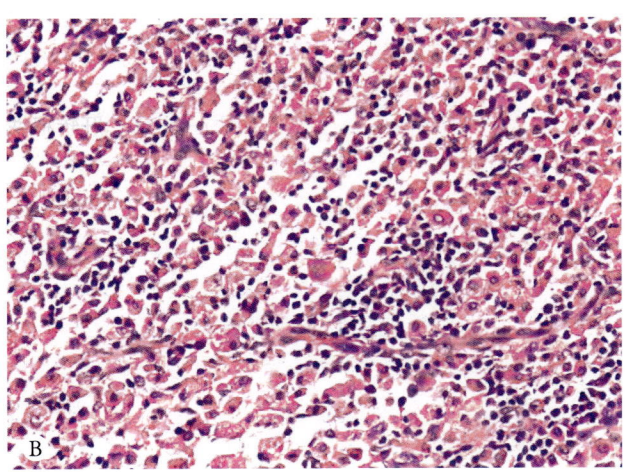

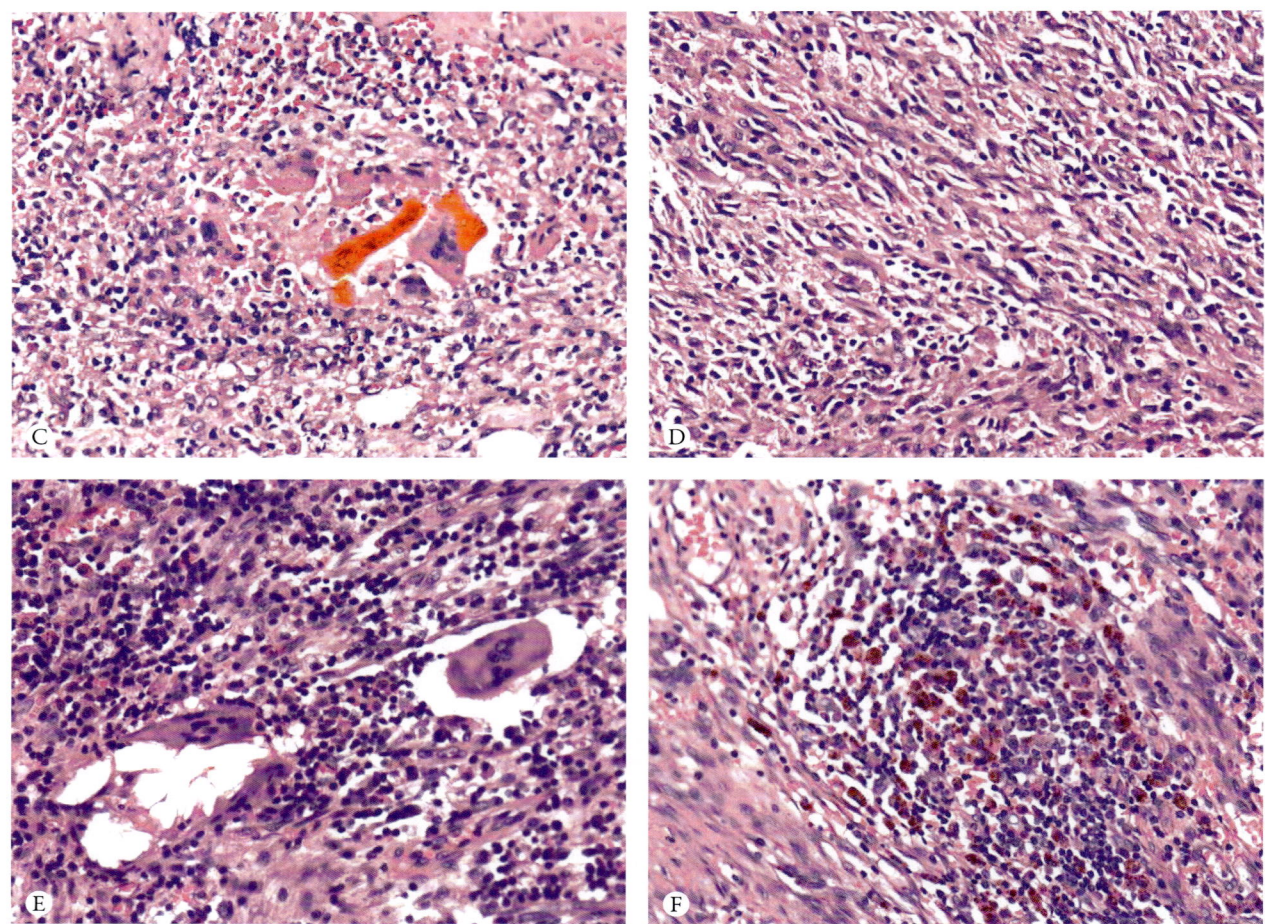

A.冷冻切片，胆囊壁可见大量慢性炎细胞（中倍）；B.冷冻切片，胆囊壁可见大量慢性炎细胞、泡沫状组织细胞（中倍）；C.冷冻切片，可见慢性炎细胞和异物巨细胞（中倍）；D.冷冻切片，病变由慢性炎细胞和增生的成纤维细胞构成（中倍）；E.石蜡切片，可见慢性炎细胞和异物巨细胞（中倍）；F.石蜡切片，病变可见大量慢性炎细胞和吞噬含铁血黄素的组织细胞（中倍）。

图7-7-2　黄色肉芽肿性胆囊炎

（三）Rokitansky-Aschoff窦

Rokitansky-Aschoff（R-A）窦是胆囊形成的假憩室，是慢性胆囊炎诊断的依据，R-A窦位于肌层，也可延伸至胆囊肌壁外的结缔组织。R-A窦内衬胆管上皮细胞，与被覆黏膜的细胞相似，通常垂直于胆囊腔（图7-7-3）。典型的R-A窦和侵袭性腺癌差别明显，特别是异型增生和炎症诱导的反应性上皮改变常与腺癌相似，在冷冻切片时易混淆。R-A窦可扩张和破裂，导致窦壁被挤压的黏液聚集，一些黏液池包含脱落的胆道上皮碎片，与腺癌相似。憩室破裂引起纤维性炎症的间质反应，与癌促结缔组织形成相似。应清楚胆囊黏液性腺癌少见，即使存在，亦伴有普通腺癌成分。破裂的R-A窦也可出现与毗邻神经 上皮紊乱，与癌的嗜神经侵袭相似。此外，有时在胆囊的浆膜下结缔组织出现类似R-A窦的腺管结构，但较小，称Luschka导管，常聚集成群，与肝内胆管上皮细胞相似，当它们出现在胆囊壁外时可与侵袭性癌混淆。患急性胆囊炎和浆膜炎的患者，异常导管呈明显增生，在这种情况下，增殖的小胆管沿着胆囊窝，在浆膜下呈线型排列，导管可表现轻微的细胞异型性，但细胞核圆形、光滑，无核分裂。R-A窦和腺癌的鉴别见表7-7-1。

表 7-7-1　胆管良性病变和胆囊腺癌的鉴别特征

特征	异常胆管	R-A 窦	腺肌病	腺癌
巨检	胆囊炎	胆囊炎，壁囊肿	壁结节，壁囊肿	边限不清的团块，息肉
病理特点				
上皮特点	在肝床或浆膜处形成，小胆管的局限型增殖	垂直管腔形成，局限的壁囊肿	垂直管腔形成，局限的小腺体增殖	平行管腔形成，不规则腺体随意增殖
与管腔的联通	缺乏	存在	缺乏	缺乏
挤压的黏蛋白	缺乏	偶见，很少包含非肿瘤性上皮	缺乏	偶见，可能包含肿瘤性上皮
腺体形态	小而圆的管状，细胞学无特点	囊性腺体，细胞学无特点	囊状和小管状，细胞学无特点	成角腺体，细胞学恶性变

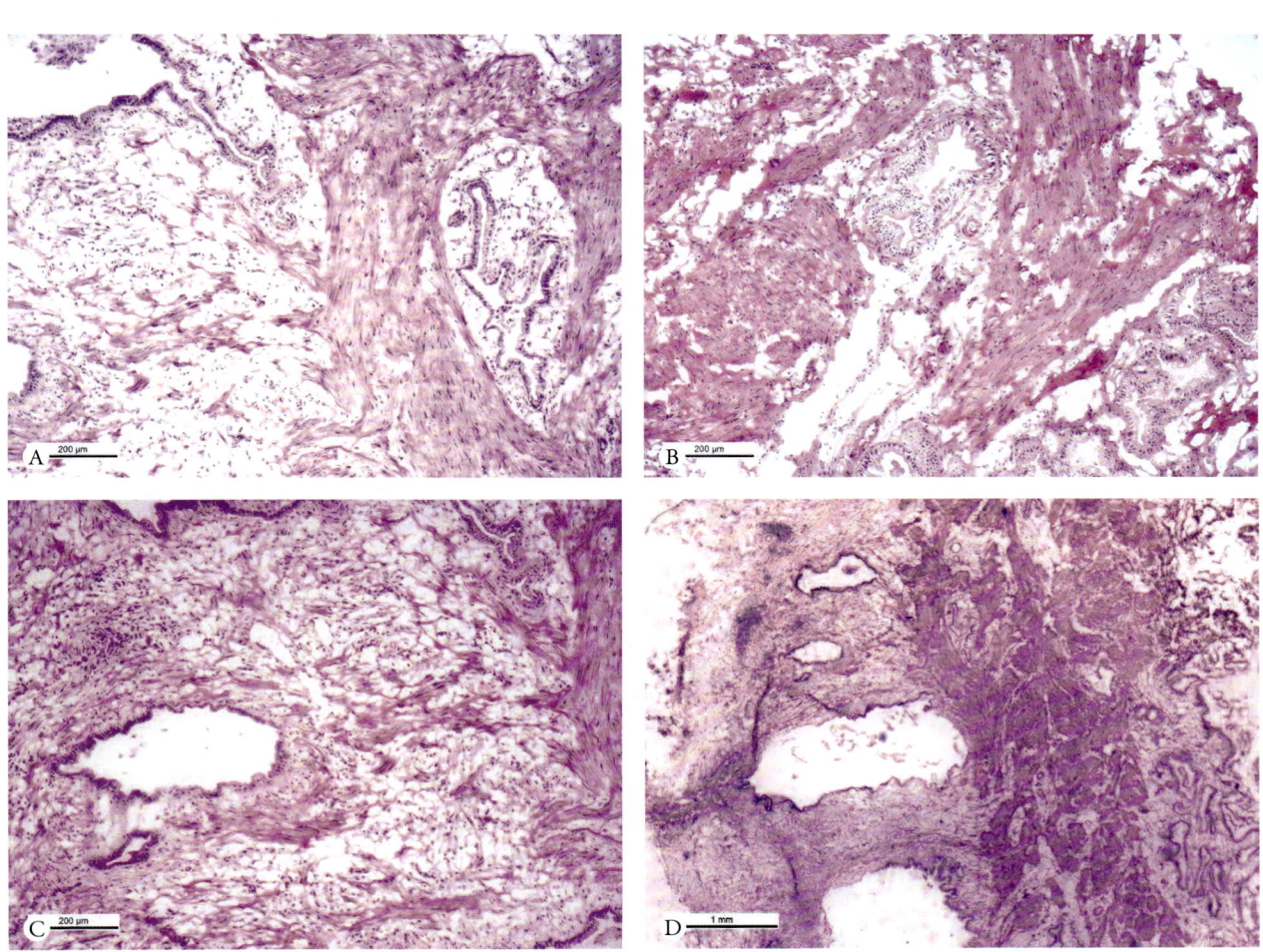

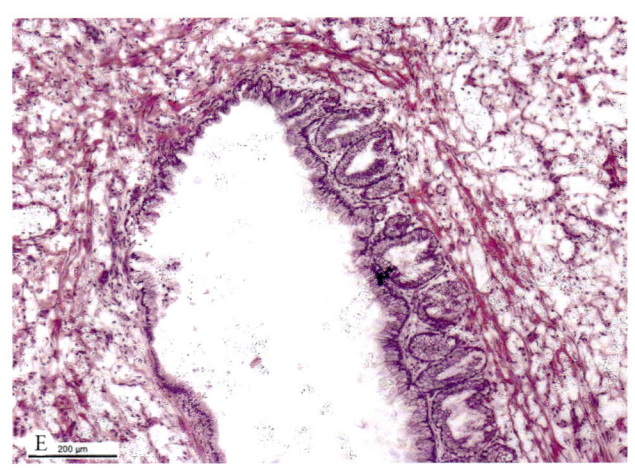 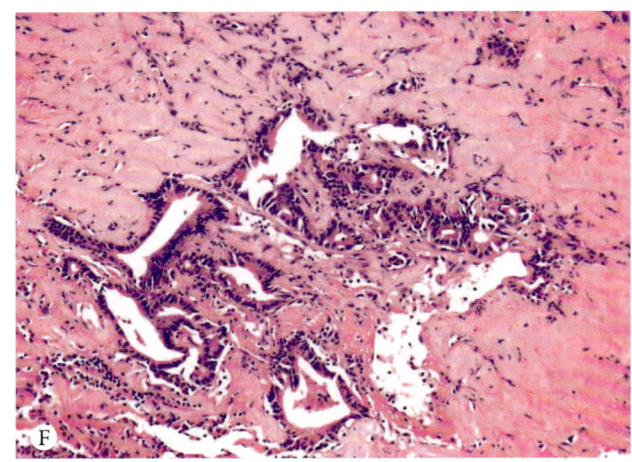

A. 冷冻切片，胆囊壁肌层内可见大量腺体（R-A 窦）（低倍）；B. 冷冻切片，R-A 窦内衬柱状上皮，核位于基底部（低倍）；C. 冷冻切片，R-A 窦陷入外膜层（低倍）；D. 冷冻切片，C 图高倍，见外膜层内 R-A 窦；E. 冷冻切片，外膜层内 R-A 窦由幽门腺样腺体组成，核位于基底部（低倍）；F. 石蜡切片，纤维化囊壁组织内可见管状腺体，部分腺体扭曲，核位于基底部（中倍）。

图 7-7-3　Rokitansky-Aschoff 窦

（四）胆囊腺肌瘤和腺肌瘤样增生

毗邻 R-A 窦的平滑肌细胞肥大和增生导致胆囊壁的弥漫性或局限性增厚，分别称为腺肌瘤样增生和腺肌瘤。腺肌瘤样增生的胆囊壁呈现非常明显的囊性扩张，而腺瘤在病灶中可为实性或囊性。囊肿内衬良性胆道上皮，被肥大的平滑肌束包围（图 7-7-4）。一些腺肌瘤含有陷入平滑肌的增殖性小管。在腺肌瘤样增生中，神经周围和神经内可见上皮结构，但缺乏恶性肿瘤的细胞学特点，不应诊断为恶性肿瘤。

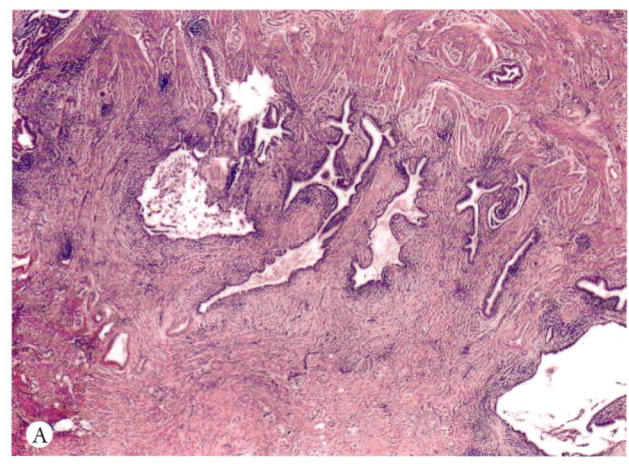 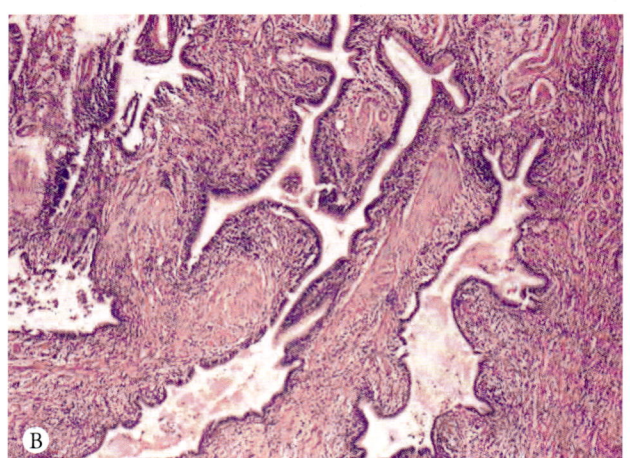

A. 冷冻切片，胆囊壁肌层内 R-A 窦明显囊性扩张，呈结节状（低倍）；B. 冷冻切片，上图高倍，囊性扩张的 R-A 窦间平滑肌细胞增生。

图 7-7-4　胆囊腺肌瘤

（五）胆囊腺瘤

胆囊腺瘤的形态特征依其细胞特点分为幽门腺型、肠型、胆管型腺瘤。幽门腺腺瘤最常见，由密集的腺体组成，伴少量间质，细胞呈圆形、规则，细胞核位于基底部，腺管内含中性黏蛋白，与十二指肠 Brunner 腺体和幽门区的胃腺相似，亦可出现鳞状上皮化生，增加诊断难度，偶见潘氏细胞或杯状细胞；肠型腺瘤与结肠腺瘤相似，伴有明显异型增生，且增生呈低级别；胆管型腺瘤罕见，它们含有与正常胆囊类似的上皮，通常呈现低级别改变（图 7-7-5）。多灶性胆囊腺瘤又称乳头状瘤病，与高级别异型增生、复发风险及侵袭性腺癌相关。

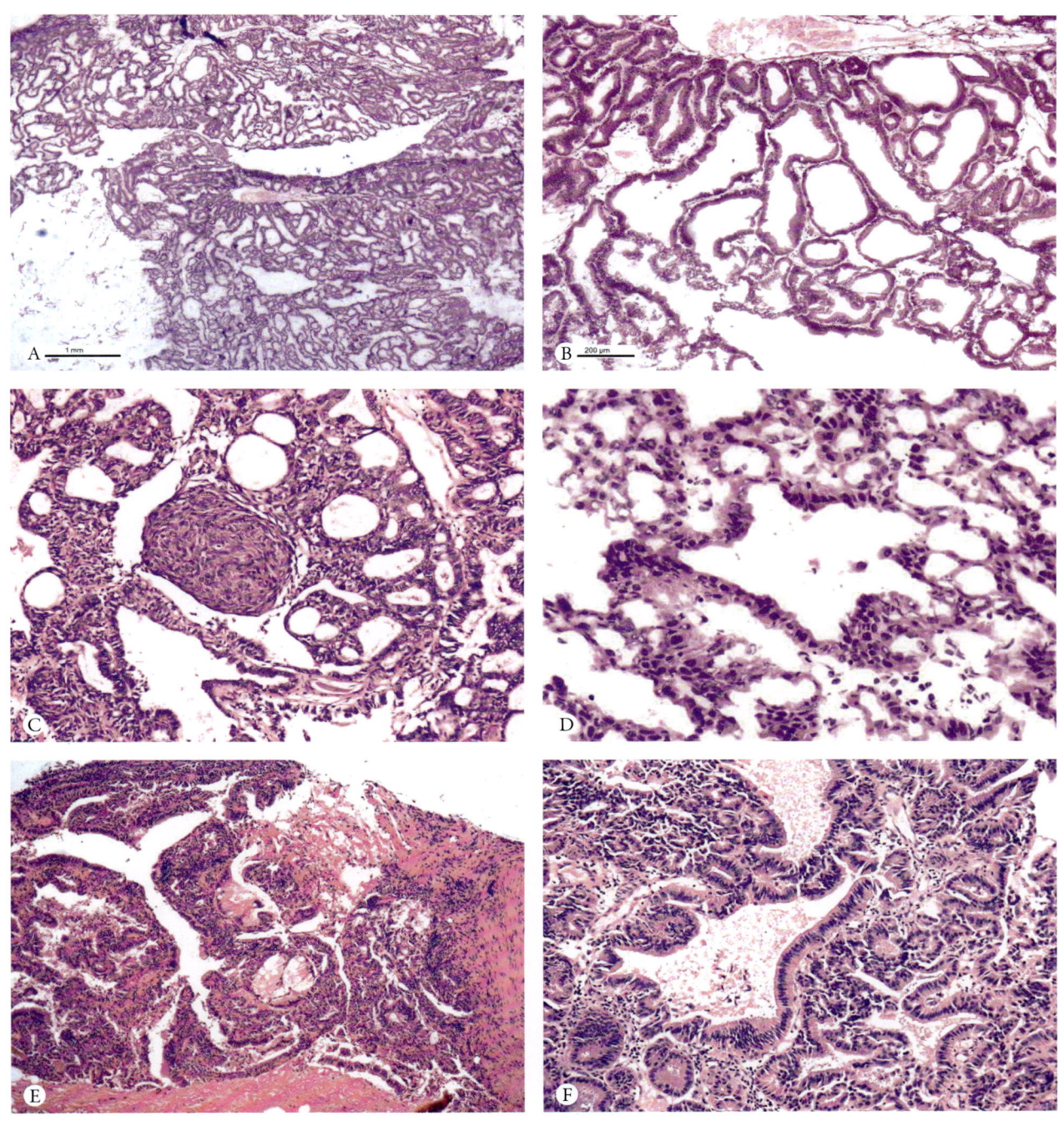

A.冷冻切片，肿瘤由大小不等的腺管组成（低倍）；B.冷冻切片，腺体囊性扩张，内衬立方或柱状上皮（低倍）；C.冷冻切片，瘤组织内出现鳞状上皮化生（中倍）；D.冷冻切片，腺体衬覆分泌黏液的立方或柱状上皮，细胞轻度异型（中倍）；E.冷冻切片，图示紧密排列的腺体和少纤维间质（中倍）；F.石蜡切片，图示腺体排列规则，衬覆分泌黏液的立方或柱状上皮（中倍）。

图 7-7-5　胆囊腺瘤

二、胆囊癌及其癌前病变

（一）胆囊乳头状肿瘤

胆囊内乳头状肿瘤属于癌前病变，以复杂的乳头状结构为特征，含有胆管型或肠型上皮，并呈低级别至高级别异型增生（图 7-7-6）。高级别病变可能与浸润癌有关，称乳头状癌。胆囊内乳头状肿瘤和胆囊腺瘤在冷冻切片检查时常难以鉴别，也没有必要，因为大多数病例均已行胆囊切除术。

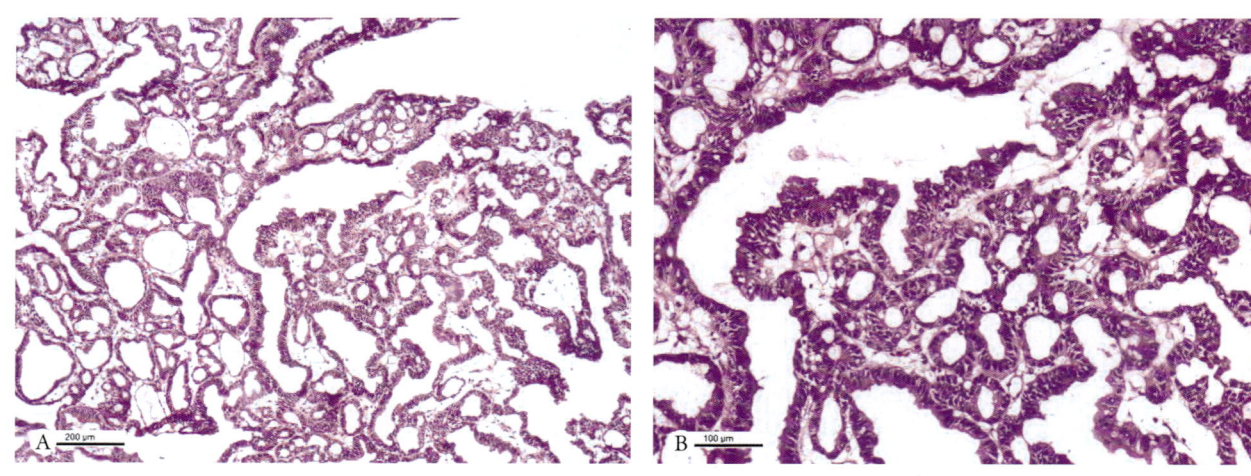

A.冷冻切片，肿瘤由管状腺体和乳头状结构混合组成（低倍）；B.冷冻切片，乳头状结构表面被覆柱状上皮，细胞明显异型（中倍）。

图 7-7-6　胆囊的乳头状肿瘤

（二）胆囊癌

胆囊癌是一种具有侵袭性和致死性的疾病，手术切除是治愈此病最好的选择。仅 15%～40% 的胆囊癌患者适合手术切除。尽管完整切除了肿瘤，但仍频繁出现复发和转移。

肿瘤的病理分期是决定肿瘤能否治愈的最重要因素，要求病理医师在术中评估胆囊癌的浸润深度。局限于固有层（T1a）的癌通常发生在胆囊腺瘤，这些早期癌的淋巴结转移概率小于 2.5%，可行简单胆囊切除术，并对胆囊管边界的冷冻切片进行检查。累及固有肌层（T1b）的进展性肿瘤可用同种方式治疗，或行胆囊根治切除术并切除肝床，这些癌症约 20% 伴随着区域淋巴结转移，且经常出现淋巴血管侵犯，胆囊切除术后复发率高（30%～60%）。

侵犯肌层间结缔组织的肿瘤（T2）需要进行伴 IVb/V 肝段切除的胆囊切除术和周围淋巴结清扫术。浆膜穿孔或累及邻近器官的胆囊癌（T3）若可能切除，应将所有累及器官整块切除。

浸润性胆囊腺癌呈现息肉状、外生型或弥漫浸润性肿瘤，息肉状肿瘤柔软、易碎，而弥漫浸润性癌由于存在结缔组织增生呈现出坚硬、灰白色、凹凸不平的状态（图 7-7-7）。大多数胆囊腺癌在组织学上类似于胰管和胆管腺癌，恶性腺上皮伴间质反应及嗜神经浸润（图 7-7-8）。肿瘤细胞呈立方到柱状，早期胆囊癌当病变局限于固有层或固有肌层时，可见复杂的、互相融合的腺体，但缺乏结缔组织，增加了病理诊断的难度。

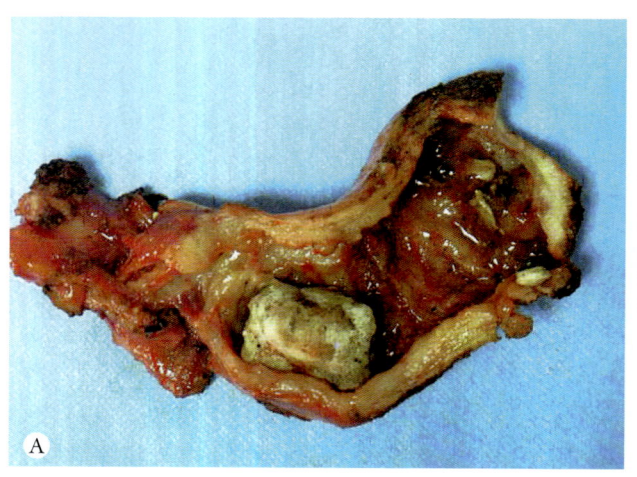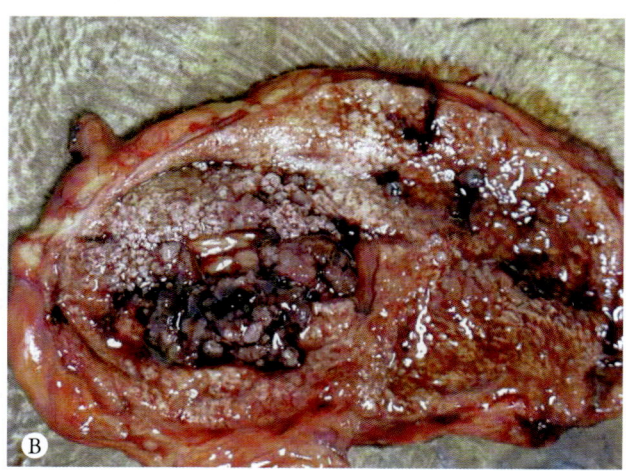

A.肿瘤位于胆囊颈部，表面隆起；B.肿瘤位于胆囊体部，浅表隆起，表面呈颗粒状。

图 7-7-7　胆囊腺癌（大体标本）

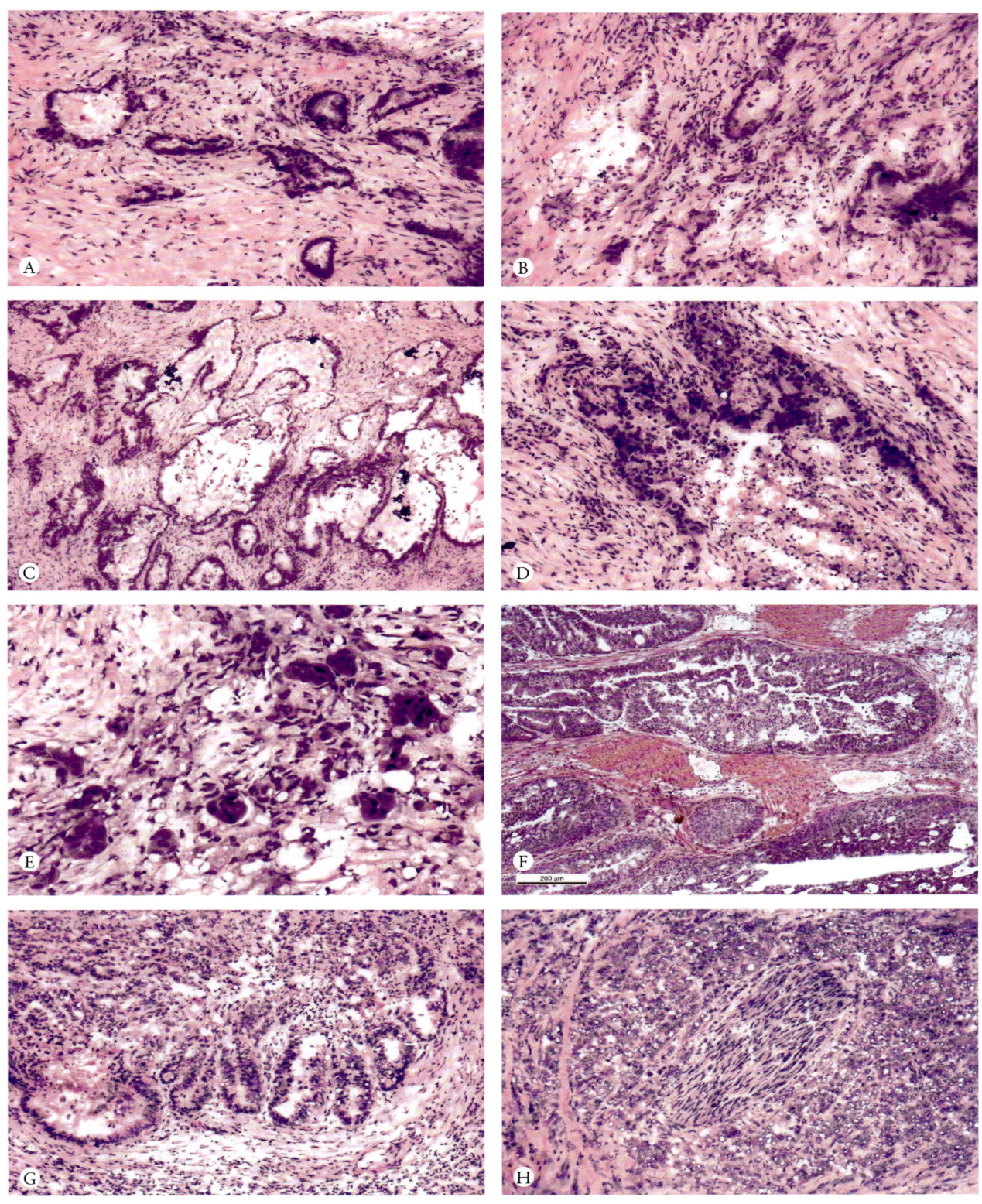

A. 胆囊壁内不规则腺体嵌入纤维组织间质，成角腺体有助于诊断（中倍）；B. 癌性腺体显著分泌黏液，出现腺体破裂有助于诊断（中倍）；C. 浸润性腺癌的腺体互相融合，明显异型，一些黏液空泡明显（中倍）；D. 中等分化的癌细胞呈条索状排列，周围间质呈炎性反应（中倍）；E. 明显异型的癌细胞呈单个或巢状嵌入纤维组织间质（高倍）；F. 中等分化的癌细胞呈乳头状、片状或巢状排列（中倍）；G. 明显异型的癌细胞排列呈乳头状（中倍）；H. 低分化的癌细胞侵犯神经组织（中倍）。

图 7-7-8　胆囊腺癌（冷冻切片）

三、间叶肿瘤

胆囊和胆管的原发间叶性肿瘤不常见，但可发生平滑肌、脂肪、血管、周围神经鞘分化的良恶性肿瘤，以及CD117阳性的胃肠道间质瘤。颗粒细胞瘤是胆囊最常见的良性间叶性肿瘤，由富含嗜酸性、颗粒状胞质和有小而均一胞核的细胞组成。胆囊的原发性恶性间叶性肿瘤极为罕见，其中胚胎性横纹肌肉瘤最常见，通常发生在5岁以下的儿童中，肿瘤呈息肉状，表面为良性的上皮细胞，其下由密集肉瘤细胞组成。

点评

（1）胆囊腺瘤，特别是乳头状腺瘤可呈现不同程度的异型性，诊断中要注意识别。

（2）胆囊腺瘤可出现多种化生，以鳞状化生常见，不要误诊为鳞癌或腺鳞癌。

（3）R-A窦可出现异型增生，不要将其误诊为浸润性癌。

（4）胆囊癌的冷冻切片检查需注意以下3种情况：①评估胆囊管的边界，胆囊管边界的病理学评估不一定准确，因为胆囊的浸润性腺癌可累及胆囊管上皮，或与胆囊管的异型增生相关，肿瘤可累及胆囊管壁，表现出嗜神经性侵袭。②评估是否充分切除肝床，肝床边界的冷冻切片分析常很明确，因为大多数胆囊癌呈明显恶性，但累及肝床的分化较好的腺癌与Luschka胆管相似。癌的鉴别点包括大小不等的腺体紊乱排列和累及胆囊壁全层，而不像Luschka胆管仅局限于外膜或浆膜下组织的小管呈线型增殖。③肝脏、网膜或腹膜的转移性胆囊腺癌大体上与其他部位转移癌相似，出现一个或多个质硬灰白结节，结节由嵌入丰富胶原间质的浸润性腺体组成。

（梁智勇　朱明华　笪冀平　毛歆歆）

参考文献

[1] 陈乐真. 手术中病理诊断图鉴[M]. 北京：科学技术文献出版社，2005：398-438.

[2] 陈乐真. 手术中病理诊断图鉴[M]. 2版. 北京：科学技术文献出版社，2016.

[3] TAXY J B, HUSAIN A N, MONTAG A G. Biopsy Interpretation：The Frozen Section[M]. 2nd Ed. Philadelphia：Lippincott Williams & Wilkins, 2014：260-341.

[4] ARGANI P, CIMINO-MATHEWS A. Intraoperative Frozen Sections：Diagnostic Pitfalls[M]. New York：Demos Medical, 2014：123-198.

[5] MIEDEMA J R, HUNT H V. Practical issues for frozen section diagnosis in gastrointestinal and liver diseases[J]. J Gastrointestin Liver Dis, 2010, 19（2）：181-185.

[6] FERNÁNDEZ, JUAN ÁNGEL, GÓMEZ-RUIZ, et al. Clinical and pathological features of "small" GIST （≤ 2 cm）. What is their prognostic value? [J]. European Journal of Surgical Oncology, 2018, 44（5）：580-586.

[7] Edited by the WHO Classification of Tumours Editorial Board. WHO Classification of Tumours[M]. 5th Edition. Lyon（France）：Digestive System Tumours, 2019.

[8] S. Lopez Gordo, C. Bettonica, M. Miró, et al. Gastric and Small Intestine Gist：Results of 156 Cases in 20 Years[J]. Journal of Gastrointestinal Cancer, 2021, 53（2）：451-459.

[9] JULIAN MUSA, SARAH M. KOCHENDOERFER, FRANZISKA WILLIS, et al. The GIST of it all：management of gastrointestinal stromal tumors（GIST）from the frst steps to tailored therapy. A bibliometric analysis[J]. Langenbeck's Archives of Surgery, 2024（1）：409.

[10] TOMÁŠ JIRÁSEK, VÁCLAV MANDYS. Changes in histopathological classifi cation of neuroendocrine tumors in 5th edition of WHO classifi cation of gastrointestinal tract tumors

(2019) [J]. Cesk Patol, 2020, 56 (4): 207-211.

[11] YANTISS R K, PANARELLI N C. Frozen France: Section Library: Appendix, Colon, and Anus. Springer Science Business Media, LLC, 2010.

[12] YOUNES M.Frozen section of the gastrointestinal tract, appendix, and peritoneum[J]. Arch Pathol Lab Med, 2005, 129 (12): 1558-1564.

[13] COUVELARD A, SAUVANET A. Gastroenteropancreatic neuroendocrine tumors: indications for and pitfalls of frozen section examination[J]. Virchows Arch, 2008, 453 (5): 441-448.

[14] GUIDO RINDI, OZGUR METE, SILVIA UCCELLA, et al. Overview of the 2022 WHO Classification of Neuroendocrine Neoplasms[J]. Endocrine Pathology, 2022, 33 (1): 115-154.

[15] WHO Classification of Tumours Editorial Board (2022) WHO classification of endocrine and neuroendocrine tumours. Lyon, France: IARC, 2022.

[16] GOLDBLUM J R, LAMPS L W, MCKENNEY J K, et al. Rosai and Ackerman's Surgical Patho-logy[M]. 11th Edition. Singapore, 2018.

[17] FRANKEL W L, PROCA D M, BLOOMSTON M. Frozen Section Library: Pancreas[M]. France: Springer Science Business Media, LLC, 2011.

[18] NELSON D W, BLANCHARD T H, CAUSEY M W, et al. Examining the accuracy and clinical usefulness of intraoperative frozen section analysis in the management of pancreatic lesions [J]. Am J Surg, 2013, 205 (5): 613-617.

[19] LECHAGO J.Frozen section examination of liver, gallbladder, and pancreas[J]. Arch Pathol Lab Med, 2005, 129 (12): 1610-1618.

[20] YANTISS R K. Frozen Section Library: Liver, Extrahepatic Biliary Tree and Gallbladder[M]. France: Springer Science Business Media, LLC, 2011.

[21] RAKHA E, RAMAIAH S, MCGREGOR A. Accuracy of frozen section in the diagnosis of liver mass lesions[J]. J Clin Pathol, 2006, 59 (4): 352-354.

第八章 涎腺肿瘤和瘤样病变

第一节 概 述

涎腺也称唾液腺，是外分泌腺，其分泌物为唾液，后者经导管系统排入口腔。涎腺包括大涎腺和小涎腺。大涎腺由腮腺、下颌下腺、舌下腺组成，它们位于口腔外，由涎腺导管系统与口腔内连接。小涎腺存在于口腔内的不同部位，根据其所在部位不同分别称为唇腺、舌腺、腭腺、颊腺、舌腭腺、磨牙后腺等，它们多位于黏膜下层，由短的导管开口直接通向口腔。

一、涎腺的基本组织结构和细胞构成

涎腺由实质和间质组成。实质包括腺泡和导管系统，腺泡为涎腺的分泌部，分为浆液性腺泡、黏液性腺泡、混合性腺泡，导管系统由闰管、分泌管（纹管）、排泄管组成。间质包括包绕腺体的被膜及其深入小叶间的结缔组织，其中含有血管、淋巴管、神经等。

腮腺是涎腺中最大的腺体，为浆液性腺，由深叶及浅叶组成。颌下腺为混合腺，以浆液性腺泡为主。舌下腺也为混合腺，但以黏液性腺泡为主。

浆液性腺泡呈球形，由浆液细胞构成，细胞呈锥体形，基底部较宽，位于基底膜端，顶端向着腺腔，胞质嗜碱性，含丰富的酶原颗粒。黏液性腺泡呈管状，由黏液细胞组成，细胞呈三角形或锥体形，胞质富含黏液颗粒，微嗜碱，呈淡蓝染色。混合性腺泡由黏液细胞和浆液细胞组成，前者组成细胞之大部分，连接闰管，后者呈新月状位于腺泡的盲端表面。闰管是导管的终末分支，导管上皮呈立方、低柱状，胞质少而淡染，闰管细胞有可能发挥干细胞作用。分泌管与闰管相连续，导管上皮呈立方、柱状，胞质强嗜伊红，细胞特征为基底部有纵纹。排泄管在小叶内与分泌管连续，细胞呈柱状，胞质淡染，出小叶后变为假复层、复层柱状上皮，接近口腔时变为复层鳞状上皮，排泄管的基底样细胞也可能发挥干细胞功能。肌上皮细胞位于腺泡、闰管、近闰管的分泌管外表面，基底膜内侧，细胞扁平，有分支突起，具收缩功能，细胞兼具上皮及平滑肌分化。

二、涎腺病变手术中诊断的价值

在国际上很多医院，涎腺病变肿瘤的术前诊断有时采用细针穿刺活检（fine needle aspiration，FNA）和粗针穿刺活检（core needle biopsy，CNA），同时使用超声检查协助区分是囊性或实性病变，这是因为涎腺肿瘤分类的复杂性，不能完全依赖冷冻切片对诊断下结论。但在国内，FNA和CNA在涎腺病变术前诊断中的应用率并不高，而手术中冷冻得到广泛应用，因此后者对于确定涎腺病变的性质、确定手术方案确定颇具意义。值得强调的是，手术中冷冻在涎腺病变诊断中的适应证需严格掌握，并非所有的病变都需要此项技术，其适应证体现在以下方面。

1. 病变定性，指导手术方案的确定

（1）非肿瘤性或肿瘤性病变的定性。一些涎腺非肿瘤性病变常以肿块形式存在，临床常诊断为肿瘤；并且由于非肿瘤性病变无包膜，与正常涎腺组织边界不清，临床上更易诊断为恶性肿瘤。常见于涎腺的非肿瘤性病变除非特异性炎症外，

主要包括淋巴上皮性涎腺炎（淋巴上皮病）、IgG4相关性涎腺炎、肉芽肿性病变（结节病、结核病）、淋巴组织增生性病变（Kimura病）等，当冷冻诊断怀疑为这些病变时，无须进一步手术。

（2）良性或恶性肿瘤的定性。术中冷冻切片诊断对于决定涎腺肿瘤手术方案非常重要。例如，发生在腮腺浅叶的肿瘤，如果是良性，一般采取肿块加腮腺浅叶切除即可；但如果为恶性，则依肿瘤类型、恶性程度等，采取肿块加腮腺全叶切除、颈淋巴结清扫术等。再如，发生于腭部的涎腺肿瘤，如果是良性，将肿块完整切除即可；但如果是恶性，则依肿瘤类型、恶性程度等，需采取腭骨骨膜刮治、腭骨部分切除等方法。术中冷冻诊断对涎腺肿瘤良性、恶性性质的判断准确率可达96%，对于确定手术范围起了良好的指导作用。

冷冻切片诊断也存在一定的假阳性率和假阴性率。假阳性率为将良性肿瘤误诊为恶性肿瘤，其概率约为1.2%。较常见的是多形性腺瘤中出现黏液细胞化生时易误诊为多形性腺瘤恶变为黏液表皮样癌；涎腺囊肿中的内衬上皮出现黏液细胞时易误诊为低度恶性黏液表皮样癌；淋巴上皮性涎腺炎中上皮细胞具不典型性时易误诊为淋巴上皮癌等。

假阴性率为将恶性肿瘤误诊为良性肿瘤，其概率约为14.3%。较常见的是当黏液表皮样癌中肿瘤细胞异形不明显或黏液细胞不典型时易误诊为多形性腺瘤；恶性多形性腺瘤由于肿瘤中常存在良性成分，故当冷冻诊断中对标本取材不充分时易误诊为多形性腺瘤；少见的情况下，当腺样囊性癌的侵袭性不明显，以小管状、小梁状结构为主时，易误诊为基底细胞腺瘤；对Warthin瘤样黏液表皮样癌认识不足时，易误诊为Warthin瘤。

术中冷冻切片病理诊断中，虽然发生假阳性的概率显著低于假阴性的概率，但前者产生的后果更为严重。发生假阴性诊断时，临床可采取密切随访、二次手术、辅助放化疗等措施进行后续处理；但如果发生假阳性诊断，则可能造成过度手术、对患者心理和精神的严重影响等。故在涎腺肿瘤的术中冷冻诊断中，要尽量避免假阳性诊断的发生。

（3）对恶性肿瘤分类、恶性程度分级的判定。由于涎腺恶性肿瘤的类型繁多，不同类型间、同一类型内的肿瘤恶性程度都可能存在差异，而这些差异可导致患者的手术方案不同，术中冷冻诊断应尽量确定恶性肿瘤的类型、恶性程度。

由于不同涎腺恶性肿瘤的组织形态学常存在重叠，术中冷冻切片诊断对涎腺恶性肿瘤类型判定的准确率仅为71%。不同类型的恶性肿瘤的手术方案不同，例如，某些涎腺恶性肿瘤的性质本身就是低度恶性的，如腺泡细胞癌（不包括其中的去分化型）、囊腺癌等，肿瘤扩大切除即可；而大部分腺样囊性癌由于其显著的侵袭性生长方式，需进行足够范围、尽量保证切缘阴性的手术；淋巴上皮癌由于淋巴结转移率高，应行颈部淋巴结清扫或根治术。

术中冷冻切片诊断对涎腺恶性肿瘤恶性程度组织学分级判定的准确率约为78%。某些涎腺恶性肿瘤存在着不同的组织学分级，最典型的是黏液表皮样癌，当发生于腮腺的黏液表皮样癌为低度恶性时，可行腮腺全叶切除，但当为高度恶性时，除腮腺全叶切除外，还需进行不同程度的颈部淋巴结清扫。

2. 手术切缘评估，神经侵犯确定　由于头颈部是许多重要生命器官的存在部位，并且解剖结构复杂，因而在进行涎腺恶性肿瘤手术时，既要保证彻底切除涎腺病变，又要尽量保存正常组织，这对于保证患者的生存质量尤为重要，术中冷冻切片在这之中起了重要作用。

面神经、下颌下神经、舌神经等是保证面部外形、功能正常的重要结构，在手术中，也应根据实际情况在彻底切除肿瘤和保持神经功能之间进行取舍。例如，发生于腮腺区的恶性多形性腺瘤，当其为低度恶性时，可采取保留面神经的腮腺全叶切除，但当发现肿瘤侵犯神经或距神经近时，即使肿瘤的恶性程度不高，也应将面神经切除。

3. 淋巴结内病变评估　头颈部淋巴结丰富，淋巴结组织除了自身常可发生病变如淋巴组织增生、恶性淋巴瘤外，也是许多恶性肿瘤包括头颈部恶性肿瘤的转移好发部位。如果冷冻送检发现淋巴结内病变是淋巴组织自身病变，一般不需要进一步手术。如果发现淋巴结中存在转移性肿瘤，则应进一步分析，如转移性肿瘤的形态符合头颈部恶性肿瘤的形态（最常见为鳞状细胞癌、HPV相关性鳞状细胞癌、低分化癌、恶性多形性腺瘤等），则应提示手术医师积极寻找头颈部原发灶，尽量在手术中同期切除原发灶；如果转移性肿瘤与常见头颈部肿瘤形态不相近，则应暂缓行进一步手术，待术后进行全身检查，寻找原发灶。

三、涎腺肿瘤手术中诊断的特点

1. 肿瘤取材部位　涎腺肿瘤的手术中诊断存在着一定的假阴性率，其中重要的原因之一是组织取材、切片不当。

组织结构、细胞形态的异质性是涎腺肿瘤的重要特征之一，对于同一肿瘤，其中实性、囊性、坏死区均应取到，并且对肿瘤的基本特征、形态学变异要非常熟悉，如对于复发性、黏液软骨样成分丰富的多形性腺瘤病例，在冷冻取材时要特别注意肿瘤包膜、周边情况，注意是否有"卫星结节"的存在；而对于切面出现灰白色、坏死、出血的多形性腺瘤，一定要对灰白色、坏死周围区域取材，因为这些区域能提供多形性腺瘤恶变的证据。冷冻诊断时还要注意对病变周围的淋巴结进行取材，如果淋巴结中存在转移性肿瘤，则对原发灶肿瘤的性质有提示作用。

2. 肿瘤与周围组织交界区　由于部分涎腺肿瘤的恶性定性主要依据生长方式，而非组织结构，故冷冻诊断时一定要对肿瘤与周围组织交界处或肿瘤包膜处进行取材。如腺样囊性癌和含筛状结构的基底细胞肿瘤，二者的组织形态、细胞构成非常相像，区分二者的最主要依据就是生长方式，前者呈显著侵袭性生长，而后者与周围组织有明显边界，至多呈灶性、轻度侵袭性生长。再如，嗜酸细胞腺瘤和嗜酸细胞腺癌、基底细胞腺瘤和基底细胞腺癌之间的细胞形态差异不大，鉴别诊断的主要依据也是生长方式。对肿瘤包膜充分取材，还有利于界定是肿瘤累及包膜（肿瘤尚在包膜内）还是肿瘤已发生恶变（肿瘤侵犯至周围组织）。

有时在冷冻切片诊断时要明确肿瘤与周围组织的关系是较为困难的，这是由于涎腺组织随着年龄增长常发生脂肪变，冷冻切片难以制片；或由于多形性腺瘤等肿瘤质地较脆容易破碎，冷冻切片取材难以保持肿瘤与周围组织的关系。出现这些情况可延迟诊断，待常规石蜡切片确诊。

3. 肿瘤存在形态重叠　涎腺肿瘤不同肿瘤的组织结构、细胞形态重叠，故对于每个肿瘤需要寻找具有肿瘤特征性的区域。例如，筛状结构在腺样囊性癌、基底细胞肿瘤、多形性腺癌、肌上皮癌等肿瘤中均可存在，但腺样囊性癌中还常见管状、实体结构，并呈侵袭性生长；基底细胞肿瘤多有完整或不完整的包膜，肿瘤中还常见管状、梁状结构；多形性腺癌中还另见腺腔样、乳头囊状、管状结构，并常见肿瘤呈"靶心状"浸润神经；肌上皮癌中常另可见丰富的玻璃样基质。

再如，透明细胞见于富含肌上皮的肿瘤（多形性腺瘤、肌上皮瘤、肌上皮癌）、黏液表皮样癌、腺泡细胞癌、透明细胞癌中，但多形性腺瘤中常见黏液软骨样基质；肌上皮瘤和肌上皮癌中常伴有玻璃样基质；黏液表皮样癌中另有黏液细胞、表皮样细胞；腺泡细胞癌中多数会存在胞质嗜碱性的腺泡样细胞；透明细胞癌中肿瘤细胞多呈条索状、巢状排列，另有微嗜酸的立方细胞。

4. 富于淋巴组织背景的肿瘤诊断　许多涎腺肿瘤可具有丰富的淋巴组织背景，如腺泡细胞癌、黏液表皮样癌、淋巴上皮癌等，而头颈部淋巴结丰富，转移性肿瘤常见，故在术中冷冻诊断时，区别是原发性富于淋巴组织背景的涎腺肿瘤，还是淋巴结转移性肿瘤，最常见的情况是要鉴别涎腺原发淋巴上皮癌和转移性鼻咽癌，因为二者的肿瘤排列方式、细胞形态几乎完全相同。对于富于淋巴组织背景的肿瘤，区别是原发性还是转移性肿瘤的要点如下。

（1）此肿瘤形态在涎腺肿瘤中是否常见？如常见，提示原发性可能大，如不常见，则首先要排除转移性。

（2）肿瘤的背景中是淋巴结结构（存在淋巴结皮质、髓质、淋巴滤泡等），还是分叶状结构（涎腺组织呈分叶状）？如是前者，首先要排除转移性肿瘤，如是后者，则首先考虑涎腺原发性肿瘤。

（3）肿瘤是否与周围涎腺组织有移行？如果有移行，多是涎腺原发性肿瘤，如肿瘤远离腺体，肿瘤周围为淋巴结或软组织，则首先要排除转移性。

此外，由于淋巴结内常有异位涎腺，呈腺管样、上皮巢样结构，勿误认为是转移肿瘤。

5.肿瘤部位与肿瘤性质　腮腺是大涎腺中最常见发生肿瘤的部位，80%发生于浅叶，但深叶肿瘤临床上常表现为口腔内的咽侧肿块。发生于小涎腺的肿瘤，即使是良性也常无包膜。腭是小涎腺中最常发生肿瘤的部位。发生于舌下腺的肿瘤约80%为恶性。双侧腺体同时出现肿块或肿大的病变常见有淋巴上皮性涎腺炎（淋巴上皮病）、IgG4相关性涎腺炎、结节病、Warthin瘤等。

6.患者的临床病史、影像学，以及与临床医师的沟通　在涎腺肿瘤的手术中诊断时，要了解患者的临床病史，并且要充分和影像学、临床医师沟通，他们提供的信息对病变的正确诊断具有非常重要的提示作用。

第二节　涎腺肿瘤

中国人群的涎腺肿瘤中，男女之比约为1.06∶1，发病高峰为40～59岁，72%的肿瘤发生于大涎腺，28%的肿瘤发生于小涎腺。大涎腺中腮腺是最常见的肿瘤部位，发生于腮腺的肿瘤占全部涎腺肿瘤的61%，发生于下颌下腺者占全部涎腺肿瘤的10%，发生于舌下腺者仅占全部涎腺肿瘤的1%。小涎腺中腭是最常见的肿瘤发生部位，占全部涎腺肿瘤的16%，其次为颊（3%）、舌（2%）、唇（2%）、牙龈（1%）。良性肿瘤中，多形性腺瘤是最常见的肿瘤，约占全部涎腺肿瘤的47%，其余依次为Warthin瘤（13.7%）、基底细胞腺瘤（3.7%）、肌上皮瘤（2.5%），恶性肿瘤中，常见的依次为腺样囊性癌（9.8%）、黏液表皮样癌（9.6%）、恶性混合瘤（2.7%）、腺泡细胞癌（2.5%）。

2022年第五版WHO头颈部肿瘤分类中，良性肿瘤有15类，恶性肿瘤有21类，与2017年第四版WHO头颈部肿瘤分类相比较，其中在恶性肿瘤中新增加了微分泌腺癌、硬化性微囊性腺癌、黏液腺癌，良性肿瘤中新增了角化囊性瘤、纹管腺瘤，原来的非肿瘤性上皮性病变中的硬化性多囊性腺病、闰管增生被移入良性肿瘤，分别更名为硬化性多囊性腺瘤、闰管腺瘤。近年来，涎腺肿瘤中的分子病理得到突飞猛进发展，在肿瘤的诊断中起到重要辅助作用，但本书注重术中冷冻诊断，对于分子病理内容不作为重点介绍（表8-2-1）。

表8-2-1　2022年第五版WHO涎腺肿瘤分类

一、非肿瘤性上皮性病变
　　结节性嗜酸细胞增生
　　淋巴上皮唾液腺炎
二、良性上皮性肿瘤
　　多形性腺瘤
　　基底细胞腺瘤
　　Warthin瘤
　　嗜酸细胞瘤
　　唾液腺肌上皮瘤
　　管状腺瘤
　　唾液腺囊腺瘤
　　导管乳头状瘤
　　乳头状涎腺瘤
　　淋巴腺瘤
　　皮脂腺瘤
　　闰管腺瘤和闰管增生
　　纹管腺瘤
　　硬化性多囊腺瘤
　　角化囊性瘤
三、恶性上皮性肿瘤
　　黏液表皮样癌
　　腺样囊性癌
　　腺泡细胞癌
　　分泌性癌
　　微分泌腺癌
　　多形性腺癌
　　玻璃样变透明细胞癌
　　基底细胞腺癌
　　导管内癌
　　唾液腺导管癌
　　肌上皮癌
　　上皮-肌上皮癌
　　黏液腺癌
　　硬化性微囊腺癌
　　癌在多形性腺瘤中
　　唾液腺癌肉瘤
　　皮脂腺癌
　　淋巴上皮癌
　　鳞状细胞癌
　　涎腺母细胞瘤
　　唾液腺癌，非特指和emerging类型
四、唾液腺特有的间叶肿瘤
　　唾液腺脂肪瘤

一、涎腺上皮性良性肿瘤

（一）多形性腺瘤

多形性腺瘤是最常见的涎腺上皮性肿瘤，在我国人群中，占所有涎腺肿瘤的47%，65%的多形性腺瘤见于腮腺，14.6%见于下颌下腺，15.4%见于腭部。多为缓慢生长的肿块，多数无症状。发生于大涎腺的肿瘤，表现为实性、活动、无痛的肿块，发生于腮腺深叶的肿块从外表不能触及，但可表现为口内肿块并向咽腔突出。小涎腺肿块常表现为黏膜下无痛性隆起。肿瘤最大径多为2～6 cm，但偶尔肿瘤最大径可超过20 cm。

多形性腺瘤有以下一些特点：①大涎腺的多形性腺瘤绝大多数分界清楚并有包膜，小涎腺的多形性腺瘤常无包膜；②肿瘤常累及包膜或向包膜外突出形成结节；③基本构成细胞为腺上皮和肌上皮，形成不同的组织结构，包括腺管样、实性团块样、黏液软骨样结构；④肌上皮细胞与周围组织相移行，并且肌上皮可表现为上皮样、梭形、浆细胞样、透明细胞等多种形态；⑤复发性多形性腺瘤常呈多结节生长，如细胞无明显异形，仍不诊断恶性；⑥肿瘤复发性高主要是由于手术未能完全切除肿瘤周围小结节。

1.病理特征　具体如下。

大体标本所见：多为边界清楚、圆形或椭圆形肿块，可表现为有包膜、有部分包膜、无包膜。发生在小涎腺者，包膜常常不完整或无包膜。常见肿瘤有突起突向周围组织或呈分叶状。切面常见特征性的半透明、胶冻样外观，有黏液拉丝。分切标本时多形性腺瘤的肿瘤易于与包膜分离。复发性肿瘤常见多灶性病变。

镜下所见：肿瘤病理图像较为复杂，具有多形性的特征。

肿瘤由上皮、间叶样成分组成，不同的肿瘤中比例不同，并因此得到"多形性""混合"肿瘤的名称。构成肿瘤的基本细胞为腺上皮细胞、肿瘤性肌上皮细胞。腺上皮细胞呈低柱状、立方形、扁平状，胞质量中等，嗜酸性淡染，构成腺管结构的内层，腺管内常含嗜酸性分泌物。围绕在腺管外周为一至多层肿瘤性肌上皮细胞，肌上皮细胞呈上皮样、梭形、浆细胞样或称玻璃样、透明细胞等，围绕腺管的肌上皮细胞多呈上皮样、透明样细胞。浆细胞样肌上皮细胞为圆形、卵圆形，核偏位，有深染的嗜酸性胞质，更常见于小涎腺肿瘤。

间叶样成分表现为黏液样、软骨样、玻璃样，黏液样成分的组织结构较疏松，常呈淡蓝色，肿瘤细胞呈星形、多角形、短梭形，其周边组织倾向于与间叶组织混合、移行。软骨样成分多呈淡粉红色，对于多形性腺瘤是唯一相对特异的结构。部分肿瘤中，肿瘤细胞间可见明显的玻璃样变、基底膜样物质。黏液样、软骨样组织中的肿瘤细胞为肌上皮来源，它们与腺管外周的肌上皮细胞相移行，黏液样、软骨样、玻璃样基质为肿瘤性肌上皮细胞的产物。

约25%的肿瘤可见鳞状化生，有时伴角化珠、角质微囊。偶尔可见黏液细胞化生，此时勿认为是黏液表皮样癌。还可见皮脂腺细胞化生、浆液性腺泡细胞、灶性嗜酸性细胞变等。复发性多形性腺瘤常呈多结节生长。

多形性腺瘤虽为良性肿瘤，但肿瘤中心有时可见显著的坏死，这可能是由缺血性梗阻引起的，冷冻诊断时勿认为此是恶性肿瘤的表现。

【病例1】患者，女性，48岁，发现右腮腺区肿物1年2个月，无压痛，肿物持续增大。手术送检一腺体，切面见一肿块，大小为3 cm×2.3 cm×1.5 cm，切面呈灰白灰黄、半透明色，界清有包膜（图8-2-1）。

2.鉴别诊断　如下所述。

（1）黏液表皮样癌。多形性腺瘤和黏液表皮样癌中均有黏液或黏液样成分，其中的一个重要鉴别要点是多形性腺瘤中的黏液样成分在细胞外成片排列，是肿瘤性肌上皮细胞的细胞外产物，而黏液表皮样癌中的产黏液细胞中黏液成分在细胞内，形成杯状、柱状、胞质网状的黏液细胞，当这些黏液成分被分泌到细胞外时可形成管腔内黏液或间质内黏液池。

第八章 涎腺肿瘤和瘤样病变

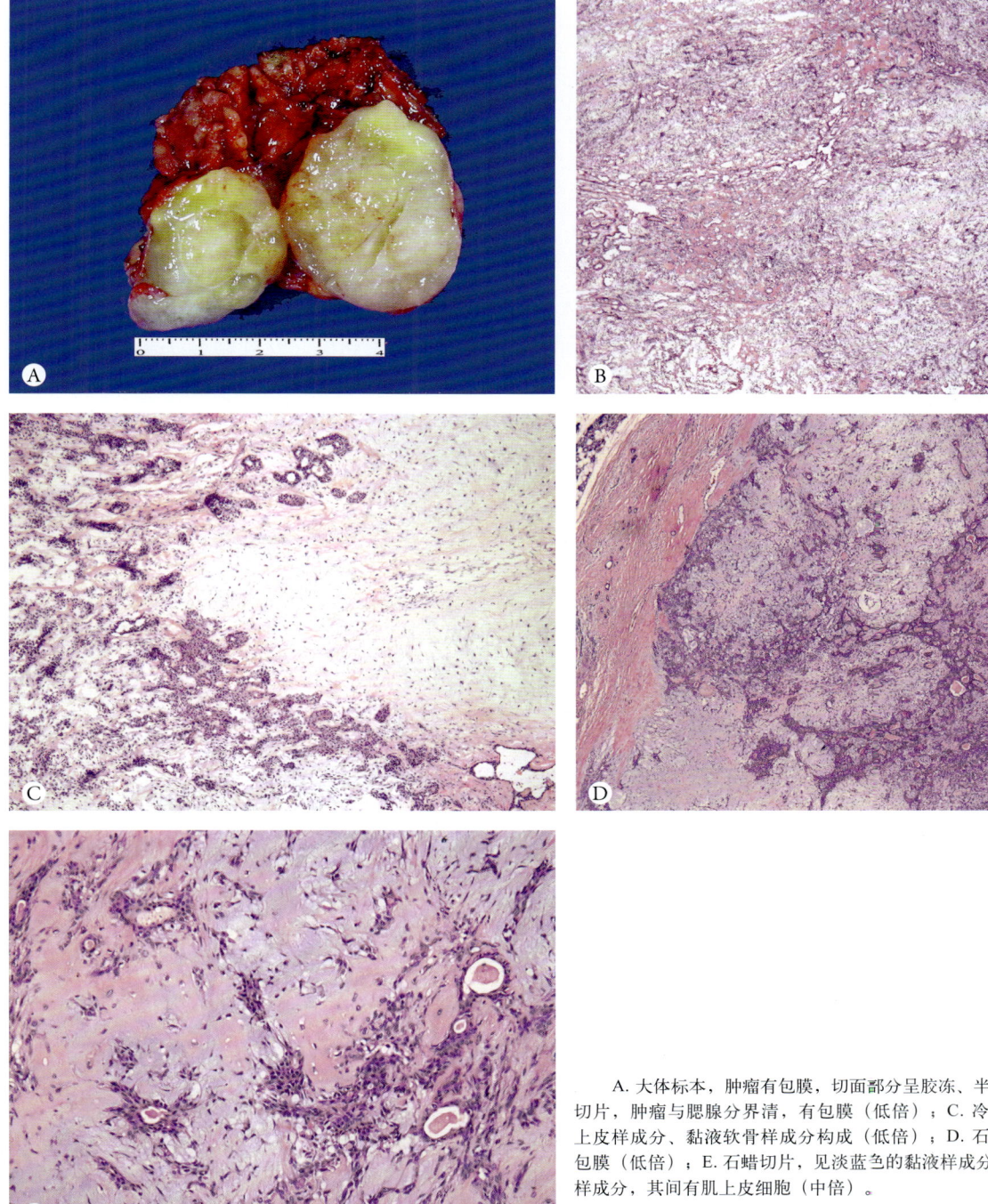

A. 大体标本，肿瘤有包膜，切面部分呈胶冻、半透明样；B. 冷冻切片，肿瘤与腮腺分界清，有包膜（低倍）；C. 冷冻切片，肿瘤由上皮样成分、黏液软骨样成分构成（低倍）；D. 石蜡切片，肿瘤有包膜（低倍）；E. 石蜡切片，见淡蓝色的黏液样成分、淡粉红的软骨样成分，其间有肌上皮细胞（中倍）。

图 8-2-1　腮腺多形性腺瘤

（2）腺样囊性癌。当多形性腺瘤中的腺上皮和肌上皮细胞排列成小管状、梁状结构而黏液和软骨样成分不明显时，要注意和管状型、梁状型的腺样囊性癌相鉴别。多形性腺瘤中管状、梁状外周的肌上皮多少会有一些和周围黏液样组织移行，但腺样囊性癌中的肌上皮和间质分界清楚，间质是结缔组织，而非黏液。当多形性腺瘤中出现筛状结构时，也要注意和腺样囊性癌鉴别，可帮助诊断的是，腺样囊性癌呈侵袭性生长，而多形性腺瘤多有包膜，即使包膜不完整，此时冷冻取材时要取到肿瘤与周围组织交界处。

561

(3) 多形性腺瘤恶变。在 2022 年第五版 WHO 头颈部肿瘤分类中，多形性腺瘤恶变被命名为"癌在多形性腺瘤中"。癌在多形性腺瘤中多少会有一些良性多形性腺瘤的区域，当恶性成分多、细胞异形明显、核分裂象多、伴坏死时，冷冻时诊断恶性是容易的。但当恶变成分少、细胞异形不明显、冷冻取材不充分时，有可能造成漏诊。由于多形性腺瘤是涎腺肿瘤冷冻诊断中最常见的肿瘤，约占所有病例的一半，故多形性腺瘤是否发生恶变是此类术中诊断中最常见的问题。多形性腺瘤恶变时存在 3 种情况：包膜内癌（原位癌，癌变成分在包膜内）、微侵袭性癌、侵袭性癌，故判断多形性腺瘤是否恶变要兼具细胞异型性和肿瘤生长方式。提示多形性腺瘤有可能发生恶变的形态学特点有：①出现大片玻璃样变；②腺管细胞出现异形并成片增生，核分裂易见；腺管和肌上皮双层排列的方式消失；③肌上皮细胞体积变大，呈透明细胞样，细胞之间有量多少不等的玻璃样物质沉积，或二者镶嵌排列呈"花边样""结节样"结构；④出现坏死及微小钙化点；⑤肿瘤侵犯至包膜外；⑥免疫组化显示恶性细胞 Androgen receptor、Her2/neu 均呈阳性，p53 也常呈阳性。

冷冻取材时取肿瘤中灰白色质硬区、坏死周围区、包膜处对于诊断多形性腺瘤是否发生恶变非常重要。

点评

多形性腺瘤有以下一些特点：①大涎腺的多形性腺瘤绝大多数分界清楚并有包膜，小涎腺的多形性腺瘤常无包膜；②肿瘤常累及包膜或向包膜外突出形成结节；③基本构成细胞为腺上皮和肌上皮，形成不同的组织结构，包括腺管样、实性团块样、黏液软骨样结构；④肌上皮细胞与周围组织相移行，并且肌上皮可表现为上皮样、梭形、浆细胞样、透明细胞等多种形态；⑤复发性多形性腺瘤常呈多结节生长，如细胞无明显异型性，仍不诊断为恶性；⑥肿瘤复发性高主要是由于手术未能完全切除肿瘤周围小结节。

（二）肌上皮瘤

肌上皮瘤少见，对于肌上皮瘤的诊断标准尚有不同意见，过去有学者认为当多形性腺瘤中导管成分少于 5%，即可诊断肌上皮瘤，但现在对肌上皮瘤的诊断标准更趋严格，要求其无导管存在。在中国人群中，肌上皮瘤占所有涎腺肿瘤的 2.9%，最常见于腮腺、腭部，女性略多于男性，男女之比为 0.83∶1.00。临床表现为缓慢增大的无痛性肿块。

1. 病理特征　具体如下。

大体标本所见：边界清楚或有包膜的肿块，切面实性，呈黄褐、灰白、褐色。

镜下所见：镜下见肿瘤与周围组织分界清楚，通常肿瘤有包膜，但小涎腺肿瘤常常无包膜。

肿瘤中存在 4 种基本的肿瘤性肌上皮细胞形态。梭形细胞排列成密度不等的束状，似间叶组织。上皮样细胞呈多边形、立方形、圆形，核位于细胞中央，胞质呈量不等的嗜酸性，细胞呈巢状、条索状排列。浆细胞样细胞为多边形、卵圆形、圆形，细胞核偏中心，有丰富的玻璃样、嗜酸性胞质，形态似肿瘤性浆细胞，浆细胞样肌上皮细胞在腭部肿瘤中更常见。透明细胞样肌上皮细胞胞质丰富透明，是因为胞浆含大量糖原。肿瘤中常见灶性或广泛的黏液样成分，但软骨样结构不如多形性腺瘤明显。

免疫组织化标记在肌上皮瘤诊断中起重要作用，肌上皮细胞表达广谱 CK、SMA、Calponin、p63、CK14 等。

【病例 2】（浆细胞型）患者，女性，55 岁，发现左腭无痛性肿块 2 年余。送检左硬腭处一大小为 2.5 cm×2.0 cm×1.0 cm 的肿块，呈外生性，表面光滑（图 8-2-2）。

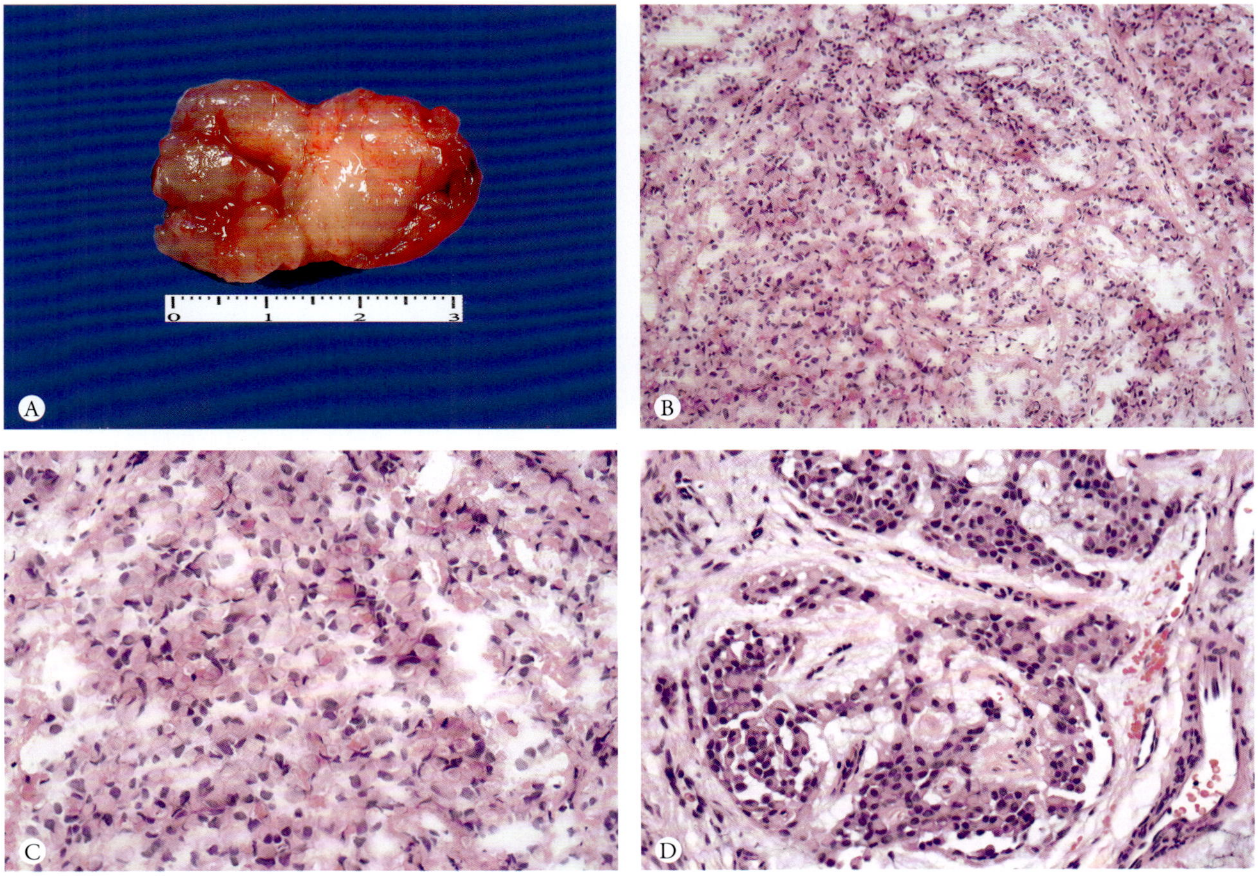

第八章 涎腺肿瘤和瘤样病变

A. 大体标本，切面呈胶冻样；B. 冷冻切片，肿瘤细胞成片排列（低倍）；C. 冷冻切片，肿瘤细胞胞浆丰富、嗜酸性、核略偏位（中倍）；D. 石蜡切片，肿瘤细胞呈卵圆形、多边形，胞质丰富、嗜酸性、核偏位，似浆细胞（中倍）。

图 8-2-2　腭肌上皮瘤（浆细胞型）

【病例 3】（上皮样型）患者，女性，52 岁，发现右耳垂下无痛性肿物渐大 7 年余。手术切除送检一肿块，大小为 3.0 cm×2.2 cm×2.0 cm，切面呈灰白灰黄，部分累及包膜（图 8-2-3）。

2. 鉴别诊断　如下所述。

（1）间叶来源的梭形细胞肿瘤：梭形细胞为主的肌上皮瘤需要与平滑肌瘤、神经源性肿瘤、纤维性肿瘤、肌纤维母细胞性肿瘤等鉴别，很大程度上要依靠免疫组化标记。

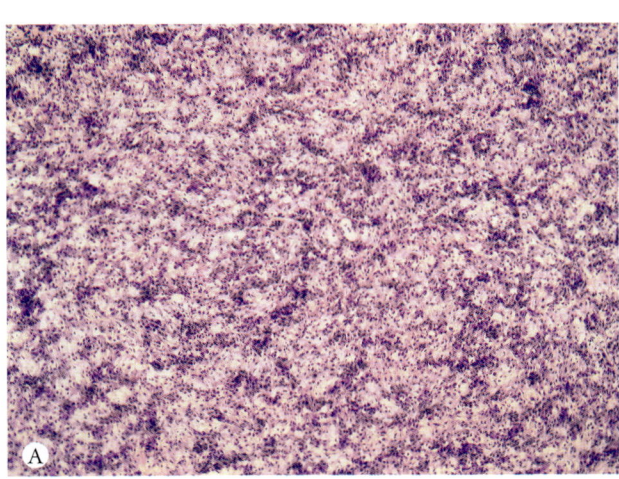
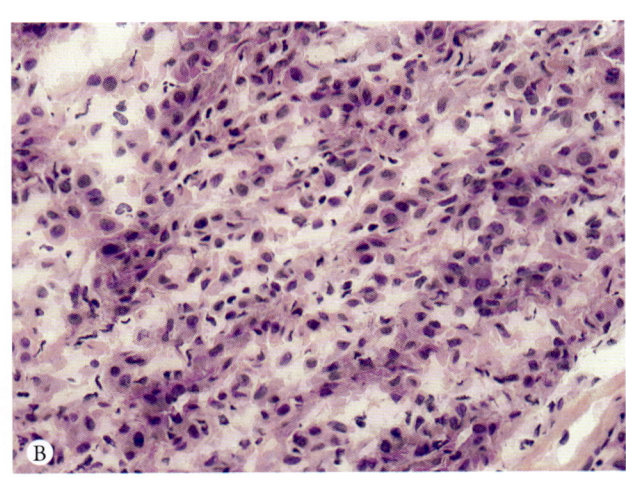

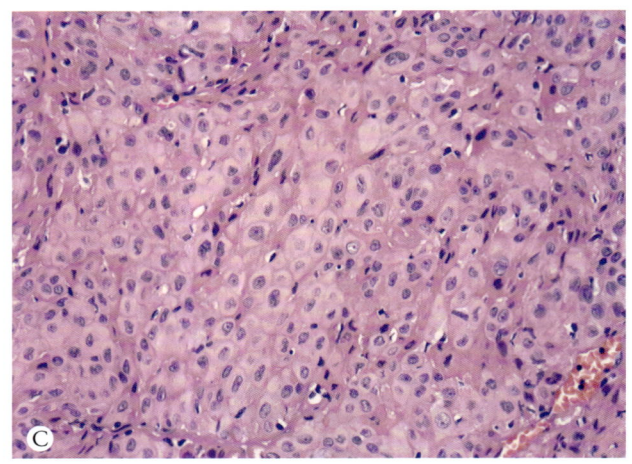

A.冷冻切片，肿瘤由成片的胞浆嗜酸的细胞构成（低倍）；B.冷冻切片，细胞呈多边形、卵圆形，似上皮样（中倍）；C.石蜡切片，肿瘤细胞呈多边形、卵圆形，胞质嗜酸性，核位于中央（中倍）。

图 8-2-3　腮腺肌上皮瘤（上皮样型）

（2）多形性腺瘤：肌上皮瘤无多形性腺瘤中的腺管结构。

点评

肌上皮瘤在形态学上与多形性腺瘤有重叠，但前者肿瘤中无腺管结构，肿瘤中常见黏液样成分，但软骨样成分较少。浆细胞样型肌上皮瘤多见于小涎腺。肌上皮细胞表达上皮和间叶双重标记。由于肿瘤中无腺管，要进行免疫组化标记排除其他软组织来源的肿瘤后再诊断肌上皮瘤。肌上皮瘤与多形性腺瘤的鉴别并无实际临床意义。

（三）基底细胞腺瘤

基底细胞腺瘤不多见，在中国人群中，是第三位常见的涎腺良性肿瘤，占所有涎腺肿瘤的3.7%，男女之比为1.0∶1.2，约97.3%的肿瘤位于腮腺。肿瘤多见于60～70岁的老年人。

1. 病理特征　具体如下。

大体标本所见：多数肿瘤边界清楚，呈圆形或卵圆形，有包膜，切面均质、实性，无坏死，呈灰白色至灰红色，肿瘤常伴囊性变。

镜下所见：肿瘤主要由基底样细胞构成，也可见少量导管细胞。根据组织学结构，基底细胞腺瘤可分为4种基本亚型，即实体型、梁状型、管状型、膜型，也有学者报道了筛状型等其他亚型。实体型中肿瘤细胞形成大小、形态不同的实性上皮巢、宽条索，上皮巢外周细胞呈栅栏样排列；梁状型中基底样细胞形成窄的条索、小梁状结构；管状型中管腔由立方细胞构成，其外周为一至数层基底样细胞；膜型表现为实性上皮巢、小梁外周被特征性地围以一厚层嗜酸性、玻璃样的基底膜样物质。

【病例4】（管状型）患者，女性，47岁，发现右腮腺肿物5年，肿物质中，活动，界清。术中送检一肿块，大小为2.0 cm×1.8 cm×1.5 cm，有包膜，切面呈灰黄，质嫩（图8-2-4）。

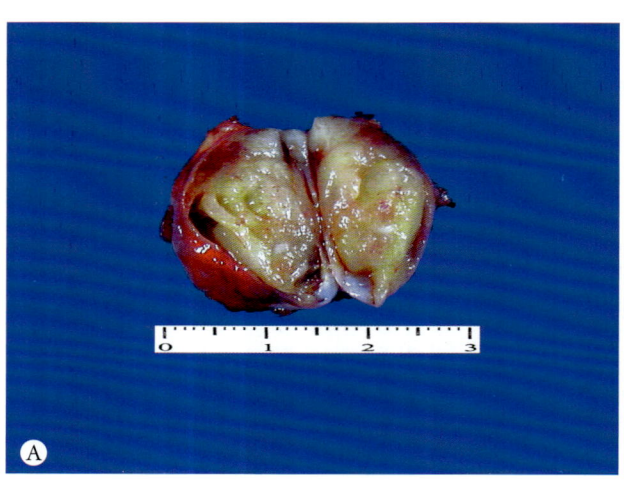

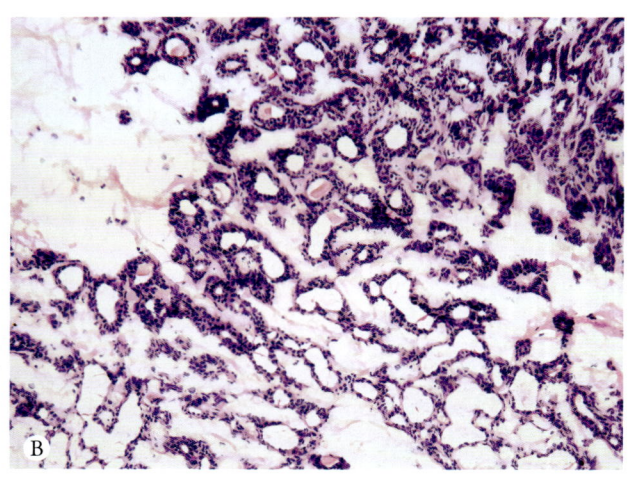

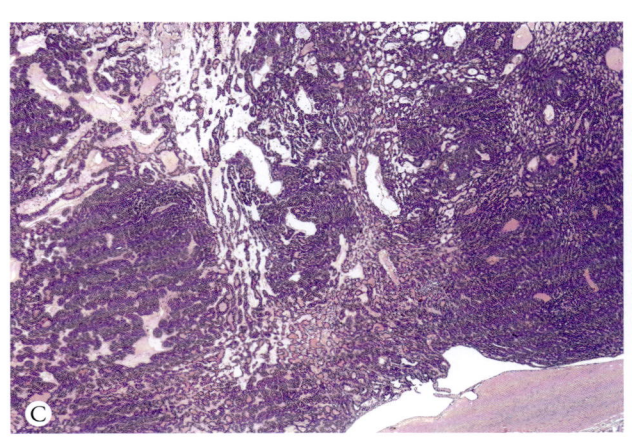
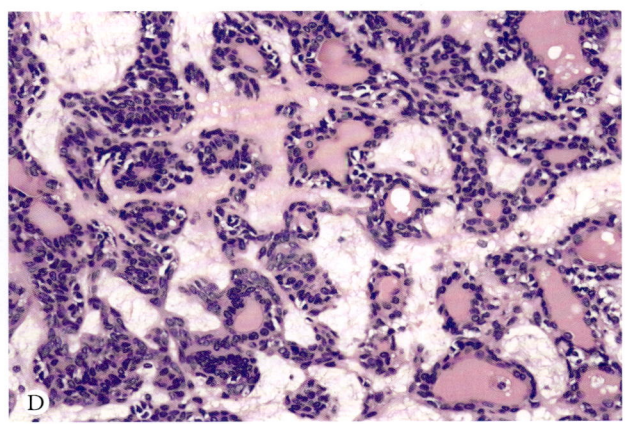

A. 大体标本，肿瘤有包膜，切面呈灰黄；B. 冷冻切片，管状结构外周的细胞与周围间质无移行（中倍）；C. 石蜡切片，肿瘤有较厚的纤维包膜，与肿瘤之间伴囊性变（低倍）；D. 管状结构外周的基底/肌上皮细胞与周围间质无移行（中倍）。

图 8-2-4　腮腺基底细胞腺瘤（管状型）

【病例 5】（梁状型）患者，男性，83 岁，2 年前发现右耳下区肿物，约花生米大小，无特殊不适，近 2 个月肿物明显增大。术中送检一腮腺组织，切面一侧见一肿块，大小为 2.5 cm×2.5 cm×1.8 cm，有包膜，切面呈灰黄色，质中（图 8-2-5）。

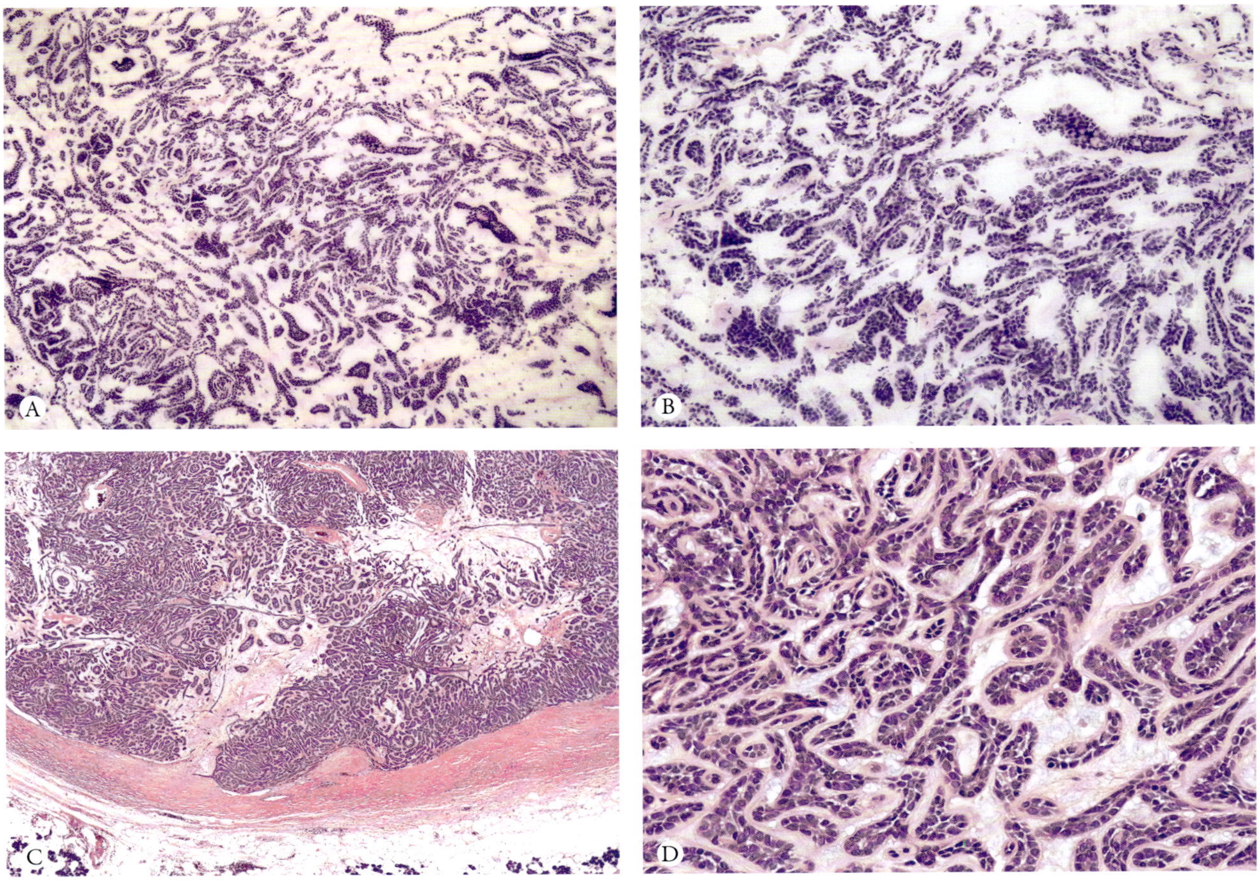

A. 冷冻切片，肿瘤由小梁状、条索状上皮构成（低倍）；B. 冷冻切片，肿瘤细胞呈基底细胞样（中倍）；C. 石蜡切片，肿瘤有完整包膜（低倍）；D. 石蜡切片，基底样细胞形成窄的条索状、小梁状结构，细胞与间质中细胞无移行（中倍）。

图 8-2-5　腮腺基底细胞腺瘤（梁状型）

2. 鉴别诊断 如下所述。

(1) 腺样囊性癌：当基底细胞腺瘤中存在筛状结构时，要注意与腺样囊性癌鉴别，含筛状结构的基底细胞腺瘤被误诊为腺样囊性癌是涎腺肿瘤中最易被误诊的肿瘤之一。主要鉴别方式是肿瘤的生长方式，基底细胞腺瘤即使肿瘤可出现局灶累及包膜等，但肿瘤基本上有包膜或边界清楚；此外，基底细胞腺瘤中的筛孔周围细胞多为低立方、基底细胞样，呈栅栏状排列，而腺样囊性癌筛孔周围的细胞为多角形、胞浆少，平行于筛孔排列。腺样囊性癌多呈浸润性生长，无包膜，常侵犯神经、血管，Ki-67 增殖指数较基底细胞腺瘤略有升高。可在石蜡切片中进行 β-catenin 的免疫组化检测辅助诊断，可见基底细胞为肿瘤细胞，胞核阳性，而腺样囊性癌为胞浆阳性。

(2) 基底细胞腺癌：基底细胞腺瘤与基底细胞腺癌有相似的细胞及组织构型，所不同的是后者呈浸润性生长及细胞具不典型性，当这些特征不明显时，有时鉴别二者较为困难。

(3) 多形性腺瘤：基底细胞腺瘤中，基底样或肌上皮细胞与周围间质分界较为清楚，间质为较为致密的纤维结缔组织；而多形性腺瘤中，肌上皮或基底细胞与周围组织有移行，间质常为较疏松的黏液样组织。基底细胞腺瘤中无黏液软骨样组织。

点评

最需要注意与基底细胞腺瘤鉴别的是腺样囊性癌，含筛状结构的基底细胞腺瘤常被误诊为腺样囊性癌，这是我们在病理会诊中最常见的误诊并可能导致后果的肿瘤。

(四) Warthin 瘤

Warthin 瘤也称腺淋巴瘤、淋巴乳头状囊腺瘤，它是第二位常见的涎腺肿瘤。在中国人群中，99.6% 的 Warthin 瘤见于腮腺，男女之比为 11∶1，平均年龄为 62.4 岁。它是涎腺肿瘤中最常见的呈多灶性、双侧性生长的肿瘤，12%~20% 的 Warthin 瘤呈多灶性生长，5%~15% 呈双侧性生长，占所有双侧涎腺肿瘤的 70%。多表现为缓慢生长的无痛性肿块，腮腺下极多见，常有囊性感，大小可有波动，肿瘤大小多为 2~4 cm。

1. 病理特征 具体如下。

大体标本所见：多为边界清楚的圆形、椭圆形肿块，有包膜，实性或伴部分囊性，实性区呈褐色、灰红色，囊性区的囊腔内含乳白色、褐色、黏液样液体，肿瘤常呈多灶性生长。

镜下所见：肿瘤由不同比例的上皮和淋巴间质构成，上皮覆盖囊腔，形成多个乳头状突起，乳头中心为伴淋巴间质的血管纤维组织，囊腔内含均质的、嗜伊红颗粒样物。上皮由两层嗜酸性细胞构成，内层细胞呈高柱状，细胞核位于中央或近顶端，呈一层整齐的栅栏样排列，外层细胞呈立方形、多角形，胞质较少，嗜酸性。两层细胞的胞质由于含丰富线粒体而呈颗粒状和强嗜酸性，为肿瘤的典型特征。上皮结构还可形成实性巢、腺管样结构。常见散在黏液细胞，偶见皮脂腺细胞分化。

淋巴间质丰富，常伴淋巴滤泡生发中心形成。罕见肿瘤出现胆固醇裂隙、肉芽肿样变化、异物巨细胞反应。不同肿瘤间、同一肿瘤内，肿瘤上皮、淋巴间质的比例不同。

【病例 6】患者，男性，61 岁，发现右耳垂下无痛性肿块 2 个多月。术中送检一腺体，内见一肿块，大小为 2.5 cm×1.8 cm×1.8 cm，切面呈棕褐色，有包膜（图 8-2-6）。

第八章 涎腺肿瘤和瘤样病变

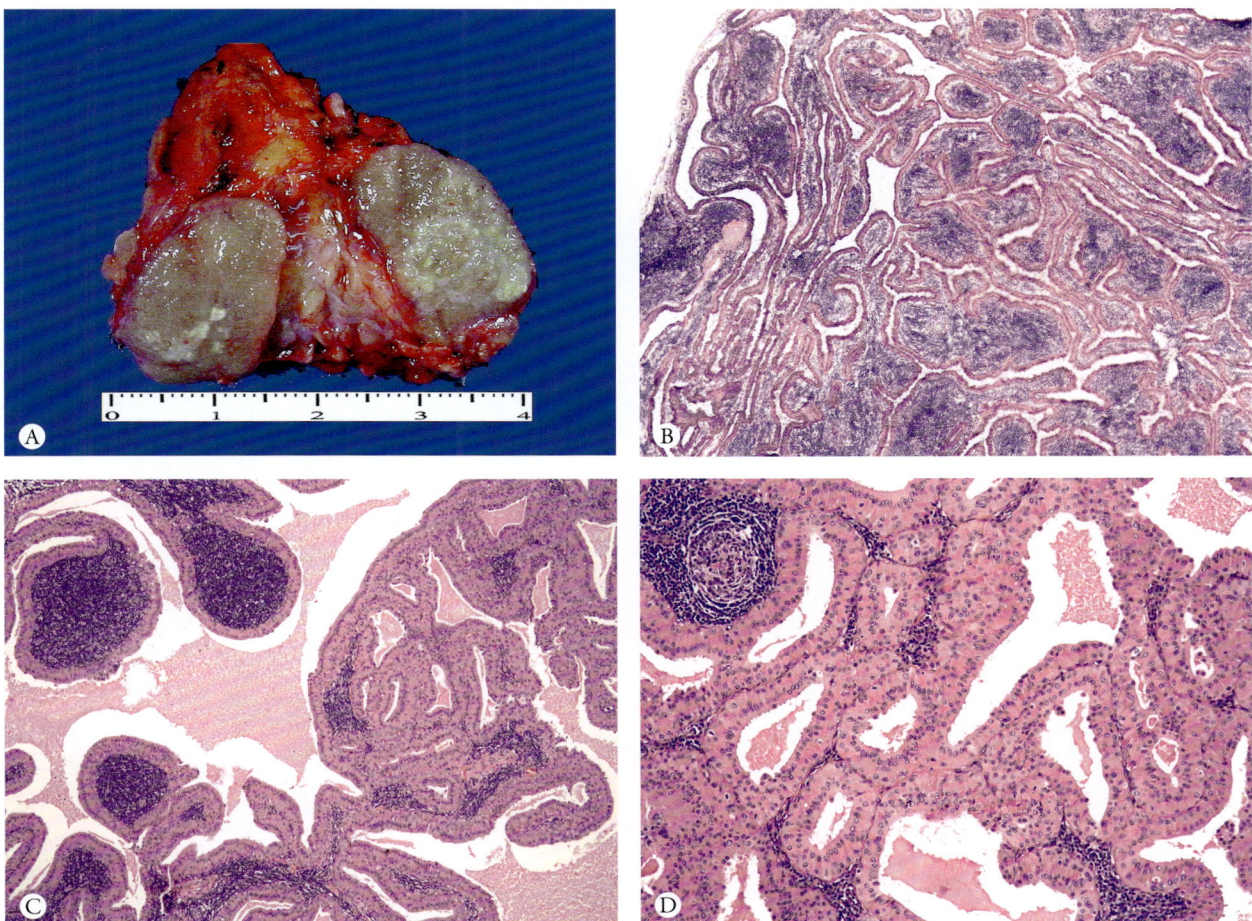

A. 大体标本，肿瘤有包膜，切面呈实性，棕褐色；B. 冷冻切片，肿瘤有包膜，由上皮和淋巴样间质构成（低倍）；C. 石蜡切片，乳头中心有丰富的淋巴样间质（中倍）；D. 石蜡切片，上皮由双层嗜酸性细胞构成（中倍）。

图 8-2-6　腮腺 Warthin 瘤

2. 鉴别诊断　如下所述。

由于 Warthin 瘤的组织形态学非常有特征性，在绝大多数情况下不需要鉴别诊断，只在少数情况下，需要和以下病变进行鉴别。

（1）淋巴腺瘤：包括皮脂淋巴腺瘤和非皮脂淋巴腺瘤。当 Warthin 瘤中的乳头、囊性结构不典型时，要注意和淋巴腺瘤进行鉴别，它们都有丰富的淋巴组织背景，但 Warthin 瘤中多少会看到一些双层排列的、胞质嗜酸性的细胞，而皮脂和非皮脂淋巴腺瘤的肿瘤细胞是排列呈梁状、腺样，细胞无明显嗜酸性，前者还伴有皮脂细胞分化。

（2）鳞状细胞癌：当 Warthin 瘤伴显著的继发感染，称感染性（infected）、化生性（metaplastic）、梗死性（infarcted）Warthin 瘤，此时坏死、炎症反应显著，有较多中性粒细胞、淋巴细胞、泡沫样巨噬细胞浸润，偶见肉芽肿样表现，肿瘤间质中淋巴组织反而不常见，并可见灶性鳞状化生，细胞出现异型性，核分裂可见，易误诊为鳞状细胞癌。此时要注意寻找肿瘤中残留的乳头状结构、嗜酸性细胞，后者都是支持 Warthin 瘤的证据。

（3）囊肿继发感染：同上，当 Warthin 瘤继发感染时，病变背景可以几乎均为炎性组织，仅残留少量的围绕腔隙的复层鳞状上皮，此时易误诊为囊肿继发感染。真正的腮腺囊肿多内衬假复层或复层柱状上皮，罕见内衬复层鳞状上皮囊肿。如患者为老年男性，可嘱其等石蜡报告。

（4）Warthin 瘤样黏液表皮样癌：见黏液表皮样癌。

567

点评

Warthin 瘤的组织形态学结构较为单一，诊断时要注意以下几点：①多见于中老年男性，腮腺下极多见；②典型结构为嗜酸性上皮排列为双层；③间质为丰富的淋巴组织。④特别要注意和 Warthin 瘤样黏液表皮样癌的鉴别。Warthin 瘤几乎不发生恶变，故是较安全的肿瘤。

（五）管状腺瘤

管状腺瘤的组织学形态较为单一，属于单形性腺瘤，肿瘤少见，在中国人群中，占所有涎腺肿瘤的 0.04%。发病年龄多超过 60 岁，男女患者比例相近。肿瘤绝大部分位于小涎腺，最常见于上唇，占全部肿瘤的 75%~80%，其次为颊黏膜，罕见于大涎腺。临床表现为逐渐增大的肿块，无症状。

1. 病理特征　具体如下。

大体标本所见：肿块数毫米至 3 cm，切面呈浅黄色至褐色，边界清楚，有或无包膜。

镜下所见：双层平行排列的柱状、立方形的肿瘤细胞形成条索状、分支状、网状结构。上皮条索状中可见小管状、腺样结构，有时可见较大的囊腔、乳头状结构。肿瘤细胞胞质中等，呈嗜酸性。肿瘤间质具有特征性，为疏松的结缔组织，细胞成分少，血管丰富。

【病例 7】患者，女性，65 岁，发现下唇肿块 2 个多月。术中送检一组织，内见一肿块，大小为 1.2 cm×1.2 cm×0.7 cm，呈灰黄色，质中（图 8-2-7）。

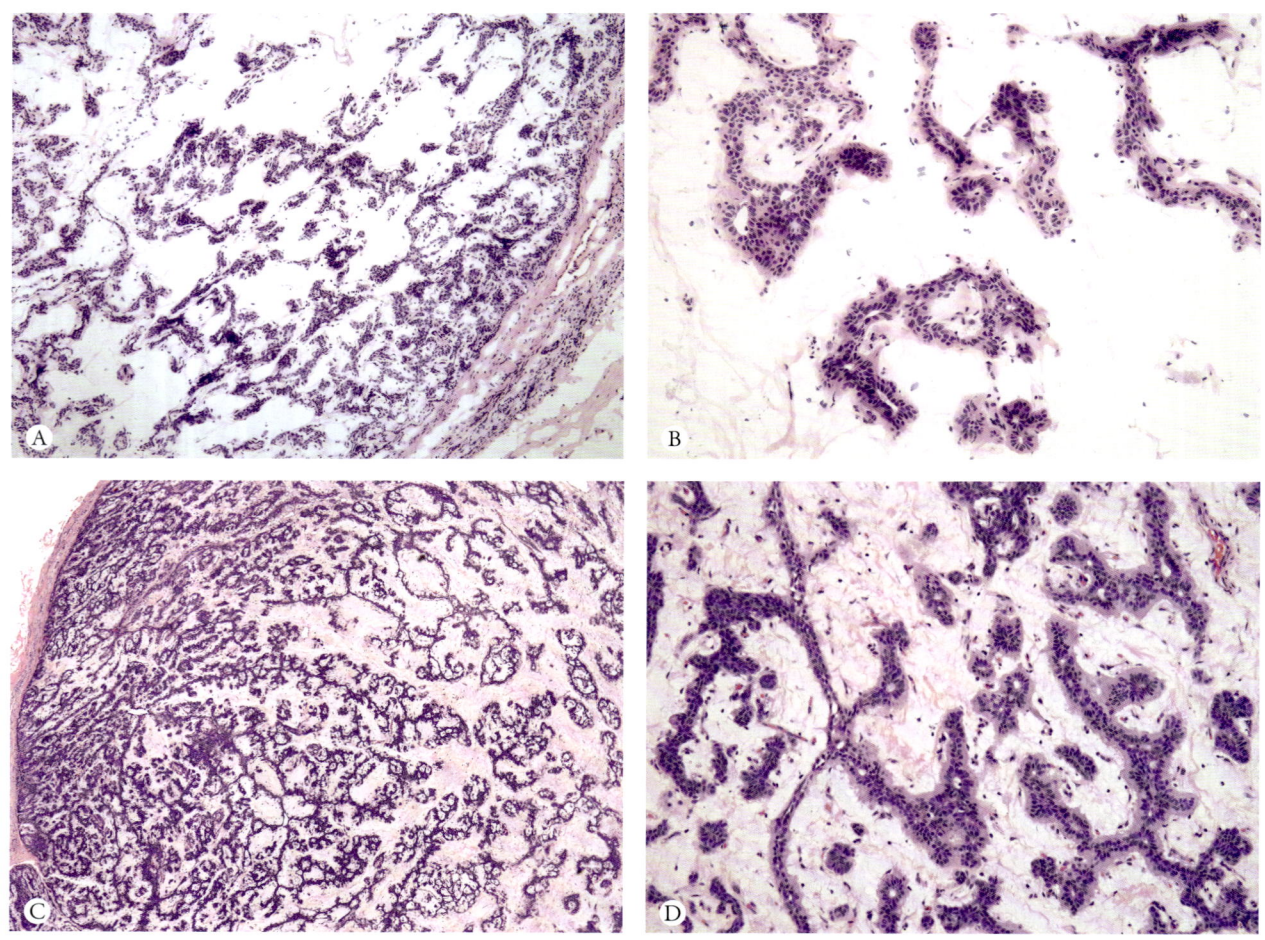

A. 冷冻切片，肿瘤细胞呈条索状、网状排列（低倍）；B. 冷冻切片，见管状结构（中倍）；C. 石蜡切片，肿瘤有包膜，细胞呈条索状、网状排列（低倍）；D. 石蜡切片，条索状结构中见管状结构（中倍）。

图 8-2-7　下唇管状腺瘤

2. 鉴别诊断　管状腺瘤、基底细胞腺瘤均属单形性腺瘤，但前者的肿瘤间质疏松，富于血管，而后者的间质为较致密的纤维结缔组织。

> **点评**
>
> 管状腺瘤几乎均见于小涎腺，故要诊断发生于大涎腺的管状腺瘤时，要非常谨慎。

（六）嗜酸细胞腺瘤

嗜酸细胞腺瘤较少见，在中国人群中，占所有涎腺肿瘤的0.3%，主要发生于大涎腺，腮腺最常见。无性别差异，发病高峰年龄为50～80岁。部分患者有放射线接触史或家族史。多表现为单侧、无痛性肿块，但多灶性、双侧性生长的比例可达7%。

1. 病理特点　具体如下。

大体标本所见：边界清楚的肿块，有包膜或有部分包膜，切面呈棕褐、红褐色，多呈实性，可伴囊性变。

镜下所见：肿瘤细胞排列成实性、小梁状、结节状，肿瘤细胞大多数呈立方形、低柱状、多边形，有丰富的颗粒状、嗜酸性胞质，胞核椭圆形、泡状，位于细胞中央。磷钨酸苏木素染色见许多蓝色、点状胞质内容物，为线粒体。

肿瘤中可出现大的多边形透明细胞，罕见情况下，透明细胞占肿瘤的大部分，此时称透明细胞型嗜酸细胞瘤。

【病例8】患者，女性，30岁，发现左腮腺肿物3年，无痛，日渐增大。术中送检左腮腺，切面见一肿块，大小为2.8 cm×2.0 cm×2.0 cm，切面呈红褐色，界清，有包膜。

2. 鉴别诊断　如下所述。

（1）结节性嗜酸细胞增生：腺体内的非孤立性肿块，而是多个嗜酸性细胞结节的增生，腺体内可伴有多少不等的腺导管的嗜酸性化生。

【病例9】患者，男性，78岁，发现右耳垂后肿块1个月，肿块表面光滑，质中。术中送检一腮腺，切面见一肿物，大小为2.8 cm×1.8 cm×1.5 cm，与周围组织有分界，呈灰红色，质中（图8-2-8、图8-2-9）。

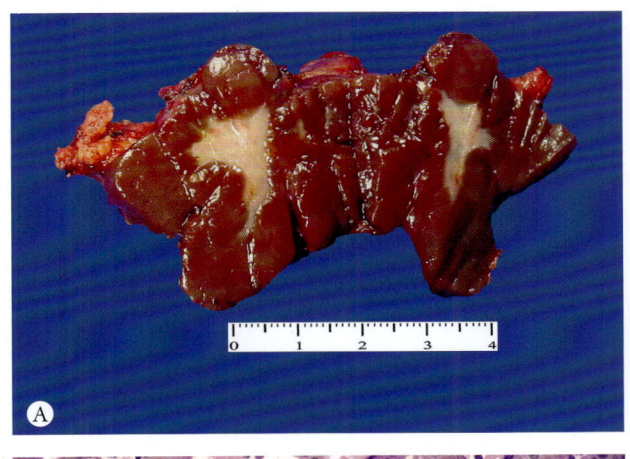

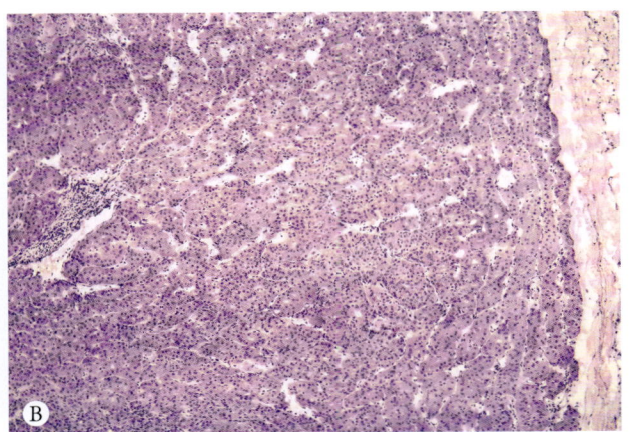

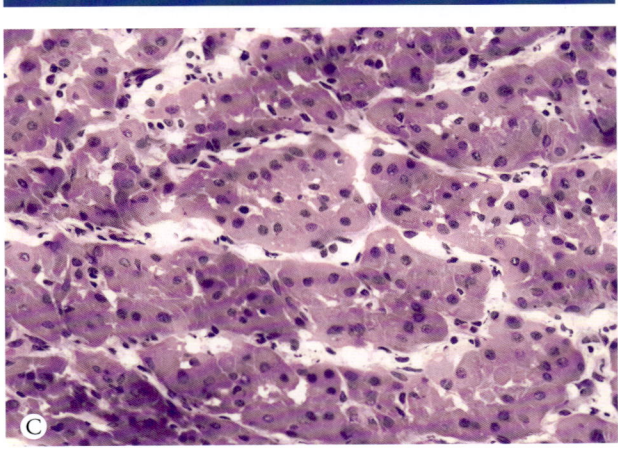

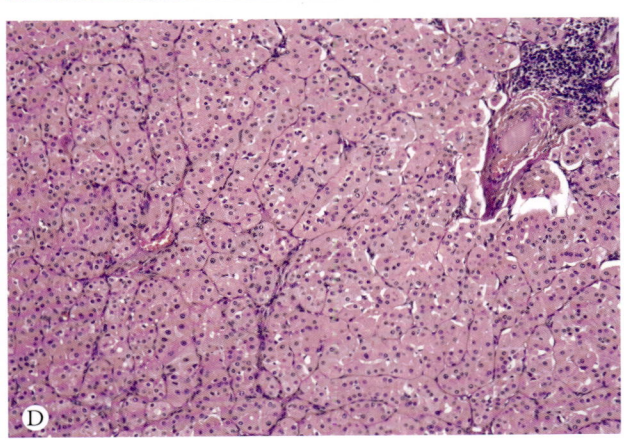

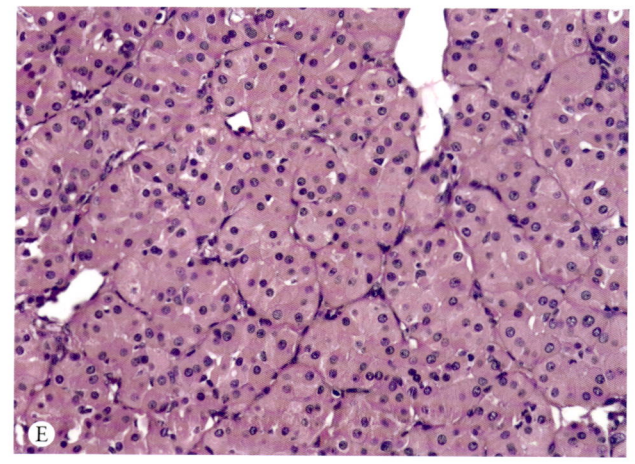

A. 大体标本，孤立性肿块，切面实性，呈红褐色；B. 冷冻切片，肿瘤有包膜，细胞呈实性、小梁状排列（低倍）；C. 冷冻切片，细胞呈低柱状，多边形，有丰富的嗜酸性胞质（高倍）；D. 石蜡切片，细胞呈实性、条索状排列（中倍）；E. 石蜡切片，细胞大，胞质嗜酸、呈颗粒状（高倍）。

图 8-2-8　腮腺嗜酸细胞腺瘤

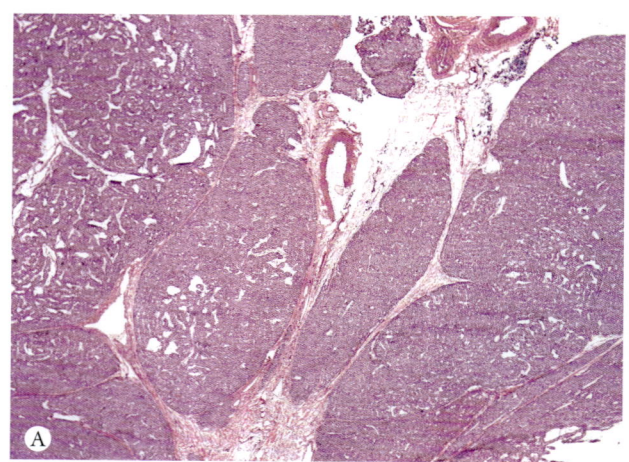

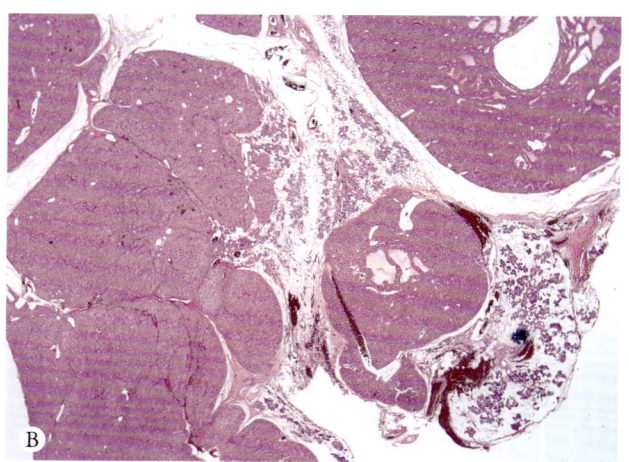

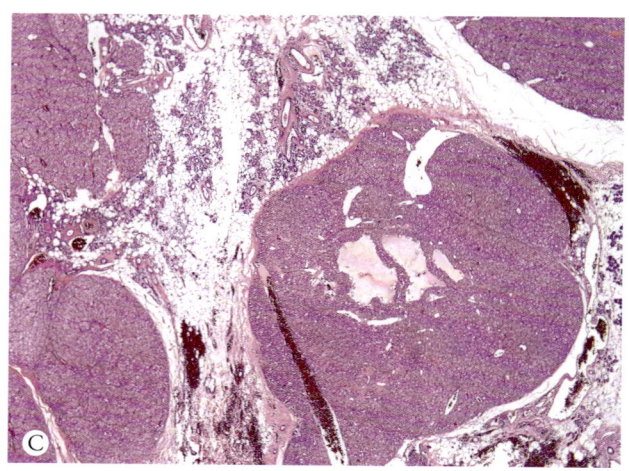

A. 冷冻切片，病变呈多结节状（低倍）；B. 石蜡切片，病变在腺体中呈多结节状生长（低倍）；C. 石蜡切片，病变细胞嗜酸性（低倍）。

图 8-2-9　腮腺结节性嗜酸细胞腺增生

（2）嗜酸细胞腺癌：很少见。肿瘤细胞有程度不等的异型性，可见少量核分裂。另一特征是肿瘤呈侵袭性生长，侵犯周围腺体组织。

点评

嗜酸细胞腺瘤与结节性嗜酸细胞增生的鉴别要点为后者呈多结节状生长，与嗜酸细胞癌的鉴别要点为后者细胞有异型性或呈侵袭性生长。

（七）囊腺瘤

囊腺瘤在中国人群中占涎腺良性上皮性肿瘤的 0.6%（28/4743），患者平均年龄为 57 岁（12～89 岁），女性与男性之比为 1.55∶1.00。多见于大涎腺，占 64.3%（18/28），小涎腺可见于颊、腭、唇等。临床表现为缓慢生长的无痛肿块，在口腔内有时表现类似黏液囊肿。

1. 病理特点　具体如下。

大体标本所见：口腔内肿瘤一般 < 1 cm，发生于大涎腺者可稍大。肿瘤边界清楚，切面可见多个小囊，或单个较大的囊。

镜下所见：肿瘤边界清楚，有包膜、包膜不完整或无包膜。有多个囊腔，约 20% 的肿瘤为单囊。囊腔之间有纤维分隔，囊腔大小、纤维分隔的厚薄均存在较大差异。囊腔内含嗜伊红物质、泡沫细胞、炎症细胞。囊腔内常见乳头状突起，部分乳头可有纤维血管轴心。上皮细胞呈立方形、柱状，有时见扁平细胞、嗜酸性细胞、黏液细胞、鳞状细胞、顶浆分泌细胞。上皮可增生形成实性上皮团或有小腺腔。当囊腺瘤中有较多乳头状结构形成时，称乳头状囊腺瘤。当肿瘤以黏液细胞、黏液成分为主时，称黏液性囊腺瘤。

【病例10】患者，男性，41 岁，发现右腮腺肿块 10 年，无麻木，无明显疼痛不适，近 4 年肿块缓慢增大至"鸽蛋"大小，仍无明显不适，自觉影响面形而就诊（图 8-2-10）。

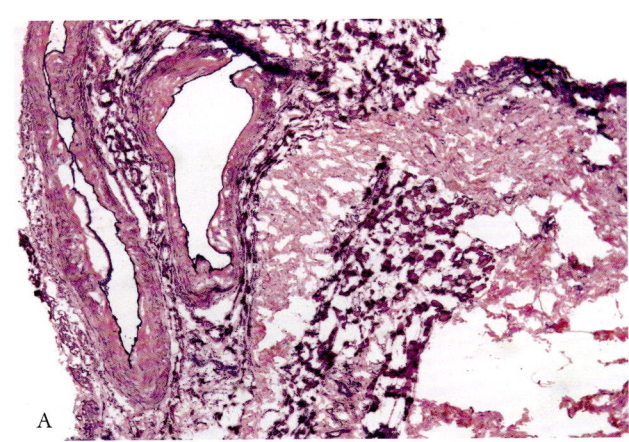

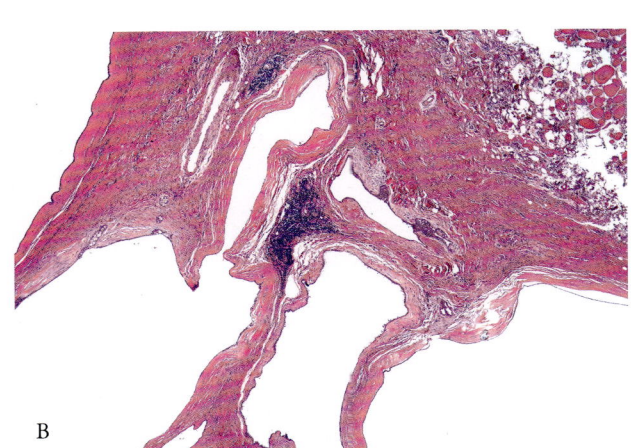

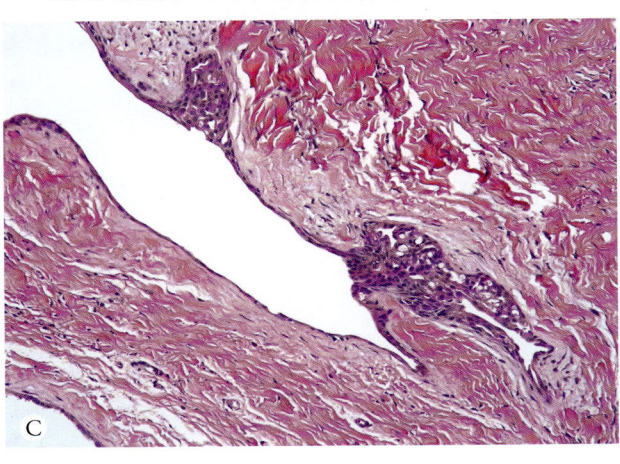

A. 冷冻切片，腮腺旁见多囊型病变（低倍）；B. 冷冻切片，囊壁见肿瘤上皮增生（低倍）；C. 石蜡切片，囊壁上见增生的腺上皮，细胞无异型性（中倍）。

图 8-2-10　腮腺囊腺瘤

2. 鉴别诊断　如下所述。

（1）黏液表皮样癌：当囊腺瘤中出现黏液细胞时，要与低度恶性黏液表皮样癌鉴别，后者也可呈多囊型结构，但同时还有表皮样细胞和（或）中间细胞分化，并极少出现乳头状结构。

（2）囊肿：囊壁上皮呈扁平状、立方状、低柱状，无瘤样增生，形成上皮结节。

（3）Warthin 瘤：囊腺瘤中常见单层、双层排列的嗜酸性肿瘤细胞，部分呈乳头状排列，与 Warthin 瘤中的细胞排列相似，但无淋巴样间质。

(4）囊腺癌：肿瘤细胞有异型性，或呈侵袭性生长。

（八）硬化性多囊性腺瘤

硬化性多囊性腺瘤作为一种良性的唾液腺病变，与乳腺的纤维囊性改变及硬化性腺病存在相近的形态学表现。病变罕见，患者平均年龄为40岁，男女之比约为1.3∶1。70%以上的硬化性多囊性腺瘤发生在腮腺，但也有部分病例发生于下颌下腺、口腔、鼻腔、泪腺等。一般无典型临床症状，多表现为缓慢无痛生长的肿物。

1. 病理特征　具体如下。

大体标本所见：肿物质地实，边界较清，切面呈灰白，局部呈多囊性。

镜下所见：腺腔、腺管样结构呈边界较清的结节状增生，间质呈致密的纤维硬化，典型的特征是出现囊性成分，其中见囊腔内衬细胞含颗粒状、泡沫样、空泡状胞浆，可为扁平状或立方形，并可见如顶浆分泌细胞、黏液细胞等细胞。导管成分增生，可呈现低级别导管原位癌的图像。特征性的表现为可见胞浆含大小不等酶原颗粒的腺泡样细胞。部分间质见脂肪细胞、黏液样，常见密度不等的炎症细胞浸润，可形成淋巴滤泡。

【病例11】患者，男性，45岁，发现左腮腺无痛性肿物1年余。送检一瘤样组织，大小为1.2 cm×1 cm×0.9 cm，切面呈灰白色，质地中等，边界尚清楚（图8-2-11）。

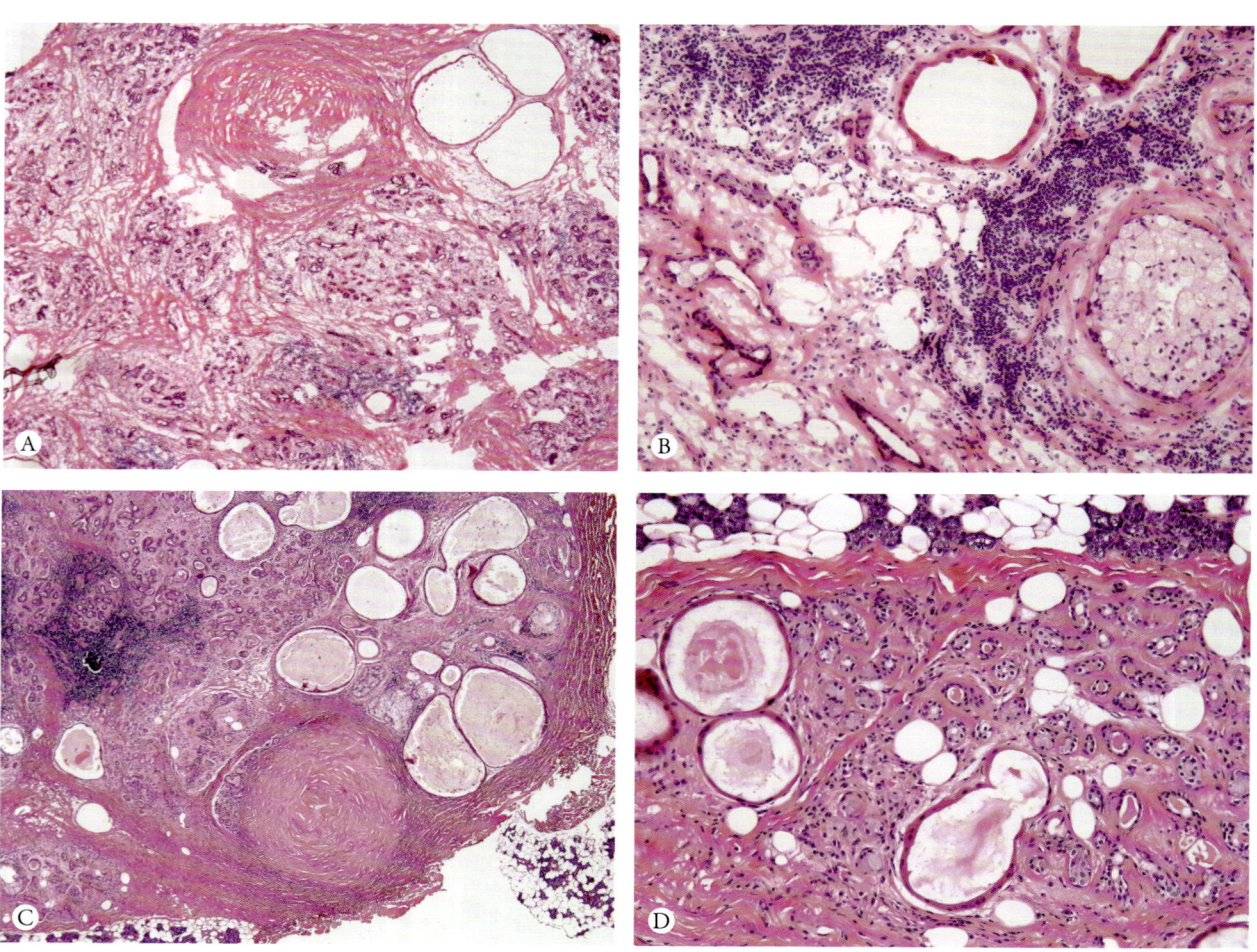

A. 冷冻切片，纤维组织背景中见扩张的导管，伴囊性变（低倍）；B. 冷冻切片，部分扩张的导管内衬上皮局部发生黏液细胞化生（中倍）；C. 石蜡切片，腮腺结缔组织增生，局部小叶内导管增生、扩张（低倍）；D. 石蜡切片，扩张的导管上皮呈扁平状、立方形，局部见腺泡样结构（中倍）。

图8-2-11　腮腺硬化性多囊性腺瘤

2. 鉴别诊断　硬化性多囊性腺病与 IgG4 相关性涎腺炎均可表现为较硬的肿块，镜下均可见不同程度的间质纤维化、硬化，但 IgG4 相关涎腺炎一般为双侧发病，血清学检查可见 IgG4 增高，组织学检查 IgG4 阳性的浆细胞显著增加。

点评

囊腔、导管内衬上皮常伴不典型增生、导管内原位癌，个别病例可伴侵袭性癌。基因检测显示，本病可能为单克隆病变。

（九）闰管腺瘤

闰管腺瘤因涎腺组织中导管以类似闰管样成分增生而得名。85% 的闰管增生发生在腮腺，11% 发生在下颌下腺，4% 发生在口腔内，可能是在观察涎腺的其他病变时无意发现的。该病的男女发病比例约为 3 : 2，平均发病年龄为 52 岁。

1. 病理特征　具体如下。

大体标本所见：肿物边界清楚，切面呈灰白色。

镜下所见：闰管增生表现为立方状导管细胞、萎缩的肌上皮细胞形成结节状结构，导管细胞胞浆微嗜伊红，管腔样成分增多，如果该病变包膜完整，则需要与导管腺瘤相鉴别。

【病例 12】患者，女性，52 岁，发现腮腺区肿物半年余。送检腺体内见一肿块，大小为 1.3 cm × 1 cm × 0.7 cm，呈灰黄色，有包膜（图 8-2-12）。

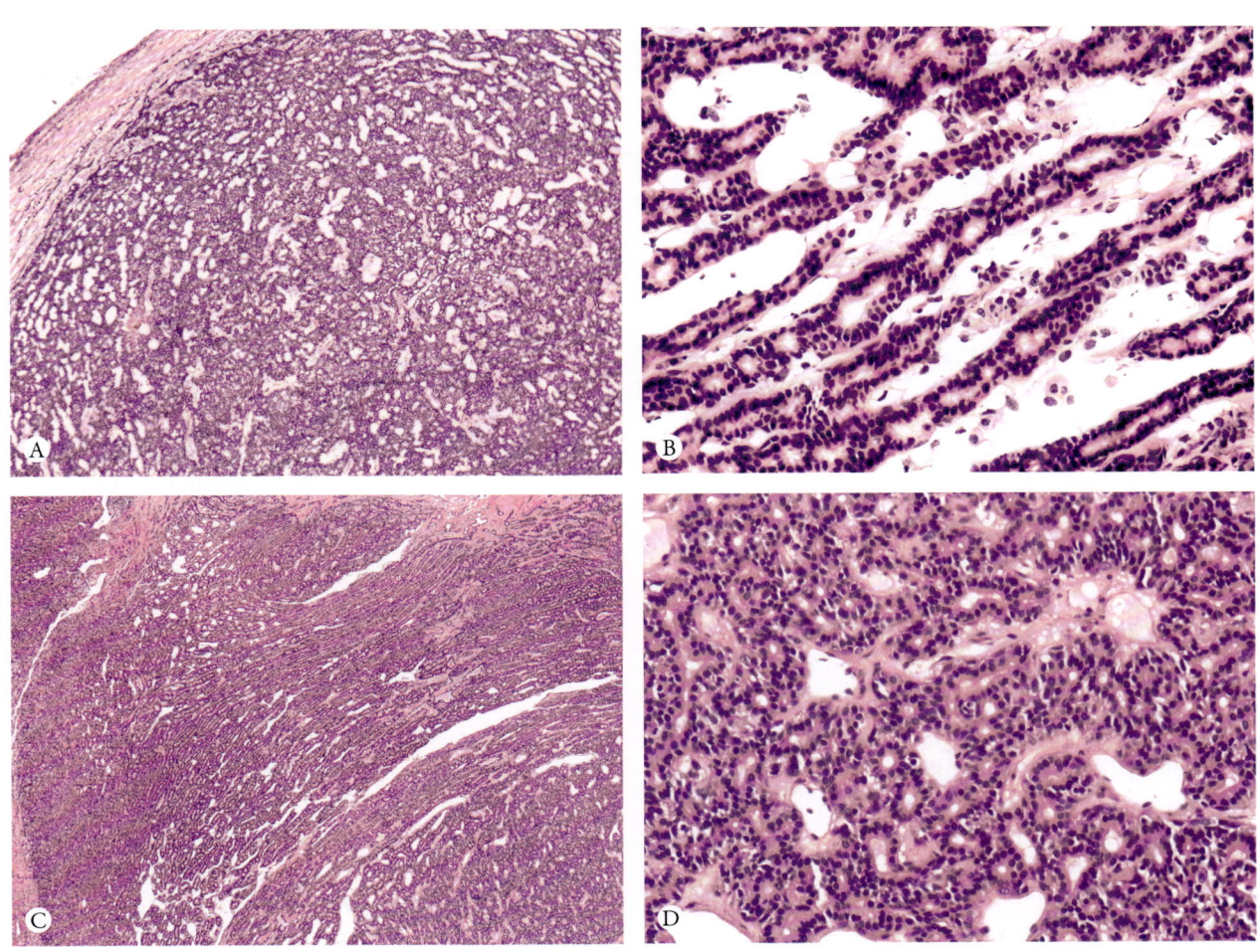

A. 冷冻切片，局部见边界清楚的管腔样成分（低倍）；B. 冷冻切片，管腔由肌上皮细胞和立方状上皮细胞组成，胞浆微嗜酸（中倍）；C. 石蜡切片，肿瘤边界清楚（低倍）；D. 石蜡切片，密集排列的闰管管腔（中倍）。

图 8-2-12　腮腺闰管腺瘤

2. 鉴别诊断　基底细胞腺瘤：病变有包膜，由腺上皮、基底样细胞构成，组织排列方式多样，包括小梁状、小管状、实性型结构等。

点评

闰管增生可以出现在肿瘤旁，如多形性腺瘤、上皮-肌上皮癌周边，故闰管增生可能是这些肿瘤的前体病变。也可以伴随涎腺的慢性炎症而出现，可能是与涎腺萎缩尤其是腺泡萎缩相关的病变。

二、涎腺上皮性恶性肿瘤

（一）腺泡细胞癌

腺泡细胞癌为低度恶性肿瘤。中国人群中，腺泡细胞癌占所有涎腺肿瘤的 3.5%。患者年龄在 3～91 岁，发病年龄段较为平均，平均年龄约为 45 岁。无性别差异。

腮腺最常见，约占全部涎腺肿瘤的 90% 及 90% 以上，第二常见部位为小涎腺，包括上唇、前庭沟、颊黏膜等。少数呈双侧、多灶性病变。临床表现为缓慢增大、实性、活动的肿块。

1. 病理特征　具体如下。

大体标本所见：肿瘤为有边界、切面呈灰白、灰红色的实性肿块，部分可见囊性变。部分肿瘤边界不清。

镜下所见：肿瘤边界较清楚，甚至可有包膜，但也可呈浸润性生长。镜下形态多样，由浆液性腺泡样细胞、闰管样细胞、空泡样细胞、透明细胞、非特异性腺细胞 5 种细胞，构成实体型、微囊型、乳头囊状型、滤泡型 4 种组织学结构。腺泡样细胞是腺泡细胞癌中最具特征性的细胞，类似于涎腺中的浆液性腺泡细胞，细胞较大、多角形，含丰富嗜碱性颗粒的胞质，细胞核圆形、深染，胞质内颗粒为酶原样颗粒，淀粉酶消化后 PAS 染色阳性。闰管样细胞较小，呈立方形，胞质嗜酸性或嗜双色性，胞核位于细胞中央。空泡样细胞胞质内含透明空泡，空泡的大小、数量不等，PAS 染色阴性。透明细胞的大小、形态类似腺泡样细胞，但胞质不着色，PAS 染色阴性。非特异性腺细胞圆形、多边形，胞质嗜酸性或嗜双色性，胞核圆，细胞边界不清，常呈合胞体样。

【病例 1】（实体型）患者，女性，45 岁，发现右腮腺无痛性肿块 3 年余。术中送检一腺体，内见一肿块，大小为 3.2 cm×2.5 cm×2 cm，有包膜，切面灰红质中（图 8-2-13）。

【病例 2】（微囊型）患者，男性，48 岁，发现左耳后肿块 4 年，触诊质中，可活动。手术切除送检，见腮腺一侧有一肿块，大小为 2.3 cm×2.0 cm×1.7 cm，切面灰白，界清（图 8-2-14）。

【病例 3】（乳头囊状型）患者，女性，20 岁，发现左颌下无痛性肿块 3 年，呈结节状，质中软。术中送检一肿块，大小为 1.5 cm×1.2 cm×0.8 cm，切面灰白，界不清，见小囊腔（图 8-2-15）。

2. 鉴别诊断

（1）黏液表皮样癌：腺泡细胞癌中常存在空泡样细胞、透明细胞，在冷冻诊断时和黏液细胞较难鉴别；再者，黏液表皮样癌中有时也可以出现透明细胞。鉴别要点在于，当肿瘤细胞排列成

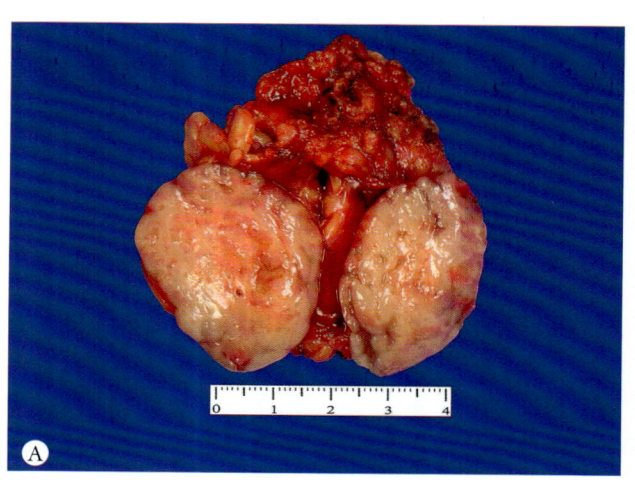

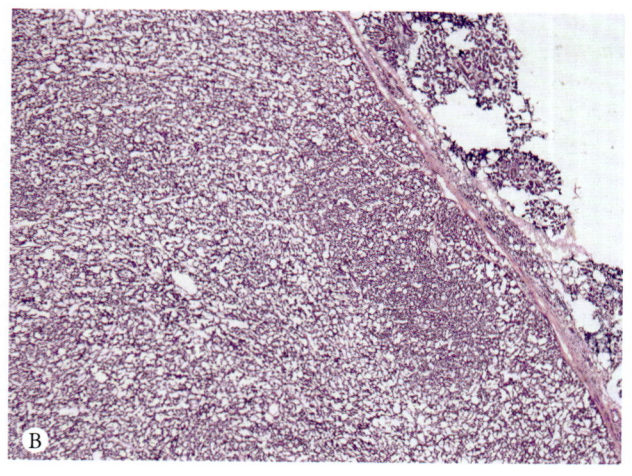

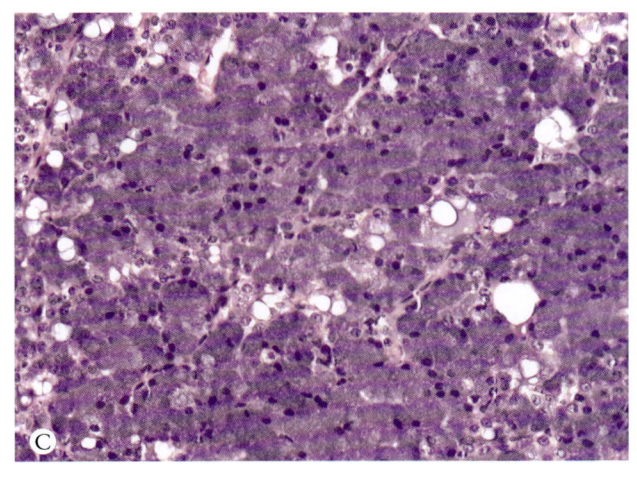

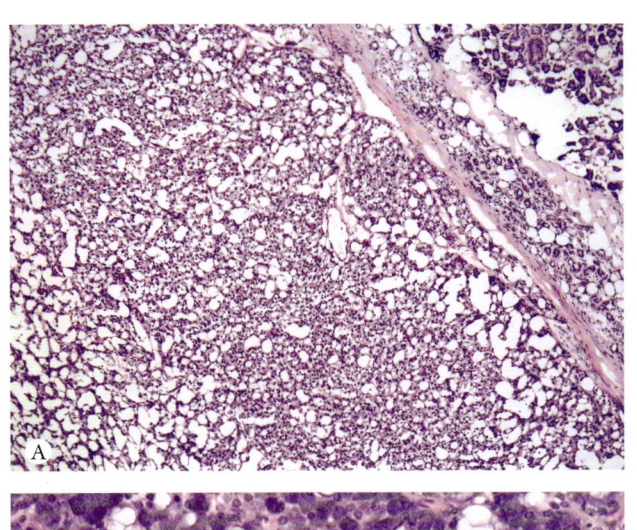

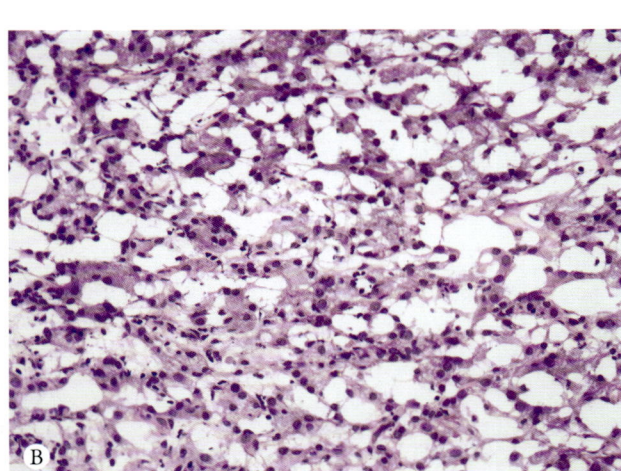

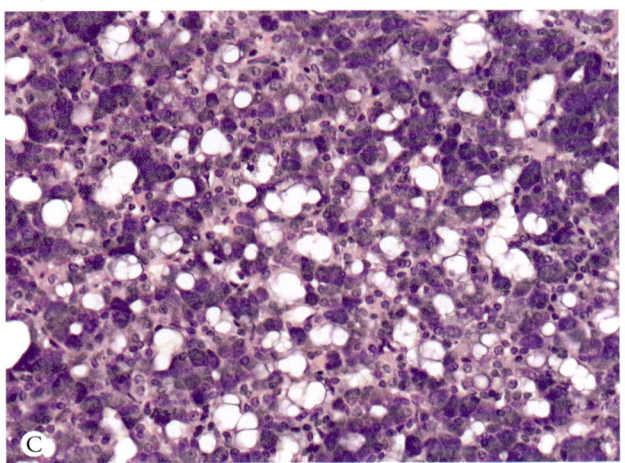

A. 大体标本，肿瘤有包膜，切面实性、灰白；B. 冷冻切片，肿瘤有包膜，细胞呈实性、片状排列（低倍）；C. 石蜡切片，实性型，腺泡样细胞含丰富的嗜碱性酶原样颗粒（高倍）。

图 8-2-13　腮腺腺泡细胞癌（实体型）

A. 冷冻切片，肿瘤有包膜，见较多小腔隙（低倍）；B. 冷冻切片，见较多大小不等的腔隙，其中可见腺泡样细胞（中倍）；C. 石蜡切片，肿瘤由腺泡样细胞、少量闰管样细胞和空泡样细胞构成（高倍）。

图 8-2-14　腮腺腺泡细胞癌（微囊型）

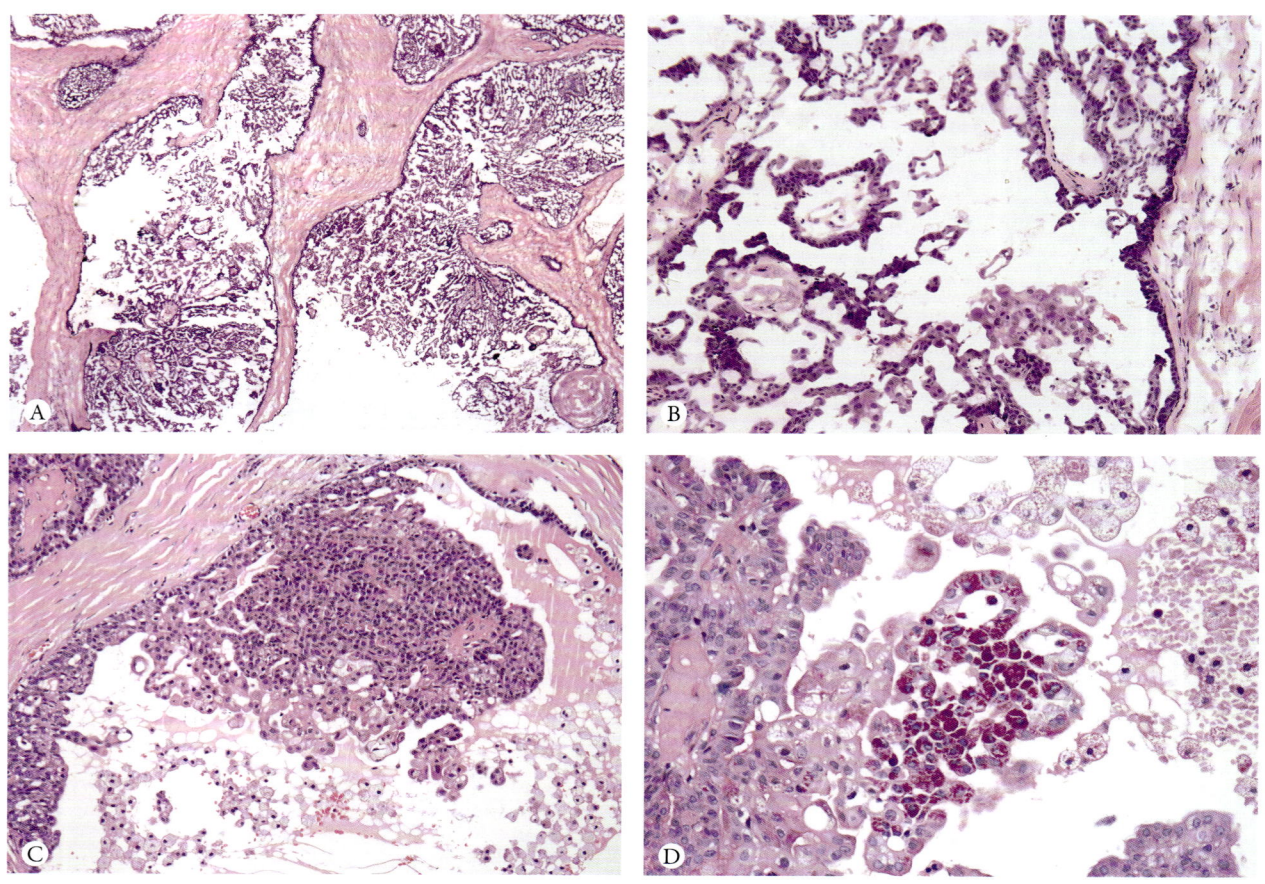

A. 冷冻切片，肿瘤由数个囊性腔隙构成（低倍）；B. 冷冻切片，腔隙中见较多乳头状结构（中倍）；C. 石蜡切片，肿瘤主要由闰管样细胞、腺细胞构成（中倍）；D. PAS染色，胞质中见阳性颗粒（高倍）。

图 8-2-15　颌下腺腺泡细胞癌（乳头囊状型）

囊性、滤泡样结构时，腺泡细胞癌的可能性大，而肿瘤细胞巢以实性为主、存在表皮样细胞时，则黏液表皮样癌的可能性大。

（2）分泌性癌：也称乳腺样分泌性癌，是2017年版WHO头颈部肿瘤分类中新增加的肿瘤，组织学可表现为微囊、乳头囊状、实体、大囊伴乳头状增生等结构，肿瘤细胞中缺乏嗜碱性酶原颗粒，这是与腺泡细胞癌在形态学上的鉴别要点之一。此外，乳腺样分泌癌中存在 t（12；15）（p13；q25）基因重排，形成 *ETV6-NTRK3* 融合基因，有助于此类肿瘤的诊断。

点评

腺泡细胞癌以细胞及组织学结构的多样性为特征，形态学变异较大。当肿瘤中出现特征性的、胞质中嗜碱性的浆液性腺泡细胞时最容易诊断，因其他肿瘤中无此形态细胞。熟悉腺泡细胞癌的5种肿瘤细胞、4种组织学形态有助于该肿瘤的诊断。对于肿瘤细胞中乏酶原颗粒的腺泡细胞癌，要注意与分泌性癌鉴别。

（二）黏液表皮样癌

黏液表皮样癌是最常见的涎腺恶性肿瘤之一，在我国占所有涎腺肿瘤的9.6%。发病年龄跨度大，平均年龄为48岁，并且是20岁以下儿童和青少年最常见的涎腺恶性肿瘤，男女之比为1.00∶1.25。大涎腺中腮腺为最常见部位，占全部黏液表皮样癌的27%，小涎腺中腭为最常见部位，占全部黏液表皮样癌的31.8%。黏液表皮样癌还是最常见的颌骨中心性的涎腺肿瘤。

临床表现与肿瘤的恶性程度相关。低度恶性肿瘤表现为无痛、逐渐增大的肿块，有时类似黏液囊肿。高度恶性肿瘤生长较快，出现疼痛、面神经麻痹、溃疡等。

1. 病理特征　具体如下。

大体标本所见：肿瘤与周围组织有分界，但很少有包膜。高度恶性肿瘤与周围组织分界不清，切面呈灰色、黄白色，常见囊性变，低度恶性肿瘤可以囊性为主。

镜下所见：肿瘤以黏液细胞、表皮样细胞、中间细胞为特征。在不同肿瘤间、同一肿瘤内不同类型细胞的比例、所形成的结构均有所不同。黏液细胞体积大，胞质淡染，胞核常位于细胞周边，细胞黏液卡红染色、Alcian 蓝染色、PAS 染色阳性。表皮样细胞似鳞状细胞，呈多边形，胞质嗜酸性，可见细胞间桥，罕见角化。中间细胞呈基底样、立方状。肿瘤中有时还可见透明细胞、嗜酸性细胞、柱状细胞。

黏液表皮样癌的组织学分级可分为低度恶性、中度恶性、高度恶性，存在不同的组织学分级方法。主要是综合考虑不同类型肿瘤细胞的比例、囊腔多少、细胞不典型性、侵袭性、核分裂、坏死、神经和血管侵犯等进行分级。

低度恶性肿瘤中通常有较多囊腔形成，黏液细胞较多，有时呈柱状，内衬于囊腔，黏液细胞下方为中间细胞。细胞及核的异型性轻，核分裂少见，肿瘤边缘呈宽大的、推进式边缘。高度恶性肿瘤由实性的鳞状细胞、中间细胞上皮岛构成，很少有囊腔形成，有明显的细胞多形性，核分裂多见，黏液细胞少见而散在，肿瘤边缘常见肿瘤上皮呈浸润性生长。中度恶性肿瘤形态学特征介于低度、高度恶性肿瘤之间，可有囊腔形成，但不如低度恶性肿瘤显著，3 种主要细胞类型均可见，但通常以中间细胞为主。透明细胞也可出现在肿瘤中。细胞不典型性可有或可无。肿瘤边缘可见小灶性浸润。

近年来，随着检测水平、技术的进展，一种新亚型黏液表皮样癌——Warthin 瘤样黏液表皮样癌也被逐渐认识。肿瘤的镜下形态为富于淋巴组织背景，肿瘤上皮呈囊性、管状、片巢状、乳头状排列，过去多被诊断为 Warthin 瘤，但与 Warthin 瘤不同的是，肿瘤细胞缺乏 Warthin 瘤中典型的双层排列，而呈腺样、导管样、较薄的复层鳞状排列，细胞浆嗜酸性不明显，细胞更似导管细胞、中间细胞、表皮样细胞，并见多少不等的黏液细胞分化。分子检测显示，肿瘤存在黏液表皮样癌特异性的 MAML2 基因重排，可通过结合石蜡标本 FISH 检测，辅助进行诊断。此新亚型肿瘤的生物学行为多为低级别，预后较好。

对于黏液表皮样癌的组织学分级存在不同标准，一些学者确立了更具有可重复性的、与预后相关的组织学参数，对每个组织学参数进行打分，根据组织学参数的总分之和确定肿瘤的组织学分级。

黏液表皮样癌中存在较特异的分子生物学表现，即发生染色体易位 t（11；19）(q21；p13)，导致位于 19p13 的 MECT1（也称 CRTC1、TORC1）和位于 11q21 的 MAML2 基因融合，形成 MECT1-MAML2 融合基因，见于 30%～70% 的黏液表皮样癌，且在低或中度恶性肿瘤中较多。

【病例 4】（低度恶性）患者，女性，28 岁，发现左腮腺占位 1 年余，反复肿胀。术中送检一腮腺组织，一侧见肿块，大小为 1.8 cm×1.5 cm×1.3 cm，呈多囊性，与周围组织分界不清（图 8-2-16）。

【病例 5】（中度恶性）患者，女性，37 岁，发现左颌下无痛性肿块 2 年余。术中送检部分颌下腺，切面见一肿块，大小为 3.0 cm×2.5 cm×2.3 cm，无包膜，呈灰白、灰黄色，灶性出血、囊性变（图 8-2-17）。

【病例 6】（高度恶性）患者，女性，33 岁，发现左腮腺肿块 2 年。术中送检一肿块，大小为 3.2 cm×2.8 cm×2.5 cm，切面呈灰白实性，界不清（图 8-2-18）。

【病例 7】（Warthin 瘤样黏液表皮样癌）患者，女性，62 岁，发现右腮腺肿物 1 年余，扪之有轻微触痛。术中送检一腮腺组织，切面见一肿块，大小为 4 cm×3.5 cm×2.0 cm，呈灰白、灰黄色，与周围边界欠清（图 8-2-19）。

2. 鉴别诊断

（1）鳞状细胞癌：当黏液表皮样癌以表皮样细胞为主时需要与鳞状细胞癌进行鉴别，但黏液表皮样癌的鳞状分化不如鳞状细胞癌明显，角化较少见，用特殊染色，如 Alcian 蓝染色、PAS 染色可鉴别出少量的黏液细胞。

（2）囊肿继发感染：当涎腺囊肿继发感染导致囊肿上皮增生伴黏液细胞化生时，应注意与低度恶性黏液表皮样癌鉴别。囊肿的囊壁上皮多为（纤毛）柱状上皮，而黏液表皮样癌的上皮由黏液细胞、表皮样细胞构成，基底部有中间细胞。

（3）Warthin 瘤继发感染：Warthin 瘤发生继发感染可导致肿瘤上皮鳞状化生、黏液细胞化生、囊性变，此时可能被误诊为黏液表皮样癌。

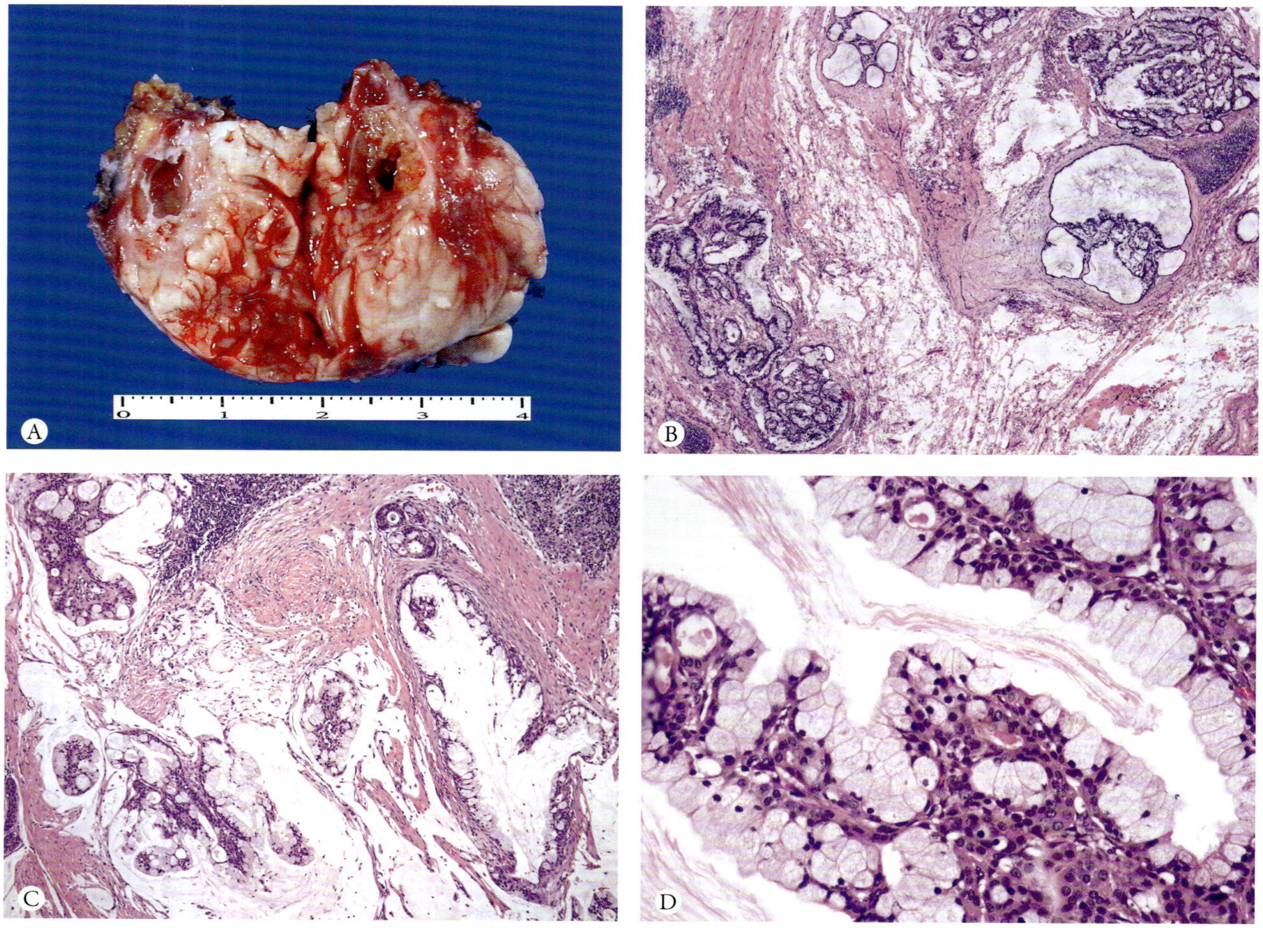

A. 大体标本，腺体一侧见囊性为主的肿瘤；B. 冷冻切片，肿瘤由大小不等的囊腔样结构组成（低倍）；C. 石蜡切片，见多个囊腔结构，灶性形成黏液湖（中倍）；D. 石蜡切片，肿瘤由黏液细胞及其下方的中间细胞构成（高倍）。

图 8-2-16　腮腺黏液表皮样癌（低度恶性）

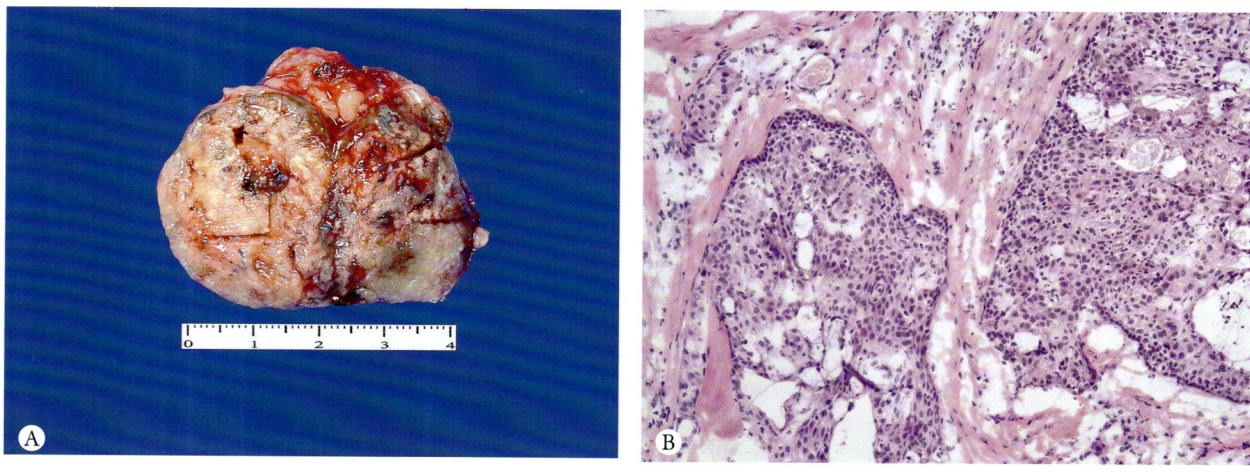

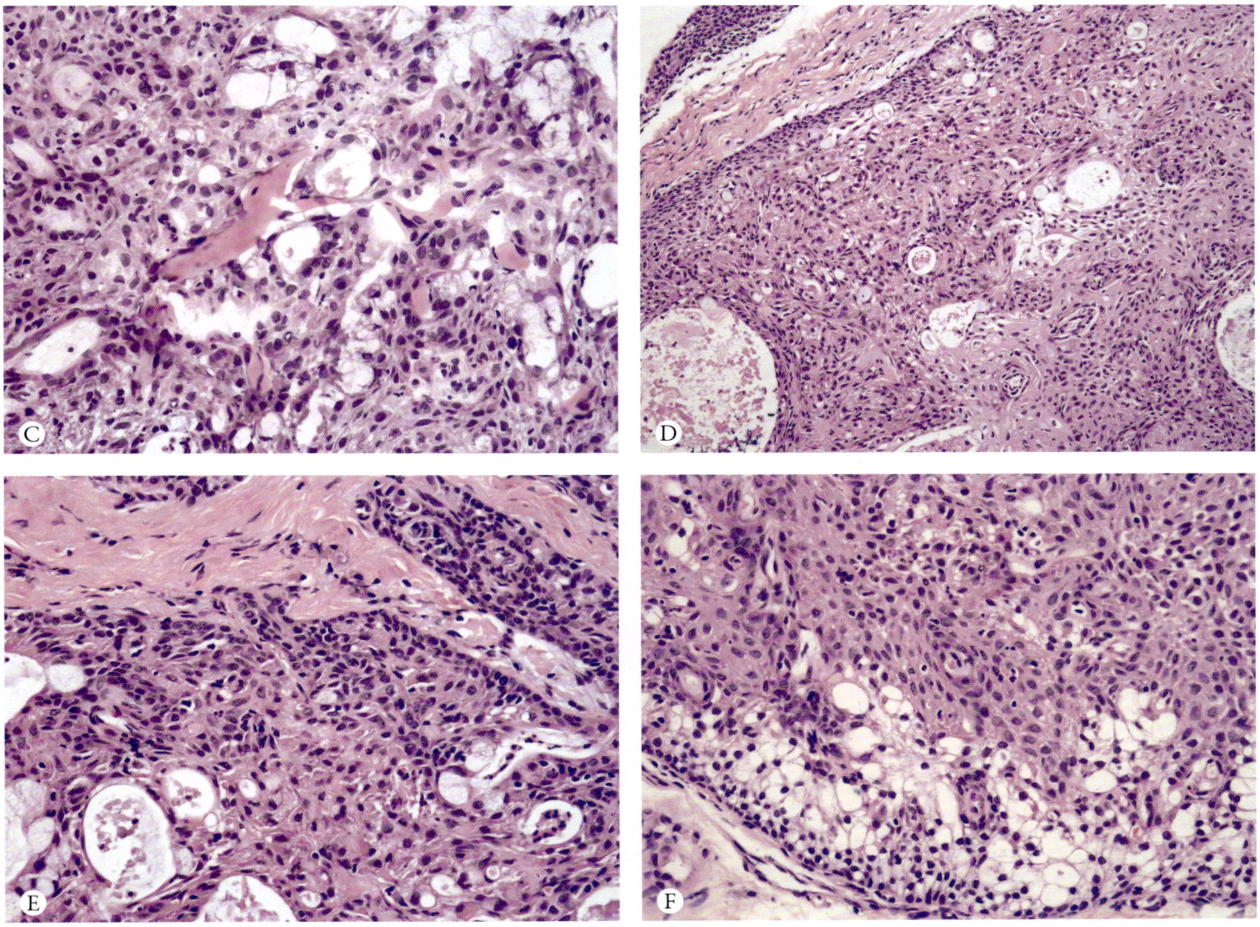

A.大体标本，肿瘤以实性为主，部分区域见出血、囊性变；B.冷冻切片，主要由中间细胞和部分黏液细胞构成（中倍）；C.冷冻切片，细胞有轻度异型性，核分裂少见，可见一定程度的黏液细胞（高倍）；D.石蜡切片，中间细胞、黏液细胞排列成实性巢、片状（中倍）；E.石蜡切片，细胞轻度异型性（高倍）；F.石蜡切片，可见透明细胞（高倍）。

图 8-2-17 颌下腺黏液表皮样癌（中度恶性）

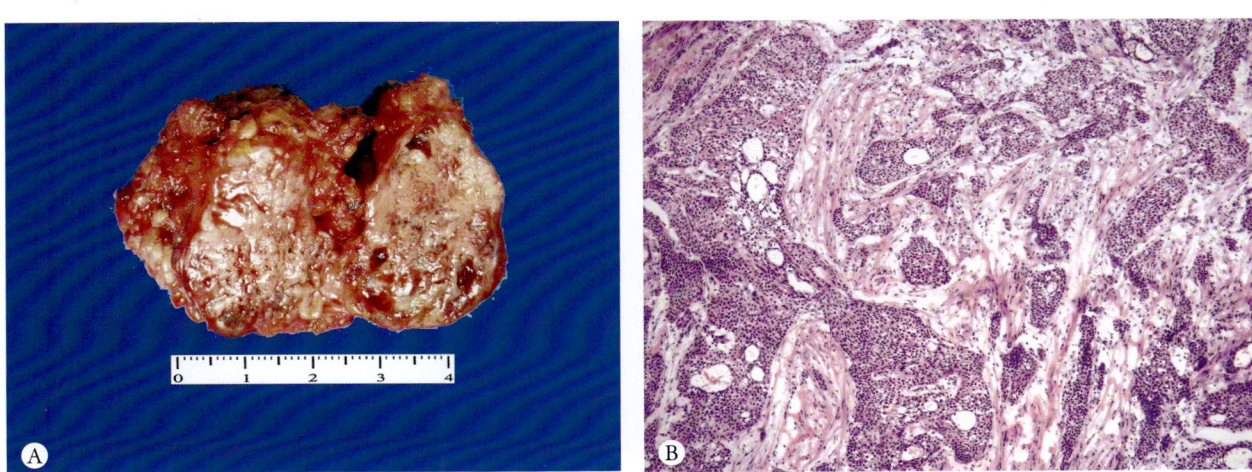

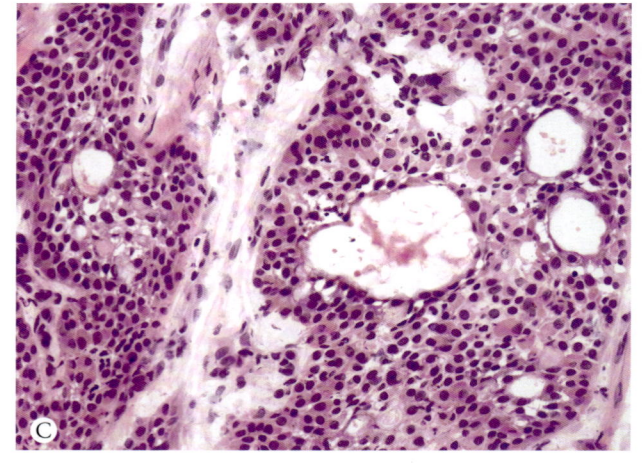
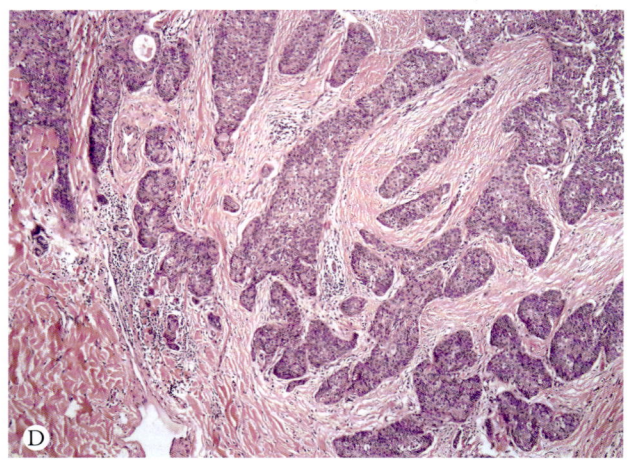
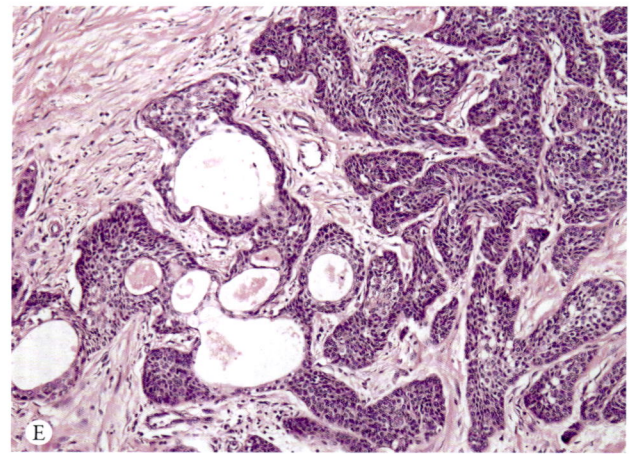

A. 大体标本，肿瘤呈实性，边界不清；B. 冷冻切片，肿瘤细胞形成实性上皮巢，见少量囊性结构（低倍）；C. 冷冻切片，肿瘤由表皮样细胞、中间细胞、少量黏液细胞构成（高倍）；D. 石蜡切片，肿瘤以实性巢为主，侵犯周围组织（中倍）；E. 石蜡切片，肿瘤由表皮样细胞、中间细胞、少量黏液样细胞构成（中倍）。

图 8-2-18　腮腺黏液表皮样癌（高度恶性）

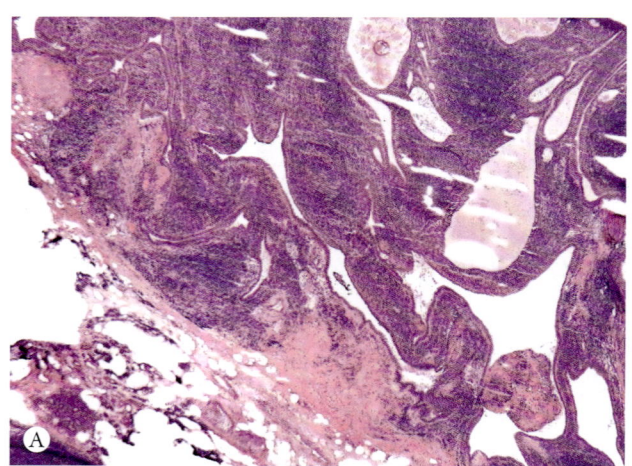
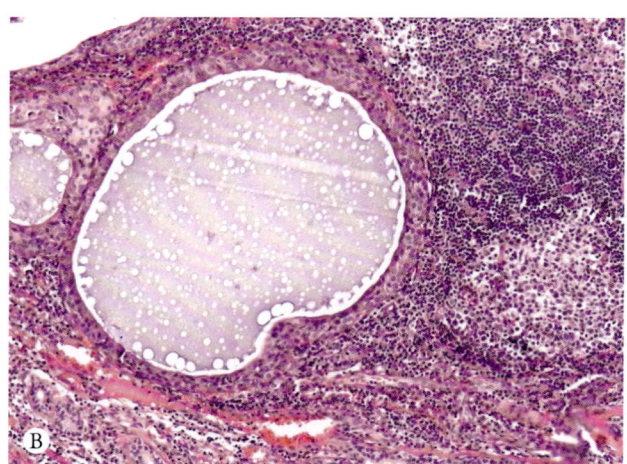

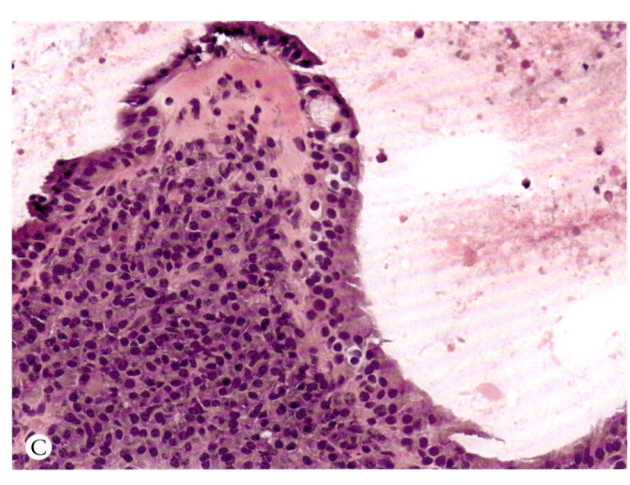 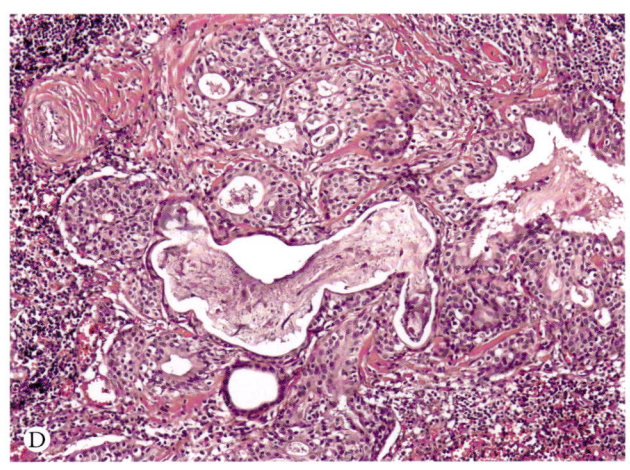

A. 冷冻切片，富于淋巴组织背景中见多个囊性、腺样结构（低倍）；B. 冷冻切片，管腔内衬中间细胞、表皮样细胞，胞浆不嗜酸，不呈双层排列（中倍）；C. 冷冻切片，导管样上皮细胞内见黏液细胞（高倍）；D. 石蜡切片，淋巴组织背景中见成片排列的细胞、囊腔及腺腔样结构，片巢状细胞中散在黏液细胞，囊腔内见黏液湖（中倍）。

图 8-2-19　腮腺黏液表皮样癌（Warthin 瘤样亚型）

但 Warthin 瘤中的上皮多少能看到双层排列的嗜酸性细胞，并且能看到乳头状结构的残留、间质形成淋巴滤泡的淋巴组织等特点。

（4）腺泡细胞癌：见前述。

（5）透明细胞癌：当黏液表皮样癌中出现较多透明细胞或以透明细胞为主时，要与透明细胞癌鉴别，不同的是，黏液表皮样癌的黏液细胞多成簇、成灶分布，并内衬于囊腔中，而透明细胞癌中的细胞常散在分布；再者，透明细胞癌多见于小涎腺，并常伴玻璃样间质。

（6）Warthin 瘤：Warthin 瘤样黏液表皮样癌需要与 Warthin 瘤相鉴别。Warthin 瘤可以出现少量黏液细胞分化，但肿瘤细胞有双层排列的特征，细胞胞浆显著嗜酸性，没有 MAML2 基因重排。

点评

（1）手术中黏液表皮样癌不同组织学分级的判定对于手术方案具有指导意义，但由于冷冻取材的局限，术中组织学分级的判定可能存在偏差，高度恶性、低度恶性的肿瘤相对容易判别，但当出现中等分化的图像时，要注意石蜡切片中可能出现高度恶性的肿瘤，此时要与手术医师充分沟通，采取适当的手术方案。

（2）黏液表皮样癌的细胞构成、组织形态多样，故术中诊断时要鉴别的肿瘤较多，最常见的是与腺泡细胞癌和透明细胞癌相鉴别，好在后两者多是低度恶性肿瘤，故术中诊断时尽量准确判断肿瘤性质即可。

（3）随着新亚型 Warthin 瘤样黏液表皮样癌被报道，在术中冷冻诊断中，见到类似 Warthin 瘤样结构，但双层腺样排列及细胞嗜酸性不典型时，要警惕 Warthin 瘤样黏液表皮样癌的可能。

（三）腺样囊性癌

腺样囊性癌是中国人群中最常见的涎腺恶性肿瘤之一，占所有涎腺肿瘤的 9.8%。好发于中老年人，平均年龄为 51.5 岁，无明显性别差异。腭为最常见好发部位，占所有涎腺囊性癌的 30.7%。其生物学行为特点为细胞生长较缓慢，但易侵袭神经、血管，手术不易彻底切除，并易发生血行转移，患者的远期生存率很低。

临床表现为缓慢生长的肿块，可生长数年，质地实，疼痛、麻木常见，这是由于肿瘤侵犯神经所致。发生于腮腺区的肿瘤患者可出现面瘫、感觉异常，发生于腭部的肿瘤患者可出现溃疡。

1. 病理特征　具体如下。

大体标本所见：肿瘤切面呈灰白色、浅褐色，质实，可呈瘢痕样，呈浸润性生长，有时可表现为有边界，但无包膜。

镜下所见：肿瘤由导管上皮（腺上皮）和肌上皮/基底样细胞构成，具有 3 种基本的组织学类型：筛状型、管状型、实体型。

筛状型也称腺样型，是腺样囊性癌最具有特征的组织学类型，基底样细胞构成的细胞巢中存在很多圆柱瘤形囊样腔隙，囊腔内充满透明或嗜碱性黏液样物质、玻璃样嗜酸性物质，这些腔隙并非真正囊腔，围绕囊腔的不是腺上皮细胞，而是肿瘤性肌上皮细胞。筛状型中的部分区域有由导管上皮围绕的真性腺腔。

管状型的特征为肿瘤由细长的小管、小的实性条索组成，肿瘤细胞周围可见玻璃样物质。小导管结构中央为立方、柱状腺上皮构成的导管，外周为肌上皮/基底样细胞。

实体型由肿瘤细胞构成大小不一的上皮巢或成片状排列，肿瘤主要由肿瘤性肌上皮细胞/基底样细胞构成。很少形成内衬立方上皮的真性导管结构，或由肌上皮围绕的假囊性结构。实体型较筛状型、管状型更易出现细胞多形性、核分裂、中央坏死，预后较差。

腺样囊性癌的显著特征之一是肿瘤的神经周侵犯和血管侵犯，肿瘤细胞巢多呈小条索状、小管状、实体型，多见于较小或中等大小的神经束，肿瘤上皮巢可围绕神经束呈漩涡状、同心圆排列。位于腭、鼻筛窦的肿瘤还可见侵犯骨。腺样囊性癌有沿着神经血管束生长的特点，可沿着这些结构走行很远。

腺样囊性癌中存在较特异的分子生物学特点改变，即染色体易位 t (6；9) (q21-24；p13-23)，导致形成肿瘤融合基因 *MYB-NFIB*，见于30%~60%的腺样囊性癌，可作为该肿瘤的分子诊断依据。

【病例8】（筛状型）患者，男性，69岁，发现右口底渐大无痛性肿块4年余。手术送检口底切除组织，切面黏膜下见一肿块，大小为5.0 cm×4.0 cm×3.0 cm，切面灰黄，无包膜，质嫩，灶性出血、坏死（图8-2-20）。

【病例9】（管状型）患者，女性，52岁，2周前因左腭部多次出血而发现一肿物。手术送检一肿块，大小为1.5 cm×1.2 cm×0.8 cm，切面灰黄，界不清（图8-2-21）。

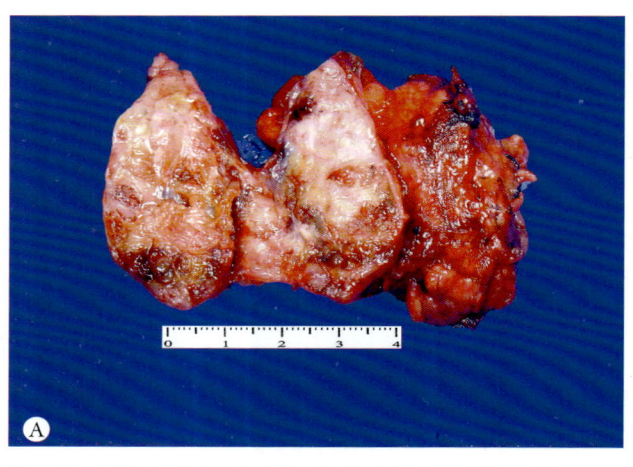

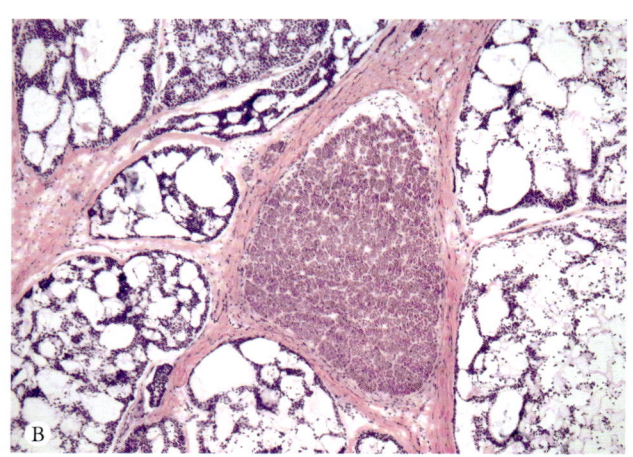

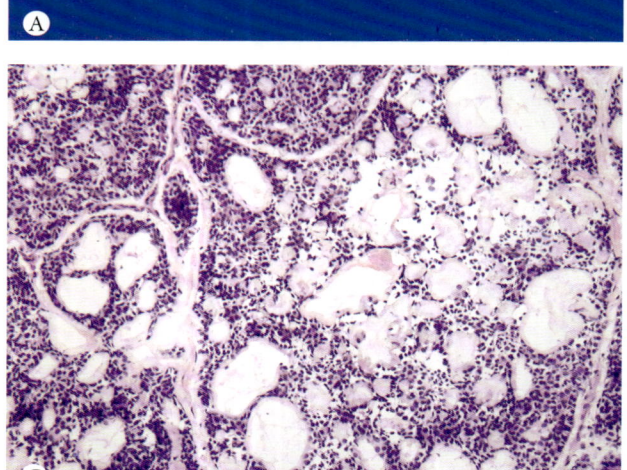

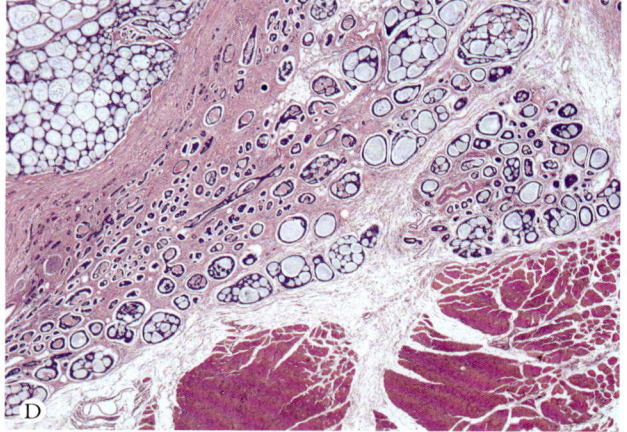

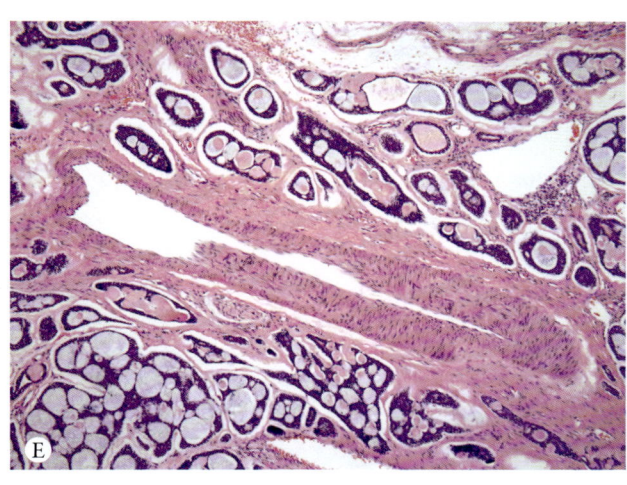
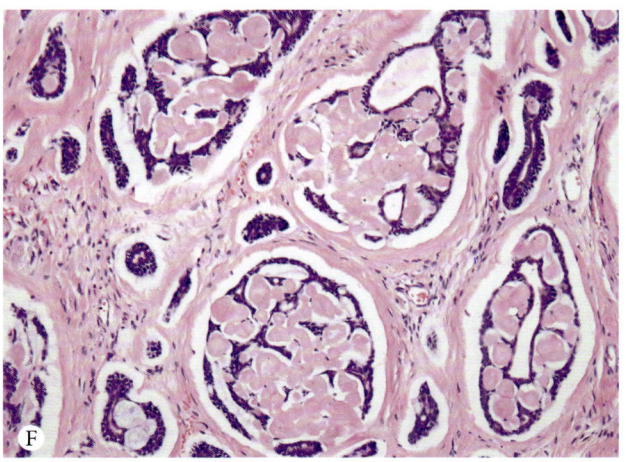

A. 大体标本，肿瘤切面呈灰白实性，与周围组织分界不清；B. 冷冻切片，肿瘤上皮巢距一大神经近（中倍）；C. 冷冻切片，囊性腔隙中充满嗜碱性黏液样物（中倍）；D. 石蜡切片，肿瘤与周围横纹肌组织无分界（低倍）；E. 石蜡切片，肿瘤距一动脉血管近（中倍）；F. 石蜡切片，部分细胞巢中见玻璃样嗜酸性物，并与周围组织相移行（中倍）。

图 8-2-20　舌下腺腺样囊性癌（筛状型）

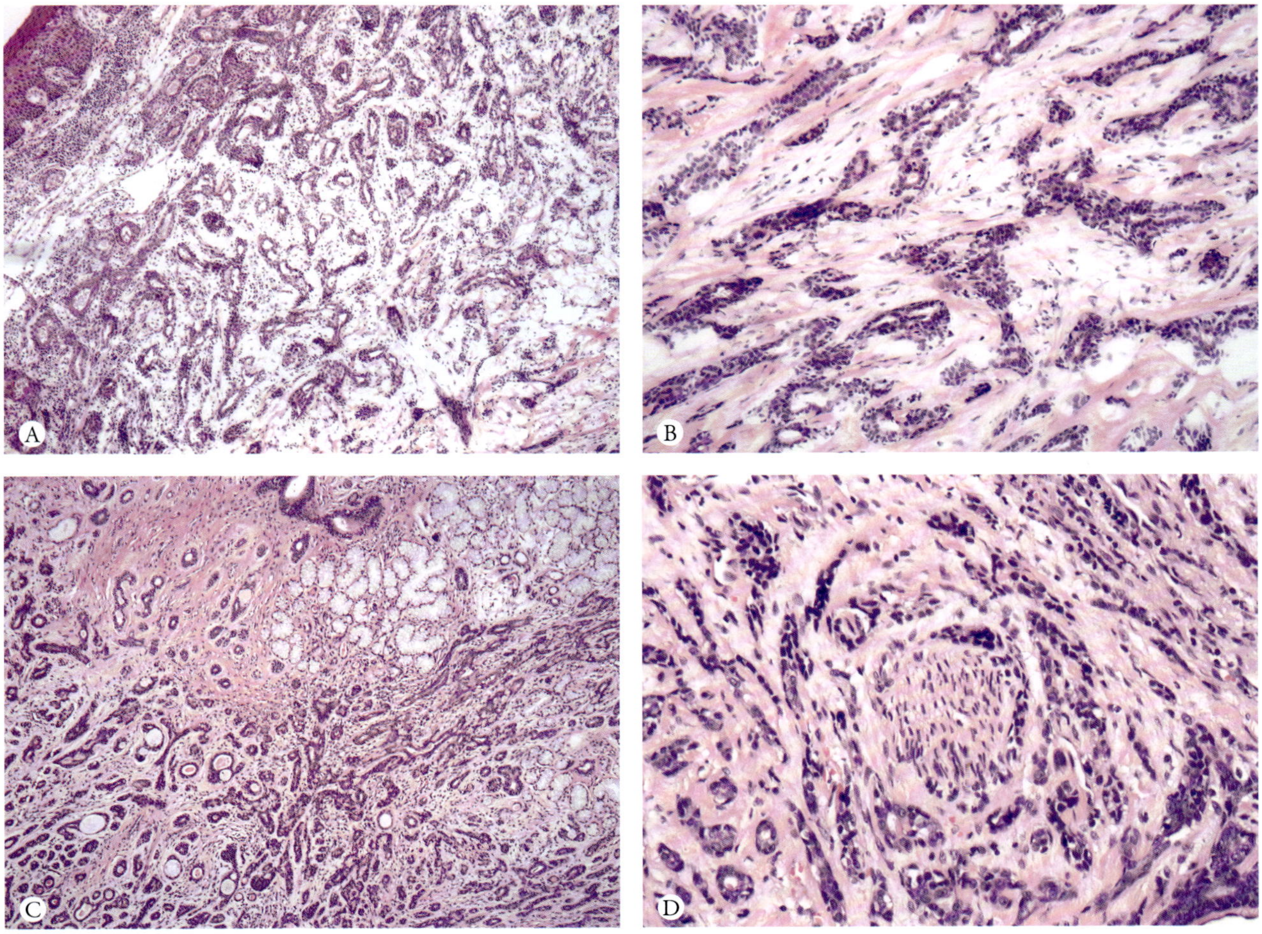

A. 冷冻切片，肿瘤位于腭黏膜下，无包膜（低倍）；B. 冷冻切片，见小管样结构呈浸润性生长（中倍）；C. 石蜡切片，小管样结构侵犯腭腺（低倍）；D. 石蜡切片，肿瘤细胞巢神经周浸润（中倍）。

图 8-2-21　腭腺样囊性癌（管状型）

【病例10】（实体型）患者，男性，69岁，发现右面部肿胀1年余。无疼痛、麻木等自觉症状，影像学显示右上颌窦肿块，破坏周围上颌骨，术中送检一肿块，大小为3.0 cm×3.0 cm×2.5 cm，色黄，质脆（图8-2-22）。

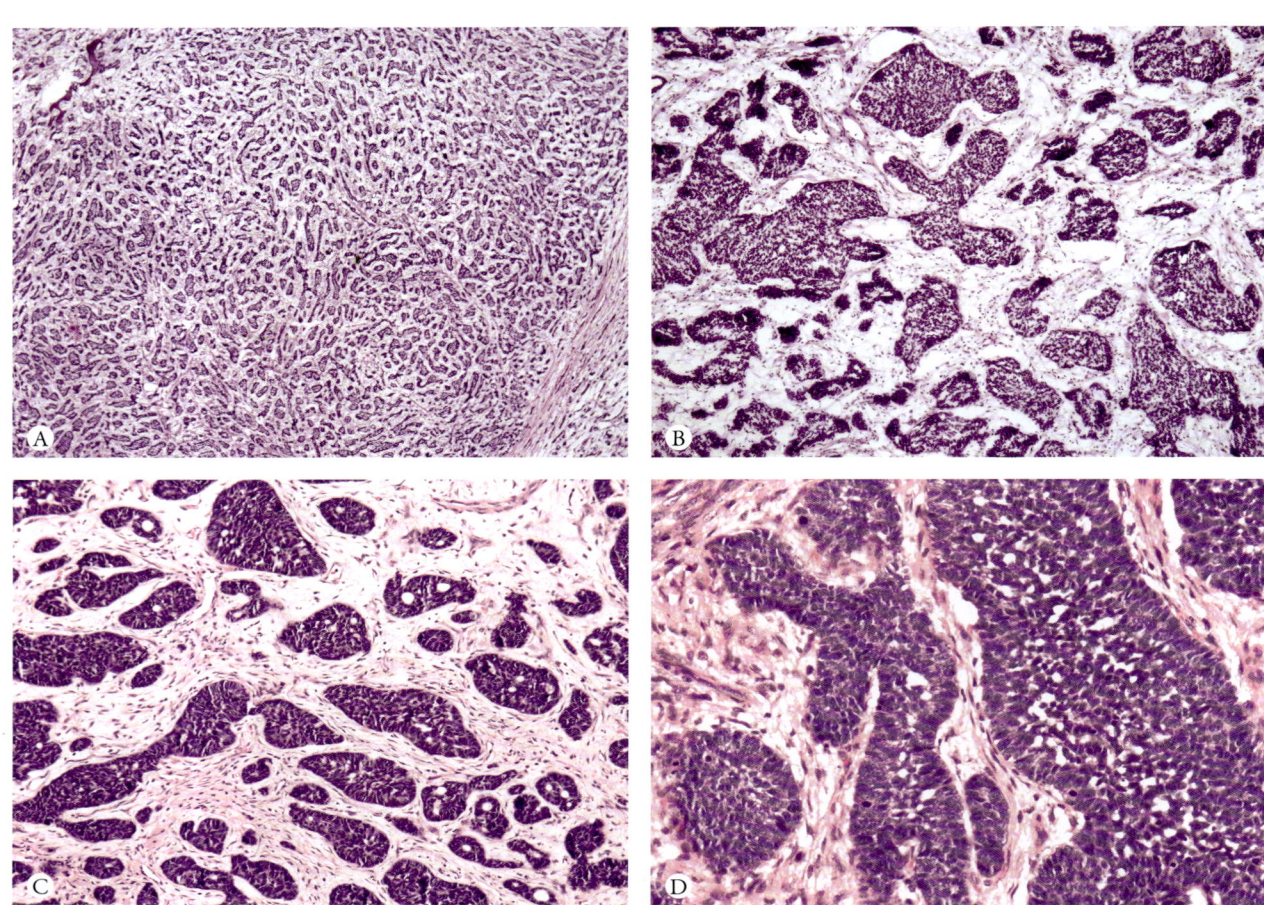

A. 冷冻切片，肿瘤由大小不等的实性上皮巢构成，与周围组织间无分界（低倍）；B. 冷冻切片，胞质较少的基底样细胞构成实性上皮巢（中倍）；C. 石蜡切片，实体型结构中见少量假腺腔（低倍）；D. 石蜡切片，细胞异形性明显，核分裂易见（中倍）。

图 8-2-22　上颌窦腺样囊性癌（实体型）

2. 鉴别诊断

（1）基底细胞腺瘤、基底细胞腺癌：与基底细胞性肿瘤的鉴别是腺样囊性癌中最重要的鉴别诊断。详见基底细胞腺瘤的鉴别诊断。

（2）多形性腺癌：腺样囊性癌、多形性低度恶性腺癌中均可出现筛状、实体型、小管状等结构，并都可呈侵袭性生长，故二者的鉴别有时较为困难。所不同的是，多形性低度恶性腺癌中可出现乳头状结构，肌上皮/基底样细胞较少，增殖活性较低。近年来发现 MYB 蛋白在腺样囊性癌中表达，而在多形性低度恶性腺癌中不表达，有助于鉴别诊断。

（3）杂交癌：腺样囊性癌的组织结构多样，除经典的筛状、管状、实性结构外，还常出现肌上皮癌样、上皮-肌上皮癌样的结构，此时还应诊断为腺样囊性癌，不应诊断为杂交癌。

点评

腺样囊性癌是具有较强侵袭性的肿瘤，但其增殖活性可能并不高，尤其是筛状型、管状型，细胞异型性不明显，最可靠的诊断特征是侵袭性生长方式，但少数腺样囊性癌的侵袭性不明显，甚至有包膜，此时可在石蜡标本中进行 *MYB*、*MYBL1* 基因重排检测辅助诊断。当活检组织有限，未见到确定的肿瘤侵犯周围组织时，诊断腺样囊性癌需慎重。腺样囊性癌中较特征的是筛状结构，

第八章 涎腺肿瘤和瘤样病变

筛状结构在少见情况下也可出现在基底细胞腺瘤、多形性腺瘤、多形性腺癌中。

（四）多形性腺癌

多形性腺癌在中国人群涎腺肿瘤中的构成比较低，仅占所有涎腺肿瘤的0.4%，中老年人多见，无性别差异，腭为最常见部位，约占所有该肿瘤的65%。多表现为缓慢生长的无痛肿块，少见情况下可伴出血、局部不适，位于腭部时可侵蚀下方的骨。

1. 病理特征　具体如下。

大体标本所见：为实性、有边界但无包膜的肿块，切面呈黄褐色、分叶状。

镜下所见：以细胞学的一致性、组织学的多样性及浸润性生长方式为特征。肿瘤细胞小至中等大小，形态一致，圆至多角形，细胞边界不清，胞质少至中等量，淡染或嗜酸性，胞核染色质淡或轻度浓染，核分裂少见。可见组织结构的多样性，主要包括：①小叶状或实体型；②乳头状或囊性乳头状；③筛状，有时类似于腺样囊性癌；④小梁状或小导管样结构。具有特征性的是肿瘤细胞构成同心的旋涡状、靶环状结构，围绕血管、神经。低倍镜下，肿瘤边界较为清楚，但可时见部分区域呈浸润性生长，侵犯周围软组织、涎腺小叶、肌肉、骨。约3/4的肿瘤存在 PRKD1 热点激活性突变（E710D）。

2. 鉴别诊断

（1）腺样囊性癌：详见腺样囊性癌。

（2）筛状腺癌：筛状腺癌在形态学上和多形性腺癌有重叠，但目前认为，二者是不同的肿瘤类型。筛状腺癌多见于舌根，呈乳头状、肾小球样、筛状生长模式，肿瘤细胞泡状核，核的形态与甲状腺乳头状癌的细胞核相像。特异性的遗传学改变是 PRKD1-3，在石蜡切片上进行分子检测与多形性腺癌进行鉴别。

【病例11】患者，女性，60岁，吞咽不适2个多月。MRI示舌根偏右侧有一软组织肿块，边界不清，伴右颈部稍大淋巴结。术中送检一肿块，大小为2.8 cm×2.5 cm×2.3 cm，切面灰黄，界不清（图8-2-23）。

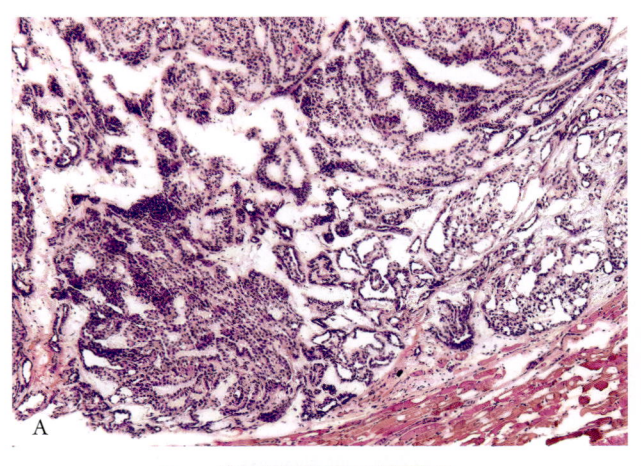
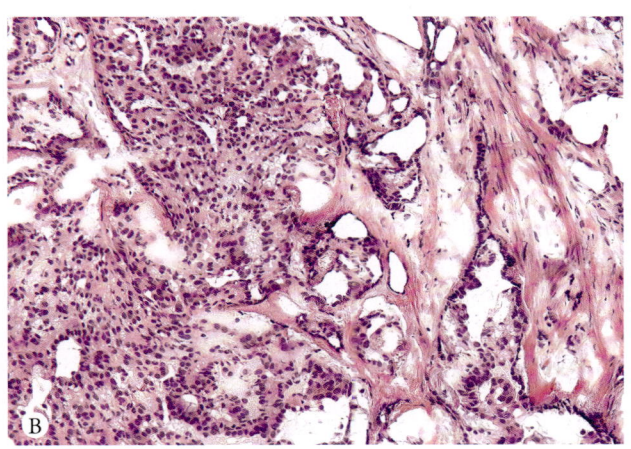
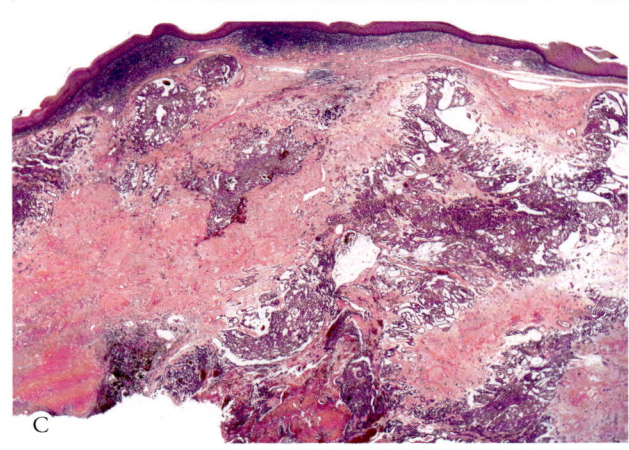
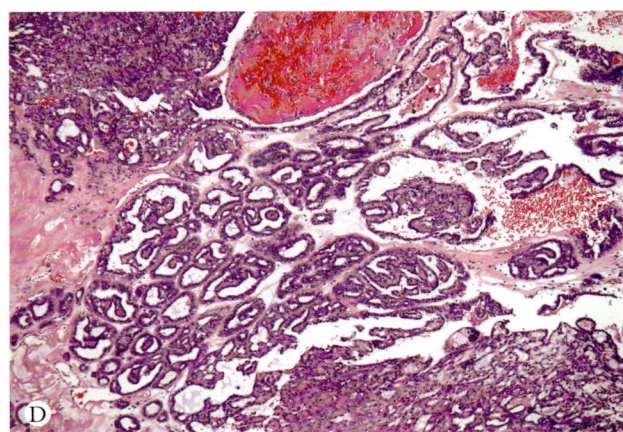

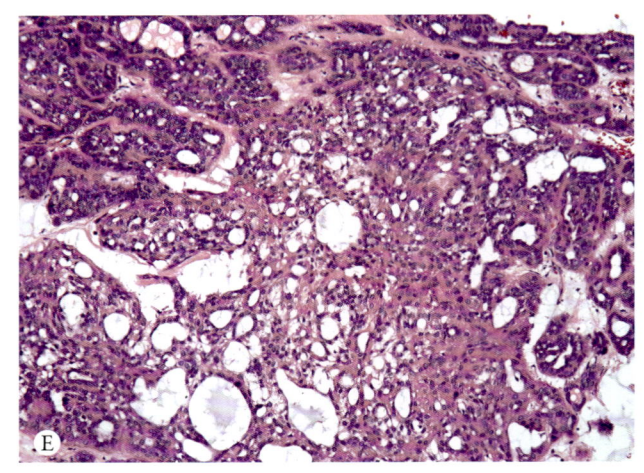

A.冷冻切片，肿瘤上皮形成小片实性、囊状乳头、小管状结构（低倍）；B.冷冻切片，见乳头囊状、小管状结构（中倍）；C.石蜡切片，肿瘤位于唇黏膜下，无包膜（低倍）；D.石蜡切片，细胞排列成实体型、囊状乳头型结构（中倍）；E.石蜡切片，细胞排列成筛状，有小导管结构（中倍）。

图 8-2-23　舌根多形性腺癌

点评

多形性腺癌由于缺乏特征性的细胞、组织学特征，病理学家常对其认识不足，造成误诊、漏诊较多，这可能也是国内统计资料中多形性腺癌的构成比相对较低的原因。最容易混淆的肿瘤是腺样囊性癌、筛状腺癌，有时它们之间的鉴别确实较为困难。

（五）上皮-肌上皮癌

上皮-肌上皮癌约占中国人群中涎腺肿瘤的0.5%，好发于中老年人，男女之比为1∶2。腮腺为最常见部位，占该肿瘤的58%。临床表现为缓慢增大的肿块，多无症状，少见疼痛、累及面神经的症状。

1.病理特征

大体标本所见：边界较清楚，或见局部侵犯周围组织，无真性包膜，可呈多结节性。

镜下所见：低倍镜下，肿瘤一般边界较清楚，呈单结节或多结节生长，一般不见小巢状侵袭性生长。组织学上，肿瘤呈双相结构，内层为导管样结构，衬覆单层立方细胞，胞质呈致密的细颗粒状，胞核圆、位于中心或基底部；外层为单层或多层多边形的肌上皮细胞，细胞边界清楚，胞质呈特征性透明状。肿瘤细胞形成岛状、大巢状、片状结构，可见完全由透明细胞构成的实性区。在少见病例中，部分区域可见围绕导管上皮的是梭形肌上皮细胞。常见玻璃样、嗜酸性基底膜样物质呈带状围绕肿瘤细胞巢。胞核的异形性轻微，核分裂少见。

免疫组化特征为内层导管细胞CK7、CK8、CK19均阳性，外层透明细胞calponin、actin、p63、SMA、myosin、S-100均阳性，表明其肌上皮细胞有分化。

2.鉴别诊断

（1）恶性混合瘤：上皮-肌上皮癌和恶性混合瘤都由腺上皮和肌上皮构成，当前者异型性明显或显著侵犯周围组织时要和恶性混合瘤相鉴别，所不同的是，上皮-肌上皮癌的组织结构较为单一、常呈多结节生长、细胞的多形性不明显。

（2）透明细胞癌：上皮-肌上皮癌中由于常有较多透明细胞，所以曾被称为"透明细胞癌"，但与非特指性透明细胞癌不同的是，上皮-肌上皮癌中的透明细胞性质是肌上皮细胞，并且肿瘤中存在显著腺管结构。

【病例12】患者，女性，64岁，发现左腮腺无痛性肿块3个月。术中送检一腮腺，切面见肿块大小为2.0 cm×2.0 cm×2.5 cm，切面灰黄，界清，有包膜（图8-2-24）。

第八章 涎腺肿瘤和瘤样病变

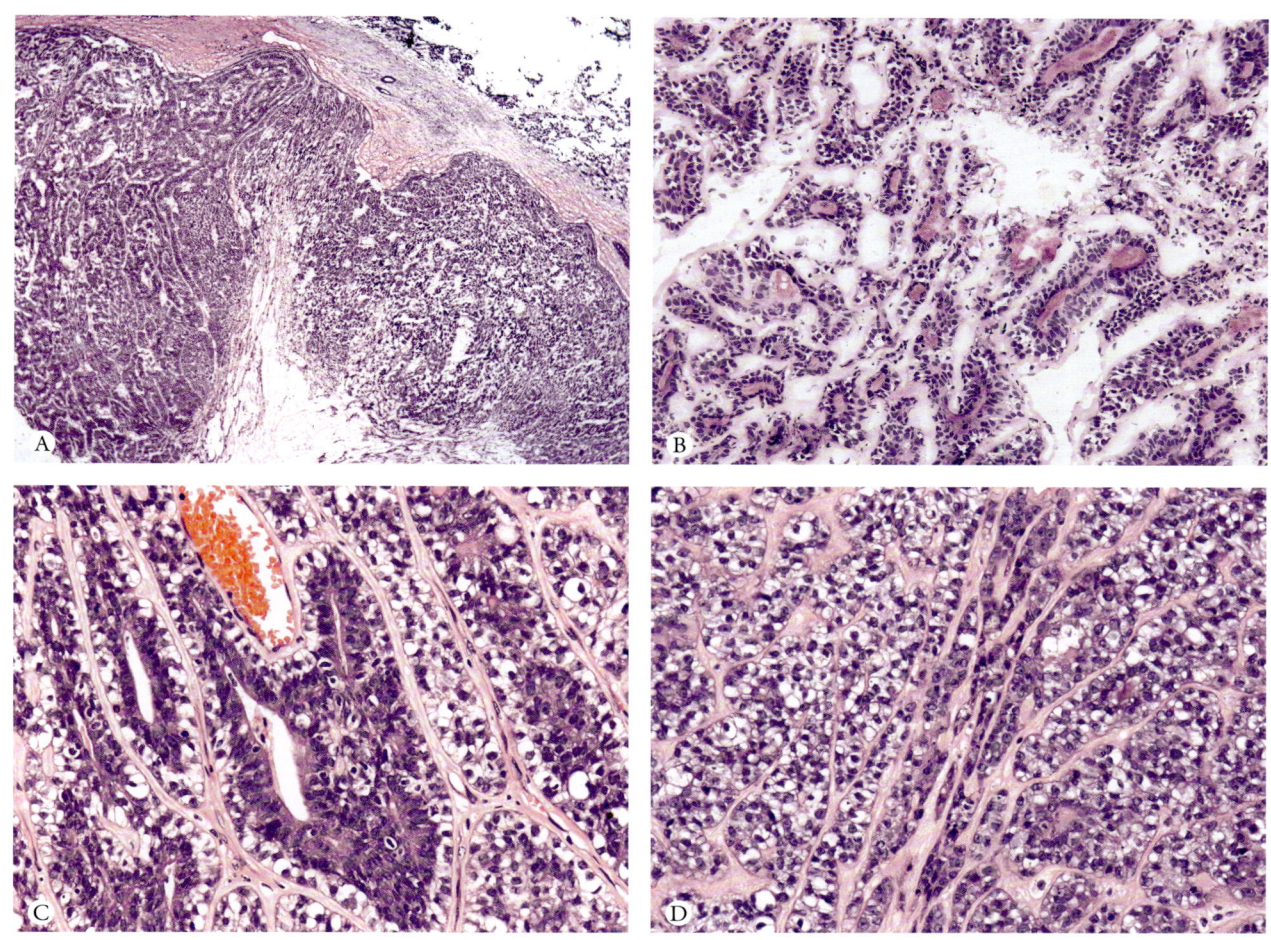

A. 冷冻切片，肿瘤与腮腺间有较厚的纤维包膜（低倍）；B. 冷冻切片，可见典型的内层导管样、外层透明状肌上皮细胞结构（中倍）；C. 石蜡切片，内层为低柱状、立方形腺上皮，外层为一多层胞质透明的肌上皮（高倍）；D. 石蜡切片，部分区域主要由透明细胞构成，腺上皮较少（高倍）。

图 8-2-24　腮腺上皮－肌上皮癌

点评

由上皮和肌上皮构成的涎腺肿瘤类型很多，但上皮－肌上皮癌的特征是肿瘤多有包膜或有边界，呈多结节生长，肿瘤结节大，组织结构较为单一，内层腺上皮、外层肌上皮，肌上皮细胞常呈透明状，肿瘤可以透明状肌上皮为主，此时要与非特指性透明细胞癌相鉴别。

（六）透明细胞癌

透明细胞癌患者多见于 40～70 岁，无明显性别差异。约 80% 的肿瘤位于小涎腺，最常见于腭部。多表现为存在数月至数年的无痛性肿块，有些肿瘤可发生溃疡、疼痛。

1. 病理特征　具体如下。

大体标本所见：肿瘤边界不清，切面呈灰白色，可见肿瘤浸润邻近组织。

镜下所见：组织学特征为肿瘤由形态较为单一的、无肌上皮分化的细胞构成。肿瘤细胞由丰富透明胞质的多边形细胞构成，部分存在胞质呈淡嗜酸性的细胞区域。细胞核圆形，位于细胞中心或略偏位。胞质 PAS 染色阳性，黏液卡红染色阴性。肿瘤细胞排列成片状、巢状、条索状，无导管结构。可见细胞的多形性，但核分裂罕见。部分肿瘤中，可见较粗的致密、嗜伊红、玻璃样或淀粉样的间质围绕呈条索状、巢状、片状、小梁状排列的肿瘤上皮，此种类型称伴玻璃样变的透明细胞癌。肿瘤细胞中可见多少不等的散在黏液细胞。肿瘤无包膜，呈侵袭性生长。

【病例13】患者，女性，72岁，发现右舌根肿物1年余。术中送检舌根组织，黏膜下见肿块大小为2.5 cm×0.7 cm×0.3 cm，灰白，界不清（图8-2-25）。

2. 鉴别诊断

（1）黏液表皮样癌：见黏液表皮样癌。

（2）上皮-肌上皮癌：见肌上皮癌。

点评

含有透明细胞的涎腺肿瘤类型繁多，良性肿瘤中常见的包括多形性腺瘤、嗜酸性腺瘤、肌上皮瘤等，恶性肿瘤中常见的包括黏液表皮样癌、腺泡细胞癌、上皮-肌上皮癌等，所以诊断透明细胞癌时要首先排除上述肿瘤。

（七）基底细胞腺癌

基底细胞腺癌少见，约占所有涎腺肿瘤的1.6%。患者年龄在30~80岁，平均为60岁。无性别差异。大部分基底细胞腺癌为原发恶性，约1/4的肿瘤来源于良性基底细胞腺瘤恶变。约90%的肿瘤发生于腮腺。多表现为无痛性的肿块，有时可伴有疼痛。

1. 病理特征　具体如下。

大体标本所见：肿块无包膜或包膜不完整，切面呈灰白、白褐、褐色。

镜下所见：肿瘤细胞呈基底细胞样，细胞从小的、深染细胞至大的、浅染细胞，胞核呈卵圆形、圆形，核浆比增大。细胞异形性一般不大，但有时可见较明显的异形和核分裂。肿瘤的组织形态结构与基底细胞腺瘤相似，呈实性型、膜型、梁状型、管状型。各组织学类型中，细胞巢周边均可见程度不等的基底样细胞呈栅栏状排列。有时可见灶性鳞状上皮分化。肿瘤细胞岛可见梭形的肌上皮细胞，还可见细胞岛中央细胞之间连接疏松。多数肿瘤的细胞异形性不大，诊断癌的依据主要是肿瘤的浸润性生长及侵犯神经、血管。低倍镜下，可见肿瘤呈浸润性生长，侵犯腺体、脂肪、横纹肌。神经周及血管的侵犯较常见。少见的情形下，仅根据肿瘤细胞的核分裂数目即可进行诊断。

【病例14】患者，女性，65岁，发现左腮腺无痛性肿块4年，由黄豆大小缓慢长大。术中送检一腺体，内见一肿块，大小为3.2 cm×2.2 cm×2.0 cm，有包膜，切面灰黄（图8-2-26）。

2. 鉴别诊断

（1）基底细胞腺瘤：见基底细胞腺瘤。

（2）腺样囊性癌：基底细胞腺癌与腺样囊性癌均是恶性肿瘤，后者中的实体型需与基底细胞腺癌相鉴别。腺样囊性癌的侵袭性要强得多，实体型中细胞异形明显，增殖指数显著高，并常伴坏死，这些都是与基底细胞腺癌不同的地方。

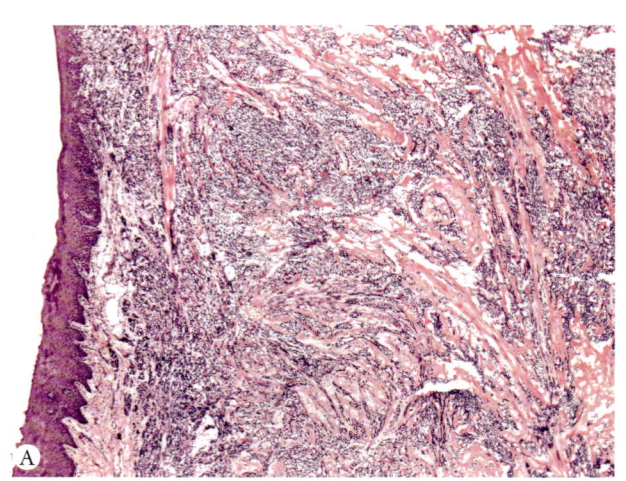
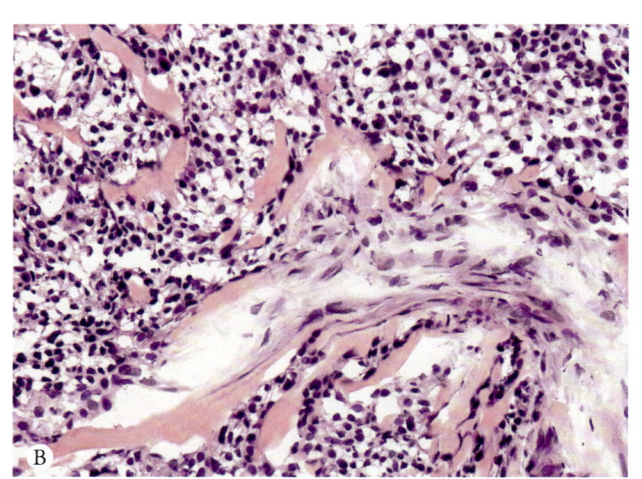

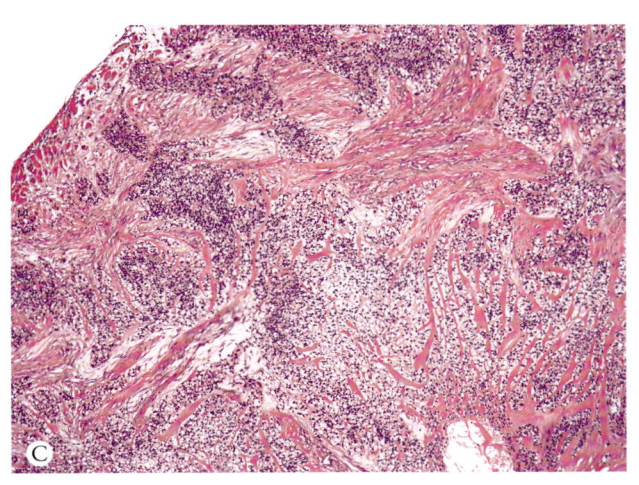
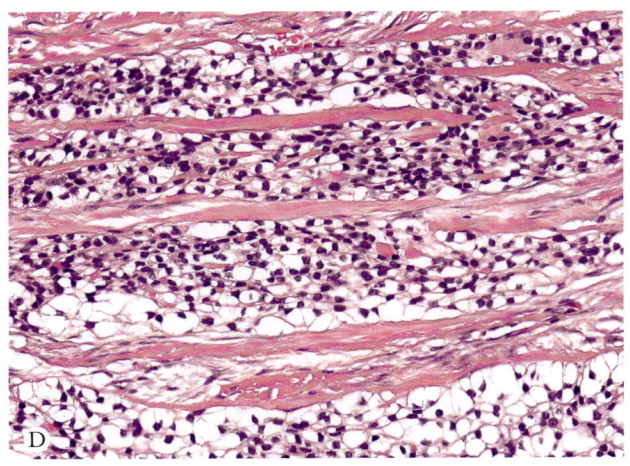

A. 冷冻切片，肿瘤位于舌黏膜下，无包膜（低倍）；B. 冷冻切片，肿瘤主要由透明细胞、少量胞质略嗜酸的细胞构成（高倍）；C. 石蜡切片，肿瘤无包膜（低倍）；D. 石蜡切片，肿瘤由透明细胞、少量胞质略嗜酸的细胞构成，无黏液细胞（高倍）。

图 8-2-25　舌根透明细胞癌，非特指

点评

基底细胞腺癌是低度恶性肿瘤，细胞异型性轻，侵犯周围组织，需要与基底细胞腺瘤、腺样囊性癌相鉴别，由于三者的生物学行为显著不同，一定要仔细鉴别。

（八）癌在多形性腺瘤中

癌在多形性腺瘤中是恶性混合瘤中最常见的一种类型，在中国人群中，是第三位常见的涎腺恶性肿瘤，占所有涎腺肿瘤的 2.6%，男女之比为 1.45∶1.00。肿瘤由多形性腺瘤恶变所致，肿块的时间越长，其恶变的风险越大，所以患者的平均年龄比良性多形性腺瘤高 10～20 岁，多见于中老年人，高峰年龄在 60～90 岁。最常见于腮腺、腭部。多表现为长期存在的肿块，近期生长加快并伴疼痛、溃疡。

1. 病理特征　具体如下。

大体标本所见：肿块边界不清，或有浸润。当为包膜内癌时，肿块界清，甚至有包膜。肿块质硬，切面呈白色、灰白色。

镜下所见：肿瘤的特征为同时存在良性、恶性成分，但二者的比例可变化很大，良性成分有时很少，仅表现为大量玻璃样变、钙化的间质中见少量残留良性结构。罕见情况下，未见良性成分，但如以前在相同部位有良性混合瘤的病史，则可以诊断癌在多形性腺瘤中。

恶性成分最常见为低分化腺癌（涎腺导管癌、非特指腺癌）、肌上皮癌、未分化癌。浸润性生长是诊断癌在多形性腺瘤中的最可靠依据。

细胞及核的多形性、核分裂数量依肿瘤不同而差异较大，常见细胞核深染、异型性，核分裂多见、灶性坏死；也可见肿瘤细胞的异形性轻微。

根据肿瘤的侵袭性不同，癌在多形性腺瘤中可分为非侵袭性、微侵袭性、侵袭性。前 2 组预后好，后 1 组预后差。非侵袭性癌也称为原位癌、包膜内癌、重度不典型增生，典型表现是肿瘤中仍存在良性混合瘤成分，恶性成分仍局限于包膜内。

在术中冷冻诊断中，重点是要报告肿瘤是否为侵袭性癌、恶性级别。在常规石蜡诊断中，要尽可能报告肿瘤的侵袭性（包膜内癌、微侵袭性癌、侵袭性癌）、恶性级别（低级别、中级别、高级别）、恶性成分的组织学亚型（腺癌、肌上皮癌等）、恶性成分所占比例等。

2. 鉴别诊断　多形性腺瘤：见多形性腺瘤相关内容。

【病例 15】（侵袭性癌，腺癌）患者，女性，67 岁。20 年前患者无意发现右颌下区肿块，无不适，肿块缓慢持续增大，3 个月前自觉右颌下区出现肿胀感，症状持续明显。术中送检颌下腺，切面见肿块大小为 2.5 cm×1.3 cm×1.5 cm，无包膜，伴出血、坏死（图 8-2-27）。

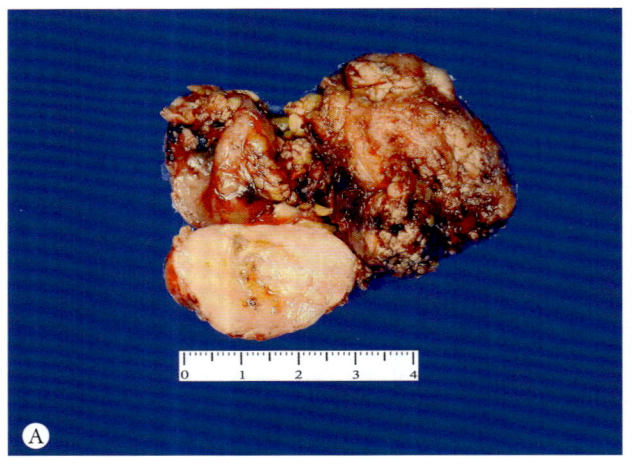
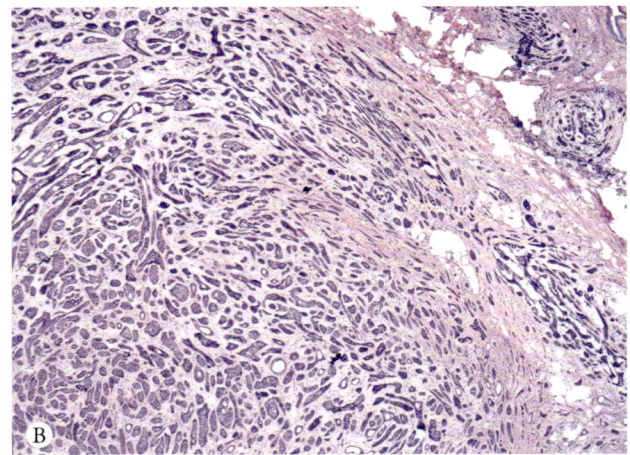
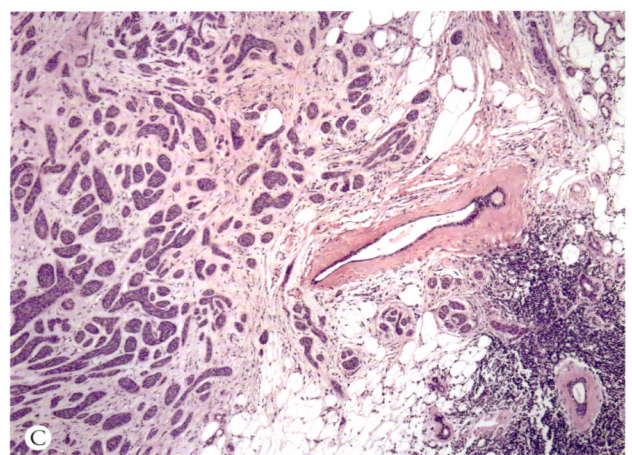

A. 大体标本，腮腺一侧见一肿块，似有包膜；B. 冷冻切片，肿瘤由实性、小条索上皮构成，右上见肿瘤侵犯至包膜外（低倍）；C. 石蜡切片，肿瘤细胞异型性不明显，但侵犯至周围脂肪、血管（中倍）。

图 8-2-26　腮腺基底细胞腺癌

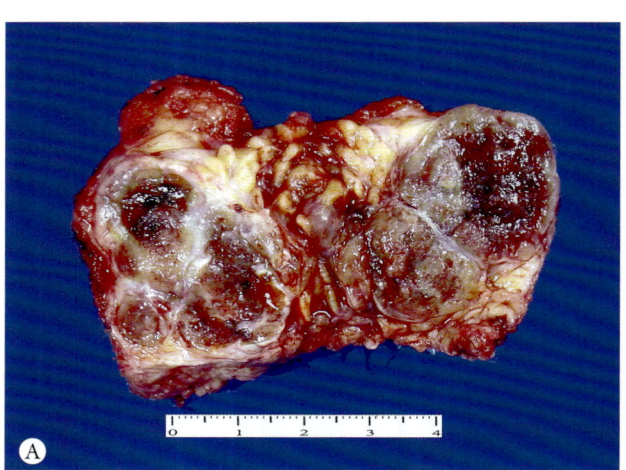
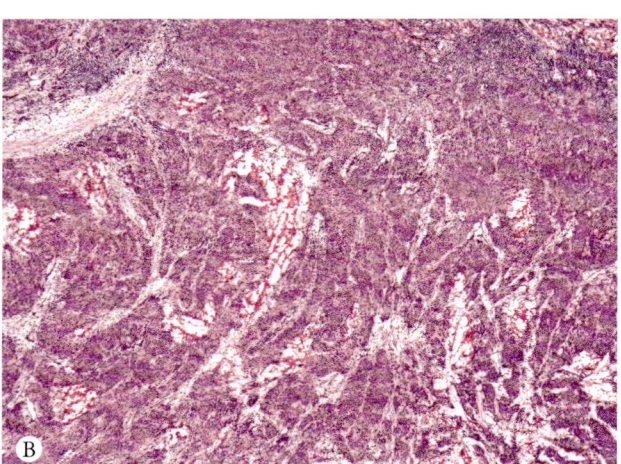

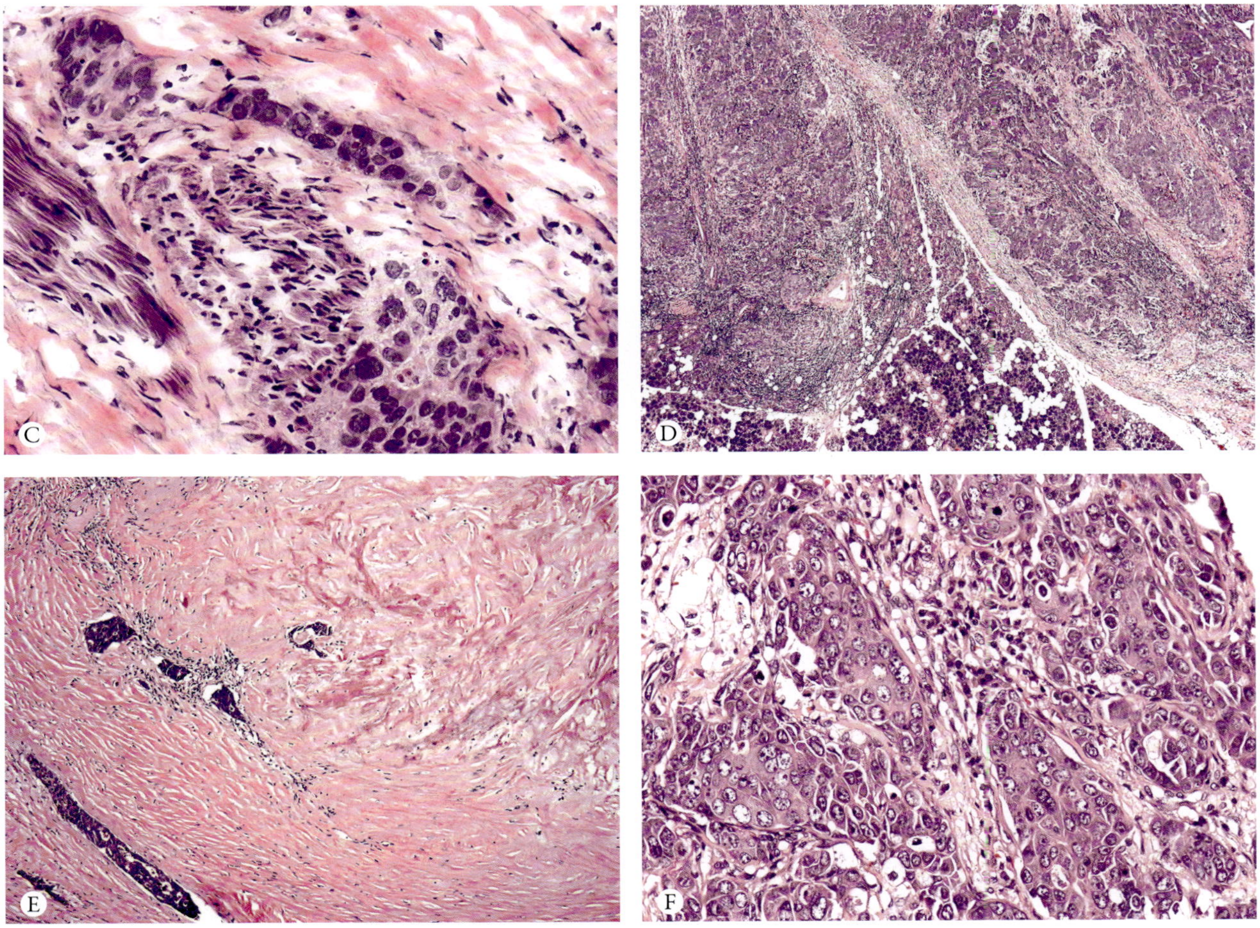

A.大体标本，肿瘤无包膜，伴出血、囊性变；B.冷冻切片，见成片恶性肿瘤上皮（中倍）；C.冷冻切片，肿瘤上皮侵犯神经（中倍）；D.石蜡切片，肿瘤侵犯周围腺体（低倍）；E.石蜡切片，大量玻璃样变成分（中倍）；F.石蜡切片，恶性成分为低分化腺癌（高倍）。

图 8-2-27　颌下腺癌在多形性腺瘤中（侵袭性癌）

【病例 16】（包膜内癌）患者，男性，35 岁，右耳下区无痛性肿物渐进性增大半年余。手术切除送检部分腮腺组织，切面见一肿块，大小为 3.5 cm×2.5 cm×2.5 cm，切面白，界清，有包膜（图 8-2-28）。

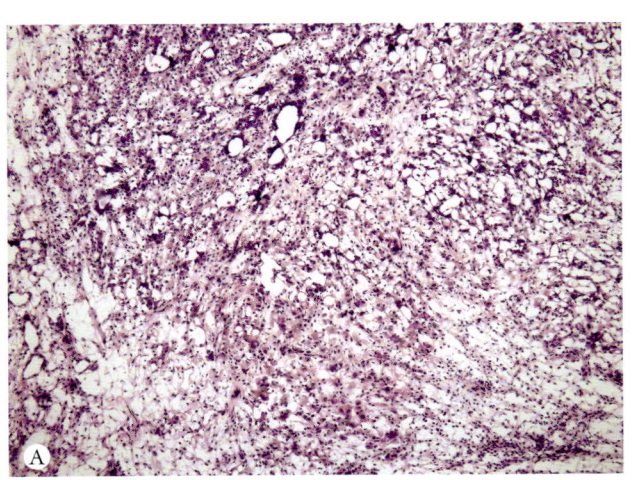
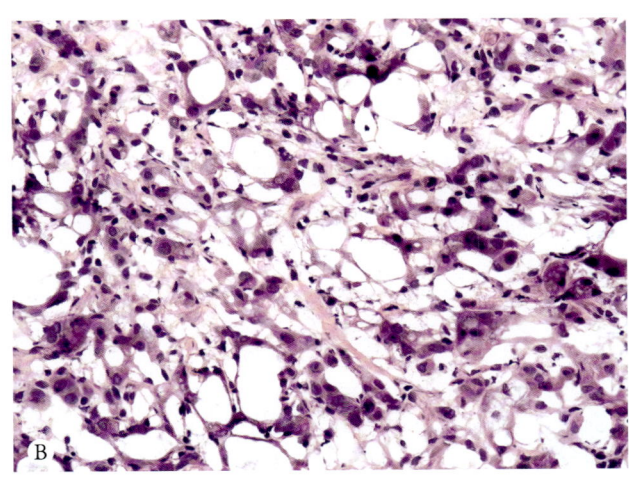

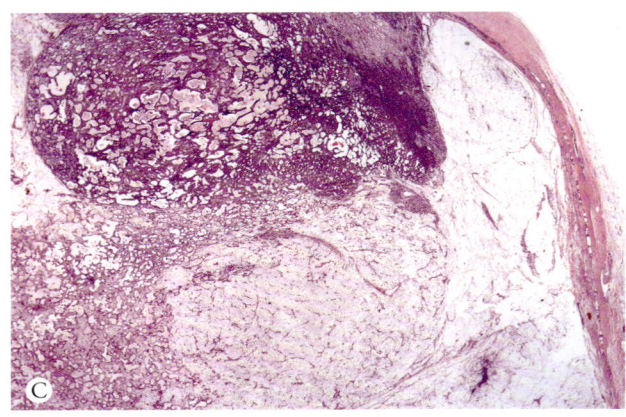
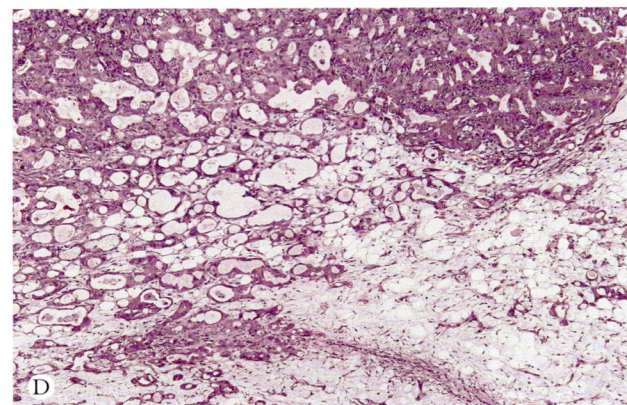

A.冷冻切片，下方为良性混合瘤成分，上方为恶变成分（低倍）；B.冷冻切片，恶变部分，细胞异型性明显，部分形成腺腔结构（中倍）；C.石蜡切片，肿瘤有包膜，下方为良性混合瘤成分，上方为恶变成分（低倍）；D.石蜡切片，右下为良性混合瘤中的黏液样成分，上方为恶变成分，恶变成分为腺癌（中倍）。

图 8-2-28　腮腺癌在多形性腺瘤中（包膜内癌）

点评

有时多形性腺瘤是否发生恶变较难界定，尤其是包膜内癌或肿瘤轻度累及包膜外组织时，此时一定要多切片并仔细检查包膜附近的肿瘤结构。部分恶性混合瘤的特征性结构是肿瘤中央为少细胞的大量玻璃样变组织，外周为细胞丰富的组织，或间质伴钙化、骨化。

（九）淋巴上皮癌

淋巴上皮癌患者有明显种族倾向，土著格陵兰人、北美因纽特人、中国南方人患者约占总患者的75%，病因与EB病毒的感染有关。在中国人群中，该肿瘤排在涎腺恶性肿瘤中第6位，占所有涎腺肿瘤的1.7%，好发于40～50岁，男女之比约为1:2。腮腺为最常见部位，占该肿瘤的77.7%。临床表现为腮腺无症状，或伴疼痛、不适感，淋巴结转移常见。

1.病理特征　具体如下。

大体标本所见：肿块实性，切面边界尚清或呈浸润性生长，黄色、灰黄色，可伴灶性出血。

镜下所见：肿瘤呈浸润性生长，细胞较大，多边形、胖梭形，胞质丰富、嗜酸性淡染，胞核泡状、核仁明显。肿瘤细胞形成大小不等的巢、片，细胞的不典型性程度不一，严重者细胞的多形性明显，见奇异形核。核分裂常见，有时见异常核分裂。可见灶性肿瘤细胞的鳞状化生，偶尔可见上皮岛中央囊性变。肿瘤间质有丰富的淋巴细胞、浆细胞浸润，淋巴组织可伴淋巴滤泡形成。淋巴成分丰富时肿瘤上皮不易识别。少数由良性淋巴上皮变而来，此时可见良性上皮条索成分。

【病例17】患者，男性，23岁，发现左腮腺区一肿物，枣子大小，伴疼痛。送检腮腺切面见一肿块，大小为1.8 cm×1.2 cm×1.2 cm，呈灰黄色，实性，无完整包膜（图8-2-29）。

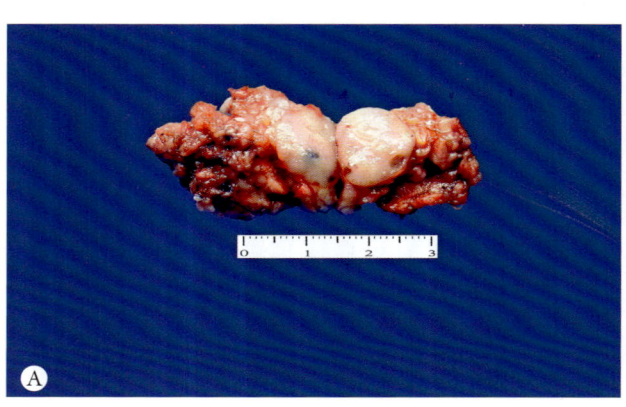
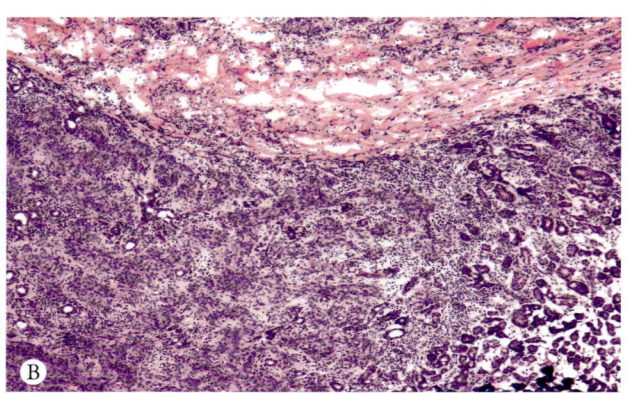

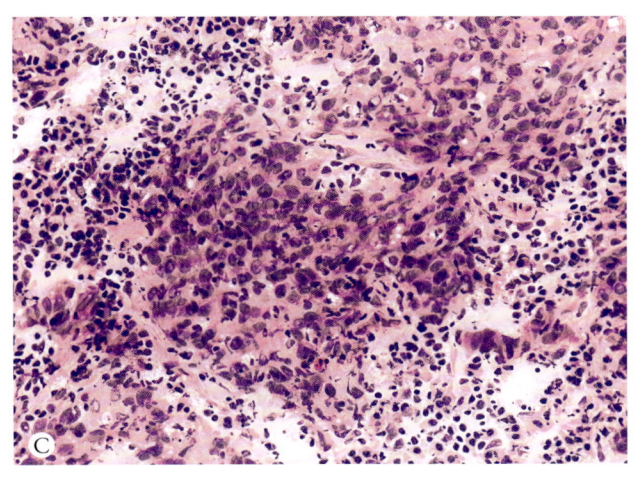
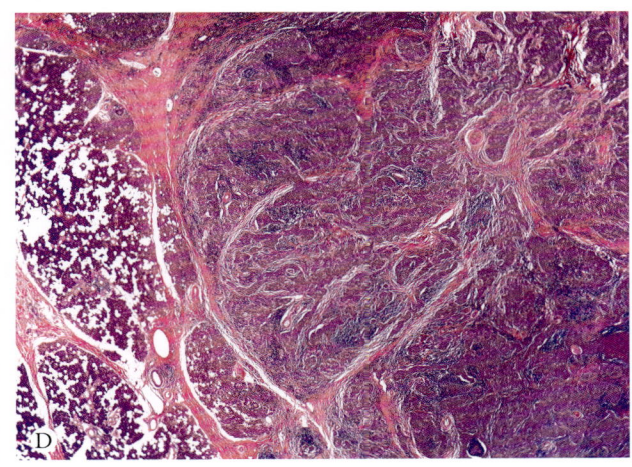
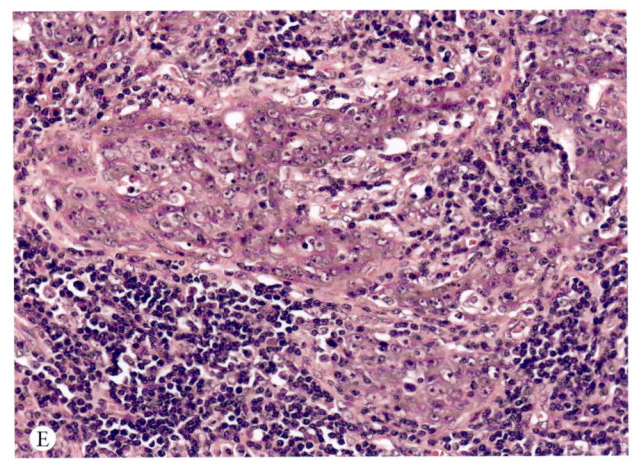

A. 大体标本，切面灰黄，部分区域与周围组织分界不清；B. 冷冻切片，肿瘤侵犯腮腺（低倍）；C. 冷冻切片，淋巴组织中见低分化癌（高倍）；D. 石蜡切片，肿瘤与腮腺之间无包膜（低倍）；E. 石蜡切片，淋巴组织中见低分化癌，与鼻咽癌颇为相似（高倍）。

图 8-2-29　腮腺淋巴上皮癌

2. 鉴别诊断

（1）良性淋巴上皮病变：在良性淋巴上皮病变中，增生的上皮-肌上皮团块较小，细胞巢中可见嗜伊红均质样物，上皮细胞的核浆比小，而淋巴上皮癌中的上皮成分呈低分化癌图像。

（2）鼻咽癌转移：鼻咽癌发生颈部淋巴结转移时，癌的背景为淋巴结结构，淋巴结有被膜；而淋巴上皮癌发生在涎腺组织，常见肿瘤有分叶状结构，与涎腺小叶结构类似，或见肿瘤侵犯周围涎腺。

点评

淋巴上皮癌与鼻咽癌转移的鉴别并不十分困难，仔细观察癌组织的背景非常有助于诊断。

（十）成涎细胞瘤

成涎细胞瘤罕见，迄今为止仅报道数十例。肿瘤几乎均发生于新生儿、幼儿。男性较多见。几乎均见于大涎腺，如腮腺、下颌下腺，表现为耳前、颌下区肿块。

1. 病理特征　具体如下。

大体标本所见：肿瘤通常有包膜，或边界清楚，也可见局部浸润。

镜下所见：肿瘤再现了大涎腺的胚胎发育过程。肿瘤细胞主要为较原始的基底样上皮细胞，胞质少，核呈圆形或椭圆形，染色质细。也可见稍成熟的、含粉红色胞质的立方上皮细胞。肿瘤细胞构成实性巢状、片状、蕾状、分支导管样结构，外周细胞呈栅栏样排列，也可形成小导管结构。还可见类似腺样囊性癌中的筛状结构。间质组织较疏松，呈胚胎样。核分裂和坏死程度不一。有学者认为，应根据有无神经、血管、软组织侵犯、坏死、细胞的非典型性将肿瘤分为良性和恶性。

【病例18】患儿，男性，5岁，出生后不久发现右颌下肿物，缓慢增长5年余。送检右颌下腺旁一肿块，大小为2.5 cm×2.0 cm×1.8 cm，质中，界清，表面光滑（图8-2-30）。

2. 鉴别诊断

（1）腺样囊性癌：成涎细胞瘤中常见实性巢状、导管状、筛状结构，需和腺样囊性癌进行鉴别。腺样囊性癌很少发生在新生儿、幼儿，并且呈显著侵袭性生长。

（2）基底细胞腺瘤、基底细胞腺癌：成涎细胞瘤中的细胞主要为基底样细胞，常见小巢状、导管状、梁状结构，周边排列成栅栏状，需和基底细胞性肿瘤相鉴别，所不同的是后者几乎只见于成年人。

点评

成涎细胞瘤发生于新生儿、幼儿，故这些年龄段的患者发生涎腺肿瘤时，首先考虑成涎细胞瘤。要注意的是，虽然成涎细胞瘤被定义为恶性潜能未定，但可出现中甚至高度恶性的组织学图像，此时应对其生物学行为进行正确评估。

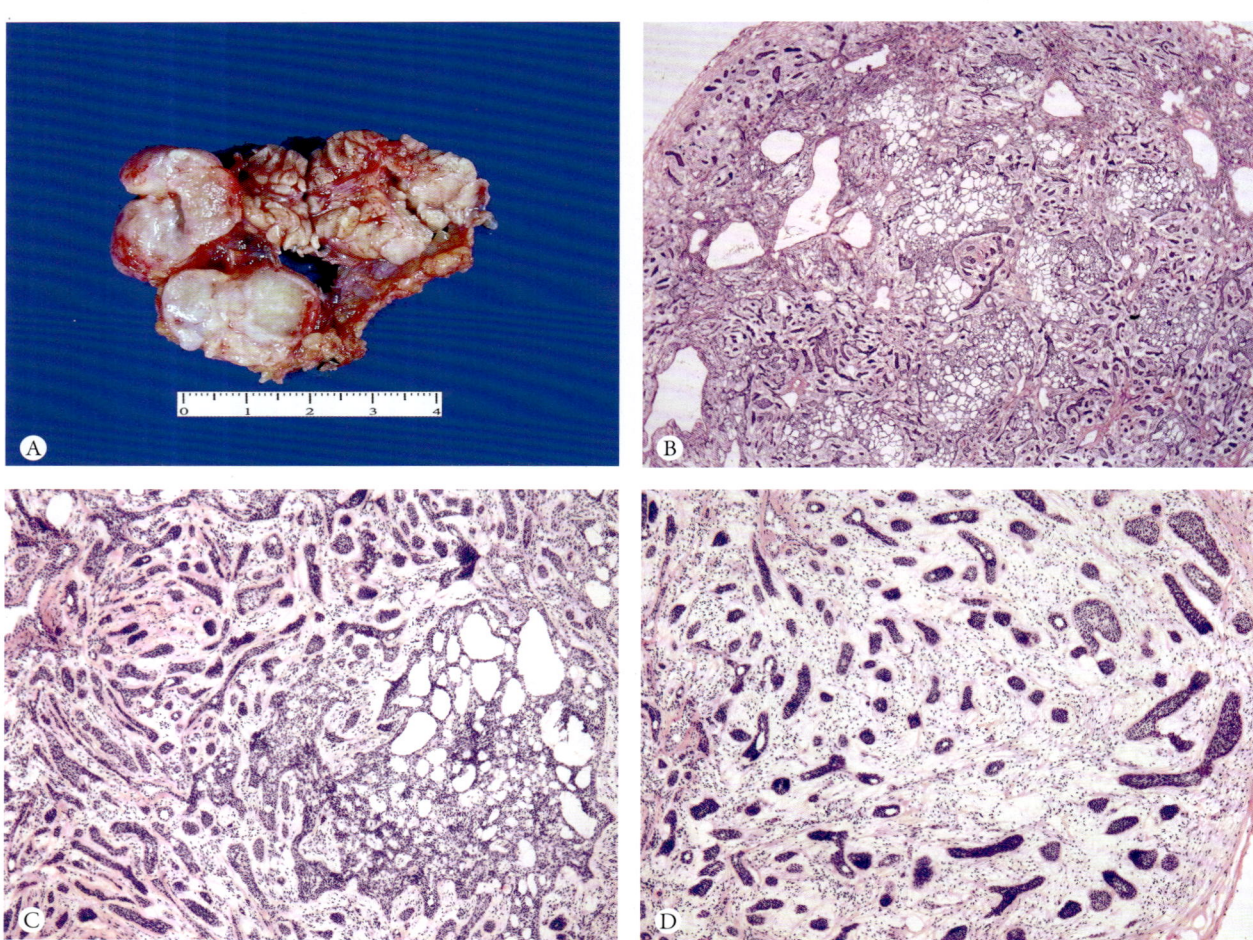

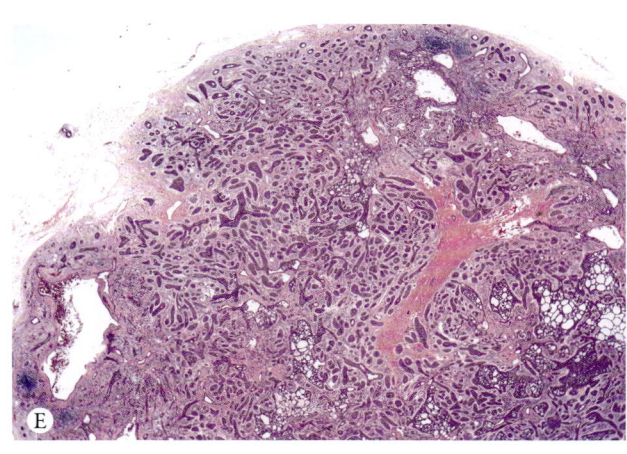
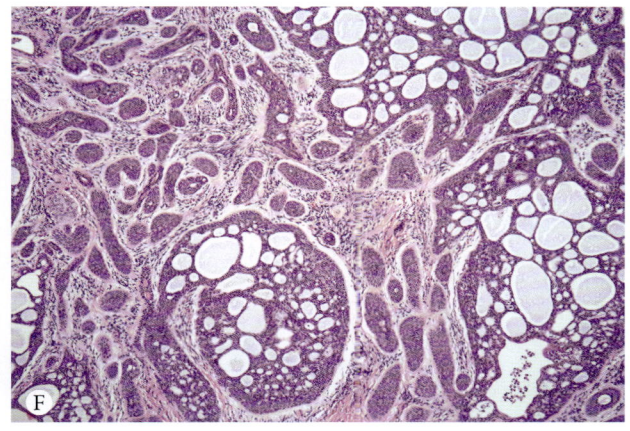

A. 大体标本，肿瘤与腮腺间有分界，切面呈实性，灰红色；B. 冷冻切片，肿瘤有包膜，见筛状、小条索状、囊性变区（低倍）；C. 冷冻切片，见实性、小条索状、筛状结构（低倍）；D. 冷冻切片，见小条索状、小导管样结构，间质疏松呈胚胎样（低倍）；E. 石蜡切片，肿瘤有包膜（低倍）；F. 石蜡切片，肿瘤细胞为较原始的基底样上皮细胞，构成多种组织结构（中倍）。

图 8-2-30　颌下腺成涎细胞瘤

（十一）分泌性癌

唾液腺分泌性癌也称乳腺样分泌性癌，组织形态与乳腺的分泌性癌类似，是 2017 年版 WHO 头颈部肿瘤分类中新增加的唾液腺肿瘤类型，它通常存在特异性 *ETV6-NTRK3* 基因融合，因此分泌性癌被认为是著名的 NTRK 肿瘤之一。迄今为止，英文文献已报道 300 余例，患者平均年龄为 46.5 岁（10～86 岁），男女性别无差异或女性略多，发生于腮腺者占 71.0～83.1%，其余位于下颌下腺、颊、唇、咽侧壁等，患者通常表现为无痛缓慢生长的肿物。

1. 病理特征　具体如下。

大体标本所见：无包膜，界不清，切面呈实性或囊性，灰黄，质中，常伴出血。

镜下所见：组织学结构呈微囊型、实体型、管状型、乳头囊型、滤泡型、大囊型，同一肿瘤中常见多种不同组织学类型同时存在。肿瘤多数无包膜，但可有一定边界，局灶可呈侵袭性生长。肿瘤细胞的胞核为卵圆形泡状核，染色质呈细颗粒状，小核仁位于中心。肿瘤细胞胞浆丰富，呈淡染的嗜酸性细颗粒状或空泡状，有的细胞轻度异形，有丝分裂象少见。常见大小不等的囊腔，囊腔中见分泌物（PAS、黏液卡红阳性）。少见神经、脉管侵犯。个别肿瘤伴高级别转化。

不同于腺泡细胞癌，分泌癌肿瘤细胞中不含 PAS 染色阳性的分泌性酶原颗粒，免疫组化染色示肿瘤细胞 S-100、Mammaglobin 染色阳性，DOG-1 阴性。

【病例 19】患者，女性，40 岁，发现左腮腺肿物 10 天，无明显疼痛，无消长史。送检腺体组织旁见一肿块，大小为 1.4 cm×1.0 cm×0.5 cm，质地中等，切面灰红（图 8-2-31）。

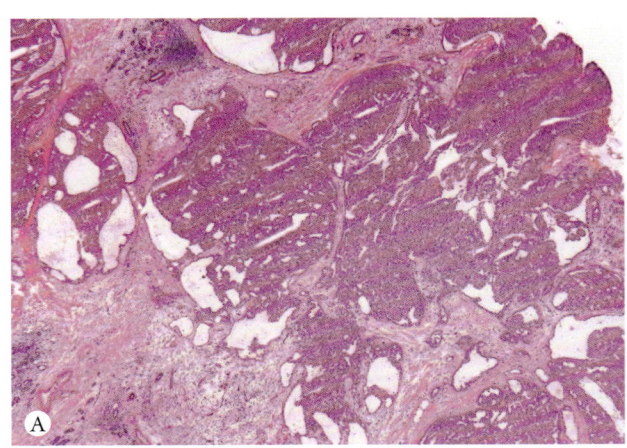
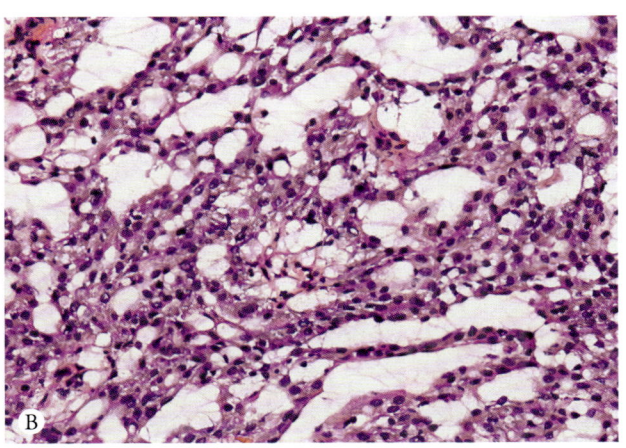

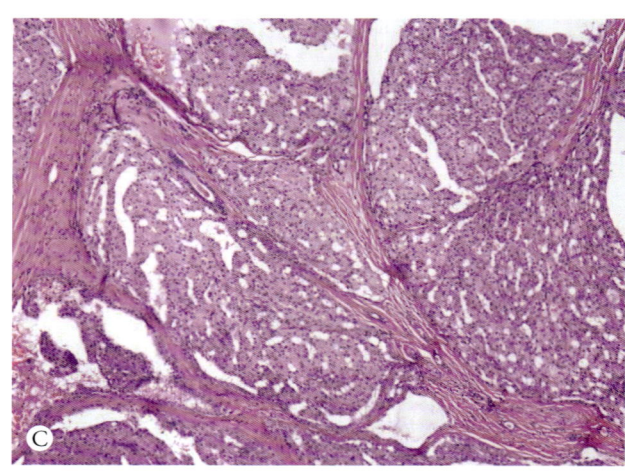
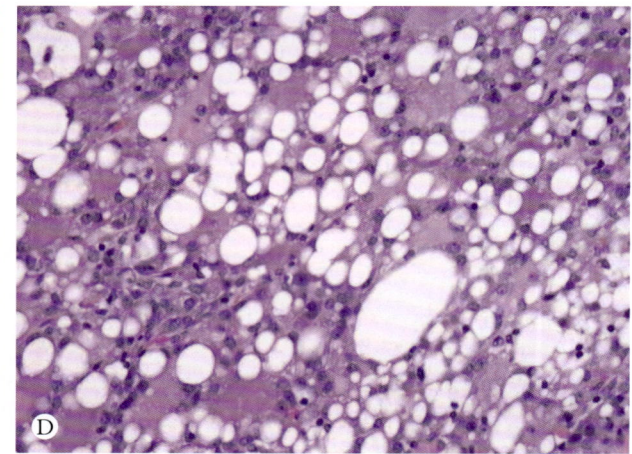

A. 冷冻切片，肿瘤被纤维组织分隔呈分叶状（低倍）；B. 冷冻切片，肿瘤细胞排列呈微囊状（中倍）；C. 石蜡切片，肿瘤排列呈乳头囊状（低倍）；D. 石蜡切片，肿瘤呈微囊状（中倍）。

图 8-2-31　腮腺分泌性癌

2.鉴别诊断

（1）腺泡细胞癌：见腺泡细胞癌。

（2）导管内癌：导管内癌组织学形态为囊性、乳头状、筛状、管状等，肿瘤细胞可 S-100、Mammaglobin 均阳性，这些特点与分泌性癌类似，但导管内癌的肿瘤细胞巢周围有一层 SMA、p63、calponin 阳性的肌上皮细胞，这与分泌性癌不同。

点评

ETV6-NTRK3 基因融合被认为是诊断分泌性癌的金标准。但在临床诊断中，一些病例的组织学形态、免疫组化特点都符合分泌性癌，但未检测到 ETV6 或 NTRK3 的重排，对于这些肿瘤还是可以诊断分泌性癌的，因为近年来不断有病例报道显示，分泌性癌还存在其他形式的融合基因，如 EGFR-SEPT14、VIM-RET、CTNNA1-ALK 等。

（十二）导管内癌

导管内癌是一种少见的唾液腺恶性肿瘤，过去所命名的低级别筛状囊腺癌或低级别涎腺导管癌现在被包括在导管内癌中。该肿瘤最常见于腮腺，通常表现为单侧生长的肿物。具有与乳腺非典型导管增生、导管原位癌相似的特性。

1.病理特征　具体如下。

大体标本所见：肿瘤一般为较小、边界不清的以囊性为主的囊实性肿物。

镜下所见：导管内癌的组织学分级可分为低级别、中级别及高级别。导管内癌在组织形态上至少可以分为 3 种亚型，分别为闰管型、顶浆分泌型及上述两种成分均有的混合型。低级别导管内癌，常为囊性，内见筛状、乳头状结构，导管上皮存在不同程度的异常增生，肿瘤细胞一般较为一致，多为存在顶浆分泌的立方形细胞。中级别或高级别导管内癌细胞异型性明显，或伴有局部坏死，病理性核分裂象多少不等。部分肿瘤细胞 S-100、Mammaglobin 均阳性，这些特点与分泌性癌有重叠。导管内癌的重要组织学特点是，癌巢周围有肌上皮细胞，免疫组化 SMA、p63、calponin 阳性等可将这些细胞勾勒出来。

【病例 20】患者，女性，66 岁，发现右腮腺肿物半年余，轻微触痛，肿物逐渐增大。送检腮腺肿块呈囊实性，质中灰白，灶性有灰黄色液体流出（图 8-2-32）。

第八章　涎腺肿瘤和瘤样病变

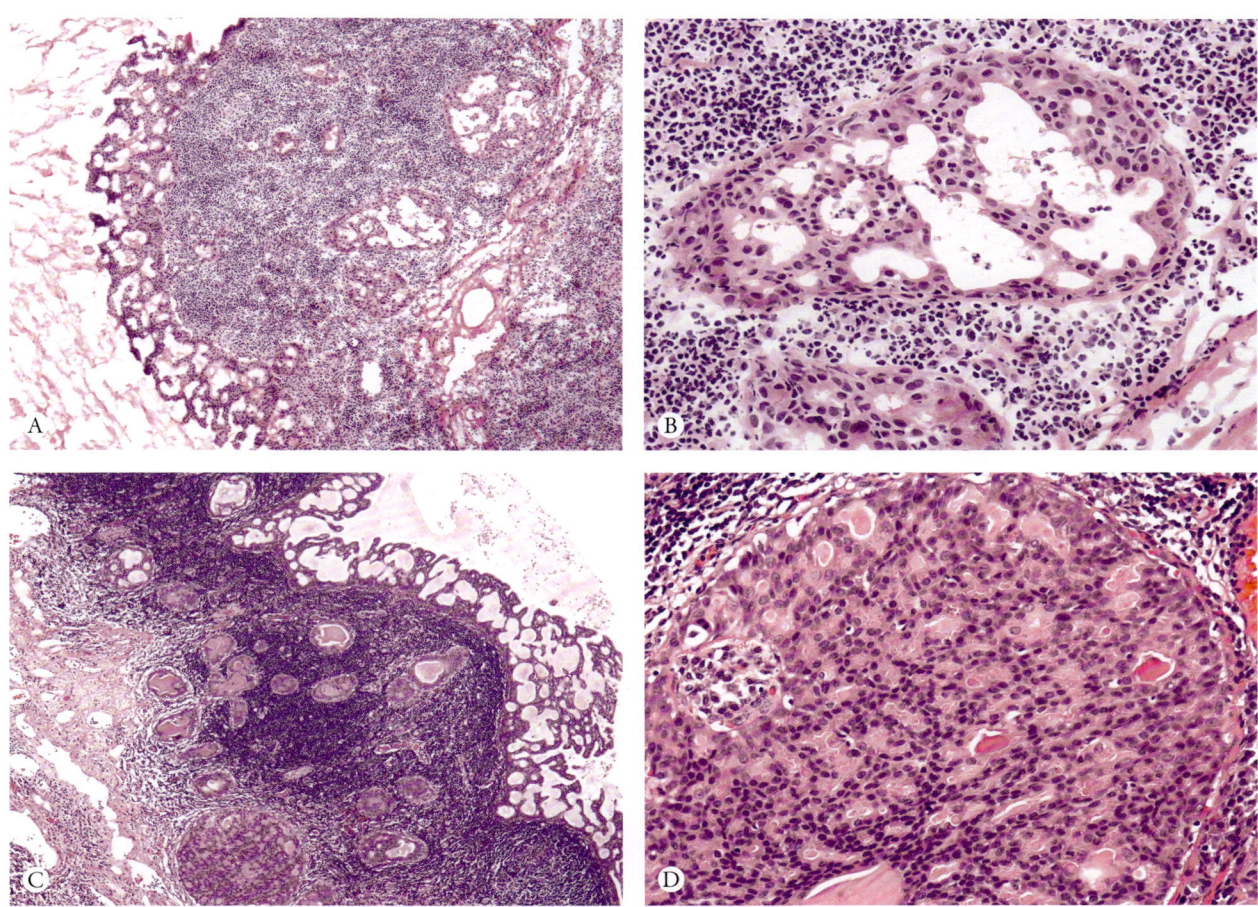

A.冷冻切片，肿瘤可见小叶状/囊性区域，囊腔内衬实性、筛状结构（低倍）；B.冷冻切片，筛状及小导管结构混杂，导管上皮细胞异常增生（中倍）；C.石蜡切片，导管内衬上皮呈乳头样、筛状结构，另见实性小巢结构（低倍）；D.石蜡切片，筛状结构（中倍）。

图 8-2-32　腮腺导管内癌

2.鉴别诊断　分泌性癌：见分泌性癌相关章节内容。

点评

2005 年版 WHO 涎腺肿瘤分类中的低度恶性筛状囊腺癌在 2017 年版、2022 年版 WHO 涎腺肿瘤分类中被更名为导管内癌，并且在新版分类中，导管内癌的内涵被扩大，它不但可以是低级别肿瘤，也可以是中、高级别肿瘤。

第三节　涎腺瘤样病变

涎腺瘤样病变包括慢性涎腺炎、良性淋巴上皮病变、IgG4 相关性涎腺炎、坏死性涎腺化生、涎腺囊肿、结节状嗜酸细胞增生等。

一、慢性涎腺炎

慢性涎腺炎最常见于下颌下腺，最常见的病因为涎腺导管结石，也可由瘢痕牵缩、放射线损伤导致。一般无症状，但有时导管堵塞可导致感染、疼痛、涎腺肿大，进食时刺激唾液分泌导致疼痛加剧。

1.病理特征　具体如下。

可见不同程度的腺泡破坏、导管扩张、散在慢性炎症细胞浸润，主要是淋巴细胞、浆细胞，可有淋巴滤泡形成，腺泡萎缩、消失后被增生的纤维结缔组织替代，可伴广泛的间质纤维化。增生、扩张的导管可伴鳞状化生。

【病例】患者，女性，38 岁。右颌下肿块 4 个月，时有隐痛，触诊颌下一直径约 2 cm 的肿块。送检一腺体，大小为 4.0 cm×2.8 cm×1.5 cm，一侧质较硬（图 8-3-1）。

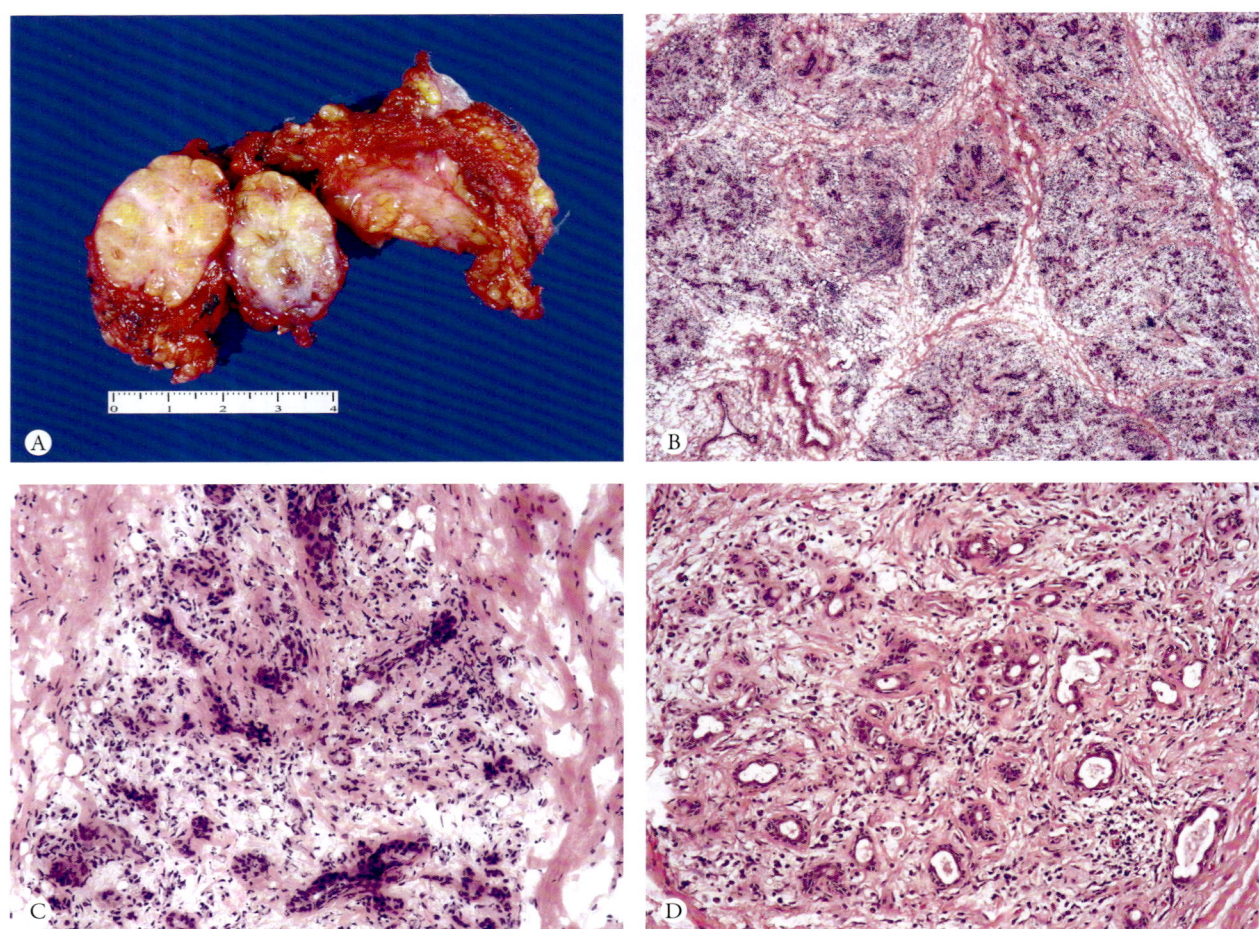

A. 大体标本，颌下腺一侧质较硬，切面见部分纤维化，仍见小叶结构；B. 冷冻切片，见涎腺分叶状结构，灶性较多，炎性细胞浸润，小叶间纤维组织增生，小叶间水肿（低倍）；C. 冷冻切片，小叶内腺泡显著萎缩，炎性细胞浸润（中倍）；D. 石蜡切片，小叶内腺泡显著萎缩，炎性细胞浸润，纤维组织增生（中倍）。

图 8-3-1　颌下腺慢性涎腺炎

2. 鉴别诊断

（1）淋巴造血系统疾病：慢性涎腺炎中有大量淋巴细胞、浆细胞浸润，要注意和恶性淋巴瘤、浆细胞瘤进行鉴别。慢性涎腺炎中的淋巴细胞、浆细胞的浸润较为散在，细胞异型性不明显，必要时需待免疫组化标记明确诊断。

（2）IgG4 相关性涎腺炎：也称慢性硬化性涎腺炎，其临床、组织学表现与慢性涎腺炎有相似之处，二者具有腺体较硬的临床表现，组织学上均有较多淋巴细胞、浆细胞浸润，纤维组织增生，但 IgG4 相关性涎腺炎一般为双侧发病，血清学检查 IgG4 增高，组织学检查 IgG4 阳性的浆细胞显著增加。

（3）良性淋巴上皮病：见上皮肌上皮岛增生、腺泡萎缩而被大量淋巴组织替代、腺体小叶尚存；而慢性涎腺炎中，无上皮肌上皮岛，萎缩的腺泡被增生的纤维组织、淋巴细胞、浆细胞替代，腺体小叶结构破坏。

二、良性淋巴上皮病变

良性淋巴上皮病变是一种组织学描述，国际上更多称其为淋巴上皮性涎腺炎。最常见于干燥综合征，为慢性、系统性、自身免疫性疾病，主要累及涎腺、泪腺而导致口干、眼干，后者可导致干性角结膜炎，临床上也将此疾病称为干燥综合征。最常见于中年以上女性，临床表现为口干、进食或吞咽困难，口腔黏膜干燥、发红、舌乳头萎缩等，部分有双侧、无痛、质略硬的大涎腺弥漫性肿大。眼睛受累者表现为泪液分泌障碍、眼睛砂砾样感、视力障碍或失明。

1. 病理特征　具体如下。

腺体切面部分略发硬。镜下见，基本组织学表现为淋巴细胞浸润腺体，腺泡破坏。早期的淋巴细胞浸润围绕汇管区的导管，以后扩散到腺泡组织。淋巴组织可有或无生发中心，涎腺导管及其周围肌上皮细胞增生形成上皮肌上皮岛，上皮巢中可见嗜伊红均质样物。最终的严重病变为腺泡破坏，整个腺体被致密浸润的淋巴细胞替代，可形成淋巴滤泡。但淋巴细胞浸润仍局限在小叶内，小叶结构、小叶间间隔并未被破坏。

【病例1】患者，女性，45岁，发现右腮腺肿块8年。手术送检腮腺组织，一侧见一肿块，大小为3.6 cm×2.7 cm×1.5 cm，切面灰黄，实性（图8-3-2）。

2. 鉴别诊断

（1）慢性涎腺炎：见慢性涎腺炎相关章节内容。

（2）淋巴上皮癌：见淋巴上皮癌相关章节内容。

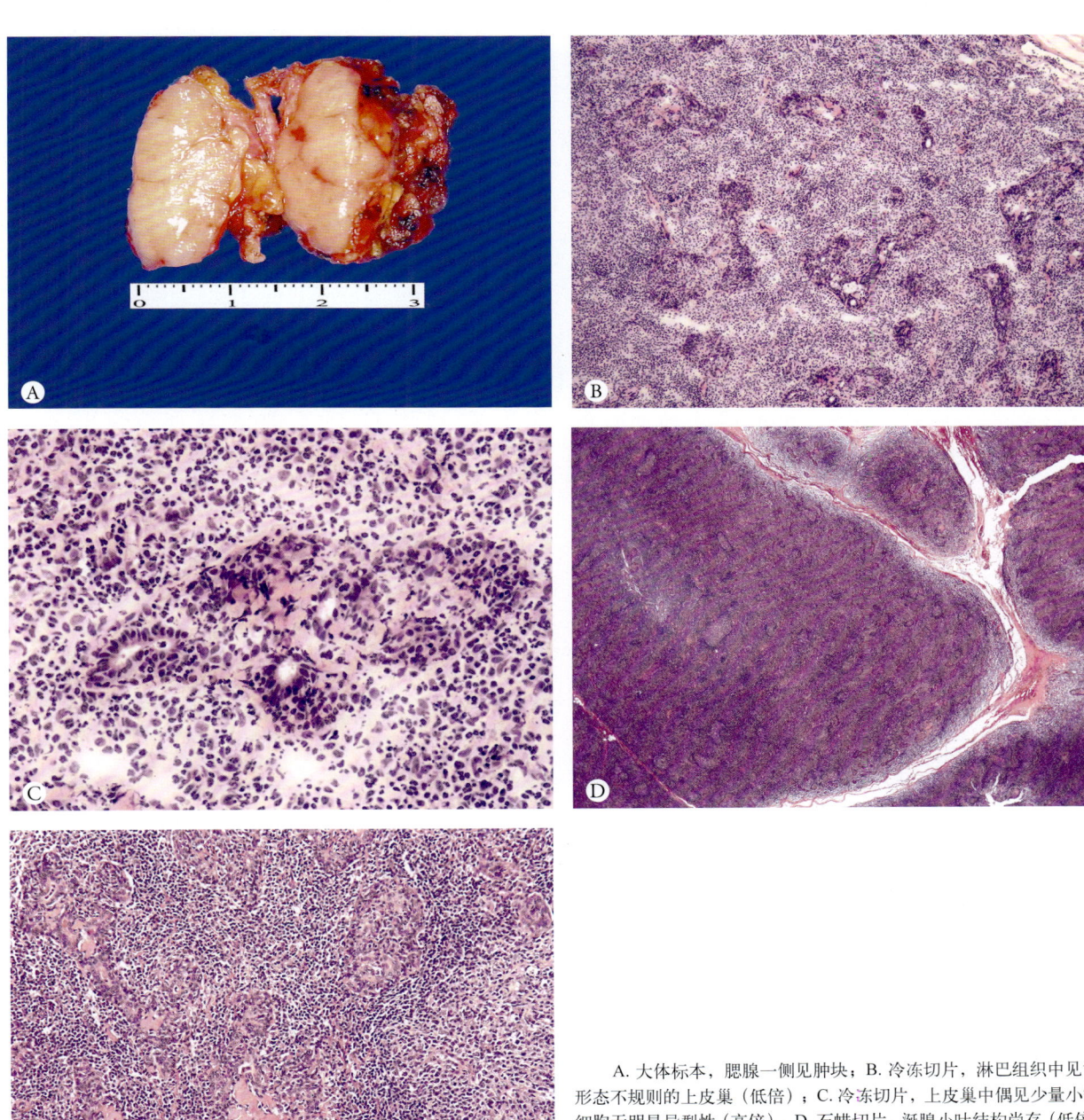

A. 大体标本，腮腺一侧见肿块；B. 冷冻切片，淋巴组织中见许多形态不规则的上皮巢（低倍）；C. 冷冻切片，上皮巢中偶见少量小管，细胞无明显异型性（高倍）；D. 石蜡切片，涎腺小叶结构尚存（低倍）；E. 石蜡切片，密集的淋巴组织背景中见多个上皮巢，淋巴组织中有淋巴滤泡形成（中倍）。

图8-3-2　腮腺良性淋巴上皮病

点评

（1）淋巴上皮病中的淋巴成分可发生恶变，形成恶性淋巴瘤，最常见的类型是 MALT 淋巴瘤。

（2）淋巴上皮病中的上皮成分可发生恶变形成淋巴上皮癌，但大部分淋巴上皮癌为原发恶性肿瘤。

【病例 2】（淋巴上皮病伴 MALT 淋巴瘤）患者，女性，44 岁，左耳前无痛性肿块渐大 3 个月，质中，界清。送检物为一腮腺组织，大小为 2.5 cm × 2.0 cm × 1.4 cm，切面灰黄（图 8-3-3）。

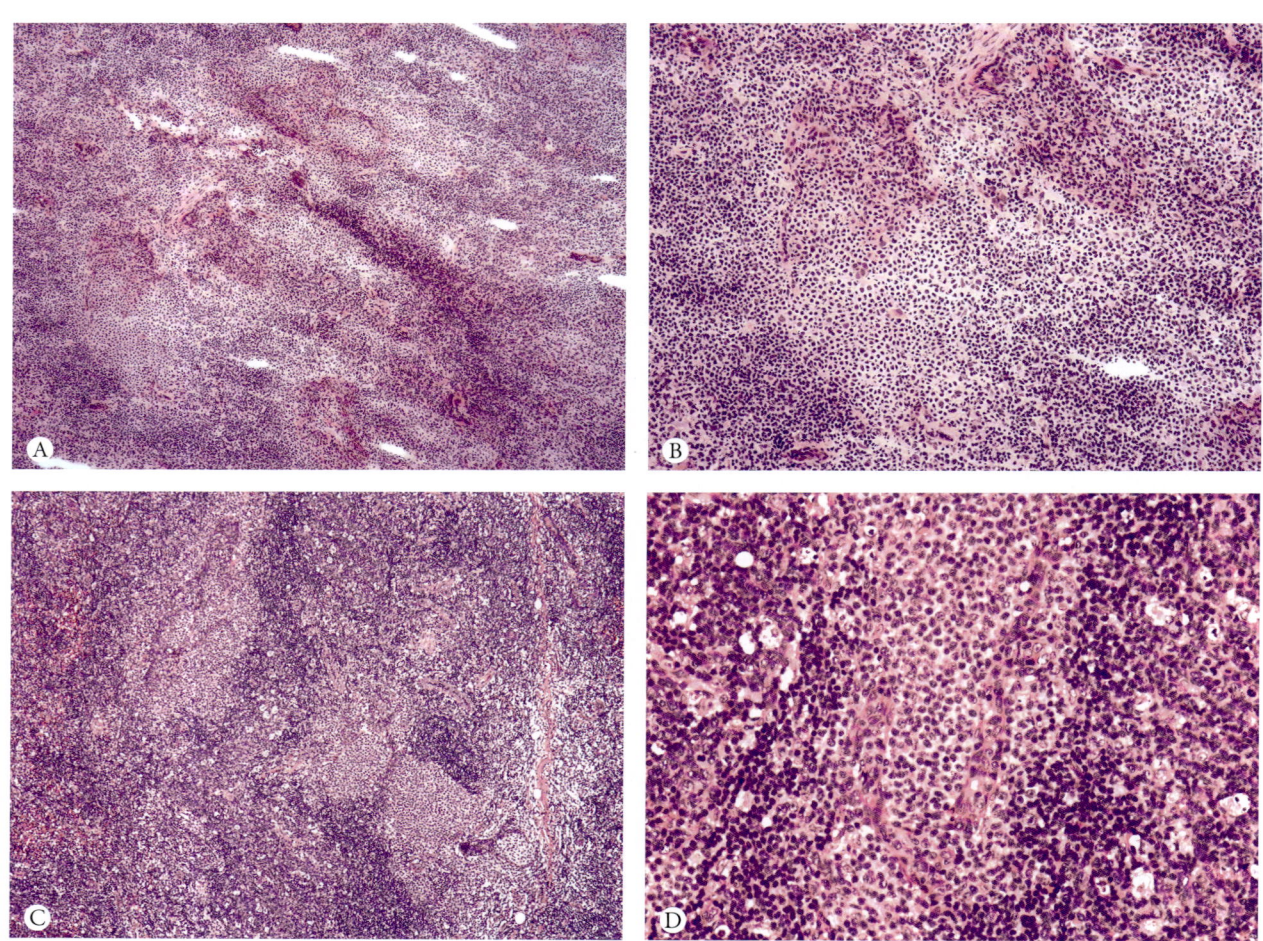

A. 冷冻切片，大量淋巴组织中见多个上皮巢，上皮巢周围见淡染的成片淋巴细胞（低倍）；B. 冷冻切片，淡染、形态一致的增生淋巴细胞邻近上皮巢（中倍）；C. 石蜡切片，多灶淡染的淋巴细胞邻近上皮巢（低倍）；D. 石蜡切片，增生的淋巴细胞形态一致、中等大小、胞质透亮（高倍）。

图 8-3-3　腮腺淋巴上皮病伴 MALT 淋巴瘤

三、坏死性涎腺化生

坏死性涎腺化生是一种非肿瘤性、炎症性、溃疡性的病变，由于它在临床、病理上很类似于恶性表现，故应引起重视。可能的病因包括创伤、牙体感染、假牙不适、上呼吸道感染、邻近肿瘤、手术史等。常见于腭部，也可见于其他小涎腺，罕见于腮腺、颌下腺、舌下腺。典型症状为无痛或有疼痛、溃疡性肿块，直径为 1.0～5.0 cm，病变边缘不规则，呈火山口样，临床表现类似于癌。

1. 病理特征　具体如下。

常见小涎腺慢性炎、腺泡坏死，导管表现为鳞状化生、增生但小叶结构尚存，此为与癌鉴别的特征。可见黏液外渗、炎症反应。涎腺导管鳞状化生非常明显，形成类似于鳞状细胞癌、黏液表皮样癌的表现，有时可见表面被覆黏膜鳞状上皮伴假上皮瘤样增生。

【病例】患者，女性，29岁，腭部黏液表皮样癌术后3周。2周前发现腭部溃疡，大小为1.5 cm×1.0 cm，压痛。手术切除腭部黏膜组织，大小为3.0 cm×2.5 cm×1.0 cm，切面灰黄（图8-3-4）。

2. 鉴别诊断　与鳞状细胞癌相鉴别。鳞状细胞癌的肿瘤上皮巢与黏膜上皮关系密切，病变中心不是位于涎腺中，并且细胞异型性明显，核分裂易见。

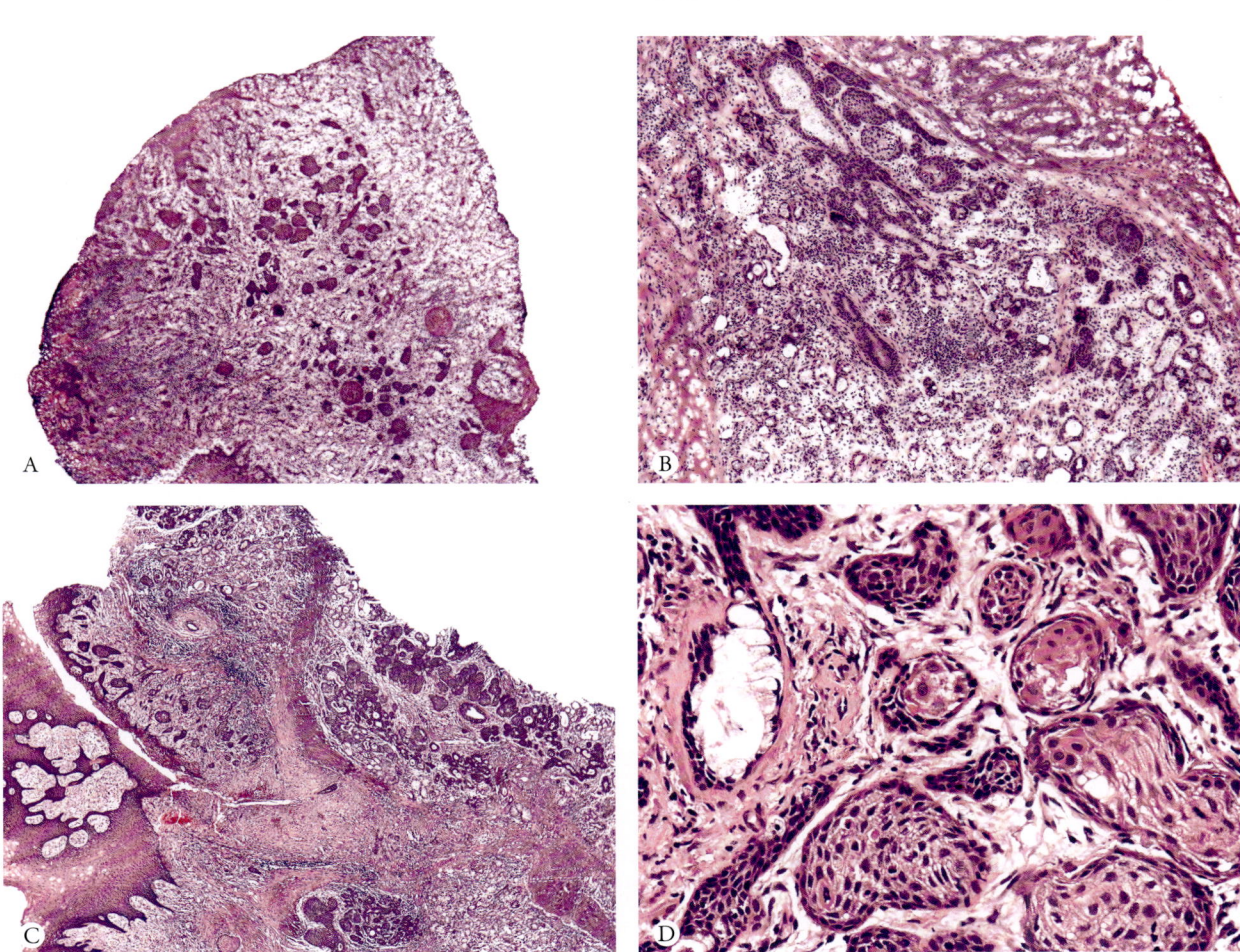

A. 冷冻切片，黏膜下见增生的鳞状细胞团块（低倍）；B. 冷冻切片，部分导管上皮鳞状化生（低倍）；C. 石蜡切片，小涎腺区见多个鳞状细胞团块增生区，被覆鳞状上皮伴假上皮瘤样增生（低倍）；D. 石蜡切片，鳞状化生团块的细胞轻度异型性（高倍）。

图8-3-4　腭坏死性涎腺化生

四、涎腺囊肿

（一）涎腺黏液囊肿

黏液囊肿分为外渗性黏液囊肿和潴留性黏液囊肿。最常见的涎腺囊肿为外渗性黏液囊肿，它无上皮衬里。潴留囊肿少见，有上皮衬里。最常见于下唇，但也可见于颊部、口底（舌下囊肿）。囊肿一般较表浅，早期表现为圆形红色肿胀，后期则呈囊性，有波动感，壁薄而呈蓝紫色。病理特征具体如下。

黏液囊肿形成前，涎液从受损伤导管渗漏至周围组织，并引发炎症。涎液池逐渐相互融合形成圆形液体积聚，内可见较多组织细胞吞噬黏液而形成的泡沫细胞，围以无上皮衬里的结缔组织。

少见情况下，导管阻塞，但损伤不严重，涎液并未渗漏至周围组织，因此形成有上皮衬里的潴留性囊肿，上皮衬里常受压、扁平。

【病例1】患儿，男性，20个月，发现下唇无痛性肿块2个月。送检一带黏膜组织，切面见囊性腔隙，大小为0.6 cm×0.4 cm×0.3 cm，呈灰白色，腔内含胶冻样物（图8-3-5）。

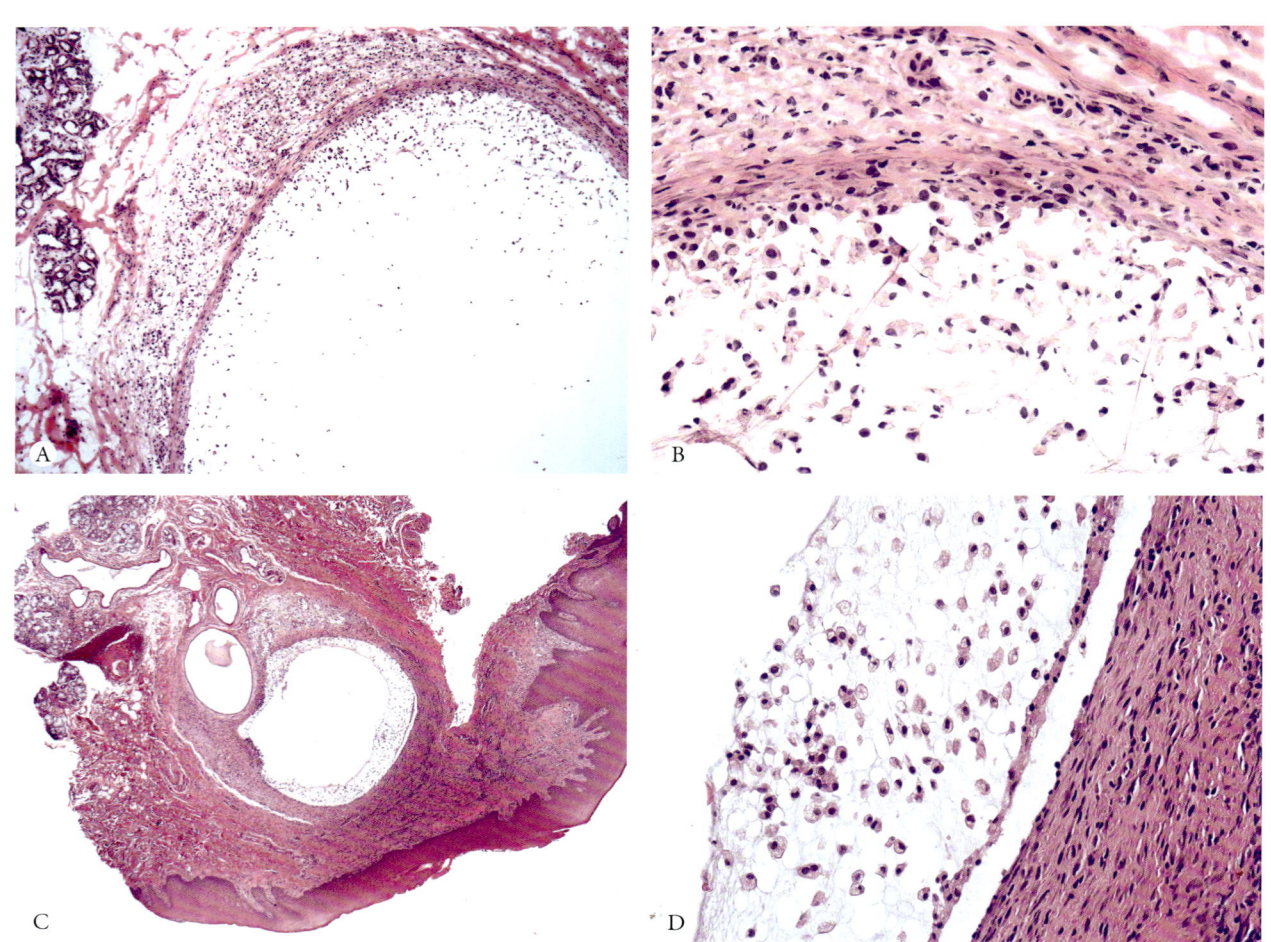

A. 冷冻切片，囊性腔隙，无上皮衬里，周围见唇腺（低倍）；B. 冷冻切片，纤维性囊壁，囊腔内见泡沫细胞（中倍）；C. 石蜡切片，唇黏膜下、唇腺旁见囊性腔隙（低倍）；D. 石蜡切片，纤维性囊壁，囊腔内见黏液和泡沫细胞（中倍）。

图 8-3-5　下唇黏液囊肿

（二）涎腺鳃裂囊肿

鳃裂囊肿是位于颈侧部的发育性囊肿，多认为囊肿起源于鳃裂的残留物，也可能起源于胚胎时期陷入颈上部淋巴结的腮腺上皮。约95%的鳃裂囊肿起源于第二鳃弓，而约5%的鳃裂囊肿起源于第一、第三、第四鳃弓。多见于20～40岁，最常发生于颈上部一侧、胸锁乳突肌前缘的位置，表现为较软的具有波动性的肿块。病理特征如下。囊肿内衬覆角化或未角化的复层鳞状上皮，也有一些内衬呼吸道上皮。典型者囊壁内含丰富淋巴组织并可形成生发中心。

【病例2】患者，女性，27岁，发现右耳后肿物3年。术中见腮腺一侧囊性肿块，肿块及腮腺一并切除后送检。见腮腺切面一侧囊性肿块，大小为2.7 cm×2.3 cm×1.9 cm，边界清，囊壁内侧呈颗粒状（图8-3-6）。

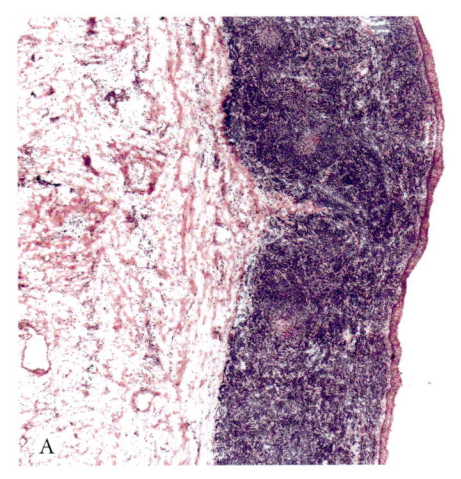
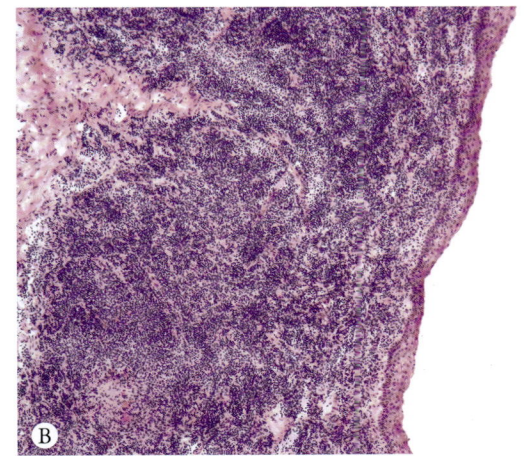
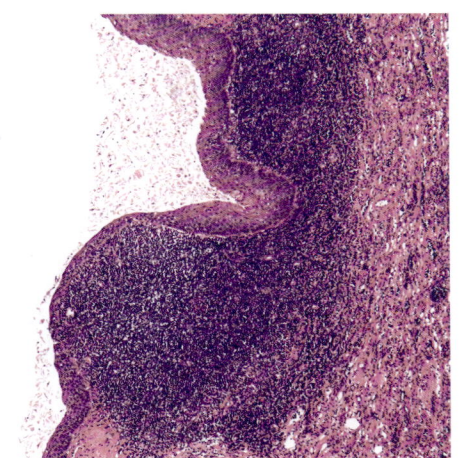

A. 冷冻切片，囊壁组织，内衬上皮，上皮下见大量淋巴细胞浸润，淋巴滤泡形成（低倍）；B. 冷冻切片，囊壁内衬复层鳞状上皮（中倍）；C. 石蜡切片，内衬复层鳞状上皮，部分乳头由增生的淋巴组织所致（中倍）。

图 8-3-6　腮腺鳃裂囊肿

五、结节性嗜酸细胞增生

结节性嗜酸细胞增生是一种少见的涎腺非肿瘤性上皮性病变，特征为富于嗜酸性颗粒状胞浆的细胞和透明细胞形成多灶性非肿瘤性增生，常累及单侧或双侧腮腺，其中发生于双侧者约占40%。结节性嗜酸细胞增多的发病年龄为39~80岁，平均年龄为57岁，85%的病例见于女性。发病机制不明，近期研究表明HPV病毒的感染及线粒体DNA的突变可能在疾病发生中发挥作用。

1. 病理学特征　具体如下。

大体标本所见：腮腺中散在边界清楚、大小不等的棕色、红褐色、灰白色结节。

镜下所见：无包膜的嗜酸细胞结节散在于正常腮腺结构中。结节由紧密、背靠背排列的腺泡或管泡状结构构成，病变中细胞多为具有嗜伊红颗粒状的多边形细胞或胞核居中的透明细胞，若多个病损结节融合，则周围正常腮腺的浆液性腺泡、导管及脂肪组织被包裹进病损中。

【病例】患者，女性，80岁，发现右耳下肿物3个月。送检腺体内见一肿物，大小为 1.0 cm × 0.8 cm × 0.5 cm，切面灰黄，包膜完整（图8-3-7）。

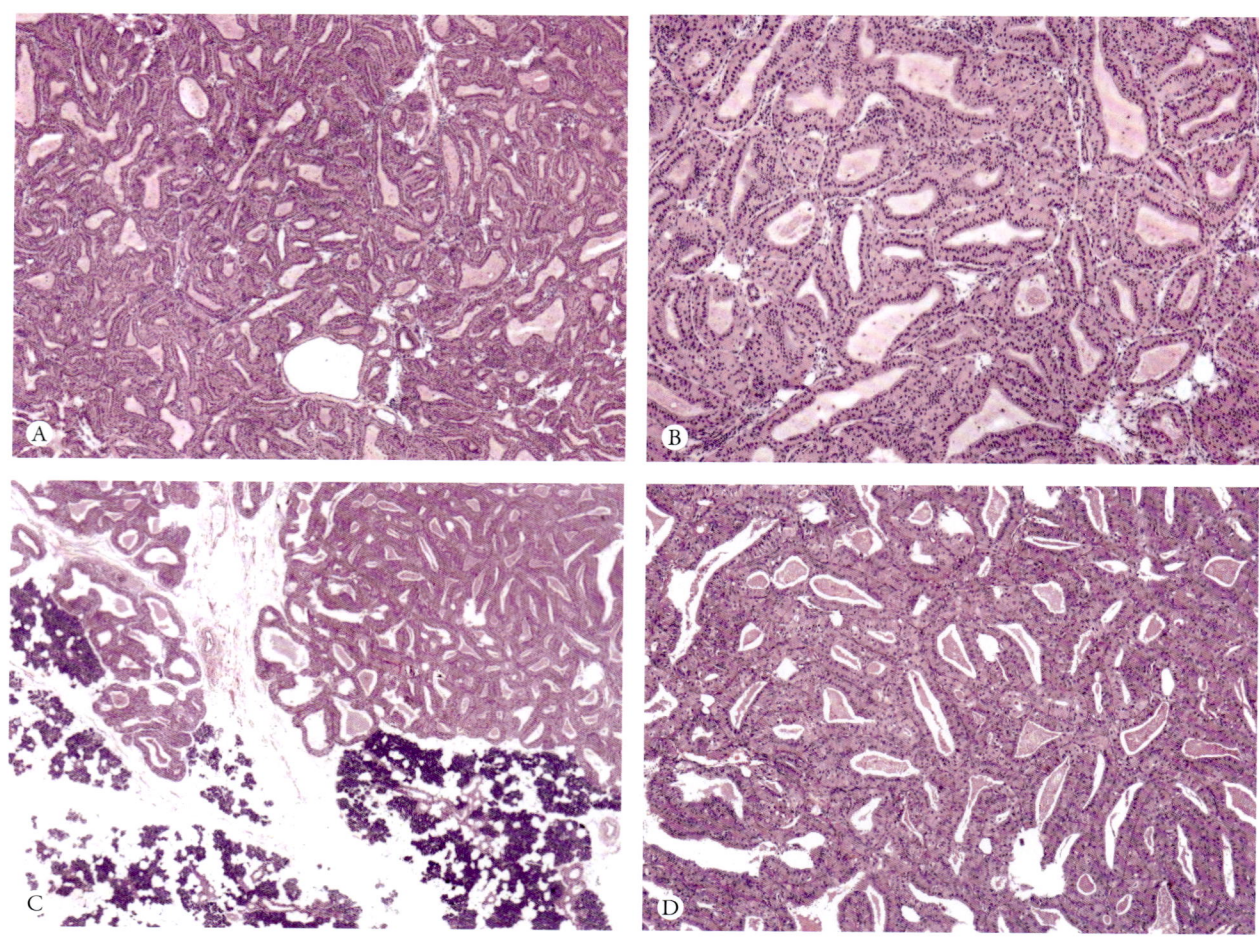

A. 冷冻切片，嗜酸细胞呈腺管、囊腔状排列，局部伴囊性变（低倍）；B. 冷冻切片，嗜酸细胞排列规则（中倍）；C. 石蜡切片，病变组织间可见腺体及脂肪组织（低倍）；D. 石蜡切片，嗜酸细胞呈腺管样排列（中倍）。

图 8-3-7　腮腺结节性嗜酸细胞增生

2. 鉴别诊断

（1）嗜酸细胞腺瘤：该肿瘤也是由胞浆富于嗜酸性颗粒的细胞、透明细胞排列成腺泡状、管状、囊性结构而成，但病变有完整包膜，并且病变为单个结节。

（2）透明细胞癌：当结节性嗜酸细胞增生主要由透明细胞构成时，需要与透明细胞癌相鉴别。涎腺透明细胞癌多见于小涎腺，舌根、腭部也常见，肿瘤细胞较小，呈条索状、片巢状排列，结缔组织间质中常伴有玻璃样变。

点评

很多涎腺病变、肿瘤中都可伴随出现多少不等的嗜酸细胞化生，如慢性涎腺炎、多形性腺瘤、黏液表皮样癌等，但结节性嗜酸细胞增生的特点在于病变只由嗜酸细胞、透明细胞构成，在正常腮腺中呈散在多结节生长，并且周围正常腮腺导管常伴有小灶性嗜酸细胞变。

（李　江　田　臻　李　蕾　刘丽敏）

参考文献

[1] NEVILLE B W, DAMM D D, ALLEN C M, et al. Oral and Maxillofacial Pathology[M]. 3ed Edition. Sauders, 2009.

[2] JUNGHEUM CHO, JUNGHOON KIM, JI SUNG LEE, et al. Comparison of core needle biopsy and fine-needle aspiration in diagnosis of

ma lignant salivary gland neoplasm: Systematic review and meta-analysis[J]. Head Neck, 2020, 42 (10): 3041-3050.

[3] 张春叶, 李江. 唾液腺肿瘤病理诊断规范[J]. 中华病理学杂志, 2021, 50 (3): 185-189.

[4] BARNS L, EVERSON J W, REICHART P, et al. Pathology and genetics of head and neck tumors. Lyon: IARC Press, 2005.

[5] TIAN Z, LI L, WANG L, et al. Salivary gland neoplasms in oral and maxillofacial regions: a 23-year retrospective study of 6982 cases in an eastern Chinese population[J]. Int J Oral Maxillofac Surg, 2010, 39: 235-242.

[6] 胡宇华, 李江, 李蕾, 等. 涎腺恶性多形性腺瘤161例临床病理分析[J]. 临床与实验病理学杂志, 2007, 23 (1): 43-47.

[7] ZHANG C Y, XIA R H, HAN J, et al. Adenoid cystic carcinoma of the head and neck: Clinicopathologic analysis of 218 cases in a Chinese population[J]. Oral Surg Oral Med Oral Pathol Oral Radiol, 2013, 115 (3): 368-375.

[8] PERSSON M, ANDRÉN Y, MARK J, et al. Recurrent fusion of MYB and NFIB transcription factor genes in carcinomas of the breast and head and neck[J]. Proc Natl Acad Sci USA, 2009, 106 (44): 18740-18744.

[9] SKÁLOVÁ A, VANECEK T, SIMA R, et al. Mammary analogue secretory carcinoma of salivary glands, containing the ETV6-NTRK3 fusion gene: a hitherto undescribed salivary gland tumor entity[J]. Am J Surg Pathol, 2010, 34 (5): 599-608.

[10] BELL D, EL-NAGGAR A K. Molecular heterogeneity in mucoepidermoid carcinoma: conceptual and practical implications[J]. Head Neck Pathol, 2013, 7 (1): 23-27.

[11] 李江. 口腔颌面肿瘤病理学[M]. 上海: 世界图书出版公司, 2013.

[12] 李铁军. 口腔病理诊断[M]. 北京: 人民卫生出版社, 2011.

[13] TIAN Z, HU Y, WANG L, et al. An unusual cribriform variant of salivary basal tumors: a clinicopathological study of 22 cases[J]. Histopathology, 2012, 61 (5): 921-929.

[14] 李江. 涎腺肿瘤的病理诊断思路[M]. 中华口腔医学杂志, 2007, 42 (3): 152-154.

[15] 李婧, 李江, 王丽珍, 等. 65例恶性成分为非特异性腺癌的涎腺恶性多形性腺瘤临床病理特点[J]. 中华口腔医学杂志, 2011, 46 (6): 355-359.

[16] ISHIBASHI K, ITO Y, MASAKI A, et al. Warthinlike Mucoepidermoid Carcinoma: A combined study of fluorescence in situ hybridization and whole-slide imaging[J]. Am J Surg Pathol. 2015, 39 (11): 1479-1487.

[17] BISHOP J A, COWAN M L, SHUM C H, et al. MAML2 Rearrangements in Variant Forms of Mucoepidermoid Carcinoma: Ancillary Diagnostic Testing for the Ciliated and Warthinlike Variants[J]. Am J Surg Pathol, 2018, 42 (1): 130-136.

[18] NA K, HERNANDEZ-PRERA J C, LIM J Y, et al. Characterization of novel genetic alterations in salivary gland secretory carcinoma. Mod Pathol, 2020, 33 (4): 541-550.

[19] ROOPER L M, ONENERK M, SIDDIQUI M T, et al. Nodular oncocytic hyperplasia: Can cytomor-phology allow for the preoperative diagnosis of a nonne-oplastic salivary disease? [J]. Cancer Cytopathology, 2017, 125 (8): 627-634.

[20] SKÁLOVÁ A, HYRCZA M D, LEIVO I. Update from the 5th Edition of the World Health Organization Classification of Head and Neck Tumors: Salivary Glands[J]. Head Neck Pathol, 2022, 16 (1): 40-53.

第九章 中枢神经系统疾病

第一节 概述

术中病理诊断要求诊断准确、快速，具有高风险、高技术含量的特点，中枢神经系统病变的术中快速诊断尤其如此。病理医师应始终以"解决临床问题"作为工作的出发点和落脚点，始终秉承做"临床病理诊断"的宗旨。因此要求病理医师除了具有丰富的病理形态学基础和诊断经验外，还需要具备较为丰富的与诊断相关的临床专业知识、影像学知识及良好的沟通能力，才能准确快速完成手术中快速病理诊断的任务。

一、中枢神经系统外科疾病术中病理诊断的局限性

1. 取材有限　病变组织少，组织新鲜，含水量丰富，给制片和诊断带来挑战和风险。
2. 术中快速冷冻切片绝不等同于石蜡切片　术中快速病理诊断仅限于指导术中的临床分析和判断。
3. 存在技术性假象　中枢神经系统的组织样本含水量丰富，制片的过程中易产生冰晶，或者容易发生细胞肿胀，使细胞核看起来更大、异型性更明显，给病理观察和分析带来不同程度的干扰和影响，容易造成诊断陷阱和增加术中诊断的风险。
4. 存在难以克服的技术困难和问题　某些组织（如脂肪组织、黏液等）在通常冷冻的低温下难以速冻成块，或者骨组织，因组织密度过高，都对制片造成困难和挑战，是难以克服的技术难题，影响冷冻切片的切片质量，为术中快速病理诊断带来干扰和风险。

5. 缺少辅助诊断工具的帮助　现代病理学诊断在辅助诊断技术方面快速发展，特殊染色、免疫组织化学染色及分子诊断技术等都广泛应用于外科病理诊断的常规工作中，但术中快速病理诊断，因为样本条件、技术条件及报告时限等限制，这些辅助诊断技术方法难以在术中快速诊断中有效应用。目前术中快速免疫组织化学技术刚刚起步，应用于冷冻切片快速诊断的抗体研发和制备及技术条件的稳定性等关键环节还需进一步实践验证，这项技术在术中快速诊断中获得推广和广泛应用可能尚需时日。

二、临床信息及影像学检查对中枢神经系统外科疾病术中病理诊断的意义

1. 临床基本信息及临床病史是术中快速病理诊断的重要依据　患者的年龄、发病症状、病程、治疗经过（如是否已接受激素治疗、放疗或化疗）、既往手术史、治疗转归等对于准确的术中快速诊断有重要的价值。临床医师应该主动、如实填报上述信息。有条件的话，病理医师在做出诊断前应该浏览病历信息系统以获取全面的临床信息，这是临床病理诊断的重要参考依据。
2. 影像学检查结果　对中枢神经系统病变的术中快速诊断尤为重要，从中可以获取病变的解剖部位、数量、形态和信号特征等，甚至可以动态地分析和理解疾病的发展和转归，这些信息对于术中病理诊断和鉴别诊断至关重要。

三、分子诊断在中枢神经系统肿瘤诊断中的重要价值和作用

新技术的发展和应用对肿瘤的诊断和治疗产生越来越深远的影响,光学显微镜、组织化学染色、电子显微镜、免疫组织化学、分子遗传学及各种组学分析方法等技术相辅相成,分子诊断方法彻底改变了肿瘤分类的方式。2016 年 WHO 中枢神经系统肿瘤分类(第四版修订版)中打破了单纯依靠组织学表现进行肿瘤分类的原则,将肿瘤分子遗传学信息加入中枢神经系统肿瘤的诊断和分类中,提出了整合诊断的新概念,即将肿瘤的组织学分类、肿瘤分级及分子遗传学改变整合在一起做出病理诊断,为临床和基础学科进一步研究肿瘤的发生及治疗和预后判断,更好地为疾病分层做准备。2021 年 11 月发布的第五版 WHO 中枢神经系统肿瘤分类将肿瘤分为更多分子生物学定义的病理类型。技术的革新和进步势不可挡,病理工作者只有不断学习,更新观念,才能更好地为疾病诊断和研究做出贡献。对于术中快速病理诊断来说,病理医师要提升对中枢神经系统肿瘤整合诊断的认识,应该充分了解和理解分子检测在病理诊断中的必要性和重要价值,应将确认获取足够的病变组织作为术中快速诊断的目标之一,同时应珍惜组织样本,合理规划好组织样本的使用,充分利用好组织印片和冷冻组织切片依据镜下组织学表现做出术中快速病理诊断,同时注意留存标本待术后进行辅助诊断分析。

四、中枢神经系统外科疾病术中病理诊断的质控问题

(一)中枢神经系统外科疾病的病理诊断

中枢神经系统外科疾病手术中快速病理诊断的重要性在于:①迅速明确病变的性质,有助于实施不同的手术方案。②不同类型的肿瘤,手术治疗的方式也不相同,这就要求快速病理诊断中尽量明确肿瘤的类型。③神经外科中常见的脑内胶质瘤手术还要求迅速明确肿瘤的侵犯范围。④确认获取足够量的病变组织,以满足常规诊断和(或)辅助诊断(分子检测、免疫组化、电镜等)及治疗和研究样本所需。

(二)手术中快速病理诊断常用的制片技术

(1)病变组织的冷冻切片技术或恒冷切片技术。
(2)病变组织的印片或涂片。

(三)中枢神经系统病变组织的特点

中枢神经系统的解剖结构精细复杂,通常手术视野较小,病变位置多深在,因此术中送检标本量较少。此外,脑脊髓组织含水量相对较高,组织质地软,制做冷冻切片时易出现人工假象。

(四)对手术中病理诊断医师的基本要求

(1)保证冷冻切片质量优良。
(2)熟悉神经科相关的临床和影像学知识;对影像学资料具有相当的阅片能力。
(3)具有一定的神经解剖学知识。
(4)具有丰富的神经病理学专业知识。

(五)脑和脑肿瘤组织的冷冻切片容易出现的质量问题

(1)冷冻切片制片过薄或过厚,或染色不佳影响阅片。
(2)冷冻切片制片中过多的冰晶、刀痕,或挤压组织影响阅片。
(3)切取标本时组织挤压,造成组织结构人为变异。
(4)手术中电刀烧灼或插入电极电流影响组织结构。
(5)术中切取的标本误入生理盐水中,制作出来的冷冻切片易被误认为脑组织水肿。

(六)如何制作满意的冷冻切片

(1)术中切取的新鲜组织切勿用任何液体浸泡,勿用湿纱布包裹,应及时送检、及时取材。如果标本不慎误入生理盐水中,取材前用滤纸充分吸走标本中的水分,再入切片机中冷冻,以避免产生过多冰晶。
(2)冷冻切片机设置的温度不宜过低,$-24 \sim -20\,℃$ 即可,标本适宜渐冻,通常不用移动冷台按压标本,以避免速冻产生过多冰晶。

(3) 切片时的厚度通常选取 6~8 μm，如果拉出的组织切面裂纹较多时，可以用拇指轻按组织块数秒后再次切片，可以有效减少制片时产生的裂纹。

(4) 贴附好组织的载玻片应及时放入固定液中，固定 1~2 分钟，切勿将该载玻片长时间放置于室温下，以避免产生细胞变性。

(5) 染色时切片入苏木素的时间应在 1~2 分钟，并应充分返蓝，以保证细胞核染色清晰。

（七）脑内肿瘤和瘤样病变诊断过程的五要素

(1) 正常组织还是病变组织。
(2) 若是病变组织，是肿瘤性病变还是非肿瘤性病变。
(3) 若是肿瘤性病变，是原发性肿瘤还是继发性肿瘤。
(4) 若是原发性肿瘤，构成肿瘤的主要细胞类型是什么。
(5) 肿瘤的分化程度或恶性度分级。

（八）诊断过程中需弄清楚病变的精确部位和形态

(1) 如果病变在脑外，需明确病变与颅骨、脑膜、颅神经的关系如何。
(2) 如果病变在脑内，需明确送检组织是取自病灶中心部还是边缘处。
(3) 需明确病变的准确部位，是幕上病变还是幕下病变；是丘脑下部病变还是鞍区病变；是否为松果体区病变。脊髓和椎管内病变，需确认病变是位于脊髓髓内还是在髓外；是位于硬膜下还是硬膜外；与硬脊膜及脊神经之间的关系如何。
(4) 是单发病灶还是多发病灶。
(5) 是囊性病变还是囊实性病变，是瘤在囊内还是囊在瘤内。

五、显示颅内常见病变的分布部位

颅内常见病变的分布部位见图 9-1-1。

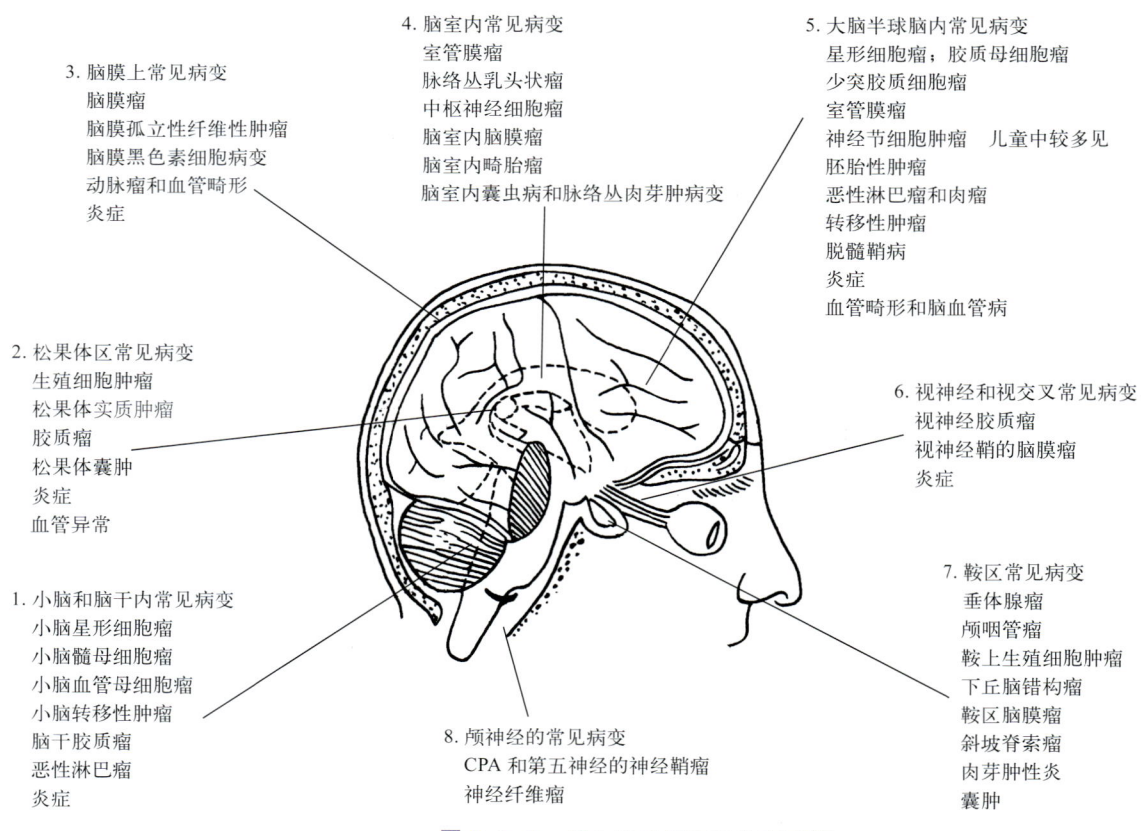

图 9-1-1　颅内常见病变的分布图解

六、术中快速病理诊断的程序

中枢神经系统外科疾病术中快速病理诊断一般按照以下程序进行。

（1）接到送检标本时，首先应熟悉简要的临床病史、病变的神经影像学特点及术中所见。

（2）肉眼仔细检查新鲜标本，如果标本较大，可用快刀做一新切面，力求避免挤压标本，并用载玻片轻按组织在新切面上做组织印片。

（3）印片做快速 HE 染色（在国外有的做甲苯胺蓝染色，通常 5 分钟即可出片）。

（4）印片后即刻用快刀切取小米粒大小的组织用戊二醛液固定，以备做电镜用（指有条件的单位）。

（5）在恒冷切片机的标本托上滴加专用的冷冻黏附剂（如 OCT 黏附剂），再将切取的小块新鲜组织放入其中。如果标本量少，可让标本托上滴加的黏附剂先冷冻出基座后，再追加黏附剂，并将标本放入其中。

（6）冷冻后切片 6～8 μm 厚。

（7）及时固定 1～2 分钟，HE 染色并封片。

（8）镜检、分析和诊断。电话通知手术间冷冻切片的病理诊断意见，同时写出书面报告，在病理报告系统内审核并发布病理报告。术中快速病理诊断报告应由富有经验的主任级或高年资主治医师签发，疑难病例应经过科内集体讨论后再签发。

（9）冷冻后的组织及剩余的新鲜组织均做石蜡切片，如诊断需要可加做特殊染色、免疫组织化学染色和分子检测等，最后发出正式病理报告，并发送到临床科室。

（10）资料存档与定期随访。

第二节　大脑半球的肿瘤和瘤样病变

一、星形细胞肿瘤

星形细胞肿瘤多见于成年人，占颅内肿瘤的 23.6%。肿瘤常见的部位是大脑半球的额、顶、颞叶深部白质，较少侵犯枕叶。

临床上患者通常出现颅内压增高及肿瘤侵犯脑功能区所引起的相应症状和体征。

影像学检查常显示占位性病变，病灶周围常有不同程度的占位效应。高级别星形细胞肿瘤因肿瘤生长迅速，通常会出现瘤周水肿、增强相强化等表现。

【病例 1】患者，女性，50 岁。头颅增强 CT 示左额巨大类圆形低密度病灶，边缘不规则强化，手术病理诊断：胶质母细胞瘤（图 9-2-1）。

【病例 2】患者，男性，34 岁，术中见左侧大脑半球深部弥漫浸润的星形细胞瘤（图 9-2-2）。

【病例 3】患者，男性，45 岁，术中见左侧大脑半球丘脑及基底节区弥漫浸润的星形细胞瘤（图 9-2-3）。

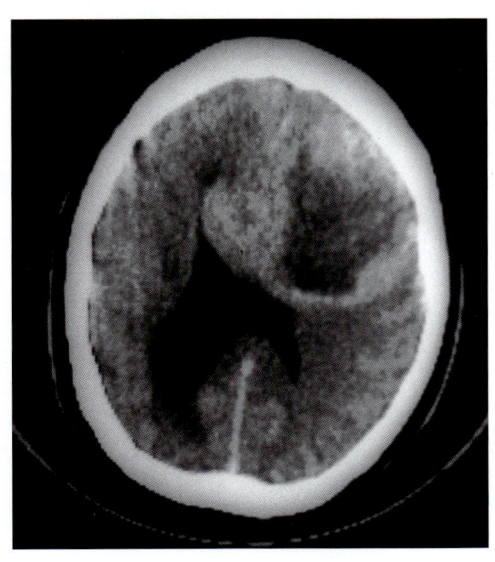

图 9-2-1　胶质母细胞瘤增强 CT

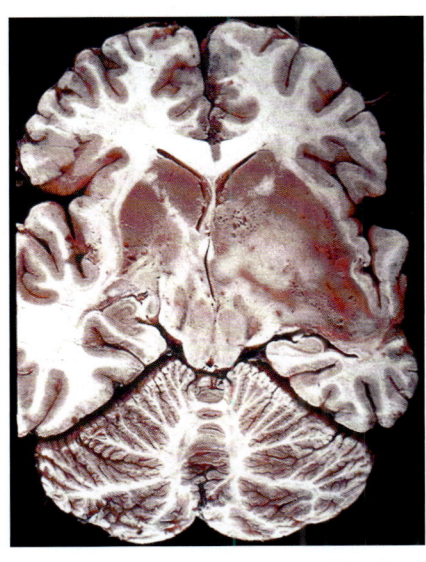

图 9-2-2　星形细胞瘤（大体标本）

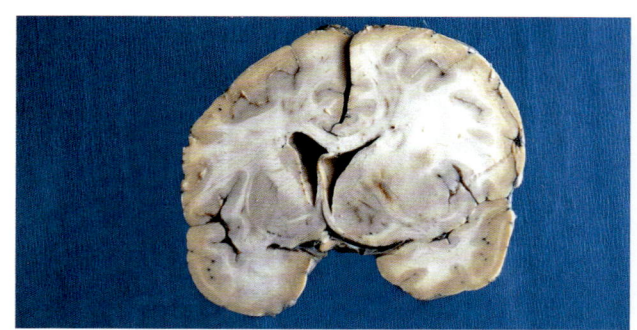

图 9-2-3　星形细胞瘤（大体标本）

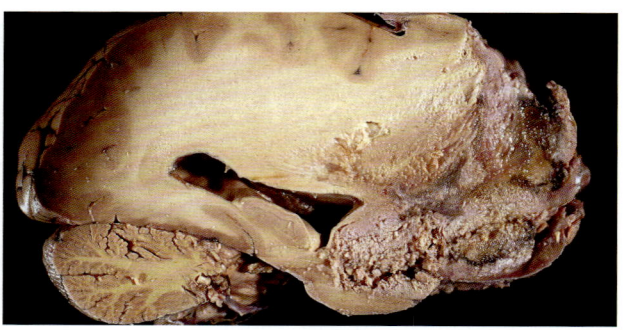

图 9-2-4　胶质母细胞瘤（大体标本）

【病例4】患者，男性，56岁，术中见右额弥漫浸润的胶质瘤，术中病理诊断：胶质母细胞瘤（WHO 4级，图 9-2-4）。

Ⅰ．组织学类型　第五版WHO中枢神经系统肿瘤分类，主要根据组织学分型及分子遗传学改变将胶质瘤分为4种类型：成人弥漫性胶质瘤、儿童弥漫性低级别胶质瘤、儿童弥漫性高级别胶质瘤、局限性星形细胞胶质瘤，共包含17种肿瘤。但在术中快速病理诊断中，病理医师主要根据组织形态做出病理诊断。第四版WHO中枢神经系统肿瘤分类，主要依据组织形态将星形细胞肿瘤分为7个亚型。

（1）毛细胞型星形细胞瘤（WHO 1级）。

（2）室管膜下巨细胞型星形细胞瘤（WHO 1级）。

（3）多形性黄色星形细胞瘤（WHO 2级）。

（4）弥漫型星形细胞瘤（WHO 2级）。①纤维型星形细胞瘤；②肥胖细胞型星形细胞瘤；③原浆型星形细胞瘤。

（5）间变型星形细胞瘤（WHO 3级）。

（6）胶质母细胞瘤（WHO 4级）。①巨细胞胶质母细胞瘤；②胶质肉瘤。

（7）大脑胶质瘤病。

Ⅱ．中枢神经系统各种肿瘤的分级原则　1级病变通常指生长缓慢，增生潜能低和单独外科手术可以治愈的肿瘤。2级病变有相对较低的增生活性，但病变边界不清，呈浸润性生长，手术后常复发。3级病变具有组织学的恶性表现，如出现核异型性和核分裂象增多。4级病变具有细胞学恶性表现，如出现坏死及活跃的核分裂象，肿瘤生长迅速，病变进展速度快，预后不佳。

Ⅲ．星形细胞肿瘤的分级　第四版WHO中枢神经系统肿瘤分类确定，仅有细胞不典型性的肿瘤为WHO 2级；瘤细胞出现间变的特征和核分裂活性的肿瘤为WHO 3级；出现微血管增生和（或）坏死的肿瘤为WHO 4级。WHO 1级肿瘤通常边界清楚，无细胞不典型特征。其中，不典型性是指肿瘤细胞核的形态和大小变化较大，且染色质增多；核分裂象必须非常清楚；内皮细胞增生是指血管内皮细胞出现明显的多层结构；肿瘤内的坏死可以出现多种形态，以栅栏状坏死最为典型。

【病例5】患者，女性，30岁，临床诊断为左额叶胶质瘤，行手术治疗（图 9-2-5）。

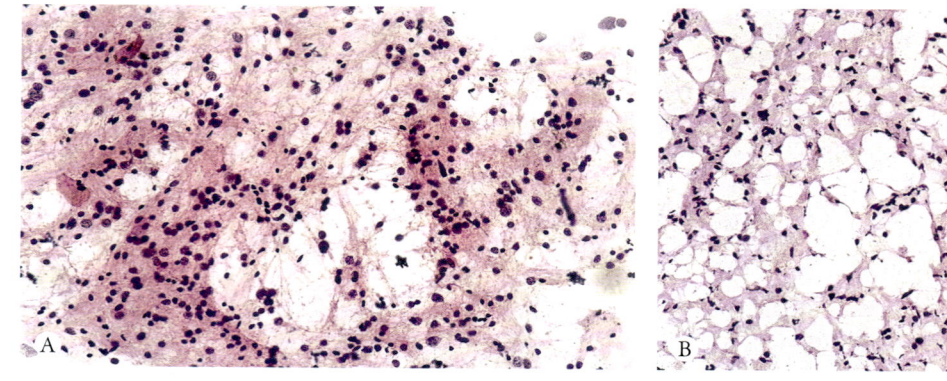

A.印片示分化较好的星形细胞瘤（中倍）；B.冷冻切片示分化较好的星形细胞瘤（中倍）。

图 9-2-5　星形细胞瘤（WHO 2级）

(一)弥漫性星形细胞瘤

弥漫性星形细胞瘤好发于青年人,多见于幕上,常累及额叶、颞叶,其次为脑干和脊髓,小脑少见。肉眼肿瘤边界不清,质地较软,可以出现囊性变。组织学见瘤细胞密度中等,轻度的核异型性,无微血管增生和坏死。

【**病例6**】患者,女性,48岁。临床诊断为右额顶叶占位病变,行手术治疗(图9-2-6)。

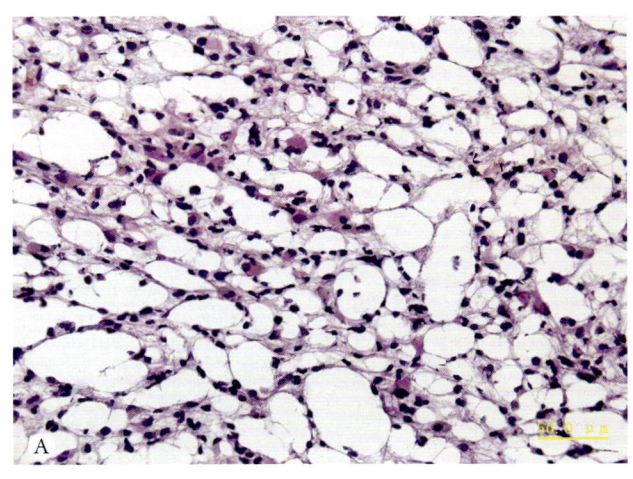 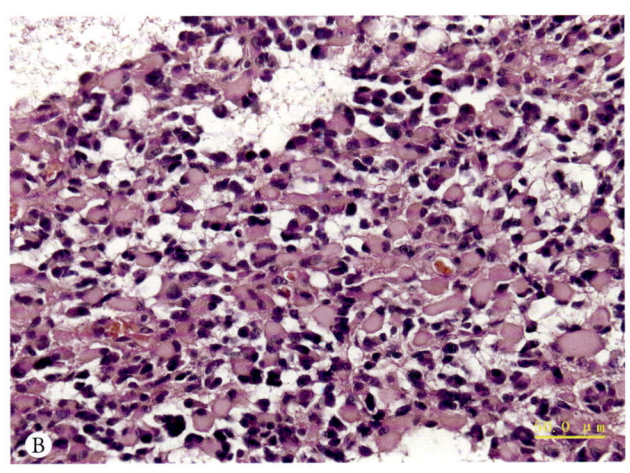

A.冷冻切片示瘤细胞密度中等(高倍);B.石蜡切片示胞质丰富、红染的肿瘤细胞(高倍)。

图 9-2-6 肥胖型星形细胞瘤(WHO 2级)

点评

(1)手术中冷冻切片病理诊断往往因手术医师催问结果,病理医师常被搞得心神不定,或被诱导,勉强做出没有把握的病理诊断,在这种情况下,病理医师要结合临床及影像学表现,既要参考手术医师的看法,又要排除干扰,有了确实的把握再下诊断。

(2)近年来,立体定向活检等微创技术越来越多地应用于神经外科手术中,常因送检的标本量过少造成冷冻切片快速病理诊断困难。在这种情况下应在术前进行有临床医师、影像医师及病理医师参加的多科讨论,对手术方式、目的及诊断和鉴别诊断进行充分的讨论。

术中再结合印片和冷冻切片的病理形态做出病理诊断,没有把握不轻易下结论,而要与临床医师充分沟通,明确是否取到病变,留有新鲜组织做进一步检查,确切的病理诊断可以等石蜡结果。

(3)在诊断没有把握的情况下,要克服冒失做出诊断的冲动。在冷冻切片快速病理诊断中,允许做出粗线条的诊断,如报告瘤组织或非瘤组织,待石蜡切片作诊断;或报告"胶质瘤组织"或是"非胶质瘤组织",待石蜡切片再做诊断。

术中快速病理诊断应掌握低级别星形细胞瘤与星形细胞增生之间的鉴别(表9-2-1)。

表 9-2-1 低级别星形细胞瘤与星形细胞增生的鉴别

类别	临床表现	CT或MRI	肉眼观察	镜下所见	免疫组化染色
低级别星形细胞瘤	颅内压增高的症状和体征	占位病变和占位效应	质软,边界不清的肿物	以形态单一的星形细胞为主,细胞增多,有轻度非典型性,可有囊性变及钙化	GFAP染色核周胞质阳性,细胞突起少,标记较弱

续表

类别	临床表现	CT 或 MRI	肉眼观察	镜下所见	免疫组化染色
星形细胞增生	无明显颅内压增高的症状和体征	占位效应不明显	不表现为肿块	多种细胞成分，有星形细胞、少突胶质细胞、小胶质细胞；细胞突起多且挺直细胞非典型性不明显；星形细胞肥胖变性，常有血管周围淋巴细胞反应（图9-2-7、图9-2-8）	GFAP染色强阳性，

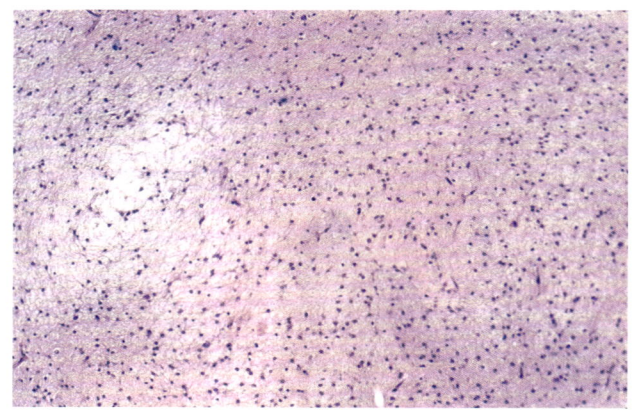

冷冻切片，图示脑膜瘤周围组织胶质细胞增生（低倍）。

图 9-2-7　反应性星形细胞增生

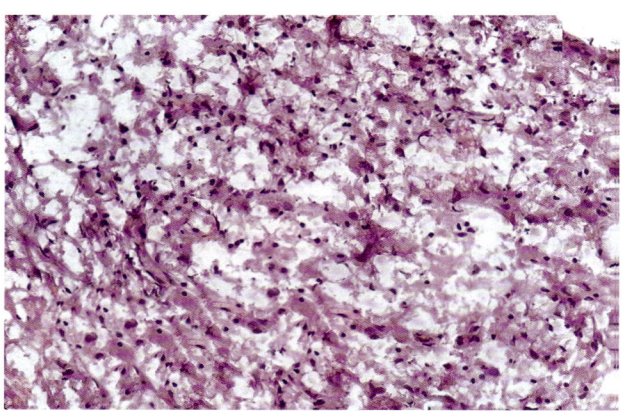

冷冻切片示病灶周围反应性星形细胞增生，部分是肥胖星形细胞（脑囊虫病）（中倍）。

图 9-2-8　脑囊虫病

（二）WHO 3 级的弥漫性星形细胞瘤

WHO 3 级的弥漫性星形细胞瘤是弥漫浸润的恶性星形细胞瘤。多见于成年人，多位于大脑半球。组织学表现为瘤细胞核异型性明显，细胞密度增加，核分裂象易见，瘤组织内血管增多，但通常没有肿瘤坏死，为 WHO 3 级的肿瘤。

【病例 7】患者，男性，48 岁，临床以右额叶占位，行手术治疗（图 9-2-9）。

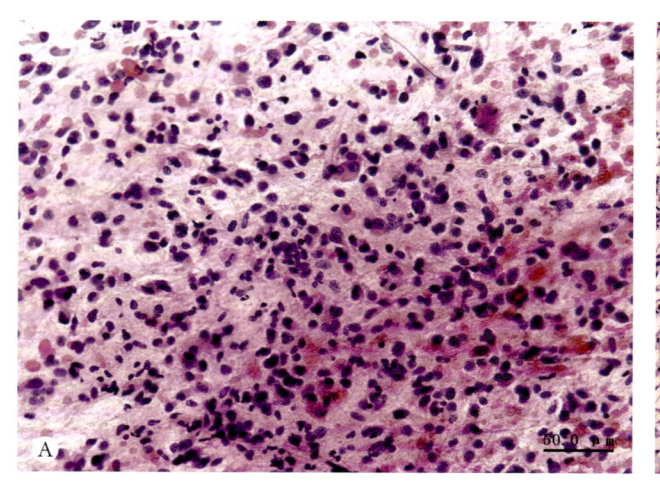
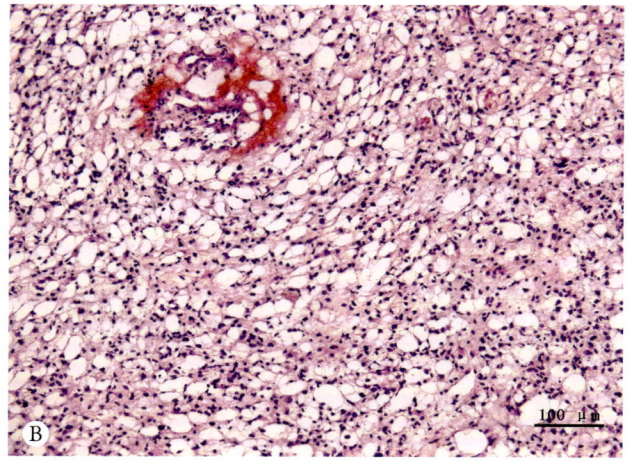

A. 印片示瘤细胞核异型性明显（高倍）；B. 冷冻切片示瘤细胞密度增加，核异型显著（中倍）。

图 9-2-9　弥漫性星形细胞瘤（WHO 3 级）

(三) 胶质母细胞瘤

胶质母细胞瘤是恶性程度最高的星形细胞瘤,由分化差的肿瘤性星形细胞构成,为 WHO 4 级肿瘤。有原发性胶质母细胞瘤和由 WHO 2~3 级星形细胞瘤恶变而来的继发性胶质母细胞瘤。胶质母细胞瘤多见于成年人,好发于大脑半球,多见于颞叶、顶叶。肿瘤生长迅速,呈浸润性生长,可侵犯几个脑叶,也可经胼胝体侵犯对侧大脑半球,呈 S 形生长或蝶形生长。少数病例呈多中心性生长。临床常出现颅内压增高的症状和体征。组织学特征包括瘤细胞的多形性、核异型性、高增殖活性、微血管增生及出现肿瘤性坏死。大体上瘤组织边界不清,呈灰红色,因出血、坏死显示多彩状,可有囊性变。光镜下瘤组织可表现为小细胞胶质母细胞瘤、多形性胶质母细胞瘤、巨细胞胶质母细胞瘤和胶质肉瘤等。

【病例8】患者,男性,61 岁,因左额叶占位,行手术治疗(图 9-2-10)。

【病例9】患者,女性,72 岁,因左颞下回占位,行手术治疗(图 9-2-11)。

【病例10】患者,男性,28 岁,因左额颞叶占位,MRI 示病灶明显强化,行手术治疗(图 9-2-12)。

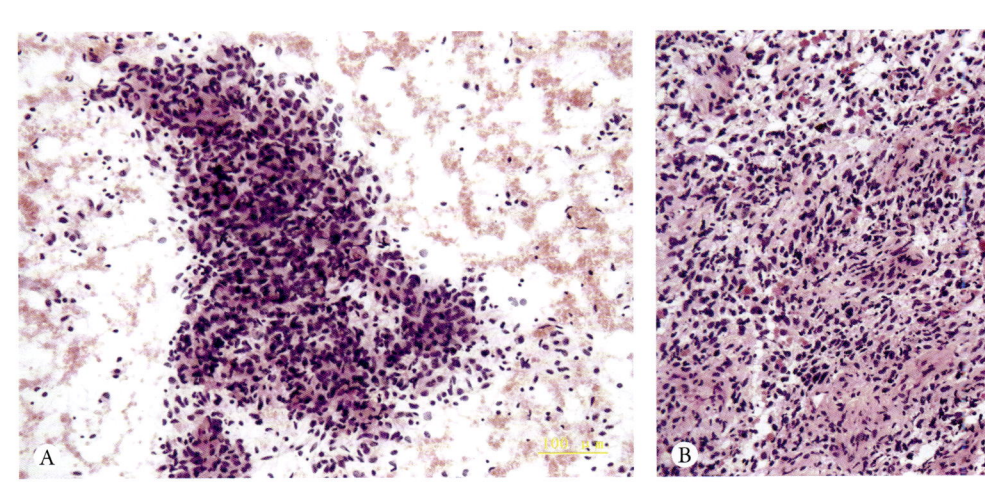

A.印片示瘤细胞异型性明显(中倍);B.冷冻切片示瘤细胞密集增生(中倍)。

图 9-2-10　胶质母细胞瘤(1)(WHO 4 级)

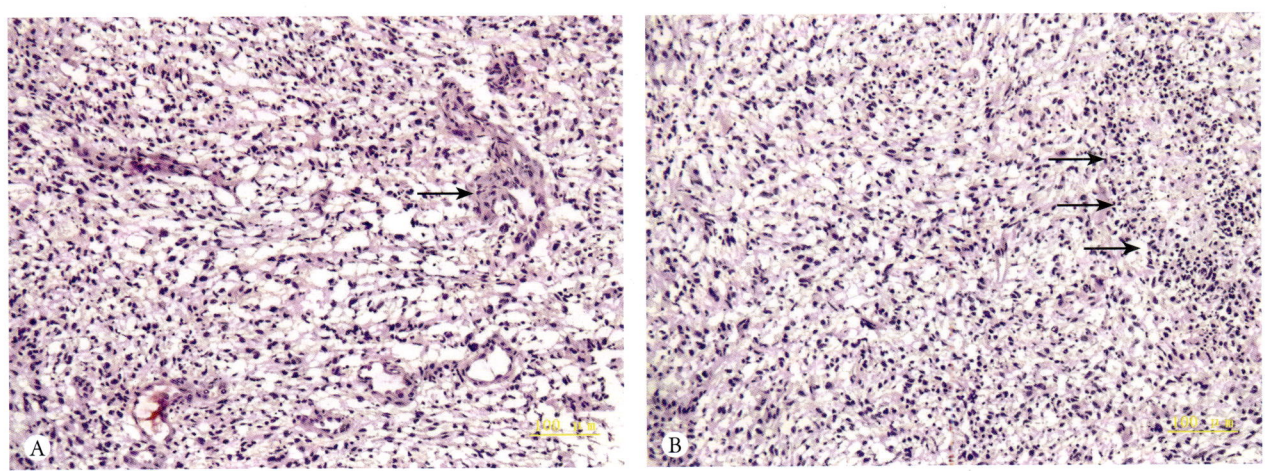

A.冷冻切片,箭头所示为微血管增生(中倍);B.冷冻切片,箭头所示为栅栏状坏死(中倍)。

图 9-2-11　胶质母细胞瘤(2)(WHO 4 级)

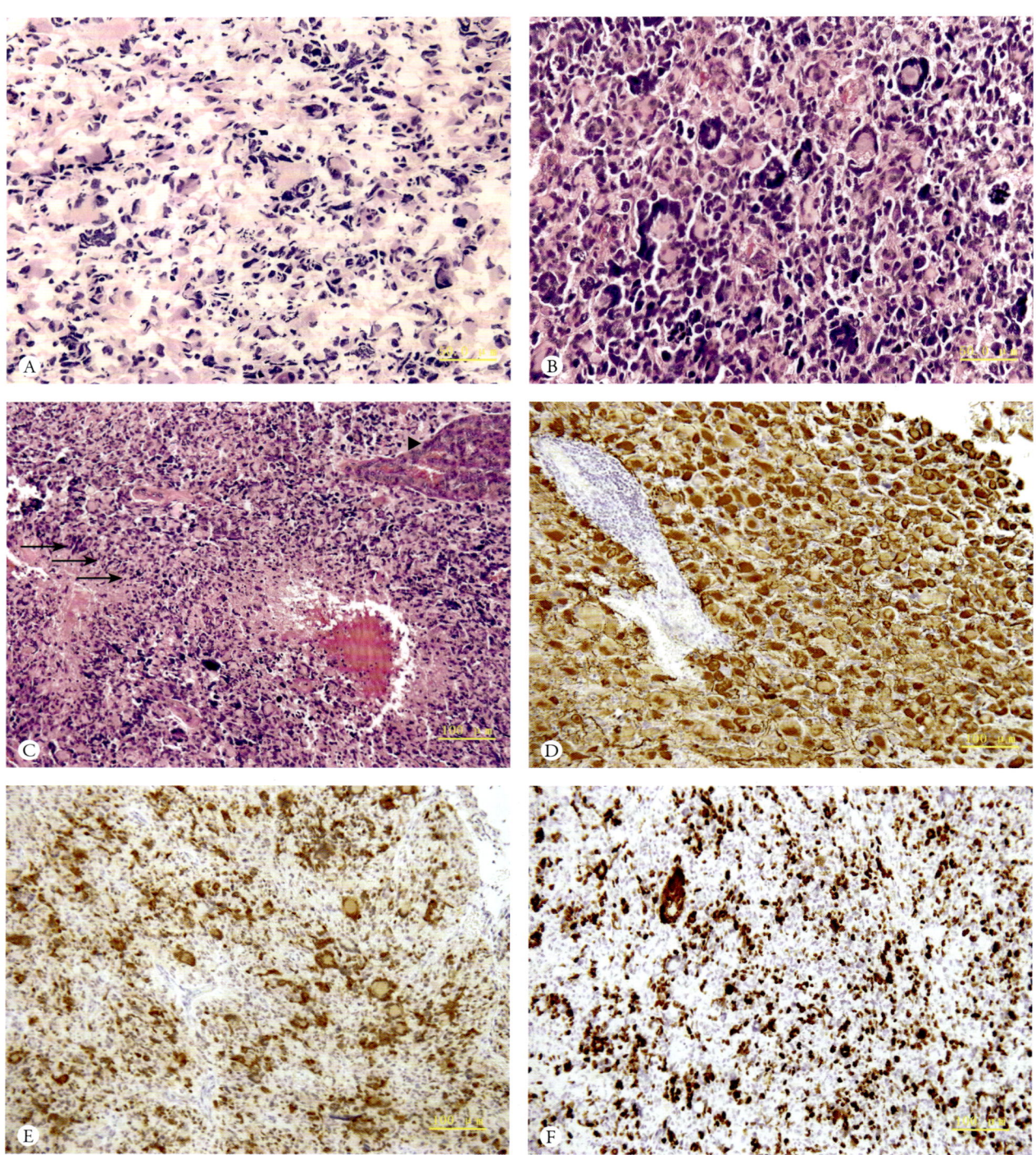

A. 冷冻切片，诊断为胶质母细胞瘤（高倍）；B. 石蜡切片，瘤细胞明显多形性，并见瘤巨细胞（高倍）；C. 石蜡切片，箭头（→）示栅栏状坏死，短箭头（▶）示微血管增生（中倍）；D. 免疫组化染色 GFAP 阳性（中倍）；E. 免疫组化染色 p53 阳性（中倍）；F. 免疫组化染色 Ki-67 阳性，提示高增殖活性（中倍）。

图 9-2-12　巨细胞胶质母细胞瘤（WHO 4 级）

多数胶质母细胞瘤迅速直接发生，而不是由低恶性前期病变进展而来，称为原发性胶质母细胞瘤；而继发性胶质母细胞瘤则是由WHO 2级或3级的星形细胞瘤渐进发展而来。两者在临床及遗传学特征上有所不同。而巨细胞胶质母细胞瘤具有双重特征，其病史较短、无低恶性前期病变和高PTEN突变率与原发性胶质母细胞瘤相似；而患病年龄较轻及高TP53突变率与继发性胶质母细胞瘤相似（表9-2-2）。

表9-2-2 原发性、继发性及巨细胞胶质母细胞瘤的比较（引自2007年版WHO中枢神经系统肿瘤分类）

	原发性胶质母细胞瘤	巨细胞胶质母细胞瘤	继发性胶质母细胞瘤
临床发病	原发	原发	继发
术前临床病史（时间）	1.7个月	1.6个月	>25个月
诊断时年龄	55岁	42岁	39岁
男/女比例	1.4	1.1	0.8
PTEN突变（率）	32%	33%	4%
EGFR扩增（率）	39%	5%	0
TP53突变（率）	11%	84%	67%
$P16^{INK4a}$缺失（率）	36%	0	4%

【病例11】患者，男性，34岁，因右额叶占位，行手术治疗（图9-2-13）。

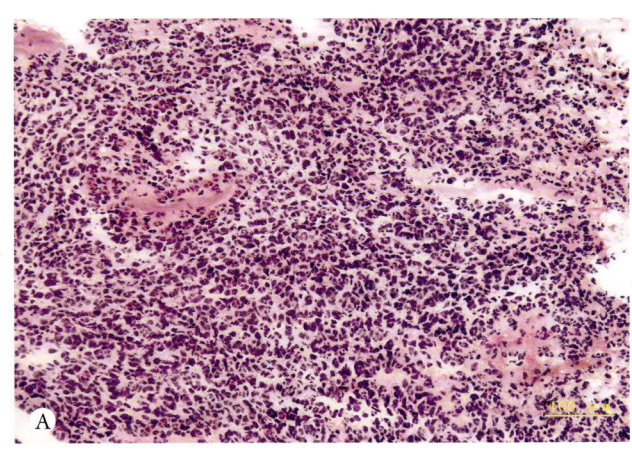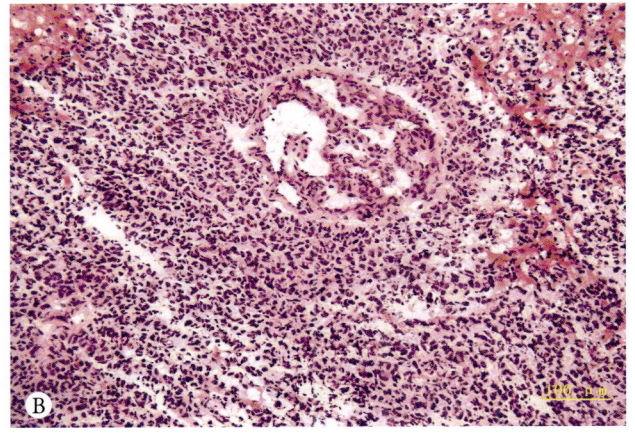

A.冷冻切片示瘤细胞体积小，密集增生，异型性明显（中倍）；B.冷冻切片示微血管增生（中倍）。

图9-2-13 小细胞胶质母细胞瘤（WHO 4级）

【病例12】患者，男性，70岁，因左顶占位行手术治疗（图9-2-14）。

点评

（1）胶质瘤的恶性形态学表现包括以下几点。①瘤细胞密集；②瘤细胞出现核异型性和多形性；③可见瘤巨细胞和多核巨细胞；④病理性核分裂象；⑤微血管增生；⑥坏死灶，坏死灶周围瘤细胞呈栅栏状排列。

（2）手术过程中，由于取材部位的局限，如果冷冻切片仅显示星形细胞分化不良的特点或是形态上星形细胞分化较好而微血管增生明显，不应除外胶质母细胞瘤的诊断，应仔细寻找坏死灶。

（3）复发胶质瘤的手术，如果送检组织冷冻切片中出现大片坏死，反复制片又找不到胶质瘤的诊断依据，应考虑到是否为胶质瘤经手术、放疗和化疗后出现继发病变（如放射性脑坏死）的可能，应仔细观察病变中的血管，是否有管壁增厚并出现玻璃样变性等放疗引发的改变，与临床医师仔细沟通后再做诊断。

（4）胶质母细胞瘤的组织学诊断中常可见到瘤内或是瘤周小血管和微血管病变，血管壁有变性坏死和炎细胞反应，再加上组织内大片坏死，不要误诊为血管炎。

（5）恶性胶质瘤与瘤块型脱髓鞘病变的鉴别见表9-2-3。

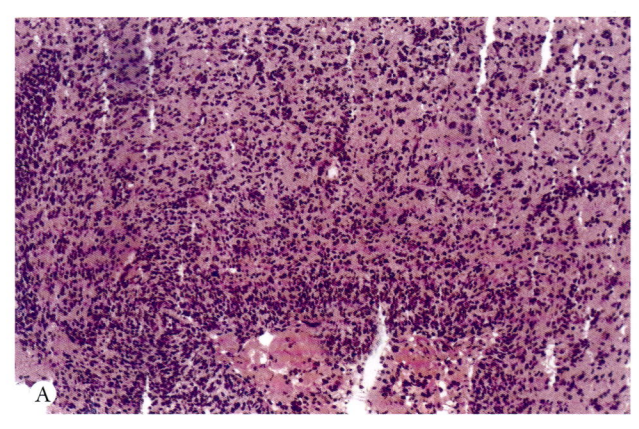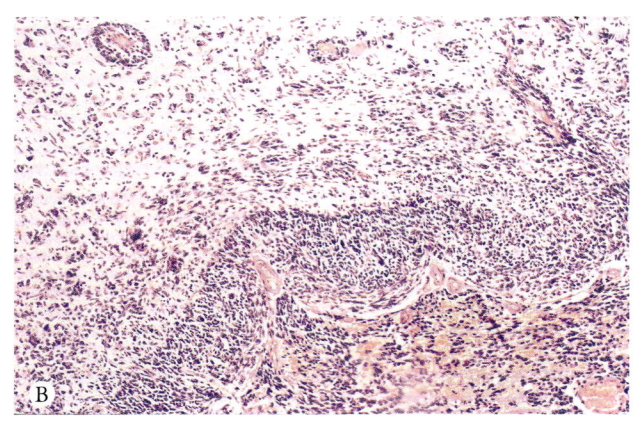

A.冷冻切片示胶质母细胞瘤侵及皮层；B.石蜡切片示肿瘤细胞在软膜下、血管周围，以及围绕神经元生长。

图 9-2-14　胶质母细胞瘤伴继发性生长结构（中倍）

表 9-2-3　恶性胶质瘤与瘤块型脱髓鞘病变的鉴别

类别	部位	病灶边缘	镜下所见	免疫组化染色和特殊染色
恶性胶质瘤	侵犯脑的灰白质	弥漫浸润 没有边界	分化不一的胶质瘤细胞浸润，轻重不一的血管反应，坏死灶周围瘤细胞呈栅栏状排列，继发性轴索和髓鞘破坏	GFAP 标记阳性
瘤块型脱髓鞘病变	主要限于脑白质内	常有明显的边界	泡沫状吞噬脂质的巨噬细胞，反应性星形细胞增生，血管周围淋巴细胞为主的炎细胞套袖状浸润；病灶内髓鞘脱失，轴索相对保存，或轻度损伤	免疫组化染色：MBP 示髓鞘脱失；NF 示轴索保留；CD68 示吞噬细胞阳性；GFAP 示反应性星形细胞阳性 特殊染色：LFB 示髓鞘脱失

【病例 13】患者，女性，31岁。因颅内多发占位性病变，行手术治疗（图 9-2-15）。

（四）多形性黄色星形细胞瘤

多形性黄色星形细胞瘤为 WHO 2 级肿瘤，多见于儿童和青少年，98% 的病例占位性病变位于幕上，好发于颞叶，肿瘤常位于脑膜和大脑表面，常伴囊腔形成。因肿瘤位置浅表，多数患者有癫痫病史。影像学检查常显示囊性占位，囊内常有实性的附壁结节，病灶周围水肿不明显。组织学检查示瘤细胞具有多形性，有多寡不一的含脂滴的瘤细胞，免疫组化示 GFAP 阳性，易被误诊为多形性胶质母细胞瘤。鉴别要点是后者有多数病理性核分裂象，有微血管增生和大小不一的坏死灶。

第九章 中枢神经系统疾病

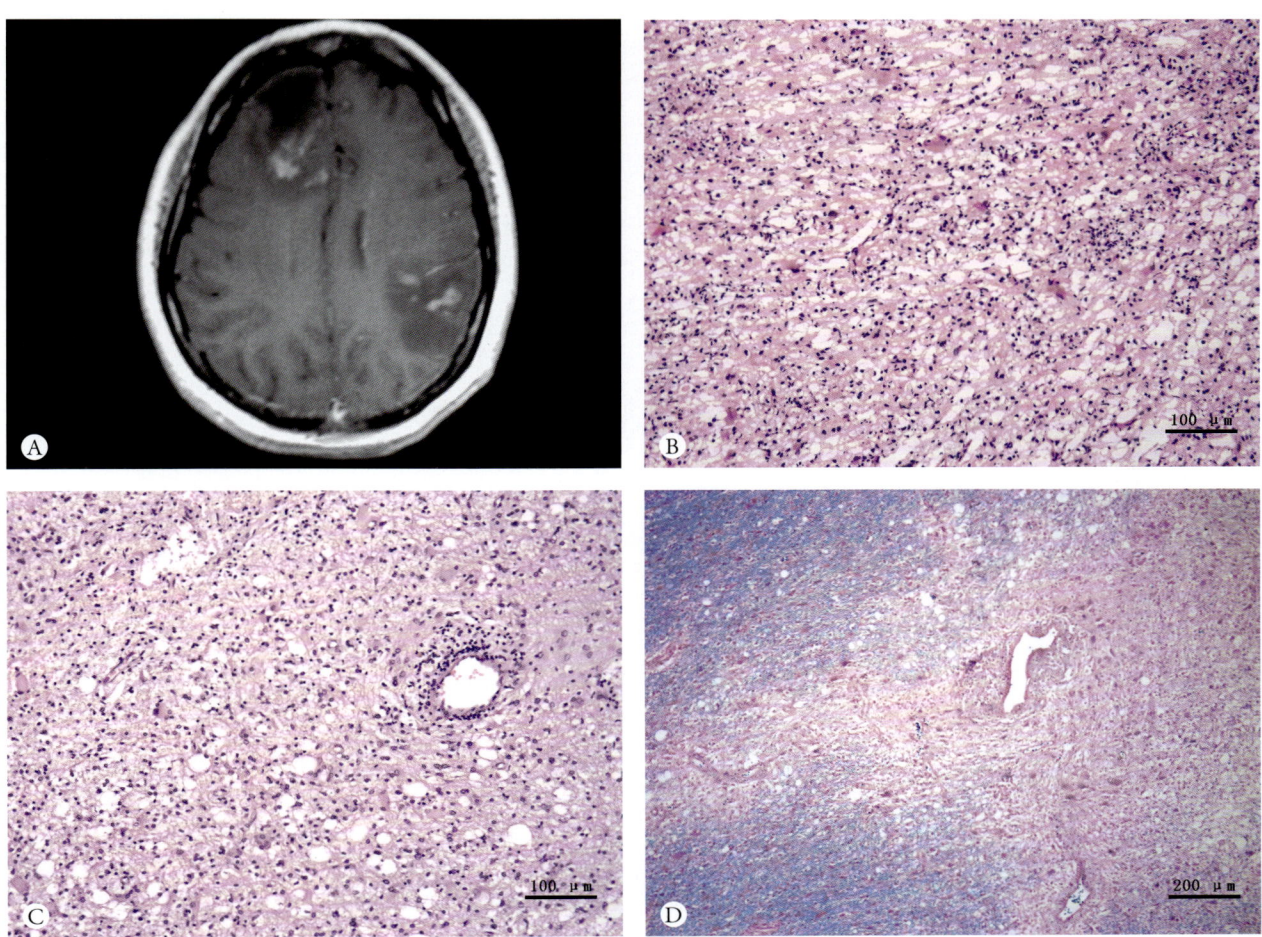

A. MRI 示颅内多发占位，增强扫描病灶有强化；B. 冷冻切片示白质内胶质细胞增生，间质内大量吞噬细胞，血管周围淋巴细胞浸润（中倍）；C. 石蜡切片诊断为瘤块型脱髓鞘病变（中倍）；D. LFB 髓鞘染色示脑实质内髓鞘脱失（低倍）。

图 9-2-15 瘤块型脱髓鞘病变

【病例14】患者，女性，55岁，影像学检查示右颞叶旁近浅表部位占位，行手术治疗（图9-2-16）。

点评

多形性黄色星形细胞瘤是一种特殊类型的星形细胞瘤，应与胶质母细胞瘤相鉴别。冷冻切片中肿瘤细胞虽具有多形性，但细胞分化较好，难以找到微血管增生和坏死灶，如果患者为儿童或青少年，病变位置表浅，应考虑多形性黄色星形细胞瘤的可能。

（五）毛细胞型星形细胞瘤

毛细胞型星形细胞瘤为 WHO 1 级肿瘤，是一种生长缓慢、肿瘤边界较清、多见于儿童和青年人的囊性星形细胞瘤，是儿童最常见的胶质瘤。好发于视神经、视交叉/下丘脑、丘脑和基底节，在儿童 67% 发生于小脑。毛细胞型星形细胞瘤具有双相性组织学特征：含有 Rosenthal 纤维的双极性细胞区，以及含有微囊和嗜酸性颗粒小体的疏松多极性细胞区。分子检测常显示有 MAPK 通路基因突变，以 *BRAF-KIAA1549* 基因融合最常见。

【病例15】患者，男性，15岁，因小脑囊性病变内附有强化的附壁结节，行手术治疗（图9-2-17）。

（六）毛黏液样型星形细胞瘤

毛黏液样型星形细胞瘤多见于儿童，好发于下丘脑/视交叉。组织学特征为具有明显的黏液样基质，形态单一的双极细胞以血管为中心生长，通常无 Rosenthal 纤维及嗜酸性颗粒小体。与毛细胞型星形细胞瘤相比，此瘤更具侵袭性，为 WHO 2 级肿瘤。

【病例16】患儿，男性，9 岁，头痛 10 余天，因鞍区占位行手术治疗（图 9-2-18）。

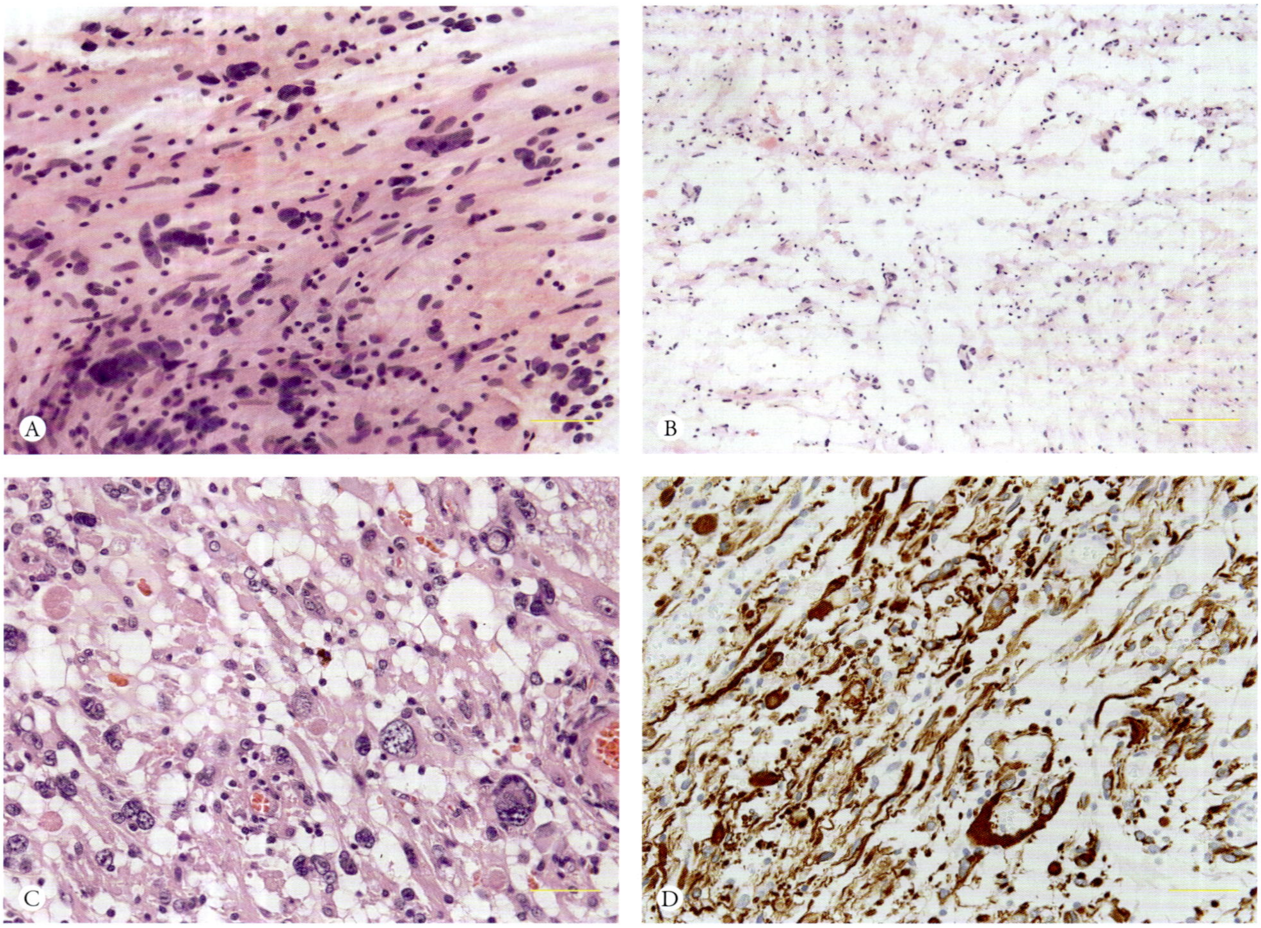

A. 印片，瘤细胞多形，有瘤巨细胞（高倍）；B. 冷冻切片，分化较好的星形细胞瘤，可能是多形性黄色星形细胞瘤（中倍）；C. 石蜡切片，瘤细胞有多形性，可见巨细胞及嗜酸性颗粒小体（高倍）；D. 石蜡切片，免疫组化染色示 GFAP 阳性（中倍）。

图 9-2-16　多形性黄色星形细胞瘤（WHO 2 级）

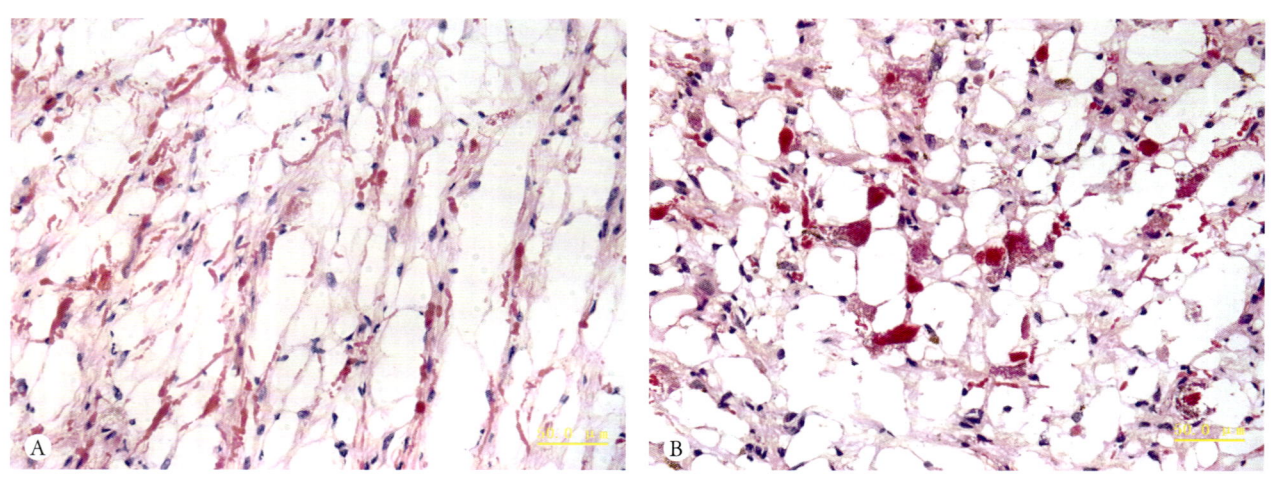

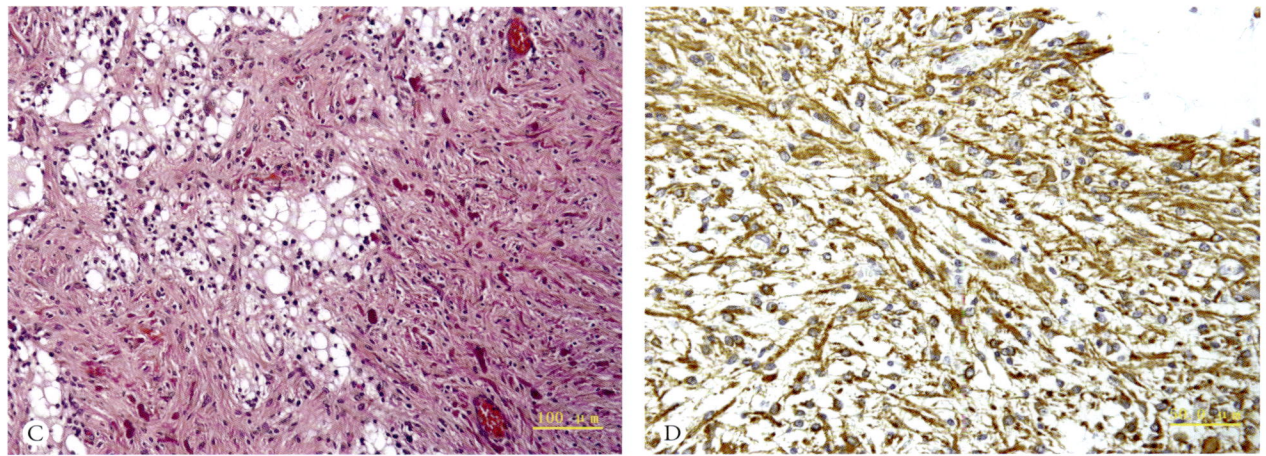

A. 冷冻切片示大量的 Rosenthal 纤维（高倍）；B. 冷冻切片示嗜酸性颗粒小体（高倍）；C. 石蜡切片，图左侧示微囊多极细胞区，右侧示双极细胞区（中倍）；D. 石蜡切片，免疫组化染色示 GFAP 阳性（中倍）。

图 9-2-17　毛细胞型星形细胞瘤（WHO 1 级）

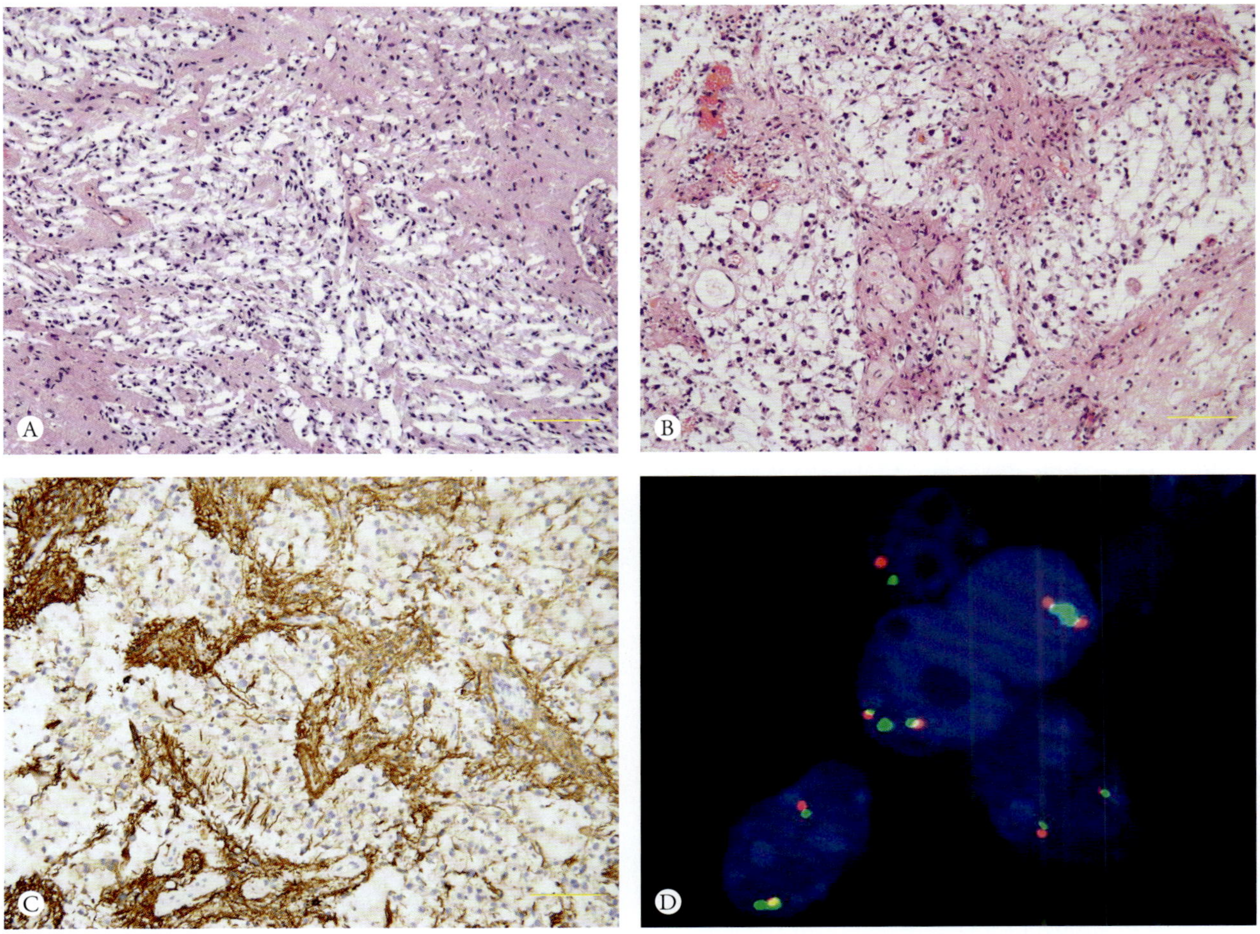

A. 冷冻切片，诊断为分化较好的胶质瘤（中倍）；B. 石蜡切片，双极细胞围绕血管生长，伴有黏液样基质（中倍）；C. 石蜡切片，免疫组化染色示 GFAP 阳性（中倍）；D. 分子检测示 BRAF 基因融合。

图 9-2-18　毛黏液样型星形细胞瘤（WHO 2 级）

（七）室管膜下巨细胞星形细胞瘤

室管膜下巨细胞星形细胞瘤，为 WHO 1 级肿瘤。多伴发于结节性硬化症的病例，多见于儿童和青年人。肿瘤位于侧脑室壁，肿瘤相对局限，生长缓慢。瘤组织内主要是不规则形状的肥大星形细胞，围绕小血管呈假菊形团样结构，瘤细胞核偏位，可见核仁，无微血管增生。GFAP 标记阳性。也易被误诊为胶质母细胞瘤，两者鉴别要点：胶质母细胞瘤有多数病理性核分裂象，微血管增生明显，可见坏死灶。

【病例 17】患儿，男性，12 岁，有 10 年的癫痫发作病史，智力发育迟缓，额颞深部近侧脑室占位，行手术治疗（图 9-2-19）。

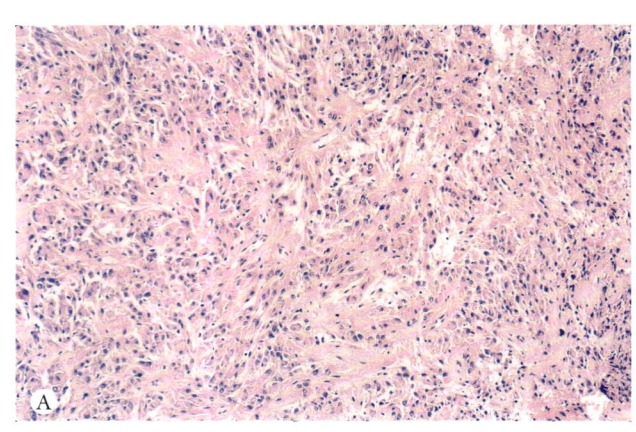
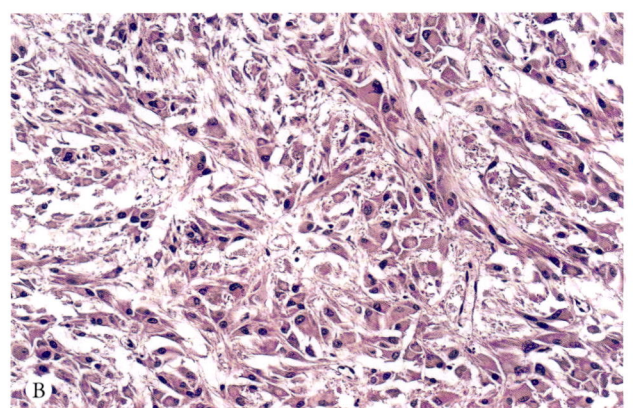
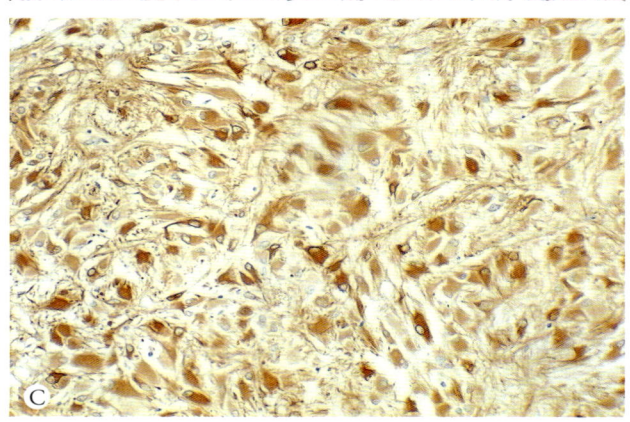

A. 冷冻切片，诊断为分化较好的星形细胞瘤（低倍）；B. 石蜡切片，诊断为室管膜下巨细胞星形细胞瘤（WHO 1 级）（中倍）；C. 石蜡切片，免疫组化染色示 GFAP 阳性（中倍）。

图 9-2-19　室管膜下巨细胞星形细胞瘤（WHO 1 级）

点评

室管膜下巨细胞星形细胞瘤的患者在临床上多出现癫痫发作，冷冻切片见有分化较好、胞质肥胖的星形细胞瘤的特点之外，一定要结合临床症状和肿瘤部位再做诊断。

二、少突胶质细胞瘤

少突胶质细胞瘤多见于成年人，约占所有原发性脑肿瘤的 2.5%，所有胶质瘤的 5%～6%。肿瘤常见的部位在大脑半球皮质和白质，约 50%～65% 的肿瘤发生于额叶，其次为颞叶、顶叶和枕叶，脑干、小脑和脊髓少见，为 WHO 2 级或 3 级肿瘤。

少突胶质细胞瘤临床病程缓慢，不少病例有几年的病史。近 2/3 的患者出现癫痫发作，常见临床表现包括颅内压增高的症状、灶性神经功能缺陷、认知障碍和精神改变。

影像学检查显示占位病变和病灶周围不同程度的占位效应，半数以上的病例 CT 示有钙化灶。

病理学肉眼示病变在脑实质内浸润生长，灰红色，质软，伴有广泛黏液变性可呈胶冻状，可见出血和囊性变。组织学上典型的少突胶质细胞瘤呈蜂窝状结构，细胞核均匀一致，呈圆形，可见核周空晕。新鲜组织印片和冷冻切片中通常见不到核周空晕。这种情况下，诊断主要是依据瘤组织内细胞均匀一致、核圆形及枝芽状血管网而做出的。多数病例瘤组织内和瘤周脑组织内可见钙盐沉积。少突胶质细胞肿瘤无特异性免疫组化标记物，使用 Olig-2、S-100 和 Leu-7 抗体对诊断有所帮助。遗传学研究示80%的少突胶质细胞瘤有 *IDH* 基因突变和染色体 1p/19q 共缺失。

【病例1】患者，男性，34岁，因左额叶占位病变行手术治疗（图 9-2-20）。

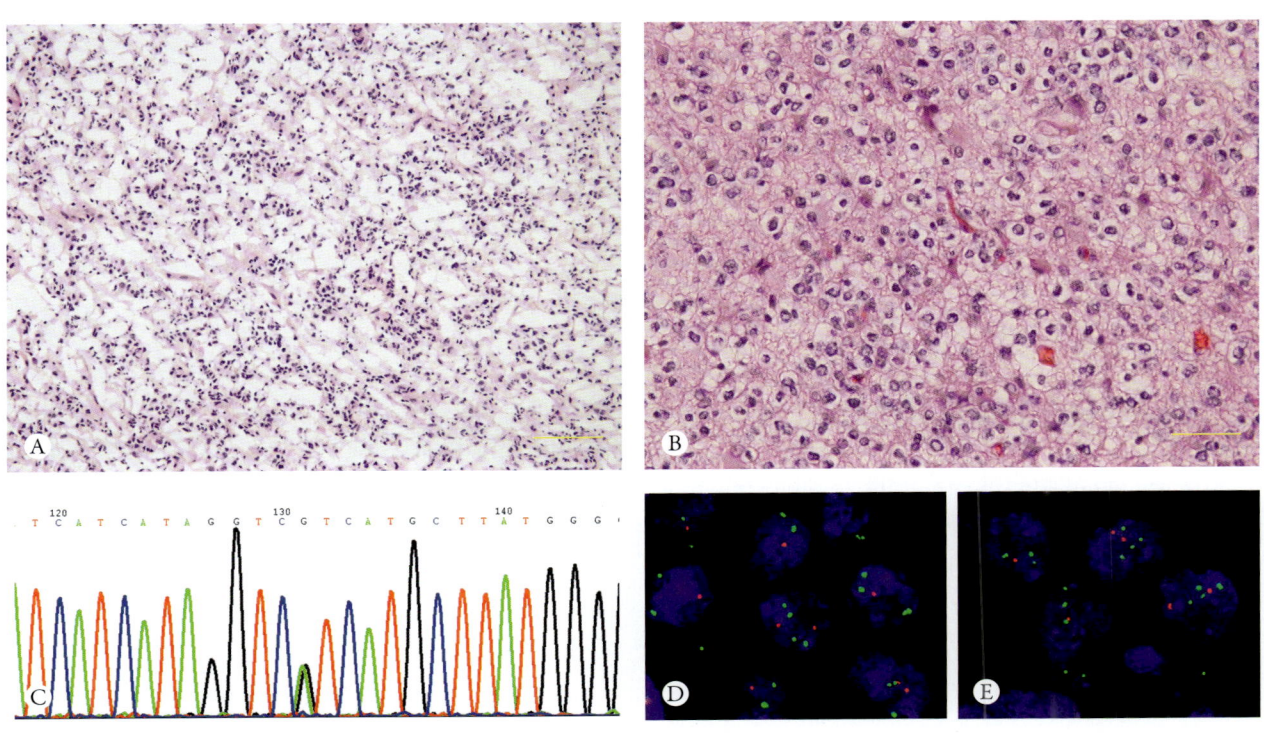

A. 冷冻切片示瘤细胞较一致（中倍）；B. 石蜡切片示瘤细胞核周可见空晕（高倍）；C. 分子检测示 IDH1 R132H 基因突变；D. 分子检测示染色体 1p LOH；E. 分子检测示染色体 19q LOH。

图 9-2-20 少突胶质细胞瘤（WHO 2 级）

部分病例瘤细胞密度高、细胞分化不良，可见明显的核分裂象、显著的微血管增生或坏死，显示肿瘤为少突胶质细胞瘤（WHO 3 级）。

点评

（1）在冷冻切片中，通常见不到少突胶质细胞的核周空晕，因此不必强求在术中快速病理诊断中确诊少突胶质细胞瘤。如果冷冻切片显示瘤细胞均匀一致、核圆形、有纤细的枝芽状血管网和钙盐沉积，临床上有癫痫发作，应考虑到少突胶质细胞瘤的可能。快速病理诊断的关键在于明确是否为胶质瘤及 WHO 分级，最终的诊断可以等待石蜡切片。

（2）术中快速病理诊断应慎重鉴别脑内恶性淋巴瘤、胚胎发育不良性神经上皮瘤和 Monro 孔区的中枢神经细胞瘤。

【病例2】患者，男性，56岁，因右额叶占位病变行手术治疗（图 9-2-21）。

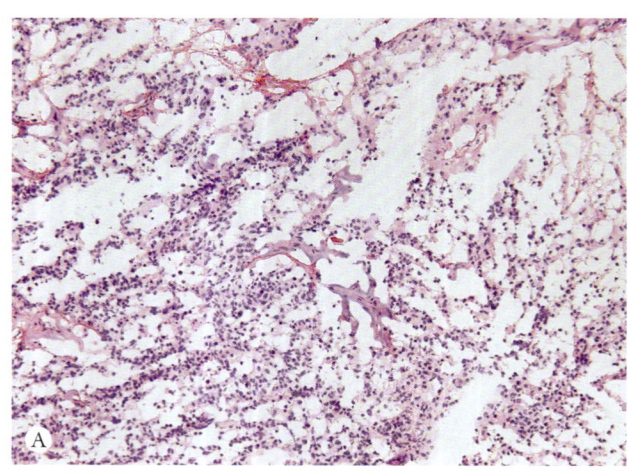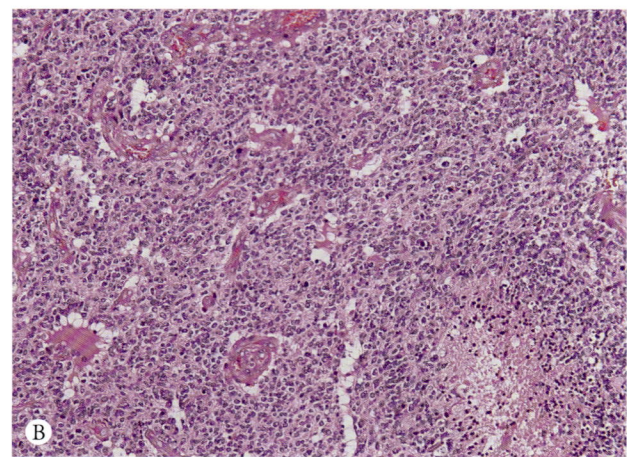

A. 冷冻切片示瘤细胞密度中等，伴有血管增生及坏死（中倍）；B. 石蜡切片示瘤细胞密度高，伴有血管增生及栅栏样坏死（中倍）。

图 9-2-21　少突胶质细胞瘤（WHO 3 级）

三、胶质神经元和神经元肿瘤

这是一组由肿瘤性神经元成分或肿瘤性神经元与肿瘤性胶质成分混合构成的肿瘤。这组肿瘤的发生率较低，但在与药物难治性癫痫相关的脑肿瘤中，其发生率明显升高，绝大多数为 WHO 1 级肿瘤，病灶多较局限，手术全部切除后，一般术后无须辅助放疗、化疗，预后良好。随着神经影像技术的普及及药物难治性癫痫患者外科治疗的开展，术中快速病理诊断中这组肿瘤的病例越来越多。冷冻切片诊断神经元和胶质神经元混合性肿瘤的关键是识别出病变中的肿瘤性神经元成分，同时结合临床及影像学表现不难做出诊断。在这组肿瘤中最为常见的是节细胞瘤和节细胞胶质瘤、胚胎发育不良性神经上皮瘤（dysembryoplastic neuroepithelial tumour，DNT）、中枢神经细胞瘤。

（一）节细胞胶质瘤和节细胞瘤

仅由分化成熟的肿瘤性神经节细胞构成的肿瘤称为节细胞瘤；而节细胞胶质瘤是由肿瘤性神经节细胞和肿瘤性胶质细胞共同构成的。而后者是药物难治性癫痫相关脑肿瘤中最常见的肿瘤类型。节细胞瘤和大部分节细胞胶质瘤为 WHO 1 级肿瘤，如果节细胞胶质瘤中的胶质成分出现间变的特征，称为间变型节细胞胶质瘤，WHO 3 级。肿瘤多位于幕上，颞叶最为多见，多见于儿童和青年人。影像学常表现为边界清晰的实性团块或带有附壁结节的囊性病灶，常伴有钙化。

组织学上节细胞瘤见肿瘤性神经节细胞杂乱成簇排列，有的细胞是双核，有的是多核，间质是胶质细胞或是纤维网，可见血管周围淋巴细胞浸润和灶状钙化。节细胞胶质瘤内瘤细胞多少不等，被纤维血管分隔成片或是呈巢状，其中散在分布有节细胞和肿瘤性胶质细胞，主要为肿瘤性星形细胞，可见 Rosenthal 纤维或嗜酸性颗粒小体。很少见有坏死。

【病例1】患儿，女性，8岁，因右桥脑小脑及延髓占位行手术治疗（图 9-2-22）。

（二）胚胎发育不良性神经上皮瘤

DNT 多见于儿童和青少年，多在 20 岁之前发病，临床表现为癫痫发作，且药物难以控制。病变多位于幕上，以颞叶最多见，MRI 显示病变主要局限于皮质和皮质下，边界清楚，呈 T1 低信号，T2 高信号改变，病变常呈多囊或单囊状改变，通常没有瘤周水肿和占位效应，可有不同程度的强化。DNT 生物学行为呈现良性过程，为 WHO 1 级肿瘤。

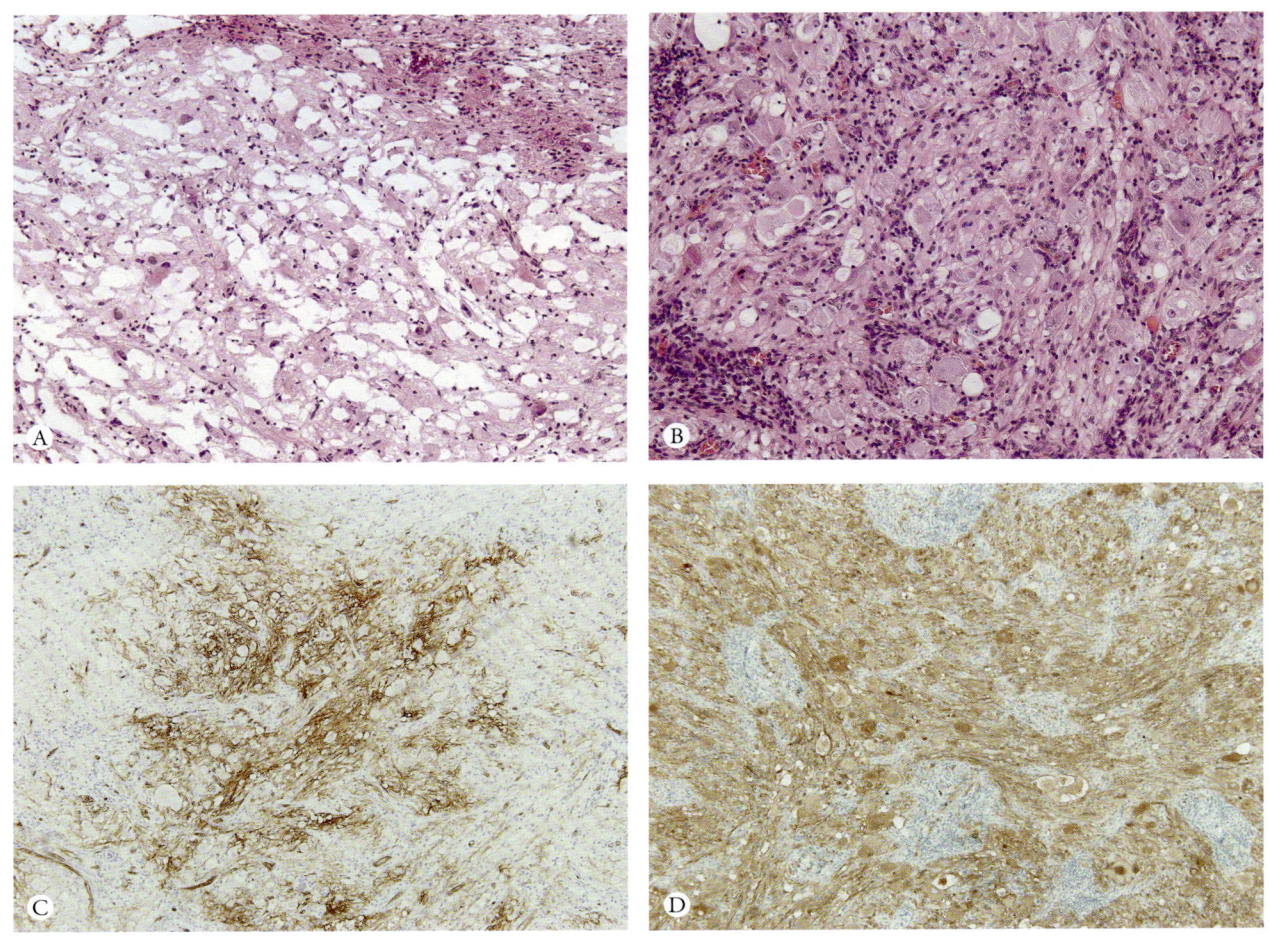

A. 冷冻切片示神经节细胞及胶质细胞杂乱排列（中倍）；B. 石蜡切片示神经节细胞及胶质细胞混合性增生，可见嗜酸性颗粒小体及淋巴细胞浸润（中倍）；C. 石蜡切片，免疫组化示CD34呈簇状阳性（中倍）；D. 石蜡切片，免疫组化BRAF阳性（中倍）。

图 9-2-22　节细胞胶质瘤（WHO1级）

大体检查常表现为皮质增厚，灰白质分界不清，皮质内或皮质下可见多发的胶冻样小结节病灶，部分弥漫性病灶常可累及深部白质。组织学示病变由多少不等的神经元和神经胶质成分混合构成，背景有不同程度的黏液变性，可见特征性的"特殊的胶质神经元结构"，部分可见"浮蛙"样的神经元。部分病例中可见增生的胶质结节，出现类似于星形细胞瘤、少突胶质细胞瘤、毛细胞星形细胞瘤的形态。但肿瘤内以"枝芽状"的小血管增生为主，坏死、核分裂象少见。

【病例2】患者，男性，21岁。发作性意识丧失2年，影像学示右额颞叶占位，行手术治疗（图9-2-23）。

点评

（1）节细胞胶质瘤术中冷冻切片诊断主要依据错乱排列的神经节细胞，但必须慎重鉴别胶质瘤侵犯皮层或神经核团留下的残存神经节细胞。

（2）胚胎发育不良性神经上皮瘤常因肿瘤有丰富的黏液样变性，在冷冻切片中出现许多冰晶而不易诊断，而其印片具有特点，瘤细胞均匀一致，细胞分化好，多沿纤细的血管排列，局部可见神经元成分，结合印片及特征性的临床和影像表现，术中可以做出快速病理诊断。

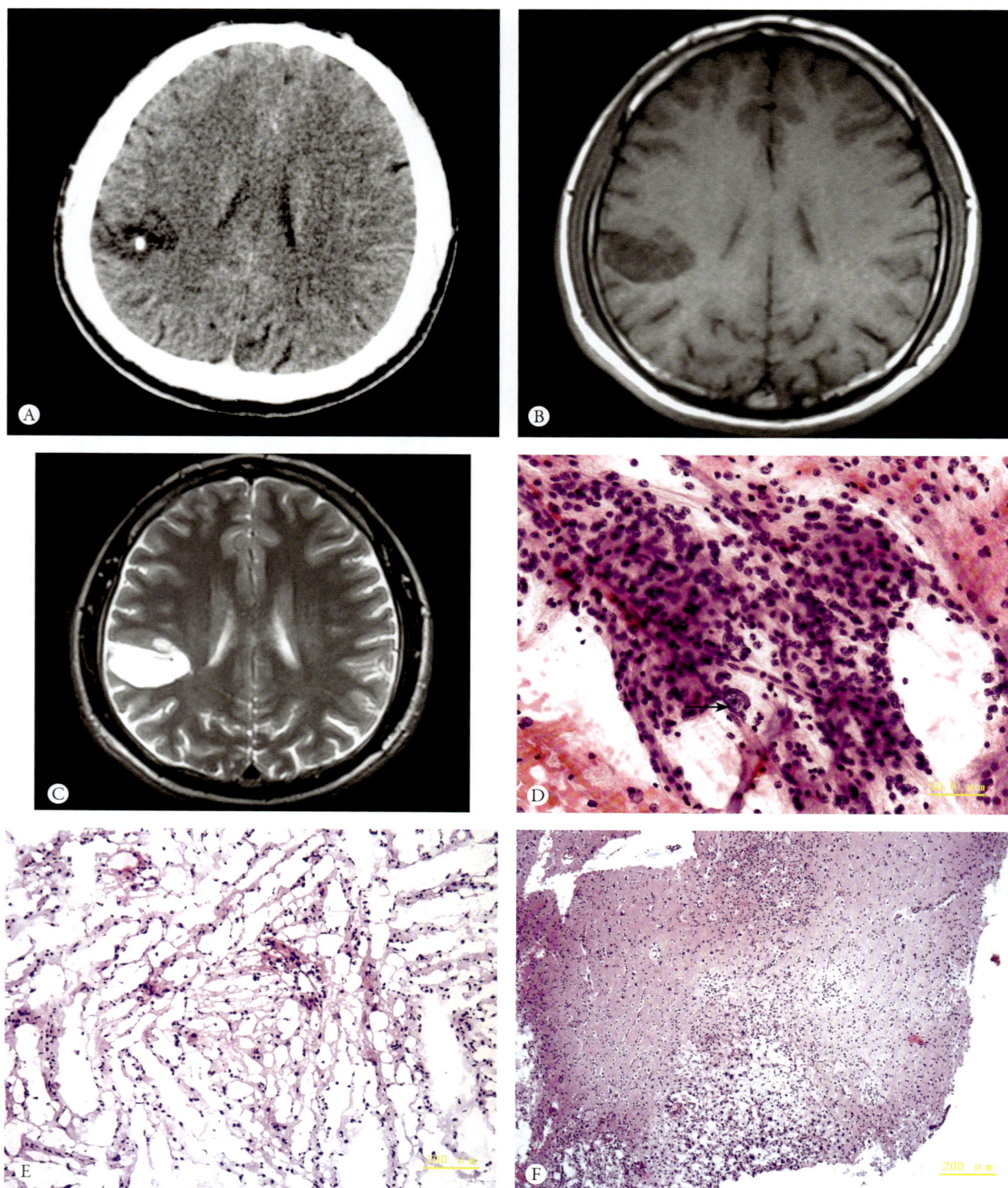

A. CT 示右额颞叶低密度病灶，伴有钙化；B、C. MRI 示病变呈长 T1（图 B）长 T2（图 C）改变，病变位于皮质、皮质下，边界清楚，无瘤周水肿及占位效应；D. 印片示瘤细胞呈小圆形，均匀一致，围绕纤细的血管生长，箭头所指为神经元（高倍）；E. 冷冻切片示瘤细胞密度低，细胞较一致，诊断为低级别胶质瘤，可能为 DNT（中倍）；F. 石蜡切片示皮质内多结节病灶（低倍）。

图 9-2-23　胚胎发育不良性神经上皮瘤（WHO 1 级）

四、恶性淋巴瘤

大脑半球内有原发中枢神经系统淋巴瘤（primary central nervous system lymphomas，PCNSL）以及继发于造血系统的系统性淋巴瘤。

近年原发性中枢神经系统淋巴瘤的发病率明显增加，约占原发性颅内肿瘤的 6.6%。PCNSL 可以发生在任何年龄，在免疫功能正常者中的高峰发病年龄是 51～70 岁，男女之比是 3:2。而免疫功能缺陷的患者发病年龄较低。约 60% 的 PCNSL 发生在幕上，以额叶、基底节/脑室周围、颞叶、顶叶多见，眼淋巴瘤占 15%～20%。25%～50% 的 PCNSL 表现为颅内多发性病变，30%～40% 的病例可以出现继发脑膜播散。PCNSL 在临床可以出现局灶性神经功能障碍、精神症状、颅内压增高、癫痫等。嗜血管性淋巴瘤常引起进行性痴呆和多灶性神经功能障碍。

影像学上 PCNSL 变化多样，MRI 是最敏感的手段，在 T2 相、FLAIR 相、DWI 相上表现为等或高信号占位性病变，增强后强化，病灶周围水肿较恶性胶质瘤和颅内转移癌要轻。特别是经类固醇激素治疗后，影像学可出现"戏剧性"变化，病灶可在数小时内消失，故又称"鬼影瘤"。

组织学见小圆肿瘤细胞以血管为中心向周围实质弥漫浸润性生长，血管壁鞘内瘤细胞浸润常形成血管周围套袖状结构，周围脑实质内常伴有大片的地图样坏死。PCNSL 的术中快速病理诊断中印片具有一定优势，印片中肿瘤细胞体积小，异型性明显，有时还可以发现核分裂象，肿瘤细胞间缺乏细胞连接。免疫表型绝大多数为 B 细胞型。

因 PCNSL 多位于大脑深部，且常表现为多发性病变，近年立体定向活检技术越来越多地应用于临床实践中。由于标本有限，术中快速病理明确诊断非常困难，所以对于这种多发性病变的立体定向活检，术前应对临床和影像表现进行充分讨论，对于可能的鉴别诊断做到心中有数，术中结合印片及冷冻切片，才有可能做出诊断。切忌证据不足时贸然诊断，对于立体定向活检快速病理诊断的关键是明确：①是否取到病变；②病变性质；③是否留有充足的新鲜组织以备石蜡切片和辅助诊断。

【病例1】患者，男性，60 岁，因右额叶占位行手术治疗（图 9-2-24）。

【病例2】患者，女性，49 岁，因左基底节区占位，行立体定向穿刺脑活检（图 9-2-25）。

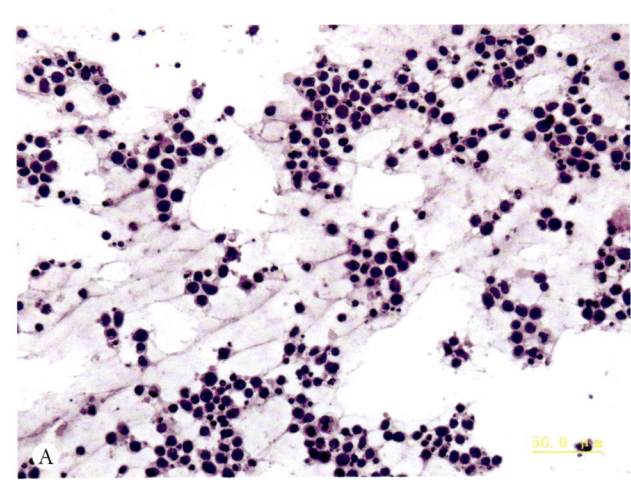
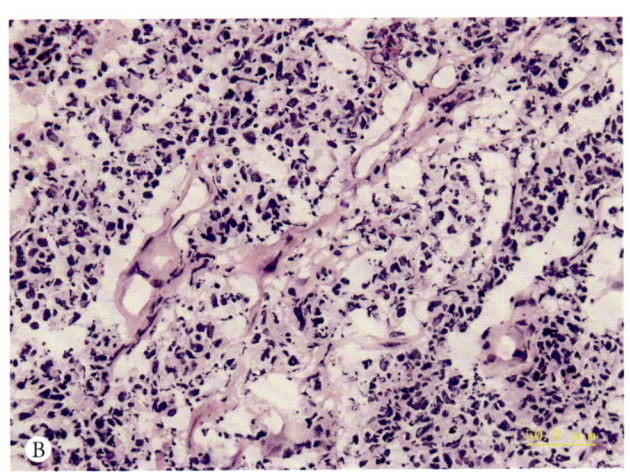

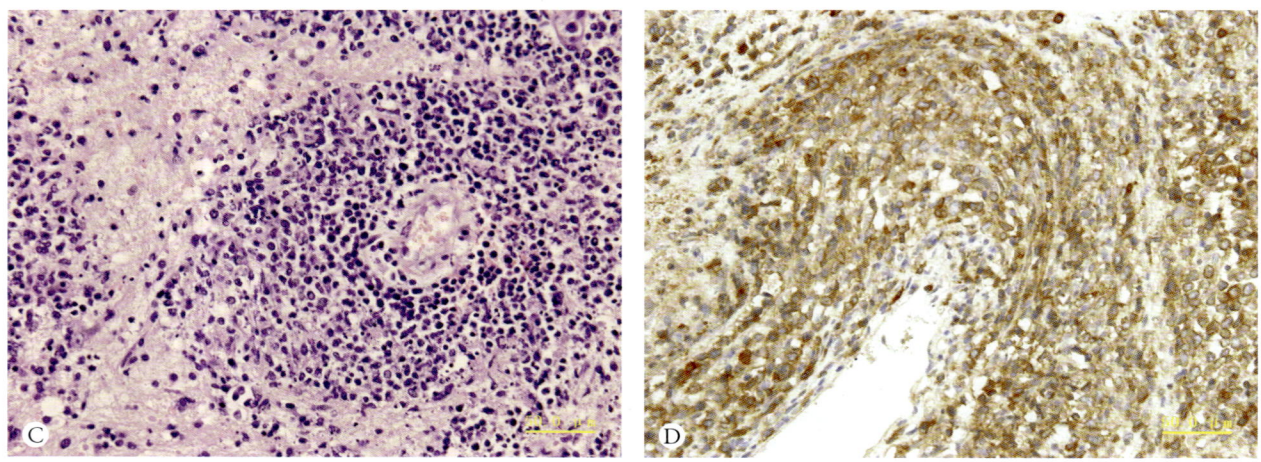

A. 印片示小圆形肿瘤细胞异型性明显，可见核分裂象（高倍）；B. 冷冻切片示肿瘤细胞围绕血管生长，诊断为小细胞恶性肿瘤（高倍）；C. 石蜡切片诊断为弥漫大 B 细胞淋巴瘤（高倍）；D. 石蜡切片，免疫组化染色示 CD20 阳性（高倍）。

图 9-2-24　弥漫大 B 细胞淋巴瘤

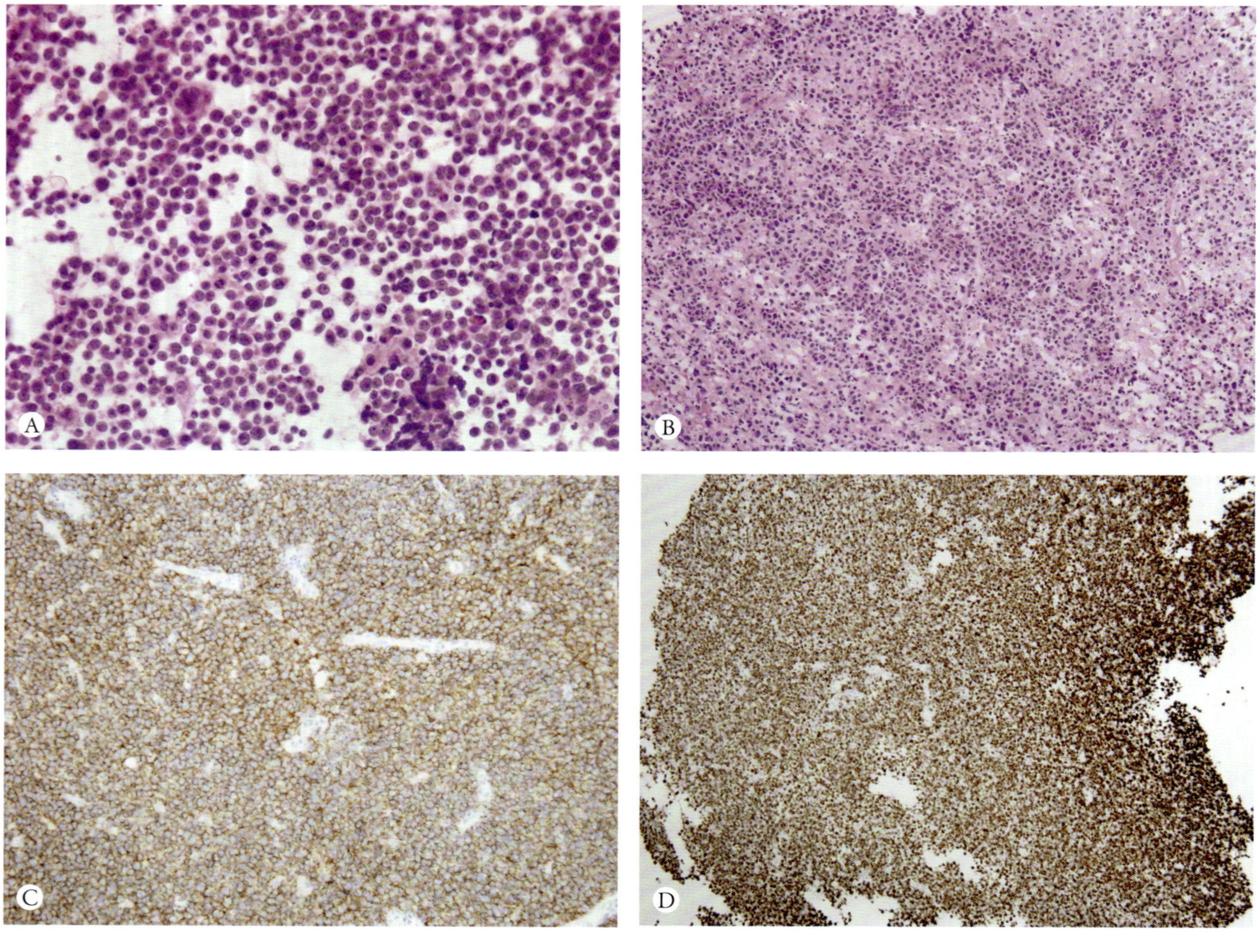

A. 印片示圆形肿瘤细胞形态一致，异型性明显，核分裂象易见（高倍）；B. 冷冻切片示肿瘤细胞呈弥漫性生长，诊断为小细胞恶性肿瘤，不除外淋巴瘤（中倍）；C. 石蜡切片，免疫组化染色示 CD20 阳性（中倍）；D. 石蜡切片，免疫组化染色示 Ki-67 阳性，提示瘤细胞增殖活性高（低倍）。

图 9-2-25　立体定向穿刺活检：弥漫大 B 细胞淋巴瘤

点评

(1) 颅内小细胞性恶性肿瘤除恶性淋巴瘤外，还可能有小细胞未分化癌转移、髓母细胞瘤、原始神经外胚叶肿瘤和小细胞型胶质母细胞瘤等。因此，对于在冷冻切片中不易明确诊断的病例，可以诊断为"小细胞恶性肿瘤"，确切病理诊断等待石蜡切片结果。

(2) 组织内大量小圆形细胞围血管密集浸润，并可见有吞噬现象时，应慎重鉴别炎症性病变和脱髓鞘病变。

五、神经系统感染性疾病

除常见的脑膜炎性病变外，一些神经系统感染性疾病也可在脑实质内形成局限性病灶，为此在做神经外科手术时需要做快速病理以明确诊断。

（一）脑脓肿

脑脓肿常见有耳源性脑脓肿和血源性脑脓肿。耳源性脑脓肿大多位于慢性中耳炎侧大脑的颞叶和小脑半球内，血源性脑脓肿也多见于大脑半球内，形成多发或单发的脓肿病变。

病理检查主要见化脓灶和炎性肉芽组织，注意脓肿灶周围脑组织内见有小血管周围淋巴细胞套袖形成和星形胶质细胞增生，不要误诊为恶性淋巴瘤或胶质瘤。此外，一些肿瘤病灶坏死明显时可疑似脓肿，两者鉴别的重点应在没有坏死的区域仔细找有无肿瘤细胞。笔者曾遇到有1例45岁患者，手术摘取肿物，大体标本很像脓肿性病变，做冷冻切片才确定是转移癌（图9-2-26）。

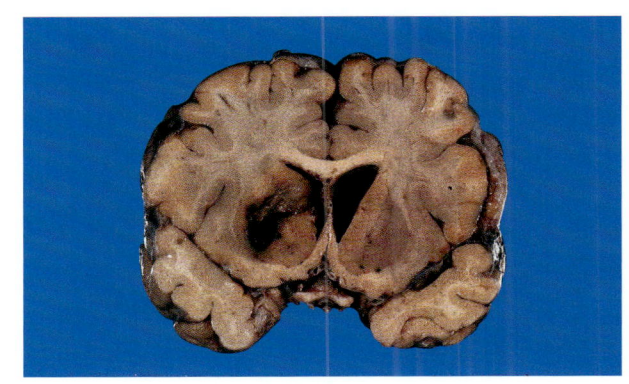

图9-2-26　基底节区脓肿瘤（大体标本）

【病例1】患者，男性，29岁，因间断头痛伴发热20余天入院。MRI示左额叶占位，行手术治疗（图9-2-27）。

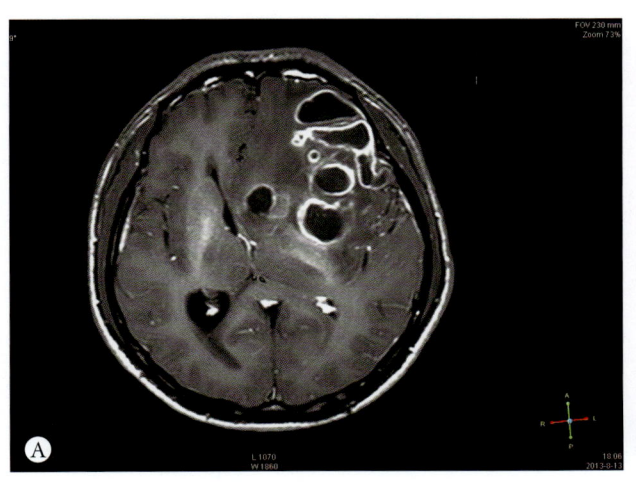

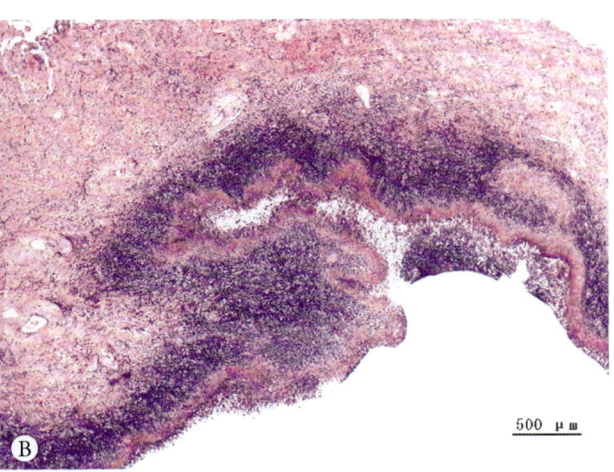

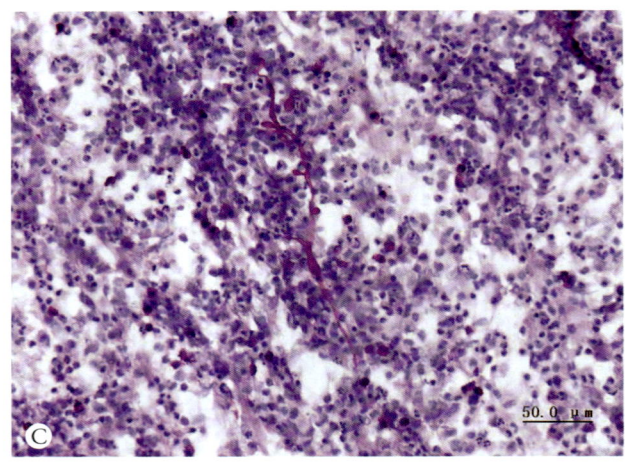

A. MRI 示左额叶多发占位性病变，增强示病灶强化；B. 石蜡切片示脑组织内脓肿形成（低倍）；C. 脓液 PAS 染色示阳性真菌（高倍）。

图 9-2-27　脑脓肿（真菌感染）

（二）结核瘤和结核性脑膜炎

神经外科常因结核瘤拟诊颅内占位病变而做手术。结核瘤和结核性脑膜炎不一定同时存在，结核瘤病例中不足 10% 的病例有结核性脑膜炎。

结核瘤在病理上多数表现为单发病灶（图 9-2-28），也可为多发结节状病灶。镜下见慢性肉芽肿性炎改变，可见多数上皮样细胞结节，中心常有大片的干酪样坏死，周围有淋巴细胞浸润及散在多核巨细胞，部分病例干酪样坏死可液化成结核性脓肿。诊断过程中不要一见到多核巨细胞就肯定是结核；脑内也有结节病，两者要慎重鉴别。结节病常缺乏干酪样坏死灶。

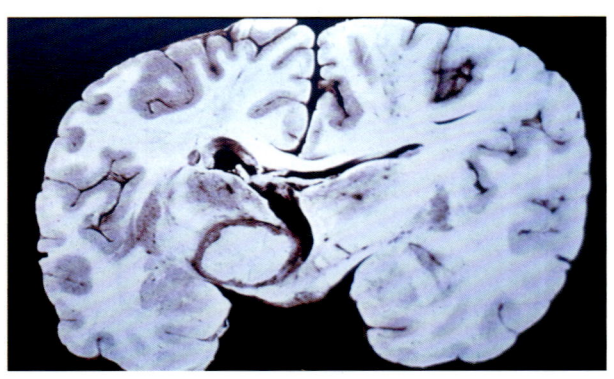

图 9-2-28　丘脑结核（大体标本）

【病例 2】患者，女性，28 岁，因左额颞部占位性病变行手术治疗（图 9-2-29）。

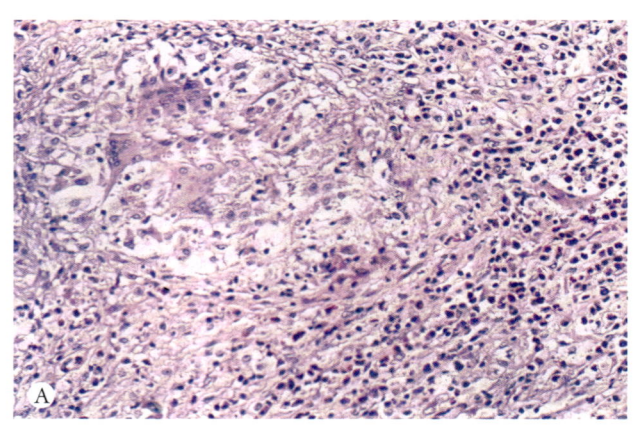
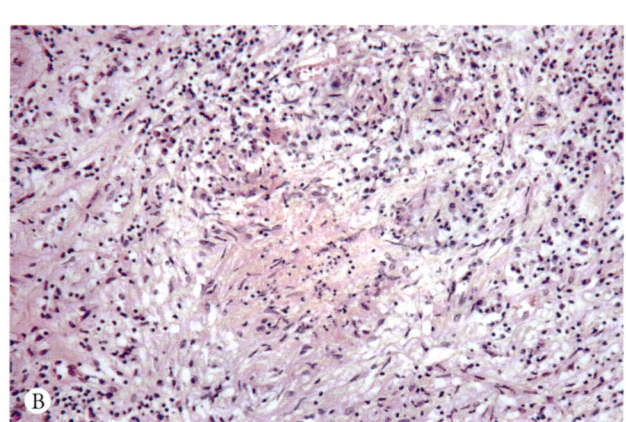

A. 冷冻切片示慢性肉芽肿性炎（中倍）；B. 石蜡切片示结核性肉芽肿（中倍）。

图 9-2-29　脑内结核

（三）寄生虫感染

脑猪囊尾蚴病（脑囊虫病）其实是猪囊尾蚴经血道在脑内播散，临床常因颅内多发病灶刺激皮层引起癫痫发作。未死的蚴虫囊内液体半透明，内有一白色头节。取头节做压片，镜下可见带有吸盘和钩的蚴虫头。病灶周围脑组织反应不明显，仅有少量淋巴细胞浸润。已死的蚴虫囊内液体混浊或形成钙化结节，病灶周围有明显炎症反应，有嗜酸性粒细胞和明显的脑组织水肿。术中猪囊尾蚴病可见小囊泡状，小囊泡胶样化，颗粒结节状病变或结节钙化性病变。若是小囊泡胶样化病变，则在病理切片中可见囊虫体的角质鞘和石灰小体（图9-2-30、图9-2-31）。

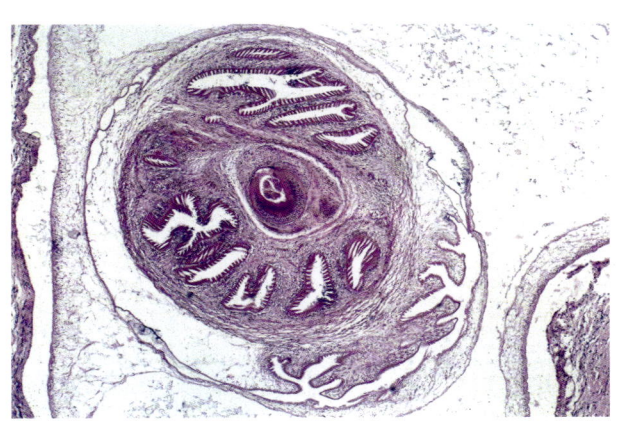

图9-2-30　猪囊尾蚴头节

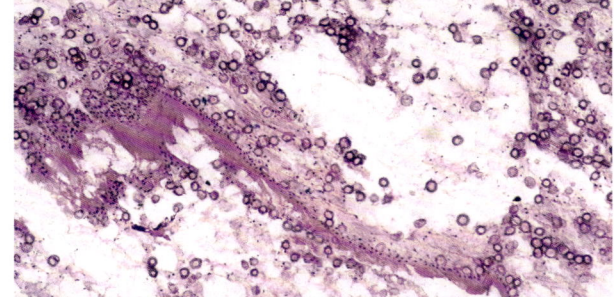

图9-2-31　猪囊尾蚴角质鞘和石灰小体

点评

（1）神经系统感染性疾病的病理诊断包括病理组织学诊断和病原学诊断。神经外科颅内常见的感染性疾病有细菌性感染、寄生虫感染和真菌感染。少见的感染性疾病还有中枢神经系统原虫感染，如阿米巴病、弓形体病等，此外还有病毒性疾病。病理诊断必须密切结合临床病史、血液和脑脊液化验的结果及免疫学检查资料。

（2）神经外科手术中送检的标本并不一定代表主要的疾病类型，有可能是病灶周围的非特异性反应，如胶质细胞增生和脑组织水肿。另外，颅内不少疾病如肿瘤、脱髓鞘疾病等都可能伴有炎症性改变。病理医师必须在实践中不断地积累经验。如果遇到送检标本量不充分或是病理改变不典型的情况，冷冻切片可提供描述性诊断报告，待石蜡切片再明确诊断。

六、颅内血管畸形

颅内血管畸形本质上是错构性血管瘤，通常包括4种类型。①动静脉畸形：可以是脑膜血管的动静脉畸形，也可以是脑实质内血管的动静脉畸形。病理上除畸形血管外，还可见新鲜和陈旧性出血及脑软化灶。注意还有所谓的隐匿性动静脉畸形，临床上表现为出血形成血肿，送检标本中不一定能找到畸形血管。②海绵状血管瘤。③静脉性血管瘤。④毛细血管扩张症。后3种血管畸形均比较少见。

【病例】患者，女性，46岁，因胸9至胸12椎管内占位行手术治疗（图9-2-32）。

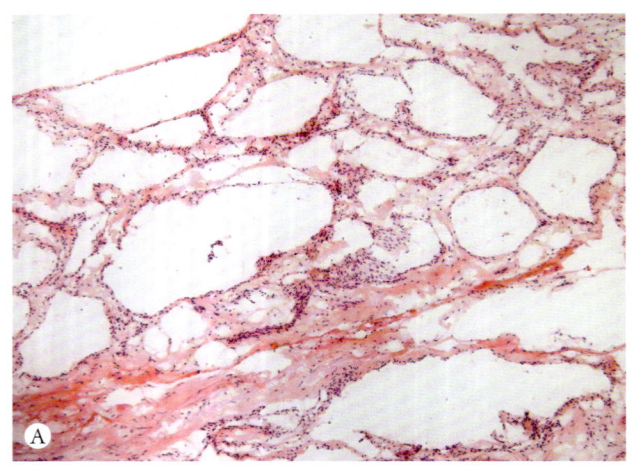
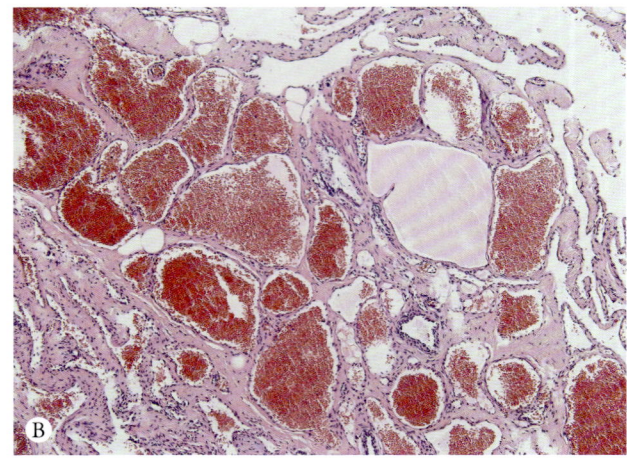

A. 冷冻切片示异常增生的薄壁血管团（低倍）；B. 石蜡切片示成团增生的薄壁血管，管腔内充满红细胞（低倍）。

图 9-2-32　脊髓海绵状血管瘤

点评

（1）颅内血管畸形病变手术大致有两种情况，一种是临床经脑血管造影之后得到确诊才做手术的；另外一种是术前没有脑血管造影的资料，这种情况下诊断一定要慎重。

（2）颅内矢状窦旁部位或是外侧裂和脑底部脑膜血管比较多，不要一见到血管数量多就诊断血管畸形。有时切片中只见有出血、软化灶和修复性病理改变，不要排除血管畸形的诊断。

七、幕上囊肿性病变

临床上一部分病例因颅内扩张性囊肿形成占位性病变而行手术。就部位而言有位于外侧裂附近的蛛网膜囊肿和脑实质内的囊肿。病理组织学所见一种是被覆室管膜上皮的真性囊肿，或称神经上皮性囊肿；另一种为囊肿壁无被覆上皮的假性囊肿，囊壁见胶质细胞增生，此种情况务必请手术医师认真探查囊壁上有无瘤结节，以除外囊肿形成的星形细胞瘤或血管母细胞瘤。幕上囊肿性病变还可见脑内表皮样囊肿和皮样囊肿。

【病例】患者，男性，46岁，因后颅窝占位行手术治疗（图 9-2-33）。

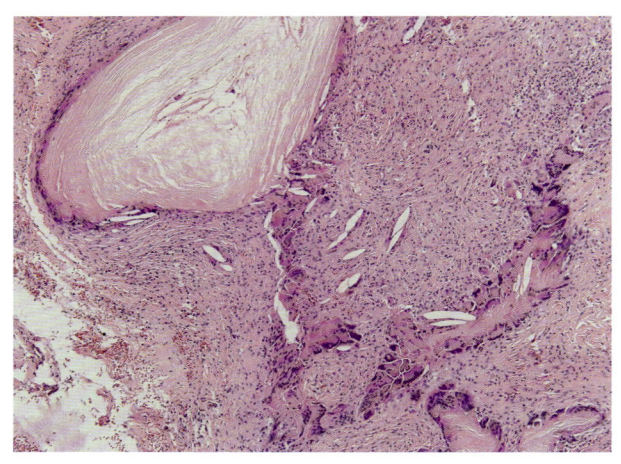

石蜡切片示囊肿壁内衬鳞状上皮及囊内的角化鳞屑（低倍）

图 9-2-33　颅内表皮样囊肿

第三节　小脑和脑干内的肿瘤与瘤样病变

颅后窝内肿瘤常见小脑髓母细胞瘤、小脑星形细胞瘤、血管母细胞瘤、脑干（桥脑）胶质瘤和转移瘤。转移性肿瘤详见本章第九节。

（一）小脑髓母细胞瘤

小脑髓母细胞瘤是常见于儿童小脑的胚胎性肿瘤，常呈侵袭性生长，占颅内肿瘤的 4.29%。

70%的髓母细胞瘤发生在＜16岁的青少年，发病高峰年龄为7岁。80%的成人髓母细胞瘤发生在21～40岁。至少75%的儿童髓母细胞瘤位于小脑蚓部并突向第四脑室（图9-3-1），大体上肿瘤质软，呈灰红色，有时如胶冻状；位于小脑半球的多为促纤维增生/结节型髓母细胞瘤（图9-3-2），大体上肿瘤质地较硬，边界较清，常侵及软脑膜。除此之外，组织学上还有若干亚型，如伴有广泛结节的髓母细胞瘤、间变型髓母细胞瘤、大细胞髓母细胞瘤，髓母细胞瘤还可伴有肌源性分化（髓肌母细胞瘤）、黑色素分化（黑色素细胞髓母细胞瘤）。

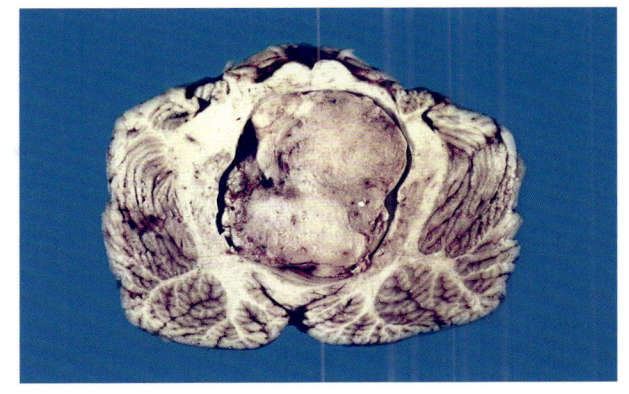

图9-3-1　小脑蚓部髓母细胞瘤（大体标本）

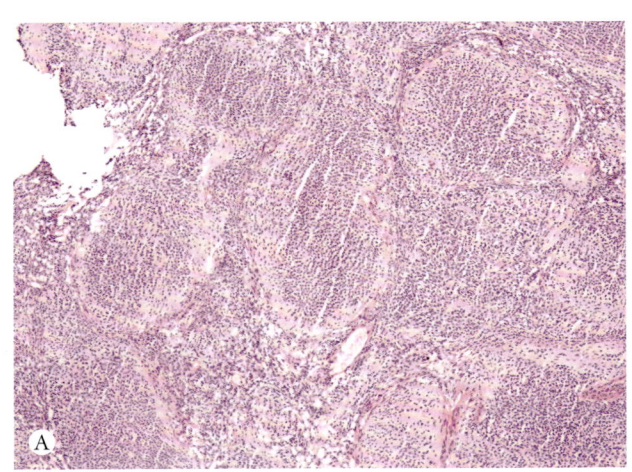
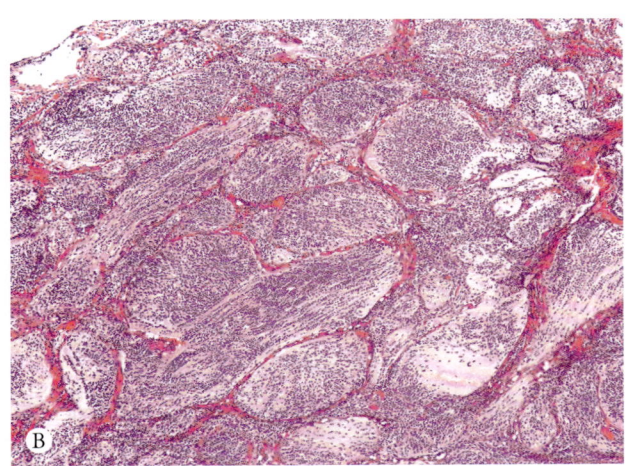

A.冷冻切片示小细胞恶性肿瘤，可见结节形成，考虑髓母细胞瘤（低倍）；B.石蜡切片见结节样结构（低倍）。

图9-3-2　结节型髓母细胞瘤（WHO 4级）

【病例1】患儿，男性，8岁，因第四脑室占位行手术治疗（图9-3-3）。

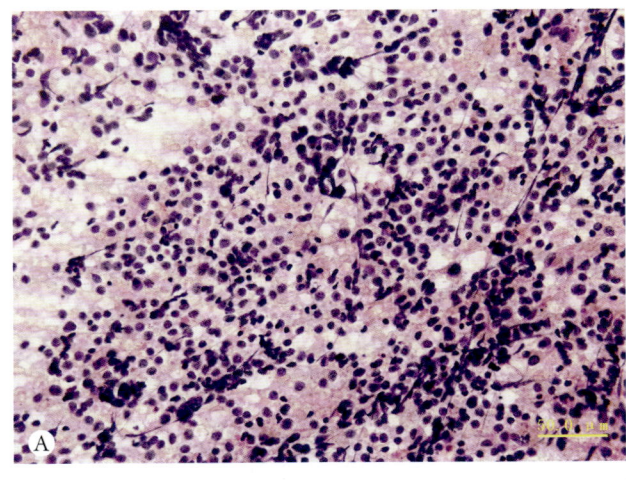
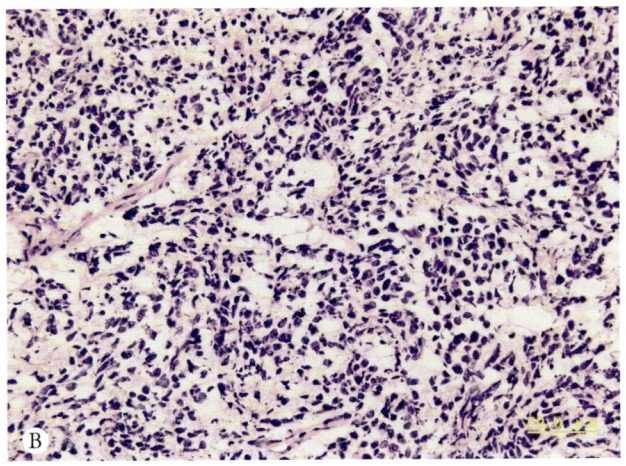

A.印片示瘤细胞丰富，体积小，有异型性（高倍）；B.冷冻切片诊断为小细胞恶性肿瘤，考虑为髓母细胞瘤（高倍）。

图9-3-3　髓母细胞瘤（WHO 4级）

点评

（1）小脑髓母细胞瘤的病理诊断要结合临床和肿瘤部位，如果临床提示肿瘤的部位在大脑内，则诊断为幕上原始神经外胚叶肿瘤。

（2）在冷冻切片快速诊断中髓母细胞瘤因瘤细胞体积小，在与恶性淋巴瘤、肺小细胞癌转移相鉴别时要慎重。

（二）小脑星形细胞瘤

小脑星形细胞瘤多见于儿童。肿瘤大多呈囊性，有的可见囊内附壁瘤结节，囊内充有黄色或黄褐色蛋白性液体；有的是囊在瘤内，瘤体内散在小囊肿，呈局限性生长。镜下大多是纤维型星形细胞瘤，有微囊形成；有的是毛细胞型星形细胞瘤，出现Rosenthal纤维。若是小脑内囊性占位，务必请手术医师探查囊内有无附壁结节，不然囊壁组织冷冻切片只是见到胶质细胞增生，不能反映病变的本质。

【病例2】患儿，男性，13岁，因小脑半球占位行手术治疗（图9-3-4）。

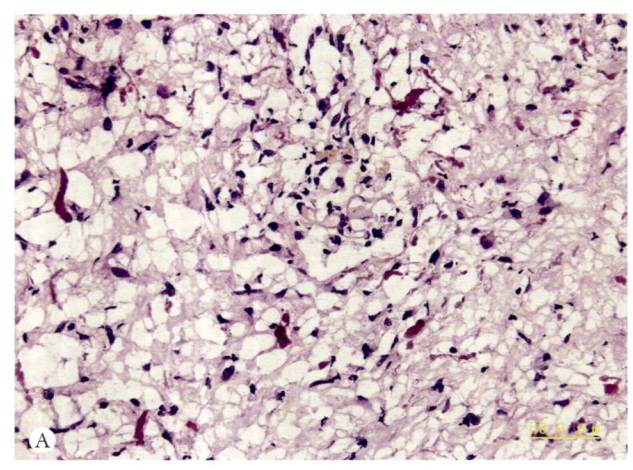 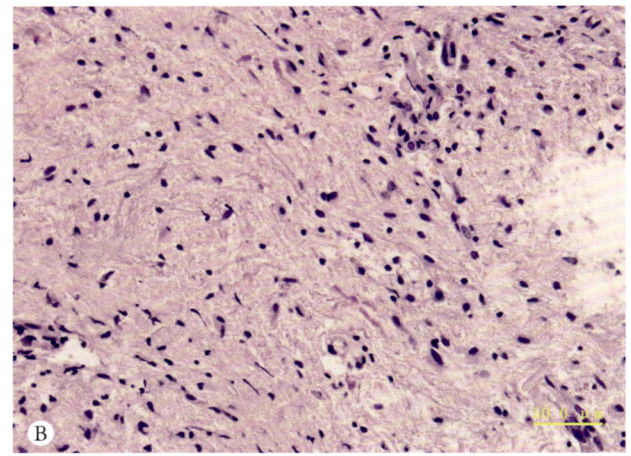

A. 冷冻切片示瘤细胞密度低，可见Rosenthal纤维（高倍）；B. 石蜡切片示瘤细胞稀疏，有异型性（高倍）。

图9-3-4 小脑星形细胞瘤

点评

（1）小脑星形细胞瘤的术中快速病理诊断要慎重鉴别星形胶质细胞增生。特别是血管母细胞瘤也呈囊状，囊内有附壁瘤结节，如术中送检囊壁组织，冷冻切片仅显示星形细胞增生，容易将两者诊断混淆。

（2）小脑星形细胞瘤大多是分化好的低级别肿瘤，微囊变性对诊断有帮助。

（三）脑干（桥脑）胶质瘤

脑干（桥脑）胶质瘤多见于儿童和青年人，70%的脑干胶质瘤病变位于桥脑，表现为桥脑局部弥漫性增大。历来认为脑干是手术禁区，不能大块切除组织送病理，亦有的在术中穿刺瘤组织做病理检查。病理组织学可表现为毛细胞型星形细胞瘤和纤维型星形细胞瘤，WHO 1~2级（图9-3-5）。

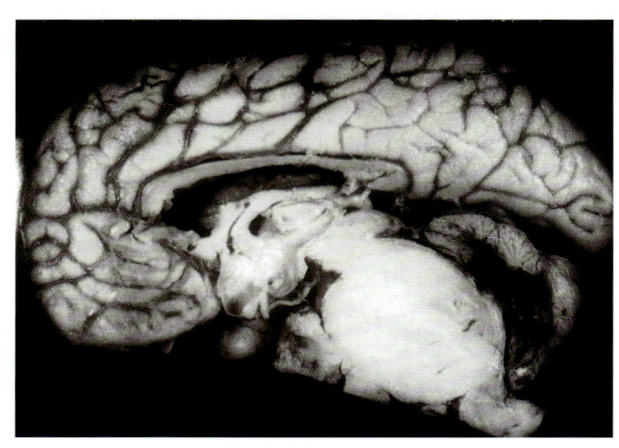

图9-3-5 桥脑内胶质瘤（大体标本）

【病例3】患者，女性，40岁，因脑干占位行手术治疗（图9-3-6）。

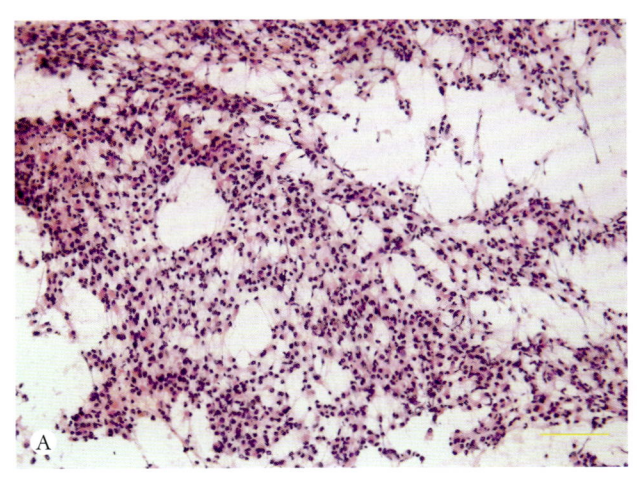
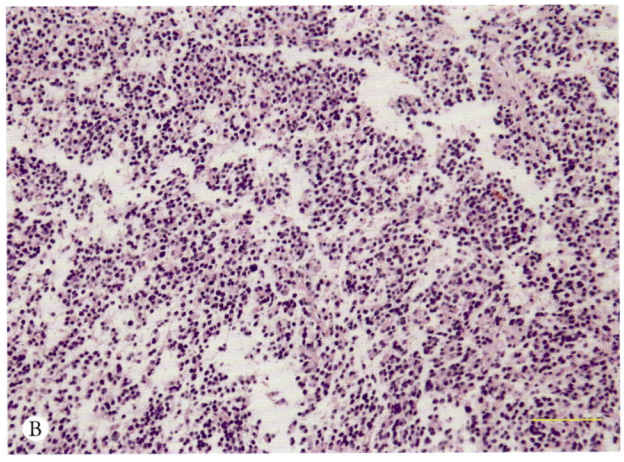

A. 冷冻切片，诊断为胶质瘤（低倍）；B. 石蜡切片，诊断为弥漫性星形细胞瘤（WHO 2级）（低倍）。

图9-3-6 脑干胶质瘤

（四）弥漫性中线胶质瘤，H3K27M变异型

这是一种主要发生于中线部位的高级别胶质瘤，WHO 4级。多见于脑干、丘脑、脊髓等部位。可表现为从WHO 2级的弥漫性胶质瘤到胶质母细胞瘤等不同的形态学特征。免疫组化示H3K27M在肿瘤细胞核呈弥漫强阳性，H3K27me3常表达缺失；肿瘤细胞可表达Olig-2、S-100、CD56、MAP2等，GFAP呈弥漫性或部分阳性。分子检测存在组蛋白H3.3或H3.1K27M突变。临床预后不良。

【病例4】患儿，女性，14岁，因桥脑占位行手术治疗（图9-3-7）。

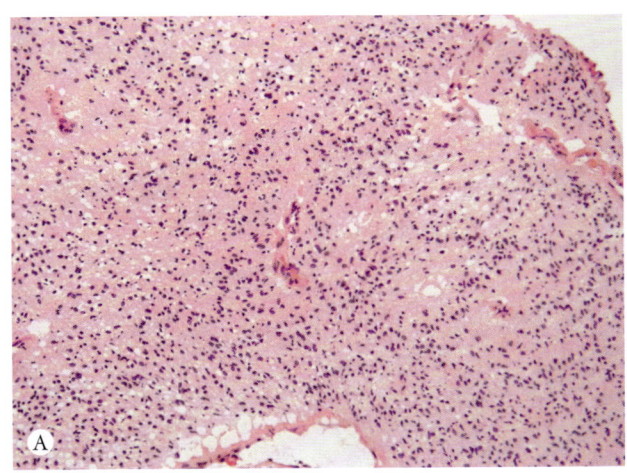
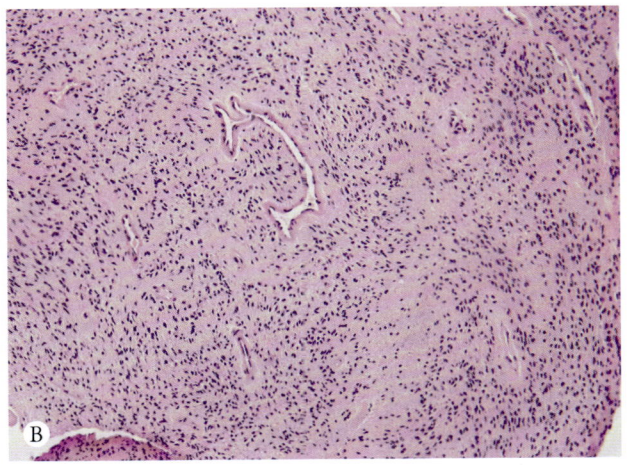

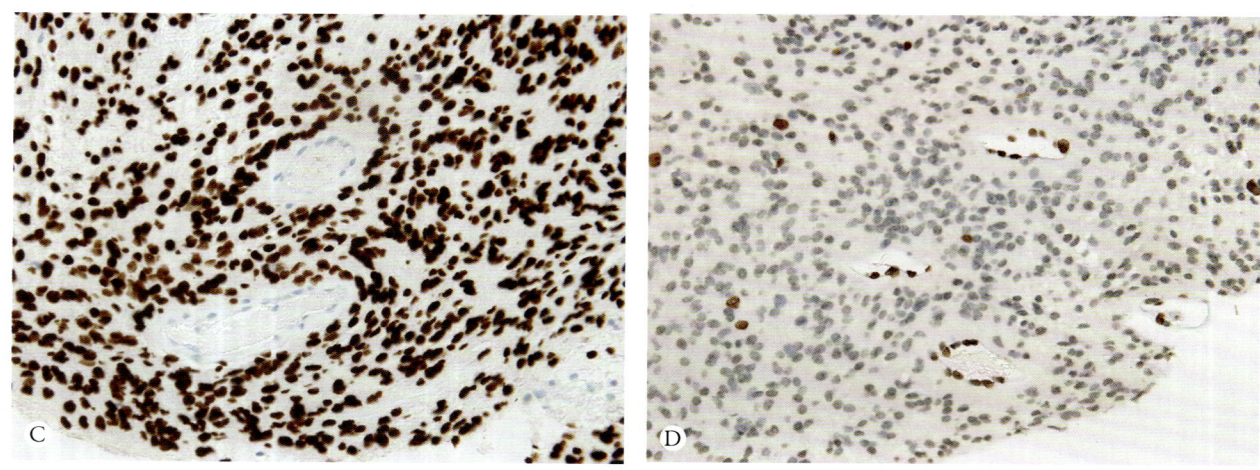

A. 冷冻切片诊断为弥漫性胶质瘤（低倍）；B. 石蜡切片，肿瘤细胞呈弥漫性生长，密度中等，为 WHO 2 级胶质瘤的形态（低倍）；C. 石蜡切片，免疫组化示 H3K27M 在肿瘤细胞核阳性（中倍）；D. 石蜡切片，免疫组化示 H3K27me3 肿瘤细胞表达缺失（中倍）。

图 9-3-7　弥漫性中线胶质瘤，H3K27M 变异型（WHO 4 级）

点评

（1）脑干胶质瘤手术难度很大，术中活检取材量很小，病理诊断很困难，要与正常组织结构、脱髓鞘病和所谓的脑干炎病变相鉴别。

（2）冷冻切片中脑干部位的毛细胞型星形细胞瘤的组织结构和神经纤维瘤相似。因此要注意鉴别侵入脑干实质内生长的小脑桥脑角的听神经瘤。

（五）血管母细胞瘤

血管母细胞瘤又名血管网织细胞瘤，或毛细血管型血管母细胞瘤，占颅内肿瘤的 1.72%，在颅后窝肿瘤中占 7.3%。

80% 的血管母细胞瘤位于小脑内，大体上有实性和囊状两种形态，后者呈一大囊，囊内附壁瘤结节，囊壁组织只是胶质细胞增生。术中快速病理诊断必须检查囊内的附壁结节。镜下见不同成熟阶段的毛细血管和吞噬脂质的间质细胞。

【病例 5】患者，女性，80 岁。因左小脑半球囊实性占位行手术治疗（图 9-3-8）。

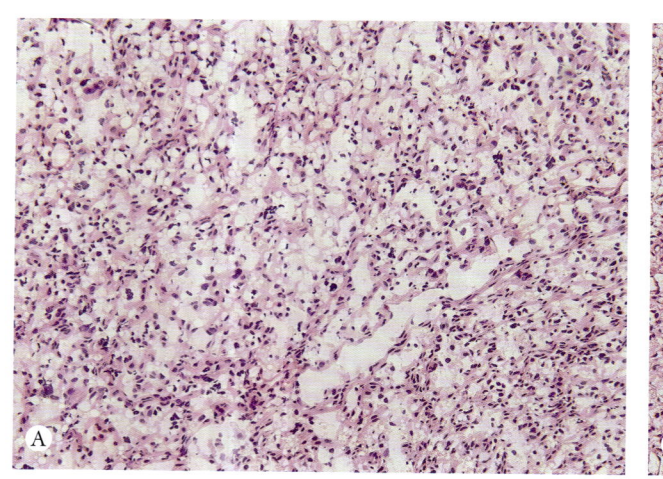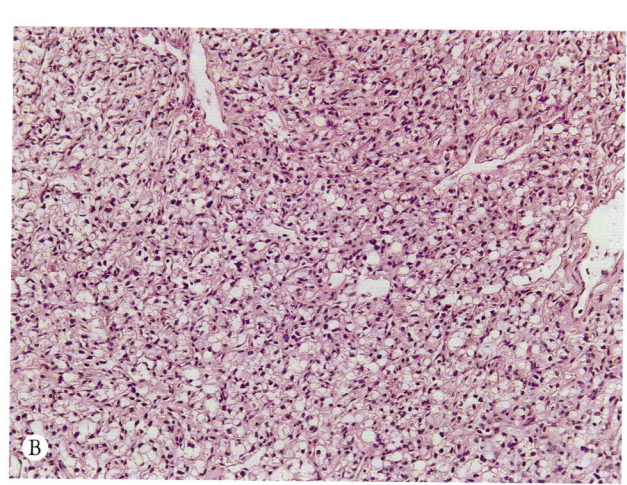

A. 冷冻切片诊断为富于血管的肿瘤病变，可能是血管母细胞瘤（低倍）；B. 石蜡切片诊断为血管母细胞瘤（低倍）。

图 9-3-8　小脑血管母细胞瘤

点评

（1）小脑内囊状血管母细胞瘤可合并视网膜血管瘤病，有的病例还合并胰、肾、肝、肺的先天性囊肿或是肾、肾上腺的肿瘤，称为 Von Hippel-Lindau 病。

（2）术中快速病理诊断中要慎重鉴别血管瘤型脑膜瘤、小脑血管畸形、肾透明细胞癌转移等病变。详细询问临床病史、影像检查及肿瘤发生部位，有助于鉴别诊断。

第四节 脑室内的肿瘤和瘤样病变

常见的脑室内肿瘤有室管膜瘤、脉络丛乳头状瘤、中枢神经细胞瘤、脑室内脑膜瘤和畸胎瘤。此外，还有一些脑室旁发生的肿瘤可以突入脑室内生长。脑室内肿瘤共有的临床特征是脑脊液循环梗阻，故而产生明显的颅内压增高的症状和体征。

（一）室管膜瘤

室管膜瘤占颅内肿瘤的 3.78%，大多发生在儿童和青年人。发生部位按其发生率依次为第四脑室、侧脑室、第三脑室和导水管。70% 的儿童的室管膜瘤位于第四脑室内。

病理检查见肿瘤大多附在脑室壁上，突入脑室腔内生长（图 9-4-1），呈结节状或分叶状，大体呈灰红色，与周围脑组织之间的分界比较清楚，可见有囊性变或伴有出血和坏死（图 9-4-2）。冷冻切片诊断除了依据瘤细胞形态单一的特点之外，重要的是观察瘤组织结构性特征：是否有真菊形团和（或）假菊形团形成。组织学可分若干亚型，如 WHO 2 级的富于细胞型、乳头型、透明细胞型、伸长细胞型，以及 WHO 3 级的室管膜瘤。而发生于室管膜下的室管膜下瘤又称室管膜下星形细胞瘤（WHO 1 级，图 9-4-3～图 9-4-7）。

【病例1】患者，男性，37 岁，因侧脑室内占位行手术治疗（图 9-4-3）。

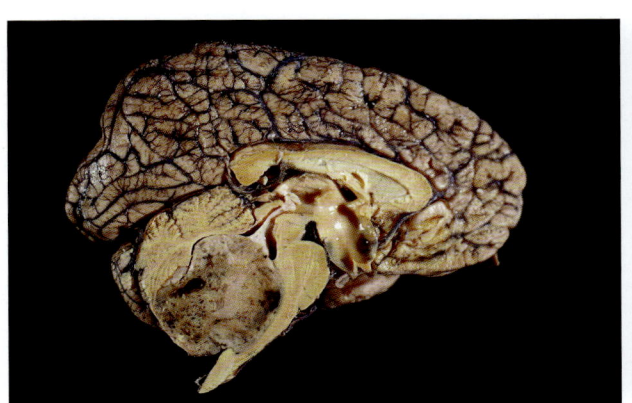

图 9-4-1 第四脑室内室管膜瘤（大体标本）

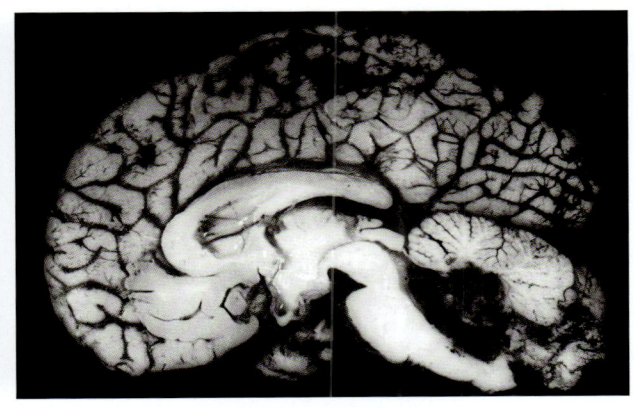

图 9-4-2 第四脑室内室管膜瘤，伴出血

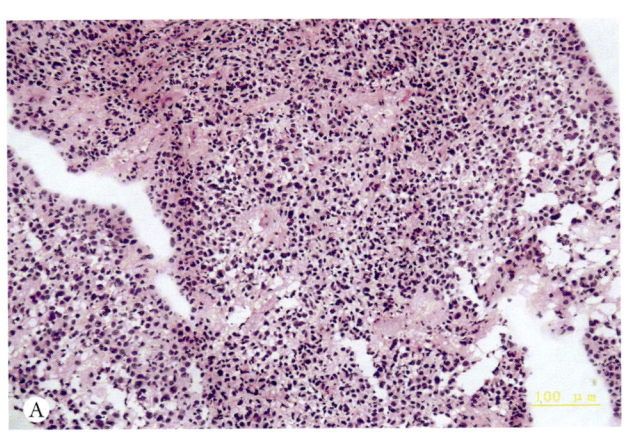

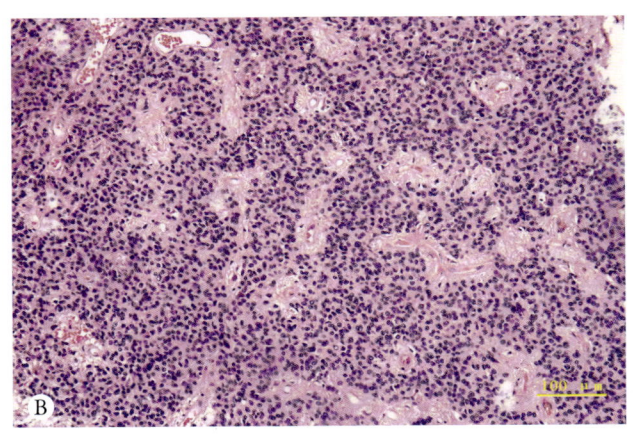

A. 冷冻切片示瘤细胞形态单一，部分围绕血管排列（中倍）；B. 石蜡切片示瘤细胞围绕血管排列呈假菊形团结构（中倍）。

图 9-4-3 室管膜瘤（WHO 2 级）

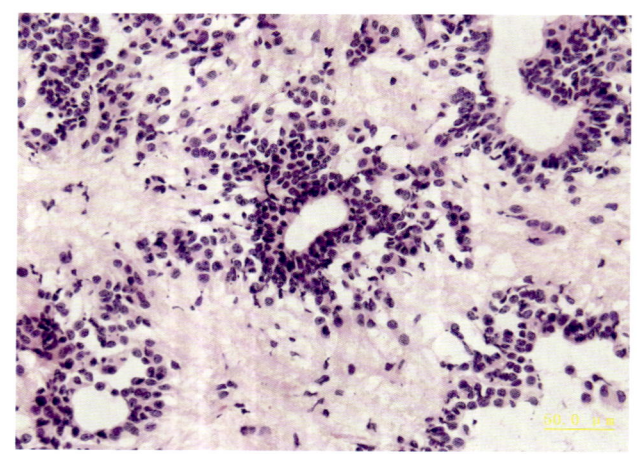

图9-4-4 冷冻切片，室管膜瘤真菊形团结构（高倍）

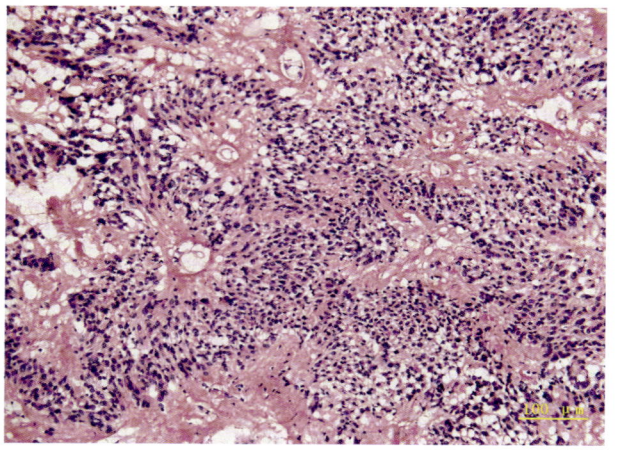

图9-4-5 冷冻切片，室管膜瘤假菊形团结构（低倍）

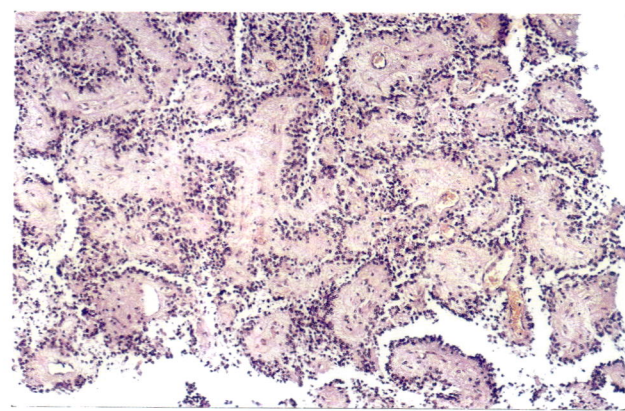

图9-4-6 室管膜瘤有乳头结构（中倍）

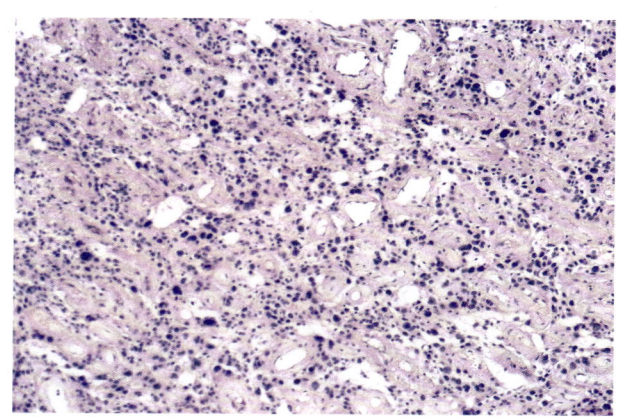

图9-4-7 室管膜瘤（WHO 3级）（低倍）

点评

（1）室管膜瘤病理诊断的要点除肿瘤部位多在脑室内之外，瘤组织具有真菊形团和（或）假菊形团结构也是重要特征。

（2）儿童第四脑室内富于细胞型室管膜瘤要与髓母细胞瘤相鉴别。

（二）脉络丛乳头状瘤

脉络丛乳头状瘤为WHO 1级肿瘤，占颅内肿瘤的0.62%。较多见于儿童，儿童的脉络丛乳头状瘤占小儿脑瘤的2.3%～3.9%。好发部位是侧脑室和第四脑室。大体上肿瘤表面呈菜花状或细颗粒绒毛状，可有钙化。镜下可见单层柱状细胞围绕纤维血管轴心形成乳头结构，类似正常的脉络丛组织，诊断时必须结合临床和手术所见。如果瘤细胞密集增生，核异型和核分裂象增加（≥2个/10HPF），出现坏死，则称为不典型脉络丛乳头状瘤（WHO 2级）。如乳头结构疏松，由成片的多形性细胞组成，伴有广泛坏死和核分裂象增多（＞5个/10HPF），则称为脉络丛癌（WHO 3级）。

【病例2】患者，男性，32岁，因第四脑室内占位行手术治疗（图9-4-8）。

【病例3】患者，女性，30岁，因右侧脑室内占位行手术治疗（图9-4-9）。

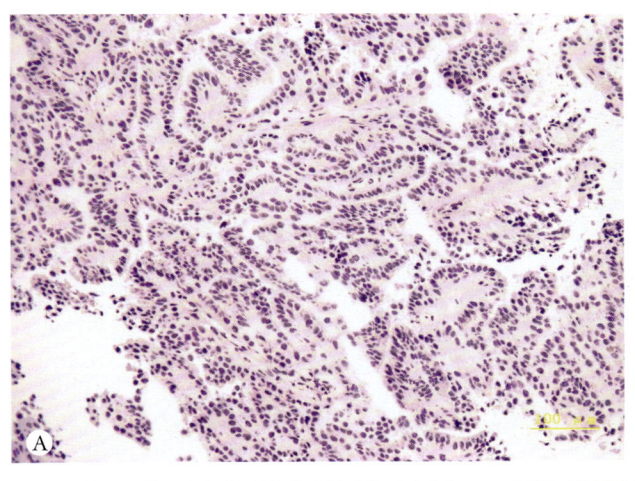
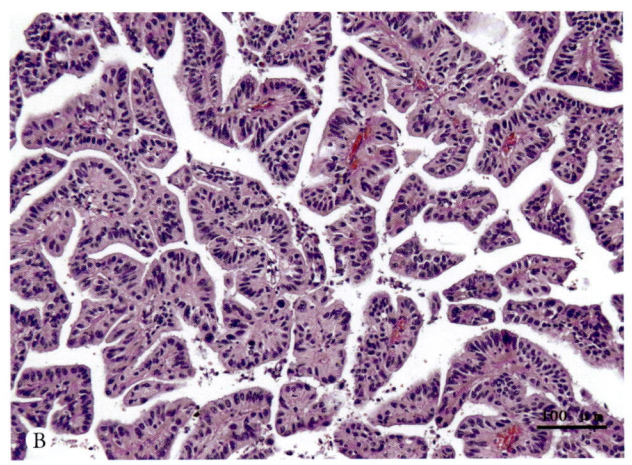

A. 冷冻切片示瘤细胞形成乳头状结构（中倍）；B. 石蜡切片示乳头状排列的瘤细胞（中倍）。

图 9-4-8　脉络丛乳头状瘤（WHO 1 级）

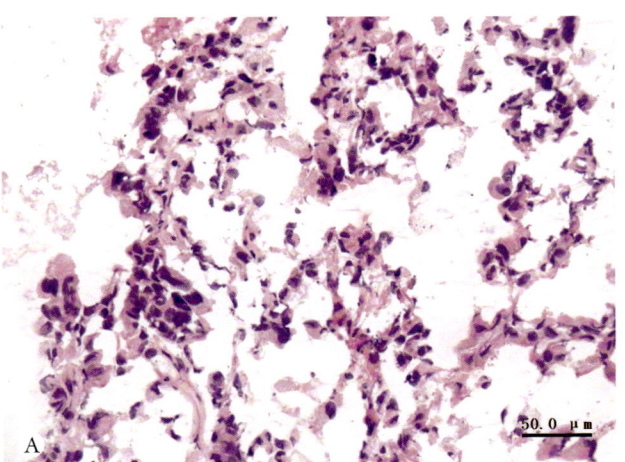
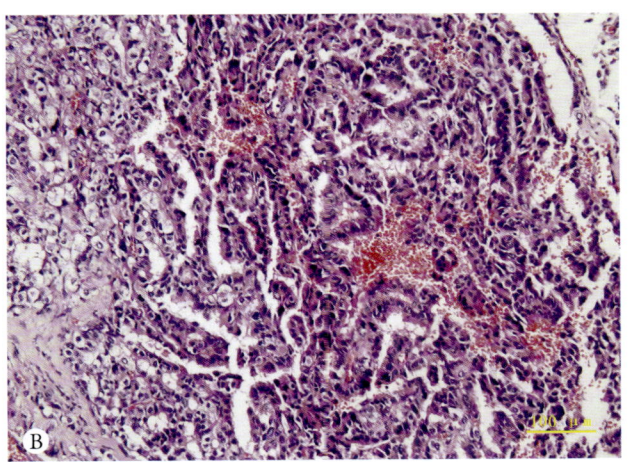

A. 冷冻切片示瘤细胞核异型明显（高倍）；B. 石蜡切片示瘤细胞呈乳头状，核异型明显（中倍）。

图 9-4-9　不典型脉络丛乳头状瘤（WHO 2 级）

点评

脉络丛乳头状癌的诊断应与转移性乳头状癌相鉴别，后者通常见于老年人，一般不累及脑室。

（三）中枢神经细胞瘤

中枢神经细胞瘤是发生在青年人 Monro 孔部位突入侧脑室或第三脑室的肿瘤。以前称 Monro 孔的少突胶质细胞瘤。影像学上表现为脑室内占位，常有多灶状钙化（图 9-4-10）。组织学形态和少突胶质细胞瘤相似，瘤细胞呈圆形，形态单一，大小一致，排列成蜂窝状，瘤组织内有丰富的毛细血管，半数的病例伴有钙化。因此冷冻切片诊断时必须结合临床。石蜡切片需做免疫组化染色，突触素及 NeuN 标记阳性才能诊断为该肿瘤。

【病例1】患者，女性，21 岁，因侧脑室占位行手术治疗（图 9-4-11）。

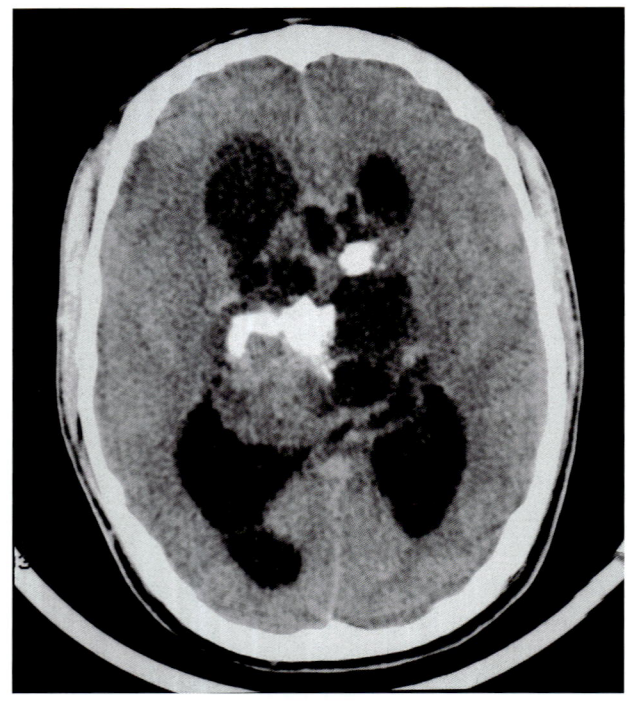

图 9-4-10　CT 示脑室内占位病变（中枢神经细胞瘤）

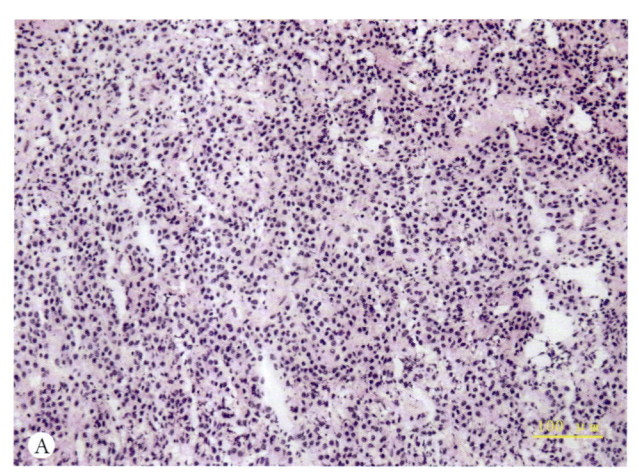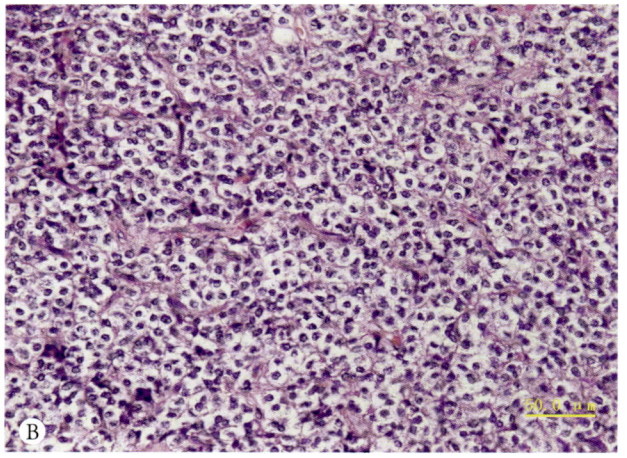

A. 冷冻切片示均匀一致的小圆形细胞肿瘤（中倍）；B. 石蜡切片示圆形肿瘤细胞排列呈蜂窝状（高倍）。

图 9-4-11　中枢神经细胞瘤（WHO 2 级）

（四）脑室内脑膜瘤

脑室内脑膜瘤多位于侧脑室三角区，其次是第四脑室和第三脑室，与脉络丛组织有关。侧脑室内脑膜瘤大多是纤维型脑膜瘤。做病理诊断时要与侧脑室壁发生的胶质瘤鉴别，尤其是突入脑室内生长或侵犯脉络丛组织的胶质瘤。

【病例 2】患者，女性，46 岁，因左侧脑室内占位行手术治疗（图 9-4-12）。

（五）畸胎瘤

约有 70% 的颅内畸胎瘤发生在儿童和青年人中，除好发于松果体区以外，还可见于第三脑室。第四脑室内畸胎瘤也有报道。

【病例 3】患儿，男性，5 岁，因松果体区占位，行手术（图 9-4-13）。

除上述肿瘤以外，脑室内还可见脉络丛黄色肉芽肿病变、脑囊虫病和第三脑室内胶样囊肿（图 9-4-14）。

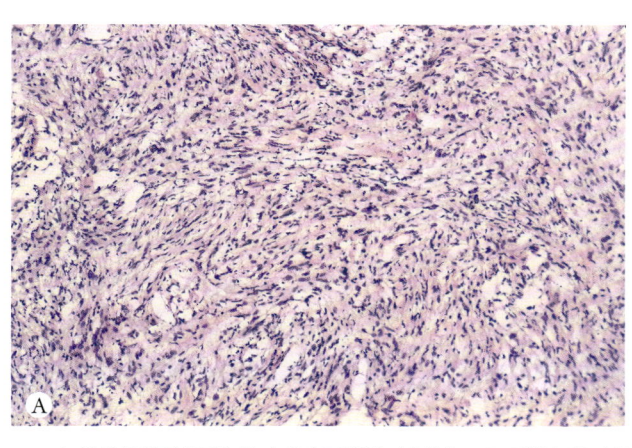
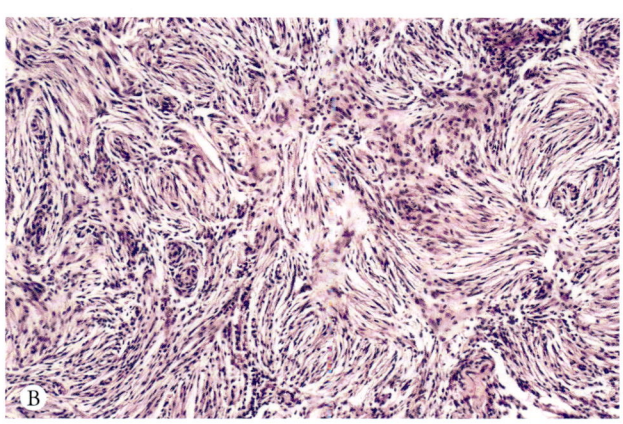

A. 冷冻切片示梭形细胞束状交叉排列（中倍）；B. 石蜡切片示梭形细胞排列呈漩涡状结构（中倍）。

图 9-4-12　侧脑室内纤维型脑膜瘤

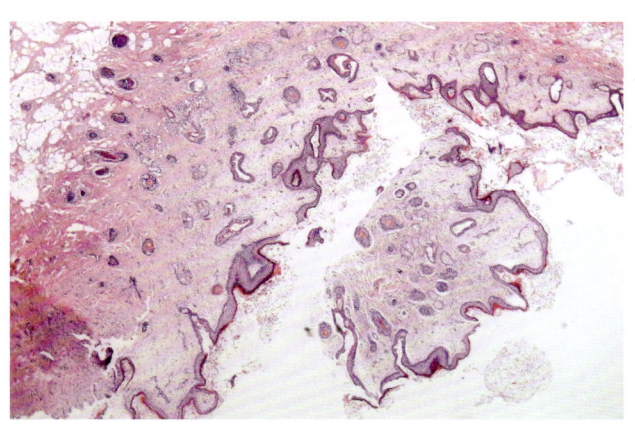

冷冻切片示皮样囊肿结构（低倍）。

图 9-4-13　囊性成熟性畸胎瘤

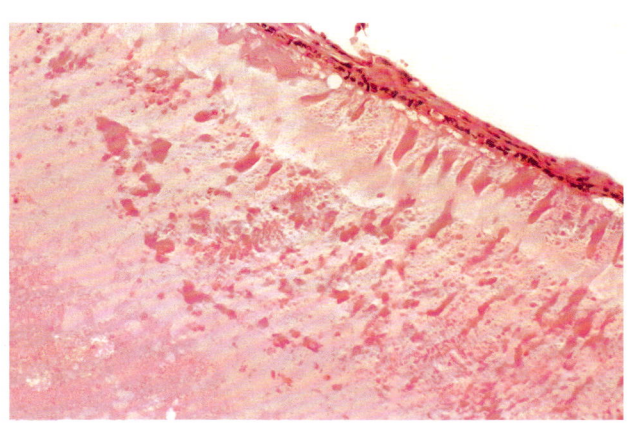

图示囊肿的囊壁，囊内见胶样液体，内有放射状菌丝样结构（低倍）。

图 9-4-14　第三脑室胶样囊肿

第五节　脑膜和相关组织的肿瘤及瘤样病变

（一）脑膜瘤

脑膜瘤是颅内常见的肿瘤病变，占颅内原发肿瘤的 24%～30%。好发于成年人，女性较为多见。颅内脑膜瘤多发生于大脑半球凸面、矢状窦旁、大脑镰旁（图 9-5-1、图 9-5-2）、蝶骨嵴、鞍结节、嗅沟、小脑桥脑角和小脑幕等部位，少见于脑室内、眶内和颅骨板障内。值得注意的是，矢状窦旁和蝶骨嵴部位的脑膜瘤常侵犯邻近骨质，引起骨瘤样增生，易误诊为骨瘤。

脑膜瘤常为单发，偶见多发。肿瘤大多在脑实质外生长，边界清楚，常与硬脑膜粘连。要特别注意肿瘤和脑表面交界区有无浸润。

【病例1】患者，女性，33 岁。CT 示大脑镰旁占位。病理诊断为脑膜瘤（图 9-5-2）。

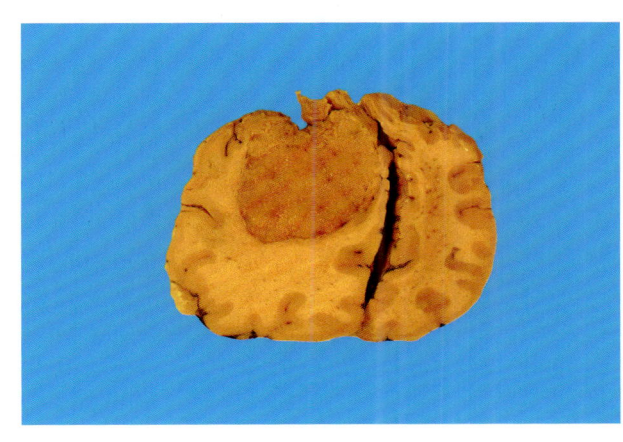

图 9-5-1　大脑镰旁脑膜瘤（大体标本）

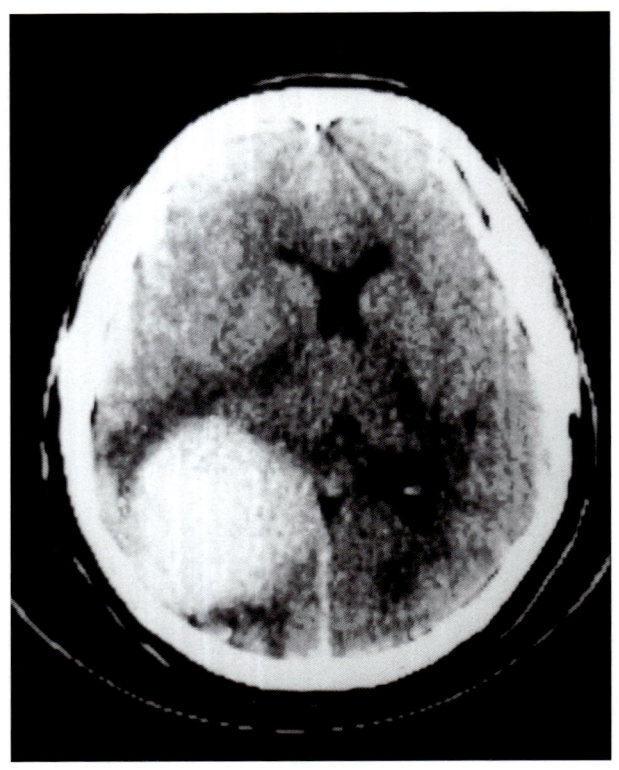

图 9-5-2　脑膜瘤的 CT 强化扫描

组织学上 WHO 1 级脑膜瘤有 9 个亚型：内皮细胞型、纤维型、过渡型（混合型）、血管瘤型、砂粒体型、微囊型、分泌型、富于淋巴浆细胞型、化生型，临床表现为低复发和低侵袭性生长的特点；WHO 2 级的脑膜瘤有：透明细胞型、脊索样型和非典型脑膜瘤；WHO 3 级的脑膜瘤有：横纹肌样型、乳头型和间变型（恶性）脑膜瘤。WHO 2～3 级脑膜瘤临床呈现高复发和高侵袭性的特点。

非典型脑膜瘤瘤细胞密度高，小细胞大核（核质比高，核仁明显），局部出现坏死，核分裂象增多（≥4 个/10HPF）。间变型（恶性）脑膜瘤除了组织学上有明显的恶性细胞学特点、出现"地图样"坏死、高核分裂象（≥20 个/10HPF）以外，向脑实质内浸润性生长也是一个有力的证据。笔者曾遇到 1 例脑膜上的肿瘤，手术医师坚持认为是脑膜瘤，但术中冷冻切片及术后石蜡切片诊断为脑膜上的转移癌。病变内除癌巢结构外，还见有大片坏死、病理性核分裂象及癌巢周围炎细胞反应。

【病例 2】患者，男性，60 岁，因左额叶占位行手术治疗（图 9-5-3）。

【病例 3】患者，女性，21 岁，因左侧脑室三角区占位行手术治疗（图 9-5-4）。

【病例 4】患者，女性，41 岁，因大脑镰旁占位行手术治疗（图 9-5-5）。

【病例 5】患者，女性，42 岁，因大脑镰旁占位行手术治疗（图 9-5-6）。

【病例 6】患者，女性，58 岁，因前颅底旁占位行手术治疗（图 9-5-7）。

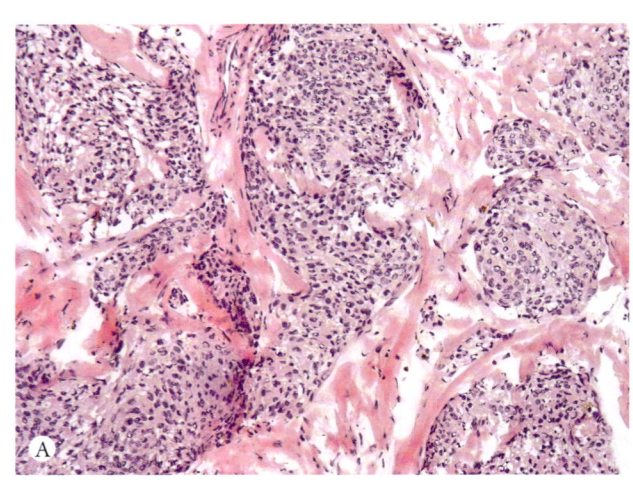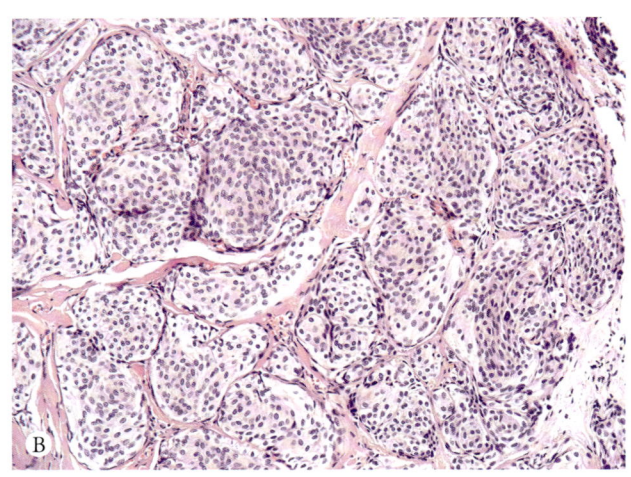

A. 冷冻切片示漩涡状排列的肿瘤细胞，可见"开窗样"的细胞核（中倍）；B. 石蜡切片示胶原纤维中漩涡状排列的肿瘤细胞（中倍）。

图 9-5-3　内皮细胞型脑膜瘤

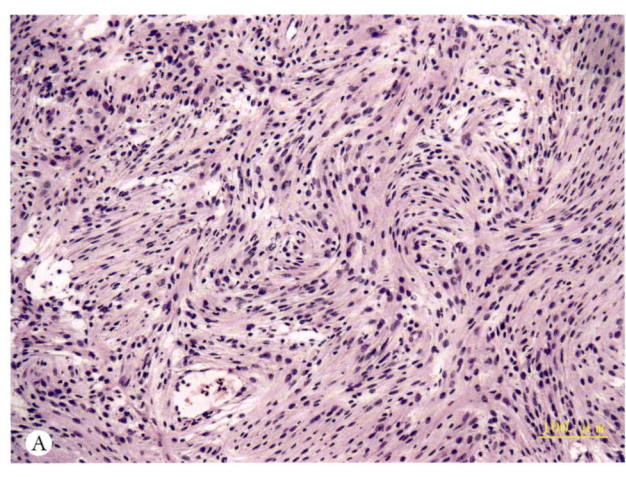 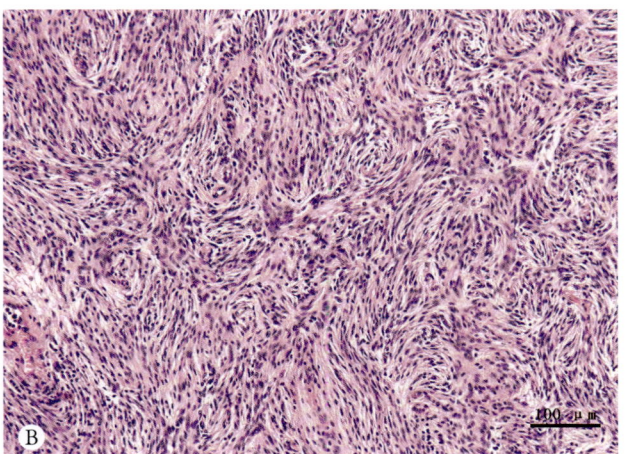

A.冷冻切片示合体状的瘤细胞（中倍）；B.石蜡切片示瘤细胞排列呈分叶状和束状（中倍）。

图 9-5-4　过渡型脑膜瘤

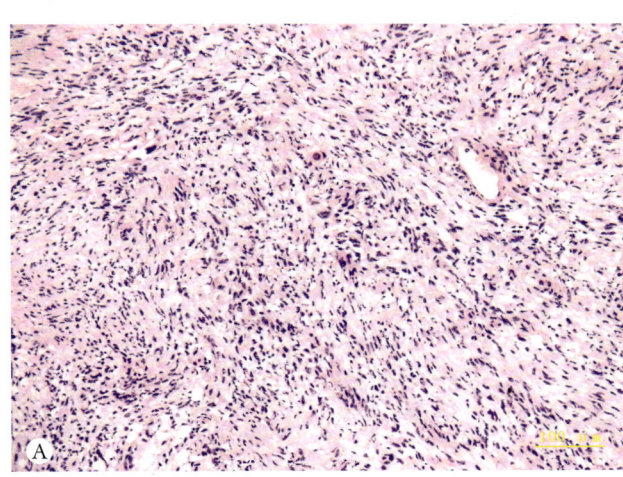 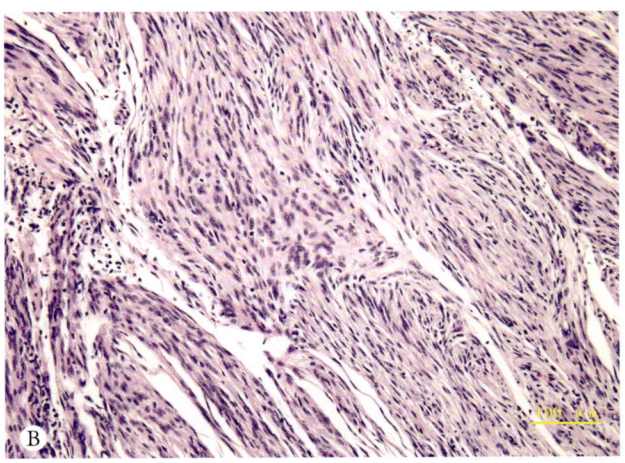

A.冷冻切片示梭形的瘤细胞交叉排列（低倍）；B.石蜡切片示梭形瘤细胞平行或成束状排列（中倍）。

图 9-5-5　纤维型脑膜瘤

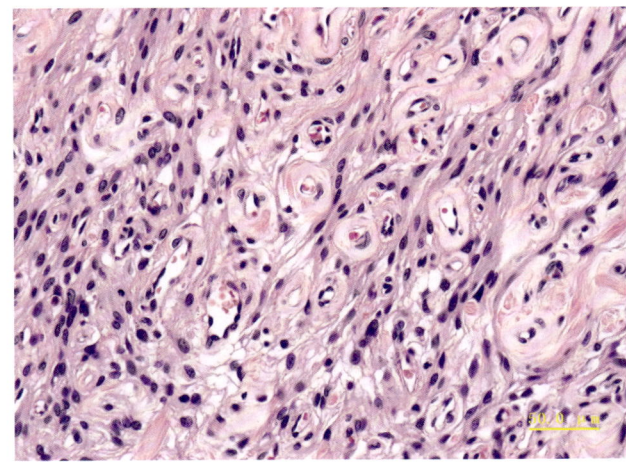 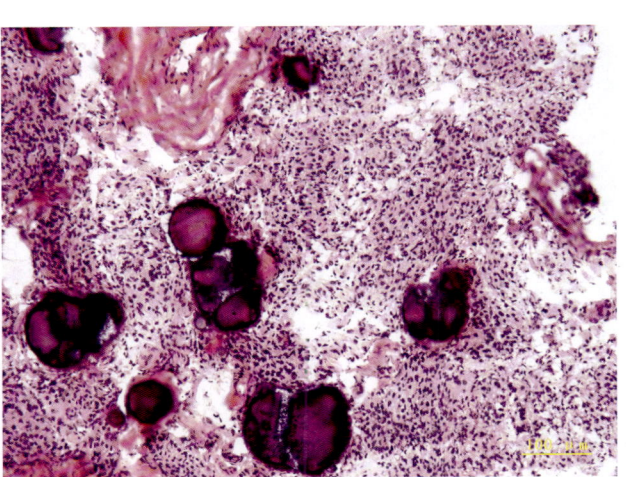

冷冻切片示多数小血管分布于肿瘤细胞间，血管壁伴有透明变性（中倍）。

图 9-5-6　血管瘤型脑膜瘤

冷冻切片示瘤细胞间多个砂粒体（中倍）。

图 9-5-7　砂粒体型脑膜瘤

【病例7】患者，女性，72岁，因左额叶占位行手术治疗（图9-5-8）。

【病例8】患儿，男性，12岁，因左颞叶占位行手术治疗（图9-5-9）。

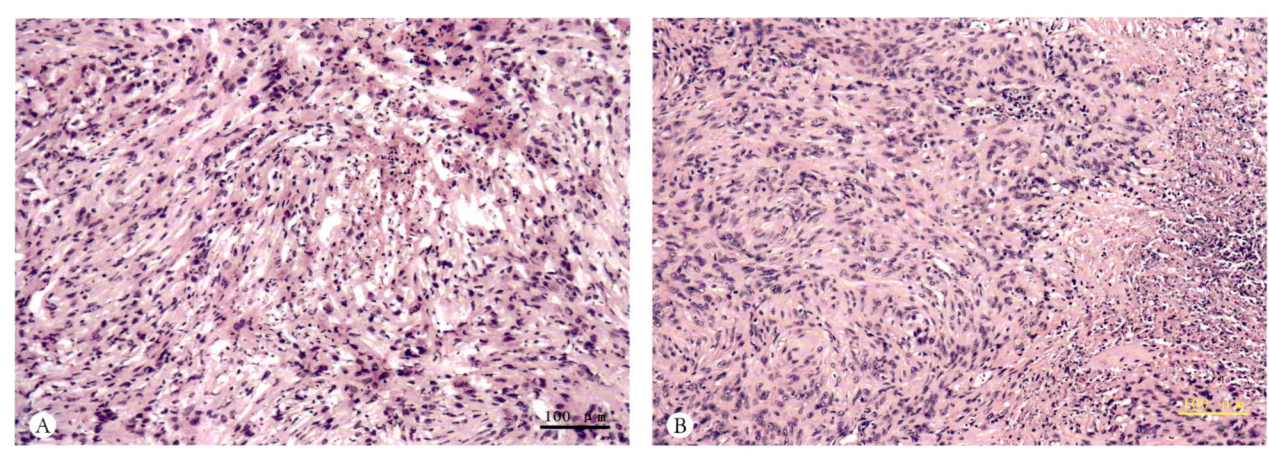

A.冷冻切片诊断为增生活跃的脑膜瘤，伴有坏死（中倍）；B.石蜡切片示瘤细胞密度高，伴有片状坏死（中倍）。

图9-5-8 非典型脑膜瘤（WHO 2级）

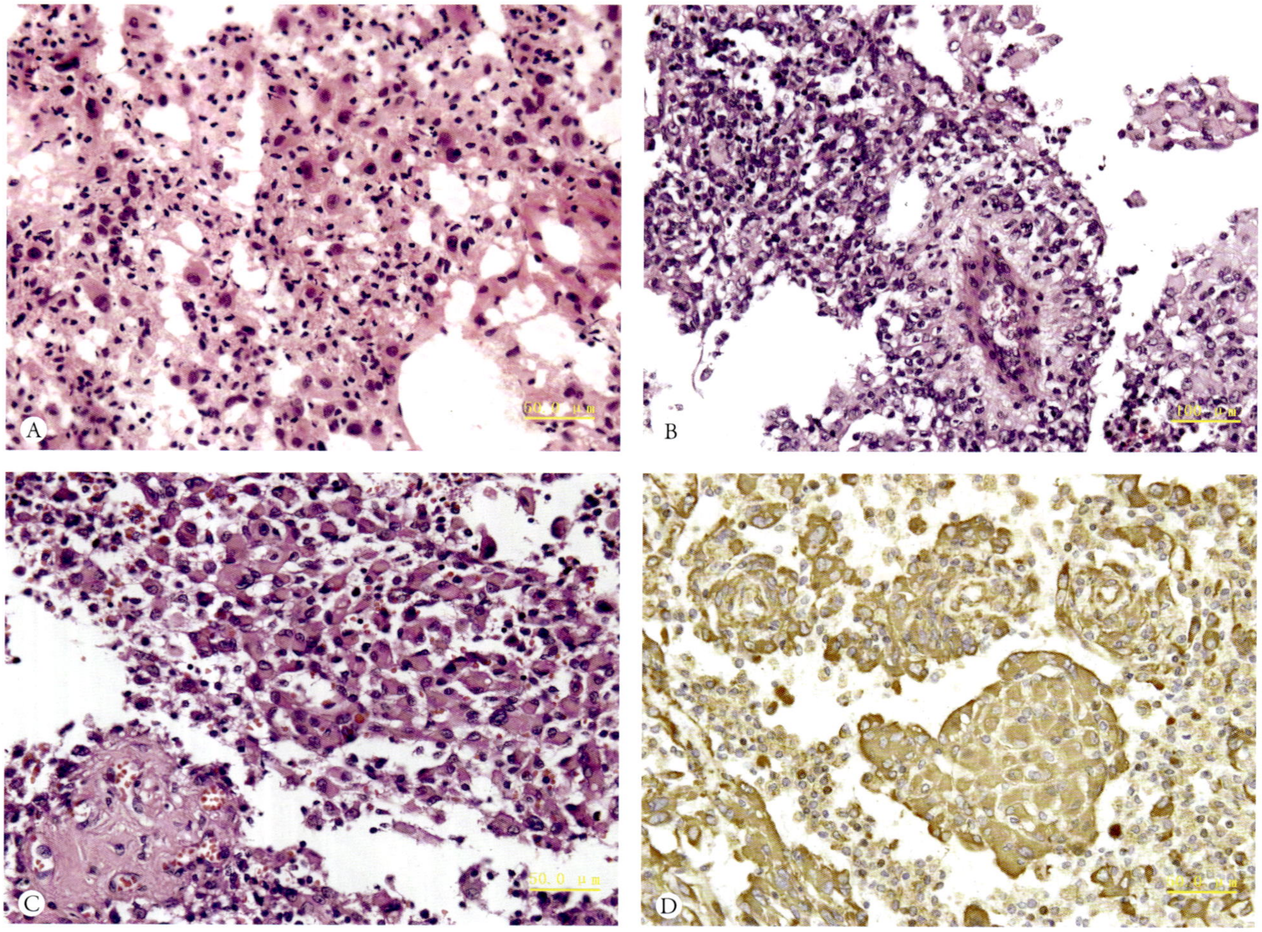

A.冷冻切片诊断为增生活跃的脑膜瘤，伴有坏死（高倍）；B.石蜡切片示瘤细胞形成乳头状结构（中倍）；C.石蜡切片示部分瘤细胞胞质丰富红染（高倍）；D.石蜡切片，免疫组化示Vimentin阳性（高倍）。

图9-5-9 横纹肌样型脑膜瘤（WHO 3级）

点评

（1）一般情况下脑膜瘤的病理诊断并不困难，但由于送检标本取材的局限，不易确定脑膜瘤是否对脑组织有浸润，或是将脑膜瘤的变性区误诊为胶质瘤。

（2）内皮型脑膜瘤在冷冻切片时显示巢状结构，容易误诊为癌，要注意病理性核分裂象的多少和坏死灶。

（3）鼻咽癌侵入颅内在脑底部形成纤维增生性肿块，经验不足的病理医师容易漏掉癌巢结构而误诊为脑膜瘤。

（二）孤立性纤维性肿瘤

孤立性纤维性肿瘤多发生于成年人脑膜或脊膜，可不同程度侵袭中枢神经系统实质、神经根及颅底。具有高复发性和转移至中枢神经系统之外的潜能。肿瘤细胞呈梭形，束状排列在丰富的胶原纤维中。可见鹿角状分支的血管增生（图9-5-10）。根据核分裂象数及是否出现坏死，孤立性纤维性肿瘤可以为WHO 1～3级。免疫组化染色SSTR6、CD34、Vimentin、Bcl-2均呈阳性表达；EMA与S-100蛋白均呈阴性表达。

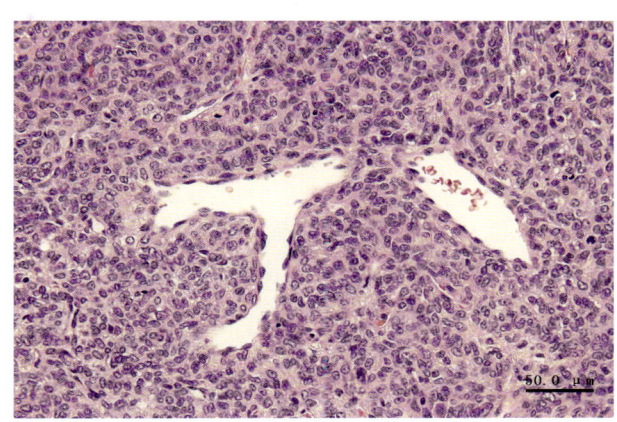

石蜡切片示瘤细胞围绕鹿角状血管生长（高倍）。
图 9-5-10　孤立性纤维性肿瘤

【病例9】患者，男性，57岁，因枕骨大孔区占位行手术治疗（图9-5-11）。

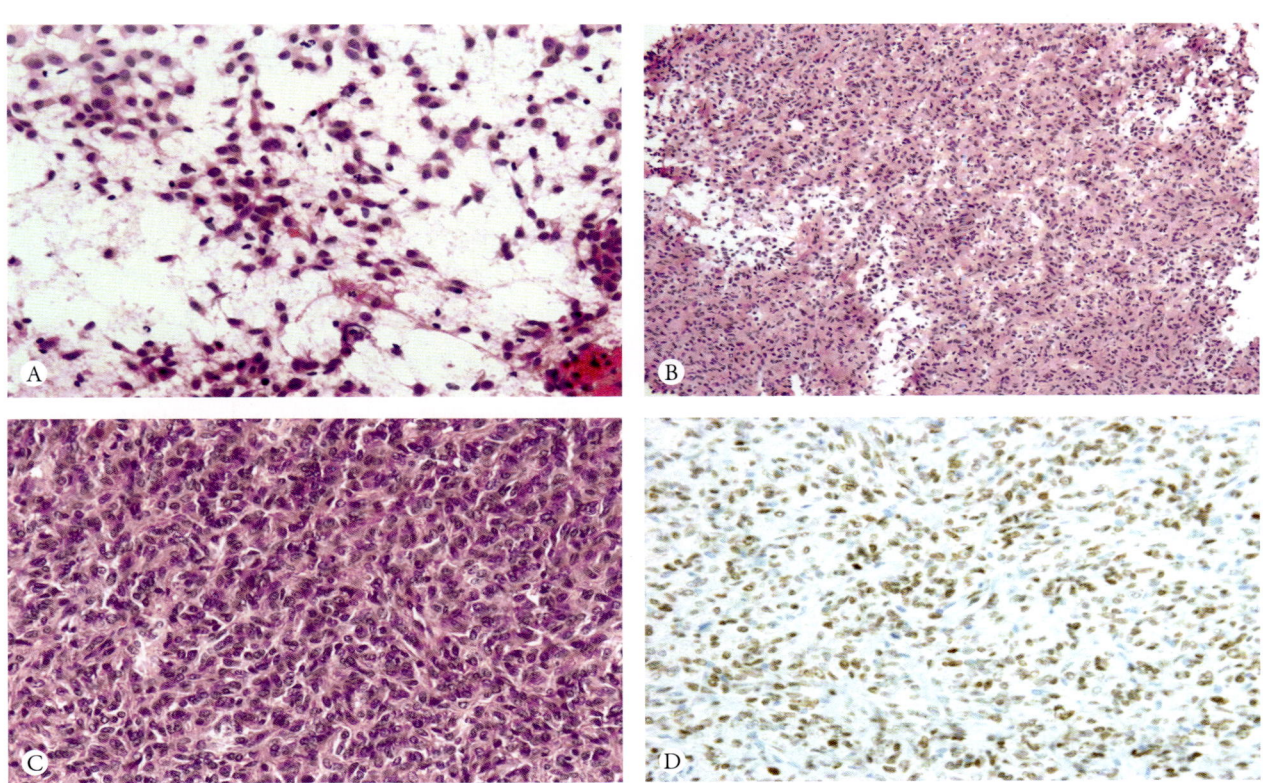

A. 印片示肿瘤细胞呈梭形（高倍）；B. 冷冻切片诊断为梭形细胞间叶源性肿瘤（低倍）；C. 石蜡切片示梭形瘤细胞呈束状排列（高倍）；D. 石蜡切片，免疫组化示SSTR6阳性（中倍）。

图 9-5-11　孤立性纤维性肿瘤（WHO 2级）

(三)脑膜原发性黑色素细胞病变

脑膜原发性黑色素细胞病变是起源于软脑膜黑色素细胞的肿瘤，可弥漫或局限。可以表现为弥漫性黑色素细胞增多症和黑色素瘤病、黑色素细胞瘤、恶性黑色素瘤（图9-5-12）。

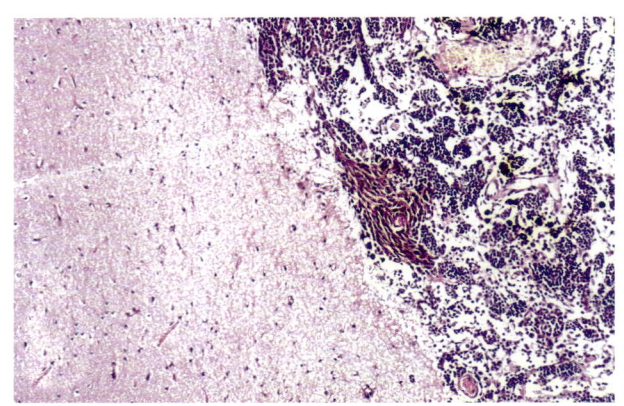

石蜡切片示脑膜内增生的肿瘤细胞，部分细胞含黑色素（低倍）。

图 9-5-12　脑膜原发性黑色素细胞病变

(四)其他

颅内的间叶组织源性肿瘤数量甚少。实际工作中，脑底部脑膜病变有其复杂性和多样性。除了肿瘤以外，还偶见有特发性炎症性和反应性病变，如特发性肥厚性硬脑膜炎（IgG4相关性疾病）、颅底部独特的纤维-骨病变（又称神经轴钙化性假瘤）、神经结节病性肉芽肿性基底脑膜炎，以及朗格汉斯细胞组织细胞增生症。遇到这类情况，一定要结合临床病史、神经影像学改变，或是等石蜡切片病理结果再确诊。

第六节　蝶鞍区的肿瘤和瘤样病变

神经外科最常见到的蝶鞍区肿瘤是垂体腺瘤和颅咽管瘤。

(一)垂体腺瘤

垂体腺瘤在2022年第五版WHO内分泌与神经内分泌肿瘤分类中更名为垂体神经内分泌肿瘤，但从神经外科手术和病理诊断来看应设在本节讨论。

垂体腺瘤多见于青壮年，占颅内肿瘤的10.43%，是蝶鞍区最常见的肿瘤。垂体腺瘤是内分泌腺肿瘤，65%是功能性的，另一部分是无功能性垂体腺瘤。早期在蝶鞍内膨胀性生长，因此有蝶鞍扩大，后期可向鞍上、鞍旁或是鞍底侵袭性生长，并可侵入咽部（图9-6-1）。

近年垂体腺瘤的分类已经从基于染色特点和激素分泌类型向基于腺垂体细胞谱系的方向演变，特别强调垂体特异性转录因子在细胞分化和调控垂体特定激素分泌中的作用。2022年第五版WHO内分泌与神经内分泌肿瘤分类中将垂体腺瘤改为垂体神经内分泌肿瘤（PitNET）。

手术中快速病理诊断只要求报告是不是垂体腺瘤，以及有无侵袭性生长，肿瘤是不是癌。

术中新鲜组织先做印片，对垂体腺瘤的诊断很有参考价值。涂片见成团的瘤细胞，形态几乎一致，核呈圆形。冷冻切片在光镜下除了瘤细胞形态一致和弥漫分布以外，还可见多数血窦成分。垂体腺瘤要与少见的淋巴细胞性垂体炎相鉴别，后者不形成瘤块，镜下见大量淋巴细胞浸润。

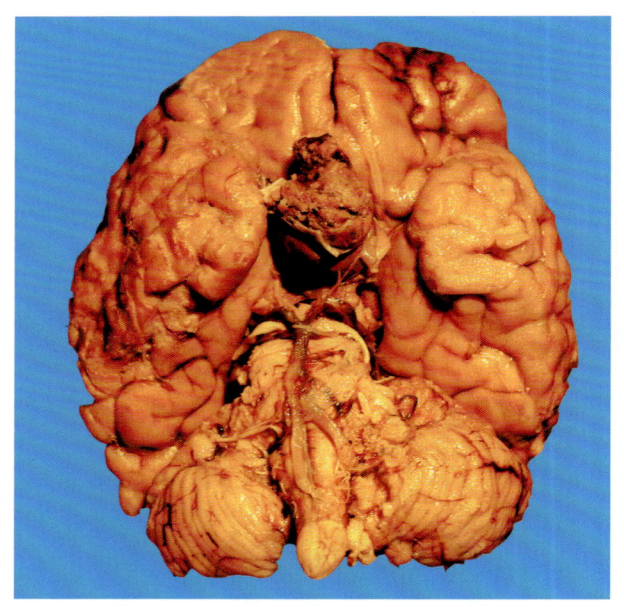

图 9-6-1　脑底部的垂体腺瘤（大体标本）

【病例1】患者，女性，61岁，因蝶鞍区占位行手术治疗（图9-6-2）。

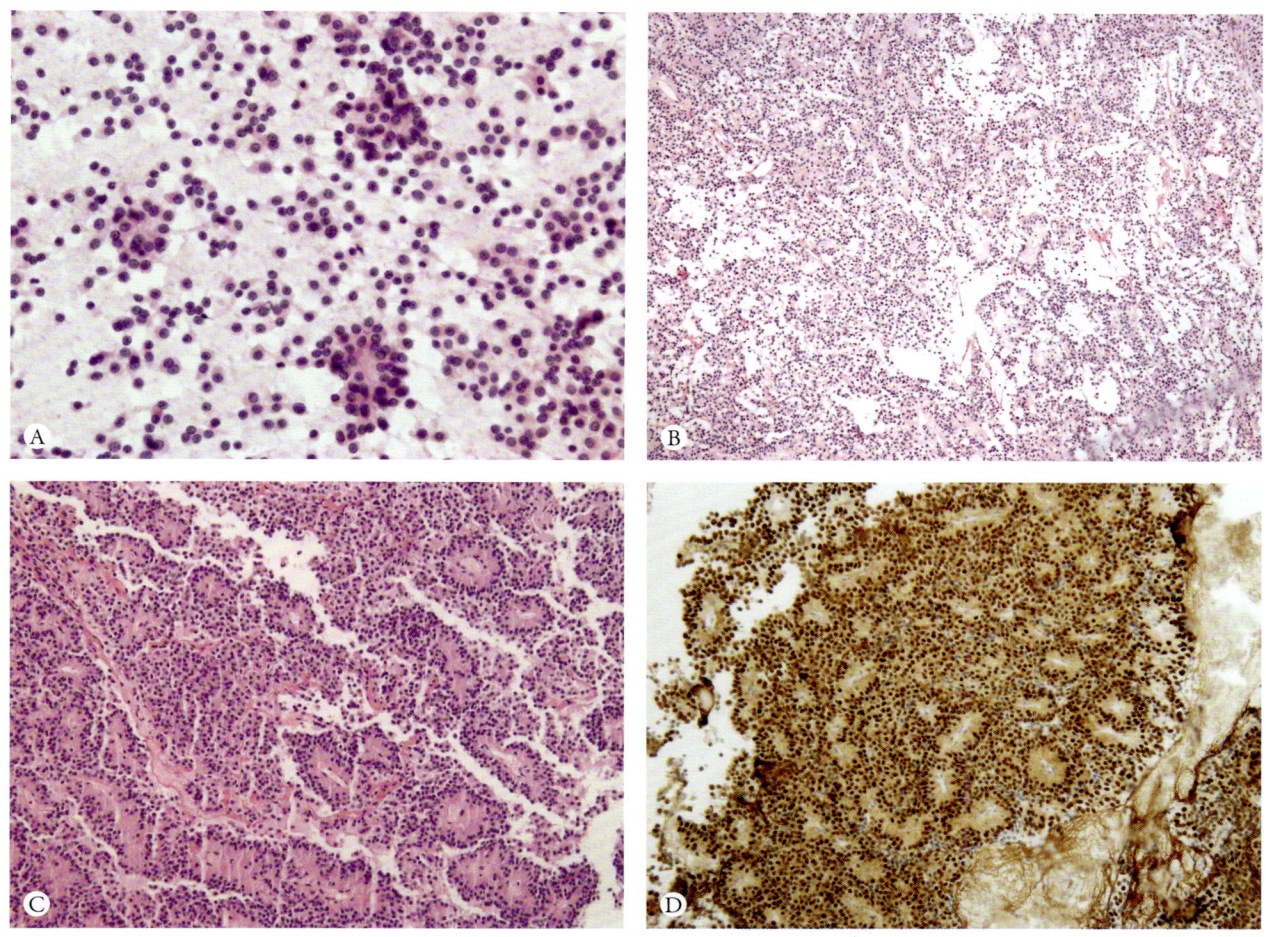

A. 印片示肿瘤细胞形态单一,有菊形团样结构(高倍);B. 冷冻切片诊断为垂体腺瘤(低倍);C. 石蜡切片(中倍);D. 免疫组化示 T-pit 阳性(中倍)。

图 9-6-2　垂体促肾上腺皮质激素细胞腺瘤

点评

（1）垂体腺瘤的冷冻切片诊断必须结合病史和肿瘤的部位。

（2）垂体腺瘤是内分泌器官肿瘤,瘤组织内血窦丰富是其特征。细胞异型性不一定是肿瘤分化不良的指征,放疗、内分泌激素的影响均可诱导细胞形态的改变。

(二) 颅咽管瘤

颅咽管瘤多见于儿童,是主要发生在蝶鞍区的非神经上皮性肿瘤(图9-6-3)。占全部颅内肿瘤的5.99%,占蝶鞍区肿瘤的29.7%。颅咽管瘤其实是胚胎发育的残件形成的肿瘤,最早是形成 Rathke 袋。颅咽管瘤大体上有囊性型、囊实性型和钙化型。又可依据肿瘤部位分为鞍上型和脑室内型。组织学上可以分为:①造釉细胞型,见有呈条索状、分叶状或不规则排列的鳞状上皮;②乳头型,见有被覆鳞状上皮的乳头结构,几乎只见于成年人。瘤组织的钙化和囊性变是其特点,囊液内有角质鳞屑和胆固醇结晶。病理诊断时,应认真识别电刀烧灼所造成的组织结构变异(图9-6-4)。另外,如果遇到送检的组织都是由胶原纤维结缔组织构成的囊壁,或见均质性角质团、钙化、异物巨细胞反应等,需要结合临床病史、神经影像学和手术所见再做诊断。

【病例2】患儿,男性,14岁,因蝶鞍区占位行手术治疗(图9-6-5)。

【病例3】患者,男性,56岁,因第三脑室内占位,行手术治疗(图9-6-6)。

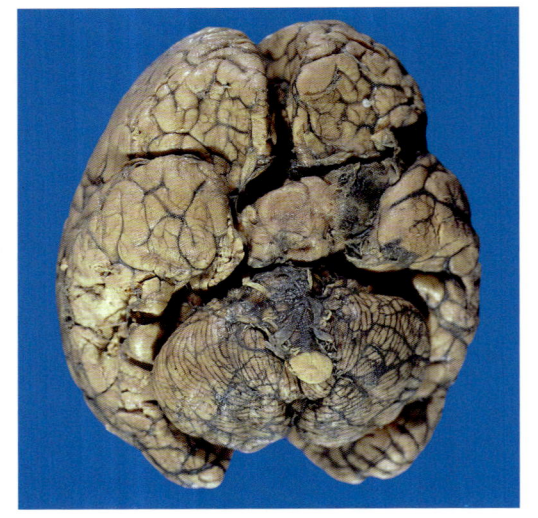

图 9-6-3　蝶鞍区的巨大颅咽管瘤

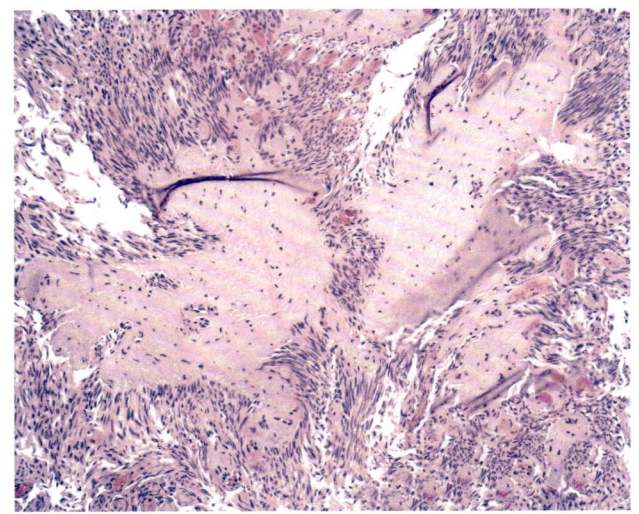

图 9-6-4　颅咽管瘤（术中电刀烧灼形成的上皮变性，低倍）

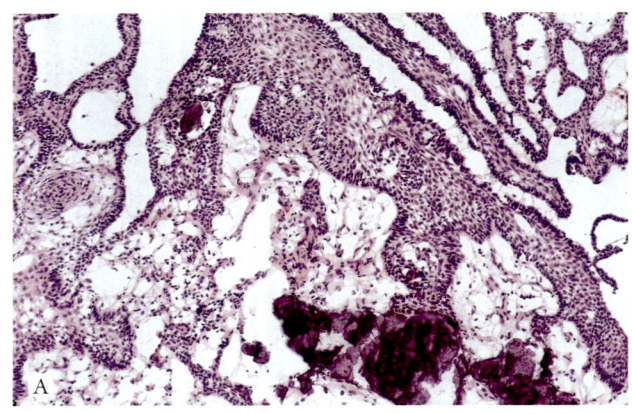

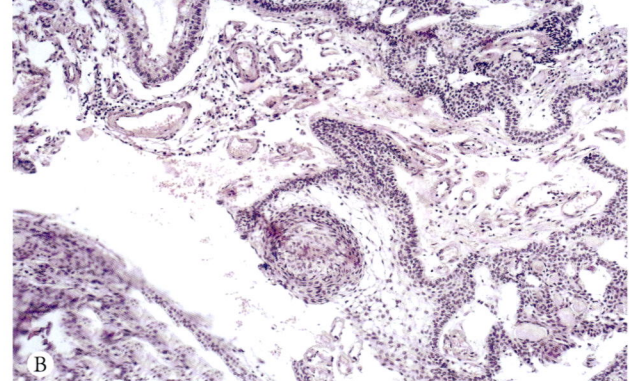

A. 冷冻切片示条索状排列的鳞状上皮（低倍）；B. 石蜡切片示鳞状上皮和栅栏状的柱状上皮（低倍）。

图 9-6-5　颅咽管瘤（造釉细胞型）

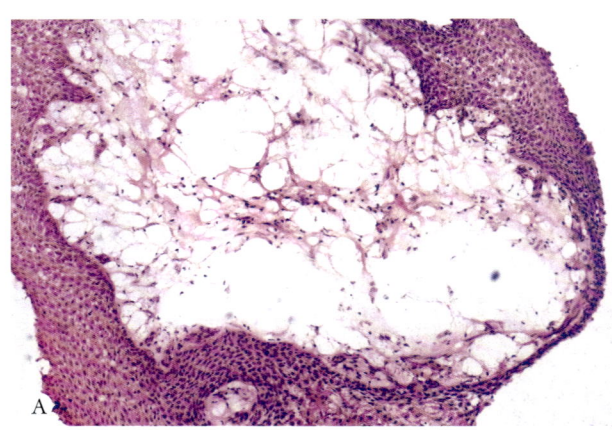

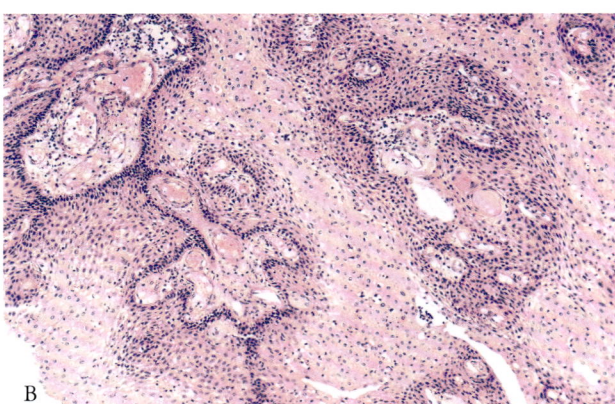

A. 冷冻切片示分化好的鳞状上皮（低倍）；B. 石蜡切片示鳞状上皮分化好，无角化（低倍）。

图 9-6-6　颅咽管瘤（乳头型）

(三) 脊索瘤

脊索瘤起源于胚胎时期残存于骨内的脊索组织，有报道称4%～5%的成年人鞍背部有脊索成分的残留。绝大多数脊索瘤发生在颅底斜坡部位，少数病例发生在脊柱的骶尾部。脊索瘤可侵入硬膜间隙，波及脑、脊神经根，引起神经根的压迫症状。临床上颅内的脊索瘤常因多组颅神经受累的症状而就诊，常与鼻咽癌的颅内浸润难以区别。

肿瘤大体呈灰白色，分叶状，有些区域质软，呈半透明胶冻状。组织学上瘤组织排列呈分叶状，瘤细胞体积较大，胞质内充满空泡；有些瘤细胞成簇分布于黏液池内，部分瘤细胞呈星芒状。胞质内空泡及黏液基质显示 PAS 阳性。瘤细胞免疫组化示 Brachyury、EMA、S-100 均呈阳性。

【病例4】患者，男性，38岁，因鞍区占位行手术治疗（图 9-6-7）。

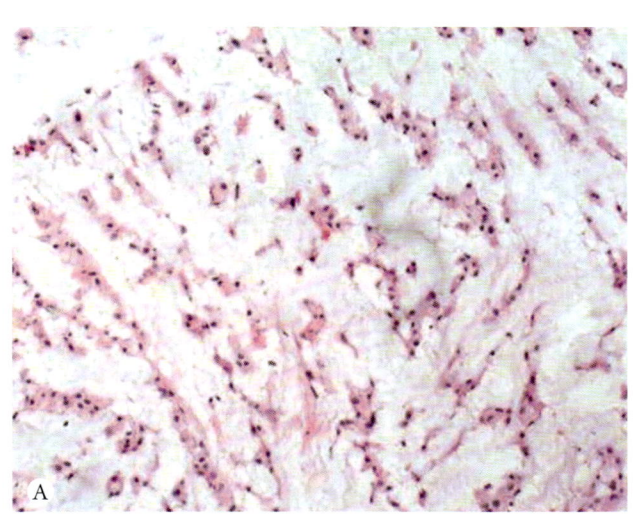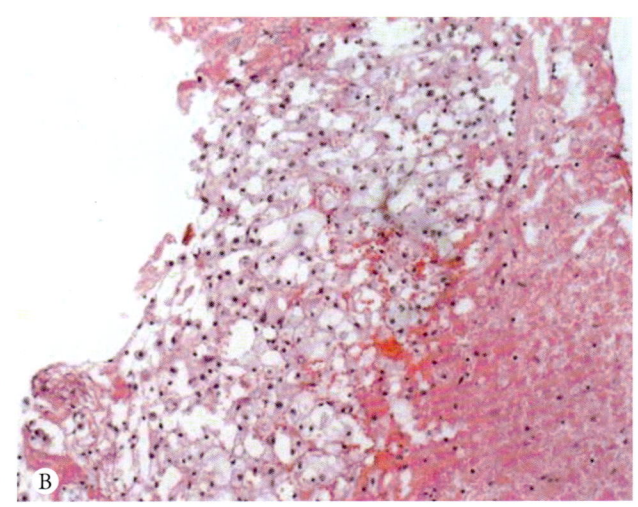

A.冷冻切片示黏液背景中分布稀疏的瘤细胞（中倍）；B.石蜡切片示瘤细胞饱满，胞质内空胞状（中倍）。

图 9-6-7　脊索瘤

点评

（1）在蝶鞍区肿瘤的病理诊断中，还会碰见鞍结节脑膜瘤，鞍上生殖细胞瘤，丘脑下部和视交叉部位的胶质瘤、错构瘤等病变，需要相互鉴别。

（2）颅咽管瘤的上皮巢可以侵入丘脑下部脑实质内，伴有星形胶质细胞增生和出现 Rosenthal 纤维，不要误诊为分化好的胶质瘤。

第七节　松果体区的肿瘤和瘤样病变

本节介绍生殖细胞瘤，它占颅内肿瘤的1.35%，大多见于25岁以下的青年人，发病高峰为10～14岁，男性多于女性。颅内生殖细胞瘤好发于中线部位，主要位于松果体区（旧称松果体瘤）和鞍上部位（旧称异位松果体瘤），还可见于脑室内、弥漫的脑室周围、基底节、大脑脚和小脑等部位。

主要临床症状是四叠体受压迫，表现为上视障碍和瞳孔反应、调节反应的障碍，以及导水管受压，脑脊液循环梗阻造成的颅内压增高的症状和体征；还有丘脑下部受影响出现的内分泌功能紊乱和性器官发育异常（Parinaud 综合征）。

病理检查在第三脑室后部见有肿块，手术过程中肿瘤组织印片很具参考价值，可见胞体大、胞膜清楚、核圆形或卵圆形的上皮样细胞，其间散在胞体小、胞质少、核圆形、深染的淋巴细胞。结合临床和手术所见即可诊断。瘤组织的冷冻和石蜡切片与身体其他部位的生殖细胞瘤结构相似。

【病例】患儿，女性，14岁，因三脑室后部占位行手术治疗（图 9-7-1）。

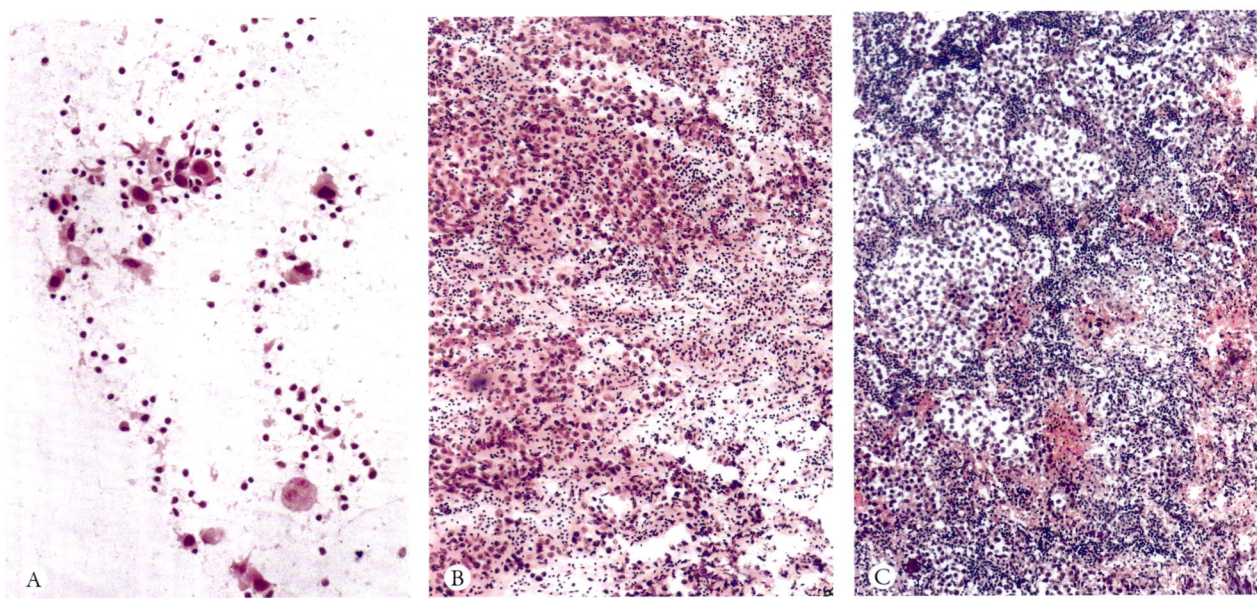

A. 印片示大、小两种瘤细胞（高倍）；B. 冷冻切片示胞体大的上皮样细胞和小的淋巴细胞（中倍）；C. 石蜡切片（中倍）。

图 9-7-1　生殖细胞瘤

点评

（1）颅内生殖细胞瘤的冷冻切片诊断必须结合临床病史，影像学所见和肿瘤的部位。

（2）生殖细胞是原始的多能分化细胞，可以分化为外胚层、内胚层和中胚层结构；还能分化为胚外组织，如滋养叶细胞、卵黄囊结构。它们在分化、发育的各个阶段都可衍化出各种类型的生殖细胞肿瘤。在实际工作中，可见有胚胎性癌、绒毛膜癌、卵黄囊瘤、畸胎瘤（成熟型、未成熟型或是畸胎瘤恶变）。

（3）松果体区病变除上述肿瘤外，还可见松果体囊肿、蛛网膜囊肿、炎性肉芽肿和血管异常等。

（4）国外文献中报道的松果体/鞍上区生殖细胞瘤和瘤样病变分析资料见表9-7-1。

表 9-7-1　松果体/鞍上区生殖细胞瘤和瘤样病变分析

肿瘤和瘤样病变 生殖细胞源性肿瘤	Wara 等 （57例）	Hardman 松果体肿瘤（97例）	Davis 和 Earle 鞍上肿瘤（28例）
Ⅰ组生殖细胞瘤	36	32	24
Ⅱ组胚胎癌有或无生殖细胞瘤	3	6	1
Ⅲ组畸胎瘤有或无生殖细胞瘤	7	11	2
Ⅳ组有胚胎癌的畸胎瘤有或无生殖细胞瘤/绒癌	0	3	1
Ⅴ组有胚胎癌的绒癌	1	1	0
松果体母细胞瘤/松果体细胞瘤	7	27	0
星形细胞瘤	1	7	0
胶质母细胞瘤	1	0	0

续表

肿瘤和瘤样病变生殖细胞源性肿瘤	Wara 等（57 例）	Hardman 松果体肿瘤（97 例）	Davis 和 Earle 鞍上肿瘤（28 例）
表皮样囊肿	0	3	0
淋巴瘤	0	2	0
蛛网膜囊肿	0	1	0
未分类	1	4	0

第八节 颅神经和脊神经的肿瘤和瘤样病变

颅神经和脊神经发生的肿瘤包括施万细胞发生的神经鞘瘤，施万细胞、神经束膜样细胞和成纤维细胞发生的神经纤维瘤，以及神经内神经束膜细胞发生的神经束膜瘤。

（一）神经鞘瘤

神经鞘瘤是常见于桥小脑角部位的肿瘤，占颅内肿瘤的 8.82%，主要发生在听神经上，大多是由前庭支发生，少数是耳蜗支发生。其次是三叉神经根发生的神经鞘瘤，其余的颅神经发生的神经鞘瘤只是个案报道。不过椎管内的神经鞘瘤发生率较高，占椎管内肿瘤的 25%～30%，大多累及感觉神经根，少数病例合并多发性神经纤维瘤病（NF2）。神经鞘瘤是脑、脊髓实质外的肿瘤，如压迫脑和脊髓，可造成相关神经的损伤。肿瘤组织内常伴有黏液变性和囊性变。术中快速病理诊断中印片通常帮助不大，冷冻切片光镜下见梭形细胞增生，有两种特征性结构：①梭形细胞呈束状排列，散在 Verocay 小体，即所谓 Antoni A 型结构；②细胞排列疏松，少数呈网状结构，即所谓的 Antoni B 型结构。根据笔者的经验，颅内的神经鞘瘤较多出现 Antoni B 型结构，椎管内的神经鞘瘤多以 Antoni A 型结构为主。有两点值得注意：一是肿瘤实质内常可见扩张的和发育不良的血管（图 9-8-1），而且血管壁出现玻璃样变性或见有血管腔内血栓，容易误诊为血管瘤；二是肿瘤组织内常可见到异型核细胞（图 9-8-2），甚至出现怪异核细胞，这并不是恶性指征，神经鞘瘤是良性肿瘤（WHO 1 级）。此外，神经鞘瘤常出现囊性变。

【病例 1】患者，女性，44 岁，因右侧 CPA 占位行手术治疗（图 9-8-3）。

【病例 2】患者，女性，46 岁，因颈 3 至 4 椎管内占位行手术治疗（图 9-8-4）。

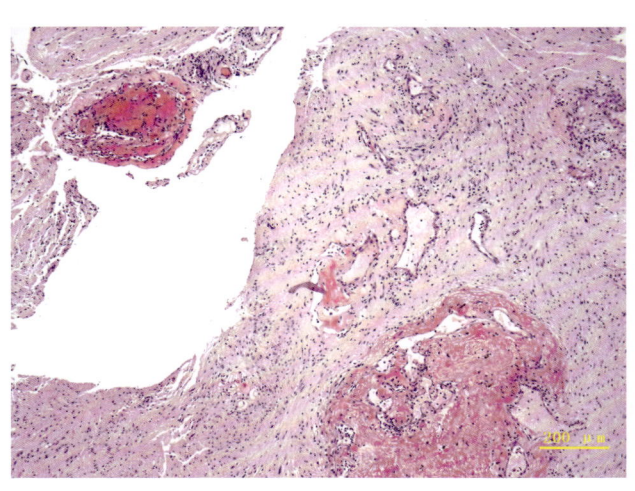

图 9-8-1　神经鞘瘤内增生的血管（低倍）

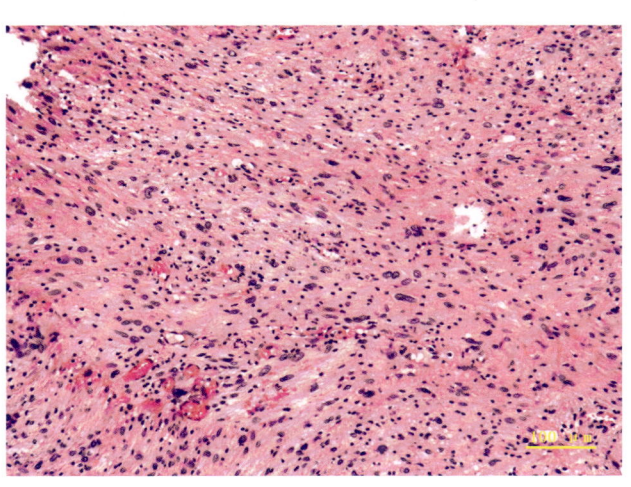

图 9-8-2　伴异型核细胞的神经鞘瘤（中倍）

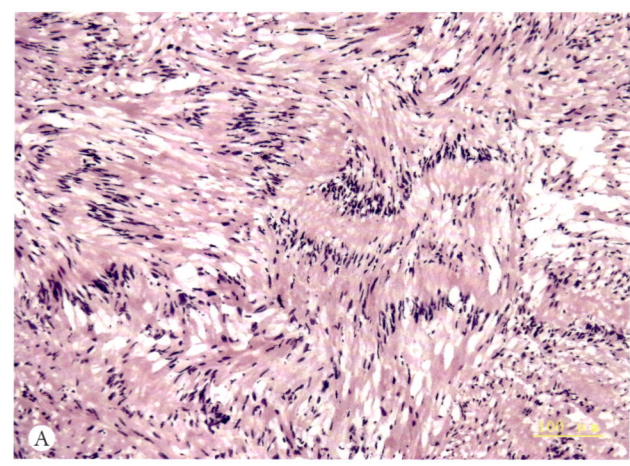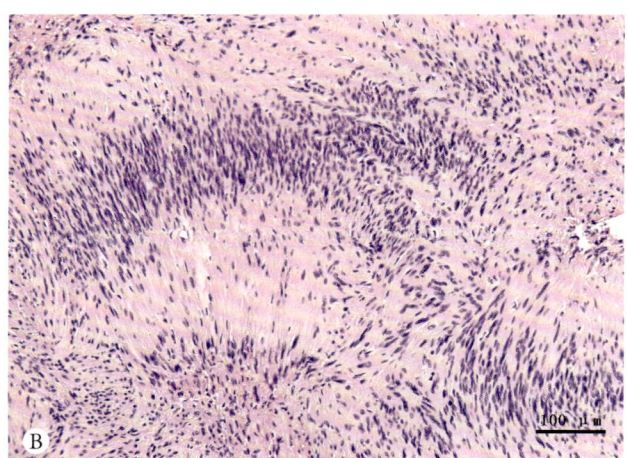

A. 冷冻切片示神经鞘瘤 Antoni A 型结构（中倍）；B. 石蜡切片（中倍）。

图 9-8-3　神经鞘瘤（Antoni A 型）

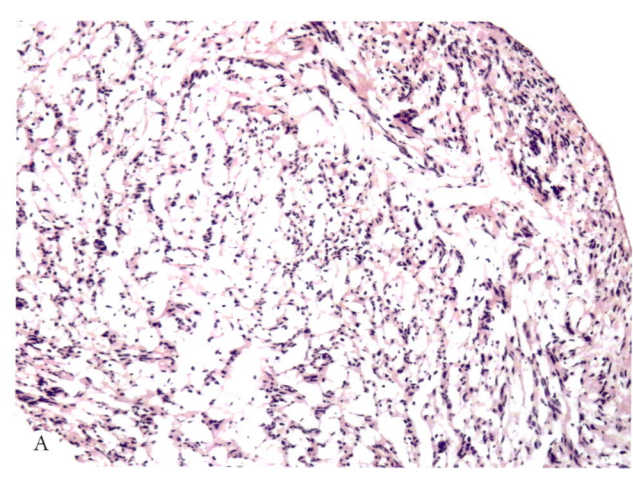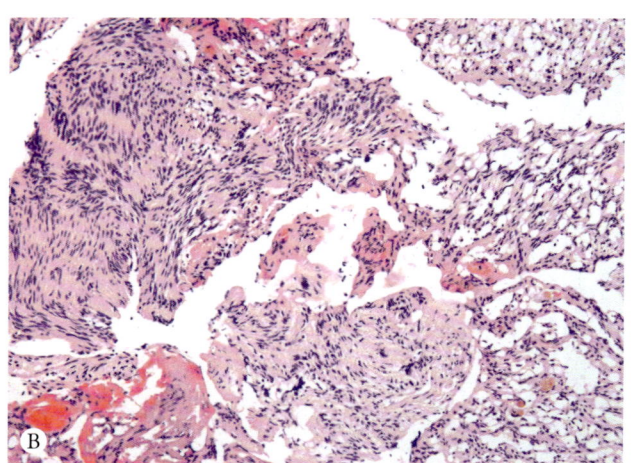

A. 冷冻切片示 Antoni B 型结构（低倍）；B. 石蜡切片，图左侧为 Antoni A 型结构，右侧为 Antoni B 型结构（低倍）。

图 9-8-4　神经鞘瘤

颅内神经鞘瘤的病理诊断需要与纤维型脑膜瘤相鉴别，颅内神经鞘瘤常位于脑底部，尤多见于桥小脑脚部位，肿瘤和颅神经关系密切，组织学上可见 Verocay 小体；而脑膜瘤多位于矢状窦旁、大脑镰旁、大脑半球凸面等部位，常与硬脑膜粘连，组织学上可见漩涡状结构及蛛网膜内皮细胞的特征。

（二）神经纤维瘤

神经纤维瘤在颅内和椎管内很少见，较多见的是软组织内的孤立性神经纤维瘤。光镜下瘤细胞呈梭形且细胞纤细，波浪状排列，间质内常伴黏液样和水样变性，部分瘤组织内可见玻璃样变性（WHO 1 级）。

【病例 3】患者，女性，48 岁，因额顶部头皮下肿物并侵入颅骨内行手术治疗（图 9-8-5）。

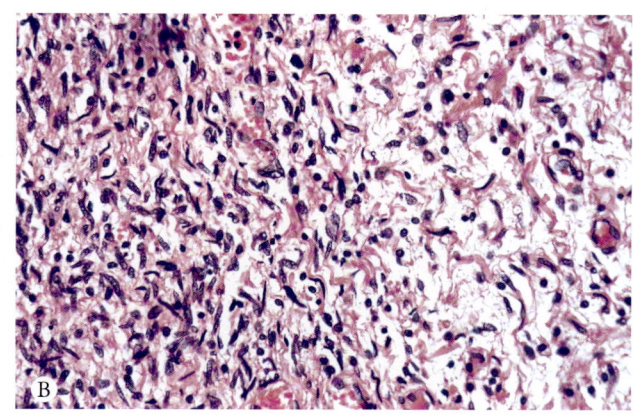

A. 冷冻切片，诊断可能为神经纤维瘤（中倍）；B. 石蜡切片，诊断为神经纤维瘤（WHO1级）（高倍）。

图 9-8-5　神经纤维瘤

点评

（1）神经内的神经束膜瘤很少见。

（2）恶性外周神经鞘瘤是起源于外周神经或神经外软组织，具有神经鞘分化的恶性肿瘤，除肿瘤组织学上出现恶性的特征外，还可见有异源性分化。

（3）周围神经的瘤样病变中，有临床病理意义的是外伤性神经瘤，即过去所说的截肢性神经瘤，诊断并不困难。

第九节　转移性肿瘤

在笔者的统计资料中，颅内转移性肿瘤占脑肿瘤的 6.54%，其中 98% 是远位脏器原发的肿瘤经血道转移而来，2% 是邻近组织发生的肿瘤直接侵入。成年人脑转移瘤最为常见的原发灶依次为肺癌（特别是肺小细胞癌和腺癌）、乳腺癌、黑色素瘤、肾癌和结肠癌；儿童脑转移瘤最常见的原发灶依次为白血病、淋巴瘤、骨肉瘤、横纹肌肉瘤和尤文肉瘤。前列腺癌、乳腺癌和肺癌是脊髓硬膜外转移最为常见的原发灶，其他还有非霍奇金淋巴瘤、多发性骨髓瘤和肾癌。有近 10% 的脑转移瘤病例在就诊时找不到原发灶。

不同的原发肿瘤在中枢神经系统内发生转移的概率是不一样的。肺肿瘤中主要是肺癌，其转移率是 26%~46%，而且有 1/3 的病例出现颅内转移灶时还未检出肺内原发肿瘤。乳腺肿瘤中主要是乳腺癌，其转移率是 15%~20%，Ⅲ期~Ⅳ期的乳腺癌发生转移的危险性更高。白血病和恶性淋巴瘤侵犯中枢神经系统的报道也越来越多。不同的原发肿瘤转移到颅内有其一定的分布特点，肺癌和黑色素瘤常转移到脑实质内；乳腺癌转移到脑内还常合并软脑膜播散；恶性淋巴瘤在颅内播散大多是在软脑膜上；前列腺癌常出现颅骨和脊椎的转移，侵犯硬脑膜比侵犯脑实质要多；鼻咽癌侵入颅内自然是多见于颅底部。

颅内转移瘤出现幕上的机会较多，占 80%~86%，尤以大脑半球为多，特别是动脉边缘区和灰白质交界部位。

病理上颅内转移瘤有 3 种类型，即孤立瘤、多发瘤和弥漫生长型瘤。颅内转移瘤 60% 以上是多发病灶，但来自肺的原发肿瘤有近 40% 是单个转移灶，来自乳腺癌的转移病灶单发的更多，不过常合并软脑膜播散。神经影像学特点为出现明显的瘤周水肿和占位效应，CT 示大片低密度区（图 9-9-1）。颅内转移瘤中少数病例是软脑膜弥漫浸润，或是在脑实质内呈粟粒状播散。笔者曾遇到 1 例颅内肺小细胞未分化癌转移的病例，尸体解剖时肉眼见到脑水肿，并未见到瘤块，要是在这种情况下做冷冻切片诊断相当困难。千万不要将小血管周围小细胞未分化癌的转移视作淋巴细胞浸润。

转移瘤病灶中心部可有坏死，或液化似脓肿，不要误诊为脑膜瘤或脑脓肿（图 9-9-2）。有时转移瘤内可出血或形成血肿，如绒癌、肺癌、白血

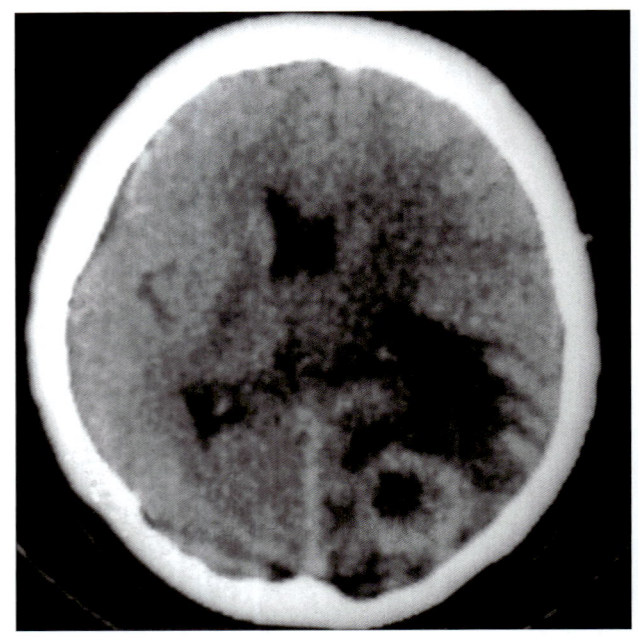

CT 示顶枕部占位，病灶周围水肿和占位效应明显，术后病理诊断为转移癌。

图 9-9-1　脑内转移癌 CT 检查

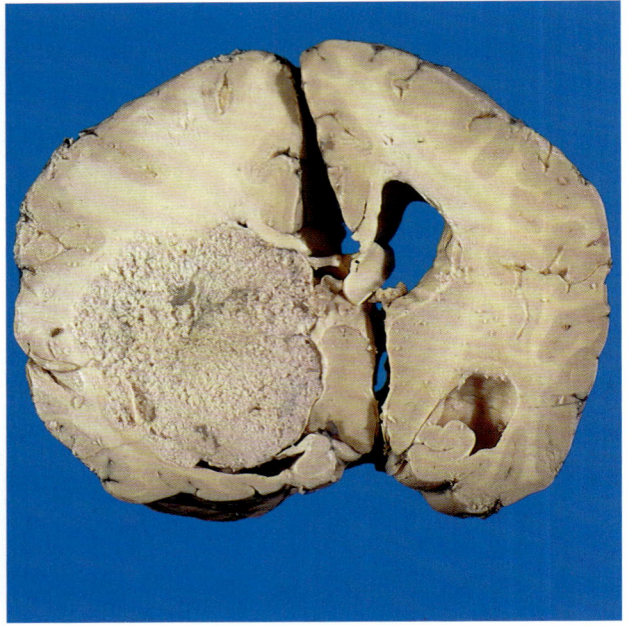

图 9-9-2　脑内转移癌，弥漫浸润（大体标本）

病侵犯等，不要漏诊。手术中取新鲜瘤组织送检，不妨先做印片，对于观察细胞形态很有参考价值，可见成堆的肿瘤细胞和细胞碎屑。冷冻切片在光镜下除了可见细胞形态的特征外，还可见瘤细胞的结构特征，将印片与冷冻切片综合起来看，再结合临床病史，转移瘤的诊断不难做出。值得注意的是，如果只见有胶质细胞增生和星形细胞肥胖变性，这时千万不要误诊为胶质瘤，必要时可建议再取标本送检。

【病例1】患者，女性，61岁，因肺癌术后3个月发现颅内占位行手术治疗（图9-9-3）。

【病例2】患者，女性，45岁，因左额顶部占位行手术治疗。术前1年有左侧乳腺癌手术史（图9-9-4）。

【病例3】患者，女性，66岁，因颅内多发占位、右上肺阴影行右额叶占位切除术（图9-9-5）。

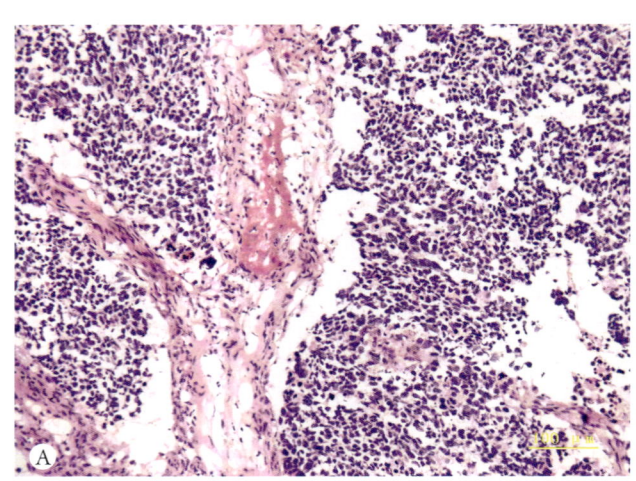
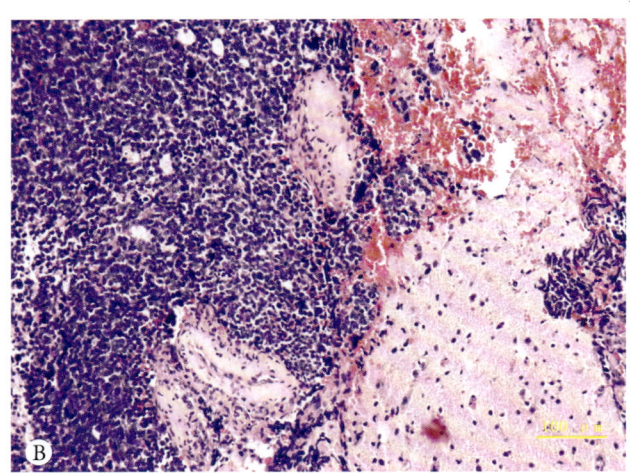

A. 冷冻切片示呈巢的小细胞团（中倍）；B. 石蜡切片诊断为肺小细胞癌转移（中倍）。

图 9-9-3　脑内小细胞癌转移（原发于肺小细胞癌）

第九章 中枢神经系统疾病

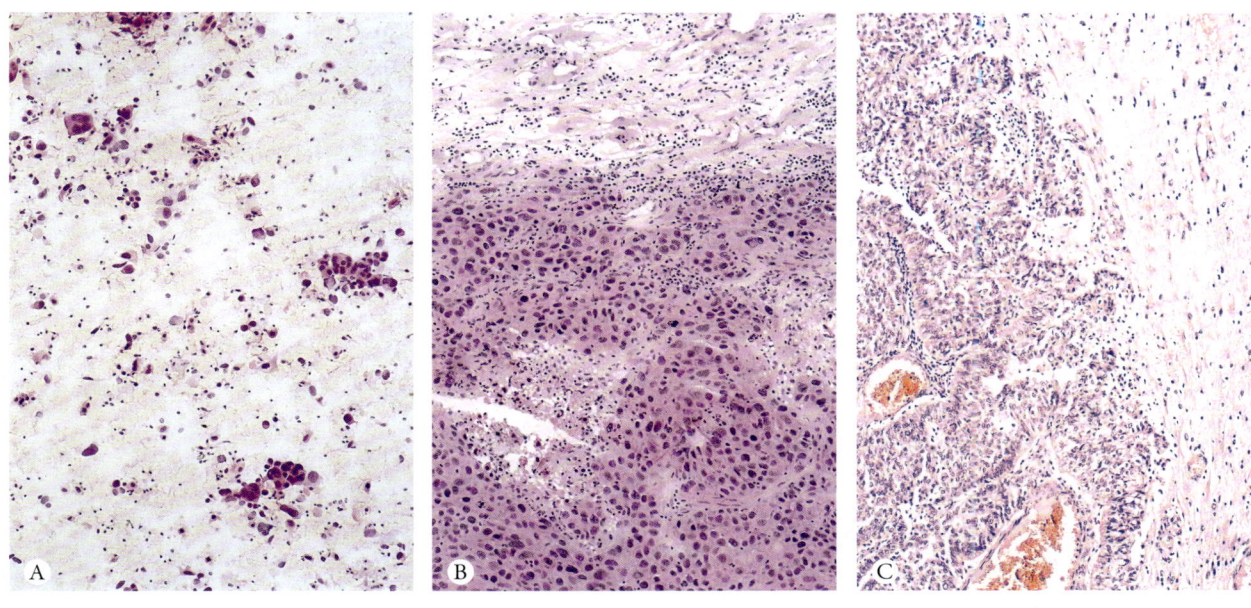

A. 印片示肿瘤细胞异型性明显（中倍）；B. 冷冻切片，呈巢状排列的肿瘤细胞（中倍）；C. 石蜡切片，呈实性或腺样排列的癌细胞巢（低倍）。

图 9-9-4　脑内腺癌转移（原发于乳腺癌）

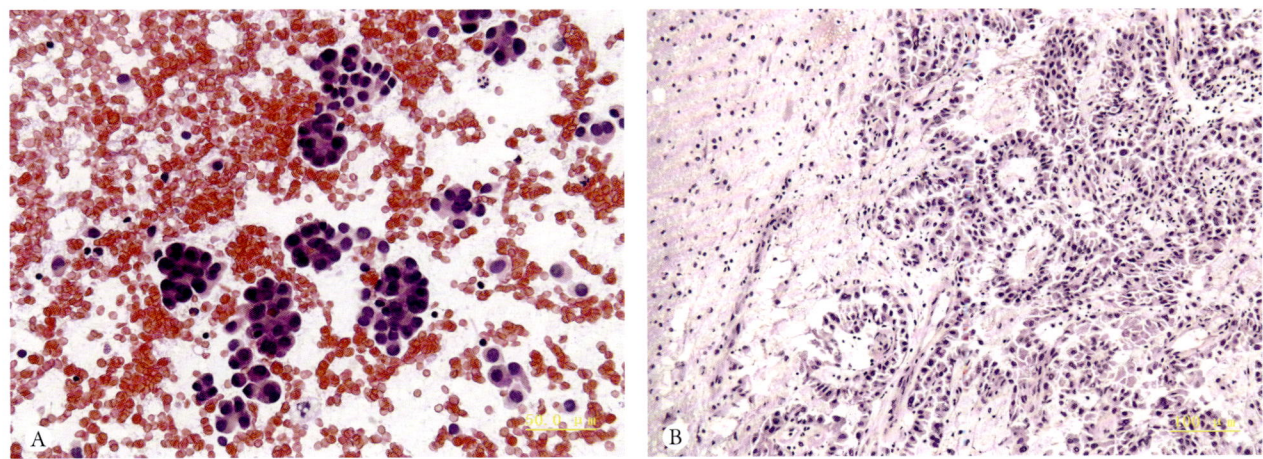

A. 印片示成团的癌细胞，部分排列呈腺样（高倍）；B. 冷冻切片示呈腺样排列的癌细胞巢（中倍）。

图 9-9-5　脑内腺癌转移（原发于肺腺癌）

点评

（1）颅内转移瘤中有将近半数是呼吸道肿瘤转移而来，一部分病例是先检查出原发灶，再发现颅内转移灶；另一部分病例是以颅内转移瘤的症状为首发症状，也就是说，先做了颅内转移瘤的手术，开颅术后才出现原发瘤的症状。

（2）颅内转移瘤可以是多发病灶，也可为孤立病灶，病灶也可很小，或呈粟粒状，周围脑组织反应可以很重，可有脑组织水肿和病灶周围星形胶质细胞增生（图9-9-6）。因此，临床和影像检查已明确诊断转移瘤的病例，术中冷冻切片由于取材的局限，即使没有见到肿瘤组织也不要轻易除外转移瘤的诊断。

（3）小脑内转移癌，特别是小细胞未分化癌转移，要慎重鉴别小脑内原发的髓母细胞瘤和恶性淋巴瘤。

（4）鼻咽部低分化癌侵入颅底，常伴有脑膜成纤维细胞的增生，易误诊为脑膜瘤。

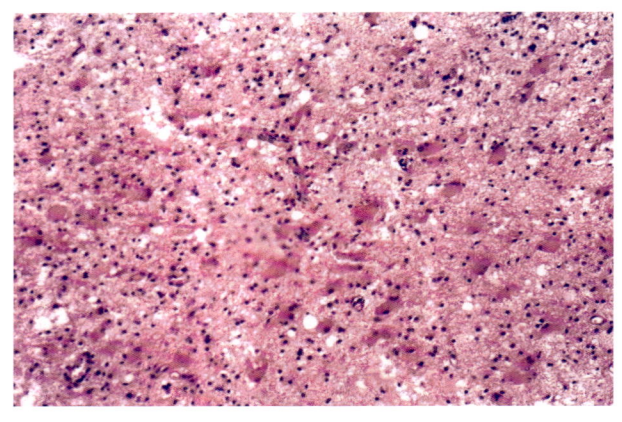

图 9-9-6 转移癌周围脑组织星形胶质细胞增生

第十节 脊髓和椎管内肿瘤和瘤样病变

脊髓和椎管内肿瘤比颅内肿瘤要少见得多，各种类型的肿瘤按照发生频率依次为：神经鞘瘤、脊膜瘤、畸胎瘤类病变、胶质瘤和其他肿瘤，各有其自身的临床病理特点。

（一）神经鞘瘤

【病例1】患者，女性，45岁，因腰椎椎管内占位行手术治疗（图9-10-1）。

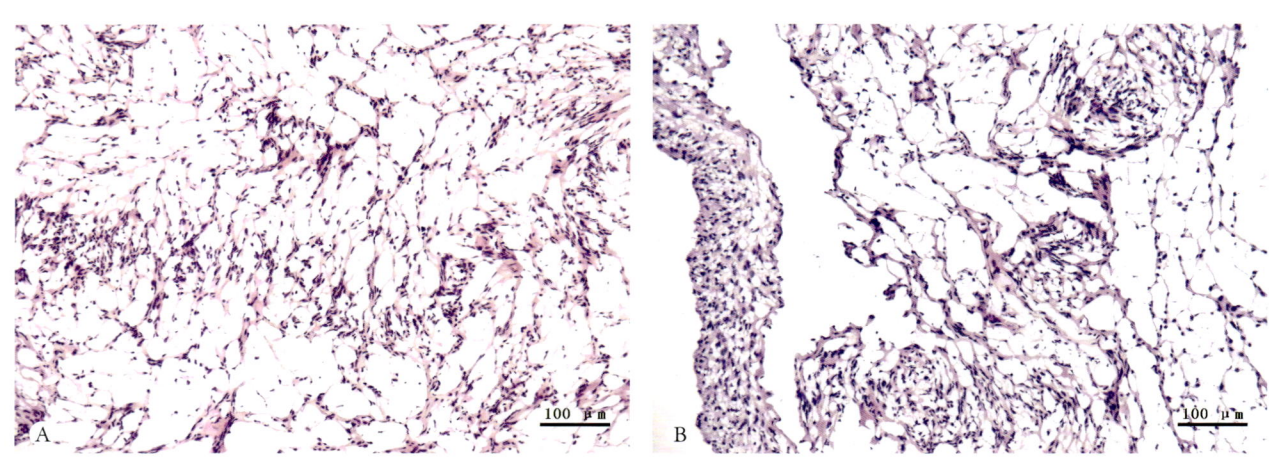

A．冷冻切片示梭形细胞呈漩涡状排列，伴有黏液样变性（中倍）；B．冷冻切片示肿瘤细胞伴有囊性变（中倍）。

图 9-10-1 神经鞘瘤

（二）脊膜瘤

脊膜瘤占椎管内肿瘤的15.3%，以颈、胸段为多。肿瘤多位于硬脊膜下，髓外生长，边界清楚，附着于硬脊膜上。临床症状难以和神经鞘瘤相区别。病理表现与颅内脑膜瘤相似，不过中年女性的脊膜瘤大多是砂粒体型。

【病例2】患者，女性，52岁，因胸段椎管内髓外占位行手术治疗（图9-10-2）。

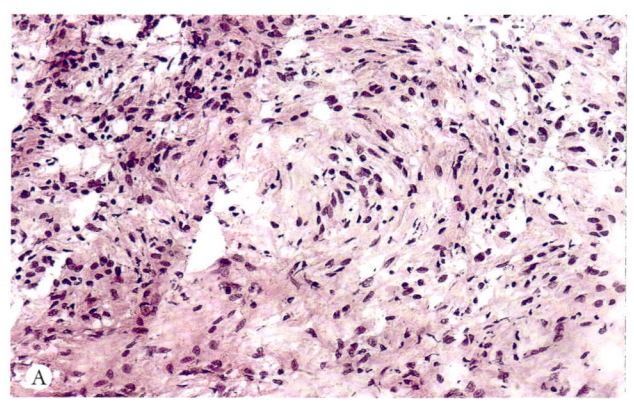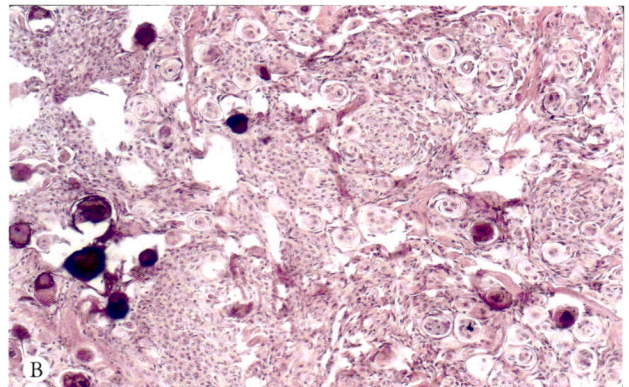

A．冷冻切片诊断为脊膜瘤（中倍）；B．石蜡切片诊断为砂粒体型脊膜瘤（低倍）。

图 9-10-2 脊膜瘤

（三）脊髓胶质瘤

脊髓的室管膜瘤约占脊髓胶质瘤的43%，青壮年多见，肿瘤部位以腰骶段，即脊髓的圆锥和终丝部位为多。肿瘤在髓内生长，组织学上一部分为WHO 2级的室管膜瘤，可见以血管为轴心的假菊形团结构。马尾终丝多见黏液乳头型室管膜瘤（WHO 2级）。脊髓胶质瘤占椎管内肿瘤的8.9%。多数是星形细胞瘤和胶质母细胞瘤，以颈、胸段多见。常见的临床症状有肢体感觉障碍、分离性感觉丧失、下身瘫痪，以及大小便障碍。病理上和颅内的星形细胞瘤和胶质母细胞瘤相似。脊髓的少突胶质细胞瘤很少见。

【病例3】患者，女性，66岁，因胸椎第7～9节段椎管内占位行手术治疗（图9-10-3）。

【病例4】患儿，男性，11岁，因颈椎第2～5节段椎管内占位行手术治疗（图9-10-4）。

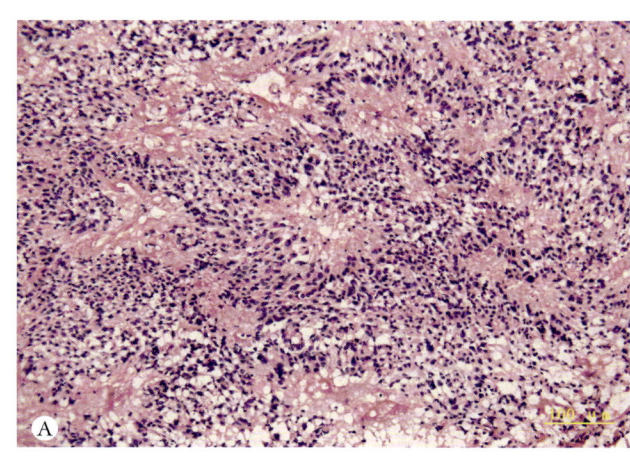 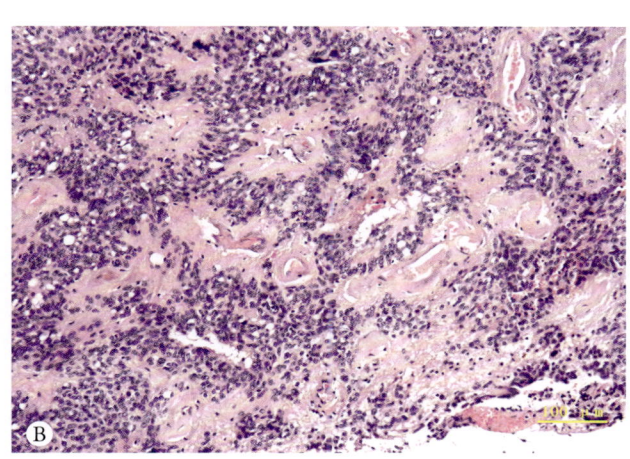

A. 冷冻切片示以血管为轴心的假菊形团结构（中倍）；B. 石蜡切片诊断为室管膜瘤（中倍）。

图9-10-3　脊髓髓内室管膜瘤（WHO 2级）

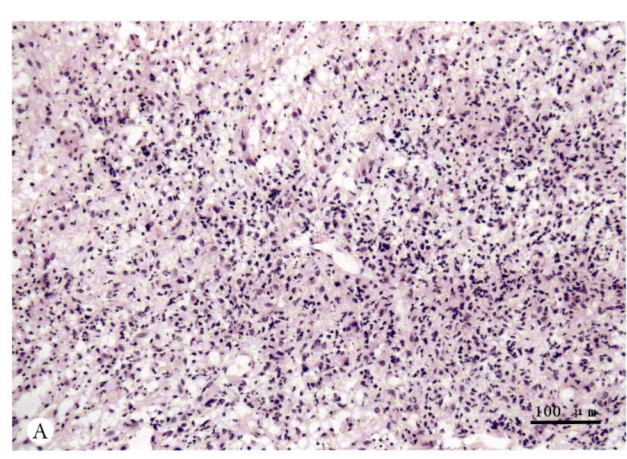 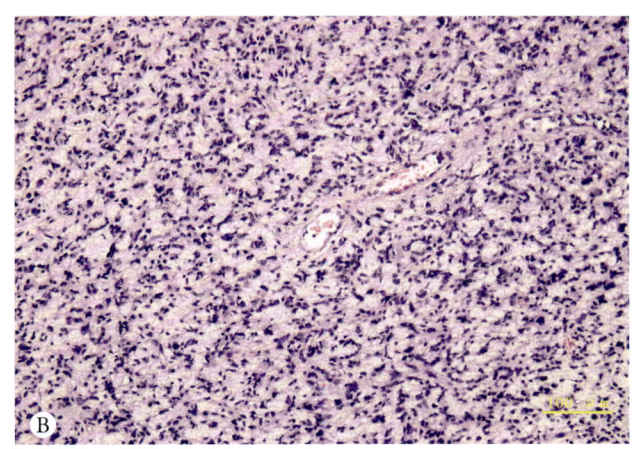

A. 冷冻切片诊断为分化不良的胶质瘤（中倍）；B. 石蜡切片诊断为间变型星形细胞瘤（中倍）。

图9-10-4　脊髓髓内间变型星形细胞瘤（WHO 3级）

（四）椎管内的表皮样囊肿、皮样囊肿和畸胎瘤

椎管内的表皮样囊肿、皮样囊肿和畸胎瘤约占椎管内肿瘤的16%，尤以表皮样囊肿占优势，年轻人多见。主要位于腰骶段，且多数位于髓外硬膜下腔。临床症状和其他髓外肿瘤相似，不过38%的病例合并皮毛窦、脊柱裂和脊柱侧弯畸形。

【病例5】患者，男性，18岁，因腰骶段脊髓髓外占位行手术治疗（图9-10-5）。

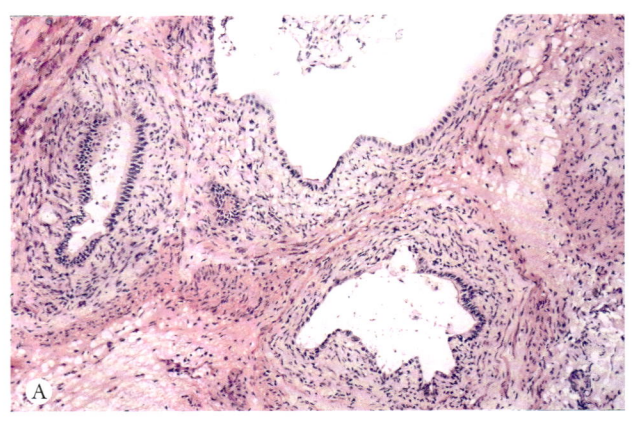
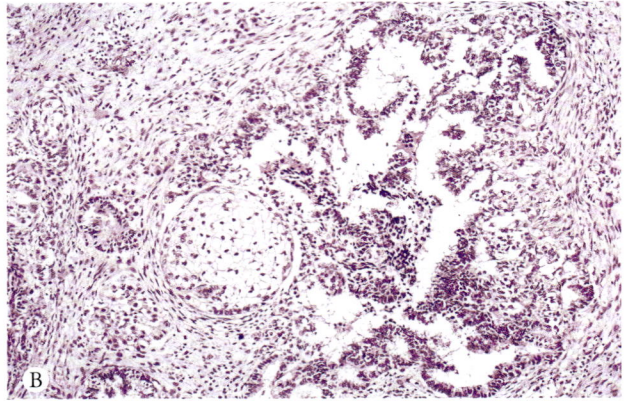

A. 冷冻切片诊断可能为畸胎瘤（低倍）；B. 石蜡切片示三胚层组织，诊断为成熟型畸胎瘤（低倍）。

图 9-10-5　脊髓髓内畸胎瘤

（五）椎管内的先天性囊肿

椎管内的先天性囊肿中可见源自前肠发育过程的异常，如常位于脊髓颈段腹侧的肠源性囊肿及少数位于髓内的室管膜囊肿。诊断过程中要注意与蛛网膜囊肿相鉴别（图 9-10-6）。

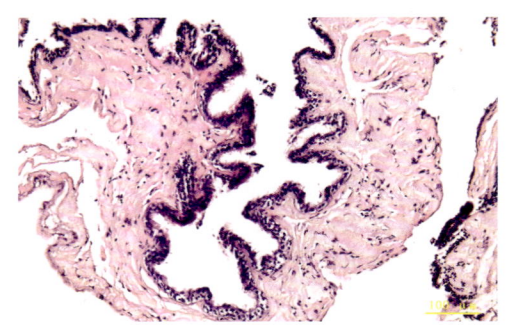

图 9-10-6　椎管内肠源性囊肿（低倍）

（六）其他

（1）恶性淋巴瘤也可发生于脊髓和椎管内，多位于胸腰段脊髓和硬膜外间隙内。病理上表现为小细胞恶性肿瘤，绝大多数免疫组化表型为 B 细胞淋巴瘤。最近曾见到 1 例脊髓马尾神经内弥漫大 B 细胞淋巴瘤浸润。此外，脂肪瘤、血管性肿瘤、脊椎骨的骨髓瘤、脊索瘤和转移瘤也可见到。

（2）脊髓和椎管内瘤样病变较为常见的是结核性肉芽肿。

【病例6】患者，男性，55 岁，因骶部椎旁硬膜外占位行手术治疗（图 9-10-7）。

【病例7】患儿，男性，14 岁，因胸腰段椎管内肿物伴椎体破坏行手术治疗（图 9-10-8）。

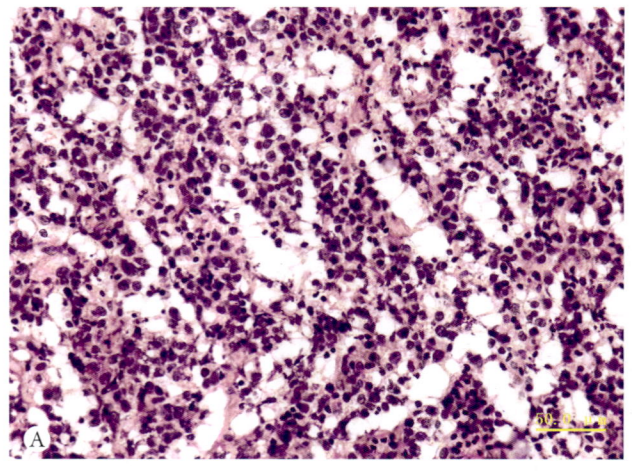
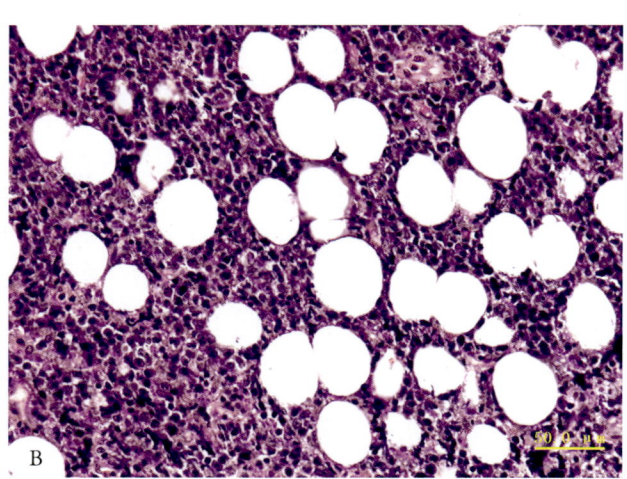

A. 冷冻切片诊断为小细胞恶性肿瘤，可能是淋巴瘤（高倍）；B. 石蜡切片诊断为弥漫大 B 细胞淋巴瘤（高倍）。

图 9-10-7　弥漫大 B 细胞淋巴瘤

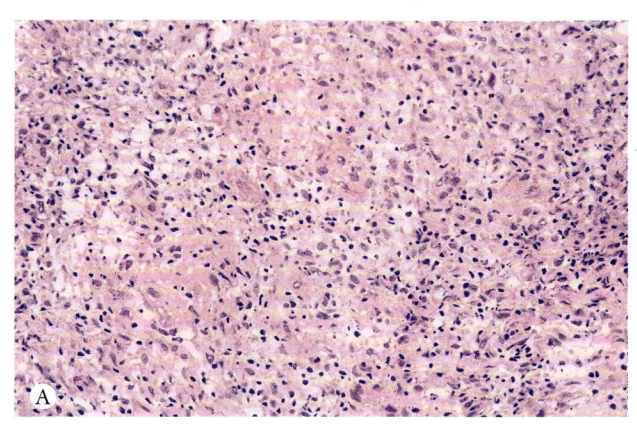
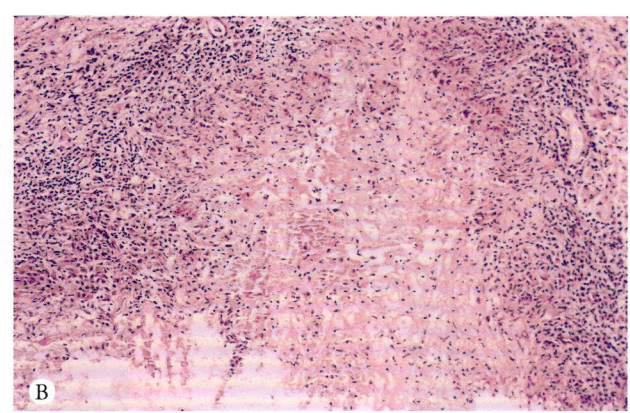

A. 冷冻切片诊断为炎性肉芽组织（中倍）；B. 石蜡切片（低倍）。

图 9-10-8　结核性肉芽肿

点评

（1）脊髓肿瘤的术中快速病理诊断一定要先弄清肿瘤的部位，以及和脊髓实质的关系，肿物是位于髓内还是髓外；是位于硬膜下还是硬膜外；和神经根之间的关系如何；脊椎椎体有没有破坏。

（2）高颈段的脊髓病变手术风险大，取材困难往往标本极少，证据不足时诊断最好留有余地，建议将病理所见与临床医师充分沟通，充分讨论可能的诊断与鉴别诊断，可以待石蜡切片再做明确诊断。

（卢德宏　陈　莉　王辅林　徐庆中）

参考文献

[1] 徐庆中. 中枢神经系统肿瘤诊断病理图谱[M]. 北京：科技文献出版社，2000.

[2] DAVID N. LOUIS, HIROKO OHGAKI, OTMARD. WIESILER WIBSTER K. CAVFNEE. WHO Classification of Tumors of the Central Nervous System. IARC press Lyon, 2007.

[3] 陈乐真. 手术中病理诊断图鉴[M]. 北京：科学技术文献出版社，2005.

[4] LOUIS D N, OHGAKI H, WIESTLER O D, et al. World Health Organization Classification of Tumours of the Central Nervous System. 4th ed. updated ed. Lyon：International Agency for Research on Cancer, 2016.

[5] WHO Classification of Tumours Editorial Board. World Health Organization Classification of Tumours of the Central Nervous System. 5th ed. Lyon：International Agency for Research on Cancer, 2021.

[6] ASA S L, BALOCH Z W, DE KRIJGER R. R, et al. WHO Classification of Tumours of Endocrine Organs[Internet]. 5th ed. Lyon, France：IARC, 2022.

第十章
骨、关节和软组织疾病

第一节 骨、关节疾病

一、概论

目前,冷冻切片检查是国内术中快速病理诊断的最常用方法。随着冷冻切片设备的改进,切片的质量也有很大的提高,约90%的骨肿瘤有软组织病变,这部分质地软的组织可以进行冷冻检查,只有少数病例由于骨化明显、质地太硬、不容易制片而不能进行冷冻检查。但是,骨及关节病变的冷冻检查不如其他器官常见,普通综合医院的病理医师对此也缺乏诊断经验,加之很多疾病的诊断要密切结合临床及影像学资料,因而,骨及关节病变的冷冻检查成为术中快速冷冻切片诊断的难题之一。本章节将着重介绍骨及关节病变冷冻切片检查的目的,以及诊断中应关注的临床、影像学和病理形态特征,同时结合具体病例讨论常见骨及关节病变冷冻切片诊断的要点及相关的鉴别诊断问题。

(一) 骨及关节病变冷冻检查的目的

1. 病变性质的判断 一些骨及关节病变可通过冷冻检查而明确诊断,从而指导临床医师实施下一步的治疗方案。随着人工假体技术的进步及新辅助化疗的开展,多数的骨恶性肿瘤不需要在手术中等待冷冻切片检查结果作为实施截肢等致残性手术的依据,这就相对减轻了病理医师的负担。目前手术中送冷冻切片检查的病例,更多的是一些临床及影像学检查考虑为良性或低度恶性的肿瘤,例如巨细胞瘤、骨纤维结构不良等,经手术中冷冻检查确定诊断后,可直接实施刮除及填充治疗。

2. 活检手术中的冷冻切片检查 近年来由于粗针穿刺活检的开展,临床更为关注粗针穿刺活检是否准确到位、活检量是否足够和具有代表性、是否需要补充活检、是否真正取到了病变组织等问题,以便进一步确定肿瘤的性质及类型。由于一些骨肿瘤可能伴有大片坏死,如果取材都是坏死组织,就很难做出病理诊断。Ashford等总结其所在医院对于骨及肌肉病变实行活检术中冷冻切片检查的情况:他们在活检的同时,进行冷冻切片检查,以确定获取的标本量是否足够,同时尽可能给出诊断意见。在104例患者中,除1例有小的错误外,其余均给出了诊断意见,并且无一例再重复活检。因而,Ashford提出,在活检术中进行冷冻切片检查,有助于提高活检的准确性,避免再次活检给患者带来心理及生理上的痛苦。

3. 可以为进一步的检查提供线索 以便决定是否需要留取新鲜组织做细菌培养、电镜检查、分子生物学检查,以及一些特殊染色所需保留的标本。

4. 了解骨折的性质 在骨折复位手术时,判断是否有病理性骨折,以便进行下一步的治疗。

5. 判断肿瘤的边缘情况 了解手术切缘是否有肿瘤浸润,局部淋巴结是否有转移,这类冷冻检查多用于骨恶性肿瘤的保肢手术。

6. 人工关节置换术的选择 需要做人工关节置换术时,对关节滑膜中的中性粒细胞进行计数,判断是否有感染存在,以决定是否可以进行置换术。

（二）骨及关节病变冷冻诊断的流程

骨病变的冷冻检查，要先了解临床病史及表现，同时需要观察影像学改变，然后再结合病理形态学特征来做出诊断。

1. 临床表现

（1）好发年龄：骨肿瘤病变有其不同的好发年龄段，了解这些信息，对于判断肿瘤的类型及性质是非常重要的。例如，同样发生在长骨骺端的富于巨细胞的肿瘤，如果患者在20岁以下，则很少考虑是巨细胞瘤，此时应仔细判断有无软骨基质，如发现有软骨基质，则应考虑为软骨母细胞瘤。以下列出不同年龄段好发的肿瘤。

0～5岁：朗格汉斯细胞组织细胞增生症、神经母细胞瘤、纤维皮质缺损。

5～10岁：尤文肉瘤、骨纤维结构不良、纤维结构不良、动脉瘤样骨囊肿等。

10～20岁：骨肉瘤、纤维结构不良、软骨母细胞瘤、骨纤维结构不良、动脉瘤样骨囊肿、朗格汉斯细胞组织细胞增生症。

10～30岁：动脉瘤样骨囊肿、骨软骨瘤、软骨黏液样纤维瘤、骨母细胞瘤。

20～40岁：巨细胞瘤、骨旁骨肉瘤、纤维组织细胞瘤。

＞40岁：转移癌、脊索瘤、软骨肉瘤、骨髓瘤、淋巴瘤等。

（2）临床症状：多数骨肿瘤病变在早期无明显症状，后期可以出现病变部位的肿胀、疼痛，甚至触及包块，有时可发生病理性骨折，但上述症状缺乏疾病的特异性。只有骨样骨瘤所具有的症状较具特异性，该病变疼痛明显，且这种疼痛可以通过服用非甾体抗炎药（如阿司匹林）缓解，如果从病理及影像学表现上考虑为这一肿瘤时，询问是否具有上述典型症状，可帮助诊断。

（3）发生部位：骨肿瘤发生的部位对于肿瘤的良恶性判断也非常重要，在冷冻切片检查前需了解待检病变发生的位置，如发生在手足小管状的软骨肿瘤几乎没有恶性，而发生在骨盆及胸骨的软骨肿瘤则多为恶性。常见骨良恶性肿瘤（良性骨肿瘤和瘤样病变）的好发部位见表10-1-1、表10-1-2。

表 10-1-1　良性骨肿瘤和瘤样病变好发部位

部位		疾病	部位		疾病
中轴骨	颅骨和颜面骨	骨瘤	四肢骨	长骨	骨样骨瘤
		骨母细胞瘤			单纯性骨囊肿
		朗格汉斯细胞组织细胞增生症			动脉瘤样骨囊肿
		纤维结构不良			骨软骨瘤
		孤立性纤维瘤			内生性软骨瘤
	颌骨	巨细胞修复性肉芽肿			软骨母细胞瘤
		黏液瘤			软骨黏液样纤维瘤
		骨化性纤维瘤			非骨化性纤维瘤
	椎骨	血管瘤			巨细胞瘤
		骨母细胞瘤			骨纤维结构不良
		动脉瘤样骨囊肿			韧带样瘤
		朗格汉斯细胞组织细胞增生症			骨内腱鞘囊肿
				手足骨	内生性软骨瘤
					巨细胞修复性肉芽肿
					旺炽性反应性骨膜炎（纤维骨性假瘤）
					甲性外生性骨疣
					畸异性骨旁软骨瘤样增生（Nora瘤）

表 10-1-2　恶性骨肿瘤好发部位

部位		疾病	部位		疾病
中轴骨	颅骨和颜面骨	多发性骨髓瘤	四肢骨	长骨	骨肉瘤
		转移癌			软骨肉瘤
		转移性神经母细胞瘤			造釉细胞瘤
		间叶性软骨肉瘤			未分化肉瘤
	椎骨	脊索瘤			血管肉瘤
		骨髓瘤			纤维肉瘤
		转移癌			恶性淋巴瘤
	盆骨、肋骨、胸骨	软骨肉瘤		手足骨	少见恶性肿瘤
		骨髓瘤			
		转移癌			

2. 影像学表现　观察病变部位的影像学表现是骨病变诊断中不可缺少的步骤。因此，在冷冻切片检查前最好能先了解病例的影像学资料，通过观察 X 线、CT 或核磁检查的影像片，可以比较清晰地观察到病变的部位（表 10-1-1、表 10-1-2）、肿瘤的大小及侵犯的范围。同时还可以观察病变中是否具有成骨、钙化、骨质破坏等表现，以及周围软组织是否有改变，这些对于病变的定性非常重要。以下是常见骨病变中可观察到的影像学表现。

（1）虫蚀状骨质破坏：表现为骨皮质多灶针孔样低密度边界不清的病灶，可见于恶性肿瘤及急性化脓性骨髓炎。

（2）大片骨质破坏：多为虫蚀性骨破坏进一步融合形成，常见于恶性肿瘤。

（3）膨胀性骨破坏：多为骨内局部病变慢性进展后逐渐形成的，有薄层骨性包壳，一般不侵犯软组织，常见于良性肿瘤或低度恶性肿瘤及瘤样病变，如骨巨细胞瘤、骨囊肿等。

（4）骨膜增生：是指骨外膜形成新骨，常形成层状骨膜，也称葱皮样骨膜，可见于骨髓炎或是 Ewing 肉瘤。

（5）针状骨形成：表现为局部出现与皮质骨垂直，或呈放射状排列的骨性成分，多见于骨肉瘤。

（6）肿瘤性成骨：成骨性肿瘤可在肿瘤内产生数量不等的新生骨，也称为肿瘤性成骨。依据形成骨量的多少及钙化（或矿化）的程度不同，在瘤体中的影像学表现也不同，可以是云絮状，也可以是斑块状。前者表明新生骨分化幼稚，多为恶性度较高的骨肉瘤；而后者密度高，表明所形成的骨数量多，分化较成熟，钙化明显，多见于分化较好的骨肉瘤，如皮质旁骨肉瘤或髓内高分化骨肉瘤。

（7）骨内钙化灶：它是由于骨内软骨类肿瘤在生长过程中，出现软骨细胞间的钙盐沉积，导致软骨钙化及骨化而成。表现为骨内出现点状、环状或半环状的致密影。

依据上述影像学特征，可初步判断肿瘤性病变的良恶性。良性肿瘤一般与正常骨组织边界清楚，之间有致密的线或带，多呈膨胀性骨破坏，骨膜反应轻，无周围软组织侵犯；反之恶性肿瘤与周围骨组织边界毛糙不清，常侵袭皮质骨，骨质破坏多为虫蚀状或团片状，骨膜反应明显，可形成放射针状骨，并可在周围软组织中形成肿块。

3. 骨病变的基本病理形态学改变

（1）骨样组织与肿瘤性成骨：骨样组织是指尚未钙化的新生骨样基质，表现为均匀红染的细胞外基质，形状不规则，可以呈团片状、编织状或条带状（图 10-1-1）。骨样组织可见于良性病变，也可见于恶性病变，特别是骨肉瘤。此时，骨样基质更为不规则，排列紊乱，常呈花边状甚至菌丝状，周围可见异型肿瘤细胞，故而称为肿瘤性成骨，是骨肉瘤重要的形态学特征。因此，在冷冻切片检查时，要仔细寻找肿瘤组织是否存在骨样组织，周围是否出现异型肿瘤细胞，这对于诊断骨肉瘤非常重要。

第十章 骨、关节和软组织疾病

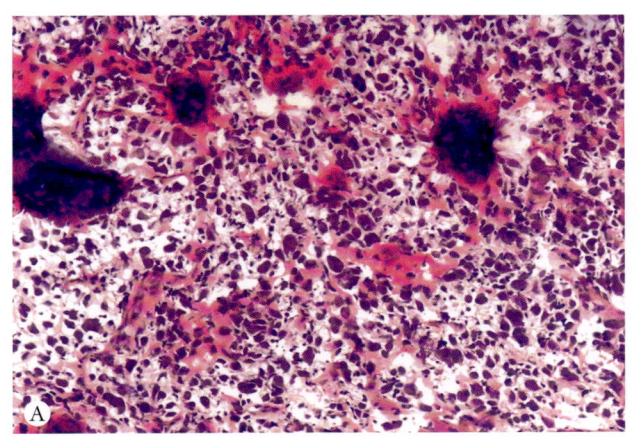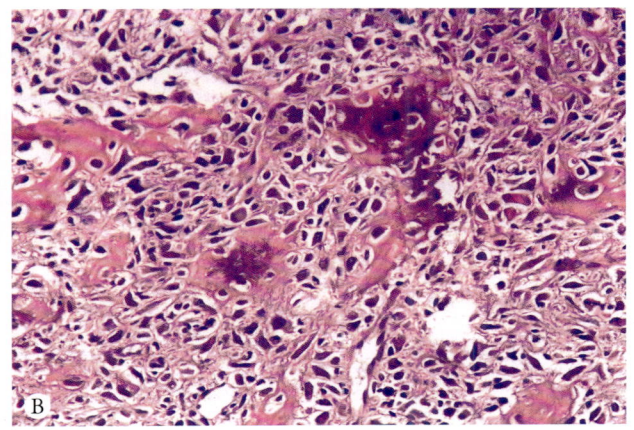

A.冷冻切片（中倍）；B.冷冻后的石蜡切片：可见粉染均质的细胞外基质呈条带状，周围可见幼稚的短梭形肿瘤细胞，细胞核大，有异型性，此例为骨肉瘤的肿瘤性成骨（中倍）。

图10-1-1 骨样组织

（2）编织骨与板层骨：编织骨是骨生长及形成再造期间的骨，与骨样组织不同，它已经出现钙化，但胶原纤维排列不规则，骨小梁中细胞较丰富，骨陷窝中可见较大的骨母细胞，正常髓腔内的梁状骨大部分为编织骨，在生长发育初期的皮质骨也是编织骨。此外，在骨折后的骨痂及骨化性纤维瘤中也可见较大量的编织骨成分（图10-1-2）。板层骨是完全成熟的骨，多位于骨干皮质部，胶原纤维排列整齐，多与骨生长方向一致，也可围绕骨的Haversian系统环形排列，骨陷窝中细胞较少且体积小，骨小梁中可见黏合线，（图10-1-3）。板层骨质地硬，难以进行冷冻切片，但有时由于炎症或肿瘤的破坏，一些板层骨破坏后成为死骨陷入这些病灶中，此时骨陷窝中缺乏骨细胞，病理医师应该认识。

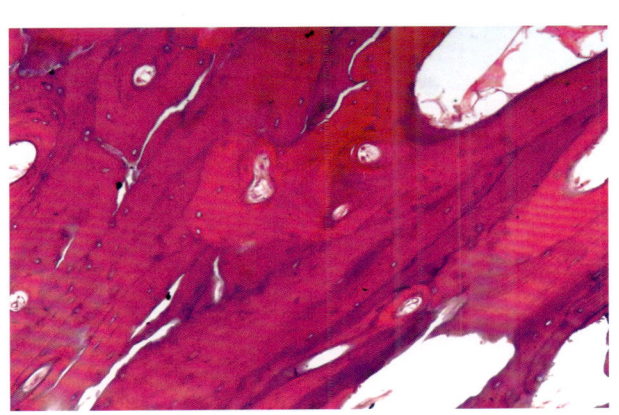

图10-1-3 骨干皮质部的板层骨，骨小梁粗大。黏合线沿长轴方向生长，骨小梁内骨母细胞稀少且体积小（低倍）

（3）反应性骨组织：炎症、骨折后修复的骨痂、代谢性骨病等常可见不规则的骨组织；一些良性

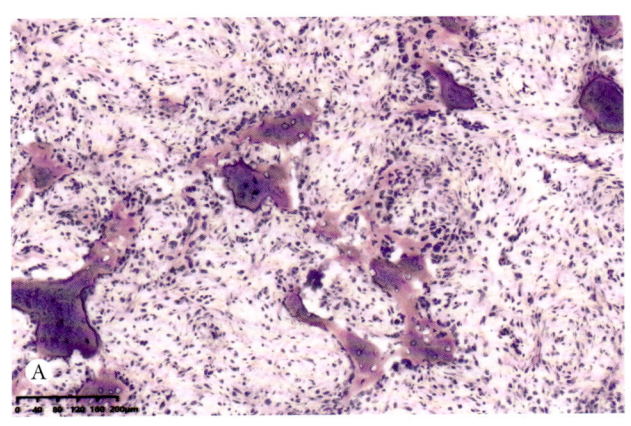

A.冷冻切片（低倍）；B.石蜡切片（低倍）。

图10-1-2 骨化性纤维瘤中的编织骨成分，排列不规则，骨小梁周围及骨小梁内可见骨母细胞

661

肿瘤，如骨样骨瘤及骨母细胞瘤也常可见不规则的编织样骨，这些良性病变中的骨组织或编织骨成分需要与骨肉瘤的肿瘤性成骨相鉴别。鉴别的关键点是这些良性病变中的骨梁表面被覆良性的骨母细胞瘤，细胞立方形或上皮样，胞质略偏位，细胞核缺乏异型性，且骨小梁间可见富于血管的疏松纤维或脂肪组织，其间的血管与其周围的骨小梁之间的距离相近，没有异型肿瘤细胞成分。此外，反应性骨小梁成分具有一定排列方向，一些良性病变还呈现出骨小梁逐渐成熟的表现，如骨样骨瘤中的成骨及骨化性肌炎中的骨小梁都具有中心偏幼稚，周边偏成熟的特征（图10-1-4）。

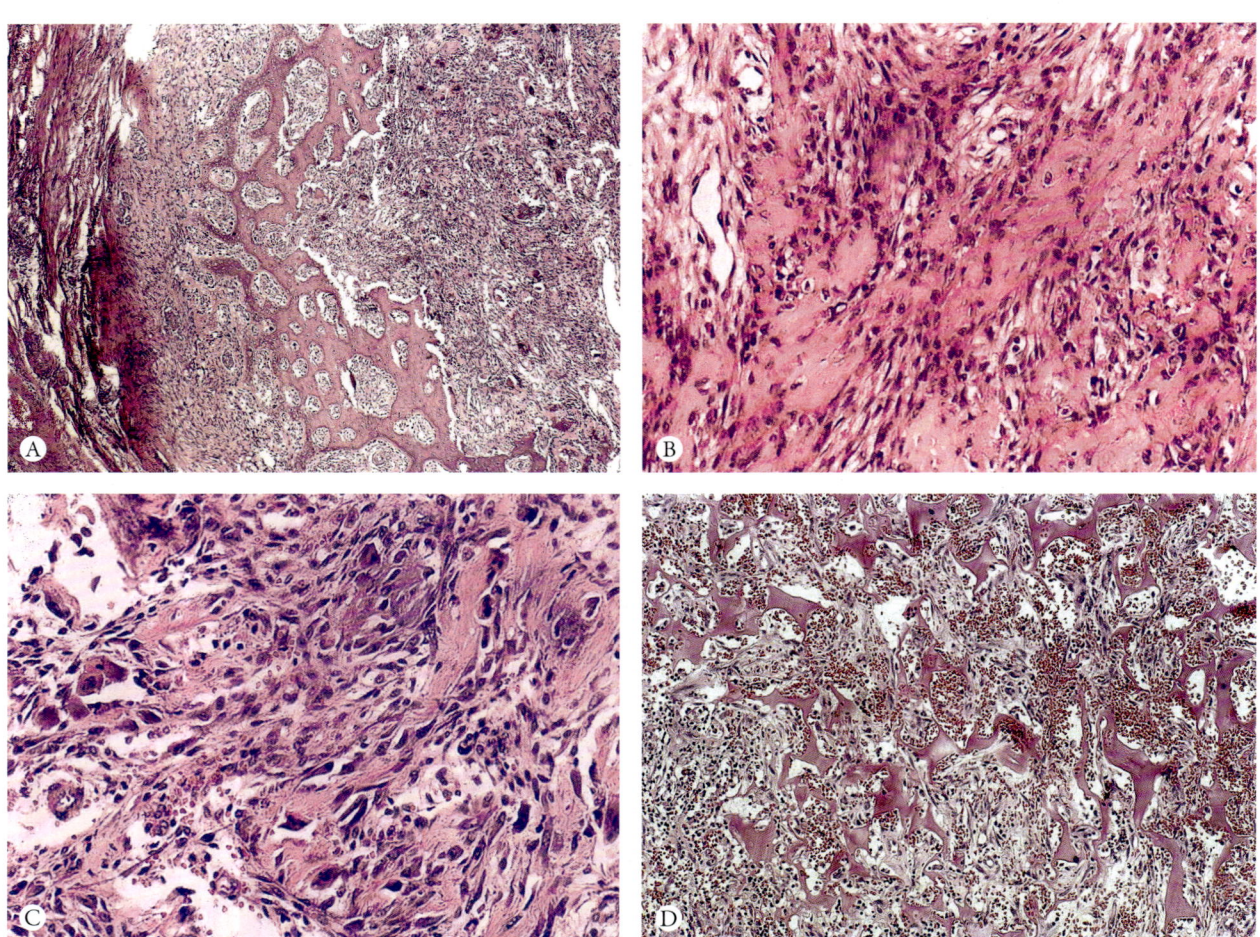

A. 病变中心为增生纤维成分，周边为分化成熟的骨小梁（低倍）；B、C. 中倍镜放大后显示增生纤维母细胞成分，其间见粉染骨样基质，周围可见多核破骨巨细胞；D. 显示周围分化成熟的骨小梁（低倍）（此例图片由陈乐真教授提供）。

图10-1-4　骨化性肌炎

（4）化生性骨：骨母细胞之外的细胞所形成的骨，骨病变中最常见的化生骨是软骨化骨及纤维性化骨。软骨化骨是指软骨基质直接钙化并发生骨化，其间没有骨母细胞参与，所形成的骨一般较为成熟，并与周围软骨有移行过度（图10-1-5），常见于软骨性肿瘤、骨痂及一些反应性病变。而纤维性化骨是指由纤维细胞直接形成的骨组织，最为典型的病变是纤维结构不良。

（5）软骨与病理性软骨：正常软骨多为透明软骨，软骨细胞排列具有一定方向性，分化成熟者排列成行，与表面垂直，基质偏蓝染。病理性软骨包括骨折后的软骨骨痂及各种肿瘤性软骨。软骨骨痂常可在一侧见到反应性骨小梁（图10-1-6）。多数肿瘤性软骨缺乏方向性，排列不规则，呈分叶状结构；恶性肿瘤软骨灶内外均可出现异型肿瘤细胞，部分软骨可侵犯周围正常组织，间质可发生黏液变性及囊性变。

第十章　骨、关节和软组织疾病

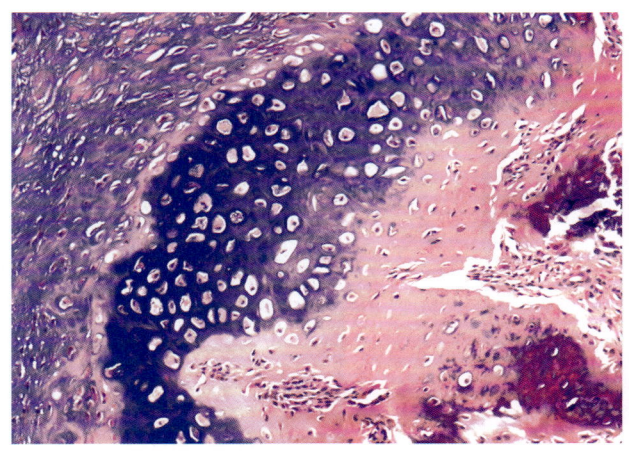

图 10-1-5　软骨化骨
甲下骨疣，可见软骨增生，右下方可见软骨化骨（低倍）。

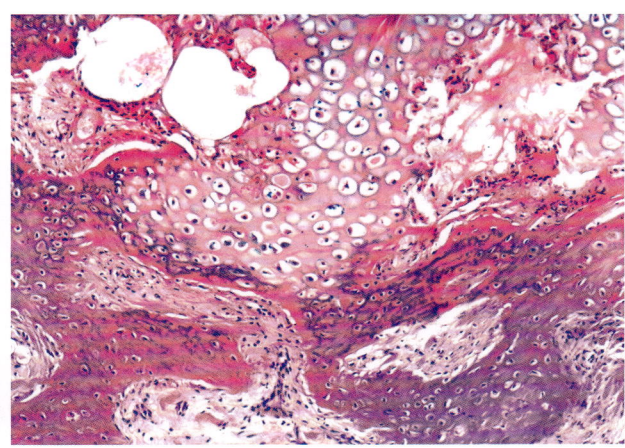

图 10-1-6　骨痂
可见软骨岛及不规则的骨小梁成分（低倍）。

识别上述各类不同的骨及软骨组织，对于诊断骨及软骨肿瘤非常重要，其鉴别要点详见表 10-1-3。

表 10-1-3　病变组织中各种成骨的鉴别

鉴别要点	肿瘤性成骨	反应性骨	残存死骨	软骨化骨
基质周围细胞	具有异型的肿瘤细胞	正常骨母细胞	无骨母细胞	软骨细胞
基质	幼稚的花边骨，排列紊乱	成熟骨小梁，排列有方向性	骨小梁宽大，可见钙化及黏合线	在软骨背景中出现的骨小梁
基质内细胞	常为肿瘤性细胞	骨细胞多	骨细胞消失	骨小梁中可见残留软骨细胞

（三）骨肿瘤的组织分类

要对骨肿瘤病变做出正确的诊断，需要熟悉骨肿瘤病变的病理组织分类。2020 年第五版 WHO 骨肿瘤分类，主要是依据肿瘤组织的来源及主要形态表现分为软骨性肿瘤、骨性肿瘤、纤维性肿瘤、血管性肿瘤、富于破骨巨细胞肿瘤、脊索肿瘤、其他间叶性肿瘤及造血系统肿瘤 8 个类型。脊索肿瘤进一步分为良性和恶性，骨的纤维性肿瘤没有良性肿瘤，只有中间型和恶性肿瘤；造血系统肿瘤均为恶性；其余各组肿瘤除分为良性和恶性两类外，还增加了中间型肿瘤，这类肿瘤主要是指具有局部侵袭或少数虽细胞形态表现温和，但偶尔可发生转移的肿瘤，如骨巨细胞瘤、骨母细胞瘤、非典型性软骨肿瘤、上皮样血管瘤等。此次骨肿瘤分类中去除了纤维组织细胞肿瘤类型，将以往诊断的良性纤维组织细胞瘤归入富于巨细胞肿瘤类的非骨化性纤维瘤，而将恶性纤维组织细胞瘤归入其他肿瘤类别中，命名为未分化多形性肉瘤。

由于骨肿瘤及瘤样病变的病理诊断较为复杂且难度较大，在冷冻检查时，并不要求我们能准确地对其进行分类及命名。只要能确定肿瘤性质，并初步确定肿瘤可能的组织来源，就能满足临床需求了。

二、骨肿瘤各种类型病变的冷冻检查

（一）成软骨性肿瘤

在冷冻检查中涉及软骨性肿瘤的情况并不多，主要有两种情况会送冷冻检查，一是临床及影像学倾向为软骨肿瘤，但需进一步鉴定是软骨肉瘤还是内生性软骨瘤；二是在临床及影像学上倾向良性病变，但需在术中冷冻切片进一步证实，以实行病变刮除及填充手术，常见的病变有软骨母细胞瘤及软骨黏液样纤维瘤。

1. 软骨肉瘤与软骨瘤　软骨肉瘤可分为三级，肿瘤发生的部位以及临床影像学表现对于诊断极为重要。因此对于典型的病例，临床先期就会考虑到软骨肉瘤的诊断，术前多会做粗针穿刺活检，组织学上如呈现异型软骨细胞、广泛黏液变性以及侵犯周围骨及软组织，即可确诊为软骨肉瘤，无须再做冷冻切片检查。涉及冷冻切片检查的情况多是临床及影像学表现不太典型，需在Ⅰ级软骨肉瘤与内生性软骨瘤间鉴别（表10-1-4），仅从病理组织学上观察，区分两者极为困难，是病理诊断上的难题，尤其是在冷冻切片检查取材量少时，确诊几乎是不可能的。在2020年第五版WHO骨肿瘤分类中，将长骨的高分化软骨肉瘤归入软骨肿瘤的中间性类型，命名为非典型软骨性肿瘤；该肿瘤除非病变范围广泛，临床上多采用与内生性软骨瘤相似的治疗方案，即病变刮出后行骨水泥填充。因此，如果缺乏典型的病理学特征，病理医师可以不必勉强在冷冻检查中区分两者。真正需要病理医师在软骨肉瘤冷冻检查中做的是仔细观察肿瘤是否存在高级别的软骨肿瘤成分，即肿瘤的分级情况如何，这将决定临床的治疗方案。一旦肿瘤中存在高级别（Ⅱ～Ⅲ级）的软骨肉瘤成分，临床将行瘤段骨切除及假体置换术。

表10-1-4　内生性软骨瘤与Ⅰ级软骨肉瘤的鉴别诊断

鉴别要点	内生性软骨瘤	Ⅰ级软骨肉瘤
发病年龄	中青年人	中老年人，常＞50岁
好发部位	手指等小管状骨	肩胛骨、肱骨近端和锁骨在内的肩三角，以及由盆骨、骶骨和股骨近端构成的盆三角
影像学表现	病灶＜5cm，伴有云朵样钙化，边界清楚，不侵犯皮质骨，无骨外扩展	＞5cm，骨膨胀性破坏，肿瘤区中有环形钙化，骨内膜受侵蚀呈扇贝，骨皮质可反应性增厚
病理学表现	分叶状软骨岛，边缘可以有骨化，没有骨小梁陷入软骨岛内，细胞一般较稀疏＜25个/HPF，细胞核小，间质呈玻璃样，极少出现黏液变性	肿瘤性软骨浸润周围骨小梁，可见板层骨陷入其中，软骨小叶间可见纤维带分隔，细胞多少不等，细胞可以出现异型性，可见核分裂象及明显核仁，间质可发生黏液变性

【病例1】患者，女性，69岁，因"左肩关节活动受限8个月，发现左肩部包块3个月"收入院。MRI提示左肱骨上段骨旁占位，恶性可能性大。手术中切取部分肿瘤组织送冷冻切片检查。

冷冻切片诊断：结合临床及影像学表现，考虑为软骨肉瘤可能性大。临床行左肱骨瘤段截除假体置换术。石蜡切片诊断为软骨肉瘤（Ⅰ级）（图10-1-7）。

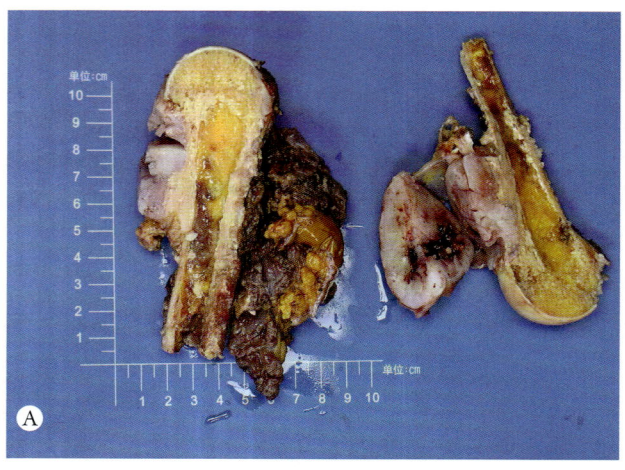
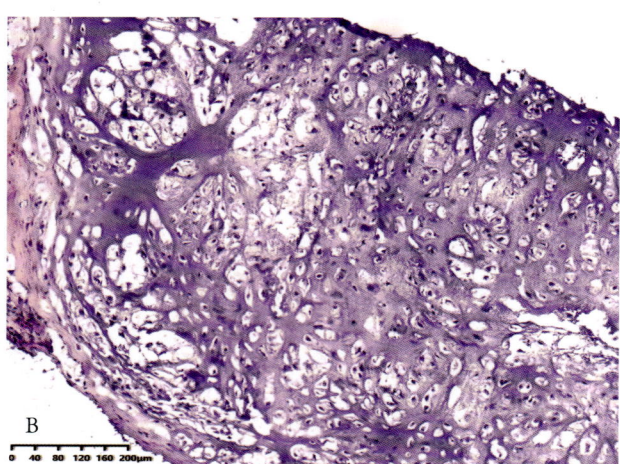

第十章 骨、关节和软组织疾病

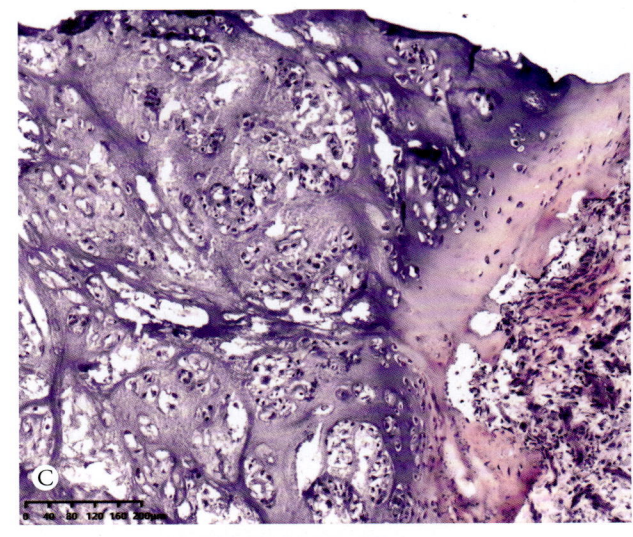

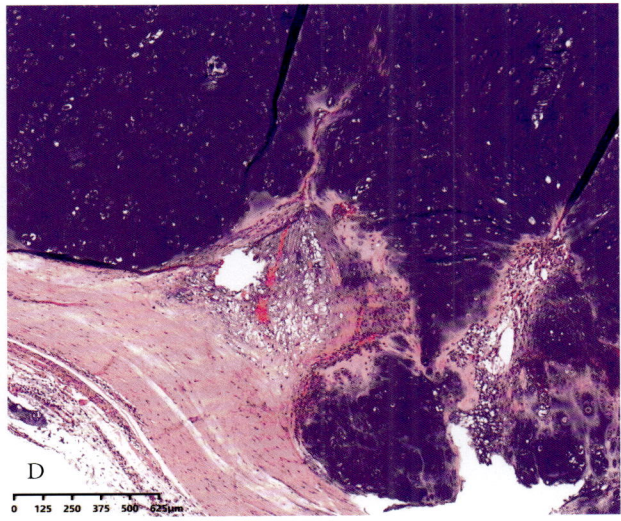

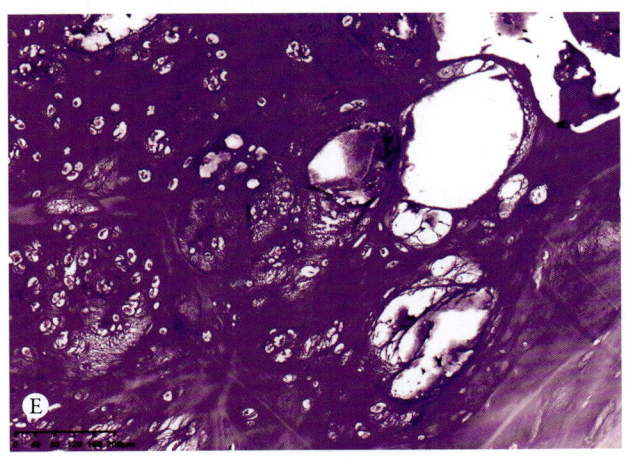

A.大体标本，切除肱骨上段，骨干表面可见巨大肿瘤，部分破坏骨皮质，肿瘤呈现结节状，灰白色，伴透明状；B、C.冷冻切片（低倍）；D、E.石蜡切片，低倍镜显示肿瘤呈分叶状，肿瘤细胞轻度异型，间质伴有黏液变性，可见肿瘤侵蚀周围骨小梁及周围软组织；中倍镜下，软骨陷窝中肿瘤细胞增大，核有轻度异型，间质黏液变性。

图 10-1-7　软骨肉瘤

【诊断要点】

（1）软骨肉瘤好发于中老年人，肿瘤多发生在肩胛骨、肱骨近端和锁骨在内的肩三角，以及由骨盆、骶骨和股骨近端构成的盆三角等处。本例为软骨肉瘤典型发病年龄及好发部位。

（2）影像学上肿瘤体积一般较大，呈骨膨胀性破坏，肿瘤区域有环形钙化，骨内膜受侵蚀呈扇贝样，骨皮质增厚。

（3）显微镜下，肿瘤呈分叶状，软骨细胞从分化好到有明显异型性，间质常有黏液变性。

点评

软骨肿瘤的诊断需结合患者年龄、肿瘤部位，冷冻诊断需重点寻找肿瘤侵犯皮质骨、髓腔及周围软组织的证据，这是软骨肉瘤与内生性软骨瘤鉴别最为重要的病理组织学特征。

2.软骨母细胞瘤与软骨黏液样纤维瘤　两者为软骨的良性或中间型肿瘤，均好发于青少年，影像学上也较难区分，临床预后上，经典的软骨母细胞瘤预后良好，但极少数病例可出现肺转移，软骨黏液样纤维瘤具有一定复发率。2013年第四版WHO骨肿瘤分类曾将这两种肿瘤都归入中间性，偶见转移或局部侵袭性肿瘤中，但是两者整体预后很好。2020年第五版WHO骨肿瘤分类又重新将其归入良性软骨肿瘤中，冷冻检查依据两者不同的组织形态特征进行诊断。

【病例2】患者，男性，15岁，因"左膝疼痛6个月"收入院。外院影像学检查示左侧股骨内侧髁溶骨性占位，不除外软骨母细胞瘤。术中见股骨内髁囊性破坏，囊内可见出血，内容物质地柔软，取部分组织送冷冻。冷冻切片检查考虑软骨来源肿瘤，软骨母细胞瘤可能性大。临床行远端病灶刮除植骨术（图10-1-8）。

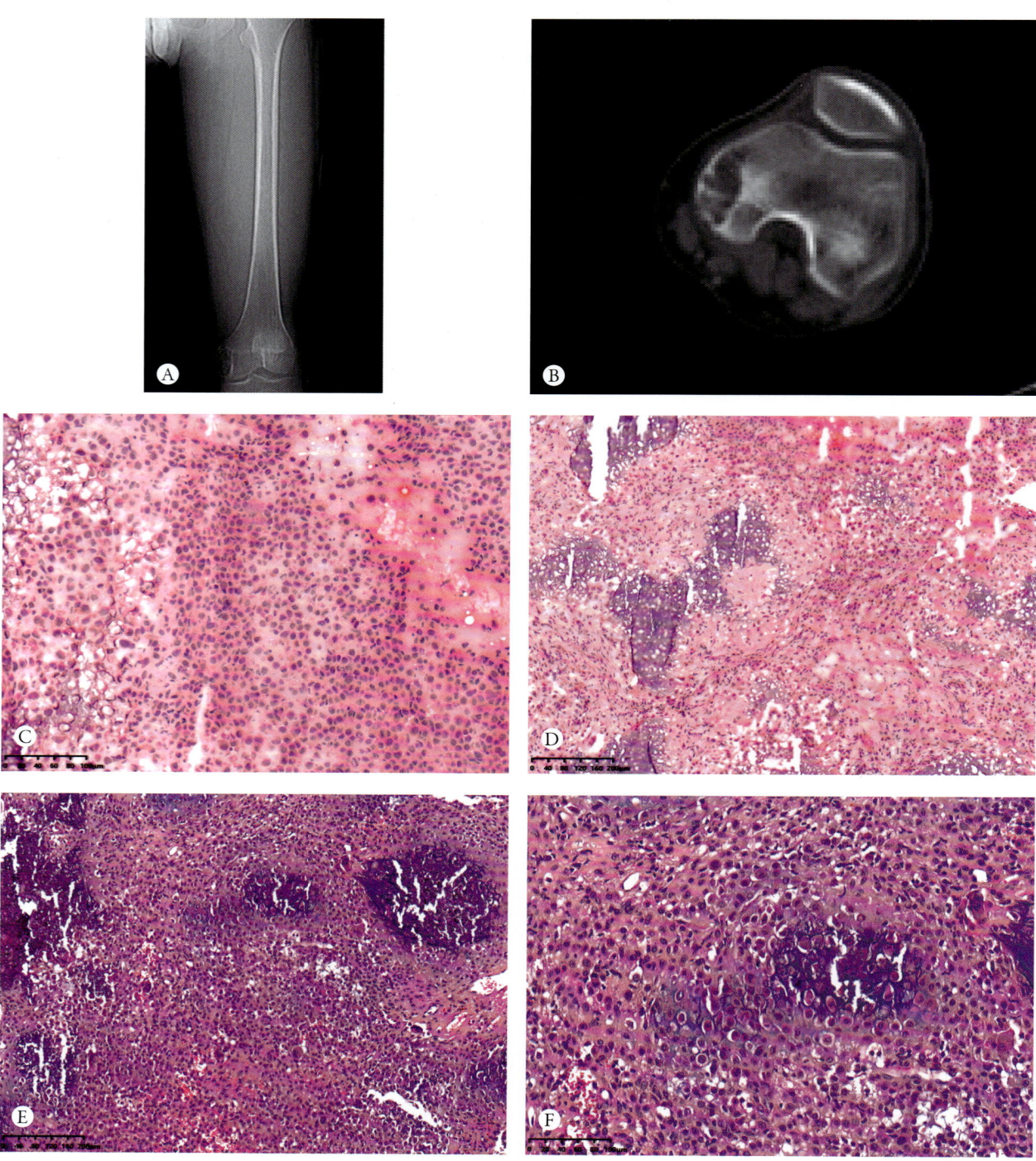

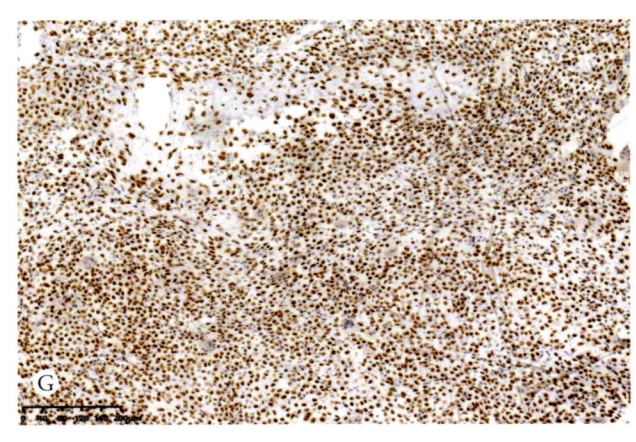
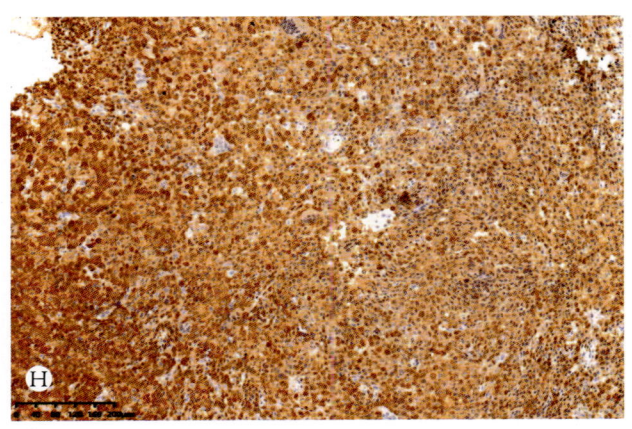

A、B. 影像学显示股骨头骨骺部囊性病变，边界清楚；C、D. 冷冻切片；E、F. 石蜡切片，低倍镜下可见蓝染软骨样基质，其间及周围可见单核细胞肿瘤成分，散在少数多核巨细胞；高倍镜下单核细胞核呈卵圆形，可见略嗜酸性胞质，细胞间可见线性钙化；G、H. 免疫组化染色，肿瘤细胞对 H3K36M 和 S-100 呈现阳性表达（中倍）。

图 10-1-8　股骨远端软骨母细胞瘤

【诊断要点】

(1) 软骨母细胞瘤好发于 10～20 岁的青少年，通常发生在骺板软骨消失前的长骨骨骺端，以股骨远端、胫骨近端及肱骨近端最常见。

(2) 影像学表现为局限性的、边界清楚的、有硬化骨边缘的骨骺偏心性溶骨性包块。

(3) 大体上：送检组织多为刮除的破碎组织，质脆，呈灰红色，有时具有砂砾感，其间可伴有灶状黄色钙化。

(4) 显微镜下主要由增生的、大小较一致的软骨母细胞组成，细胞核卵圆形、核膜清楚，石蜡切片上有纵行的核沟。具有特征性的改变是在细胞间出现灶状分布的粉染软骨基质，有时可以出现格子钙化，肿瘤中常可见散在分布的多核巨细胞。大部分肿瘤细胞对 S-100 呈现阳性表达，H3K36M 是新近提出的软骨母细胞较为特异性的标志物，联合 H3.3G34W 可用于与骨巨细胞瘤的鉴别。后一抗体在骨巨细胞瘤呈阳性，而软骨母细胞瘤则呈阴性。

点评

在送检的破碎组织中挑选质脆、灰红色的组织，便于冷冻切片。冷冻切片时细胞核的特征不如石蜡切片明显，但整体上细胞温和、胞质浅染，注意细胞间灶片状分布的粉染的软骨样基质，伴有钙化后则呈现蓝染，并结合患者年龄轻，肿瘤发生在骺端，则可以初步诊断。

【病例3】患者，女性，17 岁，右下肢酸痛 5 个月，近 10 日加重。影像学显示胫骨上端膨胀性病变，中心密度减低，周边硬化。临床考虑良性病变，刮出组织送冷冻切片检查（图 10-1-9）。

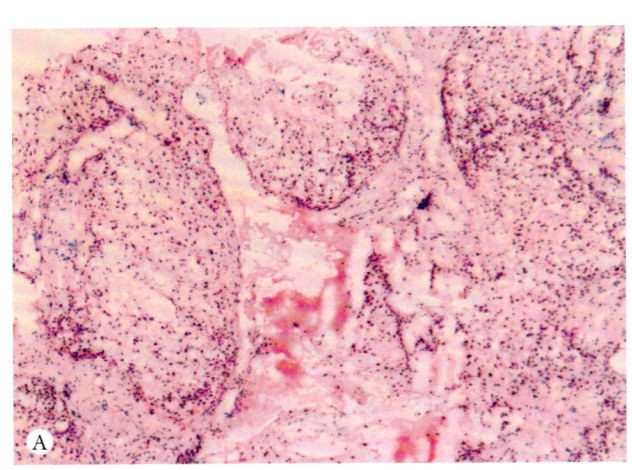
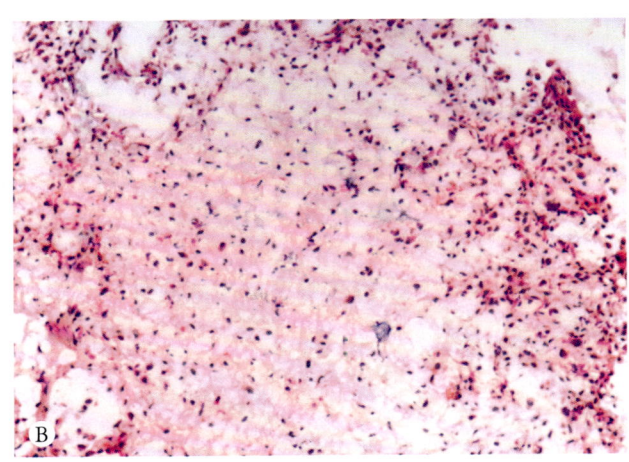

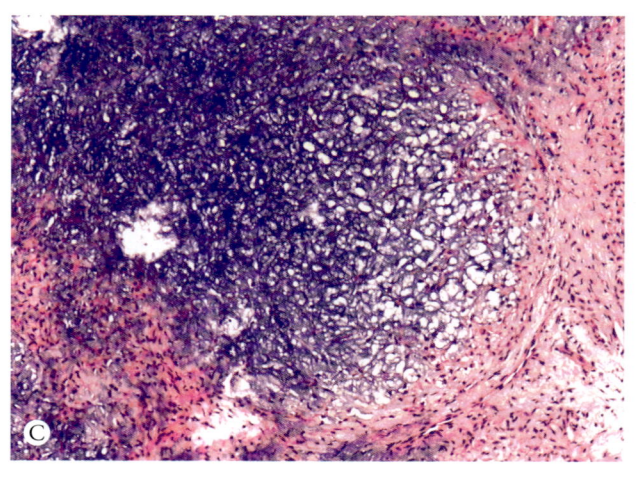 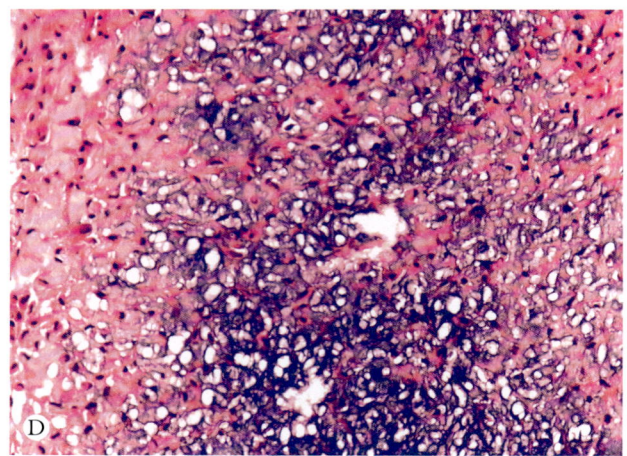

A、B.冷冻切片；C、D.石蜡切片，低倍镜下肿瘤呈分叶状结构，间质富于黏液，小叶结节中心区细胞较稀疏，周边细胞较丰富；高倍镜下肿瘤细胞呈短梭形或星形，小叶周边可散在多核巨细胞。

图 10-1-9　软骨黏液样纤维瘤

【诊断要点】

（1）软骨黏液样纤维瘤通常发生在青年人长骨干骺端，与软骨母细胞瘤相似。

（2）影像学表现为偏心性膨胀性溶骨性肿物，边缘可以有薄层硬化带。

（3）显微镜下，肿瘤具有特征性分叶状结构，由梭形或星状黏液样间叶细胞、软骨及黏液样基质组成。

点评

软骨黏液纤维瘤与软骨母细胞瘤在临床及影像学上较为相似，但在冷冻切片诊断时前者呈现明显的分叶状结构，且小叶具有中心细胞较稀疏、周边较丰富的特征，基质为黏液样，偏蓝染，细胞较小呈梭形或星芒状，此点与软骨母细胞瘤不同，小叶间还可见到多核破骨巨细胞。

软骨母细胞瘤要与软骨黏液样纤维瘤相鉴别，鉴别要点详见表 10-1-5。

表 10-1-5　软骨母细胞瘤与软骨黏液纤维瘤鉴别要点

特征	软骨母细胞瘤	软骨黏液样纤维瘤
高发年龄	<20岁（骨骼成熟前）	10~29岁
好发部位	长骨的骨骺部	长骨的干骺端，距骺板有一点距离
影像表现	骨骺部边界清楚的溶骨性病变	干骺端偏位的边界清楚的纯溶骨性病变
组织表现	粉染软骨基质可伴有格子钙化，软骨母细胞核较为肥胖，呈卵圆形，有时可见核沟，散在多核巨细胞。免疫组化示 H3K36M 阳性	特征性分叶状结构，小叶中心细胞较少，周边细胞较丰富，肿瘤细胞呈梭形或星形，间质蓝染黏液样，可含有多核巨细胞

（二）骨形成性肿瘤

以成骨为主要表现的骨肿瘤主要有骨样骨瘤、骨母细胞瘤及骨肉瘤，由于骨样骨瘤具有特征性的临床及影像学表现，临床多可直接手术刮除病灶，一般不会送冷冻检查。涉及这组肿瘤冷冻切片检查的主要是骨母细胞瘤与骨肉瘤的诊断及鉴别诊断。如为骨母细胞瘤，临床可依据病变情况采用病变刮除、植骨、填充等治疗方案；当临床怀疑骨肉瘤时，送检冷冻切片检查的目的主要是确定是否取到病变、活检所取的组织是否足以用于病理诊断，以及病变是否为明确的恶性肿瘤。如果确定为骨肉瘤等高度恶性的肿瘤，现今骨科已不采用致残性的手术方案，而是先进行新辅助化疗，待肿瘤缩小后，再行保肢和人工关节置换术。因此，病理医师冷冻检查时主要观察活检是否取到典型病变，是否有明确的恶性病变。对于典型的病例，结合临床、影像学表现可以做出明确的诊断。

【病例4】患者，男性，28岁，以"颈项部疼痛并活动受限10个月，颈3椎体破坏"收入院。临床及影像学检查考虑为颈3椎体骨母细胞瘤。手术中取部分组织送冷冻切片检查（图10-1-10）。冷冻切片报告：结合临床及影像学，考虑骨母细胞瘤可能性大。石蜡切片确诊为骨母细胞瘤。

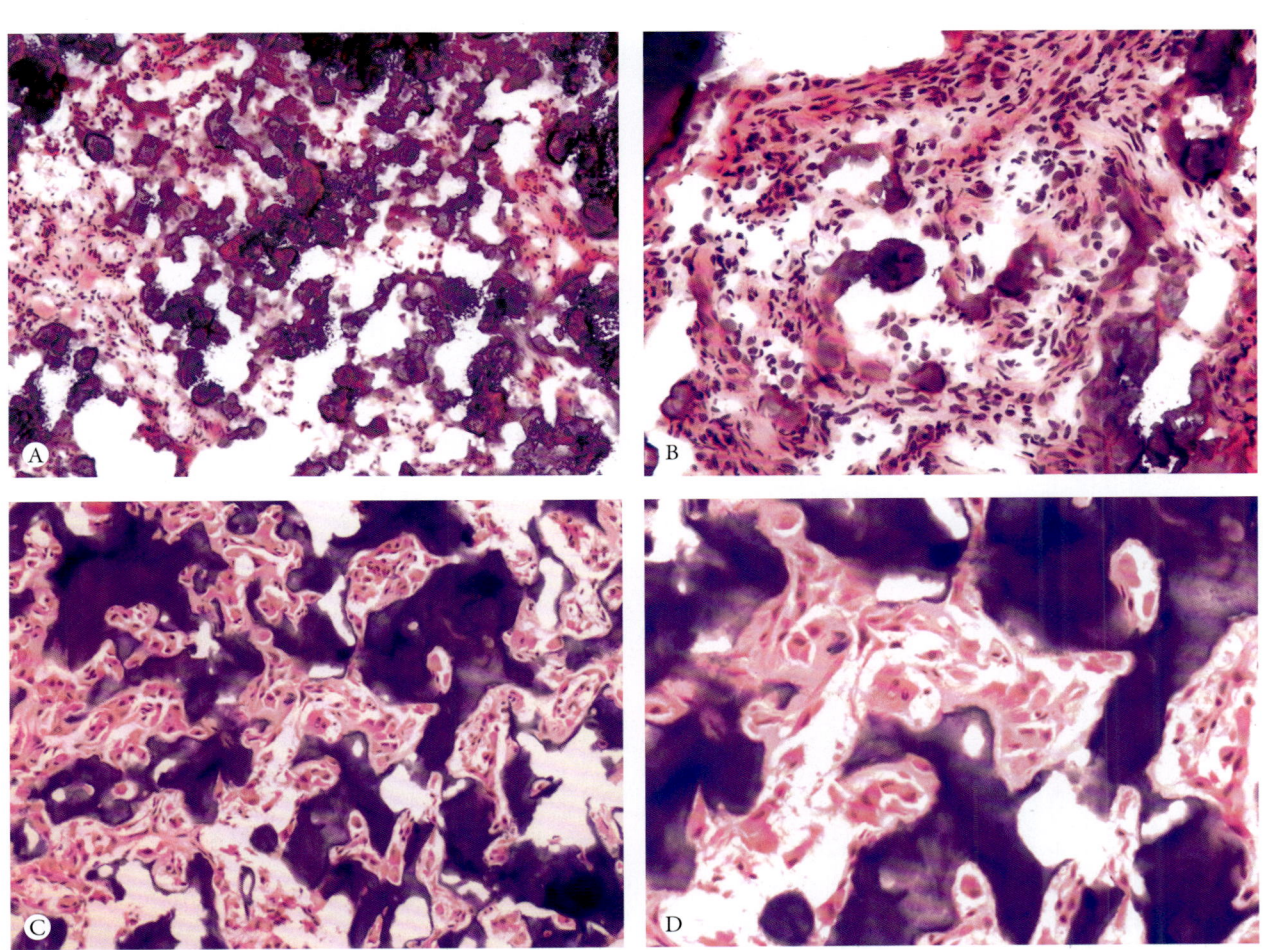

A、B. 为冷冻切片；C、D. 石蜡切片，低倍镜显示肿瘤中钙化的编织状骨小梁，排列不规则，其间可见增生的骨母细胞，高倍镜下骨母细胞呈立方或多角形，胞质略呈嗜酸性，细胞核无异型性，核分裂象罕见。

图10-1-10　颈3椎体骨母细胞瘤

【诊断要点】

（1）骨母细胞瘤是一种罕见的中间性成骨性肿瘤，局部可出现侵袭性。

（2）发病的高峰年龄为10～30岁。好发于中轴骨，近1/2的病例发生在脊柱的椎体附件上，1/3的病例位于长骨的骨干或干骺端。

（3）影像学上主要表现为溶骨性骨质破坏，边界清楚，周围稍硬化。肿瘤直径为3～6cm。

（4）显微镜下，可见呈网状排列的骨小梁，小梁表面有一层骨母细胞被覆，骨母细胞无明显异型，核分裂象罕见，小梁间为疏松纤维血管间质，肿瘤中无软骨，无坏死，肿瘤边缘无浸润。

(5) 骨母细胞瘤与骨样骨瘤的鉴别主要依据临床表现及影像学特征,后者常有明显疼痛,服用非甾体抗炎药(如阿司匹林)可缓解,病变主要累及骨干和干骺的皮质部。X 线可见瘤巢透光区、周围骨硬化及巢中央钙化,三者共同形成"鸡眼征",病灶直径一般＜2 cm。显微镜下两者形态相似,均由编织状骨小梁组成,但骨样骨瘤中心更多见增生纤维血管成分,骨梁钙化不明显,周围反应性骨常有硬化倾向。

(6) 典型的骨母细胞瘤结合肿瘤部位、影像学表现及其病理形态特征,可以做出诊断。通常骨母细胞瘤边界清楚,周围的骨小梁分化成熟的板层骨,不出现侵犯宿主骨是骨母细胞瘤与骨母细胞瘤样骨肉瘤鉴别最为可靠的组织学特征。而对于所谓的"侵袭性骨母细胞瘤"诊断名称具有争议,现在已不推荐使用。而上皮样骨母细胞瘤是指骨母细胞体积大,具有上皮样分化,并可出现核分裂象,但其在临床上并不具有侵袭性,不应认为是恶性病变。

点评

骨母细胞瘤与骨母细胞型骨肉瘤鉴别是冷冻检查的难点,仅依据细胞形态及核分裂象并不能完全区分两者,寻找肿瘤侵袭周围骨组织的证据对于诊断有帮助,但冷冻切片常常送检组织有限,故可不勉强诊断,留待石蜡切片,结合临床及影像学表现,充分与临床沟通后再诊断。

【病例 5】患儿,男性,12 岁,右下肢间断疼痛 1 月余。外院影像学检查提示"右股骨远端肿物,恶性肿瘤可能性大"。现患儿为求进一步诊治而入院,局部麻醉下行肿物粗针穿刺活检,部分组织送冷冻切片检查,冷冻切片报告结合影像学表现考虑骨肉瘤可能性大。新辅助化疗后,行瘤段骨切除术(图 10-1-11)。

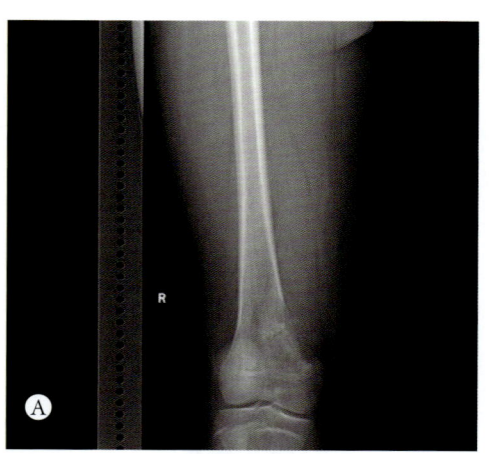

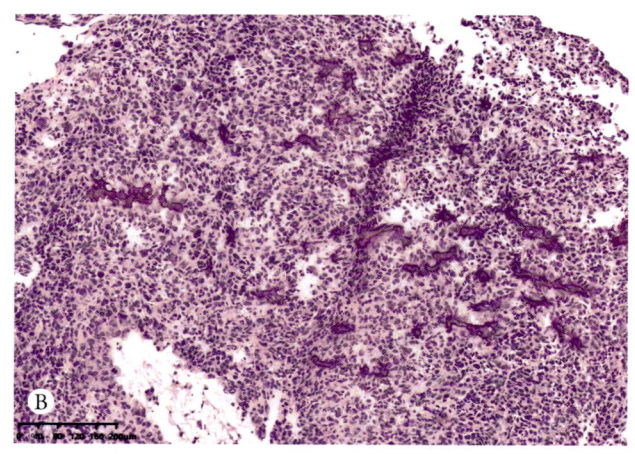

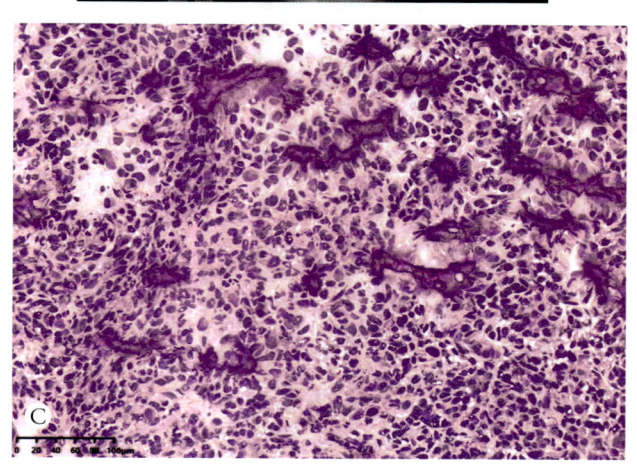

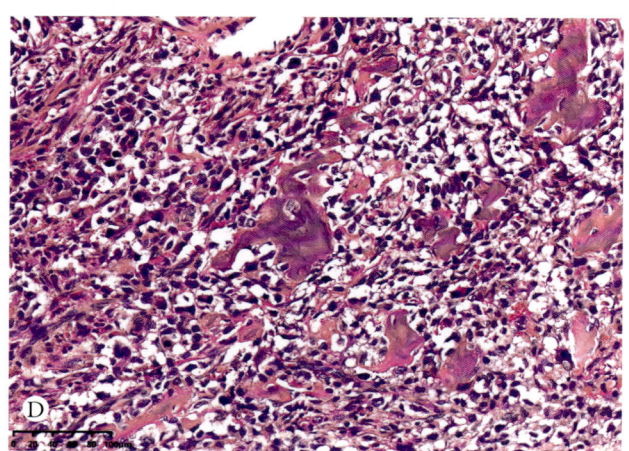

第十章 骨、关节和软组织疾病

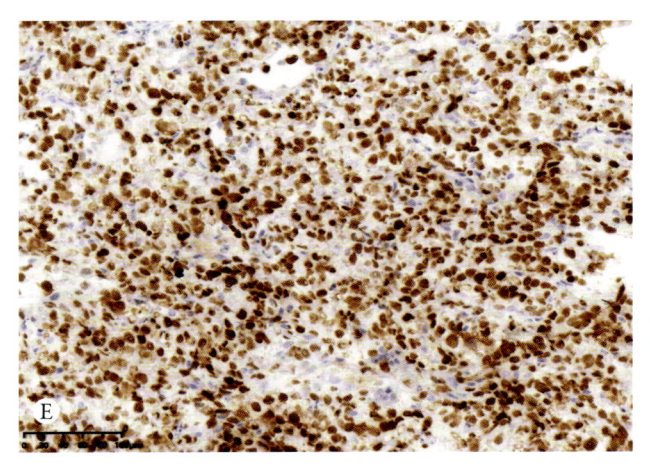

A. X线显示右股骨下端局限性骨质破坏，向下达骺线，但未累及骨骺，可见骨膜反应，伴周围软组织肿物形成；B、C. 冷冻切片；D. 石蜡切片，低倍镜下可见成片的短梭形、立方形或多角形肿瘤细胞，其间见不规则幼稚骨小梁成分；高倍镜下可见肿瘤细胞有异型性，可见核分裂象，肿瘤细胞分泌产生粉染骨样基质；E. 免疫组化染色，SATB2肿瘤细胞核呈现阳性表达（中倍）。

图 10-1-11 股骨骨肉瘤

【诊断要点】

（1）骨肉瘤是青少年中最为常见的非造血性骨的恶性肿瘤，肿瘤由肿瘤性骨、软骨和恶性间叶成分组成，肿瘤中哪种成分明显，可分别归入骨母细胞型、软骨母细胞型及纤维母细胞型中。

（2）肿瘤好发于长骨的干骺端。影像学上常有明显的骨质破坏，常伴有骨膜反应。

（3）显微镜下，瘤细胞异型性明显，核分裂多见，所形成的骨样组织不成熟，与骨母细胞瘤的最大不同是增生的骨母细胞样肿瘤细胞有明显异型性，且常成片分布于肿瘤性骨小梁间。除此之外，一些肿瘤中还可见到肿瘤性软骨及纤维肉瘤样成分，免疫组化染色显示肿瘤细胞对SATB2呈现阳性表达。

点评

虽然骨肉瘤形态多样且具有不同亚型，但冷冻检查取材有限，除高分化骨肉瘤及皮质旁骨肉瘤外，其他类型骨肉瘤临床治疗上无明显差异性，故而并不要求在冷冻检查中详细区分类型。诊断中重点观察细胞的异型性及仔细寻找肿瘤细胞直接成骨的证据，并结合患者年龄及影像学特征综合考虑。

（三）纤维骨性病变

纤维骨性病变是指具有纤维和骨成分的骨肿瘤及瘤样病变，主要有纤维结构不良和骨纤维结构不良（骨化性纤维瘤），第五版WHO骨肿瘤分类将两者归为其他间叶性肿瘤中，均为良性病变。结合病变部位、临床及影像学特征，诊断并不困难。冷冻检查时主要是与髓内高分化骨肉瘤鉴别。

【病例6】患者，男性，18岁，因"左髋肿痛2个月"收入院。X线示左股骨颈内髓腔内病变，临床行左股骨近端肿物切开活检术，术中见髓腔内灰白色鱼肉样组织，其间见骨样组织，取部分组织送冷冻检查。冷冻切片及石蜡切片诊断：结合临床及影像学表现，诊断为纤维结构不良（图10-1-12）。

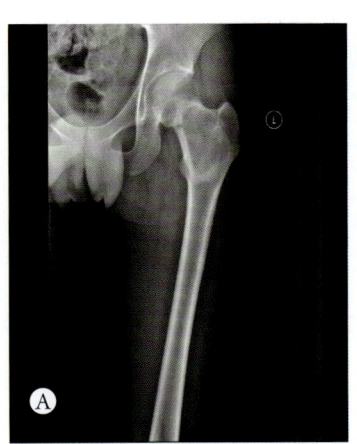
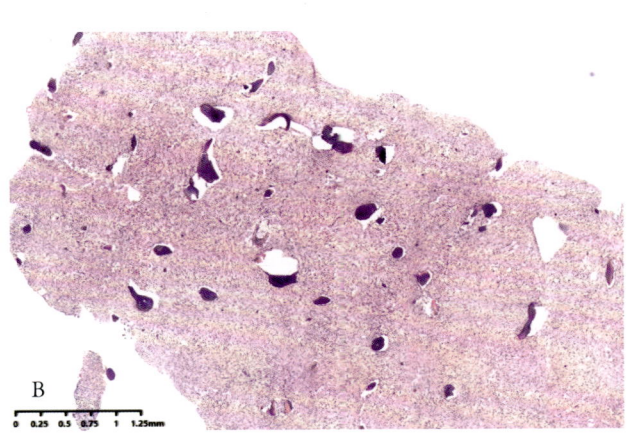

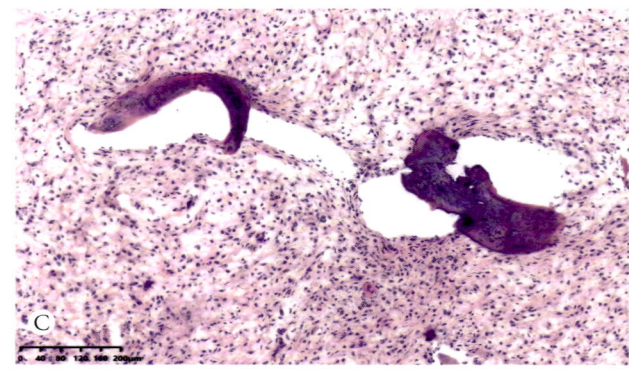
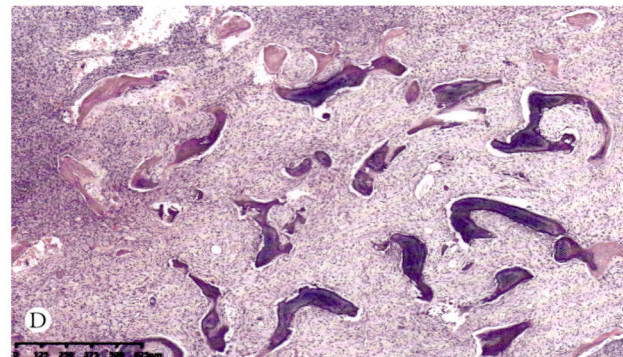
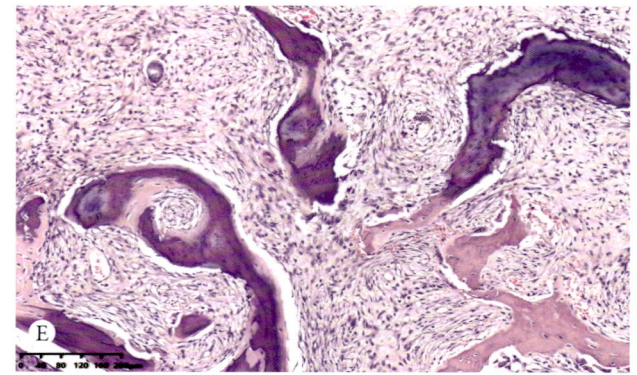

A. X 线显示左股骨近段骨质破坏，边缘清伴有硬化，病变内密度模糊呈磨玻璃状，周围骨膜未见反应增生，软组织也未见明显异常；B、C. 冷冻切片；D、E. 石蜡切片，低倍镜下在增生纤维细胞中见排列紊乱的骨小梁，骨小梁部分呈现小球状，部分呈现鱼钩样，高倍镜见骨小梁间为短梭形纤维母细胞，细胞无异型性，骨小梁周围缺乏骨母细胞，而与周围纤维细胞移行过渡。

图 10-1-12　左股骨颈纤维结构不良

【诊断要点】

（1）纤维结构不良，也称骨纤维异常增殖症。发病高峰年龄在 10～29 岁，平均为 14 岁，好发部位为颅面骨、股骨及胫骨，其中胫骨约占病变的 1/3。

（2）影像学表现：病变为位于骨干及干骺端的骨皮质缺损，呈单囊或多囊膨胀性透亮区或呈毛玻璃样，边缘硬化。

（3）大体上：病变呈灰白色、硬韧有砂砾感。

（4）显微镜下病变有两种成分：一种为疏松排列的纤维母细胞；另一种为纤细、排列不规则的骨小梁，常呈逗点状、鱼钩状，小梁周围无骨母细胞。有些病例中可见高分化的软骨岛成分，此时称为纤维软骨性结构不良。

点评

纤维结构不良主要需与纤维母细胞为主型骨肉瘤相鉴别（图 10-1-13），注意骨小梁间的纤维母细胞是否具有异型性，并结合临床及影像学表现进行诊断。另外也需和骨纤维结构不良相鉴别。纤维及骨增生性病变的鉴别要点详见表 10-1-6。

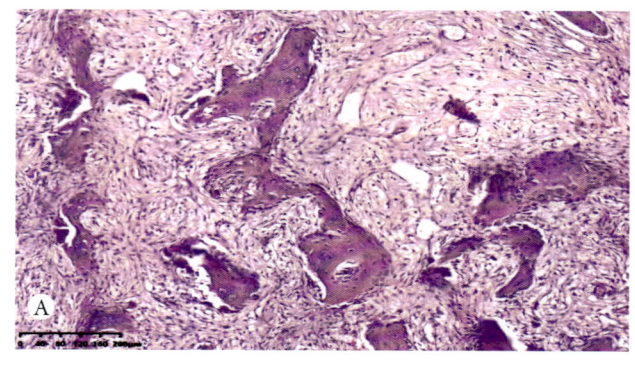
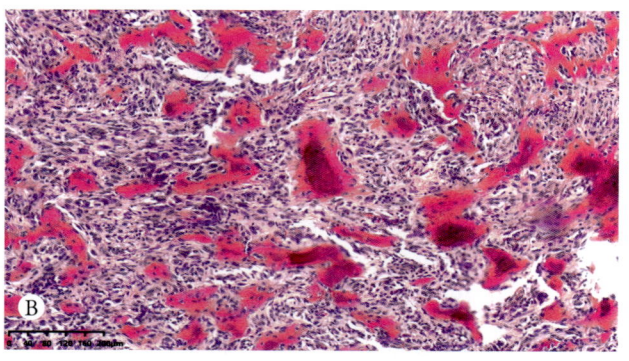

A. 骨纤维结构不良，纤维背景中可见不规则骨小梁，骨小梁周围可见骨母细胞（低倍）；B. 分化较好的骨肉瘤，纤维母细胞为主型，梭形肿瘤细胞与骨小梁之间可见粉染骨样基质，且梭形细胞具有一定异型性（中倍）。

图 10-1-13　骨纤维结构不良与骨肉瘤

表 10-1-6　纤维及骨增生性病变的鉴别

特征	纤维结构不良	骨纤维结构不良（骨化性纤维瘤）	纤维母细胞为主型骨肉瘤
发病高峰年龄	10~29岁	<10岁	20~30岁
好发部位	颅面骨、股骨及胫骨的骨干及干骺端	几乎只发生在胫腓骨的上 1/3	股骨下端及胫骨上端的干骺端
影像学表现	骨干及干骺端，骨皮质缺损，膨胀性透亮区或呈毛玻璃样，边缘硬化	骨皮质内偏心性溶骨性病变	恶性肿瘤表现，边界不清，皮质破坏
组织学表现	疏松纤维母细胞及不规则骨小梁，周围缺乏骨母细胞	纤维背景中不规则编织骨小梁，周围有增生的骨母细胞	梭形纤维细胞与不规则骨梁间可见粉染骨样基质（肿瘤性成骨表现）

（四）含有破骨巨细胞成分的肿瘤

许多骨肿瘤及骨病变中会出现巨细胞成分。2020年第五版WHO骨肿瘤分类中单独分出了富含破骨巨细胞的肿瘤类型，其中，良性病变包括动脉瘤样骨囊肿和非骨化性纤维瘤；中间型（局部侵袭性，但罕见转移）肿瘤最为典型的是骨巨细胞瘤，恶性则为恶性骨巨细胞瘤。而一些软骨源性肿瘤也会出现巨细胞，如软骨母细胞瘤和软骨黏液性纤维瘤等。除此之外还有一些非肿瘤性病变也可以富含巨细胞，如棕色瘤、巨细胞修复性肉芽肿。棕色瘤是甲状旁腺功能亢进所导致的骨病变，而非肿瘤性病变，临床上表现为全身骨质疏松和血钙升高，影像学表现为在骨质疏松基础上出现多发性溶骨性破坏；巨细胞修复性肉芽肿好发在颅面骨及手足骨等特定部位，2020年第五版WHO骨肿瘤分类将其归入动脉瘤样骨囊肿（实体型）。因此，对于富含巨细胞的骨病变冷冻切片诊断时，临床及影像学资料极为重要。在显微镜下，首先需观察巨细胞分布的情况及肿瘤中细胞与间质成分，包括细胞核的形态，有无异型性，间质是否有软骨及骨样基质，是否具有囊腔等。在经典的骨巨细胞瘤中，巨细胞分布较均匀，其间为单核基质细胞，细胞核的形态与多核巨细胞中的细胞核相似；而其他骨肿瘤或病变中的巨细胞分布多不均匀，常集中在囊性变、软骨基质、出血坏死周边。例如，软骨母细胞瘤或是软骨黏液样纤维瘤中常可见到软骨样基质，巨细胞多集中在软骨样基质周边，而动脉瘤样骨囊肿中出现的巨细胞常集中在囊肿壁周围。

【病例7】患者，女性，39岁，以右侧腰背部、臀部及右下肢麻木、疼痛，伴活动受限为主要症状，外院腰椎正侧位影像学检查提示"骶尾部见膨胀的溶骨性骨质破坏"。入院后行病变部位穿刺活检，手术中送冷冻切片检查，活检诊断为骨巨细胞瘤。后行地诺单抗治疗，治疗后行手术切除肿瘤（图10-1-14）。

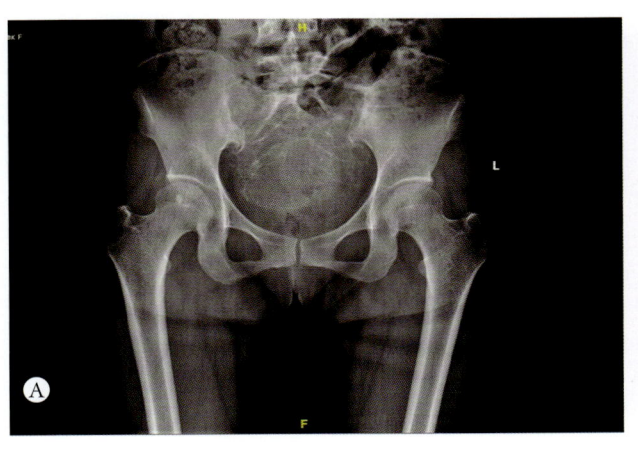
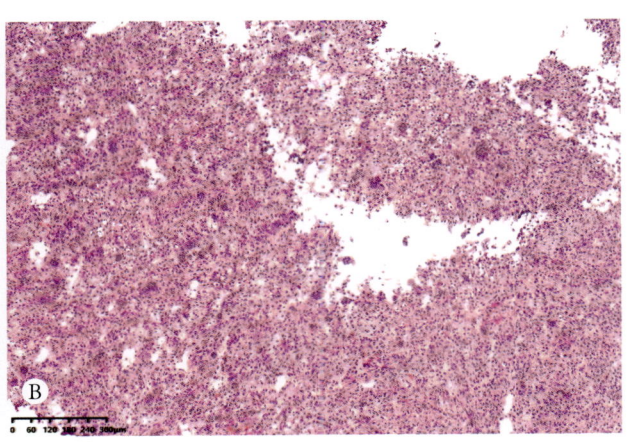

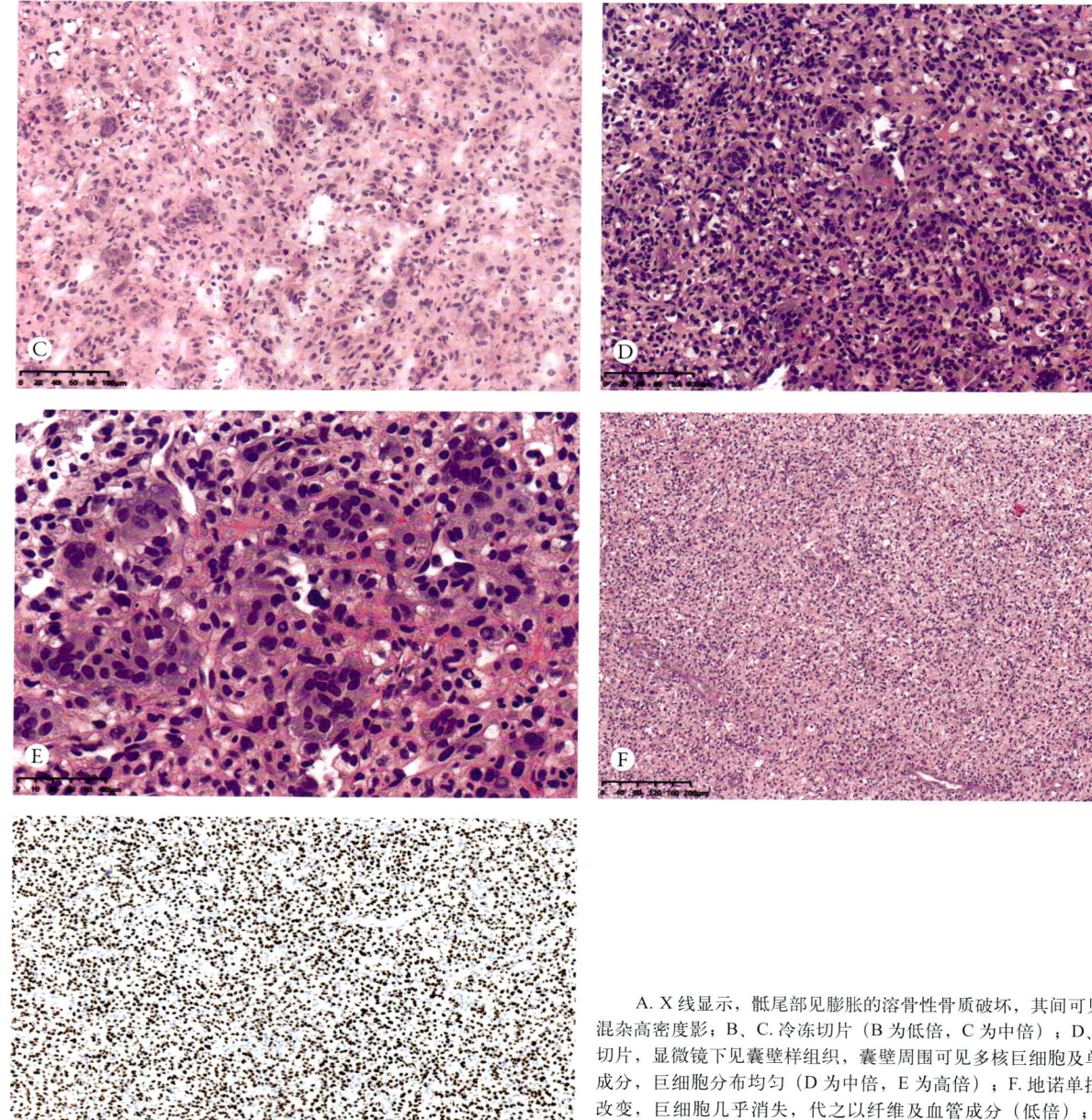

A. X 线显示，骶尾部见膨胀的溶骨性骨质破坏，其间可见不规则混杂高密度影；B、C. 冷冻切片（B 为低倍，C 为中倍）；D、E. 石蜡切片，显微镜下见囊壁样组织，囊壁周围可见多核巨细胞及单核细胞成分，巨细胞分布均匀（D 为中倍，E 为高倍）；F. 地诺单抗治疗后改变，巨细胞几乎消失，代之以纤维及血管成分（低倍）；G. 地诺单抗治疗后，免疫组化染色显示，单核梭形细胞仍表达特异性的标记 H3.3G34W（低倍）。

图 10-1-14　骶骨的骨巨细胞瘤

【诊断要点】

（1）骨的巨细胞瘤是一种具有局部侵袭性行为的骨肿瘤。

（2）肿瘤主要发生在成熟的骨骼中，高峰年龄在 20～45 岁，典型部位在长骨的骨端及脊椎骨的椎体，此例发生在骶骨。

（3）影像学表现为偏心性溶骨性破坏，受累骨膨胀呈骨壳状，壳内有分隔，呈皂泡样表现。

（4）显微镜下：肿瘤由成片分布的卵圆形单核基质细胞和均匀分布的破骨样巨细胞组成。此例继发于动脉瘤样骨囊肿，诊断较为困难。取材要选实性区，不能单取出血囊壁的部分，并需密切结合临床及影像学表现。

（5）近年来，临床已经应用地诺单抗靶向治疗骨巨细胞瘤。治疗后，肿瘤中巨细胞数量明显减少，会给诊断造成困难，因此了解临床病史及用药史非常重要。对于形态学诊断困难的病例，可以通过免疫组化染色检测肿瘤中 H3F3A 基因突变后的相关蛋白产物协助诊断。

镜下观察时特别需要注意巨细胞的分布情况，以及其间的单核肿瘤细胞的形态和是否具有异型性，并需密切结合临床及影像学表现。

点评

由于骨巨细胞瘤常伴有出血囊性变，冷冻切片取材要选实性区，不能单取出血囊壁的部分，

此外，骨巨细胞瘤还需与其他含有巨细胞成分的骨肿瘤及病变相鉴别，见表 10-1-7。

表 10-1-7　含有巨细胞成分的骨肿瘤及病变的鉴别诊断

特征	骨巨细胞瘤	软骨母细胞瘤	棕色瘤	动脉瘤样骨囊肿	巨细胞修复性肉芽肿（实体型动脉瘤样骨囊肿）
发病高峰年龄	骨骼成熟后 20～45	骨骼成熟前 ＜25 岁	20～50 岁，伴有全身骨质疏松和血钙升高	多见于青少年	大部分患者年龄 ＜30 岁
好发部位	长骨骨端或脊椎骨的椎体	长骨的骨骺端	显示弥漫性多骨病变	长骨干骺端及椎体的后部	颅面骨及手足骨
影像学表现	偏心性膨胀性溶骨性破坏，呈皂泡样表现	局限性、界清的、有硬化骨边缘的偏心性溶骨性病变	在骨质疏松基础上出现多发性溶骨性破坏	偏心性多房性囊肿，向一侧膨出，CT 可见囊内液面	干骺端边界清楚的膨胀性溶骨性病变
组织学表现	由成片分布的卵圆形单核基质细胞和均匀分布的破骨样巨细胞组成	由软骨母细胞组成，可见格子钙化及软骨基质，巨细胞小，多分布在软骨基质周围	多核巨细胞分布不均匀，间质为成熟的纤维细胞，可见陈旧或新鲜出血	囊壁中有含血裂隙和窦状血管壁，多核巨细胞多见于出血灶或囊壁周围，囊壁间有条带状反应性成骨	多核巨细胞体积小，呈灶状分布且多位于出血灶周围，伴有胶原增生及肉芽肿样病变
免疫标记及分子遗传学改变	H3.3G34W	H3K36M		USP6 融合基因	

（五）小细胞性骨肿瘤

骨肿瘤中有一组以小细胞为主要成分的恶性肿瘤病变，包括小细胞性骨肉瘤、间叶性软骨肉瘤、Ewing 肉瘤、淋巴瘤、浆细胞骨髓瘤及转移性小细胞癌。在骨的小细胞恶性肿瘤中最具代表性的是 Ewing 肉瘤，2020 年第五版 WHO 骨肿瘤分类将骨和软组织发生的 Ewing 肉瘤都归入小圆细胞未分化肉瘤。随着分子生物学技术的进步，这类肿瘤除 Ewing 肉瘤外，还发现一些新的分子遗传学改变，并根据基因改变进行命名，后续在软组织肿瘤中予以介绍。对于这类肿瘤诊断，临床送检冷冻切片检查的目的主要是确定肿瘤的性质及活检是否取到肿瘤组织。冷冻切片均表现为肿瘤细胞核染色深，圆形或卵圆形，胞质不丰富，多为弥漫浸润性生长。因此，从细胞形态上难以区别具体的肿瘤组织类型，但注意观察肿瘤细胞的生长方式及间质成分，可为诊断提供线索。例如，在小细胞肿瘤中找到明确的肿瘤性成骨，则需考虑小细胞性骨肉瘤；如果观察到软骨成分，加上血管外皮细胞瘤样结构，则需考虑间叶性软骨肉瘤的可能性。当然，小细胞恶性肿瘤的诊断也离不开临床资料及影像学表现，很多小细胞恶性肿瘤的最终诊断需依靠石蜡切片、免疫组化染色及分子病理检测后确定。小细胞恶性肿瘤的鉴别诊断见表 10-1-8。

表 10-1-8　骨的小细胞恶性肿瘤的鉴别诊断

特征	小细胞性骨肉瘤	尤文肉瘤	间叶性软骨肉瘤	恶性淋巴瘤	浆细胞骨髓瘤	转移性小细胞癌
高发年龄	10~20岁	10~20岁	10~29岁	成年人多见	老年人多见	中老年人多见
常见部位	长骨干骺端	长骨骨干	颌骨、肋骨、椎骨、骨盆等	四肢骨及脊柱骨	常为多骨病变	中轴骨及长骨近侧端
细胞分布	弥漫分布	菊形团样	血管外周细胞瘤样	弥漫分布	弥漫分布	巢片状生长
软骨分化	无	无	有	无	无	无
肿瘤性成骨	有	无	无	无	无	无
癌性间质	无	无	无	无	无	有

【病例8】患儿，男性，9岁。2年前无明显诱因出现左小腿疼痛，外院CT示左胫骨近端外侧恶性肿瘤样病变。收入院后，局部麻醉下行病灶穿刺活检，送冷冻切片检查，病理诊断为小细胞恶性肿瘤，不除外Ewing肉瘤。后行新辅助化疗，完成化疗后，全身麻醉下行胫骨近端瘤段截除术＋胫骨肿瘤切除灭活再植术（图10-1-15）。

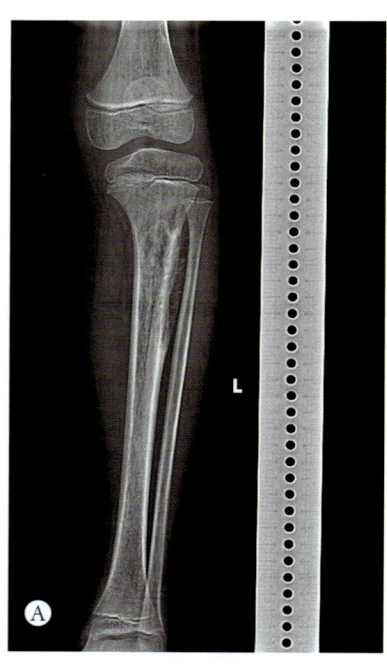
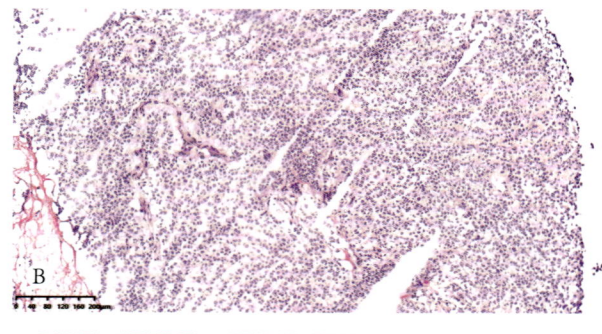
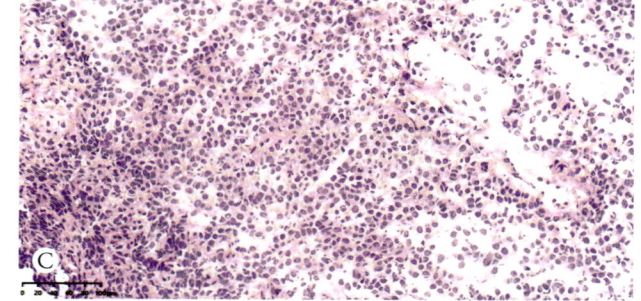
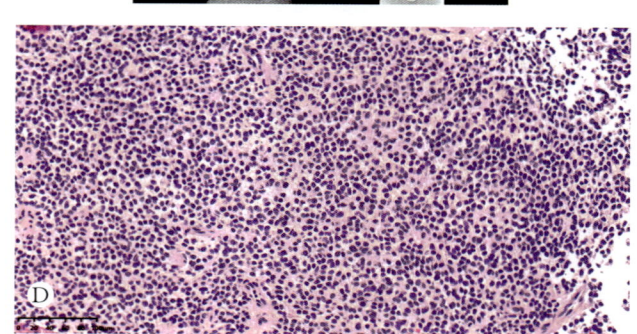
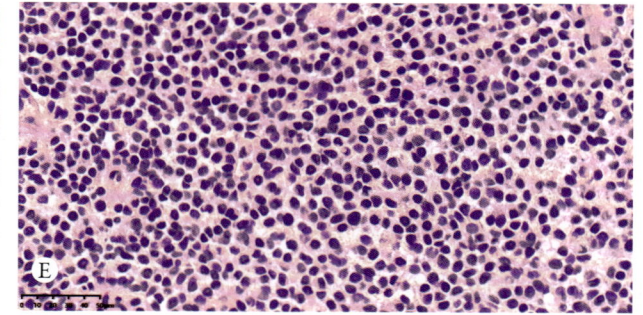

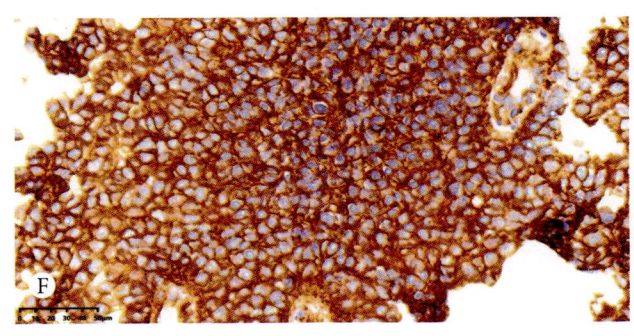
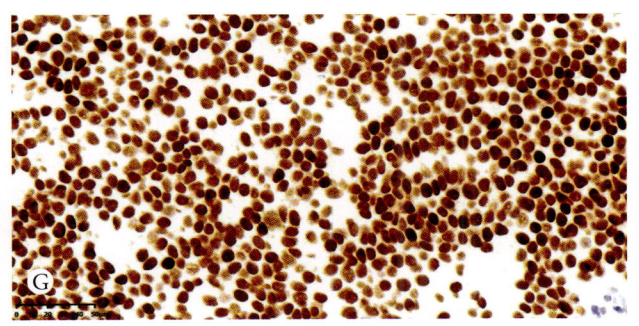

A.影像学检查显示，左胫骨近端溶骨性破坏，伴有软组织包块；B、C.冷冻切片，低倍镜下纤维结缔组织背景中可见成片浸润的肿瘤细胞，高倍镜下，细胞小圆形，细胞核深染，有异型性；D、E.石蜡切片（D为低倍，E为高倍）；F、G.免疫组化染色，F图示肿瘤细胞膜CD99阳性；G图示NKX2.2肿瘤细胞核阳性（高倍）。

图10-1-15 Ewing肉瘤

【诊断要点】

（1）Ewing肉瘤是一组具有 *EWSR1* 特殊融合基因的未分化小圆细胞性肉瘤。

（2）发病高峰年龄为10～20岁。临床上常伴有发热、贫血及红细胞沉降率加快等。病变最常见的部位是长骨的骨干。

（3）X线显示髓腔及皮质骨广泛溶骨性破坏伴葱皮样骨膜反应，本例伴有软组织包块。

（4）显微镜下：肿瘤由小圆细胞组成，均匀一致，胞界不清，可含有少量嗜酸性胞质，瘤细胞可排列成假乳头或菊形团样。肿瘤中常可见大片的地图样坏死，无肿瘤性成骨或成软骨。

（5）免疫组化及分子检测：免疫组化染色显示肿瘤细胞膜CD99阳性；新近提出的NKX2.2单克隆抗体对于诊断Ewing肉瘤具有更高的特异性。Ewing肉瘤最常见和经典的分子遗传改变是 *EWSR1-FLI1* 融合基因，其次是 *EWSR1-ERG* 融合基因。FISH技术通过分离探针可以检测到 *EWSR1* 基因的易位，但不能确定具体与之融合的伙伴基因。近年来随着分子检测技术的推广及应用，一些具有特殊遗传学改变的小圆细胞肉瘤逐渐被单独分类和命名，如CIC重排肉瘤等。

点评

Ewing肉瘤是较为常见的骨内发生的小圆细胞恶性肿瘤之一。青少年多发生在骨干或扁骨，影像学显示髓腔病变为主的肿瘤，冷冻切片又显示为小圆细胞恶性肿瘤，应首先考虑该肿瘤，但最终诊断需结合石蜡切片、免疫组化染色及分子检测结果。

【病例9】患者，男性，27岁，1年前无明显诱因出现左侧大腿间歇性疼痛，近3个多月疼痛进行性加重并伴有病变处肿胀。为进一步诊治前来就诊，行肿物穿刺，送冷冻切片检查（图10-1-16）。

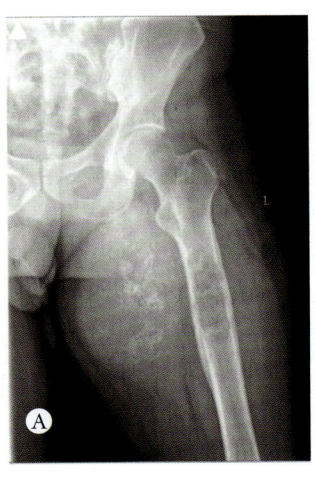
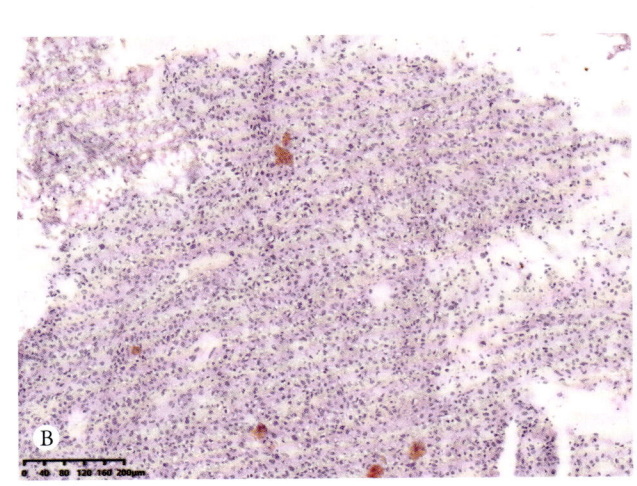

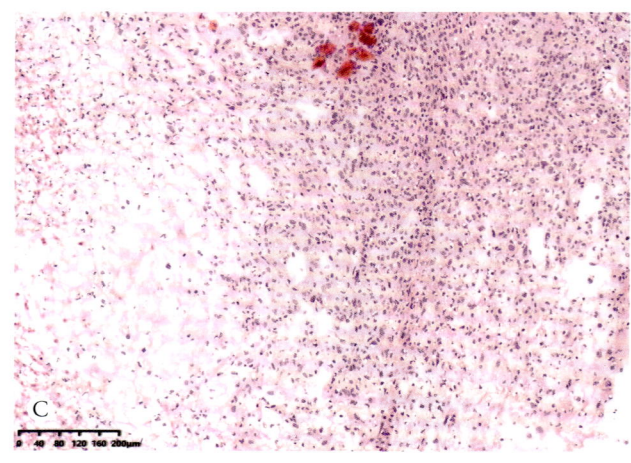
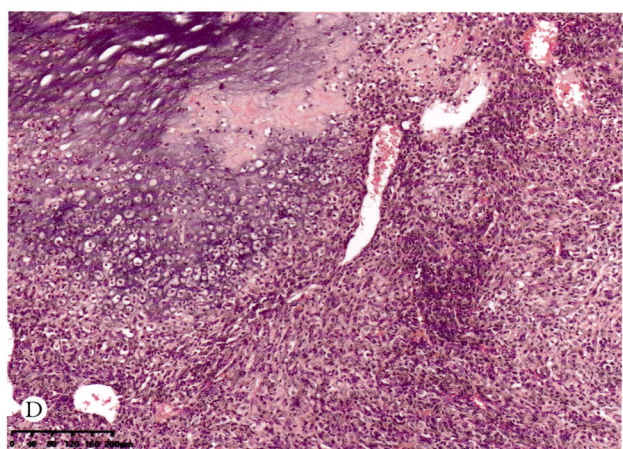
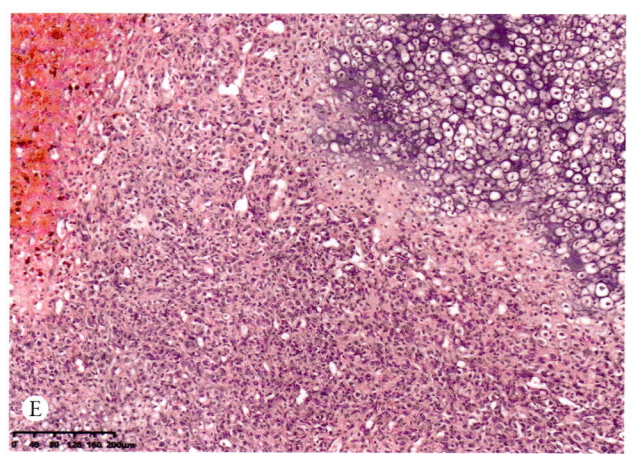

A.影像学检查显示，左股骨中下端局限性骨质破坏，周围伴软组织肿块形成，其间可见钙化影；B、C.穿刺组织冷冻切片，肿瘤细胞较小，卵圆形或短梭形，局灶可见少量黏液样基质成分（低倍）；D、E.石蜡切片，可见卵圆形及短梭形肿瘤细胞，其间可见软骨灶，部分肿瘤间质中可见丰富鹿角样血管，形成血管外周细胞瘤样结构（低倍）。

图10-1-16 左股骨旁间叶性软骨肉瘤

【诊断要点】

（1）间叶性软骨肉瘤是高度恶性的间叶性肿瘤，肿瘤由原始、幼稚的间叶细胞及分化较好的软骨成分组成。

（2）好发于青壮年，中位发病年龄为30岁，可发生在软组织及骨，多见于颅骨、肋骨、椎骨、骨盆及四肢长骨等。

（3）影像学显示病变骨呈现溶骨性破坏性病变，病变边界不清。

（4）显微镜下，肿瘤细胞小到中等大小，圆形及卵圆形，核浆比例高，其间可见多少不等的软骨岛成分，软骨分化较好，肿瘤间质血管丰富，呈现血管外周细胞瘤样结构。

（5）近年来发现间叶性软骨肉瘤具有 *HEY1-NCOA2* 基因重排，可以采用FISH技术检测。

点评

间叶性软骨肉瘤是以小细胞及软骨成分构成的恶性肿瘤，相对少见，其中分化较好的软骨成分及血管外周细胞瘤样结构是诊断线索。

（六）肉芽肿性病变

骨的肉芽肿性病变主要见于结核和朗格汉斯细胞组织细胞增生症，后者也称为骨的嗜酸性肉芽肿，两者在临床及影像学表现上有一定相似度，故而临床医师会在手术中送冷冻切片检查，确定病变的类型。

【病例10】患儿，女性，2岁，因左大腿肿痛2个月收入院。外院行影像学检查提示：左股骨占位、病理性骨折。为明确诊断，全身麻醉下行左股骨病灶穿刺＋髓腔内甲强龙40 mg注射术（图10-1-17）。

第十章 骨、关节和软组织疾病

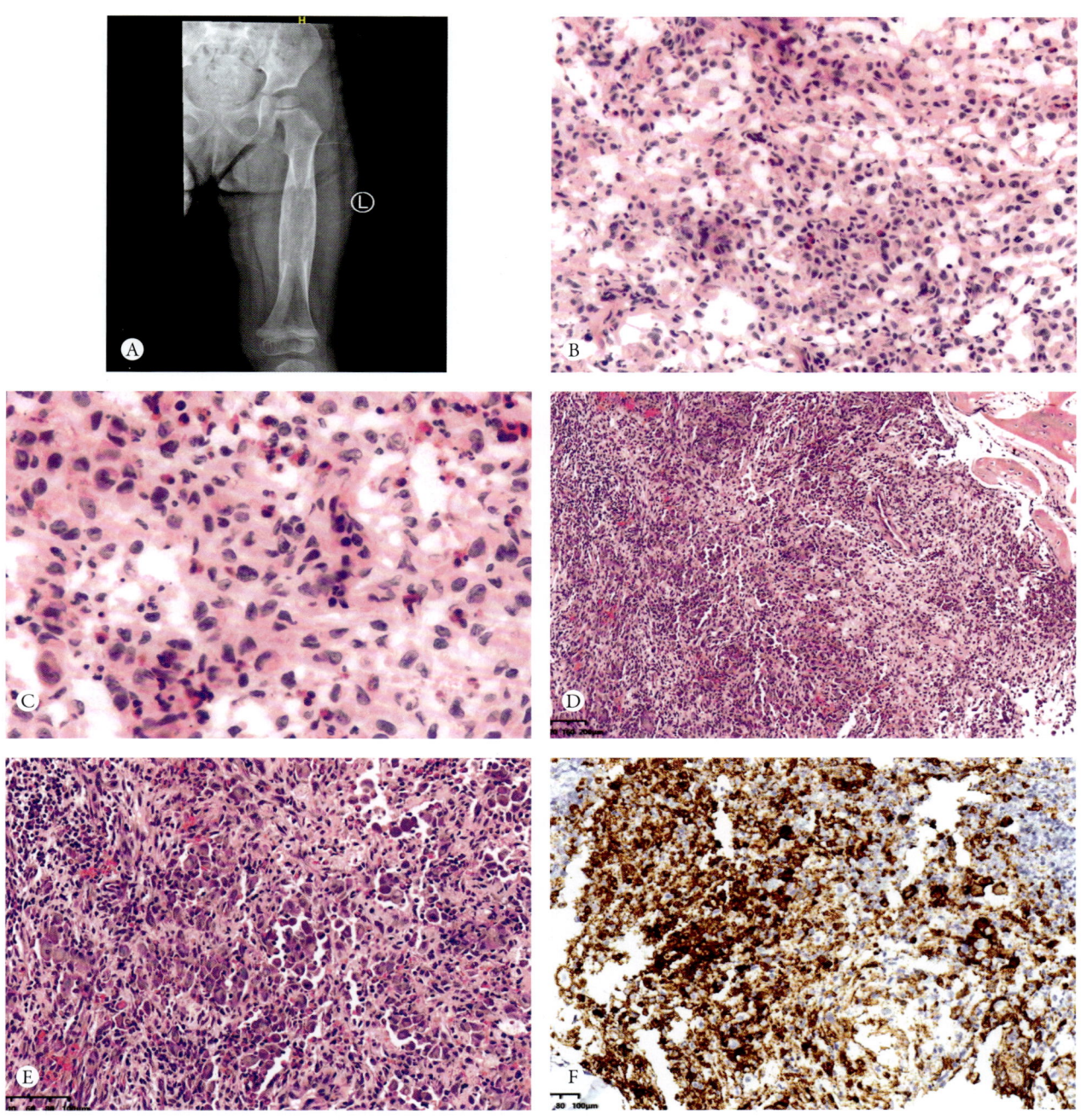

A. X线显示左股骨中段骨质破坏并骨质连续性中断，断端嵌插，周围软组织肿胀；B、C.冷冻切片（B为低倍，C为高倍）；D、E.石蜡切片，低倍镜可见巢片状组织细胞样细胞浸润，局灶可见嗜酸性粒细胞浸润，高倍镜见细胞核卵圆形或肾形，部分细胞核可见核沟，背景中见嗜酸性粒细胞；F.免疫组化染色，肿瘤细胞CD1a阳性（中倍）。

图 10-1-17 朗格汉斯细胞组织细胞增生症

【诊断要点】

（1）朗格汉斯细胞组织细胞增生症可以是孤立性或多发性骨质破坏，还可同时累及其他脏器。

（2）好发于儿童及青年人。任何骨均可受累，其中以颅面骨、椎骨、肋骨及盆骨最易受累。

（3）影像学表现为髓质骨的溶骨性破坏，病灶呈卵圆形，边界清楚。

（4）显微镜下，病变中可见成巢片分布的朗格汉斯组织细胞，这种细胞胞质嗜酸浅染，宽窄不一，边界不清，核呈卵圆形，常可见核沟及分叶状结构。背景中可出现组织细胞、嗜酸性粒细胞。

（5）免疫组化染色，肿瘤细胞 S-100、CD1a 为阳性。

其他需与之鉴别的肿瘤或炎症性病变，包括霍奇金淋巴瘤、木村病等，但这些病变在骨内极为罕见。

点评

做冷冻切片时，朗格汉斯细胞组织细胞增生症需与其他肉芽肿性病变相鉴别，如与结核的鉴别。朗格汉斯细胞组织细胞增生症缺乏结核的干酪样坏死，病变中朗格汉斯组织细胞也与结核中的上皮样细胞不同，细胞核形偏圆不太规整，可见核沟，加之背景中的嗜酸性粒细胞可帮助鉴别。

（七）具有黏液背景的肿瘤

在骨肿瘤中，具有黏液背景的肿瘤主要是脊索瘤和黏液性软骨肉瘤。此外，黏液腺癌转移到骨时，肿瘤组织也可以有较多的黏液成分。鉴别这三者，首先需要了解临床病史，其次肿瘤的部位也很重要，再结合显微镜下的细胞特征、生长方式，可以基本确定诊断。其鉴别诊断详见表 10-1-9。

表 10-1-9　具有黏液背景肿瘤的鉴别诊断

特征	脊索瘤	黏液性软骨肉瘤	转移性黏液腺癌
部位	骶骨或颈椎	扁骨或周围软组织	脊椎或扁平骨
其他处原发灶	无	无	有
X 线	单发性巨大膨胀性肿物	结节状肿物常伴有钙化	多发性溶骨性破坏
组织结构	分叶状或索条状	分叶状	不分叶，细胞呈腺样排列
细胞	空泡状细胞	多核、双核或巨核软骨细胞	上皮性细胞，可见印戒样细胞

【病例 11】患者，男性，53 岁，腰骶部疼痛 4 年，逐渐加重，伴间断性排便困难。影像学检查显示骶尾部巨大占位性肿块，穿刺活检组织部分送冷冻切片检查（图 10-1-18）。

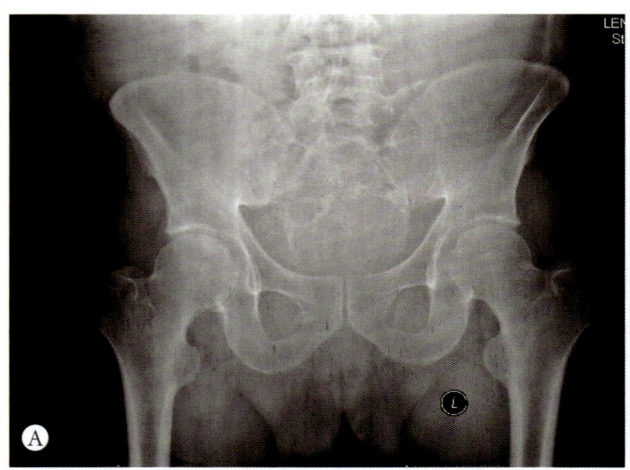
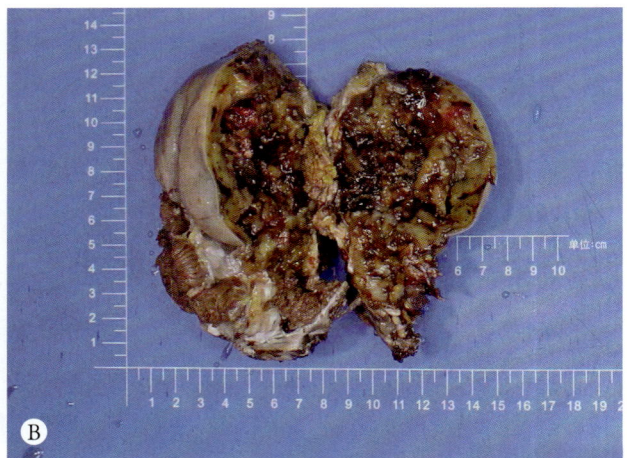

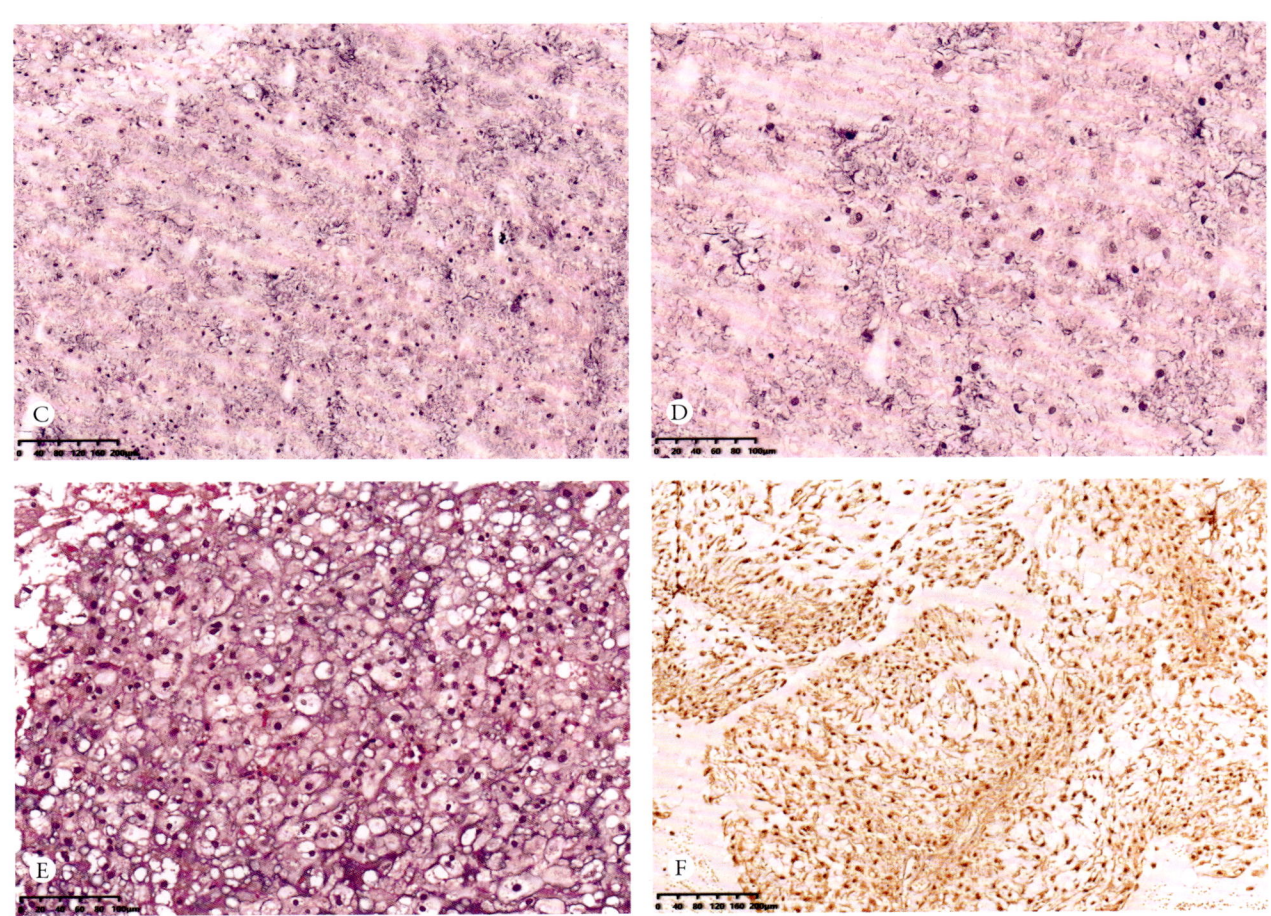

A. 骨盆X线检查显示骶尾部膨胀性占位性病变；B. 大体标本，富于黏液的分叶状肿瘤；C、D. 冷冻切片，低倍镜下黏液背景中可见成片浸润的多角形细胞；高倍镜下细胞胞质略呈嗜酸性，部分胞质可见黏液空泡；E. 石蜡切片（高倍）；F. 免疫组化染色，肿瘤细胞核及胞质Brachyury阳性（中倍）。

图10-1-18 脊索瘤

【诊断要点】

（1）脊索瘤是从原始脊索残件发生的低度到中度恶性肿瘤。发病高峰年龄在50～60岁，差分化型脊索瘤则更易发生在儿童中。

（2）肿瘤只发生于中线部位，尤其是脊柱的两端；普通型脊索瘤主要发生在骶尾部，而差分化型脊索瘤更易发生在颅骨，其次为颈椎。

（3）影像学表现为中轴骨两端的孤立性溶骨性骨质破坏。

（4）显微镜下具有分叶状结构、黏液基质及空泡状肿瘤细胞三大特征。空泡状瘤细胞呈多角形或类圆形，呈索条状排列，细胞间有大量黏液。

（5）免疫组化染色，CK和EMA阳性，不同程度表达S-100。Brachyury是近年来提出的诊断脊索瘤较为特异性的抗体，但当肿瘤发生去分化后，其表达可以缺失。此外，差分化型脊索瘤，常伴有INI1的表达缺失，此时需注意与上皮样肉瘤相鉴别。

点评

冷冻切片检查中，要特别关注肿瘤的位置，对于一个发生在脊柱两端的富于黏液的肿瘤，首先要考虑脊索瘤，再结合肿瘤细胞中的空泡等特征，可初步诊断。

【病例12】患者，男性，53岁，主诉骶尾部疼痛、麻木伴大小便障碍6月余。临床影像学检查考虑转移癌可能性大。取部分组织活检送冷冻切片检查（图10-1-19）。

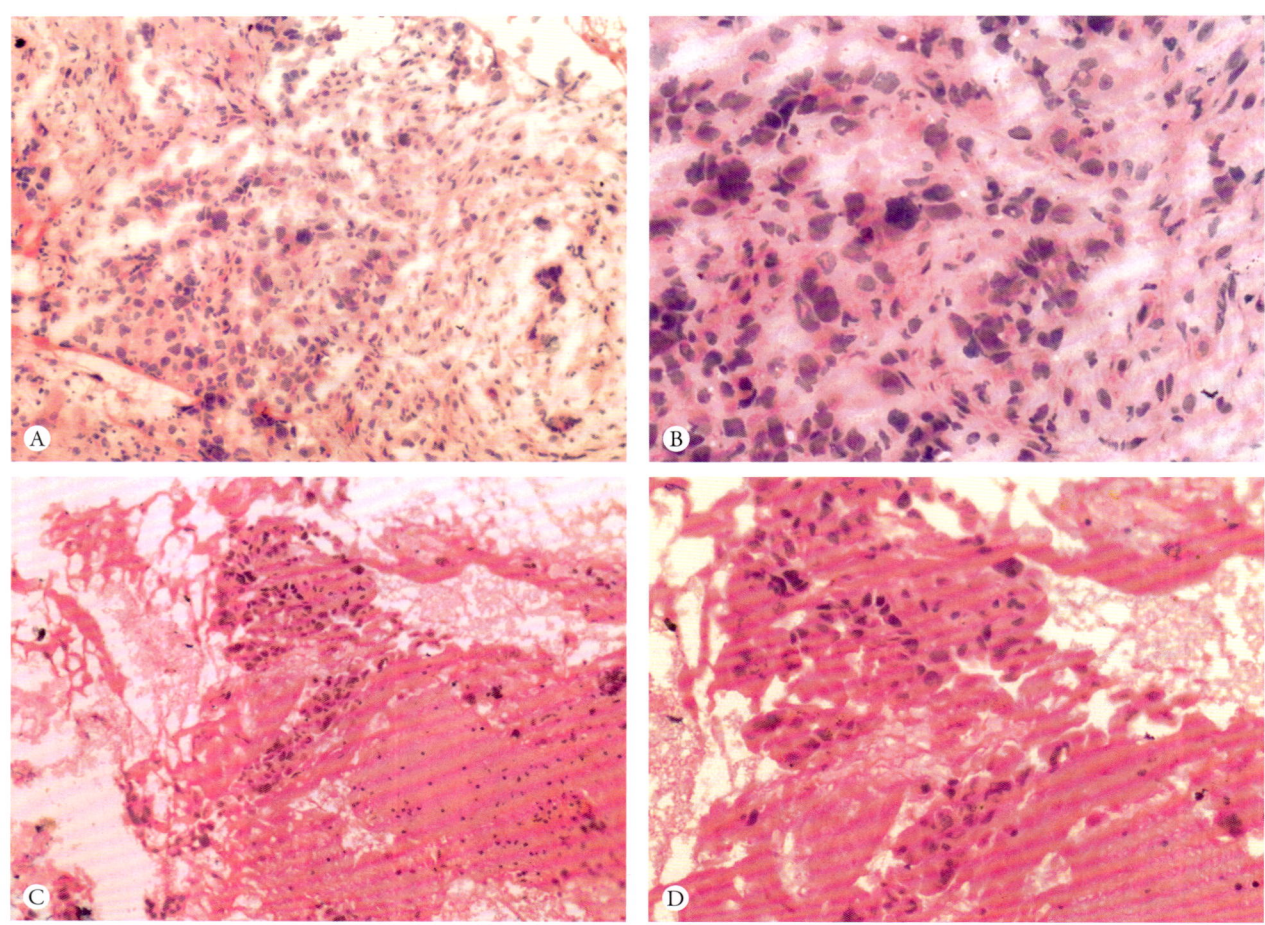

A、B.冷冻切片（A为中倍，B为高倍）；C、D.石蜡切片，黏液及坏死组织中见巢片分布的肿瘤细胞，细胞有明显异型性（C为低倍，D为高倍）。

图10-1-19 骨转移性低分化癌

【诊断要点】
(1) 骨转移癌多见于中老年人。
(2) 最常见的骨转移部位是中轴骨和四肢长骨的近侧端。
(3) 最常见的骨转移癌是乳腺癌、肺癌、肾癌、甲状腺癌及前列腺癌。
(4) 影像学检查：以溶骨性改变为主，乳腺癌可形成溶骨与成骨混合性病变，而前列腺癌转移则常呈成骨性改变。
(5) 显微镜下呈巢片及索条状分布，细胞具有上皮细胞分化特征。

点评

对于中老年患者发生在骨的恶性肿瘤，首先需除外骨转移癌，注意询问病史，并结合具有上皮源性肿瘤的巢片分布特征，可以初步诊断。

（八）具有囊性结构的骨肿瘤或病变

很多骨肿瘤或骨病变会发生出血囊性变，但形成明显囊腔结构的病变主要有动脉瘤样骨囊肿、单纯性骨囊肿及血管扩张型骨肉瘤，其中单纯性骨囊肿由于临床及影像学表现比较容易确诊，临床上很少送冷冻检查；涉及冷冻切片检查的主要是动脉瘤样骨囊肿与血管扩张型骨肉瘤，因为两者都好发于青少年，发病部位也多在长骨干骺端，影像学表现有时也很相像，但两者的性质完全不同，临床后期治疗差别也很大。因而，临床有时会在手术中送冷冻切片检查。

【病例13】患者，女性，23岁，主因"重物砸伤致肱骨近端疼痛伴肩关节活动受限3天"入院治疗。影像学检查示：左肱骨上段骨囊肿伴骨折。在全身麻醉下行左肱骨肿瘤刮除植骨内固定术，刮出物送冷冻切片检查（图10-1-20）。

第十章 骨、关节和软组织疾病

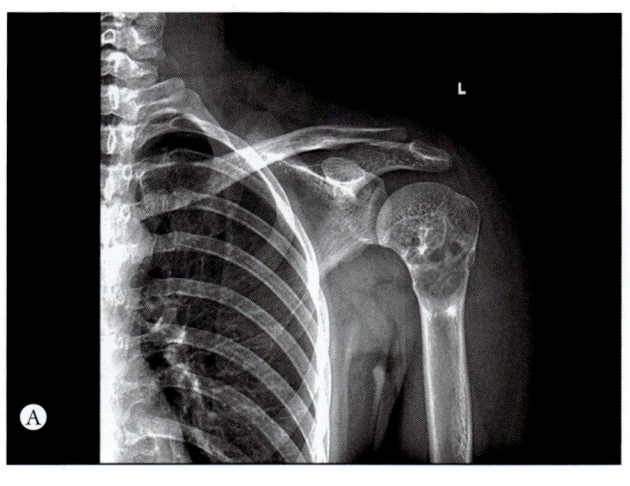
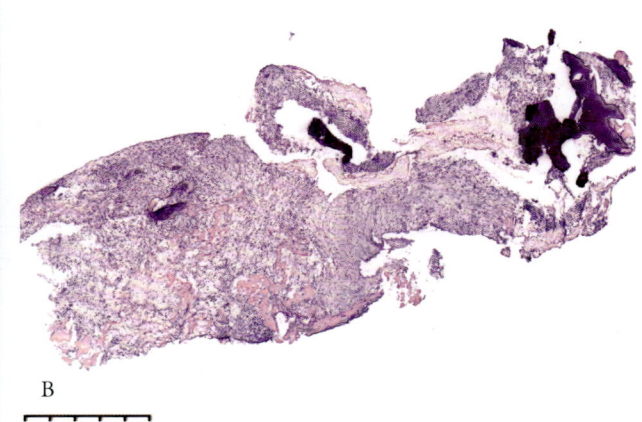
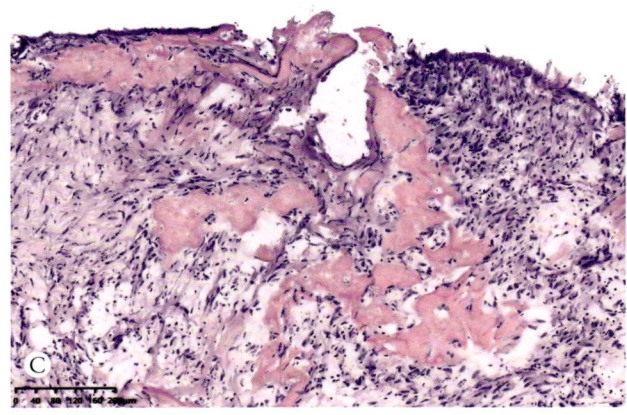
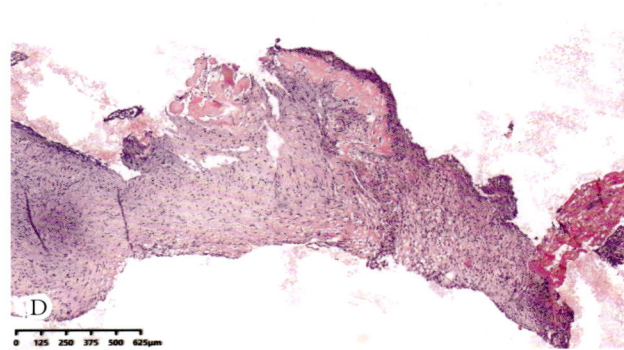
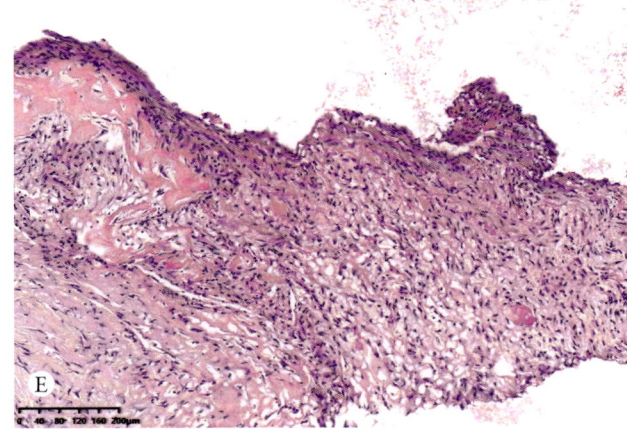

A. 影像学显示左侧肱骨外科颈可见囊状低密度影，边界较清，局部可见骨质断裂；B、C. 冷冻切片（B 为低倍，C 为中倍）；D、E. 石蜡切片，显微镜下病变呈现囊壁样结构，囊壁组织中可见出血及窦隙状血管，间质为增生纤维母细胞，其间可见多核巨细胞，聚集在出血灶及囊壁周围，囊壁间还可见条带状反应性成骨（D 为低倍，E 为中倍）。

图 10-1-20　肱骨动脉瘤样骨囊肿

【诊断要点】

（1）动脉瘤样骨囊肿最常见于 20 岁以下的青少年。长骨干骺端及椎体的后部是其最为常见的发生部位。

（2）影像学显示偏心性多房性囊肿，向一侧膨出，周围有骨壳形成，CT 可见囊内液面。

（3）大体上囊内见血性液体，囊壁厚薄不一。送检组织为暗红色肉芽组织性囊壁，有时可见薄层骨壳。

（4）显微镜下囊壁及囊内纤维间隔由纤维母细胞、组织细胞、散在多核巨细胞组成。巨细胞多沿囊壁分布，其间可见反应性骨小梁，沿囊壁呈彩带样或花边样分布,这具有诊断意义。约有 1/3 的病例在囊壁及间隔中可出现嗜碱性钙化性病灶,被称为"蓝骨"。无论何种细胞,均缺乏异型性。值得注意的是,很多骨肿瘤可以继发动脉瘤样骨囊肿,此时要仔细寻找囊壁周围是否含有其他肿瘤成分。

(5)近年来分子遗传学显示动脉瘤样骨囊肿常发生染色体 17p13.2 上 *USP6* 基因重排,通过 FISH 技术可检测 *USP6* 基因分离探针阳性信号,有助于诊断。除此之外,免疫组化染色显示动脉瘤样骨囊肿不表达 H3.3G34W,可以与骨巨细胞瘤相鉴别。

点评

动脉瘤样骨囊肿最为重要的是与血管扩张型骨肉瘤的鉴别。两者在发病年龄、部位,甚至影像学表现上都非常相似,但需注意观察囊壁及间隔是否出现异型细胞,这对于鉴别两者最为重要。

【病例 14】患儿,女性,14 岁,因右大腿近端疼痛就诊。影像检查显示右股骨上段溶骨性破坏,外院刮除手术后诊断为动脉瘤样骨囊肿。半年后病变复发,刮出部分囊壁组织送冷冻切片检查,不除外血管扩张型骨肉瘤,行瘤段骨切除术(图 10-1-21)。

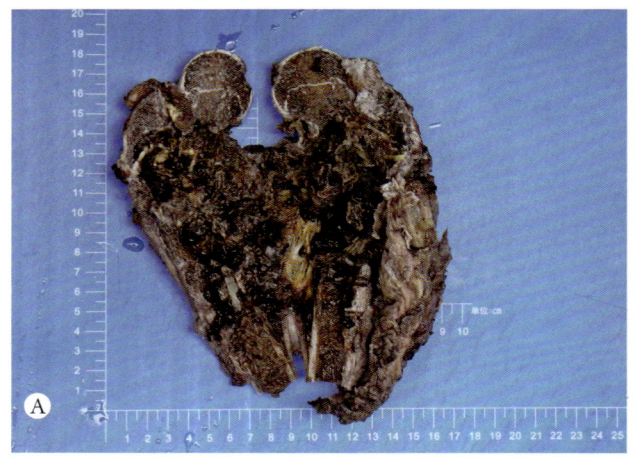
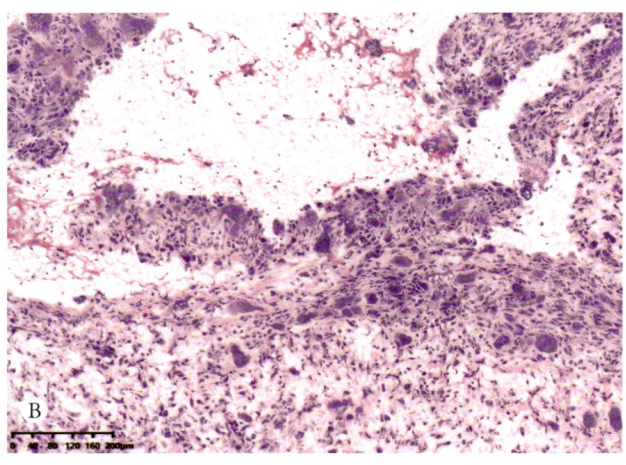
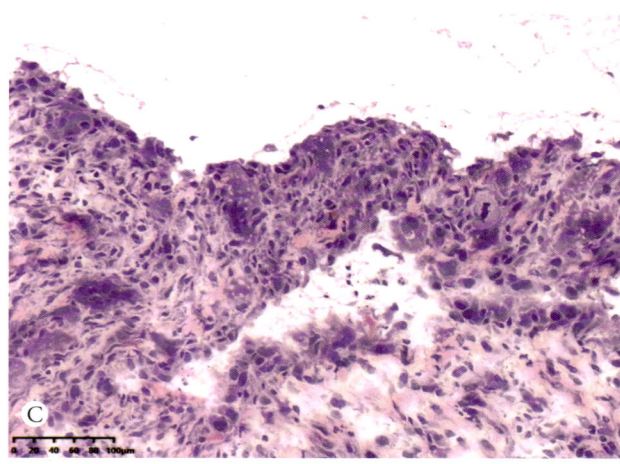
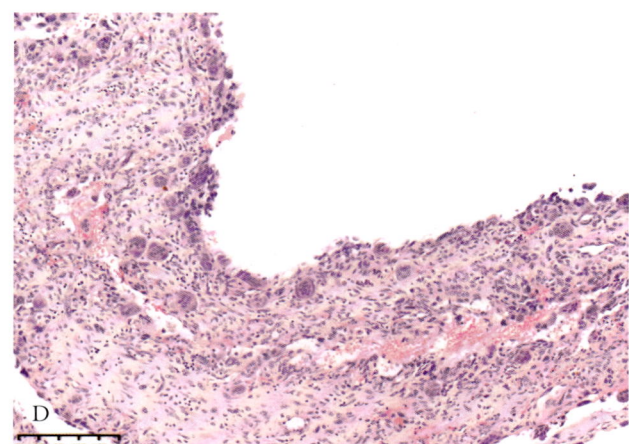

第十章 骨、关节和软组织疾病

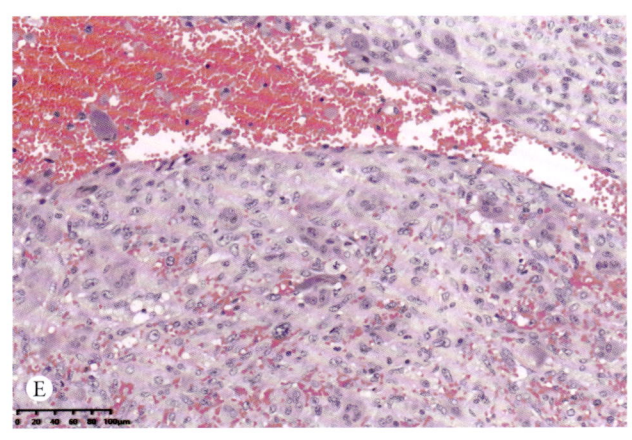

A. 大体显示肿瘤骨为出血性囊性病变；B、C. 冷冻切片；D、E. 石蜡切片，低倍镜显示肿瘤呈囊壁样，其间可见单核及多核巨细胞，囊腔内可见出血；高倍镜显示囊壁中除多巨细胞外，部分单核细胞核增大有异型，并可见病理性核分裂象，部分囊壁中可见粉染的骨样基质。

图 10-1-21　血管扩张型骨肉瘤

【诊断要点】

（1）血管扩张型骨肉瘤是骨肉瘤的特殊类型，高度恶性，好发于 10~20 岁。

（2）好发部位在长骨的干骺端，影像学表现与动脉瘤样骨囊肿极为相似，但在囊性病变中囊壁更不规则，常伴有结节状或实性区域。

（3）显微镜下，在囊壁及间隔中除含有多核巨细胞外，可以找到明显异型的肿瘤细胞，并可见病理性核分裂象。有些异型细胞可脱落到囊腔中，在囊壁分隔中常可找见纤细的肿瘤性成骨或是粉染的骨样基质。

点评

对于具有动脉瘤样骨囊肿样的病变，在冷冻切片时注意在囊壁及囊腔内寻找异型肿瘤细胞，这是血管扩张型骨肉瘤与动脉瘤样骨囊肿的主要鉴别点。

（九）具有上皮成分的骨肿瘤

骨肿瘤病变中可以出现上皮成分的主要有以下两种情况：长骨的造釉细胞瘤及骨转移癌，其中后者更为多见。骨转移癌好发于中老年人，是成年人中最为常见的骨恶性肿瘤。各个器官发生的上皮性恶性肿瘤均可转移到骨，骨转移癌的好发部位是中轴骨和四肢长骨的近侧端。骨转移癌最常见的原发部位是乳腺、肺、肾、甲状腺及前列腺。在冷冻切片检查时，注意临床病史、影像学资料及镜下组织形态学特征，冷冻切片诊断骨转移癌并不困难，具体原发灶可待石蜡切片结果而进一步诊断。这里需要鉴别的是长骨的造釉细胞瘤，因肿瘤中可以出现上皮巢，如不了解这一肿瘤，可能会将其误诊为转移癌。

【病例 15】患者，男性，37 岁，3 年前无意发现左小腿前出现骨性肿块，有轻压痛。手术刮出植骨治疗，近年病变复发。影像学检查显示，左胫骨中下段可见手术钢板固定，中间部增粗，骨质破坏可见囊状不均匀密度影，周围骨质硬化。取部分病变组织送冷冻切片检查（图 10-1-22）。

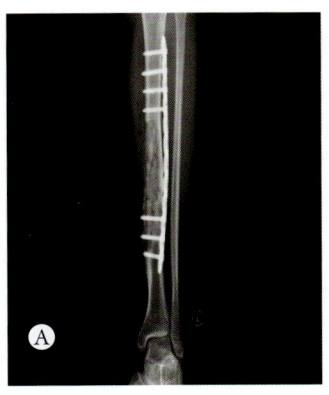

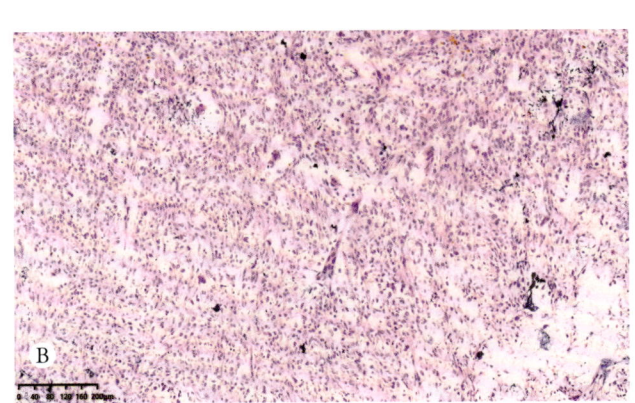

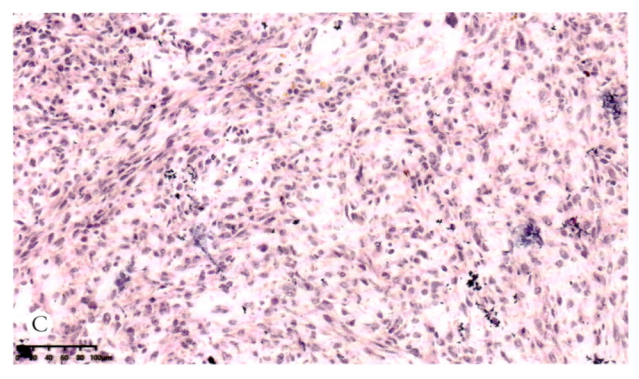
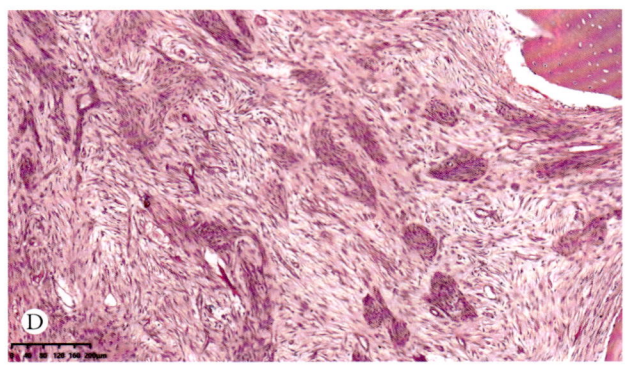
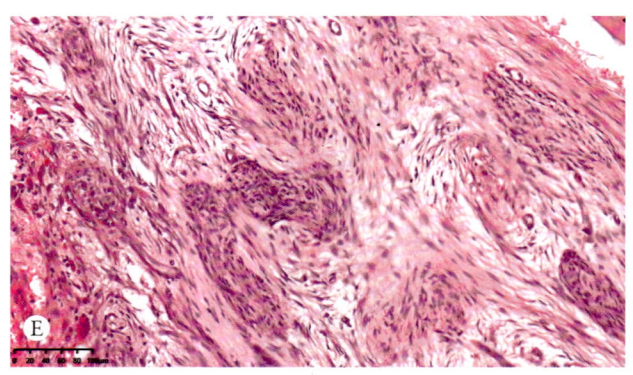

A.影像学检查显示，左胫骨中下段手术钢板固定，中间部增粗，骨质破坏，呈现囊状，其间见不均匀密度影；B、C.冷冻切片（B为低倍，C为高倍）；D、E.石蜡切片，在纤维性背景中可见上皮巢，由基底细胞样、梭形细胞构成鳞状上皮样结构,细胞无明显异型性（D为低倍，E为中倍）。

图 10-1-22　长骨造釉细胞瘤

【诊断要点】

（1）长骨的造釉细胞瘤是少见的原发性骨的纤维上皮性低度恶性肿瘤，发病高峰年龄在25～35岁，此点与转移癌好发于中老年人不同。

（2）X线表现为边界清楚的溶骨性膨胀性破坏，周围明显硬化，无骨膜反应。影像学表现也不同于骨转移癌。

（3）显微镜下，增生的上皮巢埋藏于纤维间质中，上皮巢可由基底细胞样、梭形细胞构成，也可形成鳞状上皮巢或是管状或腺样结构；有时肿瘤上皮成分以梭形为主，无论何种细胞或结构，上皮细胞均无明显异型。此点是与转移癌明显不同之处。

【点评】

冷冻切片主要呈现纤维骨性病变，多数病例识别其中上皮成分较为困难，可待手术后石蜡切片进一步诊断，但对于出现明确腺样及鳞状样上皮成分的病例，需结合临床、肿瘤部位及影像学表现，不要误诊成转移癌。

第二节　软组织肿瘤及瘤样病变

一、概述

软组织肿瘤及瘤样病变是起源于中胚层的间叶组织，在普通综合医院中属于较为少见的病种。肿瘤可见于人体任何部位，但大多数肿瘤位于体表，如四肢、躯干、头颈部，少数可发生在腹腔内，故套针穿刺活检或是切开活检较为容易，因此真正送冷冻检查的病例并不多。此外，不同的软组织肿瘤间组织及细胞形态相近似的较多，如纤维性肿瘤、平滑肌肿瘤、神经肿瘤等都呈现梭形细胞形态，单纯依靠HE染色难以准确分型，故进一步分型更多的是要依靠石蜡切片、免疫组化染色检查来确定。近年来随着分子生物学技术的进步，很多间叶肿瘤具有较为特异性的分子遗传学改变，因此，软组织肿瘤的精准诊断更加依赖于分子检测。2020年第五版WHO骨与软组织肿瘤分类中，提出了一些以特异基因改变为特征的肿瘤，如EWSR1-SMAD3阳性纤维母细胞肿瘤。因此，有些学者并不主张对软组织病变做冷冻切片检查，许多欧美国家对于软组织肿瘤做冷冻切片

第十章 骨、关节和软组织疾病

检查的主要目的是确定粗针穿刺活检是否准确取到病变组织，所取标本量是否充足，是否具有代表性，以便于病理科医师可以进一步行石蜡切片、免疫组化或分子生物学诊断。但是，国内临床医师较关注冷冻检查，除上述目的以外，他们还希望能尽早确定肿瘤的性质。此外，冷冻切片检查还可以用于判断肿瘤的边缘情况，了解手术切缘是否有肿瘤浸润，局部淋巴结是否有转移。因此，作为病理医师还应掌握一些常见软组织肿瘤的冷冻切片检查中需关注的临床、影像学特征，以及病理形态学诊断要点，虽然本书重点是冷冻切片的诊断，但是作为病理诊断的系统学习，本章节也会对于一些经典病例的免疫组化标记及分子遗传学改变做简单介绍。

（一）临床表现

1. **好发年龄** 软组织肿瘤有其不同的好发年龄段，了解这些信息，对于判断肿瘤的类型及性质是非常重要的。例如，神经母细胞瘤几乎仅见于5岁以下的幼儿，胚胎性横纹肌肉瘤多发生在儿童，Ewing肉瘤、滑膜肉瘤等更多见于青少年，多形性未分化肉瘤、脂肪肉瘤则更易发生在中老年人。

2. **临床症状** 多数软组织肿瘤或瘤样病变早期缺乏明显症状，后期可以出现病变部位的包块，体积较大时可产生疼痛及压迫症状。良性肿瘤一般生长较为缓慢，但结节性筋膜炎和骨化性肌炎是个例外，这类病变多在短期内出现生长迅速的包块，并可伴有疼痛。多数恶性肿瘤生长相对较快，且体积较大，一些浅表的恶性肿瘤可导致皮肤的坏死及溃疡形成。

3. **发生部位** 软组织肿瘤发生部位对于肿瘤的良恶性判断非常重要，在冷冻切片检查前需了解待检病变发生的位置，如肉瘤多发生在深部软组织，而发生在后腹膜的脂肪肿瘤几乎均为恶性；浅表的、小的软组织肿瘤多为良性，但浅表快速生长的结节，则要考虑结节性筋膜炎。位于肩胛下的软组织肿瘤，有可能是弹力纤维瘤。

（二）影像学资料

X线片可用于确定肿瘤所在的位置，CT对发现肿瘤中有无钙化及骨化具有优势，但是对软组织分辨力最好的是MRI。MRI可对各种不同的软组织，如脂肪、肌肉、筋膜、纤维组织、血管、神经、韧带等均能清晰显现。不同组织在MRI上可呈现不同的信号，如脂肪组织及脂肪来源的肿瘤在T_1WI上呈高信号，而纤维组织性肿瘤或瘢痕，如纤维瘤或纤维瘤病在T_2WI上呈低信号，因而可以根据MRI的信号，来初步判断软组织的来源。除此之外，还可以通过影像学资料来确定肿瘤的大小、肿瘤的边缘情况及肿瘤内部的情况（表10-2-1）。

表 10-2-1 软组织肿瘤及瘤样病变的影像学特征

影像学特征	良性病变	恶性病变
肿瘤大小	一般 < 5 cm	常 > 5 cm
肿瘤部位	较为表浅	部位深在
肿瘤边缘	边缘整齐，但纤维瘤病边界可不规则	多数边界不规则
与周围组织的关系	推挤或压迫周围组织，但纤维瘤病可浸润周围组织	向周围组织浸润性生长，如邻近骨组织，还可侵犯骨，造成骨质破坏并引起骨膜反应
肿瘤内部情况	多数情况MRI信号均匀，但错构瘤或血管脂肪瘤等因含有多种成分，信号可不均	因常发生出血、坏死、囊性变，故MRI信号多不均匀

（三）病理学诊断

1. **大体表现** 如送检的是完整切除肿瘤，需要检查肿瘤是否具有包膜，与周围组织的关系如何，良性肿瘤多数具有纤维性包膜，并向周围组织推挤生长，但是少数良性肿瘤或病变例外，如纤维瘤、结节性筋膜炎及血管瘤等可无包膜，并可向周围组织浸润性生长。而多数恶性肿瘤缺乏包膜，或包膜不完整，常浸润周围组织。此外，还需观察肿瘤的切面、质地和色泽情况，多数软组织恶性肿瘤质地细腻，呈鱼肉状，并且常伴有出血及坏死。如果为粗针活检组织，只能观察肿瘤的质地，取材时应尽可能挑选质地细腻、鱼肉样的区域，避开出血坏死区。如果材料充足，最好留一份直接行石蜡切片，避免将全部组织冷冻，以免影响后续的免疫组化或分子生物学检测。

2. 显微镜下　首先应在低倍镜下观察肿瘤的结构，如是否具有分带现象，是否有编席样、栅栏状、菊形团样、腺泡状结构，是否出现上皮及间叶的双向结构，是否出现地图样坏死及是否呈现上皮样分化。这些特殊的组织结构都可以提供诊断的线索，如骨化性肌炎常可呈现纤维母细胞向骨母细胞转化并逐渐成骨的过程；纤维组织细胞肿瘤则常具有编席状结构；Ewing 肉瘤或神经母细胞瘤可出现菊形团结构；腺泡状软组织肉瘤、化感瘤及腺泡状横纹肌肉瘤可以呈现腺泡样结构；滑膜肉瘤可呈现上皮及间叶的双向分化，而上皮样肉瘤中心常出现地图样坏死，周边肿瘤细胞呈上皮样分化。对于手术切除标本还应观察肿瘤与周围组织的关系，是否向周围组织浸润性生长。中、高倍镜下再详细观察细胞的形态：梭形、多形、圆形及上皮样；细胞胞质情况：透明、嗜酸性、有无空泡，细胞核是否具有异型，有无核分裂象等。此外，还需注意细胞的密度。一般情况下，恶性肿瘤细胞增生活跃，细胞较丰富，排列密集。如果有条件，可以在冷冻切片的同时做一张印片，更有利于观察细胞的形态。

二、软组织肿瘤及瘤样病变的冷冻切片检查各论

由于冷冻切片检查主要依据HE染色快速诊断，因此，观察组织结构及细胞的大致形态对于肿瘤的冷冻诊断至关重要。虽然软组织肿瘤的结构及形态多种多样，但可归纳为以下6大类：束状梭形细胞肿瘤、富于黏液背景的肿瘤、圆细胞肿瘤、上皮样肿瘤、多形性"恶性纤维组织瘤样（MFH）"肿瘤及出血性和血管性肿瘤。在充分了解哪些软组织肿瘤或瘤样病变可能会具有以上结构和形态特征，并且结合临床及影像学资料，就可以在冷冻切片中基本确定肿瘤的性质，并初步判断肿瘤可能的组织类型，但最终确诊需结合石蜡切片、免疫组化染色结果及必要的分子生物学检查来确定。

（一）束状梭形细胞肿瘤

具有这种结构及细胞形态的肿瘤在软组织中有一大组：包括纤维瘤病（韧带样纤维瘤）、富于细胞的神经鞘瘤、恶性外周神经鞘瘤（malignant peripheral nerve shenth tumors，MPNSTs）、纤维肉瘤、平滑肌肉瘤及单相型滑膜肉瘤。常见软组织梭形细胞肿瘤的鉴别详见表 10-2-2。

表 10-2-2　梭形细胞肿瘤的鉴别诊断

特征	MPNSTs	韧带样纤维瘤病	纤维肉瘤	单相型滑膜肉瘤
临床表现及好发年龄	50%的患者伴有Ⅰ型神经纤维瘤病，好发于20～50岁	青少年至40岁，女性好发	好发于中老年人	发病高峰年龄在10～40岁
部位	四肢及躯干	四肢深部软组织、后腹膜、腹腔及腹壁，儿童好发于腹壁外	四肢、躯干、头颈的深部软组织	四肢深部软组织，特别是邻近关节周围
影像及大体	肿瘤常>5cm，可累及主神经干，切面呈灰白色，鱼肉样	病变边界不清，质韧，呈灰白色，类似瘢痕组织	边界较清楚，呈灰白色，可伴有出血坏死	早期为小的边界清楚的结节，后期肿瘤增大，可侵犯邻近骨，直径在3～10cm
显微镜下	梭形细胞排列成束状、旋涡状，或血管外皮瘤样结构，细胞丰富，异型性明显	呈浸润性生长，由分化好的纤维母细胞和多少不等的胶原组成	由梭形纤维母细胞组成，细胞交叉排列形成鱼骨刺样结构。可见核分裂象	梭形细胞单相型以梭形细胞为主，细胞较一致，核呈卵圆形、深染、可见小核仁，细胞排列成片状、束状、栅栏状

第十章 骨、关节和软组织疾病

【病例1】患者，男性，62岁，因"全身多发皮肤肿物50余年"收入院。患者50余年前无明显诱因出现双侧胸部、背部、四肢及头面部多发皮下肿物，质软，局部皮肤松弛。8个月前右腘窝处肿物逐渐增大，大小约8 cm×7 cm。皮肤局部表面可见凸起于皮面的小丘疹，全麻下行右腘窝上方肿物切除术，术中送冷冻切片检查。

冷冻切片诊断：考虑梭形细胞恶性肿瘤。石蜡切片并结合免疫组化染色结果，最终诊断为恶性外周神经鞘瘤（图10-2-1）。

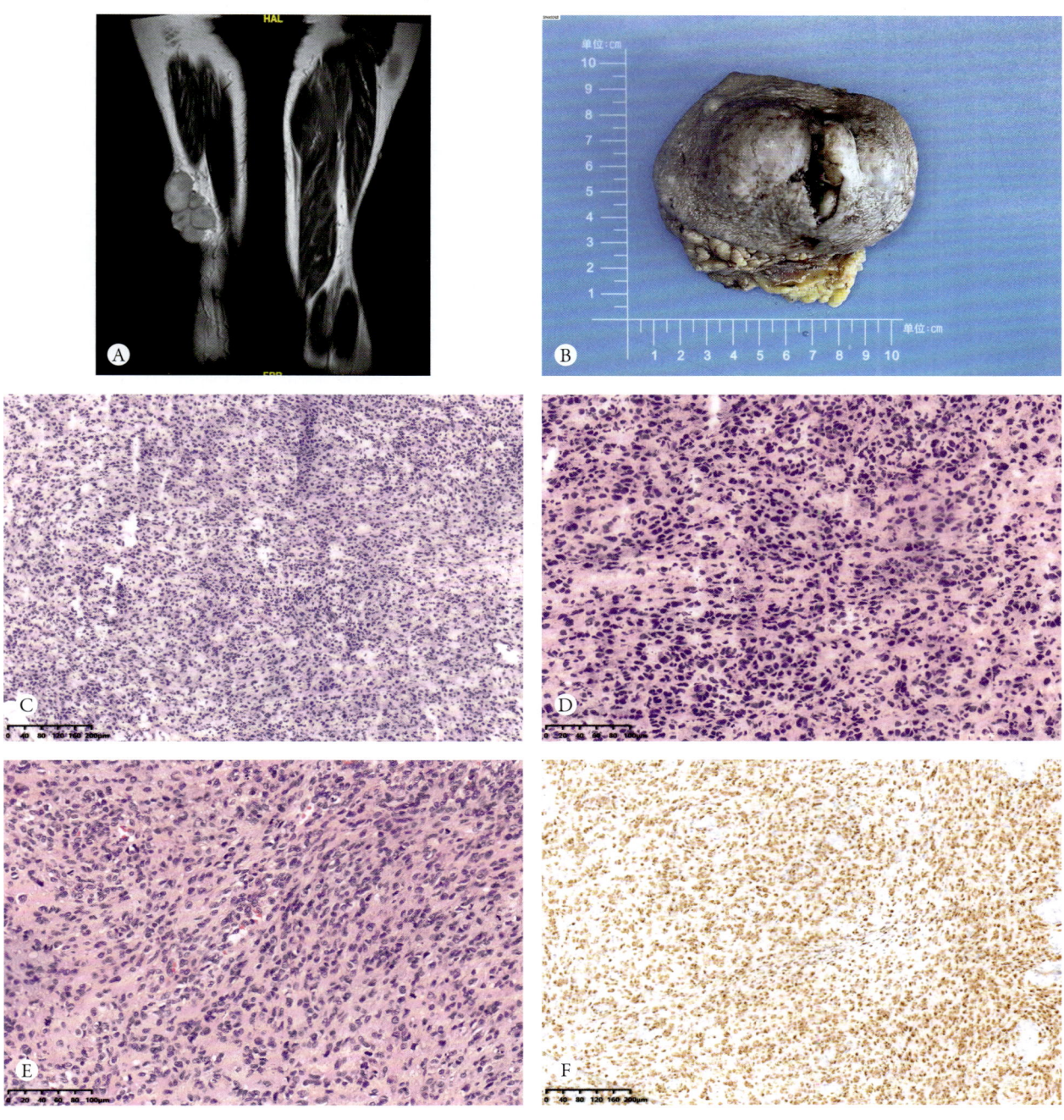

A. MRI显示右侧股骨下段后外侧腘窝上方可见多发结节状等T1不均匀长T2信号影，边界尚清楚，范围约为5.3 cm×3.1 cm×7.2 cm，累及皮肤及皮下；B. 大体标本，肿瘤呈结节状，突向表皮；C、D. 冷冻切片（C为低倍，D为中倍）；E. 石蜡切片，肿瘤细胞呈短梭形，部分为卵圆形，细胞核异型性，深染，排列密集（中倍）；F. 免疫组化染色，肿瘤细胞核SOX10阳性（中倍）。

图10-2-1 恶性外周神经鞘瘤

【诊断要点】

（1）50%以上的MPNSTs发生在Ⅰ型神经纤维瘤病（NF1）的患者中，因此了解患者是否有多发性神经纤维瘤、身上是否具有咖啡斑，可帮助诊断，本例患者有50多年多发性神经纤维瘤病史，近期肿瘤增大明显。

（2）由于肿瘤起源于外周神经、Schwann细胞、神经膜细胞及神经母细胞，仔细寻找肿瘤周围是否具有神经等成分，以及肿瘤中是否同时出现良性的神经鞘瘤或是神经纤维瘤成分，都有助于判断肿瘤来源。

（3）显微镜下，MPNSTs病理形态表现多样，但以梭形细胞为主，免疫组化染色，多数神经源性肿瘤S-100和SOX10均阳性表达。

点评

对于有多发神经纤维瘤及皮肤咖啡斑的患者，在冷冻检查时，见到由丰富梭形细胞组成的恶性肿瘤，且间质有黏液变性，如能在部分区域看到分化好的神经纤维瘤成分，则可考虑恶性外周神经鞘瘤，但最终诊断需结合石蜡切片及免疫组化结果确定。诊断时还需与其他软组织梭形细胞肿瘤鉴别，详见表10-2-2。

【病例2】患者，男性，38岁，因"发现右前臂肿物8年"收入院。行"右前臂肿物切除＋植皮术"，术中做冷冻切片检查，冷冻切片报告：皮下组织见梭形细胞肿瘤，间质水肿，考虑神经来源的良性皮肤肿物（图10-2-2）。

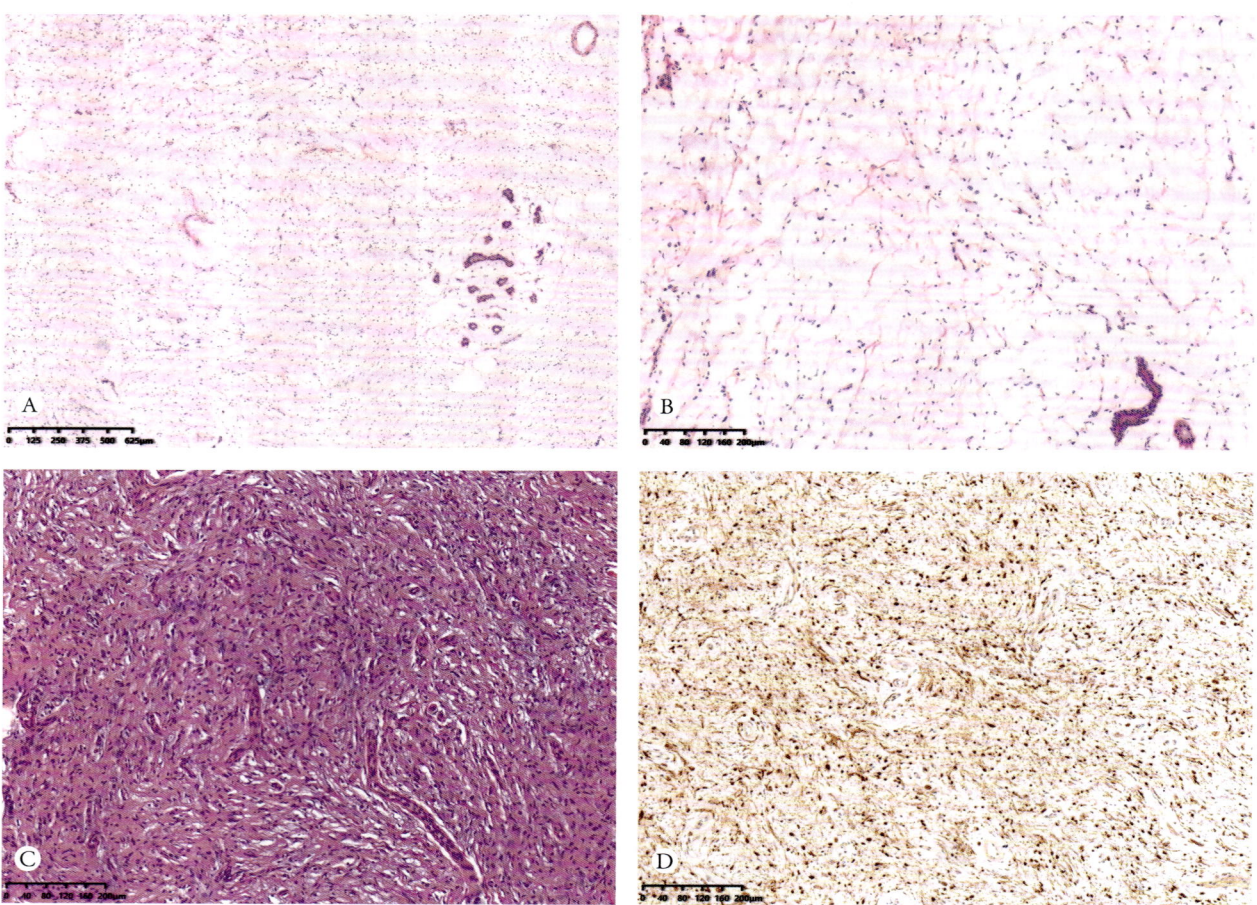

A、B.冷冻切片；C.石蜡切片，肿瘤位于真皮及皮下。低倍镜（A）下，肿瘤与周围组织缺乏边界，其间可见残留的汗腺成分，与图10-2-1的恶性外周神经鞘瘤比较，细胞稀疏，细胞核温和，部分核呈现波浪状，两端尖，间质疏松，细胞缺乏栅栏状排列（中倍）；D.免疫组化染色，肿瘤细胞核及胞质S-100阳性（中倍）。

图10-2-2　**神经纤维瘤**

第十章 骨、关节和软组织疾病

【诊断要点】

（1）大体上神经纤维瘤缺乏包膜，质地较软，皮肤浅表的神经纤维瘤可以突出表皮。

（2）多发者常为 I 型神经纤维瘤病，与 NF1 基因突变相关。

（3）显微镜下见肿瘤由多种成分混合组成，包含轴索、施万细胞、成纤维细胞及神经束衣等，主要成分是施万细胞，细胞呈梭形，核扭曲呈现波浪状或蛇形，细胞核两端尖。

（4）肿瘤间质常伴有黏液变性，与神经鞘瘤比较，不出现 Verocay 小体及栅栏状排列。

【病例3】患者，男性，16岁，因"发现腰背部肿物2年"收入院。诊断为腰背部软组织肿物，拟全身麻醉下行腰背部肿物切除术，术中送部分肿瘤行冷冻切片检查。手术完整切除后，结合组织病理形态及免疫组化染色结果，诊断为韧带样纤维瘤病（图10-2-3）。

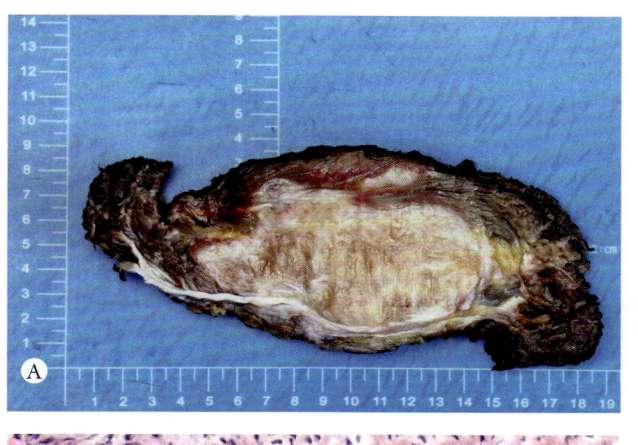
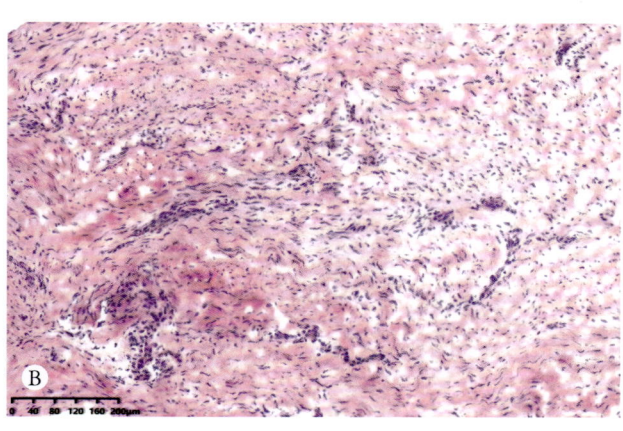
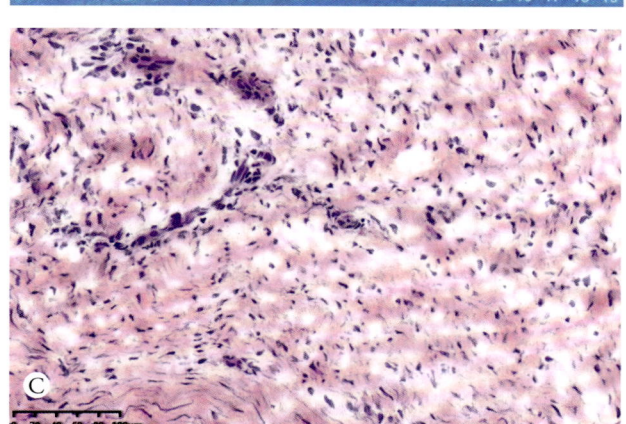
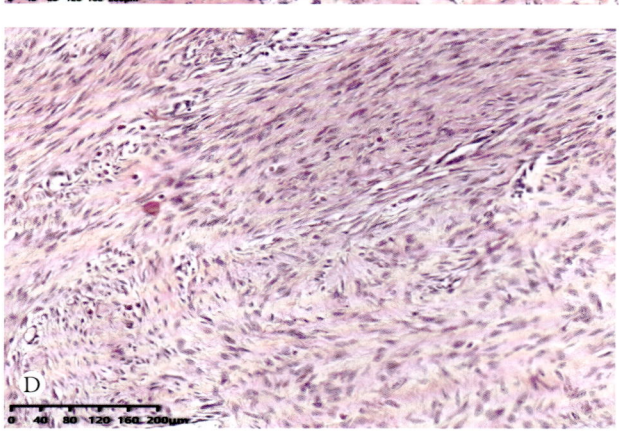
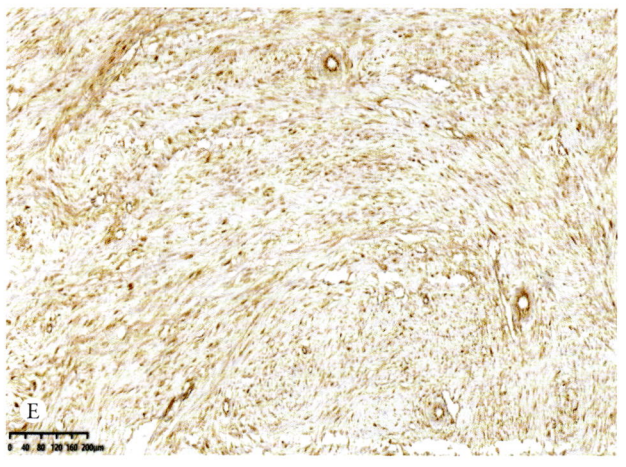

A. 大体标本，肌肉组织中可见灰白色肿瘤组织，质地硬韧，肿瘤与周围肌肉间缺乏包膜，呈浸润性生长；B、C. 肿瘤穿刺冷冻切片，可见梭形细胞肿瘤，细胞排列较稀疏，细胞核无异型性，部分间质伴有玻璃样变（B为低倍，C为中倍）；D. 手术切除肿瘤石蜡切片，可见呈束状分布的梭形细胞肿瘤，细胞核略肥胖，具有纤维母细胞特征，核分裂象罕见（中倍）；E. 免疫组化染色，肿瘤细胞核β-catenin阳性（中倍）。

图10-2-3 韧带样纤维瘤病

【诊断要点】

（1）韧带样纤维瘤病，也称侵袭性纤维瘤病、韧带样瘤，该肿瘤具有局部侵袭性，但不发生转移。

（2）好发于中青年，高峰年龄段为37~39岁，女性更多见。

（3）主要发生在四肢及腹壁肌肉组织中，后腹膜及腹腔内肠系膜等也可发生。

（4）肿瘤缺乏边界，呈现浸润性生长，切面灰白色，质地硬韧。

（5）显微镜下见肿瘤细胞呈梭形，具有纤维母细胞特征，排列密度不等，多数情况下，细胞并不丰富，部分区域可见丰富胶原纤维，可伴有玻璃样变。

（6）分子研究显示肿瘤具有 *CTNNB1* 基因突变，免疫组化染色显示肿瘤细胞核 β-catenin 阳性。

【病例4】患者，男性，22岁，发现左大腿前外侧包块半年余，CT及MRI检查显示左大腿前外侧软组织占位，倾向恶性肿瘤，切开活检，做冷冻切片检查，冷冻切片诊断为梭形细胞恶性肿瘤；石蜡切片及免疫组化染色诊断为单相型梭形细胞滑膜肉瘤（图10-2-4）。

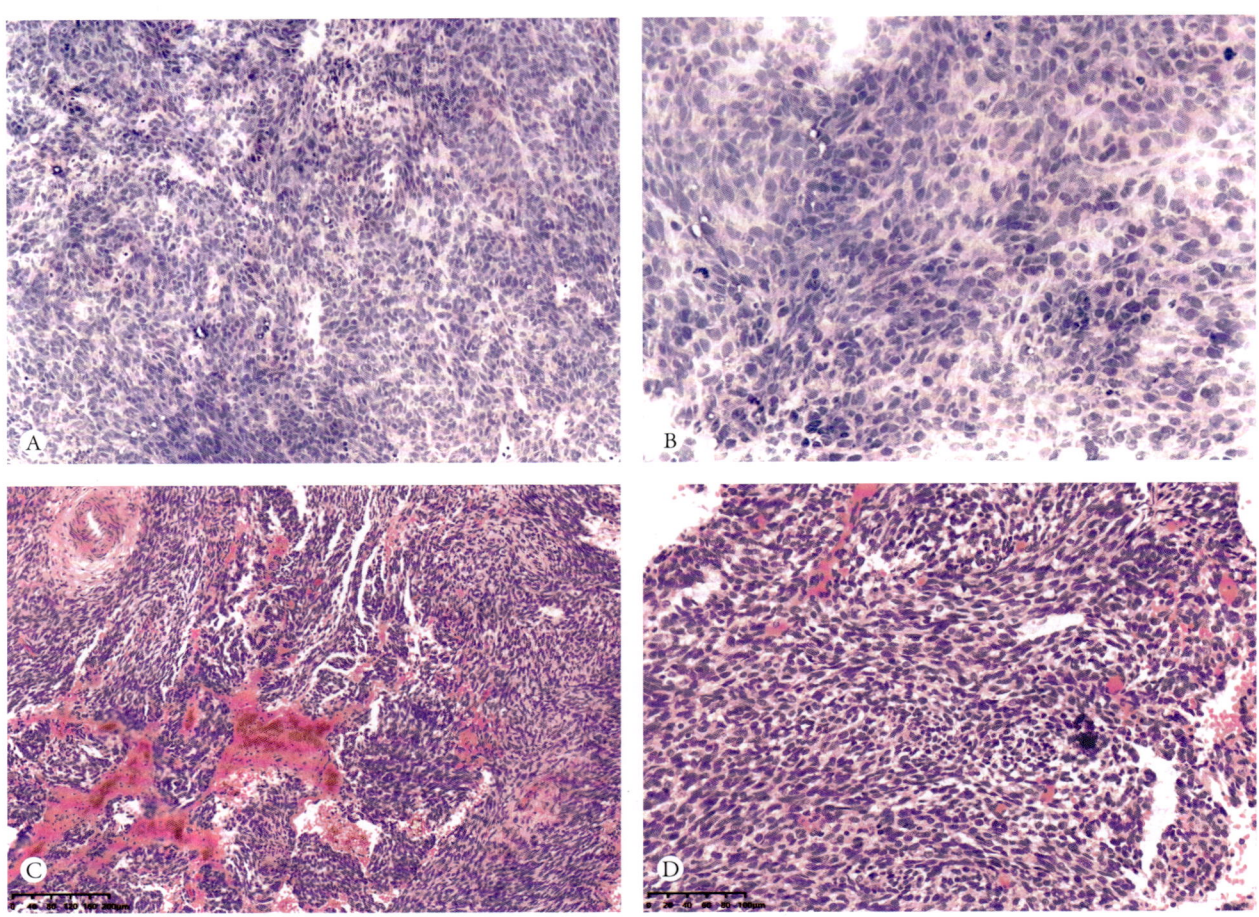

第十章 骨、关节和软组织疾病

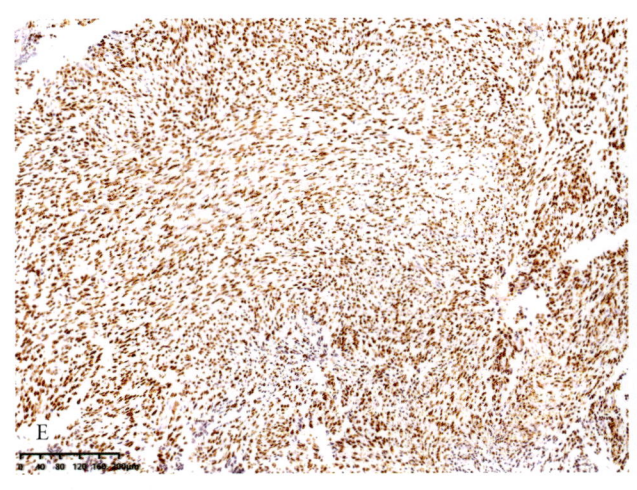
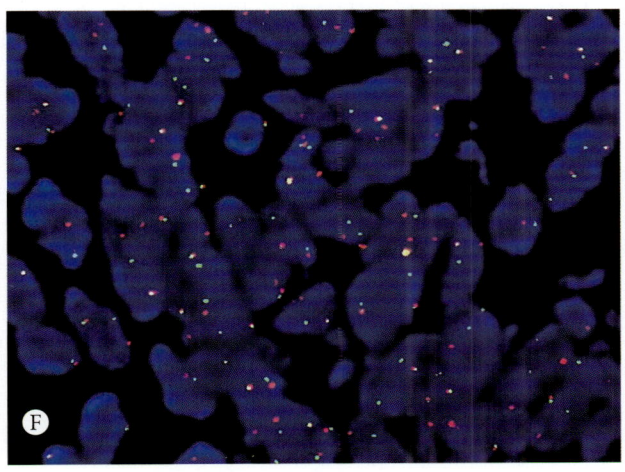

A、B.冷冻切片（A为中倍，B为高倍）；C、D.石蜡切片，肿瘤细胞呈梭形，细胞核较肥胖，卵圆形，淡染，排列成束状（C为低倍，D为中倍）；E.免疫组化染色，肿瘤细胞核TLE-1阳性表达（低倍）；F. FISH检测，SS18断裂探针显示红绿分离信号。

图10-2-4 单相型梭形细胞滑膜肉瘤

【诊断要点】

（1）滑膜肉瘤好发于青年，15～35岁是发病高峰年龄，男性多于女性。

（2）好发部位在四肢的深部软组织，特别是膝关节周围。

（3）显微镜下，主要分为单相型和双相型，其中以单相型梭形细胞较为常见，表现为排列密集的梭形细胞肿瘤成分，细胞较一致，可以见到核分裂象，而双相型滑膜肉瘤，肿瘤细胞可以排列成腺样及裂隙样结构。

（4）免疫组化染色，90%的滑膜肉瘤表达上皮标志物，而EMA的表达要较CK更为广泛；近年来提出TLE-1是一种Wnt信号的辅助转录抑制因子，在滑膜肉瘤中常呈弥漫阳性，而在恶性外周神经鞘瘤很少有表达，但近期研究发现TLE-1的特异性并不高，在一些其他梭形细胞肿瘤中也可呈现阳性表达。*SS18::SSX*在滑膜肉瘤诊断中相对特异。

（5）分子遗传学改变：90%以上的滑膜肉瘤具有t（X；18）（p11.2；q11.2）染色体易位，可以通过SS18断裂探针FISH检测证实。

点评

梭形细胞滑膜肉瘤中的细胞核较其他梭形细胞肿瘤肥胖，可呈卵圆形，染色较淡，胞质稀少，常成片或束排列，有时可见腺样结构，结合患者的年龄及肿瘤的好发部位，在冷冻切片检查时可以初步考虑滑膜肉瘤的诊断。

（二）富于黏液背景的肿瘤

很多软组织肿瘤可以出现黏液背景，因而，需考虑的鉴别诊断较多，良性肿瘤和病变有结节性筋膜炎、皮下或肌间黏液瘤、黏液样神经纤维瘤，具有侵袭性或恶性生物学行为的肿瘤有侵袭性血管黏液瘤、黏液性脂肪肉瘤、黏液性软骨肉瘤、黏液纤维肉瘤（黏液样恶性纤维组织细胞瘤）、葡萄状胚胎性横纹肌肉瘤及黏液样平滑肌肉瘤。鉴别诊断中要注意肿瘤所在部位、肿瘤的边界情况、肿瘤间质血管分布状态及细胞的排列方式等。例如，结节性筋膜炎和皮下黏液瘤部位表浅，侵袭性血管黏液瘤多位于会阴、盆腔等部位，且肿瘤缺乏包膜常侵犯周围组织，而黏液性脂肪肉瘤常有复杂的分支血管，葡萄状横纹肌肉瘤常位于具有管腔器官的黏膜下，在黏膜层下形成密集的肿瘤细胞带。

【病例5】患者，女性，31岁，1个月前发现右肘部肿物，无明显不适，近日略增大。MRI显示右肘窝部软组织肿瘤，中心可见出血，边界欠清，临床考虑为血管瘤。术中送冷冻切片检查。石蜡切片诊断为结节性筋膜炎（图10-2-5）。

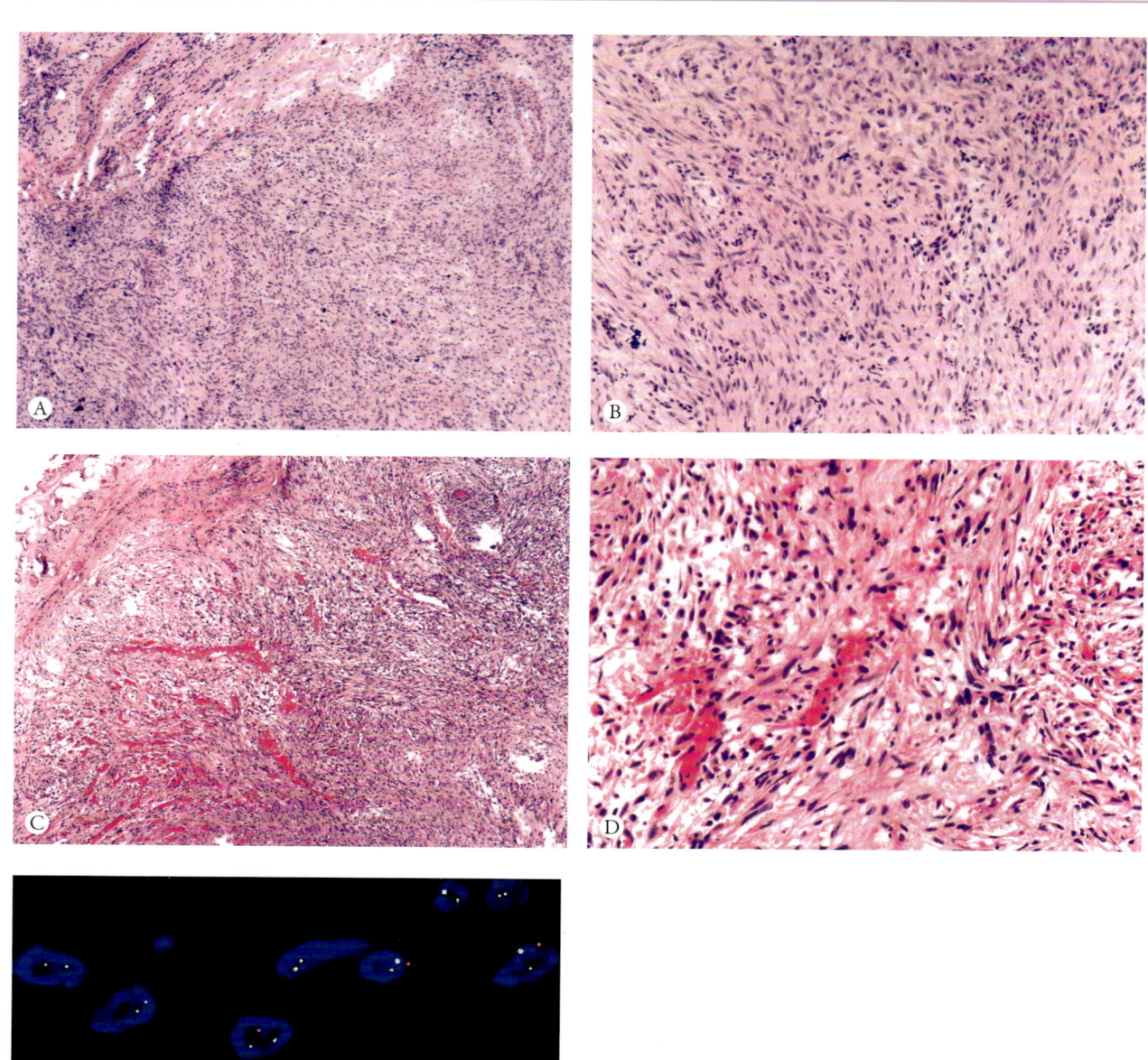

A、B.冷冻切片（A 为低倍，B 为中倍）；C、D.石蜡切片，在水肿背景下，见增生的梭形纤维细胞，细胞无明显异型性，间质血管增生，可见红细胞外渗（C 为低倍，D 为高倍）；E.采用 FISH 检测 *USP6* 融合基因，肿瘤细胞中可见红绿分离信号。

图 10-2-5　结节性筋膜炎

【诊断要点】

（1）结节性筋膜炎是一种以肌纤维母细胞增生为特征的病变，通常在皮下形成肿块。

（2）可以发生在任何年龄，但更常见于青壮年。好发部位：上肢（前臂屈侧）、躯干、头颈部的皮下。

（3）临床表现：肿块生长较快（数周），肿瘤体积较小（一般＜2 cm，很少超过 5 cm）。临床呈现良性病程，常可自行消退。

（4）大体上：肿块可以有边界，或可以呈浸润性生长，但一般无包膜。切面可呈黏液样或纤维样。

（5）显微镜下：病变由肥胖的、规则的梭形纤维母细胞（或肌纤维母细胞）组成。细胞可以较肥胖，甚至可见核分裂象。背景为疏松黏液样基质。间质血管增生，可见红细胞外渗及淋巴细胞浸润。

(6) 分子遗传学改变：近年研究报道，结节性筋膜炎具有 USP6 基因重排，表现为 17p13 的 USP6 和 22q13 的 MYH9 易位，对于诊断有困难的病例，可以采用 FISH 检测肿瘤中 USP6 分离探针是否呈阳性，可协助诊断。

点评

由于结节性筋膜炎中常出现增生活跃的肌纤维母细胞，细胞可以呈现一定异型性，核分裂象较为活跃，因此在冷冻切片检查时，不要将其诊断为恶性肿瘤，特别是不要与黏液纤维肉瘤相混淆，注意了解临床病史、肿瘤大小及间质中的红细胞外渗等特征有助于诊断。

【病例6】患者，女性，35岁，发现右腹股沟肿物1年。CT 及 MRI 显示盆腔内不规则肿块影，最大径 20 cm，行手术切除，手术中送冷冻切片检查（图 10-2-6）。

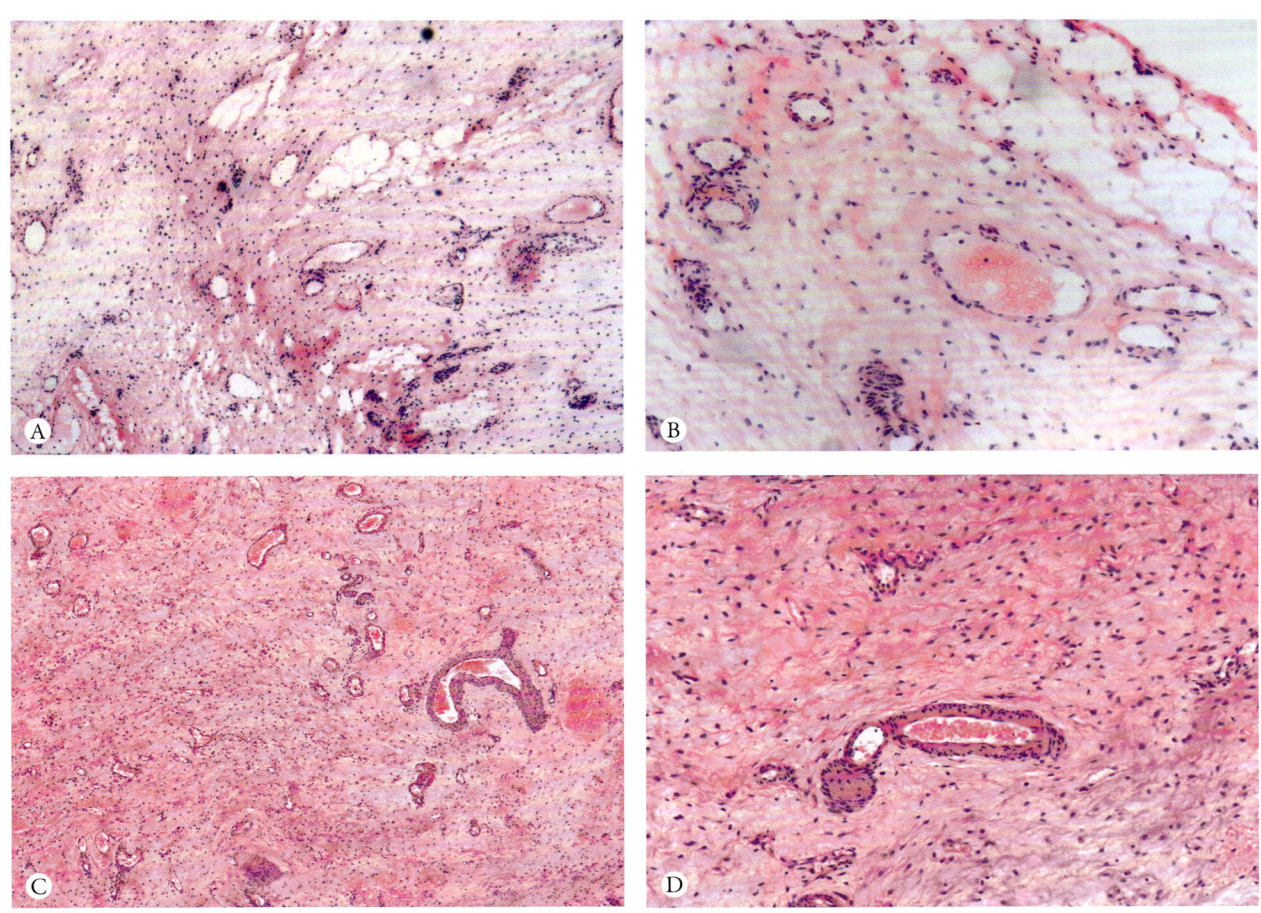

A、B.冷冻切片（A 为低倍，B 为中倍）；C、D.石蜡切片，显示为梭形细胞肿瘤，肿瘤细胞分布稀疏，无明显异型性，间质广泛黏液变性，其中可见散在厚壁血管（C 为低倍，D 为中倍）。

图 10-2-6　侵袭性血管黏液瘤

【诊断要点】

(1) 超过90%的侵袭性血管黏液瘤发生在生育期的女性。

(2) 肿瘤的典型部位在会阴部、腹股沟、盆腔、直肠周围及腹膜后。

(3) 大体上肿瘤为实性肿块，可伴有分叶状结构，肿瘤体积较大，边界不清，常向深部组织扩展，呈分叶状、实性，切面胶样，具有光泽。

(4) 显微镜下，肿瘤由卵圆形、短梭形或星形细胞组成，细胞稀疏，背景富于黏液，其间可见数量不等的血管，管壁厚薄不均。

点评

做冷冻切片检查时，注意肿瘤发生的部位，相对其他富于黏液的侵袭性肿瘤，侵袭性血管黏液瘤中的肿瘤细胞并不丰富，有较多的厚壁血管，肿瘤缺乏纤维包膜，向周围软组织浸润性生长是其重要的特征。

【病例7】患者，男性，57岁，右下肢持续性钝痛2个月，发现皮下肿块3日收入院。影像学显示右下肢皮下软组织肿块，代谢增高，考虑恶性肿瘤。取小块组织送冷冻切片检查，报告为富于黏液的恶性梭形细胞肿瘤。临床完整切除后送检，石蜡切片诊断为低级别黏液纤维肉瘤（图10-2-7）。

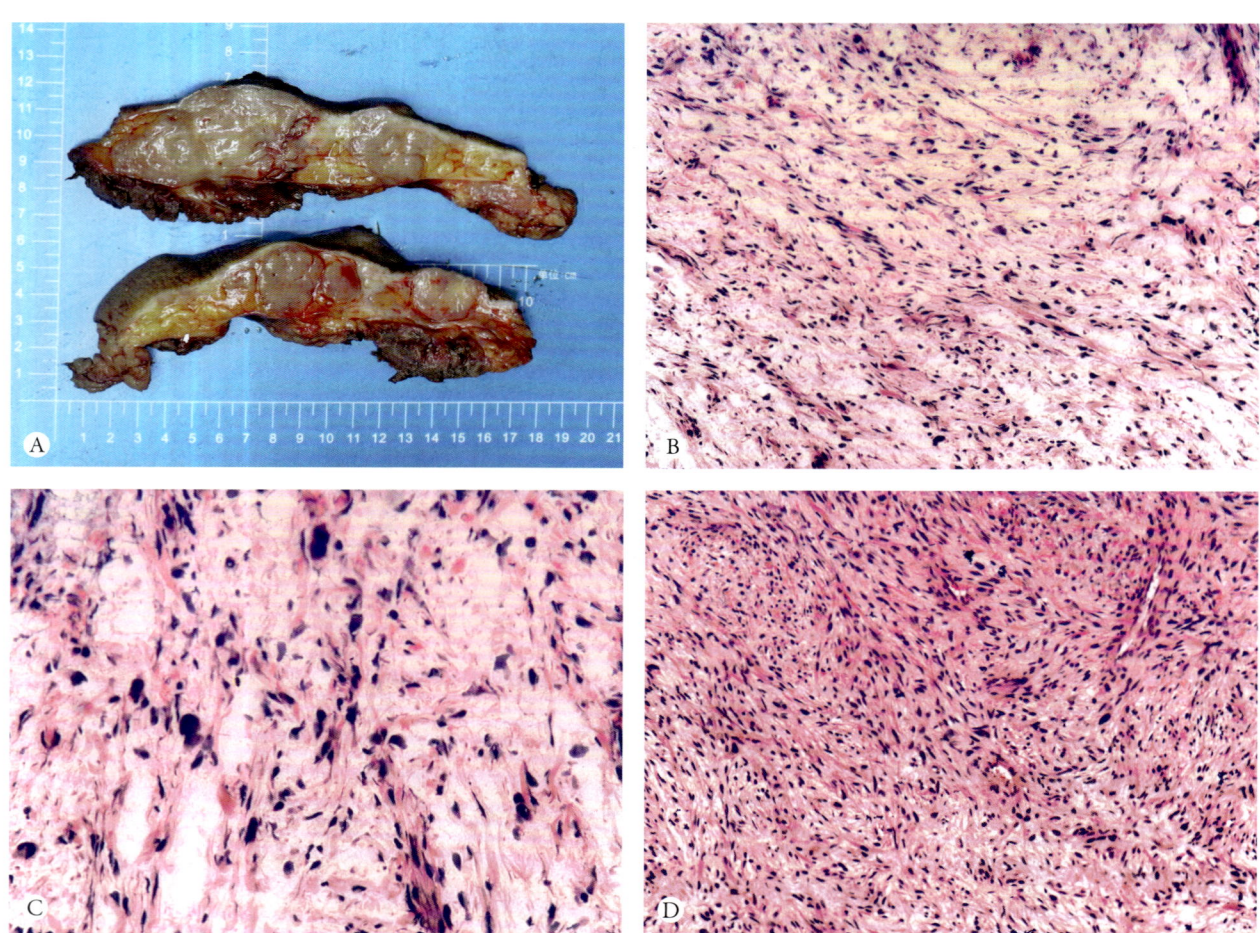

A. 大体标本，肿瘤位于皮下，呈结节状，切面富于黏液；B、C. 冷冻切片（B为中倍，C为高倍）；D. 石蜡切片，显示肿瘤间质富于黏液，细胞较稀疏，其间可见异型细胞，间质中可见血管成分（中倍）。

图10-2-7　低级别黏液样纤维肉瘤

【诊断要点】

（1）旧分类中将这一肿瘤命名为黏液样恶性纤维组织细胞瘤，2020年第五版WHO骨与软组织肿瘤分类将其命名为黏液样纤维肉瘤。肿瘤好发于老年人（60～80岁），男性多于女性。

（2）好发于四肢，其中下肢＞上肢，2/3的病例肿瘤位于真皮或皮下组织中。

（3）大体见多发的浅表的结节性病变，切面呈黏液胶冻样。

（4）显微镜下见肿瘤间质富于黏液，依据病变中的细胞多少，多形程度，以及核分裂象多少，分为低级别和高级别两型。低级别：细胞稀少，主要是一些肥胖的梭形或星状细胞，有弯曲的薄壁血管，血管周细胞密集，并可有一些炎细胞，核分裂象少见；高级别：出现实性片状或束状排列的梭形及多形细胞，异型明显，核分裂象多见，局灶可见低级别病变中的结构。

点评

对于黏液样纤维肉瘤冷冻检查时主要是确定肿瘤性质，低级别的肿瘤要注意与结节性筋膜炎鉴别，可结合临床病史、病变大小等鉴别，高级别的肿瘤由于细胞异型明显，确定恶性性质不困难，具体分型可等待石蜡切片确定。

【病例8】患者，女性，61岁，发现右大腿肿物半年，MRI显示右下肢软组织占位，T_1低信号，压脂相高信号。手术中取少量组织做冷冻切片检查，手术切除肿瘤，大小7cm×5.5cm，切面呈黏液胶冻状（图10-2-8）。

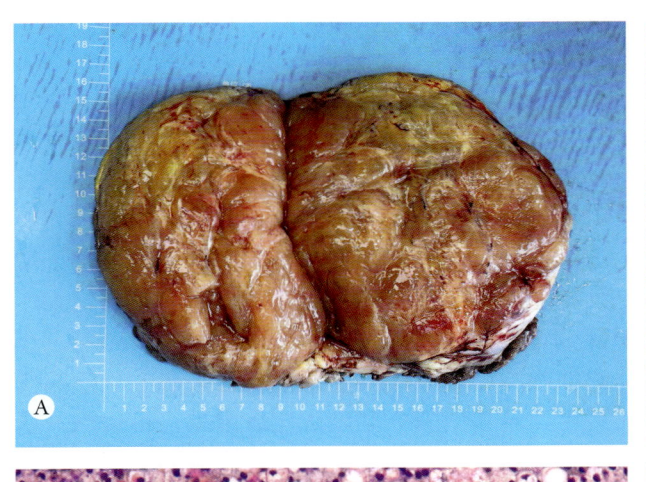
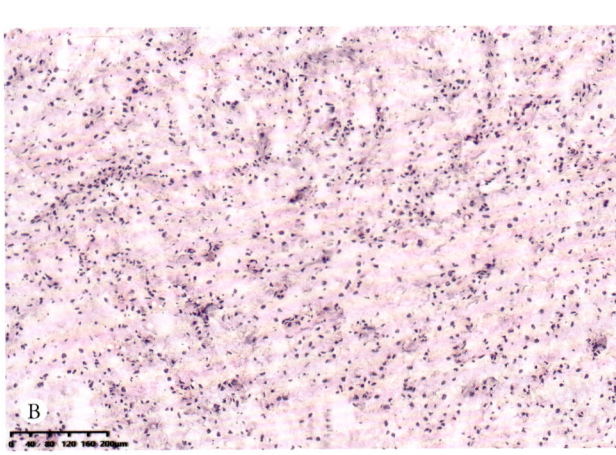
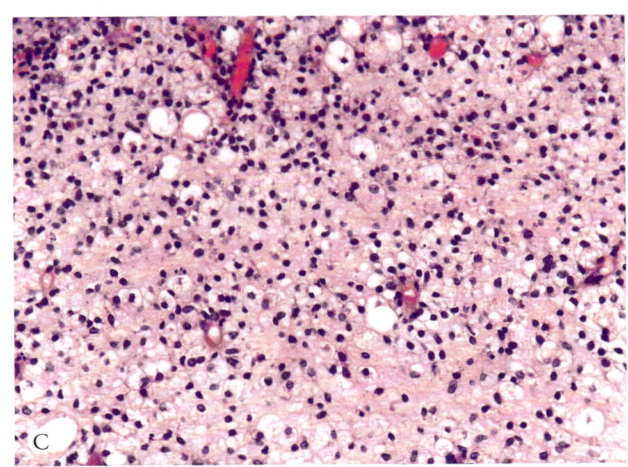
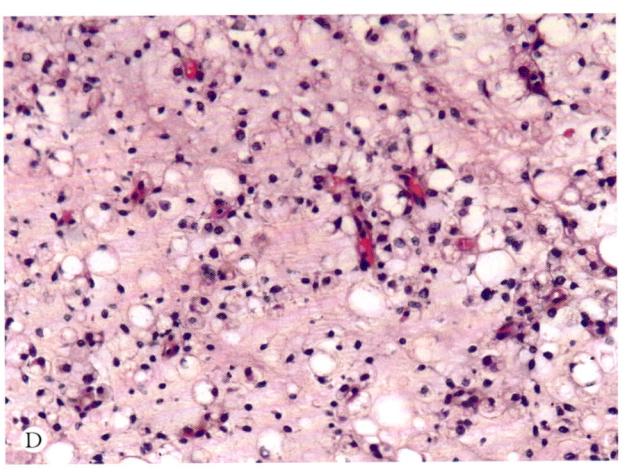
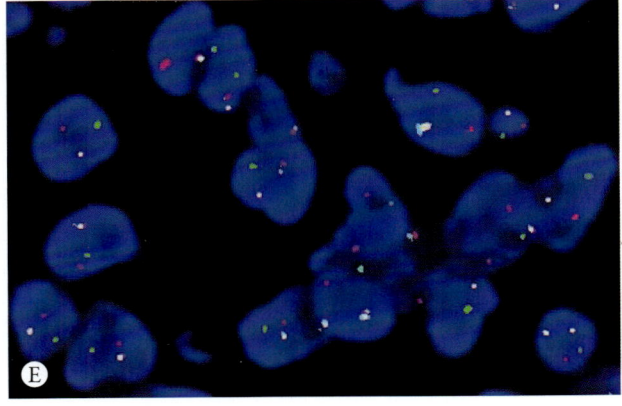

A.肿瘤大体标本，肿瘤切面呈现黏液胶冻状；B.冷冻切片（低倍）；C、D.石蜡切片，肿瘤富于黏液，组成细胞短梭形，部分细胞胞质中可见空泡，间质可见分支血管，部分呈筛状肿瘤腔隙（C为中倍，D为高倍）；E. FISH检测到*DDIT3*融合基因情况，可见多数小圆形肿瘤细胞中出现红绿分离信号，表明肿瘤细胞发生染色体易位，导致*FUS-DDIT3*基因融合。

图10-2-8 黏液样脂肪肉瘤

【诊断要点】

（1）黏液样脂肪肉瘤是脂肪肉瘤中第二常见的类型，发病高峰年龄为40～50岁。

（2）好发于四肢深部软组织，其中2/3发生在下肢的肌肉内。

（3）大体上肿瘤位于肌肉内，呈多结节状，缺乏包膜，切面呈胶冻样。

（4）显微镜下在黏液间质中见一致的圆形至卵圆形原始的间叶性细胞及小的印戒样脂肪母细胞混合存在，其中找到幼稚的脂母细胞，是脂肪肉瘤诊断的关键。

（5）分子遗传学上，大部分黏液样脂肪肉瘤具有t（12；16）（q13；p11）染色体易位，导致 FUS-DDIT3 基因融合，可采用 FISH 检测到这一易位。

点评

在做冷冻切片检查时，如切片质量不佳，寻找脂母细胞比较困难，如在间质中见到丰富的纤细、丛状血管成分及细胞外黏液形成大的相互融合的黏液池，即所谓的肺水肿样结构，此时应考虑黏液样脂肪肉瘤的可能性。有条件的实验室可直接采用冷冻切片进行苏丹Ⅲ染色，该染色对于发现肿瘤细胞内的脂质颗粒有帮助。

（三）圆细胞性肿瘤

软组织肿瘤中以小圆形细胞为主要成分的肿瘤并不少见，良性病变主要有血管球瘤和含有较少巨细胞的腱鞘巨细胞瘤，发生于软组织的小圆细胞肿瘤大部分为恶性，且多见于青少年，如神经母细胞瘤、胚胎性横纹肌肉瘤、促结缔组织增生性圆细胞肿瘤及未分化小圆细胞肉瘤。以往未分化小圆细胞肉瘤中，最为经典的肿瘤是 Ewing 肉瘤（已经在骨肿瘤中予以阐述）。近年来随着分子检测技术的进步与推广，第五版 WHO 骨与软组织肿瘤分类新命名了一些具有特殊分子遗传学改变的肿瘤，如 CIC 重排肉瘤、伴有 BCOR 基因改变的肉瘤等，但是这些肿瘤的冷冻切片不能予以区分，有些病例在石蜡切片及免疫组化层面也难以诊断，需要通过分子检测才可以明确诊断。因此，在冷冻切片时，根据临床、影像学表现做出未分化小圆细胞肉瘤诊断即可满足临床要求。而对于小圆细胞肿瘤，在冷冻切片时，重要的是排除一些非间叶组织来源的小圆细胞恶性肿瘤，如淋巴瘤、小细胞癌及 Merkel 细胞癌，这些肿瘤具有与间叶源性小圆细胞肿瘤不同的治疗策略。如果可以在冷冻切片时具有倾向性诊断，对于临床具有帮助，如淋巴造血细胞肿瘤以化疗为主，不需要进行根治性的肿瘤切除，如此时只笼统报告小圆细胞恶性肿瘤，有可能导致临床手术范围过大，甚至导致致残性后果，引发医疗纠纷。当然，小圆细胞肿瘤在冷冻检查中主要还是确定肿瘤的良恶性，而具体的分型确认比较困难，可依据一些特殊的结构及排列方式并结合患者年龄、肿瘤发生的部位等，提示肿瘤可能的来源。例如，出现菊形团结构，可能为来源于幼稚或原始神经细胞的肿瘤，如患者年龄＜5岁，可能是神经母细胞瘤；如为青少年，且发生在骨及软组织时则更可能是 Ewing 肉瘤或是未分化小圆细胞肉瘤；而对于中老年患者的圆细胞肿瘤，肿瘤弥漫分布，细胞较圆，中等偏大，则需考虑淋巴造血系统肿瘤的可能性，此时应与临床沟通，询问患者血液或骨髓是否有问题，告知临床医师需等待石蜡切片及免疫组化结果以排除淋巴造血系统肿瘤的可能性。而对于中老年患者，病变多发时，则需考虑小细胞癌骨转移的可能性。间叶来源小圆细胞性恶性肿瘤的鉴别诊断详见表10-2-3。

表10-2-3　间叶来源小圆细胞性恶性肿瘤的鉴别诊断

特征	Ewing 肉瘤、未分化小圆细胞肉瘤	神经母细胞瘤	胚胎性横纹肌肉瘤	促结缔组织增生性小圆细胞肿瘤
高发年龄	10～20岁	＜5岁	多见于青少年	好发于儿童及青年
常见部位	常见于骨及软组织	颅骨、腹膜后等	头颈部、泌尿生殖道、四肢	腹腔浆膜面，后腹膜更为多见

续表

特征	Ewing 肉瘤、未分化小圆细胞肉瘤	神经母细胞瘤	胚胎性横纹肌肉瘤	促结缔组织增生性小圆细胞肿瘤
细胞分布	弥漫浸润分布，可找见菊形团样结构	可见真菊形团	弥漫分布，可在黏膜下形成致密细胞层	肿瘤细胞分布在致密的纤维结缔组织中
细胞形态	细胞圆形或短梭形	圆形，染色质细腻	圆形及短梭形细胞，可见嗜酸性胞质	圆形细胞
间质	细胞间质稀少	细胞间质稀少	间质可黏液变性	间质玻璃样变

【病例 9】患者，男性，37 岁，左侧腰部不适 1 个月。超声发现左侧腹膜后肿物，进一步行泌尿系增强 CT 检查提示左侧腹膜后肿物，大小约 10.5 cm × 11.8 cm × 8.7 cm，开腹探查，取活检，送病理检查（图 10-2-9）。

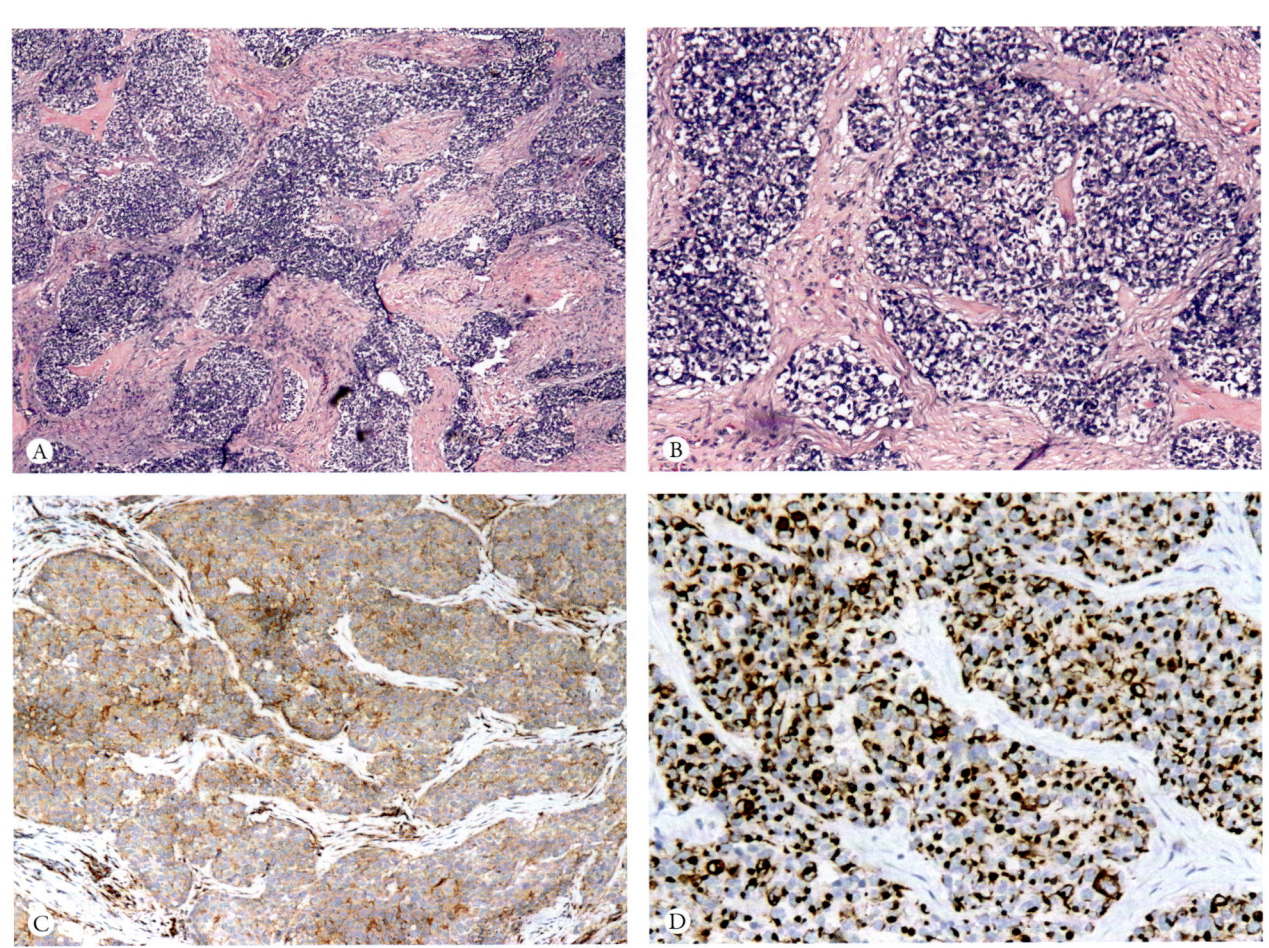

A、B. 石蜡切片，肿瘤由小细胞组成，呈巢片分布，巢片间可见促结缔组织增生性纤维性成分（A 为低倍，B 为中倍）；C、D. 免疫组化染色，图 C 示肿瘤细胞 CD99 部分阳性（中倍）；图 D 示肿瘤细胞核周 Desmin 阳性（中倍）。

图 10-2-9　促结缔组织增生性小圆细胞肿瘤

【诊断要点】

(1) 促结缔组织增生性小圆形细胞肿瘤是恶性间叶源性肿瘤，好发于青年人的腹腔，男性多于女性。

(2) 显微镜下见肿瘤由小圆形细胞组成，伴有明显的间质促结缔组织增生，这是其特征性表现。冷冻检查时，对于发生于盆腹腔的小圆细胞肿瘤，其背景具有明显的玻璃样变的纤维间质成分，可首先考虑该肿瘤，确诊可结合免疫组化及分子检测。

(3) 免疫组化染色显示肿瘤细胞 CD99、WT1 均阳性，还可呈现 CK 和 Vimentin 共表达，细胞核周 Desmin 球状表达具有特征性。

(4) 分子遗传学改变：DSRCT 具有特异性的染色体易位，涉及 11p13 的 *WT1* 与 22q12 上的 *EWSR1*，形成 *EWSR1::WT1* 融合基因，可通过 FISH 或 RT-PCR 技术检测到这种融合基因。

【病例 10】患儿，女性，12 岁，1 年前无明显诱因出现右腿肿物。股骨 MRI 提示右大腿软组织肿物，随后行 PET/CT 提示右侧大腿上段内侧肌间隙内不规则肿物，密度不均，FDG 代谢增高，病变与周围肌肉分界欠清；邻近骨皮质未见破坏。穿刺活检组织显示小圆细胞恶性肿瘤，临床行手术切除肿瘤并送检。送检肿瘤位于肌肉之间，切面呈黄白色，质地细腻（图 10-2-10）。

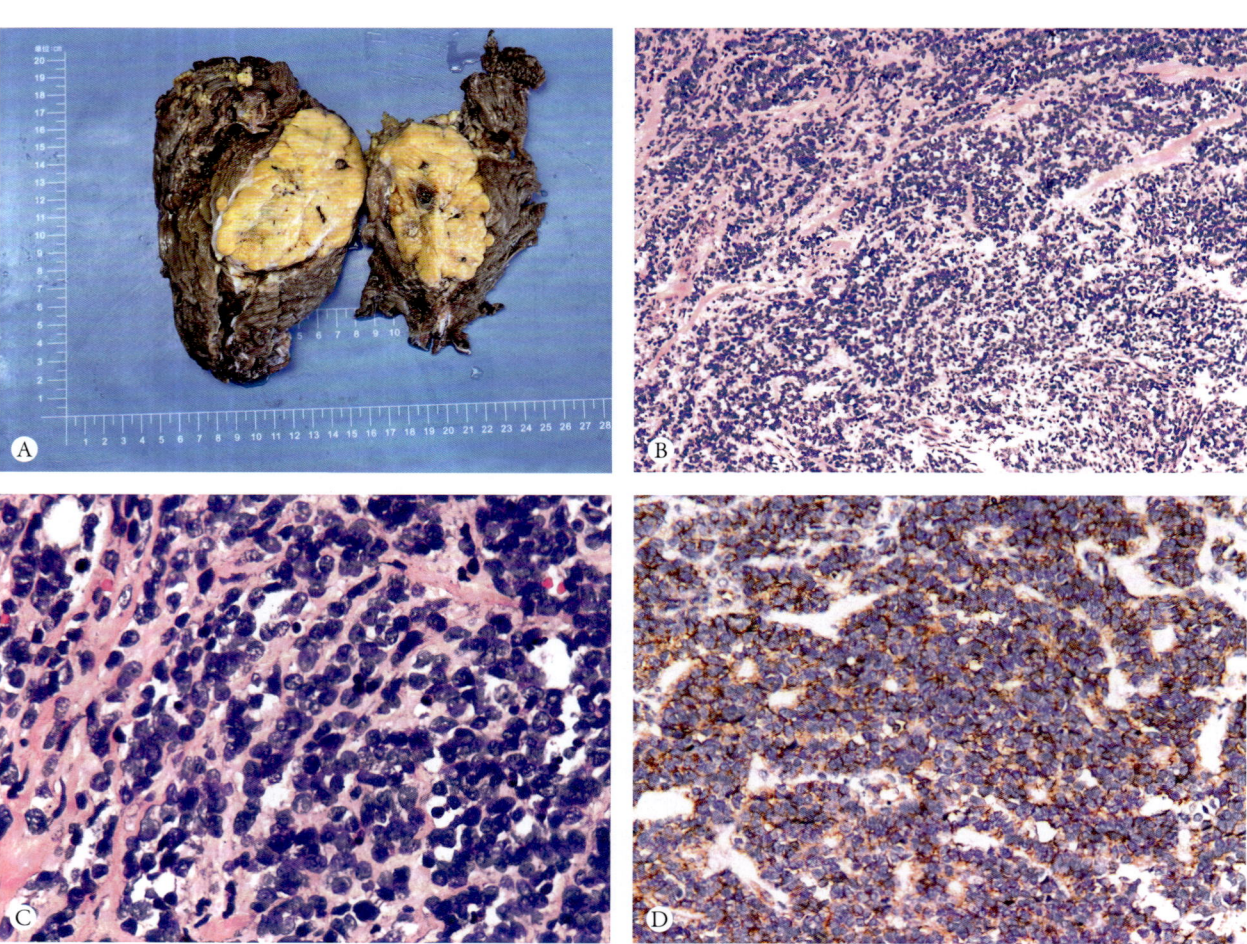

第十章 骨、关节和软组织疾病

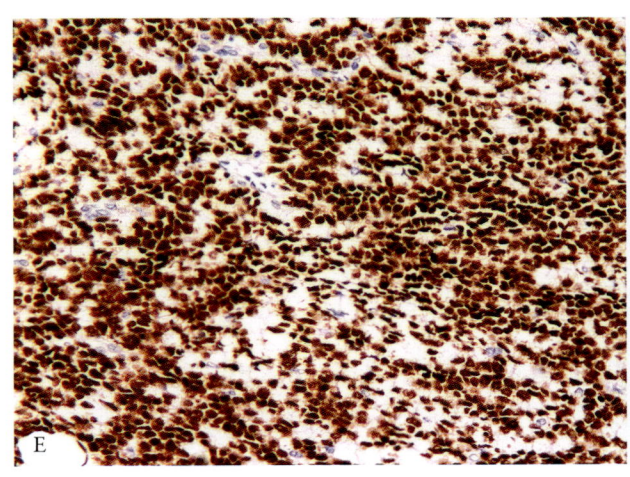
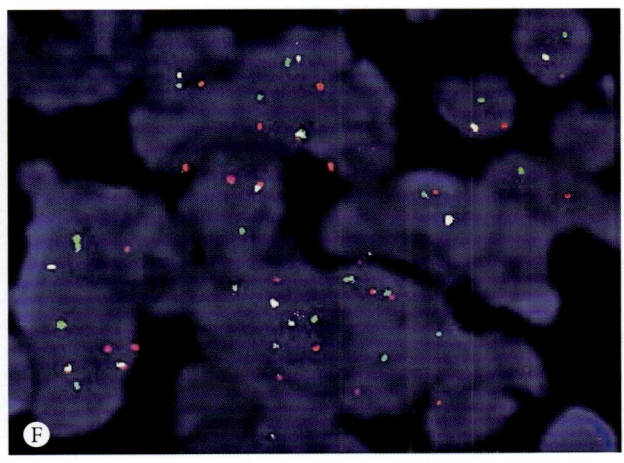

A. 大体标本，送检肿瘤位于肌肉之间，切面呈黄白色，质地细腻；B、C. 石蜡切片，肿瘤由实性成片分布的小圆细胞组成（B 为低倍，C 为高倍）；D、E. 免疫组化染色，肿瘤细胞 Desmin 阳性，肿瘤细胞核 MyoD1 阳性（D 为高倍，E 为中倍）；F. FISH 检测，使用 FOXO1 分离探针检测在多数肿瘤细胞中可以见到红绿分离信号，表明肿瘤存在 FOXO1 融合基因。

图 10-2-10　实体性腺泡状横纹肌肉瘤

【诊断要点】

（1）腺泡状横纹肌肉瘤是横纹肌肉瘤中第二常见类型，肿瘤好发于四肢深部软组织，其次还可发生在头颈部、脊柱旁、肾周区域。发病高峰年龄在 10～25 岁，男、女发病比例接近。

（2）肿瘤生长快速，大体上肿瘤体积较大，质地软，呈鱼肉状，灰白色，含有多少不等的纤维成分。

（3）显微镜下，肿瘤富于细胞，由单一原始圆形细胞组成，肿瘤胞浆稀少，核深染，肿瘤细胞成巢排列，中心细胞黏附性缺失，呈现不规则的腺泡状结构，实体性腺泡状横纹肌肉瘤肿瘤细胞呈实性片状分布。

（4）免疫组化染色：肿瘤细胞呈现横纹肌标记 MyoD1 和 Myogenin 阳性，特别是对于 Myogenin 呈现弥漫核强阳性。

（5）分子遗传学改变：约 85% 的肿瘤有 PAX3-FOXO1 和 PAX7-FOXO1 特异性融合基因，可以采用 FISH 检测或 RT-PCR 技术检测到这种特异性融合基因。

（四）具有上皮样分化的肿瘤

一些软组织肿瘤可以呈现上皮样分化，包括肿瘤的结构及细胞形态，如排列成腺泡样结构、腺样结构及成片状分布，细胞呈现胞质丰富、多角形的上皮细胞形态，甚至一些肿瘤在免疫标记时，同样呈现上皮标记阳性。因此，这些肿瘤需要与真正上皮来源的转移癌鉴别，此时，应关注肿瘤的发病年龄、发生部位，以及全身检查排除是否伴有其他器官的肿瘤。一般情况下，软组织原发的上皮样肿瘤多见于青壮年，而转移癌多见于中老年人，原发软组织肿瘤一般单发，而转移肿瘤可以多发，除在软组织中出现，也可在骨及其他器官如肺、肝等出现转移灶。

具有腺泡样结构的肿瘤有腺泡状软组织肉瘤、副神经节瘤；双向性滑膜肉瘤可以呈现腺样结构；上皮样肉瘤可排列为实性片状结构，但其间常见地图样坏死，并且细胞胞质较丰富，细胞呈多角形，呈现上皮细胞特征。此外，上皮样血管内皮细胞瘤、上皮样恶性外周神经鞘瘤也可以呈现上皮样结构。常见软组织上皮样肿瘤的鉴别诊断见表 10-2-4。

表 10-2-4　软组织上皮样肿瘤的鉴别诊断

特征	腺泡状软组织肉瘤	化感瘤（副神经节瘤）	滑膜肉瘤（双向型）	上皮样血管内皮瘤	上皮样肉瘤
好发年龄	15～35 岁	15～35 岁	15～35 岁	20～30 岁	10～40 岁
部位	四肢，特别是下肢深部软组织	发生在副神经节旁	四肢的深部软组织，特别是膝关节周围	四肢软组织	四肢曲侧、躯干

续表

特征	腺泡状软组织肉瘤	化感瘤（副神经节瘤）	滑膜肉瘤（双向型）	上皮样血管内皮瘤	上皮样肉瘤
组织结构	腺泡样或巢状	呈巢状，周围由纤维血管包绕	上皮样及梭形细胞两种成分	血管中心性，间质黏液玻璃样变	结节状，中心地图样坏死
细胞形态	圆形或多角形，胞质丰富，嗜酸性	细胞胞质嗜碱性或嗜双色性，有时细胞核有异型性	上皮样成分细胞为立方形或柱状，排列成腺样	细胞胞质呈嗜酸性，含有空泡状胞质	细胞大，呈卵圆形或多角形

【病例11】患者，女性，35岁，10天前体检发现腹膜后肿物。影像学显示，门静脉腔隙处可见囊实性肿物，动态增强逐渐强化。手术中取部分肿瘤组织做冷冻切片检查，冷冻切片诊断为血窦较丰富的低度恶性肿瘤，石蜡切片诊断为副神经节瘤（图10-2-11）。

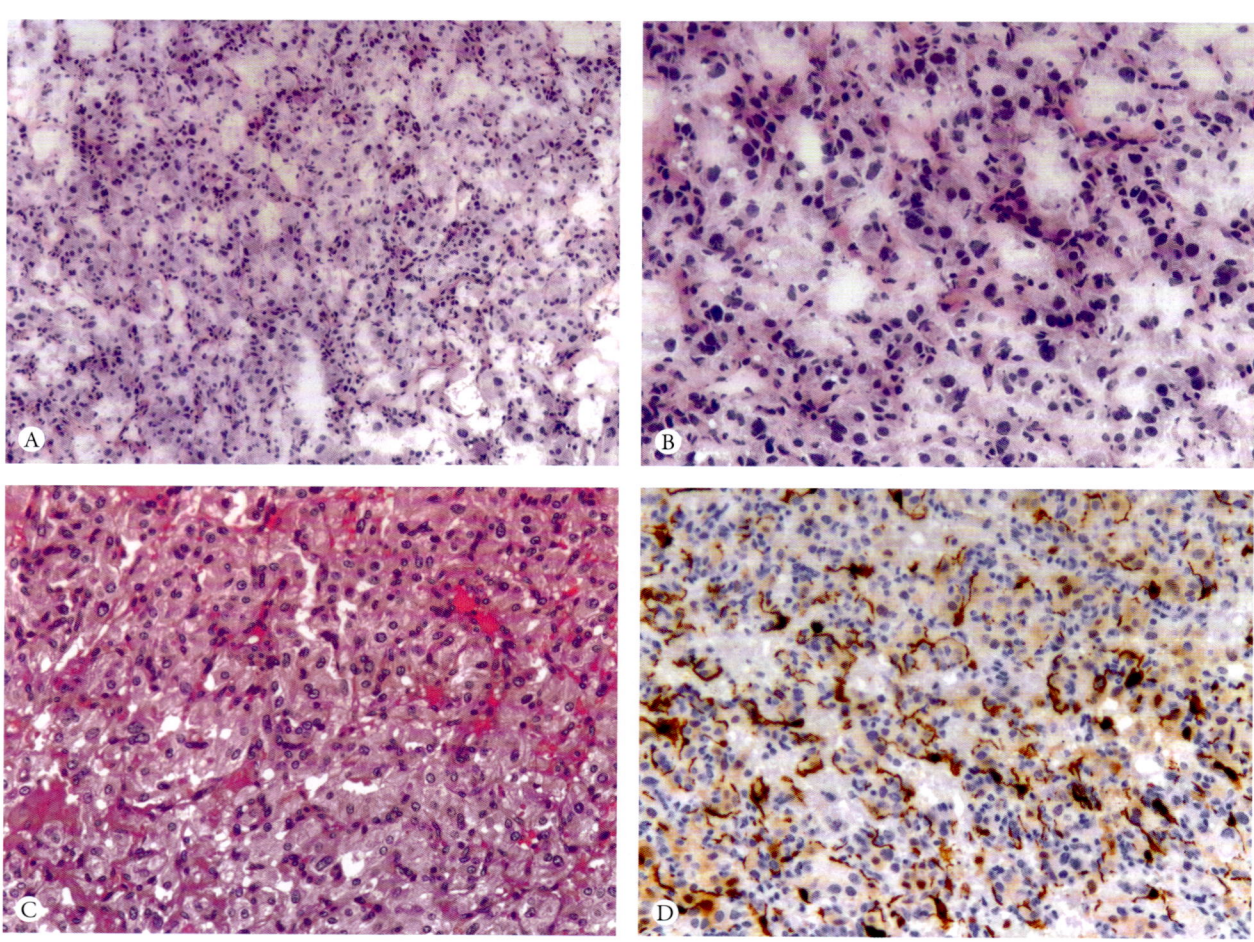

A、B. 冷冻切片（A为低倍，B为中倍）；C. 石蜡切片，肿瘤呈小巢状结构，小巢之间血窦丰富，细胞核呈圆形或卵圆形，部分细胞核增大，有一定异型性，胞质较丰富（中倍）；D. 免疫组化染色，肿瘤细胞巢周围S-100阳性（低倍）。

图10-2-11　副神经节瘤

第十章 骨、关节和软组织疾病

【诊断要点】

（1）副神经节瘤可见于所有存在副神经节的部位。发生在肾上腺髓质的副神经节瘤被称为嗜铬细胞瘤，具有嗜铬性，发生在肾上腺外的副神经节瘤也被称为肾上腺外的嗜铬细胞瘤。

（2）临床上，患者常伴有血压波动等表现。

（3）无论发生在什么部位，副神经节瘤的组织学表现基本相似。肿瘤细胞排列呈特征性的细胞巢，细胞巢周围由纤维血管包绕，但这一特征在冷冻切片上不易观察，而呈现腺样结构。肿瘤细胞大小及变化很大，细胞质细呈颗粒状，嗜碱性或嗜双色性。

点评

冷冻切片上，副神经节瘤中一些细胞核可以增大，上述特征极易在冷冻切片时被误诊为恶性上皮性肿瘤，但注意肿瘤所在特殊部位，以及临床上患者血压的情况可避免误诊。

【病例 12】患者，女性，26 岁，3 年前无意中发现右下肢软组织包块，未治疗，近 2 个月包块逐渐增大，伴间歇性钝痛。影像学检查显示右下肢前外侧巨大软组织包块，穿刺活检后做冷冻切片检查。冷冻切片诊断：具有腺泡状结构的软组织恶性肿瘤，腺泡状软组织肉瘤可能性大；石蜡切片诊断：腺泡状软组织肉瘤。后行肿瘤及病变受累股骨段切除术（图 10-2-12）。

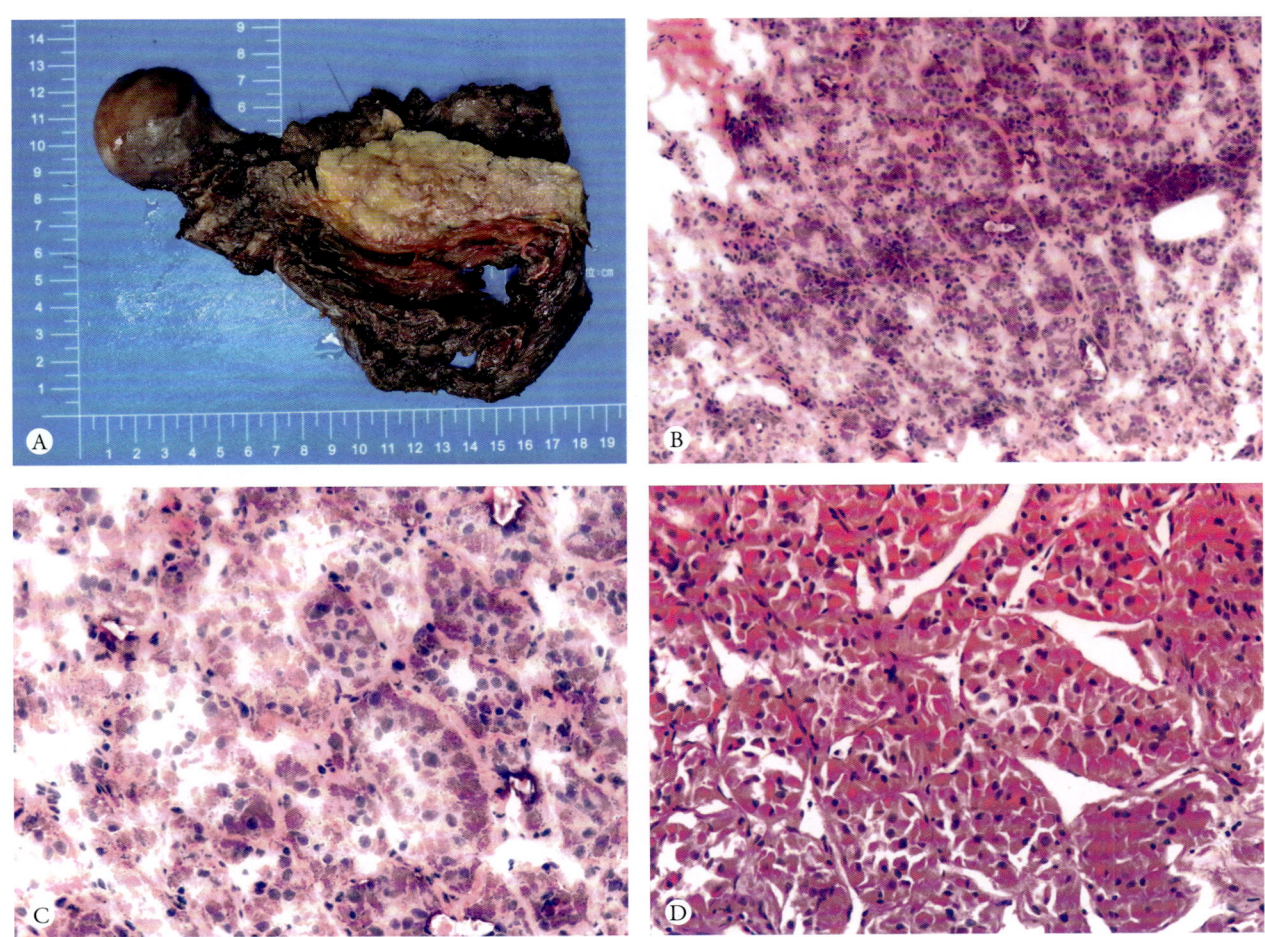

A. 大体标本，股骨旁软组织肿瘤，呈灰白色，肿瘤浸润周围肌肉组织；B、C. 冷冻切片（图 B 为中倍，图 C 为高倍）；D. 石蜡切片，肿瘤组织呈假腺泡样结构，细胞呈圆形及多角形，胞质丰富，呈嗜酸性（高倍）。

图 10-2-12 腺泡状软组织肉瘤

【诊断要点】

（1）腺泡状软组织肉瘤可见于任何年龄，但最多见于 15～35 岁，女性略多于男性。

（2）好发部位在下肢及臀部深部软组织。

（3）肿瘤排列呈巢状或假腺泡样结构，细胞较一致，呈圆形或多角形，细胞边界清楚，胞质丰富嗜酸性，细胞核位于中央，核仁较明显，核分裂象并不常见。因而在冷冻切片检查时，见到呈腺泡样结构且细胞胞质嗜酸性的软组织肿瘤，要考虑腺泡状软组织肉瘤的可能性。

（4）特殊染色，经酶消化后的 PAS 染色，可在胞质中出现棒状包涵体。

（5）免疫组化染色缺乏特异性蛋白表达，新近有提出肿瘤细胞核常呈 TFE3 阳性表达，认为是其较为特异性的标记。

（6）分子遗传学改变：肿瘤具有 *ASPSCR*::*TFE3* 融合基因，可以采用 FISH 或 RT-PCR 技术检测到 *TFE3* 特异性融合基因。

点评

在冷冻检查时，对于呈现腺泡样结构且细胞胞质嗜酸性的软组织肿瘤，要考虑腺泡状软组织肉瘤的可能性。

【病例 13】患者，男性，40 岁，因"左臀部肉瘤术后 2 年，复查发现左臀部、会阴部肿物半年"收入院。行全身骨扫描检查提示左侧耻骨、坐骨异常摄取，诊断为肿瘤转移，临床拟行手术切除，术中做冷冻切片检查（图 10-2-13）。

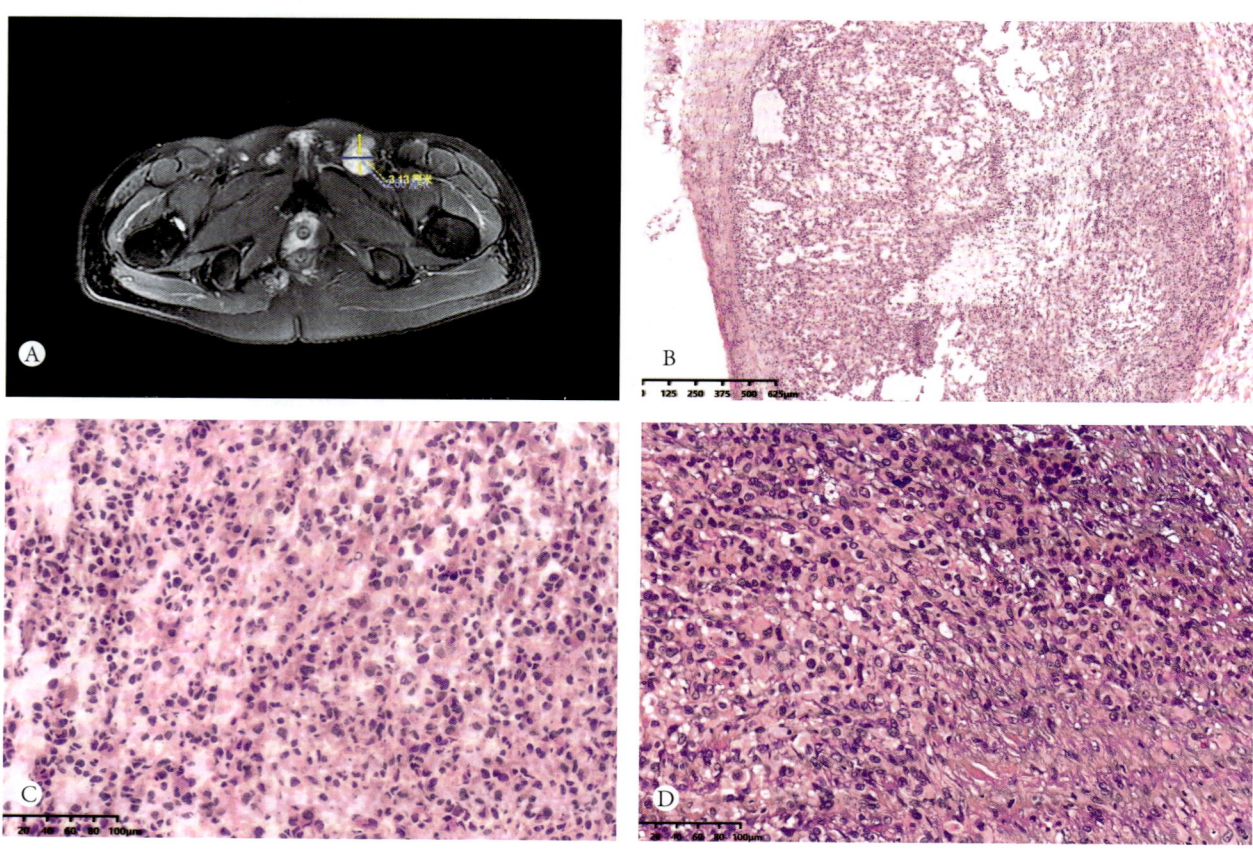

第十章 骨、关节和软组织疾病

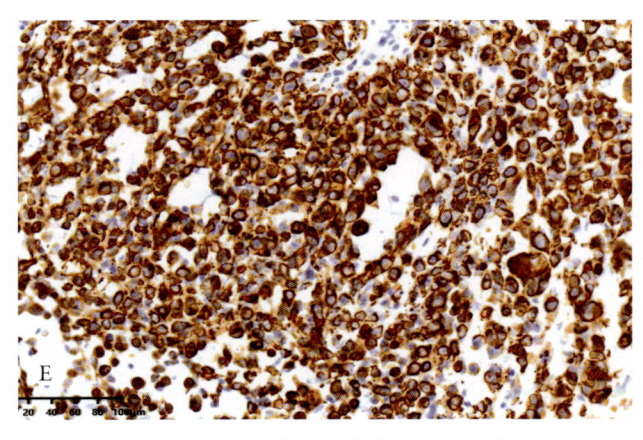
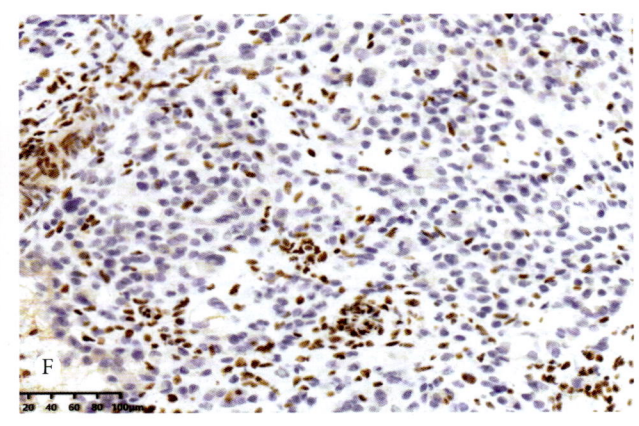

A. 核磁影像显示左会阴区耻骨旁见类椭圆形混杂短T1、混杂短-长T2信号灶，大小约3.1 cm×2.7 cm×3.5 cm，边缘不光滑，考虑肿瘤复发；B、C. 冷冻切片（B为低倍，C为中倍）；D. 石蜡切片，肿瘤呈结节状分布，细胞呈卵圆形及多角形，部分胞质丰富，略呈嗜酸性，呈上皮样（中倍）；E. 免疫组化染色，肿瘤细胞对CK呈阳性表达（中倍）；F. 免疫组化染色，肿瘤细胞对INI1表达缺失（中倍）。

图10-2-13　近心型上皮样肉瘤

【诊断要点】

（1）上皮样肉瘤是部分或完全由上皮样的细胞构成的恶性间叶源性肿瘤，分为经典型和近心型，两型发病均男性略多于女性，发病年龄经典型更倾向为青年人，近心型则发生在更为年长的成年人。

（2）经典型最常见的部位在上肢远端，>60%的病例发生在手指及手臂，近心型则更多见于躯干。

（3）大体上肿瘤为皮下软组织结节状肿物，切面灰白色，可见棕色坏死灶。

（4）显微镜下，肿瘤由卵圆形上皮样或梭形细胞组成结节状病变，结节中心出现地图样坏死，周边为卵圆形及多角形的上皮样细胞，周边可见梭形细胞，有时可见炎细胞浸润。

（5）免疫组化染色，肿瘤细胞对上皮性标记CK、EMA均呈阳性表达，且超过半数的肿瘤可表达CD34。

（6）分子遗传学改变，上皮样肉瘤具有*SMAR-CB1*（INI1）突变，可以通过免疫组化染色检测到肿瘤细胞INI1表达缺失，也可以通过FISH检测到*SMARCB1*的等位缺失或是通过测序检测*SMARCB1*基因突变。

点评

在做冷冻切片检查时，注意低倍镜下肿瘤的结节状结构及中心的地图样坏死，加上细胞胞质丰富淡染，呈现上皮样表现，可以考虑上皮样肉瘤的可能性。

（五）多形性肉瘤

很多软组织肉瘤可以呈现多形性肉瘤特征，具体表现为细胞分化幼稚，缺乏一定的组织细胞特征，其间可混有体积较大、多形、异型明显的单核或多核瘤巨细胞。肿瘤细胞排列方式多样，可以呈编织状、束状或弥漫浸润生长，多为高度恶性肿瘤。以前这类肿瘤最多诊断为恶性纤维组织细胞瘤，2013年版WHO软组织肿瘤新分类中取消了这一肿瘤名称，这是由于进一步的免疫组化和分子生物学研究发现大部分具有多形性肉瘤形态的肿瘤并非纤维组织细胞起源，而是横纹肌、脂肪、神经等来源的分化较差类型的肿瘤。因而，可以进一步将以上肿瘤命名为多形性脂肪肉瘤、多形性横纹肌肉瘤、多形性恶性外周神经鞘瘤等。只有当免疫及分子标记均缺乏特异性组织分化时，才将其命名为多形性未分化肉瘤。对于这类肿瘤在冷冻切片检查中进一步区分类型几乎是不可能的，我们只要能确定肿瘤的性质，描述其呈现多形性肉瘤的组织形态特征，表明为高度恶性的肿瘤就可以了，随后再在石蜡切片中结合免疫组化染色结果及分子生物学检测结果，来进一步分型。

【病例14】患者，女性，56岁，因右下肢肿痛半年，近期加重前来就诊。MRI显示巨大软组织肿块，大小为10 cm×20 cm，边界不清，临床倾向恶性肿瘤，拟行手术切除，术中做冷冻切片检查（图10-2-14）。

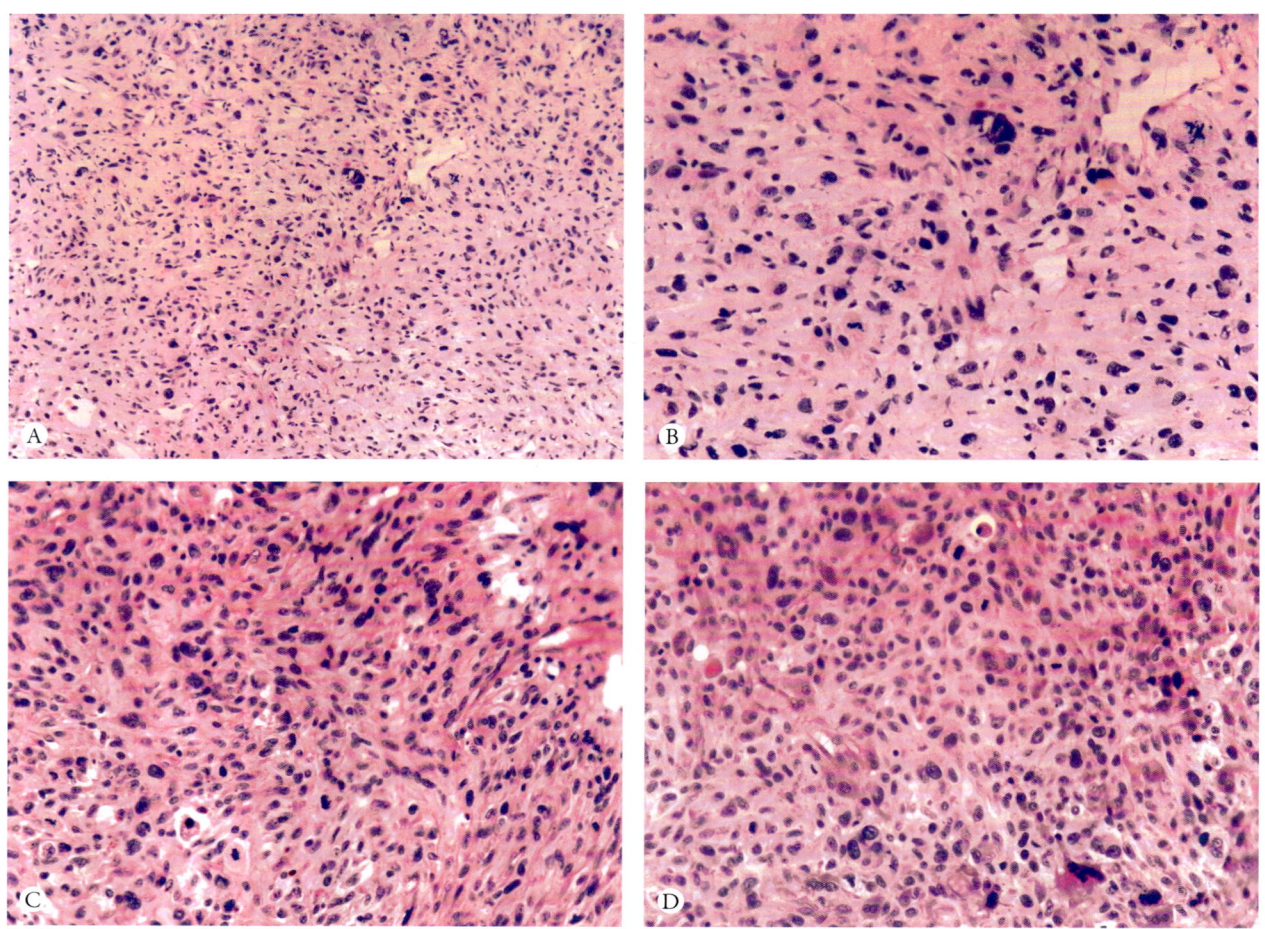

A、B.冷冻切片（A 为低倍，B 为中倍）；C、D.石蜡切片，肿瘤细胞呈梭形及多边形，排列呈编席状，其间可见多核瘤巨细胞，核分裂象易见（中倍）。

图 10-2-14　多形性未分化肉瘤

【诊断要点】

（1）未分化肉瘤，旧分类称其为恶性纤维组织细胞瘤，是一组不能明确区分其分化的软组织恶性肿瘤。多形性未分化肉瘤是较为常见的类型。

（2）好发于老年人，男女比例无明显差异。可发生在身体的任何部位。

（3）大体上肿瘤异质性明显，表现多样，常伴有坏死。

（4）显微镜下见细胞异型明显，常含有多核巨细胞，核分裂象易见。冷冻切片诊断可以确定恶性，具有多形性细胞成分，具体分型需在广泛取材、石蜡切片、免疫组化染色甚至分子遗传学帮助下，除外其他具有多形性表现的软组织肿瘤后，方可确诊。

（5）免疫组化染色肿瘤缺乏特异性蛋白表达，除表达 Vimentin 外，还可表达上皮、平滑肌、CD34 等标记。

【病例 15】患者，女性，61 岁，1 年前发现右臀部肿块，近期肿块增大明显。检查见软组织包块，切除小块送冷冻切片检查。冷冻检查报告：具有多形细胞表现的恶性肿瘤，部分胞质呈嗜酸性，待石蜡切片进一步分型。石蜡切片诊断为多形性横纹肌肉瘤（图 10-2-15）。

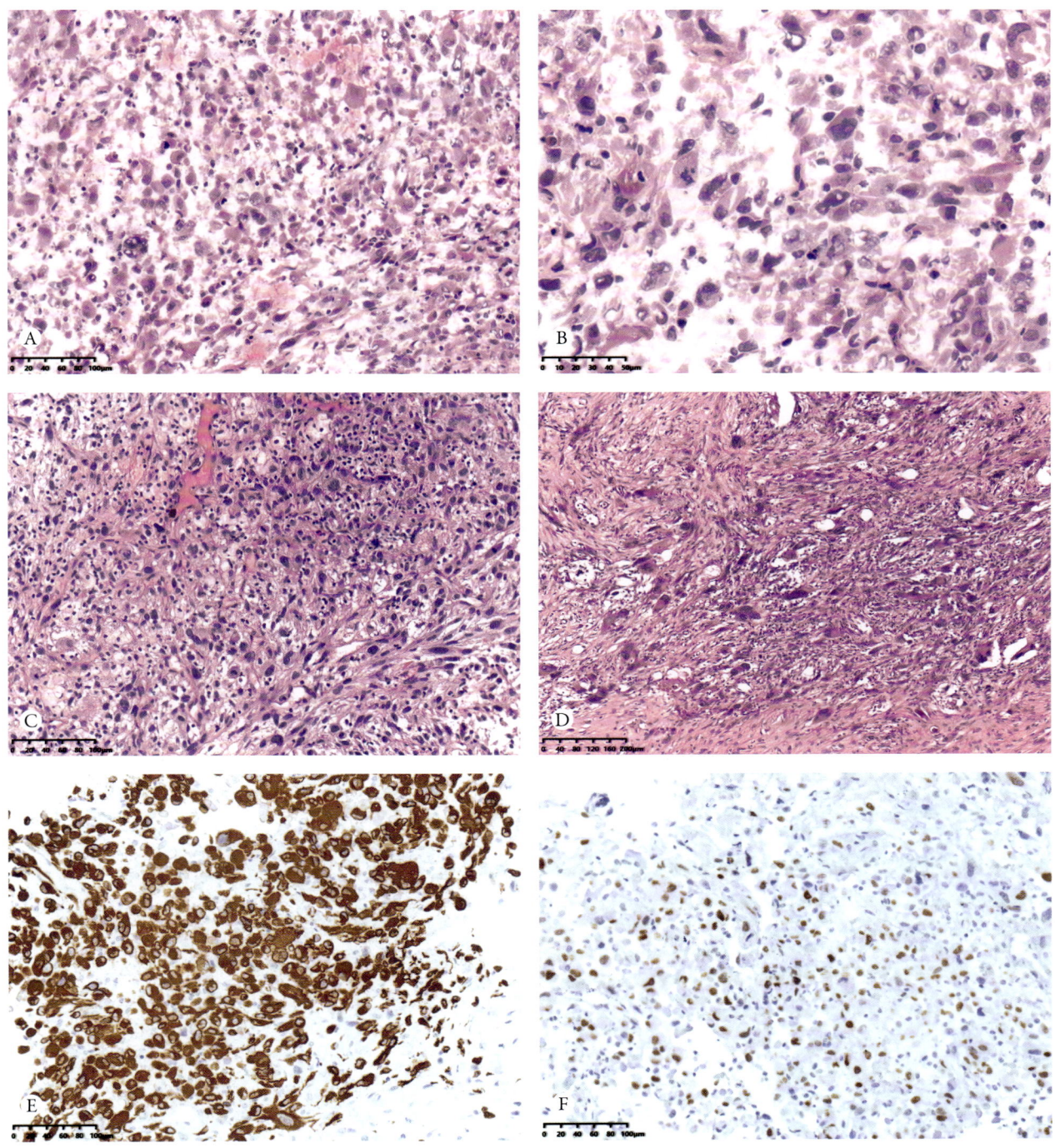

A、B.冷冻切片（A为中倍，B为高倍）；C、D.石蜡切片，肿瘤细胞呈多形性，细胞核异型性明显，部分细胞胞质丰富，呈带状嗜酸性（C为中倍，D为低倍）；E、F.免疫组化染色，肿瘤细胞对Desmin呈胞浆阳性（E），对MyoD1呈细胞核阳性（F）（中倍）。

图 10-2-15　多形性横纹肌肉瘤

【诊断要点】

(1) 横纹肌肉瘤是软组织较为罕见的恶性肿瘤。

(2) 好发部位，主要在头颈部、泌尿生殖道及四肢软组织。

(3) 依据肿瘤细胞的不同组织学形态及结构分为胚胎性横纹肌肉瘤、腺泡状横纹肌肉瘤、多形性横纹肌肉瘤等类型。其中胚胎性横纹肌肉瘤以小细胞为主，腺泡状横纹肌肉瘤具有腺泡状结构。

（4）免疫组化染色：横纹肌肉瘤表达 Desmin、Myogenin、MyoD1，后两个标记物对横纹肌具有较高特异性。

点评

多形性横纹肌肉瘤在冷冻切片检查中与其他具有多形性细胞成分的肿瘤鉴别困难，如果在肿瘤中观察到具有丰富的嗜酸性胞质细胞成分，对于诊断有提示作用。最终诊断需结合免疫组化染色及分子检测结果。

（六）出血病变及血管性肿瘤

软组织肿瘤中血管性肿瘤并不少见，多数为良性，如海绵状血管瘤、蔓状血管瘤等，恶性血管肿瘤较为罕见，包括血管肉瘤、Kaposi肉瘤等，此外还有一些肿瘤生物学属于中间恶性度的肿瘤，称为中间型血管肿瘤，最具代表性的是血管内皮细胞瘤。有时，软组织血肿也可形成类似肿瘤的病变，并可机化，此时需要与血管肿瘤鉴别。

【病例16】患者，女性，37岁，发现右下肢后方软组织结节状肿物3个月，有触痛。MIR显示右股骨下段骨旁软组织肿块，临床取切除肿瘤送检（图10-2-16）。

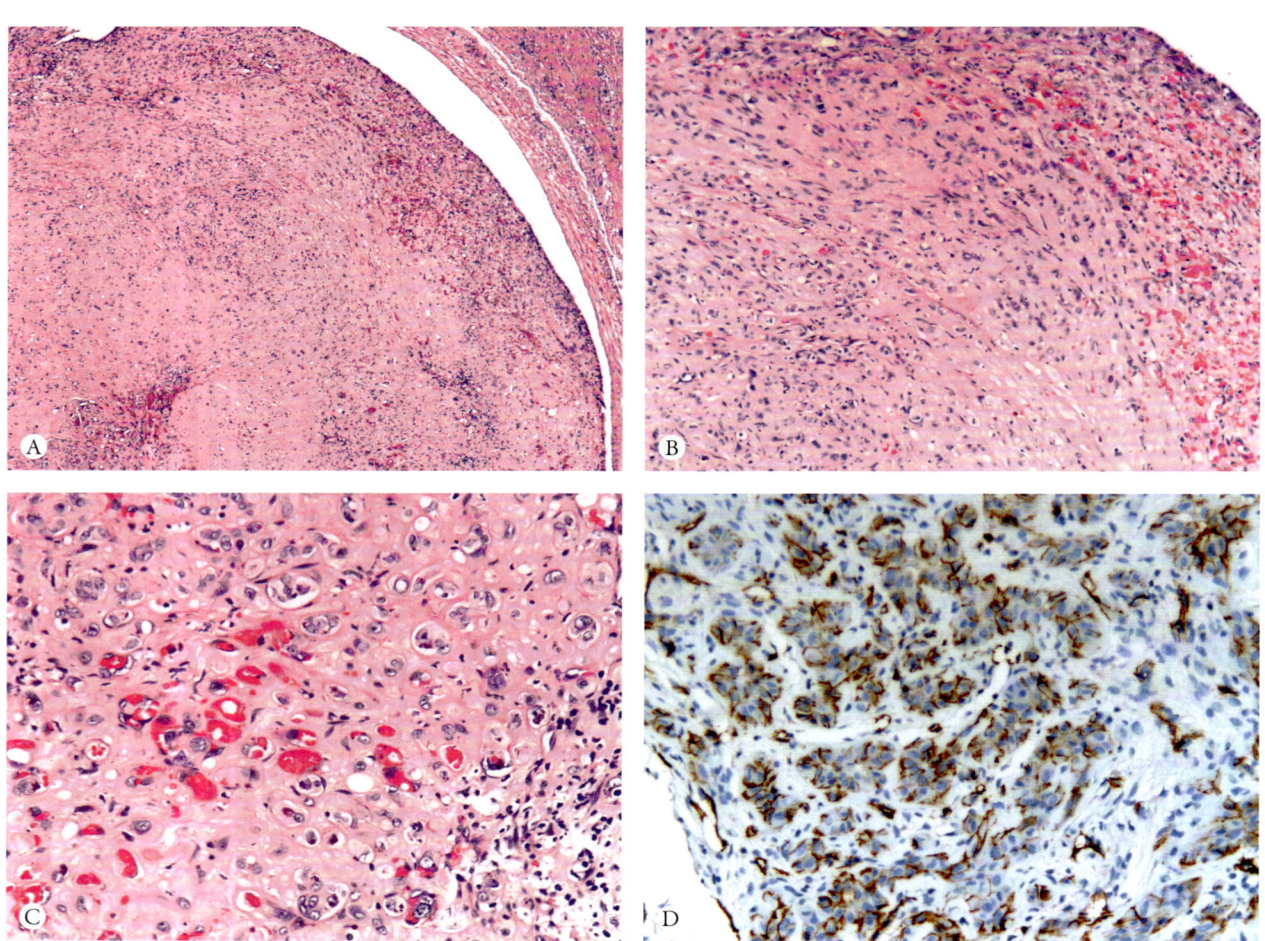

A、B、C. 石蜡切片，低倍镜显示肿瘤以血管为中心，中倍及高倍镜显示肿瘤细胞呈条索状排列，部分可见空泡状或小腔隙结构，内可见红细胞（A 为低倍，B 为中倍，C 为高倍）；D. 免疫组化染色显示肿瘤细胞 CD31 阳性（中倍）。

图 10-2-16　上皮样血管内皮细胞瘤

【诊断要点】

(1) 上皮样血管内皮细胞瘤是一种以血管为中心的血管肿瘤，惰性，部分患者可出现复发及转移。

(2) 好发于 20～30 岁，女性略多于男性。

(3) 主要好发部位在四肢，其他内脏器官也可发生，表现为软组织的孤立性肿块。

(4) 镜下表现：以血管为中心，血管壁扩张，管腔闭塞，病变扩张到周围组织，肿瘤由呈现上皮样特征的内皮细胞排列成索条状，胞质嗜酸性，含有空泡，间质黏液变性或玻璃样变。冷冻切片诊断时需注意结节性病变，以及呈条索排列的肿瘤成分。

(5) 免疫组化染色：肿瘤对内皮细胞标记如 CD31、ERG、CD34 及 FⅧ因子均呈阳性反应；部分病例可呈现上皮标记阳性，如 CK7、CK8、CK18 及 EMA。诊断时注意不要与转移癌相混淆。

【病例 17】患者，女性，33 岁，10 年前曾因卵巢肿瘤行双侧卵巢肿瘤切除术＋左输卵管系膜肿物切除术，术后病理考虑为恶性间叶性肿瘤，分型不详。近期出现腹痛，盆腹腔 CT 检查显示肝内多发类圆形稍低密度影，增强扫描持续强化，考虑肿瘤复发转移。开腹探查，送肝内占位病变行冷冻切片检查，考虑为恶性间叶瘤。手术切除左叶肝脏组织，术后病理诊断为血管肉瘤（图 10-2-17）。

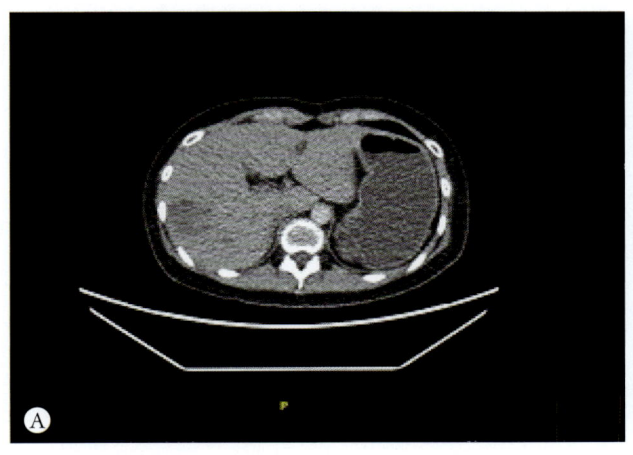

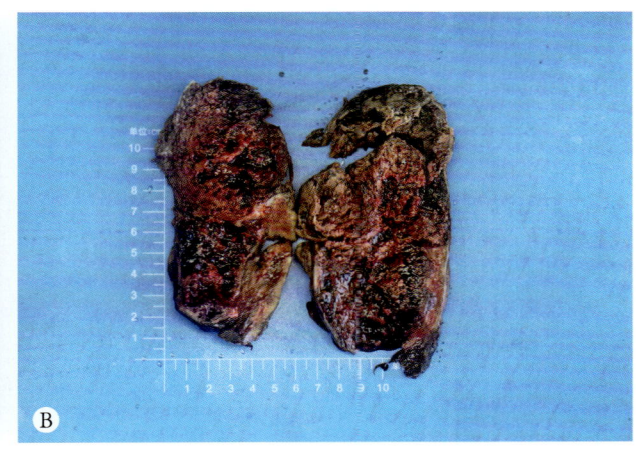

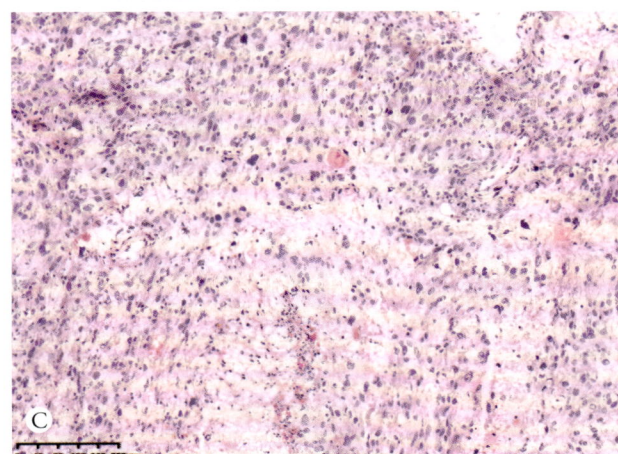

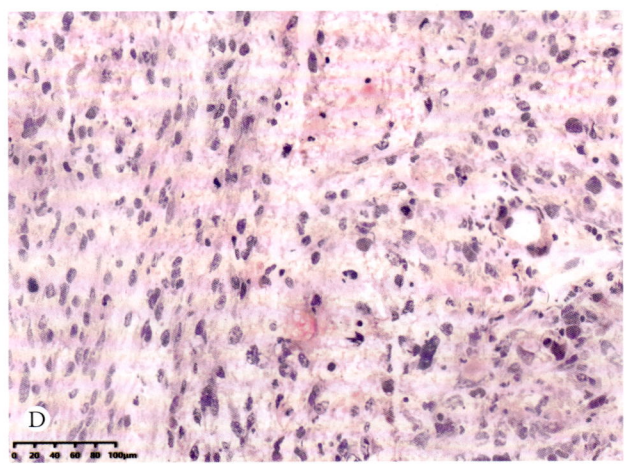

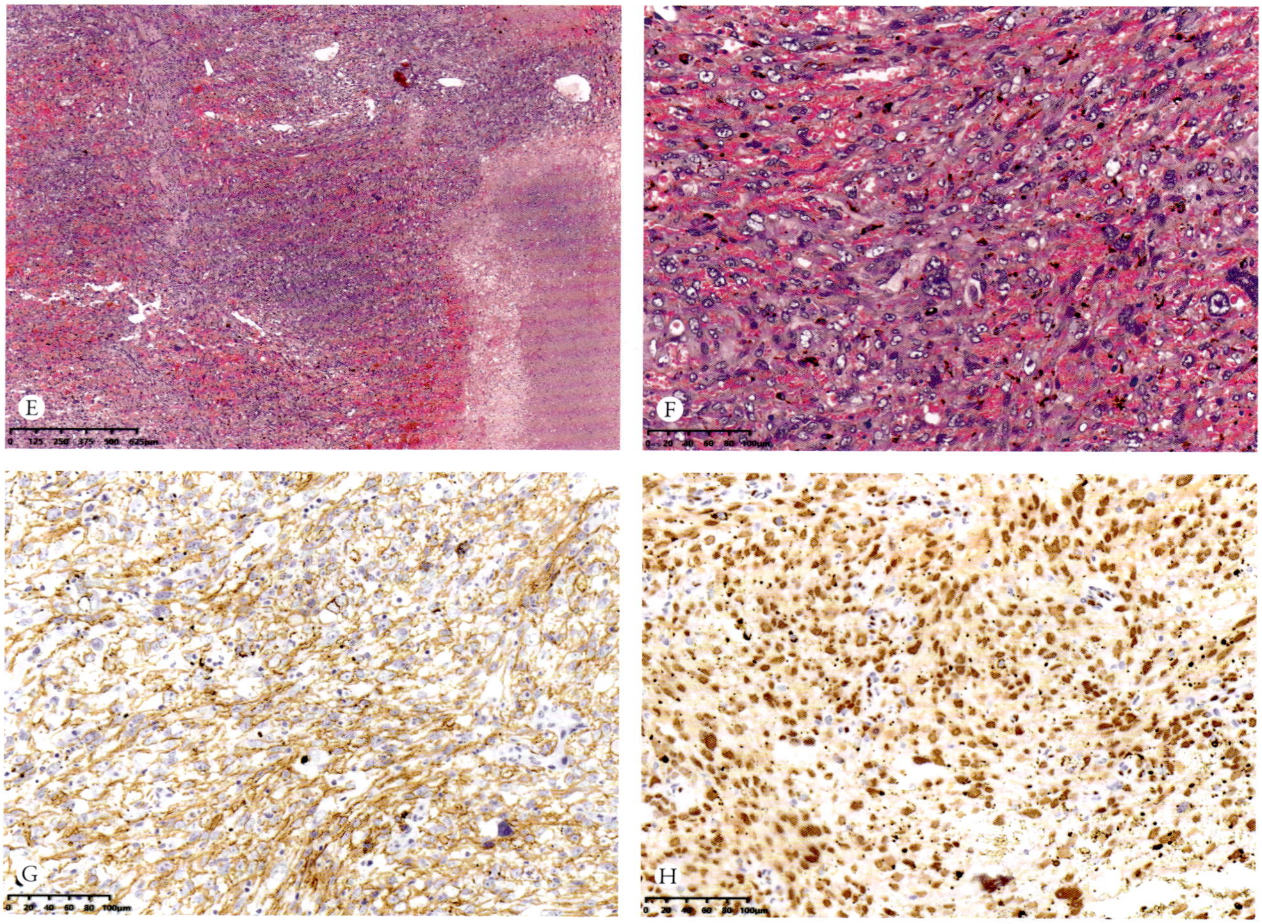

A. 腹部 CT 检查，肝内见多发类圆形稍低密度影，增强扫描持续强化，较大者位于肝 S5 段，大小约为 4.8 cm×3.7 cm；B. 手术切除肝左叶组织，可见多个灰红肿物，最大者大小为 6 cm×5 cm×4.5 cm，切面灰红质糟脆，伴出血；C、D. 冷冻切片（C 为低倍，D 为中倍）；E、F. 石蜡切片，肿瘤细胞呈卵圆形及多形，细胞异型性明显，核分裂象易见，肿瘤伴有明显的出血及坏死（E 为低倍，F 为高倍）；G、H. 免疫组化染色：显示肿瘤细胞胞膜 CD31 阳性（G）和细胞核 ERG 阳性（H）（中倍）。

图 10-2-17　血管肉瘤

【病例 18】患者，男性，28 岁，因发现纵隔肿物 2 个月而收入院。核磁检查提示右侧前上纵隔心包外稍高密度影，大小为 5 cm×3.68 cm，考虑纵隔占位累及心包。入院后在全身麻醉下行纵隔肿物活检术，术中做冷冻切片检查，考虑为梭形细胞间叶肿瘤，术后石蜡切片病理诊断为梭形细胞型血管肉瘤（图 10-2-18）。

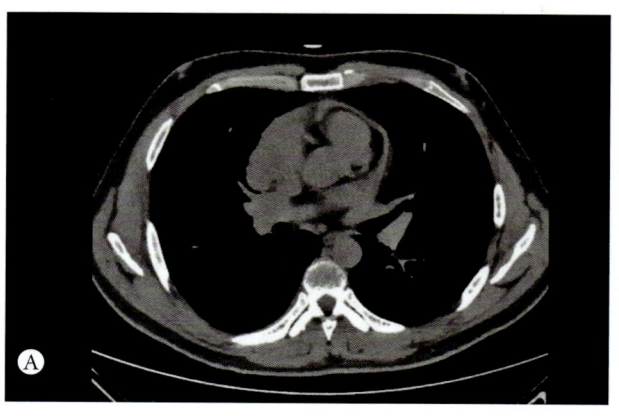
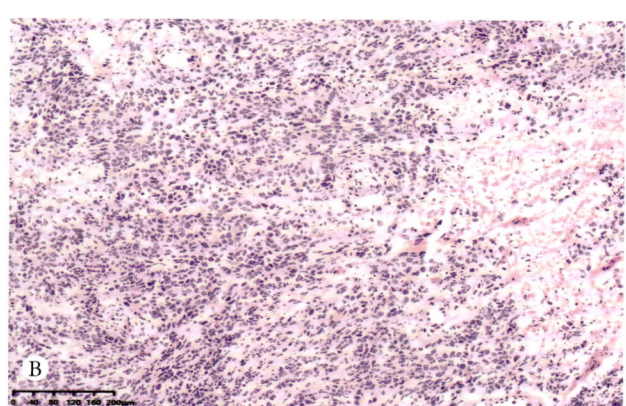

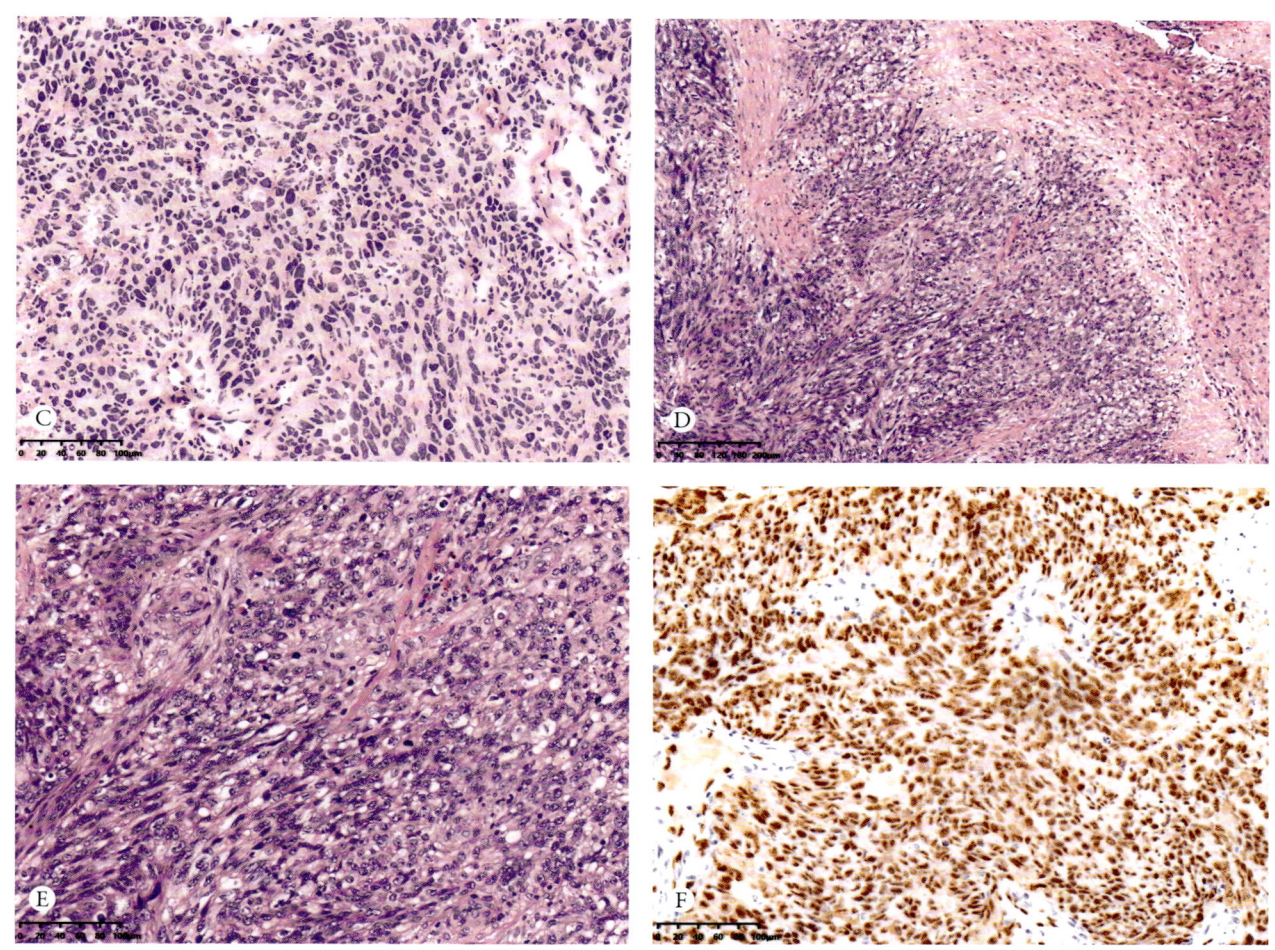

A. 胸部核磁显示纵隔及右中纵隔多发片状、类圆形及不规则形等密度影，部分病灶中心见低密度影，增强扫描明显强；B、C. 冷冻切片（B 为低倍，C 为中倍）；D、E. 手术切除标本石蜡切片，显示肿瘤呈短形、细胞丰富，有明显异型，类似纤维肉瘤，但肿瘤中伴有明显的出血及坏死（D 为低倍，E 为中倍）；F. 免疫组化染色显示肿瘤细胞核 ERG 阳性（中倍）。

图 10-2-18　血管肉瘤（梭形细胞型）

【诊断要点】

(1) 血管肉瘤是血管源性的恶性肿瘤，多见于中老年人，儿童极为罕见。

(2) 血管肉瘤最常见的部位是皮下软组织，其次可以发生在深部软组织、乳腺、骨及内脏器官。

(3) 大体上肿瘤常呈多结节状，可伴有出血，体积大小不等，肿瘤与周围组织边界不清。

(4) 显微镜下见肿瘤细胞形态多样，分化较好的区域，细胞呈现上皮样细胞呈卵圆形，细胞核异型明显，排列成片状、小巢状或索条状；其间可见不规则的裂隙样血管腔，管腔相互吻合。

(5) 免疫组化染色显示肿瘤细胞不同程度地表达 CD31、ERG、CD34 及 Ⅷ 因子，其中 CD31 和 ERG 的敏感性好于后两者。

点评

血管肿瘤分化较好时，可以看到病变区域出现血管裂隙；分化差时，肿瘤细胞呈多形或梭形，类似多形性未分化肉瘤或纤维肉瘤，常缺乏明确的血管结构，但肿瘤中常伴有大片出血及坏死。在冷冻切片诊断中，明确诊断血管肉瘤较为困难，主要是观察血管腔较为困难，但对于有广泛出血的软组织肿瘤，需要警惕血管肿瘤的可能性，此时需仔细寻找腔隙样结构，再结合肿瘤大体表现，综合考虑。

（孙昆昆　沈丹华　丁华野）

参考文献

[1] FLETCHER C D M, BRIDGE J A, PANCRAS C W, et al.WHO Classification of Tumours of Soft Tissue and Bone. 4th ed. Vol.5. Lyon: IARC Press, 2013.

[2] FLETCHER C D M, BRIDGE J A, HOGENDOORN P, et al. WHO classification of tumours editorial board: soft tissue and bone tumours. 5th ed.Lyon, France: IARC, 2020.

[3] LOARER F L, BAUD J, MICHOT A, et al. Advances in the classification of round cell sarcomas[J].Histopathology, 2022, 80（1）: 33-53.

[4] BUI M M, SMITH P, AGRESTA S V, et al. Practical issues of intraoperative frozen section diagnosis of bone and soft tissue lesions[J]. Cancer Control, 2008, 15（1）:7-12.

[5] 蒋智铭, 张惠箴, 黄瑾, 等. 骨科术中冷冻切片诊断的价值和风险[J].中华病理学杂志, 2006, 35（6）: 365-368.

第十一章 腹膜后疾病

第一节 概　述

腹膜后病变在外检病理标本中占的比例较少，但病变种类很多，包括囊肿、炎症、瘤样病变及肿瘤。根据肿瘤细胞的分化和胚胎发生，又将其分为4种：①软组织肿瘤；②泌尿生殖嵴源性肿瘤；③生殖细胞肿瘤；④转移性肿瘤。4种肿瘤性病变中以软组织肿瘤最常见，尿生殖嵴源性肿瘤最少见。

临床病理工作中，胰腺等腹膜后脏器之外的腹膜后病变手术中诊断病例较少，这与腹膜后病变的发病率低有关。中国医学科学院肿瘤医院2018—2020年的50 695例冷冻病例中，腹膜后病变仅20例（0.039%），同期腹膜后手术切除病变133例，术中送检病例占全部腹膜后病变的15%。随着超声引导下穿刺活检的广泛应用，许多腹膜后病变术前即能做出明确诊断，术中冷冻切片病理逐渐减少。

腹膜后病变术中送检标本虽少，但病种五花八门、组织形态多种多样，而且许多肿瘤有相似的组织学形态，往往石蜡切片很难做出明确诊断，需要借助组织化学、免疫组化、电镜及分子病理等方法进行鉴别诊断。因此，对手术中的冷冻标本，除非有明显的组织学特点，否则不需要做出特定的诊断，只要能判断病变的良恶性就足够了（这一点有时也很难做到）。假如不能明确辨别病变是否恶性，则可以对病变进行描述后，怀疑其"可能为恶性"或"以恶性肿瘤可能性大"，待石蜡多处取材除外恶性或进一步明确诊断。由外科医师决定选择完全切除或等待正式报告。另外淋巴瘤不适宜在冷冻时诊断，如果怀疑是淋巴瘤，应建议待石蜡切片明确诊断。

第二节　腹膜后间隙及其肿瘤特点

腹膜后间隙为一填满器官和组织的巨大潜在的间隙，位于腰髂部分，其前由腹膜覆盖，后方为后腹壁，上方为第十二肋骨和椎体，下方为骶骨和髂嵴，两侧为腰方肌侧缘。其中有胰腺（除外胰腺尾部）、部分消化道（食管、十二指肠降部和水平部、升结肠、降结肠、直肠）、肾上腺、肾和输尿管、主动脉及其分支、下腔静脉及其分支、神经根及许多淋巴结（图11-2-1）。器官之间是疏松的结缔组织。

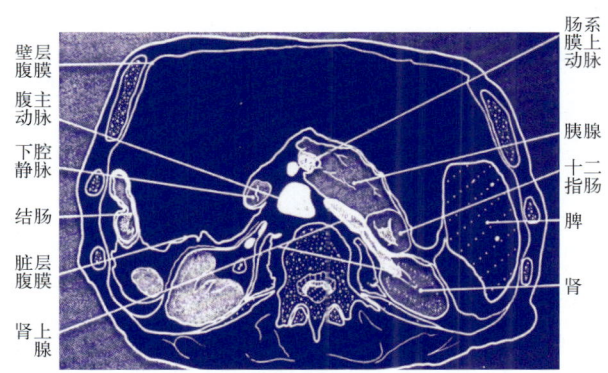

图11-2-1　腹膜后间隙解剖示意图

脏器外的腹膜后肿瘤的特点如下所述。

（1）恶性肿瘤多于良性肿瘤，良性肿瘤亦可多发。

（2）良性和恶性肿瘤表面均可以有包膜，良性与恶性肿瘤有时在术中冷冻切片诊断困难。

(3) 形态结构复杂，有圆形细胞型、卵圆形细胞型、梭形细胞型、多形细胞型、腺泡样型、上皮样细胞型、黏液型、双相分化型、黄色瘤细胞型等。

(4) 组织学来源和组织学类型多样，包括软组织肿瘤、尿生殖嵴源性肿瘤、生殖细胞肿瘤及转移性肿瘤。各种肿瘤中以脂肪肉瘤占第一位。

(5) 腹膜后潜在腔隙很大，肿瘤可以体积很大而不引起症状（诊断时约一半肉瘤直径＞20 cm），且因位置深在，不容易被早期发现，大部分预后较差。

第三节　腹膜后非肿瘤性病变

腹膜后非肿瘤性病变包括囊肿、炎症和瘤样病变。囊肿性病变包括囊性肿瘤在腹膜后都非常少见，通过肉眼检查大致能明确良恶性，术中几乎不送标本做冷冻切片。除囊性淋巴管瘤外，还有尿生殖源性囊肿、肠源性囊肿和单纯性囊肿。炎性病变和瘤样病变包括腹膜后脓肿、结核、膜性脂肪坏死、软斑病、淋巴结反应性增生、Castleman 病等。

一、结核

常继发于腰椎结核，多见于儿童和青少年。肉眼病变呈灰白色，部分病变中央为干酪样坏死组织，液化后形成脓腔样。镜下病变区域增生纤维组织中见由上皮样细胞、朗汉斯巨细胞构成的肉芽肿性结节，并有一些淋巴细胞浸润，部分结节中央可见干酪样坏死（图 11-3-1）。

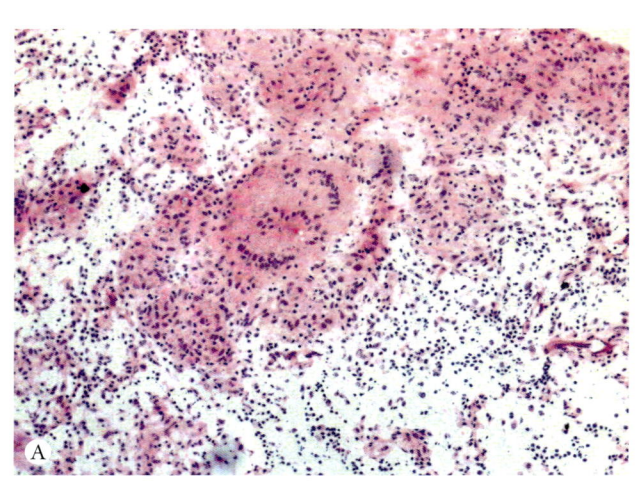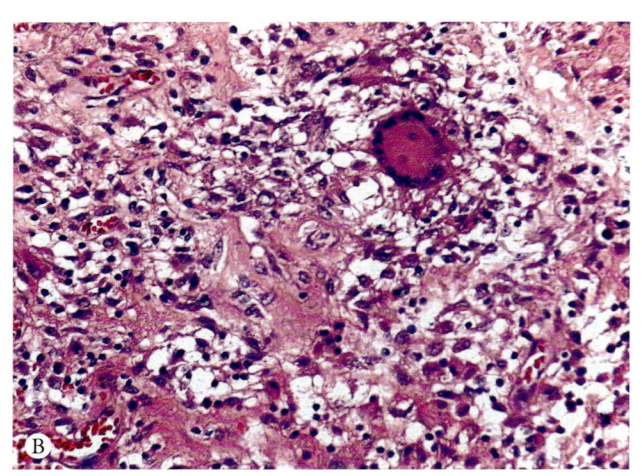

A. 冷冻切片（中倍）；B. 石蜡切片，图示肉芽肿形成，淋巴细胞浸润，以及有上皮样细胞、朗汉斯巨细胞（高倍）。

图 11-3-1　腹膜后结核

二、膜性脂肪坏死

该病有多种名称，如假膜性脂肪坏死、脂膜性脂膜炎、膜性囊性脂肪坏死、脂膜性营养不良等。是一种少见的病变，多由外伤引起，可继发于邻近组织的炎性病变，也可由放疗或缺血引起。女性多见，腹膜后是好发部位之一，还可以发生于脂肪瘤内。肉眼肿块形状不规则，大小不一，直径为 0.5～5 cm，呈灰白、灰黄色，有散在的暗红色区域，无包膜，质硬。切面呈囊实性，囊内含液化的脂肪或陈旧的咖啡色液体。镜下组织形态以一般脂肪坏死为背景，可见大小不一的囊腔，囊壁由纤维组织构成，腔面被覆有均质嗜酸性膜样物，表面可呈波浪状或假乳头样结构，周围脂肪组织中纤维组织增生，伴有泡沫细胞、异物巨细胞及炎性细胞（淋巴细胞、嗜酸性粒细胞等）浸润。需与腺癌、寄生虫感染和结核相鉴别（图 11-3-2）。

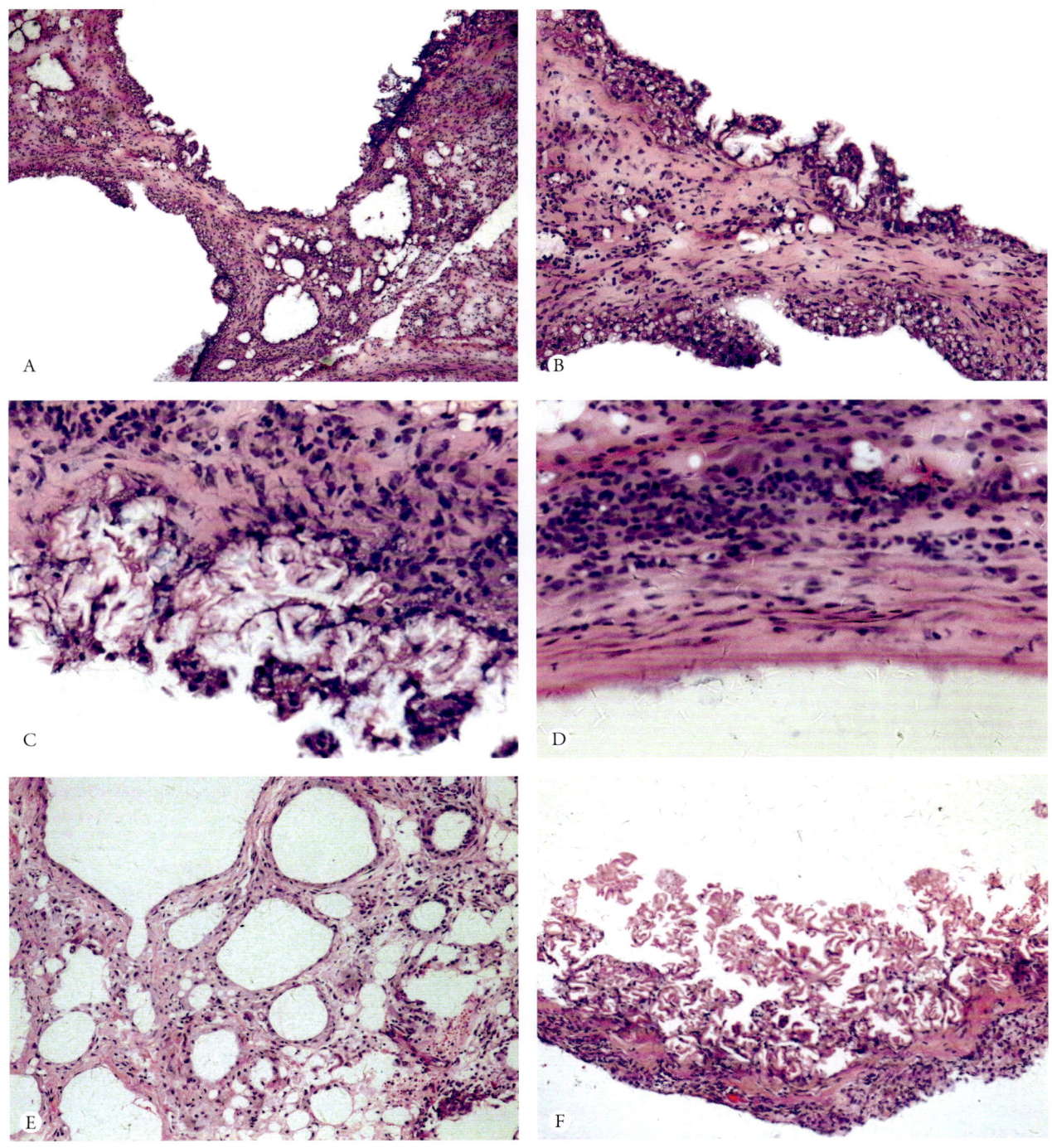

A. 冷冻切片，图示病变由大小不等的囊腔构成（低倍）；B. 冷冻切片，图示囊壁为增生的纤维结缔组织，腔面可见乳头样结构（低倍）；C. 冷冻切片，乳头样结构表面为均质嗜酸性膜状物质（高倍）；D. 冷冻切片，囊壁内淋巴细胞、浆细胞和组织细胞浸润（高倍）；E. 石蜡切片，同图 A（低倍）；F. 石蜡切片，同图 C（低倍）。

图 11-3-2　膜性脂肪坏死

三、特发性腹膜后纤维化

腹膜后纤维化是以慢性炎症和腹膜后纤维组织增生为特征的罕见疾病，又称硬化性纤维化、硬化性腹膜后炎。常包绕主动脉，引起输尿管狭窄。其中特发性的病例＞2/3，其余的继发于恶性肿瘤、感染、放疗、手术或药物。

特发性腹膜后纤维化多发生于 40～60 岁，男性多于女性。常有腰区下部、腰窝或下腹部疼痛等症状，也可因一侧或双侧输尿管狭窄、阻塞而发生少尿或无尿，甚至导致肾功能不全。约一半的特发性腹膜后纤维化属 IgG4 相关疾病，可伴有血清 IgG4 浓度升高、IgG4 阳性浆细胞浸润。在 IgG4 相关性腹膜后纤维化病例中，浸润的浆细胞免疫组化 IgG4 和 IgG 均呈阳性表达，IgG4/IgG 阳性浆细胞比例 > 40%（图 11-3-3）。但在实际病理诊断工作中难以与继发于恶性肿瘤等的继发性腹膜后纤维化相鉴别。IgG4 相关疾病典型的累及部位和典型的影像表现，以及肿瘤史和用药史有助于鉴别诊断。

一部分腹膜后纤维化是副肿瘤综合征的表现，往往发生在腺癌及进展期癌的患者身上。可能是进展期癌患者的肿瘤突变负荷高，与新生抗原的产生与自身抗原的交叉反应增加有关。有研究显示特发性腹膜后纤维化与 HLA-DRB1*03 有关，而肿瘤产生的新生抗原可能与 HLA-DRB1*03 的患者新生抗原产生了交叉反应。

另外，近年报道有与 PD-1 抑制剂治疗相关的腹膜后纤维化发生。

肉眼检查在腹膜后可见灰白色的纤维性肿块，位于中线，常将腹主动脉的下段包绕，将输尿管向内推。肿块边界不清，无包膜。镜下病变为大量纤维组织，粗大的透明变性的胶原束互相交织，其中有大量淋巴细胞、浆细胞及大单核细胞浸润，常见生发中心。疏松纤维组织区域，富于纤维母细胞及增生的毛细血管。脂肪组织可见灶性变性坏死，并有淋巴细胞、浆细胞浸润。小血管壁发生纤维素样变性，继之发生纤维化，管腔闭塞。

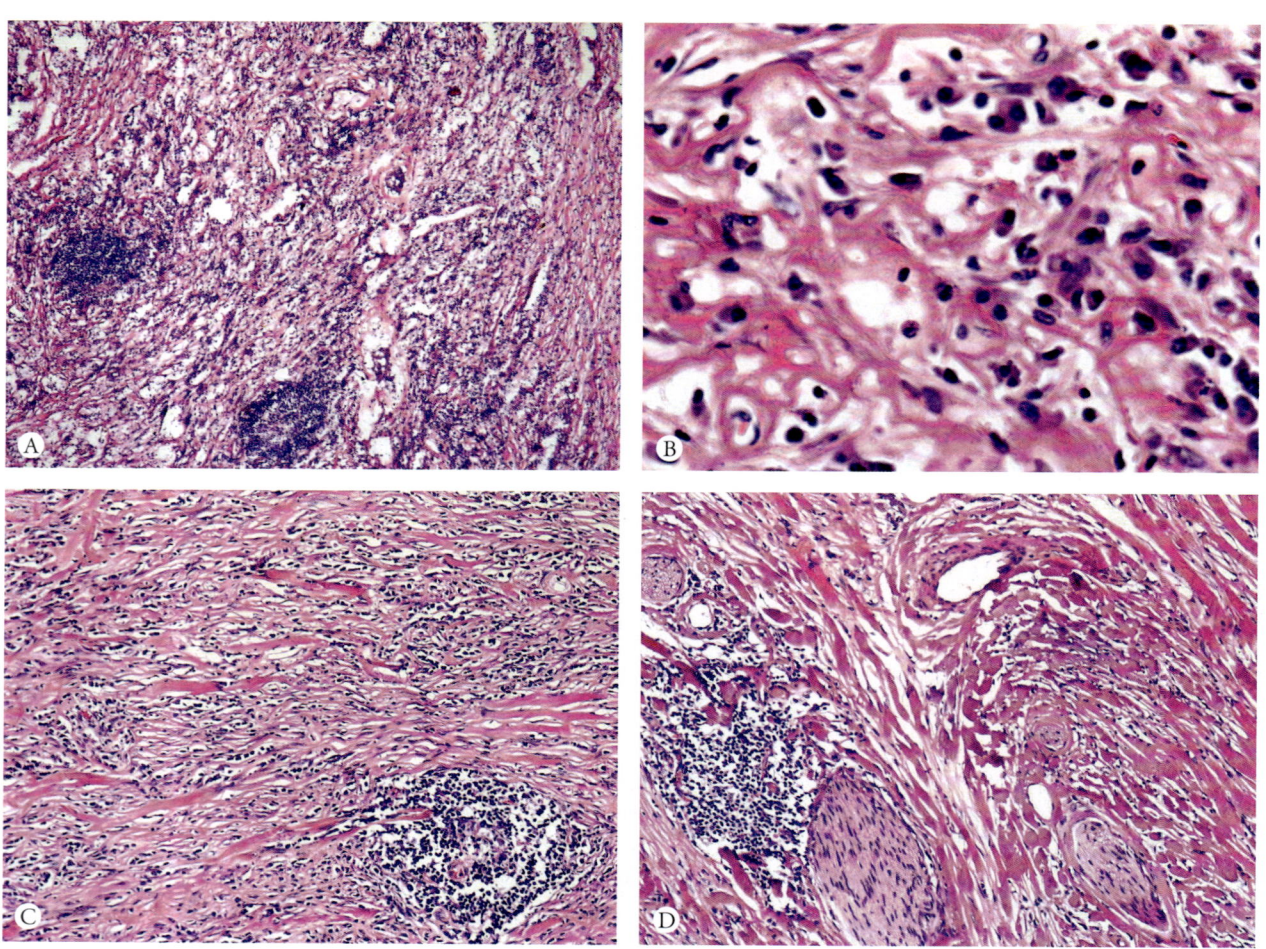

A. 冷冻切片，图示病变由增生的纤维母细胞和灶性浸润的淋巴细胞组成（低倍）；B. 冷冻切片，图示增生的胶原纤维内散在淋巴细胞（高倍）；C. 石蜡切片，图示纤维组织增生，局部炎细胞聚集成灶（中倍）；D. 石蜡切片，图示纤维组织增生，并包裹神经（中倍）。

图 11-3-3　特发性腹膜后纤维化

点评

需与纤维肉瘤和韧带样纤维瘤病相鉴别。此外，还应除外继发性炎症、外伤和肿瘤等引起的继发性腹膜后纤维化。

四、Castleman 病

Castleman 病又称巨大淋巴结增生症或血管滤泡性淋巴组织增生，是一类罕见的、具有特征性病理改变、临床异质性高的淋巴增殖性疾病。发生在腹膜后较少见。分为单中心型（孤立型）和多中心型（系统型）。临床上以深部或浅表淋巴结显著肿大为特点，部分病例可伴全身症状和（或）多系统损害，多数病例手术切除肿大的淋巴结后，效果良好。

肉眼检查肿块大小不等，大者可达 10 cm 以上，呈分叶状，边界清楚，多数包膜完整。切面均匀，灰红色，质中等。镜下组织学改变可分为 3 种类型。

①透明血管型：淋巴结内散在增生的淋巴滤泡，生发中心缩小，套区增宽，司心圆环绕，类似"洋葱皮"样结构；滤泡间区血管增多，血管玻璃样变性，穿入滤泡，形成"棒棒糖"样结构。淋巴窦消失，有的可见残留的正常淋巴结结构，可有少数免疫母细胞、浆细胞浸润。②浆细胞型：特点是在淋巴滤泡间有大量成熟的浆细胞及 Russell 小体（Russell body）。滤泡间毛细血管增多，但血管玻璃样变性不明显，淋巴窦部分消失。③混合型：前两者混合存在。3 种类型中以第一型多见。

【病例】患者，女性，58 岁，1 个月前无明显诱因出现上腹饱胀。行 PET/CT 检查，提示为左侧腹膜后肿物，大小约 4.3 cm×2.8 cm，边界不清。术中送检示淋巴结硬化显著，可见淋巴滤泡和浆细胞，生发中心萎缩和套区增生不明显，可见血管长入淋巴滤泡现象，考虑 Castleman 病或 IgG4 相关疾病。术后送检：（腹膜后肿瘤）Castleman 病，混合型，伴有滤泡间大片纤维化及玻璃样变性（图 11-3-4）。

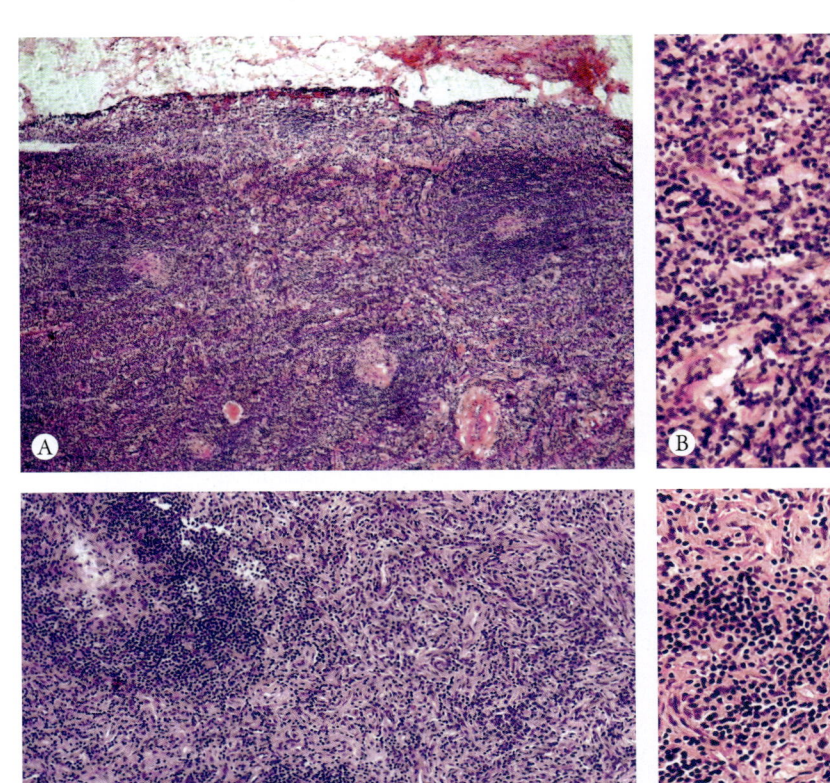
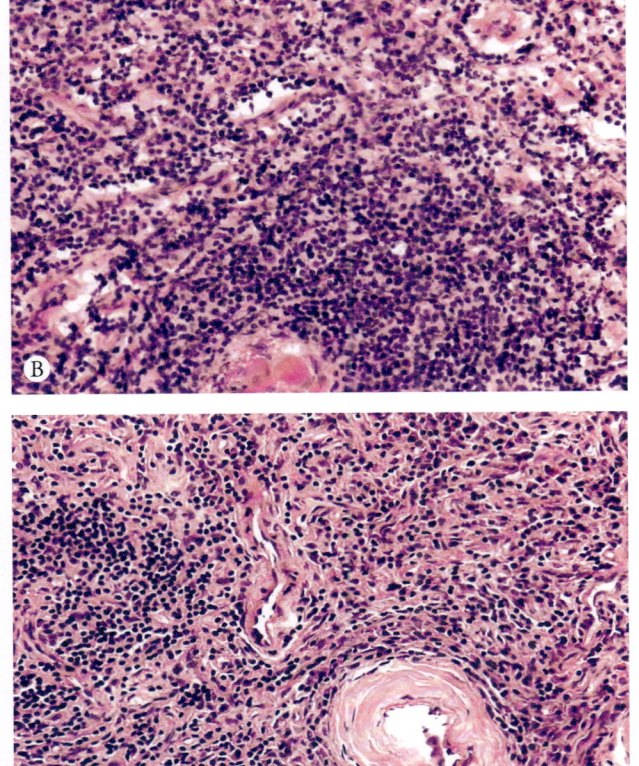

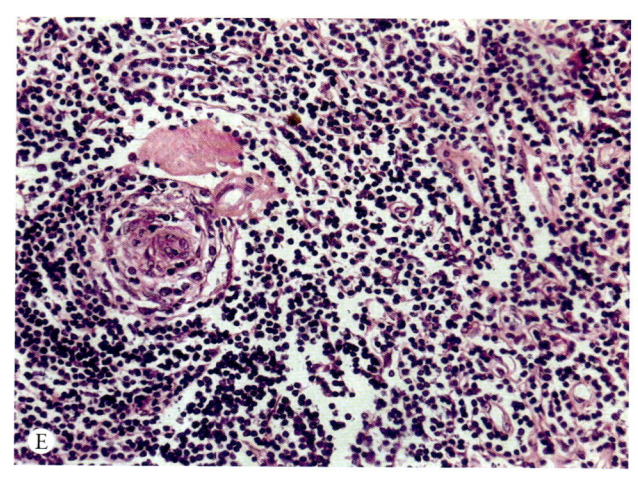
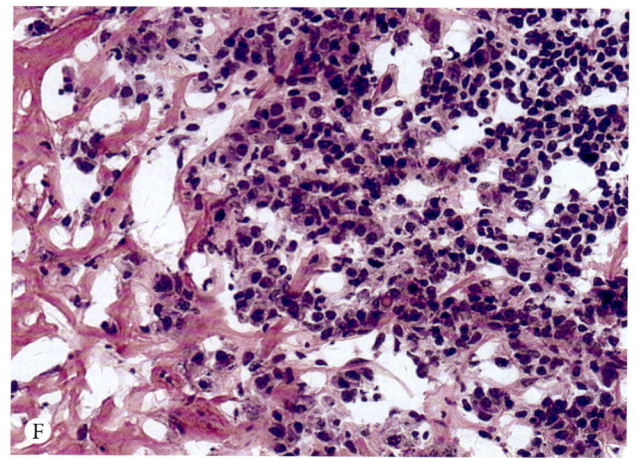

A. 冷冻切片，图示淋巴结内散在淋巴滤泡，正常组织结构消失（低倍）；B. 冷冻切片，图示滤泡生发中心血管内皮细胞透明变性类似胸腺小体（中倍）；C. 石蜡切片，图示淋巴滤泡间毛细血管增生，小血管透明变性（低倍）；D. 石蜡切片，为图C放大（中倍）；E. 石蜡切片，图示胸腺样小体（高倍）；F. 石蜡切片，图示局部胶原纤维增生显著（高倍）。

图 11-3-4　Castleman 病，混合型

点评

Castleman 病局限性浆细胞型应与类风湿关节炎性淋巴结病变相鉴别，后者淋巴结小、血管少，类风湿因子检查阳性。当浆细胞排列呈条索或腺样结构时，若对其形态认识不清，有可能被误诊为上皮性恶性肿瘤，在术中诊断时需要结合临床病史，排除转移性肿瘤的可能。胶原纤维增生显著，伴有灶状淋巴组织增生时，需要与腹膜后纤维化或 IgG4 相关疾病相鉴别。

第四节　腹膜后肿瘤

一、软组织肿瘤

软组织肿瘤是腹膜后最常见的肿瘤，术中诊断及鉴别诊断详见第十章软组织肿瘤。本章仅就在腹膜后发生的几个软组织肿瘤做简要介绍。腹膜后软组织肿瘤恶性比良性多见，约为4:1。腹膜后肉瘤约占软组织肉瘤的10%。所有软组织肉瘤类型都可以发生在腹膜后，但最常见的是脂肪肉瘤和平滑肌肉瘤。

综合病史和影像学所见可能对鉴别诊断有帮助。放疗相关的肉瘤约占所有肉瘤的5%，最常见的类型是血管肉瘤、平滑肌肉瘤、骨外骨肉瘤、恶性外周神经鞘膜瘤、未分化肉瘤。有些肉瘤是发生在遗传性肿瘤综合征基础上的，比如，5%～10%神经纤维瘤病1型（NF1）的患者会患恶性外周神经鞘膜瘤，而且通常是在良性神经鞘膜肿瘤基础上发生的。影像可以提供关于具体部位、肿瘤特征等有用信息。

腹膜后软组织肿瘤根据细胞形态可被分为4类：梭形、上皮样、圆形、多形性；生长方式包括束状、席纹状、栅栏状、菊形团状、小叶状、巢状、片状、双相型。恶性软组织肿瘤通常核异型性明显、多形性、核分裂象多见、颗粒状细胞坏死、浸润性边界。一些肿瘤有特征性核（如平滑肌肉瘤的雪茄样两头钝的核）、胞质（如PEComa的透明或嗜酸性颗粒状胞质）和间质特征（如炎症性高分化脂肪肉瘤的大量炎症细胞浸润）。综合细胞形态和生长方式有助于鉴别诊断。

（一）韧带样纤维瘤病

韧带样纤维瘤病又称侵袭性纤维瘤病、韧带样肿瘤，是局部侵袭但不转移的深在性肌纤维母/纤维母细胞性肿瘤，呈浸润性生长，有局部复发倾向。属于中间型/交界性肿瘤。

大体检查：实性肿块，无包膜，位于腹膜后者体积一般较大。切面灰白色，质较硬韧，切面编织状或漩涡状，大多数边界不清，侵犯周围组织。

镜下瘤组织主要由温和的纤维母细胞和肌纤维母细胞组成，呈长束状，侵犯周围软组织。瘤细胞束常占满一个10倍镜视野。瘤细胞胞质染色浅，核深染，异型性轻。常伴薄壁血管，偶尔呈鹿角样血管，血管周围不同程度水肿。核分裂象一般缺乏或罕见，不典型核分裂象缺乏。一部分病例含致密的嗜伊红的瘢痕疙瘩样的胶原纤维。可见明显的黏液变性区域、少细胞的玻璃样变区域和类似结节性筋膜炎的区域（图11-4-1）。

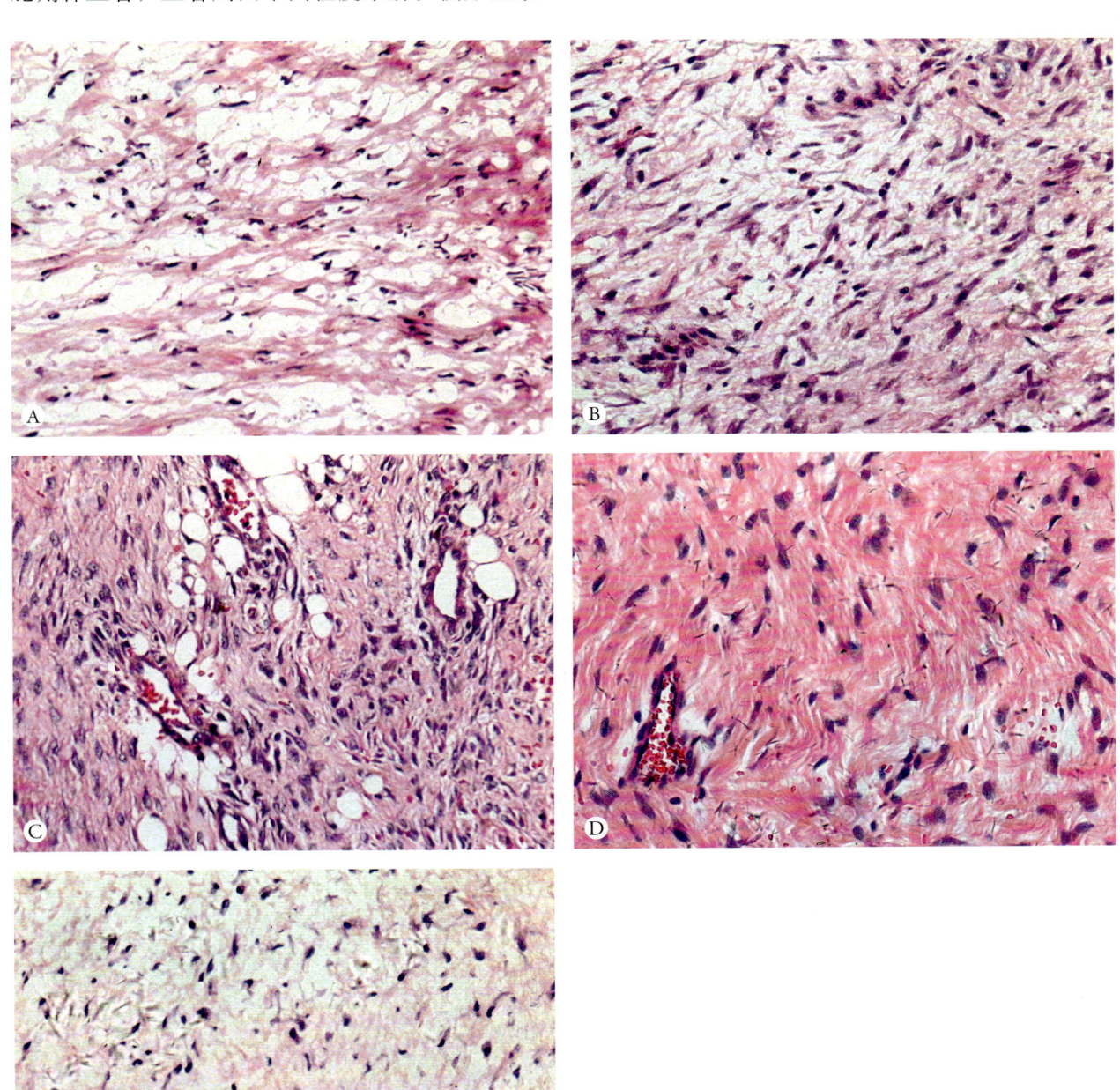

A.冷冻切片，病变由致密的胶原和稀疏的肌纤维母细胞/纤维母细胞组成（中倍）；B.冷冻切片，部分区域细胞丰富，但缺乏异型性（中倍）；C.石蜡切片，图示病变呈浸润性生长（高倍）；D.石蜡切片，图示病变由肌纤维母细胞/纤维母细胞及胶原纤维组成（高倍）；E.石蜡切片，图示昍显的黏液变性（中倍）。

图11-4-1 韧带样纤维瘤病

点评

腹膜后纤维瘤病应与纤维肉瘤区别，后者瘤细胞有显著异型性、核分裂象多见。此外，还需与恶性外周神经鞘膜瘤、平滑肌肿瘤、特发性腹膜后纤维化相鉴别，前两者通过免疫组化可以明确诊断。

（二）炎性肌纤维母细胞瘤

炎性肌纤维母细胞瘤既往曾称为炎性假瘤、黏液样错构瘤等，目前这些名称不推荐使用。炎性肌纤维母细胞瘤是由肌纤维母/纤维母细胞及浸润的浆细胞、淋巴细胞和（或）嗜酸性粒细胞组成的中间型/交界性肿瘤，具有局部侵袭性，罕见转移。常发生于腹部软组织，包括肠系膜、腹膜后、盆腔等。上皮样炎性肌纤维母细胞肉瘤常位于腹腔内，具有侵袭性。

大体检查：表现为边界清楚的结节状、多结节状肿物，常缺乏包膜，其直径从小于 1 cm 至超过 20 cm。肿物切面呈灰白色或棕褐色，结节状或分叶状；部分肿瘤呈编织状、漩涡状，质地较硬；部分肿瘤表现为鱼肉样、黏液样的外观，质地较软。

镜下组织学表现多样，主要由肌纤维母细胞和纤维母细胞组成，细胞梭形，胞质弱嗜酸性，核泡状，1~3个核仁，可呈现节细胞的形态，核异型性缺乏，核分裂象少见。此外，瘤组织中可见大量的炎症细胞散在分布，多为淋巴细胞、浆细胞、组织细胞、中性粒细胞。坏死罕见。其组织形态可分为3型：①黏液型，间质明显水肿及黏液变性，其间穿插嗜伊红的肥胖梭形细胞，核分裂象多见，并可见各种炎症细胞和泡沫状的组织细胞浸润，类似肉芽组织或反应性病变。②梭形细胞密集型，肿瘤富于细胞，瘤细胞常紧密排列成束状，伴不同程度的黏液样和富于胶原纤维的间质及炎症细胞浸润。③少细胞纤维型，即所谓的浆细胞肉芽肿样的图像，梭形细胞稀疏，炎性细胞浸润相对较少，类似韧带样纤维瘤病，偶见钙化和骨化。这 3 种形态可混合存在于一个肿瘤内（图 11-4-2）。

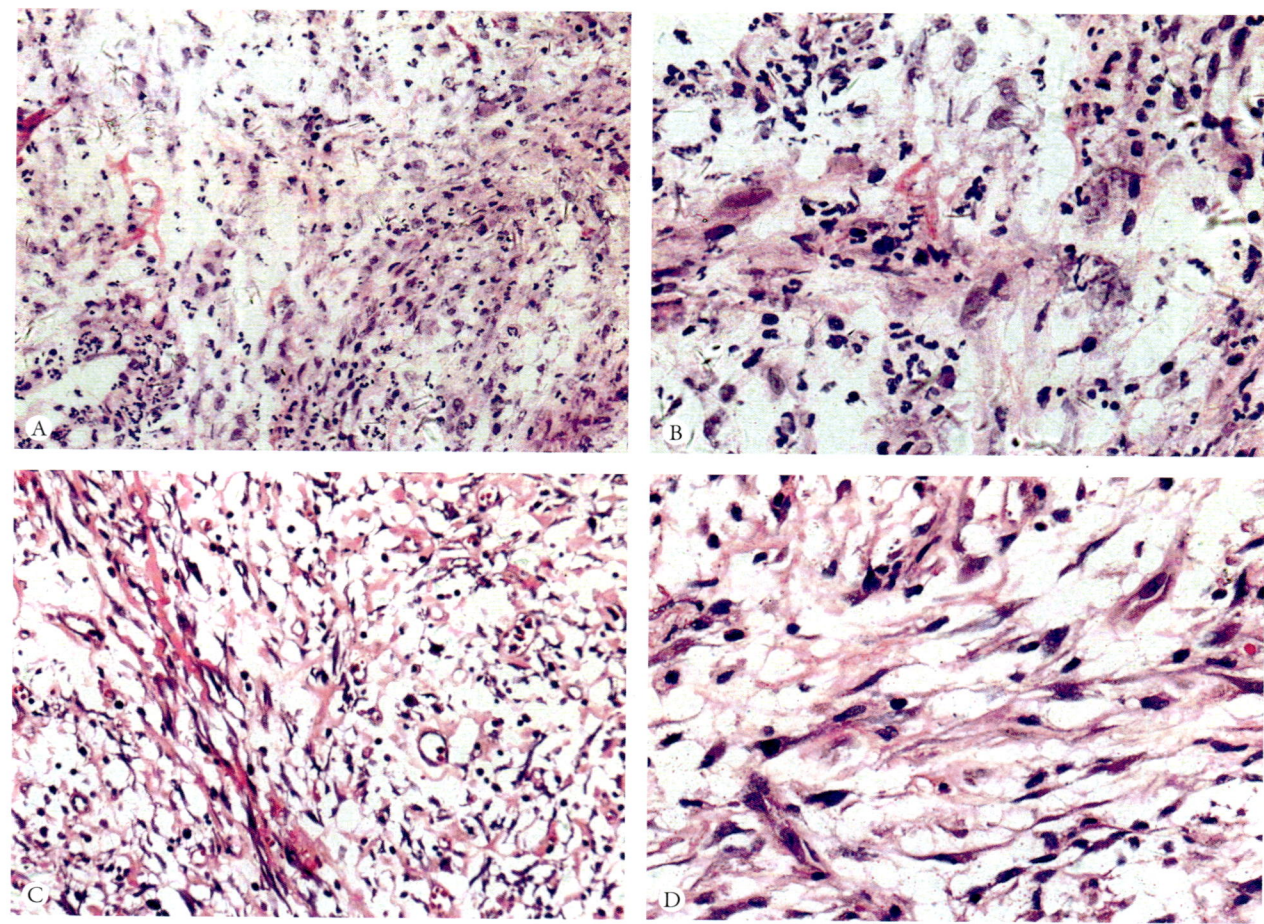

第十一章 腹膜后疾病

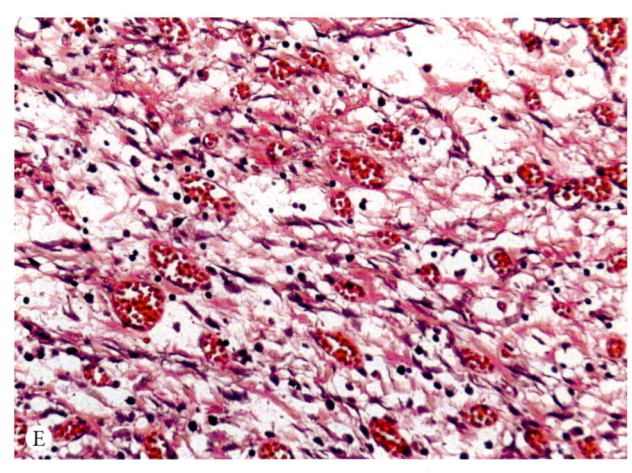
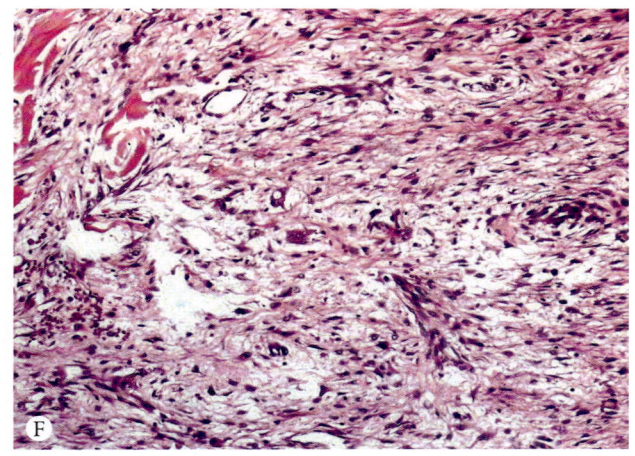

A.冷冻切片,图示瘤细胞呈梭形,疏密不均(中倍);B.冷冻切片,图示瘤细胞有轻度异型性,并见大量炎性细胞浸润(高倍);C.石蜡切片,图示瘤细胞呈梭形,胞质粉染,可见较多小血管及炎症细胞(中倍);D.石蜡切片,图示肿瘤由肌纤维母样细胞和炎症细胞组成(高倍);E.石蜡切片,图示部分区域血管丰富,呈血管瘤样结构,其间可见较多炎性细胞(中倍);F.石蜡切片,图示局部瘤细胞密集,边缘见粗大的胶原纤维(高倍)。

图 11-4-2 炎性肌纤维母细胞瘤

点评

(1)与肌纤维母细胞肉瘤在形态学上很难区别,但后者呈浸润性生长,瘤细胞分化程度不一,有明显异型性,核分裂象较多。

(2)炎性肌纤维母细胞瘤与韧带样纤维瘤病相鉴别时注意以下几点:①前者临床上除可出现肿物压迫腹内组织器官所引起的症状外,1/3的患者有发热、体重下降、贫血等,可能是细胞因子介导的;后者除出现压迫器官的症状外,不伴有发热、贫血等症状。②前者梭形细胞间可出现散在的节细胞样组织细胞,而后者则不出现,但有时病变内可见正常神经节细胞。③前者可见不同比例的急慢性炎细胞浸润;而后者以淋巴细胞为主,浆细胞量少。④前者黏液变明显且伴有纤细的血管,后者黏液变不明显。

(三)脂肪肉瘤

脂肪肉瘤是腹膜后最常见的恶性肿瘤,约占腹膜后肉瘤的60%,多见于中年人。主要症状是腹部包块呈进行性增大。多见于肾周围,往往手术切除时已经很大,常多次复发。发生在腹膜后的脂肪肉瘤的预后比发生在肢体的脂肪肉瘤差。绝大部分腹膜后脂肪肉瘤是去分化脂肪肉瘤和高分化脂肪肉瘤,去分化脂肪肉瘤最为常见,其次为高分化脂肪肉瘤。这个部位的多形性和黏液型脂肪肉瘤罕见。腹膜后脂肪瘤比脂肪肉瘤少见得多。腹膜后发生的任何脂肪组织肿瘤当伴有非典型特征时,不管这种表现多么局限,都应诊断为高分化脂肪肉瘤。不典型脂肪瘤性肿瘤和高分化脂肪肉瘤是同义词,形态和基因改变相同,是局部侵袭但不转移的脂肪来源肿瘤,用哪个名称完全取决于肿瘤的部位和可切除性,发生在腹膜后的很难完整切除,所以应诊断为高分化脂肪肉瘤。

大体检查:瘤体积较大,直径多在4 cm以上,形状不规则,呈分叶状。边界清楚,有包膜。切面质软或部分质韧。有的呈灰黄色,似脂肪瘤样;有的呈灰白色或棕红色,质软似鱼肉样;有的切面湿润,似胶冻样半透明状。

镜下瘤组织中有不同数量的各个分化阶段的脂肪母细胞,间质中含有纤维黏液样成分。高分化脂肪肉瘤分为3种亚型:脂肪瘤样型、硬化型和炎症型,发生在腹膜后者常含一种类型以上。去分化脂肪肉瘤是高分化脂肪肉瘤混合非脂肪源性肉瘤成分(通常是高级别肉瘤成分,多数是未分化肉瘤或中-高级别黏液纤维肉瘤),有时高分化脂肪肉瘤成分难以找到。在冷冻制片时往往难以比较完整地显示脂肪成分,必要时可以适当切较厚切片,尽可能在制片中将组织展平(图 11-4-3)。

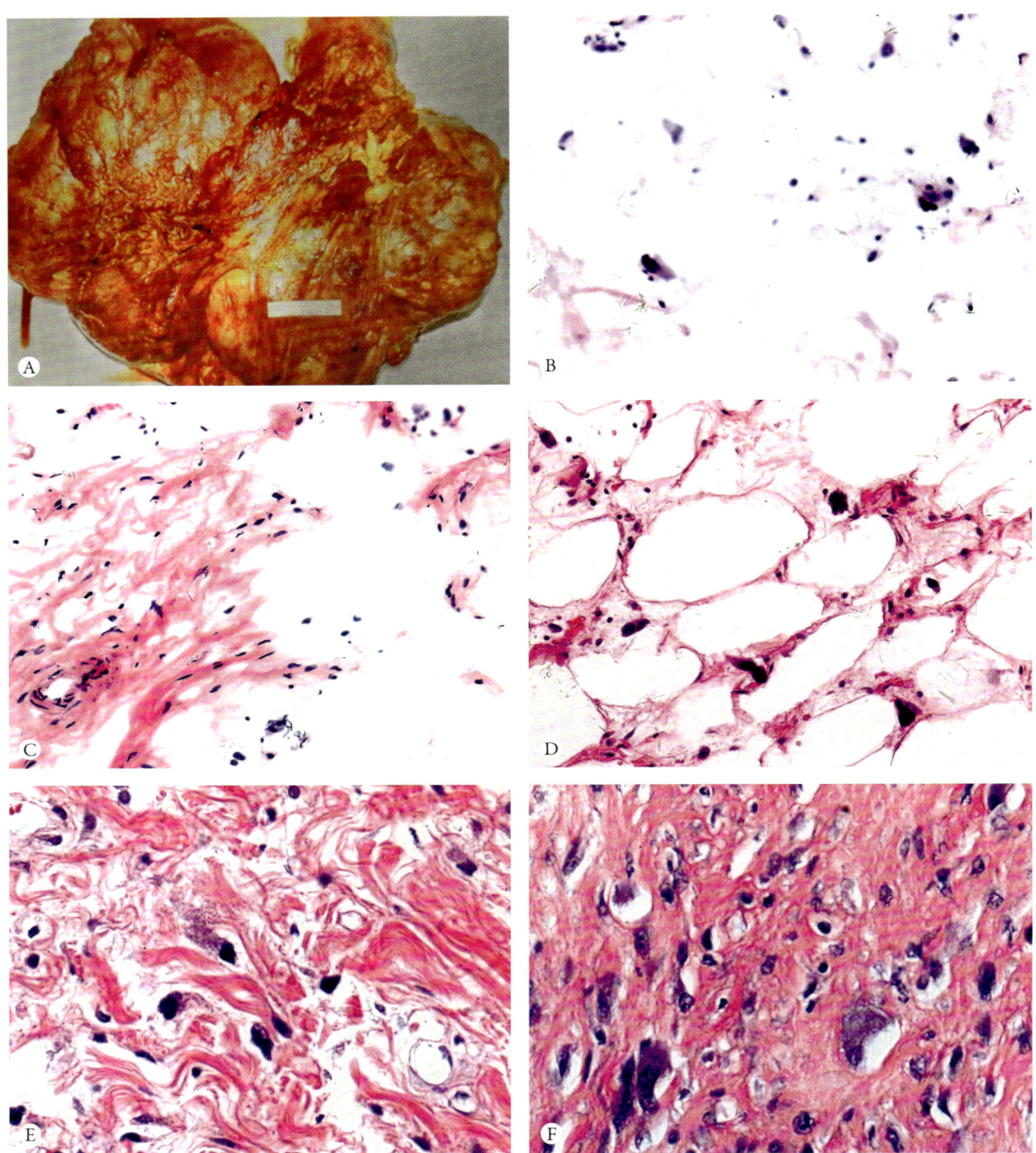

A. 大体标本；B. 冷冻切片，图示稀疏组织背景下见粗大胶原和异型明显的肿瘤细胞，个别细胞呈花环状（中倍）；C. 冷冻切片，图示部分区域胶原纤维增生伴玻璃样变性（中倍）；D. 石蜡切片，图示肿瘤细胞与正常脂肪细胞相似，但细胞核大深染，异型性明显（高倍）；E. 石蜡切片，图示增生的缎带状纤维组织内见散在的肿瘤细胞浸润（高倍）；F. 石蜡切片，图示韧带样增生的胶原组织内有数个核大偏位的肿瘤细胞（高倍）。

图 11-4-3　高分化脂肪肉瘤

第十一章 腹膜后疾病

点评

对于典型的脂肪肉瘤组织学诊断并不困难，而不典型的脂肪肉瘤诊断则比较困难，常易与其他软组织肿瘤相混淆。发生在腹膜后的脂肪肉瘤主要应与以下肿瘤相鉴别：脂肪瘤样型高分化脂肪肉瘤易误为脂肪瘤，而后者瘤细胞分化良好，无脂肪母细胞，而且腹膜后脂肪瘤罕见，诊断需谨慎，需在仔细形态观察和 MDM2 FISH 检测后才能诊断，另外还需鉴别不典型梭形细胞/多形性脂肪瘤性肿瘤、脂肪瘤性孤立性纤维性肿瘤；炎症型高分化脂肪肉瘤需与炎性肌纤维母细胞瘤、Castleman 病、淋巴造血系统肿瘤相鉴别；缺乏高分化脂肪肉瘤成分的去分化脂肪肉瘤及多形性脂肪肉瘤应与其他肉瘤相鉴别，在冷冻切片上很难区别，但冷冻鉴别的意义不大，手术方式无差异。

（四）平滑肌肉瘤

平滑肌肉瘤占腹膜后肉瘤的第二位，约占20%，约2/3的腹膜后平滑肌肉瘤发生于女性，平均年龄为60岁。一部分腹膜后平滑肌肉瘤发生于大血管，包括下腔静脉和肾静脉。

大体检查：肿瘤体积大，直径多在5cm以上，无包膜，边界不清，与周围组织粘连。切面灰白色，呈编织状或质软似鱼肉样，伴有灶性出血、坏死及囊性变。

镜下瘤组织由异型的梭形细胞或椭圆形细胞构成，个别病例为上皮样细胞。瘤细胞排列紧密，呈束状。胞质中等丰富，嗜伊红纤维状，细胞边界较清晰。核位于中心，两端钝圆呈棒状。肿瘤分化程度不一，组织形态差别较大，高级别者核异型性明显，核分裂象多见，颗粒状坏死易见（图11-4-4）。组织学变异型包括炎性平滑肌肉瘤、EBV 相关平滑肌肉瘤、黏液样平滑肌肉瘤、上皮样平滑肌肉瘤、多形性平滑肌肉瘤和去分化平滑肌肉瘤。

冷冻切片难以明确类型，只能根据形态特征给予提示首先考虑平滑肌肉瘤，需要等石蜡切片并做免疫组化明确诊断。

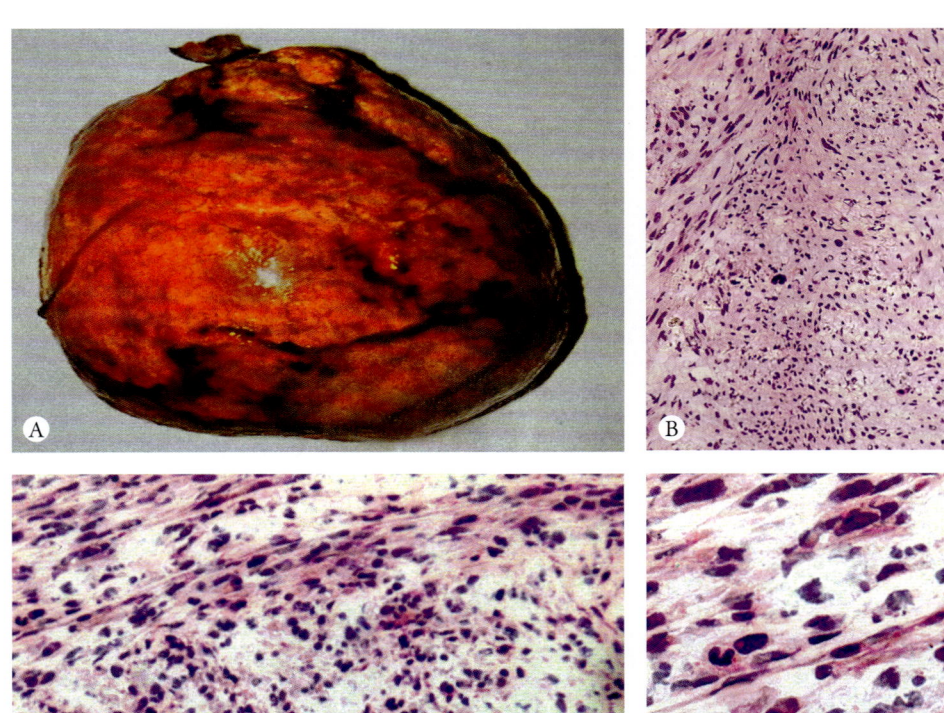

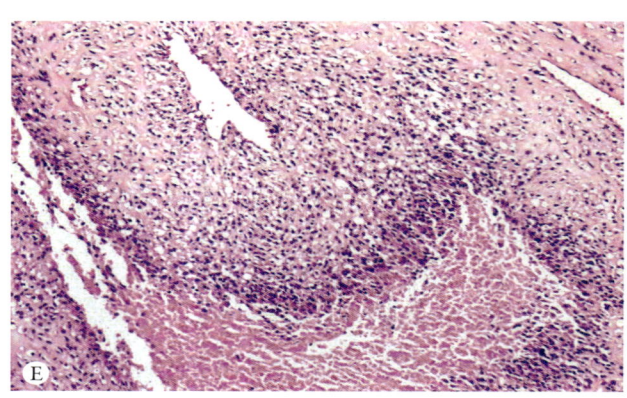 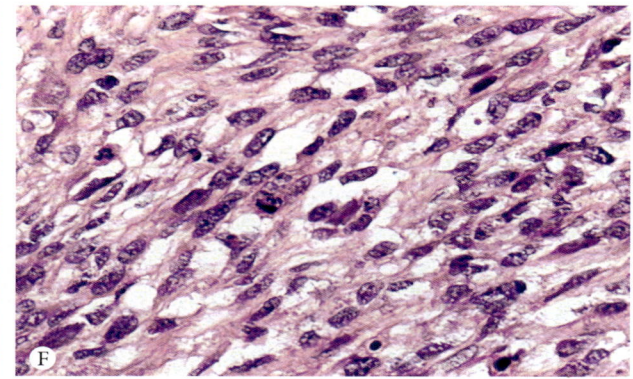

A. 大体标本；B. 冷冻切片，图示肿瘤细胞密集，呈梭形（低倍）；C. 冷冻切片，图示瘤细胞排列呈鱼骨状，细胞异型性显著（中倍）；D. 冷冻切片，图示分裂象活跃（箭头所示，高倍）；E. 石蜡切片，图示肿瘤坏死明显（低倍）；F. 石蜡切片，图示瘤细胞肥大，胞质红染，核分裂象多见（高倍）。

图 11-4-4 平滑肌肉瘤

点评

腹膜后平滑肌肿瘤诊断肉瘤尚无统一诊断标准：核分裂象、核异型性、凝固性坏死是重要指标。有核异型性的腹膜后平滑肌肿瘤核分裂象不管多少都应该考虑恶性。分化好者与富于细胞的平滑肌瘤难以鉴别。分化差者应与纤维肉瘤、未分化高级别肉瘤相区别。部分病例瘤细胞呈栅栏状排列，类似恶性神经鞘瘤。近年，随着免疫组化的广泛应用，部分形态似平滑肌肿瘤或神经鞘肿瘤的病例，免疫组化 CD117、DOG1 等染色阳性，其实为胃肠道间质瘤。在手术中病理诊断中，仅根据 HE 染色难以鉴别，最好先诊断为"梭形细胞肿瘤"，平滑肌肉瘤与胃肠道间质瘤需鉴别，待石蜡切片做最后确诊。

（五）神经鞘瘤和神经纤维瘤

神经鞘瘤和神经纤维瘤都是良性外周神经鞘膜肿瘤，神经鞘瘤是全部或几乎全部由分化好的肿瘤性施万细胞组成，故也称施万细胞瘤；神经纤维瘤是由分化好的施万细胞、神经束膜细胞/神经束膜样细胞、纤维母细胞、肥大细胞和残存的有髓和无髓的轴突，以及黏液样的和胶原性的细胞外基质组成。腹膜后神经鞘瘤较少见；神经纤维瘤较神经鞘瘤多见，常发生于神经根处，多见于肾脏附近，有时压迫输尿管和肾脏引起腰痛和血尿等症状，多为单发，多发者或丛状神经纤维瘤需怀疑神经纤维瘤病 1 型（NF1）。

大体检查：肿瘤体积一般较大，呈球形或卵圆形，神经鞘瘤表面有包膜，而神经纤维瘤表面多无包膜，边界清楚。切面呈灰白色，质较硬，常见有出血、囊性变，部分可发生钙化。

镜下两者组织学改变相似，均由温和的梭形细胞构成，瘤细胞无异型性，无核分裂象，神经鞘瘤多数是由 Antoni A 区和 Antoni B 区组成，Antoni A 区细胞密集，瘤细胞核呈栅栏状排列，Antoni B 区细胞稀疏（图 11-4-5）；神经纤维瘤的瘤细胞核纤细、波浪状，伴有疏松黏液样基质，并含有胶原纤维和神经轴突。

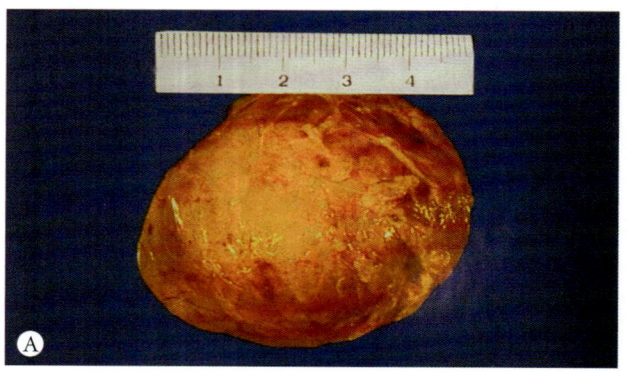 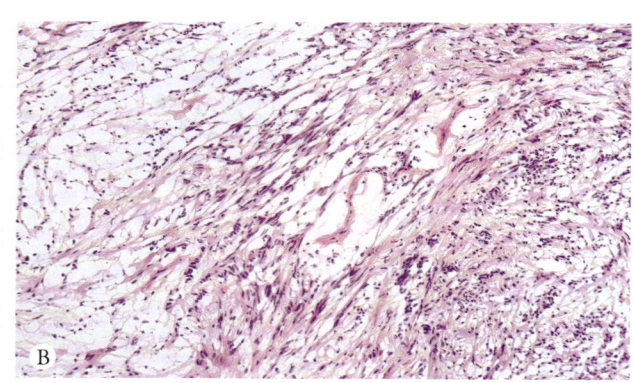

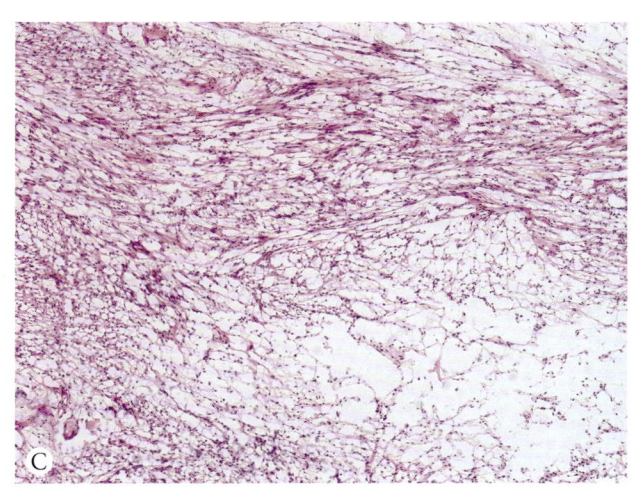
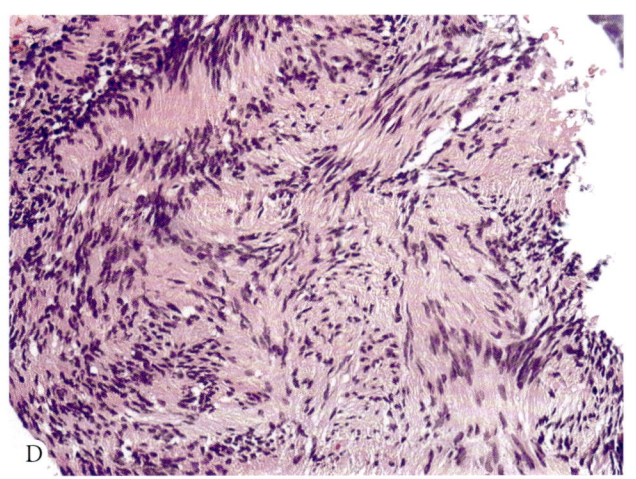

A. 大体标本；B. 冷冻切片，图示瘤细胞梭形，束状交错排列，疏密不等（中倍）；C. 石蜡切片，图示瘤细胞胞质粉染，细胞核纤细呈波浪状（低倍）；D. 石蜡切片，图示瘤细胞呈栅栏状和旋涡样排列（高倍）。

图 11-4-5　神经鞘瘤

> **点评**
>
> 鉴别诊断包括纤维瘤、平滑肌瘤等。在冷冻切片中栅栏状排列结构不明显，可以诊断为梭形细胞良性肿瘤，类型待石蜡切片做最后确定。

（六）恶性外周神经鞘膜瘤

恶性外周神经鞘膜瘤是腹膜后较常见的恶性肿瘤，多见于成年人，主要位于脊柱旁，肿块常与周围组织相粘连。多发生在神经纤维瘤病1型（NF1）基础上，比散发性患者年轻。

大体检查：多为梭形及卵圆形肿块，边界清楚，包膜不完整，有时可见与神经根相连。切面灰白色、均质，可见半透明区域或出血、坏死、囊性变。

镜下瘤细胞以梭形细胞为主，常伴血管外皮瘤样结构，瘤细胞密集区与稀疏区交替排列，常伴地图状坏死。瘤细胞异型性显著，常有多形性。核不规则，核大、深染，核分裂象多见，并见有瘤巨细胞。瘤组织呈浸润性生长，侵犯包膜及其周围组织（图11-4-6）。少数病例为上皮样型，与神经纤维瘤病1型（NF1）无关。

> **点评**
>
> 应与平滑肌肉瘤、纤维肉瘤、多形性脂肪肉瘤相鉴别。在冷冻切片诊断中难以明确类型，只能根据形态特征给予提示，首先考虑恶性外周神经鞘膜瘤，需要等石蜡切片并做免疫组化明确诊断。

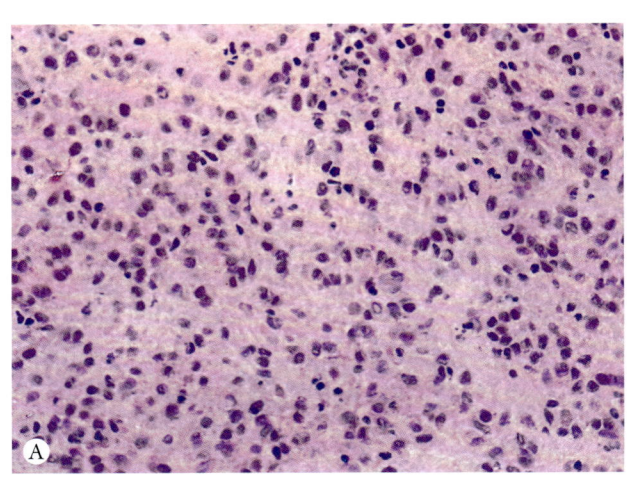
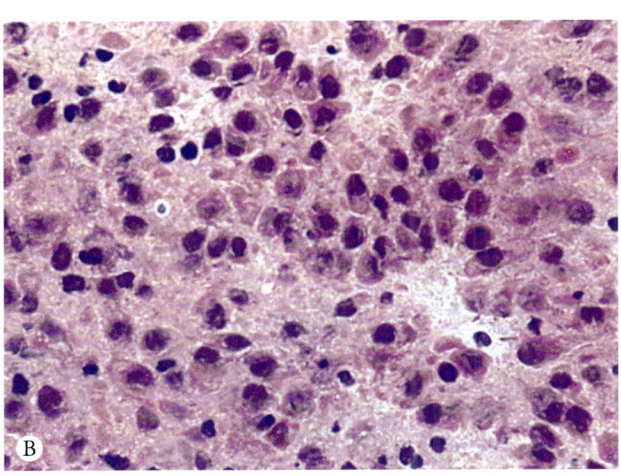

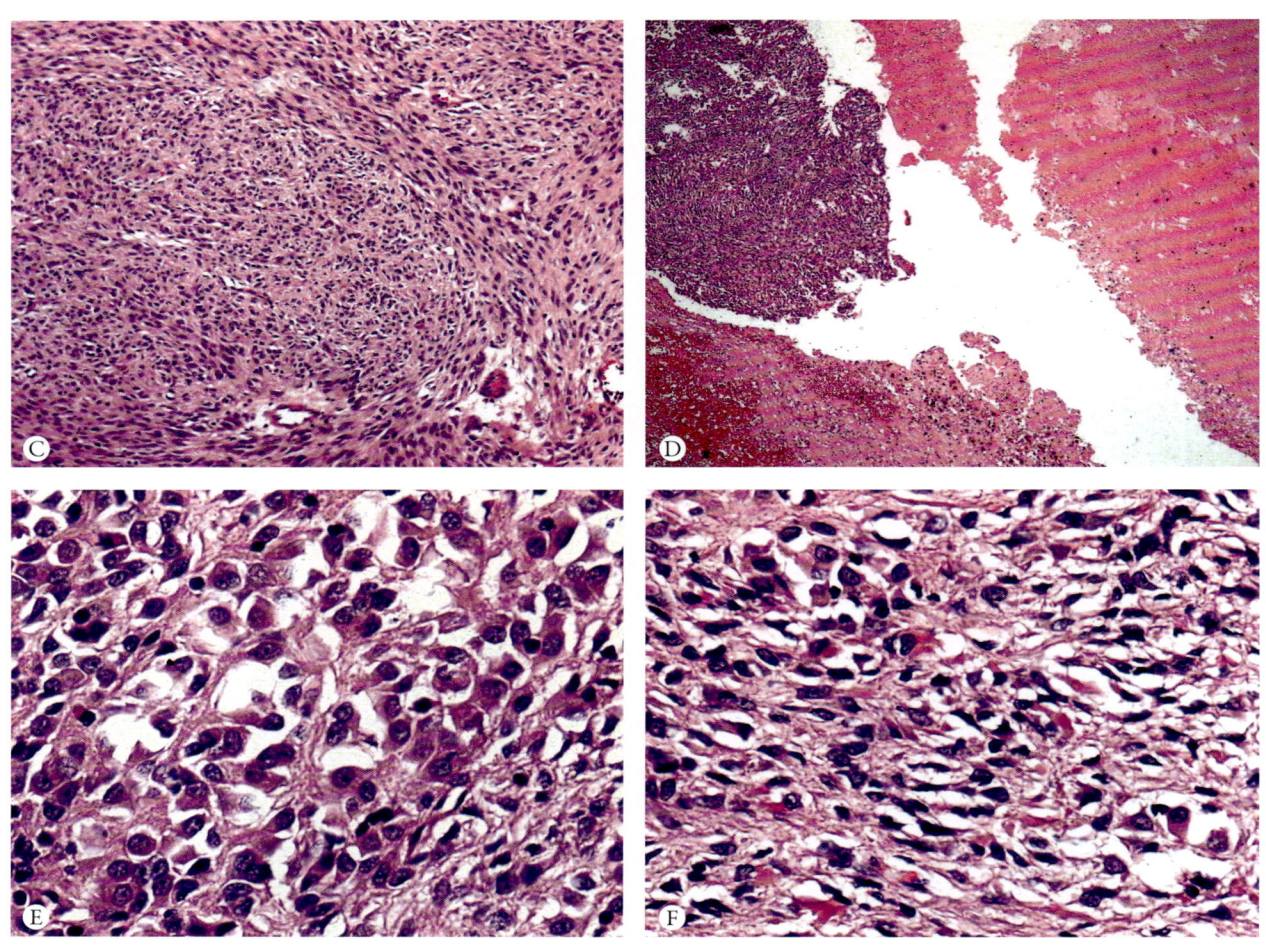

A. 冷冻切片，图示低倍镜下瘤细胞短梭或上皮样，似有排列；B. 冷冻切片，图示高倍镜下瘤细胞胞质红染，部分核偏位，未见横纹；C. 石蜡切片，图示瘤细胞呈编织状排列（低倍）；D. 石蜡切片，图示部分肿瘤组织坏死（低倍）；E. 石蜡切片，图示局部肿瘤细胞呈上皮样（高倍）；F. 石蜡切片，图示梭形肿瘤细胞中见局灶上皮样肿瘤细胞（高倍）。

图 11-4-6 恶性外周神经鞘膜瘤

二、神经母细胞肿瘤

腹膜后神经母细胞瘤属于神经嵴起源的外周神经母细胞肿瘤。根据神经母细胞的分化程度和施万间质的丰富程度，国际神经母细胞肿瘤病理分类将外周神经母细胞肿瘤分为4类：神经母细胞瘤（施万间质缺乏）、节细胞神经母细胞瘤混合型（施万间质丰富）、节细胞神经母细胞瘤结节型（复合性，施万间质丰富/为主，以及施万间质缺乏）和节细胞神经瘤。前三者为恶性，后者为良性。

（一）神经母细胞瘤和节细胞神经母细胞瘤

神经母细胞瘤和节细胞神经母细胞瘤是儿童颅外最常见的实体恶性肿瘤，多见于腹膜后（肾上腺、交感神经节）。中位年龄为2岁，90%以上病例在10岁以下，发病高峰在1岁前。

大体检查：肿瘤体积较大、实性、呈圆形或分叶状，切面灰白色，常见出血、坏死及钙化。

镜下瘤组织由小圆细胞构成，瘤细胞大小较一致，核圆形或卵圆形、深染，核分裂象多见，胞质较少。瘤细胞呈弥漫排列，在分化成熟区域，胞质较丰富，瘤细胞呈Homer Wright假菊形团结构，间质较少。若瘤组织内有节细胞神经瘤区域，则称为节细胞神经母细胞瘤（图11-4-7）。

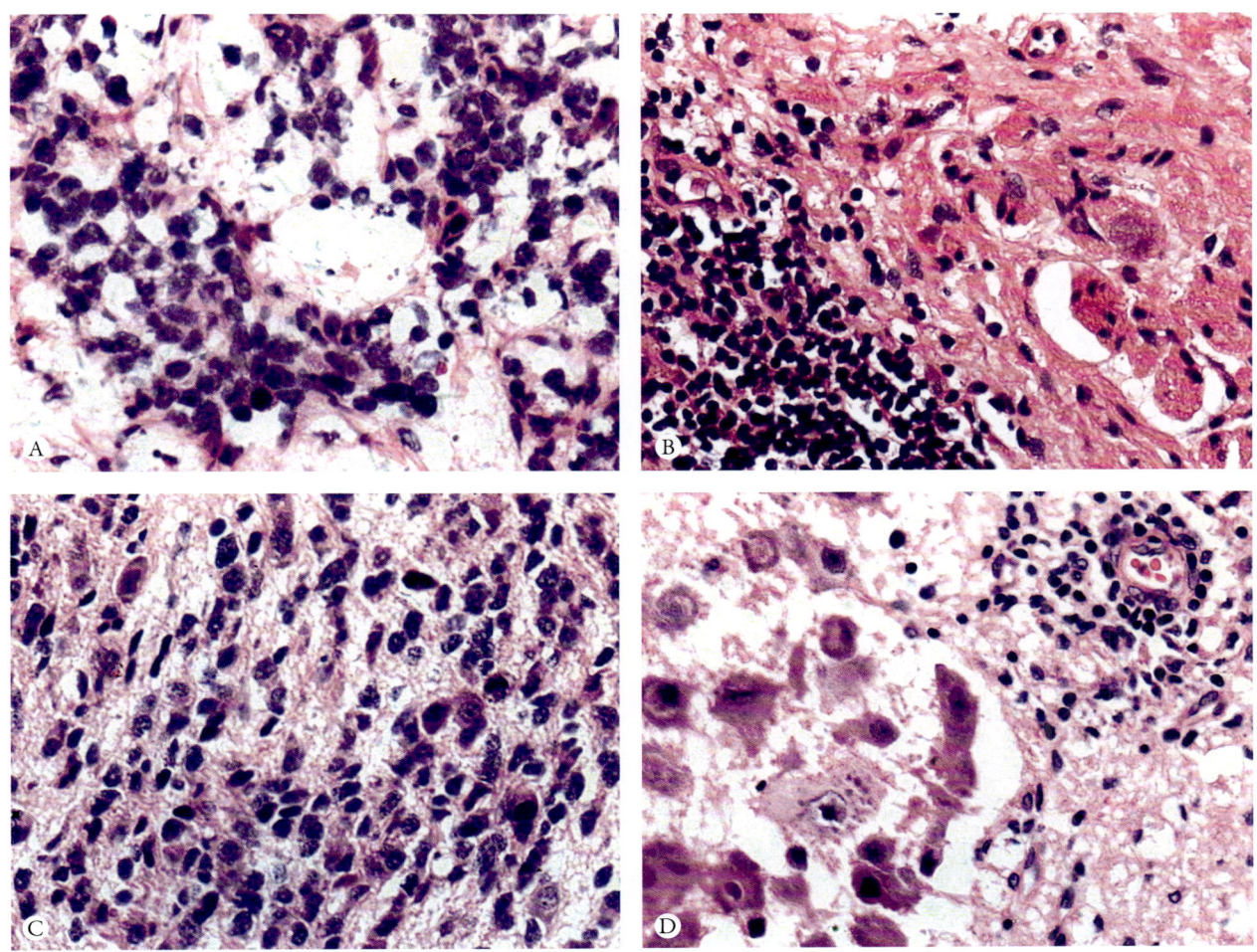

A. 冷冻切片，图示肿瘤细胞小，边界不清，胞质少，染色质丰富（中倍）；B. 冷冻切片，图示肿瘤由小淋巴样肿瘤细胞、节细胞和施万间质组成（高倍）；C. 石蜡切片，图示肿瘤细胞较淋巴细胞大，部分肿瘤细胞有分化（中倍）；D. 石蜡切片，图示肿瘤部分区域可见分化的节神经和小的肿瘤细胞（高倍）。

图 11-4-7　神经母细胞瘤及节细胞神经母细胞瘤

（二）节细胞神经瘤

节细胞神经瘤是腹膜后少见的良性肿瘤，常见于肾脏附近、腰椎旁及脊柱与腹主动脉和下腔静脉之间等部位。因肿瘤压迫，临床常表现有腹痛及泌尿系统梗阻症状。包括成熟中型和成熟型。

大体检查：肿块表面呈结节状，有包膜，质硬，切面灰白色，常呈胶冻状，并常见出血、坏死及囊性变。

镜下可见分化成熟的节细胞散布于施万间质中，部分区域呈黏液变性和玻璃样变性，部分病例可见灶性淋巴细胞浸润。本瘤应与复合性嗜铬细胞瘤及节细胞神经母细胞瘤相鉴别，有时术中送检材料可能是典型的节细胞神经瘤成分而不是肿瘤的全部，发报告时应结合临床资料，如果患者是婴幼儿，可待石蜡切片除外节细胞神经母细胞瘤（图 11-4-8）。

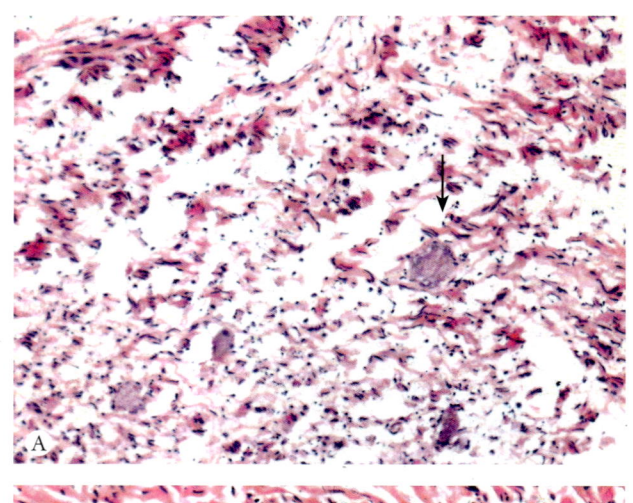
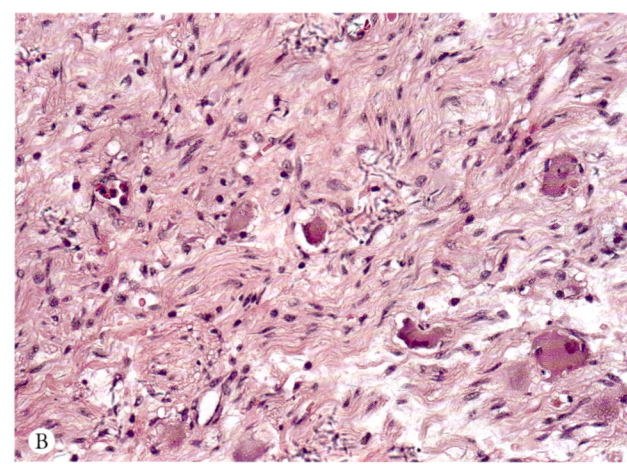
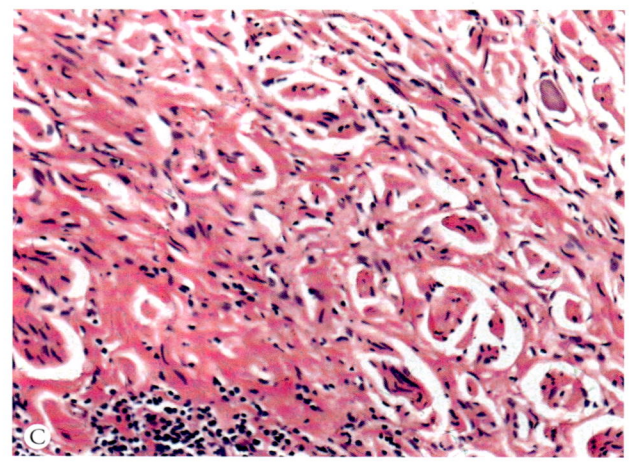

A. 冷冻切片，图示瘤组织内见散在分布的神经节细胞（箭头所示，高倍）；B. 石蜡切片，图示神经节细胞大小不等（高倍）；C. 石蜡切片，图示瘤组织内见灶状淋巴细胞浸润（高倍）。

图 11-4-8　节细胞神经瘤

三、副神经节瘤

副神经节瘤是起源于自主神经系统神经节和伴随神经区域的神经嵴来源的副神经节细胞的非上皮性肿瘤。副神经节系统可以分为肾上腺髓质和肾上腺外副神经节系统。后者分为副交感副神经节和交感副神经节。副交感副神经节主要位于头颈部；交感副神经节主要沿椎体前和椎体旁的交感神经链和支配腹膜后、胸腔和盆腔的交感神经纤维分布。腹膜后副神经节瘤多位于肾上腺周围、肾门。此瘤有分泌儿茶酚胺的功能，患者可出现高血压。部分为无功能性肿瘤，无儿茶酚胺升高。

大体检查：瘤体多有包膜，圆形、椭圆形或分叶状，切面灰白色，常有出血及囊性变。

镜下瘤组织表面有一层纤维组织包膜，瘤细胞呈多边形、卵圆形，少数瘤细胞似上皮样或呈梭形。胞质淡染，含红染颗粒或呈空泡状，核大小不等，多为圆形，可见巨核或多核瘤细胞，核分裂象少见。瘤细胞呈巢状、器官样或条索状排列，瘤细胞间富于毛细血管或血窦及少量纤维组织，细胞异型性和坏死不作为预后指标（图 11-4-9）。

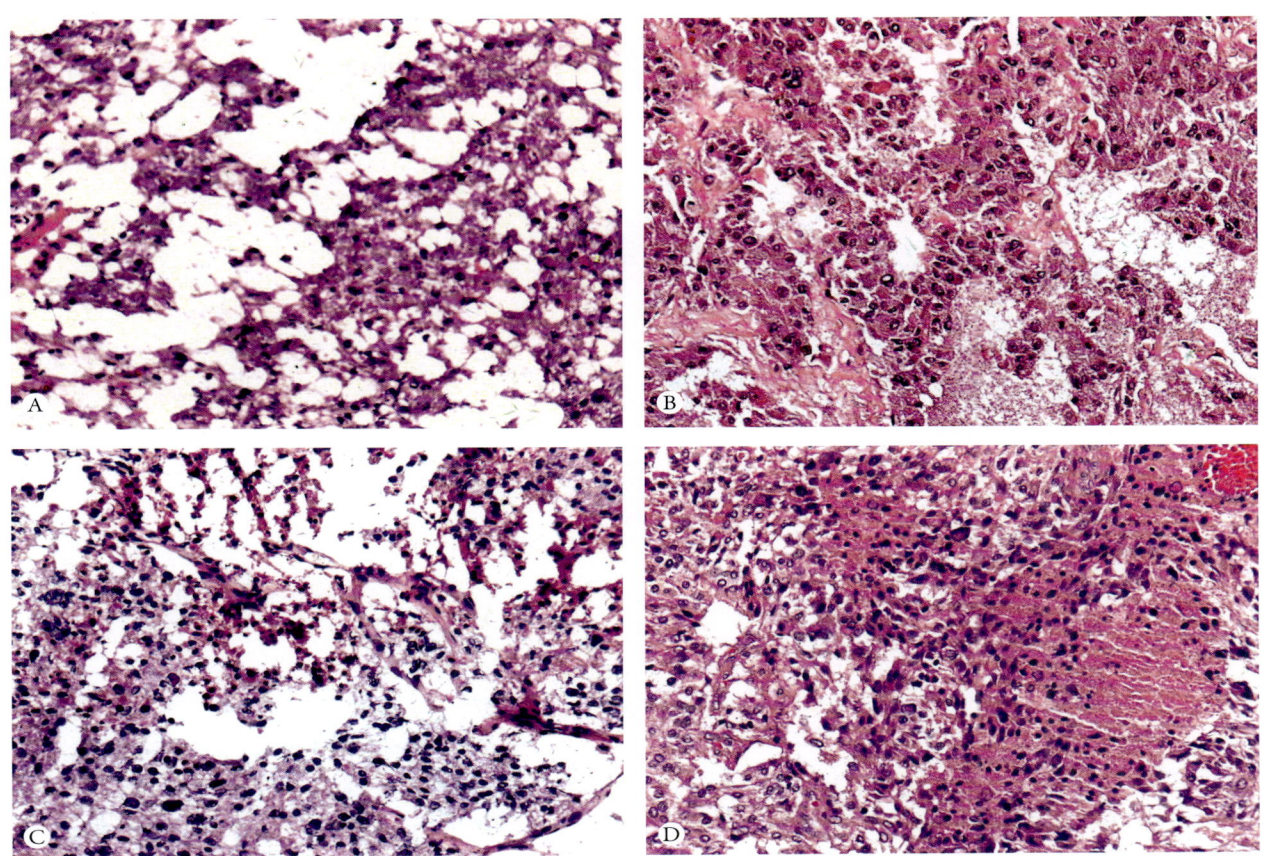

A. 冷冻切片，图示瘤细胞排列成片，其间为大量的裂隙（高倍）；B. 石蜡切片，图示瘤细胞排列成巢，细胞巢之间为丰富的血窦（高倍）；C. 冷冻切片，图示肿瘤细胞排列成巢，细胞异型性明显，细胞巢间有裂隙，并见坏死（高倍）；D. 石蜡切片，图示瘤细胞排列成巢，伴坏死（高倍）。

图 11-4-9　副神经节瘤

点评

新版 WHO 将副神经节瘤的 ICD-O 编码改为 8693/3，全部归入恶性肿瘤。交感神经副神经节瘤的预后与基因型有关，*SDHB* 和 *MAX* 基因突变的副神经节瘤转移风险高，另外，肿瘤大小、高龄等也与转移相关。本瘤组织结构与肾上腺髓质的嗜铬细胞瘤难以区别，因此，需除外肾上腺发生的嗜铬细胞瘤。此外，本瘤应与肾透明细胞癌区别，后者肿瘤位于肾实质。

四、淋巴瘤

淋巴瘤约占腹膜后原发肿瘤的 1/4，可以不伴其余部位的淋巴结肿大。影像多显示肿瘤包绕腹主动脉和下腔静脉。绝大多数腹膜后淋巴瘤是来源于 B 细胞的非霍奇金淋巴瘤，其中大多数为弥漫大 B 细胞淋巴瘤（图 11-4-10）和滤泡性淋巴瘤。滤泡性淋巴瘤经常伴有广泛纤维化，这种表现与特发性腹膜后纤维化形态非常相似。弥漫大 B 细胞淋巴瘤临床进展迅速。淋巴瘤在术中病理诊断中一般难以明确，可报告为"小细胞恶性肿瘤，考虑/不能除外淋巴瘤"。

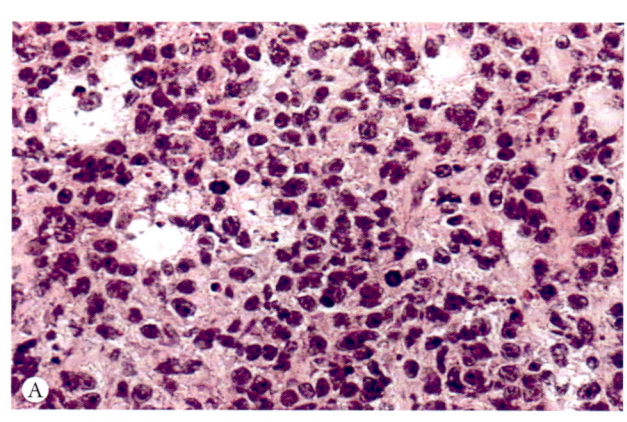
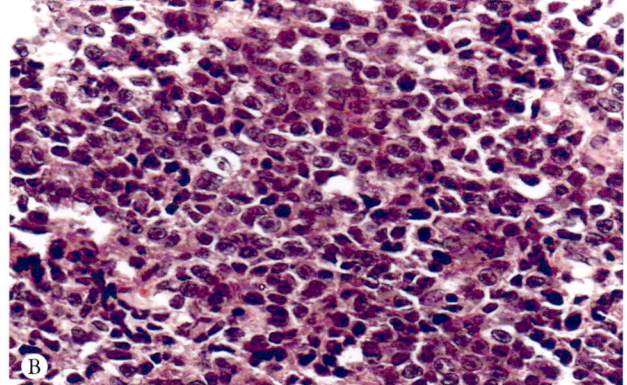

A. 冷冻切片，图示瘤细胞弥漫排列，细胞大小不等，核分裂象多见（高倍）；B. 石蜡切片，图示瘤细胞异型性显著（高倍）。

图 11-4-10　弥漫大 B 细胞淋巴瘤

五、生殖细胞肿瘤

腹膜后生殖细胞肿瘤罕见，可以是原发也可以是源于睾丸、卵巢等生殖细胞的腹膜后淋巴结转移。2% 的生殖细胞肿瘤起源于性腺外部位，最常见于纵隔，其次即为腹膜后。原发及转移的生殖细胞肿瘤总体约占腹膜后肿瘤的 1/4。分为精原细胞瘤和非精原细胞瘤（包括胚胎性癌、绒毛膜上皮癌、畸胎瘤）。

（一）畸胎瘤

腹膜后原发畸胎瘤是起源于胚胎组织的非精原细胞生殖细胞肿瘤，占腹膜后肿瘤的 5%～10%，多见于新生儿和儿童，其发病率在新生儿和儿童仅次于肾母细胞瘤和神经母细胞瘤，占小儿畸胎瘤的 2%～5%。发生部位多在腹膜后间隙的上部，脊柱正中或近旁。临床主要表现为腹部包块及背痛。分为成熟型和未成熟型畸胎瘤，成年人以成熟型畸胎瘤常见，新生儿或儿童以未成熟型畸胎瘤常见。

1. 成熟型畸胎瘤　大体所见：本瘤依据组织形态分为囊性成熟型畸胎瘤和实性成熟型畸胎瘤。实性成熟型畸胎瘤少见，瘤体表面光滑，切面呈实性，灰红色，可见蜂窝状小囊腔。囊性成熟性畸胎瘤较常见，瘤体有完整包膜，表面光滑，质软有波动感，切面多为单房，囊内壁光滑或呈颗粒状，可见有丘状突起。

光镜下 3 胚层衍化组织均分化成熟，与正常组织相似，无原始神经组织。囊性者囊壁内衬鳞状上皮，类似正常皮肤，伴有皮肤附属器及皮下脂肪。此外，常见有平滑肌、消化腺及成熟的神经组织等（图 11-4-11）。

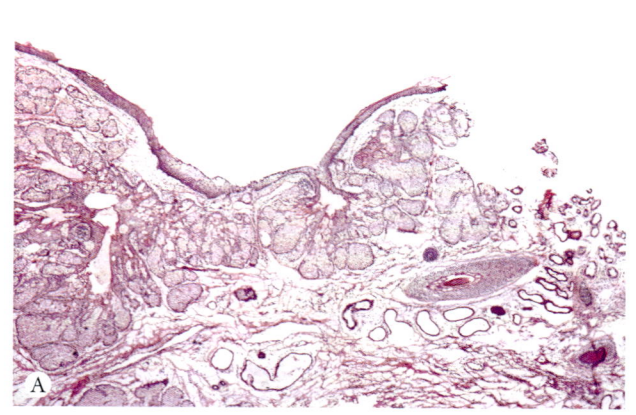
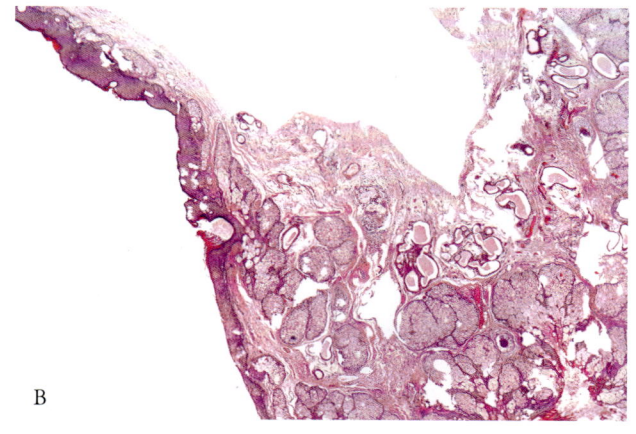

A. 冷冻切片，图示部分瘤壁组织被覆皮肤及附属器（低倍）；B. 石蜡切片，图示被覆之皮肤表皮无异型性（低倍）。

图 11-4-11　成熟型畸胎瘤

2. 未成熟型畸胎瘤　大体所见：瘤体积一般较大，呈球形，有包膜，切面呈实性，灰红色，常见出血、坏死、软骨、骨组织、毛发和皮脂物等。

光镜下瘤组织为 2～3 胚层衍化的组织，多种多样，其分化程度不一致，以原始神经上皮组织成分的多少而判定病理分级（图 11-4-12）。

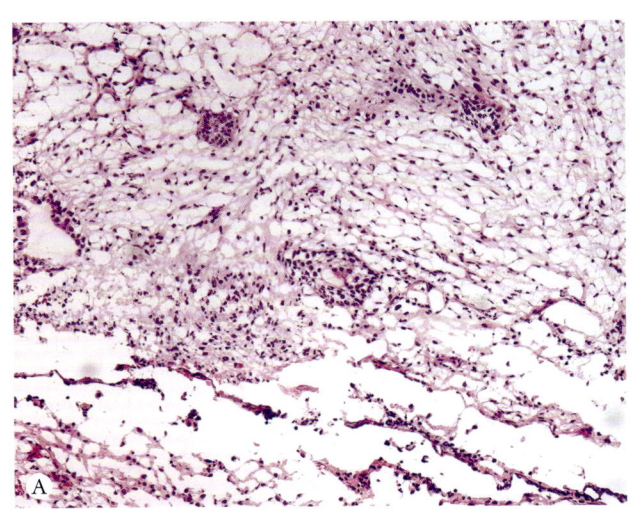
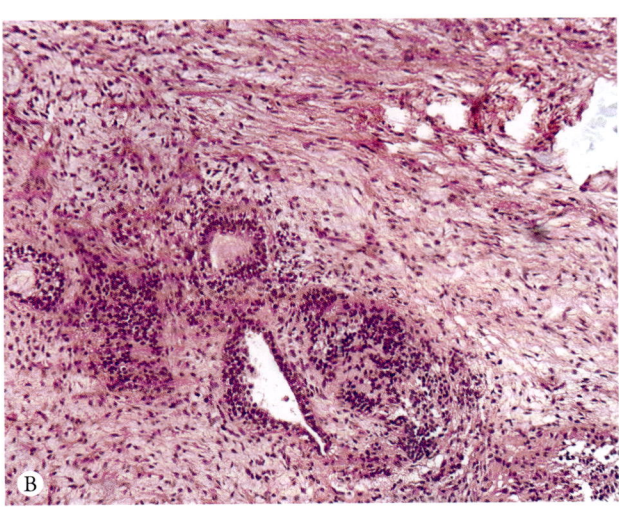

A. 冷冻切片，图示神经胶质内见原始神经管（中倍）；B. 石蜡切片，图示原始神经管及成片的原始神经组织（中倍）。

图 11-4-12　未成熟型畸胎瘤

（二）精原细胞瘤

精原细胞瘤多见于男性，年龄在 30～50 岁。精原细胞瘤除睾丸外还可以出现在松果体、纵隔及腹膜后等中线部位。腹膜后间隙常见于上部和中部，靠近胰腺和肾脏，这与转移部位不同，但确定腹膜后原发精原细胞瘤，必须除外睾丸原发精原细胞瘤。

大体检查：肿块有包膜，质软，切面呈灰白色，常有出血及坏死。

镜下瘤组织由较大圆形或椭圆形细胞构成，瘤细胞胞质丰富、淡染或透明，核大，呈圆形，核仁清楚，核分裂象多见。瘤细胞排列成片状、条索状，瘤细胞巢为纤维组织分隔，巢内及间质常有一些淋巴细胞浸润。有的病变内可以见到肉芽肿反应，并常见有成片坏死（图 11-4-13）。

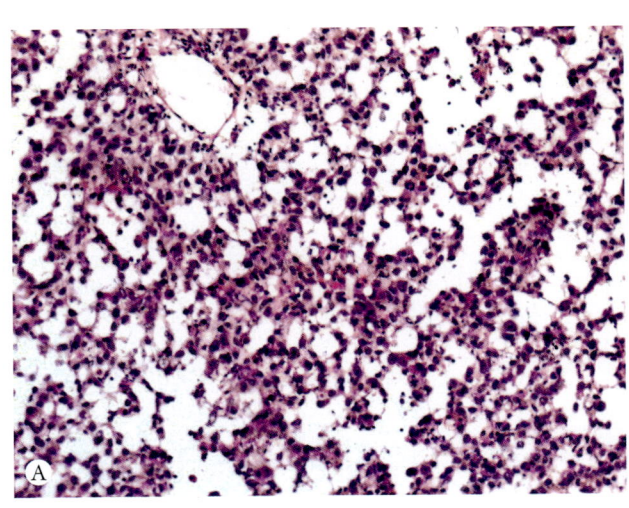
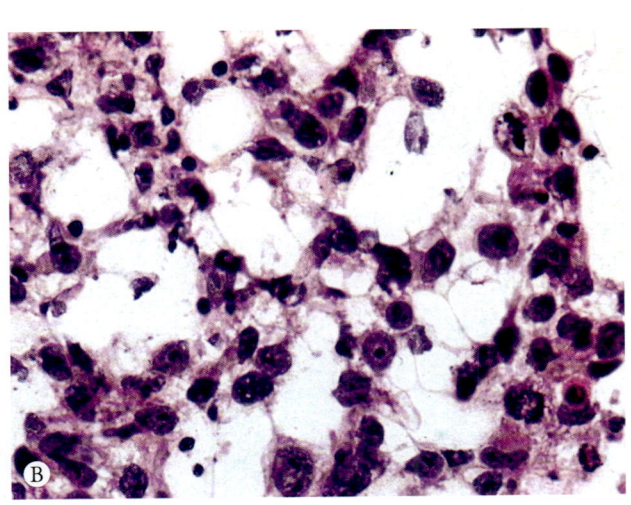

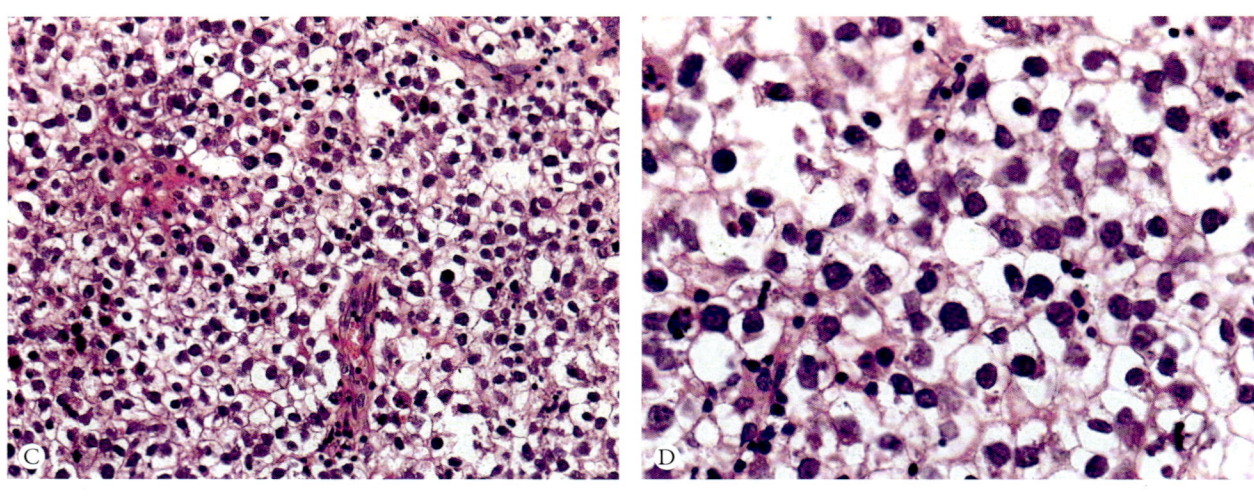

A. 冷冻切片，图示肿瘤细胞弥漫排列，瘤细胞大小不等（中倍）；B. 冷冻切片，图示肿瘤由大小两种细胞组成，大细胞异型性明显，核分裂象易见，小细胞为淋巴细胞（高倍）；C. 石蜡切片，图示瘤细胞弥漫排列，细胞质透亮，细胞边界清楚（中倍）；D. 石蜡切片，图示肿瘤细胞边界清，细胞大小不等（高倍）。

图 11-4-13　精原细胞瘤

点评

鉴别诊断包括转移性癌、淋巴瘤、胚胎性横纹肌肉瘤等。在冷冻切片诊断中，有精原细胞瘤典型形态，大小两种细胞均可见到，可以确诊。但是形态不典型时，只能提出倾向性诊断，待石蜡切片确诊。

间质瘤的发病年龄、性别与胃肠道间质瘤没有显著差别。文献报道的胃肠道外胃肠道间质瘤的好发部位依次是胰周、盆腔和肠系膜。其形态包括梭形、上皮样、巢片状、富于黏液等。形态描述详见第七章第二节胃肠道间质瘤相关内容。发生在腹膜后者比发生在胃肠道者预差。

六、腹膜后胃肠道间质瘤

虽然大多数胃肠道间质瘤都发生在胃肠道，但腹膜后胃肠道间质瘤也不少见。腹膜后胃肠道

七、转移性肿瘤

各种肿瘤均可通过淋巴道转移至腹膜后，其中以转移性腺癌最常见（图 11-4-14）。

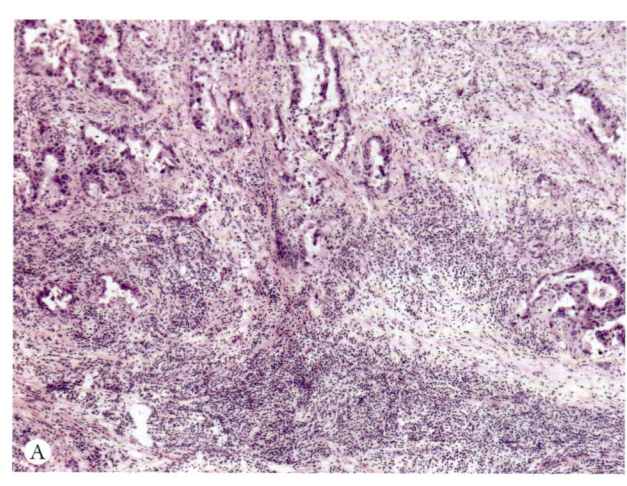
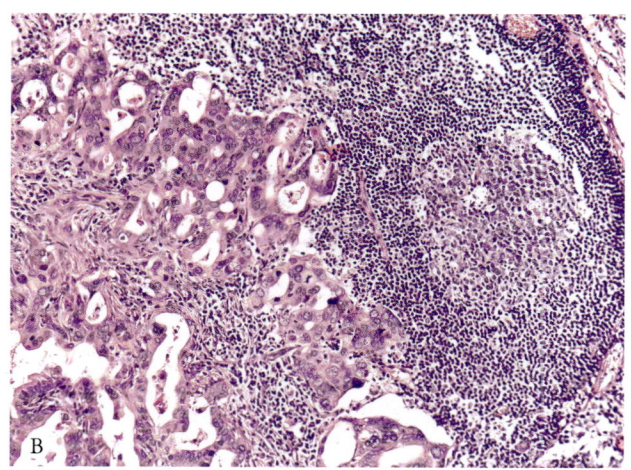

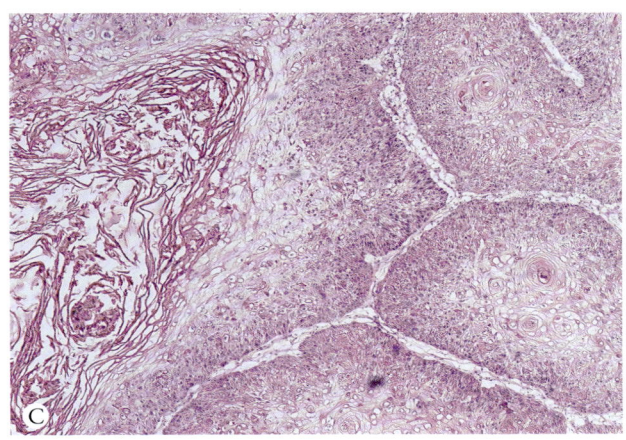
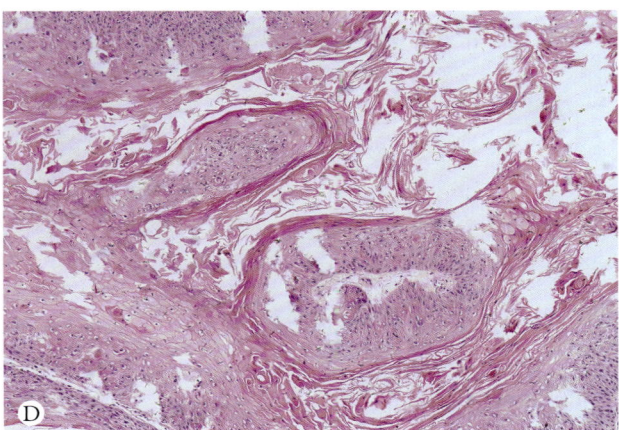

A. 冷冻切片，淋巴组织内见腺样结构的肿瘤组织（中倍）；B. 石蜡切片，淋巴组织内见低分化腺癌浸润，为转移性鳞状细胞癌（高倍）；C. 冷冻切片，肿瘤细胞排列为巢状，可见角化（中倍）；D. 石蜡切片，鳞癌组织伴有角化，局部见乳头状结构（中倍）。

图 11-4-14　转移性腺癌

（薛丽燕　吕　宁　王殿军）

参考文献

[1] REN L, QIAN H, WANG J, et al. A serosa-originated gastric stromal tumor misdiagnosed by ultrasonography and frozen section pathology: a case report[J]. Onco Targets Ther, 2020, 13: 5831-5835.

[2] COYNE J D, PARKINSON D, BAILDAM A D. Membranous fat necrosis of the breast[J]. Histopathology 1996, 28 (1): 61-64.

[3] POPPITI R J Jr, MARGULIES M, CABELLO B, et al. Membranous fat necrosis[J]. Am J Surg Pathol, 1986, 10 (1): 62-69.

[4] RAMDIAL P K, MADAREE A, SINGH B. Membranous fat necrosis in lipomas[J]. Am J Surg Pathol, 1997, 21 (7): 841-846.

[5] DIAZ-CASCAJO C, BORGHI S. Subcutaneous pseudomembranous fat necrosis: new observations[J]. J Cutan Pathol, 2002, 29 (1): 5-10.

[6] LEE S J, EUN J S, KIM M J, et al. Association of retroperitoneal fibrosis with malignancy and its outcomes[J]. Arthritis Res Ther, 2021, 23 (1): 249.

[7] WALLACE Z S, NADEN R P, CHARI S, et al. The 2019 American College of Rheumatology/European League Against Rheumatism classification criteria for IgG4-related disease[J]. Ann Rheum Dis, 2020, 79 (1): 77-87.

[8] DAOUSSIS D, KRANIOTIS P, KALOFONOU F, et al. Anti-PD-1 associated retroperitoneal fibrosis. Rheumatology (Oxford)[J]. 2021, 60 (9): e329-e330.

[9] 刘海玲, 范磊, 李建勇. Castleman 病的诊疗进展[J]. 中华血液学杂志, 2020, 41 (8): 697-700.

[10] FLETCHER C D M, BRIDGE J A, PANCRAS C W, et al. WHO Classification of tumours of soft tissue and bone. 4th ed. Vol.5. Lyon: IARC Press, 2013.

[11] FLETCHER C D M, BRIDGE J A, HOGENDOORN P, et al. WHO classification of tumours editorial board: soft tissue and bone tumours. 5th ed. Lyon, France: IARC, 2020.

[12] CHOI J H, RO J Y. Retroperitoneal sarcomas: an update on the diagnostic pathology approach. Diagnostics (Basel)[J]. 2020, 10 (9): 642.

[13] OUCHANI M, BACHIR H, HAMAZ S, et al. Retroperitoneal fibrosis: beware of lymphoma[J]. Cureus, 2021, 13 (8): e17587.

[14] IMPROTA L, TZANIS D, BOUHADIBA T, et al. Overview of primary adult retroperitoneal tumours[J]. Eur J Surg Oncol, 2020, 46 (9): 1573-1579.

第十二章
眼、耳、鼻及咽喉疾病

第一节 概　述

一、眼、耳、鼻及咽喉部的局部解剖学特点

（一）眼、耳、鼻及咽喉区局部解剖学特点对病理诊断的影响

眼、耳、鼻及咽喉器官很小，但结构复杂，每个小器官内还有不同功能的精细结构单位。一旦发病，通常原发病变的临床症状出现较早，如果是恶性肿瘤，因为发展快，早期就能侵犯邻接器官，导致出现邻接器官受侵犯的症状群较早出现，因而许多疾病有共同的临床和影像学表现。术中冷冻切片诊断参考临床情况时要加以注意。

眼、耳、鼻及咽喉器官虽小，但人体三个胚层的四大组织俱全，在其他器官发生的疾病几乎都可能发生在这些器官内，因此，进行眼、耳、鼻及咽喉术中冷冻切片诊断的医师，必须具有大病理的基础。

（二）眼、耳、鼻、咽喉之间及其与邻接器官的解剖关系及意义

眼、耳、鼻、咽喉之间及其与邻接器官在局部解剖上关系密切，多数仅有薄壁骨板相隔，甚至有的骨板上带孔或骨板缺如，各解剖部位发生的疾病，易互相侵犯。鉴于疾病发生的部位对病理诊断和鉴别诊断有重要的启发作用，故冷冻诊断时，务必与临床医师协作，了解病情，特别是手术所见及取材部位，这样有益于进行分析和判断，如筛窦肿瘤常侵犯眼眶，取自眼眶的病变标本，不一定是眼眶原发的，所以除了想到眼眶肿瘤外，还要想到有没有可能是从筛窦侵犯到眼眶的，进而把筛窦肿瘤列入鉴别的范畴之内。

1. 眼与邻接器官的关系

（1）眼与鼻腔鼻窦鼻咽部

①眼眶与筛窦：眼眶与筛窦仅以纸样骨板相隔，筛窦的肿瘤或瘤样病变（即使是黏液囊肿），都会出现眼部症状，恶性肿瘤则更易侵犯到眼眶，甚至以眼症状为首发症状。鼻腔鼻窦、鼻咽部的肿瘤或瘤样病变可经筛窦侵犯眼眶。②眼眶与上颌窦：上颌窦与眼眶隔以眶下壁，上颌窦的肿瘤及瘤样病变可以侵犯眼眶，眶内炎性假瘤的发生，与上颌窦的长期慢性炎症有关，作者遇到1例上颌窦的硬化性侵袭性炎性假瘤破坏上颌窦壁，进入眼眶，并侵入颅内。又有1例上颌窦侵袭性曲霉菌感染，侵破眶底，进入眶内，形成巨大炎性肿物，导致眼球摘除。

眼眶与额窦：额窦的肿瘤及瘤样病变可通过侵破下侧壁进入眼眶，导致眼球突出等症状。反之亦然。眼眶与鼻腔鼻旁窦的肿瘤可经鼻泪管互相侵犯。

（2）眼与颅腔的关系：经视神经孔与颅腔相通，发生眶-颅沟通性病变。

2. 耳鼻咽喉与邻接器官的关系

（1）咽喉与甲状腺：甲状腺位于颈前，紧贴甲状软骨，位于气管的前面，与喉咽和气管在解剖上有密切关系。甲状腺的恶性肿瘤可以直接侵袭喉和咽部，压迫或侵犯喉返神经，后者导致声带麻痹，喉和咽部的恶性肿瘤也可以直接浸润到甲状腺，甚至甲状腺或喉部的继发性肿物的症状能成为首发症状。

(2) 耳鼻咽喉与腮腺：腮腺位于颈上—下颌角后，由颈深筋膜包裹，腮腺即位于此筋膜形成的腮腺间隙内。腮腺前叶绕到耳前，深叶伸向咽旁间隙。腮腺疾病可波及咽旁间隙，深叶的肿瘤可以压迫并突出于咽腔。鳃裂囊肿往往出现在该部位。咽部如扁桃体、鼻咽部和外耳道、中耳乳突的肿瘤可以侵犯腮腺，反之亦然。

(3) 鼻咽和喉直接延续为气管和食道，病变容易侵犯气管。

(4) 耳鼻咽喉区与颅腔：耳、鼻腔鼻旁窦、鼻咽部总体上位于颅底部，前颅窝底的眶上裂、圆孔、卵圆孔、棘孔等孔、裂隙及神经血管的径路均可成为病变扩展的解剖通道，如嗅神经母细胞瘤、鼻硬结症、鼻咽癌和蝶窦的肿瘤可扩展到颅内等。反之亦然。中耳乳突位于中颅窝底部，多种肿瘤及炎症等病变可以互相侵犯。

(5) 鼻咽喉与口腔：鼻腔的下壁为腭部，上颌窦的下壁与牙槽骨关系密切，根尖与上颌窦之间的骨壁最薄，鼻腔、上颌窦、鼻咽部的肿瘤可以侵袭到口腔，作者有 1 例枕骨斜坡—蝶窦的逆分化脊索瘤，以口腔肿物就诊，原发肿瘤在枕骨斜坡—蝶窦，经鼻咽部，沿侧壁到口咽部、口腔。鼻腔和上颌窦肿瘤可侵破腭部出现在口腔。口腔的肿瘤或瘤样病变包括牙源性囊肿也可侵犯上颌窦或鼻腔，如含牙囊肿、造釉细胞瘤等突入上颌窦，几乎成为上颌窦的原发性疾病。

总之，鉴于上述关系，病理医师在疾病的冷冻病理诊断时，不但要考虑本解剖部位的疾病，而且要考虑邻接器官的疾病，思路要宽，想的病种要多，克服诊断思维上的局限性，减少不必要的错误。

二、影响冷冻病理诊断质量的因素

眼耳鼻咽喉科的冷冻诊断难度比较大：标本往往较小，可能不含有诊断性病变，或包埋切片不容易，易导致有用病变的丢失或不能获取，对冷冻切片诊断产生影响。制片质量较难保证，建议用下列切染方法（图 12-1-1）。

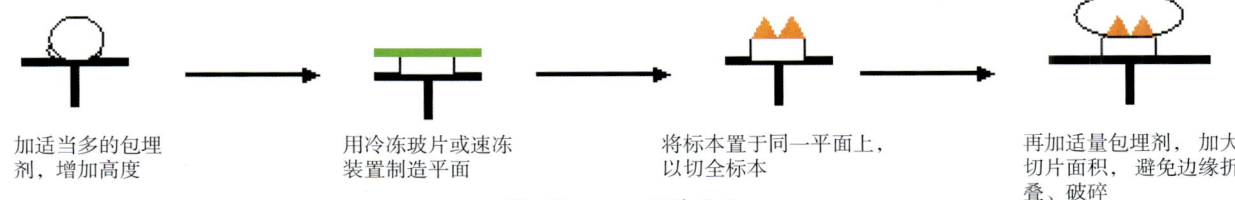

| 加适当多的包埋剂，增加高度 | 用冷冻玻片或速冻装置制造平面 | 将标本置于同一平面上，以切全标本 | 再加适量包埋剂，加大切片面积，避免边缘折叠、破碎 |

图 12-1-1　切染方法

制成的切片必须立即放入固定液（3%醋酸乙醇或其他溶液）内固定，绝不能干；苏木素先染深一点，必要时在酒精灯上适当加温，加快染色，分化时间相应地长一些（肉眼监控），最大程度地洗脱与组织亲和力弱的苏木素而不影响亲和力强的胞核所需的着色程度（建议用1%或1.5%的$NaHCO_3$溶液蓝化），伊红染色也应适度染深，过水和低度乙醇时间不宜长，以提高核/浆的反差；98%乙醇和纯乙醇中脱水时间要长。这样能得到较好的细胞形态和组织结构的清晰度。脂肪组织多的标本很难切片，应该加大冷冻深度。淋巴组织等小圆细胞肿瘤很容易发生裂隙，有时需要适当降低冷冻度（如用手指扶按组织切面），此时，与印片对照会更好地观察细胞形态，增加诊断的准确性。

近来普遍应用电刀取样，因为标本小，往往灼伤切缘或灼伤面积大，致组织和细胞变性、变形，严重影响或几乎无法做诊断。有时因一些肿瘤细胞较小（如小圆细胞性肿瘤）且分散在伴淋巴浆细胞浸润的黏膜背景内，常难以明确诊断或判断切缘情况；一些形态类似的肿瘤，如梭形细胞肿瘤在冷冻切片上也常常难以明确良恶性及其分型。因耳鼻咽喉区手术野小，现在用切吸器吸除病变，往往无术后标本。这些情况均希望临床医师能够知晓。

继发感染：眼耳鼻咽喉基本上都与外界相通，与致病因子直接接触的机会多，在原发性疾病的基础上，容易发生继发性病变，使病变复杂化，干扰冷冻诊断。

不言而喻，眼耳鼻咽喉区在人体器官中仅占很小的一部分，但疾病病种复杂、繁多，为减少篇幅和重复，本章权且将眼耳鼻咽喉作为一个整体，并以器官为基点，选出部分病例供参考。

第二节　眼部疾病

眼部包括眼睑、眼球、眶脂体、筋膜及泪器等。术中冷冻切片可以见到多种炎性病变和肿瘤。

一、炎性疾病

眼睑术中冷冻炎性病变较常见的有慢性炎症、慢性肉芽肿性炎症；在眶内炎性假瘤多见，有时可见特殊感染；泪腺可见 Mikülicz's 病、淀粉样变、结节病等，但均少见。眼球很少做术中冷冻切片病理检查，偶见球内穿刺液涂片检查。

（一）炎性假瘤

炎性假瘤在临床上和影像学上显示有局部肿块形成，甚至侵蚀或破坏骨组织，但组织学上是慢性炎症。炎性病变中因为突出的病变成分不同，病名众多，病变成分也较复杂，导致冷冻切片诊断困难。这一组疾病包括浆细胞性肉芽肿、黄色瘤性假瘤、黄色肉芽肿、肥大细胞肉芽肿、组织细胞瘤、假性淋巴瘤、假肉瘤肌纤维母细胞增生、炎性肌纤维组织细胞增生、炎性肌纤维母细胞瘤等，有的性质并不完全清楚，其中炎性肌纤维母细胞瘤已被认为是真性肿瘤，但常需术后进一步完善检查方能明确诊断；淋巴浆细胞浸润伴纤维组织增生明显者可能为 IgG4 相关硬化性疾病。

许多器官可以发生炎性假瘤，最常见的是肺和腹腔。头颈部多见于眼眶，也见于鼻腔、鼻旁窦（如上颌窦）、咽（如扁桃体、咽旁间隙）、颌骨和喉部。

肉眼肿物不规则，无包膜，或同一肿物不同部位质地不同，质脆或硬韧。直径为 1～36 cm，切面呈灰白、灰黄色，有纤维纹理，有的呈黏液水肿状。

组织学形态谱很广。基本病变：①以淋巴细胞、浆细胞浸润为主的炎性病变，还有不等量的嗜中性粒细胞、嗜酸性粒细胞、肥大细胞和组织细胞、泡沫状组织细胞等；弥漫性分布或被纤维组织分隔成形状、大小不一的岛状。有淋巴滤泡形成。②纤维母细胞、肌纤维母细胞成分增生。纤维组织呈束状、轮辐样结构，纤维间质内和血管周围玻璃样变，或有均质的红染物质沉积等。可有黏液样变性。

眼眶炎性假瘤较多见。有人把眼眶和上颌窦的炎性假瘤分为淋巴细胞为主型；侵袭性纤维硬化型（纤维组织增生，玻璃样变突出，能侵蚀和破坏附近骨质）及混合型。冷冻切片诊断炎性假瘤比较困难，要与有相似病变的疾病鉴别。细胞丰富型宜与淋巴瘤、浆细胞肉芽肿、浆细胞瘤相鉴别，侵袭性纤维硬化型要与纤维瘤病、纤维组织细胞瘤等相鉴别。有侵袭性破坏性病变者，要避免误诊为恶性肿瘤。间质内嗜酸性均质性物质沉积，或围绕血管分布，宜与淀粉样变区别。淋巴浆细胞浸润伴纤维组织增生及闭塞性静脉炎者需与 IgG4 相关硬化性疾病鉴别。

【病例 1】患者，男性，30 岁，发现右眶内肿物。检查：眶内肿物边界不清，右眼球突出，运动受限。有右眶内肿物术后复发史。CT 示右内、下直肌及眼球增厚，炎性假瘤可能性大。临床诊断：右眶内肿物，炎性假瘤？送检标本为灰白色软组织，质软、韧，切面细腻。

冷冻组织学病变和诊断：有丰富的淋巴细胞、浆细胞和组织细胞等浸润，部分区有少量纤维组织，诊断为淋巴瘤。

石蜡组织学病变和诊断：弥漫性淋巴细胞增生，有较多浆细胞、组织细胞、少量嗜酸性粒细胞等浸润，淋巴滤泡形成和纤维组织增生，部分区玻璃样变，血管周围玻璃样硬化，淋巴细胞无异型性。诊断为炎性假瘤（图 12-2-1）。

点评

本例为细胞丰富型，因冷冻片上细胞形态和结构不是很清楚，考虑为淋巴瘤。有的 B 细胞淋巴瘤瘤细胞间有均质性淀粉样物质沉积，故该物质的存在也可能被误认为淋巴瘤病变之一而不被怀疑是淋巴瘤。

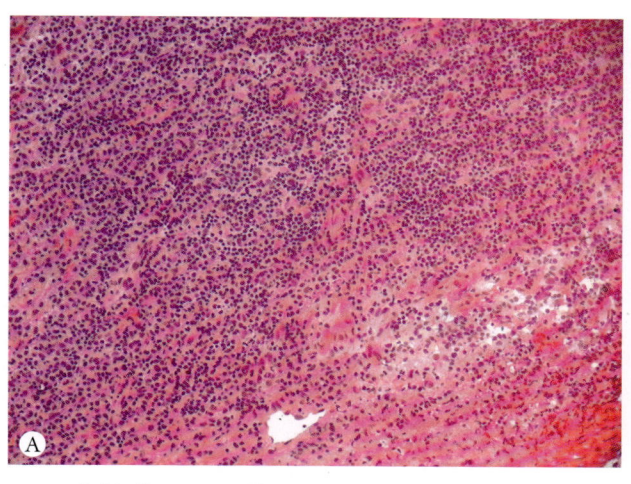 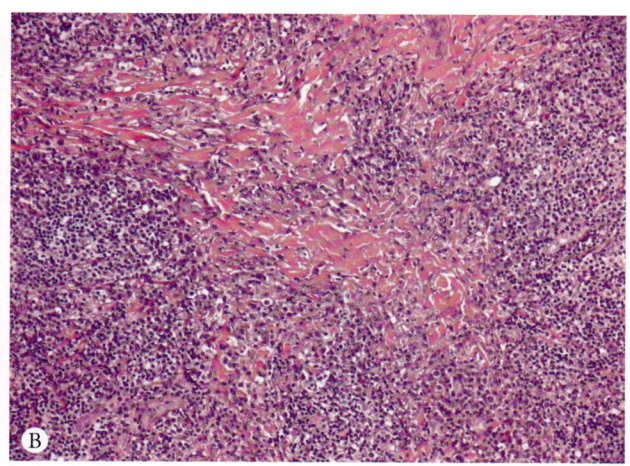

A. 冷冻切片，图示弥漫性淋巴浆细胞浸润（低倍）；B. 石蜡切片，图示淋巴细胞、浆细胞等多种炎性细胞浸润，间有玻璃样物质沉积（低倍）。

图 12-2-1　眼眶炎性假瘤

（二）泪腺 Mikülicz's 病

1888 年 Mikülicz 和 1892 年 Fuchs 分别报告了"眼-涎腺综合征"。临床上有单侧或双侧泪腺肿大，可伴有单侧或双侧腮腺、颌下腺肿大，少数病例可出现泪液减少或眼干燥症状。目前认为 Mikülicz's 病大部分属于 IgG4 相关硬化性疾病。

组织学病变：泪腺组织内有淋巴细胞呈灶状或弥漫性浸润，可能有淋巴滤泡形成，泪腺腺泡萎缩、消失，导管上皮增生，形成不同形态的以肌上皮成分为主的实性上皮岛，因此，Mikülicz's 病也叫良性淋巴上皮病变。有一定程度的纤维组织增生。如有导管囊状扩张，则称其为囊性型良性淋巴上皮病变。

Mikülicz's 病和 Sjogren's 综合征的组织学病变基本上或几乎没有差别，有将 Mikülicz's 病和 Sjogren's 综合征合称为眼-涎腺综合征的。因为 Mikülicz's 病的泪腺腺泡细胞不发生程序死亡，仍保持分泌功能，所以不发生或很少发生干燥综合征。Sjogren's 综合征则往往有较突出的干燥综合征和其他免疫性疾病的表现。另外，只有 Sjogren's 综合征的腺泡表达 Fas 和 Fas-L（Fas ligand）。两者均可以继发淋巴瘤，因此，要记住与淋巴瘤的鉴别，特别是 MALT 淋巴瘤。MALT 淋巴瘤有中心细胞/单核细胞样细胞呈弥漫性浸润生长，有围绕淋巴滤泡增生等现象，可见腺泡消失。增生的淋巴细胞围绕上皮巢增生，形成宽阔的和索状的网。

【病例 2】患者，女性，73 岁，发现双眼眶外侧肿物 3 个月。检查：双侧泪腺肿物，CT 示双侧泪腺增大。术中见双侧泪腺部有灰白色肿物，质地中等硬度，表面较光滑。临床诊断：双泪腺肿物，性质待定。送检标本为结节状肿物，大小为 2 cm×1 cm×0.7 cm，部分区有包膜，切面为灰白色，颗粒状，实性，中等硬度。

冷冻组织学病变和诊断：泪腺内有慢性炎症，广泛的淋巴组织增生，滤泡形成，泪腺萎缩，未见导管上皮增生。诊断为 Mikulicz's 病。

石蜡组织学病变和诊断：泪腺组织内淋巴组织弥漫性增生，淋巴滤泡生发中心反应性增生明显，其内掺杂多少不等的浆细胞，泪腺组织萎缩，未见淋巴上皮病变，间质可见纤维组织增生，伴纤维化；免疫组化染色结果 IgG4 阳性浆细胞 > 10 个/HPF，IgG4 阳性浆细胞占全部 IgG 阳性浆细胞的比值 > 40%，患者血清 IgG4 升高（> 1350 mg/L），结合临床除外 Sjogren's 综合征等，诊断为 IgG4 相关性泪腺炎（图 12-2-2）。

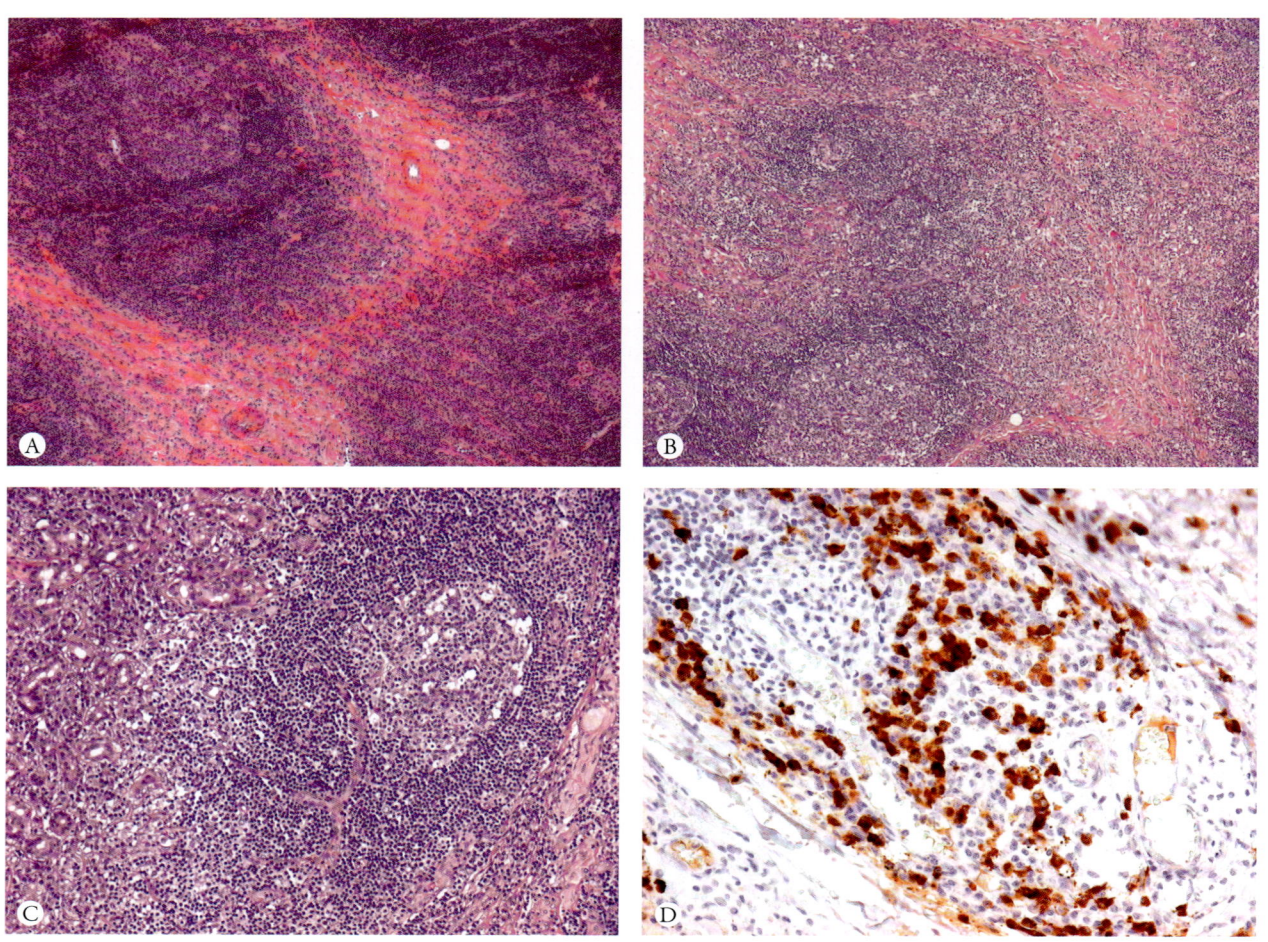

A. 冷冻切片，图示淋巴组织弥漫性增生、淋巴滤泡形成，泪腺组织萎缩消失，间质可见纤维组织增生分隔（低倍）；B. 石蜡切片，图示淋巴组织中生发中心增生明显，周围伴纤维组织增生（低倍）；C. 石蜡切片，图示增生的淋巴组织及残留的泪腺组织（中倍）；D. 石蜡切片，免疫组化染色，IgG4 阳性浆细胞＞10 个 /HPF（高倍）。

图 12-2-2　IgG4 相关性泪腺炎

点评

本例病变组织学形态与 Sjogren's 综合征无明显不同，确定诊断时应获得临床信息，结合临床信息后应与 Sjogren's 综合征鉴别。本例术后结合临床、血清学 IgG4 检测的结果，以及 IgG 和 IgG4 免疫组化染色的结果进一步确诊为 IgG4 相关性泪腺炎。

（三）弓形虫病

弓形虫病的病原体是刚地弓形虫。猫是终末宿主，即感染源，人和其他哺乳动物、鸟类等是中间宿主。有先天性和获得性两种，前者是经胎盘到胎儿，后者经皮肤、黏膜损伤、输血、器官移植、接触土壤、水源、节肢动物携带的卵囊等感染。可以侵犯全身器官，以中枢神经系统、眼、心肌、骨骼肌、淋巴结最常受累。

组织学病变：基本病变是炎症或肉芽肿性炎症。弓形虫如果侵犯眼球，可引发视网膜炎、视网膜—脉络膜炎、葡萄膜炎、视神经炎、巩膜和血管病变等，病变可为灶状、弥漫性炎症，或发生弥漫性坏死性炎症，坏死周围发生肉芽肿，眼底出血，视网膜脱落，可以侵犯玻璃体。在视网膜组织内形成的包囊，可持续存在很久。

先天性弓形虫病对神经系统和眼的损害最常见。眼的损害往往是双侧性的，双眼失明者很多。弓形虫在发育周期中有 5 种形式。滋养体有速殖子和缓殖子，前者在巨噬细胞等有核细胞内繁殖，后者在组织寄生的包囊内繁殖。弓形虫侵入人体后进入巨噬细胞，并随血液、淋巴到达各器官。滋养体呈香蕉形、半月形，一端尖一端钝，长4～7μm，宽2～4μm。包囊：圆形或椭圆形，外有弹性囊壁，囊内有数个乃至数十个滋养体，大小为5～100μm。包囊多见于脑、骨骼肌和眼。玻璃体内容物培养可以检出滋养体。

弓形虫病的正确诊断要根据病史、临床表现、组织学病变、血清特异性抗体和病原体检查等多方面的信息，病原体检查是最重要的。除从组织内检查病原体外（如免疫组化染色），还可以用玻璃体内容物做组织培养。鉴于弓形虫病的组织学病变不是高度特异性的，病变组织内要找到病原体一般很困难，所以冷冻切片诊断是相当困难的。

【病例3】患儿，男性，1岁。因右眼瞳孔发白1个月，进行右眼玻璃体穿刺，抽出黄色液体，立即涂片镜检，发现很多巨噬细胞，胞质内有数量不等的小体，细胞外液体内有游离的相同的小体，似"香蕉或半月形"。诊断为弓形虫病，请临床检查血清抗体。

本例系门诊幼童患者，病情不详，家属不同意进一步检查。玻璃体内有大量巨噬细胞，内含很多小体，形态与弓形虫的滋养体一致，结合发病年龄，先天性弓形虫感染之诊断成立（图12-2-3）。

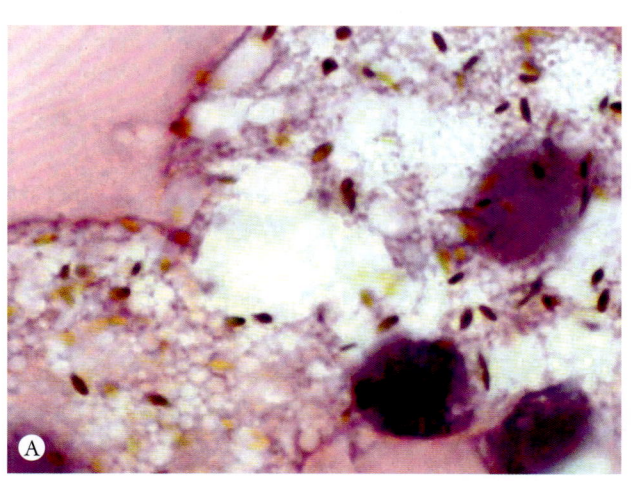 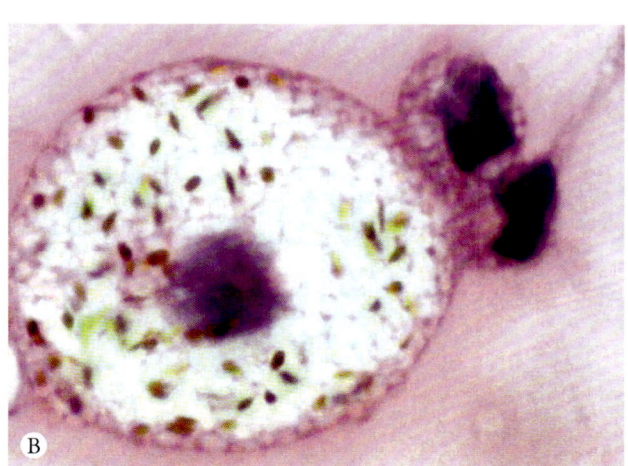

A.图示多个巨噬细胞内有滋养体（HE）（高倍）；B.图示巨噬细胞内很多滋养体（HE）（高倍）。

图12-2-3　眼球弓形虫病（穿刺涂片）

二、肿瘤

术中做冷冻切片检查，眼睑较常见的肿瘤为皮脂腺癌及基底细胞癌，在眶内为各种软组织肿瘤及黏膜相关淋巴瘤，在泪腺为涎腺型上皮性肿瘤。

（一）睑板腺癌

睑板腺癌是发生于睑板腺（睑板的皮脂腺）和其他眼部的皮脂腺的恶性肿瘤。很常见，国内有人报告其占眼睑疾病的第二位，上睑多见。局部病变为逐渐增大的结节状肿物，黄色或灰黄色，可以形成溃疡，标本质地较硬。局部浸润性生长，局部复发，可以发生转移。

按分化程度分为高分化、中分化和低分化睑板腺癌。按形态分为皮脂腺样分化型、鳞状细胞型、基底细胞型、腺样型和梭形细胞型。癌巢中上述类型可能以不同比例混合存在。了解前者有助于分清恶性程度，了解后者则有助于诊断和鉴别诊断。基本形态特点为：癌巢内有皮脂腺分化，胞质内有空泡的脂化癌细胞，含脂癌细胞少者仅有数个，多者呈小灶状、片状乃至弥漫性；脂化细胞可分布在癌巢任何部位，但一般边缘较少，中心区较多，含脂癌细胞可以破裂形成脂囊或坏死；癌巢形态与分化程度有关，呈胞巢状、梁状、索状、条状结构。

做冷冻切片诊断时，癌巢的含脂细胞、脂囊，因核/质反差不满意，染色不佳而不易识别，分化差的冷冻小标本，可能看不见上述病变，诊断睑板腺癌比较困难。

【病例1】患者，女性，63岁，发现右上眼睑肿物10个月。检查：上睑中央可见一黄色实性肿物，表面粗糙，下睑亦可触及一小肿物，大小约8 mm×6 mm。右眼上下外眦部缺损。有睑板腺癌五次术后复发史。

冷冻组织学病变和诊断：肿瘤细胞分化程度不同，但有明确的巢状结构，成片瘤细胞胞质内有成群的微细空泡，有的空泡细胞破裂融合成囊（脂囊）；分化差的瘤细胞核浆比例增大，胞质内缺乏明显的空泡，有鳞癌灶存在。诊断：癌瘤，睑板腺癌。

石蜡组织学病变和诊断：细胞和结构清晰，形态特点与冷冻切片基本一致，同一切片内含有分化好的区和分化差的区。诊断：眼睑睑板腺癌（图12-2-4）。

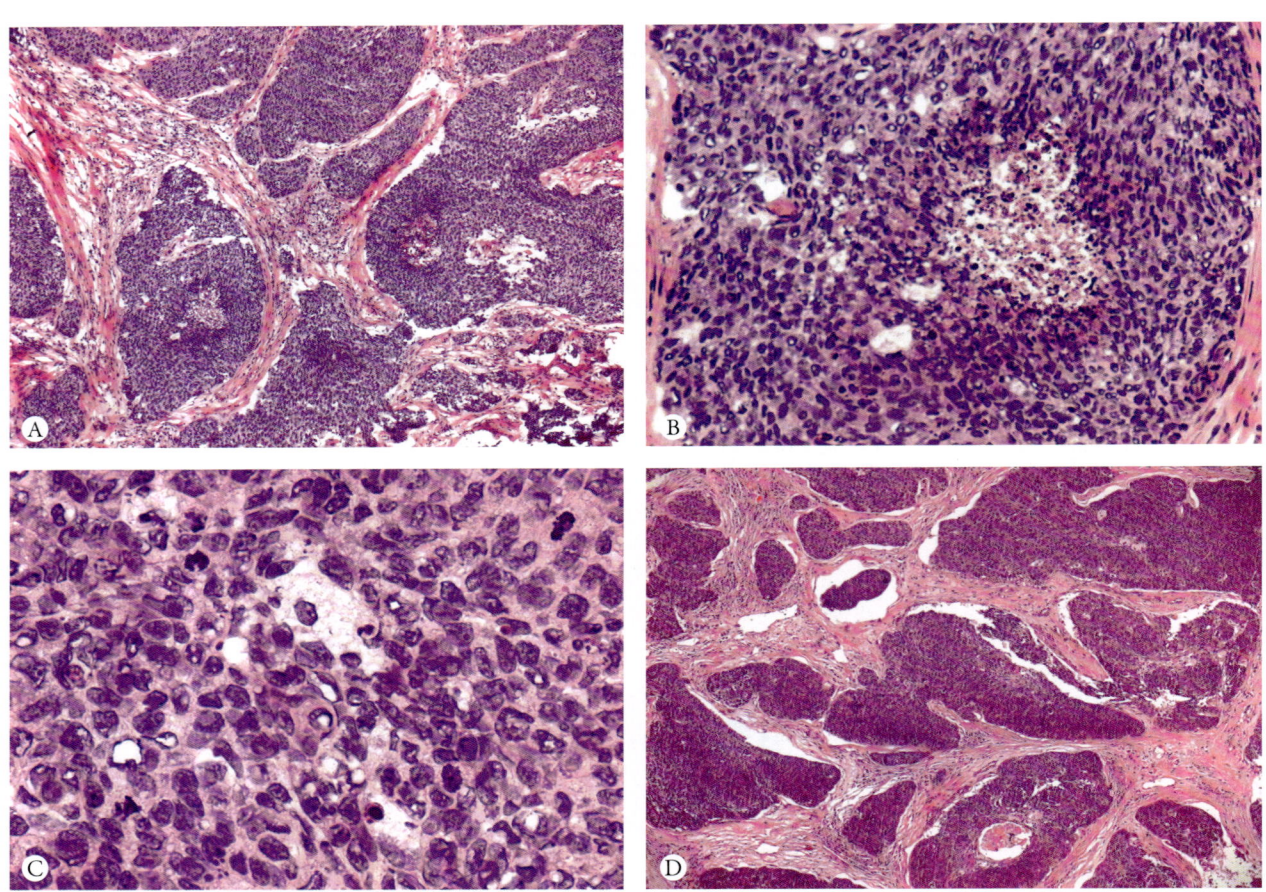

A.冷冻切片，图示癌巢及其内脂性坏死灶；癌细胞主要是基底样癌细胞（低倍）；B.冷冻切片，图示坏死灶放大（中倍）；C.冷冻切片，图示两个胞质透亮的皮脂腺细胞（高倍）；D.石蜡切片，图示不规则分叶状的癌细胞巢，其内可见灶性坏死及散在的胞质透亮的皮脂腺细胞（低倍）。

图12-2-4　睑板腺癌

点评

本例有睑板腺癌病史，结合病变部位及组织细胞学形态特点可以确定诊断。组织学上癌细胞巢呈分叶状排列、癌巢中心区可见粉刺样坏死、癌巢周边纤维组织增生明显，癌巢内可见单个胞质透亮的皮脂腺细胞，另外可以出现小灶状鳞癌分化。如采取冷冻切片用油红O或苏丹Ⅲ染色显示出脂滴成分则更有利于诊断。

（二）其他

角结膜鳞状上皮的增生性病变（异型增生及疣状癌等）、眶内各种软组织肿瘤、黏膜相关淋巴瘤及泪腺的涎腺型上皮性肿瘤形态同其他部位同种肿瘤。

【病例2】患者，女性，72岁，右眼痛伴畏光6个月。检查：右角膜充血，角-结膜缘有隆起的灰白色小乳头状肿物。术中见角膜10点到6

点有白色肿物，浸入角膜，质脆，有新生血管。送检标本为条状软组织一块，呈灰白色，大小为1.5 cm×0.2 cm×0.1 cm，临床诊断：右角-结膜肿物（性质待定）。

冷冻组织学病变和诊断：复层鳞状上皮呈中度异型增生，部分区呈重度异型增生，间质水肿。诊断：角膜上皮重度异型增生。

石蜡组织学病变和诊断：基本形态与冷冻切片相似，但在部分区域，具有异型性的上皮细胞已占黏膜上皮层的全层，基底膜下有小灶状异型鳞状上皮巢浸润生长。诊断：角膜上皮重度异型增生和原位癌，局部符合微浸润（图12-2-5）。

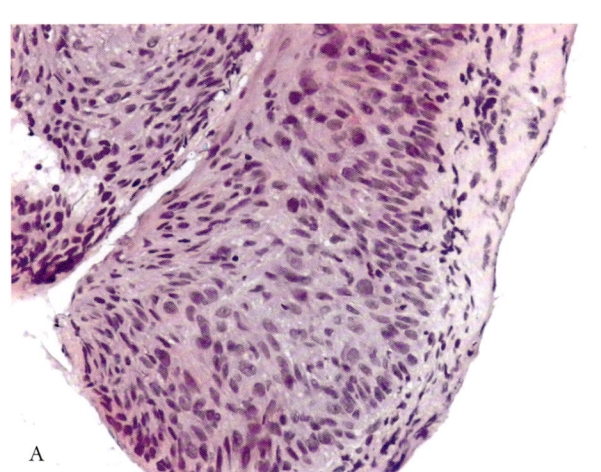
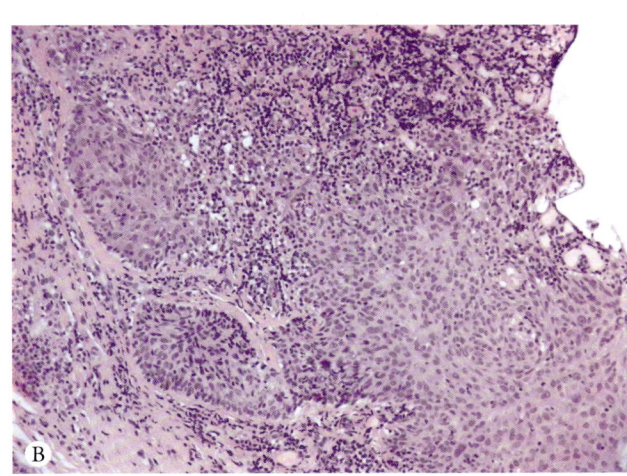

A．冷冻切片，图示异型增生未累及全层（高倍）；B．石蜡切片，图示重度异型增生伴原位癌及微小浸润（中倍）。

图 12-2-5　角膜上皮异型增生、原位癌变和微浸润

点评

本例冷冻切片只切到鳞状上皮异型增生部分，未切到原位癌及微小浸润灶。石蜡切片角膜鳞状上皮高度异型增生，大部分区已经波及表层，因此诊断为重度上皮异型增生，而部分区为重度上皮异型增生伴有原位癌及微小浸润。提示当上皮出现重度异型增生时可继续切片进一步观察有无癌变及浸润的可能。

【病例3】患者，男性，62岁，发现右下睑肿物4年，渐增大。检查：下睑肿物大小约2 cm×3 cm×5 cm，表面有糜烂、溃疡，不能移动，质地较硬。CT：右下睑恶性占位性病变，基底细胞癌可能性大。术中见右下睑肿物，占据全眼睑，与周围无粘连，表面呈刺状、黑灰色分叶状，质硬，周边及基底边界清，无周边粘连。送检标本大小为3.5 cm×3.5 cm×3 cm，呈菜花状，有溃疡，溃疡大小为3.5 cm×2 cm，周围皮肤呈乳头状结构。

冷冻组织学病变和诊断：上皮呈乳头状增生，明显角化，细胞分化良好，符合疣状癌（图12-2-6）。

石蜡组织学病变和诊断：表皮高度增生，无异型性，上皮脚向间质内延伸，表面高度角化，基底边界清楚，增生乳头间堆集角化物，形成假性角囊肿，增生之乳头肥大，上皮分化良好，周围间质内有以淋巴细胞为主的炎性细胞浸润。诊断：眼睑疣状癌。

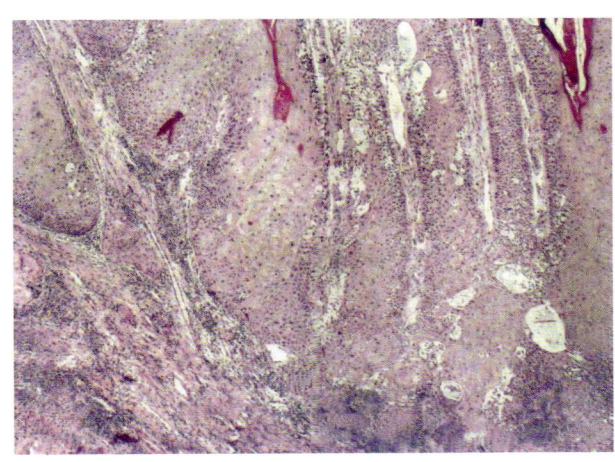

冷冻切片，图示鳞状上皮增生、角化，间质浅层有以淋巴细胞为主的炎性细胞浸润（低倍）。

图 12-2-6　下睑疣状癌

第三节 耳部疾病

耳部分为外耳、中耳及内耳。耳部可见多种发育畸形，如耳前瘘管、鳃裂囊肿及耳郭畸形等。耳部炎症性病变种类也较多，如各种急慢性炎症、耳息肉、软骨炎症及耳硬化症，其行术中冷冻病理检查的机会较少。外耳道可见鳞状细胞癌和相对特征性的肿瘤及瘤样病变，包括外耳道耵聍腺的良恶性肿瘤；中耳可见腺瘤、侵袭性乳头状肿瘤、颈静脉鼓室副神经节瘤、胆脂瘤；内耳可见内淋巴囊肿瘤及前庭施万细胞瘤，均较少见。耳部可见各种软组织的良恶性肿瘤及瘤样病变，如各种纤维血管组织来源的肿瘤、横纹肌肉瘤、黑色素瘤、嗜伊红肉芽肿、巨细胞病变及瘢痕疙瘩等。

一、耵聍腺腺瘤

耵聍腺可以发生一组肿瘤，其中包括：①良性，腺瘤，如多形性腺瘤、乳头状汗腺瘤；②恶性，腺癌，如腺样囊性癌，还有人报告过黏液表皮样癌。

耵聍腺腺瘤较少见。主要发生在外耳道软骨部。

组织学病变：肿瘤由两种细胞组成，一种细胞位于瘤性腺泡的内层，胞质丰富，呈嗜酸性颗粒性，有顶浆分泌，小圆的致密核，形态上颇似正常的耵聍腺的内层分泌细胞；另一种细胞为肌上皮细胞，位于瘤性腺泡外层或基底。瘤细胞呈腺泡状、管状、乳头状或乳头状囊性结构。有少量纤维性间质。

如果冷冻切片染色不佳，腺泡上皮嗜酸性颗粒性胞质，甚至顶浆分泌现象就不清楚。耵聍腺腺瘤与分化好的耵聍腺腺癌很难鉴别，有的腺癌在表皮下的部分很像腺瘤，到深部才显示细胞和结构异型性及浸润性生长特点，如果组织很少，冷冻诊断确定性质时要慎重。

【病例】患者，男性，25岁，左外耳道肿物1年，伴听力障碍。检查：左外耳道口有类圆形息肉状肿物，质地中等硬度。术中见肿物大小为1.5 cm×1.0 cm，包膜完整，外耳道骨质无破坏。送检标本：肿瘤表面有皮肤，大小为0.8 cm×0.8 cm×1.5 cm，质地较硬，有包膜，切面呈灰白色。

冷冻组织学病变和诊断：不规则腺泡、腺管样、乳头状结构，部分瘤细胞胞质丰富，呈嗜酸性，核小致密，位于基底，排列较整齐，部分区有腺管和乳头状结构。诊断描述：汗腺源性良性肿瘤，有异型增生，建议扩大切除。

石蜡组织学病变和诊断：肿瘤呈多种形态结构，如腺管样、乳头状囊性、腺泡样结构，腺管样、乳头状结构的上皮呈立方或矮柱状，胞质较少，腺泡样肿瘤近似耵聍腺。S-100 显示部分区腺泡、腺管基底有肌上皮存在。诊断：外耳道耵聍腺腺瘤（图 12-3-1）。

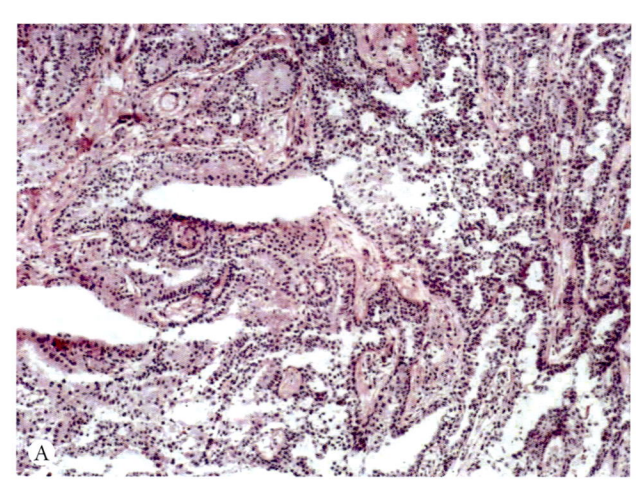
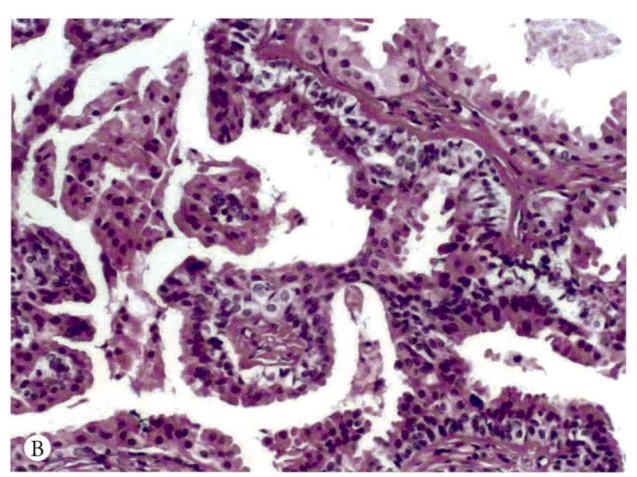

第十二章 眼、耳、鼻及咽喉疾病

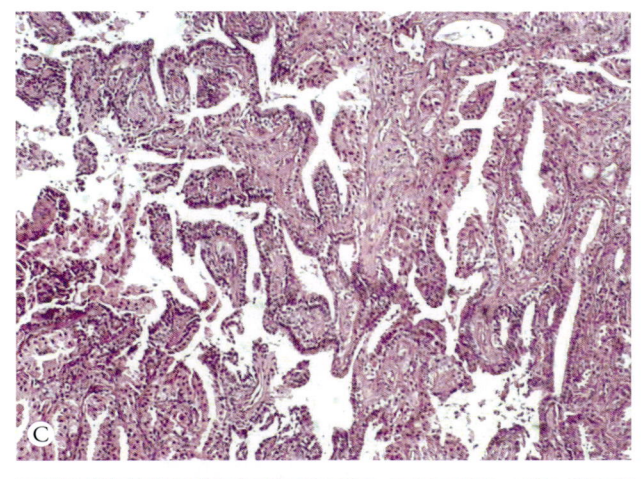

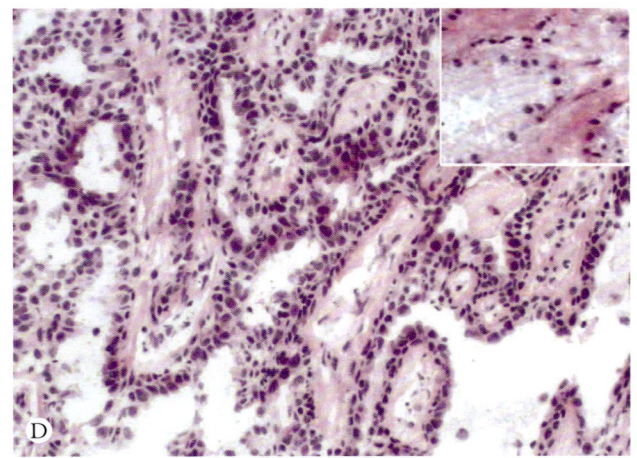

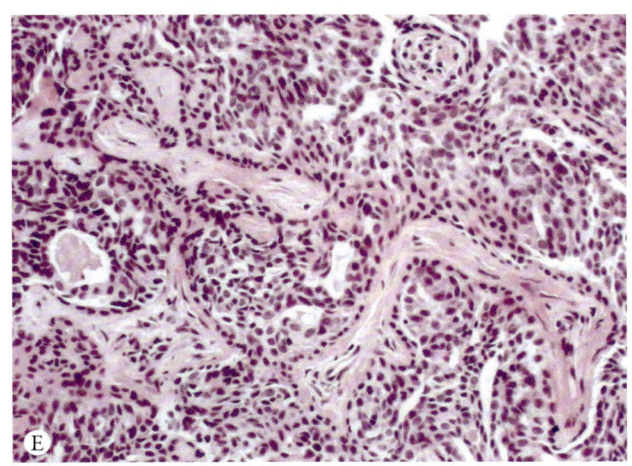

A. 冷冻切片，图示腺体有双层上皮结构（低倍）；B. 冷冻切片，图示部分区有乳头状结构（高倍）；C. 石蜡切片，图示呈乳头状囊腺瘤样结构（中倍）；D. 石蜡切片，图示腺瘤被胶原纤维结缔组织分隔（高倍）；E. 石蜡切片，图示腺泡有双层上皮，内层上皮胞质呈嗜酸性颗粒性，有顶浆分泌（中倍）。

图 12-3-1 耵聍腺腺瘤

点评

本例应与耵聍腺腺癌相鉴别。腺瘤也可以无包膜，但腺体大多可见由腔面细胞和肌上皮细胞两层细胞构成，形态分化好，而腺癌一般有肌上皮的缺失（尽管低级别肿瘤有时可有保留）及广泛的浸润现象，细胞异型性较明显，可见核分裂象。

二、颈静脉鼓室球瘤

颈静脉鼓室球瘤分两型：颈静脉球瘤和鼓室球瘤，分别位于颈静脉球窝和鼓室，源于颈静脉球体。静脉球体由主细胞和支持细胞组成。主细胞胞质丰富，呈嗜酸性，核圆形，细胞呈巢状结构，支持细胞似血管外皮细胞，在主细胞周围，血管丰富。

组织学病变：瘤细胞呈圆形或卵圆形，嗜酸性胞质，中位圆形核，细胞无或仅有轻度异型性、无或极少数核分裂。可见多核细胞。瘤细胞呈巢状、片状和条索状排列，位于血管之间的间质内。窦状血管很丰富。有的区纤维组织较多。支持细胞分布在瘤性的主细胞巢周围，呈梭形。主细胞含神经内分泌颗粒和多种神经内分泌多肽物质。支持细胞对 S-100、GFAP 和神经生长因子受体均呈阳性表达。少数病例的主细胞也表达 S-100，支持细胞也表达 NSE。

本瘤基本上是良性的，少数是恶性的，但有局部侵袭、破坏的能力，甚至进入颅腔、迷路、颈静脉孔、颈动脉区和外耳道。转移率为 2%～3%。缺乏判断良恶性的形态学标准，因此要结合临床和影像学检查。冷冻切片诊断的困难主要是对裂隙样结构与血管的识别，支持细胞很难辨认。另外，也要想到与中耳腺瘤、腺癌和类癌鉴别，这组肿瘤的瘤细胞有腺样结构，纤维性间质多，血管少。腺癌、类癌则有异型性。

【病例】患者，女性，35岁，左耳搏动性耳鸣4年，渐进性听力下降。检查：左耳鼓膜紫红色，向外膨出，有搏动性肿物。CT：双侧颈静脉球窝高位，左侧慢性中耳炎。术中见上、中、下鼓室充满暗红色肿物，质软、极易出血，听骨链被包裹。送检标本为暗红色，黄豆大小，质软。临床诊断：左颈静脉球体瘤？

冷冻组织学病变和诊断：有丰富的扩张的窦状裂隙，其间隔内有索状、团状、巢状结构的瘤细胞，间质疏松。诊断：颈静脉球瘤可能性大。石蜡组织学病变和诊断：有丰富、清晰的窦状扩张血管，血管间隔内有胞巢状瘤细胞，部分区细胞呈索状、条状或单行排列，边缘部可见梭形支持细胞。主细胞对NSE呈阳性表达，支持细胞对S-100呈阳性。诊断：鼓室球瘤（图12-3-2）。

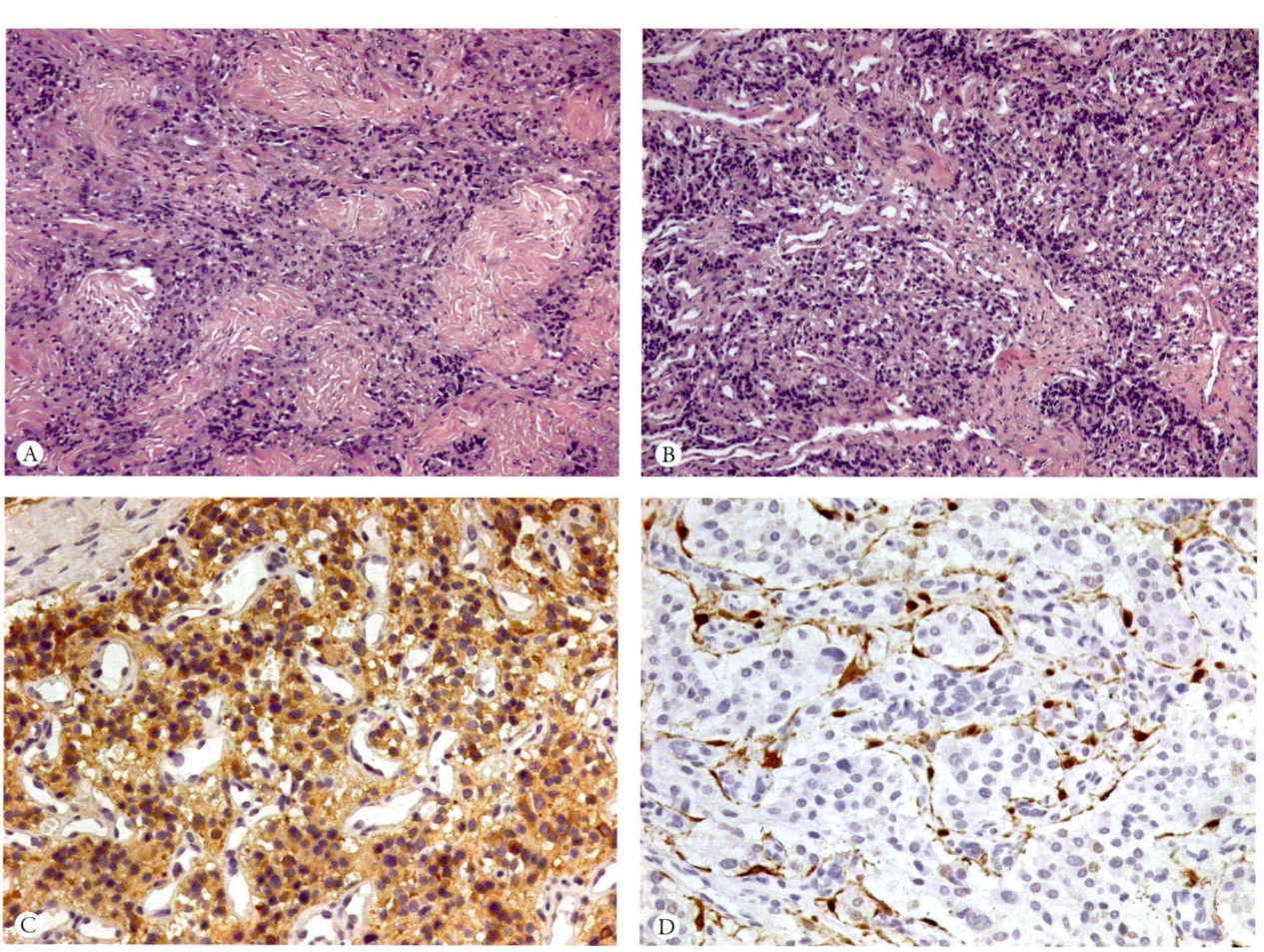

A. 冷冻切片，图示瘤细胞呈巢状条索状，间质纤维血管组织增生（中倍）；B. 冷冻切片，图示窦状血管丰富，瘤细胞巢位于血管及纤维组织之间（高倍）；C. 石蜡切片，免疫组化染色，瘤细胞CgA阳性（高倍）；D. 石蜡切片，免疫组化染色，支持细胞S-100蛋白阳性（高倍）。

图12-3-2　鼓室球瘤

点评

本例结合部位和典型的副节瘤的组织形态学及免疫组化染色特点可以明确诊断。鉴别诊断应包括中耳腺瘤，又称中耳神经内分泌腺瘤或类癌，该瘤形态更接近于类癌，S-100蛋白免疫组化染色没有鼓室球瘤的支持细胞阳性模式。

第四节　鼻腔鼻窦疾病

鼻腔鼻窦疾病谱相当广泛，是耳鼻咽喉领域单位面积内疾病种类最多的部位。包括多种急慢性炎症、被覆上皮的肿瘤（呼吸上皮乳头状瘤、癌）、腺上皮肿瘤（涎腺型和非涎腺型）、异位颅内肿瘤及瘤样病变、软组织肿瘤、神经外胚叶肿瘤、骨和软骨组织肿瘤及淋巴造血组织肿瘤等。第四版WHO头颈部肿瘤分类中提出了NUT癌、肾细胞样癌及双表型鼻腔鼻窦肉瘤等少见的肿瘤类型，第五版WHO头颈部肿瘤分类提出了SWI/SNIF缺失癌等，应引起注意。

一、内翻性乳头状瘤

内翻性乳头状瘤源自呼吸性纤毛柱状上皮。多见于成年人，平均年龄在50岁，男性多于女性。以单侧鼻腔侧壁发生者最多见。

常见鼻塞等呼吸道堵塞症状，肉眼检查可呈息肉样，常侵入同侧上颌窦内生长。

组织学病变：镜下特点为鳞状上皮、呼吸上皮及黏液细胞混合性增生，向上皮下间质内嵌入。表层细胞常为柱状、胞质常见空泡，深层细胞可为多层的鳞状上皮，基底层附近细胞可见散在核分裂象，但无病理性核分裂象。也常见合并外生性生长。

此瘤临床根除困难，术后多复发，约10%发生恶变，大多恶变为鳞状细胞癌。北京同仁医院曾报告1例上颌窦内翻性乳头状瘤癌变的同时伴有恶性血管外皮细胞瘤的病例。

【病例】患者，男性，45岁，右鼻堵、流脓血涕，伴右面部不适1个月。鼻腔CT考虑肿物为乳头状瘤可能性大。术中见右鼻腔及上颌窦肿物，呈乳头状，质韧。送检为灰白色不整形软组织一堆，大小约3 cm×3 cm×1 cm。

冷冻组织学病变和诊断：呼吸上皮和黏液细胞混合性增生，向上皮下间质内嵌入，表层细胞为柱状，深层为多层鳞状上皮（图12-4-1）。

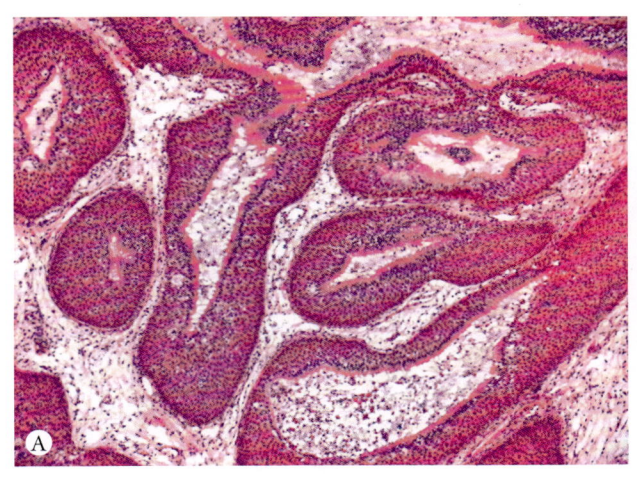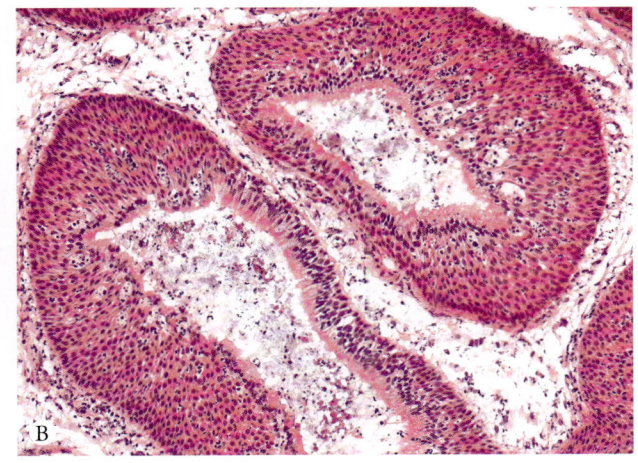

A. 冷冻切片，肿瘤上皮呈窦道状向间质内生长，腔面为柱状上皮，部分区上皮较薄，似正常呼吸上皮形态（低倍）；B. 冷冻切片，高倍组织学改变。

图12-4-1　内翻性乳头状瘤

二、嗅神经母细胞瘤

嗅神经母细胞瘤源自嗅黏膜上皮，属神经外胚叶性肿瘤，主要发生在鼻腔顶部嗅黏膜分布区，也可发生在下部鼻腔侧壁、上颌窦、筛窦和筛板等处。偶有发生在前颅窝大脑额叶底部的报告。

常见鼻堵、血涕、息肉状肿物。易波及眼眶，有的以眼突为首发症状。可经筛板、嗅神经周围裂隙侵犯前颅窝。

组织学病变：病理形态与细胞分化程度有关，基本病变：瘤细胞小到中等大小，胞质少到较丰富，核圆形、卵圆形，核深染；有"真、假菊形团"；有宽阔、疏松的血管纤维组织性间质把肿瘤分隔成片状、巢状、索状、岛状或分叶状结构；瘤细胞区内有疏松的、嗜酸性神经纤维网状的背景及其构成的灶状无细胞区；可见瘤组织与嗅黏膜移行。有时可见乳头状生长、黏液囊及较多的黏液细胞。

Hyams 将嗅神经母细胞瘤分为 4 级。Ⅰ级：分化好，有神经原纤维丝，核分裂少。可见真菊形团和瘤细胞围绕血管分布的假菊形团。有神经性纤维网背景。Ⅳ级：是未分化的嗅神经母细胞瘤，小叶结构不明显，但瘤细胞小，胞质少，异型性明显，核分裂象多见，坏死，缺乏背景性神经纤维网。Ⅱ～Ⅲ级介于其间。

有人报告嗅神经母细胞瘤可有鳞癌、腺癌、颅咽管瘤和横纹肌分化成分。

免疫组化表达 INSM1、Cg-A、Syn、CD56 等显示神经内分泌的抗体，S-100 蛋白有时可显示出特征性的瘤细胞巢周边支持细胞阳性，细胞角蛋白及 Vimentin 阴性或可呈灶状阳性。CD99、GFAP 阴性。

本瘤呈局部侵袭、破坏性生长，可侵犯邻近结构，如眼眶、中、下鼻道和上颌窦、蝶窦、鼻后孔，甚至侵犯颅底和经筛板侵入颅内。常见复发和远处转移，转移至脑、肺和颈淋巴结等处。

【病例 1】患者，女性，15 岁。右鼻堵、涕带血 1 年，加重 2 周，现右眼突出，视力下降。检查：右鼻腔、中鼻道息肉状肿物，突眼。CT：右鼻腔中、下鼻道，筛窦有占位性病变，累及眼眶、额窦、上颌窦。术中见右鼻腔中、下鼻道，筛窦有红色质脆之肿物，纸样板和额窦底部被破坏，肿瘤浸入眼眶、上颌窦和颅内，大小为 3.5 cm×2.5 cm×5 cm。临床诊断：疑为嗅神经母细胞瘤。标本：灰白色或棕褐色软组织多块，有的质脆，有的较韧。大小分别为 2.5 cm×2 cm×1 cm 和 2 cm×1.5 cm×0.6 cm，质软，实性。

冷冻组织学病变和诊断：小圆细胞性肿瘤和结缔组织性间质，肿瘤细胞呈巢状及索状结构，胞质着色浅，其他成分和结构不清楚。诊断：小圆细胞性肿瘤，类型待定。

石蜡组织学病变和诊断：小圆细胞性肿瘤，血管性结缔组织间质将肿瘤细胞分隔，有嗜酸性丝网状背景及无细胞区，见少数真菊形团。诊断：鼻腔嗅神经母细胞瘤（图 12-4-2）。

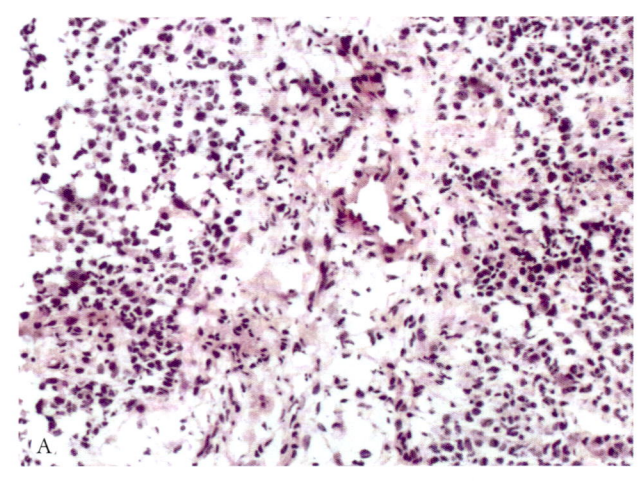
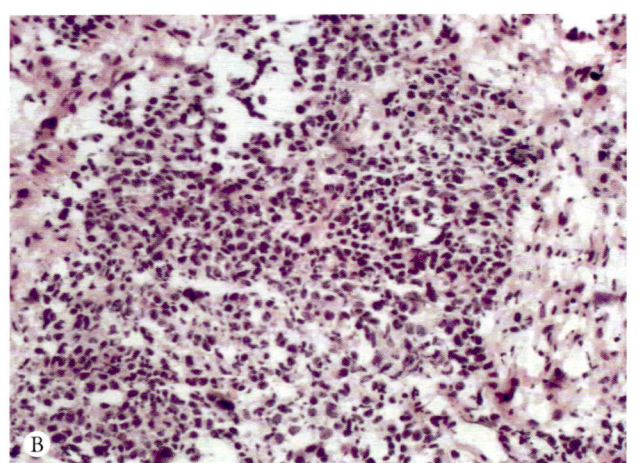

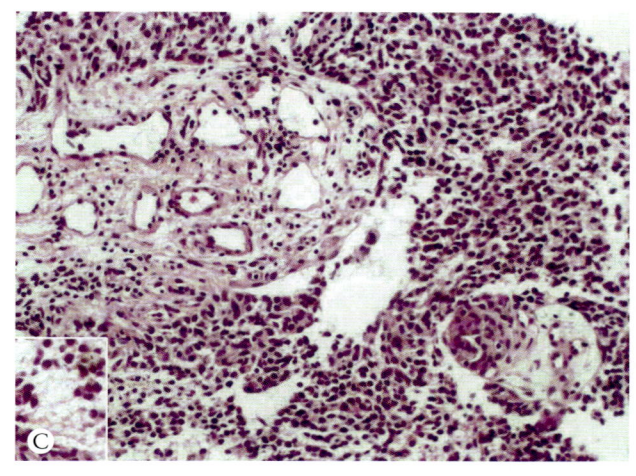
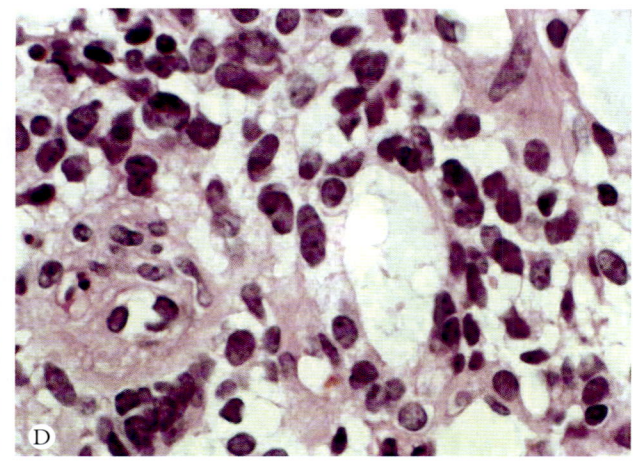
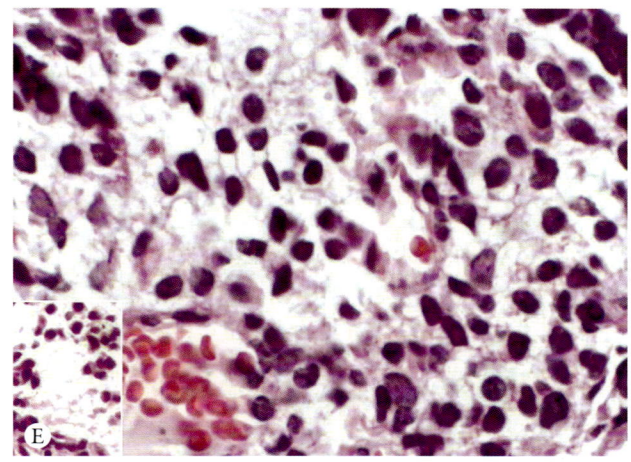

A. 冷冻切片，图示疏松排列的小圆细胞性肿瘤，有纤维间质分隔（低倍）；B. 冷冻切片，图示瘤细胞呈巢状结构（高倍）；C. 石蜡切片，图示小细胞性肿瘤及血管纤维间质（高倍）；D. 石蜡切片，图示瘤细胞区内见真菊形团（高倍）；E. 石蜡切片，图示瘤细胞区有丝网状背景，左下为无细胞区（高倍）。

图 12-4-2　嗅神经母细胞瘤

点评

本例应注意与可发生于鼻腔鼻窦的其他小圆细胞恶性肿瘤相鉴别，包括横纹肌肉瘤、原始神经外胚叶肿瘤、淋巴瘤、恶性黑色素瘤及未分化癌等。在年龄方面，横纹肌肉瘤、原始神经外胚叶肿瘤及NK/T细胞淋巴瘤可见于青年人，但横纹肌肉瘤胞浆较红，可见巨核细胞及腺泡样结构，间质血管壁较厚较直、血管数目不像嗅神经母细胞瘤那样多，瘤细胞巢分叶状结构也不像嗅神经母细胞瘤那样明显；原始神经外胚叶肿瘤也可见菊形团结构，但弥漫性生长方式常见；NK/T细胞淋巴瘤常为弥漫性生长、缺乏分叶状结构及含纤维血管间质成分，且坏死常见。恶性黑色素瘤和未分化癌均多见于老年人，前者肿瘤细胞常为弥漫性生长方式，多可见到黑色素颗粒，后者癌细胞成巢、异型性更明显。借此可以协助鉴别诊断，免疫组化染色等将为最终诊断提供更好的参考指标。

【病例2】患者，男性，45岁，发现左颌下有一包块。检查：左颌下淋巴结肿大，活动，无压痛。有左鼻腔嗅神经母细胞瘤手术史（2年前）。送检标本为结节状肿物，包膜完整，大小为 2.1 cm×1.8 cm×1.4 cm，切面实性、均匀、质脆。

冷冻组织学病变和诊断：淋巴结结构大部分被破坏，内有恶性肿瘤浸润，瘤细胞主要为异型性小圆形细胞，呈片状、索状、灶状结构，肿瘤巢内有嗜酸性丝网状无细胞结构，诊断：颌下淋巴结转移性肿瘤，可能为嗅神经母细胞瘤（图12-4-3）。石蜡组织学病变和诊断：形态和结构基本同冷冻切片，有突出的丝网状区。AE1/AE3（+），CgA（+），NSE（+），S-100（+），Synapt（+），结果支持上述诊断。

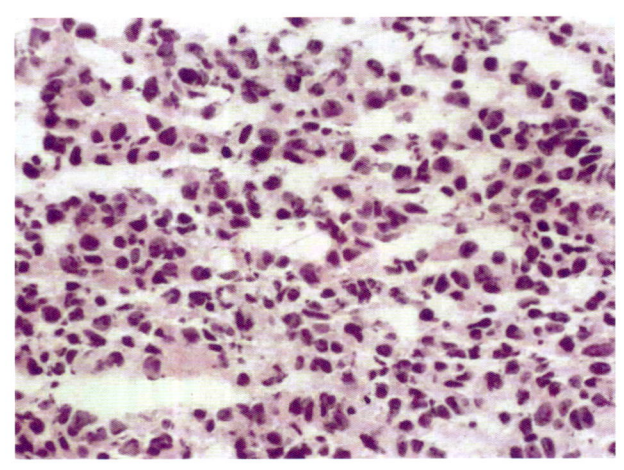

图 12-4-3　嗅神经母细胞瘤淋巴结转移
冷冻切片，图示淋巴结内有小圆形、梭形瘤细胞，呈巢状（高倍）。

点评

鼻腔嗅神经母细胞瘤应与鼻腔鼻旁窦区胚胎型横纹肌肉瘤、淋巴瘤、黑色素瘤、神经母细胞瘤和 Ewing 肉瘤/外周原始神经外胚叶肿瘤等一组小圆细胞瘤相鉴别，冷冻切片诊断时常比较困难，应结合临床及病理改变等综合判断。

三、非角化性癌（柱状细胞型或移行上皮型癌）

非角化性癌（柱状细胞型或移行上皮型癌）以鼻腔鼻窦多见，也可以发生在鼻泪管、中耳。

组织学病变：癌细胞呈梭形、卵圆形，表面的癌细胞为圆形，核大浓染，核分裂易见，呈乳头状结构，似尿路移行上皮乳头状癌（故又有人称其为移行上皮型癌）。癌细胞向间质内浸润。有高、中和低分化型。偶有鳞状上皮分化。常见与正常黏膜假复层纤毛柱状上皮移行。偶有报告伴有内胚窦瘤样肿瘤成分，其侵袭性更强。

非角化性癌有时不易与有异型增生的移行上皮（非角化性）乳头状瘤鉴别，冷冻切片诊断有时有困难，鉴别的要点是观察间质内有无浸润性生长，对于局部癌变病例冷冻诊断还与临床医师取材的部位有关。有时要与乳头状瘤、鳞癌等鉴别。

【病例】患者，女性，53 岁，左鼻堵、血涕 3 个多月，左眼流泪溢脓 2 个多月。检查：左侧内眦部隆起，左中鼻道内有半透明的新生物，质软。CT：左鼻腔、左鼻泪管、左泪囊内有软组织影。术中见左侧鼻腔下鼻道外侧壁及鼻泪管有大块乳头状肿物。送检标本为灰白色软组织，大小约 0.5 cm×0.3 cm×0.2 cm，质脆。临床诊断：左鼻腔—泪囊区肿物。

冷冻组织学病变和诊断：乳头状增生，被覆多层梭形、圆形的异型性瘤细胞，诊断为癌瘤，类型待石蜡切片诊断。

石蜡组织学病变和诊断：乳头状肿瘤，被覆复层梭形上皮，呈移行上皮样排列，伴异型性，基底部可见浸润。诊断：鼻泪管—鼻腔移行上皮型癌（图 12-4-4）。

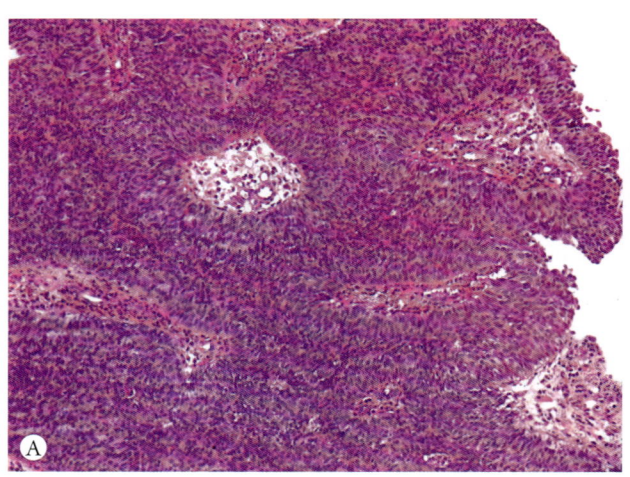 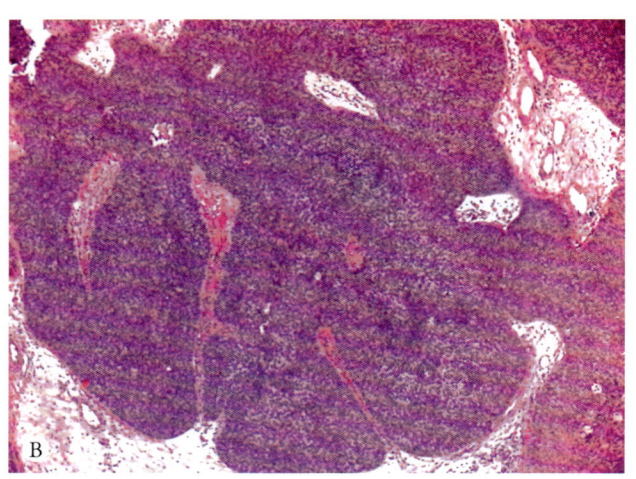

A. 冷冻切片，图示乳头状增生肿瘤，排列似尿路上皮乳头状癌（中倍）；B. 冷冻切片，图示肿瘤基底部可见浸润性生长（低倍）。

图 12-4-4　移行上皮型癌

点评

此例应注意与乳头状瘤相鉴别。要点是本例增生的乳头具有异型性，且向黏膜内浸润性生长，缺乏角化。另外，由于肿瘤呈乳头状增生，可见血管轴心，瘤细胞较小、无角化，可能误为嗅神经母细胞瘤丰富的血管间质及周围的瘤细胞。但非角化性癌的乳头上皮常有极性，形态更接近于尿路的移行上皮癌。

四、非肠型腺癌

非肠型腺癌是既非小涎腺来源也无肠型腺癌特征的腺癌。发病年龄广，但以老年男性多见。以筛窦和上颌窦多见，也可发生于鼻中隔。镜下分为低级别及高级别两型。低级别者因可见分化良好的腺腔或乳头状结构，易于诊断；高级别者以实性增生为主，腺腔及乳头结构较少，不明显或呈较小的空泡状（图12-4-5）。应注意与其他低分化癌瘤鉴别。鉴别要点是可见坏死，细胞分化差，核大异型性明显，总能找到小的腺腔样结构；免疫组化染色CK8/18阳性程度较强，神经内分泌标记物一般呈阴性。

点评

此例的诊断要点是细胞及腺体的排列异型性明显，呈浸润性生长，构成腺癌的诊断，但形态既不符合小涎腺来源的腺癌形态也无肠型腺癌的形态特点。

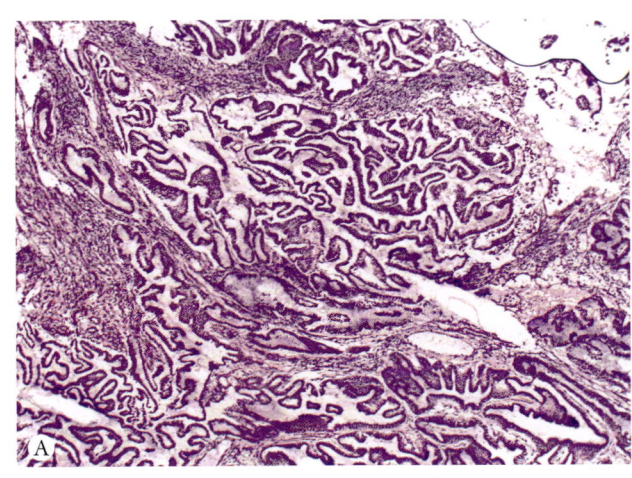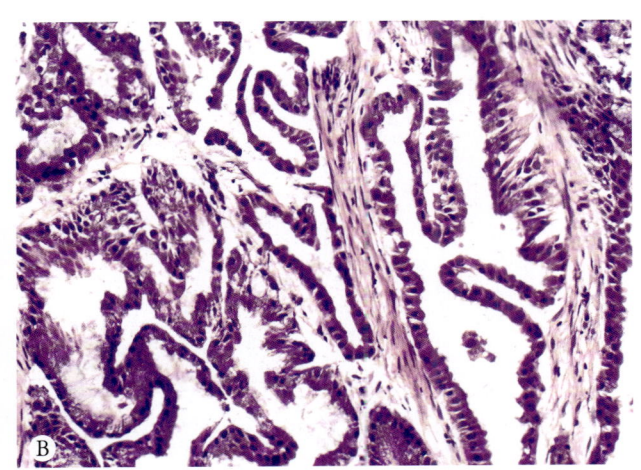

A.冷冻切片，图示乳头状及腺样增生肿瘤（低倍）；B.冷冻切片，为图A局部放大（高倍）。

图12-4-5　鼻腔非肠型腺癌，低级别（王依瑶提供）

第五节　咽部疾病

咽部分为鼻咽、口咽和喉咽。鼻咽部术中冷冻切片可以见到鼻咽癌、血管纤维瘤及淋巴组织增生性病变和一些少见的腺源性癌。此外侵袭性或异位性垂体腺瘤、颅咽管瘤及脊索瘤等也可累及此处，应引起注意。

第四版WHO头颈部肿瘤分类中新增了HPV阳性鳞状细胞癌，主要由高危型HPV16感染所致，占口咽部癌的45.8%。中位年龄在50~56岁，男性多见，原发灶主要累及舌根和扁桃体，常以颈部淋巴结转移为首发症状而就诊。镜下以基底样鳞状细胞癌形态多见，免疫组化染色瘤细胞P16强阳性表达，Ki-67强阳性，P53弱阳性或阴性；HPV16 mRNA检测阳性。原发癌应注意与HPV阴性鳞状细胞癌相鉴别；颈部淋巴结转移病例应注意与鳃裂囊肿、食管癌及淋巴上皮癌等的转移相鉴别。

鼻咽癌最常发生在鼻咽顶、两侧壁，尤以隐窝部最多见，咽后壁很少见。鼻咽癌的早期症状主要有异物感、鼻涕带血等。如咽鼓管闭塞，则发生耳鸣、耳堵、渗出性中耳炎、听力下降、头痛等。常伴颅神经障碍。有局部黏膜粗糙、溃疡、肿物，呈侵袭性破坏性生长，可以早期经颅底孔道或破坏颅底骨进入颅内。常见颈深静脉上群淋巴结转移肿大（如上颈部下颌后区淋巴结）。该区转移可成为首发症状。

鼻咽癌的分类尚不统一。广义的鼻咽癌应包括鼻咽部所有上皮源性的癌瘤。狭义的鼻咽癌即指传统意义上的、赋予过诸如"淋巴上皮癌"等不同名称的癌瘤，包括非角化性鳞状细胞癌、角化性鳞状细胞癌和基底样鳞状细胞癌；多是非角化性鳞状细胞癌，又可分为未分化性鼻咽癌和分化性鼻咽癌。

（1）未分化性鼻咽癌：有泡状核细胞癌和未分化癌。泡状核细胞癌的癌细胞大，呈圆形、卵圆形，胞质丰富，胞核圆呈空泡状，嗜酸性核仁突出。癌巢排列较松散，边界不清，癌巢内有不等量的淋巴细胞散在。未分化癌的癌细胞小，胞质少，核圆形或梭形，与黏膜上皮的基底细胞近似，癌巢内只有少数淋巴细胞。

（2）分化性鼻咽癌：比较常见。由梭形、卵圆形、圆形的癌细胞形成不规则的、大小不一的巢状、索状、梁状和片状排列的癌巢，彼此孤立或互有吻合，边界清楚或不清楚。癌巢内有程度不等的淋巴细胞浸润。

【病例】患者，男性，52岁，咳出带血的黏液，耳发闷，右侧头痛3个月。检查：鼻咽部可见隆起占位，上颈部颌下、胸锁乳突肌内侧淋巴结肿大，约核桃大小。送检标本：取自鼻咽部肿物。

冷冻组织学病变和诊断：可见有较淋巴细胞大的细胞巢，有异型性，细胞内可见较明显的核仁，间质及背景中散在数量不等的淋巴细胞。诊断：考虑鼻咽癌可能性大。

石蜡组织学病变和诊断：可见呈片耸状的异型上皮细胞，胞核明显，部分细胞有泡状核样形态，免疫组化染色CK阳性，原位杂交EBER阳性。诊断：鼻咽癌（非角化性未分化型）（图12-5-1）。

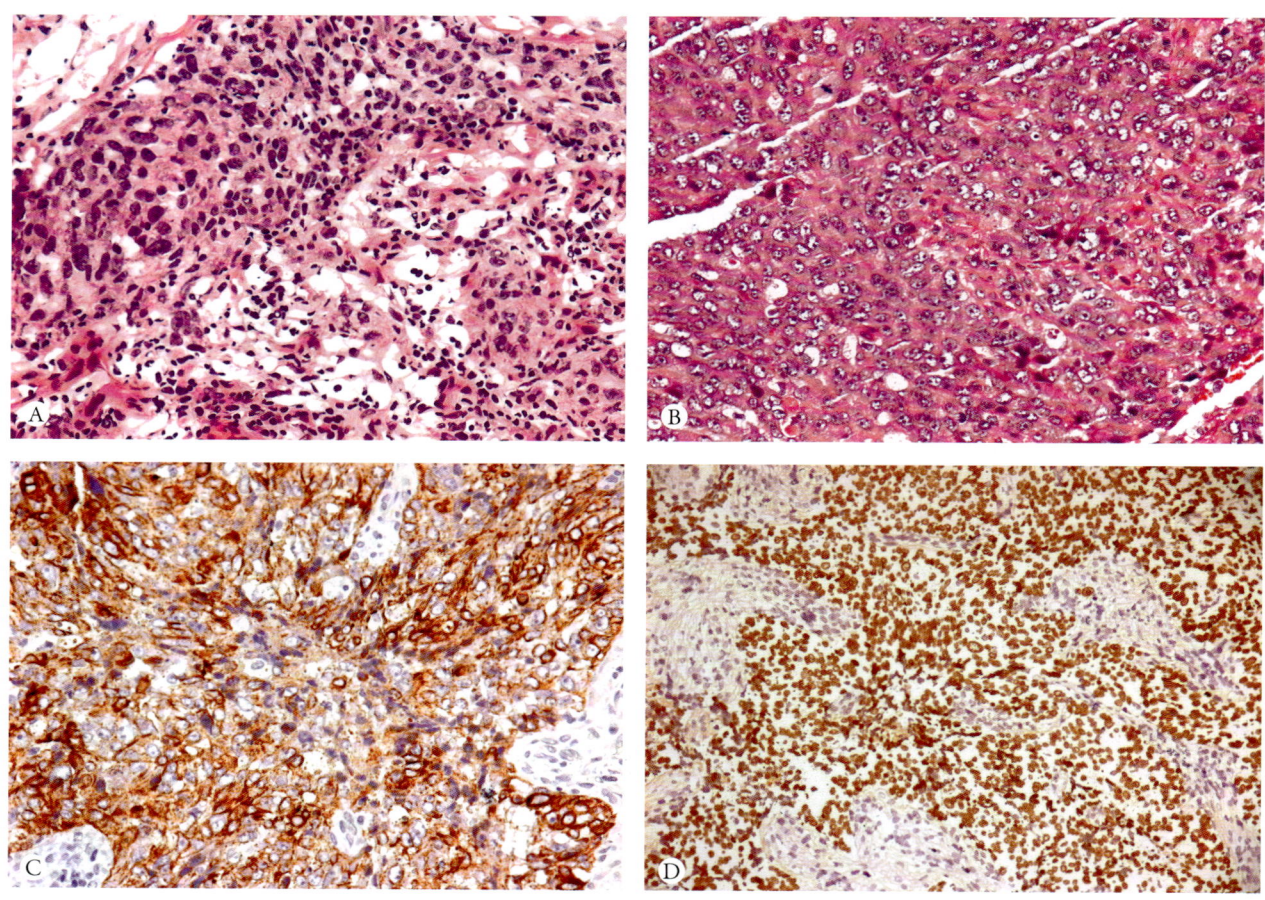

A. 冷冻切片，图示乳头状增生肿瘤，排列似尿路上皮乳头状癌（中倍）；B. 石蜡切片，图示异型上皮细胞团（高倍）；C. 石蜡切片，图示免疫组化染色癌细胞CK阳性（高倍）；D. 石蜡切片，癌细胞EBER原位杂交阳性（中倍）。

图12-5-1 鼻咽癌

点评

淋巴结转移性鼻咽癌的冷冻诊断较难,甚至石蜡切片也有误诊为淋巴瘤者。淋巴组织冷冻切片质量一般欠佳,癌巢排列较松散,加上癌巢内有淋巴细胞浸润,导致癌巢与淋巴组织分界不清;异型性不显著的癌细胞与淋巴结内的反应性增生细胞容易混淆。

第六节 喉部疾病

喉部术中冷冻以判定上皮增生性病变是否癌变最多见,其他多为肿块的定性,如淀粉样变、软组织肿瘤等。

一、淀粉样变

淀粉样物质是一种糖蛋白。有 AL 型和 AA 型。

AL 型是免疫球蛋白轻链衍化而来。AL 型有原发性全身性、局限性和多发性骨髓瘤相关的淀粉样变。

AA 型是淀粉样 A 蛋白物质的沉积,有继发性淀粉样变、老年性心脏淀粉样变和家族性淀粉样变。

喉局灶性原发性淀粉样变比较常见,属于 AL 型。病变区有产生轻链免疫球蛋白的浆细胞浸润。眼、耳、鼻、咽、气管也可发生,但很少。全身性原发性淀粉样变和骨髓瘤淀粉样物质可沉积在喉黏膜内而成为继发性淀粉样变。

病变黏膜发生结节状、片状或弥漫性隆起,表面光滑,质硬,可为多灶性,可波及气管。

早期,淀粉样物质沿腺体的基底膜和毛细血管沉积,基底膜呈均质状嗜酸性不规则增厚。结缔组织内则形成云团状、融合成大片状的结构,或有不规则裂纹,致呈瓦楞状,有以浆细胞为主的炎性细胞灶,也有异物巨细胞反应、钙化和腺组织萎缩。κ 或 λ 轻链、刚果红染色阳性,偏振光下有苹果绿色双折光。因冷冻切片不能用辅助技术,淀粉样物质的识别比较困难。要与某些有红色纤维素样(玻璃样)物质沉积的病变相鉴别,如血管扩张性声带息肉、胶原纤维的玻璃样变等。

【病例】患者,男性,43 岁。声嘶 3 年,渐加重,偶见痰中血丝,左耳堵、耳鸣分别为 2 年和 1 年。检查:双声带膨出,有新生物,表面光滑。MRI:右侧构会厌皱襞、两侧声带增厚。考虑炎症?术中见双室带弥漫性肥厚。送检标本为灰白色小组织,质地较脆。临床诊断:喉癌?

冷冻组织学病变和诊断:黏膜组织内有红色云团状沉积物,血管和腺体基底膜有宽窄不一的均质性红染物质。诊断:可疑淀粉样变。

石蜡组织学病变和诊断:形态基本上与冷冻片一致,但更清楚。饱和碱性刚果红染色,沉积物呈橙红色阳性反应。在偏振光下,刚果红阳性淀粉变物质相对应区的物质呈苹果绿色双折光(图 12-6-1)。

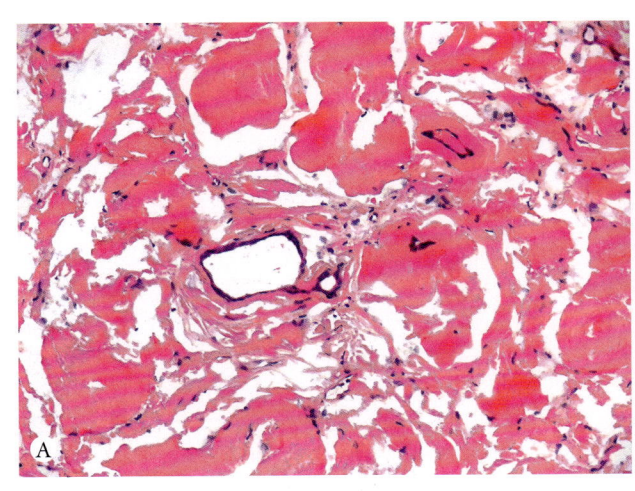
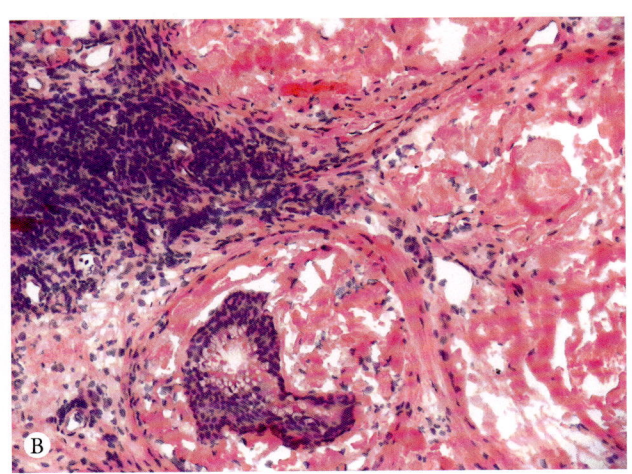

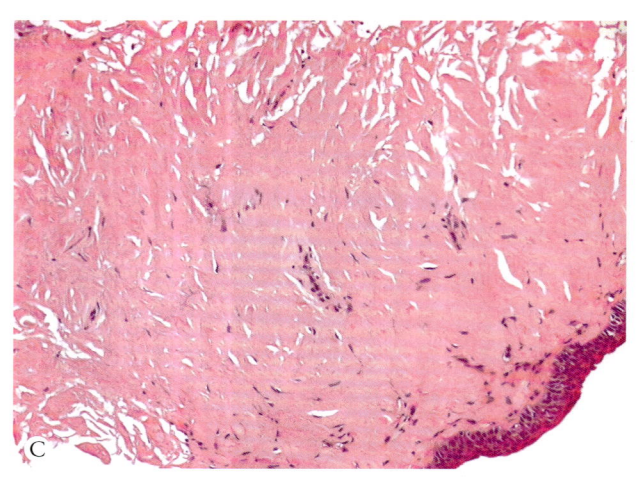
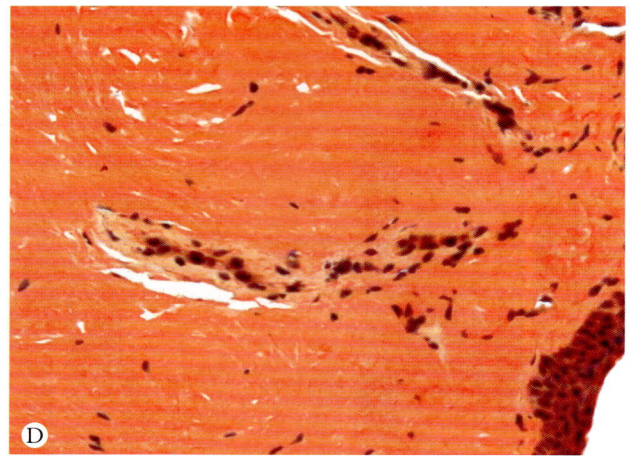

A.冷冻切片，图示腺体及血管周围间质内云团状、片状红染物质（低倍）；B.冷冻切片，图示淀粉样物周围可见灶状慢性炎症细胞浸润（中倍）；C.石蜡切片，图示典型的淀粉样物质（HE）（低倍）；D.石蜡切片，图示淀粉样变刚果红染色（中倍）。

图 12-6-1　喉淀粉样变

二、喉角化症

角化症是以黏膜被覆上皮增生、表面高度角化为特征的疾病，被认为是癌前病变。上皮的增生可能是单纯性增生，也可能是异型增生。后者恶性变的概率比前者高。病变局部呈白色，因此长期被称为"白斑"，在病理上，"白斑"不能作为独立疾病，因为有一组疾病如高度角化、上皮高度增生、原位癌、浸润癌等均能使病变区呈白色。临床医师可以沿用"白斑"。

【病例】患者，男性，48岁，声音嘶哑半年。检查：右侧声带表面有散在的不规则白斑，欠光滑。术中见右声带中、后部和前联合处有一白、粉红色隆起，表面不光滑，无溃烂。标本为黑色针尖大组织2块。临床诊断：喉白斑。

冷冻组织学病变和诊断：黏膜鳞状上皮增生，高度角化，有少数不全角化细胞，细胞分化良好，细胞间有很多裂隙。诊断：喉角化症。

石蜡组织学病变和诊断：黏膜鳞状上皮组织萎缩，细胞无异型性，部分区域角化过度。诊断：喉角化症（图 12-6-2）。

本例冷冻切片有大量人工裂隙，影响对细胞异型性的判断。如果细胞有异型增生，则应与喉鳞癌相区别。

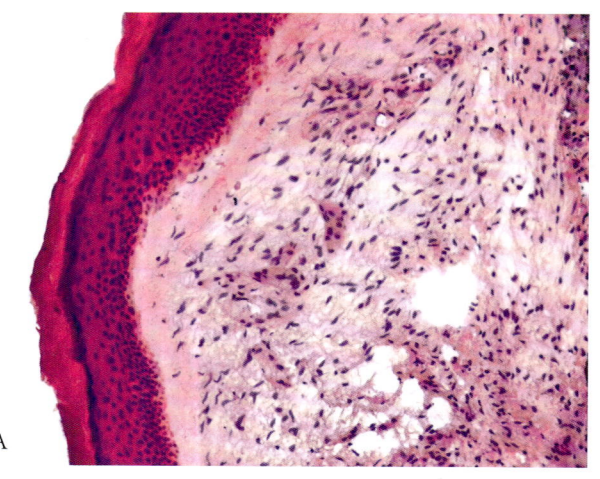
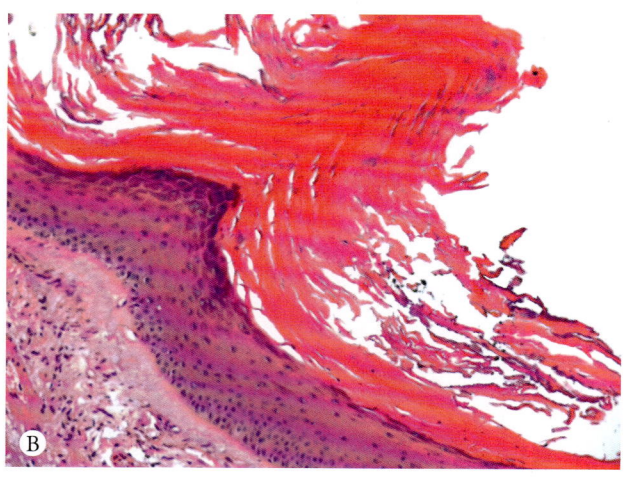

A.冷冻切片，图示鳞状上皮轻度增生，表层可见条带状高度角化（中倍）；B.石蜡切片，图示鳞状上皮轻度增生，表层可见红染高度角化层（中倍）。

图 12-6-2　喉角化症

三、异型增生与原位癌

上皮增生性病变很常见，有单纯性增生和异型增生（既往称不典型增生、结构不良）。胞核的变化对判断异型增生特别重要。第四版 WHO 头颈部肿瘤分类中将喉的异型增生分为低级别和高级别两类，高级别异型增生包括既往诊断的中度、重度异型增生及原位癌。国内倡导将喉癌前病变异型增生分为低级别异型增生、高级别异型增生及原位癌三级诊断，高级别异型增生包括既往诊断的中度和重度异型增生。

原位癌是指异型细胞占被覆上皮全层或几乎全层，未侵破基底膜到间质或仅限于黏膜下层者。

异型增生在冷冻切片上比较好识别，但确定分级及其与原位癌或浸润癌的鉴别有时比较困难。特别是喉癌，往往在部分区中、上层细胞形态如常，无明显变化，或仅有轻度异型增生，但底部已发生浸润性生长。取材、包埋、修块不当均可能影响诊断。另外术中冷冻送检标本通常较小，有时送检标本内的癌变病灶也较小，术中冷冻切片内出现癌变病灶而冷冻后石蜡包埋组织切片内癌变上皮消失的情况可能出现，相反，术中冷冻切片内诊断癌变证据不足，而在冷冻后石蜡包埋切片内出现了可以诊断癌变甚至浸润的情况，应引起注意。由于微创手术的开展，对原位癌变及早期微小浸润病例也有可能结合患者的具体情况考虑而不实施全喉切除，因此对这些早期癌变的术中病理诊断应该保守（图 12-6-3）。

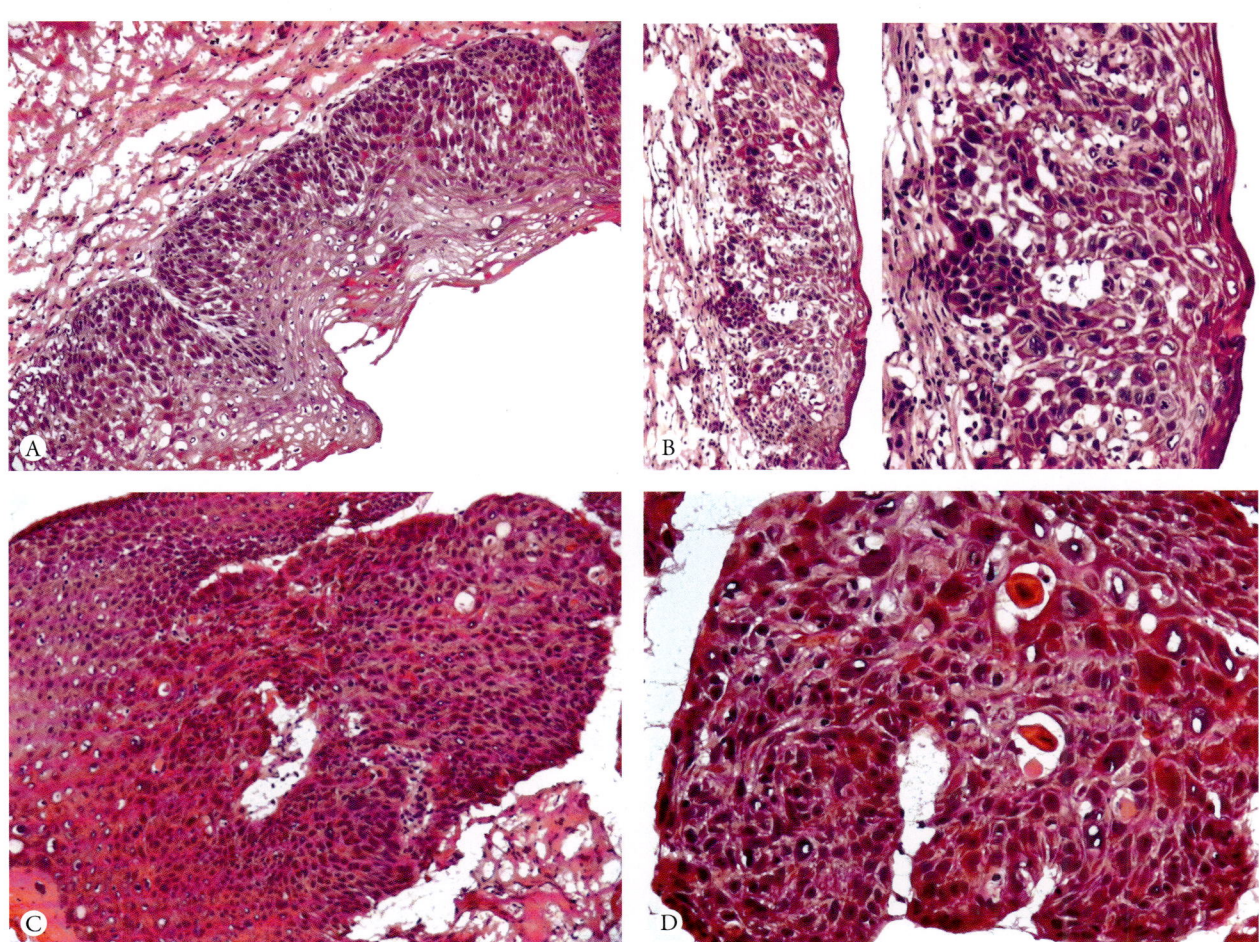

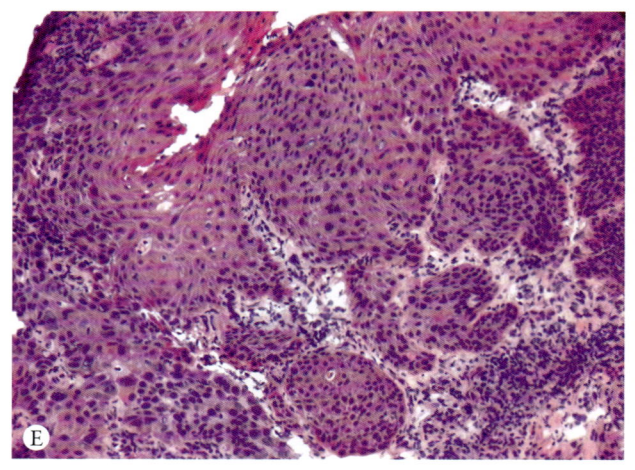

A. 冷冻切片，图示鳞状上皮下 1/2 出现异型性，诊断为低级别异型增生（中倍）；B. 冷冻切片，图示异型增生鳞状上皮超过上皮层下 1/2，诊断为高级别异型增生，右侧图为左侧图的放大（左侧为低倍，右侧为高倍）；C. 冷冻切片，图示鳞状上皮上 1/3 也出现异型性，诊断为高级别异型增生（中倍）；D. 冷冻切片，图示鳞状上皮近全层出现异型性，上皮突下方异型性明显，诊断为原位癌（高倍）；E. 冷冻切片，图示鳞状上皮基底层及副基底层增生下陷，异型性明显，部分异型上皮突侵入间质，诊断为原位癌伴早期微小浸润（中倍）。

图 12-6-3　喉异型增生、原位癌及微小浸润癌

对于喉术中冷冻小标本应全部取材，同时务必保证立埋（类似于皮肤标本的取材），以保证镜下可观察到自表层至底切缘内上皮连续性病变的全部，满足癌前病变分级诊断的需要及判断有无癌变及浸润情况，切忌标本平切。足够大的小标本可从标本中央切开，然后立埋，以充分暴露位于标本中央部病变的最大和最深切面。切取方向应能兼顾切缘，切缘涂染料。冷冻中应注意核对切片是否切取到标本和病变的最大面，必要时可对标本进行连续切片，以避免遗漏病变，使患者失去术中及时准确处理的时机而再次手术。由于术中冷冻诊断的局限性，不建议冷冻取活检（图 12-6-4）。

表面因过度角化而发白，质地较硬，呈白斑样病变。

组织学病变：鳞状上皮呈高度乳头状增生，过度角化，层状角化物堆积在乳头之间的深谷内，基底部的上皮边缘呈钝性或部分呈分支状增生，可有不同程度的异型性，上皮层内有不全角化细胞散在。细胞分化良好。上皮周围缺乏明显的炎症细胞浸润。

有人认为疣状癌内可出现典型的鳞癌病变，因此有人把疣状癌分成不转移的低度恶性的传统性疣状癌和有转移潜能的杂合性疣状癌，后者含传统性鳞癌成分，较少。

鉴于疣状癌基底部可以有异型增生，典型鳞癌病变成分一般较少，在冷冻切片诊断时癌瘤部分容易被忽略。

【病例】患者，男性，48 岁，进行性声音嘶哑 2 个月。检查：右声带前 1/3 有粉白色肿物，表面粗糙。术中见声带前 1/3 有白色肿物，标本为灰白色软组织，约米粒大小。临床诊断：喉癌 T1N0M0。

冷冻组织学病变和诊断：鳞状上皮乳头状增生，高度角化，分化良好。诊断：声带疣状癌。

石蜡组织学病变和诊断：组织学病变基本上同冷冻切片所见，部分区基底部细胞异型增生，向间质内呈浸润性生长。诊断：声带疣状癌（杂合型）（图 12-6-5）。

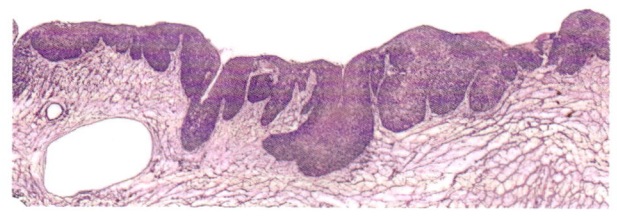

图 12-6-4　声带异型增生冷冻立埋切片

清楚显示增生上皮全层改变，呈高级别异型增生（左侧中度异型增生至右侧重度异型增生）（低倍）。

四、疣状癌

疣状癌是鳞癌的一个变型，分化较好。可发生在眼睑、耳、鼻（如鼻前庭、上颌窦）和咽喉区，比口腔少。局限性皮肤或黏膜鳞状上皮疣状增生，

第十二章 眼、耳、鼻及咽喉疾病

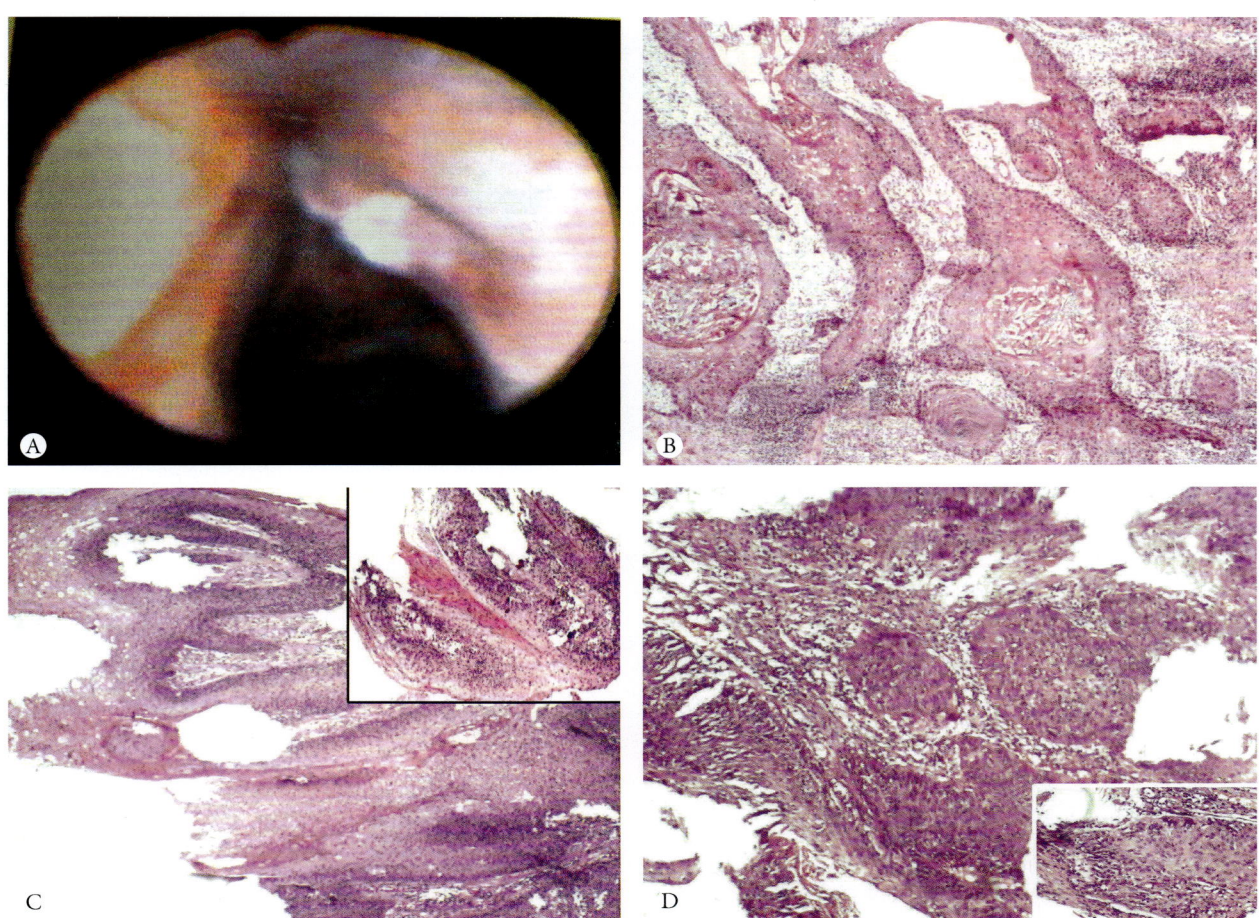

A. 喉镜显示白色病变；B. 冷冻切片，图示鳞状上皮增生，高度角化，向间质内浸润（低倍）；C. 石蜡切片，图示乳头状增生，高度角化，上皮细胞分化好，右上角图示基底部细胞明显异型增生（低倍）；D. 石蜡切片，显示有癌巢形成，右下插图为放大的癌巢（中倍）。

图 12-6-5　声带疣状癌

五、鳞状细胞癌

鳞状细胞癌是眼耳鼻咽喉区最常见的恶性肿瘤。主要发生在高年龄段人群，少数20岁以下的年轻人甚至儿童也能发生。肿瘤质硬、脆，呈磁白色，粗糙。

组织学病变：癌细胞有异型性，癌巢清楚，可有角化珠、细胞内角化形成。纤维性间质增生。分为高分化、中分化和低分化鳞癌，以高分化鳞癌为多。高分化鳞癌细胞分化好，癌巢大，钝圆式浸润生长方式较突出，角化明显。低分化鳞癌癌细胞小，分化差，异型性明显，核/质比大，呈溅散式浸润性生长方式，癌巢小，甚至呈单个或数个细胞的癌巢，其侵袭性最强，易侵袭淋巴管和血管，缺乏角化现象，核分裂多。中分化者介于两者之间。

喉鳞癌冷冻切片诊断一般不难，组织少，要注意有的喉癌中、上层细胞很好，或者仅为原位癌，基底层已发生癌性浸润性生长，容易漏诊。

【病例1】患者，男性，57岁，声音嘶哑半年，呼吸困难2个月，曾在外院行喉镜下肿物切除，无效。检查：左声带菜花样肿物，术中见双侧声、室带有肿物，浸破甲状软骨，达颈前带状肌。送检标本为灰白色软组织，质硬，大小为 1.5 cm×10.0 cm×2.0 cm。

冷冻组织学病变和诊断：大部分中、上层上皮细胞的形态和结构是正常的，但部分区细胞发生异型增生，正常结构或排列失常，并有向间质内浸润性生长的现象。诊断：喉鳞癌。

石蜡组织学病变和诊断：基本病变和特征与冷冻切片相似，浸润性病变更明显。诊断：喉鳞癌（图12-6-6）。

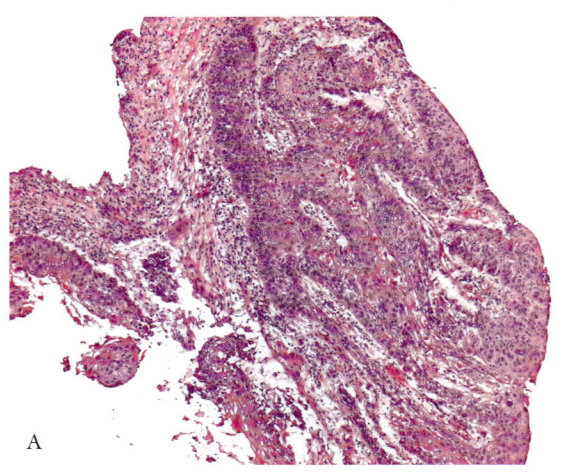 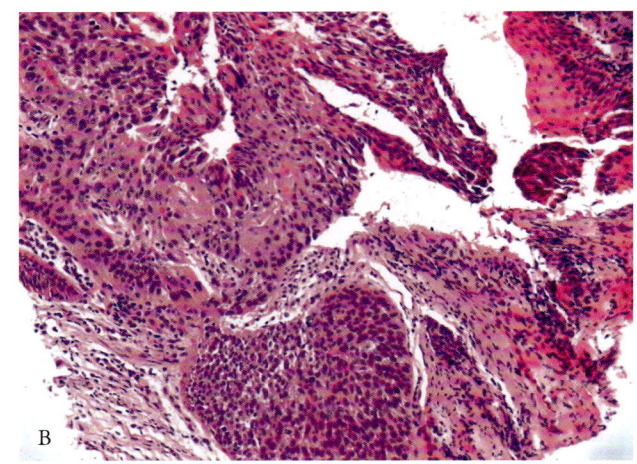

A.冷冻切片，喉鳞状上皮癌，见分化较好的上皮异型增生、癌变及浸润（低倍）；B.石蜡切片，图示鳞状上皮癌变，向间质内浸润更明显（高倍）。

图 12-6-6　喉鳞状细胞癌

【病例2】患者，男性，64岁，声嘶1年半，加重1个月。检查：右声带近前联合处及左声带前1/2下缘，隆起并有溃疡的肿物，大小为1.5 cm×1 cm，质脆易出血。送检标本为灰白色米粒大小的软组织。

冷冻组织学病变和诊断：极少许异型增生的鳞状上皮组织，结构排列紊乱，细胞异型性明显。诊断：考虑癌变的鳞状上皮，取材较表浅，浸润情况不易判定。

石蜡组织学病变和诊断：鳞状上皮异型增生并间质内浸润。诊断：喉鳞癌（图12-6-7）。

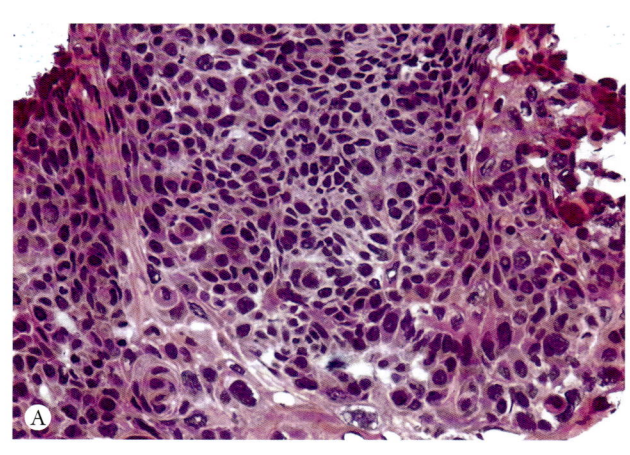 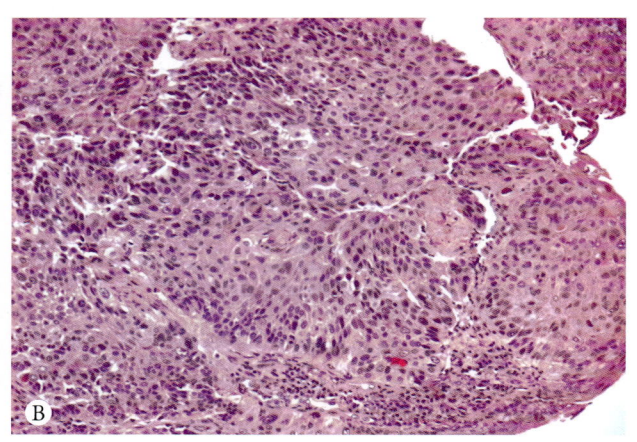

A.冷冻切片，图示少许异型性明显的鳞状上皮组织，部分区域细胞异型性明显，符合癌变（高倍）；B.石蜡切片，图示鳞状上皮癌变，向间质内浸润（中倍）。

图 12-6-7　喉鳞状上皮癌

点评

此例送检组织极小，细胞形态异型性明显，符合癌变，但切片内难以判定基底膜及其有无浸润。而石蜡切片中可见异型细胞巢出现在固有膜内，从而进一步支持为癌变及浸润的鳞状上皮巢，可明确诊断为鳞状细胞癌。

六、气管异位甲状腺癌

甲状腺在胚胎发育过程中，原基组织可以异位到舌根部、下颈部、颈侧部、前纵隔和心包、肝和气管等处发育成为甲状腺，也有人认为可能是局部组织发生的。异位甲状腺组织可以发生甲状腺肿和甲状腺癌。

气管内甲状腺异位虽然较少见，但也不乏此类报告，但是气管内异位甲状腺发生癌瘤者甚少见。

【病例】 患者，女性，42 岁，间断性咯血 2 个月，胸憋 10 天。检查：肿物位于主气管，大小为 2.5 cm×2 cm×1.7 cm，未发现甲状腺肿大。CT：甲状腺左叶下极附近有一肿物影，直至胸廓入口处。肿物破坏气管软骨，突入气管内。双侧甲状腺内见点状钙化。考虑左颈部占位性病变累及气管。支气管镜见距声门 2 cm 处的气管内有带蒂的息肉状肿物，充满气管腔。术中见左甲状腺下极下方，左气管前有一肿物，大小为 2.5 cm×2 cm，与甲状腺下极有粘连，但与甲状腺实质无关。临床诊断：甲状腺癌侵犯气管。送检标本为气管一段，肿瘤主要位于主气管内，破坏气管软骨。甲状腺组织很少，其内未见肿瘤。

冷冻组织学病变和诊断：瘤细胞胞质较丰富，圆形或多角形，形态较一致，胞核有异型性，呈实性巢状结构，间质丰富。诊断：神经内分泌分化的恶性肿瘤。

石蜡组织学病变和诊断：主瘤位于气管，广泛浸润、破坏气管黏膜、软骨及其周围组织，主要是分化差的实性肿瘤成分，瘤细胞胞质丰富、透明，有异型性，部分区有腺癌样结构、腔内有胶样物质，高倍镜下瘤细胞核内可见核沟。诊断：气管异位甲状腺乳头状癌（滤泡亚型）。免疫组化结果支持这一诊断（图 12-6-8）。

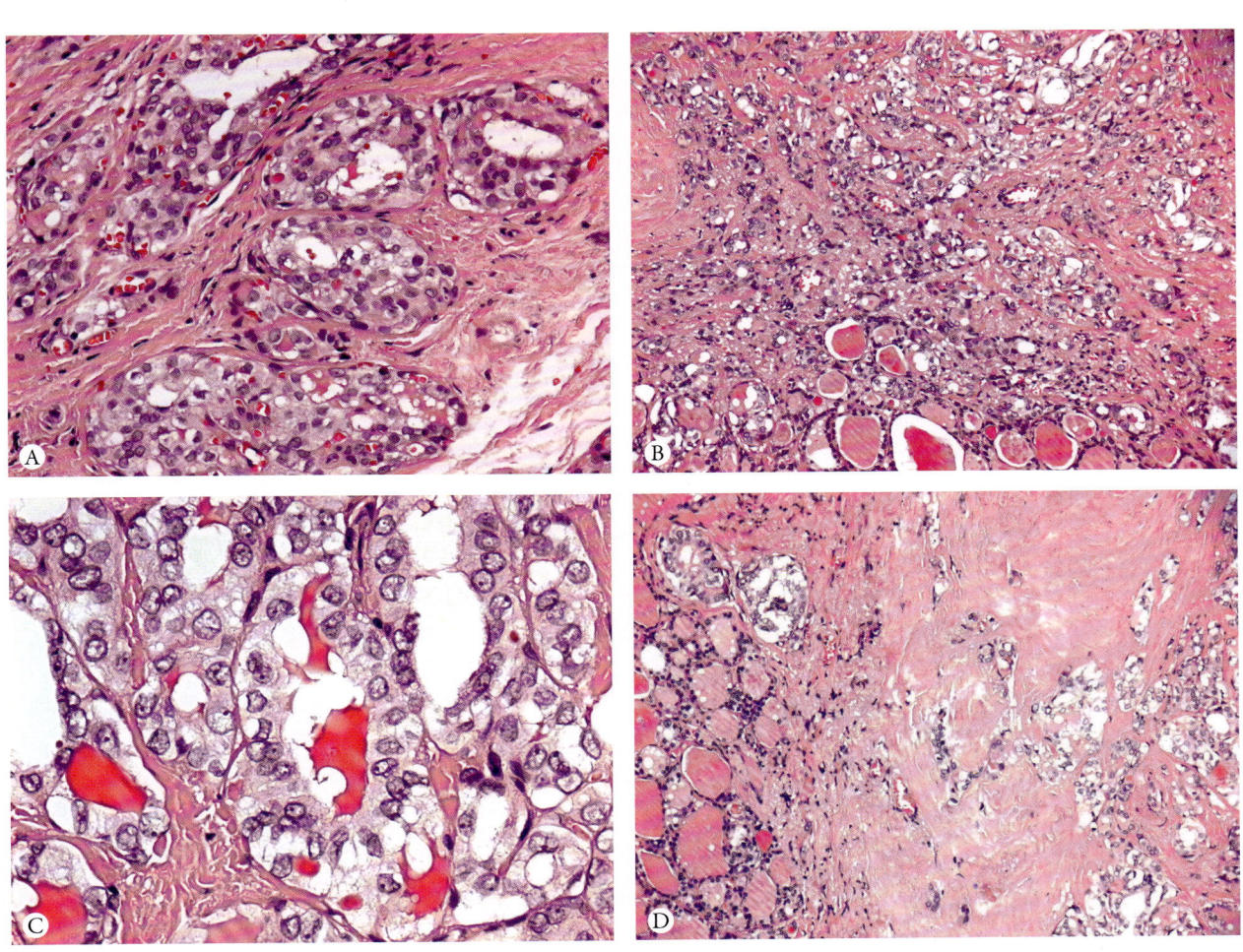

A. 冷冻切片，图示瘤细胞呈实性巢状排列，有异型性，呈浸润性生长（中倍）；B. 石蜡切片，图示癌细胞胞质透亮，部分有腺腔分化，周围可见甲状腺组织（低倍）；C. 石蜡切片，图示癌细胞胞质透亮，可见少许胶质及核沟（高倍）；D. 石蜡切片，图示硬化性间质（低倍）。

图 12-6-8　气管异位甲状腺癌

点评

本例冷冻切片内只有未分化的实性肿瘤，胞质伊红染色太浅，很难识别癌瘤类型。经多处取材作石蜡切片才见到甲状腺组织及甲状腺癌的形态，这表明取材、切片染色、数量对诊断都有影响。本例的临床和病理资料都提示是气管内异位甲状腺发生的罕见病例。

七、隐球菌病

罕见。主诉均有持续性声音嘶哑，多数患者有服用糖皮质激素药物的病史（包括吸入皮质激素），可见于糖尿病患者及重度吸烟者。大多数患者无系统性症状。镜下病变黏膜可见慢性炎性及组织细胞性肉芽肿形成，吞噬细胞内可见大量的新型隐球菌，黏液卡红染色及六胺银染色等可更好地显示病原体。

【病例】患者，女性，58岁，声音嘶哑2个月。喉镜检查左声带全长广基膨出，黏膜表面略呈白色。患者有哮喘病史50年，慢性肾炎病史7年，平时吸入皮质激素和口服激素治疗哮喘。临床诊断为声带肿物。

冷冻组织学病变和诊断：术中切片冻切片，低倍镜下仔细观察可见组织细胞样肉芽肿结构，高倍镜下在胞浆透亮的组织细胞样细胞内可见淡紫色着色点状小体，周边有圆形空隙，考虑较符合肉芽肿性炎症，不除外隐球菌病。

石蜡组织学病变和诊断：石蜡包埋组织、HE染色切片可见胞浆透亮的组织细胞聚集，在透亮的胞浆内可见近圆形的点状菌体样结构，菌体样结构周围可见透亮的晕，被膜结构不清。黏液卡红染色菌体细胞壁及胞浆均红染，部分可见胞膜着色，六胺银染色菌体被染成棕褐色或棕黑色，菌体周围的被膜不清楚，诊断为喉隐球菌病（图12-6-9）。

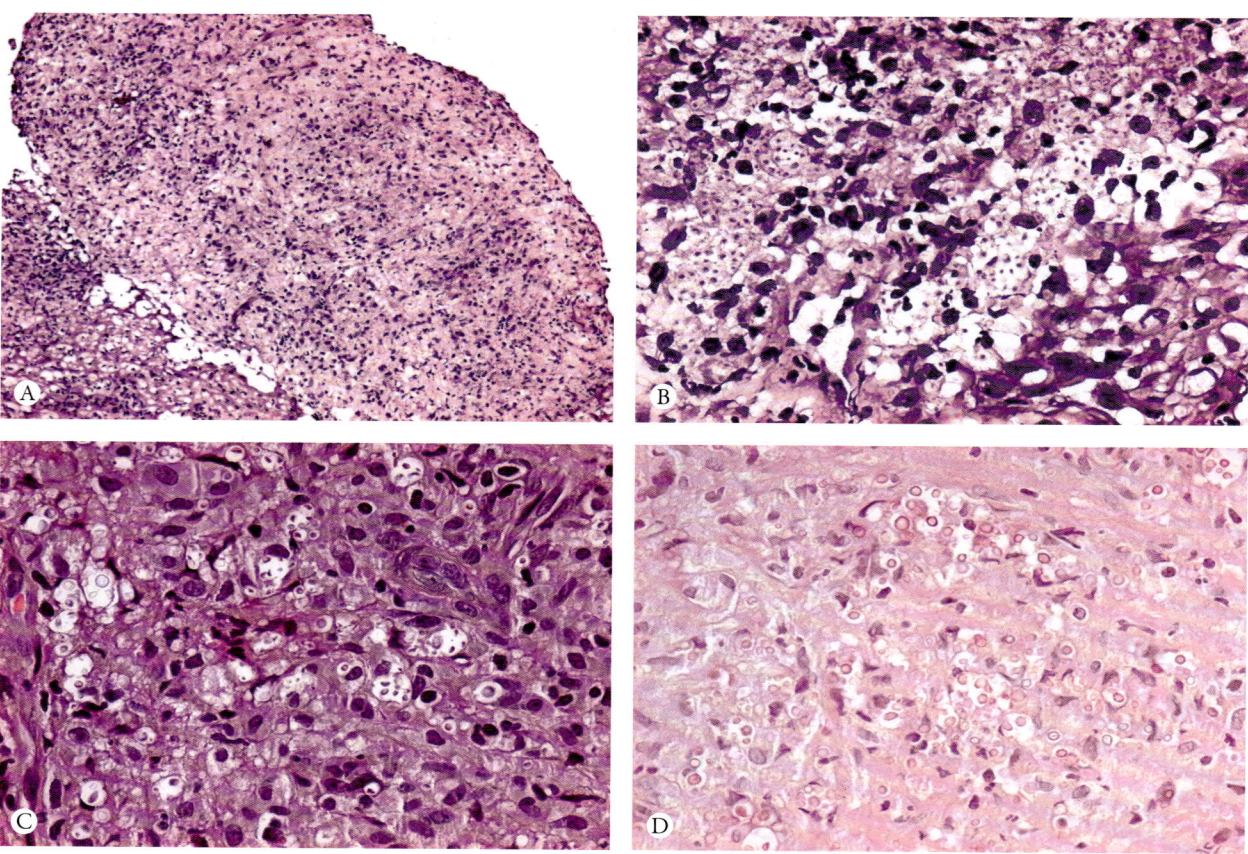

A. 冷冻切片，可见组织细胞性肉芽肿轮廓（低倍）；B. 冷冻切片，可见胞浆透亮细胞内呈球形及圆形淡紫色小体簇状聚集（高倍）；C. 石蜡包埋组织 HE 染色，组织细胞内可见隐球菌结构，菌体周围可见透亮的晕，被膜结构不清（高倍）；D. 黏液卡红染色，隐球菌菌体细胞壁及胞浆均红染，部分可见胞膜着色（高倍）。

图 12-6-9　喉隐球菌病

点评

特殊感染少见。本例在术中冷冻切片内可见胞浆透亮的组织细胞样细胞聚集，高倍观察在透亮的胞浆内可见淡紫色点状小体结构，结合患者哮喘、服用及吸入激素制剂病史，考虑隐球菌感染的可能。术后通过石蜡切片、特殊染色进一步证实为喉隐球菌病。病史、肉芽肿结构和隐球菌的特殊形态在最后诊断中发挥重要作用。

第七节 涎腺型癌

一、黏液表皮样癌

黏液表皮样癌发生在眼耳鼻咽喉区的泪腺、耵聍腺和鼻腔鼻旁窦、咽、喉黏膜的小涎腺。

组织学病变：形态与腮腺等大涎腺黏液表皮样癌是一致的。由3种细胞组成，即黏液细胞、中间细胞和鳞状细胞。肿瘤之间的这几类细胞成分比例不一。有的鳞癌成分多，有的黏液癌细胞多，有的有相当多的透明细胞。有沿神经周围浸润的倾向。一般纤维结缔组织性间质比较丰富。有低度和高度恶性之分。可与恶性黑色素瘤同时发生在上颌窦。

冷冻切片人工裂隙多，细胞染色的质量不佳时，很难识别黏液细胞和非常成熟的鳞癌细胞，诊断会发生困难。鳞癌成分突出的黏液表皮样癌要与鳞状细胞癌鉴别，要寻找癌性黏液细胞；透明细胞很丰富的黏液表皮样癌则应与透明细胞癌或其他含有透明细胞成分的癌瘤相鉴别。

【病例】临床和肉眼病变：患者，男性，52岁，右鼻塞、涕血6个月。检查：右鼻中道有灰白色息肉样肿物。CT：右上颌窦、鼻腔占位性病变。术中见上颌窦口、前筛内有灰白色肿物，质脆。临床诊断：右上颌窦癌。

冷冻组织学病变和诊断：瘤细胞圆形，有细胞异型性和结构异型性，呈巢状结构，有少量空泡细胞散在分布，在细胞类型上缺乏明显的倾向性形态特征。诊断：癌瘤，组织学类型待石蜡切片再定。

石蜡组织学病变和诊断：肿瘤细胞的形态和结构基本上与冷冻者一样，但很清晰，有鳞状上皮分化，癌巢内有散在，呈灶状和片状的黏液细胞，PAS染色阳性，结缔组织性间质丰富。诊断：上颌窦黏液表皮样癌（图12-7-1）。

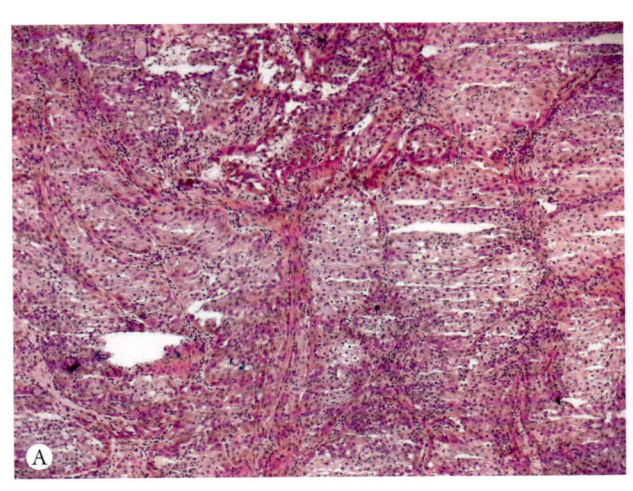
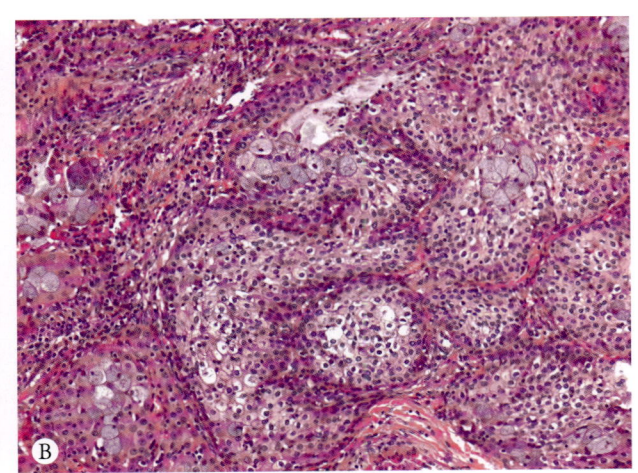

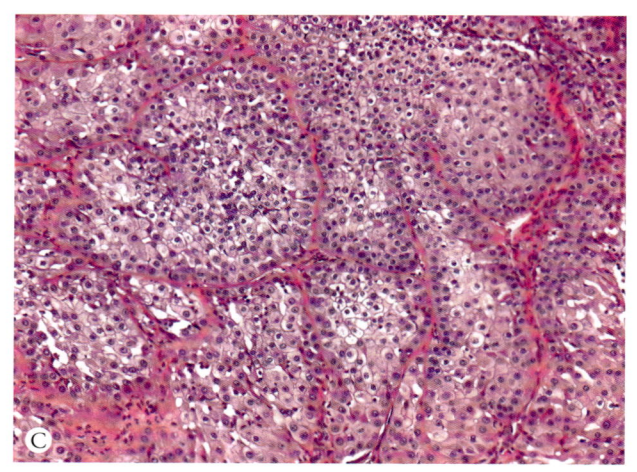

A. 冷冻切片，图示不良冷冻切片上显示癌瘤形态，类型不易识别（低倍）；B. 石蜡切片，图示鳞状上皮样癌巢内有较丰富的黏液细胞（中倍）；C. 石蜡切片，图示鳞状上皮样癌成分突出区（高倍）。

图 12-7-1　上颌窦黏液表皮样癌

点评

上颌窦内的黏液表皮样癌很少见，术中冷冻切片应在掌握典型病变诊断标准的前提下慎重进行。石蜡切片 PAS 染色显示黏液细胞的存在可进一步证实诊断。

二、癌在多形性腺瘤中

癌在多形性腺瘤中又称恶性混合瘤或混合瘤恶性变。眼耳鼻咽喉区可以发生在小涎腺和泪腺，但是比较少见。往往有混合瘤手术史。

组织学病变：有多形性腺瘤的背景，出现异型增生细胞灶，瘤细胞排列结构异常，局部浸润性生长。恶性成分可能是腺癌、腺样囊腺癌、鳞癌或难以分类的癌等。

【病例】患者，女性，63 岁，现左眼球突出、移位、视力下降。检查：眼球向前、颞下方突出移位，泪腺部及上睑皮下有一类圆形肿物，大小为 5 mm×3 mm×3 mm。左下睑、颞侧也有大小为 2 mm×2 mm 的肿物。有两次左泪腺混合瘤手术史。CT 及 MRI：左泪腺窝区占位性病变，考虑为泪腺腺样囊性癌的可能性大。术中见泪腺部，上、下睑皮下数个大小不一肿物。临床诊断：左泪腺混合瘤术后复发。送检标本为灰白色软组织多块，质硬。

冷冻组织学病变和诊断：瘤细胞呈多形性腺癌形态，实性和腺样结构，间质黏液水肿，部分区细胞异型性明显，呈不规则灶状结构。诊断：泪腺多形性腺瘤，细胞异型增生，不除外恶性变。

石蜡组织学病变和诊断：多形性腺瘤内有异型增生的瘤细胞，呈不规则的巢状结构，浸润性生长，可见核分裂象。诊断：癌在多形性腺瘤中（图 12-7-2）。

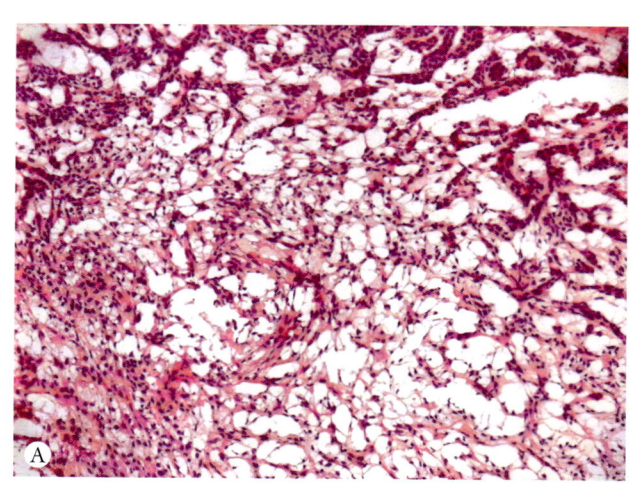
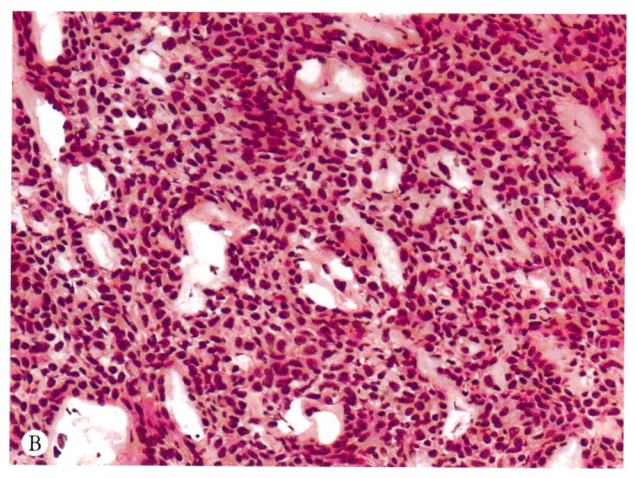

第十二章 眼、耳、鼻及咽喉疾病

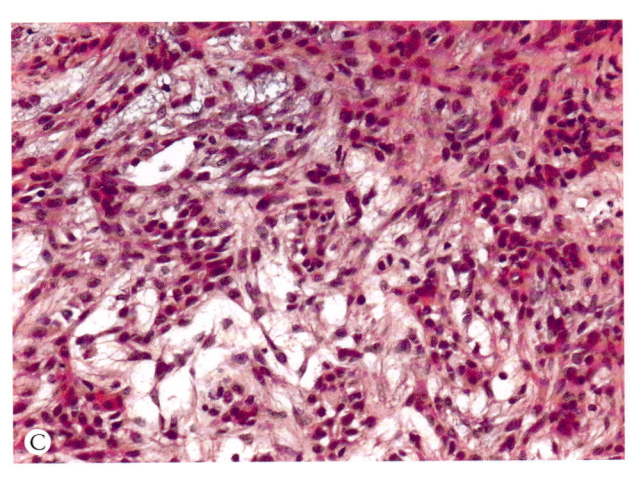
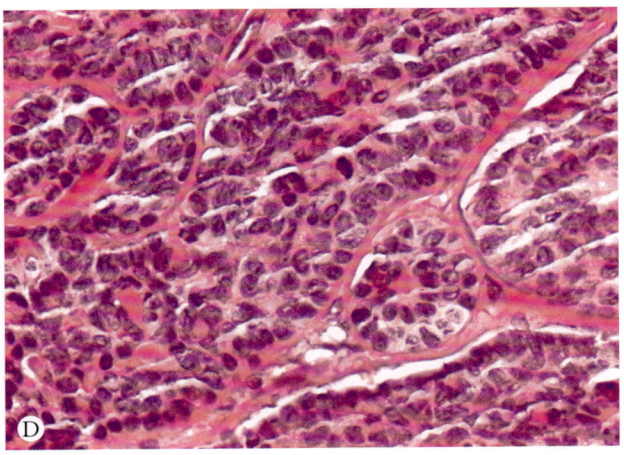

A. 冷冻切片，图示多形性腺瘤形态，肌上皮分布于间质内（低倍）；B. 冷冻切片，图示瘤细胞呈实性结构，细胞有异型性（中倍）；C. 石蜡切片，图示仍可见多形性腺瘤形态（中倍）；D. 石蜡切片，图示瘤细胞有异型性，巢状结构，可见核分裂象（高倍）。

图 12-7-2　癌在多形性腺瘤中

点评

本例特点为有两次左泪腺多形性腺瘤手术史，镜下改变可见多形性腺瘤的形态，但同时有实性和腺样结构，伴有明显的异型性，应高度考虑有无癌变的可能。

三、腺样囊性癌

腺样囊性癌有发生在头颈部的倾向，占头颈部恶性肿瘤的 35%～38%。眼耳鼻咽喉区以鼻腔鼻窦最多，泪腺肿瘤中，腺样囊性癌也比较多。

生长慢，局部侵袭性生长，有沿神经周围浸润的特点，易复发，可发生颈淋巴结转移，以及远处转移到肺、骨和肝。

组织学病变：癌细胞一般为小圆形，胞质少，核染色质较浓，癌巢内有大小不一的腺样黏液囊，呈筛状、梁状和实性片状。也有腺体成分，但较少。

【病例】患者，女性，37 岁，左眼肿胀 1 年。检查：左眼颞侧有质硬、边界不清、固定的肿物，压痛（+）。有左泪腺肿物切除史。MRI：左泪腺部不规则肿块，多形性腺瘤术后复发？术中见颞下眶体内及眶缘有一灰白色肿物，眶骨破坏。临床诊断：左泪腺部占位性病变。送检组织为灰白色软组织，质脆。

冷冻组织学病变和诊断：小圆形瘤细胞，形态较一致，主要呈条索状和巢状结构，部分区兼有不规则较大囊样结构，囊内容物与黏液水肿状间质无法区别。诊断：恶性上皮性肿瘤。

石蜡组织学病变和诊断：癌细胞形态基本上与冷冻切片一致，癌细胞呈梁、索状结构，癌巢内有大的、形态扭曲的不规则囊腔，囊内有黏液样物质。诊断：泪腺腺样囊性癌（图 12-7-3）。

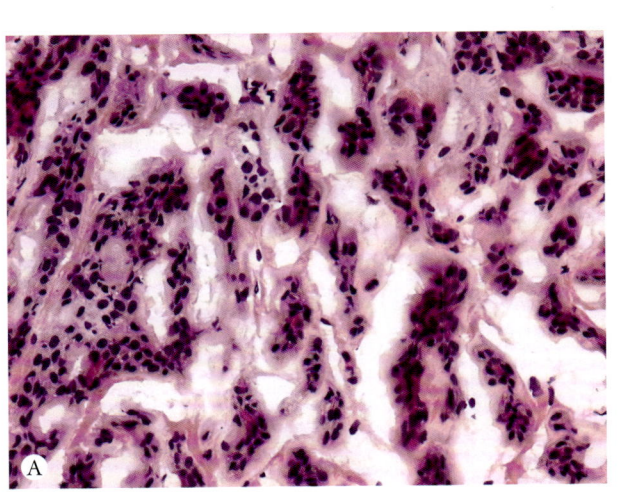

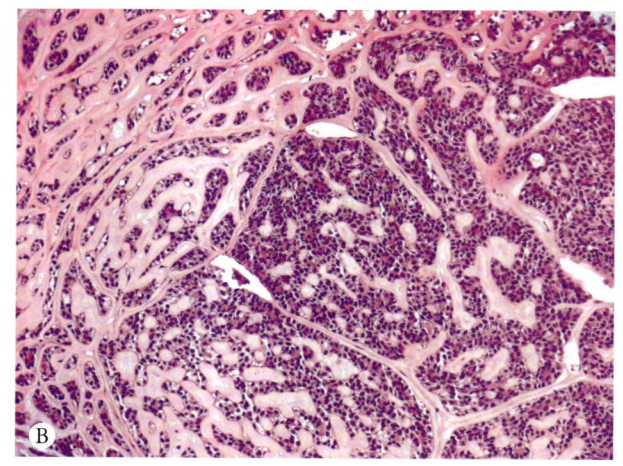

A. 冷冻切片，图示瘤细胞小，形态一致，呈条索状结构，胞界不清，黏液样间质（高倍）；B. 石蜡切片，图示癌巢内形态不一的腺样囊腔，囊周有单层至数层癌细胞，内有黏液（低倍）。

图 12-7-3　腺样囊性癌

点评

本例腺样囊性癌与常见者不同，从石蜡切片上的病变，可以理解冷冻切片不能确诊的原因：癌巢内的黏液样囊腔大，扭曲变形，囊腔周围瘤细胞呈单行排列，腔内黏液与黏液性间质一样。

第八节　良性软组织肿瘤

一、孤立性纤维瘤

孤立性纤维瘤最先发现于胸膜下，据文献报告，在胸膜外如肺、纵隔、腹膜、心包、胸腺、肝、甲状腺、鼻腔鼻旁窦、咽、喉和眼眶等也可发生。有良性和恶性两类，恶性很少见。

孤立性纤维瘤组织病理形态谱很宽，但基本病变是由胶原纤维、纤维母细胞、肌纤维母细胞和血管成分组成的。丰富的胶原纤维伴有玻璃样变；瘤性纤维/肌纤维母细胞呈片状、灶状增生，分散在胶原纤维或胶原纤维束之间，不同部位细胞丰富程度不同，瘤细胞成分、结构具有多样性，如有血管增生明显者、血管外皮细胞瘤样者、肉瘤样者、神经源性肿瘤样者、似神经鞘瘤样排列、纤维组织细胞瘤样等。一般细胞无异型性，无核分裂。

眼眶孤立性纤维瘤自1994年首例报告以来，病例日益增多，乃至被认为本瘤发生在眼眶是较常见的疾病，应列入眼眶疾病的鉴别诊断中。本瘤常不易完全切除而局部复发，复发瘤有向周围结构（包括骨）侵袭或恶性变的倾向。本瘤形态谱很广，冷冻诊断比较困难，易与脑膜瘤、血管外皮细胞瘤等相混淆。CD34和STAT6对诊断本瘤有重要意义。恶性孤立性纤维性肿瘤表现为瘤细胞密度增加，细胞核显示中－重度异型性，核分裂象＞4个/10HPF，可见病理性核分裂象和肿瘤性坏死，肿瘤边缘呈浸润性生长。

【病例】患者，男性，35岁，左眼球胀痛1年，突出1个月。检查：左眼球突出。CT：左球后—左蝶骨大翼区占位性病变，累及翼腭窝及颞下窝，结合MRI考虑为血管瘤的可能性大。手术见左蝶骨大翼有局限性、结节状肿物，呈灰白色，质软，血运丰富，边界不清，与硬膜粘连紧密，眶外侧骨壁大部分破坏。临床诊断：眼眶血管纤维瘤，颅—眶沟通（左外侧壁型）。

送检标本为灰白色软组织，半个绿豆大小，部分区质地较韧，有纤维纹理，部分区质地细腻湿润。

冷冻组织学病变和诊断：细胞呈卵圆形、梭形，胞核较浓染，部分区域有灶状纤维组织增生，细胞丰富，血管丰富。诊断：间叶源性肿瘤，低度恶性。

石蜡组织学病变和诊断：瘤细胞呈梭形、卵圆形和圆形，核浓染，细胞间有不规则分布的胶原纤维伴有玻璃样变的间质，部分区细胞丰富，弥漫性增生。部分区域血管丰富，瘤细胞弥漫性表达CD34和STAT6。诊断：孤立性纤维瘤（图12-8-1）。

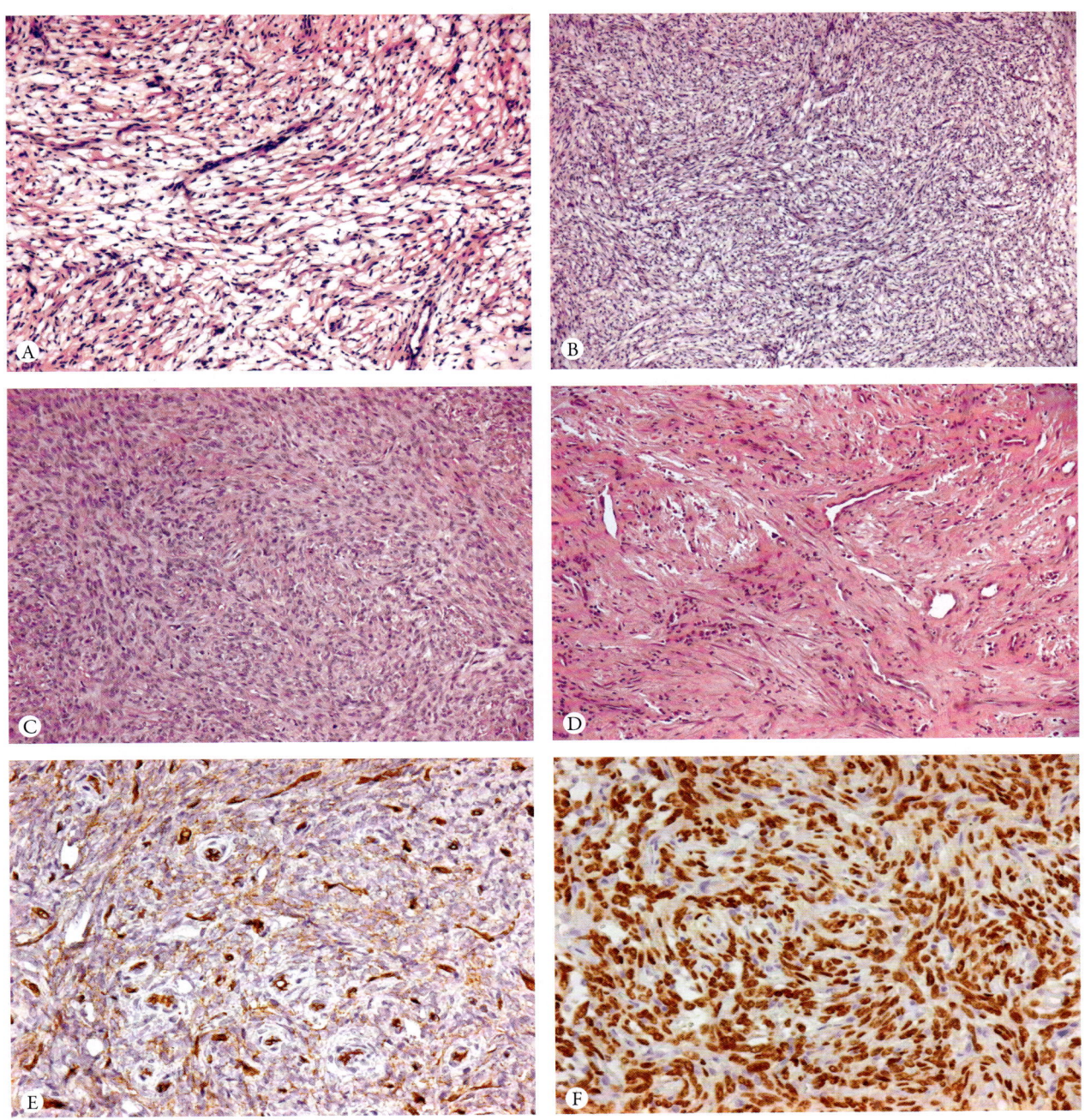

A. 冷冻切片，图示以梭形细胞为主的瘤细胞呈多种形态，间有胶原纤维丰富的间质（低倍）；B. 冷冻切片，图示部分区瘤细胞丰富（低倍）；C. 石蜡切片，图示丰富的梭形细胞区（低倍）；D. 石蜡切片，图示血管丰富，胶原纤维丰富的间质玻璃样变（低倍）；E. 石蜡切片，图示瘤细胞及血管内皮细胞 CD34 阳性（中倍）；F. 石蜡切片，图示瘤细胞 STAT6 核阳性（中倍）。

图 12-8-1　孤立性纤维瘤

二、良性纤维组织细胞瘤

良性纤维组织细胞瘤眼耳鼻咽喉区的纤维组织细胞瘤（包括良性和恶性）比较常见，但发生在中耳乳突者少见。组织学形态与其他部位者相似。

【病例】患儿，女性，4岁，发现左外耳道肿物12余天。检查：肿物质较韧，接触之有轻微疼痛。CT：左耳乳突内有肿物，突出到鼓室和外耳道。术中见乳突腔、鼓室和外耳道内有胶质样肿物，大小为4 cm×3 cm。送检标本为灰白色软组织多块，质软，部分区域较韧。

冷冻组织学病变和诊断：有纤维母细胞和组织细胞增生，有流水样或略有漩涡样结构，有灶状炎性细胞浸润。

石蜡组织学病变和诊断：细胞形态基本上同冷冻切片，有轮辐样结构，部分区有骨样组织化生，部分区有破骨细胞样多核巨细胞（图12-8-2）。

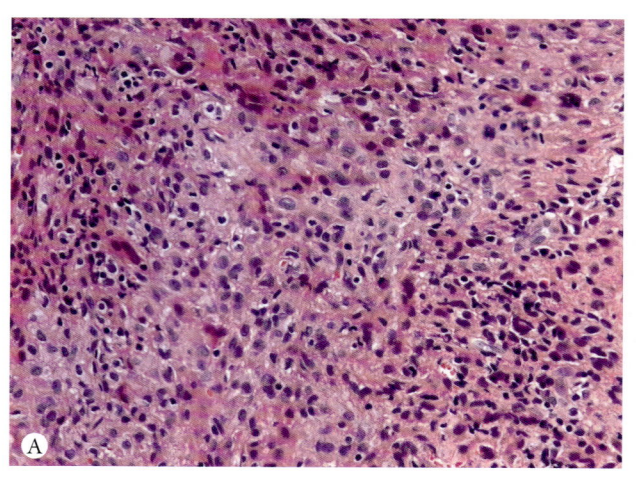
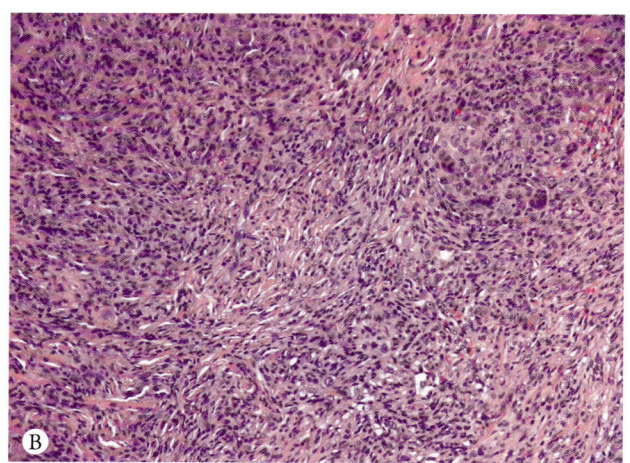
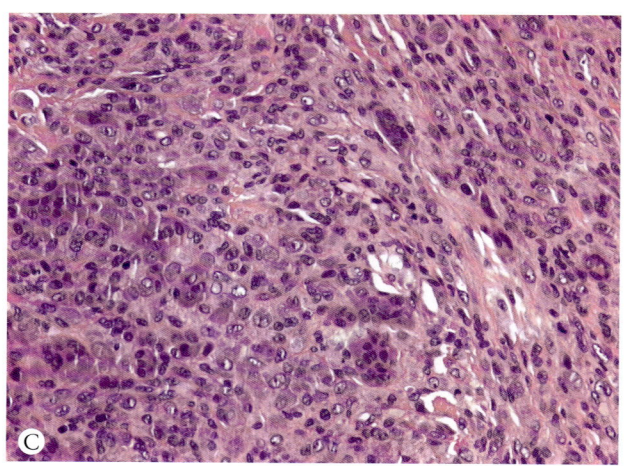

A. 冷冻切片，图示纤维母细胞和组织细胞增生，灶状炎性细胞浸润（中倍）；B. 石蜡切片，图示肿瘤细胞呈编织样排列，有破骨细胞样多核巨细胞（低倍）；C. 石蜡切片，图示多核巨细胞（高倍）。

图12-8-2　良性纤维组织细胞瘤

三、异位脑膜瘤

异位脑膜瘤发生于异位的蛛网膜颗粒上的脑膜细胞。

颅外脑膜瘤主要发生在头颈部，有沿中线分布的倾向，如颈侧部、眼眶、鼻腔鼻旁窦、耳颞部和口腔等处。以眼眶多见。这些部位的脑膜瘤都有原发性和波及性两类，后者系指肿瘤原发于颅内波及本区，在耳鼻咽喉区则鼻腔鼻窦较多，基本上是良性的，但可有局部侵袭破坏性和复发。

组织学病变：总体上，组织学形态与相应的组织学类型有关，如上皮样型、砂砾型、纤维型、合体细胞型、血管外皮细胞型等。瘤细胞对上皮膜抗体、细胞角蛋白和Vimentin等免疫组化染色呈阳性，S-100染色基本呈阴性。

【病例】患者，男性，23 岁，左眼突出 3 个月，伴有视力下降。检查：左眼突出 20 mm，外展受限，视乳头水肿。CT、MRI：左视神经有占位性病变。术中所见：左侧眼眶肿物，考虑为视神经鞘脑膜瘤可能性大。术中见肿物质硬，位于视神经内下方，与视神经鞘粘连。临床诊断：左视神经鞘脑膜瘤。送检标本为针尖大小的灰白色软组织一块。

冷冻组织学病变和诊断：少量纤维组织样组织，内有梭形、上皮样细胞，细胞和结构不清。诊断：可能是良性肿瘤，组织太少，建议重送。

石蜡组织学病变和诊断：在视神经鞘膜旁 有肿瘤组织。瘤细胞胞质较丰富，呈浅粉色，胞界清楚，胞核不浓染，无异型性，呈片状、索状和巢状结构，部分有旋涡状结构，EMA 呈阳性表达。诊断：视神经鞘脑膜瘤（图 12-8-3）。

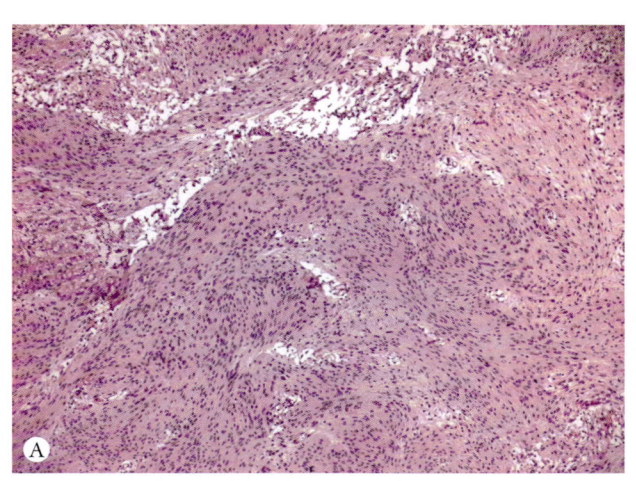

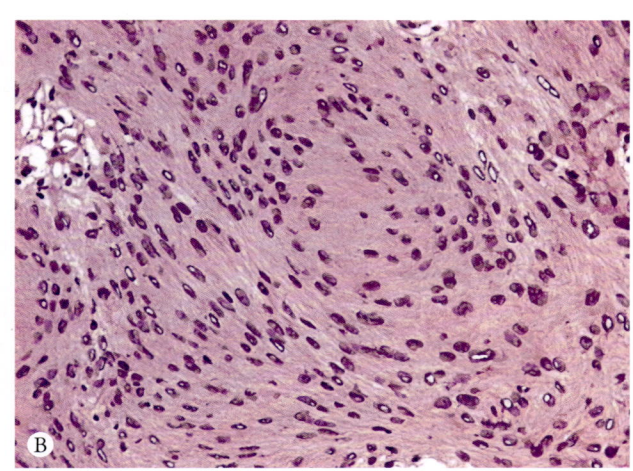

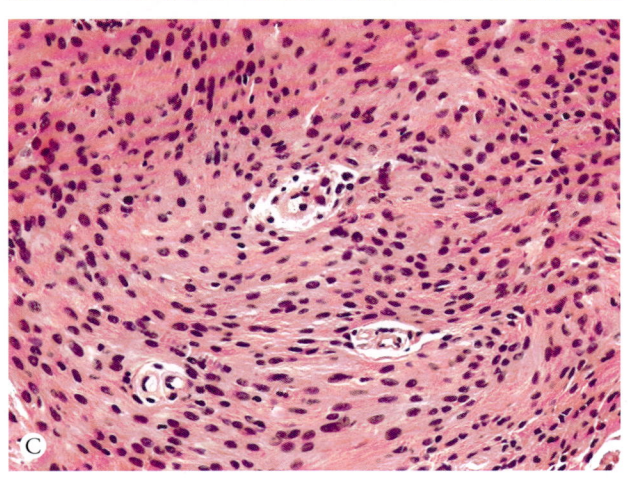

A. 冷冻切片，图示上皮样瘤细胞呈片状及巢状结构（低倍）；
B. 冷冻切片，图示上皮样瘤细胞，有漩涡状排列趋势（高倍）；
C. 石蜡切片，图示上皮样瘤细胞呈漩涡状排列，中央部可见血管（中倍）。

图 12-8-3 　视神经鞘脑膜瘤

四、黏液瘤

1871 年，Virchow 首先使用"黏液瘤，myxoma"一词，到 1948 年对黏液瘤的认识出现分歧。1948 年 Stout 重新把黏液瘤定义为独立的、不发生转移的真性间叶组织的肿瘤。多数人认为是原始间叶组织发生的肿瘤。

黏液瘤可发生在身体各部位，头颈部比较多见，如面部、颌骨、腮腺区、喉和舌等处，耳部少见。北京同仁医院有过外耳道、中耳乳突和声带的黏液瘤病例。

组织学病变：瘤组织结构疏松，细胞稀少，瘤细胞呈成纤维细胞样或星芒状，分散在黏液样基质内，突起的胞质呈嗜酸性，核小，较浓，无核分裂或极少核分裂，无异型性。可以有小型多核巨细胞。黏液样基质中有粗细不一的胶原纤维散在。可形成黏液池。有淋巴细胞和肥大细胞浸润。仅有少量薄壁血管。肿瘤无包膜，边界不清。

送检标本少时，冷冻切片诊断常困难。要与黏液样水肿、具有黏液样变性的肿瘤相鉴别，后者应有诊断性特征的主瘤体存在。有时被覆上皮向黏液瘤组织内生长，冷冻诊断时要避免误为癌瘤。

【病例】患者，男性，32岁。左上牙龈肿胀2年，渐进性增大。检查：左上4～6齿龈内、外侧膨隆，对应之唇黏膜有溃疡，左上5齿松动。CT：左上颌窦有软组织肿物阴影，左齿槽骨有圆形缺损区。考虑左上颌窦占位性病变。手术见肿物主要在左侧牙槽骨内，实性，大小约2.5 cm×2.5 cm×2.5 cm，呈灰白色，质韧。临床诊断：左上颌骨肿物，造釉细胞瘤。送检标本为多块不整形组织，胶样，半透明。第二次标本：似软骨组织，表面光滑，质硬，大小约2.5 cm×2.0 cm×0.8 cm。

冷冻组织学病变和诊断：黏液水肿状组织，有少量梭形或星形细胞，血管很少。诊断：良性病变，有丰富的黏液样基质，部分黏膜上皮增生，待石蜡切片确诊。

石蜡组织学病变和诊断：基本病变与冷冻者一样，细胞和血管成分少，瘤细胞呈梭形、卵圆形和星形，散在性分布，黏液样基质丰富，有少量胶原纤维散在。诊断：上颌骨黏液瘤。

肿瘤原发于齿槽骨内，突入上颌窦，状似上颌窦发生的肿瘤（图12-8-4）。

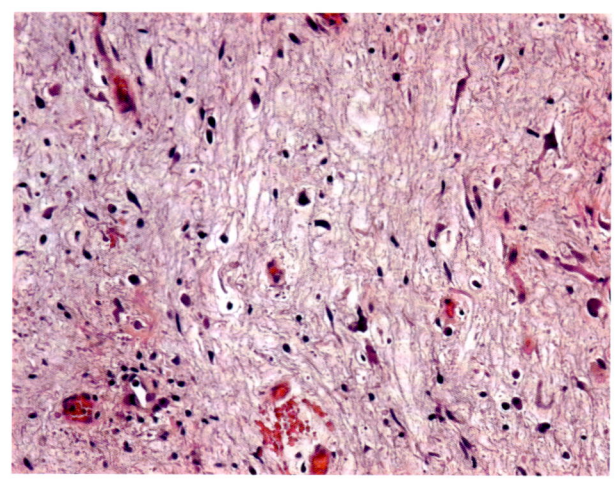

图12-8-4　上颌窦黏液瘤

冷冻切片，图示肿瘤有突出的黏液样基质，瘤细胞少，呈星芒状，分散（中倍）。

第九节　恶性软组织肿瘤

一、节神经母细胞瘤

节神经母细胞瘤主要发生在肾上腺外，头颈部很少见，少年以下年龄段发病者较多，也见于成年人。组织学病变：具有节神经瘤和未分化的神经母细胞瘤成分，可以见到成熟的神经节细胞、神经纤维组织、成簇的小圆形未分化的瘤细胞和少量纤维组织性间质。冷冻切片诊断较难，与取材有密切关系。节神经母细胞瘤与颈静脉球瘤的主要区别在于后者有丰富的窦状血管，胞巢样瘤细胞位于血管之间和胞巢边有支持细胞。

【病例】患儿，男性，13岁，反复发生面瘫2个月。MRI显示颞岩部占位性病变。术中见肿瘤位于颈静脉孔周围。送检标本大小约4.3 cm×1 cm×1 cm，有包膜，质软，切面呈灰白色。

冷冻组织学病变和诊断：包膜完整，血窦丰富，瘤细胞胞质内有嗜酸性颗粒，偶见大圆细胞，空泡样圆核，中央有大的圆核仁。诊断：颈静脉球体瘤。

石蜡组织学病变和诊断：经多次取材，发现部分组织内有丰富的嗜酸性丝网状纤维，排列疏松，有小圆细胞散布，部分组织内，在丝网状纤维背景上，有异型性明显的结节状分布的小圆形瘤细胞。诊断：节神经母细胞瘤，免疫组化染色支持这一诊断（图12-9-1）。

二、横纹肌肉瘤

横纹肌肉瘤是由未分化的间叶组织发生的。除大部分（约3/4）发生在躯干和四肢肌肉以外，还有少数发生在盆腔、腹膜后、胸腔、胆道、骨、脑、心脏等处。眼眶、鼻腔鼻旁窦、口腔、鼻咽部、喉和中耳乳突等部位的横纹肌肉瘤较多。

组织学病变：形态学与组织学类型有关。常见的有胚胎性横纹肌肉瘤、腺泡状横纹肌肉瘤、多形性横纹肌肉瘤，其他还有葡萄簇样横纹肌肉瘤、梭形细胞横纹肌肉瘤、实性腺泡状横纹肌肉

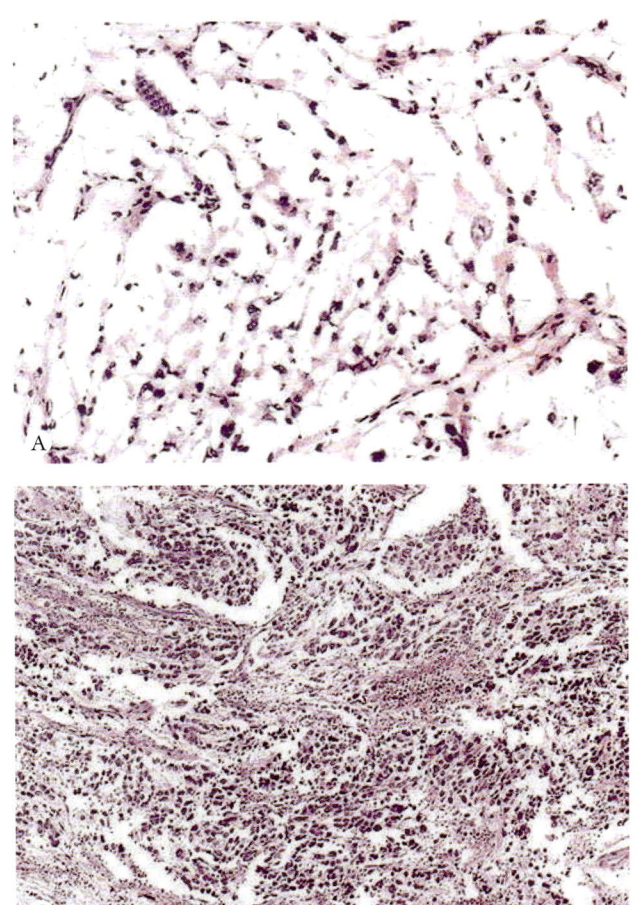

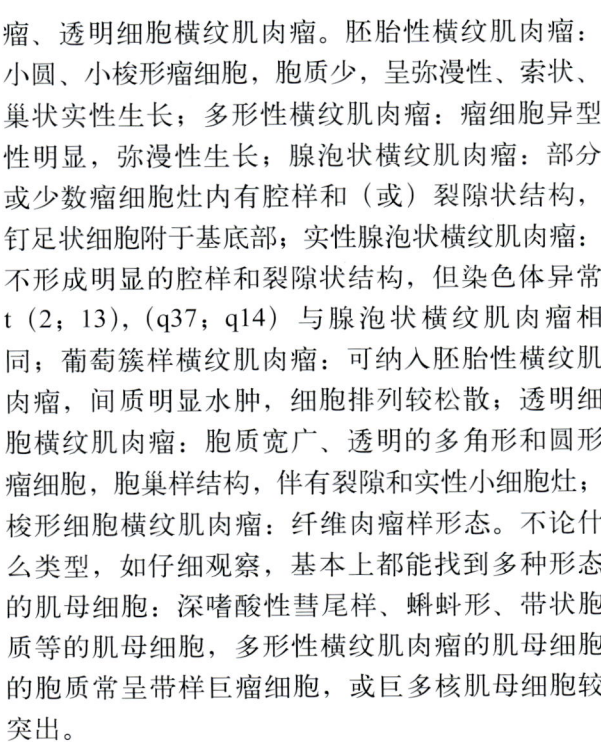

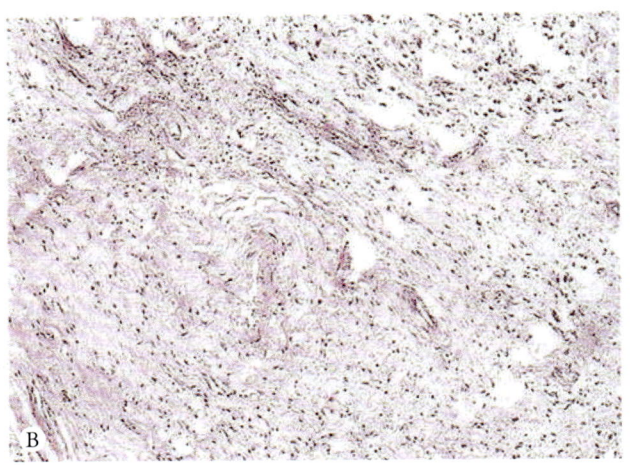

A. 冷冻切片，图示疏松组织内有小圆细胞，其中有一空泡状大核仁瘤细胞（中倍）；B. 石蜡切片，图示丰富的嗜酸性丝网状神经纤维，内有少量瘤细胞（低倍）；C. 石蜡切片，图示密集弥漫性异型性瘤细胞（中倍）。

图12-9-1 节神经母细胞瘤

瘤、透明细胞横纹肌肉瘤。胚胎性横纹肌肉瘤：小圆、小梭形瘤细胞，胞质少，呈弥漫性、索状、巢状实性生长；多形性横纹肌肉瘤：瘤细胞异型性明显，弥漫性生长；腺泡状横纹肌肉瘤：部分或少数瘤细胞灶内有腔样和（或）裂隙状结构，钉足状细胞附于基底部；实性腺泡状横纹肌肉瘤：不形成明显的腔样和裂隙状结构，但染色体异常 t（2；13），(q37；q14) 与腺泡状横纹肌肉瘤相同；葡萄簇样横纹肌肉瘤：可纳入胚胎性横纹肌肉瘤，间质明显水肿，细胞排列较松散；透明细胞横纹肌肉瘤：胞质宽广、透明的多角形和圆形瘤细胞，胞巢样结构，伴有裂隙和实性小细胞灶；梭形细胞横纹肌肉瘤：纤维肉瘤样形态。不论什么类型，如仔细观察，基本上都能找到多种形态的肌母细胞：深嗜酸性彗尾样、蝌蚪形、带状胞质等的肌母细胞，多形性横纹肌肉瘤的肌母细胞的胞质常呈带样巨瘤细胞，或巨多核肌母细胞较突出。

冷冻切片检查时可能由于标本少、染色不良，不易识别有特征性的肌母细胞，因而，不管是哪一种类型，定型诊断比较困难，有时石蜡诊断也会很困难。如下述病例1的石蜡切片也曾经多位专家会诊，意见相左，如诊断神经源性低度恶性肿瘤；血管外皮细胞瘤，生长活跃；绿色瘤等。本例LCA、CD99等均阳性，可能干扰诊断，因在横纹肌肉瘤中少见其表达。文献报道指出，横纹肌肉瘤有LCA，CD99、NSE、EMA等阳性表达者。本例诊断过程表明，免疫组化有重要辅助诊断作用，但组织形态学改变仍然是最基本的诊断要素。对于获取的各种信息进行甄别和综合分析是十分重要的。

【病例1】患者，男性，43岁，发现右眼球突出1个月。CT：球后占位性病变，视神经被推移位，大小为 2 cm×2 cm×2.9 cm，向前、向下突入前颅底、筛窦，骨质不完整。术中见肿瘤位于鼻腔上深部，暗紫色，质脆，标本为3块灰白色软组织，总体积约 2 个米粒大小。

冷冻组织学病变和诊断：小细胞性恶性肿瘤，神经源性肿瘤不除外。

石蜡组织学病变和诊断：肿瘤由小圆形、小梭形瘤细胞组成，其中有少数嗜酸性胞质的肌母细胞散在。免疫组化染色示 LCA（-），CD99（+），MPO（-），S-100（-），Sarcomeric actin（+）（图 12-9-2）。

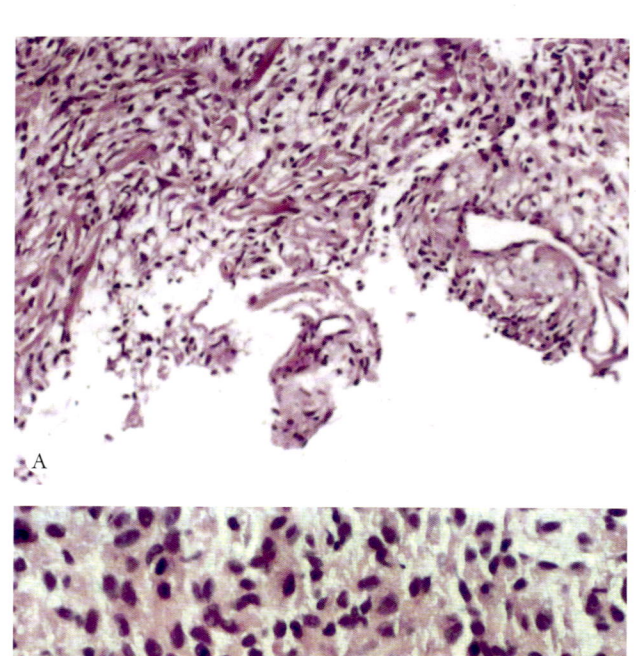

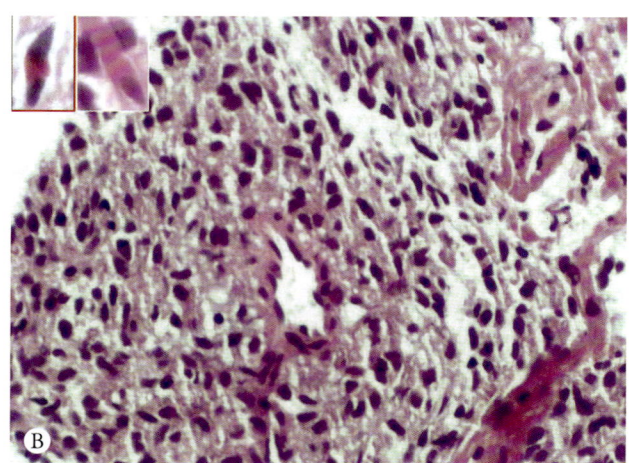

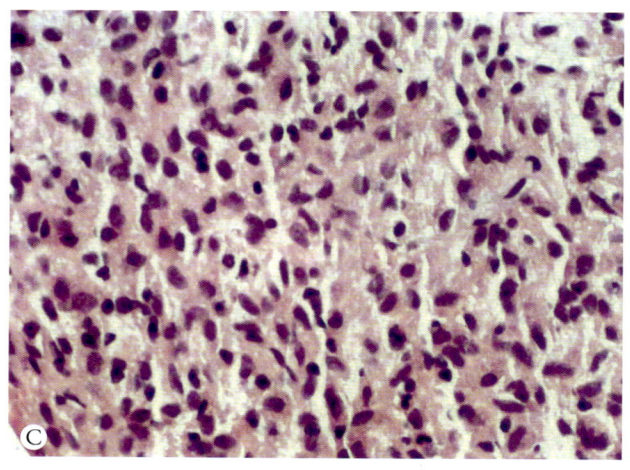

A. 冷冻切片，图示小梭形或小圆形细胞，水肿样间质（中倍）；B. 石蜡切片，图示右下角有嗜酸性胞质的肌母细胞，左上插图为肌母细胞（高倍）；C. 石蜡切片，图示异型梭形细胞（高倍）。

图 12-9-2　眼眶胚胎性横纹肌肉瘤

【病例 2】患者，男性，45 岁，声哑 20 年，加重 3 个月。检查：咽部黏膜充血，右喉室有肿物，表面光滑。MRI：左侧声带和声门下肿块，请结合临床除外喉癌。术中见肿物主体位于右侧半喉，累及双侧声带、室带、喉室、前联合、声门下，肿瘤质韧，切面呈鱼肉状，大小约 2 cm×2 cm×3 cm，临床诊断：右喉室肿物。送检标本为灰白色软组织。

冷冻组织学病变和诊断：瘤细胞呈梭形、圆形，核浓，有双核或多核细胞，呈弥漫性生长，间质很少。诊断：喉肉瘤。

石蜡组织学病变和诊断：肿瘤细胞形态基本上与冷冻者一样，多形性瘤细胞，其中可见宽带状嗜酸性胞质的肌母细胞，有纵纹，未见横纹，双核和多核细胞。Sarcomeric actin 和 Desmin 均呈阳性。诊断：喉多形性横纹肌肉瘤（图 12-9-3）。

点评

此例术中冷冻切片显示肿瘤细胞异型性明显，可见梭形细胞及瘤巨细胞，符合肉瘤的诊断，但进一步分型及确定细胞来源有困难。石蜡切片中肌母细胞的形态可提示为横纹肌来源，免疫组化染色可明确诊断并与其他梭形细胞肿瘤得以鉴别。

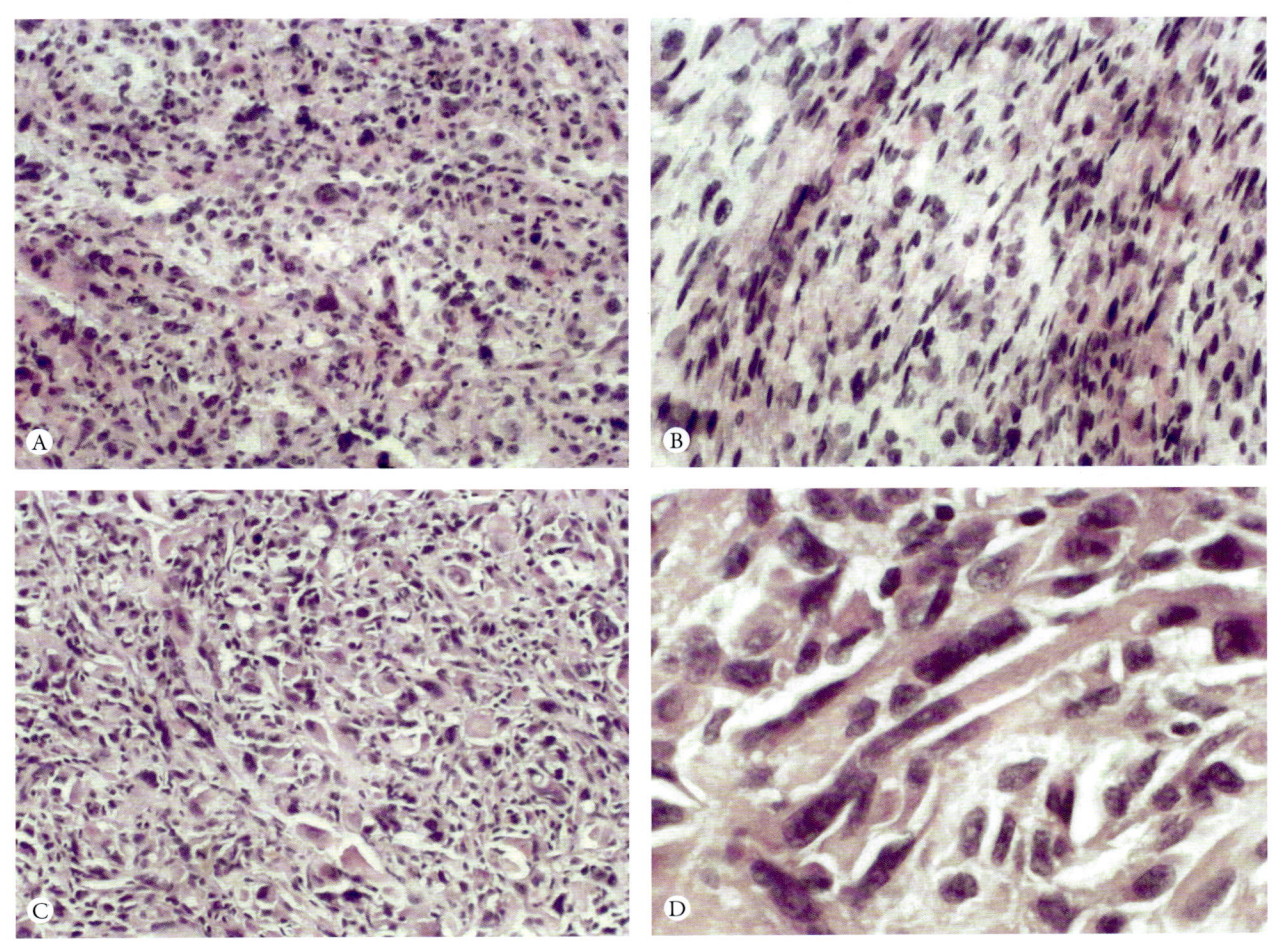

A. 冷冻切片,图示瘤细胞多形性明显,有瘤巨细胞(中倍);B. 冷冻切片,图示瘤细胞呈纤维肉瘤形态(中倍);C. 石蜡切片,图示多形性瘤细胞之间有多数不同形态的肌母细胞(中倍);D. 石蜡切片,图示嗜酸性带状胞质的肌母细胞(高倍)。

图 12-9-3　喉多形性横纹肌肉瘤

第十节　恶性骨和软骨组织肿瘤

一、软骨肉瘤

头颈部软骨肉瘤约占全身软骨肉瘤的 5%。可发生在鼻腔、鼻旁窦、耳、眼、咽、喉。鼻腔鼻旁窦肉瘤中,软骨肉瘤较常见,有人报告达 28.9%,肿物质硬,呈结节状,光滑,灰白色或红色,有光泽,分叶状。

组织学病变:组织学病变与其他部位者基本一致,组织学形态与分化程度相关的组织类型有关,可以分为 3 级。Ⅰ级:软骨样基质丰富,软骨细胞近似正常到有轻度异型性,有核仁,无核分裂,可有少量双核细胞,细胞呈簇状分布;Ⅱ级:软骨基质欠丰富,软骨细胞较多,异型性较明显,核大,有较少核分裂,缺乏坎骨窝,双核细胞较多;Ⅲ级:软骨细胞更丰富,异型性更为明显,软骨基质呈黏液样,基质内出现星状细胞。软骨肉瘤血管不丰富。免疫组化 Vimentin、S-100 及胶原Ⅱ型均呈阳性,EMA 及 AE1/AE3 均呈阴性。

软骨肉瘤的冷冻诊断较困难,特别是分化好、标本少的时候,要与良性软骨瘤区别,如鼻中隔的软骨肉瘤还应当与正常软骨或鼻腔多形性腺瘤中的软骨成分鉴别。颅底者,脊索瘤和软骨样脊索瘤也属于要鉴别的肿瘤。

【病例】患者,男性,43 岁,声嘶 8 年,反复咽部不适。术中见咽旁肿瘤呈灰白色,质韧,送检标本为灰白色软组织 2 块,部分区呈软骨样硬度,大小分别为 3 cm×4 cm×0.8 cm 和 2 cm× 2 cm×0.8 cm。

冷冻组织学病变和诊断：黏液水肿样组织，染色太浅，胞界不清，胞核小圆，轻度异型性，疏密不规则分布，少数细胞周围有晕。诊断：咽旁软骨瘤？

石蜡组织学病变和诊断：显示透明软骨基质中有不规则分布的软骨细胞，异型性不明显。诊断：咽旁高分化软骨肉瘤（图12-10-1）。

二、骨肉瘤

骨肉瘤的组织学形态与下列骨肉瘤的相应亚型有关，如骨母细胞型、纤维母细胞型、软骨母细胞型、血管扩张型、未分化肉瘤型、巨细胞丰富型、上皮样细胞型、小圆细胞型等。但基本组织学病变，有肉瘤细胞、骨样基质、瘤性骨样组织、瘤性骨组织和瘤性软骨组织，即有不同程度异型性的成骨细胞和不同成熟程度的肉瘤性骨和（或）软骨成分。其多形态性与肿瘤发生的母细胞多向组织分化有关系，因此，目前骨肉瘤没有特异的标记抗体。在相关的抗体中，骨钙素在鉴别诊断上比较重要。分布在骨母细胞和细胞外间质内，骨母细胞型骨肉瘤全阳性，软骨母细胞型骨肉瘤中的瘤性软骨细胞阳性。

鼻腔鼻旁窦骨肉瘤相对较多，局部侵袭破坏性生长较明显，局部复发率可达76%。筛窦骨肉瘤可侵入眼眶，发生突眼症状。颅底蝶窦骨肉瘤发生局部破坏，可侵犯颅内。

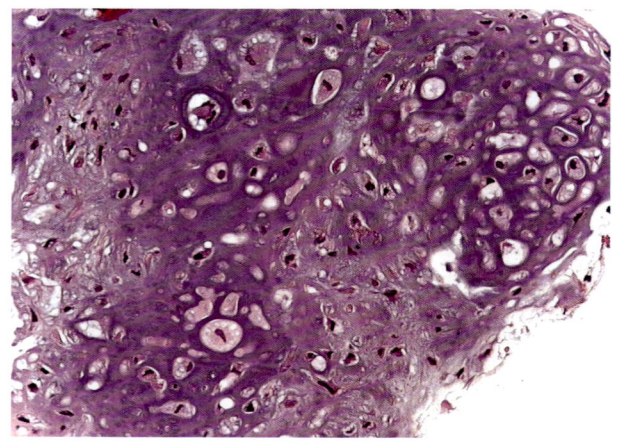

图 12-10-1　咽旁高分化软骨肉瘤
冷冻切片，图示软骨基质背景中可见其内细胞有异型性，排列紊乱（中倍）。

点评

此例术中冷冻切片肿瘤细胞显示软骨分化，但异型性不够明显，故考虑不除外软骨瘤。目前文献报告已证实，咽喉部形态学上分化很好的软骨肿瘤实际上均为软骨肉瘤，术后多有复发，且随着复发次数的增加形态分化逐渐变差，故术中冷冻切片应注意避免诊断为软骨瘤。

【病例】患者，男性，35岁，流鼻血涕，鼻堵约2个月，近期头痛，左眼视力下降，近10天失明。检查：鼻咽部及鼻后孔有肿物，表面光滑。CT示鼻咽部颅底包括蝶窦有占位性病变，浸润前颅窝。术中见颅底有肿物，质软，脆。临床诊断：颅底肿物。

冷冻组织学病变和诊断：仅见以梭形细胞为主的肉瘤，结构疏松，诊断：肉瘤？

石蜡组织学病变和诊断：以梭形细胞为主的有圆形细胞的肉瘤，部分区有骨样基质和瘤性骨样组织，细胞异型性明显。诊断：颅底—蝶窦骨肉瘤（图12-10-2）。

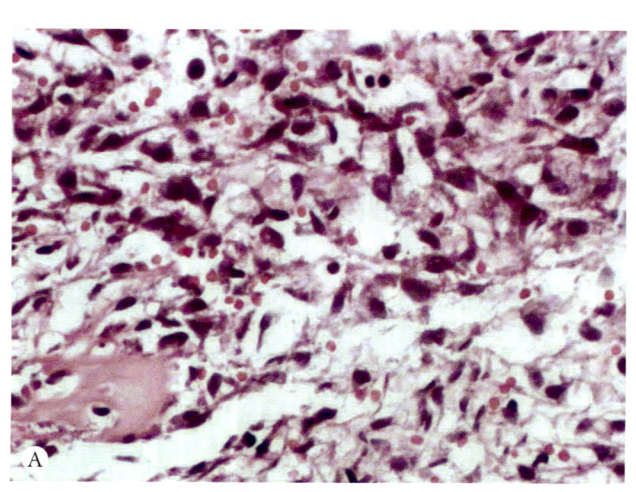

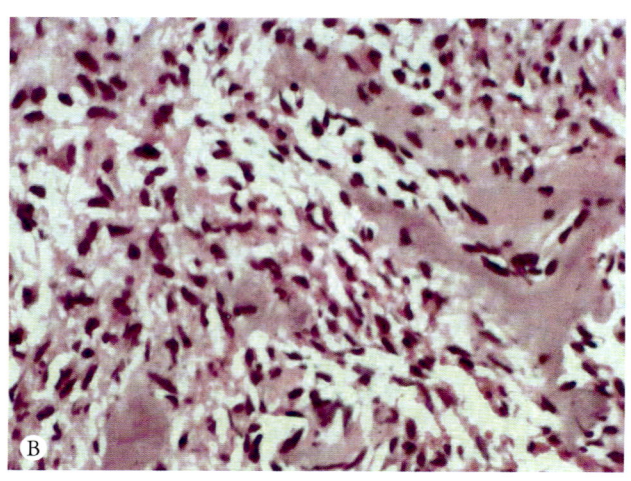

第十二章 眼、耳、鼻及咽喉疾病

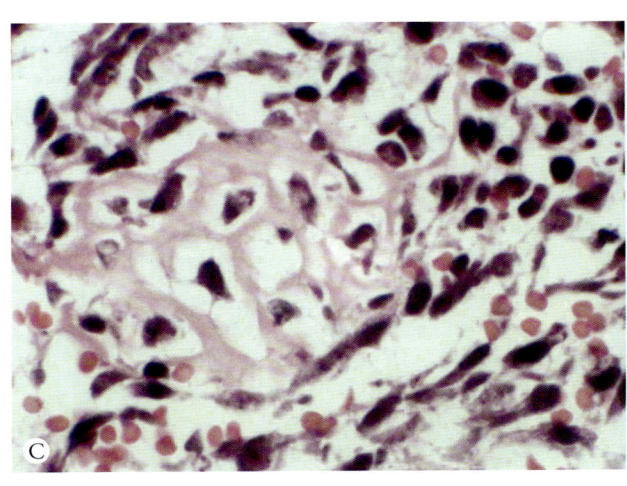
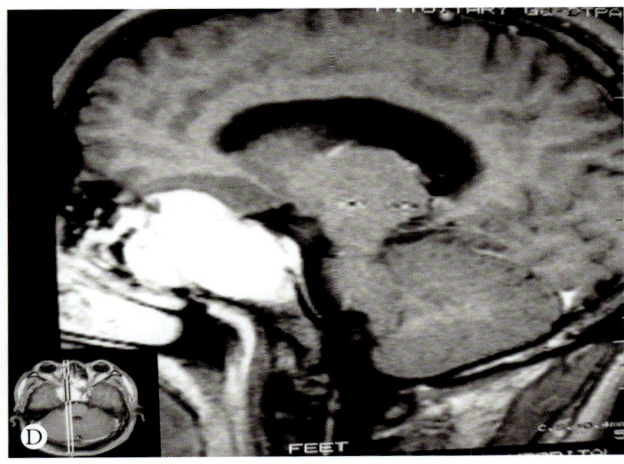

A. 冷冻切片，图示梭形细胞肉瘤形态（高倍）；B. 冷冻切片，图示在肉瘤细胞间可见骨样基质（中倍）；C. 石蜡切片，图示骨样组织内有较多分化差的肉瘤细胞（高倍）；D. CT 示鼻咽部颅底蝶窦区占位性病变，向前颅窝侵犯。

图 12-10-2　颅底骨肉瘤

点评

此例术中冷冻切片显示以梭形细胞为主的肉瘤，石蜡切片较明显的骨样基质为明确诊断提供了进一步的线索，CT 显示肿瘤呈高密度影改变则符合诊断。

三、脊索瘤

脊索瘤是胚胎残余脊索发生的肿瘤。有 3 个亚型：传统性脊索瘤、软骨样脊索瘤和逆分化脊索瘤。

脊索瘤好发于脊柱的两端，即头部和骶尾部。按部位还可分为蝶枕脊索瘤、脊椎脊索瘤、骶尾脊索瘤和异位脊索瘤。咽部脊索瘤，一部分来自颅部和颈部脊索瘤；另一部分直接来自咽部残留的脊索组织。头颈部脊索瘤以鞍上比较多见。也有发生在鼻腔（包括鼻中隔）、上颌窦、筛窦和乳突者。

（一）脊索瘤（普通）

脊索瘤（普通型）脊索瘤是上皮间叶混合性肿瘤。基本上有两种形态的瘤细胞，一种是小瘤细胞，嗜酸性胞质，基本上缺乏空泡，边界清楚的上皮样排列；另一种是大细胞，胞质丰富透明，胞质内有丰富的大小不等的空泡，有的空泡密集形似肥皂泡样形态，因而有皂泡样细胞之名，可有核分裂。瘤细胞呈片状、巢状、索状，或单行排列。有丰富的黏液样基质，或有较多的纤维组织性间质。冷冻切片上，瘤细胞胞质空泡形态可能不明确，还有黏液样基质丰富，细胞结构分散，也不易诊断。低分子上皮标记性抗体强阳性，部分高分子 CK（+），S-100（+），Vimentin（+），Leu7（+）。

【病例1】患者，男性，36 岁，右眼突出 1 年半，窥镜见鼻咽部肿物。术中见右蝶窦充满肿物，质脆，侵入前颅窝，骨质破坏。CT：右蝶窦占位性病变，蝶窦鞍背区有骨质破坏。送检标本为粉白色软组织多块，总大小为 0.4 cm×0.4 cm×0.1 cm。

冷冻组织学病变及诊断：细胞形态和结构不清楚，但仔细观察能识别是由胞质嗜酸性、无空泡和有空泡的瘤细胞组成，呈巢状、索状和片状排列，有皂泡样细胞，有黏液样基质。诊断：脊索瘤。

石蜡组织学病变及诊断：病变基本上与冷冻者一致。瘤细胞核异型性明显，呈上皮样排列。免疫组化染色示 EMA（+）、CK（+）、Vimentin（+）、S-100（+）。诊断：脊索瘤（图 12-10-3）。

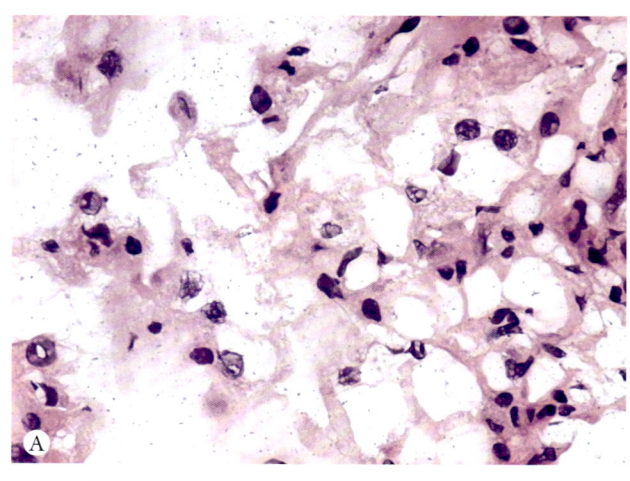 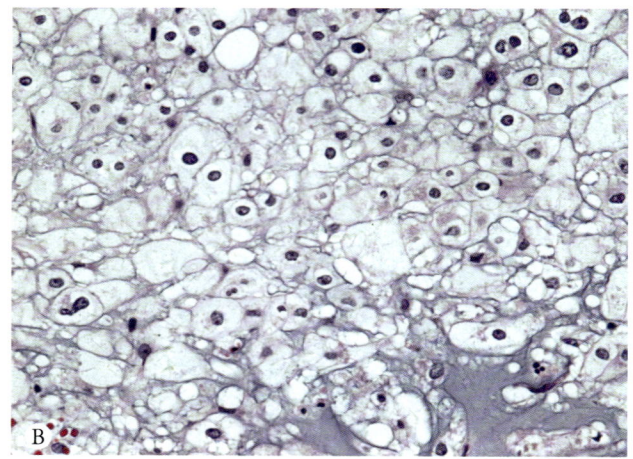

A. 冷冻切片，图示黏液样基质内的瘤细胞（高倍）；B. 石蜡切片，图示典型的脊索瘤形态，内有较多空泡细胞（高倍）。

图 12-10-3　鼻咽部脊索瘤

点评

此例病变部位、术中冷冻切片中的皂泡样细胞、黏液样基质为病理诊断提供了重要线索。免疫组化染色此瘤瘤细胞显示上皮和间叶细胞两种抗原双向表达，除 Vimentin 阳性外，瘤细胞 EMA 及 CK 也呈阳性表达。

（二）软骨样脊索瘤

软骨样脊索瘤是脊索瘤的一个亚型，在脊索瘤中占 10%～28%。多发生于颅底，很少发生在脊柱。

组织学病变：有典型的脊索瘤（普通型）病变，内有软骨样细胞的玻璃样软骨灶或软骨岛，软骨灶内可有钙化和骨化。软骨灶在肿瘤中，一般占 10%～50%，也有很突出者。瘤性软骨细胞无异型性。在软骨灶内的所谓"瘤性软骨细胞"和典型的脊索瘤瘤细胞一样，表达细胞角蛋白、EMA 和 Vimentin，还表达 S100、Leu7、CEA、NSE。

【病例 2】患者，女性，15 岁。双侧持续性鼻堵 1 年。检查：可见一肿物从鼻咽部突向鼻咽腔，呈淡红色。CT 和 MRI：鼻咽顶部及颅底有占位性病变。术中见鼻咽部肿瘤，边界较清楚，中等硬度，呈灰白色，有黏液胶样物质。临床诊断：肿瘤性质待定。送检标本为红褐色软组织 2 块，大小分别为 0.8 cm×0.5 cm×0.3 cm 和 0.7 cm×0.5 cm×0.5 cm。

冷冻组织学病变和诊断：对病变进行了描述，当时诊断符合朗格汉斯细胞组织细胞增生症。

石蜡组织学病变和诊断：胞质嗜酸性的圆形瘤细胞，呈巢状、束状、单行排列，有的细胞有不等量空泡，有丰富的嗜酸性基质，部分区有透明软骨岛。诊断：软骨样脊索瘤（图 12-10-4）。

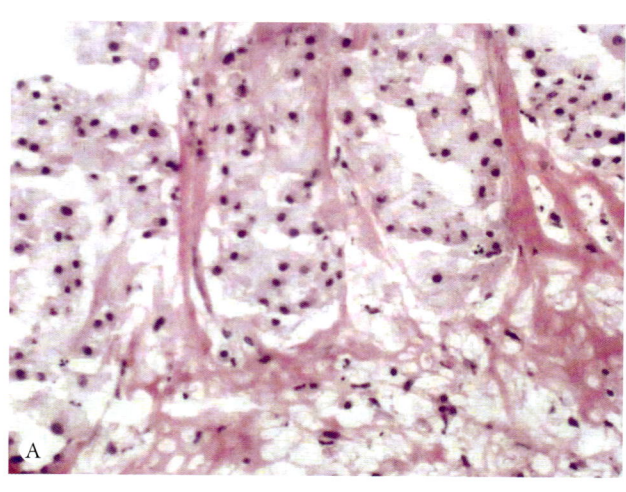 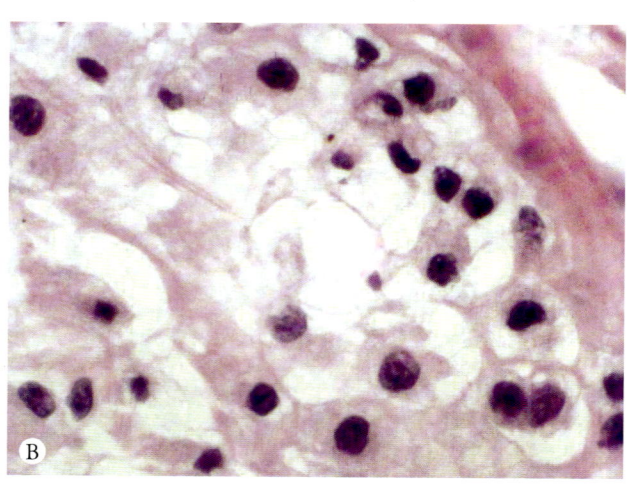

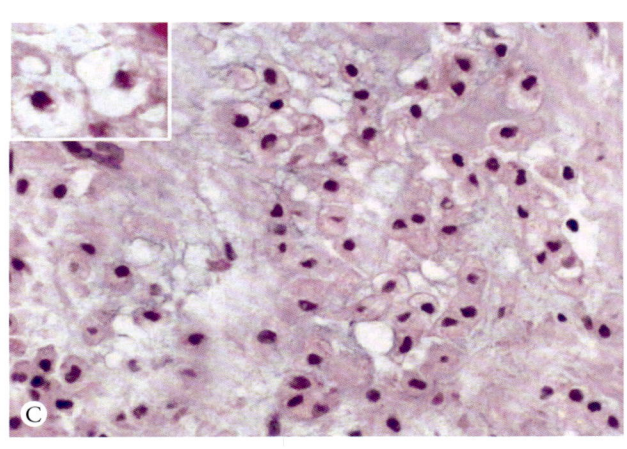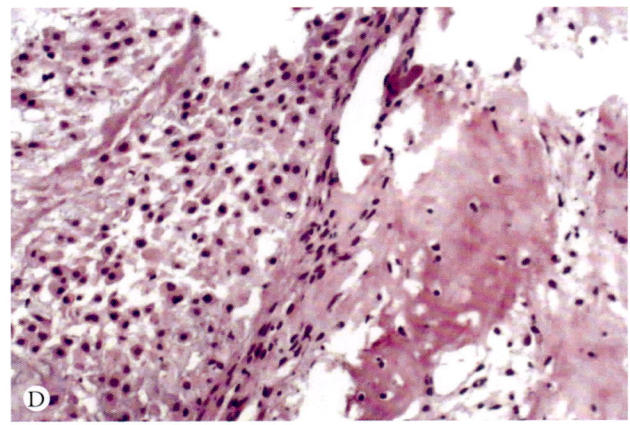

A. 冷冻切片，图示瘤细胞呈胞巢样结构（中倍）；B. 冷冻切片，图示部分细胞胞质内有空泡和皂泡样结构（高倍）；C. 石蜡切片，图示黏液间质内有巢状及索状瘤细胞，部分细胞质内有空泡（高倍）；D. 石蜡切片，图示在脊索瘤病变中有砍骨灶（右侧）（中倍）。

图 12-10-4　鼻咽部软骨样脊索瘤

点评

本例冷冻切片上胞质染色浅，胞界不清，胞质内空泡不易观察，导致与朗格汉斯细胞组织细胞增生症不易区别。冷冻切片诊断为软骨样脊索瘤，除非取到软骨成分，否则很难直接诊断。回顾观察，可以发现在黏液性间质内的细胞有胞巢状、单行排列现象，部分区有皂泡细胞。这表明冷冻切片质量很重要，熟悉疾病的组织学形态特点更为重要。软骨样脊索瘤的软骨成分表达 S-100 蛋白抗原，也可行免疫组化染色进一步确认。

逆分化脊索瘤除典型脊索瘤或软骨样脊索瘤病变成分外，有梭形细胞肉瘤成分，其中以未分化肉瘤最多。

第十一节　淋巴造血系统疾病

几乎各型恶性淋巴瘤都可能发生在眼耳鼻咽喉区，但是某些类型的淋巴瘤比较少见，如霍奇金淋巴瘤等。眼耳鼻咽喉区，有 3 个淋巴瘤好发区，即眼眶、咽环部和鼻腔鼻旁窦。咽环部以 B 细胞淋巴瘤多，而鼻腔鼻旁窦以 NK/T 细胞淋巴瘤（WHO，2001 年分类定义为结外 MK/T（NK/T）细胞淋巴瘤，鼻型）占绝大多数，B 细胞淋巴瘤很少，占 10%～30%。NK/T 淋巴瘤也可发生于鼻腔外的很多器官。在免疫学技术和分子生物学技术应用以前，中线区发生的进行性破坏性病变曾经被定义为坏死性肉芽肿，其中包括恶性淋巴瘤、Wegener 肉芽肿、中线恶性网织细胞增生症，现已证明后者性质上就是鼻腔 NK/T 细胞淋巴瘤。

眼耳鼻咽喉区的大部分恶性淋巴瘤在病理形态上与其他部位相应的淋巴瘤一样。冷冻切片上，淋巴组织较易出现裂纹，细胞形态不清楚，诊断为淋巴瘤的难度较大，特别是眼眶淋巴组织增生性病变的诊断十分困难。在冷冻切片诊断中，遇到鼻腔 NK/T 细胞淋巴瘤的机会较少。

一、B 细胞淋巴瘤

【病例】患者，女性，43 岁，左眼突出 4 个月，眼痛半个月。检查：眼睑肿胀，结膜水肿，眼球运动受限。MRI：左眼眶及海绵窦前部软组织占位性病变，累及鼻窦、翼腭窝。术中见肿瘤呈浅粉色，边界不清，质脆，侵犯内外下斜肌、眶尖部及神经周围。临床诊断：左颅眶占位性病变。送检标本为灰白色软组织，质脆，大小如玉米粒。

冷冻组织学病变和诊断：异型细胞弥漫性增生，圆形瘤细胞形态基本上一致，胞核圆而浓，胞质少，间质很少。诊断：小圆形细胞恶性肿瘤，胚胎性横纹肌肉瘤？

石蜡组织学病变和诊断：形态基本上与冷冻切片所见一致，在部分区异型淋巴细胞的间质内有粉红色均质样物质沉积。CD20 弥漫性阳性，CD45RO 阴性。诊断：非霍奇金 B 细胞淋巴瘤（图 12-11-1）。

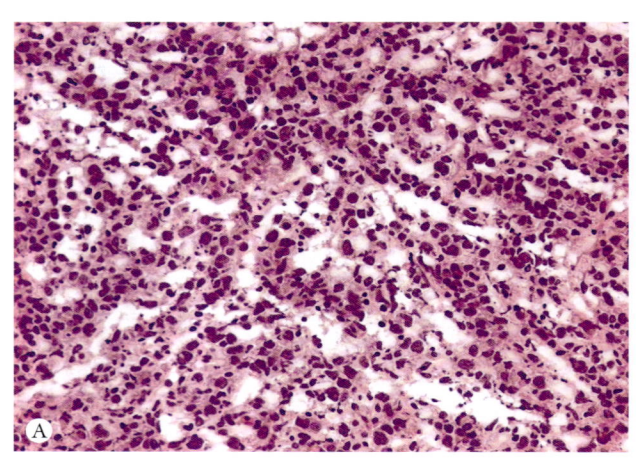 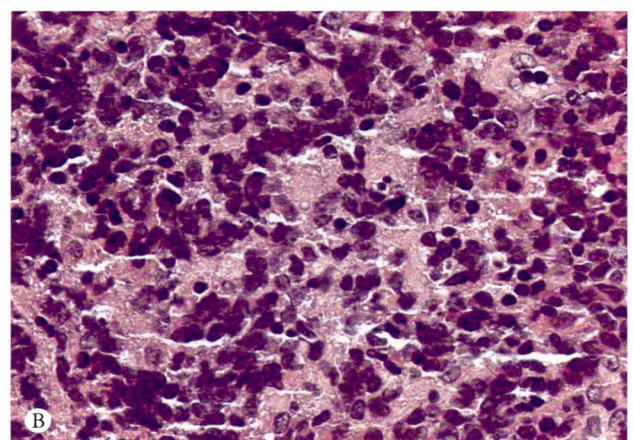

A. 冷冻切片，图示弥漫增生的小圆形细胞（中倍）；B. 石蜡切片，图示间质内有粉染物质沉积（高倍）。

图 12-11-1　眼眶 B 细胞淋巴瘤

二、Burkitt 淋巴瘤

在 1958 年，Burkitt 淋巴瘤发现于非洲，现分为 3 种类型：①地方型/非洲型，在非洲流行区；②散发型/非非洲型（美洲型），散发性。前者年龄小（5～7 岁），颌骨受侵犯率高。后者发病年龄较大（8～15 岁，最高为 72 岁），腹部常有肿物，侵犯颈淋巴结，颌骨受侵犯较少。③免疫缺陷相关型，主要见于人类免疫缺陷病毒相关感染患者，常以艾滋病的首发症状出现。

发生在头颈部的不多。2021 年 Arboleda 曾报告了 52 例头颈部 Burkitt 淋巴瘤的临床病理特点，其好发于儿童（82.69%），男性多见（82.68%），中位年龄在 11.26±9.68 岁（1～39 岁），发生于头颈部淋巴结者占 26.94%，累及上颌窦和下颌骨者占 15.38%。其他报告中可见侵犯的部位有颊部、腭、上颌、鼻咽部、扁桃体、筛窦、蝶窦、乳突和眼眶等。其中，仅有少数病例腹部有肿物。我国只有少数散在的病例报告，作者遇到过鼻腔、上颌窦、咽部 Burkitt 淋巴瘤的病例。在冷冻切片诊断时，难点是巨噬细胞的形态不清，不易识别而难以诊断。

淋巴瘤瘤细胞相当于中心母细胞（小无裂淋巴细胞），呈圆形，胞界清楚，核圆形，形态基本上一致，有丰富的含有细胞碎片的巨噬细胞，胞质透明宽广，呈星空现象，核分裂很多见，有的可见淋巴滤泡。EB 病毒检出率很高，要与 Burkitt 淋巴瘤鉴别，后者细胞多形性明显，形态不一致。

【病例】患儿，女性，4 岁，因偶诉头痛半年，右眼突出 1 个月余，加重伴复视 2 日入院。检查：右眼球外突，眼各向活动受限，右颞部肿胀。CT 和 MRI：右眼眶内占位性病变，眼眶骨质破坏，蝶骨翼周围肿块，骨质受损，考虑转移癌可能性大。术中见颞肌下肿物广泛侵犯颞下窝、眶外壁大部分骨质、眶上裂上和外侧骨质、颞底及三叉神经第二支等部位。肿瘤呈灰白色，质脆，血运不丰富。临床诊断：右颅-眶沟通占位性病变，转移癌？送检标本为破碎的、不整形软组织多块，总大小约 5.5 cm×4.5 cm×2 cm，切面呈灰白及灰褐色，实性质软。

冷冻组织学病变和诊断：圆形细胞弥漫性浸润，浸润横纹肌组织，诊断：小细胞恶性肿瘤，横纹肌肉瘤可能性大。

石蜡组织学病变和诊断：瘤细胞和胞核呈圆形，形态较一致，胞质较丰富，胞核深染，有较丰富的巨噬细胞，吞噬破碎物质。免疫组化染色示 CD20（+），CD45RO（-），CD30（-）。诊断：眼眶 Burkitt 淋巴瘤（图 12-11-2）。

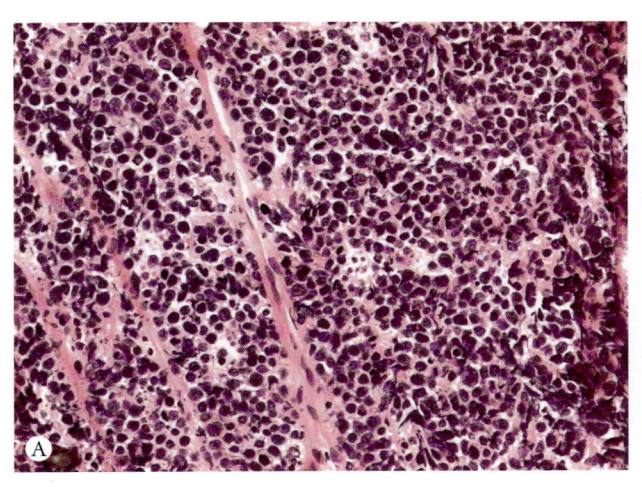
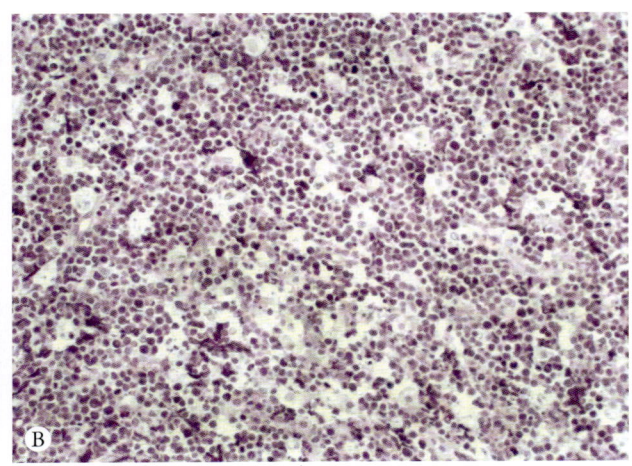

A. 冷冻切片，图示瘤细胞边界不清，结构松散，有核碎区（中倍）；B. 石蜡切片，图示瘤细胞弥漫性增生和有丰富的胞质淡染的巨噬细胞，形成"星空现象"（中倍）。

图 12-11-2　眼眶 Burkitt 淋巴瘤

三、黏膜相关淋巴瘤

黏膜相关淋巴瘤少见，可以发生在眼（泪腺、结膜）、鼻、咽环等部位。咽环淋巴瘤约占 3.6%。从咽环淋巴瘤中识别黏膜相关淋巴瘤的形态学依据如下。①瘤细胞形态：主要是异型中心/单核样淋巴细胞，比小淋巴细胞大 1.5～2 倍，胞质少或中等量，浅染或透明，呈滤泡外或围绕滤泡边缘区增生排列；有丰富程度不等的浆细胞分化；②有"淋巴上皮病变"：成簇的异型 B 细胞浸润和破坏上皮组织（包括被覆上皮、裂隙上皮和腺体），是诊断黏膜相关淋巴瘤有重要参考价值的组织病理形态之一；③有滤泡存在，肿瘤性 B 细胞可以浸润帽带和生发中心，甚至代替原有的滤泡，成为克隆化滤泡。

咽环黏膜相关淋巴瘤低度恶性者占多数，可发生高级别转化，因此，同一淋巴瘤内可以同时存在低级别和高级别病变成分，在发生高级别转化以前，可局限在局部相当长时间。此病可以复发且易使颈淋巴结受侵犯。

黏膜相关淋巴瘤的冷冻切片诊断很难，因为其病变与慢性反应性淋巴组织增生有诸多重叠，如淋巴滤泡的存在（导致误认为结构未遭到破坏）、有少量灶状到片状浆细胞浸润、淋巴细胞异型性不明显等。淋巴上皮病变虽系诊断依据之一，但并非高度特异性病变，只有明显的异型淋巴细胞浸润和破坏腺上皮才能辨认，透明胞质的异型单核细胞样 B 细胞浸润是有意义的病变，但在冷冻诊断时因制片的关系，很难识别。

【病例】患者，男性，40 岁。1 个月前听力下降，诊断为渗出性中耳炎。行鼓膜穿刺，抽出积液。CT 显示左鼻咽后壁软组织增厚，呈半球状突向鼻咽腔，表面光滑，大小约 2 cm×3 cm，左咽隐窝消失，左侧翼突内侧板骨质部分吸收，考虑为鼻咽癌。检查：左侧鼓膜浑浊，有传导性耳聋，纤维喉镜下见左鼻咽部咽后壁有肿物，呈粉红色，表面光滑。手术见左侧鼻咽部有一淡红色的肿物，大小为 3 cm×3 cm×3.5 cm。基底位于左侧圆枕部，咽鼓管受压。将肿物吸切，取部分组织送病理检查。

冷冻组织学病变和诊断：对淋巴组织弥漫性增生等病变进行描述。诊断：淋巴组织增生。复查发现有淋巴上皮病变，部分区黏膜上皮向淋巴组织内生长，易与鼻咽癌相混淆。

石蜡组织学病变和诊断：鼻咽部黏膜组织内淋巴组织弥漫性增生，腺体减少，多处腺体被淋巴细胞浸润，部分破坏乃至腺体消失，腺腔内充满淋巴细胞，有淋巴滤泡，帽带周区呈弥漫性增生，细胞形态与单核细胞/中心细胞样细胞一致，细胞有异型性，有少数核分裂，部分区有浆细胞浸润。横纹肌束内有浸润。免疫组化染色示 CD20 弥漫性（+），CD79a 弥漫性（+），CD43 部分（+）。诊断：鼻咽部黏膜相关淋巴瘤（图 12-11-3）。

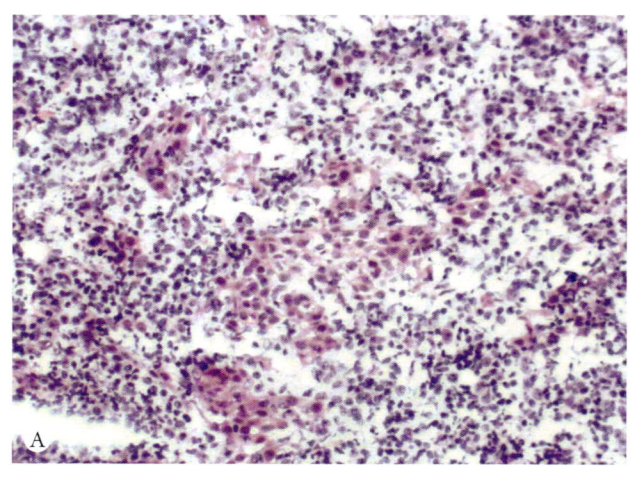
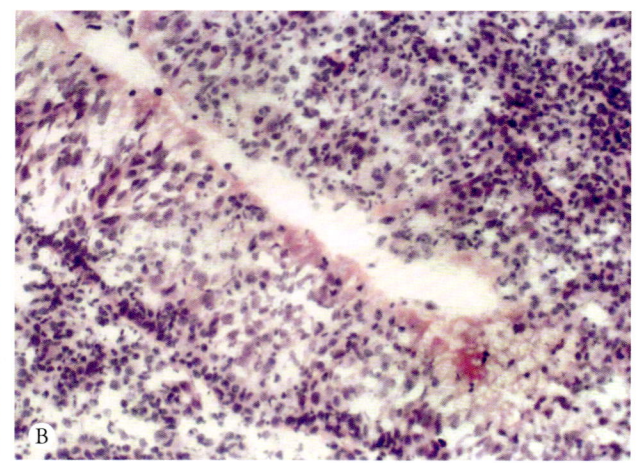
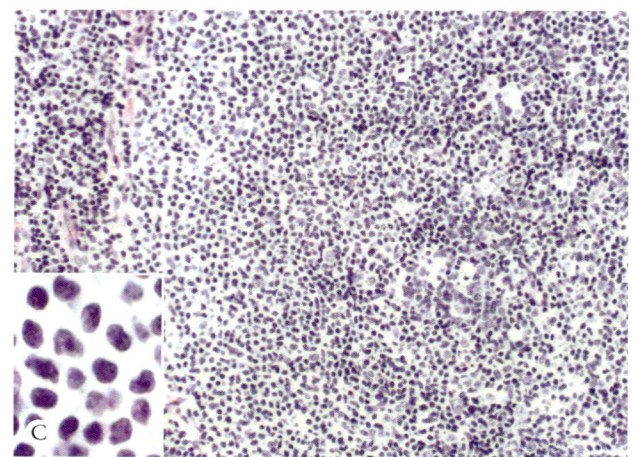

A. 冷冻切片，图示弥漫性增生的小圆形细胞（中倍）；B. 冷冻切片，图示腺上皮内可见增生的淋巴细胞浸润形成淋巴上皮病变（中倍）；C. 石蜡切片，图示中心细胞/单核细胞样细胞围绕滤泡周围生长，帽带消失，左下图示瘤细胞形态（高倍），右侧可见残留的生发中心（中倍）。

图 12-11-3　鼻咽部黏膜相关淋巴瘤

四、Langerhans 细胞组织细胞增生症

Lichtenstein（1953 年）把韩-雪-柯氏病、勒-雪氏病和骨孤立性嗜酸性肉芽肿界定为同一疾病，并命名为组织细胞增生症 X，后发现病理性组织细胞就是 Paul Langerhans 描述过的表皮内的组织细胞，乃改称为朗格汉斯细胞组织细胞增生症（Langerhans cell histiocytosis，LCH）。骨孤立性嗜酸性肉芽肿，称为单系统单灶性 LCH，韩-雪-柯氏病则称为单系统多灶性 LCH，勒-雪氏病称为多系统多灶性 LCH。

LCH 较少。据 Dehner（1991）引述，美国每年每 10 万儿童中有 0.2～0.5 个 LCH 患儿。可以发生在全身诸多器官，主要侵犯头颈部，眼耳鼻咽喉区较多发。任何年龄均可发病，儿童较多。无性别差异。LCH 的性质尚有争论，有人发现其有克隆性增生而认为是真性肿瘤。预后与年龄及侵犯的器官数有关。多系统多灶性 LCH（如勒-雪氏病）预后不良。

组织学病变：朗格汉斯细胞呈圆形、多边形或梭形，有丰富的嗜酸性胞质，核呈圆形、椭圆形、肾形或分叶状，染色质细，核仁不明显，核内往往有连接两端核膜的多种形态的核沟。一般无异型性，核分裂极少。有的也可有较明显的异型性和较多的核分裂，但这不意味着是恶性。细胞呈紧密或疏松的大片状排列，或以灶状散在于淋巴组织或纤维组织中。有小型多核细胞和破骨细胞样多核巨细胞。嗜酸性粒细胞多少不一，多时呈灶状、弥漫性浸润，甚至形成嗜酸性小脓肿。有不等量淋巴细胞和一般组织细胞浸润。可发生凝固性坏死和纤维化。淋巴组织、组织细胞冷冻切片时容易出现人工裂隙，细胞核沟不易判断，明确诊断比较困难。

CD1a、S-100、Langerin 和 Vimentin 均阳性，抗溶酶体抗体阴性。LCA 在冷冻切片上为阳性。CD1a 阳性在鉴别诊断上意义较大。电镜下可见朗格汉斯细胞内有 Birbeck 颗粒。

【病例】 患儿，女性，6岁。右鼻堵2个月，出血半个月。检查：右鼻腔中、下鼻道有新生物，呈粉红色，表面光滑，右眼球轻度突出，鼻咽部的情况，因小儿不配合未查。CT：右侧鼻咽部、颞下窝、蝶窦占位病变；术中见肿物位于右侧鼻咽部，累及右侧蝶窦、上鼻甲、翼腭窝及周围软组织。活检标本为灰白色，质韧，部分区域质脆，易出血，边界不清。临床诊断：鼻咽部纤维血管瘤？鼻咽癌？侵犯颅内。

冷冻片组织学病变和诊断：鼻咽部黏膜淋巴组织内有片状组织细胞增生，细胞胞质丰富，呈粉红色，胞核呈圆形、卵圆形、肾形，中位或偏位。诊断：疑似LCH。

石蜡切片组织学病变和诊断：病理性组织细胞形态基本上与冷冻切片一样，呈片状和灶状排列，互相融合，周围与淋巴细胞边界比较清楚，较多细胞核有明显的核沟，兼有不等量的嗜酸性粒细胞和淋巴细胞浸润，有小型多核巨细胞。免疫组化染色示CD1a（+++）、S-100（+）、Lyz（-）。诊断：LCH（图12-11-4）。

点评

头颈部的LCH有如下特点，这些特点在诊断时可作为参考：多见于低龄儿童；镜下可见呈灶或成片增生的组织细胞，可见核沟，有时可见多核巨细胞反应；嗜酸性粒细胞有时较少，且嗜酸性颗粒不明显。

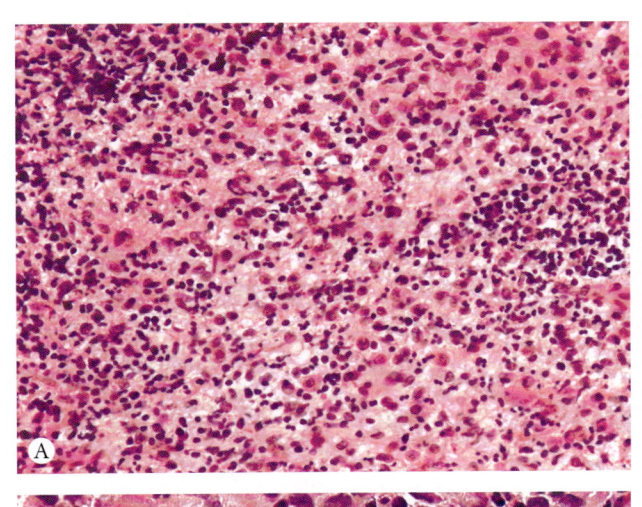
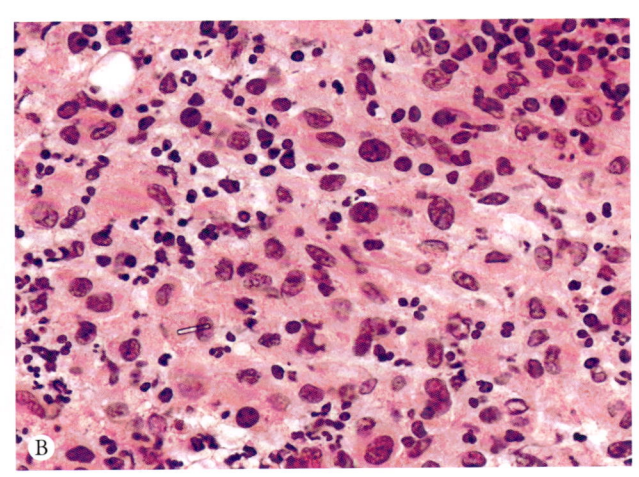
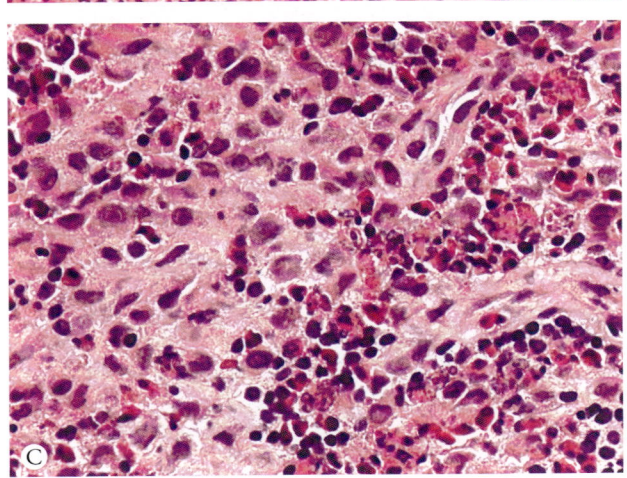

A.冷冻切片，图示淋巴组织内有边界较清楚的片状组织细胞（中倍）；B.冷冻切片，图示在高倍镜下组织细胞可见核沟结构（高倍）；C.石蜡切片，图示除组织细胞外还可见较多的嗜酸性粒细胞（高倍）。

图12-11-4　朗格汉斯细胞组织细胞增生症

第十二节 眼耳鼻咽喉区转移瘤及波及性肿瘤

一、转移瘤

就肿瘤而言，眼耳鼻咽喉区域原发性肿瘤最多，其次是各器官之间（本区内及其邻接器官）的波及性肿瘤，转移瘤最少见。但是，几乎其他器官的恶性肿瘤均可能转移到本区域内。

转移的部位：有许多器官的恶性肿瘤可以转移到眼耳鼻咽喉区的几乎任何部位，其中，也有一侧恶性肿瘤转移到对侧者。眼的转移瘤不少见。鼻腔鼻旁窦区是头颈部转移瘤中相对较多的部位，其中，上颌窦最多，其次是鼻腔、筛窦和蝶窦。耳颞区的转移瘤约占该区恶性肿瘤的8.2%，可转移至颞骨岩部、中耳、乳突、内听道、外耳道甚至内耳。喉的转移瘤甚少，占全部喉肿瘤的0.09%～0.4%。罕有声带转移者；咽部转移瘤也很少，转移到扁桃体的较多，有胃腺癌双侧扁桃体转移的。有3月龄婴儿发生转移瘤的病例。

本区转移瘤的症状可以成为首发症状，或虽为广泛转移，但首发症状在本区。

转移途径：通过淋巴和血行转移。

转移瘤与原发瘤在组织学形态上可能发生变形，冷冻切片诊断是否为转移瘤是困难的。

有许多器官的恶性肿瘤可以转移到眼的几乎任何部位，也有一侧眼肿瘤转移到对侧者。眼转移瘤中以乳腺癌、肺癌较多见，转移性肝癌很少见。冷冻片上，窦状血管与人工裂隙不易区别，可能成为影响组织学类型的因素之一。要与血窦丰富，瘤细胞呈巢状、梁索状排列的肿瘤相鉴别，如副神经瘤、化感瘤等。

【病例】患者，男性，40岁，右眼肿胀、视力下降半月余。检查：右眼外斜、眼球突出，眼球活动正常。CT：右眶外侧壁占位性病变，累及中颅窝及眶内，左蝶骨大翼骨质破坏。影像学意见：右眶壁转移瘤可能性大，不除外脑膜瘤；左侧病变待除外腺癌。手术中见颞骨下有灰褐色肿瘤组织，供血丰富，部分呈鱼肉样，侵蚀颞肌、眶外壁及蝶骨嵴。临床诊断：右颅-眶沟通脑膜瘤。病理标本为灰红色软组织，质脆，黄豆大小。

冷冻组织学病变和诊断：多角形或圆形瘤细胞，有丰富的嗜酸性胞质，有异型性，部分区显示索状或梁状结构，有丰富的裂隙，间质甚少。诊断为眼眶恶性肿瘤，转移性？

石蜡片组织学病变和诊断：瘤细胞形态和组织结构清晰，有清晰的异常排列的索、梁状结构，其间有窦状血管间隙，细胞有异型性。免疫组化染色示α-FP（+），HBsAg（-），CEA（-），CH-A（-），抗甲状腺球蛋白抗体（-）。诊断为眼眶内转移性肝细胞癌。检查肝脏发现有肿瘤（图12-12-1）。

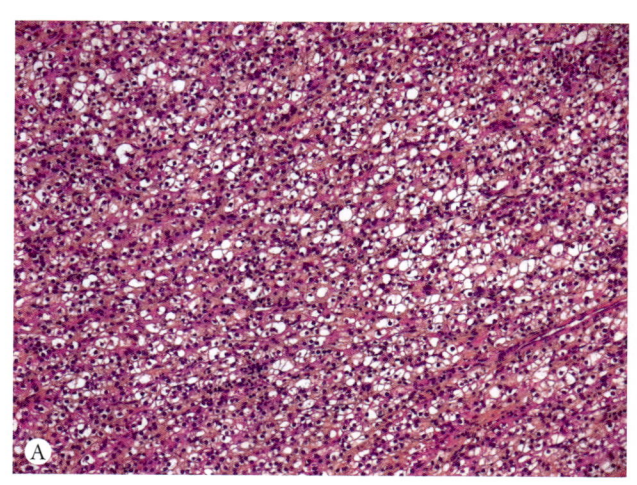
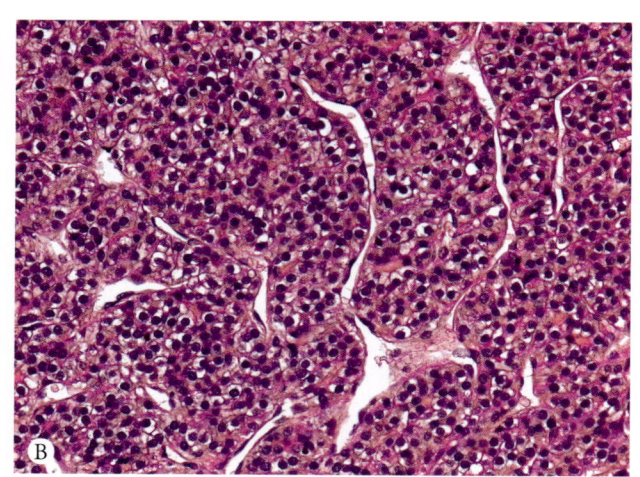

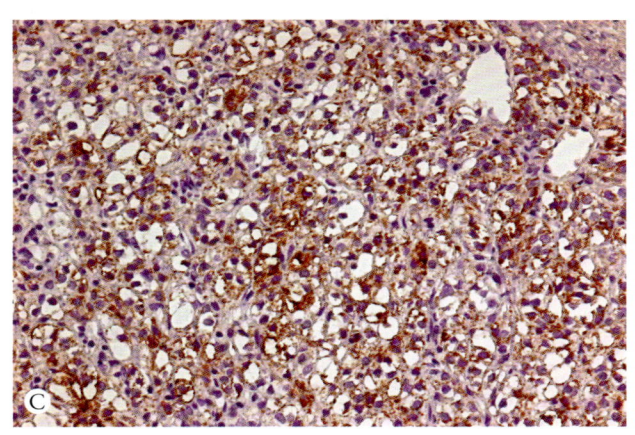

A. 冷冻切片，图示瘤细胞有异型性，呈梁、索状结构，有窦样裂隙（低倍）；B. 石蜡切片，图示瘤细胞嗜酸性颗粒性胞质，梁、索状，衬以 Kuffer's 细胞样窦状血管（中倍）；C. 石蜡切片，免疫组化染色，瘤细胞 Hepatocyte 抗原标记阳性（中倍）。

图 12-12-1　眼眶内转移性肝细胞癌

二、波及性肿瘤

如眼耳鼻咽喉解剖特点中所描述的，该区与区外邻接器官的局部解剖关系极为密切，所以除在眼耳鼻咽喉区内彼此侵犯外，区外邻接器官的恶性肿瘤也可以侵犯到眼耳鼻咽喉区的每一个器官。如腮腺恶性肿瘤侵犯外耳道、咽旁间隙，甲状腺癌侵犯喉和气管，口腔腭部肿瘤侵犯鼻腔，牙源性肿瘤侵犯上颌窦，颅内肿瘤侵犯中耳乳突、眼、蝶窦、鼻咽部等。

喉波及性甲状腺滤泡性腺癌：正常甲状腺紧贴于喉和气管的前面，其两侧叶下部相当于第6气管软骨环水平。

【病例】患者，男性，63岁，声嘶10个月，憋气3天，行气管切开术。检查：会厌根部向喉前庭膨隆，左室带有菜花样肿物。CT：喉前庭、喉室、左喉外侧软组织肿物，肿物向颈前突出，甲状软骨板破坏。临床诊断：左室带喉癌。术中见声门下肿物，甲状软骨左叶板破坏，送检组织为翼板外肿物，黄白色类圆形一个，大小为 1.3 cm × 1.3 cm × 1 cm。

冷冻片组织学病变和诊断：甲状腺腺癌，淋巴结转移。手术医师遂检查甲状腺，发现甲状腺峡部左叶有一肿物。行甲状腺大部、喉次全切除及左颈淋巴结选择性清扫术。

大体标本检查，总体积为 24 cm × 3 cm × 2 cm。肿物大小为 3.5 cm × 2.5 cm × 2 cm，切面呈灰白色，实性，质硬。肿瘤组织侵犯肌肉；左上颈部蚕豆大小淋巴结一个，颈食道、气管淋巴结11个；喉甲状软骨板破坏。

石蜡片组织学病变和诊断：见典型的甲状腺滤泡型腺癌结构，侵犯左甲状软骨板，进入喉区，颈淋巴结 1/12 转移。病理诊断：喉波及性甲状腺滤泡性腺癌（图 12-12-2）。

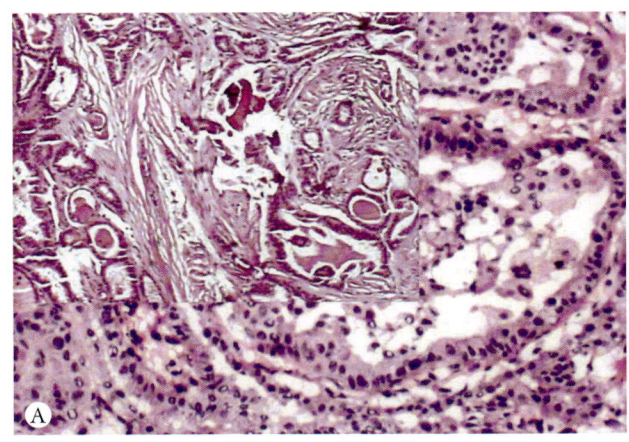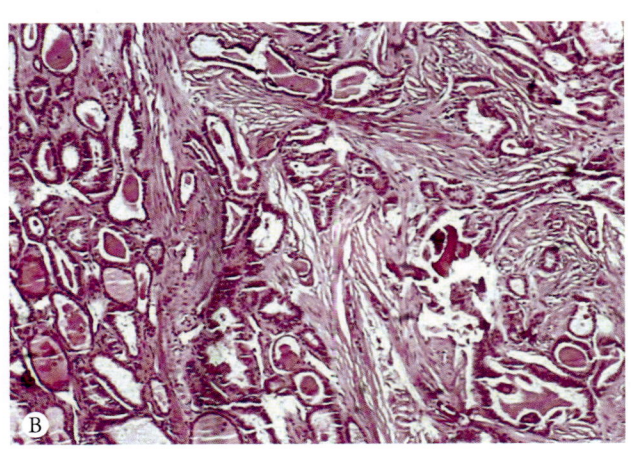

A. 冷冻切片，图示甲状腺滤泡和乳头状结构（中倍）；B. 石蜡切片，图示甲状腺滤泡和较多的结缔组织性间质（低倍）。

图 12-12-2　喉波及性甲状腺滤泡性腺癌

（刘红刚　卢志达）

参考文献

[1] BISHOP J A, CHAN J K C, GALE N, et al. WHO Classification of Head and Neck Tumors. 5th ed. Lyon：IARC Press，2022.

[2] ELLIS M A, GERRY D R, NESKEY D M, et al. Ewing sarcoma of the head and neck[J]. Annals of Otology Rhinology & Laryngology，2017, 126（3）：179.

[3] SEND T, SPIEGEL J L, SCHADE G, et al. Amyloidosis of the upper aerodigestive tract：management of a rare disease and review of the literature[J]. Dysphagia. 2019, 34（2）：179-191.

[4] WALLACE Z S, ZHANG Y, PERUGINO C A, et al. Clinical phenotypes of IgG4-related disease：an analysis of two international cross-sectional cohorts[J]. Ann Rheum Dis, 2019, 78（3）：406-412.

[5] 刘红刚，临床病理诊断与鉴别诊断：眼耳鼻咽喉疾病［M］. 人民卫生出版社，2020.

[6] PONTES H A, PONTES F S, ABREU M C, et al. Clinicopathological analysis of head and neck chondrosarcoma：three case reports and literature review[J]. Int J Oral Maxillofac Surg, 2012, 41（2）：203-210.

[7] ASIOLI S, RUENGWANICHAYAKUN P, ZOLI M, et al. Association of clinicopathological features with outcome in chondrosarcomas of the head and neck[J]. Otolaryngol Head Neck Surg, 2021, 164（4）：807-814.

[8] SHAFAAT O, CHAPMAN P R, ZANDIFAR A, et al. Heavily calcified parapharyngeal space mesenchymal chondrosarcoma：Imaging and pathological findings and a review of the literature[J]. Neuroradiol J, 2021, 34（1）：45-48.

[9] RODRIGUES-FERNANDES C I, PEREZ-DE-OLIVEIRA M E, Aristizabal A L, et al. Clinicopathological analysis of oral Burkitt's lymphoma in pedia-tric patients：a systematic review[J]. Int J Pediatr Otorhinolaryngol，2020, 134：110033.

[10] ARBOLEDA L, RODRIGUES-FERNANDES C I, MARIZ B, et al. Burkitt lymphoma of the head and neck：an international collaborative study[J]. J Oral Pathol Med, 2021, 50（6）：572-586.

[11] GONZALEZ M E, RAGHAVAN P, CHO B, et al. Primary osteogenic osteosarcoma of the ethmoid sinus in an adolescent：case report[J]. J Radiol Case Rep, 2016, 10（2）：1-9.

[12] 陈骏军，罗东梅，郭成茂，等. 鼻腔骨肉瘤 1 例 [J]. 广东医科大学学报，2021, 39（3）：370-372.

[13] THOMPSON L, JO V Y, AGAIMY A, et al. Sinonasal tract alveolar rhabdomyosarcoma in adults：a clinicopathologic and immunophenotypic study of fifty-two cases with emphasis on epithelial immunoreactivity[J]. Head Neck Pathol, 18, 12（2）：181-192.

[14] 刘辉，任雨洁，蔡凤梅，等. 眼眶软组织肿瘤 455 例临床病理观察 [J]. 国际眼科杂志，2019, 19（10）：1795-1799.

[15] TAI H C, CHUANG I C, CHEN T C, et al. NAB2-STAT6 fusion types account for clinicopathological variations in solitary fibrous tumors[J]. Mod Pathol, 2015, 28（10）：1324-1335.

[16] OBEIDIN F, JENNINGS L J, Alexiev B A. Sinonasal glomangiopericytoma：a clinicopathologic study[J]. Pathol Res Pract, 2019, 215（5）：983-987.

[17] 吴嫣，周先荣，袁静萍，等. 鼻腔鼻窦原发孤立性纤维性肿瘤的临床病理观察 [J]. 临床与病理杂志，2020, 40（11）：3062-3067.

[18] JOHNCILLA M, JO V Y. Soft tissue tumors of the sinonasal tract[J]. Semin Diagn Pathol，2016, 33（2）：81-90.

第十三章
细针穿刺后冷冻切片诊断中的"陷阱"

近几十年来，微创诊断技术在临床上应用越来越广泛，如细针穿刺（fine needle aspiration，FNA）。FNA已经广泛应用于浅表组织取样，特别是甲状腺、乳腺、涎腺、淋巴结，而深部肿块则可借助影像定位引导下的穿刺取样（包括内镜超声引导下FNA）。由于FNA操作简便，诊断的准确率高，越来越受临床医师的欢迎，但同时也产生或带来一些诊断的陷阱，因为机械性的作用能够导致组织成分或肿瘤细胞排列紊乱，导致穿刺道局部病变辨认及诊断十分困难，若是在诊断时对于所造成的人为假象辨认错误及认识不足，将导致误诊、漏诊，可能造成过度治疗。

FNA和冷冻切片都是非常敏感和特异的检查，但是对于某些特殊的病变，如甲状腺滤泡性病变来说，它们的敏感性都很低，当细针穿刺结果为阴性时，可以尝试术中冷冻诊断，但两者联合应用也未能明显提高其敏感性，因此FNA结果提示滤泡性肿瘤的患者，冷冻切片是没有必要的，因为其并不能指导术中的决策制定。冷冻切片在FNA诊断怀疑是乳头状癌时最有用。

甲状腺FNA后的组织学改变发生率最高，约占1/3（38.49%）。按FNA与手术的时间间隔，FNA引起的变化可分为：①急性变化（<3周），包括出血、肉芽组织形成、吞噬含铁血黄素的组织细胞、核分裂象、坏死、形成不良的肉芽肿、包膜变形、梗死；②慢性变化（>3周），包括噬含铁血黄素的组织细胞旁的线性纤维化、化生（嗜酸细胞性、梭形细胞性和鳞状上皮化生）、梗死、包膜假浸润、显著核异型、囊肿形成、乳头退变、钙化。容易引起冷冻过诊断的情况包括核异型性、血管改变、包膜假浸润和化生等，约占12%。包膜假浸润是由于穿刺针将甲状腺组织带入包膜和甲状腺的实质外面，以下几点可帮助判断假浸润：①病变为线性分布；②与含铁血黄素和吞噬含铁血黄素的组织细胞关系密切；③通常为一灶；④不伴血管浸润。伴有广泛纤维化时，甲状腺滤泡腺瘤还可能会被误诊为髓样癌。

这些容易引起冷冻过诊断的情况还常见于乳腺FNA，乳腺导管内乳头状瘤穿刺后良性上皮种植易被误诊为浸润癌。此外，在甲状旁腺、涎腺和淋巴结也可见相似的穿刺后的人为假象。

穿刺后另一棘手的组织学改变是梗死，与肿瘤性坏死可能会产生混淆。这也是不同器官穿刺后常见的人为假象，包括甲状腺、乳腺、涎腺、胸腺和淋巴结。对于疑难病例，如梗死淋巴结中的转移性肿瘤，最终诊断可能需要免疫组化来帮助确诊。同时，FNA后的完全性或部分性梗死可呈现无组织结构，因此可导致病理医师漏诊肿瘤，造成假阴性的结果。在这种情况下，有可能造成组织学诊断和细胞学诊断结果不符。胸腺瘤可以发生自发性退变、梗死，肿瘤变小，也可以发生在FNA后。硬化性胸腺瘤可能就是胸腺瘤自发退变后纤维组织增生而形成的，目前不再作为单独类型。

如果在冷冻切片诊断中病理医师对FNA后的种种人为假象不熟悉，往往导致低诊断或是过诊断的错误。典型的病例以甲状腺滤泡性病变为例，FNA后的包膜假浸润，冷冻时可误认为"微小包膜浸润"，并因此造成术中外科大夫将整个甲状腺叶切除；但最终的诊断却不是"滤泡癌微小浸润"，而是"腺瘤"。现在国内FNA应用越来越多时，在冷冻切片诊断中要谨慎，仔细阅片，严格诊断标准，熟悉 FNA 后的人为假象。了解先前曾经做过 FNA 的病史，有助于估计和分析由于机械性的操作过程而导致的组织学改变，必要时需要与外科医师沟通以便得到重要的病史，对诊断很有帮助。本章选出一些常见的 FNA 后的诊断陷阱供大家参考（图 13-0-1～图 13-0-23）。

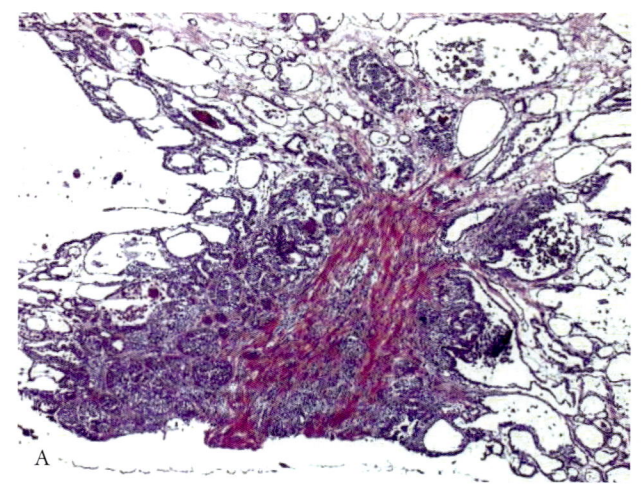

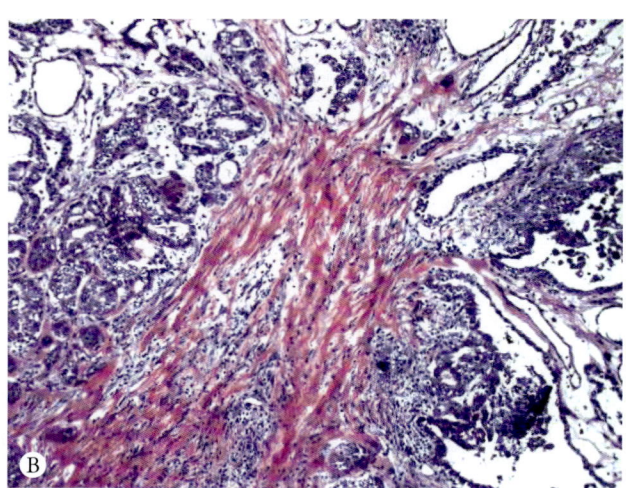

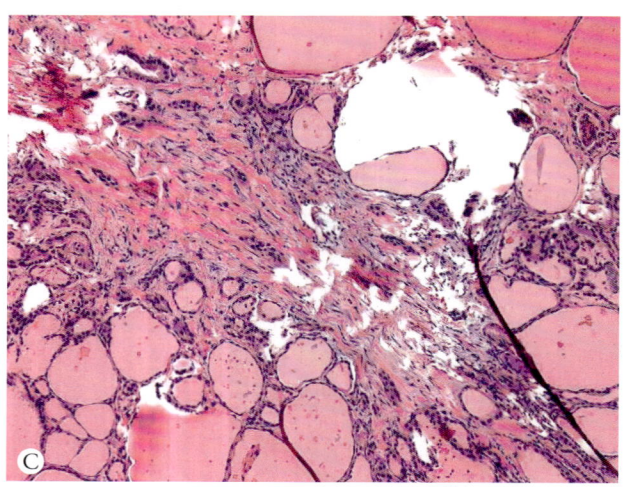

A. 冷冻切片，结节性甲状腺肿甲状腺 FNA 后纤维化，酷似浸润性癌。FNA 后穿刺部位新生肉芽组织形成，通常在 3～4 周形成瘢痕，从而形成穿刺道的痕迹，其周围的甲状腺滤泡有时会有核的透明改变及核拥挤，有时与甲状腺乳头状癌滤泡亚型难以鉴别（低倍）；B. 冷冻切片，为图 A 的局部放大（中倍）；C. 石蜡切片显示为良性病变，在 FNA 穿刺区的核大小均匀，形态一致（中倍）。

图 13-0-1　结节性甲状腺肿 FNA 后（1）

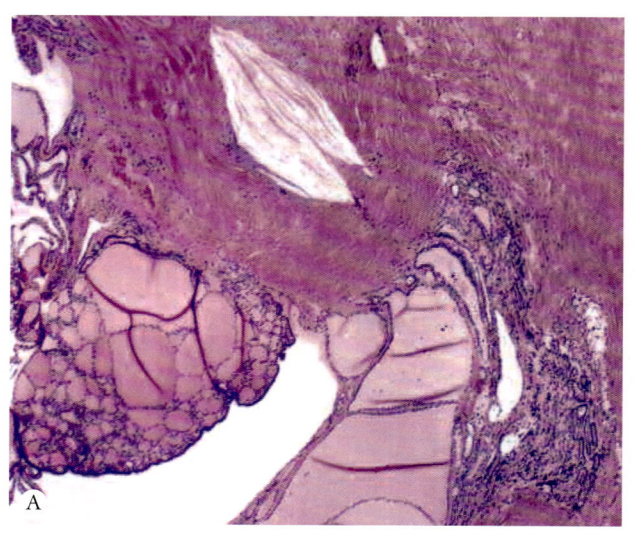

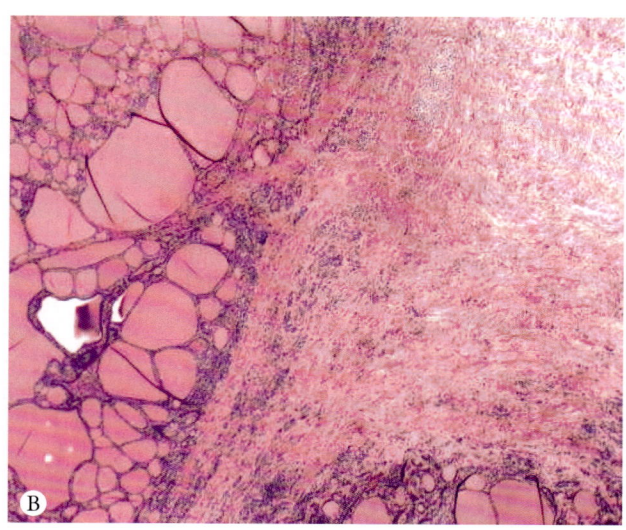

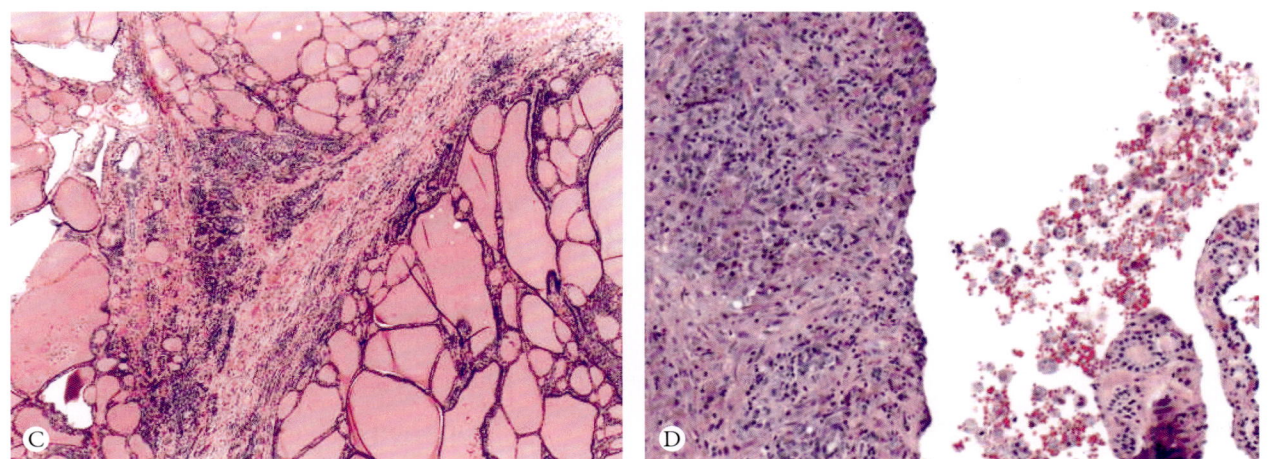

A.冷冻切片，结节性甲状腺肿，甲状腺FNA的通道伴有纤维化及胆固醇结晶，局部可见甲状腺滤泡陷入纤维组织中形成假浸润的现象（低倍）；B.冷冻切片，甲状腺FNA的通道伴有纤维素沉积及慢性炎症细胞浸润，注意与慢性甲状腺炎相鉴别（低倍）；C.冷冻切片，同上病例，另一区域（低倍）；D.冷冻切片，图示FNA后慢性炎性细胞浸润及陈旧出血（中倍）。

图 13-0-2　结节性甲状腺肿 FNA 后（2）

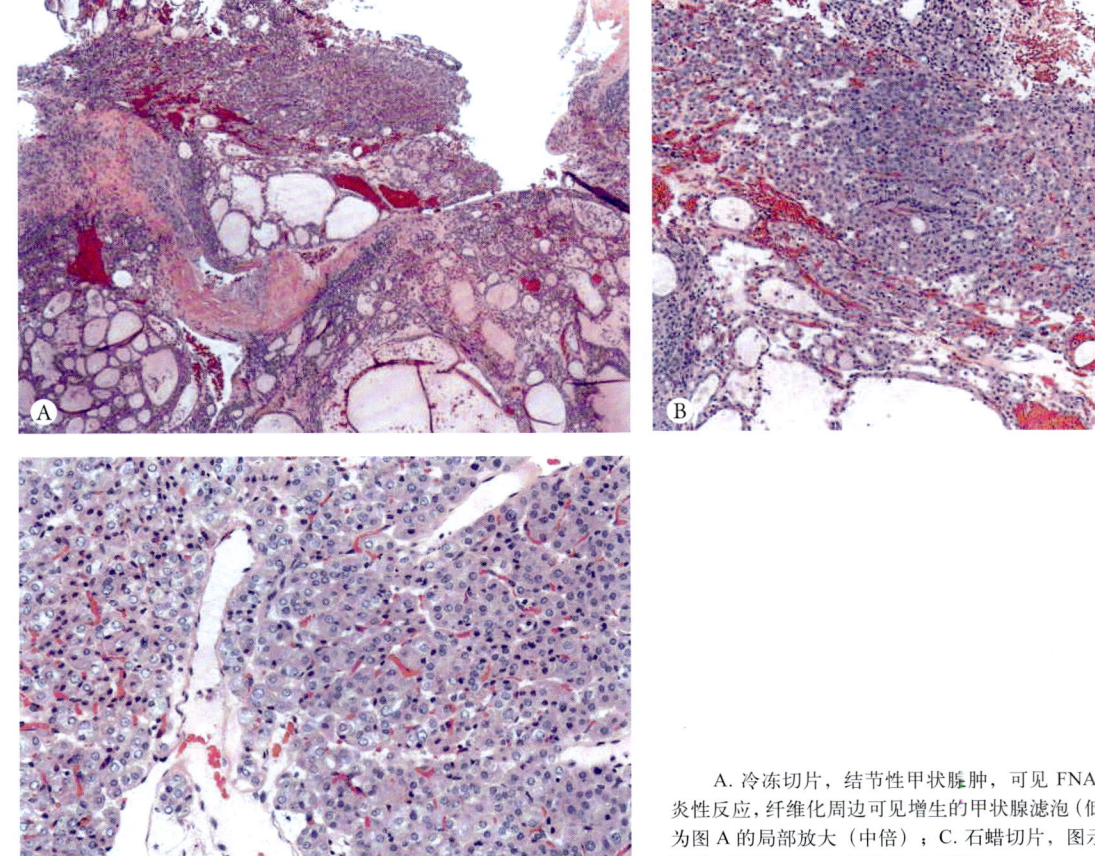

A.冷冻切片，结节性甲状腺肿，可见FNA穿刺后的纤维化及炎性反应，纤维化周边可见增生的甲状腺滤泡（低倍）；B.冷冻切片，为图A的局部放大（中倍）；C.石蜡切片，图示滤泡增生，胞质嗜酸性，酷似Hurthle细胞癌（高倍）。

图 13-0-3　结节性甲状腺肿 FNA 后（3）

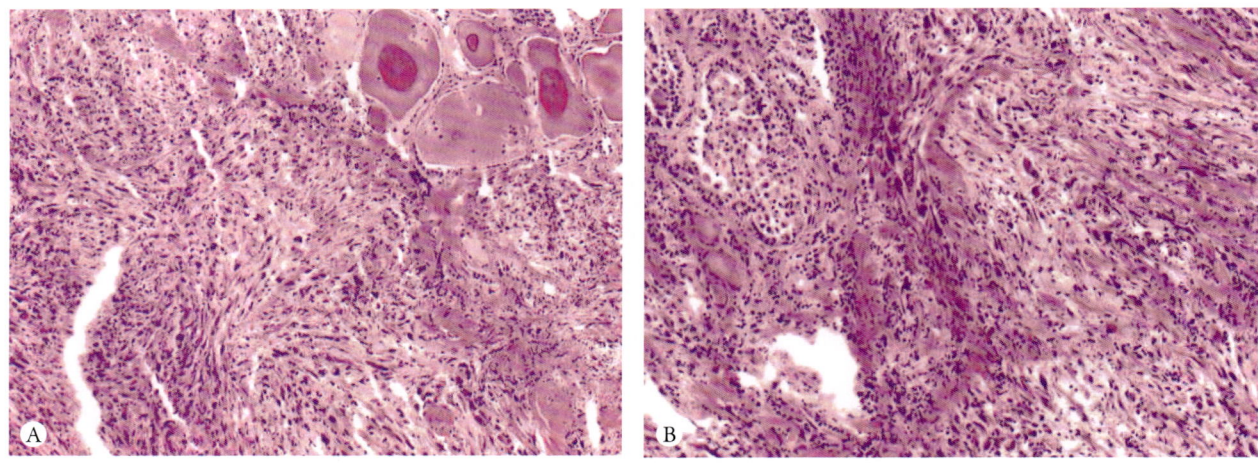

A. 冷冻切片，甲状腺间变型癌/梭形细胞未分化癌，可见穿刺道周边组织排列紊乱，图的右上角可见甲状腺组织（中倍）；B. 冷冻切片，可见局部细胞内有色素沉积，注意与恶性黑色素瘤和肉瘤相鉴别（中倍）。

图 13-0-4　甲状腺间变型癌/梭形细胞未分化癌 FNA 后

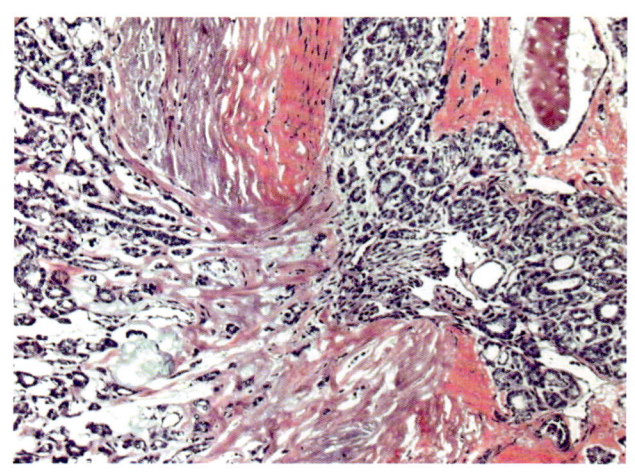

图 13-0-5　结节性甲状腺肿 FNA 后

FNA 后形成的瘢痕，酷似肿瘤浸润包膜，冷冻切片误诊为甲状腺滤泡癌伴有包膜浸润（中倍）。

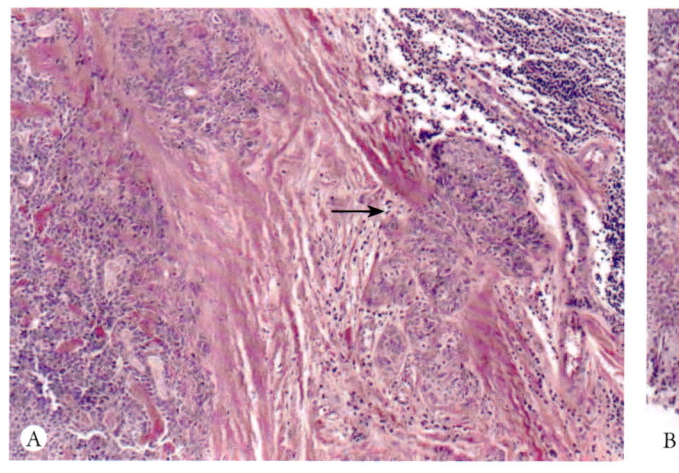
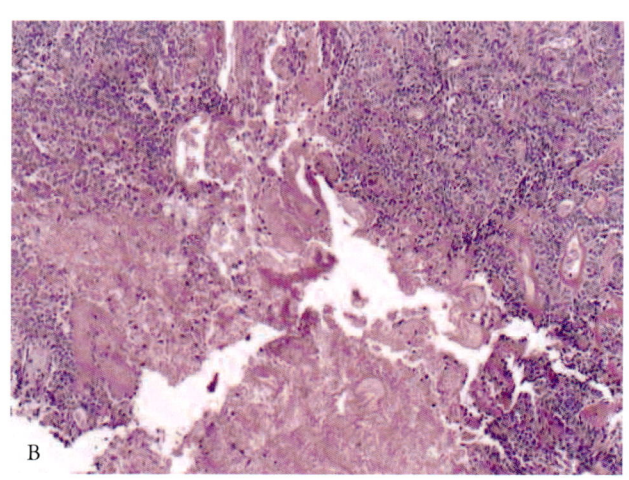

A. 腮腺多形性腺瘤 FNA 后的冷冻切片，图示腺体被纤维组织分隔，酷似肿瘤浸润现象，可能会被误诊为恶性肿瘤；箭头所示为穿刺道形成的假性浸润包膜现象，所以在冷冻切片诊断时一定要小心（低倍）；B. 图示穿刺道周围的梗死（中倍）。

图 13-0-6　腮腺多形性腺瘤 FNA 后

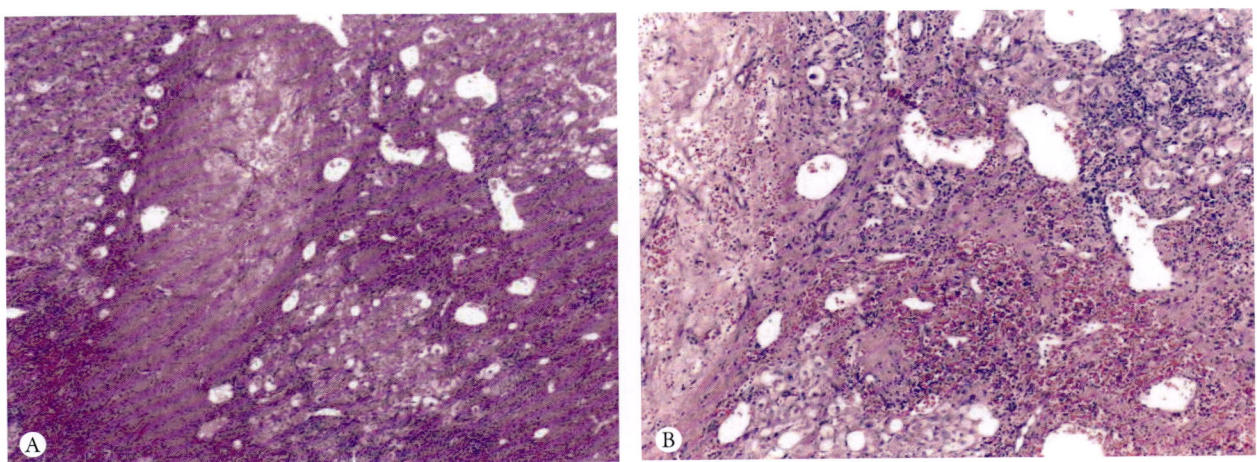

A. 冷冻切片，肝脏肿块 FNA 穿刺道形成的瘢痕（低倍）；B. 为图 A 的局部放大，可见穿刺道周围纤维化，血管扩张、充血、出血及慢性炎性细胞反应（低倍）。

图 13-0-7　肝脏 FNA 后

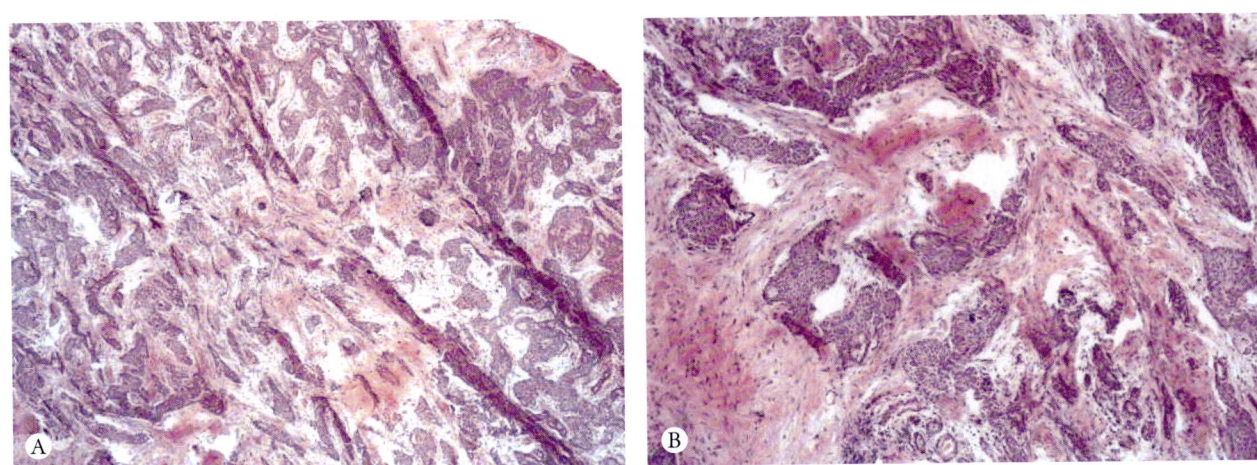

A. 冷冻切片，乳腺硬化性腺病，成束的纤维组织分隔肿瘤组织；图示穿刺道周围纤维化，腺体陷于其中，酷似浸润性癌（低倍）；B. 为图 A 的局部放大，腺体深陷穿刺道形成的瘢痕中，酷似浸润性癌（中倍）。

图 13-0-8　乳腺硬化性腺病 FNA 后

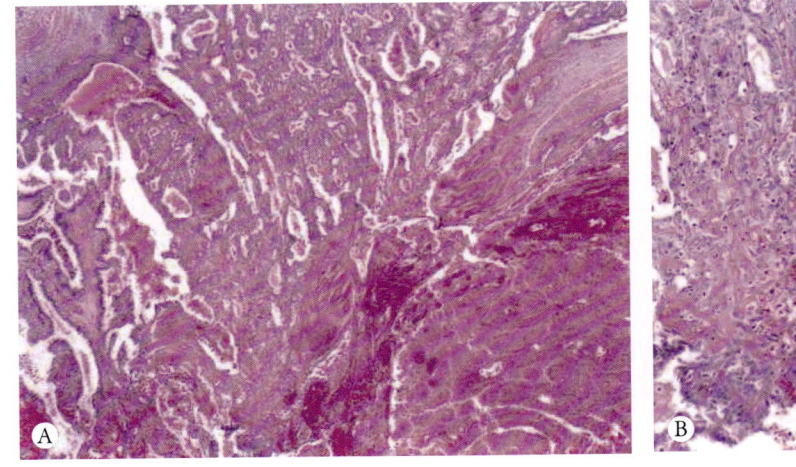 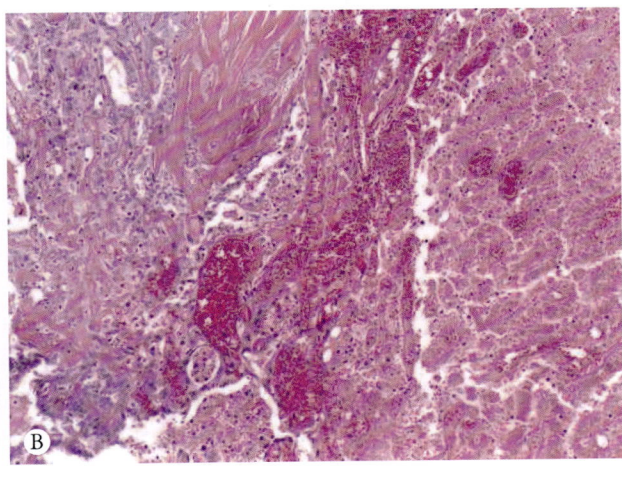

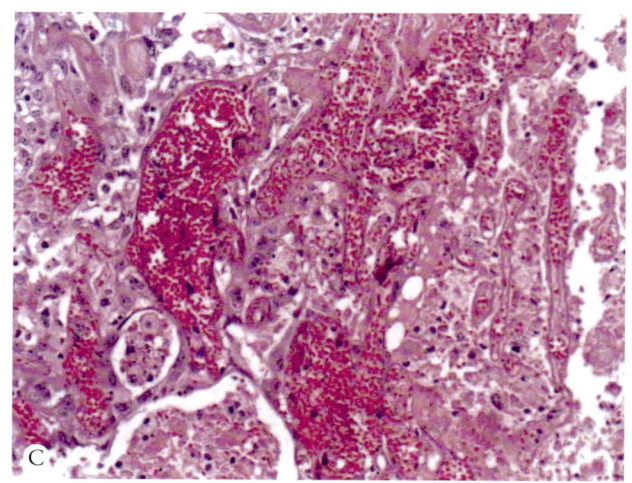

A.冷冻切片，乳腺导管内乳头状瘤FNA后可见梗死及出血，局部可见假浸润（低倍）；B.冷冻切片，为图A的局部放大，可见梗死及出血，局部可见假浸润（中倍）；C.石蜡切片，FNA后局部血管扩张、充血及出血（高倍）。

图 13-0-9　乳腺导管内乳头状瘤 FNA 后

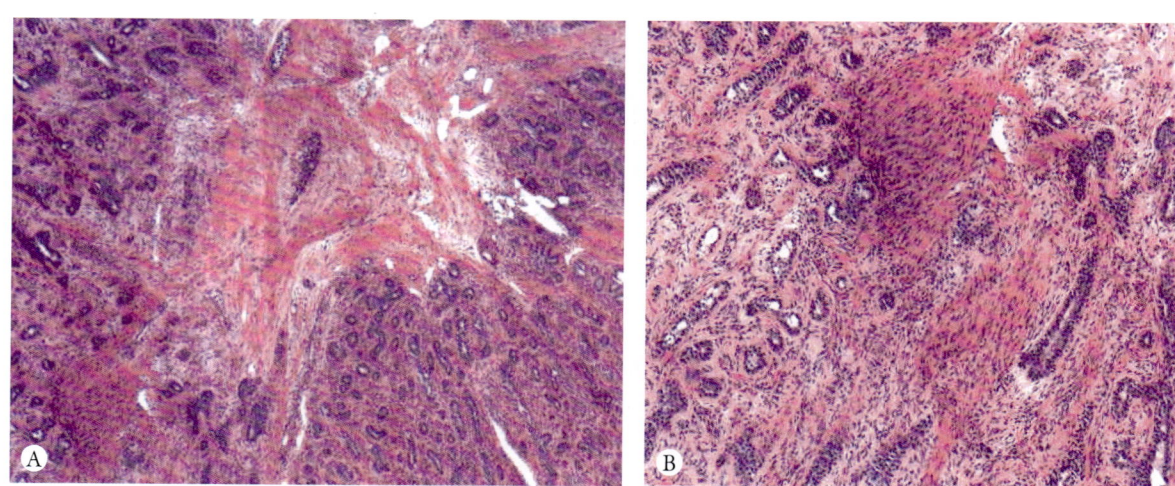

A.冷冻切片，乳腺管状腺瘤，图示穿刺道周围纤维化（低倍）；B.冷冻切片，图示纤维组织分隔肿瘤组织（中倍）。

图 13-0-10　乳腺管状腺瘤 FNA 后

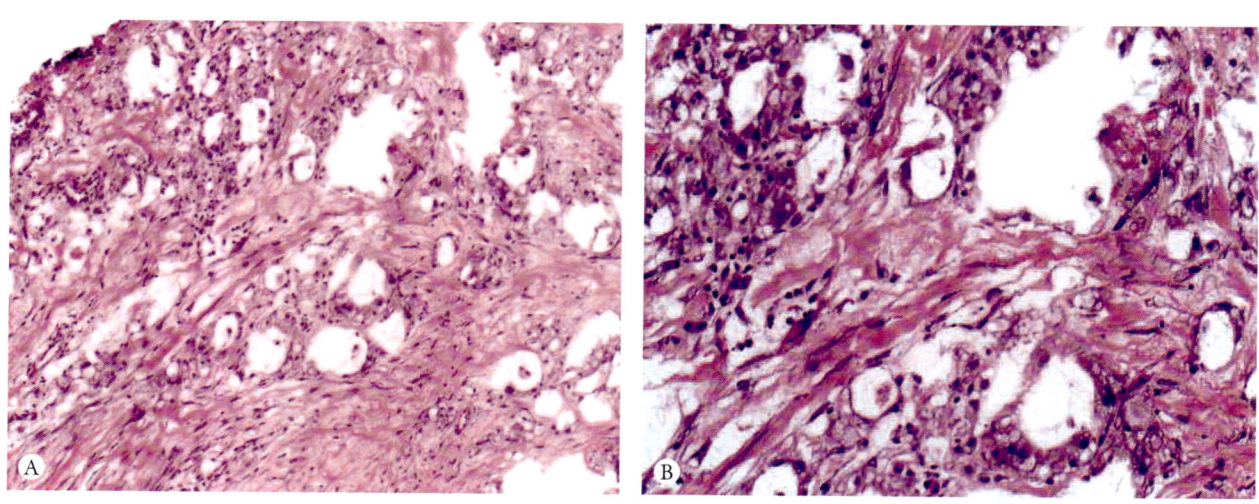

A.冷冻切片，乳腺纤维腺瘤FNA后泡沫细胞形成（中倍）；B.冷冻切片，为图A的局部放大（高倍）。

图 13-0-11　乳腺纤维腺瘤 FNA 后

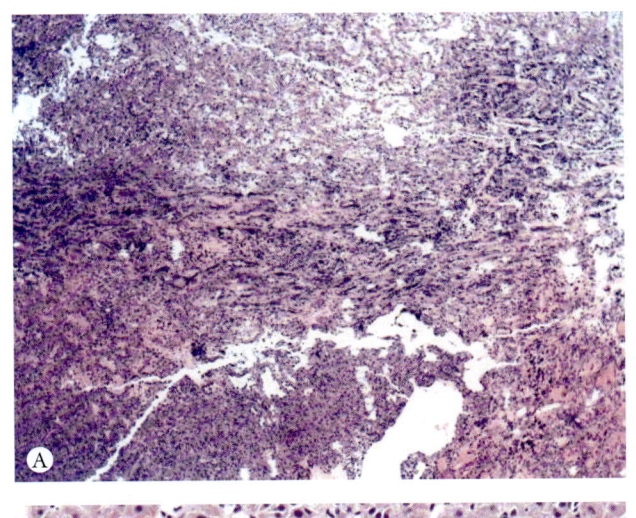
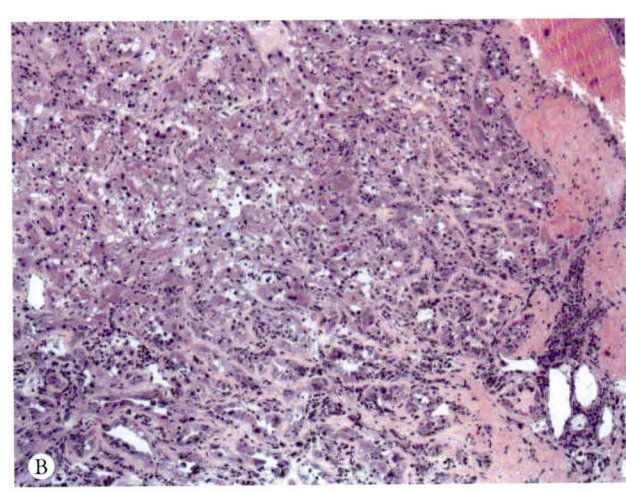
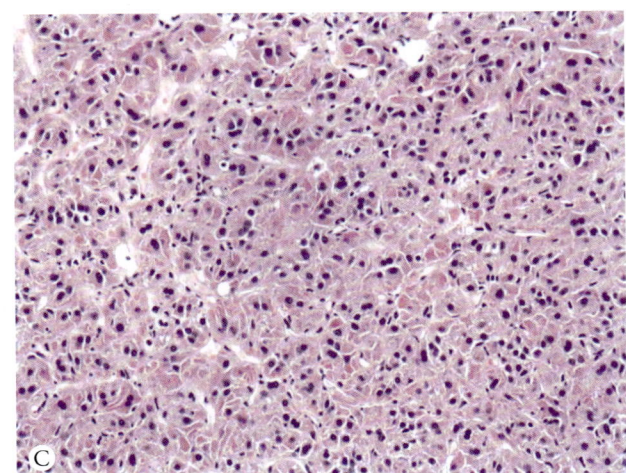

A. 冷冻切片，肾脏嗜酸细胞瘤，图中央可见穿刺道的纤维化及陈旧出血，酷似恶性肿瘤浸润（低倍）；B. 冷冻切片，肾脏嗜酸细胞瘤，肿瘤周边可见陈旧出血，酷似恶性肿瘤，像嫌色细胞癌（中倍）；C. 石蜡切片，肾脏嗜酸细胞瘤，肿瘤局部放大，可见胞质伴有嗜酸性改变（高倍）。

图 13-0-12　肾脏的嗜酸细胞瘤 FNA 后

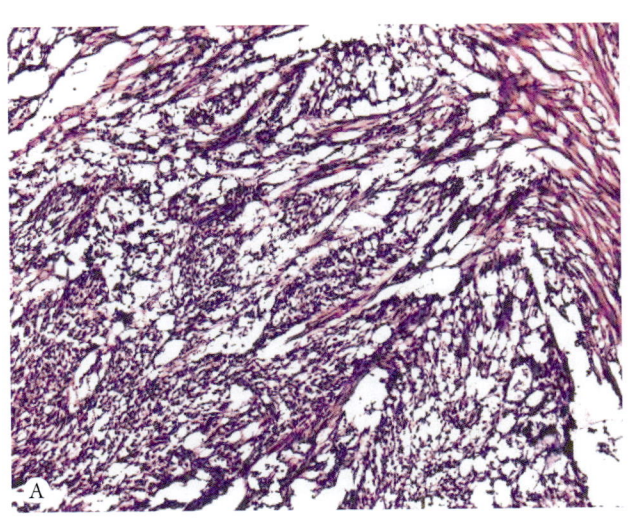
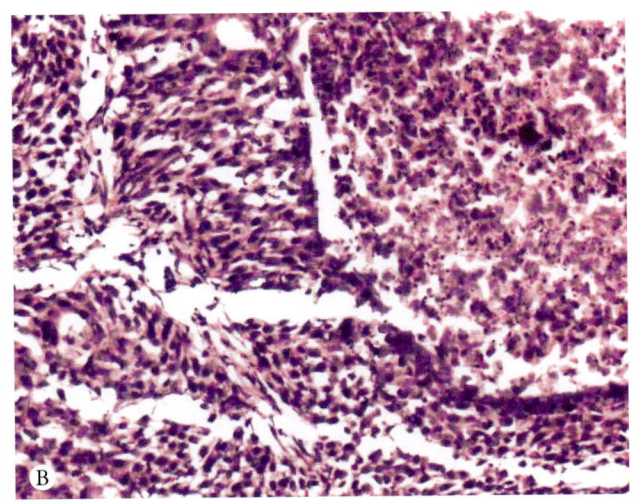

A. 冷冻切片，膀胱尿路上皮癌转移到肺中，FNA 后纤维化形成（中倍）；B. 冷冻切片，肿瘤中可见坏死，该病例为膀胱尿路上皮癌转移到肺中，注意与肺的原发性鳞癌相鉴别，结合临床病史很重要（高倍）。

图 13-0-13　膀胱的尿路上皮癌肺转移 FNA 后

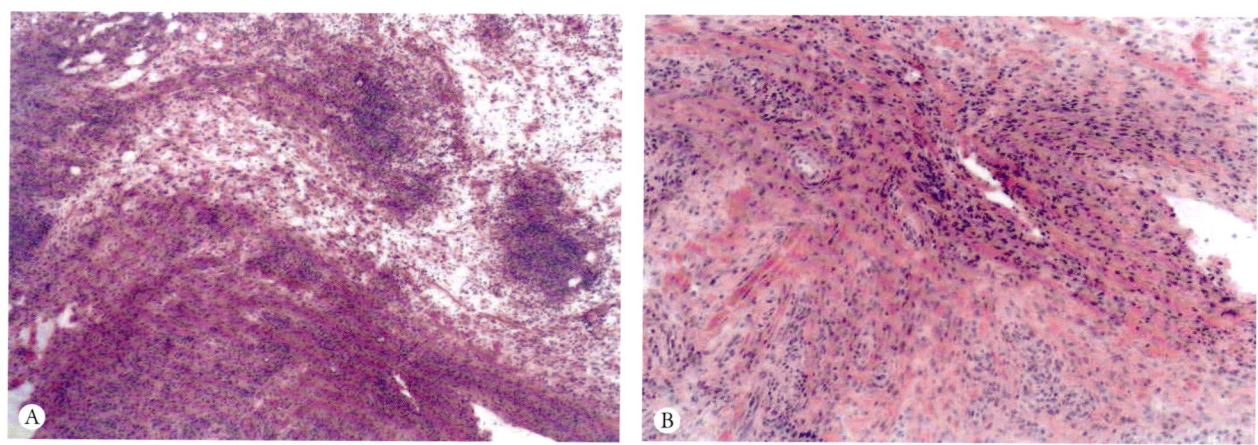

A. 冷冻切片，上臂的结节性筋膜炎，可见 FNA 穿刺道留下的纤维化条索（低倍）；B. 冷冻切片，为图 A 的局部放大，穿刺道组织排列紊乱，纤维化明显（中倍）。

图 13-0-14　上臂的结节性筋膜炎 FNA 后

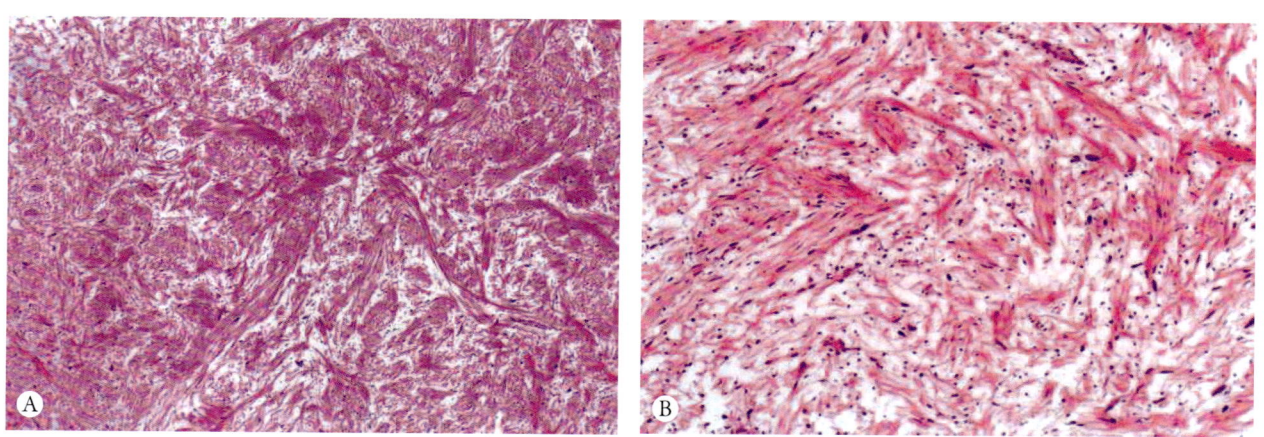

A. 冷冻切片，前臂神经纤维瘤，可见穿刺道形成的组织断裂带（低倍）；B. 冷冻切片，为图 A 的局部放大，可见组织断裂带（中倍）。

图 13-0-15　前臂神经纤维瘤 FNA 后

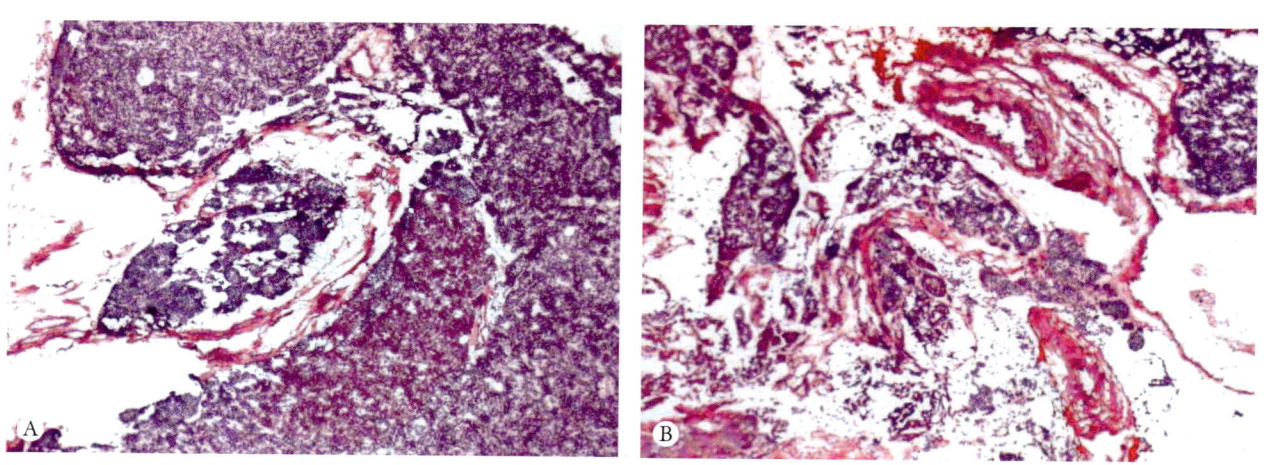

A. 冷冻切片，甲状旁腺组织 FNA 引起局部假浸润改变，可见穿刺道引起的组织陷入（低倍）；B. 冷冻切片，甲状旁腺组织 FNA 后，可见穿刺道引起的组织陷入，酷似癌组织浸润，要注意与不典型腺瘤及甲状旁腺癌相鉴别（中倍）。

图 13-0-16　甲状旁腺 FNA 后

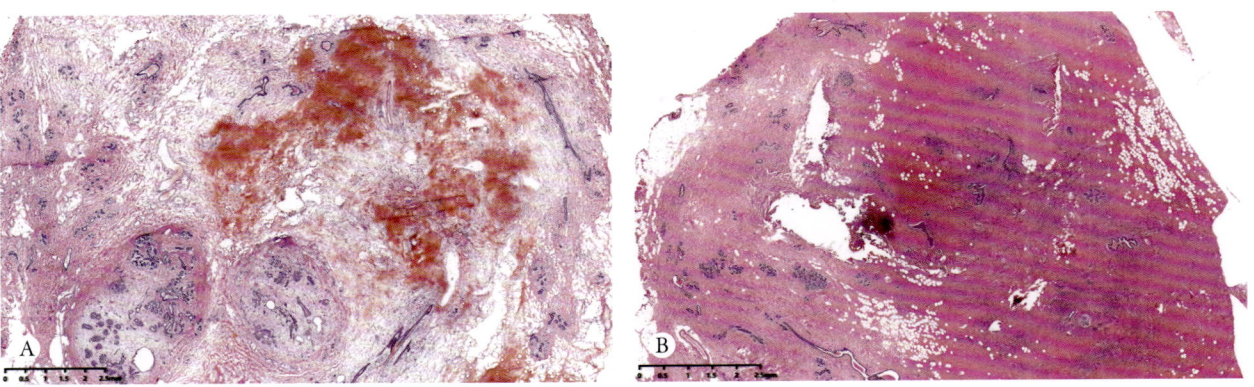

A. 冷冻切片，乳腺组织穿刺道可见出血；B. 石蜡切片，乳腺组织穿刺道可见出血。

图 13-0-17　乳腺 FNA 后（1）

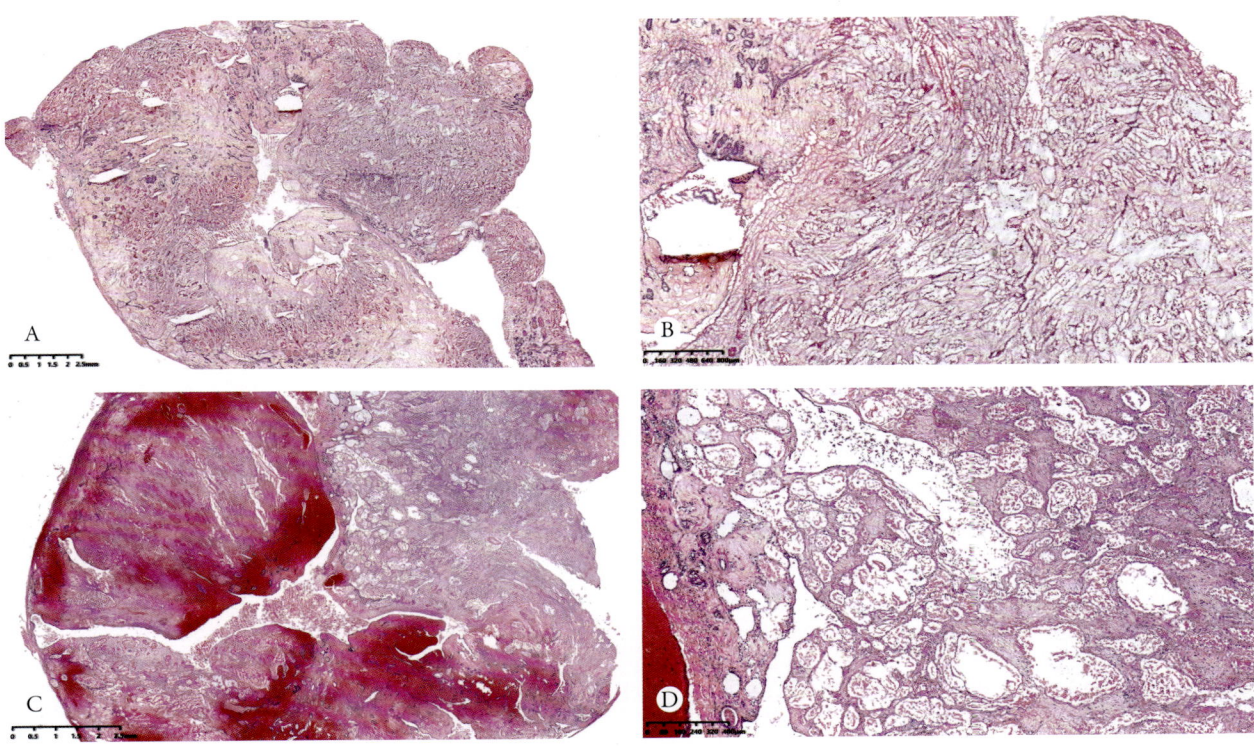

A、B. 冷冻切片，乳腺纤维腺瘤 FNA 后出血及梗死；C、D. 石蜡切片，乳腺纤维腺瘤 FNA 后出血及梗死。

图 13-0-18　乳腺 FNA 后（2）

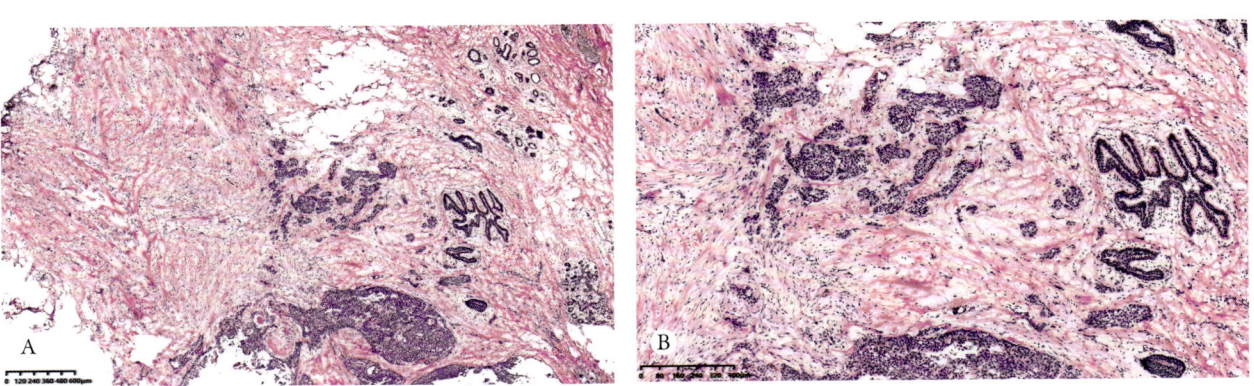

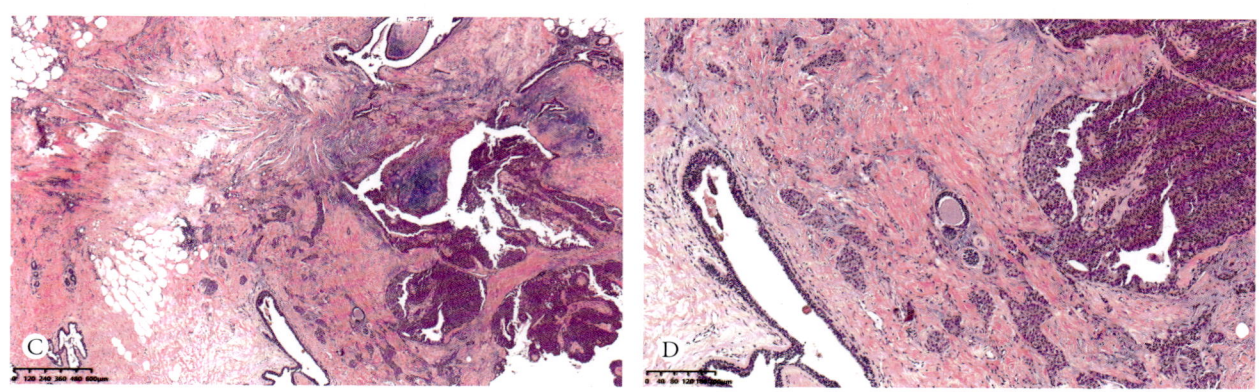

A、B.冷冻切片，乳腺导管内乳头状癌伴浸润性癌FNA后，浸润灶在穿刺道旁而不是穿刺道内；C、D.石蜡切片。

图13-0-19　乳腺FNA后（3）

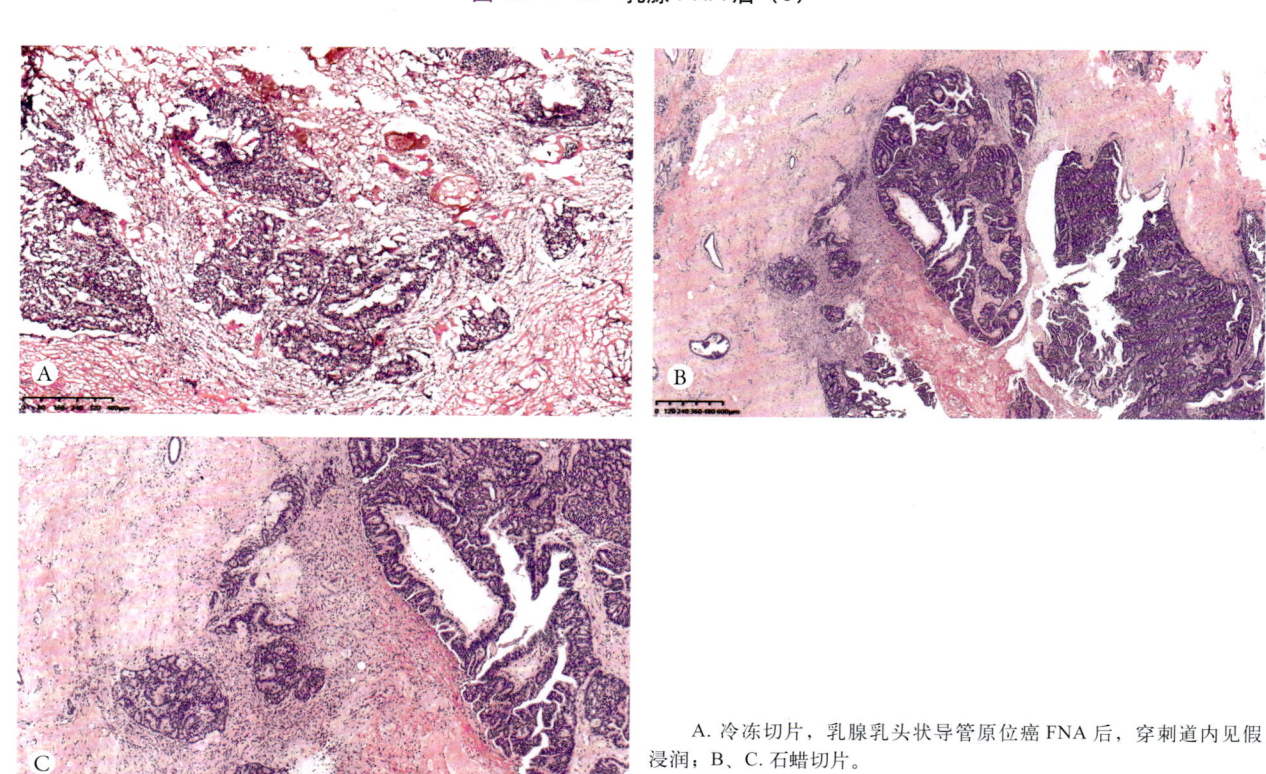

A.冷冻切片，乳腺乳头状导管原位癌FNA后，穿刺道内见假浸润；B、C.石蜡切片。

图13-0-20　乳腺FNA后（4）

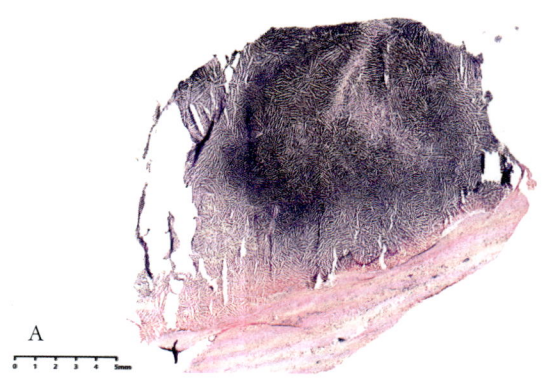
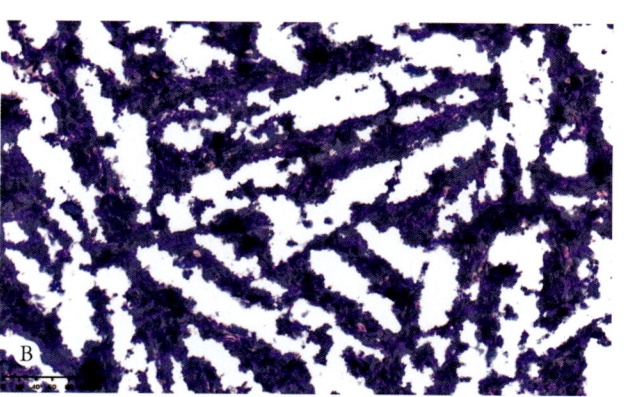

第十三章 细针穿刺后冷冻切片诊断中的"陷阱"

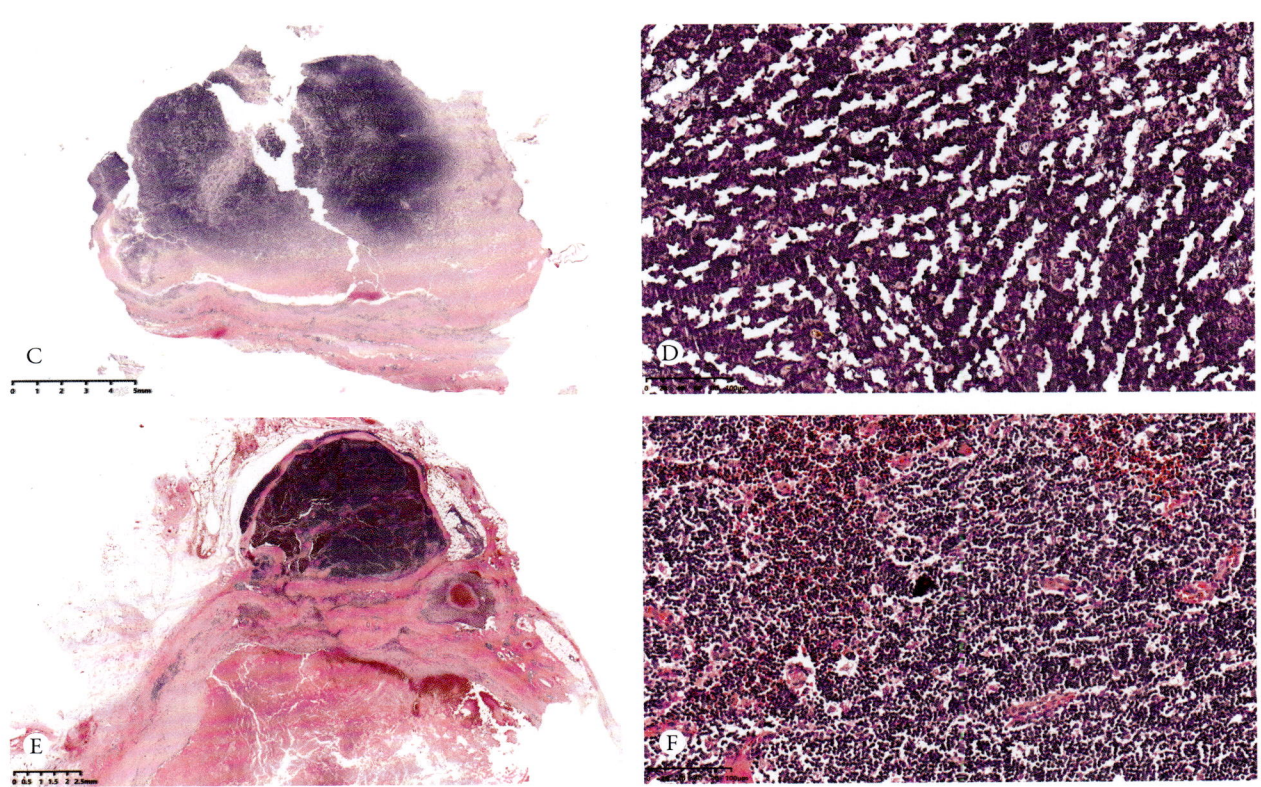

A、B.冷冻切片，胸腺 FNA 后，冷冻切片中见大片梗死，呈分带状，最外层坏死彻底，中央部分可见淋巴细胞核碎裂；C、D.石蜡切片；E、F.手术标本充分取材后石蜡切片，显示肿瘤大部分梗死，仅余图片中一灶肿瘤结节，为胸腺瘤 B_1 型。

图 13-0-21　胸腺 FNA 后

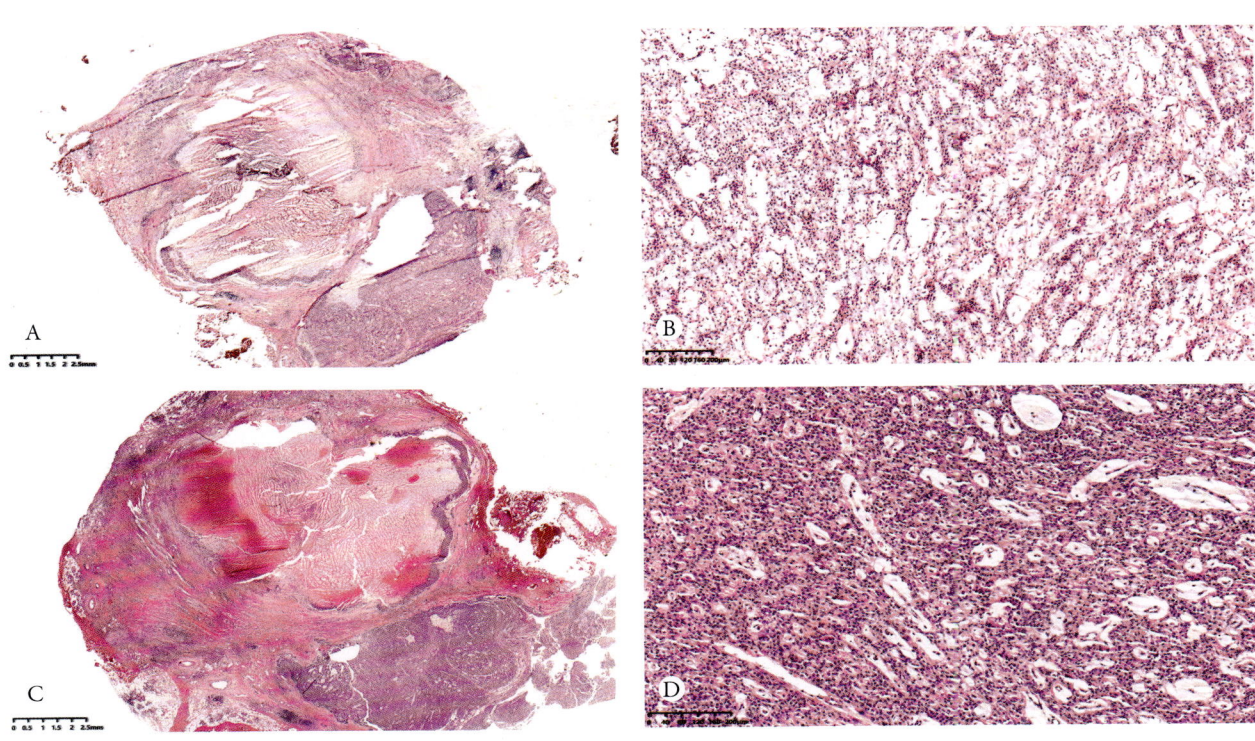

A、B.冷冻切片，腮腺肌上皮瘤 FNA 后，可见大片梗死；C、D.石蜡切片。

图 13-0-22　腮腺 FNA 后（1）

791

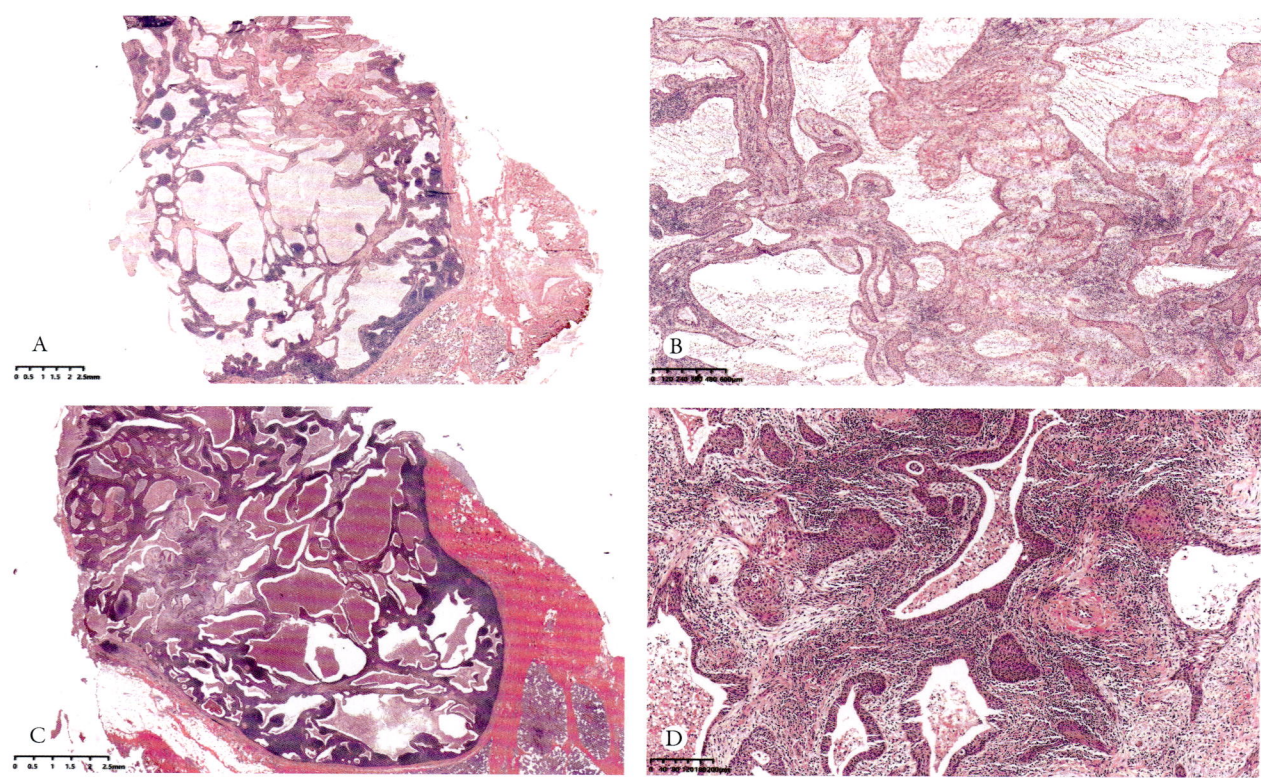

A、B. 冷冻切片，腮腺 Warthin 瘤 FNA 后，穿刺道区域淋巴细胞减少，纤维组织增生，可见鳞状上皮化生；C、D. 石蜡切片。

图 13-0-23　腮腺 FNA 后（2）

（薛丽燕　吕　宁　王依瑶　孟云霄）

参考文献

[1] LUMACHI F, BORSATO S, TREGNAGHI A, et al. FNA cytology and frozen section examination in patients with follicular lesions of the thyroid gland[J]. Anticancer Res, 2009, 29 (12)：5255-5257.

[2] ERSÖZ C, SOYLU L, ERKOÇAK E U, et al. Histologic alterations in the thyroid gland after fine-needle aspiration[J]. Diagn Cytopathol, 1997, 16 (3)：230-232.

[3] PANDIT A A, PHULPAGAR M D. Worrisome histologic alterations following fine needle aspiration of the thyroid[J]. Acta Cytol, 2001, 45 (2)：173-179.

[4] VERCELLI-RETTA J, ALMEIDA E, ARDAO G, et al. Capsular pseudoinvasion after fine-needle aspiration of follicular adenomas of the thyroid[J]. Diagn Cytopathol, 1997, 17 (4)：295-297.

[5] SHARMA C, KRISHNANAND G. Histologic analysis and comparison of techniques in fine needle aspiration-induced alterations in thyroid[J]. Acta Cytol, 2008, 52 (1)：56-64.

[6] BOLAT F, KAYASELCUK F, NURSAL T Z, et al. Histopathological changes in thyroid tissue after fine needle aspiration biopsy[J]. Pathol Res Pract, 2007, 203 (9)：641-645.

[7] MOON W S, KANG M J, YOUN H J, et al. Diagnostic pitfall of thyroid fine-needle aspiration induced fibrosis：follicular adenoma mimicking medullary thyroid carcinoma in frozen section [J]. Diagn Pathol, 2021, 16 (1)：25.

[8] SIMSIR A, CANGIARELLA J. Challenging breast lesions: pitfalls and limitations of fine-needle aspiration and the role of core biopsy in specific lesions[J]. Diagn Cytopathol, 2012, 40(3): 262-272.

[9] GAHINE R, SUDARSHAN V, HUSSAIN N, et al. Pleomorphic adenoma: a diagnostic pitfall in the diagnosis of salivary gland lesions on FNAC: Case reports with review of the literature[J]. Cytojournal, 2010, 7: 17.

[10] LEE K C, CHAN J K, HO L C. Histologic changes in the breast after fine-needle aspiration[J]. Am J Surg Pathol, 1994, 18(10): 1039-1047.

[11] BAYRAMOGLU H, DÜZCAN E, AKBULUT M, et al. Infarction after fine needle aspiration biopsy of pleomorphic adenoma of the parotid gland[J]. Acta Cytol, 2001, 45(6): 1008-1010.

[12] NASUTI J F, MEHROTRA R, GUPTA P K. Diagnostic value of fine-needle aspiration in supraclavicular lymphadenopathy: a study of 106 patients and review of literature[J]. Diagn Cytopathol, 2001, 25(6): 351-355.

[13] ALWAHEEB S, RAMBALDINI G, BOERNER S, et al. Worrisome histologic alterations following fine-needle aspiration of the parathyroid[J]. J Clin Pathol, 2006, 59(10): 1094-1096.

[14] LI S, BALOCH Z W, TOMASZEWSKI J E, et al. Worrisome histologic alterations following fine-needle aspiration of benign parotid lesions[J]. Arch Pathol Lab Med, 2000, 124(1): 87-91.

[15] LIU Y F, AHMED S, BHUTA S, et al. Infarction of papillary thyroid carcinoma after fine-needle aspiration: case series and review of literature[J]. JAMA Otolaryngol Head Neck Surg, 2014, 140(1): 52-57.

[16] FUKUI T, TANIGUCHI T, KAWAGUCHI K, et al. Spontaneous regression of thymic epithelial tumours[J]. Interact Cardiovasc Thorac Surg, 2014, 18(3): 399-401.

[17] MORAN C A, SUSTER S. Thymoma with prominent cystic and hemorrhagic changes and areas of necrosis and infarction: a clinicopathologic study of 25 cases[J]. Am J Surg Pathol, 2001, 25(8): 1086-1090.

索 引

"病理会诊"（intraoperative pathologic consultation）.......1
"低诊断"（underdiagnosis）.............................2
"过诊断"（overdiagnosis）..............................2
"手术中病理诊断"（intraoperative pathologic
　　diagnosis）.......................................1
A 型胸腺瘤..351
AB 型胸腺瘤...351
Altemeier-Klatskin tumor............................495
B_1 型胸腺瘤......................................353
B_2 型胸腺瘤......................................353
B_3 型胸腺瘤......................................354
Brenner 瘤和化生亚型................................207
Brenner 肿瘤..207
Burkitt 淋巴瘤......................................774
Castleman 病..717
CD117 阴性/CK7 阳性的低级别嗜酸细胞性肾肿瘤
　　（low-grade oncocytic renal tumour，CD117-
　　negative，cytokeratin 7-positive，LOT）.........394
FNA 后的诊断陷阱....................................782
Krukenberg 瘤..................................243，247
Langerhans 细胞组织细胞增生症..................751，776
Mikülicz's 病.......................................737
MiT 家族易位性肾细胞癌..............................388
Paget 病................................168，271，443
Peutz-Jeghers 性息肉................................464
Riedel's 甲状腺炎....................................53
Rokitansky-Aschoff（R-A）窦.........................548
Sjogren's 综合征....................................737
TFE3 重排肾细胞癌...................................388
TFEB 重排肾细胞癌...................................389
T 淋巴母细胞淋巴瘤..................................359
Walthard 细胞巢.....................................246
Warthin 瘤.....................................566，592

WHO 3 级的弥漫性星形细胞瘤..........................612
Wilms 瘤..397
with papillary-like nuclear features，NIFTP）......70，73

A

癌在多形性腺瘤中................................589，760

B

伴腹膜假黏液瘤......................................201
伴奇异核的平滑肌瘤..................................260
包被性乳头状癌......................................133
包裹型乳头状癌.......................................88
贲门癌（carcinoma of the gastric cardia）...........457
波及性肿瘤..779
哺乳期乳腺..114
不典型导管上皮增生（atypical ductal hyperplasia，
　　ADH）......................................120，122
不典型息肉样腺肌瘤..................................267
不能确定恶性潜能的平滑肌肿瘤........................265

C

成年型粒层细胞瘤....................................209
成熟畸胎瘤.....................................225，730
成涎细胞瘤..593
充填物及敷料..179
出血病变及血管性肿瘤................................708
出血性卵巢..248
创伤性神经瘤..492
垂体腺瘤/垂体神经内分泌肿瘤.........................644

D

大细胞癌（large cell carcinoma，LCC）...............324

胆固醇息肉 547
胆管错构瘤 516
胆管囊肿 491
胆管上皮内瘤变（biliary intraepithelial neoplasia, BilIN） 493
胆管腺瘤 517
胆囊癌 552
胆囊乳头状肿瘤 551
胆囊腺瘤 550
导管扩张症 117
导管内癌 596
导管内乳头状癌 129
导管内乳头状瘤 126
导管内乳头状瘤伴不典型导管上皮增生 128
导管内乳头状瘤伴导管原位癌 128
导管内乳头状黏液性肿瘤（intraductal papillarymucinous tumor, IPMT） 478
导管原位癌（ductal carcinoma in situ, DCIS） 120, 123
低度恶性潜能的多房囊性肾肿瘤 373
低度恶性潜能乳头状尿路上皮肿瘤 413
低风险肿瘤 67
低级别 DCIS 123
低级别乳头状尿路上皮癌 414
低级别异型增生结节 508
低级别子宫内膜间质肉瘤 253
淀粉样变 29, 751
耵聍腺腺瘤 742
多灶微结节性肺泡上皮增生（mul-tifocal micronodular pneumocyte hyperpl-asia, MMPH） 298
多形性黄色星形细胞瘤 616
多形性肉瘤 705
多形性腺瘤 585
多形性腺瘤 560

E

恶性 Brenner 瘤 208
恶性黑色素瘤（malignant melanoma） 472
恶性潜能未定的高分化肿瘤（well differentiated tumor of uncertain malignant potential, WDT-UMP） 70, 71
恶性潜能未定的滤泡性肿瘤（follicular tumor of uncertain malignant potential, FT-UMP） 70
恶性外周神经鞘膜瘤 725

F

放射状瘢痕 146
非肠型腺癌 749
非典型甲状旁腺肿瘤 105
非典型软骨性肿瘤 664
非典型腺瘤性增生（atypical adenomatous hyperplasia, AAH） 309
非角化性癌 748
非浸润性乳头状尿路上皮癌 413
非黏液型肺原位腺癌（adenocarcinoma in situ, AIS） 310
非特异性肉芽肿性睾丸炎 441
肥大细胞 16
肺玻璃样变透明细胞癌 330
肺肠型腺癌 323
肺错构瘤 289
肺大细胞神经内分泌癌 331
肺的涎腺型肿瘤 328
肺非黏液型浸润性腺癌 318
肺间叶性恶性肿瘤 334
肺胶样癌 322
肺结节病 284
肺淋巴上皮癌 326
肺鳞状细胞癌 307
肺毛细血管瘤 303
肺霉菌病 285
肺母细胞瘤 327
肺脑膜样结节 301
肺黏液型浸润性腺癌 320
肺泡蛋白沉着症 343
肺泡上皮细胞 19
肺泡上皮细胞广泛性增生（extensive epithelial proliferation, EEP） 316
肺泡腺瘤 298
肺泡医源性塌陷（iatrogenic collapse of the alveolar） 316
肺曲菌病 285
肺肉瘤样癌 326
肺乳头状腺瘤 292
肺胎儿型腺癌 322

肺透明细胞肿瘤（糖瘤）..................304
肺纤毛黏液结节性乳头状瘤（ciliated muconodular
    papillary tumor of the peripheral lung，CMPT）..........294
肺纤维腺瘤..................293
肺腺癌..................308
肺小细胞癌..................331
肺支气管乳头状肿瘤..................292
肺转移性肿瘤..................336，540，651，778
分化性鼻咽癌..................750
分泌物..................40
分叶状肿瘤..................159
复杂性硬化性病变..................146
富含破骨巨细胞的肿瘤..................673
富于黏液背景的肿瘤..................693
富于细胞性平滑肌瘤..................260
腹膜 Müller 型病变..................276
腹膜后间隙..................713
腹膜浆液性癌..................278
腹膜浆液性交界性肿瘤..................278
腹膜蜕膜样反应..................280
副神经节瘤..................422，451，728

G

肝细胞癌（hepatocellular carcinoma，HCC）..................502
肝癌前病变..................508
肝间叶性错构瘤..................539
肝局灶性结节状增生（focal nodular hyperplasis，
    FNH）..................514
肝母细胞瘤..................537
肝内胆管癌..................522
肝内胆管乳头状瘤..................520
肝黏液性囊腺瘤/癌..................518
肝外胆管癌..................495
肝未分化胚胎性肉瘤..................538
肝细胞腺瘤..................512
肝原发性神经内分泌肿瘤..................536
肝原发性血管肉瘤..................533
高反应黄体..................247
高分化乳头状间皮肿瘤（well-differentiated papillary
    mesothelial tumor，WDPMT）..................345，346
高级别 DCIS..................124

高级别乳头状尿路上皮癌..................415
高级别异型增生结节..................508
高级别子宫内膜间质肉瘤..................254
睾丸扭转和梗死..................441
弓形虫病..................738
宫颈内膜异位..................278
孤立性黄素化卵泡囊肿..................247
孤立性纤维性肿瘤（isolated tumor cells，
    ITC）..................299，344，643，762
骨的肉芽肿性病变..................678
骨母细胞瘤..................668
骨肉瘤..................668，770
骨纤维结构不良（骨化性纤维瘤）..................671
骨纤维结构异常增生症..................40
骨样骨瘤..................668
管状囊性肾细胞癌..................385
管状腺瘤..................568

H

横纹肌样瘤..................399
宏转移..................169
喉角化症（白斑）..................752
喉鳞状细胞癌..................755
后肾腺瘤..................396
壶腹部腺癌..................487
壶腹部腺瘤..................486
琥珀酸脱氢酶缺陷型肾细胞癌..................393
坏死性涎腺化生..................600
环状小管性索瘤..................221
黄色肉芽肿性胆囊炎..................547
黄色肉芽肿性肾盂肾炎..................429
黄体囊肿..................244
混合型浆液性 - 神经内分泌肿瘤（mixed
    serousneuroendocrine tumor）..................474
混合性上皮和间质肿瘤..................406
混合性生殖细胞肿瘤和性索 - 间质肿瘤..................238
获得性囊性肾病相关性肾癌..................386
霍奇金淋巴瘤/病..................336，356

J

机化性肺炎..................288

797

肌上皮瘤	562
肌纤维母细胞瘤	141
基底细胞腺癌	588
基底细胞腺瘤	564
基底样细胞	21
畸胎瘤	435，638，655，730
急性化脓性乳腺炎	119
集合管癌	383
脊膜瘤	654
脊髓胶质瘤	655
脊髓的室管膜瘤	655
脊索瘤	28，647，771
甲状旁腺癌	106
甲状旁腺腺瘤	103
甲状旁腺增生	103
甲状旁腺肿瘤	103
甲状腺 MALT 淋巴瘤合并甲状腺乳头状癌	102
甲状腺恶性淋巴瘤	100
甲状腺淋巴结转移性癌	86，87
甲状腺滤泡结节性病变	53
甲状腺滤泡性结节	56，782～784
甲状腺乳头状癌	74
甲状腺滤泡癌	89，779
甲状腺嗜酸细胞瘤	65
甲状腺嗜酸细胞癌	92
甲状腺髓样癌	93
甲状腺血管肉瘤	43
甲状腺炎	50
甲状腺肿类癌	230
甲状腺转移癌	98
假血管瘤样间质增生	142
间皮细胞	20
间质卵泡膜细胞增生	248
睑板腺癌	739
浆黏液性肿瘤	208
浆细胞	13
浆液性癌	195
浆液性交界性肿瘤伴微浸润	193
浆液性交界性肿瘤伴种植	194
浆液性囊肿	246
交界性 Brenner 瘤	208

交界性包裹性滤泡性肿瘤	70
交界性透明细胞肿瘤	203
胶质母细胞瘤	613
角化物质	21
角结膜鳞状上皮的增生性病变	740
节细胞胶质瘤	622
节细胞瘤	622
节细胞神经瘤	360，727
节细胞神经母细胞瘤	726，766
结核病	34，283，714
结核瘤	628
结核性脑膜炎	628
结节性筋膜炎	142
结节性嗜酸细胞增生	603
结直肠"息肉"	469
浸润性尿路上皮癌	416
浸润性小叶癌（invasive lobular carcinoma，ILC）	153
精母细胞性肿瘤	432
精原细胞瘤	361，431，731
颈静脉鼓室球瘤	743
静脉内平滑肌瘤病	261
具有囊性结构的骨肿瘤或病变	682
具有黏液背景的肿瘤	680
具有乳头样核特征的非浸润性甲状腺滤泡性肿瘤（noninvasive follicular thyroid neoplasm with papillary-like nuclear features，NIFTP）	70，73
具有上皮成分的骨肿瘤	685
具有上皮样分化的肿瘤	701
绝经后乳腺	115
巨大淋巴结增生症	362，717

K

克罗恩病（Crohn's disease，CD）	467
快速免疫组织化学染色	5
阔韧带内囊肿	244

L

阑尾黏液囊腺瘤	468
阑尾黏液囊肿	467
类癌及不典型类癌	332，407
类固醇细胞瘤	222

类胶质 .... 24，185
类似肝细胞癌的转移性肿瘤 543
冷冻切片的用途 2
冷冻切片技术问题 4
冷冻切片诊断 .... 2，38
冷冻切片诊断的局限性 4
粒层细胞瘤 209
粒细胞肉瘤 360
良性黏液性肿瘤 198
良性浆液性肿瘤 192
良性淋巴上皮病变 598
良性透明细胞肿瘤 203
良性纤维组织细胞瘤 764
淋巴管平滑肌瘤病 306
淋巴浆细胞性硬化性胆管炎 491
淋巴结的冷冻切片问题 37
淋巴上皮癌 592
淋巴细胞 15
淋巴造血肿瘤 .... 438，452
鳞腺混合性乳头状瘤 292
鳞状上皮化生 271
鳞状上皮乳头状瘤 292
隆乳 177
颅内血管畸形 629
颅咽管瘤 645
卵巢冠囊肿 244
卵巢甲状腺肿 228
卵巢浆液性肿瘤 192
卵巢黏液性肿瘤 197
卵巢透明细胞癌 204
卵巢透明细胞肿瘤 203
卵巢纤维瘤病 248
卵巢硬化性间质瘤 215
卵巢转移性肿瘤 240
卵巢子宫内膜样肿瘤 202
卵黄囊瘤 .... 234，362，434
卵泡膜瘤 214
滤泡癌 89
滤泡囊肿 244
滤泡性腺瘤 .... 63，8

M

脉络丛乳头状瘤 636
慢性进展性胆管炎 518
慢性涎腺炎 597
慢性胰腺炎 /（IgG4 相关性疾病）..... 473，715
毛黏液样型星形细胞瘤 617
毛细胞型星形细胞瘤 617
弥漫大 B 细胞淋巴瘤 336
弥漫性腹膜平滑肌瘤病 279
弥漫性星形细胞瘤 611
弥漫性中线胶质瘤 633
苗勒氏管病变 428
膜性脂肪坏死 714
幕上囊肿性病变 630

N

囊腺瘤 571
囊性部分分化性肾母细胞瘤 398
脑干（桥脑）胶质瘤 632
脑膜瘤 639
脑膜原发性黑色素细胞病变 644
脑脓肿 627
脑室内脑膜瘤 638
脑猪囊尾蚴病（脑囊虫病）................... 629
内翻性乳头状瘤 411
内翻性乳头状瘤 745
内膜样上皮内瘤变（endometrioid intraepithelial
　　neoplasia，EIN） 250
黏膜相关边缘区 B 细胞淋巴瘤 .... 335，358，775
黏液表皮样癌 .... 328，576，759
黏液瘤 765
黏液小管和梭形细胞癌 384
黏液型肺原位腺癌 313
黏液性癌 199
黏液性交界性肿瘤 198
黏液性囊性肿瘤 477
黏液性肿瘤 278
黏液性肿瘤的附壁结节 201
黏液样变性 26
黏液样平滑肌肉瘤 264

黏液样物质..25，278
尿道肉阜...427
尿路上皮乳头状瘤...410
尿路上皮原位癌...415

P

泡沫细胞..17
膀胱鳞状细胞癌...419
膀胱鳞状细胞乳头状瘤..419
膀胱腺癌..420
胚胎发育不良性神经上皮瘤................................622
胚胎性癌..432
胚胎性横纹肌肉瘤......................................439，766
平滑肌瘤..301
平滑肌肉瘤...405，723
普通型导管上皮增生（usual ductal hyperplasia,
　　UDH）..120
普通型浆液性交界性肿瘤....................................193

Q

其他梭形细胞病变...143
脐尿管肿瘤..421
气管内甲状腺异位...757
桥本甲状腺炎..51
青春期乳腺发育...113

R

韧带样纤维瘤病...718
妊娠黄体瘤..246
妊娠期乳腺..114
绒毛膜癌...................................237，273，435
肉瘤样间皮瘤...348
肉芽肿性甲状腺炎..50
肉芽肿性小叶炎...118
乳头部汗管瘤样肿瘤...166
乳头部腺瘤（nipple adenoma, NA）................164
乳头状癌（浸润性滤泡型）..................................80
乳头状癌（弥漫硬化型）......................................83
乳头状癌（隐匿型）..80
乳头状癌伴鳞状化..79

乳头状肾细胞癌（papillary renal cell carcinoma,
　　PRCC）..377
乳头状微小癌..76
乳头状息肉样膀胱炎...426
乳头状肿瘤..125
乳腺癌前哨淋巴结（sentinel lymph node, SLN）..........169
乳腺导管内增生性病变.......................................120
乳腺的生理性改变...113
乳腺淋巴瘤..155
乳腺炎症性病变...116
乳腺医源性病变.....................................174，789，790
软骨瘤...664
软骨母细胞瘤..665
软骨黏液样纤维瘤...665
软骨肉瘤..664，769
软骨样脊索瘤..772
闰管腺瘤..573

S

上皮-肌上皮癌..586
上皮包涵囊肿..246
上皮样间皮瘤..346
上皮样平滑肌肉瘤...263
上皮样血管内皮瘤......................................334，532
上皮样滋养细胞肿瘤...273
少见的乳头状癌类型...83
少突胶质细胞瘤...620
深在性囊性肠炎...467，471
深在性囊性胃炎（gastritis cystica profunda）..........462
神经节细胞...18
神经母细胞瘤......................................360，452，726
神经内分泌肿瘤...............................407，465，471，480
神经鞘瘤...360，649，654，724
神经纤维瘤...360，650，724，788
肾甲状腺样滤泡癌...393
肾母细胞瘤..397
肾球旁细胞瘤..403
肾上腺皮质癌..448
肾上腺皮质腺瘤...446
肾上腺皮质增生...445
肾嗜酸细胞癌...379，787

肾透明细胞肉瘤 398
肾细胞肿瘤 368
肾血管母细胞瘤 403
肾源性残余 398
肾源性腺瘤 429
肾脏平滑肌肉瘤 405
肾脏乳头状腺瘤 376
肾脏血管肉瘤 404
生殖细胞瘤 647
生殖细胞肿瘤 224，361
实性假乳头状肿瘤（solid pseudopapillary neoplasm，SPN） 482
实性乳头状癌 135
食管癌（esophageal carcinoma） 457
食管颗粒细胞瘤（granular cell tumor） 458
室管膜瘤 635
室管膜下巨细胞星形细胞瘤 620
嗜酸细胞瘤 379
嗜酸细胞腺瘤 569，570，604
嗜酸细胞增生 570，603
嗜酸性肉芽肿 8
嗜酸性实性和囊性肾细胞癌 386
手术后梭形细胞结节 427
手术切缘 173
输卵管-卵巢囊肿 245
输卵管内膜异位 277
输卵管上皮内癌 276
输卵管腺癌 276
输卵管炎伴假癌性增生 275
术中细胞印片（intraoperative imprint cytology，IIC） 170
束状梭形细胞肿瘤 688
双相性间皮瘤 348
水肿性平滑肌瘤 265
髓样脂肪瘤 452
梭形细胞病变 138
梭形细胞化生性癌 138
梭形细胞肉瘤 142

T

胎盘部位过度反应 274
胎盘部位滋养细胞肿瘤 272
特发性肥厚性硬脑膜炎（IgG4 相关性疾病） 644
特发性腹膜后纤维化 715
特发性钙盐沉积症 443
停止哺乳后 114
透明变梁状肿瘤 67
透明细胞癌 587
透明细胞乳头状肾细胞肿瘤 375
透明细胞肾细胞癌（clear cell renal cell carcinoma，ccRCC） 368
透明细胞肿瘤 10
唾液腺分泌性癌 595

W

旺炽性 Brunn 巢（von Brunn Nests） 424
微浸润性腺癌（minimally invasive adenocarcinoma，MIA） 314
微乳头型浆液性交界性肿瘤 193
微转移（micro-metastases，MIC） 169
未成熟畸胎瘤 227
未分化性鼻咽癌 750
未分化子宫肉瘤 255
胃癌 458
胃肠道间质瘤（gastrointestinal stromal tumor，GIST） 459，732
胃浆细胞肉芽肿（gastric plasma cell granuloma） 462
胃消化性溃疡（chronic peptic ulcer） 461
胃印戒细胞癌 458
无性细胞瘤 232
误诊原因 45

X

细胞形态改变 8
细针穿刺（fine needle aspiration，FNA） 781
细支气管腺瘤（bronchial adenoma，BA） 294
先天性巨结肠病（congenital megacolon） 18
先天性中胚叶肾瘤 399
纤维-骨病变（又称神经轴钙化性假瘤） 644
纤维结构不良 671
纤维瘤病 140

纤维瘤样睾丸周围炎 441
纤维上皮性息肉 429
纤维腺瘤 157
涎腺黏液囊肿 601
涎腺鳃裂囊肿 602
嫌色性肾细胞癌 381
腺肌瘤样增生/腺肌瘤 550
腺鳞癌 324
腺瘤样瘤 346，438，453
腺泡细胞癌 483
腺泡细胞癌 574，10
腺性膀胱炎 425
腺样囊性癌 329，581，761
腺样乳头状瘤 292
小脑髓母细胞瘤 630
小脑星形细胞瘤 632
小细胞癌 331，408，421
小细胞性骨肿瘤 675
小叶不典型增生（atypical lobular hyperplasia, ALH） 150
小叶瘤变（lobular neoplasia, LN） 150
小叶上皮内瘤变（lobular intraepithelial neoplasia, LIN） 150
小叶原位癌（lobular carcinoma in situ, LCIS） 150
星形细胞肿瘤 609
性索-间质肿瘤（sex cord-stromal tumors, SCST） 209，436
胸膜间皮肿瘤 345
胸腺类癌或不典型类癌 356
胸腺鳞癌 355
胸腺上皮性肿瘤 350
嗅神经母细胞瘤 746
虚拟/数字切片（virtual/digital slide） 1
血管浸润 92
血管母细胞瘤 634
血管平滑肌脂肪瘤 400，527
血管周上皮样细胞瘤（perivascular epithelioid tumor, PEComa） 266，304，423

Y

延胡索酸水合酶缺陷型肾细胞癌 391

炎性肌纤维母细胞瘤 301，422，534，720
炎性假瘤 736
眼-涎腺综合征 737
咽环黏膜相关淋巴瘤 775
腋窝淋巴结清扫（axillary lymph node dissection, ALND） 169
胰腺导管腺癌 480
胰腺假性囊肿 473
胰腺浆液性癌 476
胰腺浆液性囊腺瘤 474
异位 30，33
异位脑膜瘤 764
异位前列腺组织 427
异位蜕膜 247
异位胸腺 86
异位胰腺 460
异型增生与原位癌 753
阴茎尖锐湿疣 443
阴茎间叶性肿瘤 443
隐睾 441
隐球菌病 285，758
印戒样细胞 22
婴儿骨化性肾肿瘤 399
硬化性胆管癌 495
硬化性多囊性腺瘤 572
硬化性肺细胞瘤 290，341
硬化性淋巴细胞性小叶炎（sclerosing lymphocytic lobulartitis, SIL） 119
硬化性乳头状瘤 148
硬化性腺病 144
硬化性腺病伴大汗腺特征 149
疣状癌 754
幼年型粒层细胞瘤 212
幼年性纤维腺瘤 157
原发性输卵管癌 275
原发性硬化性胆管炎 490
原发性纵隔大B细胞淋巴瘤 358
原发中枢神经系统淋巴瘤 625
原位生殖细胞肿瘤 431
圆细胞性肿瘤 698
远程病理学（telepathology） 1

远程病理诊断 41

Z

早期肝细胞癌 508
真、假乳头的鉴别 .... 54，74
正常乳腺结构 112
支持－间质（莱迪）细胞瘤 219
支持－间质（莱迪）细胞瘤伴有异源性成分 220
支气管扩张症 287
脂肪坏死 116
脂肪肉瘤 721
中级别 DCIS 124
中枢神经细胞瘤 637

椎管内的先天性囊肿 656
子宫内膜癌 248
子宫内膜不典型增生 250
子宫内膜间质结节 253
子宫内膜息肉 267
子宫内膜间质肿瘤 253
子宫内膜嗜酸性乳头状合体性改变（endometrial
　eosinophilic papillary syncytial change，PSC）...... 270
子宫内膜异位 276
子宫内膜异位囊肿 245
子宫普通型（梭形细胞）平滑肌肉瘤 262
子宫腺瘤样瘤 266
组织胞浆菌病 285